国家麻醉学专业继续医学教育教材

2015

麻醉学新进展

ADVANCES IN ANESTHESIOLOGY 2015

主　　编　邓小明　姚尚龙　曾因明

副主编　岳　云　李文志　古妙宁　米卫东

编　　委（以姓氏汉语拼音为序）
　　　　　邓小明　古妙宁　郭曲练　郭向阳　郭　政
　　　　　黄宇光　李天佐　李文志　米卫东　田　鸣
　　　　　王国林　王天龙　熊利泽　姚尚龙　喻　田
　　　　　岳　云　曾因明　左云霞
主编助理　包　睿　邹文漪　倪　文

人民卫生出版社

图书在版编目（CIP）数据

2015 麻醉学新进展/邓小明，姚尚龙，曾因明主编.
—北京：人民卫生出版社，2015
ISBN 978-7-117-20344-9

Ⅰ.①2…　Ⅱ.①邓…②姚…③曾…　Ⅲ.①麻醉学-
进展-中国-2015　Ⅳ.①R614

中国版本图书馆 CIP 数据核字（2015）第 034354 号

人卫社官网　www.pmph.com	出版物查询，在线购书
人卫医学网　www.ipmph.com	医学考试辅导，医学数据库服务，医学教育资源，大众健康资讯

2015 麻醉学新进展

主　　编：邓小明　姚尚龙　曾因明
出版发行：人民卫生出版社（中继线 010-59780011）
地　　址：北京市朝阳区潘家园南里 19 号
邮　　编：100021
E－mail：pmph @ pmph.com
购书热线：010-59787592　010-59787584　010-65264830
印　　刷：北京盛通印刷股份有限公司
经　　销：新华书店
开　　本：889×1194　1/16　印张：43
字　　数：1651 千字
版　　次：2015 年 3 月第 1 版　2015 年 3 月第 1 版第 1 次印刷
标准书号：ISBN 978-7-117-20344-9/R·20345
定　　价：150.00 元

打击盗版举报电话：010-59787491　E-mail：WQ @ pmph.com
（凡属印装质量问题请与本社市场营销中心联系退换）

主要作者

（以姓氏汉语拼音为序）

曹红 曹君利 柴小青 陈宁 陈国忠 陈建庆 崔晓光 邓硕曾
邓小明 段宏伟 段满林 方向明 冯艺 皋源 高成杰 葛衡江
古妙宁 顾尔伟 顾华华 顾小萍 韩建阁 韩雪萍 杭燕南 何并文
胡兴国 黄建宏 黄绍强 贾慧群 姜虹 姜丽华 蒋宗滨 金胜威
金孝岠 李恒 李民 李金宝 李文献 李文志 连庆泉 林函
刘宿 刘毅 刘克玄 刘兴奎 鲁开智 鲁显福 陆建华 吕欣
麻伟青 马武华 马正良 毛卫克 米卫东 闵苏 缪长虹 欧阳文
钱坤 钱燕宁 上官王宁 尚游 史计月 苏殿三 谭冠先 陶军
田国刚 万小健 王锷 王云 王东信 王国林 王海英 王祥瑞
王晓斌 王颖林 武庆平 肖建斌 谢玉波 熊源长 徐辉 徐铭军
徐世元 薛富善 薛庆生 严敏 杨拔贤 杨立群 姚兰 姚尚龙
易斌 尹宁 于布为 于泳浩 余海 余剑波 俞卫锋 喻田
袁红斌 岳云 曾因明 张红 张宏 张伟 张富军 张励才
张林忠 张熙哲 赵培山 朱昭琼 左云霞

参编人员

包萌萌	薄禄龙	曹建国	曹江北	陈　兵	陈　林	陈　淼	陈　明
陈　玮	陈鸿飞	陈立建	陈满丽	陈世强	陈万坤	陈艺洋	程　静
程　怡	崔　萍	戴琼艳	董洪权	杜　立	段开明	费苗苗	冯　峰
傅　强	高　伟	龚　洁	顾娟娟	郝学超	洪晓雅	胡宝吉	胡晓炳
胡　越	黄　萍	黄元巳	纪宏文	纪宇东	姜　妤	姜柏林	姜友水
蒋　珏	蒋蓉蓉	金周晟	康元元	蓝　升	乐　园	雷洪伊	黎玉辉
李　超	李　辉	李　建	李　娜	李宏宾	李瑞萍	李双玲	李新新
李昱洁	梁　冰	梁宇渊	刘　博	刘　超	刘　飞	刘　乐	刘　力
刘德行	刘高谱	刘光跃	刘慧丽	刘丝濛	刘勇坚	卢纯华	陆肖坚
罗雀华	马　利	马传荣	聂　芳	皮治兵	平　易	钱　程	冉小利
申军梅	施文娅	宋　佳	宋　莉	宋立娟	孙　超	孙传峰	孙天宇
孙玉娥	覃　罡	汤黎黎	唐　靖	唐　霓	童建斌	汪吉明	王　迪
王　飞	王　丽	王　涛	王　意	王　勇	王　袁	王本福	王海云
王琳琳	王沛齐	王权光	王世玉	王思聪	王婷婷	王晓毅	王妍妍
王艳萍	魏大岫	魏晓永	温来友	吴　婧	吴　淋	吴　朋	吴黄辉
吴水晶	伍　源	夏海发	鲜汶静	谢　芳	谢　飞	辛乃幸	徐旭仲
闫　诺	杨　程	杨桂珍	杨秀环	杨志来	姚卫东	尹盼盼	游　露
淤章杰	于　水	于雄伟	余　凌	袁　杰	张　婧	张　璐	张　露
张　伟	张　祥	张　旭	张清荣	张素素	张亚丽	张永国	章　蔚
赵　琳	赵鸿雁	赵军博	赵雨意	钟　敏	周　莉	周铭钦	周仁龙
朱泓瑾	朱康生	朱蔚琳	朱韵甜				

前　言

怀着为我国麻醉工作者提供国内外麻醉学最前沿进展、弥补经典教科书知识滞后的初衷，我们于2005年编写了首辑《麻醉学新进展》。这是继《临床麻醉学》、《现代麻醉学》之后又一系统涵盖麻醉学临床、科研和教学工作的重要参考书。《麻醉学新进展》问世值得庆贺，成长更令人欣慰。在诸多麻醉学前辈的关怀与同行的支持下，《麻醉学新进展》每两年出版一次，经历6辑的编撰革新，终于迎来了它的十岁诞辰。

十年来，我们坚持汇集国内外麻醉学"新理论、新技术、新疗法和新观念"的目标，每一版的编写均侧重近两年麻醉领域制定的新指南、开展的新技术、探索的新理论和对以往观点的新解析，在临床应用、基础进展和学科建设等多方面均有涵盖，顺应了医学发展螺旋式上升的模式，使之成为麻醉学专著的有益补充，为广大一线麻醉工作者获取当前最前沿专业信息建立了"绿色通道"。随着本书影响力的提升，麻醉界同仁对本书的关注与支持力度也不断提高。本年度共收到近300篇稿件，经层层审核筛选，精选出140篇具有代表性的文章纳入《2015麻醉学新进展》，以期读者能够事半功倍地掌握相关问题的核心内容。

我们秉承着精益求精的作风，尽可能地为读者呈现本书自上一版以来麻醉领域知识更新的精华。然而，由于麻醉学发展日新月异，本书内容仍不能全面、系统地反映麻醉领域的全部进展，甚至可能当成书之日，其中的某些观点又发生了新的变化；其次，众多作者写作风格不同、内容编排、主次侧重等尚难尽如人意；再者，由于编写时间紧迫，审校人员众多，受知识水平和文字修养所限，难免书中会存在疏漏和不足之处，望广大读者不吝指正。

书成之余，感谢所有为本书赐稿的麻醉学界同仁，感谢百忙之中专程来上海对稿件进行选择和校阅的各位专家，感谢为本书的组织与校对付出大量辛勤工作的上海长海医院麻醉科包睿博士、邹文漪女士和倪文教授以及该科多名医护人员，还要感谢人民卫生出版社编辑们的辛苦而高效率的工作，使得本书在短时间内得以圆满完成编辑，如期而至。本书部分图片来源于其他著作或者网络，我们第一时间没有联系到著作权人，希望著作权人看到本书后与我们联系，表示感谢！

白驹过隙，光阴如箭。十年的工作虽只是开创，却让我们看到了意义与责任，任重而道远。承载着麻醉学界前辈与同仁们的殷切希望，我们将继往开来，不懈努力，将新颖实用的麻醉学新进展及时准确地呈献给广大读者，回馈大家的厚爱。

邓小明　姚尚龙　曾因明

2015年1月26日

目 录

一、麻醉学基础

二、临床监测

三、临床麻醉学

四、危重病医学

1 全身麻醉机制与VLPO睡眠通路

镇静催眠是全身麻醉的基本特征,绝大多数静脉和吸入全麻药物能使人或动物在瞬间进入镇静催眠状态。有研究指出,全身麻醉药物发挥镇静催眠等药理作用需要不同的神经通路共同参与[1,2],而睡眠-觉醒通路是否参与全身麻醉以及具体的参与方式目前仍未被系统阐述。睡眠是生命体的高级生理活动,受内环境稳态和昼夜节律的影响,当大脑进入睡眠状态时意识活动逐渐减弱直至消失。目前的研究表明,全身麻醉和睡眠之间存在一定的相似性[3],如全身麻醉状态下的大脑脑电图也会出现睡眠 γ 波、δ 波和梭形波;参与全麻镇静催眠过程的大脑核团同样参与了自然睡眠过程。

下丘脑腹外侧视前核(ventrolateral preoptic nucleus,VLPO)是诱导和维持睡眠的主要功能核团,该核团对维持正常的睡眠结构体系有至关重要的作用。VLPO 核团主要由 γ-氨基丁酸能(GABAergic)神经元构成,该核团发出抑制性的神经纤维负性调控网状上行激活系统中众多具有维持觉醒功能的神经核团和神经元[4],如结节乳头核(tuberomammillary nucleus,TMN),蓝斑核(locus coeruleus,LC)和增食素能神经元(orexinergic neurons)[5]。VLPO 神经元在睡眠过程中一直维持较高的兴奋性[6]。用药物或电击的方法损毁 VLPO 核团后,实验动物会出现失眠及睡眠债务(sleep debt)的持续积累。

新近的研究结果表明全麻药物有可能通过影响 VLPO 及其相关的功能核团发挥镇静催眠效应[7,8],虽然具体的作用位点至今还未有定论,但睡眠通路仍为我们研究全身麻醉机制提供了新的思路。

一、睡眠通路概述

(一)睡眠中枢的发现

早在 20 世纪初期,研究者就发现下丘脑前部(anterior hypothalamic)的神经核团与调控睡眠行为有关,而下丘脑后部(posterior hypothalamus)与调控觉醒行为有关。进入 60 年代,有研究发现电刺激猫下丘脑视前叶区可以增加睡眠时间,而电损毁基底前脑区则会减少睡眠时间。有实验者用红藻氨酸(Kainic acid)损毁猫下丘脑视前叶区以及大部分基底前脑后会引发猫失眠;而给猫视前叶区微注射 GABA 受体(gamma-amino butyric acid receptors)激动剂蝇蕈醇(Musimol)后也会诱发类似的失眠反应。神经元胞外记录实验结果显示,猫基底前脑区内约 24% 的神经元在动物睡眠期处于激活状态,而 50% 的神经元在清醒期处于激活状态,提示部分睡眠激活神经元位于腹侧基底前脑区。Sallanon[9]研究组使用鹅膏蕈氨酸(Ibotenic acid)损毁猫下丘脑视前区腹外侧核(VLPO)可引起非快动眼睡眠(NREM)和快动眼睡眠(REM)时相的急剧减少,并且总睡眠时相的减少会维持很长一段时间。上述实验结果都表明 VLPO 是调控睡眠行为的神经中枢。

(二)VLPO 睡眠促进神经元的鉴别

1996 年,Sherin 研究组利用 c-Fos(一种神经元活性的标记蛋白)表达量的变化,证实下丘脑神经元投射神经纤维至 TMN[10]。其结果表明 VLPO 中的一部分神经元在动物入睡过程中 c-Fos 表达量增加,而在清醒状态下表达量减少,这一结果初步证实 VLPO 中睡眠促进神经元(sleep-active cells)的存在。相关的研究结果还显示,在全身麻醉镇静催眠的状态下 VLPO 核团中睡眠促进神经元 c-Fos 的表达量也会出现明显增加[6]。

然而,VLPO 核团中的神经元并非全是睡眠促进神经元。脑片膜片钳实验中发现 VLPO 核团内呈现多极形态或三角形的神经元能被去甲肾上腺素(Noradrenaline,NA:促觉醒神经递质之一)超级化,被称为去甲肾上腺素阴性神经元(NA⁻神经元)。灌流去甲肾上腺素后 NA⁻神经元电发放频率明显降低,推测该神经元可能是睡眠促进神经元。而 VLPO 中另一类呈现双极形态或椭圆形,能被去甲肾上腺素去极化,被称为去甲肾上腺素阳性神经元(NA⁺神经元),灌流去甲肾上腺素后这一类神经元电发放频率明显增加。在显微镜下,VLPO 核团中约三分之二的神经元呈现多极形态或三角形,另外三分之一的神经元呈双极形态或椭圆形。此外,VLPO 多极神经元在动作电位发放时往往会出现低阈值棘波(low-threshold spikes,LTSs),而双极神经元没有这一发放特征。故此,细胞形态的不同、对促觉醒神经递质的反应差异以及是否出现特征性的 LTSs 是鉴别睡眠促进与非睡眠促进神经元（non-sleep-active cells）的主要实验方法[2][6]。

（三）VLPO 通路中主要的神经递质

VLPO 神经元发射抑制性 GABA 能神经纤维投射至维持清醒的功能核团结节乳头核（TMN）和蓝斑核（LC），同时也接受 TMN 组胺能神经元和 LC 去甲肾上腺素能神经元的反向投射。TMN 和 LC 两个脑区的神经元发出神经纤维经过上行网状系统，在皮层释放组胺和去甲肾上腺素，起到维持皮层兴奋的作用。另一方面，TMN 和 LC 分泌的组胺和去甲肾上腺素又可抑制 VLPO 的活动[11]。去甲肾上腺素是 VLPO 神经元最直接的抑制性递质，它通过 VLPO 神经元突触后膜上的 α_2 受体激活内向整流钾离子流使神经元兴奋性降低[12]。同时组胺也能通过 H_1R 受体激活中间抑制性神经元，从而抑制 VLPO 睡眠促进神经元活性，其信号转导过程与 Gq/11 蛋白和磷脂酶 C 偶联。

当大脑进入睡眠状态时，VLPO 神经元兴奋性明显增强并释放 GABA，抑制 TMN 和 LC 活动，阻断它们兴奋皮层的作用[2]。活体实验发现，VLPO 核团内注射 GABA 后大鼠自发活动时间明显减少，而注射去甲肾上腺素后大鼠自发活动时间明显增加，提示外源性的 GABA 和去甲肾上腺素亦能直接激活或者抑制 VLPO 神经元[13]。此外，有文献报道 VLPO 神经元还可释放少量的抑制性神经肽——甘丙肽[14]。

二、全麻药物与 VLPO 睡眠通路

目前的研究结果显示对 VLPO 睡眠通路有影响的全麻药物主要是能够增强 $GABA_A$ 活性的全麻药。为了研究 $GABA_A$ 受体激动剂对内源性睡眠-觉醒系统的影响，Nelson[15] 和同事监测了在不同麻醉药物作用下中枢神经系统 c-Fos 表达量的情况。他们的研究发现在亚麻醉剂量下，加波沙朵、丙泊酚、水合氯醛、乌拉坦、蝇蕈醇和唑吡坦可以诱发脑电图出现慢波（非快动眼睡眠起始），增加 VLPO 神经元 c-Fos 表达，同时抑制大脑皮层、TMN 和 LC 核团 c-Fos 表达。在麻醉剂量下，$GABA_A$ 激动剂呈剂量依赖性的抑制 TMN 和 LC 的 c-Fos 表达。这一结果提示这几种麻醉药激活睡眠通路的同时对觉醒回路也起到一定抑制作用。行为学实验发现，在 TMN 核团和附近脑区微注射 $GABA_A$ 受体拮抗剂 gabazine 可以拮抗戊巴比妥、蝇蕈醇、丙泊酚诱导的催眠效应[15]，提示这些麻醉药有可能主要通过抑制 TMN 而发挥镇静催眠作用。加波沙朵是一种具有镇静、催眠以及镇痛作用的突触外 $GABA_A$ 受体激动剂，该药物可以缩短大脑从清醒状态进入非快动眼睡眠的时间，但不同于其他大部分 $GABA_A$ 药物，加波沙朵不会抑制快动眼睡眠，但会改变脑电图慢波的形态[16]，提示加波沙朵有可能通过直接激活 VLPO 而产生镇静效应。

（一）静脉麻醉药与 VLPO

丙泊酚是临床常用的强效静脉麻醉药，在亚微摩尔浓度下依然具有药理作用[14]。Liu[17,18] 等认为，VLPO 核团中非睡眠促进神经元（NA+）也参与了丙泊酚激活睡眠促进神经元（NA-）导致意识消失的过程。VLPO 核团中睡眠促进神经元（NA-）与非睡眠促进神经元（NA+）都表达 GABA 受体，但可能是因为非睡眠促进神经元中 GABA 受体具有不同的亚型、受体密度和分布情况，对丙泊酚表现出更高的敏感性。据此，Liu 等推测丙泊酚主要作用于非睡眠促进神经元（NA+）上 GABA 受体，减少非睡眠促进神经元投射至睡眠促进神经元的神经纤维释放 GABA，通过去抑制作用兴奋睡眠促进神经元，睡眠促进神经元则进一步释放更多的 GABA 至 TMN、LC 等促觉醒核团抑制其兴奋性，从而产生催眠镇静效应。

（二）吸入麻醉药与 VLPO

最近 Moore[7] 等人在实验中发现，临床常用吸入麻醉药异氟烷、氟烷只有在麻醉剂量下可以增加 VLPO 核团中睡眠促进神经元 c-Fos 表达，在亚麻醉剂量下无此效应。在脑片膜片钳实验中，持续灌流异氟烷（密封溶解于人工脑脊液）明显增加睡眠促进神经元电发放频率、改变其膜电位，而异氟烷对非睡眠促进神经元电活动没有影响。并且，他们在运用膜片钳电压钳技术时发现，把睡眠活化神经元钳制在钾离子翻转电位时，异氟烷诱发的内向电流出现了明显减少，提示异氟烷是通过减少钾离子电导而直接使得睡眠促进神经元去极化。该实验结果首次演示了吸入麻醉药异氟烷对 VLPO 睡眠活化神经元的兴奋方式。目前，其他吸入麻醉药对 VLPO 神经元活性的影响还鲜见报道。

三、$GABA_A$ 受体及其亚型与 VLPO 睡眠通路

γ-氨基丁酸（gamma-amino butyric acid，GABA）是大脑中主要的抑制性神经递质，对协调中枢神经系统的兴奋性和抑制性具有关键作用。GABA 药物通过作用于 GABA 受体发挥抑制效应，GABA 受体主要有三类，$GABA_A$ 受体、$GABA_B$ 受体、$GABA_C$ 受体，其中 A 和 C 受体是离子型受体，偶联氯离子通道，被激活后可以使得氯离子内流，从而导致细胞超极化；而 B 受体是代谢型受体，偶联 G 蛋白偶联受体，抑制腺苷酸环化酶，导致钾离子外流，也使得细胞超极化。并且，$GABA_A$ 受体还有 19 种亚型（α1~6、β1~3、γ1~3、δ、ε、π、ψ、ρ1~3）[19,20]。截至目前，多数电生理研究证实，大多数临床常用的全身麻醉药可以直接激活 $GABA_A$ 受体，使得氯离子内流，从而抑制神经元放电，降低其兴奋性，产生突触后抑制效应。

在 GABA 受体 α 亚单位基因定点突变大鼠的研究中发现，苯二氮䓬类药物发挥镇静效应主要是通过 α1 亚单位起作用，而抗焦虑作用主要是通过 α2 亚单位[21]。与大部分苯二氮䓬类药物和 $GABA_A$ 激动剂不同，加波沙朵对 $GABA_A$ 受体 α1、α4、δ 亚单位亲和力较低，对 $GABA_A$ 受体有部分激动作用。多数研究表明，丙泊酚发挥其麻醉效应主要是通

过增加 GABA$_A$ 偶联的氯离子电流[22]，作用于 GABA$_A$ 受体 β 亚单位，其麻醉作用主要由 β 亚单位上 TM$_2$ 和 TM$_3$ 氨基酸序列调控。改变 GABA$_A$ 受体 β$_2$ 亚单位后，可以使丙泊酚激活受体的量效曲线右移。在 GABA$_A$ 受体 β$_3$ 亚单位氨基酸点突变大鼠的研究中发现，丙泊酚对大鼠有害刺激的抑制消失，还有实验发现 β$_2$、β$_3$ 点突变大鼠对丙泊酚麻醉作用降低。目前的研究结果显示虽然 α 亚单位对丙泊酚麻醉没有直接影响，但是可改变丙泊酚对 GABA 的调节效能。TMN 核团神经元 GABA$_A$ 受体也表达 α$_1$ 亚型[23]，提示主要作用于 GABA 受体的全麻药物也可能会通过作用于 α$_1$ 亚单位直接抑制 TMN 神经元兴奋性，从而发挥镇静催眠效应。

四、展望

自 20 世纪初睡眠通路的发现至今，相关研究不断深入，全身麻醉与睡眠之间的关系也越来越引起研究者的关注。现有证据表明，不同的全麻药物可通过激活睡眠通路中关键的促睡眠核团或者抑制主要的促觉醒核团而发挥镇静催眠作用，但具体的激活或抑制方式尚不明确。随着睡眠机制的逐步阐明，细胞和分子生物学技术、神经电生理技术的不断完善，相信全身麻醉与睡眠之间的关系将会进一步被阐明，从而使全身麻醉机制的研究更为深入。

（袁杰　喻田）

参 考 文 献

1. Tu Y, Yu T, Fu X Y, et al. Altered thalamocortical functional connectivity by propofol anesthesia in rats. Pharmacology, 2011, 88(5-6): 322-326.

2. Xie P, Yu T, Fu X, et al. Altered Functional Connectivity in an Aged Rat Model of Postoperative Cognitive Dysfunction: A Study Using Resting-State Functional MRI. PloS one, 2013, 8(5): e64820.

3. Voss, Logan, Jamie Sleigh. "Monitoring consciousness: the current status of EEG-based depth of anaesthesia monitors." Best Practice & Research Clinical Anaesthesiology, 2007, 21(3): 313-325.

4. Sherin J E, Shiromani P J, McCarley R W, et al. Activation of ventrolateral preoptic neurons during sleep. Science, 1996, 271(5246): 216-219.

5. Saper C B, Fuller P M, Pedersen N P, et al. Sleep state switching. Neuron, 2010, 68(6): 1023-1042.

6. Hsieh K C, Gvilia I, Kumar S, et al. c-Fos expression in neurons projecting from the preoptic and lateral hypothalamic areas to the ventrolateral periaqueductal gray in relation to sleep states. Neuroscience, 2011, 188: 55-67.

7. Moore J T, Chen J, Han B, et al. Direct activation of sleep-promoting VLPO neurons by volatile anesthetics contributes to anesthetic hypnosis. Current Biology, 2012, 22(21): 2008-2016.

8. 吴畏, 王志华, 昝志等. 全身麻醉和睡眠的调节机制和功能间的联系与区别. 临床麻醉学志, 2014,(1): 100-102.

9. Sallanon M, Denoyer M, Kitahama K, et al. Long-lasting insomnia induced by preoptic neuron lesions and its transient reversal by muscimol injection into the posterior hypothalamus in the cat. Neuroscience, 1989, 32(3): 669-683.

10. Lin J S, Hou Y, Sakai K, et al. Histaminergic descending inputs to the mesopontine tegmentum and their role in the control of cortical activation and wakefulness in the cat. The Journal of neuroscience, 1996, 16(4): 1523-1537.

11. Yanovsky Y, Schubring S R, Yao Q, et al. Waking action of ursodeoxycholic acid (UDCA) involves histamine and GABAA Receptor Block. PloS one, 2012, 7(8): e42512.

12. Mallick B N, Singh A. REM sleep loss increases brain excitability: Role of noradrenalin and its mechanism of action. Sleep medicine reviews, 2011, 15(3): 165-178.

13. Xiong M, Li J, Wang D, et al. Intra-ventrolateral preoptic nucleus injection of γ-aminobutyric acid induces sedation in rats. International journal of physiology, pathophysiology and pharmacology, 2012, 4(2): 94.

14. Franks N P. General anaesthesia: from molecular targets to neuronal pathways of sleep and arousal. Nature Reviews Neuroscience, 2008, 9(5): 370-386.

15. Nelson L E, Guo T Z, Lu J, et al. The sedative component of anesthesia is mediated by GABAA receptors in an endogenous sleep pathway. Nature neuroscience, 2002, 5(10): 979-984.

16. Vyazovskiy V V, Kopp C, Bösch G, et al. The GABAA receptor agonist THIP alters the EEG in waking and sleep of mice. Neuropharmacology, 2005, 48(5): 617-626.

17. Liu Y W, Li J, Ye J H. Histamine regulates activities of neurons in the ventrolateral preoptic nucleus. The Journal of physiology, 2010, 588(21): 4103-4116.

18. Liu Y W, Zuo W, Ye J H. Propofol stimulates noradrenalin-inhibited neurons in the ventrolateral preoptic nucleus by reducing GABAergic inhibition. Anesthesia & Analgesia, 2013, 117(2): 358-363.

19. Olsen R W, Sieghart W. International Union of Pharmacology. LXX. Subtypes of γ-aminobutyric acid (A) receptors: classification on the basis of subunit composition, pharmacology, and function. Update. Pharmacological Reviews, 2008, 60(3): 243-260.

20. 李肇端, 刘兴奎, 喻田. 全麻药物机制研究的几点新进展. 国际麻醉学与复苏杂志 ISTIC, 2013, 34(3): 277-280.

21. Löw K, Crestani F, Keist R, et al. Molecular and neuronal

substrate for the selective attenuation of anxiety. Science, 2000,290(5489):131-134.

22. 张亚军,喻田.谷氨酸受体与全身麻醉机制研究进展. 现代医药卫生,2013,(11):1663-1665.

23. Sergeeva O A,Eriksson K S,Sharonova I N,et al. GABAA receptor heterogeneity in histaminergic neurons. European Journal of Neuroscience,2002,16(8):1472-1482.

2 全身麻醉与睡眠-觉醒环路的关系

全身麻醉主要包括四大要素:意识消失、反射抑制、镇痛以及肌肉松弛,其中意识消失是最具特征性的表现之一,而意识消失可改变觉醒和认知状态,通过探讨全身麻醉与睡眠-觉醒环路的关系能深入地揭示全麻机制[1]。睡眠是一种觉醒降低的状态,而觉醒是由位于下丘脑、脑干以及基底前脑的核团被激活引起的。脑功能成像和脑电图(electroencephalogram,EEG)研究发现,全身麻醉意识消失与深睡眠之间有一定的相似性[2]。毁损觉醒系统的局部区域,如蓝斑(locus caeruleus,LC)、结节乳头状核(tuberomammillary,TMN)以及基底前脑(basal forebrain,BF),可增强全身麻醉的效能[3]。麻醉药是怎样介导和维持全身麻醉,这在药理学和神经科学领域都是一个很重大的难题,通过进一步探讨全身麻醉与睡眠-觉醒环路之间的关系能更加全面地解答此难题。此篇综述主要讨论全身麻醉与睡眠-觉醒环路的关系,并着重探讨五大类静脉麻醉药的神经机制和分子作用靶点。

一、全身麻醉意识消失的 EEG 模式以及与自然睡眠 EEG 的关系

全身麻醉维持期的 EEG 在不同阶段主要表现为四种模式。一期,即浅麻醉状态,EEG 以 β 波(13~30Hz)减少以及 α 波(8~12Hz)、δ 波(0~4Hz)增多为特征性表现[4]。二期,即中间状态,EEG 表现为 β 波减少以及 α 波、δ 波增加,增加的 α 波和 δ 波类似于一期,且与三期出现的 EEG 模式有关[4]。二期的 EEG 模式类似于三期,即 non-REM 睡眠(慢波睡眠)。三期处于麻醉程度较深的状态,EEG 以在 α 波和 δ 波之间散在分布平台期为特征性表现,即暴发性抑制模式。随着麻醉进一步加深,相继出现 α 波所需的时间延长,且 α 波和 β 波的振幅降低。外科手术时麻醉深度通常维持在二期或三期。四期是全身麻醉最重要的状态,EEG 出现等电位(完全平坦)。在神经外科手术期间,丙泊酚麻醉时出现等电位 EEG,这可起到大脑保护的作用。吸入麻醉药(乙醚、异氟烷)和静脉麻醉药(戊巴比妥、丙泊酚)介导的深麻醉期间,海马和额皮层的高频率(70~100Hz)的 γ 波被抑制[5]。

全身麻醉意识消失与慢波睡眠有一定的相似性。全身麻醉意识消失呈现特异的 EEG 模式,最常见的是随着麻醉程度的加深,低频率高振幅的波逐渐增多[1]。睡眠周期可分为两种状态:快动眼(rapid-eye-movement,REM)睡眠和非快动眼(non-rapid-eye-movement,non-REM)睡眠,其中 REM 睡眠 EEG 表现为活跃的高频率低振幅节律,而 Non-REM 睡眠 EEG 表现为较高振幅较低频率的节律[1]。觉醒状态时,新皮层 EEG 呈现同步破坏的波形,称之为低压快波活动(low-voltage fastactivity,LVFA),包括高振幅的 γ 波(30~60Hz)。运动或活跃觉醒状态的实验动物,其海马 EEG 呈现出高振幅的 θ 波(4~10Hz)和 γ 波(30~100Hz)。

二、全身麻醉与睡眠之间的关系

(一)全身麻醉意识消失与睡眠通路的关系

下丘脑视前区腹外侧核(ventrolateral preoptic,VLPO)是关键的促睡眠核团,VLPO 的绝大部分是 γ-氨基丁酸能(gamma-amino butyric acid,GABA)神经元,其中去甲肾上腺素抑制型[(noradrenaline-inhibited type,NA(-)]神经元是主要的促睡眠神经元[6]。在慢波睡眠期间,VLPO 内的 GABA 能神经元高表达 c-Fos,且毁损双侧 VLPO 后导致慢波睡眠减少且觉醒增加[7]。VLPO 核团主要是抑制上行的觉醒环路引起 non-REM 睡眠,功能性毁损 VLPO 后觉醒时间延长,全身麻醉意识消失的能力降低[7]。电生理研究提示,丙泊酚和异氟烷麻醉后 VLPO 的 c-Fos 活性增强,毁损VLPO 后致丙泊酚和异氟烷致意识消失的效能降低,说明VLPO 参与全身麻醉致意识消失过程[7,8]。丙泊酚麻醉时,促睡眠的 NA(-)神经元激活,NA(-)神经元释放至促觉醒核团 TMN 的 GABA 增多,使得 TMN 释放至皮层的谷氨酸减少,最终导致意识消失[6]。

(二)全身麻醉复苏与觉醒通路的关系

大脑内主要的促觉醒通路包括:乙酰胆碱能觉醒通路、组胺能觉醒通路、去甲肾上腺素能觉醒通路、多巴胺能觉醒通路和阿立新能觉醒通路,且促觉醒通路为麻醉复苏提供

了理论依据。

离体电生理研究提示,丙泊酚致意识消失过程中,乙酰胆碱能 M1 受体参与其中[9]。TMN 和 LC 是关键的促觉醒核团,其中 TMN 内主要是组胺能神经元,LC 内主要是去甲肾上腺素能神经元[7]。丙泊酚降低 TMN 神经元内 c-Fos 的表达,说明 TMN 神经元的活性被 GABA 能麻醉药降低[7]。另外,GABA$_A$ 受体阻滞剂 gabazine 注入 TMN 后,减少了丙泊酚致意识消失的持续时间[3];毁损 TMN 的组胺能神经元后,异氟烷麻醉导致的意识消失效应增强[3]。光遗传学研究提示,激活 LC 的去甲肾上腺素能神经元后,异氟烷麻醉的 EEG 被激活[10]。右美托嘧啶抑制 LC 后,作用于内源性 non-REM 促睡眠通路发挥镇静作用[11]。文献报道,激活胆碱能觉醒通路和多巴胺觉醒通路后能使全麻动物从意识消失过程中苏醒[12]。相反,发作性嗜睡患者(缺乏阿立新能促觉醒神经元导致睡眠紊乱)相对于正常组而言,从全身麻醉复苏的过程异常的缓慢,且缺乏阿立新神经元的大鼠研究也得到相类似的结论[13]。

三、改变觉醒的静脉麻醉药物的神经机制以及分子作用靶点

改变觉醒的五大类静脉麻醉药:γ-氨基丁酸 A 型(gamma-amino butyric acid type A,GABA$_A$)受体激动剂,N-甲基天冬氨酸(N-methyl-d-aspartate,NMDA)受体拮抗剂,阿片受体激动剂,α2 受体激动剂以及多巴胺(dopamine,DA)受体拮抗剂[14]。

(一)GABA$_A$ 受体激动剂

GABA$_A$ 受体激动剂类麻醉药(丙泊酚、硫喷妥钠和依托咪酯)有镇静和意识消失的作用,小剂量导致镇静,大剂量导致意识消失。从分子水平而言,GABA$_A$ 受体广泛分布于中枢神经系统,是 GABA 能麻醉药主要的分子作用靶点。全身麻醉导致 GABA 抑制性增强,使大片脑区失活,从而导致意识消失;丙泊酚可增强皮层 GABA 能的传递,增强觉醒中心的抑制性投射,从而导致意识消失[1]。位于皮层的椎体神经元接受胆碱能,单胺能以及阿立新能觉醒通路的兴奋性传入,以及局部中间神经元的抑制性信号传入[14]。另外,电生理研究和功能磁共振成像研究为全身麻醉致意识消失的机制也提供了支持证据[15-17]。

全麻诱导时,全麻药物快速作用于呼吸中枢(脑桥、脊髓)和觉醒中枢(脑桥、中脑、下脑、基底前脑)的 GABA 能神经元。GABA 能麻醉药作用于腹侧延髓控制呼吸的网络的 GABA$_A$ 型中间神经元后,可能导致窒息。丙泊酚导致肌肉松弛可能是由于丙泊酚作用于位于脊髓、脑桥网状核和脊髓网状核的 GABA 能环路,这些区域控制着抗重力肌[1]。

(二)NMDA 受体拮抗剂

NMDA 受体是突触后兴奋性神经递质谷氨酸离子型受体,氯胺酮优先与 NMDA 受体结合,产生激活的 EEG 模式[1]。氯胺酮改变觉醒也是通过与抑制性 GABA 能中间神经元上的 NMDA 受体结合引起的。通过选择性地下调 GABA 能的抑制性,氯胺酮去抑制椎体神经元,导致包含有众多脑区异常的兴奋从而改变觉醒状态。在氯胺酮麻醉下,椎体神经元的活性增加也能解释活跃的 EEG 模式、增加的大脑代谢率以及大脑血流量[1]。

(三)阿片受体激动剂

阿片类药物(芬太尼、瑞芬太尼)的主要作用是镇痛以及在全麻过程中用于维持意识消失的辅助用药,其主要分子靶点是 μ、κ 和 δ 受体。因为抑制疼痛过程会导致觉醒降低,而阿片类药物有镇痛以及抗伤害性感受的作用。阿片类药物还可通过抗胆碱能作用改变觉醒状态。觉醒期间,背外侧被盖核(lateral dorsal tegmental nucleus,LDT)和脑桥脚被盖核(peduculopontine tegmental nucleus,PPT)的乙酰胆碱能神经元激活脑桥旁正中网状结构(medial pontine reticular formation,mPRF)和丘脑[18]。mPRF 释放兴奋性神经递质谷氨酸输入到丘脑后,丘脑传递兴奋性信号至皮层;与此同时,BF 释放兴奋性胆碱能信号至皮层[19]。芬太尼通过降低 mPRF 的乙酰胆碱从而降低觉醒,而吗啡通过抑制 LDT、mPRF 和 BF 神经元的活性从而降低觉醒[18]。

(四)α2 受体激动剂

右美托咪定是 α2 肾上腺素受体激动剂,有镇静催眠作用,但与 GABA$_A$ 激动剂导致的镇静效应有所差异,应用右美托咪定的患者易唤醒且几乎没有呼吸抑制现象。行为学研究提示,右美托咪定主要作用于 LC 神经元上的 α2 改变觉醒状态。研究提示,在觉醒期,LC 释放去甲肾上腺素抑制性调节下丘脑的视前区(preoptic area,POA)[19];LC 还释放肾上腺素兴奋性调节 BF,丘脑的板内核和皮层[19]。POA 神经元释放 GABA 和加兰肽抑制性调节上行的中脑觉醒中心、脑桥上部和下丘脑,因此抑制 POA 区域会导致觉醒[19]。睡眠启动后,LC 被抑制,其释放去甲肾上腺素抑制性调节 POA 末端,POA 激活后,POA 内 GABA 能神经元和加兰肽神经元抑制上行觉醒中心[20],这可能是启动 non-REM 睡眠的机制。右美托咪定导致 LC 释放的去甲肾上腺素降低对 POA 去抑制。因此,去抑制的 POA 抑制上行觉醒通路,阻断兴奋性信号输入至 BF、丘脑的板内核和皮层,从而导致镇静[13]。

(五)DA 受体拮抗剂

DA 拮抗剂(氟哌啶醇)可用于麻醉辅助药,但单独使用此类药物来作为麻醉镇静效果是不够的。DA 受体主要可以分为两大类:D1 类(D1、D5),D2 类(D2、D3、D4)。这五类 DA 受体都是 7 次跨膜的 G-蛋白偶联受体,D1 受体通过激活 G-蛋白后刺激了环状腺苷酸复合物;相反,D2 受体通过激活 G 蛋白抑制性调节导致抑制了环状腺苷酸复合物形成,抑制钙电流,激活受体门控性钾通道。研究提示,激活 DA 觉醒通路会使动物从全麻过程中苏醒,而抑制 DA 觉醒通路会延长全麻动物的苏醒时间[12]。因此,DA 拮抗剂产生镇静效应与此相关。

四、总结和展望

本综述主要概括了全身麻醉与睡眠-觉醒环路的关系，主要包括以下几方面：全身麻醉意识消失与自然睡眠的EEG模式具有一定的相似性；全身麻醉意识消失时，促睡眠的VLPO神经元活性增加，而促觉醒的TMN和LC神经元活性降低；大脑内主要的促觉醒通路参与了全身麻醉复苏过程。通过分析五类改变觉醒状态的静脉麻醉药，总结了药物的特异性神经环路和分子作用靶点。总而言之，通过探讨全身麻醉意识消失与睡眠-觉醒环路之间的关系，能更深入地揭示全麻机制，为开发临床新药提供新思路。

（钱坤 喻田 刘兴奎）

参 考 文 献

1. Brown E N, Lydic R, Schiff N D. General anesthesia, sleep, and coma. The New England journal of medicine, 2010, 363 (27):2638-2650.

2. Mashour G A. Cognitive unbinding: a neuroscientific paradigm of general anesthesia and related states of unconsciousness. Neuroscience and biobehavioral reviews, 2013, 37 (10 Pt 2):2751-2759.

3. Leung L S, Luo T, Ma J, et al. Brain areas that influence general anesthesia. Progress in neurobiology, 2014, 122:24-44.

4. Feshchenko V A, Veselis R A, Reinsel R A. Propofol-induced alpha rhythm. Neuropsychobiology, 2004, 50 (3):257-266.

5. Tai Sk M J, Leung Ls. Medial Septal Cholinergic Neurons Modulate Isoflrane Anesthesia. Anesthesiology, 2014, 120 (2):392-402.

6. Liu Y W, Zuo W, Ye J H. Propofol stimulates noradrenalin-inhibited neurons in the ventrolateral preoptic nucleus by reducing GABAergic inhibition. Anesthesia and analgesia, 2013, 117(2):358-363.

7. Nelson L E, Guo T Z, Lu J, et al. The sedative component of anesthesia is mediated by GABA(A) receptors in an endogenous sleep pathway. Nature neuroscience, 2002, 5 (10):979-84.

8. Moore J T, Chen J, Han B, et al. Direct activation of sleep-promoting VLPO neurons by volatile anesthetics contributes to anesthetic hypnosis. Current biology:CB, 2012, 22 (21):2008-2016.

9. Zhang Y, Y T, Qian K. Muscarinic M1 Receptors Regulate Propofol Modulation of GABAergic Transmission in Rat Ventrolateral Preoptic Neurons. J Mol Neurosci, 2014, Oct 8.[Epub ahead of print].

10. Kim K H. Safe Sedation and Hypnosis using Dexmedetomidine for Minimally Invasive Spine Surgery in a Prone Position. The Korean journal of pain, 2014, 27(4):313-320.

11. Vizuete J A, Pillay S, Ropella K M, et al. Graded defragmentation of cortical neuronal firing during recovery of consciousness in rats. Neuroscience, 2014, 275:340-351.

12. Alkire Mt M J, Hahn El, Trivedi An. Thalamic microinjection of nicotine reverses sevoflurane-induced loss of righting reflex in the rat. Anesthesiology, 2007, 107(2):264-272.

13. Kelz M B, Sun Y, Chen J, et al. An essential role for orexins in emergence from general anesthesia. Proceedings of the National Academy of Sciences of the United States of America, 2008, 105(4):1309-14.

14. Brown E N, Purdon P L, Van Dort C J. General anesthesia and altered states of arousal: a systems neuroscience analysis. Annual review of neuroscience, 2011, 34:601-628.

15. Xie P, Yu T, Fu X, et al. Altered functional connectivity in an aged rat model of postoperative cognitive dysfunction: a study using resting-state functional MRI. PloS one, 2013, 8 (5):e64820.

16. Zhang Y, He J C, Liu X K, et al. Assessment of the effect of etomidate on voltage-gated sodium channels and action potentials in rat primary sensory cortex pyramidal neurons. European journal of pharmacology, 2014, 736:55-62.

17. Zhang Y, Wang C, Zhang Y, et al. GABAA receptor in the thalamic specific relay system contributes to the propofol-induced somatosensory cortical suppression in rat. PloS one, 2013, 8(12):e82377.

18. Lydic R B H. Sleep, anesthesiology, and the neurobiology of arousal state control. Anesthesiology, 2005, 103(6):1268-1295.

19. Franks N P. General anaesthesia: from molecular targets to neuronal pathways of sleep and arousal. Nature reviews Neuroscience, 2008, 9(5):370-386.

20. Saper C B, Fuller P M, Pedersen N P, et al. Sleep state switching. Neuron, 2010, 68(6):1023-1042.

3 α5-GABA$_A$受体参与全麻后学习和记忆改变的研究进展

1955年,Bedford首次提出老年患者在接受手术和麻醉后是否引起或加速了老年痴呆进程的问题。迄今为止这个问题仍没有确切答案。长期以来,人们认为全麻药物对脑的作用会随着药物在体内的代谢和人体内环境的自稳而逐步消除,脑的功能也会恢复到术前水平,但随着全麻药物作用机制的深入研究,这种观念似乎逐步被否定。全麻药物可引起脑长期甚至是永久性的神经元形态学和功能改变,尤其是在脑最脆弱和易受影响的发育初期和老年期。

由于多种全麻药物,如丙泊酚、异氟烷、依托咪酯等主要作用于GABA$_A$受体,本文就α5-GABA$_A$受体在全麻、认知中可能的作用机制进行综述。

一、γ-氨基丁酸能受体概述

γ-氨基丁酸(GABA)是中枢神经系统(CNS)中主要的抑制性神经递质,是由L-谷氨酸经谷氨酸脱羧酶(GAD)脱羧而形成的,当其与GABA受体结合后,受体复合物的构型会发生改变,对离子的通透性也就改变,最终使神经细胞超极化,从而发挥抑制性作用。

GABA受体由不同的亚基(α1~6,β1~3,γ1~3,δ,θ,π,ε,ρ1~3)以多种方式组成异聚体。GABA受体家族包括离子型的GABA$_A$受体和GABAc受体及代谢型的GABA$_B$受体,其中GABA$_A$受体是GABA门控的氯离子通道,GABA$_A$受体多由五聚体而组成,大多数的α、β、γ/δ亚基以2:2:1的化学比例组成。当GABA与GABA$_A$结合后,突触后膜氯离子通道开启,氯离子就顺浓度差由细胞外进入细胞内,使细胞内膜电位增大而产生超极化,从而使细胞的兴奋性下降,产生抑制效应。

GABA能传输主要有快速、阶段性、时相性突触后电流和持久性、紧张性突触外电流两种介导方式。阶段性GABA电流抑制参与网络振荡的产生或调控,被广泛认为是GABA能药物的基本机制。然而近年来,突触外GABA受体得到更多关注,主要由δ和α5亚基组成。紧张性GABA抑制指突触外GABA$_A$受体激活,通过影响膜电位,抵消阈值,降低动作电位的频率和输入阻力,以此调节神经元的兴奋性。最初发现紧张性抑制是在小脑颗粒细胞中,随后陆续在齿状回、海马、大脑皮层、丘脑、纹状体、下丘脑、脊髓也有发现。在啮齿类动物和人类中,含α5亚基的GABA$_A$受体虽然仅占总含量的5%,但在海马中的表达占GABA$_A$受体的25%,主要存在于海马的锥体神经元、中间神经元和CA1、CA3区。通过基因敲除及单位点基因突变等技术下调α5-GABA$_A$受体可增强小鼠海马相关记忆测试表现。

二、GABA能全麻药物对学习和记忆的影响

长期以来,人们认为随着全麻药物在体内的代谢,人体内GABA$_A$受体可恢复至基线水平,遂可能与长期术后认知功能障碍(POCD)无关。有关POCD的研究多集中于术后炎症、应激等领域。随着GABA$_A$的另一种抑制-紧张性抑制的发现,全麻药物本身对POCD的长期影响有了新的假说。

由于麻醉药物的使用伴随手术、应激、炎症等多种因素,其本身对记忆作用的机制临床研究难以开展,多是健康志愿者试验。简单地说,低剂量(1/5的制动剂量,0.2[MAC])异氟烷可以损害健康志愿者的学习和单词回忆的情景记忆。低于镇静剂量的异氟烷(0.3%)和20%的氧化亚氮也损害健康志愿者的单词瞬时和延迟记忆。低于麻醉剂量(0.25%)的七氟烷,(1.5~2.0倍MAC-awake)的地氟烷,和(1.5~2.0倍MAC-awake)的丙泊酚均可阻断情感伤害的记忆。而一些MAC剂量的麻药对记忆的损害更大。如异氟烷和氧化亚氮损害记忆的作用呈剂量依赖性,且异氟烷比氧化亚氮作用更大。

全身麻醉有几个显著特点:意识消失、遗忘、镇静和制动。全麻药物能安全地使意识可逆性消失,这种作用又如何产生的?在众多的离子通道中,GABA$_A$受体及其门控的氯离子通道复合物作用最为显著,因此也成为全麻药物如何影响记忆机制研究的焦点。

三、α5-GABA_A受体在全麻后的学习和记忆机制的动物研究

在两种小鼠转基因模型中，人们发现小鼠海马区包含α5亚基的GABA_A受体缺陷时，其学习和记忆功能增强。在海马区低浓度的丙泊酚、依托咪酯和异氟烷通过α5-GABA_A受体α5亚基增强强直电流。

2004年Caraiscos通过全细胞膜片钳技术，首次提出小鼠海马锥体神经元发生的紧张性电流由含有α5亚基的GABA_A受体介导。低浓度的吸入麻醉药异氟烷(25M)可选择性地增强小鼠海马锥体神经元的突触外紧张性而非时相性电流，且作用于突触外的α5-GABA_A受体。2006年Cheng和Martin提出麻醉药物的遗忘机制，有利于防治术中知晓。α5-GABA_A受体介导全麻药物依托咪酯的遗忘作用。低浓度的依托咪酯(0.1M)可逆地增强小鼠锥体神经元紧张性电导，降低LTP，而不能改变mIPSC的时程和振幅，在α5^{-/-}小鼠中未见明显差异。腹腔注射低剂量依托咪酯(4mg/kg)可降低恐惧条件反射(contextual fear conditioning)中恐惧评分，水迷宫实验中可降低在之前含平台正确象限的百分比。N. Collinson等人通过Morris水迷宫延迟位置匹配任务(delayed-matching-to-position, DMTP)研究了GABA_A α5亚基的反向激动剂α5IA-II对大鼠学习和记忆的影响发生在记忆的哪个阶段，结果发现，在编码阶段和提取阶段给药可以明显提高大鼠的成绩，但在巩固阶段给药对大鼠的行为无明显影响。

2009年Martin首次提出低剂量依托咪酯导致的记忆阻断和LTP下降，可被α5-GABA_A受体拮抗剂L-655,708逆转。2010年Saab提出，提前10分钟注射α5-GABA_A受体拮抗剂L-655,708可预防1.3%异氟烷麻醉1h导致的24h甚至48h后恐惧条件反射阻断，而感觉和运动损伤可在短时间内自行恢复。2012年Zurek惊奇地发现，在麻醉后给药同样可以逆转记忆损害。由于记忆受损在很短的时间内(1分钟)可反映记忆编码即工作记忆，在较长的时间延迟(1h)记忆的可反映记忆的重建和保留即短期记忆。采用新物体识别等方法，野生小鼠可吸入1.3%异氟烷1h后,24h后其工作记忆并未受损而短期记忆明显受损,72h后两种记忆受损均可自行恢复，而α5-/-小鼠无明显记忆改变。与提前注射L-655,708相比，麻醉后24h给予低剂量0.35mg/kg L-655,708同样可恢复甚至逆转异氟烷后的短期记忆损害，在另一种吸入性麻药七氟烷中也可观察到类似现象。Shuiping Dai通过体外实验发现，遗忘剂量100μM的异氟烷与依托咪酯相比，可调节海马锥体神经元树突的1/2 GABA_A慢抑制性突触后电位(GABA_A, slow IP-SCs),其部分由α5-GABA_A受体介导，并同时可调节神经元膜GABA_A快抑制性突触后电位(GABA_A, fast IPSCs)。

2013年Wang发现炎症导致认知下降的新机制，可能是通过增加海马α5-GABA_A受体介导的紧张性抑制性电流。基因敲除或药物拮抗α5-GABA_A受体，可预防由IL-1β或LPS诱导的炎症导致的恐惧条件反射和LTP下降，其机制可能是通过IL-1受体和p38 MAPK依赖的信号通路。

2014年Zurek等提出无论是麻醉剂量的依托咪酯还是异氟烷等GABA能麻醉药，均可以对海马产生持续至少一周紧张性电流以及细胞膜表面α5-GABA_A受体，增加的α5-GABA_A受体活性随之可导致顺式记忆的损害，这种记忆损害可被α5-GABA_A受体拮抗剂L-655,708逆转。

四、α5-GABA_A受体其他研究进展

由于α5-GABA_A受体在海马中的高浓度存在，且下调它与认知增强相关，有关它在其他神经退行性疾病中的研究也得到证实。2010年Andrew N. Clarkson等发现在脑卒中小鼠周围梗死区域，紧张性抑制增加，是由突触外GABA_A受体介导，原因在于GABA转运体GAT3/4功能受损。通过体外实验证明L655,708和基因敲除均可改善脑卒中后的恢复。2014年Zheng Wu发现在AD小鼠(5xFAD)齿状回中GABA高表达，记忆受损。原因在于星形胶质细胞的过度激活，通过星形胶质细胞特异性GABA转运体GAT3/4释放GABA，使齿状回颗粒细胞紧张性抑制增加。通过下调紧张性抑制可恢复LTP损害和记忆受损。他们同样证实在AD患者的齿状回胶质细胞中富含GABA，其可作为AD的诊断标志之一。

关于α5-GABA_A的抑制剂药理学研究同样取得一定的成果。2007年Nutt等发现该功能选择性减弱乙醇在健康青年志愿者中单词回忆记忆的损害和在年轻老年志愿者中耐受性良好。然而在2010年I期研究中，在临床前大鼠毒性研究中，高剂量的α5IA可产生肾毒性(晶体形成),遂终止试验。MRK-016是另一种化合物α5IA，它在年轻志愿者上反应良好，遗憾的是在老年患者耐受性很差。加上不确定的人体药代动力学，MRK-016的发展停在I期临床。现罗氏公司的一种α5反相激动剂RG1662正在进行I期临床试验。

五、总结和展望

现已发现α5-GABA_A受体不仅与认知，也与疼痛、睡眠等也密切相关。α5-GABA_A受体与GABA结合类似旁分泌且有高亲和力，仅需体内含有少量的GABA，就能介导持续的紧张性抑制电流。对于α5-GABA_A受体，需要进一步研究药物的毒理，可作为神经退行性疾病和神经精神疾病的治疗新靶点。

（宋佳　顾小萍　马正良）

参 考 文 献

1. Bedford PD. Adverse cerebral effects of anaesthesia on old people. The Lancet,1955,266(6884):259-264.

2. Hayama H R, Mastromonaco M, et al. Event-related functional magnetic resonance imaging of a low dose of dexmedetomidine that impairs long-term memory. Anesthesiology, 2012,117(5):981.

3. Pryor K O, Hemmings Jr H C. Increased risk of awareness under anesthesia: an issue of consciousness or of memory?. Anesthesiology, 2013,119(6):1236-1238.

4. Sauguet L, Malherbe L. Structural basis for potentiation by alcohols and anaesthetics in a ligand-gated ion channel. Nature communications, 2013,4:1697.

5. Glykys, J., Mann, E. O. Which GABA$_A$ receptor subunits are necessary for tonic inhibition in the hippocampus? J. Neurosci. 2008,28:1421-1426.

6. Bonin R. P., Labrakakis C. Pharmacological enhancement of d-subunit-containing GABA$_A$ receptors that generate a tonic inhibitory conductance in spinal neurons attenuates acute nociception in mice. Pain,2011,152:1317-1326.

7. Sarkar J., Wakefield S. Neurosteroidgenesis is required for the physiological response to stress: role of neurosteroidsensitive GABA$_A$ receptors. J. Neurosci, 2011, 31: 18198-18210.

8. Gallos G, Emala C W. Anesthetic Effects on γ-Aminobutyric Acid A Receptors: Not Just on Your Nerves. Anesthesiology, 2013,118(5):1013.

9. Lozano-Soldevilla D, Cools R. GABAergic Modulation of Visual Gamma and Alpha Oscillations and Its Consequences for Working Memory Performance. Current Biology,2014.

10. Lu Y, Hou F Q, et al. Maintenance of GABAergic Activity by Neuregulin 1-ErbB4 in Amygdala for Fear Memory. Neuron,2014.

11. Collinson N, Kuenzi FM. Enhanced learning and memory and altered GABAergic synaptic transmission in mice lacking the alpha 5 subunit of the GABA$_A$ receptor. J Neurosci,2002,22:5572-5580.

12. Mesbah-Oskui L, Orser B A, Horner R L. Thalamic δ-Subunit Containing GABA$_A$ Receptors Promote Electrocortical Signatures of Deep Non-REM Sleep But Do Not Mediate the Effects of Etomidate at the Thalamus In Vivo. The Journal of Neuroscience,2014,34(37):12253-12266.

13. Krzisch M, Sandell J. Propofol Anesthesia impairs the maturation and survival of adult-born hippocampal neurons. Anesthesiology,2013,118(3):602-610.

14. Petrini E M, Hausrat T J, et al. Synaptic recruitment of gephyrin regulates surface GABA$_A$ receptor dynamics for the expression of inhibitory LTP. Nature Communications, 2014,5.

15. Song I, Semyanov A. Tonic excitation or inhibition is set by GABA$_A$ conductance in hippocampal interneurons. Nature communications,2011,2:376.

16. Wu Z, Guo Z, Gearing M, et al. Tonic inhibition in dentate gyrus impairs long-term potentiation and memory in an Alzhiemer's disease model. Nature communications,2014, 5.

17. Martin L J. Etomidate targets α5 γ-aminobutyric acid subtype A receptors to regulate synaptic plasticity and memory blockade. Anesthesiology,2009,111(5):1025-1035.

18. Saab B J, MacLean A J B. Short-term memory impairment after isoflurane in mice is prevented by the α5 γ-aminobutyric acid type A receptor inverse agonist L-655,708. Anesthesiology,2010,113(5):1061-1071.

19. Zurek A A, Bridgwater E M. Inhibition of α5 γ-aminobutyric acid type A receptors restores recognition memory after general anesthesia. Anesthesia & Analgesia, 2012, 114 (4):845-855.

20. Dai S, Perouansky M. Isoflurane enhances both fast and slow synaptic inhibition in the hippocampus at amnestic concentrations. Anesthesiology,2012,116(4):816.

21. Wang D S, Zurek A A. Memory Deficits Induced by Inflammation Are Regulated by α5-Subunit-Containing GABA$_A$ Receptors. Cell reports,2012,2(3):488-496.

22. Zurek A A, Yu J. Sustained increase in α5-GABA$_A$ receptor function impairs memory after anesthesia. The Journal of clinical investigation,2014,124.

23. Nutt DJ, Besson M. Blockade of alcohol's amnestic activity in humans by an alpha5 subtype benzodiazepine receptor inverse agonist. Neuropharmacology,2007,53:810-820.

24. Clarkson A N, MacIsaac S E, et al. Reducing excessive GABA-mediated tonic inhibition promotes functional recovery after stroke. Nature,2010,468(7321):305-309.

25. Atack JR, Maubach KA. In vitro and in vivo properties of MRK-016, a GABA$_A$ receptor alpha5 subtype-selective inverse agonist. J Pharmacol Exp Ther,2009,331:470-484.

4 谷氨酸转运体3的相关研究进展

兴奋性氨基酸转运体 3（excitatory amino acid transporters 3，EAAT3）是高亲和力 Na^+ 依赖性的谷氨酸转运体，为溶质载体家族 1（solute carrier family 1，SLC1）的成员[1]，位于细胞膜上。迄今为止，EAAT 共有 5 种亚型[2]：EAAT1（GLAST）、EAAT2（GLT-1）、EAAT3（EAAC1）、EAAT4 和 EAAT5。EAAT3 在啮齿类动物中为 EAAC1，它们由 SLC1A1/Slc1a1 编码，并且在哺乳动物中是第一个被克隆的钠离子依赖性的氨基酸转运体[3]。

一、兴奋性氨基酸转运体 3（EAAT3）的分布

EAAT3 主要分布于中枢神经系统，在 Schwann 细胞中，以及肾脏、肠等器官中也均有所表达[4]。在中枢神经系统中，EAAT1 和 EAAT2 主要在星形胶质细胞上表达[5]，EAAT4[6] 和 EAAT5[7] 主要在小脑的普肯耶细胞以及分别在视网膜的光感受器神经元和两极神经元上高表达，而 EAAT3 则主要在谷氨酸能和 γ-氨基丁酸能的神经元细胞中表达[5]，在许多神经元的胞体及树突上均可见 EAAT3 的表达[8]。另外，在多巴胺能神经元、少突胶质细胞、不成熟的少突胶质细胞等中也可见 EAAT3 表达[9,10]。同时，EAAT 的各个亚型在不同区域的表达也存在差异：如皮层主要表达 EAAT2 及 EAAT3，小脑主要表达 EAAT1、EAAT2 及 EAAT4，海马表达 EAAT1、EAAT2 及 EAAT3，纹状体主要表达 EAAT2 及 EAAT3[11]。

二、EAAT3 表达的调控

EAAT3 广泛分布在细胞膜上，其转运能力的活性受到后加工机制的影响。当蛋白激酶 C（protein kinase C，PKC）激活或者受到血小板源性生长因子（platelet derived growth factor，PDGF）刺激时，EAAT3 的表达会增强[12]。研究表明在爪蟾卵母细胞中注入 EAAT3 转运体的 cDNA 后，像磷脂酰肌醇 3 激酶（phosphoinositide 3-kinase，PI3K）等的多种激酶可以调节其活性[13]。另外，同样的模型也证实了哺乳动物西罗莫司靶蛋白（mammalian target of rapamycin，mTOR）可以增加 EAAT3 的活性，相反 mTOR 的抑制剂腺苷酸活化蛋白激酶（adenosine monop hosphate activated protein kinase，AMPK）则降低 EAAT3 的活性[14]。这些激酶直接或者间接对 EAAT3 的活性产生影响。有研究表明这些激酶同时还可以影响细胞内质网蛋白 GTRAP3-18（addicsin/glutamate transporter-associated protein 3-18）和 RTN2B（reticulon2B），这些蛋白在膜靶向转运中起到相反调节作用[15,16]。编码 GTRAP3-18 的基因在人类染色体 3p14 上，该蛋白抑制 EAAT3 的活性，调查发现该蛋白易感于恶性肿瘤和癫痫[17]。另外，阿片类受体也可以影响 EAAT3 的活性[18]。越来越多的研究表明 EAAT3 活性的调节受到多种激酶和蛋白的影响，其调节机制是复杂而多变的。

三、EAAT3 的功能

与其他的 EAAT 一样，EAAT3 的主要功能是将细胞外谷氨酸（glutamate，Glu）摄取并转移进入细胞内。EAAT3 向细胞内转运谷氨酸是 Na^+ 浓度依赖性的[19]。细胞外的 Glu 协同 3 个 Na^+ 和 1 个 H^+ 与 EAAT3 结合后，顺着 Na^+ 的浓度梯度被转运入细胞内。随后，胞内的 K^+ 置换 Na^+ 与 EAAT3 结合，被转运出胞。最后，由 Na^+/K^+ 离子泵将胞内 Na^+ 泵出胞外，将 K^+ 泵回胞内，以维持细胞内外正常的 Na^+、K^+ 浓度平衡。由于 Na^+/K^+ 离子泵参与了 Glu 的摄取，Na^+/K^+-ATP 酶耗能被动转运 Na^+ 和 K^+，因此 EAAT3 摄取 Glu 是耗能并且浓度依赖性的。

（一）EAAT3 与谷氨酸转运

Glu 是哺乳动物中枢神经系统（central nervous system，CNS）最主要的兴奋性神经递质，通过激活多种 Glu 受体后，参与神经元通信、神经可塑性及神经病理异常等一系列生理病理过程，对正常脑功能和 CNS 的发育发挥着重要的调节作用[20]。在 Glu 能神经末梢，Glu 通过一种 ATP 依赖性的 H^+ 离子梯度偶联机制被送到突触囊泡中。随着神经末梢的去极化和囊泡与突触前膜的融合，Glu 被释放到突触间隙，进而激活位于突触前膜与突触后膜上的 EAAT

受体。突触前膜和周围神经胶质细胞上的 Na^+ 依赖性 EAAT 将胞外的 Glu 摄回。大量的 Glu 被转运进胶质细胞中,在胶质细胞中的谷氨酰氨 Gln 合成酶的作用下转化成 Gln 后重新进入突触前神经元进行再循环[21]。Glu 所发挥的生理作用要求其浓度在中枢神经系统,尤其在 EAAT 的微环境中受到严格调控。突触间隙一旦出现大量兴奋性氨基酸堆积,就可引起急性细胞肿胀、延迟性细胞溃变,这是造成神经毒性作用甚至细胞死亡的重要原因。Glu 兴奋性毒性也被认为是导致神经元死亡的“最后通路”[22]。

(二) EAAT3 与 GABA 的合成

通过 GABA 能神经元上的 EAAT3 转运的谷氨酸还是合成 GABA 的原料。EAAT3 在 GABA 能神经元的高表达也表明其对 GABA 合成有作用,这在用聚核苷酸治疗动物过多的阵发性活动从而抑制转运体的表达实验中得到了证实[23]。

(三) EAAT3 与半胱氨酸转运

EAAT3 另一个重要的作用就是向神经细胞内转运半胱氨酸,半胱氨酸是神经细胞内合成谷胱甘肽的重要底物。由于谷胱甘肽是神经细胞重要的抗氧化剂,因此 EAAT3 在维持神经细胞内的氧化还原平衡上也意义重大[24]。在体内和体外,氧化应激所导致的核因子 E2 相关因子 2 (Nrf2) 抗氧化通路的激活不仅促进星形胶质细胞释放谷胱甘肽,而且促进神经元上 EAAT3 的转录调节[25]。另外,Nrf2 依赖性的 EAAT3 蛋白的过表达与神经元谷胱甘肽的浓度增加相关,这个发现表明通过 Nrf2 的激活可以上调神经元上 EAAT3 的表达,从而协调星形胶质细胞释放和神经元合成谷胱甘肽[26]。

四、EAAT3 的改变与疾病的关系

在缺血/缺氧状态下,可以观察到 EAAT3 转运体表达早期出现一过性升高,随后表达减少,从而直接导致了神经元损伤[27,28]。Han 等人认为 EAAT3 的表达减少与神经元损伤同时发生,他认为缺血/缺氧本身就可以造成神经元损伤,这同时又加重了 EAAT3 更少的表达[29]。研究发现在缺血/缺氧状态下,EAAC1 基因敲除鼠因为摄取半胱氨酸受损,严重抑制了细胞内谷胱甘肽的合成,从而造成细胞抵抗氧化应激的能力下降(尤其在缺血状态下)[30]。我们不妨大胆假设,在缺血状态下,EAAT3 作为一个保护因素,企图通过上调其表达来减少缺血损伤。

另外,EAAT3 的表达异常还可以导致某些神经精神性疾病,如肌萎缩性侧索硬化症、阿尔茨海默病(Alzheimer's disease, AD)、缺血性脑卒中性神经功能损伤及精神分裂症等其他精神神经类疾病的发生与 EAAT3 功能下降密切相关[31]。Schallier 等人在 AβPP23 小鼠的 AD 模型中发现 EAAT3 表达增加[32],而 Cassano 等人在 3 联体基因(3×Tg)小鼠的 AD 模型中发现 EAAT3 表达减少[33]。在 AD 患者的海马神经元细胞内也发现了异常的 EAAT3 的聚集,与全

皮层相比较而言,EAAT3 转运体的表达在加工过程中出现了变异而不是合成过程[34]。在女性绝经期前后癫痫发作的病因研究中,Rakhade SN 和 Loeb JA 检测到人大脑皮层癫痫病灶中 EAAT3 的 mRNA 及其本身的表达均有所下降[35]。Sepkuty JP 等发现 EAAT3 的表达与海马 GABA 水平有关,可能是 EAAT3 的表达下降影响了细胞外 Glu 的浓度,从而损害了 GABA 的合成[23]。

EAAT3 的早期表达表明它在中枢神经细胞中起到神经保护的作用。因为在海马中 γ-氨基丁酸能神经元早于兴奋性谷氨酸能细胞成熟,所以 EAAT3 的早期表达可能对谷氨酸能神经元网络的发展起到重要作用[36]。

Ma 等发现在 SLC1A1 基因的启动子区域存在一个绑定序列来调控因子 X1 (RFX1),但该序列在 SLC1A2 (编码 EAAT2) 和 SLC1A3 (编码 EAAT1) 中不存在。RFX1 蛋白的转录因子绑定在 DNA 序列的 X-boxes[37]。在小鼠的大脑中,RFX1 从胚胎阶段到成年阶段均有所表达,而敲除该因子后会造成小鼠在胚胎阶段死亡,这表明了该因子在大脑发育阶段有不可替代的作用[38]。

五、EAAT3 与学习认知

在 EAAT3 基因敲除鼠中,我们观察到该基因敲除鼠出现了空间学习记忆功能障碍、黑质多巴胺能神经元的丢失以及行为活动紊乱,这些现象在老年鼠中尤其明显[39]。研究表明 EAAT3 表达的上调可以使突触传递的长时程增强,提高记忆和脑功能,起到神经保护的作用[40]。最新的研究发现,神经元胞膜 EAAT3 的表达增加可以通过 PKA 使 GluR1 磷酸化并最终促使 AMPA 受体的膜转运[41],由于 AMPA 受体的膜转运是学习认知功能的分子生物学基础[42]。因此,此研究结果提示了 EAAT3 很可能直接参与了学习认知功能的调节。

六、展望

随着研究深入,我们不难发现 EAAT3 转运体蛋白在认知功能、中枢神经系统中的抗氧化以及神经精神疾病的重要作用,并且在很多病理状态下 EAAT3 的表达都会出现改变。我们已经知道在基因水平就可以微妙的调节 EAAT3 的表达,但其中的机制并不是很清楚。在各种疾病中研究探讨 EAAT3 的作用,明确其作用机制是非常有必要的,这为预防及治疗各种神经精神疾病提供了一个新的方向。

(王沛齐　曹江北　张宏)

参 考 文 献

1. Kanai Y, Hediger MA. The glutamate/neutral amino acid transporter family SLC1: molecular, physiological and pharmacological aspects. Pflugers Arch, 2004, 447 (5): 469-479.

2. Zaprasis A, Bleisteiner M, Kerres A, et al. Uptake of amino acids and their metabolic conversion into the compatible solute proline confers osmoprotection to Bacillus subtilis. Appl Environ Microbiol, 2014.

3. 弓淑娟, 张连巍, 张敏. 神经元谷氨酸转运体的研究进展. 卒中与神经疾病杂志, 2012, 29(5):469-472.

4. Perego C, Di Cairano ES, Ballabio M, et al. Neuro steroid all opregnanolone regulates EAAC1-mediated glutamate uptake and triggers actin changes in Schwann cells. J Cell Physiol, 2011, 227(4):1740-1751.

5. Ugbode CI, Hirst WD, Rattray M. Neuronal influences are necessary to produce mitochondrial co-localization with glutamate transporters in astrocytes. J Neurochem, 2014, 130(5):668-677.

6. Fairman WA, Vandenberg RJ, Arriza JL, et al. An excitatory amino-acid transporter with properties of a ligand-gated chloride channel. Nature, 1995, 375(6532):599-603.

7. Arriza JL, Eliasof S, Kavanaugh MP, et al. Excitatory amino acid transporter 5, a retinal glutamate transporter coupled to a chloride conductance. Proc Natl Acad Sci USA, 1997, 94(8):4155-4160.

8. Holmseth S, Dehnes Y, Huang YH, et al. The density of EAAC1(EAAT3) glutamate transporters expressed by neurons in the mammalian CNS. J Neurosci, 2012, 32(17):6000-6013.

9. Berman AE, Chan WY, Brennan AM, et al. N-acetylcysteine prevents loss of dopaminergic neurons in the EAAC1 -/- mouse. Ann Neurol, 2011, 69(3):509-520.

10. Domercq M, Matute C. Expression of glutamate transporters in the adult bovine corpus callosum. Brain Res Mol Brain Res, 1999, 67(2):296-302.

11. R. C. Robertsa, J. K. Rochea, R. E. McCullumsmithb. Localization of excitatory amino acid transporters EAAT1 and EAAT2 in human postmortem cortex: A light and electron microscopic study. Neuroscience, 2014, 277(26):522-540.

12. Fournier KM, Gonzalez MI, Robinson MB. Rapid trafficking of the neuronal glutamate transporter, EAAC1: evidence for distinct trafficking pathways differentially regulated by protein kinase C and platelet-derived growth factor. J Biol Chem, 2004, 279(33):34505-34513.

13. Klaus F, Gehring EM, Zurn A, et al. Regulation of the Na(+)-coupled glutamate transporter EAAT3 by PIKfyve. Neurochem Int, 2009, 54(5-6):372-377.

14. Almilaji A, Pakladok T, Guo A, et al. Regulation of the glutamate transporter EAAT3 by mammalian target of rapamycin mTOR. Biochem Biophys Res Commun, 2012, 421(2):159-163.

15. Aoyama K, Watabe M, Nakaki T. Modulation of neuronal glutathione synthesis by EAAC1 and its interacting protein GTRAP3-18. Amino Acids, 2011, 42(1):163-169.

16. Aoyama K, Wang F, Matsumura N, et al. Increased neuronal glutathione and neuroprotection in GTRAP3-18-deficient mice. Neurobiol Dis, 2012, 45(3):973-982.

17. Butchbach ME, Lai L, Lin CL. Molecular cloning, gene structure, expression profile and functional characterization of the mouse glutamate transporter (EAAT3) interacting protein GTRAP3-18. Gene, 2002, 292(1-2):81-90.

18. Jianfeng Liang, Dongman Chao, Harleen K Sandhu, et al. δ-Opioid Receptors Up-regulate Excitatory Amino Acid Transporters in Mouse Astrocytes. Br J Pharmacol, 2014.

19. Heinzelmann G, Kuyucak S. Molecular dynamics simulations of the mammalian glutamate transporter EAAT3. PLoS One, 2014, 9(3):e92089.

20. Williams SM, Sullivan R K, Scott H L, et al. Glial glutamate transporter expression patterns in brains from multiple mammalian species. Glia, 2005, 49(4):520-541.

21. 李成敏, 颜慧, 宫泽辉. 谷氨酸转运体亚型谷氨酸转运体1与其调控药物的研究进展. 中国药理学通报; 2009, 25(10):1264-1268.

22. 于继徐, 王广英, 贾亚琼等. 谷氨酸兴奋性毒性模型的研究. 脑与神经疾病杂志, 2013, 21(2):130-133.

23. Uwechue NM, Marx MC, Chevy Q, et al. Activation of glutamate transport evokes rapid glutamine release from perisynaptic astrocytes. J Physiol, 2012, 590(Pt 10):2317-2331.

24. Trivedi MS, Shah JJ, Hodgson NW, et al. Morphine induces redox-based changes in global DNA methylation and retrotransposon transcription by inhibition of eaat3-mediated cysteine uptake. Mol Pharmacol, 2014.

25. E scartin C, Won SJ, Malgorn C, et al. Nuclear factor erythroid 2-related factor 2 facilitates neuronal glutathione synthesis by upregulating neuronal excitatory amino acid transporter 3 expression. J Neurosci, 2011, 31(20):7392-7401.

26. Aoyama K, Matsumura N, Watabe M, et al. Caffeine and uric acid mediate glutathione synthesis for neuroprotection. Neuroscience. 2011, 181:206-215.

27. 杨彦玲, 胡刚. 谷氨酸转运体与神经退行性疾病. 中国临床药理学与治疗学, 2003, 8(2):227-231.

28. Cao L, Li L, Zuo Z. N-acetylcysteine reverses existing cognitive impairment and increased oxidative stress in glutamate transporter type 3 deficient mice. Neuroscience, 2012, 220:85-89.

29. Choi BY, Kim JH, Kim HJ, et al. EAAC1 Gene Deletion Increases Neuronal Death and Blood Brain Barrier Disruption

after Transient Cerebral Ischemia in Female Mice. Int J Mol Sci,2014,15(11):19444-19457.

30. Li L,Zuo Z. Glutamate transporter type 3 knockout reduces brain tolerance to focal brain ischemia in mice. J Cereb Blood Flow Metab,2011,31(5):1283-1292.

31. Goldberg-Stern H,Ganor Y,Cohen R,et al. Glutamate receptor antibodies directed against AMPA receptors subunit 3 peptide B (GluR3B) associate with some cognitive/psychiatric/behavioral abnormalities in epilepsy patients. Psychoneuroendocrinology,2014,40:221-31.

32. Jen JC,Wan J,Palos TP,Howard BD,Baloh RW. Mutation in the glutamate transporter eaat1 causes episodic ataxia, hemiplegia,and seizures. *Neurology*,2005,65:529-534.

33. Schallier A,Smolders I,Van Dam D,et al. Region-and agespecific changes in glutamate transport in the AbetaPP23 mouse model for Alzheimer's disease. J Alzheimers Dis, 2011,24(2):287-300.

34. Cassano T,Serviddio G,Gaetani S,et al. Glutamatergic alterations and mitochondrial impairment in a murine model of Alzheimer disease. Neurobiol Aging, 2012, 33 (6): 1121. e1-1121.

35. Duerson K,Woltjer RL,Mookherjee P,et al. Detergentinsoluble EAAC1/EAAT3 aberrantly accumulates in hippocampal neurons of Alzheimer's disease patients. Brain Pathol,2009,19(2):267-278.

36. Lortet S,Canolle B,Masmejean F,et al. Plasma membrane expression of the neuronal glutamate transporter EAAC1 is regulated by glial factors:evidence for different regulatory pathways associated with neuronal maturation. Neurochem Int,2008,52(7):1373-1382.

37. Ma K,Zheng S,Zuo Z. The transcription factor regulatory factor X1 increases the expression of neuronal glutamate transporter type 3. J Biol Chem,2006,281(30):21250-21255.

38. Feng C,Xu W,Zuo Z. Knockout of the regulatory factor X1 gene leads to early embryonic lethality. Biochem Biophys Res Commun,2009,386(4):715-717.

39. Lee S,Park SH,Zuo Z. Effects of isoflurane on learning and memory functions of wild-type and glutamate transporter type 3 knockout mice. J Pharm Pharmacol, 2012, 64 (2):302-307.

40. Scimemi A,Tian H,Diamond JS. Neuronal transporters regulate glutamate clearance, NMDA receptor activation, and synaptic plasticity in the hippocampus. J Neurosci,2009, 29(46):14581-14595.

41. Cao J,Tan H,Mi W,et al. Glutamate transporter type 3 regulates mouse hippocampal glur1 trafficking. Biochim Biophys Acta,2014.

42. Gu J,Lee CW,Fan Y,et al. Adf/cofilin-mediated actin dynamics regulate AMPA receptor trafficking during synaptic plasticity. Nat Neurosci,2010,13:1208-1215.

5 麻醉与肿瘤免疫

肿瘤细胞在体内的发生发展取决于其与机体免疫系统间的相互作用。围手术期虽然短暂,但围手术期的多种因素都可以对机体的免疫功能产生影响,从而间接影响患者术后肿瘤的转移和复发。这其中,麻醉因素是围手术期管理的重要因素之一。不同麻醉方式和麻醉药物都可以对肿瘤免疫功能产生影响。研究各种麻醉因素对肿瘤患者免疫功能影响的具体机制,明确麻醉因素对肿瘤患者术后转移复发的影响,优化肿瘤患者围手术期的麻醉管理已经成为麻醉及肿瘤免疫研究领域中的新热点。

一、肿瘤免疫

机体的免疫系统可以对肿瘤起作用的猜测由来已久,早在19世纪初,德国免疫学家Paul Ehrlich就提出这一猜测。此后,在人们对免疫系统认识的不断深入以及发现了肿瘤抗原存在的基础上,Frank Macfarlane Burnet在1970年提出了"免疫监视"(immunological surveillance of cancer)学说[1]。该学说认为机体免疫系统能识别并清除突变细胞,使突变细胞在未形成肿瘤之前即被清除,从而防止肿瘤的发生,保持机体内环境的稳定。

肿瘤细胞在其发生发展的过程中,由于细胞基因的突变等原因,表达一些新的抗原。这些新抗原作为"非己"物质,可以被机体的免疫系统识别和杀伤,机体可以通过天然和获得性免疫抵抗肿瘤。然而肿瘤在人体免疫功能作用下仍能发展、转移,表明肿瘤也有自己的保护机制。肿瘤细胞可以通过对自身表面抗原的修饰及改变肿瘤组织周围的微环境来逃避机体的免疫识别与攻击,这就是肿瘤的"免疫逃逸"[2]。

Dunn等人在2002年又提出了"肿瘤免疫编辑学说"(cancer immunoediting)[3],修正了免疫监视学说。该学说认为肿瘤是由不同的肿瘤细胞组成的不均匀的混合物,因此免疫系统与肿瘤细胞间的相互作用可以产生不同的结果。其认为在肿瘤发生、发展的过程中,免疫系统具有双重作用,它既可以清除肿瘤细胞,抑制肿瘤生长,又可以通过对肿瘤细胞的塑形作用,选择适应宿主免疫活性的肿瘤细胞,其最终结果有利于肿瘤细胞逃避机体免疫系统的攻击。肿瘤免疫编辑是一个动态发展的过程,一般可以分为三个主要阶段:清除阶段(elimination)、平衡阶段(equilibrium)和逃逸阶段(escape)[4]。清除阶段代表传统的免疫监视概念;平衡阶段代表肿瘤细胞潜伏在体内并与机体免疫系统相互作用处于平衡状态,这一阶段可持续数年;逃逸阶段指肿瘤细胞克服了免疫系统作用,进行生长的阶段。肿瘤细胞在体内的发生发展取决于其与免疫系统间的相互作用。

机体的免疫机制十分复杂,涉及多种免疫成分,包括体液免疫和细胞免疫。特定的免疫细胞、细胞因子以及其他免疫介质参与了肿瘤发生的各个步骤,包括肿瘤形成、肿瘤进展和肿瘤转移。这些免疫介质与肿瘤细胞之间的相互作用是广泛的,也是动态的。一般认为,抗肿瘤免疫以细胞免疫为主。其中,自然杀伤细胞(natural killer cell,NK)和单核-吞噬细胞等介导非特异性细胞免疫,T细胞介导特异性细胞免疫。T细胞在细胞免疫中居中心地位[5]。按照表面标志,又可以将T细胞分为CD8+细胞毒T细胞(cytotoxic T lymphocyte,CTL)和CD4+辅助性T细胞(helper T cell,Th)。此外,机体抗肿瘤免疫成分还包括髓源抑制性细胞(myeloid-derived suppressor cells,MDSCs)、B细胞等(图5-1)。

以往人们认为CTL细胞是抗肿瘤的效应细胞,肿瘤细胞只能为CTL细胞识别,而Th细胞在肿瘤免疫中居于次要的地位,他们的作用仅仅是为CTL细胞提供"帮助"(help)。新近的研究表明,Th细胞无论是分类还是其功能等方面均有新的发现,Th细胞通过产生细胞因子和趋化因子,从而安排出一套完整的免疫反应。Th细胞及其相关细胞因子在机体抗肿瘤免疫、肿瘤免疫逃避和耐受机制、肿瘤免疫微环境以及机体免疫稳态中起重要作用[6],甚至可以在不依靠CTL细胞的情况下直接清除肿瘤细胞[7]。早在20世纪80年代,Tim Mosmman和Bob Coffman等发现活化的CD4+T细胞有两类[8],即Th1和Th2细胞,分别产生不同的细胞因子并具有不同的功能,从而证实CD4+T细胞不是一种单一的细胞,而是一系列具有不同功能的细胞群。过去10年来,对于不同种类CD4+T细胞的功能、表面标志及其活化机制的研究均有较大进展。目前发现Th细胞至

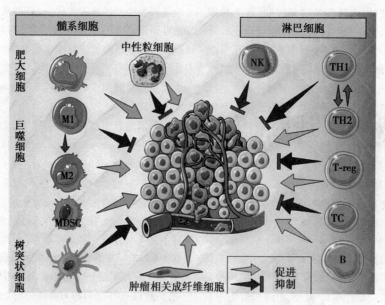

图 5-1　肿瘤免疫相关细胞
缩写:M1,肿瘤相关巨噬细胞 M1 型;M2,肿瘤相关巨噬细胞 M2 型;
MDSC,髓源抑制性细胞;NK,自然杀伤细胞;TH,辅助性 T 细胞;Treg,调节
性 T 细胞;TC,细胞毒 T 细胞;B,B 细胞

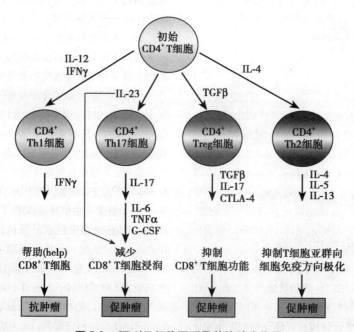

图 5-2　CD4⁺T 细胞亚群及其抗肿瘤作用

少存在 4 类不同的亚群[9],分别为 Th1、Th2、Th17 和调节性
T 细胞(regulatory T cell,Treg),在抗肿瘤免疫中分别具有
不同的功能(图 5-2)[10]。

二、手术对肿瘤免疫的影响

对于大多数实体肿瘤,手术切除仍然是首选的治疗方
法。虽然定期体检、内镜技术和影像诊断水平不断发展,手
术方式不断改进,术前新辅助化疗、术后放疗及靶向治疗的
开展也越来越普遍,但肿瘤患者术后的五年生存率仍未出

现显著提高[11]。术后肿瘤的局部复发和远处转移是肿瘤
患者死亡的主要原因。

手术促进肿瘤转移有几条途径[12](图 5-3):首先,在手
术切除实体肿瘤后,在阴性切缘以及基质中仍然存在的微
小转移称为微小残留病变(minimal residual disease,MRD)。
虽然目前无瘤手术方法已成为临床实践中常规,但仍无法
完全避免手术操作本身因处理瘤体所造成对肿瘤的破坏,
促使 MRD 进入淋巴系统、循环系统等,进而导致远处播散。
有研究发现,手术后患者血液中肿瘤细胞数量增加[13,14],
并且有研究表明,患者术后循环中的肿瘤细胞数量与预后

相关[15]。第二,手术可以损伤脉管系统和腹膜,这会导致一些黏附分子表达上调,因此,播散的肿瘤细胞可以更容易的黏附在腹腔和肝血窦中[16]。第三,围手术期,循环中血管生成素和生长因子的增加也可以刺激肿瘤细胞的生长并抑制肿瘤细胞的凋亡[17]。第四,手术本身引起全身性的代谢、内分泌、血液、免疫系统的改变和炎症反应,这些被总称为手术应激反应和创伤性系统炎症反应。手术应激是影响患者围手术期免疫功能的主要因素,过度的应激反应和系统性炎症反应可导致肿瘤患者的抗免疫功能抑制,使得播散的肿瘤细胞不能被有效的清除,从而促使术后复发、转移的发生。手术应激被认为是围手术期免疫抑制的主要因素[18],这一免疫功能的抑制开始于手术后几小时,持续数天,并且与手术创伤的程度成正比。

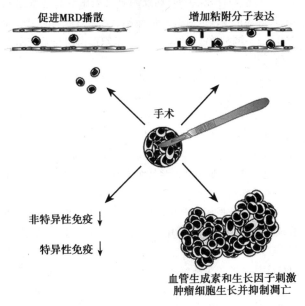

促进MRD播散　　　　增加粘附分子表达

手术

非特异性免疫↓

特异性免疫↓

血管生成素和生长因子刺激
肿瘤细胞生长并抑制凋亡

图5-3　手术促进肿瘤转移的途径

三、麻醉对肿瘤免疫的影响

除手术应激之外,围手术期还有多种因素可以影响机体的抗肿瘤免疫功能并与肿瘤术后的转移复发有关。这些因素中,人们越来越关注麻醉因素对肿瘤患者术后转移复发的影响[19]。很久以前,人们就发现麻醉因素对于手术患者免疫功能有影响[20]。在21世纪初,麻醉医师发现围手术期免疫功能的抑制或失调可以引起术后并发症,如伤口愈合障碍、引起脓毒症以及多器官功能衰竭的感染甚至死亡[21]。对于癌症患者,人们越来越关注围手术期麻醉因素的影响。麻醉因素包括手术时使用的不同麻醉方式、麻醉药物和麻醉管理(输液、输血制品、镇痛方式、体温控制等,有关麻醉管理对肿瘤免疫的影响,在其他章节叙述)。麻醉方式和麻醉药物都可以影响手术患者的免疫功能。

(一)麻醉方式

包括脊麻和硬膜外麻醉在内的区域阻滞麻醉是否可以改善肿瘤患者手术的预后,一直以来就存在争议。一些回顾性研究和meta分析发现[22,23],与单纯全麻相比,全身麻醉联合区域阻滞可以减少术后肿瘤的转移复发;但也有一些研究结论与之相反[24]。这说明麻醉因素对围手术期抗肿瘤免疫功能和术后转移复发的影响以及机制远比人们想象的复杂。

手术患者免疫抑制的主要原因是由于交感神经系统(sympathetic nervous system,SNS)和下丘脑-垂体-肾上腺(hypothalamic-pituitary-adrenal,HPA)轴的激活而产生的神经内分泌应激[25,26]。手术患者的很多免疫功能改变主要是手术创伤和神经内分泌反应的结果。手术应激通过刺激交感神经系统和HPA轴,引起儿茶酚胺(去甲肾上腺素和肾上腺素)、促肾上腺皮质激素(ACTH)和皮质醇等激素的释放增加,从而介导免疫功能抑制作用。由于单核细胞、巨噬细胞和T细胞表面都存在β2肾上腺素受体和糖皮质激素受体,这些受体的信号转导可以抑制IL-12,IFN-γ等Th1型细胞因子的产生,并促进IL-4,IL-10等Th2型细胞因子产生。虽然Th2型细胞因子本身可以限制手术创伤因子的过度炎症反应,但是分泌过多的Th2型细胞因子会产生免疫抑制作用。手术应激又可以激活单核细胞、巨噬细胞和淋巴细胞,这些细胞可以分泌促炎症细胞因子如IL-1,IL-6和TNF-α等。这些细胞因子又可以进一步刺激HPA轴。因此,神经内分泌系统与促炎症细胞因子和抗炎症细胞因子协调作用,进一步增强对于围手术期免疫功能的抑制作用。

支持复合麻醉者认为单纯全麻不能完全抑制应激反应,这可能是由于全麻只能抑制大脑皮层、边缘系统和下丘脑等向大脑皮层的投射系统,而不能有效阻断手术区域伤害性刺激向中枢传导,在手术刺激强烈时交感兴奋,儿茶酚胺分泌增加。而全麻复合区域麻醉,尤其是硬膜外阻滞时,由于硬膜外阻滞不仅可以阻滞交感肾上腺髓质的传出冲动,使肾上腺素和去甲肾上腺素的分泌减少,还可以抑制伤害性刺激导致的HPA兴奋,从而使皮质醇分泌减少,进而对于心血管系统、呼吸系统以及肿瘤免疫功能有好处[27~29]。动物实验也证实,全麻复合区域阻滞可以通过维持Th1/Th2型细胞因子的平衡,减少手术后肿瘤的肝脏转移[30]。此外,区域麻醉复合全麻在保证麻醉深度的前提下,可以减少全身麻醉药物,尤其是阿片类药物的用量,这可以减少由于阿片类药物引起的免疫抑制作用,肿瘤手术患者可能会因此受益[28]。

(二)麻醉药物

一般来说,麻醉药物对免疫的各个方面——从人到动物,从细胞免疫到体液免疫,在体内和体外——都有抑制作用,其抑制作用的强度与药物种类有关[31]。

1. 阿片类药物　阿片类药物是术中和术后使用的主要镇痛药物,也是治疗疼痛的基础药物。同时阿片类药物对肿瘤的发展、转移具有直接和间接的作用,也是公认的免疫抑制剂。免疫系统的很多细胞上都发现了阿片受体,如多核白细胞、巨噬细胞、T淋巴细胞、脾细胞等[32,33]。包括体内和体外实验、动物和人体实验在内的大量研究表明,阿片类药物具有免疫抑制作用[34]。阿片类药物可以间接影响 HPA 轴和交感神经系统,也可以直接通过免疫细胞表面的阿片类受体影响免疫功能(图5-4)。快速或者长期注射外源性阿片类药物可以抑制细胞和体液免疫功能,如抗体的生成、NK 细胞活性、细胞因子的表达、淋巴细胞的扩增以及吞噬活性[35]。长时间大剂量吗啡能抑制 NK 细胞、T 细胞和 B 细胞的增殖,降低细胞因子如 IL-2、IL-4、IL-6 的产生[36]。另一项研究发现,芬太尼也具有同样促进肿瘤生长的作用[37]。

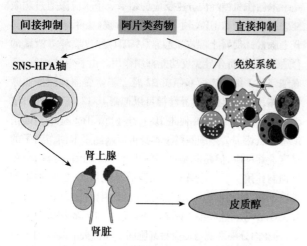

图 5-4　阿片类药物免疫抑制的途径

曲马多不仅是 μ 受体激动剂,还可以抑制神经元对去甲肾上腺素和 5-羟色胺的重摄取,具有双重镇痛机制。动物实验发现曲马多可以减轻手术应激引起的 NK 细胞活性下降并减少肿瘤的肺转移[38]。通过研究曲马多和吗啡作为子宫癌患者术后镇痛药物对 T 细胞增殖抑制作用的影响,发现与使用吗啡相比,给予曲马多对术后细胞免疫抑制有改善作用[39]。

2. 吸入麻醉药　一般认为,吸入麻醉药都可以抑制机体的抗肿瘤免疫功能。体外实验发现,吸入麻醉药可以通过上调低氧诱导因子(hypoxia-inducible factors,HIF)的表达,增加肿瘤细胞的增殖和迁移能力,从而增加肿瘤转移的风险[40]。人体试验也发现,与使用丙泊酚相比,使用异氟烷可以明显降低 Th1/Th2 的比例。此外,还有研究发现氟烷、异氟烷和七氟烷调节肿瘤细胞生长与作用的时间有关[41],其可能的机制是通过抑制转录因子 NF-κB 的激活来调节 TNF-α 和 IL-6 的产生[42]。

3. 静脉麻醉药　目前以丙泊酚为代表的静脉麻醉药广泛用于麻醉诱导、麻醉维持以及重症监护室。与其他麻醉药相比,丙泊酚对免疫的抑制作用较小。一项临床研究发现,与接受异氟烷麻醉的患者相比,接受丙泊酚麻醉的患者,术后 Th1/Th2 的方向向 Th1 型漂移,这对肿瘤患者有利[43]。另一项研究也发现,环氧化酶(cyclooxygenase,COX-2)在多种肿瘤细胞中高表达,但丙泊酚具有抑制 COX-2 活

性的作用[44]。但丙泊酚对免疫功能的研究结果仍然是有争议的,也有研究发现丙泊酚通过作用于 GABA-A 受体,损伤免疫功能[45],并能促进乳腺肿瘤细胞迁移[46]。

其他静脉麻醉药如氯胺酮[47]和咪达唑仑[48]可以抑制树突状细胞等抗原递呈细胞的功能,体内和体外实验都表明,这可以损伤其诱导 Th1 型免疫反应的能力。此外,氯胺酮还可以上调外周血单核细胞中前列腺素 E2(Prostaglandin E2,PGE2)的水平[49],并且可以通过抑制 NK 细胞功能来增加肺癌的转移[50]。

4. 局部麻醉药　有体外实验表明,局部麻醉药可以通过抑制表皮生长因子受体的激活来减少肿瘤细胞的增殖[51]。利多卡因、布比卡因和罗哌卡因还可以通过减少间充质干细胞的增殖和转录途径从而抑制肿瘤细胞的转移[52]。然而有研究表明,局麻药对 T 细胞具有细胞毒作用,局麻药浓度较低时引起细胞凋亡,而浓度较高时引起细胞坏死;不同种类的局麻药引起的细胞毒作用与其亲脂性和效能相关[53]。

5. 其他药物　α2-肾上腺素受体激动剂如可乐定等药物的作用机制为抑制突触前膜 P 物质(SP)的释放,抑制中枢和周围神经末梢释放去甲肾上腺素,具有良好的节段性镇痛作用和全身性镇痛作用,其可以通过抑制交感神经活动而有利于患者术后免疫调节的平衡。有研究表明,可乐定可以调节 NK 细胞活性并且在体内和体外都具有增强细胞增殖的作用[54]。

非甾体抗炎药可以通过抑制 COX,减少机体 PGE2 的合成,起到抗炎镇痛的作用。流行病学的研究显示,长期使用 COX 抑制剂可以减少肿瘤的风险,服用常规剂量的 COX-2 抑制剂如塞来昔布,可以减少 69% 的结肠癌患病风险[55]。动物实验也证实,塞来昔布可以减少使用吗啡引起的肿瘤生长和转移[56]。

四、结语

长期以来,人们就已经注意到麻醉与免疫的关系。近年来,随着对肿瘤患者围手术期免疫抑制研究的进展,人们逐渐认识到,围手术期的管理可能对肿瘤患者的长期预后也有巨大的影响。这其中,麻醉因素是围手术期管理的重要因素之一。研究各种麻醉因素对肿瘤患者免疫功能影响的具体机制,明确麻醉因素对肿瘤患者术后转移复发的影响,优化肿瘤患者围手术期的麻醉管理已经成为麻醉及肿瘤免疫研究领域中的新热点。

(陈万坤　缪长虹)

参 考 文 献

1. Burnet FM. The concept of immunological surveillance. Prog Exp Tumor Res,1970,13,:1-27.

2. Hanahan D, Weinberg RA. Hallmarks of cancer: the next generation. Cell,2011,144:646-674.

3. Dunn GP, Bruce AT, Ikeda H, Old LJ, Schreiber RD. Cancer immunoediting: from immunosurveillance to tumor escape. Nat Immunol, 2002, 3: 991-998.

4. Dunn GP, Old LJ, Schreiber RD. The three Es of cancer immunoediting. Annu Rev Immunol, 2004, 22: 329-360.

5. Winter H, van den Engel NK, Ruttinger D, Schmidt J, Schiller M, Poehlein CH, Lohe F, Fox BA, Jauch KW, Hatz RA, Hu HM. Therapeutic T cells induce tumor-directed chemotaxis of innate immune cells through tumor-specific secretion of chemokines and stimulation of B16BL6 melanoma to secrete chemokines. J Transl Med, 2007, 5: 56.

6. Martorelli D, Muraro E, Merlo A, Turrini R, Rosato A, Dolcetti R. Role of CD4[+] cytotoxic T lymphocytes in the control of viral diseases and cancer. Int Rev Immunol, 2010, 29: 371-402.

7. Xie Y, Akpinarli A, Maris C, Hipkiss EL, Lane M, Kwon EK, Muranski P, Restifo NP, Antony PA. Naive tumor-specific CD4(+) T cells differentiated in vivo eradicate established melanoma. J Exp Med, 2010, 207: 651-667.

8. Mosmann TR, Cherwinski H, Bond MW, Giedlin MA, Coffman RL. Two types of murine helper T cell clone. I. Definition according to profiles of lymphokine activities and secreted proteins. J Immunol. 1986. 136: 2348-2357.

9. Zhu J, Yamane H, Paul WE. Differentiation of effector CD4 T cell populations (*). Annu Rev Immunol, 2010, 28: 445-489.

10. Protti MP, Monte LD, Lullo GD. Tumor antigen-specific CD4+ T cells in cancer immunity: from antigen identification to tumor prognosis and development of therapeutic strategies. Tissue Antigens, 2014, 83: 237-246.

11. Jemal A, Bray F, Center MM, Ferlay J, Ward E, Forman D: Global cancer statistics. CA Cancer J Clin 2011; 61: 69-90.

12. van der Bij GJ, Oosterling SJ, Beelen RH, Meijer S, Coffey JC, van Egmond M. The perioperative period is an underutilized window of therapeutic opportunity in patients with colorectal cancer. Ann Surg, 2009, 249: 727-734.

13. Yamaguchi K, Takagi Y, Aoki S, Futamura M, Saji S. Significant detection of circulating cancer cells in the blood by reverse transcriptase-polymerase chain reaction during colorectal cancer resection. Ann Surg, 2000, 232: 58-65.

14. Conzelmann M, Linnemann U, Berger MR. Detection of disseminated tumour cells in the liver of cancer patients. Eur J Surg Oncol, 2005, 31: 977-985.

15. Peach G, Kim C, Zacharakis E, Purkayastha S, Ziprin P. Prognostic significance of circulating tumour cells following surgical resection of colorectal cancers: a systematic review. Br J Cancer, 2010, 102: 1327-1334.

16. Jayne D. Molecular biology of peritoneal carcinomatosis. Cancer Treat Res, 2007, 134: 21-33.

17. Belizon A, Balik E, Feingold DL, Bessler M, Arnell TD, Forde KA, Horst PK, Jain S, Cekic V, Kirman I, Whelan RL. Major abdominal surgery increases plasma levels of vascular endothelial growth factor: open more so than minimally invasive methods. Ann Surg, 2006, 244: 792-798.

18. Neeman E, Ben-Eliyahu S. Surgery and stress promote cancer metastasis: new outlooks on perioperative mediating mechanisms and immune involvement. Brain Behav Immun, 2013, 30 Suppl: S32-40.

19. Snyder GL, Greenberg S. Effect of anaesthetic technique and other perioperative factors on cancer recurrence. Br J Anaesth, 2010, 105: 106-115.

20. Whelan P, Morris PJ. Immunological responsiveness after transurethral resection of the prostate: general versus spinal anaesthetic. Clin Exp Immunol, 1982, 48: 611-618.

21. Homburger JA, Meiler SE. Anesthesia drugs, immunity, and long-term outcome. Curr Opin Anaesthesiol, 2006, 19: 423-428.

22. Lin L, Liu C, Tan H, Ouyang H, Zhang Y, Zeng W. Anaesthetic technique may affect prognosis for ovarian serous adenocarcinoma: a retrospective analysis. Br J Anaesth, 2011, 106: 814-822.

23. Chen WK, Miao CH. The effect of anesthetic technique on survival in human cancers: a meta-analysis of retrospective and prospective studies. PLoS One, 2013, 8: e56540.

24. Myles PS, Peyton P, Silbert B, Hunt J, Rigg JR, Sessler DI. Perioperative epidural analgesia for major abdominal surgery for cancer and recurrence-free survival: randomised trial. BMJ, 2011, 342: d1491.

25. Kennedy BC, Hall GM. Neuroendocrine and inflammatory aspects of surgery: do they affect outcome? Acta Anaesthesiol Belg, 1999, 50: 205-209.

26. Chrousos GP. The hypothalamic-pituitary-adrenal axis and immune-mediated inflammation. N Engl J Med, 1995, 332: 1351-1362.

27. Ahlers O, Nachtigall I, Lenze J, Goldmann A, Schulte E, Hohne C, Fritz G, Keh D. Intraoperative thoracic epidural anaesthesia attenuates stress-induced immunosuppression in patients undergoing major abdominal surgery. Br J Anaesth, 2008, 101: 781-787.

28. Green JS, Tsui BC. Impact of anesthesia for cancer surgery: Continuing professional development. Can J Anaesth, 2013, 60: 1248-1269.

29. Xu YJ, Chen WK, Zhu Y, Wang SL, Miao CH. Effect of thoracic epidural anaesthesia on serum vascular endothelial growth factor C and cytokines in patients undergoing anaes-

thesia and surgery for colon cancer. Br J Anaesth,2014, 113suppl1:i49-55.

30. Wada H, Seki S, Takahashi T, Kawarabayashi N, Higuchi H, Habu Y, Sugahara S, Kazama T. Combined spinal and general anesthesia attenuates liver metastasis by preserving TH1/TH2 cytokine balance. Anesthesiology, 2007, 106: 499-506.

31. Tavare AN, Perry NJ, Benzonana LL, Takata M, Ma D. Cancer recurrence after surgery:direct and indirect effects of anesthetic agents. Int J Cancer,2012,130:1237-1250.

32. Bidlack JM, Khimich M, Parkhill AL, Sumagin S, Sun B, Tipton CM. Opioid receptors and signaling on cells from the immune system. J Neuroimmune Pharmacol, 2006, 1: 260-269.

33. Feng Y, He X, Yang Y, Chao D, Lazarus LH, Xia Y. Current research on opioid receptor function. Curr Drug Targets,2012,13:230-246.

34. Afsharimani B, Cabot P, Parat MO. Morphine and tumor growth and metastasis. Cancer Metastasis Rev, 2011, 30: 225-238.

35. Ninkovic J, Roy S. Role of the mu-opioid receptor in opioid modulation of immune function. Amino Acids,2013,45:9-24.

36. Houghtling RA, Mellon RD, Tan RJ, Bayer BM. Acute effects of morphine on blood lymphocyte proliferation and plasma IL-6 levels. Ann N Y Acad Sci, 2000, 917: 771-777.

37. Shavit Y, Ben-Eliyahu S, Zeidel A, Beilin B. Effects of fentanyl on natural killer cell activity and on resistance to tumor metastasis in rats. Dose and timing study. Neuroimmunomodulation,2004,11:255-260.

38. Gaspani L, Bianchi M, Limiroli E, Panerai AE, Sacerdote P. The analgesic drug tramadol prevents the effect of surgery on natural killer cell activity and metastatic colonization in rats. J Neuroimmunol,2002,129:18-24.

39. Sacerdote P, Bianchi M, Gaspani L, Manfredi B, Maucione A, Terno G, Ammatuna M, Panerai AE. The effects of tramadol and morphine on immune responses and pain after surgery in cancer patients. Anesth Analg,2000,90:1411-1414.

40. Benzonana LL, Perry NJ, Watts HR, Yang B, Perry IA, Coombes C, Takata M, Ma D. Isoflurane,a commonly used volatile anesthetic, enhances renal cancer growth and malignant potential via the hypoxia-inducible factor cellular signaling pathway in vitro. Anesthesiology,2013,119:593-605.

41. Kvolik S, Glavas-Obrovac L, Bares V, Karner I. Effects of inhalation anesthetics halothane, sevoflurane, and isoflurane on human cell lines. Life Sci,2005,77:2369-2383.

42. de Rossi LW, Brueckmann M, Rex S, Bardenschneider M, Buhre W, Rossaint R. Xenon and isoflurane differentially modulate lipopolysaccharide-induced activation of the nuclear transcription factor KB and production of tumor necrosis factor-alpha and interleukin-6 in monocytes. Anesth Analg,2004,98:1007-1012.

43. Ren XF, Li WZ, Meng FY, Lin CF. Differential effects of propofol and isoflurane on the activation of T-helper cells in lung cancer patients. Anaesthesia,2010,65:478-482.

44. Inada T, Kubo K, Shingu K. Possible link between cyclooxygenase-inhibiting and antitumor properties of propofol. J Anesth,2011,25:569-575.

45. Wheeler DW, Thompson AJ, Corletto F, Reckless J, Loke JC, Lapaque N, Grant AJ, Mastroeni P, Grainger DJ, Padgett CL, O'Brien JA, Miller NG, Trowsdale J, Lummis SC, Menon DK, Beech JS. Anaesthetic impairment of immune function is mediated via GABA(A) receptors. PLoS One,2011,6:e17152.

46. Garib V, Lang K, Niggemann B, Zanker KS, Brandt L, Dittmar T. Propofol-induced calcium signalling and actin reorganization within breast carcinoma cells. Eur J Anaesthesiol,2005,22:609-615.

47. Ohta N, Ohashi Y, Fujino Y. Ketamine inhibits maturation of bone marrow-derived dendritic cells and priming of the Th1-type immune response. Anesth Analg,2009,109:793-800.

48. Ohta N, Ohashi Y, Takayama C, Mashimo T, Fujino Y. Midazolam suppresses maturation of murine dendritic cells and priming of lipopolysaccharide-induced t helper 1-type immune response. Anesthesiology,2011,114:355-362.

49. Son KA, Kang JH, Yang MP. Ketamine inhibits the phagocytic responses of canine peripheral blood polymorphonuclear cells through the upregulation of prostaglandin E2 in peripheral blood mononuclear cells in vitro. Res Vet Sci, 2009,87:41-46.

50. Melamed R, Bar-Yosef S, Shakhar G, Shakhar K, Ben-Eliyahu S. Suppression of natural killer cell activity and promotion of tumor metastasis by ketamine, thiopental, and halothane, but not by propofol:mediating mechanisms and prophylactic measures. Anesth Analg, 2003, 97: 1331-1339.

51. Sakaguchi M, Kuroda Y, Hirose M. The antiproliferative effect of lidocaine on human tongue cancer cells with inhibition of the activity of epidermal growth factor receptor. Anesth Analg,2006,102:1103-1107.

52. Lucchinetti E, Awad AE, Rahman M, Feng J, Lou PH, Zhang L, Ionescu L, Lemieux H, Thebaud B, Zaugg M. An-

tiproliferative effects of local anesthetics on mesenchymal stem cells: potential implications for tumor spreading and wound healing. Anesthesiology,2012,116:841-856.

53. Werdehausen R,Braun S,Fazeli S,Hermanns H,Hollmann MW,Bauer I,Stevens MF. Lipophilicity but not stereospecificity is a major determinant of local anaesthetic-induced cytotoxicity in human T-lymphoma cells. Eur J Anaesthesiol,2012,29:35-41.

54. Forget P,Collet V,Lavand'Homme P,De Kock M. Does analgesia and condition influence immunity after surgery? Effects of fentanyl,ketamine and clonidine on natural killer activity at different ages. Eur J Anaesthesiol,2010,27:233-240.

55. Harris RE:Cyclooxygenase-2（cox-2）blockade in the chemoprevention of cancers of the colon,breast,prostate,and lung. Inflammopharmacology 2009;17:55-67.

56. Farooqui M,Li Y,Rogers T,Poonawala T,Griffin RJ,Song CW,Gupta K. COX-2 inhibitor celecoxib prevents chronic morphine-induced promotion of angiogenesis,tumour growth,metastasis and mortality,without compromising analgesia. Br J Cancer,2007;97:1523-1531.

6 麻醉对恶性肿瘤患者术后免疫及肿瘤转移的影响探讨

恶性肿瘤是世界各国的常见疾病之一,其发病率和病死率呈持续上升趋势。目前,治疗恶性肿瘤的方法有放疗、化疗、手术切除、中西医结合治疗等,其中手术切除还是主要方法。手术及麻醉对免疫功能的影响一直受到关注,而不同的麻醉方法或麻醉药物对患者免疫功能都能造成影响。这样的影响可表现在两个方面:一方面,麻醉及其相关药物对免疫活性细胞可产生直接作用,另一方面,麻醉也可作用于机体神经、内分泌系统进而间接调节免疫系统。肿瘤患者免疫功能已经低下,因此麻醉对其免疫系统及肿瘤转移迁徙的影响不容忽视。本文对不同麻醉方式和药物对恶性肿瘤患者术后免疫功能及肿瘤转移的影响进行综述,以便为临床治疗提供参考。

一、麻醉对免疫功能的影响

细胞免疫由 T 淋巴细胞介导,体液免疫由 B 淋巴细胞介导,这些细胞的数量和功能的改变引起机体免疫功能的改变。机体抗肿瘤免疫效应中细胞免疫发挥着主要作用,参加免疫应答的细胞主要有 T 淋巴细胞、自然杀伤(naturel killer,NK)细胞、巨噬细胞等。已有研究表明,术后免疫功能强弱是肿瘤患者术后复发与否乃至生存期长短的重要影响因素。

(一) 不同麻醉方法对患者术后免疫功能的影响

大量的研究认为,与单纯全麻相比,复合全麻、单纯硬膜外或蛛网膜下腔阻滞可以减轻患者术后免疫抑制的程度[1,2]。Ahlers 等[3]发现,相比静脉全麻,硬膜外麻醉可降低患者血液中儿茶酚胺和皮质醇的水平,并且血中淋巴细胞数量明显增加。Vanni 等人[4~6]的研究也发现,肺癌患者在静脉全麻下行开放手术后 NK 细胞数量减少,而在硬膜外麻醉下行腔镜手术的患者其 NK 细胞的百分比可基本维持,从而表明,行区域麻醉及尽量减少手术应激对患者术后免疫功能的维持有正面的作用。史载祥等[7]在对比了腹部手术患者行静脉丙泊酚复合硬膜外麻醉与全凭静脉麻醉对 T 细胞亚群的影响后,发现术中硬膜外腔注入 2% 利多卡因及术后注入 0.8% 利多卡因均可有效抑制手术刺激引起的

炎症反应,对 T 细胞的抑制程度轻,且术后恢复方面静脉丙泊酚复合硬膜外麻醉要早于全凭静脉麻醉。

Guptill 等[8]观察了不同麻醉方式对恶性口腔肿瘤患者免疫功能的影响,发现与吸入麻醉和静吸复合麻醉相比,咪达唑仑、瑞芬太尼和丙泊酚静脉麻醉对免疫功能的抑制程度较轻。提示免疫活性细胞对吸入麻醉药较丙泊酚和人工合成阿片类药物更为敏感。

Beilin 等[9]观察了术后不同镇痛方法对患者免疫功能的影响,结果发现硬膜外镇痛组淋巴细胞对有丝分裂原诱导的增殖反应水平明显高于静脉镇痛组。Mrako 等[10]发现直肠癌术后给予硬膜外镇痛的患者,对 NK 细胞的抑制作用明显比静脉镇痛者弱。Gu 等[11]也发现静脉镇痛 CD4+/CD8+比值下降的程度比硬膜外镇痛组更明显。可能的机制为:全麻可以抑制大脑皮层边缘系统或下丘脑对大脑皮层的投射系统,但不能有效地阻断手术区域伤害性刺激向中枢的传导途径。硬膜外阻滞不但不会影响免疫应答的敏感性,还可抑制手术刺激产生的经脊髓上传的神经冲动,减少其对下丘脑-垂体-肾上腺皮质轴的影响,同时抑制交感神经活性。因此,相对于单纯全麻,硬膜外阻滞可以使患者血浆皮质醇、儿茶酚胺等应激反应激素的分泌减少,这在一定程度上缓解了手术应激造成的细胞免疫抑制。

在这里值得一提的是,2009 年的欧洲麻醉医师协会(ESA)年会上提出"抗癌麻醉技术"这一新的治疗概念,意在找出最适合肿瘤患者的麻醉方法。我们的研究者在查阅大量文献后得出结论:区域麻醉在保存抗肿瘤免疫机制方面显著优于全身麻醉,全身麻醉与区域麻醉复合应用也优于单用全身麻醉;但这是否称得上"抗癌麻醉技术"及其抗癌机制如何,还需要更多的基础研究和临床上大样本的前瞻性研究来进一步证实[12]。

(二) 不同麻醉药物对患者术后免疫功能的影响

1. 阿片类镇痛药 阿片类镇痛药是临床上应用非常广泛的镇痛药物,特别是在癌症镇痛和围手术期镇痛方面。Weinert 等[13]的研究证实,阿片类药物持续的抗免疫作用会增加感染小鼠模型的病死率。在体外实验中,吗啡可以抑制巨噬细胞的吞噬功能、趋化性,抑制一氧化氮的产生、

过氧化物的形成以及细胞因子的表达，且对 NK 细胞的活性具有抑制作用[14]。目前发现的阿片受体主要有 4 类：δ、κ、μ 和 σ。抑制吞噬功能和一氧化氮的产生似乎是依赖于 μ 阿片受体，因为 μ 受体的拮抗剂可以逆转这种作用，而且 μ 阿片受体基因缺失也可阻断吗啡对吞噬功能的抑制。芬太尼通过抑制 NK 细胞的杀伤活性从而对机体的免疫功能有抑制作用，并且与其剂量相关[15]。舒芬太尼是一种强效阿片类镇痛药，但它是否对免疫功能产生负面影响，目前仍存在争议。近年来越来越多的研究表明，舒芬太尼对机体的细胞免疫功能具有一定的保护作用[16,17]。

弱阿片受体激动剂曲马多包含肾上腺能和组胺能激动作用，在动物研究和临床研究中都表现出对细胞介导免疫的保护作用。吗啡和曲马多对免疫反应的影响在一项宫颈癌手术的研究中显而易见，患者在术后给予 10mg 吗啡或 100mg 曲马多，结果发现两组患者 T 淋巴细胞的增殖均受到抑制，而只有吗啡组患者 T 淋巴细胞的增殖受到持续的抑制，且曲马多可增加 NK 细胞的活性[18]。

2. α₂ 肾上腺素受体激动剂　α₂ 肾上腺素受体激动剂具有镇静、镇痛、抑制交感神经的作用。临床上应用 α₂ 肾上腺素受体激动剂可以缓解患者术前的紧张情绪，减轻患者的插管应激反应，维持血流动力学稳定，减少其他麻醉药用量。实验表明，刺激周围 α₂ 肾上腺素受体可诱导促炎性反应，刺激中枢 α₂ 肾上腺素受体可诱导抗炎性反应[19,20]，而且刺激 α₂ 肾上腺素受体可以使炎症本身由促炎反应向抗炎反应转变[21]。因此，在炎性反应存在的情况下，右美托咪定的抗炎作用可能会强于促炎作用。Flierl 等[22]的研究发现，α₂ 肾上腺素受体激动剂可以增强急性肺损伤小鼠模型的炎性反应。也有实验表明，α₂ 肾上腺素受体激动剂可以降低 TNF-α 和 IL-6 的水平，抑制炎性反应，降低病死率[23]。这些不同的结果可能由实验方法和检测指标的不同造成，但是都说明 α₂ 肾上腺素受体激动剂通过某种复杂的方式参与了免疫反应。因此，还需要更多的临床和基础研究来揭示 α₂ 肾上腺素受体激动剂与免疫系统的相互作用。

3. 其他静脉麻醉药　丙泊酚是临床上最常使用的静脉全麻药物，近年来学者们做了大量的丙泊酚对免疫功能影响的研究，认为丙泊酚比吸入麻醉药更能保护机体的免疫功能。丙泊酚可以降低细胞内钙离子的浓度，继而降低中性粒细胞和巨噬细胞的趋化能力。与硫喷妥钠及依托咪酯相比，丙泊酚对 T 淋巴细胞增殖及中性粒细胞趋化能力的影响较小，对巨噬细胞的吞噬功能影响较小。Kim 等[24]研究发现，丙泊酚抑制了在给予小鼠内毒素即刻、1h 和 2h 后血浆中 TNF-α 和 IL-6 升高的水平，这种作用呈剂量依赖性。

咪达唑仑可以通过抑制 IL-8 的水平来抑制中性粒细胞的黏附和趋化作用，从而降低免疫功能[25]。快速给予地西泮后机体会产生促炎反应，改善中性粒细胞的功能，而缓慢持续的给药将抑制多核白细胞功能，从而抑制免疫反

应[14]。氯胺酮是唯一具有镇痛作用的静脉麻醉药，常用于小儿麻醉。体外实验发现，氯胺酮也抑制中性粒细胞表面黏附分子的表达和氧自由基的形成，抑制单核细胞的趋化作用，还可通过线粒体途径诱导人 T 淋巴细胞的凋亡[26]。

4. 吸入麻醉药　许多研究已经证实吸入麻醉药对免疫功能有抑制作用。异氟烷可以降低人肺泡巨噬细胞的吞噬功能，还可以抑制内毒素小鼠支气管肺泡中 IL-1β 等促炎因子的释放。氟烷和恩氟烷在体外能够抑制 NK 细胞的杀伤活性，氟烷和异氟烷可以抑制 IFN-γ 诱导的小鼠脾脏中 NK 细胞的细胞毒作用[14]。国内有报道称，七氟烷和异氟烷可以使直肠癌患者术毕和术后 CD₈₀ 表达较术前明显下降，提示七氟烷和异氟烷可能会对 DCs 的抗原递呈作用产生影响[27]。目前有研究认为 DCs 在肿瘤免疫中起着重要作用，主要体现在肿瘤中 DCs 的数量减少、功能低下或缺陷，甚至是耐受性 DCs 的产生，因而不能有效地递抗原和提供协同刺激信号，以致 T 细胞介导的抗肿瘤免疫不能有效发挥作用[28]。

5. 局部麻醉药　局部麻醉药常用于肿瘤患者的术后镇痛和手术部位的局部麻醉。局麻药可抑制多种免疫活性细胞功能，如抑制 NK 细胞的活性，抑制粒细胞的趋化、黏附、吞噬及呼吸爆发等功能。临床浓度的利多卡因呈剂量依赖性抑制离体内皮细胞分泌 IL-8，布比卡因及丁卡因亦有相似作用。利多卡因、布比卡因、罗哌卡因与全血细胞一起孵育 NK 细胞活性明显受到抑制[29]。局麻药对 NK 细胞活性的抑制及对 T 淋巴细胞亚群分布的影响可能是由于交感神经活性被部分阻滞所致。但也有研究表明，局麻药阻滞了传入神经的传递，减轻了应激反应引起的免疫系统的抑制，同时还可减少阿片类药物的用量，降低阿片类镇痛药物对免疫系统的抑制。

二、麻醉对肿瘤复发转移的影响

影响肿瘤术后生存率的因素除了肿瘤标记物水平、临床分期、病理分级、残余病灶大小、淋巴结转移及清扫情况外，麻醉对肿瘤患者的预后影响逐渐成为研究的热点之一。不同的麻醉方法及麻醉药物，可能对肿瘤的复发和转移有不同的影响，直接影响患者的预后。

一项临床试验将 99 例前列腺癌根治术的患者随机分为硬膜外麻醉组和非硬膜外麻醉组，2 年随访期内硬膜外组复发转移率为 6%，而非硬膜外组为 10%，体现出硬膜外麻醉技术的优势。Exadaktylos 等[30]将 129 例原发性乳腺癌患者随机分为全麻联合硬膜外麻醉组 50 例和单纯全麻组 79 例，随访期限 2 年，前者复发转移率为 6%，后者为 18%，说明全麻联合硬膜外麻醉可以明显降低乳腺癌的短期复发转移率，提高患者短期无复发转移的生存率。这一结论的具体机制目前还不是很清楚，但有研究表明，这可能与联合麻醉时对免疫系统的调节有关[31]。

研究发现长期应用吗啡可使 COX-2 表达增加，前列腺

素释放增加,这些都会影响吗啡的镇痛效果和促进肿瘤的生长、转移[32]。非甾体类抗炎镇痛药与吗啡合用可减少吗啡的用量,加强吗啡的镇痛效果,同时减少肿瘤的生长和转移。同时,非甾体类抗炎镇痛药也具有抑制肿瘤的生长和转移的作用[33]。也有研究发现非选择性的非甾体类抗炎镇痛药吲哚美辛同时抑制了COX-1和COX-2,降低了机体的免疫功能,增加了肿瘤转移的发生率[34]。因此,临床上一些阿片类镇痛药和非甾体类抗炎镇痛药搭配使用,其镇痛作用和抗肿瘤作用更有效。

β肾上腺素受体拮抗剂是临床麻醉中不可或缺的一类心血管药物,在动物模型上,β肾上腺素受体拮抗剂与COX-2受体拮抗剂合用可以增强机体的免疫力,降低肿瘤转移的发生率,减少患有前列腺癌的大鼠癌细胞向周围淋巴结转移[35]。其机制可能与β肾上腺素受体拮抗剂抑制了儿茶酚胺释放有关。在大鼠实验中发现,氯胺酮、戊巴比妥、氟烷可降低自然杀伤免疫细胞的活性及数量,促进肺肿瘤的生长和转移[36]。在Mammoto等[37]的研究中发现,临床相关浓度的丙泊酚在体外实验中可以抑制人宫颈癌细胞株、人纤维肉瘤细胞株、人骨肉瘤细胞株的侵袭性,可以降低骨肉瘤小鼠的肺转移。在Siddiqui等[38]的研究中,丙泊酚的轭合物具有抑制乳腺癌细胞黏附、转移和促进肿瘤细胞凋亡的作用。而无论是围手术期还是慢性疼痛,阿片类药物都会影响NK细胞的活性、免疫刺激因子、抗体的产生以及巨噬细胞的活性,从而抑制机体防御肿瘤复发转移的功能[39]。

三、小结

从现有的研究结果中我们不难发现,从麻醉方法来看,椎管内麻醉与单纯全麻相比,前者术后的淋巴细胞数量、NK细胞活性、T细胞亚群比值等免疫指标以及肿瘤转移情况均优于单纯全麻。从麻醉药物来看,大多数的吸入麻醉药和局麻药,氯胺酮、咪达唑仑等静脉麻醉药以及阿片类药物在一定程度上均有降低机体免疫功能的作用,从而对肿瘤术后转移产生负面影响。而曲马多、非甾体类抗炎镇痛药和丙泊酚则对机体的免疫功能具有不同程度的保护作用,可以降低肿瘤的复发转移率。由此可见,围手术期选择合适的麻醉药物和制定周密的麻醉方案对恶性肿瘤患者的治疗效果及预后有着重大影响,值得我们进行更多、更深入的研究,来指导临床肿瘤患者的手术麻醉及用药方案。

(朱韵甜)

参 考 文 献

1. Mrakovcic Sutic, Bacic D, Golubovic S, et al. Cross talk between NKT and regulatory T cells in modulation of immune response in patients with colorectal cancer following different pain management techniques. CollAntropol, 2011, 35(2): 57-60.

2. Zenonos G, Kim JE. A T cell-orchestrated immune response in the adult dorsal spinal cord as a cause of neuropathic pain like hypersensitivity after peripheral nerve damage: a door to novel therapies. Neurosurgery, 2010, 66: 24-25.

3. Ahlers O, Nachtigall I, Lenze J, Idmann A, Schulte E, Hohne C, Fritz G, Keh D. Intraorperative thoracic epidural anaesthesia attenuates stress-induced immunosuppression in patients undergoing major abdominal surgery. Br J Anaesth, 2008, 101: 781-786.

4. Juan P. C, Maria Bauer, Telemate Sokari, et al. Effects of surgery, general anesthesia, and perioperative epidural analgesia on the immune function of patients with non-small cell lung cancer. Journal of Clinical Anaesthesia, 2013, 25: 255-262.

5. Ng CS, Lee TW, Wan S, et al. Thoracotomy is associated with significantly more profound suppression in lymphocytes and natural killer cells than video-assisted thoracic surgery following major lung resections for cancer. J Invest Surg, 2005, 18: 81-85.

6. Vanni G, Tacconi F, Sellitri F, Ambrogi V, Mineo TC, Pompeo E. Impact of awake videothoracoscopic surgery on postoperative lymphocyte responses. Ann Thorac Surg, 2010, 90: 973-978.

7. 史载祥,王建华.围手术期硬膜外腔输注利多卡因对上腹部手术患者血清细胞因子及皮质醇的影响.实用临床医学, 2006, 7(5): 126-129.

8. Guptill V, Cui X, Khaibullina A, et al. Disruption of the transient receptor potential varilloid 1 can affect survival, bacterial clearance, and cytokine gene expression during murine sepsis. Anaesthesiology, 2011, 114(5): 1190-1199.

9. Beilin B, Hoofien D, Poran R, et al. Comparison of two patient-controlled analgesia techniques on neuropsychological functioning in the immediate postoperative period. J Clin Exp Neuro-psychol, 2008, 30(6): 674-682.

10. Mrakovcic Sutic I, Bacic D, Golubovic S, et al. Cross-talk between NKT and regulatory T cells (Tregs) in modulation of immune response in patients with colorectal cancer following different pain management techniques. Coll Antropol, 2011, 35(2): 57-60.

11. Gu CY, Shen LR, Ding YH, et al. Effect of different anesthesia methods on immune function in patients of laparoscopic cholecystectomy in perioperational period. Chinese Acupuncture & Moxibustio, 2011, 31(3): 236-240.

12. 梁敏,江烨岚,周大春.抗癌麻醉技术在肿瘤麻醉中的应用.中华医学杂志, 2010, 90(27): 1940-1943.

13. Weinert CR, Kethireddy S, Roy S. Opioids and infections in the intensive care unit should clinicians and patients be concerned. J Neuroimmune Pharmacol, 2008, 3(4): 218-

229.

14. Sanders RD, Hussell T, Maze M. Sedation & immunomodulation. Crit Care Clin, 2009, 25(3):51-70.

15. Forget P, Collet V, Lavand homme P, et al. Does analgesia and condition influence immunity after surgery? Effects of fentanyl, ketamine and cloridine on natural killer activity at different ages. Eur Anaesthesiol, 2010, 27(3):233-240.

16. 郑振学, 曹刚, 袁昌政, 等. 舒芬太尼对食管癌手术患者细胞免疫功能及激素水平的影响. 中国医院药学杂志, 2013, 33(11):890-893.

17. 吴文冬. 舒芬太尼与芬太尼静脉镇痛对胃癌根治术后患者 T 细胞亚群的影响. 国外医学麻醉学与复苏分册, 2013, 29(3):31-33.

18. Schomberg D, Olson JK, Immune responses of nicroglia in the spinal cord: contribution to pain states. Exp Neurol, 2012, 234(2):262-270.

19. Sternberg EM, Neural regulation of innate immunity: a coordinated nonspecific host response to pethogens. Nat Rev Immunol, 2006, 6(4):318-328.

20. Tracey KJ. Physiology and immunology of the cholinergic anti-inflammatory pathway. J Clin Invest, 2007, 117(2):289-296.

21. Sud R, Spengler RN, Nader ND, et al. Antinociception occurs with a reversal in alpha 2 adrenoceptor regulation of TNF production by peripheral monocytes/macrophages from pro-to anti-inflammatory. Eur J Pharmacol, 2008, 588(2/3):217-231.

22. Flierl MA, Rittirseh D, Nadeau BA, et al. Phagocyte-derived catecholamines enhance acute inflammatory injury. Nature, 2007, 449(163):721-725.

23. Taniguchi T, Kurita A, Kobay ashi K, et al. Dose and time related effects of dexmedetomidine on mortality and inflammatory responses to endotoxin-induced shock in rats. J Anaesth, 2008, 22(3):221-228.

24. Kim SN, Son SC, Lee SM, et al. Midazolam inhibits proinflammatory mediators in the lipopolysaccharide-activated macrophage. Anesthesiology, 2006, 105(1):105-110.

25. Gottschalk A, Sharma S, Ford J, et al. The role of the perioperative period in pecurrence after cancer surgery. Anaesth Analg, 2010, 110(6):1636-1643.

26. Braun S, Gaza N, Werdehausen R, et al. Ketamine induces apoptosis via the mitochondrial pathway in human lymphocytes and neurond cells. Br J Anaesth, 2010, 105(3):347-354.

27. 何媛媛, 付建峰, 邢玉英. 七氟醚、异氟醚对直肠癌患者围手术期 IL-6、TNF-α 及树突状细胞的影响. 海峡药学, 2011, 23(2):83-85.

28. 刘芳, 胡振林, 张俊平. 肿瘤对树突状细胞功能的影响. 生命的化学, 2010, 30(3):421-424.

29. Krog J, Hokland M, Ahlburg P, et al. Lipid solubility and concentration dependent attention of in vitro natural killer cell cytotoxicity by local anaesthetics. Acta Anaesthesiol Scand, 2002, 46(7):875-881.

30. Exadaktylos AK, Buggy DI, Moriarty DC, et al. Cananesthetic techuique for primory breast cancer surgery affect necurrence or metastasis? Anaesthesiology, 2006, 105(4):660-664.

31. Gilliss BM, Looney MR, Gropper MA. Redaciry noninfectious risks of blood transfusion. Anaesthesiology, 2011, 115(3):635-649.

32. Farooqui M, Li Y, Rogers T, et al. COX-2 inhibitor celecoxib prevents chronic morphine induced promotion of angiogensis, tumour growth, metastasis and mortality, without compromising analgesia. Br J Cancer, 2007, 97(11):1523-1531.

33. Sinicrope FA, Gill S. Role of ayclooxygenase-2 in colorectal cancer. Cancer Metastasis Rev, 2004, 23(1/2):63-75.

34. Melamed R, Rosenne E, Shakhar K, et al. Marginating pulmonary NK activity and resistance to experimental tumor metastasis suppression by surgery and the prophylactic use of a beta adrenergic antagonist and a prostaglandin synthesis inhibitor. Brain Behav Immun, 2005, 19(2):114-126.

35. Palm D, Larg K, Niggemanna B, et al. The norepinephrine driven metastasis dovolopment of PC-3 human prostate cancer cells in BALB/C nude mice is inhibited by beta-blocker. Int J Cancer, 2006, 118(11):2744-2749.

36. Melamed R, Yosef S, Shakhar G, et al. Suppression of natural killer cell activity and promotion of tumor metastasis by ketamine, thiopental and halothane but not by propofol: mediating mechanisms and prophy lactic measures. Anaesth Analg, 2003, 97(5):1331-1339.

37. Mammoto T, Mukai M, Mammoto A, et al. Intravenous anaesthetic, propofol inhibits invasion of cancer cells. Cancer Lett, 2002, 184(2):165-170.

38. Siddiqui RA, Zerouga M, Wu M, et al. Anticancer properties of propofol docosahexaenoate and propofol-eicosapentaenoate on breast cancer cells. Breast Cancer Res, 2005, 7(5):645-654.

39. Cheng WF, Chen LK, Chen CA, et al. Chimeric DNA vaccine reverses morphine induced immunosuppression and tumorigenesis. Mol Ther, 2006, 13(1):203-210.

7 吸入麻醉药对发育中脑的毒性作用和保护作用

近几十年,接受手术治疗和全身麻醉的婴幼儿和儿童的数量显著增加。美国国家健康统计中心的一份报告显示,在美国,每年有600万儿童接受外科治疗,使得全身麻醉在儿科广泛应用的安全性成为一个非常重要的公共卫生问题。近年来,有研究表明吸入麻醉药如七氟烷、异氟烷、地氟烷、氙气等可诱导新生动物大脑发生凋亡改变,产生长时程认知功能受损。但是也有证据证明吸入麻醉药对未成熟大脑有保护作用。本文对吸入麻醉药对发育中脑的不良影响及可能的保护作用进行综述,以为临床实践提供依据。

一、吸入麻醉药对动物脑发育的不良影响

最近人群调查研究表明儿童在早期经历多次全身麻醉和手术治疗会增加患认知障碍的风险,提示麻醉药物可能对发育期的脑有损伤作用。鉴于吸入麻醉在婴幼儿全身麻醉中的广泛应用,有很多研究者进行了在体动物实验或离体实验来研究吸入麻醉药物和发育中脑的关系。许多在体和离体实验均表明吸入麻醉对幼龄动物包括啮齿类、猪以及灵长类等发育中的大脑具有神经毒性。猪和灵长类对吸入麻醉药的神经毒性更为敏感。其作用机制可能为以下多个方面:

1. 吸入麻醉药可使大脑特定区域如大脑皮层、海马区、丘脑、基底神经节等神经元细胞发生凋亡,进而导致神经变性。在一研究中发现7日龄的大鼠吸入2.3%七氟烷6h后,通过苏木精和伊红染色观察到海马区神经元形态改变。与细胞凋亡密切相关的Caspase-3(半胱氨酸蛋白酶)表达也增加。

2. 吸入麻醉药影响神经元再生 在脑发育过程中,神经元不断再生,直至成人后,海马齿状回、室管膜下层依然有神经元再生,这部分细胞对学习和记忆至关重要。有研究表明14日龄的大鼠吸入异氟烷可导致放射状胶质样干细胞数目减少,影响神经元再生进而导致进行性的和持续性的认知缺陷。另一体外实验得到相似的结果,提取产后两天小鼠海马区多能神经干细胞体外培养,暴露于异氟烷后,其增殖能力受到抑制,神经元分化增加,造成幼龄小鼠认知功能受损。

3. 在脑发育过程中,形成正确的神经回路对保证脑功能的正常至关重要。例如海马的神经元环路通过长时程增强或长时程抑制表现出很强的可塑性,在学习和记忆的形成过程中发挥十分重要的作用。而神经元环路的形成依赖于海马神经元神经突起的发育及神经元之间突触的形成,外源因素有可能影响轴突导向和突触形成,干扰神经网络发展,导致脑功能障碍。有研究证明吸入麻醉药影响细胞骨架肌动蛋白的解聚和塑形,影响树突棘结构,从而影响突触发生;还有研究发现异氟烷通过GABA介导的机制破坏轴突导向,影响神经网络形成。临床浓度的吸入麻醉药异氟烷即可通过兴奋GABAA受体增强发育期海马神经元的钙振荡,从而抑制海马神经元轴突的生长分化。

4. 吸入麻醉药影响胶质细胞功能 有研究显示恒河猴吸入异氟烷后,白质层和灰质层都发生了细胞凋亡,其中少突胶质细胞表现的尤为敏感。Lunardi N的研究则证明异氟烷可影响未成熟星形胶质细胞的生长和形态学成熟。

5. 吸入麻醉造成神经炎症反应 麻醉药可增加细胞内钙,通过NF-κB信号途径触发TNF-α和IL-6释放,细胞因子激活小胶质细胞,释放更多促炎因子,造成神经炎症。幼龄小鼠吸入七氟烷后脑组织IL-6和TNF-α以及钙结合蛋白受体分子1阳性的小胶质细胞水平升高,产生神经炎性反应,继而发展为认知功能障碍。这一反应在给予抗感染治疗后有所缓解。

6. 吸入麻醉影响线粒体形态发生和突触传递 在一研究中发现在突触发生高峰期,给予异氟烷联合一氧化二氮(笑气)和咪达唑仑麻醉造成线粒体延迟性损伤,包括线粒体肿胀、结构完整性遭到破坏、复合体IV激活以及神经元突触前膜分布减少等。线粒体功能障碍可长期干扰抑制性突触的传递活动。此外,活性氧自由基生成增多,在脂质过氧化导致的长期认知功能障碍中也发挥重要作用。有研究证明EUK-134,一种过氧化氢酶类似物,可通过减少活性氧自由基的生成减轻其介导的线粒体损伤,进而减轻吸入麻醉药物对发育中脑的神经毒性作用。

7. 吸入麻醉对中枢神经系统的损害机制除直接损伤其细胞,引起其凋亡、坏死、结构异常、炎症反应之外,还可能与其对学习记忆形成与维持相关的分子调控有关。NMDA 受体在突触长时程增强过程中起着重要作用,有动物实验研究表明 NMDA 受体功能下降可能是新生大鼠在七氟烷诱发远期认知功能低下的机制;神经元烟碱受体主要由 α7 烟碱型乙酰胆碱受体（α7nAChR）组成,可与 NMDA 受体通过蛋白间相互作用形成蛋白复合物 b1,从而调控 NMDA 受体功能。7 日龄大鼠吸入 3% 七氟烷 6h,可使海马 α7nAChR 表达下调,进而抑制 NMDA 受体功能,造成大鼠远期认知功能低下。另外,还有多种受体和信号途径参与这一过程。例如 S1P 受体在此过程中也发挥重要作用,使用 S1P 受体激动剂 FTY720 可对七氟烷介导的神经损伤产生保护作用。mGluRs 的亚型 mGluR7 被七氟烷抑制,介导神经损伤效应,当给予 mGluR7 受体激动剂后,可防止七氟烷暴露所致的神经细胞凋亡。N-脂酰-左旋酪氨（NsTyr）通过 MEK/ERK1/2 MAPK 途径减轻七氟烷所致的神经元凋亡。Tau 蛋白过度磷酸化也参与了七氟烷反复麻醉所致的永久性记忆损害过程。还有研究显示,7 日龄小鼠吸入 2.4% 七氟烷 4h,麻醉过后 7 周产生明显的空间学习和记忆功能下降,不伴神经元缺失的海马体突触后致密物质（PSD-95）表达减少可能是造成这一损伤的原因。

二、影响吸入麻醉药神经毒性的因素

虽然确认吸入麻醉药对发育中的神经系统具有毒性作用,但其毒性作用的强弱还受诸多因素影响,包括时间因素、剂量因素、麻醉药物种类、联合用药等,除此之外,动物神经发育所处的阶段也是关键影响因素之一。

1. 时间和神经发育状况　吸入麻醉药对幼儿神经发育有不良影响,但并非所有经历吸入麻醉的儿童都发展为认知障碍。流行病学调查显示,与未曾经历手术和全身麻醉的幼儿相比,经历多次麻醉的幼儿更容易产生学习障碍;而与大龄儿童相比,年龄更小的儿童更容易受吸入麻醉药物影响。为验证这一理论,有人做了动物实验研究,其研究结果显示 6 日龄小鼠每日吸 3% 七氟烷 2 小时,连续吸三天会产生神经炎性反应和认知功能障碍。而同样小鼠模型吸 3% 七氟烷 2 小时,只吸一次不产生以上不良影响。给 60 日龄小鼠吸 3% 七氟烷 2 小时连续吸三天也未产生上述不良影响。提示七氟烷神经毒性与神经发育阶段及暴露次数有关。

2. 浓度　另一研究则证实,大鼠妊娠 14 天时吸入浓度为 1.3% 和 3% 的异氟烷 1h,产后 28 天,与低浓度吸入组和对照组相比,吸入异氟烷浓度 3% 组的后代产生空间记忆和学习能力障碍,神经变性也更为严重。还有一则研究,用临床相关浓度的异氟烷（0.25～1MAC）干预体外培养的发育期海马神经元结果表明:0.25、0.5MAC 的异氟烷干预 2h～6h 以及 0.75、1.0MAC 异氟烷干预 2h～4h 对发育期海

马神经元轴突形态学生长分化无显著影响,0.75MAC、1.0MAC 异氟烷干预 6h 明显抑制发育期海马神经元轴突形态学的生长分化,使其轴突生长速度放缓,分支数目减少,轴突分支总长度减少。说明异氟烷神经毒性呈剂量相关性。Brosnan H,Bickler PE 的实验则表明 1MAC 和 2MAC 的氙气会导致海马神经元死亡,而 0.75MAC 氙气则不会。而 0.53MAC 的氙气提供最佳神经保护作用,这一保护作用随浓度升高而逆转,当浓度达到 2MAC 时,表现为明显的神经毒性。以上研究均说明吸入麻醉药物的神经毒性作用受药物浓度影响。

3. 药物种类　虽然多种麻醉药都能造成发育中脑的损伤,但为使这一损伤降到最低,有人比较了常用的几种吸入麻醉药物如七氟烷、异氟烷、地氟烷造成神经细胞凋亡可能的差异。在一研究中,给予一组 6 日龄小鼠 3% 七氟烷 2h 每天,连续三天,会产生神经炎性反应和认知功能障碍。同样小鼠模型吸入 9% 地氟烷（相当于 3% 七氟烷）,未产生上述不良影响。提示吸入麻醉药的神经毒性与药物种类有关。也有实验结果显示三种药物有相似的神经毒性。还有实验结果显示异氟烷用于未成熟啮齿类动物大脑所造成的神经变性和记忆损伤要比等剂量七氟烷更为严重。亦有实验结果显示地氟烷比七氟烷和异氟烷造成更为明显的新生鼠神经凋亡。上述各个实验结果的不一致可能是由于实验所测生物指标、麻醉管理方案、麻醉药物绝对浓度等不同造成的。在此方面,还需进一步研究明确各药物差异。

4. 联合用药　有以恒河猴为对象的研究结果证明产后 5 至 6 天的恒河猴单独暴露 70% N2O 或 1% 异氟烷 8h 未观察到明显的神经毒性效应。而经过 70% N2O 和 1% 异氟烷联合麻醉 8h 的恒河猴出现明显的神经损伤。表明药物的联合使用也是影响其神经毒性大小的因素之一。

5. 其他因素　Campbell 的体外实验显示,临床剂量的氧化亚氮或异氟烷单独应用以及平衡麻醉均无显著神经毒性,即使暴露时间延长至 12h 也是如此。作者认为之前在体实验报道的神经毒性不是麻醉药物的直接作用,而是由脑发育早期的麻醉状态造成的。

三、吸入麻醉药对围生期缺血缺氧性脑病的神经保护作用

虽然吸入麻醉药对发育中的脑有神经毒性作用,但是对围生期新生儿缺血缺氧性脑病却有特殊的保护作用。

氙气是一种临床证实有效的惰性麻醉气体,多个体内外实验证实氙气具有神经保护作用。给予缺血缺氧性损伤的新生鼠、猪氙气治疗,可减轻大脑磁共振异常,降低细胞死亡标记物,改善组织病理学结果,提高长短期神经功能。用氙气预处理也可改善缺血缺氧所致的脑损伤,并产生持久的神经保护作用。有动物实验证明浓度为 35% 的氙气预处理可减轻胎儿宫内窒息造成的脑损伤,短期组织学改变表现为神经元凋亡减少,海马区神经元存活能力增强,长

期改变表现为认知功能改善。氙气的神经保护作用也受到剂量影响。0.53MAC 时保护作用最佳，随浓度升高，保护作用逆转，当浓度达到 2 个 MAC 时已经呈现出明显的神经毒性。未来，应该进行更多的动物实验以及亚麻醉剂量的临床试验，进一步明确氙气的治疗窗。

有文献报道异氟烷在新生儿缺血缺氧性脑损伤中呈现出神经保护效应。多个实验表明使用异氟烷预处理或后处理缺血缺氧性损伤的新生实验动物，可减少不良后果发生，还有体外实验结果显示 0.75MAC 的异氟烷预处理可减轻1MAC 氙气导致的神经元死亡。其机制涉及以下几方面：异氟烷具有谷氨酸受体拮抗作用，可抑制缺血反应中谷氨酸累积造成的兴奋性中毒，减少组织坏死；此外异氟烷还是GABA 受体的激动剂，也可抑制缺血性损伤所致的兴奋性中毒；其他机制还包括激活 S1P/PI3K/Akt 信号通路，也包括抑制钙依赖蛋白激酶（CaMKII）、抑制 NMDA 受体、激活腺苷 A2A 受体、上调血红素加氧酶-1（HO-1）、激活 Erk/HIF-1a 途径等。

有体外实验研究表明七氟烷预处理对葡萄糖剥夺导致的神经损伤有保护作用，金属硫蛋白参与了七氟烷介导的这一保护过程，对神经元和胶质细胞都有保护作用，能对抗缺血性损伤。还有以 SD 大鼠为对象的动物实验证明，0.35% 的七氟烷预处理可减轻胎儿宫内窒息造成的脑损伤。Caspase-3（半胱氨酸蛋白酶）激活所致的神经元凋亡减少，产后七日幼鼠海马区神经元存活能力提高，这些组织学改变使得产后 50 天大鼠认知功能优于对照组。

综上所述，吸入麻醉药物对发育中脑具有毒性作用，但在某些情况下，尤其是对新生儿缺血缺氧性脑病也表现出神经保护作用。虽然我们对其机制做了很多探讨，但也还有不明确的地方有待进一步研究。考虑到吸入麻醉药物神经毒性受多种因素影响，以后应有更多的动物或临床试验进一步明确吸入麻醉药物使用的安全窗，包括时间、剂量、浓度、安全年龄等。其发挥神经保护作用的治疗窗也应进行更多探讨，以为麻醉药物的临床应用提供更好的参考。

（王妍妍　于泳浩）

参 考 文 献

1. Callaway K, Jones NC, Royse AG, Royse CF. Memory Impairment in Rats after Desflurane Anesthesia is Age and Dose Dependent. J Alzheimers Dis, 2014.

2. Culley DJ, Boyd JD, Palanisamy A, et al. Isoflurane decreases self-renewal capacity of rat cultured neural stem cells. Anesthesiology, 2011, 115:754-763.

3. Zhu C, Gao J, Karlsson N, et al. Isoflurane anesthesia induced persistent, progressive memory impairment, caused a loss of neural stem cells, and reduced neurogenesis in young, but not adult, rodents. J Cereb Blood Flow Metab, 2010, 30:1017-1030.

4. Lunardi N, Hucklenbruch C, Latham JR, Scarpa J, Jevtovic-

Todorovic V. Isoflurane impairs immature astroglia development in vitro: the role of actin cytoskeleton. J Neuropathol Exp Neurol, 2011, 70:281-291.

5. 王宇恒. 大鼠妊娠前后吸入异氟烷、七氟烷对子代脑发育的影响及机制的研究. In, 2009.

6. Zou X, Liu F, Zhang X, et al. Inhalation anesthetic-induced neuronal damage in the developing rhesus monkey. Neurotoxicol Teratol, 2011, 33:592-597.

7. Wang WY, Wang H, Luo Y, et al. The effects of metabotropic glutamate receptor 7 allosteric agonist N, N'-dibenzhydrylethane-1, 2-diamine dihydrochloride on developmental sevoflurane neurotoxicity: role of extracellular signal-regulated kinase 1 and 2 mitogen-activated protein kinase signaling pathway. Neuroscience, 2012, 205:167-177.

8. Feng X, Liu JJ, Zhou X, et al. Single sevoflurane exposure decreases neuronal nitric oxide synthase levels in the hippocampus of developing rats. Br J Anaesth, 2012, 109:225-233.

9. Fang F, Xue Z, Cang J. Sevoflurane exposure in 7-day-old rats affects neurogenesis, neurodegeneration and neurocognitive function. Neurosci Bull, 2012, 28:499-508.

10. Kong FJ, Ma LL, Hu WW, et al. Fetal exposure to high isoflurane concentration induces postnatal memory and learning deficits in rats. Biochem Pharmacol, 2012, 84:558-563.

11. Zhou X, Song FH, He W, et al. Neonatal exposure to sevoflurane causes apoptosis and reduces nNOS protein expression in rat hippocampus. Mol Med Rep, 2012, 6:543-546.

12. Zhou H, Li S, Niu X, et al. Protective effect of FTY720 against sevoflurane-induced developmental neurotoxicity in rats. Cell Biochem Biophys, 2013, 67:591-598.

13. Li Y, Liu C, Zhao Y, et al. Sevoflurane induces short-term changes in proteins in the cerebral cortices of developing rats. Acta Anaesthesiol Scand, 2013, 57:380-390.

14. Zheng H, Dong Y, Xu Z, et al. Sevoflurane anesthesia in pregnant mice induces neurotoxicity in fetal and offspring mice. Anesthesiology, 2013, 118:516-526.

15. Wang WY, Yang R, Hu SF, et al. N-stearoyl-L-tyrosine ameliorates sevoflurane induced neuroapoptosis via MEK/ERK1/2 MAPK signaling pathway in the developing brain. Neurosci Lett, 2013, 541:167-172.

16. Burchell SR, Dixon BJ, Tang J, Zhang JH. Isoflurane provides neuroprotection in neonatal hypoxic ischemic brain injury. J Investig Med, 2013, 61:1078-1083.

17. Hu ZY, Jin HY, Xu LL, et al. Effects of sevoflurane on the expression of tau protein mRNA and Ser396/404 site in the hippocampus of developing rat brain. Paediatr Anaesth,

2013,23:1138-1144.

18. Wang SQ,Fang F,Xue ZG,Cang J,Zhang XG. Neonatal sevoflurane anesthesia induces long-term memory impairment and decreases hippocampal PSD-95 expression without neuronal loss. Eur Rev Med Pharmacol Sci,2013,17:941-950.

19. 刘际童. 金属硫蛋白Ⅰ+Ⅱ在七氟烷预处理大鼠海马神经元延迟性保护中的功能. In,2013.

20. Brosnan H,Bickler PE. Xenon neurotoxicity in rat hippocampal slice cultures is similar to isoflurane and sevoflurane. Anesthesiology,2013,119:335-344.

21. Liu J,Rossaint R,Sanders RD,Coburn M. Toxic and protective effects of inhaled anaesthetics on the developing animal brain:Systematic review and update of recent experimental work. Eur J Anaesthesiol,2014,31:669-677.

22. Xiaohong T,Yize L,Chunyan W,et al. 海马α7nAChR受体在七氟烷麻醉诱发新生大鼠远期认知功能低下中的作用. 中华麻醉学杂志,2014,34.

23. Xiaohong T,Yize L,Chunyan W,et al. 七氟烷麻醉对新生大鼠远期海马神经元NM DA受体表达的影响. 中华麻醉学杂志,2014.

24. Yang T,Zhuang L,Rei FA,et al. Xenon and sevoflurane provide analgesia during labor and fetal brain protection in a perinatal rat model of hypoxia-ischemia. PLoS One,2012,7:e37020.

8 吸入性麻醉药的免疫调节作用

近年来,吸入性麻醉药对免疫的调节作用,一直是研究的热点。越来越多的研究表明吸入性麻醉药,例如七氟烷、异氟烷通过减少炎症因子释放,抑制氧化应激反应从而对肺部炎症、机械通气、内毒素血症、休克、缺血再灌注等所导致的肺损伤具有保护作用。吸入性麻醉药对下丘脑-垂体-肾上腺轴的应激反应以及后续免疫系统的应答已经被证实,但其详细作用机制仍有待进一步探讨。现就吸入性麻醉药对免疫反应的调节作用及机制研究进展做一综述。旨在为揭示麻醉气体对免疫反应调节的分子机制研究提供思路,为临床麻醉用药提供理论依据。

一、吸入性麻醉药在肺损伤中的作用

目前众多的研究主要集中在麻醉气体对免疫调节作用的分子机制。吸入性麻醉药,尤其是氟化类麻醉药,可以通过减轻肺泡炎症治疗急性肺损伤[1]。体外脂多糖刺激肺上皮细胞模型证实只要含有七氟烷三氟化碳结构的麻醉气体都具有类似于七氟烷的抗炎作用[2]。基于这个发现,异氟烷、恩氟烷与七氟烷应该具有相似的抗炎免疫调节作用。

异氟烷是一种广泛用于动物实验的麻醉药物,一项研究表明:异氟烷具有显著的抑制炎症反应的作用。两组通气性肺损伤的小鼠分别给予氯胺酮、异氟烷麻醉,异氟烷组小鼠肺损伤、肺部炎症、肺表面炎性蛋白的表达都明显低于氯胺酮组[3]。异氟烷这种抗炎作用可能是通过抑制 NF-κB 信号转导通路产生的。此外,细胞暴露于异氟烷产生少量 ROS(正常的 1.25 倍),负反馈抑制蛋白激酶 C 生成 ROS,从而减少 ROS 的总量。异氟烷还可以减轻机械通气或内毒素性肺损伤导致的肺水肿的形成,减轻中性粒细胞的浸润,减少巨噬细胞炎性蛋白-2、IL-1β 和应激蛋白的产生[1,3,4]。

七氟烷的免疫调节作用在体内、体外的动物实验及临床使用中都已得到证实。在一项研究中,分别给予地氟烷和七氟烷麻醉后对猪进行机械通气,地氟烷组产生更多的脂质过氧化反应,而七氟烷处理组显示出明显的抗氧化作用[5]。内毒素刺激可以引起 ALI/ARDS,引起肺泡上皮的免疫应答,导致一系列化学物质的产生。已有实验证实七氟烷和异氟烷在在体和离体实验中对 LPS 导致的急性肺损伤中起到保护作用。CLP 大鼠脓毒症模型中,七氟烷和异氟烷都能有效减轻炎症反应、脂质的过氧化以及肺的氧化反应,且七氟烷相对于异氟烷有更好的控制炎症反应的作用[6]。体外 AEC(肺泡上皮细胞)给予 LPS 刺激后,MCP-1、MIP-1、MIP-2、CINC-1、ICAM-1 的 RNA 及蛋白水平明显增高,而暴露于七氟烷的 AEC 给予 LPS 刺激后上述因子明显降低[7]。吸入性麻醉药影响肺泡上皮细胞 GABA 受体的表达。相比于氯胺酮麻醉的大鼠,七氟烷组氧合增加,肺组织中 GAD 表达明显增加。七氟烷通过上调 GABA 受体起到抗炎作用,其机制可能是通过调节 PI3K 和蛋白激酶 C 磷酸化的活性[8]。

二、吸入性麻醉药对脓毒症的影响

在 CLP 大鼠模型中我们发现,给予一定浓度七氟烷(2%)的大鼠,其 7d 生存率(75%,$P<0.01$)明显高于对照组(38%)[9]。大鼠 CLP 2h、4h 后血浆中 TNF-α,IL-1β,IL-6 的水平明显增高,而七氟烷预处理组 2h、4hTNF-α、IL-6 水平明显低于对照组,2h IL-1β 的水平也明显降低[9]。七氟烷预处理对于炎症因子及 NO 的释放有着明显的抑制作用。C57BL/6J 小鼠 CLP 24h 后,七氟烷(1.5MAC)预处理组血浆中肝功能指标 ALP、ALT、AST 及肾功能 BUN 相比于对照组有明显改善,炎症因子 TNF-α、IL-6 也显著下降[10]。另有研究表明异氟烷、氟烷也有相似的作用。

TLR 介导的信号通路由细菌配体激发,引起 NF-κB 的激活,最终导致一系列重要的前炎性因子及趋化基因的转录。近期的一些研究证实吸入性麻醉药参与此信号通路的传导[11]。七氟烷能显著降低细胞表面 TLR2 和 TLR4 的表达,从而减少炎症因子的释放和炎症反应的发生[12]。而 TNF-α 的产生抑制了 p38 MAPK 的活化,从而降低了内皮细胞通透性,减轻了炎性细胞的渗出。通过影响 p38 激酶的活性介导 p38 的磷酸化,并不影响 MAPK 激酶 ERK 和

JNK。此外，暴露于七氟烷的 Jurkat T 细胞出现 ASK1、MKK3、MKK6、ATF-2 的磷酸化。

吸入性麻醉药对脓毒症的中性粒细胞有重要作用。中性多形核粒细胞通过产生活性氧簇族即氧自由基[超氧阴离子自由基($O_2\cdot$)、羟自由基($\cdot OH$)和过氧化氢(H_2O_2)]来杀伤吞噬的病原微生物。而中性粒细胞在氧爆发中产生过多的活性氧和一氧化氮，将导致自体中毒损伤自身功能，还原型谷胱甘肽耗竭，半胱天冬酶活性降低和线粒体跨膜电位减少，可能会导致 DNA 破坏，蛋白和脂质氧化，细胞膜破坏，进而导致中性粒细胞凋亡。体外 LPS 刺激人中性粒细胞，七氟烷、氟烷、恩氟烷减少 ROS 的产生[13]。将犬的中性粒细胞体外培养48h，异氟烷明显减轻过氧化物的产生[14]。将马的血液暴露于 2.3% 或 4.6% 七氟烷60分钟，刺激后中性粒细胞的脱颗粒作用（通过测试髓过氧化物酶活性）明显减少[15]。但也有实验表明临床剂量七氟烷麻醉并不影响中性粒细胞凋亡速率、细胞因子浓度或粒细胞计数。T 细胞作为免疫效应细胞，主要行使两方面功能：作为抑制性 T 细胞（TS 细胞）直接杀伤靶细胞；作为迟发过敏性 T 细胞（TDTH）介导迟发型超敏反应（DTH），通过释放一系列细胞因子和直接破坏靶细胞，清除抗原。健康状态下，Th1 和 Th2 细胞保持动态的平衡以维持正常免疫。在休克状态下这种平衡会被打破，以 Th2 主导的内环境在免疫中起到消极的作用，吸入性麻醉药的使用可以减轻免疫的抑制，保持 Th1/Th2 因子的平衡[16]。在体外七氟烷诱导可以引起人类 T 淋巴细胞凋亡，并且凋亡程度与七氟烷呈剂量相关性，其机制是通过增加线粒体膜的通透性和细胞凋亡蛋白酶的激活，但不依赖凋亡受体信号。这可能提供了吸入性全身麻醉相关的细胞凋亡的分子学机制。

三、吸入性麻醉药对缺血再灌注损伤的影响

吸入性麻醉药对缺血再灌注损伤的器官具有保护作用。再灌注前给予异氟烷预处理可以减轻小鼠肠道缺血再灌注模型中肠、肝、肾的损伤。在这项研究中，当给予 TGF-β1 中和性抗体，异氟烷并不能减轻缺血再灌注损伤，证明异氟烷的保护作用是通过 TGF-β1[17]。静脉给予乳状的异氟烷可以减轻由肝缺血再灌注所导致的大鼠急性肺损伤。氟化烃类对缺血再灌注的器官起到保护作用是通过对内皮细胞的调节、中性粒细胞的黏附作用从而减轻中性粒细胞游走到组织[18]。

吸入性麻醉药对于心肌细胞缺血再灌注损伤的作用在动物模型，临床研究以及回顾性分析中都有深入的研究[19]。预处理、后处理及全程使用七氟烷都能减轻心肌缺血再灌注损伤。一项针对临床试验的 Meta 分析表明在已发生的明显的心肌缺血再灌注后，通过心肺循环七氟烷可以起到明显的心肌保护作用。

心脏手术中，体外循环可以引起全身性的免疫应答，包括中性粒细胞的活化和炎性因子的释放。离体体外循环试验中，对照组给予混合空气，试验组加入 2% 七氟烷，30分钟、60分钟、90分钟体外循环后，两组血细胞计数无明显差异，但七氟烷组粒细胞上 Mac-1 表达明显低于对照组；体外循环中，PMN 弹性水解酶（中性粒细胞活化产生）显著增加，七氟烷处理可以逆转其作用。另一篇文章中指出，心肌缺血前暴露于 2% 的七氟烷可以导致"心肌顿抑"，用于保持心肌收缩力和心脏节律。再灌注损伤后，七氟烷通过增加氧合、维持电传导保护心脏功能。但这种保护作用对离体的心脏无效[20]。

肝脏对循环中炎性介质非常敏感，肝缺血再灌注损伤后 MCP-1 水平明显增加，血浆中炎性因子 TNF-α、IL-1β、IL-10 也相应增加。七氟烷处理减轻了肝脏缺血再灌注损伤，相应炎性因子也有所减少。

另有文章指出，七氟烷预处理可以通过减少坏死和炎症反应从而减轻小鼠肾脏缺血再灌注损伤。体外实验表明这种七氟烷直接抗坏死和炎症反应的作用主要是通过磷脂酰丝氨酸及 TGF-β1 的合成产生的。

四、吸入性麻醉药对肿瘤的免疫应答

最近，吸入性麻醉药在肿瘤免疫中的作用日渐被人们所认识。动物实验表明，大多数吸入麻醉药如氯仿、恩氟烷、异氟烷等对肿瘤免疫均有一定影响。新的研究也发现七氟烷可促进肺癌细胞的凋亡，减少 CD44、CD54 表达，影响肺癌细胞的侵袭能力。其凋亡的机制可能是七氟烷被肺癌细胞内的细胞色素 P4502E1 代谢，生成对细胞有一定毒性的产物，引起肺癌细胞的凋亡。七氟烷麻醉后体内 IFN-γ、IL-2、IL-12，NK 细胞和细胞毒性 T 细胞，Th1 细胞数目增加。异氟烷麻醉的小鼠 11d 后 NK 细胞毒性相比于氟烷明显降低[21]。丙泊酚诱导，异氟烷维持麻醉的狗 NK 细胞毒性降低长达 120h。

五、吸入性麻醉药对过敏反应的作用

氟烷可能活化免疫系统导致Ⅲ型过敏反应，此时免疫系统将肝脏视为"非己"导致"氟烷肝毒性"或"氟烷导致的肝炎"。这种可逆性的肝炎是肝血流减少、短暂肝缺氧氧合反应及轻度细胞损伤的结果；氟烷导致的Ⅱ型过敏反应，是免疫介导的最严重的免疫反应，可以导致急性肝损伤[22]。氟烷通过细胞色素 P450 氧化代谢生成三氟氯化物（TFAC），它与肝内赖氨酸作用产生新抗原，使得免疫系统将肝细胞当做"非己"物质，同时，库普弗细胞（肝内的抗原提呈细胞）也被激活，进一步加重肝内炎症反应[22]。为了证实结果，多次暴露于氟烷明显增加了氟烷肝毒性的危险性，但是没有确切的证据证实[22,23]。

六、展望

机体免疫系统功能的调节精细而又复杂,受到多种因素干预,故吸入性麻醉药对免疫功能的影响呈现多样化。麻醉气体作为临床上广泛使用的麻醉药物,它的应用是否会对机免疫功能产生抑制作用,越来越受到人们的关注。目前的实验研究表明,吸入性麻醉药参与机体免疫调节,减轻机体炎性反应,减少手术刺激引起的应激反应。但这些研究只是局限在生物学指标的变化,吸入性麻醉药的应用是否会引起免疫功能的抑制以及产生明确的生物学效应,尚需进一步研究加以证实。同时,其对免疫调控上游事件的应答及其他环节精细的调节还需更多理论依据支持。未来,吸入性麻醉药的抗炎作用会更加受关注,有望为免疫治疗提供新的思路。

（费苗苗 邓小明）

参 考 文 献

1. Reutershan J,Change D,Hayes JK,et al. Protective effects of isoflurane pretreatment in endotoxin-induced lung injury. Anesthesiology,2006,104:511-517.

2. Urner M,Limbach LK,Herrmann IK. Fluorinated groups mediate the immunomodulatory effects of volatile anesthetics in acute cell injury. Am J Respir Cell Mol Biol,2001,45:617-624.

3. Faller S,Strosing KM,Ryter SW,et al. The volatile anesthetic isoflurane prevents ventilator-induced lung injury via phophoinositide 3-kinase/Akt signaling in mice. Anesth Analg,2012,114:747-756.

4. Chung IS,Kim JA,Kim JA et al. Reactive oxygen species by isoflurane mediates inhibition of nuclear Immune response to anesthesia. Anesth Analg 2013,116,327-335.

5. Allaouchiche B,Debon R,Goudable J,et al. Oxidative stress status during exposure to propofol, sevoflurane, and desflurane. Anesth Analg,2001,93:981-985.

6. Bedirli N,Demirtas CY,Akkaya T,et al. Volatile anesthetic preconditioning attenuated sepsis induced lung inflammation. J Surg Res,2012,178:e17-e23.

7. C. Hofstetter,K. A. Boost,M. F Londor,et al. Anti-inflammatory effects of sevoflurane and mild hypothermia in endotoxemic rats. Acta Anaesthesiol Scand,2007,51:893-899.

8. Spyridon Fortis,Peter M. Spieth,Wei-Yang Lu,et al. Effects of anesthetic regimes on inflammatory responses in a rat model of acute lung injury. Intensive Care Med,2012,38:1548-1555.

9. Yusuke Sugasawa,Keisuke Yamaguchi,Seiichiro KumakuraEffects,et al. Effects of sevoflurane and propofol on pulmonary inflammatory responses during lung resection. J Anesth,2012,26:62-69.

10. H. Thomas Lee,Charles W. Emala,Jin Deok Joo,et al. Isoflurane improves survival and protects against renel and hepatic injury in murine septic peritonitis. Shock,2007,4,:373-379.

11. Hui Wang,Lei Wang,Nan-lin Li,et al. Subanesthetic isoflurane reduces zymosan-induced inflammation in murine kupffer cells by inhibiting ROS-activated p38 MAPK/NF-κB signaling. Oxidative Medicine and Cellular Longevity. 2014,(2014):851692.

12. Raquel Rodríguez-González,Aurora Baluja,Sonia Veiras Del Río,et al. Effects of sevoflurane postconditioning on cell death,inflammation and TLR expression in human endothelial cells exposed to LPS. Journal of Translational Medicine,2013:11-87.

13. Fröhlich D,Rothe G,Schwall B,et al. Effects of volatile anaesthetics on human neutrophil oxidative response to the bacterial peptide fMLP. Br J Anaesth,1997,78:718-723.

14. Saad MM,Eom W,Hu G,et al. Persistency and pathway of isoflurane-induced inhibition of superoxide production by neutrophils. Can J Anaesth,2010,57:50-57.

15. Minguet G,de la Riebere G,Franck T,et al. Sevoflurane inhibits equine myeloperoxidase release and activity in vitro. Vet Anaesth Analg,2012,40:166-175.

16. Hiroki Wada,Shuhji Seki,Tetsuya Takahashi,et al. Combined Spinal and General Anesthesia Attenuates Liver Metastasis by Preserving Th1/Th2 Cytokine Balance. Anesthesiology,2007,106:499-506.

17. Kim M,Park SW,Kim M,et al. Isoflurane post-conditioning protects against intestinal ischemia-reperfusion injury and multiorgan dysfunction via transforming growth factor-b1 generation. Ann Surg,2012,255:492-503.

18. Chappell D,Heindl B,Jacob M,et al. Sevoflurane reduces leukocyte and platelet adhesion after ischemia-reperfusion by protecting the endothelial glycocalyx. Anesthesiology,2010,115:483-491.

19. Lango R,Mrozinski P. Clinical importance of anesthetic post-conditioning. Anestezjol Intens Ter,2010,42:206-212.

20. Eckhard Schmid,Stefanie Krajewski,Daniel Bachmann,et al. The volatile anesthetic sevoflurane inhibits activation of neutrophil granulocytes during simulated extracorporeal circulation. International Immunopharmacology,2012,14:202-208.

21. Markovic SN,Knight PR,Murasko DM,et al. Inhibition of interferon stimulation of natural killer cell activity in mice anesthetized with halothane or isoflurane. Anesthesiology,1993,78:700-706.

22. Kawaraguchi Y, Horikawa YT, Murphy AN, et al. Volatile anesthetics protect cancer cells against tumor necrosis actor-related apoptosis-inducing ligand-induced apoptosis via caveolins. Anesthesiology, 2011, 115:499-508.

23. Habibollahi P, Mahboobi N, smaeili S, et al. Halothane-induced hepatitis: a forgotten issue in developing countries. Hepat Mon, 2011, 11:3-6.

24. Benson GJ, Brock KA. Halothane-associated hepatitis and methoxyflurane-related nephropathy: a review. J Vet Pharmacol Ther, 1998, 3:187-196.

9 依托咪酯的中枢全麻机制研究进展

依托咪酯合成于 1964 年，1972 年开始应用于临床[1]，属于非巴比妥类静脉全麻药。因其具有起效快、代谢快、对呼吸循环影响小、没有组胺释放等优点而广泛应用于全麻诱导[2-4]。近年来，随着膜片钳等技术的不断应用，使得全麻机制的研究取得了较大进展，有关依托咪酯作用机制的研究也因此得以深入。尽管已知全麻药物的作用主要是通过影响中枢神经系统而产生，但对其发挥作用的确切机制以及相关作用位点仍不清楚。现就依托咪酯的全麻机制研究现状进行综述。

一、对脑代谢和脑血流的影响

（一）对脑代谢的影响

脑的能量代谢与其他组织显著不同，虽然其约占体重的 2%，但其耗氧量与耗能量却占全身的 20%，且几乎完全以葡萄糖为能源，占循环的 2/3[5,6]。因此脑区葡萄糖代谢率（CMR_{Glu}）变化的测定可以反映出不同脑区的能量代谢状况，从而间接地反映出局部的神经元活动[7]。Leslie 等[8]实验证明依托咪酯会剂量依赖性的降低脑代谢率，直至脑电图（EEG）达到等电位，表明依托咪酯引起脑代谢的降低与神经元电活动的受抑制程度息息相关。随后，William 等[9]研究得出与其一致的观点。1986 年，Donald 等[10]利用 ^{14}C 为放射性示踪剂探索了单一大剂量依托咪酯对大鼠局部葡萄糖代谢率（$rCMR_{Glu}$）的影响，从而使脑内的神经活动以直观的图像形式显示出来，同时证明依托咪酯能够显著抑制 $rCMR_{Glu}$，降低脑代谢率。依托咪酯的这种抑制作用对大脑有一定的结构特异性，影响顺序依次为：端脑=间脑>中脑=后脑>延髓。依托咪酯这种作用的量效关系，随浓度的不同会出现敏感性差异，具有区域选择性。

（二）对脑血流的影响

Renou 等[11]实验证明单剂量 60mg 依托咪酯会使脑血流量（CBF）降低 45%，脑氧耗降低 34%。并且认为依托咪酯引起 CBF 的这种改变完全继发于对脑代谢率的抑制。但 Leslie 等[8]的研究结果与之并不相符，他们发现持续输注依托咪酯会降低脑代谢率和 CBF，但是 CBF 的降低并不依赖于依托咪酯对脑代谢率的影响。因为在逐渐增加依托咪酯的输注量时，CBF 在 38 分钟时就已经降到了最低点，达到了最大脑血管收缩效应，而并不随着脑耗氧量的降低而继续减少。所以，我们认为依托咪酯会引起脑血流和脑代谢率的降低，却并非如 Stuart 等[12]所说的依托咪酯会使脑血流随着脑代谢率的降低而降低。

（三）脑保护作用

正是由于依托咪酯对脑代谢率、脑耗氧量和 CBF 影响的特点，研究者们开始推测依托咪酯是否具有脑保护作用，以及发挥脑保护作用的机制是什么。例如：Watson 等[13]实验证明依托咪酯可减少不完全性脑缺血鼠模型的缺血性神经损伤。Robert Koorn 等[14]根据脑缺血时大量的多巴胺（DA）会释放至纹状体而加重组织损伤这一特点，建立脑缺血模型探测依托咪酯对多巴胺的影响。结果证明依托咪酯会减少缺血所诱导的多巴胺释放，并认为该现象与依托咪酯的脑保护效应相关。近年，Lee 等[15]发现依托咪酯还可拮抗于海马中注射的红藻氨酸（KA）诱导的神经毒性，从而发挥脑保护作用。而且依托咪酯对脊髓的缺血再灌注损伤具有保护作用在 Yu Q[16]实验中也得到了证实，并推测其发挥作用的机制主要是通过提高内源性抗氧化剂的活性以及维持缺血再灌注损伤组织的离子平衡。相反，有的研究却认为依托咪酯不但没有脑保护效应，反而会加重脑组织损伤，如 Edelman 等[17]指出依托咪酯会促进局部脑缺血组织的缺氧，并没有脑保护作用。如今对此话题仍是众说纷纭，没有一个全面而肯定的答案，但大部分的国内[18]外研究都证明依托咪酯具有脑保护效应，使得依托咪酯在神经外科领域麻醉中的应用变得更加有意义。

二、相关中枢作用靶点

大脑皮层是中枢神经系统的最高级部位。长期以来，大脑被认为是全麻药物发挥麻醉效应的主要部位。全麻药物必然会通过某种机制作用于大脑皮层，导致意识消失，达到全麻效应。相对于大脑皮层不发达的动物，丘脑则成为感觉的最高级中枢，为感觉传入冲动的重要中继站和整合中枢[7,19,20]。可见，探讨全麻药物对大脑皮层以及丘脑有无作用，是间接还是直接抑制或兴奋作用，以及对彼此之间的联系通路有无影响，对于阐明全麻机制都是必需的。

依托咪酯作为全麻药物的一员，其对大脑皮层及丘脑的影响在 Jason[21] 和其他研究[7] 工作中已经得到论证。Heath Lukatch[7] 认为随着麻醉的加深，EEG 所出现的渐进性改变是神经元功能渐进性改变的结果，而神经元功能渐进性改变依次表现为相位性抑制增强、增强性抑制和最后的抑制性兴奋。而 Jason 等利用计算机模拟活体依托咪酯模型发现相位性抑制和增强性抑制可抑制皮层和丘脑的神经元；并且认为在没有大脑皮层和网状激活系统的参与下，依托咪酯单独作用于丘脑不会引起意识消失。综上所述，我们可以认为依托咪酯发挥全麻效应可能是通过抑制皮层和丘脑而发挥的。

随后，Jason 的结果得到 Andrada 等[22] 的论证，他们通过以猫为实验对象，以 EEG 的变化和神经元自发放电率为实验指标，探讨依托咪酯和丙泊酚对大脑皮层（7、18、19 区）和丘脑（腹后内侧核、腹后外侧核和内侧膝状体）及网状结构（中脑网状核和中央盖区域）的影响，结果显示依托咪酯和丙泊酚都会抑制这些脑区的神经元。但是关于依托咪酯对这些脑区的作用是直接作用于神经元还是间接引起的仍然不清楚。有研究人员在培养的皮层组织切片中发现低浓度的依托咪酯能够显著抑制神经元的平均放电率，推测依托咪酯可能通过直接抑制皮层神经元而发挥全麻效应。

实验[21,22] 证明依托咪酯对丘脑神经元有抑制作用。既往研究显示，全麻药物对丘脑功能的抑制机制与抑制丘脑接替神经元感觉信号的传递有关，我们推测依托咪酯对丘脑神经元的抑制作用也是通过抑制其感觉信号的传递而产生的。但有趣的是，依托咪酯对于丘脑-皮层感觉信息传递的影响却并非像人们所想的那样。Angel 等在观察全麻药物对诱发电位的影响时发现，随着麻醉深度的加深，依托咪酯和丙泊酚均可使 Ni 波（表示皮层动作电位的总和，反映皮层对传入冲动的反应）波幅降低，但不影响 Pi 波（表示皮层兴奋性突触后电位的总和，反映了丘脑皮层冲动传入的大小）的波幅。也就是说，依托咪酯可抑制皮层对感觉信息传入的反应，但并不改变丘脑信息冲动的传入。另外，Detsch 等发现随着药物浓度的升高，依托咪酯对楔束核神经元并没有明显的影响，在低剂量时仅使丘脑接替神经元诱发电位的潜伏期延长，只有在达到大剂量时，才对丘脑诱发电位的反应几率产生影响[7]。

综上所述，依托咪酯发挥全麻作用是通过直接抑制皮层神经元或抑制皮层对感觉信息传入的反应。而关于依托咪酯对丘脑神经元作用的研究结果的差异性可能与其浓度大小有关；也有可能是因为同一脑区或不同脑区神经元受体结构的差异性使得依托咪酯对神经元产生了不同的作用。

三、主要配体门控离子通道

目前大量的研究显示，配体门控离子通道受体是许多全麻药物最为敏感的分子作用靶位之一，全麻药物多是这些离子通道的有效变构调节剂。在这方面，关于依托咪酯的研究取得了较大的进展。

（一）对 GABA 受体的影响

$GABA_A$ 受体长期以来都被认为是全麻作用的一个潜在特异性靶点，而依托咪酯对 $GABA_A$ 受体的作用已经确定。临床剂量的依托咪酯可显著增强低浓度 GABA 作用于 $GABA_A$ 受体引起的电流[23]，并且会减慢 $GABA_A$ 受体介导的抑制性突触后电流的衰退[24]，而高浓度的依托咪酯在没有 GABA 存在条件下，则会直接激动突触 $GABA_A$ 受体[12]。研究者认为依托咪酯对 $GABA_A$ 受体的这种作用存在立体特异性。随后，Tomlin 等[25] 有力地证明了依托咪酯的 R(+) 型可增加 GABA 与 $GABA_A$ 受体的亲和力，证实 R(+) 型比 S(-) 更有效地增强 GABA 诱导的电流，约达 17 倍[26]。在动物研究中发现，R(+) 型对于依托咪酯的 GABA 介导的抑制作用和 $GABA_A$ 受体直接激活作用这两方面强度一样[12,27,28]。事实上，依托咪酯与关闭性受体结合力弱，而与开放性受体可牢固结合，所以无论药物与 GABA 有没有结合，依托咪酯都能稳固受体的开放状态发挥麻醉作用[12]。可见，依托咪酯对 $GABA_A$ 受体功能的影响有赖于麻醉药本身的结构，也有赖于 $GABA_A$ 受体的亚单位组合。

现已确认 $GABA_A$ 受体是一由 5 个同源亚单位组成的中央部位为氯离子通道的复合体，每个亚单位都包含了一个大的胞外亲水性 N 端，4 个跨膜疏水片段（M1～M4），且在 M3 和 M4 之间有一个大的细胞内环存在，包含了可能的磷酸化位点[29]。$GABA_A$ 受体在人类基因组中共存在 6 类 19 种亚基，分别为 α_{1-6}、β_{1-4}、γ_{1-4}、δ、ρ_{1-3}、ε 亚基[30]。其中，包括 α_1、β_2、γ_2 亚基的异源性表达受体与脑内突触的 $GABA_A$ 受体对 GABA、药物的敏感性以及开关转变率都非常相似[31]。有些表达于神经元胞体和轴突的 $GABA_A$ 受体主要由 α、β、δ、ε 组成[32]。$\alpha_1\beta_2\gamma_2$ 和 $\alpha_2\beta_{2/3}\gamma_2$ 为人体中最广泛存在的亚单位组合，其中又以 $\alpha_2\beta_{2/3}\gamma_2$ 亚型最多，约占 $GABA_A$ 受体的 43%[26]。

关于依托咪酯与 $GABA_A$ 受体的研究显示：β_2 和（或）β_3 是其变构调节和激动的部位，而 β_1 对依托咪酯的这两方面的影响很小[33~35]。γ 亚基会影响依托咪酯的敏感性，而 α 亚基影响很小[33]。随着基因敲除动物研究实验的开展，Jurd 等[36] 证明 β_3N265M 的敲除会抵抗依托咪酯引起的翻正反射和抗伤害性感受效应。而 Reynolds 等[37] 进一步的研究发现，β_2N265S 基因敲除大鼠则不会出现 Jurd 实验的结果，但是会抵抗依托咪酯引起的镇静和低体温作用，并且依托咪酯增强的与突触外受体相关的抑制性电流作用将丧失[38]。突触外受体 α_5 亚基的敲除则会使受体对依托咪酯的遗忘作用失敏感[39]，而δ并不影响依托咪酯的催眠效应[40]。可见，依托咪酯的不同临床作用是通过影响GABA$_A$受体的不同亚基而产生的。β$_3$亚基受体介导依托咪酯的制动和催眠效应，镇静作用则与β$_2$相关，而突触外包含α$_5$和δ亚基的受体与依托咪酯诱导的遗忘作用密切相关。

近年更多的研究显示：αM236和βM286是依托咪酯的结合位点，并且依托咪酯主要结合于受体中毗邻的亚基上的跨膜环，并非如以往假设那样：麻醉药仅结合于单一亚基[41]。

（二）对NMDA受体的影响

近年，谷氨酸受体在学习记忆过程中所起的作用受到广泛重视。且目前认为长时程增强（long term-potentiation，LTP）是学习记忆的重要分子基础。众多研究表明，NMDA在其中起到重要的作用[42]。全麻药物对NMDA受体影响的研究也因此逐渐成为全麻机制研究的热点。但针对依托咪酯对NMDA受体影响的研究各执已见。有的认为临床浓度依托咪酯对NMDA受体作用较小，但可和NMDA受体拮抗剂合用发挥协同作用[43]；有的认为：依托咪酯可拮抗NMDA受体，因为研究显示，依托咪酯较大剂量可完全拮抗NMDA引起的强直性惊厥[44]。另外，由于癫痫持续发作时NMDA受体处于激活状态[45]，冯鹏久[46]等研究表明：在改良电休克治疗的情形下，依托咪酯的使用可抑制脑癫痫波发作。两者似乎表明依托咪酯可拮抗NMDA受体的活性。然而，依托咪酯的使用又可能导致癫痫大发作，只是大剂量依托咪酯可抑制兴奋性神经元和抑制性神经元的放电，消除小剂量依托咪酯引起的肌肉不自主运动[47]。可见，依托咪酯发挥全麻效应除了经GABA$_A$受体外，对NMDA受体的影响与其剂量有关。但有的研究则显示：依托咪酯对脊髓胶状质神经元的兴奋性突触传递并没有直接影响[48]，不过Toshihiko Mitsuyo等[49]发现输注0.5mg/kg依托咪酯时可抑制脊髓背角神经元对伤害性热效应的反应，并认为依托咪酯具有镇痛作用。

因此，依托咪酯发挥全麻效应究竟有无NMDA受体的参与，如有，是直接还是间接的作用，还是二者兼有之，既往研究结果的差异是否因依托咪酯对不同脑区作用不同而产生的，还是因为实验方法的不同导致，都有待进一步的研究。

（三）对non-NMDA受体的影响

非NMDA受体包括AMPA受体和KA受体，郑超等[50]研究表明ET对下行激活的突触传递及介导VLF-EPSP的谷氨酸受体呈现浓度相关的差异性作用。低浓度ET对VLF-EPSP NMDA受体以及non-NMDA受体成分具有兴奋或抑制的双向作用，而临床浓度/高浓度的ET则只产生抑制效应。目前关于ET对AMPA和KA受体的作用及其亚型选择性有待进一步研究。

（四）对甘氨酸受体的影响

甘氨酸受体（GlyR）是中枢神经系统中的重要抑制性

离子通道受体，也属于配体门控离子通道超家族成员，在体内主要分布于脊髓和脑干。研究显示，依托咪酯在人体内发挥作用与GlyR有关[44]。这与之前Marco Pistis等[51]的观点一致，但Pistis认为依托咪酯对甘氨酸受体的作用较GABA$_A$受体明显减弱。因为其对α1和α1β GlyR电流反应的增强作用分别为29%±4%和28%±3%，且浓度需超过引起GABA诱发电流达到最大增强效应的浓度。但是1996年Mascia等[52]实验结果却显示依托咪酯对GlyR几乎完全没有作用。这种差异性也许源于实验方法的不同。

四、结语

中枢神经系统的解剖结构和分布具有一定的特异性。依托咪酯的研究现状表明：全麻药物发挥其麻醉作用的药理学部位也同样具有选择性，在临床浓度范围内可能仅在较小数量的中枢靶位发挥作用，较大剂量时可能广泛作用于其他靶位上。限于目前研究条件的差异，仍不能肯定依托咪酯对GABA$_A$受体的专一性，而完全排除其他与全麻药物发挥作用相关的中枢作用靶位。相信对依托咪酯的进一步研究将有助于人们诠释其全麻机制。

（王袁　喻田）

参 考 文 献

1. Doenicke A. Etomidate, a new intravenous hypnotic. Acta Anaesthesial Belg,1974,25（3）:307-315.

2. VanHamme MJ, Ghoneim MM, Ambre JJ. Pharmacokinetics of etomidate, a new intravenous anesthetic. Anesthesiology, 1978,49:274-277.

3. Gooding JM, Weng JT, Smith RA, et al. Cardiovascular and pulmonary responses following etomidate induction of anesthesia in patients with demonstrated cardiac disease. Anesth Analg,1979,58:39-41.

4. Bovill JG. Intravenous anesthesia for the patient with left ventricular dysfunction. Semin Cardiothorac Vasc Anesth, 2006,10:43-48.

5. Raichle M E, Gusnard D A. Appraising the brain's energy budget. Proc Natl Acad Sci USA,2002,99（16）:10237.

6. Achim Peters. The Selfish Brain:Competition for Energy Resources. AMERICAN JOURNAL OF HMMAN BIOLOGY, 2011,23:29-34.

7. 曹云飞,俞卫锋,王士雷.全麻原理及研究新进展.北京:人民军医出版社,2005:108-171.

8. Leslie Newberg Milde. James H. Milde, John D. Michenfelder. Cerebral Functional, Metabolic, and Hemodynamic Effects of Etomidate in Dogs. Anesthesiology,1985,63:371-377.

9. William E. Hoffman, Fady T. charbel, et al. Comparison of the effect of Etomidate and Desflurane on Brain Tissue Ga-

ses and PH during prolonged Middle Cerebral Artery Occlusion. Anesthesiology,1998,88:1184-1194.

10. Donald w. Davis, Anke M. Mans,et al. Regional Brain Glucose Utilization in Rats during Etomidate Anesthesia. Anesthesiology,1986,64:751-757.

11. Renou AM,Vernheit J,Macrez P,et al. Cerebral blood flow and metabolism during etomidate anesthesia in man. Br J Anaesth,1978,50:1047-1051.

12. Stuart A. Forman. Clinical and Molecular Pharmacology of Etomidate. Anesthesiology. 2011,114(3):695-707.

13. Watson JC,DrμMmond JC,Patel PM,et al. An assessment of the cerebral protective effects of etomidate in a model of incomplete forebrain ischemia in the rat. Neurosurgery, 1992,30:540-544.

14. Robert Koorn,Timothy S. Brannan,Julian Martinez-Tica,et al. Effect of Etomidate on In Vim Ischemia-Induced Dopamine Release in the Corpus StriatμM of the Rat:A Study Using Cerebral Microdialysis. Anesth Analg 1994,78:73-79.

15. Lee J,Kim D,Hong H,et al. Protective effect of etomidate on kainic acid-induced neurotoxicity in rat hippocampus. Neurosci L eet,2000,286(3):179-182.

16. Yu Q,Zhou Q,Huang H,et al. Protective effect of etomidate on spinal cord ischemia-reperfusion injury induced by aortic occlusion in rabbits. Ann Vasc Surg,2010,24(2):225-232.

17. Guy J. Edelman, William E. Hoffman, Fady T. Charbel. Cerebral Hypoxia After Etomidate Administration and Temporary Cerebral Artery Occlusion. Anesth Analg,1997,85:821-825.

18. 沈永倩,薛庆生,陈红专. 依托咪酯对大鼠皮层、海马脑片缺氧复氧损伤的保护作用. 中华麻醉学杂志,2006,26(5):261.

19. Heinke W,Schwarzbauer C. In vivo imaging of anaesthetic action in hμMans:Approaches with PET and fMRI. Br J Anaesth,2002,89:112-122.

20. B. W. Urban. Current assessment of targets and theories of anaesthesia. Br J Anaesth,2002,89:167-183.

21. Jason A. Talavera,BS,Steven K. Esser,BS,Florin Amzica, PhD,et al. Modeling the Gabaergic Action of Etomidate on the Thalamocortical System. Anesth Analg,2009,108:160-167.

22. Andrada J,Livingston P,Lee BJ,et al. Propofol and etomidate depress cortical,thalamic,and reticular formation neurons during anesthesic-induced unconsciousness. Anesth Analg,2012,114(3):661-669.

23. Tomlin SL, Jenkins A, Lieb WR, et al. Stereoselective effects of etomidate optical isomers on gamma-aminobutyric acid type A receptors and animals. Anesthesiology, 1998, 88:708-717.

24. Yang J, Uchida I. Mechanisms of etomidate potentiation of GABAAA receptor-gated currents in cultured postnatal hippocampal neurons. Neuroscience,1996,73:69-78.

25. Tomlin SL,Jenkins A,William WR,et al. Stereoselective effects of etomidate opticl isomer on gamm-aminobutyric acid type A receptors ans animals. Anesthesiology,1998, 88(4):708-717.

26. 曹云飞,俞卫锋,王士雷. 全麻原理及研究新进展. 北京:人民军医出版社,2005,324-331.

27. Ashton D,Wauquier A. Modulation of a GABA-ergic inhibitory circuit in the in vitro hippocampus by etomidate isomers. Anesth Analg. 1985,64:975-980.

28. 杜溢,刘斌. GABA$_A$受体与全身麻醉药物作用研究的新进展. 国外医学·生理、病理科学与临床分册,2002,22(2):138.

29. Sieghart W. Structure, pharmacology, and function of GABAAA receptor subtypes. Adv Pharmacol,2006,54:231-263.

30. Olsen RW, Sieghart W. GABA(A) receptors:Subtypes provide diversity of function and pharmacology. Neuropharmacology,2008,141-148.

31. McKernan RM,Whiting PJ. Which GABAAA-receptor subtypes really occur in the brain?. Trends in Neurosciences, 1996,19:139-143.

32. Sem'yanov AV. Diffusional extrasynaptic neurotransmission via glutamate and GABA. Neurosci Behav Physiol. 2005,35:253-266.

33. Sanna E,Murgia A,Casula A,et al. Differential subunit dependence of the actions of the general anesthetics alphaxalone and etomidate at gamma-aminobutyric acid type A receptors expressed in Xenopus laevis oocytes. Mol Pharmacol,1997,51:484-490.

34. Hill-Venning C,Belelli D,Peters JA,et al. Subunit-dependent interaction of the general anaesthetic etomidate with the gamma-aminobutyric acid type A receptor. Br J Pharmacol,1997,120:749-756.

35. Rooma Desai,Dirk Ruesch,Stuart A. Forman. γ-Amino Butyric Acid Type A Receptor Mutations β2N265 Alter Etomidate Efficacy While Preserving Basal and Agonist-dependent Activity. Anesthesiology. 2009,111(4):774-784.

36. Jurd R,Arras M,Lambert S. General anesthetic actions in vivo strongly attenuated by a point mutation in the GABA(A) receptor beta3 subunit. FASEB Journal, 2003, 17:250-252.

37. Reynolds DS,Rosahl TW,Cirone J,et al. Sedation and anesthesia mediated by distinct GABA(A) receptor iso-

forms. J Neurosci,2003,23:8608-8617.

38. Herd MB,Haythornthwaite AR,Rosahl TW,et al. The expression of GABAA beta subunit isoforms in synaptic and extrasynaptic receptor populations of mouse dentate gyrus granule cells. J Physiol,2008,586:989-1004.

39. Cheng VY,Martin LJ,Elliott EM,et al. Alpha5GABAA receptors mediate the amnestic but not sedative-hypnotic effects of the general anesthetic etomidate. J Neurosci,2006,26:3713-3720.

40. Mihalek RM,Banerjee PK,Korpi ER,et al. Attenuated sensitivity to neuroactive steroids in gamma-aminobutyrate type A receptor delta subunit knockout mice. Proc Natl Acad Sci U S A,1999,96:12905-12910.

41. Jenkins A,Greenblatt EP,Faulkner HJ,et al. Evidence for a common binding cavity for three general anesthetics within the GABAA receptor. J. Neurosci,2001,21:RC136.

42. Hunt DL,Castillo PE. Synaptic plasticity of NMDA receptors:mechanisms and functional implications. Curr Opin Neurobiol,2012.

43. 焦志华,庄心良. 全麻药对 NMDA 受体的影响.《国外医学》麻醉学与复苏分册,2002,23(1):

44. 孟晶,戴体俊,段世明,等. 依托咪酯抗实验性惊厥作用及其机制. 中国药理学通报,2006,22(1):124.

45. Kochan LD,Churn SB,Omojokun O,et al. Status epilepticus results in an N-methyl-D-aspartate receptor-dependent inhibition of Ca^{2+}/calmodulin-dependent kina-se II activity in the rat. Neuroscience,2000,95(3):735-743.

46. 冯鹏久,蒋宗滨,黄剑锋,等. 依托咪酯与丙泊酚对电休克治疗脑癫痫波发作的影响. 临床麻醉学杂志,2008,24(4):

47. 丁海雷,段世明. 依托咪酯的中枢神经系统作用及其分子学作用机制.《国外医学》麻醉学与复苏分册,1999,20(6):

48. 李震,罗成,孙焱芫. 依托咪酯对成年大鼠脊髓胶状质局部突触传递的作用. Acta Physiologica Sinica,2004,56(3):413-418.

49. Toshihiko Mitsuyo,MD,Joseph F. Antognini,MD,Earl Carstens,PhD. Etomidate Depresses LμMbar Dorsal Horn Neuronal Responses to Noxious Thermal Stimulation in Rat. Anesth Analg,2006,102:1169-1173.

50. 郑超,汪萌芽. 依托咪酯对新生大鼠离体脊髓运动神经元下行激活的影响. 生理学报 Acta Physiologica Sinica. 2012,64(2):155-162.

51. Marco Pistis,Delia Belelli,John A. The interaction of general anaesthetics with recombianant $GABA_A$ and glycine receptors expressed in Xenopus laevis oocytes:a comparative study. British Journal of Pharmacology,1997,122:1707-1719.

52. Maris Paola Mascia,Tina K. Machu,R. et al. Enhancement of homomeric glycine receptor function by long-chain alcohols and anaesthetics. British Journal of Pharmacology,1996,119:1331-1336.

10 HPA轴在药物成瘾中的作用和对丙泊酚成瘾的影响

一、药物成瘾的概述

药物成瘾是一种由吗啡、可卡因等药物作用于大脑所导致的心理行为异常状态的慢性、复发性脑疾病，它表现出一种强迫性连续或定期使用该药的行为和其他反应，为的是要去感受它的精神效应，如欣快感、奖赏效应等，或是为了避免由于停药引起的不舒适，如减轻戒断反应。

各种应激原刺激下丘脑的视旁核合成促肾上腺激素释放激素（corticotrophin-releasing hormone，CRH），通过神经轴突在正中隆起处释放后被转运并作用于垂体前部的促肾上腺激素细胞释放促肾上腺皮质激素（adrenocorticotropic hormone，ACTH）。ACTH通过体循环到达并激动肾上腺皮质释放皮质类固醇。下丘脑-垂体-肾上腺皮质轴（hypothalamic-pituitary-adrenal axis，HPA）的重要功能在于它的反馈调节通路：肾上腺皮质合成分泌的皮质醇可以对下丘脑和垂体进行负反馈调节，减少CRH和抗利尿激素的分泌，同时直接抑制阿黑皮素原（proopiomelanocortin，POMC）生成ACTH、β-内啡肽和α-促黑激素（α-MSH）的生化过程。

药物成瘾和HPA轴之间相互作用的研究已有很长一段历史。通常滥用的药物有酒精、尼古丁、可卡因、苯丙胺、阿片以及大麻，它们在激活中脑边缘奖赏通路的同时，也能引起应激反应。通过HPA轴及内源性阿片的作用可在边缘区域增加多巴胺的释放。所以，HPA轴的激活可增强个体对药物强化效应，进而增加了个体滥用药物的可能性。

本文就HPA轴中各个因素对药物成瘾的影响做多方面的论述。探讨CRH、POMC产物及皮质类固醇之间的相互作用，以及它们在药物成瘾中发挥的关键作用，并为阐明丙泊酚的成瘾可能机制及影响因素提供理论依据。

二、下丘脑-垂体-肾上腺轴与药物成瘾

（一）促肾上腺激素释放激素

CRH是下丘脑合成的一种重要的神经内分泌肽。另外，在其他脑区，如大脑皮质、中脑边缘系统、海马、杏仁核、蓝斑、嗅球和小脑都发现有CRH的受体CRHR1（CRH Receptor1）和（或）CRHR2（CRH Receptor2）及CRH结合蛋白（CRH binding protein，CRH-BP）。在这些脑区中，CRH主要发挥着神经递质的作用。

众多研究结果表明，CRH在药物成瘾及复吸中起重要作用。急性服用可卡因后可激动下丘脑分泌CRH，并且会降低下丘脑、基底前脑、海马和前脑皮层的CRH含量，而这很可能与垂体内CRH释放的增加有关，也可理解为可卡因促进了下丘脑中释放出CRH。

吗啡可作用于下丘脑的阿片μ类和κ类受体，从而减少CRH的分泌量。而阿片类物质对皮质酮的影响具有双向性，即早期的促进和晚期的抑制，且受到应激的调节。这种阿片类物质对皮质醇分泌的双向效应可能是因为阿片类物质通过阿片类受体的作用从而间接影响CRH的分泌活动。

雄性大鼠对酒精依赖程度及需求量在使用CRHR拮抗剂后将降低，联合Crh1基因敲除小鼠的研究进一步论证了CRHR1介导的信号转导通路在酒精成瘾发生发展中的重要作用。

（二）阿黑皮质素

POMC（Proopiomelanocortin），又名前阿片黑素促皮质激素原。它主要在下丘脑的弓状核和脑干孤束核的投射部位表达，并在垂体前部（人类）及中间部（啮齿类动物）进行加工生成ACTH及α-MSH。

在脑内POMC主要被加工为α-MSH，α-MSH通过作用于黑皮质素受体MC3R和MC4R调控摄食行为。除此之外，α-MSH还是介导药物成瘾的生理学机制之一。吗啡的成瘾与MC4R作用相关，并且MC4R抑制剂可影响吗啡及可卡因的成瘾性行为学表现。另外，急性服用酒精后，α-MSH表达水平在大鼠下丘脑和其他脑区中会下降，但长期慢性给予酒精后α-MSH的表达量将升高。

（三）皮质类固醇和性激素

临床研究表明，长期服用类固醇后，患者可表现出对该药的依赖性。这一现象揭示了皮质类固醇与药物成瘾之间的密切关系。

de Jong等人发现，切除肾上腺的雄性小鼠在补充肾上

腺素和皮质酮后，由可卡因所诱发的自由活动度增加这一现象将重新出现。由酒精诱发的自由活动度在使用 GR 拮抗剂后可被抑制。另外有些学者指出，如果皮质类固醇的合成受到抑制，可卡因成瘾患者将出现复吸行为。重度烟瘾的男性患者其血浆中的皮质醇浓度往往较高。

来自于糖皮质激素受体（glucocorticoid receptor, GR）高表达和 GR 敲除的动物实验结果表明，皮质类固醇在成瘾的过程中发挥着重要作用。在特定脑区敲除 GR 后，小鼠对可卡因的依赖程度会降低，但当补充皮质酮后其成瘾性表现可恢复。应用条件性位置偏好实验（conditional place preference, CPP）发现，吗啡的成瘾过程需要海马及伏核中的 GR 受体的参与。

另外我们还注意到，在药物成瘾中存在明显的性别差异现象。大量文献表明，药物成瘾更容易发生于女性，并且女性较男性有着更大复吸的可能性。众多学者将这一现象归因于性激素。性腺轴最主要的产物为脱氢表雄酮（dehydroepiandrosterone, DHEA）及脱氢表雄酮硫酸酯（dehydroepiandrosterone sulfate, DHEAS）。它们的含量存在性别差异性。在青年男性中 DHEA 和 DHEAS 的血浆浓度分别是 12nmol/L 和 10μmol/L，而女性体内分别只有 8nmol/L 和不到 7umol/L 的含量。因此，男女性不同的肾上腺皮质功能可以部分解释药物成瘾中的性别差异，男性可能由于受到高分泌水平的 DHEA 和 DHEAS 的保护作用而减少了其成瘾的风险性。

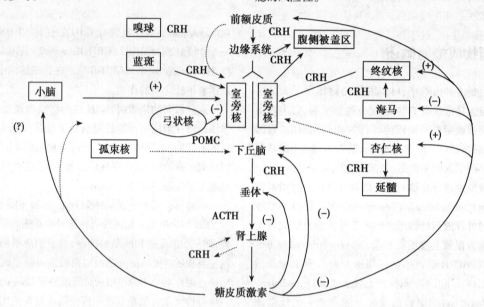

图 10-1　HPA 轴：BNST（bed nucleus of stria terminalis）：终纹床核；PFC（pre-frontal cortex）：前额皮质；PVN（paraventricular nucleus）：室旁核；VTA（ventral tegmental area）：腹侧被盖区；CRH（corticotrophin release hormone）：促肾上腺激素释放激素；POMC（proopiomelanocortin）：阿黑皮质素；+：促进；−：抑制。实心箭头所示的过程已被验证，虚线箭头所示过程为推测性作用

三、丙泊酚的成瘾概述

丙泊酚具有起效快、诱导迅速的特点，被广泛用于静脉麻醉的诱导、维持和 ICU 镇静。近年来陆续报道丙泊酚可产生性兴奋、愉悦、欣快感，导致丙泊酚滥用和依赖性，亚临床剂量丙泊酚具有潜在依赖性。1992 年的一篇报道中，首次曝光了一位麻醉医师对丙泊酚产生了依赖。来自韩国司法机构统计数据表明，在 131 例过量服用成瘾性药物致死的尸检报告中，其中 41 例发现是服用过量丙泊酚所致。位置偏爱实验和自身给药实验等研究表明丙泊酚具有明显的奖赏效应。临床资料和动物实验表明丙泊酚具有明显的精神依赖性。

目前普遍认为药物滥用和依赖是通过中脑边缘多巴胺系统激活奖赏环路实现的。奖赏环路是各种奖赏性刺激通

过各自的传入通路，激活腹侧被盖区（ventral tegmental area, VTA）内的多巴胺神经元及其主要投射脑区伏核（nucleus accumbens, NAc）、海马、杏仁核、前额皮质，VTA-NAc 构成多巴胺系统的最终通路是介导药物依赖性奖赏效应引起依赖的轴心部位。

我们的前期研究发现：外周注射 D1 受体拮抗剂可以抑制丙泊酚依赖大鼠的觅药行为，而 D2 受体拮抗剂不能改变丙泊酚大鼠的觅药行为；而且，NAc 内显微注射 D1 受体拮抗剂也可以抑制丙泊酚依赖大鼠的觅药行为。这些现象不仅再一次证实了丙泊酚具有较强的精神依赖性，而且是由伏核中 D1 受体介导的。

GABA 是中枢神经系统的主要抑制性神经递质，多种麻醉药可通过 GABA 介导而增强抑制性突触后电流。以往的研究发现丙泊酚不仅可增强 $GABA_A$ 受体，而且可减少突触间隙中 GABA 的再摄取，增强抑制性突触后电流，从而产

生抑制作用。我们课题组成员的相关研究表明,丙泊酚奖赏效应的维持主要是通过激活 $GABA_A$ 受体而实现。并且在腹侧被盖区中激活 $GABA_B$ 能够逆转丙泊酚的药物强化效应。

细胞外信号调节激酶(extracellular signal-regulated kinase,ERK)是促分裂原活化蛋白激酶家族中的重要成员,牵涉神经可塑性、学习、记忆和药物强化等方面。我们通过静脉自身给药法建立丙泊酚精神依赖性模型,发现随着丙泊酚剂量的增加,大鼠伏核内 p-ERK/ERK 的表达明显增加。这说明伏核 ERK 信号转导途经可能参与了丙泊酚的精神依赖性。

经过临床调查,Roussin 发现 9 例滥用患者中只有 1 例是为解除紧张性头痛而使用丙泊酚,其他病例主要是为了娱乐、消除紧张或失眠,且多数是医务人员。由于麻醉医师等医务人员成年累月面对紧张的工作环境这一应激原,不仅可产生负面情绪(如焦虑、抑郁等),还能引起脑中应激回路激活,引起 CRF、ACTH 及皮质醇的释放。同时,应激可使神经元发生适应变化导致奖赏通路发生改变,进而增强个体对药物强化效应的敏感性与个体强迫性使用药物的动机。

目前,HPA 轴对丙泊酚成瘾的研究较少。我们课题组成员最新的研究发现,给丙泊酚成瘾的大鼠夹尾刺激后,大鼠的有效触笔次数将增加。这一现象很可能是由于 CRF 所介导的。另外,外周及伏核给予地塞米松、GR 受体拮抗剂后将会影响大鼠的自身给药行为。因此,HPA 轴很可能作为丙泊酚成瘾的重要机制之一。

四、结论与展望

多种成瘾药物的成瘾性行为的发生发展均与 HPA 轴的活动度有关。但是,HPA 与丙泊酚成瘾之间的关系尚且还不清楚,还需要做进一步的证实。对于 CRH、POMC 产物及皮质类固醇与丙泊酚成瘾的研究,可为药物成瘾的神经生物学机制提供实验和理论依据,并为指导临床实践和新药开发提供依据。而治疗性控制糖皮质激素的分泌或是抑制其受体功能可能将会是未来着重需要发展的抗成瘾药物的研究方向。

(王思聪　王本福　连庆泉)

参 考 文 献

1. Yang B. , et al. Differential involvement of GABAA and GABAB receptors in propofol self-administration in rats. Acta pharmacologica Sinica,2011,32:1460-1465.

2. 王本福,杨博,连庆泉.丙泊酚自身给药对大鼠伏隔核内 ERK 表达的影响.医学研究杂志,2011,40,3.

3. Pastor R. , et al. Corticotropin-releasing factor-1 receptor involvement in behavioral neuroadaptation to ethanol:a urocortin1-independent mechanism. Proceedings of the National Academy of Sciences of the United States of America,2008,105:9070-9075.

4. Kokare D. M. ,et al. Involvement of alpha-melanocyte stimulating hormone (alpha-MSH) in differential ethanol exposure and withdrawal related depression in rat:neuroanatomical-behavioral correlates. Brain research, 2008, 1216:53-67.

5. Lloyd R. B. , Nemeroff C. B. The role of corticotropin-releasing hormone in the pathophysiology of depression:therapeutic implications. Current topics in medicinal chemistry, 2011,11:609-617.

6. Bolanos S. H. ,et al. Assessment of mood states in patients receiving long-term corticosteroid therapy and in controls with patient-rated and clinician-rated scales. Annals of allergy,asthma & immunology:official publication of the American College of Allergy, Asthma, & Immunology,2004,92,500-505.

7. Kelly M. STEROIDS:DRUGS OF ADDICTION TO PATIENT AND DOCTOR. Journal of chronic diseases,1964,17:461-464.

8. Tsagarakis S. ,et al. Morphine directly modulates the release of stimulated corticotrophin-releasing factor-41 from rat hypothalamus in vitro. Endocrinology,1989,124:2330-2335.

9. Cippitelli A. ,et al. Pharmacological blockade of corticotropin-releasing hormone receptor 1 (CRH1R) reduces voluntary consumption of high alcohol concentrations in non-dependent Wistar rats. Pharmacology,biochemistry,and behavior,2012,100:522-529.

10. Mantsch J. R. ,et al. Restraint-induced corticosterone secretion and hypothalamic CRH mRNA expression are augmented during acute withdrawal from chronic cocaine administration. Neuroscience letters,2007,415:269-273.

11. Shaham Y. , et al. Corticotropin-releasing factor, but not corticosterone,is involved in stress-induced relapse to heroin-seeking in rats. The Journal of neuroscience:the official journal of the Society for Neuroscience, 1997, 17:2605-2614.

12. Ray L. A. Stress-induced and cue-induced craving for alcohol in heavy drinkers:Preliminary evidence of genetic moderation by the OPRM1 and CRH-BP genes. Alcoholism, clinical and experimental research,2011,35:166-174.

13. Dong Z. ,et al. Morphine conditioned place preference depends on glucocorticoid receptors in both hippocampus and nucleus accumbens. Hippocampus,2006,16:809-813.

14. Starowicz K. ,et al. (2004) Melanocortin 4 receptor is expressed in the dorsal root ganglions and down-regulated in neuropathic rats. Neuroscience letters,2004,358:79-82.

15. Ercil N. E. , et al. HS014, a selective melanocortin-4

（MC4）receptor antagonist, modulates the behavioral effects of morphine in mice. Psychopharmacology, 2005, 180:279-285.

16. Tsagarakis S. , et al. Opiate receptor subtype regulation of CRF-41 release from rat hypothalamus in vitro. Neuroendocrinology,1990,51:599-605.

17. Andretic R. , et al. Requirement of circadian genes for cocaine sensitization in Drosophila. Science,1999,285:1066-1068.

18. Pastor R. , et al. Corticotropin-releasing factor-1 receptor involvement in behavioral neuroadaptation to ethanol: a urocortin1-independent mechanism. Proceedings of the National Academy of Sciences of the United States of America,2008,105:9070-9075.

19. Michael R. P. , Gibbons J. L. Interrelationships Between The Endocrine System Neuropsychiatry. International review of neurobiology,1963,5:243-302.

20. Everitt B. J. , Wolf M. E. Psychomotor stimulant addiction: a neural systems perspective. J Neurosci,2002,22:3312-3320.

21. Jonat C. , et al. Antitumor promotion and antiinflammation: down-modulation of AP-1（Fos/Jun）activity by glucocorticoid hormone. Cell,1990,62:1189-1204.

22. Goeders N. E. A neuroendocrine role in cocaine reinforcement. Psychoneuroendocrinology,1997,22:237-259.

23. Zhou Y. , et al. Hypothalamic-pituitary-adrenal activity and pro-opiomelanocortin mRNA levels in the hypothalamus and pituitary of the rat are differentially modulated by acute intermittent morphine with or without water restriction stress. The Journal of endocrinology,1999,163:261-267.

24. Buckingham J. C. and Cooper, T. A. Differences in hypothalamo-pituitary-adrenocortical activity in the rat after acute and prolonged treatment with morphine. Neuroendocrinology,1984,38:411-417.

25. Herbert J. , et al. Do corticosteroids damage the brain? Journal of neuroendocrinology,2006,18:393-411.

26. Deroche V. , et al. Rats orally self-administer corticosterone. Brain research,1993,622:315-320.

27. Vinson G. P. , et al. The biosynthesis of aldosterone. The Journal of steroid biochemistry and molecular biology, 1991,39:851-858.

28. Akhisaroglu M. , et al. Diurnal rhythms in cocaine sensitization and in Period1 levels are common across rodent species. Pharmacology, biochemistry, and behavior, 2004, 79: 37-42.

29. Boyd K. N. , et al. Ethanol induction of steroidogenesis in rat adrenal and brain is dependent upon pituitary ACTH release and de novo adrenal StAR synthesis. Journal of neurochemistry,2010,112:784-796.

30. Sorg B. A. , et al. Photoperiodic suppression of drug reinstatement. Neuroscience,2011,176:284-295.

11 HMGB1-RAGE/TLR-NF-κB信号通路与糖尿病脑病关系的研究进展

随着经济的发展,我国居民的生活方式发生了巨大变化,糖尿病患病率正在迅速地上升,目前仅次于心脑血管疾病和癌症。越来越多证据表明糖尿病可引起中枢神经系统损害,造成脑组织完整性和功能的损害,引起认知功能障碍,故又称糖尿病脑病(diabetic encephalopathy,DE)。近年来有研究认为,糖尿病可能是由细胞因子介导的慢性炎症反应,炎症在糖尿病的发病机制中起重要的媒介作用[1,2]。炎症与糖尿病的关系已成为众多学者共同关注的热点,其中HMGB1-RAGE/TLR-NF-κB信号通路在糖尿病炎症的发生发展中可能发挥重要作用[3],本文就近年来关于此通路与DE的研究进展作一简要概述。

一、糖尿病脑病与炎症

(一)糖尿病脑病概述

糖尿病是一种以血糖升高为特征的代谢紊乱综合征,可引起视网膜、肾脏、周围神经、大血管等慢性并发症。以前对糖尿病神经病变的研究多集中在周围神经系统,现在越来越多的证据表明,糖尿病也可引起中枢神经系统的病变,如脑组织功能和完整性的损害,可引起认知功能障碍。糖尿病脑病(diabetic encephalopathy,DE)是由糖尿病所诱发的中枢神经系统的病变,造成认知功能障碍,表现为学习、记忆、解决问题能力下降[4]。1型糖尿病认知功能损害主要在联想记忆和学习技能注意力方面;2型糖尿病认知功能损害主要在学习和记忆方面,可能存在记忆提取过程的缺陷[5]。

(二)糖尿病脑病与炎症

1. 糖尿病脑病与炎症概述 糖尿病脑病是糖尿病慢性并发症之一,其发病机制和病理生理基础尚未完全阐明。目前研究认为可能与血-脑屏障变化、神经发生障碍、糖基化终产物(AGEs)形成、中枢神经细胞凋亡损伤等有关。近年来越来越多的研究显示,慢性、亚临床性、非特异性的炎症状态氧化应激与DE的发生发展有密切关系[6]。众多的临床研究显示,2型糖尿病常伴有多种炎症因子浓度的升高。Leinonen等[7]通过试验证明2型糖尿病患者的CRP、

IL-6等炎症因子水平较正常对照组明显升高。在STZ诱导的1型糖尿病动物模型中,海马的TNF-α,IL-1β和caspase-3等炎症因子都有不同程度升高,且给予具有抗炎作用的药物后可改善糖尿病大鼠的认知功能[8]。

2. 胶质细胞与糖尿病脑病 中枢神经系统除了神经元之外,还存在大量的胶质细胞,包括星形胶质细胞,少突胶质细胞和小胶质细胞三类胶质细胞。众多研究证实胶质细胞在阿尔茨海默病(AD)等其他神经退行性疾病的发病机制中有着不可忽视的作用。在中枢神经系统中,星形胶质细胞是重要的组成成分,对神经元有促生长作用。神经胶质酸性蛋白(glial fibrillary acidic protein,GFAP)属于细胞骨骼蛋白,是星形胶质细胞的标志物。Baydas[9]等在链脲霉素(STZ)诱导的糖尿病大鼠模型上发现了海马大脑皮质和小脑的GFAP表达增强,并认为GFAP的测定可作为糖尿病中枢神经系统神经病变的一个相关指标。在ZDF(Zucker diabetic fatty)2型糖尿病大鼠模型中,可见海马中小胶质细胞被激活,并诱导促炎症因子的释放[10]。这些小胶质细胞分泌的炎性因子,可干扰突触可塑性的生理性机制,从而导致早期的认知功能障碍。可见神经元的损伤、胶质细胞的激活在DE的发生发展中起重要的作用。

二、HMGB1-RAGE/TLR-NF-κB通路与DE

高迁移率族蛋白B1(High mobility group box 1,HMGB1)是促炎症因子,其作用于晚期糖基化终末产物受体(Receptors for advanced glycation end products,RAGE)和Toll样受体(Toll-like receptor,TLR),导致一系列级联代谢反应,促进炎症介质的产生和分泌,维持糖尿病的慢性炎症状态[11]。在长期高血糖的状态下,HMGB1在介导炎症损伤的发生发展过程中发挥着重要作用。HMGB1-RAGE/TLR信号通路可进一步促进核因子-κB(nuclear factor-kappa b,NF-κB)的激活,从而促进DE的发生。因此,通过进一步的研究HMGB1-RAGE/TLR-NF-κB通路在DE中的机制可能会为我们治疗DE提供新的靶点。

（一）HMGB1

1. HMGB1概述　高迁移率族蛋白（high mobility group box，HMG）是真核细胞内广泛存在的非组DNA结合蛋白，HMG蛋白超家族包括HMGA、HMGB、HMGN，而HMGB家族有3个成员即HMGB1、HMGB2、HMGB3。HMGB1是一个两极化的蛋白质，含有216个氨基酸，其氨基端由185个氨基酸组成，富含赖氨酸残基，有两个作用相互拮抗的DNA结合序列，即A盒和B盒。HMGB1释放至胞外后，B盒是引起炎症反应的功能结构域，而A盒对B盒有一定的拮抗作用[12]。HMGB1在正常生理状况下，主要存在于细胞核，参与核小体稳定、细胞分化、DNA修复与基因转录，一旦释放到胞外则具有促炎症作用。在病理条件下，例如细胞损伤、坏死可以释放HMGB1，免疫细胞活化可以分泌HMGB1，使其成为一种炎症因子和损伤信号分子，一方面驱使免疫细胞向损伤部位集中，另一方面通过其特异性受体（如TLR2，TLR4，RAGE）诱导其他炎症因子的释放或损伤靶细胞，在炎症反应中具有枢纽作用[13]。

2. HMGB1与糖尿病脑病　生理状态下，HMGB1在神经元、胶质细胞均有表达，主要分布于大脑皮质、尾状核、壳核、海马，生理水平的HMGB1参与了大脑的早期发育并促进生物的个体发育[14]。在中枢神经系统中，HMGB1与其受体在炎症、凋亡、血-脑屏障通透性调节中起重要作用。体外细胞培养表明，HMGB1可激活小胶质细胞、初级神经元、血管上皮细胞的NF-κB通路，而HMGB1抗体能够阻断这种小胶质细胞的激活[15]。炎症反应是导致多种中枢神经系统疾病的重要发病机制之一，在亨廷顿病中，HMGB1有保护神经元和减轻症状的作用。然而在其他神经退行性疾病如AD、帕金森和多发性硬化症中，HMGB1却起到反面作用，成为记忆损伤、慢性神经退行性变和神经炎症的危险因素[16]。在这种退行性神经病理变化过程中，HMGB1的释放可引起小胶质细胞的激活。激活的小胶质细胞和退化的神经元可进一步引起HMGB1的分泌，通过激活小胶质细胞的Mac1、NF-κB通路和NADPH氧化酶引起炎症因子和神经毒性因子的释放，进一步加重神经的损伤[17]。同样，HMGB1也可引起星型胶质细胞的激活，促进炎性介质的释放，通过作用RAGE受体进一步激活MAPK/ERK1/2级联信号介导炎症应答[18]。Devaraj等人研究表明，1型糖尿病患者单核细胞中HMGB1被激活[19]。在2型糖尿病患者，也存在HMGB1的表达增加[20]。可见HMGB1在糖尿病炎症中发挥着重要的作用[3]。Chavan等在盲肠结扎穿孔构建严重的脓血症小鼠模型中发现：存活的模型小鼠血浆HMGB1水平增高，并伴有认知障碍；腹腔给予抗HMGB1的抗体显著提高了小鼠的认知水平、减轻了脑损伤[21]。另一项研究则通过应用TLR4基因敲除小鼠和RAGE基因敲除小鼠，表明HMGB1可以通过TLR4和RAGE两种受体影响小鼠的认知水平[22]。以上表明HMGB1既与认知功能有关又与糖尿病的慢性炎症过程相关，可见HMGB1可能在DM中发挥着重要作用。

（二）RAGE

1. RAGE概述　糖尿病状态下机体不可避免地产生大量晚期糖基化终产物（advanced glycation end products，AGEs），其受体称为晚期糖基化终末产物受体（receptor for advanced glycation end products，RAGE）。RAGE属于免疫球蛋白超家族成员，是细胞表面分子，在胞外N末端有3个免疫球蛋白样区域、1个跨膜区和1个胞浆C末端短片段。RAGE分为可溶性RAGE（Soluble RAGE，sRAGE）和膜性RAGE两类，主要功能是与配体结合后进行信号转导[23]。

2. RAGE与糖尿病脑病　RAGE与其配体AGEs结合后可启动一系列受体后信号转导途径，导致多种细胞因子与生长因子的合成与释放，引起血管内皮损伤、血流动力学和血液流变学异常、细胞基质异常增生等病理变化，从而参与糖尿病慢性并发症的发生、发展。糖尿病是AD的危险因素之一，阿尔茨海默病的大脑病理变化是β淀粉样蛋白（βamyloid，Aβ）过度表达，同时存在AGEs水平增高和RAGE过度表达，RAGE表达在大脑Aβ沉积处附近神经元和神经胶质细胞中。转基因的AD小鼠，RAGE在小胶质细胞表达增加，促进了IL-1β和TNF-α的产生，并且小胶质细胞和星形胶质细胞的渗透增加，促进Aβ聚集，减少乙酰胆碱酯酶的激活，使空间学习记忆能力恶化[24]。有研究表明功能性RAGE的转基因小鼠的基本突触传递及长时程增强（long term potentiation，LTP）受损[25]。在STZ诱导的糖尿病大鼠中，海马和皮质RAGE表达增加[26]。增加的RAGE引起NF-κB的激活，进一步调节炎症应答。另外RAGE的增加进一步促进ROS的产生，激活NAPDH氧化酶，促进氧化应激。ROS不仅有直接的细胞毒性损伤，还可作为重要的细胞内信使而活化信号转导通路，间接导致组织和细胞的损伤，从而间接促进糖尿病脑组织损伤的发生。RAGE基因敲除或缺失可延缓糖尿病慢性并发症的发生。Wendt等将小鼠RAGE基因敲除，再用STZ腹腔注射建立糖尿病的模型。他们发现，12周后普通糖尿病鼠的肾小球毛细血管基底膜增厚，系膜基质增加，而RAGE基因敲除的糖尿病小鼠无上述变化。RAGE是AGEs受体，同样也是HMGB1的传统信号转导途径中的受体，与HMGB1高亲和力结合，其结合力较其他RAGE配体高7倍，是HMGB1的主要受体[27]。HMGB1作为RAGE的高亲和力配体，促进RAGE的生成，可见HMGB1-RAGE信号通路在DE发生发展中可能起重要作用。

（三）TLR

1. TLR概述　应用RAGE抗体或RAGE基因剔除方法，并不能完全抑制HMGB1引起的炎性反应。因此，应该还存在其他的HMGB1受体。最近研究报道，Toll样受体2（toll like receptor 2，TLR2）、Toll样受体4（Toll-like receptor 4，TLR4）可能也作为HMGB1的受体参与HMGB1的信号转导[28]。Toll受体首次是在果蝇的胚胎发育中作为一个重要的定位基因被发现的。TLRs是一类跨膜模式识别受体（Patternrecognitionreceptors，PRRs），分胞外、胞膜和胞内三部分。事实上，哺乳动物同源性受体 TLR4，是第一个被确定的病原模式识别受体，随即 TLR4 在哺乳动物先天免疫反应中的重要性被证实。目前对 TLR4 受体的了解也最为清楚。TLR4 是一个重要的天然免疫受体，它不仅能介导脂多糖等外源性配体引起的炎症反应，还能介导受损或应激产生的内源性配体引发的炎症反应。TLR4 介导的信号转导主要有两条：MyD88 依赖性和非依赖性途径。MyD88 依赖性途径主要介导 NF-κB 活化，促成大量促炎症细胞因子的产生，启动炎症应答；而 MyD88 非依赖性途径主要负责脂多糖（lipopolysaccharide，LPS）诱导的干扰素 γ（interferon γ，IFNγ）生成[29]。

2. TLR 与糖尿病脑病　在中枢神经系统中，TLR4 的表达也十分广泛，在神经元、小胶质细胞、星型胶质细胞和少突胶质细胞中均有表达。其中，以小胶质细胞中表达的含量最为丰富，对于启动神经炎症和小胶质细胞的激活起着重要的作用。小胶质细胞作为大脑主要的免疫细胞，是目前公认的易被脑损伤或疾病活化的中枢神经效应细胞，主要存在于海马、基底神经节等处。生理状态下，其与学习记忆关系密切，参与了神经元之间突触连接的形成及功能完善；而病理状态下，胶质细胞被激活分泌大量细胞因子，在免疫、吞噬及炎症方面起重要作用，其异常的功能与认知障碍类疾病密切相关[30]。在 TLR 家族中，TLR4 被认为与脑内非感染性炎症关系最为密切。现有实验结果表明，在 AD、糖尿病等非感染性中枢疾病中，TLR4 对疾病的发生发展都产生了相当重要的影响[31,32]。有实验研究高血糖可刺激 TLR2、TLR4 的增多，在糖尿病自身免疫应答和炎症反应中发挥了重要的作用，并且增加其胰岛素抵抗[33]。在 1 型和 2 型糖尿病患者中均有 TLR4 的表达增加[34,35]，且有研究表明在 1 型糖尿病鼠模型中 TLR4 可造成焦虑和认知功能障碍[36]。TLR4 在中枢神经系统的可塑性、学习与记忆以及病理状态下认知功能障碍中发挥着重要的作用[37,38,39]。这些研究都说明 TLR4 可能是 DE 发生发展的机制。

（四）NF-κB

1. NF-κB 概述　NF-κB 是一类重要的核转录因子，为促炎因子，参与了炎症和凋亡等病理生理过程。NF-κB 属于 Rel 蛋白家族成员之一。Rel 蛋白的成员有：NF-κB1（p50）、NF-κB2（p52）和 RelA（p65）、RelB、c-Rel[40]。细胞在静止状态时，NF-κB 存在于细胞浆中，和它的抑制蛋白 IκB 结合，没有活性，一旦受到细胞外刺激，IκB 发生磷酸化，其蛋白水解或被其他蛋白酶降解，NF-κB 和 IκB 分离，从而被激活，随即进入核内，启动或调节基因的早期转录。很多疾病中均有 NF-κB 被激活的现象，糖尿病患者的高糖及糖基化产物也可以使 NF-κB 的活化增加，NF-κB 被激活后，从而进入细胞核，在核内与多种基因启动子特异性序列结合，例如趋化因子白介素-1（IL-1）启动子含有 NF-κB 的结合位点，既而可促进 IL-1 诱导磷酸化 NF-κB P65 蛋白表达增多，从而释放 IL-6、IL-8、TNF-α 等促炎症因子。这些细胞因子可以导致反应性氧化产物（reactive oxygen species，ROS）的增多，与血管内皮细胞的损伤、各种组织细胞的凋亡等多个病理生理过程相关[41,42]。

2. NF-κB 与糖尿病脑病　以往学者对 NF-κB 的研究主要集中于免疫系统的相关方面。目前已经发现 NF-κB 在神经元和神经胶质细胞中均存在。中枢神经系统尤其是大脑皮层和海马神经元内含有高结构型活性的 NF-κB，推测这些 NF-κB 可能参与代谢非常活跃的神经元中抗氧化系统的调节[43]。近年来，NF-κB 在突触信号传递和 LTP 形成中的作用令人关注[44]。LTP 作为突触可塑性改变的主要形式，与学习记忆功能密切相关[45]。NF-κB 除了存在于神经元胞体外还存在于突触末端，在突触末端可被激活。这证明 NF-κB 具有将信息从活性突触传递到细胞核的能力[46]，且 P65 缺失的小鼠表现为空间记忆能力的下降。在对动物海马区的学习记忆研究中发现，NF-κB 的激活可能有助于与记忆相关的突触的重组[47]。众多研究结果表明生理条件下 NF-κB 与学习记忆密切相关，但在糖尿病等病理状态下，NF-κB 更多的介导炎症反应，促进 IL-1β，IL-6，TNF-α 等促炎症因子的释放。在海马中，IL-1β 是 LTP 的一个重要影响因子，低水平的 IL-1β 有利于 LTP 的形成，高水平的 IL-1β 则对 LTP 产生抑制作用。并且 IL-1β 的增加伴随着 caspase-3 的激活，可导致大鼠海马神经元的死亡[10]。在 STZ 诱导的 1 型糖尿病大鼠模型中，在大鼠的海马组织中发现 NF-κB 的表达增加[48]。有人研究通过给予 STZ 诱导的糖尿病大鼠三烯生育酚能抑制 NF-κB 信号通路，并改善糖尿病大鼠的认知功能障碍[49]。以上结果表明 NF-κB 与 DE 的发生密切相关。

三、小结与展望

综上所述，越来越多的研究表明，糖尿病可能是一种细胞因子介导的慢性炎症反应，脑内炎症因子的增多很可能参与 DE 的形成。因此，寻找参与形成脑内非感染性炎症的关键因子及其信号通路成为 DE 研究的热点。在长期高血糖的状态下，HMGB1 在介导炎症损伤的发生发展过程中发挥着重要作用。HMGB1-RAGE/TLR 信号通路可进一步促进 NF-κB 的激活，活化的 NF-κB 可能通过诱导细胞因子，如 IL-1β，IL-6，TNF-α 等的表达而参与 NF-κB 引起的神经退变从而促进 DE 的发生。因此，对 HMGB1-RAGE/TLR-NF-κB 信号转导在 DE 中作用的探讨，对完善 DE 发病的分子机制及对 DE 的治疗将有重要意义。

（孙传峰　曹红）

参 考 文 献

1. King GL. The Role of Inflammatory Cytokines in Diabetes and Its Complications. J Periodontol,2008,79:1527-1534.

2. Lue LF, Andrade C, Sabbagh M, et al. Is There Inflammatory Synergy in Type Ⅱ Diabete Mellitus and Alzheimer's Dis-

ease?. Int J Alzheimers Dis,2012,2012:918680.

3. Nogueira-Machado JA, Volpe CM, Veloso CA, et al. HMGB1,TLR and RAGE:a functional tripod that leads to diabetic inflammation. Expert Opin Ther Targets. 2011, 15 (8):1023-1035.

4. Reske-Nielsen E, Lundbæk K, Rafaelsen O J. Pathological changes in the central and peripheral nervous system of young long-term diabetics. Diabetologia,1966,1(3-4):233-241.

5. Strachan M W J,Frier B M,Deary L J. Type 2 diabetes and cognitive impairment. Diabet Med,2003,20:1-2.

6. E Soares, S Nunes, F Reis, et al. Diabetic encephalopathy the role of oxidative stress and inflammation in type 2 diabetes. International Journal of Interferon,Cytokine and Mediator Research,2012,4:75-85.

7. Leinonen E S, Hiukka A, Hurt Camejo E, et al. Low-grade inflammation, endothelial activation and carotid intima-media thickness intype2 diabetes. J InternMed, 2004, 256 (2):119-127.

8. Suo-bin WANG,Jian-ping JIA. Oxymatrine attenuates diabetes-associated cognitive deficits in rats. Acta Pharmacologica Sinica,2014,35:331-338.

9. BaydasG, Nedzvetskii VS, TuzcuM, et al. Increase of glial fibrilary acidicprotein and S-100B in hippocampus and cortex of diabeticrats:effects of vitamin E. Eur J Pharmacol, 2003,462(1-3):67-71.

10. Hwang IK,Choi JH,Nam SM. Activation of microglia and induction of proinflammatory cytokines in the hippocampus of type 2 diabetic rats. Neurol Res,2014,36(9):824-832.

11. Nogueira-Machado JA, Volpe CM, Veloso CA, et al. HMGB1,TLR and RAGE:a functional tripod that leads to diabetic inflammation. Expert Opin Ther Targets,2011,15 (8):1023-1035.

12. Li J,Kokkola R,Tabibzadeh S,et al. Structural basis for the proinflammatory cytokine activity of high mobility group box 1. Mol Med,2003,9(1-2):37-45.

13. Gao HM,Zhou H,Zhang F,et al. HMGBl Acts on Microglia Mad to Mediate Chronic Neuroinflammation That Drives Progressive Neurodegeneration. J Neurosci, 2011, 19; 31 (3):1081-1092.

14. Guazzi S,Strangio A,Franzi AT,et al. HMGBl,an architectural chromatin protein and extracellular signalling factor, has a spatially and temporally restricted expression pattern in mouse brain. Gene Expr Patterns,2003,3(1):29-33.

15. Kim JB,Sig Choi J,Yu YM,et al. HMGB1,a novel cytokine-like mediator linking acute neuronal death and delayed neuroinflammation in the postischemicbrain. J Neurosci,2006,26(24):6413-6421.

16. Fang P,Schachner M,Shen YQ. HMGB1 in development and diseases of the central nervous system. Mol Neurobiol, 2012,45(3):499-506.

17. Gao HM,Zhou H,Zhang F,et al. HMGB1 acts on microglia Mac1 to mediate chronic neuroinflammation that drives progressive neurodegeneration. J Neurosci,2011,31(3): 1081-1092.

18. Pedrazzi M, Patrone M, Passalacqua M. Selective Proinflammatory Activation of Astrocytes by High-Mobility Group Box 1 Protein Signaling. J Immunol, 2007, 179 (12):8525-8532.

19. Devaraj S,Dasu MR,Park SH,et al. Increased levels of ligands of Toll-like receptors 2 and 4 in type 1 diabetes[J]. Diabetologia,2009,52(8):1665-1668.

20. Dasu MR,Devaraj S,Park S,et al. Increased Toll-Like Receptor (TLR) Activation and TLR Ligands in Recently Diagnosed Type 2 Diabetic Subjects. Diabetes Care,2010,33 (4):861-868.

21. Chavan SS,Huerta PT,Robbiati S,et al. HMGBl Mediates Cognitive Impairment in Sepsis Survivors. Mol Med,2012, 18:930-937.

22. Mazarati A, Maroso M, Iori V, et al. High-mobility group box-1 impairs memory in mice through both toll-like receptor 4 and Receptor for Advanced Glycation End Products. Exp Neurol,2011,232(2):143-148.

23. Schmidt AM,Yan SD,Yan SF,et al. The multiplying and receptor RAGE as a progression factor amplifying immune and inflammatory responses. J Clin Invest,2001,108(7): 949-955.

24. Fang F,Lue LF,Yan S,et al. RAGE-dependent signaling in microglia contributes to neuroinflammation,Abeta accumulation,and impaired learning/memory in a mouse model of Alzheimer's disease. FASEB J,2010,24(4):1043-1055.

25. Arancio O, Zhang HP, Chen X, et al. RAGE potentiates Abeta-induced perturbation of neuronal function in transgenic mice. EMBO,2004,23(20):4096-4105.

26. Liu J, Wang S, Feng L, et al. Hypoglycemic and Antioxidant Activities of Paeonol and Its Beneficial Effect on Diabetic Encephalopathy in Streptozotocin-Induced Diabetic Rats. J Med Food,2013,16(7):577-586.

27. Kokkola R, Andersson A, Mullins G, et al. RAGE is the major receptor for the proinflammatory activity of HMGB1 in rodent macrophages. Scand J Immunol,2005,61(1):1-9.

28. Park JS,Svetkauskaite D,He Q,et al. Involvement of toll-like receptors 2 and 4 in cellular activation by high mobility group box 1protein. J Biol Chem,2004,279(9):7370-7377.

29. Islam MA, Cinar MU, Uddin MJ, et al. Expression of Toll-like receptors and downstream genes in lipopolysaccharide-induced porcine alveolar macrophages. Vet Immunol Immunopathol, 2012, 146(1):62-73.

30. Rivest S. Regulation of innate immune responses in the brain. Nat Rev Immunol, 2009, 9(6):429-439.

31. Chen YC, Yip PK, Huang YL, et al. Sequence variants of toll like receptor 4 and late-onset Alzheimer's disease. PLoS One, 2012, 7(12):e50771.

32. Dasu MR, Devaraj S, Park S, et al. Increased Toll-Like Receptor (TLR) Activation and TLR Ligands in Recently Diagnosed Type 2 Diabetic Subjects. Diabetes Care, 2010, 33(4):861-868.

33. Dasu MR, Devaraj S, Zhao L, et al. High Glucose Induces Toll-Like Receptor Expression in Human Monocytes. Diabetes, 2008, 57(11):3090-3098.

34. Devaraj S, Dasu MR, Park SH, et al. Increased levels of ligands of Toll-like receptors 2 and 4 in type 1 diabetes. Diabetologia, 2009, 52(8):1665-1668.

35. Dasu MR, Devaraj S, Park S, et al. Increased Toll-Like Receptor (TLR) Activation and TLR Ligands in Recently Diagnosed Type 2 Diabetic Subjects. Diabetes Care, 2010, 33(4):861-868.

36. Kawamoto EM, Cutler RG, Rothman SM, et al. TLR4-dependent metabolic changes are associated with cognitive impairment in an animal model of type1 diabetes. Biochem Biophys Res Commun, 2014, 443(2):731-737.

37. E Okun, KJ Griffioen, JD Lathia, et al. Toll-like receptors in neurodegeneration. Brain Research Reviews, 2009, 59(2):278-292.

38. Okun E, Barak B, Saada-Madar R, et al. Evidence for a developmental role for TLR4 in learning and memory. PLoS One, 2012, 7(10):e47522.

39. Pascual M, Baliño P, Alfonso-Loeches S, et al. Impact of TLR4 on behavioral and cognitive dysfunction associated with alcohol-induced neuroinflammatory damage. Brain Behav Immun, 2011, 25 Suppl 1:S80-91.

40. Gasparini C, Feldmann M. NF-κB as a target for modulating inflammatory responses. Curr Pharm Des, 2012, 18(35):5735-5745.

41. M Indira, PA Abhilash. Role of NF-Kappa B (NF-κB) in Diabetes. Forum on Immunopathological Diseases and Therapeutics, 2013, 4(2):111-132.

42. Zhang H, Park Y, Wu J, et al. Role of TNF-alpha in vascular dysfunction. Clin Sci (Lond), 2009, 116(3):219-230.

43. Grilli M, Memo M. Nuclear factor-kappaB/Rel proteins: a point of convergence of signalling pathways relevant in neuronal function and dysfunction. Biochem Pharmacol. 1999, 57(1):1-7.

44. B Kaltschmidt, D Widera, C Kaltschmidt. Signaling Via NF-kB in the nervous system. Biochimica et Biophysica Acta, 2005, 1745(3):287-299.

45. Muller D, Nikonenko I, Jourdain P, et al. LTP, Memory and Structural Plasticity. Current Molecular Medicine, 2002, 2:605-611.

46. Meffert MK, Chang JM, Wiltgen BJ, et al. NF-kappa B functions in synaptic signaling and behavior. Nat Neurosci, 2003, 6(10):1072-1078.

47. Osullivan N C, Croydon L, Mcgettigan P A, et al. Hippocampal region-specific regulation of NF-kappaB may contribute to learning-associated synaptic reorganisation. Brain Res Bull, 2010, 81(4-5):385-390.

48. M Aragno, R Mastrocola, E Brignardello. Dehydroepiandrosterone Modulates Nuclear Factor-κB Activation in Hippocampus of Diabetic Rats. Endocrinology, 2002, 143(9):3250-3258.

49. Kuhad A, Bishnoi M, Tiwari V, et al. Suppression of NF-κB signaling pathway by tocotrienol can prevent diabetes associated cognitive deficits. Pharmacol Biochem Behav. 2009, 92(2):251-259.

12 吗啡耐受的发生及其机制的研究进展

世界卫生组织(World Health Organization,WHO)把一个国家的吗啡消耗量作为衡量该国疼痛控制水平的标志。因此吗啡是全球应用最广泛的阿片类镇痛药物,尤其用于中到重度的疼痛患者[1]。但吗啡长期使用可产生镇痛耐受(不考虑疾病进展的情况下,吗啡镇痛作用逐渐降低,同时发生耐受相关的痛觉过敏),慢性疼痛患者需要不断增加吗啡的用量以达到同样的镇痛强度,而吗啡剂量的增加可导致恶心、呕吐、便秘等不良反应的增加,甚至出现呼吸抑制等严重不良反应,由此而形成一个恶性循环[2,3]。因此,吗啡镇痛耐受的发生极大的限制了吗啡在临床安全有效的使用。现将吗啡耐受的发生、机制及其预防的研究进展作以下综述。

一、吗啡耐受的发生

吗啡耐受是指长期反复使用吗啡后,需要不断增加吗啡的剂量或缩短给药间隔时间,才能达到原来的镇痛效果[2,3]。吗啡耐受是一种药理学现象。不仅是吗啡的镇痛作用,吗啡的不良反应(除便秘外)包括镇静、呼吸抑制、恶心呕吐、瘙痒、焦虑以及欣快感等均可出现耐受现象[3]。动物研究表明吗啡镇痛耐受具有时间和剂量依赖性以及受体特异性的特点[4],并且可以预防和逆转[2,5]。

在动物实验研究中,吗啡耐受所表现的行为学改变是:长期反复使用吗啡后,动物出现痛觉敏化(痛觉过敏)[6]和吗啡镇痛作用的剂量-反应曲线右移[5]。目前关于吗啡耐受发生机制的大量研究是在无痛的生理状态下,因此研究的结果并不能反映临床实际情况。而对于疼痛状态下是否发生吗啡耐受,目前尚存有争议。神经病理性疼痛和烧伤痛的大鼠,慢性吗啡暴露后,吗啡镇痛作用的剂量-反应曲线右移,与Sham大鼠相比发生了吗啡耐受[4,5,7]。Wang的研究显示:烧伤痛的大鼠即使在没有慢性吗啡暴露的情况下,单次注射吗啡也会出现吗啡镇痛作用的降低[7]。也有学者认为在癌痛状态下不会发生吗啡耐受[8]。以上不同的研究结论可能与不同的动物模型、行为学测试方法以及不同的药物处理方式有关。

二、吗啡耐受的分子机制

发生吗啡耐受的分子机制目前尚不清楚,这是一个涉及多因素多系统多种神经递质的极其复杂的病理过程[4]。吗啡的长期使用可导致细胞发生适应性的改变、神经元发生可塑性变化而产生耐受。研究发现:中枢μ-阿片受体(mu-opioid receptor,MOR)表达及功能的降低[9,10,11],兴奋性氨基酸受体及神经胶质细胞的激活[2,4,5,7,12],中枢促炎性细胞因子(IL-1、IL-6、TNF-α)的释放[4,13,14]以及抑制性神经递质的减少[4,6]等均参与了吗啡耐受的发生。

(一) MOR 表达的降低与吗啡耐受

吗啡主要作用于MOR。MOR在大脑皮质、尾状壳核、杏仁核中外侧、海马、伏核、丘脑核中央、松果体、脚间核、黑质、上下丘脑、臂旁核、孤束核、中脑导水管周围灰质(Periaqueductal Gray,PAG)及脊髓背角表面均有分布[4]。其中PAG和脊髓背角的MOR的分布密度最高,并与吗啡耐受的发生密切相关[4]。

目前认为吗啡耐受发生的主要机制是神经元胞膜上MOR的受体数量和功能的下调[7,9,10,11]。研究显示:大鼠鞘内或全身反复给予吗啡后发生吗啡耐受相关的痛觉过敏,并伴有脊髓背角Ⅰ-Ⅱ层的MOR表达下降[10,11]。即使没有慢性吗啡的暴露,在疼痛状态下的大鼠脊髓背角的MOR表达也会降低,而导致大鼠吗啡镇痛作用剂量-反应曲线右移[7]。动物研究显示:脊髓背角MOR的降低的原因可能为两方面:①MOR基因表达的降低[4];②MOR脱敏(desensitization)和内化(endocytosis)[9,10,11]。对于MOR内化的机制目前尚不清楚,近来认为,调节蛋白β-arrestin介导的MOR的脱敏、内化在吗啡镇痛耐受的发生中具有关键性作用[10]。当外源性的阿片类药物(如吗啡),与MOR结合后,MOR被激活,与arrestins结合引起受体的内化,导致细胞膜表面可以被阿片类药物激活的具有功能的MOR减少,从而导致吗啡镇痛耐受的发生[10]。敲除小鼠的β-arrestin2基因后,吗啡的镇痛作用明显增强而且镇痛耐受被抑制[10]。

（二）兴奋性氨基酸受体激活与吗啡耐受

兴奋性氨基酸（ecitatory amino acid systems，EAAs）是中枢神经系统的一类重要的神经递质，广泛分布在脊髓尤其是背角浅层。研究发现 EAAs 参与了阿片耐受的发生。中枢神经系统（CNS）的兴奋性氨基酸受体分为：离子型和代谢型。其中离子型受体包括：N-甲基-D-天冬氨酸（N-Methyl-D-aspartate，NMDA）受体、红藻氨酸盐受体和 α-氨基-3-羟基-5-甲基-4-异噁唑丙酸（AMPA）受体。其中 NMDA 受体激活在吗啡镇痛耐受的发生中具有重要作用。鞘内联合注射吗啡和 MK-801（一种 NMDA 受体非选择性的拮抗剂）可以有效抑制脊髓背角星形胶质细胞的激活而预防 Sham 大鼠吗啡耐受的发生[4,15]。此外，非 NMDA 的兴奋性氨基酸受体-AMPA 受体的激活和表达在吗啡耐受的发生中也产生了一定作用[4,16]。

吗啡作用于神经元上的 MOR（G-蛋白偶联受体）后，MOR 被激活，并通过磷脂酶 A 途径使蛋白激酶 A 活性增强，门控的 Ca^{2+} 离子通道开放，Ca^{2+} 内流增加，细胞内 Ca^{2+} 离子浓度增加，神经元兴奋性增加，同时 Ca^{2+} 离子作用于突触前膜促进谷氨酸释放，进而激活 NMDA 受体[4,17]。NMDA 受体的激活促使 G 蛋白介导的肌醇磷脂水解作用，并激活磷脂酶 C，之后细胞内 1,4,5 三磷酸肌醇（IP_3）诱导细胞内 Ca^{2+} 离子游离，Ca^{2+} 离子浓度进一步升高；Ca^{2+} 离子协同甘油二醇（DAG）的产物以及肌醇磷脂水解后的产物共同激活细胞内蛋白激酶 C（PKC）[4,17]。由此可见，NMDA 受体激活在吗啡镇痛耐受的发生中具有重要作用。电生理研究也显示，MOR 激活后可增强 NMDA 介导的电流[18]，同时在烧伤大鼠吗啡镇痛效果的研究中也发现，大鼠脊髓背角 NMDA 受体激活可导致 MOR 表达降低[7]。

此外，NMDA 受体激活所介导的 PKC 激活也参与了吗啡镇痛耐受的发生。在烧伤大鼠吗啡镇痛效果的研究中，发现除了大鼠脊髓背角 NMDA 受体表达增加以外，PKCγ 表达的升高也导致了 MOR 表达的降低[5,7]。鞘内联合注射吗啡和双吲哚基顺丁烯二酰亚胺（一种特异性的 PKC 抑制剂）或氯化白屈菜赤碱（一种非特异性的 PKC 抑制剂）可有效抑制大鼠吗啡耐受的发生[5,17]。

（三）γ-氨基丁酸（GABA）的降低与吗啡耐受

GABA 作为重要的抑制性神经递质广泛分布于脊髓，当谷氨酸介导的神经元兴奋时，GABA 可拮抗增强的突触传递，以平衡中枢神经系统的兴奋和抑制[19]。GABA 是在谷氨酸脱羧酶（GAD）的作用下由 L-谷氨酸脱羧基形成，GAD 分布于 GABA 中间神经元和胶质细胞[19]。其中 GAD65 是分布于神经元的膜相关蛋白，促进 GABA 囊泡的产生，GABA 囊泡以胞吐的方式进入细胞间隙后，GAD65 同时介导 GABA 快速区域化与神经元突触后位点结合[19]。研究显示幼年大鼠慢性吗啡暴露后，出现吗啡耐受所致的痛觉过敏，其脊髓背角 GAD65 的表达明显降低，说明 GABA 的降低参与了吗啡耐受的发生[6]。

（四）中枢促炎性细胞因子表达增加与吗啡耐受

已有动物研究证实：当发生吗啡耐受时，脊髓背角除了神经元发生可塑性改变以外，星形胶质细胞和小角质细胞也同时被激活，并释放促炎性细胞因子（IL-1、IL-6、TNF-α 等）[2,4,13]，鞘内给予非甾体类抗炎药（non-steriod anti-inflammation drugs，NSAIDs），可降低脊髓水平炎性细胞因子的表达，从而抑制吗啡耐受的发生[13]。

三、吗啡耐受的预防

发生吗啡耐受后，将导致吗啡的使用剂量不断增加，这一恶性循环又导致了吗啡耐受及其相关的痛觉过敏现象进一步恶化，而大剂量的吗啡使用又可导致严重不良反应的发生。因此，在临床治疗慢性疼痛时，不恰当的使用阿片类药物将会导致无法预测的痛觉过敏的发生（与治疗前的疼痛情况截然不同），并使得临床疼痛情况更加复杂和棘手。

临床上，当吗啡的剂量逐渐增加时，可考虑阿片类药物替换（opioid rotation）来预防吗啡耐受的发生。进行阿片类药物替换之后可能只需要之前一半剂量的吗啡或者更少的剂量就能够达到相同的镇痛效果，因此阿片类药物替换应该是预防吗啡剂量逐渐增加的切实可行并有效的方法[3]。

此外，联合用药的方式也可以预防吗啡耐受的发生。动物研究显示：NSAIDs 与吗啡联合使用，可改善慢性吗啡暴露大鼠的痛觉过敏现象[13]。抗癫痫药物加巴喷丁与吗啡联合使用，也可抑制大鼠吗啡耐受的发生[20]。MK-801 和氯胺酮（均为非选择性的 NMDA 受体拮抗剂）均可通过抑制脊髓背角 NMDA 受体的激活抑制吗啡耐受的发生[15,21]。

四、展望

吗啡是临床治疗急慢性疼痛的最主要的阿片类药物，随着舒适医疗需求的增加，吗啡的消耗量将逐年增加，吗啡耐受的发生已成为临床亟待解决的问题，采用各种有效的药物或方法抑制吗啡耐受的发生具有极大的意义。对于吗啡耐受的发生及其机制的研究促进了阿片类药物在慢性疼痛治疗中的有效应用，并对临床阿片类药物耐受的预防提供了理论依据。同时也有助于提出新的镇痛方式和方法，以改善阿片类药物镇痛时所带来的其他的神经病理性疼痛综合征。今后，尚需大量开展关于吗啡和辅助镇痛药物联合应用以及其他镇痛方式（如神经阻滞）联合应用抑制吗啡耐受的临床研究。

（宋莉　左云霞）

参 考 文 献

1. Toblin RL，Mack KA，Perveen G，et al. A population-based survey of chronic pain and its treatment with prescription drugs. Pain，2011，152（6）：1249-1255.

2. Xin W，Chun W，Ling L，et al. Role of melatonin in the prevention of morphine-induced hyperalgesia and spinal glial

activation in rats:protein kinase C pathway involved. Int J Neurosci,2012,122(3):154-163.

3. Fishman SM,Ballantyne JC,Rathmell JP. Bonica's Management of Pain. Philadelphia,Lippincott Williams & Wilkins, 2010.

4. Hutchinson MR,Shavit Y,Grace PM,et al. Exploring the neuroimmunopharmacology of opioids:an integrative review of mechanisms of central immune signaling and their implications for opioid analgesia. Pharmacol Rev,2011,63(3): 772-810.

5. Song L,Wang S,Zuo Y,et al. Midazolam exacerbates morphine tolerance and morphine-induced hyperactive behaviors in young rats with burn injury. Brain Res,2014,1564:52-61.

6. 宋莉,杨邦祥,银燕,等. 慢性吗啡注射对幼年大鼠痛行为学的影响. 四川大学校报(医学版),2013,44(2):668-671.

7. Wang S,Lim G,Yang L,et al. A rat model of unilateral hindpaw burn injury:slowly developing rightwards shift of the morphine dose-response curve. Pain,2005,116(1-2): 87-95.

8. Cao F,Gao F,Xu AJ,et al. Regulation of spinal neuroimmune responses by prolonged morphine treatment in a rat model of cancer induced bone pain. Brain Res,2010,1326: 162-173.

9. He L,Kim JA,Whistler JL. Biomarkers of morphine tolerance and dependence are prevented by morphine-induced endocytosis of a mutant mu-opioid receptor. Faseb J,2009, 23(12):4327-4334.

10. Dang VC,Chieng B,Azriel Y,et al. Cellular morphine tolerance produced by betaarrestin-2-dependent impairment of mu-opioid receptor resensitization. J Neurosci,2011,31 (19):7122-7130.

11. Bailey CP,Llorente J,Gabra BH,et al. Role of protein kinase C and mu-opioid receptor (MOPr) desensitization in tolerance to morphine in rat locus coeruleus neurons. Eur J Neurosci,2009,29(2):307-318.

12. Hu F,Cui Y,Guo R,et al. Spinal leptin contributes to the development of morphine antinociceptive tolerance by activating the STAT3-NMDA receptor pathway in rats. Mol Med Rep,2014,10(2):923-930.

13. Berta T,Liu YC,Xu ZZ,et al. Tissue plasminogen activator contributes to morphine tolerance and induces mechanical allodynia via astrocytic IL-1beta and ERK signaling in the spinal cord of mice. Neuroscience,2013,247:376-385.

14. Shen CH,Tsai RY,Wong CS. Role of neuroinflammation in morphine tolerance:effect of tumor necrosis factor-alpha. Acta Anaesthesiol Taiwan,2012,50(4):178-182.

15. Wen ZH,Wu GJ,Hsu LC,et al. N-Methyl-D-aspartate receptor antagonist MK-801 attenuates morphine tolerance and associated glial fibrillary acid protein up-regulation:a proteomic approach. Acta Anaesthesiol Scand,2008,52 (4):499-508.

16. Kam AY,Liao D,Loh HH,et al. Morphine induces AMPA receptor internalization in primary hippocampal neurons via calcineurin-dependent dephosphorylation of GluR1 subunits. J Neurosci,2010,30(45):15304-16.

17. Gabra BH,Bailey CP,Kelly E,et al. Pre-treatment with a PKC or PKA inhibitor prevents the development of morphine tolerance but not physical dependence in mice. Brain Res,2008,1217:70-77.

18. Wang S,Tian Y,Song L,et al. Exacerbated mechanical hyperalgesia in rats with genetically predisposed depressive behavior:role of melatonin and NMDA receptors. Pain, 2012,153(12):2448-2457.

19. Gwak YS,Hulsebosch CE. GABA and central neuropathic pain following spinal cord injury. Neuropharmacology, 2011,60(5):799-808.

20. Bao YH,Zhou QH,Chen R,et al. Gabapentin attenuates morphine tolerance through interleukin-10. Neuroreport, 2014,25(2):71-76.

21. Lilius TO,Jokinen V,Neuvonen MS et al. Ketamine coadministration attenuates morphine tolerance and leads to increased brain concentrations of both drugs in the rat. Br J Pharmacol,2014. (online)

13 远隔缺血后处理的基础研究和临床转化

实验研究表明,在急性心肌梗死发生后,最终的心肌梗死面积中大约50%是由缺血-再灌注损伤(ischemia/reperfusion injury,IRI)所致,而且急性心肌IRI也与再灌注后室性心律失常、细胞凋亡、心室重塑和心功能低下等严重不良预后密切相关[1]。由于认识到急性心肌梗死后的IRI能够扩大梗死面积和加重组织损伤,从而强调除了及时再灌注之外尚需更多的治疗手段。再灌注早期是一个高动态时期,与再灌注晚期一样,再灌注早期亦可发生组织损伤[2]。已经证实,后处理正适合于"心肌保护的早期时间窗",而且已经证实再灌注早期治疗的有效性和临床应用转化的可能[3]。

后处理是在2003年由Zhao等[4]首次发现,通过数次短暂的缺血/再灌注(缺血/再灌注循环)中断早期再灌注而被激活。后处理操作的缺血期本身是非致命性的,并明显短于导致心肌收缩功能障碍(例如心肌顿抑)所需的缺血时间[5]。与在缺血前或缺血中激活心肌保护机制的预处理不同,后处理是在血流再灌注时激活已经存在的内源性生理或分子心肌保护机制。大量的后处理研究均是在已缺血的组织中实施,即经典后处理。与缺血预处理(ischemic preconditioning,IPC)一样,后处理亦可应用于同一器官的远隔部位(器官内)或远隔的其他器官(器官间远隔后处理),此统称为远隔后处理(remote postconditioning)[2]。远隔后处理在2005年被发现[6],近年来对其进行了大量的基础和临床研究。本文综述远隔后处理的保护效应、作用机制及其临床应用现况。

一、远隔后处理的心肌保护作用

(一) 远隔后处理缩小心肌梗死面积、改善心功能和减轻细胞凋亡

远隔后处理在包括鼠、兔和猪在内的多个种属实验中均显示有心肌保护作用。在2005年Kerendi等[6]最初的远隔后处理研究中,对鼠实施左冠状动脉(LCA)阻断30min和随后再灌注3h;在LCA阻断24min时阻断肾动脉5min并在开放LCA前1min开放肾动脉。在释放冠状动脉阻断

前开放肾动脉这种处理方法的基本原理是使远隔后处理产生的神经或体液信号能够有足够的时间由肾脏传递至心脏。在该研究中,远隔缺血后处理使心肌梗死面积减小大约50%,使缺血后血浆肌酸激酶活性降低30%。相比之下,在冠状动脉阻断/再灌注期间持续阻断肾动脉或在LCA再灌注后1min开放肾动脉实施延迟远隔缺血后处理时,则未发现心肌梗死面积缩小。随后在兔冠状动脉缺血/再灌注模型中,通过后肢提供远隔后处理刺激再次证实了其心肌保护作用。在该实验中,阻断冠状动脉左前降支(LAD)30min随后再灌注3h;在LAD阻断24min时阻断股动脉实施远隔刺激,并在开放LAD再灌注前1min开放股动脉,结果显示由股动脉阻断产生的远隔后处理使心肌梗死面积缩小大约50%,该心肌保护作用与缺血预处理和经典后处理相似。同时远隔后处理降低中性粒细胞聚集和血浆丙二醛水平,提示膜脂质过氧化降低[7]。这些早期的研究确立了远隔后处理的潜在心肌保护作用。

在最近研究中,Gritrsopoulos等[8]将经典后处理与器官内(心脏)远隔后处理和器官间(脑到心脏)远隔后处理进行了比较,实验中采用兔阻断心肌缺血/再灌注模型,后处理刺激分别是来自同一冠状动脉(经典后处理)、对侧冠状动脉(器官内远隔后处理)和颈动脉(器官间远隔后处理),结果显示器官内和器官间远隔后处理(心肌缺血结束前30s实施4个循环的1min缺血/再灌注)缩小心肌梗死面积(大约62%)的作用明显强于经典后处理(大约33%)。在心肌缺血45min/再灌注180min鼠模型的研究中,Gao等[9]发现缺血15min时通过实施远隔缺血后处理(3个循环的5min股动脉阻断/再灌注)可明显缩小心肌梗死面积、减少肌酸激酶释放和再灌注心律失常。在心搏停止复苏的大鼠模型中,Xu等[10]发现复苏开始和5min时实施远隔缺血后处理(4个循环的5min下肢缺血/再灌注)可明显改善复苏后心功能和动物生存时间。在接受冠状动脉阻断30min/再灌注3h的大鼠心肌IRI模型,分别在心肌缺血前、缺血开始和再灌注开始时在双下肢用止血带实施3个循环的5min缺血/再灌注的远隔缺血处理,结果显示三种干预措施获得了类似的缩小心肌梗死面积的作用,而且在缺血期

实施远隔缺血处理能够获得更明显的再灌注心律失常抑制作用[11]。

除心肌坏死外,远隔后处理亦能通过降低 Bax 蛋白表达和增加 Bcl-2 蛋白表达而减少心肌细胞凋亡[11,12]。另外,在接受冠状动脉阻断 30min 和随后再灌注 1h、2h 和 3h 的鼠模型,再灌注前实施远隔缺血后处理(左后肢 3 个循环的 5min 缺血/再灌注),结果显示远隔缺血后处理明显减少心肌梗死面积和改善心功能,而且这种作用至少部分是通过抑制心肌细胞自噬(autophagy)而实现的[13]。在阻断 LCA 的 IRI 兔模型,心肌梗死后 1 周实施远隔缺血后处理(4 个循环的 5min 腹主动脉阻断/再灌注)可使静脉注射骨髓基质细胞的心肌驻留率增加 79.1% ±12.3%,并明显改善心功能[14]。

(二)用于提供后处理刺激的远隔器官

动脉血液供应停止期间高代谢率器官可经历明显的缺血过程,从而产生后处理的远隔刺激物,即刺激器官产生和释放的刺激因子(stimulus factor)。肾脏、骨骼肌、脑和肺脏等均已用作心肌 IRI 保护研究的远隔刺激器官。缺血的产物(例如腺苷)以及缺血产生或修正的其他分子均可作为刺激因子[15]。然而值得一提的是,代谢率相当低的肺脏亦可提供远隔处理刺激。在阻断 LCA 30min/再灌注 3h 的兔心肌 IRI 模型,LCA 再灌注前阻断肺动脉 5min 和随后开放 5min,结果显示肺远隔后处理使再灌注 180min 时的血浆肌酸激酶降低大约 23%[12]。

(三)延迟远隔后处理

经典缺血后处理操作是再灌注开始立即实施,而且实施缺血后处理的时间非常重要,因为再灌注后延迟 1min 实施缺血后处理即可导致其保护作用完全丧失。相比之下,最近研究显示延迟远隔后处理(delayed remote postconditioning)则具有心肌保护作用。在 LCA 阻断 30min/再灌注 120min 的心肌 IRI 鼠模型中,延迟 10min 通过阻断股动脉实施远隔后处理可使心肌梗死面积缩小大约 50%,而在心肌再灌注 30min 后实施远隔后处理则无心肌保护作用[16]。延迟远隔后处理的心肌保护作用在猪模型亦得到了验证,通过冠状动脉内的心导管球囊充气 90min 诱发急性心肌梗死,随后再灌注 72h;在心导管球囊放气时实施远隔后处理,即通过下肢血压袖带充气和放气实施 4 个循环的 5min 缺血和再灌注,结果显示延迟远隔后处理明显减少肌酸激酶释放,并缩小心肌梗死面积[17]。在心肌缺血 45min/再灌注 180min 鼠模型研究中,Gao 等[9]发现再灌注后 10min 时实施延迟远隔缺血后处理(3 个循环的 5min 股动脉阻断/再灌注)对心肌梗死面积、肌酸激酶释放和再灌注心律失常却无影响。因此,延迟远隔后处理的心肌保护作用的干预时间窗尚需进一步的研究来证明。

(四)联合处理干预

实际上,经典处理方式可应用于 3 个保护时间窗,即缺血前-缺血预先处理(ischemic preconditioning,IPC)、缺血中-缺血预处理,ischemic percondicioning,PerC)和缺血后-缺血

后处理(ischemic postconditioning,PostC)[15]。这些处理方式可联合应用,同样,远隔处理亦可联合应用,即远隔预先处理、远隔预处理和远隔后处理。Wei 等[18]在慢性心肌缺血 45min 和再灌注 3 或 28 天鼠模型的研究中,再灌注前 20min 实施远隔后处理(4 个循环的 5min 后肢动脉阻断/再灌注);与对照组相比,远隔后处理组的心肌梗死面积减少大约 40%;联合应用远隔后处理和远隔预处理具有类似的缩小心肌梗死面积的作用,提示联合应用两种干预措施不能增强心肌梗死面积缩小的作用。但是,联合应用远隔后处理和远隔预处理可降低危险区心肌炎症细胞(巨噬细胞和中性粒细胞)聚集和 MCP-1 的产生,并减轻再灌注 28 天后的左心室扩张。这些结果提示,联合应用远隔处理的优势是在心肌存活方面,而非心肌梗死面积方面。

(五)保护信号由刺激器官到靶器官的通路

缺血预处理涉及来自实施缺血处理同一器官的信号刺激和反应。相比之下,在远隔缺血预处理中则存在将刺激信号由远隔组织传递至靶器官的中间联系步骤。一旦刺激信号从远隔组织发出,心肌保护信号即被接收并按照经典缺血预处理的触发子-介导子-效应子机制诱发心肌保护级联反应(图 13-1)[14]。

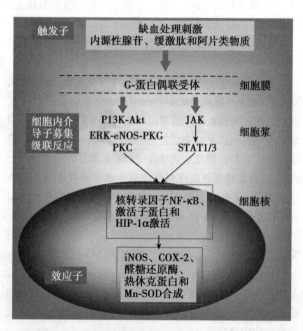

图 13-1 缺血处理诱发心肌保护级联反应的触发子-介导子-效应子机制

远隔组织的刺激可通过血液中的可溶性或血源性因子(例如炎症细胞)以及腺苷或缓激肽介导的神经通路或神经体液途径进行信号转导(图 13-2)。在大鼠离体心脏灌注模型中,Breivik 等[19]发现远隔缺血后处理的保护信号是由体液因子转递的,其在缺血预处理期间收集来自 1 个心脏的冠状动脉流出液,在阻断 LCA 30min 的另 1 心脏再灌注前 10min 应用这些冠状动脉流出液可使心肌梗死面积明显缩小。体液因子包括腺苷、缓激肽和阿片类物质。Kerendi 等[6]通过研究发现,远隔后处理与腺苷受体激活有关,但是他们未证实腺苷是来自体液系统还是腺苷激活了能够保护心脏的周围或中枢神经。Breivik 等[19]从上述的冠状动脉流出液中分离出了分子量大约为 30KDa 的热敏疏水分子,在另 1 个缺血心脏的再灌注期应用该热敏疏水分子

可通过磷酸肌醇 3-激酶(PI3K)/蛋白激酶 B(Akt) 依赖途径保护心肌 IRI。虽然 Serejo 等[20]报道应用蛋白酶抑制剂可改善缺血预处理中释放的相同分子量热敏分子的稳定性,但是尚不清楚热敏分子在活体血液中能否足够稳定,以在其被转运至心脏期间保持活性。

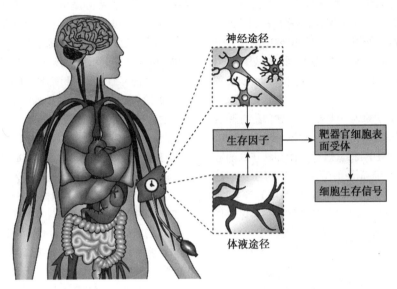

图 13-2　远隔处理中保护信号由刺激器官到靶器官的通路

虽然一些模型实验显示神经通路参与远隔后处理的心肌保护作用,但是在体实验显示神经传导通路并不重要,因为迷走神经切除或周围神经离断均不影响远隔缺血后处理介导的心肌保护作用[16]。

(六) 远隔后处理心肌保护作用的机制

1. G 蛋白偶联受体激活　预处理中释放腺苷和缓激肽,并且经典后处理中也存在腺苷释放[14]。Kerendi 等[6]发现远隔后处理的保护作用依赖于腺苷受体,因为非选择

性腺苷受体阻滞剂硫苯茶碱可消除远隔后处理的缩小心肌梗死面积的作用。缺血/再灌注肾脏可释放腺苷,其随后刺激靶器官(心脏)的腺苷受体并参与心肌保护作用。

阿片受体激活是经典后处理和阿片类药物后处理心肌保护作用的可能机制之一[21]。Ling 等[22]采用 LCA 阻断 30min/再灌注 120min 的心肌 IRI 模型,再灌注前 5min 椎管内注射吗啡,同时应用或不应用非特异性阿片受体拮抗剂(纳洛酮)、κ 受体拮抗剂(nor-binaltorphimine)、κ 受体拮抗

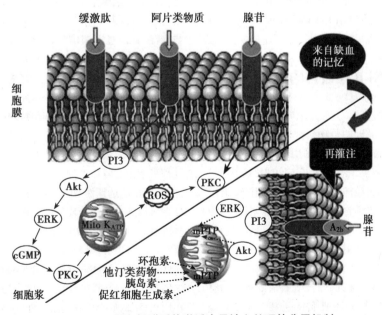

图 13-3　G 蛋白偶联受体激活介导缺血处理的分子机制

剂（纳曲吲哚）和 μ 受体拮抗剂（D-Phe-Cys-Tyr-D-Trp-Orn-Thr-Pen-Thr-NH2）。由于鞘内注射不会快速吸收进入全身循环系统，所以其主要是在中枢神经系统发挥作用。结果显示鞘内注射吗啡使心肌梗死危险区面积从 50% 减少至 30%，虽然鞘内联合应用选择性或非选择性阿片受体亚型拮抗剂可消除鞘内注射吗啡的心肌保护作用，但静脉注射非选择性阿片拮抗剂纳洛酮则不能消除其保护作用。这些资料表明，激活中枢（而非外周）3 个阿片受体中的任何一个均可对远隔的缺血心脏发挥保护作用。因此，鞘内注射吗啡是通过中枢而非外周吗啡受体对远隔部位的心肌发挥保护作用。

2. 远隔后处理的分子机制　与经典缺血预处理和后处理不同，远隔后处理的分子机制目前尚未得到深入研究。在离体大鼠心脏灌注模型中，将从短暂缺血心脏获取的冠状动脉流出液注入缺血/再灌注的受体心脏（再灌注期注入）可明显增强缺血后心肌的 Akt 磷酸化，但是 PI3K 抑制剂渥曼青霉素和 Akt 抑制剂 SH-6 则能消除该心肌保护作用，从而证实该激酶参与远隔后处理的心肌保护功能[19]。Gao 等[9] 发现，应用特异性钙激活钾离子通道抑制剂 Iberiotoxin 和蛋白激酶 C（protein kinase C，PKC）抑制剂白屈菜赤碱能消除远隔缺血后处理的心肌保护作用，因此钙激活钾离子通道开放和蛋白激酶 C 也可能参与了远隔缺血后处理的心肌保护作用机制。

一氧化氮（nitric oxide，NO）可能在远隔后处理中发挥作用。在 Tang 等[12] 采用肺动脉阻断作为远隔刺激的研究中，非选择性一氧化氮合酶抑制剂 L-NAME 能够消除远隔后处理的心肌保护作用。最近 Yu 等[23] 发现远隔缺血后处理是通过 PI3K/Akt 信号转导通路上调乙醛脱氢酶 2 表达而保护心肌 IRI。在兔心肌 IRI 模型中，通过短暂肺缺血诱导远隔缺血后处理时，Tang 等[24] 亦发现其心肌保护作用与 Akt 有关，但是内皮型一氧化氮合酶（eNOS）并未参加 Akt 介导的心肌保护作用，因为应用 L-NAME 阻断 eNOS 活性对 Akt 表达无明显影响。

二、远隔处理对其他器官的保护作用

（一）脑保护作用

1. 梗死面积缩小　最近的数项研究支持远隔后处理能够保护脑 IRI 和避免脑组织坏死。采用永久性阻断左侧大脑中动脉远端和阻断双侧颈总动脉 30min 的大鼠中风模型中，在开放颈总动脉的再灌注即刻、再灌注 3h 和 6h 时分别实施远隔后处理（3 个循环的 15min 左股动脉阻断/再灌注），结果发现再灌注即刻或再灌注 3h 实施延迟远隔后处理可明显缩小脑梗死面积，即缺血后 48h 的脑梗死面积分别减少 67% 和 43%，而且动物的行为评分明显改善。远隔后处理明显减轻延迟性神经元坏死，改善全脑缺血所致的空间学习和记忆障碍[25]。与上述研究结果相一致，Wang 等[26] 在脑中动脉阻断 120min/再灌注 24h 或 72h 的大鼠模

型发现，脑再灌注即刻实施远隔后处理（3 个循环的 10min 右股动脉阻断/再灌注）可明显缩小脑梗死面积和改善神经系统预后，同时抑制神经元凋亡。在大脑中动脉阻断 2h/再灌注 24h 的局灶性脑缺血大鼠模型中，再灌注时实施远隔后处理（3 个循环的 15min 左股动脉阻断/再灌注）能明显改善行为学预后和缩小脑梗死面积[27]。

与延迟经典后处理的心肌保护作用消失或减弱不同，应用明显延迟后处理仍然具有脑保护作用。在中风大鼠模型中，Ren 等[25] 发现即使延迟至再灌注后 3h 应用远隔缺血后处理仍可缩小脑梗死面积，但延迟至 6h 应用则不具有脑保护作用。在采用大鼠大脑中动脉阻断 90min/再灌注 72h 的另一项研究中，再灌注 6h 时实施远隔后处理（3 个循环的 5min 双侧股动脉阻断和再灌注）的结果（梗死面积和神经系统评分）明显优于再灌注 3h 时应用远隔后处理[28]。在采用四血管法或红藻氨酸注射产生的 10min 常温脑缺血模型，即使延迟至缺血后 2d 通过单侧下肢实施延迟远隔后处理亦能明显阻止神经退化和改善神经元存活率[29]。延迟远隔后处理减轻缺血后脑损伤的作用可能是与短暂缺血后神经损伤进展相对缓慢有关，即发生脑梗死需要 72h～14d[15]。

2. 远隔后处理脑保护作用的机制　Zhou 等[30] 在新生鼠研究中发现，远隔肢体缺血后处理能够通过阿片受体/Akt 途径保护缺氧/缺血性脑损伤。Ren 等[25] 发现远隔后处理缩小脑梗死的作用能够被蛋白合成抑制剂放线菌酮和传入神经阻滞剂辣椒素消除，提示远隔后处理脑保护的作用机制可能涉及蛋白合成或传入神经通路。在大脑中动脉阻断 2h 和随后再灌注的局灶性脑缺血大鼠模型中，缺血后立即实施远隔后处理（3 个循环的 10min 双股动脉阻断/再灌注）能通过减轻内质网应激介导的细胞凋亡而减轻脑 IRI[31]。在采用大脑中动脉阻断 90min/再灌注 24h 的局灶性脑缺血大鼠模型中，Cheng 等[32] 发现再灌注开始时实施远隔后处理（3 个循环的 5min 右后肢止血带股动脉阻断/再灌注）能通过上调信号转导子和转录激活因子 3（signal transducer and activating factor of transcription-3，STAT-3）和减少细胞凋亡而减轻脑 IRI。Qi 等[33] 发现，Akt/糖原合成酶激酶 3β（glycogen synthase kinase 3β，GSK-3β）依赖性自噬在远隔后处理的脑保护作用机制中也发挥着关键作用。

在全脑 IRI 模型中，远隔后处理增强 Akt 磷酸化和 eNOS 表达；应用高度选择性 PI3K 抑制剂 LY294002 实施预处理可抑制远隔后处理引起的 eNOS 表达上调和神经保护作用；应用非选择性 NOS 抑制剂 L-NAME 进行脑组织预先处理可消除远隔后处理的神经保护作用[34]。因此，远隔后处理是通过 PI3K/Akt 依赖性 eNOS 上调而对全脑 IRI 产生保护作用。再者，Chen 等[27] 发现，脑 IRI 能够导致脑组织 eNOS 失偶联，而肢体远隔后处理则能通过部分转复 eNOS 失偶联而获得脑保护作用。但是目前尚不清楚 NO 的其他作用靶点（例如炎症细胞、mPTP、钠氢交换体）和是否涉及蛋白激酶 G 等。

活性氧物质（reactive oxygen species，ROS）和 PKCδ 可能参与远隔后处理的脑保护作用，因为：①远隔后处理抑制再灌注后 PKCδ 易位；②在再灌注即刻应用选择性 PKCδ 抑制剂 TAT-δV1-1 可产生神经保护作用；③应用 ROS 清除剂 N-乙酰半胱氨酸实施预处理不仅可消除远隔后处理的神经保护作用，而且可拮抗远隔后处理诱发的 PKCδ 抑制[26]。K_{ATP} 通道激活是预处理和经典后处理的重要作用机制，其亦可能参与远隔后处理，因为尾静脉注射 K_{ATP} 通道开放剂二氮嗪可模拟远隔后处理的脑保护作用，而应用 K_{ATP} 通道抑制剂 5-羟癸酸则可部分削弱其神经保护作用[28]。

（二）肾脏保护作用

Kadkhodaee 等[35] 在左肾动脉阻断 45min/再灌注 24h 的大鼠肾脏 IRI 模型研究中发现，远隔后处理（肾动脉再灌注即刻实施 4 个循环的 5min 左股动脉阻断/再灌注）能够明显降低肾脏 IRI 所致的血尿素氮和肌酐水平升高，该肾脏保护作用与在肾脏缺血期和再灌注前实施远隔预处理时观察到的保护作用相类似。在采用同样肾脏 IRI 模型的最近研究中，Kadkhodaee 等[36] 发现远隔后处理是通过减轻缺血/再灌注诱发的氧化应激反应而达到肾脏保护作用。在右肾动脉阻断 25min/再灌注 24h 的大鼠肾脏 IRI 模型，Wever 等[37] 发现再灌注时联合应用肢体远隔后处理（采用止血带实施 3 个循环的 5min 双下肢缺血/再灌注）和局部缺血后处理（8 个循环的 8s 肾动脉阻断/再灌注），能够获得协同性肾脏保护作用。Jiang 等[38] 在左肾动脉阻断 60min/再灌注 24h 的大鼠肾脏 IRI 模型研究中，分别在肾脏缺血中和再灌注前实施右后肢缺血预处理和后处理，结果发现两者能够产生类似的肾脏保护作用，但是联合应用两种干预并未增强肾脏保护作用。遗憾的是，至今尚无揭示远隔后处理肾脏保护作用机制的相关研究。

（三）骨骼肌保护作用

Eberlin 等[39] 首次评价了远隔后处理对骨骼肌形态学损伤的影响，试验中将小鼠后肢同时或顺序实施缺血 2h，接着再灌注 24h 和 48h；然后实施一侧后肢缺血向先前缺血的对侧后肢提供远隔后处理信号；两侧后肢缺血的间隔时间为 0min、20min 或 120min，类似于即刻或延迟远隔后处理。20min 延迟远隔后处理组，与缺血 2h 的对侧肢体相比，再灌注 24h 和 48h 后的缺血后腓肠肌损伤评分降低大约 60%。相比之下，两侧后肢的损伤评分在即刻和 120min 延迟远隔后处理组之间则无明显差异。因此，肢体可能不像脑组织那样对延迟远隔后处理具有耐受性，但肢体对延迟远隔后处理的耐受性则强于心脏。Tsubota 等[40] 在后肢缺血 3h/再灌注 24h 小鼠模型研究中发现，再灌注即刻实施远隔后处理（对侧肢体 1 个循环的 5min 缺血/再灌注）可降低缺血侧肢体肌肉的湿干比率（微血管渗透性）、髓过氧化物酶活性（中性粒细胞聚集的参数）和坏死程度。再灌注前即刻应用腺苷受体抑制剂 8-SPT 则可完全逆转上述改变，提示腺苷及其相关受体可能是介导远隔后处理骨骼肌保护作用的主要机制。

Loukogeorgakis 等[41] 采用人上肢骨骼肌首次证实了远隔后处理可减轻血管内皮损伤，研究中给人非优势上肢实施短暂缺血 20min，主要通过血流介导的血管扩张来评价前臂血管内皮细胞功能不良情况。在正常志愿者和动脉硬化患者，短暂缺血可减弱血流介导的血管扩张；在对侧上肢或下肢实施远隔后处理（2 或 3 个循环的 5min 缺血/再灌注）可改善血流介导的血管扩张；但是在肢体缺血结束前至再灌注即刻之间实施远隔后处理则不能改善血流介导的血管扩张；而且延迟应用远隔后处理 1min 亦不能保持血流介导的血管扩张，这类似于延迟应用经典后处理 1min 即可丧失心肌保护作用的情况[15]。目前尚不清楚这是由于上肢肌肉体积较下肢小而无法提供足够的刺激所致或者是由于全部的远隔后处理刺激必须于再灌注即刻应用所致。

远隔后处理的血管内皮保护作用可被格列本脲阻断，提示 K_{ATP} 通道激活参与其作用机制[41]。再者，环孢素可模拟远隔后处理的血管内皮保护作用[42]，这与在经典后处理时获得的结果相一致。然而，目前尚不清楚上肢非致死性缺血/再灌注引起的血管内皮保护作用能否被外延至其他器官（例如心脏和脑）的内皮细胞。

（四）其他器官和组织保护作用

Seifi 等[43] 在右肾动脉阻断 45min/再灌注 24h 的大鼠肾脏 IRI 模型研究中，肾脏再灌注时实施远隔缺血后处理（4 个循环的 10s 右肾动脉缺血/再灌注），结果发现肾脏缺血/再灌注后的肝脏损伤明显减轻，而且这种保护作用是通过改变肝脏的氧化应激反应而实现的。在胃 IRI 鼠模型研究中，Kim 等[44] 发现肢体远隔缺血后处理（再灌注时 3 个循环的 30s 股动脉阻断/再灌注）能够通过抗炎和抗氧化作用而保护胃黏膜结构完整和预防细胞损伤。通过完全离断 8~12w 仓鼠一侧视神经损伤全部的节细胞，在离断视神经 10min 或 6h 时实施肢体远隔缺血后处理（4 个循环的短暂后肢缺血/再灌注）能够使损伤后 7d 时的节细胞存活率明显提高，而且离断视神经 10min 时实施肢体远隔缺血后处理在损伤后 14d 时对节细胞仍然具有保护作用[45]。

三、远隔后处理向临床器官保护的转化

（一）阳性结果

Loukogeorgakis 等[46] 的发现，远隔后处理能保护上肢血管内皮的缺血性功能障碍。在实施非体外循环冠状动脉搭桥手术（CABG）患者进行的 1 项随机临床研究评价了联合应用远隔预处理和远隔后处理（4 个循环的 5min 缺血和再灌注）的心肌保护作用，在移植血管吻合前实施下肢远隔预处理或在移植血管吻合后实施下肢远隔后处理，结果干预组手术后 72h 血浆肌钙蛋白 I 曲线下面积降低大约 50%[47]。在实施经皮冠状动脉介入术（PCI）的 ST 段升高前壁心肌梗死患者，实施血栓切除或心导管球囊充气时通过充气或放气下肢血压袖带实施行远隔缺血后处理（3 个循环的 5min 缺血/再灌注），结果显示心肌梗死面积缩小，

并伴有心肌 IRI 标志物（T2W 水肿体积）和微血管再灌注标志物（ST 段降低）改善[48]。同样，Wang 等[49]在实施 PCI 的 ST 段升高前壁心肌梗死患者亦证实了下肢远隔缺血后处理的心肌保护作用，而且该保护作用的机制涉及降低氧化应激反应、保护血管内皮功能和抑制炎症反应。在实施先天性心脏病修复手术的小儿，手术中结束主动脉阻断时通过充气或放气下肢的血压袖带进行远隔缺血后处理（3 个循环的 5min 缺血/再灌注），结果手术后血浆肌钙蛋白和 CK-MB 水平明显降低、MAP 更高、ICU 停留时间和住院时间更短[50]。

在实施 PCI 的 ST 段升高前壁心肌梗死患者中，在操作中通过 3 个循环的 30s 心导管球囊充气/放气实施远隔缺血后处理，结果干预组患者的急性肾脏损伤发生率明显降低（12.4% 比 29.5%）[51]。在实施活体肝脏移植的患者，在移植肝脏再灌注后即刻通过充气或放气一侧上肢的血压袖带实施远隔缺血后处理（4 个循环的 5min 缺血/再灌注），虽然该干预对移植肝脏的功能无影响，但能明显降低手术后急性肾脏损伤的发生率（38% 比 72%）[52]。在实施活体肾脏移植的患者，移植肾脏再灌注后即刻通过充气或放气一侧上肢的血压袖带实施远隔缺血后处理（3 个循环的 5min 缺血和再灌注），能够加速手术后 24h 内移植肾脏功能的恢复，即手术后 24h 血清肌酐降低更快和更多患者的血清肌酐降低大于 50%[53]。

（二）阴性结果

在 1 项包括 54 例实施复杂瓣膜手术患者的随机、安慰剂对照、双盲临床研究中，麻醉诱导后和脱离体外循环后分别在右下肢实施 3 个循环的 10min 缺血/再灌注，即联合应用远隔预处理组和远隔后处理，结果显示 PaO$_2$/FiO$_2$ 降低以及白介素 6、白介素 10 和肿瘤坏死因子 α 的跨肺梯度在对照组和干预组之间均无明显差异[54]。同样，最近的 1 项包括 1280 例实施择期心脏手术患者的随机对照研究亦未发现联合应用上肢远隔预处理组和远隔后处理能够改善临床结果[55]。

在 1 项包括 232 例实施择期 PCI 的稳定性或非稳定型心绞痛患者的随机、安慰剂对照研究中，在置入最后 1 个支架或心导管球囊最后 1 次放气后 5min 时通过充气或放气上肢的血压袖带（3 个循环的 5min 缺血/再灌注）实施远隔缺血后处理，结果显示 PCI 相关的心肌损伤或随访期不良心血管事件在对照组和干预组之间无显著差异，在糖尿病患者远隔缺血后处理甚至可加重 PCI 相关的心肌损伤[56]。在另 1 项包括 360 例实施择期 PCI 的稳定性或非稳定型心绞痛患者的随机对照临床研究中，上肢或下肢远隔缺血后处理（3 个循环的 5min 缺血/再灌注）对术后急性心肌和肾脏损伤亦无保护作用[57]。

四、未来方向

至今，有关远隔后处理生理或分子机制的研究仍不足，

相关知识方面尚未解决的问题非常多，例如：①每种刺激和每个靶器官的干预方案时相和局限性；②经典预处理和后处理触发子-介导子-效应子机制的许多成分是否参与了远隔后处理的保护作用；③在经典预处理和后处理机制中处于核心地位的 mPTP、K$_{ATP}$ 通道和离子内稳定机制在远隔后处理中的作用；④并发症是否可减弱远隔后处理的保护作用，这种限制能否通过实验模型进行预计并转化成临床经验。

与经典预处理和后处理相比，远隔后处理更容易应用于临床，尤其是采用止血带使上/下肢缺血触发的远隔缺血后处理，具有操作简单和无创伤的优点，并且几乎不需要增加任何费用。再者，从较方便的远隔器官（例如下肢）产生处理刺激亦可增加在手术室应用的可行性，同时消除应用心脏或其他内脏器官的风险（例如心律失常和更多的损伤），从而增加对其临床应用转化的可能性[58]。尽管有关远隔缺血后处理改善临床预后或生物标记的部分临床研究结果令人鼓舞，但是亦有部分研究未证实远隔缺血后处理的保护作用。显然仍然需要深入的基础和临床研究。如果进一步的研究证实该干预措施可改善患者的转归，则可为临床实践中的缺血器官或组织保护策略制定提供一个新的选择。

（王世玉　薛富善　刘高谱　李瑞萍　杨桂珍　孙超）

参 考 文 献

1. Minamino T. Cardioprotection from ischemia/reperfusion injury:basic and translational research. Circ J,2012;,76(5):1074-1082.

2. Sanada S,Komuro I,Kitakaze M. Pathophysiology of myocardial reperfusion injury:preconditioning, postconditioning, and translational aspects of protective measures. Am J Physiol Heart Circ Physiol,2011,301(5):H1723-H1741.

3. Ovize M,Baxter GF,Di Lisa F,et al. Postconditioning and protection from reperfusion injury:where do we stand? Position paper from the Working Group of Cellular Biology of the Heart of the European Society of Cardiology. Cardiovasc Res,2010,87(3):406-423.

4. Zhao ZQ,Corvera JS,Halkos ME,et al. Inhibition of myocardial injury by ischemic postconditioning during reperfusion:comparison with ischemic preconditioning. Am J Physiol Heart Circ Physiol,2003,285(2):H579-H588.

5. Manintveld OC,Te Lintel HM,van den Bos EJ,et al. Cardiac effects of postconditioning depend critically on the duration of index ischemia. Am J Physiol Heart Circ Physiol,2007,292(3):H1551-H1560.

6. Kerendi F,Kin H,Halkos ME,et al. Remote postconditioning. Brief renal ischemia and reperfusion applied before coronary artery reperfusion reduces myocardial infarct size via endogenous activation of adenosine receptors. Basic Res Cardiol,2005,100(5):404-412.

7. Li CM, Zhang XH, Ma XJ, et al. Limb ischemic postconditioning protects myocardium from ischemia-reperfusion injury. Scand Cardiovasc J, 2006, 40(5):312-317.

8. Gritsopoulos G, Iliodromitis EK, Zoga A, et al. Remote postconditioning is more potent than classic postconditioning in reducing the infarct size in anesthetized rabbits. Cardiovasc Drugs Ther, 2009, 23(3):193-198.

9. Gao Q, Hu J, Hu J, et al. Calcium activated potassium channel and protein kinase C participate in the cardiac protection of remote post conditioning. Pak J Pharm Sci, 2013, 26(2): 285-290.

10. Xu J, Sun S, Lu X, et al. Remote ischemic pre-and postconditioning improve postresuscitation myocardial and cerebral function in a rat model of cardiac arrest and resuscitation. Crit Care Med, 2015, 43(1):e12-18.

11. Zhu SB, Liu Y, Zhu Y, et al. Remote preconditioning, perconditioning, and postconditioning: a comparative study of their cardio-protective properties in rat models. Clinics (Sao Paulo), 2013, 68(2):263-268.

12. Tang YH, Xu JJ, Li JX, et al. Remote postconditioning induced by brief pulmonary ischemia and reperfusion attenuates myocardial reperfusion injury in rabbits. Chin Med J, 2011, 124(11):1683-1688.

13. Han Z, Cao J, Song D, et al. Autophagy is involved in the cardioprotection effect of remote limb ischemic postconditioning on myocardial ischemia/reperfusion injury in normal mice, but not diabetic mice. PLoS One, 2014, 9(1): e86838.

14. Jiang Q, Song P, Wang E, et al. Remote ischemic postconditioning enhances cell retention in the myocardium after intravenous administration of bone marrow mesenchymal stromal cells. J Mol Cell Cardiol, 2013, 56:1-7.

15. Vinten-Johansen J, Shi W. The science and clinical translation of remote postconditioning. J Cardiovasc Med (Hagerstown), 2013, 14(3):206-213.

16. Basalay M, Barsukevich V, Mastitskaya S, et al. Remote ischaemic pre and delayed postconditioning-similar degree of cardioprotection but distinct mechanisms. Exp Physiol, 2012, 97(8):908-917.

17. Andreka G, Vertesaljai M, Szantho G, et al. Remote ischaemic postconditioning protects the heart during acute myocardial infarction in pigs. Heart, 2007, 93(6):749-752.

18. Wei M, Xin P, Li S, et al. Repeated remote ischemic postconditioning protects against adverse left ventricular remodeling and improves survival in a rat model of myocardial infarction. Circ Res, 2011, 108(10):1220-1225.

19. Breivik L, Helgeland E, Aarnes EK, et al. Remote postconditioning by humoral factors in effluent from ischemic pre-conditioned rat hearts is mediated via PI3K/Akt-dependent cell-survival signaling at reperfusion. Basic Res Cardiol, 2011, 106(1):135-145.

20. Serejo FC, Rodrigues LF Jr, da Silva Tavares KC, et al. Cardioprotective properties of humoral factors released from rat hearts subject to ischemic preconditioning. J Cardiovasc Pharmacol, 2007, 49(4):214-220.

21. Zatta AJ, Kin H, Yoshishige D, et al. Evidence that cardioprotection by postconditioning involves preservation of myocardial opioid content and selective opioid receptor activation. AmJ Physiol Heart Circ Physiol, 2008, 294(3): H1444-H1451.

22. Ling Ling J, Wong GT, et al. Remote pharmacological postconditioning by intrathecal morphine: cardiac protection from spinal opioid receptor activation. Acta Anaesthesiol Scand, 2010, 54(9):1097-1104.

23. Yu Y, Jia XJ, Zong QF, et al. Remote ischemic postconditioning protects the heart by upregulating ALDH2 expression levels through the PI3K/Akt signaling pathway. Mol Med Rep, 2014, 10(1):536-542.

24. Tang YH, Yang JS, Xiang HY, et al. PI3K-Akt/eNOS in remote postconditioning induced by brief pulmonary ischemia. Clin Invest Med, 2014, 37(1):E26-37.

25. Ren C, Yan Z, Wei D; et al. Limb remote ischemic postconditioning protects against focal ischemia in rats. Brain Res, 2009, 1288:88-94.

26. Wang Q, Zhang X, Ding Q, et al. Limb remote postconditioning alleviates cerebral reperfusion injury through reactive oxygen species-mediated inhibition of delta protein kinase C in rats. Anesth Analg, 2011, 113(5):1180-1187.

27. Chen G, Yang J, Lu G, et al. Limb remote ischemic postconditioning reduces brain reperfusion injury by reversing eNOS uncoupling. Indian J Exp Biol, 2014, 52(6):597-605.

28. Sun J, Tong L, Luan Q, et al. Protective effect of delayed remote limb ischemic postconditioning: role of mitochondrial KATP channels in a rat model of focal cerebral ischemic reperfusion injury. J Cereb Blood Flow Metab, 2012, 32(5):851-859.

29. Burda R, Danielisova V, Gottlieb M, et al. Delayed remote ischemic postconditioning protects against transient cerebral ischemia/reperfusion as well as kainate-induced injury in rats. Acta Histochem, 2014, 116(6):1062-1067.

30. Zhou Y, Fathali N, Lekic T, et al. Remote limb ischemic postconditioning protects against neonatal hypoxic-ischemic brain injury in rat pups by the opioid receptor/Akt pathway. Stroke, 2011, 42(2):439-444.

31. Liu X, Zhao S, Liu F, et al. Remote ischemic postcondition-

ing alleviates cerebral ischemic injury by attenuating endoplasmic reticulum stress-mediated apoptosis. Transl Stroke Res,2014,5(6):692-700.

32. Cheng Z,Li L,Mo X,et al. Non-invasive remote limb ischemic postconditioning protects rats against focal cerebral ischemia by upregulating STAT3 and reducing apoptosis. Int J Mol Med,2014,34(4):957-66.

33. Qi ZF,Luo YM,Liu XR,et al. AKT/GSK3β-dependent autophagy contributes to the neuroprotection of limb remote ischemic postconditioning in the transient cerebral ischemic rat model. CNS Neurosci Ther,2012,28:965-973.

34. Peng B,Guo QL,He ZJ,et al. Remote ischemic postconditioning protects the brain from global cerebral ischemia/reperfusion injury by up-regulating endothelial nitric oxide synthase through the PI3K/Akt pathway. Brain Res,2012, 1445:92-102.

35. Kadkhodaee M,Seifi B,Najafi A,et al. First report of the protective effects of remote per-and postconditioning on ischemia/reperfusion-induced renal injury. Transplantation, 2011,92(10):e55.

36. Kadkhodaee M,Najafi A,Seifi B. Classical and remote post-conditioning effects on ischemia/reperfusion-induced acute oxidant kidney injury. Int J Surg,2014,12(11): 1162-1166.

37. Wever KE,Menting T,Masereeuw R,et al. Local and remote ischemic postconditionings have synergistic protective effects on renal ischemia-reperfusion injury. Transplantation,2012,94(1):e1-2.

38. Jiang H,Chen R,Xue S,et al. Protective effects of three remote ischemic conditioning procedures against renal ischemic/reperfusion injury in rat kidneys:a comparative study. Ir J Med Sci,2014.

39. Eberlin KR,McCormack MC,Nguyen JT,et al. Sequential limb ischemia demonstrates remote postconditioning protection of murine skeletal muscle. Plast Reconstr Surg,2009, 123(2 Suppl):8S-16S.

40. Tsubota H,Marui A,Esaki J,et al. Remote postconditioning may attenuate ischaemia-reperfusion injury in the murine hindlimb through adenosine receptor activation. Eur J Vasc Endovasc Surg,2010,40(6):804-809.

41. Loukogeorgakis SP,Williams R,Panagiotidou AT,et al. Transient limb ischemia induces remote preconditioning and remote postconditioning in humans by a K_{ATP}-channel dependent mechanism. Circulation,2007,116(12):1386-1395.

42. Okorie MI,Bhavsar DD,Ridout D,et al. Postconditioning protects against human endothelial ischaemia-reperfusion injury via subtype-specific K_{ATP} channel activation and is mimicked by inhibition of the mitochondrial permeability transition pore. Eur Heart J,2011,32(10):1266-1274.

43. Seifi B,Kadkhodaee M,Najafi A,Mahmoudi A. Protection of liver as a remote organ after renal ischemia-reperfusion injury by renal ischemic postconditioning. Int J Nephrol, 2014.

44. Kim WH,Lee JH,Ko JS,et al. Effect of remote ischemic postconditioning on patients undergoing living donor liver transplantation. Liver Transpl,2014,20(11):1383-1392.

45. Liu X,Sha O,Cho EY. Remote ischemic postconditioning promotes the survival of retinal ganglion cells after optic nerve injury. J Mol Neurosci,2013,51(3):639-646.

46. Loukogeorgakis SP,Panagiotidou AT,Yellon DM,et al. Postconditioning protects against endothelial ischemia-reperfusion injury in the human forearm. Circulation,2006, 113(7):1015-1019.

47. Hong DM,Jeon Y,Lee CS,et al. Effects of remote ischemic preconditioning with postconditioning in patients undergoing off-pump coronary artery bypass surgery-randomized controlled trial. Circ J,2012,76(4):884-890.

48. Crimi G,Pica S,Raineri C,et al. Remote ischemic post-conditioning of the lower limb during primary percutaneous coronary intervention safely reduces enzymatic infarct size in anterior myocardial infarction:a randomized controlled trial. JACC Cardiovasc Interv,2013,6(10):1055-1063.

49. Wang N,Wang GS,Yu HY,et al. Myocardial protection of remote ischemic postconditioning during primary percutaneous coronary intervention in patients with acute ST-segment elevation myocardial infarction. Beijing Da Xue Xue Bao,2014,46(6):838-843.

50. Zhong H,Gao Z,Chen M,et al. Cardioprotective effect of remote ischemic postconditioning on children undergoing cardiac surgery:a randomized controlled trial. Pediatr Anesth,2013,23(8):726-733.

51. Deftereos S,Giannopoulos G,Tzalamouras V,et al. Renoprotective effect of remote ischemic post-conditioning by intermittent balloon inflations in patients undergoing percutaneous coronary intervention. J Am Coll Cardiol,2013,61 (19):1949-1955.

52. Kim WH,Lee JH,Ko JS,et al. Effect of remote ischemic postconditioning on patients undergoing living donor liver transplantation. Liver Transpl,2014,20(11):1383-1392.

53. Kim WH,Lee JH,Kim GS,et al. The effect of remote ischemic postconditioning on graft function in patients undergoing living donor kidney transplantation. Transplantation, 2014,98(5):529-536.

54. Kim JC,Shim JK,Lee S,et al. Effect of combined remote ischemic preconditioning and postconditioningon pulmonary

function in valvular heart surgery. Chest, 2012, 142(2): 467-475.

55. Hong DM, Lee EH, Kim HJ, et al. Does remote ischaemic preconditioning with postconditioning improve clinical outcomes of patients undergoing cardiac surgery? Remote Ischaemic Preconditioning with Postconditioning Outcome Trial. Eur Heart J, 2014, 35(3):176-183.

56. Carrasco-Chinchilla F, Muñoz-García AJ, Domínguez-Franco A, et al. Remote ischaemic postconditioning: does it protect against ischaemic damage in percutaneous coronary re-vascularisation? Randomised placebo-controlled clinical trial. Heart, 2013, 99(19):1431-1437.

57. Lavi S, D'Alfonso S, Diamantouros P, et al. Remote ischemic postconditioning during percutaneous coronary interventions: remote ischemic postconditioning-percutaneous coronary intervention randomized trial. Circ Cardiovasc Interv, 2014, 7(2):225-232.

58. Xiong J, Liao X, Xue FS, et al. Remote ischemia conditioning-an endogenous cardioprotective strategy from outside the heart. Chin Med J, 2011, 124(14):2209-2215.

14 冷诱导RNA结合蛋白在脑缺血中的作用

在环境温度降低时,生物体会产生某种蛋白来调节机体功能,以适应温度变化,这类蛋白被称为"冷休克蛋白"(cold shock proteins,CSPs)[1]。冷诱导RNA结合蛋白(cold inducible RNA-binding protein,CIRP)和RNA结合修饰蛋白3(RNA binding motif protein 3,RBM3)是近年来研究较多的两种冷休克蛋白。Nishiyama等[2]于1997年在小鼠的睾丸细胞中首次发现CIRP,并在培养的BALB/3T3鼠胚成纤维细胞(MEF细胞)中发现浅低温(32~35℃)能够诱导CIRP表达水平的升高。相关研究表明CIRP mRNA在标准环境下大鼠脑组织中就有表达[3],在低温大鼠模型中,脑组织中CIRP mRNA表达明显增加[4]。新近研究发现CIRP既能通过抑制神经细胞凋亡,产生神经保护作用及维持神经干细胞的增殖和分化能力,却又能加重炎症反应,导致脑损伤,但其具体机制尚不明确。因此,本文综述CIRP在脑组织中的表达及其在脑缺血中的作用及相关研究进展。

一、CIRP的结构特征

CIRP主要位于细胞核中,包含两个明显的结构域(图14-1)。一个是氨基端共有序列RNA结合域(RMM),也称核糖核蛋白(RNP)基序、RNP共有序列或RNA识别基序。这种结构域具有高度保守性,并可与相关RNA结合[5]。另一个是羧基端甘氨酸富集结构域(RGG),功能尚不明确。浅低温可诱导CIRP的表达,随后CIRP优先结合到mRNA内含子3′末端、5′非编码区或3′非编码区,这种结合对于3′末端的裂解和多聚腺苷酸化起着重要的作用[6]。

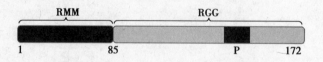

图14-1 CIRP的RNA结合域(RMM)和甘氨酸富集区(RGG)

迄今为止,研究者已陆续从小鼠、人类、大鼠、墨西哥美西螈、非洲爪蟾、牛蛙、鲑鱼等多种生物细胞中分离出CIRP的cDNA,比较了它们的核苷酸序列及预测的氨基酸序列,发现它们无论是在核酸结构上,还是在氨基酸结构上都是高度保守的,具有较高的同源性。人的CIRP基因编码区核苷酸序列与小鼠、大鼠的同源性分别为86.6%、85.1%,人类CIRP的氨基酸序列与小鼠、大鼠的同源性分别达到95.3%、94.8%。

二、CIRP在脑部的表达

(一)定位

1. 细胞定位 正常情况下,皮层第2层至第6层神经元以及内嗅皮质、梨状皮质神经元都能够表达CIRP,海马CA1-3区的锥体细胞以及齿状回的颗粒细胞、门细胞也能够表达CIRP,而在胶质细胞、纤维束、海马伞、胼胝体中则没有CIRP表达[3]。低氧能诱导小胶质细胞中CIRP的表达、转移和释放,而低温处理却不能改变小胶质细胞中CIRP的表达水平[7,8]。

2. 亚细胞定位 CIRP主要位于细胞核中[2,9],在人类精细胞的胞浆中亦存在CIRP的表达。相关研究表明,氧化应激、紫外线照射、渗透压改变、内质网应激以及失血性休克等多种刺激均可诱发CIRP向胞浆的转移[10,11]。

(二)温度对CIRP表达的影响

1. 常温下CIRP在脑组织的表达 常温下,CIRP在脑组织中呈低水平表达,其中大鼠皮层、海马、纹状体CIRP mRNA的表达没有差异,而下丘脑CIRP mRNA的表达较皮质和海马少[3,4]。

脑组织中CIRP的表达具有昼夜节律性。视交叉上核和脑皮质中的CIRP表达水平白天升高,晚上降低,且这一脑区的表达水平明显高于皮层和海马组织[12]。光线能够明显增加CIRP的表达,而且CIRP的表达在眼和脑组织中同步升高,这表明CIRP可能在生物节律中起一定作用[13]。

2. 浅低温下CIRP在脑组织的表达 前期研究在对嗜铬细胞瘤细胞进行8h浅低温处理时发现其CIRP mRNA表达升高。Tong等人[8]将小鼠海马切片在33.5℃下进行培养发现,CIRP mRNA 的表达水平在 30 分钟开始升高,48h 达到高峰,但蛋白表达水平无明显改变。在大鼠四血管缺血模型中,浅低温诱导 CIRP 在各个脑区不同程度的表达。下丘脑 CIRP mRNA 于低温后 1h 开始增加,海马、皮层 CIRP mRNA 于低温后 2h 开始升高,低温后 4h,皮层和下丘脑 CIRP mRNA 表达达到高峰[4]。在在体实验中,Kaneko 等人发现浅低温促进了嗅球和下丘脑 CIRP mRNA 的表达,且在浅低温后 24h 达到高峰,持续 48h[14]。

3. 深低温和高温下 CIRP 在脑组织的表达 在深低温(17℃)培养小鼠海马切片 24h 后,神经细胞和胶质细胞大量死亡,且在深低温培养过程中,CIRP 的表达水平并没有明显的增加[8]。而在高温(42℃)环境下,CIRP 的表达水平降低[15]。

(三) 其他因素对 CIRP 表达的影响

CIRP 的表达还受到脑缺血的影响。在局部缺血的大鼠海马神经元中 CIRP 降低,而皮层中 CIRP 的表达没有明显变化。然而,亦有研究表明在大鼠脑缺血模型中,皮层 CIRP mRNA 表达水平增加,但其增加程度小于低温诱导的 CIRP mRNA 增加水平,且低温诱导的 CIRP mRNA 水平的升高会因脑缺血而延迟[16]。

另外,低氧能够通过低氧诱导因子 1 非依赖机制诱导 CIRP 上调,而 H_2O_2 却能抑制 CIRP 的温度依赖性表达[11]。除了上述提及的影响因素之外,紫外线、渗透压等也能影响 CIRP 的表达。

三、CIRP 在脑缺血中的作用

脑缺血开始后数分钟至数小时,机体兴奋性神经递质释放增多,亚细胞器损伤,正常蛋白结构和功能丧失,导致细胞毒性水肿和坏死。再灌注时,线粒体损伤加重,坏死片段生成,引起一系列亚急性(数小时至数天)改变,包括凋亡、炎症、细胞因子生成等。慢性期(数周至数月)开始修复,包括残片清除、细胞生成、突触的形成和重建。本文着重讨论 CIRP 对能量代谢、凋亡、存活因子、炎症、神经干细胞生成的影响。

(一) 对能量代谢的影响

低温的神经保护作用在很大程度上是由于低温能够降低神经细胞代谢率,减少能量需求。温度每降低 1℃,脑氧耗和糖代谢减少约 5%。通过减少脑代谢储存消耗,低温能够防止乳酸产生增加(依赖无氧代谢)引起的下游级联反应和酸中毒。低温还可通过诱导 CIRP 表达升高产生神经细胞保护作用。然而,亦有研究在大鼠低温模型中发现,低温诱导的 CIRP 并不影响糖酵解中间产物乳酸、丙酮酸以及磷酸果糖激酶 1 的浓度,表明低温诱导的 CIRP 可能并不参与能量代谢。缺血缺氧会导致线粒体损伤,ATP 产生减少,能量供应减少,糖酵解增加。缺血也能诱导 CIRP 表达的升高,但升高的 CIRP 并不能降低能量代谢水平[16]。

(二) 对凋亡的影响

导致细胞凋亡的途径主要有线粒体凋亡途径(内源性途径)、死亡受体凋亡途径(外源性途径)和内质网凋亡途径三种,也有学者将内质网途径纳入线粒体途径中[17]。浅低温下冷休克蛋白表达增高,之后激活并启动 CIRP 介导的抗凋亡信号转导通路,主要通过阻断线粒体凋亡途径,抑制神经元凋亡,从而起到神经保护作用。Jun 研究小组[18]用肿瘤坏死因子(TNF-α)和环己酰亚胺处理小鼠胚胎成纤维细胞(mouse embryo fibroblast, MEF),诱导凋亡,并比较了常温(37℃)和浅低温(32℃)下细胞凋亡情况,发现浅低温能够提高细胞存活率,降低 Caspase-8 活性。与低温下将 CIRP 沉默的 MEF 细胞相比,转染 CIRP cDNA 的细胞存活率升高,Caspase-8 活性降低,表明浅低温诱导的 CIRP 能够抑制 TNF-α 诱导的凋亡,应用细胞外信号调节激酶(extracellular regulated protein kinases, ERK)阻滞剂后,浅低温诱导的 CIRP 的抗凋亡作用减弱。另外,增加标准环境下小鼠 MEF 细胞 CIRP 的表达,NF-κB 的活性增加。因此在浅低温应激下,CIRP 通过激活 MAPK 级联中的 ERK 通路和 NF-κB 信号通路达到抗凋亡作用,而浅低温对 p-ERK 的表达没有明显的影响。在 H_2O_2 诱导大鼠神经元细胞凋亡实验中,浅低温能够通过促进 CIRP 的表达,抑制 H_2O_2 诱导的细胞凋亡,降低凋亡因子 Caspase-3 的活性,而加入 CIRP-RNAi 慢病毒抑制 CIRP 的表达后,神经元凋亡速率增快,活化的 Caspase-3 表达增加,说明 CIRP 确实改善了 H_2O_2 诱导的神经元凋亡,是浅低温脑保护途径之一[19]。

(三) 对存活因子的影响

硫氧环蛋白(thioredoxin, TRX)能够清除氧自由基,降低氧化应激,抑制凋亡,具有细胞保护作用。CIRP 作为应激反应蛋白能特异的结合 TRX mRNA 的 3'-UTR 以增加 TRX 蛋白合成,CIRP 还可从胞核转移至胞浆与 TRX 转录子结合,来促进 TRX 表达。Li 等[19]人再次指出将 CIRP 沉默后,浅低温诱导的 TRX 表达减少,H_2O_2 引起的神经细胞凋亡增加。因此,CIRP-TRX 信号通路在浅低温诱导的神经细胞保护中发挥重要的作用。

(四) 对炎症因子的影响

研究表明,神经系统疾病的炎症性病理改变能够加剧急性脑损伤,导致小胶质细胞的活化和促炎因子的释放。低温能够降低缺血区中性粒细胞和活化的胶质细胞的数量,减少包括促炎因子在内[如白介素(IL)-1β,IL-6 和肿瘤坏死因子 α(TNF-α)等]在内的多种炎症调节因子水平[21]。然而,对于浅低温诱导的 CIRP 对炎症因子的作用这一领域,研究较少。相关研究表明,无论是低氧环境,还是饮酒过度,均能使小胶质细胞 CIRP 表达水平升高,并转移至胞浆,释放至胞外。CIRP 通过激活细胞表面 TLR4 受体,活化炎症因子,使 TNF-α 和 IL-6 水平升高,刺激炎症反应,导致组织损伤[7,9,21]。

(五) 对神经干细胞的影响

低温对脑内源性细胞生成的影响还不是很清楚。有研究表明,低温能够抑制干细胞的增殖,而亦有研究发现低温能够保护神经细胞的增殖分化能力[22]。Fukuda 等人[23]发现浅低温可通过激活 CIRP 保护神经干细胞的增殖分化能力,抑制神经干细胞凋亡,将 CIRP 沉默后,表皮生长因子表达减少,神经干细胞凋亡增加。

四、结语与展望

从基础到临床,低温治疗缺血性脑损伤都是一项公认的有效措施,且降温方法也比较完善[24]。CIRP 作为一种冷诱导 RNA 分子伴侣在其中起着相当重要的作用。尽管 CIRP 可通过抑制凋亡、促进 ERK 的磷酸化、增加 TRX 的表达以及维持神经细胞增殖分化能力等途径产生脑保护作用,但其具体作用机制尚不明确。仍需要更多、更精确的在体实验和临床大样本量的观察。

（吴淋　段满林）

参 考 文 献

1. Jones PG, Inouye M. The cold shock response a hot topic. Mol Microbiol, 1994, 11 (5): 811-818.

2. Nishiyama H, Itoh K, Kaneko, et al. A glycine-rich RNA-binding protein mediating cold-inducible suppression of mammalian cell growth. J Cell Biol, 1997, 137 (4): 899-908.

3. Xue JH, Nonoguchi K, Fukumoto M, et al. Effects of ischemia and H_2O_2 on the cold stress protein CIRP expression in rat neuronal cells. Free Radic Biol Med, 1999, 27 (11-12): 1238-1244.

4. 刘爱军,薛菁晖,张志文,等. 冷诱导 RNA 结合蛋白 mRNA 在低体温大鼠脑内的表达. 中华神经医学杂志, 2007, 6 (12): 1228-1231.

5. Aoki K, Ishii Y, Matsumoto K, et al. Methylation of Xenopus CIRP2 regulates its arginine-and glycine-rich region-mediated nucleocytoplasmic distribution. Nucleic Acids Res, 2002, 30 (23): 5182-5192.

6. Anderson P, Kedersha N. RNA granules: post-transcriptional and epigenetic modulators of gene expression. Nat Rev Mol Cell Biol, 2009, 10 (6): 430-436.

7. Zhou M, Yang WL, Ji Y, et al. Cold-inducible RNA-binding protein mediates neuroinflammation in cerebral ischemia. Biochim. Biophys Acta, 2014, 1840 (7): 2253-2261.

8. Tong G, Endersfelder S, Rosenthal LM, et al. Effects of moderate and deep hypothermia on RNA-binding proteins RBM3 and CIRP expressions in murine hippocampal brain slices. Brain Res, 2013, 1504: 74-84.

9. Qiang X, Yang WL, Wu R, et al. Cold-inducible RNA-binding protein (CIRP) triggers inflammatory responses in hemorrhagic shock and sepsis. Nat Med, 2013, 19 (11): 1489-95.

10. De Leeuw F, Zhang T, Wauquier C, et al. The cold-inducible RNA-binding protein migrates from the nucleus to cytoplasmic stress granules by a methylation-dependent mechanism and acts as a translational repressor. Exp Cell Res, 2007, 313: 4130-4144.

11. Wellmann S, Bührer C, Moderegger E, et al. Oxygen-regulated expression of the RNA-binding proteins RBM3 and CIRP by a HIF-1-independent mechanism. J Cell Sci, 2004, 117: 1785-1794.

12. Nishiyama H, Xue JH, Sato T, et al. Diurnal Change of the Cold-Inducible RNA-Binding Protein (Cirp) Expression in Mouse Brain. Biochem Biophys Res Commun, 1998, 245 (2): 534-538.

13. Sugimoto K, Jiang H. Cold stress and light signals induce the expression of cold-inducible RNA binding protein (cirp) in the brain and eye of the Japanese treefrog (Hyla japonica). Comp Biochem Physiol A Mol Integr Physiolm, 2008, 151 (4): 628-636.

14. Kaneko T, Kibayashi K. Mild hypothermia facilitates the expression of cold-inducible RNA-binding protein and heat shock protein 70.1 in mouse brain. Brain Res, 2012, 1466: 128-136.

15. Nishiyama H, Danno S, Kaneko Y, et al. Decreased expression of cold-inducible RNA-binding protein (CIRP) in male germ cells at elevated temperature. Am J Pathol, 1998, 152 (1): 289-296.

16. Liu A, Zhang Z, Li A, et al. Effects of hypothermia and cerebral ischemia on cold-inducible RNA-binding protein mRNA expression in rat brain. Brain Res, 2010, 1347: 104-110.

17. Ashkenazi A, Dixit VM. Death receptors: signaling and modulation. Science, 1998, 281 (5381): 1305-1308.

18. Sakurai T, Itoh K, Higashitsuji H, et al. Cirp protects against tumor necrosis factor-α-induced apoptosis via activation of extracellular signal-regulated kinase. Biochim Biophys Acta, 2006, 1763 (3): 290-295.

19. Li S, Zhang Z, Xue J, et al. Cold-inducible RNA binding protein inhibits H_2O_2-induced apoptosis in rat cortical neurons. Brain Res, 2012, 1441: 47-52.

20. Wang Q, Tang XN, Yenari MA. The inflammatory response in stroke. J Neuroimmunol, 2007, 184: 53-68.

21. Rajayer SR, Jacob A, Yang WL, et al. Cold-inducible RNA-binding protein is an important mediator of alcohol-induced brain inflammation. PLoS One, 2013, 8 (11): e79430.

22. Bennet L, Roelfsema V, George S, et al. The effect of cerebral hypothermia on white and grey matter injury induced by severe hypoxia in preterm fetal sheep. J Physiol, 2007,

578:491-506.

23. Saito K, Fukuda N, Matsumoto T, et al. Moderate low temperature preserves the stemness of neural stem cells and suppresses apoptosis of the cells via activation of the cold inducible RNA binding protein. Brain Res, 2010, 1358:20-29.

24. 姚文瑜, 张山, 姚淑萍. 浅低温脑保护降温方法及其作用机制研究进展. 国际麻醉学与复苏杂志, 2011, 32(5):592-596.

15 线粒体融合、分裂与缺血-再灌注损伤

缺血组织在恢复血液灌注或氧供后,会发生细胞功能代谢障碍和结构破坏进一步加重的病理过程,称之为缺血-再灌注(ischemia/reperfusion,I/R)损伤。I/R损伤主要表现为细胞凋亡。研究表明,线粒体在细胞凋亡中发挥着重要的作用[1]。在生理状况下,线粒体是一种呈现高度动态变化的细胞器,在细胞中不断融合与分裂。线粒体分裂速度和融合速度处于一种平衡,这种平衡的破坏,往往伴随着线粒体形态变化与机体的生理功能障碍[2]。本文主要围绕线粒体融合、分裂与缺血再灌注损伤展开综述。

一、线粒体融合、分裂

(一)线粒体融合蛋白

哺乳动物细胞内线粒体融合的主要调控蛋白为线粒体融合蛋白1(mitochondrial fusion protein 1,Mfn1)、线粒体融合蛋白2(mitochondrial fusion protein 2,Mfn2)和视神经萎缩症蛋白1(optic atrophy type 1,Opa1)[3]。

哺乳动物细胞内线粒体膜融合过程包括内膜融合和外膜融合两个过程,分别由不同的蛋白介导完成。Mfn1[4]和Mfn2[5]定位于线粒体外膜,介导线粒体外膜的融合过程;而Opa1定位于线粒体内膜,介导线粒体内膜的融合过程。这两个过程相互独立,但又相互依赖,具体的机制目前仍未研究透彻。Mfn1或Mfn2缺陷会导致线粒体融合障碍,出现大量碎片状线粒体。Opa1[6]除了参与控制线粒体融合外,对于线粒体嵴结构的维持非常重要,Opa1缺失可导致因线粒体嵴重构所致细胞色素C释放,从而引起细胞凋亡。

(二)线粒体分裂蛋白

哺乳动物细胞内线粒体分裂的主要调控蛋白为动力相关蛋白1(dynamin-related protein 1,Drp1)和线粒体分裂蛋白1(mitochondrial fission protein 1,hFis1)。

Drp1[7]主要分布于胞浆中,通过被招募到线粒体外膜引起线粒体分裂,是控制线粒体分裂的主要蛋白。Drp1主要功能是通过影响线粒体微管的分布过程进而维持线粒体的形态。敲除Drp1基因会抑制线粒体分裂,导致长杆状线粒体形成,从而提高线粒体的网络化程度;Drp1基因超表达可以加速线粒体分裂,产生大量片段化的线粒体。hFis1是一种小分子锚定蛋白,大量镶嵌在线粒体外膜上,通过与Drp1相互作用,促进线粒体分裂。

大量的研究表明,线粒体形态学调控蛋白不仅参与调控线粒体膜融合和分裂的平衡,还参与调控细胞的各种重要生理过程,包括线粒体生物再生、细胞增殖、细胞凋亡、坏死以及呼吸功能和氧化代谢的调控。它们的缺失或过度表达不仅使线粒体膜融合和分裂的平衡失调,而且还会导致线粒体功能紊乱,从而引起细胞功能紊乱,进而出现相应的疾病,例如进行性腓骨肌萎缩ⅡA型[8]、帕金森病[9]、阿尔茨海默病等[10]。

二、线粒体融合、分裂与细胞凋亡

细胞凋亡亦称为程序化细胞死亡(programmed cell death),是机体组织的一种用于清除受损、衰老以及多余细胞的自杀方式,它对于机体健康维持、免疫系统正常功能维持、神经系统正常发育等多方面具有重要意义。细胞凋亡形态特征可描述为凋亡小体(apoptofic bodies)的形成即核染色质凝缩、DNA大规模断片化、胞质浓缩、细胞膜内陷等表现。主要存在两条细胞凋亡途径,一条为外部途径,主要是细胞内的凋亡酶半胱氨酸特异性蛋白酶(Caspase-8),由细胞外死亡受体激活,另一条是内部途径,线粒体外膜通透性的改变使线粒体内外膜间隙中的多种促细胞凋亡因子释放入胞质内,从而使Caspase-9进一步激活。caspase-9可活化凋亡执行蛋白caspase-3,并最终导致细胞凋亡[11][12]。

研究表明,线粒体异常分裂是细胞凋亡的一项重要特征[13]。在多种凋亡模型中都发现了线粒体的片段化,网状结构被破坏,线粒体嵴发生重构,线粒体数量显著增加。在线粒体凋亡机制中细胞色素C起着关键作用。有学者认为Drp1通过细胞色素C的释放来参与哺乳动物的细胞凋亡[14]。Harris[15]同样发现,在细胞凋亡过程中,线粒体分裂相关蛋白Drp1使线粒体外膜通透性增加,进而引起细胞色素C释放,引起细胞凋亡。hFis1在细胞内的高表达会导致线粒体片段化,进而引起Drp1介导的细胞色素C释放和

细胞凋亡。与此相反,抑制 Drp1 表达可以防止细胞凋亡的发生。Mfn1 和 Mfn2 基因发生无效突变可完全阻断线粒体融合,导致严重的细胞功能缺陷,包括线粒体膜电位下降、氧化磷酸化障碍和细胞生长不良,而线粒体过度分裂会抑制细胞呼吸链,细胞内 ROS 生成增加和 ATP 合成减少,均导致细胞功能障碍[16]。尤其在神经细胞线粒体上也检测到线粒体分裂蛋白的存在,其与神经元退行性疾病有密切关系[17]。

凋亡时线粒体不仅由网络状分裂成碎片状,而且碎片状的线粒体簇集在细胞核周围并停止运动[18]。线粒体融合与分裂蛋白是如何积极参与细胞凋亡,仍需进一步研究。

三、缺血再灌注损伤

I/R 损伤是指缺血器官在恢复血供之后细胞损伤更加重的现象。研究证实氧自由基过度形成及钙超载是导致 I/R 损伤的主要因素。持续的组织缺血及缺血后再灌注均可导致细胞凋亡,尽管再灌注可减少凋亡细胞数,但却使不可逆转的细胞加速凋亡。细胞凋亡在 I/R 损伤的扮演着重要的角色,细胞凋亡率增加会加重 I/R 损伤,有效抑制细胞凋亡具有缓解 I/R 损伤的作用[19]。

组织再灌注是挽救缺血组织的必要措施。当再灌注发生时,内环境突然改变、线粒体膜电位变化、钙离子的运输等均导致了线粒体通透性转换孔(Mitochondrial permeability transition pore,mPTP)的突然开放,进而导致了 ATP 耗竭和细胞死亡的发生[20]。再灌注期间,也会出现线粒体内 Ca^{2+} 聚集,导致钙超载。此外,当呼吸链被抑制后再次恢复氧供时,线粒体会迅速产生大量 ROS。线粒体是 ROS 产生的主要场所,同时也是 ROS 的主要作用靶点。ROS 由超氧阴离子、过氧化氢和羟基自由基组成。研究证明,内源性 ROS 可导致线粒体膜电位丧失和细胞色素 C 的释放。ROS 是缺血再灌注损伤的主要启动子。线粒体内高水平的 Ca^{2+}、ROS 和过度氧化应激是导致 mPTP 大量开放的主要因素。研究显示:mPTP 开放一般发生在再灌注期,尤其是再灌注早期,而非组织缺血期。mPTP 大量开放会导致线粒体外膜破裂,继而形成线粒体水肿,并可导致来自线粒体膜间隙的促凋亡因子的大量释放(如细胞色素 C)[21]。外渗的细胞色素 C 可活化 caspase-9,caspase-9 可活化凋亡执行蛋白 caspase-3,并最终导致细胞凋亡[22]。

因此,改善线粒体功能是 I-R 损伤过程中组织保护的关键。

四、线粒体融合、分裂与缺血再灌注损伤

坏死和凋亡是缺血再灌注后细胞死亡的表现形式,而细胞凋亡是缺血再灌注迟发性细胞死亡的主要形式[23]。细胞凋亡作为缺血再灌注损伤的主要环节,其是一种受基因调控的,具有自主性、程序性的细胞死亡过程。线粒体作为细胞凋亡的重要执行者,其结构与功能异常可导致细胞凋亡[24]。

在缺血再灌注期间,随着再灌注时间的延长,线粒体损伤逐渐加重,可见线粒体数量减少,大部分线粒体肿胀破裂,空泡变性,膜不完整,基质漏出,片段化现象加剧[25]。结构是功能的基础,缺血再灌注后电子传递链复合物亚单位结构被破坏,伴随其活性的降低,线粒体 ATP 生成明显降低,同时伴随电子传递链复合物电子漏的增加及线粒体抗氧化系统的破坏。线粒体 SOD、维生素 E、谷胱甘肽过氧化物酶等含量减少或清除自由基的能力下降,线粒体 ROS 生成水平明显增加,从而导致细胞凋亡。

凋亡通过去除被破坏或过剩的细胞来维持组织平衡。已经证实过多的细胞凋亡将引起急性或慢性的器官衰竭。大量证据显示线粒体在调节细胞凋亡和坏死方面起了重要作用。缺血再灌注期间线粒体的改变激发了细胞异常的凋亡。研究发现[26],缺血诱导的 H9c2 细胞线粒体异常分裂与 Opa1 蛋白水平的下降有关;尽管过表达 Opa1 蛋白并不能阻止由缺血引起的凋亡,但是采用 siRNA 沉默 Opa1 后可导致线粒体分裂和细胞凋亡。另有研究发现[27],缺血/再灌注下小鼠心肌细胞胞浆中 Drp1 蛋白水平 Drp1 磷酸化蛋白水平下降,而线粒体外膜 Drp1 蛋白水平增加,表明缺血/再灌注时 Drp1 去磷酸化,并被招募至线粒体外膜,促进了线粒体分裂[28]。

五、展望

线粒体融合、分裂的动态平衡对维持正常线粒体群体和功能起着至关重要的作用。线粒体凋亡途径在 I/R 损伤过程中发挥着重要的作用。线粒体融合、分裂与 I/R 损伤发生、发展密切相关。因此,减轻线粒体超微结构损伤及维持线粒体功能是防治 I/R 损伤的重要方法,可能为 I/R 损伤防治提供新的思路和策略,具有重要的理论价值和现实意义。

(康元元　余剑波)

参 考 文 献

1. Ni HM1,Williams JA1,Ding WX2. Redox Biol. Mitochondrial dynamics and mitochondrial quality control. 2014,4C:6-13.

2. Pi card M,Taivassalo T,Gousp UlouG,Hepple RT. Mitochondria:isolation,structure and function. J Physiol,2011,589(18):4413-4421.

3. Westermann B. Mitochonfrial fusion and fission in cell life and death. Nat Rev Mol Cell Biol,2010,11(12):872-884.

4. Papanicolaou KN,Ngoh GA,Dabkowski ER,et al. Cardiomyocte deletion of mitofusin-1 lead to mitochondrial fragmentation and improves tolerance to ROS-induced mitochondrial dysfunction and cell death. Am J Physiol Heart Cirl

Physiol,2012,302(1):H167-H179.

5. Papanicolaou KN,Khairallah RJ,Ngoh GA,et al. Mito-fusin-2 maintains mitochondrial structure and contributes to stress-induced permeability transition in cerdiac myocytes. Mol Cell Biol,2011,31(6):1309-1328.

6. Yamaguchi R,erkins G,et al. Dynamics of mitochondrial structure during apoptosis and the enigma of Opa1. Biochim Biophys Acta,2009,1787(8):963-972.

7. Givvimani S,Pushpakumar S,Veeranki S,et al. Dysregulation of Mfn2 and Drp-1 protein in heart failure. Can J Physiol Pharmacol,2014,92(7):583-591.

8. Gentil BJ,Minotti S,Beange M,et al. Normal role of the low-molecular-weight neurofilament protein in mitochondrial dynamics and disruption in Charcot-Marie-Tooth disease. FASEB J,2012,26(3):1194-1203.

9. Mccoy MK,Cookson MR. Mitochondrial quality control and dynamics in Parkinson's disease. Antioxid Redox Signal, 2012,16(9):869-882.

10. Reddy PH,Tripathi R,Troung Q,et al. Abnormal mitochondrial dynamics and synaptic degeneration as early events in Alzheimer's disease:implications to mitochondria-targeted antioxidant therapeutics. Biochim Biophys Acta, 2012,1822(5):639-649.

11. Zhao Z,Yang P,Eckert RL,et al. Caspase-8:a key role in the pathogenesis of diabetic embryopathy. Birth Defects Res B Dev Reprod Toxicol,2009,86(1):72-77.

12. Odonkor CA,Achilefu S,et al. Modulation of effector Caspase cleavage determines response of breast and lung tumor cell lines to chemotherapy. Cancer Invest,2009,27(4):417-429.

13. Wang J,Hansen K,Edwards R,Van Houten B,Qian W. Mitochondrial division inhibitor 1 (mdivi-1) enhances death receptor-mediated apoptosis in human ovarian cancer cells. Biochem Biophys Res Commun,2014,456(1):7-12.

14. ChengWC, Berman SB, Ivanovska I, Jonas EA, Lee SJ, Chen Y, Kaczmarek LK, Pineda F, Hardwick JM. Mitochondrial factors with dual roles in death and survival. Oncogene,2006,25(34),4697-4705.

15. Lee YJ, Jeong SY, Karbowski M, Smith CL, Youle RJ. Roles of the mammalian mitochondrial fission and fusion mediators Fisl,Drpl and Opal in apoptosis. Mol. Biol Cel l, 2004,15:5001-5011.

16. Davidson MM,Walker WF,Hernandez-Rosa E,et al. Evidence for nuclear modifier gene in mitochondrial cardiomyopathy. J Mol Cell Cardiol,2009,46(6):936-942.

17. Arnold B,Cassady SJ,VanLaar VS,Herman SB. Integrating multiple aspects of mitochondrial dynamics in neurons: Age-related differences and dynamic changes in a chronic rotenone model,Neurobiol Dis,2011,41(1):189-200.

18. Dorn GW 2nd,Clark CF,Eschenbacher WH,et al. MARF and Opal control mitochondrial and cardiac function in Drosophila. Circ Res,2011,108(1):12-17.

19. Wang JX,Jiao JQ,Li Q,et al. MiR-499 regulates mitochondrial dynamics by targeting calcineurin and dynamin-related protein-1. Nat Med,2011,17(1):71-78.

20. Halestrap AP. Mitochondrial and reperfusion injury of the heart-a holey death but not beyond salvation. J Bioenerg Biomembr,2009,41(2):113-121.

21. Kinnally KW,Peixoto PM,Ryu SY,Dejean LM,et al. Is mPTP the gatekeeper for necrosis,apoptosis,or both. Biochimica et Biophysica Acta,2011,1813:616-622.

22. Huber HJ,Duessmann H,Wenus J,Kilbride SM,Prehn JH:Mathematical modelling of the mitochondrial apoptosis pathway. Biochim Biophys Acta,2011,1813:608-615.

23. Abas F,Alkan T,Goren B,et al. Neuroprotective effects of postconditioning on lipid peroxidation and apoptosis after focal cerebral ischemia/reperfusion injury in rats. Turk Neurosurgery,2010,20(1):1-8.

24. Abas F,Alkan T,Goren B,et al. Neuroprotective effects of postconditioning on lipid peroxidation and apoptosis after focal cerebral ischemia/reperfusion injury in rats. Turk Neurosurgery,2010,20(1):1-8.

25. KE Wenbo,ZHENG Qichang. The role of Mfn2 in regulating hapatic ischemia/reperfusion injury. Huazhong University of Science & Technology,2012.

26. Chen L,Gong Q,Stice J P,et al. Mitochondrial OPA1,apoptosis,and heart failure. Cardiovasc Res,2009,84(1):91-99.

27. Wang JX,Jiao JQ,Li Q,et al. MiR-499 regulates mitochondrial dynamics by targeting calcineurin and dynamin-related protein-1. Nat Med,2011,17(1):71-78.

28. Ikeda Y,Shirakabe A,Maejima Y,Zhai P,Sciarretta S,Toli J,Nomura M,Mihara K,Egashira K,Ohishi M,Abdellatif M,Sadoshima J. Endogenous Drp1 Mediates Mitochondrial Autophagy and Protects the Heart Against Energy Stress. Circ Res,2014,pii:CIRCRESAHA. 114. 303356.

16 炎症消退障碍与脓毒症

脓毒症(sepsis)是各种严重创伤、烧伤、休克及大手术等感染性与非感染性疾病的全身炎症反应性的严重并发症。虽然脓毒症的诊治措施、监护手段也逐年提高，但其发病率和死亡率仍居高不下[1,2]。脓毒症早期以炎症介质过度释放为特征，但随着病情加重，免疫抑制占主导作用。虽然我们对脓毒症的发病机制有了进一步的认识，但对脓毒症的有效预防及处理措施仍在探索。促炎症消退脂类介质，如脂氧素(lipoxins, LXs)、消退素(resolvins, Rvs)、保护素(protectins)以及巨噬素(maresins)等，合成不足可能与脓毒症的发生发展有密切联系。这些脂类介质可以抑制过度炎症反应，减少促炎因子、氧自由基的释放，抑制白细胞活化，促进炎症消退及疾病恢复。

在美国，每年约有2%的住院患者发生重度脓毒症，其中有一半需要进入重症监护室(intense care unit, ICU)治疗，约占ICU患者的10%。进入老年化社会后，脓毒症患病人数逐年上升[2-4]。脓毒症是由感染性与非感染性疾病的引起全身炎症反应性疾病，当合并低血压和器官功能障碍时，导致脓毒性休克，出现多器官功能障碍(MODS)容易导致死亡[5]。参与脓毒症病理生理机制的介质有：人白细胞抗原-DR(HLA-DR)，白介素-1(IL-1)，白介素-2(IL-2)，白介素-4(IL-4)，白介素-6(IL-6)，白介素-8(IL-8)，白介素-10(IL-10)肿瘤坏死因子-α(TNF-α)，高迁移率族蛋白-1(HMGB1)，黏附分子，CD11b/CD18，ω-3脂肪酸，类花生酸类物质，高密度脂蛋白(HDL)以及活性氧(ROS)等[5-9]。

一、脓毒症及危重病的免疫调控

脓毒症患者的免疫功能急剧下降，超敏反应性降低并滞后，院内感染发生率增高[10-12]。研究发现，不同个体对脂多糖(LPS)的反应性具有差异性，这与Toll样受体(TLR)的突变有关，提示基因序列的改变会影响机体对内外环境应激的免疫应答，基因序列的差异性决定了脓毒症的易感性[11,12]。TLRs通过调控氧自由基的释放，调节白细胞趋化和巨噬细胞吞噬功能，调控类花生酸类物质的合成，在炎症免疫应答中起重要作用。增加机体炎症消退活性分子的生成，可以限制炎症损伤加重，促进脓毒症缓解和器官功能的恢复[13-16]。

二、TLRs、促炎脂类介质、抗炎脂类介质与脓毒症

促炎脂类介质和抗炎脂类介质的前体物质均由多不饱和脂肪酸(PUFAs)合成，PUFAs还参与调控TLRs的表达。LPS刺激后，通过环氧合酶-2(COX-2)通路产生大量的前列腺素E2(PGE2)以及少量的其他前列腺素类物质。相反，LPS以MyD88依赖性的方式下调COX-1，而在LPS刺激的星形细胞模型中，COX-1缺乏可增加PGE2的释放。因此，机体受LPS刺激后，以COX-2依赖性合成PGE2，而TLR4激活后，通过协同下调COX-1，可进一步增加PGE2的生成[17-18]。研究发现，FUFA补充剂，尤其是花生四烯酸(又称二十碳四烯酸，AA，20:4 ω-6)和二十二碳六烯酸(DHA，22:6 ω-3)可减少感染性坏死性小肠结肠炎的发生率，并抑制肠内TLR4基因的表达，从而改善感染性坏死性小肠结肠炎[19]。另外，DHA的衍生物消退素和保护素D1也具有强效的抗炎作用，可减少炎症部位白细胞的浸润和阻断TLR介导的巨噬细胞的活化作用；在缺血再灌注肾损伤模型中，消退素和保护素D1还可减少肾间质纤维化[20]。阿司匹林诱生的脂氧素(ATL，又称15-epi-LXs)是AA的衍生物之一，具有天然脂氧素的大多数抗炎促消退作用。动物实验发现，ATL联合头孢他啶，通过减少腹膜巨噬细胞产生IL-6和TNF-α，抑制细菌播散，阻断促炎反应的启动，ATL可改善大肠埃希菌性脓毒症模型小鼠的全身炎症反应，提高小鼠存活率[21]。临床研究表明，低剂量(81~100mg/d)阿司匹林可以提高全身炎症反应综合征(SIRS)和脓毒症患者的生存率，这与阿司匹林诱生脂氧素生成增加明显相关[22-24]。

DHA衍生物消退素D2(RvD₂)具有强力的抗炎症作用，可减少中性粒细胞在炎症部位募集，并通过内皮细胞依赖性释放一氧化氮(NO)以及对白细胞黏附受体的表达发挥直接调控作用，以弱化体内白细胞与内皮细胞之间的相

互作用。RvD_2 能有效促进盲肠结扎穿孔（CLP）脓毒症小鼠模型的炎症消退，进而提高小鼠存活率[25]。

flavocoxid 既能抑制 COX-2，也能抑制 5-脂加氧酶（5-LOX）。在 LPS 刺激的大鼠巨噬细胞模型中，flavocoxid 通过抑制核因子-κB（NF-κB）、COX-2、5-LOX 以及减少诱生型一氧化氮合酶（iNOS）的生成，以调控抗炎作用。在 CLP 脓毒症动物模型中，flavocoxid 通过减少 NF-κB、COX-2、5-LOX、TNF-α 和 IL-6 的释放，提高动物的存活率。减少血液中促炎因子 LTB4、PGE2、TNF-α 和 IL-6，增加抗炎因子 IL-10 及血清 LXA4 的水平，可以减轻 CLP 所致的组织损伤，并降低肺脏和肝脏髓过氧化物酶（MPO）的活性[26]。

这些研究说明，机体内促炎和抗炎因子协调合成、释放，并发挥作用，介导恰当的炎症反应进而调控随后的炎症消退过程，以维持组织器官、细胞功能的稳态。在 LXs 等抗炎脂类介质的调控下，炎症可呈现由"启动（initiation）"到"消退（resolution）"的高度有序化过程，既有效发挥炎症的防御功能、又适度限制炎症的损伤效应[27]。提高抗炎脂类介质的水平，如 LXA4、RvD2，可以防治脓毒症和脓毒性休克[25,26]。

三、炎症消退障碍—脓毒症的新机制

脓毒症发病机制极其复杂，其中，由严重感染或损伤引发的失控性暴发性炎症反应被认为是脓毒症发生发展的基础性病理机制[28]。近年来大量的研究表明：炎症自限机制障碍是导致炎症过度扩大化的另一重要原因[27,29,30]。脓毒症的发生发展与机体不能及时产生脂氧素、消退素、保护素及巨噬素等内源性抗炎促消退脂类介质密切相关。机体炎症反应一旦启动后，即使刺激物已被清除，但如果未能有效启动"消退"程序，将导致炎症迁延不退，延迟组织器官的修复愈合，导致脓毒症持续存在，最后导致死亡。

在雾化吸入 LPS 制作的急性肺损伤（ALI）小鼠模型中，LXA4 类似物通过增加血红素加氧酶-1（HO-1）的活性，同时减少一氧化碳（CO）的产生，从而减轻肺损伤[31]。CLP 模型大鼠 5h 后皮下注射 40μg/kg LXA4 组较 48h 后给药组存活时间更长，而且 8 天后组织损伤程度也明显减轻。在该项研究中，LXA4 抑制 NF-κB 活性，降低血浆 IL-6、单核细胞趋化蛋白-1 的水平，并通过增强巨噬细胞的募集作用而减少血液中细菌量，但对巨噬细胞的吞噬作用没有影响[32]。这些结果跟 RvD2 观察到的结果相类似，RvD2 可减少 IL-17、PG-E2 和 LTB4，而增强白细胞对大肠埃希菌的吞噬作用，同时增加胞内 ROS 的释放，进而提高 CLP 模型小鼠的存活率。因此，LXA4 和 RvD2 均可通过减轻炎症反应以及细菌播散而提高脓毒症模型动物的存活率[25,26,31,32]。脂氧素、消退素、保护素和巨噬素等脂类介质除了发挥抗炎促消退作用外，还具有细胞保护和神经保护作用[33]（图 16-1）。此外，这些脂类介质还可以延长干细胞的存活时间，增强细胞增殖和分化作用，有益于脓毒症的恢复[34,35]。这些研究进一步阐明炎症消退障碍是脓毒症的机制之一。

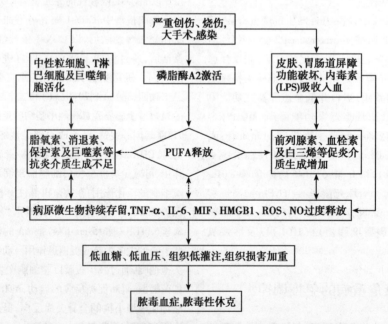

图 16-1 促炎、抗炎脂类介质与重症感染病理生理机制的网络关系
严重创伤、烧伤、感染、大手术（尤其是腹部手术）后，胃肠道屏障功能受损，导致内毒素（LPS）从胃肠道吸收进入血液循环，LPS 激活单核细胞、巨噬细胞及中性粒细胞，释放促炎因子：TNF-α、IL-6、巨噬细胞迁移抑制因子（MIF）、HMGB1，这些促炎因子激发氧自由基、NO 类花生酸类促炎物质（前列腺素、血栓素及白三烯）过度释放，从而导致血糖下降、血压下降，组织灌注量下降，组织受损，进一步导致脓毒症甚至脓毒性休克。脂氧素、消退素、保护素及巨噬素等脂类介质通过抑制 TNF-α、IL-6、MIF、HMGB1、氧自由基、iNOS 以及类花生酸类促炎物质的产生，从而发挥抗炎促消退作用。这些脂类介质还可以恢复胃肠道屏障功能，清除侵袭性微生物，抑制巨噬细胞、中性粒细胞的活化，从而在脓毒症、脓毒性休克的防治中发挥重要作用

四、小结与展望

通过检测脓毒症患者不同阶段血浆及尿液中脂氧素、消退素、保护素和巨噬素的水平，并与脓毒症的严重程度和多器官功能障碍进行关联分析，可验证炎症消退障碍在脓毒症病理生理机制中的重要作用。检测血浆及尿液中LXA4以及LTs的水平可以预测脓毒症患者病情进展。如果LXA4、RvD2、PD1恢复到正常水平或者逐渐升高，同时伴随或者不伴随LTs降低，我们将来可以此作为患者治疗奏效的观察指标。可以结合尿液中脂氧素、消退素、保护素及LTs水平、临床表现以及APCHE评分综合评估脓毒症的病情进展。

抗炎脂类介质脂氧素、消退素、保护素和巨噬素均是PUFAs的衍生物，在炎症消退中发挥重大作用，因此它们在脓毒症、脓毒性休克等严重感染性疾病的预防和治疗中也可能起重要作用。尽管目前运用LC-MS以及MS-MS技术可以检测体液中抗炎脂类介质水平，但将来仍需要研发更可靠、简便、实惠的检测技术。目前对脓毒症的治疗措施尚有限，探索增加脂氧素、消退素、保护素和巨噬素等抗炎脂类介质的方法或者研发理化性质更稳定、作用更强的类似物，将为脓毒症及脓毒性休克的预防及治疗带来新希望。

（刘勇坚　马武华　金胜威）

参 考 文 献

1. Charles NS, John S. Resolution of inflammation: the beginning programs the end. Nature Immunology, 2005, 6(12): 1191-1197.

2. Angus DC, van der Poll, T. Severe Sepsis and Septic Shock. N Engl J Med, 2013, 369(9): 840-851.

3. Melamed A, Sorvillo FJ. The burden of sepsis-associated mortality in the United States from 1999 to 2005: an analysis of multiple-cause-of-death data. Crit Care, 2009, 13: R28.

4. Lagu T, Rothberg MB, Shieh MS, et al. Hospitalizations, costs, and outcomes of severe sepsis in the United States 2003 to 2007. Crit Care Med, 2012, 40: 754-756. [Erratum, Crit Care Med 2012, 40: 2932.]

5. Das UN. Can sepsis and other critical illnesses be predicted and prognosticated? Adv Sepsis, 2006, 5: 52-59.

6. Kinasewitz GT, Yan BS, Basson B, et al. For the PROWESS Sepsis Study Group. Universal changes in biomarkers of coagulation and inflammation occur in patients with severe sepsis, regardless of causative micro-organism [ISRCTN74215569]. Crit Care, 2004, 8: R82-90.

7. Karlsson S, Pettilä V, Tenhunen J, et al. HMGB1 as a predictor of organ dysfunction and outcome in patients with severe sepsis. Intensive Care Med, 2008, 34: 1046-1053.

8. Yang H, Ochani M, Li J, et al. Reversing established sepsis with antagonists of endogenous high mobility group box-1. Proc Natl Acad Sci USA, 2004, 101: 296-301.

9. Sunden-Cullberg J, Norrby-Teglund A, Rouhiainen A, et al. Persistent elevation of high mobility group box-1 protein (HMGB1) in patients with severe sepsis and septic shock. Crit Care Med, 2005, 33: 564-573.

10. Felmet KA, Hall MW, Clark RS, et al. Prolonged lymphopenia, lymphoid depletion, and hypoprolactinemia in children with nosocomial sepsis and multiple organ failure. J Immunol, 2005, 174: 3765-3772.

11. Arbour NC, Lorenz E, Schutte BC, et al. TLR4 mutations are associated with endotoxin hyporesponsiveness in humans. Nat Genet, 2000, 25: 187-191.

12. Das UN. Critical advances in septicemia and septic shock. Crit Care, 2000, 4: 290-294.

13. Shishido T, Nozaki N, Takahashi H, et al. Central role of endogenous toll-like receptor-2 activation in regulating inflammation, reactive oxygen species production, and subsequent neointimal formation after vascular injury. Biochem Biophys Res Commun, 2006, 345: 1446-1453.

14. Norris PC, Reichart D, Dumlao DS, et al. Specificity of eicosanoid production depends on the TLR-four-stimulated macrophage phenotype. J Leukoc Biol, 2011, 90: 563-574.

15. Lefebvre JS, Marleau S, Milot V, et al. Toll-like receptor ligands induce polymorphonuclear leukocyte migration: key roles for leukotriene B4 and platelet-activating factor. FASEB J, 2010, 24: 637-647.

16. Ruipérez V, Astudillo AM, Balboa MA, et al. Coordinate regulation of TLR-mediated arachidonic acid mobilization in macrophages by group IVA and group V phospholipase A2s. J Immunol, 2009, 182: 3877-3883.

17. Font-Nieves M, Sans-Fons MG, Gorina R, et al. Induction of COX-2 enzyme and down-regulation of COX-1 expression by lipopolysaccharide (LPS) control prostaglandin E2 production in astrocytes. J Biol Chem, 2012, 287: 6454-6468.

18. Gorina R, Font-Nieves M, Márquez-Kisinousky L, et al. Astrocyte TLR4 activation induces a proinflammatory environment through the interplay between MyD88-dependent NF-κB signaling, MAPK, and Jak1/Stat1 pathways. Glia, 2011, 59: 242-255.

19. Lu J, Jilling T, Li D, et al. Polyunsaturated fatty acid supplementation alters proinflammatory gene expression and reduces the incidence of necrotizing enterocolitis in a neonatal rat model. Pediatr Res, 2007, 61: 427-432.

20. Hassan IR, Gronert K. Acute changes in dietary omega-3 and omega-6 polyunsaturated fatty acids have a pronounced impact on survival following ischemic renal injury and for-

mation of renoprotective docosahexaenoic acid-derived protectin D1. J Immunol,2009,182:3223-3232.

21. Ueda T. Fukunaga K. Seki H,et al. Combination Therapy of 15-Epi-Lipoxin A4 With Antibiotics Protects Mice From Escherichia coli-Induced Sepsis. Crit Care,Med 2014.

22. Eisen DP. Manifold beneficial effects of acetyl salicylic acid and nonsteroidal anti-inflammatory drugs on sepsis. Intensive Care Med,2012.

23. Hennekens CH,Schneider WR,Pokov A,et al. A randomized trial of aspirin at clinically relevant doses and nitric oxide formation in humans. J Cardiovasc Pharmacol Ther, 2010,15:344-348.

24. Eisen DP,Reid D,McBryde ES. Acetyl salicylic acid usage and mortality in critically ill patients with the systemic inflammatory response syndrome and sepsis. Crit Care Med, 2012, 40(6):1761-1767.

25. Spite M,Norling LV,Summers L,et al. Resolvin D2 is a potent regulator of leukocytes and controls microbial sepsis. Nature,2009,461:1287-92.

26. Bitto A,Minutoli L,David A,et al. Flavocoxid,a dual inhibitor of COX-2 and 5-LOX of natural origin,attenuates the inflammatory response and protects mice from sepsis. Crit Care,2012,16:R32.

27. Lawrence T,Gilroy DW. Chronic inflammation:a failure of resolution? Int J Exp Pathol,2007,88(2):85-94.

28. Gilroy DW,Lawrence T,Perretti M,et al. Inflammatory resolution:new opportunities for drug discovery. Nat Rev Drug Discov,2004,3(5):401-416.

29. Maldonado-Pérez D,Golightly E,Denison FC,et al. A role for lipoxin A$_4$ as anti-inflammatory and proresolution mediator in human parturition. FASEB J,2011,25(2):569-575.

30. Maderna P,Godson C. Mediators and receptors in the resolution of inflammation. Review, Lipoxins:resolutionary road. British Journal of Pharmacology,2009,158:947-959.

31. Jin S,Zhang L,Lian Q,et al. Post-treatment with aspirin-triggered lipoxin A4 analog attenuates lipopolysaccharide induced acute lung injury in mice. the role of hemeoxygenase-1. Anesth Analg,2007,104:369-77.

32. Walker J,Dichter E,Lacorte G,et al. Lipoxin A4 increases survival by decreasing systemic inflammation and bacterial load in sepsis. Shock,2011,36:410-416.

33. Norling LV,Spite M,Yang R,et al. Cutting edge:humanized nano-proresolving medicines mimic inflammation-resolution and enhance wound healing. J Immunol,2011,186:5543-5547.

34. Das UN. Influence of polyunsaturated fatty acids and their metabolites on stem cell biology. Nutrition,2011,27:21-25.

35. Das UN. Essential fatty acids and their metabolites as modulators of stem cell biology with reference to inflammation,cancer,and metastasis. Cancer Metastasis Rev,2011,30:311-324.

17 微泡：炎症反应中细胞交流的新方式

微泡(microvesicles，MVs)是指来自多种类型细胞的由膜包裹的小囊泡。许多细胞受到刺激时可以产生微泡，例如ATP与小胶质细胞表面的P2X7受体结合，可以诱导小胶质细胞产生大量微泡。很长一段时间内，人们认为微泡为细胞周围人为产生的杂质，最近大量证据表明，微泡的确存在于多种体液中，例如血液、尿液以及腹水。微泡脱落是重要的生物学过程，在细胞间的信息交流以及蛋白质、核酸的运输中起重要作用。因此，其可成为机体健康状况的诊断、监测的重要指标。微泡的功能依赖于它的结构，而它的结构取决于它所来源的细胞类型。例如，小胶质细胞来源的微泡参与其炎症反应，肿瘤细胞来源的微泡参与肿瘤的侵袭以及逃脱免疫反应等。

最近研究表明，微泡中存在许多生物活性分子，例如蛋白质、核酸。微泡内的物质可以释放到细胞外环境进而影响周围环境。例如，来自小胶质细胞的微泡内包含大量的IL-1β前体以及caspase-1等。来自神经元和星形胶质细胞的微泡包含生长因子，并且促进旁分泌反应。另外，微泡上的膜蛋白可以与靶细胞上的分子发生特异性相互作用，进而促进信号反应。本文主要阐述关于微泡的产生以及微泡在炎症过程中的作用。

一、微泡结构和生物来源

真核细胞在体内或体外环境中可通过非传统的分泌机制释放由膜包被的非齐性囊泡群，这一机制与经典的信号肽的分泌运输途径不同。在很长一段时间内，微泡被认为是一种杂质而未受重视。但最近研究发现，微泡是质膜来源的颗粒，它通过质膜向外出芽的方式形成并释放到细胞外环境中。

一般将胞外的囊泡分为外核体(exosomes)及微泡，两者有许多不同点(表17-1)。生物来源：外核体主要起源于预先形成的多泡体，多泡体与细胞质膜融合后再释放到胞外；微泡是由质膜直接向外起泡并脱落而来。形态：外核体直径在50nm～80nm，形态均匀；微泡大小不等，直径在100nm～1μm，而且形态不均一。免疫标记物：外核体高表

达CD63、rab7、lamp-1等，而微泡高表达磷脂酰丝氨酸(Phosphatidylserine，PS)、金属蛋白酶类等。文献中也报道，外核体在100 000g离心时沉降，而微泡可以在较低的速率(10 000g)离心时沉降。另外，质膜来源的脱落的微泡与凋亡脱落的囊泡具有结构相似性，它们都是通过质膜向外突出而形成，不同的是，微泡中不包含细胞器及核碎片。得出这一结论是基于以下结果，即刺激多种正常或改造的细胞产生微泡后，这些细胞仍具有活性。

表17-1 微泡与外核体不同点

	微泡	外核体
来源	质膜	多泡体
释放机制	从质膜表面芽殖	多泡体的胞吐作用
大小	100nm～1μm	50～80nm
形态	不均一	均一
胞内储存	否	是
免疫标记物	金属蛋白酶类、PS	CD63、rab7、lamp-1
典型的脂类	胆固醇	神经酰胺
可被沉降的最小离心力	10 000g	100 000g

然而，微泡的组分在很大程度上依赖于它所来源的细胞类型。微泡膜的组分与其亲代细胞膜并不完全相同，因而具有特定的功能。并不是所有的质膜蛋白都存在于脱落的微泡上。另外，有些物质在质膜上的位置发生变化。例如，PS转移到膜外侧，尤其在微泡脱落的部位，但膜蛋白的结构仍然保持完整。最近的研究发现，PS外移可能是来压制免疫反应以及促进肿瘤细胞存活。

二、微泡形成和脱落的机制

微泡从细胞表面形成和脱落是一个复杂的过程。微泡释放可分为以下两步：首先质膜向外出芽并形成微泡，然后

脱落，并且这两个过程是分离的，因为钙离子螯合作用可轻微延迟质膜上微泡的形成，却明显抑制微泡的脱落。脱落过程类似于细胞分裂，分裂沟中具有收缩作用的结构不断收缩，直到连接处被挤压断裂，然后分成子细胞。研究发现，质膜组分（如脂类、蛋白质）分布改变、细胞骨架改变以及细胞周围微环境的改变，都可导致质膜稳定性下降，促进微泡形成及脱落。另外，微泡脱落需要能量输入、RNA合成以及蛋白质翻译，但仍不清楚ATP在哪个确切位点上发挥作用。

（一）膜脂质的影响

脂质聚集于质膜的局部区域可导致膜稳定性、膜弯曲力以及膜分子相互作用的改变。所需要的脂类中，最常见的是胆固醇，它在微泡释放过程中起重要作用，因为激活的中性粒细胞释放的微泡中含有大量胆固醇，通过药物去除细胞内的胆固醇可抑制微泡的脱落。另外，PS从质膜内侧转移到脱落囊泡外侧，可导致质膜稳定性改变，促进微泡形成。脂质不对称性的可能机制有：①脂质合成的不对称性导致脂质分布的不同；②氨基磷脂转位酶可在ATP存在时把磷脂从质膜的一个地方转移到另一个地方；③鞘磷脂酶的不对称分布可导致质膜上产生神经酰胺梯度，进而导致微泡向鞘磷脂酶激活的一侧脱落。

（二）膜蛋白质的影响

质膜蛋白质的改变也可导致微泡形成，其机制可能是：①蛋白质可以在局部施加力量使质膜形成起泡所需的弯曲度；②蛋白质可以与膜表面结合，改变它们相互作用，进而使膜弯曲；③有收缩力的蛋白可以增加质膜某一部位的张力或收缩力，导致膜结构不对称，进而导致膜弯曲；④蛋白质可以调节质膜上脂质的成分及不对称性。

（三）细胞骨架的作用

细胞骨架断裂是微泡形成的机制之一，因为利用秋水仙素、长春新碱等破坏细胞骨架中微管的药物可以诱导微泡的脱落。另外，有报道指出，在微泡形成过程中有收缩蛋白质的激活。同样，最近研究表明收缩蛋白在微泡形成和脱落中起重要作用。因为磷酸化的肌球蛋白轻链激酶（myosinlight chain kinase，MLCK2，一种可以激活肌球蛋白Ⅱ，引起肌动蛋白细胞骨架收缩的激酶）集中在芽殖的微泡颈部，而且，肌球蛋白1a（myosin 1a，MYO1A）对于微泡的形成是必需的。这些数据支持这样一个机制，即通过挤压，使细胞骨架断裂，微泡从细胞表面脱落。

（四）细胞周围微环境的作用

在微泡的形成和释放过程中，有许多信号通路相互协调。研究发现，ATP刺激小胶质细胞，可以诱导其产生微泡，同样，用钙离子刺激小胶质细胞以及树突状细胞，可以增加微泡的脱落；相反，用ATP拮抗剂或钙离子螯合剂可明显减少微泡的产生。另外，有许多具有潜在生长因子作用的受体在细胞激活以及微泡释放过程中起重要作用，因为，若去除生长培养基中的血清，可抑制微泡的释放。

三、微泡在炎症中的作用

传统上认为炎症是通过不同类型细胞间细胞因子及可溶性因子的直接及间接作用来维持的。现在认为，多种细胞来源的微泡也参与炎症反应。在炎症的不同阶段，微泡的作用不同。在早期阶段，来源于中性粒细胞的微泡刺激抗炎细胞因子的释放，例如来源于巨噬细胞的TGFβ1和IL-10增加，以及TNFα和IL-8减少。在炎症的晚期阶段，脱落的微泡可介导促炎反应，包括介导趋化因子受体转移以及其他介质（如IL-24）释放，进而诱导并增强炎症反应。同样，脱落的微泡在多种炎性疾病中发挥重要作用。

（一）血小板来源的微泡在炎症中的作用

血小板来源的微泡与炎症反应密切相关。外周损伤发生炎症反应时，血小板来源的微泡可与血管内皮细胞结合，诱导促细胞因子（TNF-α、IL-1β）以及补体复合物C5b-9的产生，而促炎细胞因子可反过来诱导血小板及内皮细胞来源的微泡的产生。另外，微泡可以上调内皮细胞及白细胞的黏附分子，导致白细胞黏附于内皮细胞，外渗增加。体外实验证明，血小板来源的微泡可以把CD34运送到B细胞，从而促进免疫球蛋白的产生。另外炎性皮肤患者中可以检测到大量来源于T细胞、肥大细胞的微泡。

（二）小胶质细胞来源微泡在炎症中的作用

小胶质细胞为中枢神经系统的免疫细胞，占中枢神经系统内胶质细胞总数的5%～10%。小胶质细胞来源的微泡与炎症密切相关。ATP被认为是小胶质细胞在大脑损伤及炎症反应过程中的主要因子，星形胶质细胞来源的内源性ATP可诱导小胶质细胞形成并脱落微泡。另有研究表明，P38通路在小胶质细胞生成微泡的过程中起重要作用。因为ATP可与P2X7结合，通过P38通路激活酸性鞘磷脂酶（A-SMase），促进微泡的形成，在胞外存在钙离子时，微泡释放。减少ATP的量或通过药物、基因敲除等方式抑制P2X7、P38、A-SMase等可明显减少微泡的形成以及IL-1β的释放。Zhenghua Xiang的研究表明，脊髓缺血再灌注损伤时，在脊髓背角也可发现大量微泡存在。另外，在中枢神经系统中，微泡是细胞因子释放的主要方式，由微泡形式释放的IL-1β占总量的20%以上。微泡内存在Caspase-1，IL-1β前体在微泡内加工成熟，在ATP刺激时以成熟IL-1β的形式进入细胞外环境。

综上所述，微泡在炎症的发生发展中可能具有重要作用，而许多疾病是以炎症反应为基础的，因此，对其研究可为疾病尤其炎性疾病的治疗提供新思路。

四、总结

微泡的主要角色是促进细胞间的交流。它可以将特定物质，包括蛋白质、核酸等从起始细胞运送到毗邻或者远处的靶细胞，从而参与炎症反应、肿瘤转移的一系列生理病理过程。以微泡形式运输物质有许多优点,最主要的是它可以避免所运物质被稀释以及减少这些物质的副作用。另外微泡还有防御作用,例如,它可以移除小胶质细胞表面的P2X7受体,而避免大量ATP刺激导致小胶质细胞凋亡。关于微泡还有许多问题有待解决,例如如何准确确定微泡的生物来源。对此问题的研究,有助于对某些疾病如肿瘤的提前诊断;探明微泡产生及释放的具体分子机制是什么将有助于某些靶向药物的研发。总之,微泡的研究对于许多疾病的诊断与治疗具有重要意义。

（李建　袁红斌）

参 考 文 献

1. Fabio B, Cristiana P, Luisa N, et al. Acid sphingomyelinase activity triggers microparticle release from glial cells. The EMBO Journal, 2009, 28(8): 1043-1054.

2. Fabio B, Elena P, Alessio C, et al. Astrocyte-Derived ATP Induces Vesicle Shedding and IL-1 Release from Microglia. J Immunol, 2005, 174(11): 7268-7277.

3. Vandhana MC, James WC, Alanna S, et al. Microvesicles: mediators of extracellular communication during cancer progression. Journal of Cell Science, 2010, 123(10): 1603-1611.

4. Xi C, Hongwei L, Junfeng Z, et al. Secreted microRNAs: a new form of intercellular communication. Trends in Cell Biology, 2012, 22(3): 125-132.

5. Crislyn DSS, James WC. Tumor-derived microvesicles: shedding light on novel microenvironment modulators and prospective cancer biomarkers. GENES & DEVELOPMENT, 2012, 26(12): 1287-1299.

6. Cocucci E, Racchetti G, Meldolesi J. Shedding microvesicles: artefacts no more. Trends Cell Biol, 2009, 19(2): 43-51.

7. Proia P, Schiera G, Mineo M, et al. Astrocytes shed extracellular vesicles that contain fibroblast growth factor-2 and vascular endothelial growth factor. Int. J. Mol. Med, 2008, 21(1): 63-67.

8. Schiera G, Proia P, Alberti C, et al. Neurons produce FGF2 and VEGF and secrete them at least in part by shedding extracellular vesicles. J. Cell Mol. Med, 2007, 11(6): 1384-1394.

9. Hershko AY, Rivera J. Mast cell and T cell communication: amplification and control of adaptive immunity. Immunol Lett, 2010, 128(2): 98-104.

10. Elena T, Roberto F, Fabio B, et al. Microglial microvesicle secretion and intercellular signaling. Frontiers in Physiology, 2012, 3: 149-159.

11. Muralidharan CV, Clancy J, Plou C, et al. ARF6-regulated shedding of tumor cell-derived plasma membrane microvesicles. Curr. Biol, 2009, 19(22): 1875-1885.

12. Martin O, Pagano RE. Transbilayer movement of fluorescent analogs of phosphatidylserine and phosphatidylethanolamine at the plasma membrane of cultured cells. Evidence for a protein-mediated and ATP-dependent process(es). J. Biol. Chem, 1987, 262(12): 5890-5898.

13. McConnell RE, Higginbotham JN, Shifrin DA, et al. The enterocyte microvillus is a vesicle-generating organelle. J. Cell Biol, 2009, 185(7): 1285-1298.

14. Ardoin SP, Shanahan JC, Pisetsky DS. The role of microparticles in inflammation and thrombosis. Scand. J. Immunol, 2007, 66(2-3): 159-165.

15. Irit S, Metsada PC, Dvora K, et al. T cell-derived microvesicles induce mast cell production of IL-24: Relevance to inflammatory skin diseases. J Allergy Clin Immunol, 2014, 133(1): 217-224.

16. Köppler B, Clemens C, Schlöndorff D, et al. Differential mechanisms of microparticle transfer to B cells and monocytes: anti-inflammatory properties of microparticles. Eur. J. Immunol, 2006, 36(3): 648-660.

17. Pap E, Pállinger é, Pásztói M, et al. Highlights of a new type of intercellular communication: microvesicle-based information transfer. Inflamm Res, 2009, 58(1): 1-8.

18. Qiang Y, Zhili G, Xiaofeng L, et al. Block of P2X7 receptors could partly reverse the delayed neuronal death in area CA1 of the hippocampus after transient global cerebral ischemia. Purinergic Signalling, 2013, 9(4): 663-675.

18 电压依赖性阴离子通道在细胞死亡中的研究进展

一、引言

线粒体上的电压依赖性阴离子通道(voltage-dependant anion channel,VDAC),又称线粒体孔道蛋白,是线粒体外膜(outer mitochorial membrane,OMM)上最丰富的蛋白质。VDAC家族有三种亚型(VDAC1,VDAC2和VDAC3),有三个独立的基因编码。

尽管已经明确VDAC调节线粒体与胞浆之间离子和代谢产物的流动,是外膜上ATP、ADP及其他呼吸底物通过的主要通道[1],但是该通道的大部分的特性,甚至通道的结构仍然有争议,这些已有文献重点综述[2]。因此,本文重点阐述VDAC在调节线粒体膜通透性和细胞死亡中的作用。

二、VDAC和线粒体膜通透性转换孔

线粒体膜通透性转换(mitochondrial permeability transition,MPT)是线粒体内膜应对伤害性刺激[3](如氧化应激,Ca²⁺超载,低氧和细胞毒性药物)所表现的通透性突然改变。通透性转换的程度是相对的,尽管并不足以允许蛋白通过,但大到1.5kDa的溶质和代谢产物可自由通过原本不能透过的内膜[4],其中质子的移动导致MPT上ΔΨm(线粒体膜电位)的消失,进而抑制ATP合成。更严重的是,水可以移动到线粒体基质,下调它的渗透梯度,导致线粒体肿胀,如果不能被纠正,最终将破裂。因此,MPT在细胞死亡中有重要作用[5]。很多研究表明它参与了不少疾病的发生发展,如缺血再灌注损伤、肌肉营养不良、阿尔茨海默病和老化[6]。MPT由mitochondrial permeability transition pore,MPTP(MPTP)开放介导的,MPTP是一个尚有争议、未定性的蛋白复合体,它横跨在线粒体内外膜之间。

因为VDAC是线粒体外膜上最丰富的蛋白,一直认为它是MPTP的外膜成分之一。此观点首次是在20年前由Mario Zoratti团队提出,他们的依据是VDAC的电传导性与MPTP相似,且MPTP和VDAC一样对氧化还原、Ca²⁺、电压、腺苷酸和pH敏感,但却没有实质性的证明。

早期支持VDAC在MPT中作用的实验数据来自Crompton实验室,它们证实GST-CypD融合蛋白可以裂解出VDAC和腺嘌呤核苷酸转移酶(adenine nucleotide translocase,ANT)(另一个被认为是MPTP的组成部分)。重组这个VDAC-ANT-CypD复合物产生了一个Ca²⁺依赖、环孢素敏感、与MPTP相似的通道。另外,VDAC的单克隆抗体能抑制离体线粒体MPT,尽管这些抗体的特异性受到怀疑。Cesura等采用放射性标记的MPT抑制剂Ro68-3400,显示它结合了32kDa的蛋白质,再用质谱确定此蛋白为VDAC1。

然而VDAC并不完全吻合MPTP生化特性。处于开放状态的VDAC传导性良好,对阴离子选择性通透,尤其是代谢性阴离子(ATP/ADP)。而在关闭状态时,阴离子通透性减少,且对阳离子开放[7]。如果VDAC是MPTP的一部分,应该VDAC关闭等于MPTP关闭;然而,Marco Colombini证实VDAC关闭实际上增加了Ca²⁺的流出,这应该是MPTP开放的结果。Tikunov等[8]利用G3139(一个18-mer的VDAC磷酸化阻滞剂)关闭VDAC,而结果却加速了MPT;而且,即使在关闭状态,VDAC通道仍然大到能使1.5kDa的溶质通过,这相当于MPTP的开放状态。

最近基因组学的研究诠释了VDAC在MPT中的作用。Kroemer等报道VDAC缺乏的酵母更加能抵抗HIV诱导的MPT。而在VDAC缺失的酵母线粒体,当乙醇刺激时,同样没有发生MPT。然而,MPT的本质,包括性质和调节,对于酵母种属来说本身就存在不同[9],如果将此推断到哺乳动物,将更加困难。

因此,VDAC是否是MPTP的重要组成部分仍然是个争议。

三、VDAC和凋亡

尽管越来越多的证据表明VDAC在线粒体外膜通透性改变和凋亡中有作用,但潜在的机制仍不清楚。事实上,到底是VDAC开放还是关闭导致凋亡,仍然有争议。目前的研究将VDAC参与OMM并释放细胞色素C(cytochrome C, cyto C)的解释可分成三种模型:①VDAC 是 MPTP 的组成部分,促凋亡因子通过 MPTP 的激活间接诱导 cyto C 释放。②VDAC 同源或异源寡聚化产生更大的孔道可以直接释放 cyto C。VDAC1 可以聚集成二聚体、三聚体、四聚体和多聚体[10],此外,VDAC 还可以和 Bcl-2 家族蛋白进行异源寡聚化,如促凋亡 Bax 与 VDAC 结合,形成一个大的 VDAC-Bax 通道,导致 cyto C 释放,因为单独由 Bax 或者 VDAC 的通道不足以 cyto C 通过,而新的大 Bax-VDAC 通道可允许 cyto C 通透。③蛋白和代谢产物改变 VDAC 传导性,通过未知的机制导致外膜通透。可能使 VDAC 关闭,阻止了 ATP/ADP 和其他大的呼吸代谢产物的交换,导致线粒体功能障碍,线粒体外膜通透性增加或破裂。

四、VDAC 通透性调节及在细胞死亡中的作用

大量研究证实许多代谢产物和蛋白能与 VDAC 结合并调节其传导性。ATP/ADP、谷氨酸盐、ROS、18kDa 的转位蛋白和己糖激酶都调节 MPT,很可能这些因子是通过 VDAC 而影响 MPT(模型 1)。然而,如果 VDAC 对 MPT 不是必需的,这些因子可能有其他作用机制,如:改变 VDAC 结构、阻止与 Bcl-2 蛋白作用(模型 2),或者通过未知的机制产生 OMMP 或者外膜破裂改变 VDAC 传导性(模型 3)。

(一) 腺苷酸

VDAC 主要的作用是使腺苷酸在线粒体和胞浆之间流动,因此腺苷酸可以调节 VDAC。VDAC 上至少有两个核苷酸结合位点,而 NAD(P)H、ATP 和 ADP 可以减少 VDAC 通道传导性。当 ATP 结合到 VDAC 上的核苷酸相应位点时,造成空间上阻断,VDAC 传导性降低。VDAC 和 ATP/ADP、NAD(P)H 相互作用干预能量途径,可以调节 OMMP 和呼吸速率以适应细胞能量需要。Yehezkel 等证实,T-Rex-293 细胞的 VDAC1 上核苷酸结合位点发生突变后,ATP 合成严重减少,ATP 水平大幅度下降。

NAD(P)H、ADP 特别是 ATP 能抑制 MPTP。在缺血中,ATP 和 ADP 降解成核苷和底物,因此,对 MPTP 的抑制也消失了,缺血和其他的伤害性刺激可以通过 VDAC 减少核苷酸的交换,导致 MPT,进而造成细胞死亡。因此,过多的核苷酸可以减少 VDAC 传导,导致 OMM,甚至细胞死亡。

(二) 谷氨酸盐

大部分谷氨酸盐是 TCA 循环中 α-酮戊二酸谷氨酸中谷氨酸脱氢酶的代谢产物,形成于线粒体内,然后通过 VDAC 穿过线粒体外膜运输到胞浆。VDAC 上有谷氨酸盐结合位点,L-谷氨酸盐通过导致 VDAC 在关闭和开放状态之间摆动,减少 Ca^{2+} 转运,Ca^{2+} 内流的减少进而抑制 MPTP 的开放,消除线粒体肿胀,也减少 cyto C 的释放。因此,谷氨酸盐通过 VDAC,减少线粒体 Ca^{2+} 内流,保护细胞免遭死亡。

(三) 微管蛋白

研究发现微管蛋白通过 VDAC 结合到线粒体。在重组的平面磷脂膜中,微管蛋白二聚体可以关闭 VDAC 通道。在离体的脑线粒体中,微管蛋白减少线粒体外膜对腺苷酸的通透性,但在心肌细胞中通透性却增加[11]。最近证实,解微丝药物鱼藤酮、秋水仙碱和噻氨酯哒唑增加游离微管蛋白,降低线粒体膜电位;相反的,微丝稳定药物紫杉醇减少游离微管蛋白,导致 HepG2 细胞(一种肝癌细胞)的线粒体超级化[12]。因此,游离的微管蛋白能减低 VDAC 传导,最终导致 OMMP 和细胞死亡。

(四) 活性氧自由基(Reactive oxygen species,ROS)

线粒体产生的 ROS 与细胞死亡有关,Yuan 等[13]发现增加 ROS 的含量使细胞死亡增加,同时也发现 VDAC 过表达,但具体机制不明。有研究表明与 VDAC 有关[14]。线粒体产生 ROS 诱导 cyto C 释放,可以被 VDAC 阻断药或抗 VDAC 抗体抑制。ROS 导致心磷脂过氧化,使 cyto C 从线粒体内膜心磷脂中释放,然而,cyto C 的机制以及 VDAC 在释放中的作用仍然未知。众所周知,Cyto C 太大不能透过单体的 VDAC,可能的解释是 VDAC 寡聚化形成大的通道[15],或者线粒体膜脂质过氧化,损伤了膜的功能,改变了 VDAC 的性质,导致 OMMP。

(五) 18kDa 转位蛋白

TSPO(18kDa translocator protein,TSPO)表达于线粒体外膜,介导胆固醇进入线粒体合成类固醇。TSPO 与 VDAC 的相互作用,可能改变 VDAC 的性质。在神经退行性病变和癌症模型中,TSPO 参与 ROS 的产生,促进 VDAC 的激活,从而能诱导线粒体介导的凋亡[16]。而且,电子显微镜发现大量的 TSPO 分布在 VDAC 通道周围,潜在的增加了 VDAC 附近的 ROS 浓度,因此,18kDa 的 TSPO 可能通过产生 ROS 来改变 VDAC 传导,导致 OMP。

(六) 己糖激酶

糖酵解酶(hexokinase,HK)分为 HK-Ⅰ和 HK-Ⅱ,其 N 末端有 21 个氨基酸序列,形成一个疏水的 α 螺旋,这是与 VDAC 结合的关键部位。离体实验和在体研究都表明 HK-Ⅰ和 HK-Ⅱ通过与 VDAC 相互作用来对抗线粒体介导的凋亡[17]。实验证实当 HK-Ⅱ与离体线粒体结合,或在 Hela 细胞中过表达时,HK-Ⅱ能抑制 Bax 从线粒体转位和 cyto C 的释放。Majewski 等[18]认为线粒体 HK 可以抑制 cyto C 释放和凋亡,且在 Bax-Bak 缺乏的细胞中也出现了相同的抑制效应,提示 HK 可能通过 VDAC 起作用。在 VDAC 重组的平面膜上观察到 HK-Ⅰ直接诱导 VDAC 关闭,而加入 HK 反应产物 G-6-P 后将 HK 从 VDAC 中释放,使 VDAC 重新开放。这些学者认为 HK-Ⅰ诱导 VDAC 关闭,从而抑制 MPTP 开放。突变学研究发现 VDAC1 主要的残基如谷氨酸、65 天冬氨酸 77 和赖氨酸 73 是 HK-Ⅰ发挥抗凋亡机制所必需的,而谷氨酸 202、188,虽然对结合不是至关重要的,但可以稳定 HK-Ⅰ与 VDAC 的相互作用而抗凋亡。

五、结语

近年来越来越多的人研究 VDAC 在细胞死亡中的作

用,虽然其在线粒体外膜通透性改变和诱导细胞死亡的作用已被肯定,但具体机制仍不明了。VDAC 本身不能诱导凋亡,其孔的直径没有大到可以通过促凋亡蛋白。而能明确的是胞浆介质对 VDAC 的调节,导致 OMP,细胞死亡。因此,有必要对 VDAC 及其与调节因子相互作用机制进行深入研究,使 VDAC 成为防止或加速细胞死亡的新靶点。

(戴琼艳 张露 赵琳 段满林)

参 考 文 献

1. Noskov SY, Rostovtseva TK, Bezrukov SM. ATP transport through VDAC and the VDAC-tubulin complex probed by equilibrium and nonequilibrium MD simulations. Biochemistry, 2013, 52(51):9246-9256.

2. Zeth K, Thein M. Porins in prokaryotes and eukaryotes: common themes and variations. Biochem J, 2010, 431(1):13-22.

3. Baines CP. The cardiac mitochondrion: nexus of stress. Annu Rev Physiol, 2010, 72:61-80.

4. Elrod JW, Molkentin JD. Physiologic functions of cyclophilin D and the mitochondrial permeability transition pore. Circ J, 2013, 77(5):1111-1122.

5. Baines CP. The mitochondrial permeability transition pore and the cardiac necrotic program. Pediatr Cardiol, 2011, 32(3):258-262.

6. Paradies G, Paradies V, Ruggiero FM, et al. Changes in the mitochondrial permeability transition pore in aging and age-associated diseases. Mech Ageing Dev, 2013, 134(1-2):1-9.

7. De Stefani D, Bononi A, Romagnoli A, et al. VDAC1 selectively transfers apoptotic Ca^{2+} signals to mitochondria. Cell Death Differ, 2012, 19(2):267-273.

8. Tikunov A, Johnson CB, Pediaditakis P, et al. Closure of VDAC causes oxidative stress and accelerates the Ca(2+)-induced mitochondrial permeability transition in rat liver mitochondria. Arch Biochem Biophys, 2010, 495(2):174-181.

9. Uribe-Carvajal S, Luevano-Martinez LA, Guerrero-Castillo S, et al. Mitochondrial Unselective Channels throughout the eukaryotic domain. Mitochondrion, 2011, 11(3):382-390.

10. Shoshan-Barmatz V, Ben-Hail D. VDAC, a multi-functional mitochondrial protein as a pharmacological target. Mitochondrion, 2012, 12(1):24-34.

11. Timohhina N, Guzun R, Tepp K, et al. Direct measurement of energy fluxes from mitochondria into cytoplasm in permeabilized cardiac cells in situ: some evidence for Mitochondrial Interactosome. J Bioenerg Biomembr, 2009, 41(3):259-275.

12. Maldonado EN, Patnaik J, Mullins MR, et al. Free tubulin modulates mitochondrial membrane potential in cancer cells. Cancer Res, 2010, 70(24):10192-10201.

13. Yuan S, Fu Y, Wang X, et al. Voltage-dependent anion channel 1 is involved in endostatin-induced endothelial cell apoptosis. FASEB J, 2008, 22(8):2809-2820.

14. Shoshan-Barmatz V, De Pinto V, Zweckstetter M, et al. VDAC, a multi-functional mitochondrial protein regulating cell life and death. Mol Aspects Med, 2010, 31(3):227-285.

15. Keinan N, Tyomkin D, Shoshan-Barmatz V. Oligomerization of the mitochondrial protein voltage-dependent anion channel is coupled to the induction of apoptosis. Mol Cell Biol, 2010, 30(24):5698-5709.

16. Veenman L, Gavish M. The peripheral-type benzodiazepine receptor and the cardiovascular system. Implications for drug development. Pharmacol Ther, 2006, 110(3):503-524.

17. Krasnov GS, Dmitriev AA, Lakunina VA, et al. Targeting VDAC-bound hexokinase II: a promising approach for concomitant anti-cancer therapy. Expert Opin Ther Targets, 2013, 17(10):1221-1233.

18. Majewski N, Nogueira V, Bhaskar P, et al. Hexokinase-mitochondria interaction mediated by Akt is required to inhibit apoptosis in the presence or absence of Bax and Bak. Mol Cell, 2004, 16(5):819-830.

19 炎症消退机制的研究进展

炎症是机体抵御病原微生物和组织损伤有效的宿主防御手段。在炎症刺激的作用下,机体激活大量的炎症细胞中和(或)清除致病因子,从而恢复内环境稳态[1]。尽管炎症对机体是有益的,但是炎症持续存在将导致一些炎症疾病的发生,如哮喘、动脉粥样硬化、类风湿关节炎、多发性硬化、鼻炎和缺血再灌注损伤[2-4]。

传统的抗感染治疗主要是用于降低促炎症介质的水平,同时抑制白细胞的募集和激活。常用的抗感染治疗方法包括非甾体抗炎药,糖皮质激素受体激动剂和促炎症细胞因子抑制剂。然而,近几年研究证实促炎症消退介质能治疗一些炎症相关性疾病[5]。炎症消退是由内源性促炎症消退介质调控的主动的程序化过程。促炎症消退介质能抑制中性粒细胞浸润,减少促炎症介质的产生,下调促炎症细胞因子或中性粒细胞存活相关的信号通路,促进中性粒细胞凋亡,增强巨噬细胞非炎症性清除凋亡的中性粒细胞并促进其表型转化,从多个环节终止炎症,促进炎症消退。本文就炎症消退的机制以及促炎症消退药物如何调控炎症反应作一简单的综述。

一、急性炎症的基本概况

在公元 1 世纪 Cornelius Celsus 描述炎症反应的典型临床特征为红、肿、热、痛。急性炎症初期主要是伴有充血和血管通透性增强的血管炎症反应。起初,动脉血管一过性的收缩增加了炎症部位的血流量,导致炎症部位血管的充血。然后,血管内皮通透性增大,血浆蛋白和组织液从血液渗入到组织间隙,同时伴有中性粒细胞从血液迁移到炎症部位[6]。

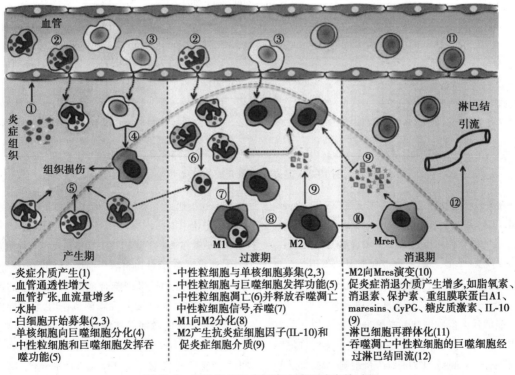

图 19-1　急性炎症反应向炎症消退演变的过程

在机体受到外界刺激（如感染、机械性创伤、缺血、毒素、化学物质、抗原等）的作用下，血液中的中性粒细胞与后微静脉内皮细胞或肺毛细血管内皮细胞相互作用。首先，中性粒细胞在内皮细胞上滚动，它主要是由中性粒细胞表面 CD24 配体与内皮细胞或血小板 P-选择素相互结合。中性粒细胞在内皮细胞上的滚动作用是受一些趋化因子的影响，如补体因子 5a、IL-8/CXCL8、血小板激活因子、白三烯等。趋化因子受体的激活能上调整合素 CD11/CD18 家族的表达和亲和性[7,8]。整合素通过与细胞内皮间黏附分子和血管内皮黏附分子相互结合促进中性粒细胞与内皮细胞间的黏附作用。随后，中性粒细胞在内皮细胞上爬行，最后移行到组织间隙中[9]。中性粒细胞浸润到炎症组织后，进一步激活并释放大量的集落刺激因子、趋化因子、脂质介质和活性氧自由基。如果中性粒细胞不及时清除，最终会导致组织的损伤。因此，炎症反应除了能促进机体清除损伤刺激因子外，还能导致周围组织的损伤并加重炎症的症状[10]。

中性粒细胞凋亡和巨噬细胞清除作用能促进急性炎症的消退。炎症消退能抑制中性粒细胞的浸润，加速中性粒细胞凋亡，促进巨噬细胞的表型转化和吞噬功能，最终重建内环境稳态。理想状态下，急性炎症反应是自限性的，并向炎症消退演变。然而，炎症反应失调能导致炎症反应向慢性炎症发展，并导致组织纤维化和瘢痕的形成。因此，诱导中性粒细胞凋亡可能是调控炎症相关疾病的新靶点[11,12]。

图 19-1 重点阐述了急性炎症反应向炎症消退演变的过程。

二、促炎症消退介质

Serhan 最早发现了由非不饱和脂肪酸合成的一系列脂质介质，它们具有抗炎和促炎症消退的作用。这些促炎症消退介质包括脂氧素（lipoxins, LXs），消退素（resolvins, Rvs），保护素和 maresins[13,14]。动物实验研究证实，促炎症消退介质能调节一些炎症相关性疾病，如关节炎，腹膜炎，缺血再灌注损伤，炎性疼痛和哮喘[15-17]。

LXA_4，LXB_4 和阿司匹林诱生的脂氧素（aspirin-triggered lipoxins, ATLs）是最早发现的由花生四烯酸（arachidonic acid, AA）衍生的促炎症消退介质[18]。LXs 和 ATLs 通过刺激甲酰肽受体 2，发挥抑制中性粒细胞浸润和促进巨噬细胞非炎症性清除凋亡细胞的作用[19]。在体与离体研究证实 LXs 及其类似物具有促炎症消退的作用[20,21]。ATLs 通过诱导中性粒细胞凋亡，促进髓过氧化物酶诱导的急性肺损伤（acute lung injury, ALI）炎症消退[22]。相反，Prieto 研究证实 LXA4 能通过激活 PI3K/Akt 和细胞外信号调节激酶（extracellular signal regulated kinase, ERK）信号通路，抑制人和小鼠的巨噬细胞凋亡[23]。这说明促炎症介质对细胞凋亡影响的差异可能与细胞的种类有关。除此以外，Souza 在无菌性小鼠实验模型中发现 LXs 与 IL-10 的产生有关[17]。

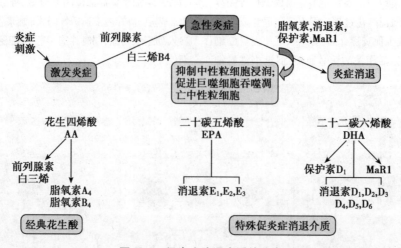

图 19-2 促炎症消退介质的分类

除了 AA 外，σ-3 脂肪酸，如十二碳五烯酸（eicosapentaenoic acid, EPA）和二十二碳六烯酸（docosahexaenoic acid, DHA），经过酶的催化作用生成 RvE、RvD、保护素和 maresins[24]。Rvs 与 LXs 类似，也具有促炎症消退的作用。在腹膜炎、缺血再灌注损伤、炎性疼痛和过敏性气管炎症等动物模型中，Rvs 能减少中性粒细胞浸润，促进炎症消退[25-27]。此外，RvE1 能增强人巨噬细胞吞噬酵母聚糖 A[28]。另有研究证实 Rvs 能促进泪水的产生，保护角膜上皮细胞屏障的完整性，抑制角膜细胞分化为肌纤维母细胞，减少杯状细胞的凋亡，减轻炎症反应，调节 T 形淋巴细胞的免疫反

应[29]。这项研究结果对于临床 Ⅰ 型和 Ⅱ 型干眼症的治疗提供了指导作用。

保护素在一些炎症相关疾病中也发挥着促炎症消退的作用，如腹膜炎，肾缺血再灌注损伤，哮喘和卒中等[15,30]。

Maresins 是由巨噬细胞合成的 DHA 衍生的促炎症消退质。这类家族主要起吞噬调节作用，它们能抑制中性粒细胞迁移，同时激活巨噬细胞吞噬功能[31]。Maresins 主要是在炎症过程中通过巨噬细胞，由 14-脂肪氧化酶催化 DHA 合成中间代谢产物 14S-hydro（peroxy）-4Z, 7Z, 10Z, 12E, 16Z, 19Z-DHA（14S-Hp DHA），进一步在 13/14-环氧化

酶的作用下缩合而成的。利用质谱法分析小鼠炎症渗出物,结果证实 maresins 合成途径标志物 14S-HpDHA 在炎症消退期达到高峰,这说明 maresins 能重建内环境稳态[31]。Maresin 1(MaR1)是最早发现的 maresins 的化学异构体,它在小鼠腹膜炎模型中抑制中性粒细胞浸润,促进巨噬细胞吞噬凋亡的中性粒细胞。此外,在涡虫模型中 MaR1 和 RvE1 能促进组织再生。同时 MaR1 能剂量依赖性地阻断初级神经元中一过性受体阳离子通道亚家族 V 成员 1 电流传导,减轻炎症反应和化疗引发的神经病理性疼痛。总的说来,MaR1 能调节炎症反应,刺激组织再生,控制疼痛,从多个环节减轻炎症反应的强度,促进炎症消退。

促炎症消退介质的研究加深了对炎症消退机制的认识,为临床炎症相关疾病的治疗提供了新的方向。

三、中性粒细胞凋亡的机制

成熟的中性粒细胞在血液中仅能存活几个小时,而在炎症介质(如 IL-6、IL-8、GM-CSF 等)和细菌(脂多糖)的刺激下,炎症部位的中性粒细胞存活时间延长。形态学观察细胞凋亡的变化是多阶段的。首先出现的是细胞体积缩小,连接消失,然后是细胞浆密度增加,细胞核固缩,DNA 降解成核小体片段,胞膜呈小泡突起,膜内侧的磷脂酰丝氨酸外翻到膜表面,最终凋亡的细胞被分割为几个凋亡小体,凋亡小体迅速被周围组织中的巨噬细胞吞噬[32]。

研究证实 caspases 在中性粒细胞凋亡中发挥着重要的作用,参与了内源性和外源性凋亡信号通路。在 Fas 和 TNF-α 的刺激下,外源性凋亡信号通路激活[33]。caspase-8 的前体活化并聚集引发 caspases 家族自身催化的级联反应,最终激活 caspase-3,从而启动凋亡过程。内源性信号通路主要依赖于 Bcl-2 家族中促凋亡蛋白与抗凋亡蛋白之间的平衡。在有毒物质、紫外线照射或氧化应激的刺激下[34],内源性凋亡信号通路激活,Bcl-2 家族促凋亡蛋白表达相对增加,线粒体细胞外膜通透性增强,细胞色素 c 释放到细胞浆,激活 caspase-9 的前体和凋亡蛋白酶激活因子-1 形成凋亡复合物,进一步激活 caspase-3,最终启动凋亡过程[35]。

中性粒细胞凋亡是受信号通路紧密调控的,如 PI3K/Akt、MAPKs、Bcl-2。这些信号通路能增强促存活分子的表达,降低促凋亡分子的表达,最终会导致一些炎症相关疾病的发生。因此,加深对凋亡信号通路的认识,为临床上治疗炎症相关疾病提供了新的策略。

(一)PI3K/Akt

在抗原、细胞因子、趋化因子等受体的刺激下,磷脂酰肌醇-3-激酶(phosphoinositide-3-kinase,PI3K)被激活,同时激活下游信号通路 Ser/Thr 激酶、Akt、PDK1 和 BTK。PI3K 及其下游的信号通路在细胞代谢,细胞周期,细胞存活或凋亡,蛋白质合成,细胞运动,免疫功能等方面发挥着重要的作用[36]。此外,PI3K 还能调控白细胞的增殖,发育,募集,

激活和凋亡[37]。Pinho 研究发现,在不同的趋化因子的刺激下 PI3K 能调节中性粒细胞的迁移[38]。另有研究证实,外源性注射 C5a 能促进中性粒细胞迁移到肺泡腔,这一过程主要依赖于 PI3K。

PI3K/Akt 通过磷酸化下游的细胞内促凋亡蛋白,从而抑制细胞凋亡。研究证实,在炎症因子(脂多糖,TNF-α,粒细胞集落刺激因子)的刺激下,PI3K/Akt 信号通路能抑制中性粒细胞凋亡和促炎症发展。Kebir 离体研究证实,ATL 和 RvE1 能通过阻断 PI3K/Akt 信号通路,从而促进中性粒细胞凋亡并加速炎症消退[22,25]。本课题组证实,在 LPS 离体刺激人中性粒细胞的模型中,MaR1 能抑制 PI3K/Akt 信号通路,从而促进中性粒细胞凋亡。

(二)MAPK

丝裂原活化蛋白激酶(mitogen-activated protein kinase,MAPK)家族能整合和处理多种细胞信号。MAPK 级联反应可激活下游的三种信号分子:细胞外信号调节激酶(extra-cellular signal regulated kinase,ERK1/2),c-Jun 氨基末端激酶(c-jun N-terminal kinases,JNKs)和 p38 MAPK[39]。磷酸化的 MAPKs 通过激活细胞内转录因子,上调一些基因的表达,最终启动生物反应[40]。总的说来,增殖或丝裂原刺激能激活 ERKs,而紫外线照射、热、渗透压休克和炎症刺激能活化 JNKs 和 p38MAPKs[41]。然而,机体受到的刺激并不是单一的,而是多种刺激整合的结果。

研究证实 MAPKs 能调控炎症细胞因子、趋化因子、细胞间黏附分子的表达,还能调节中性粒细胞迁移以及凋亡。Sawatzky 在体研究证实,ERK1/2 抑制剂 PD98059 通过促进中性粒细胞凋亡,减少胸腔内的中性粒细胞和巨噬细胞,从而加速角叉菜胶诱导的胸膜炎炎症消退[42]。然而在非炎症状态下 PD98059 并不直接影响中性粒细胞凋亡,这说明促凋亡的作用是通过抑制存活因子来实现的[42]。Vago 研究证实,重组膜联蛋白 A1 的促炎症消退作用与 ERK 被抑制有关[12]。另有研究证实在重组膜联蛋白 A1 基因敲除的小鼠模型中,MAPK 信号通路激活放大,同时促炎症细胞因子大量表达[43]。

除了 ERK 被认为是调控中性粒细胞存活的重要调控因子以外,目前 p38 MAPK 也能调控中性粒细胞存活。Kebir 离体研究证实,ATL 和 RvE1 能通过抑制 ERK 和 p38 磷酸化,从而促进中性粒细胞凋亡,并加速炎症消退[22,25,44]。本课题组研究证实,在 LPS 离体刺激人中性粒细胞的模型中,MaR1 能抑制 ERK 和 p38 磷酸化,从而促进中性粒细胞凋亡。

(三)Bcl-2 家族

Bcl-2 家族在维持线粒体完整性,激活细胞凋亡蛋白酶,以及调控内源性凋亡信号通路中发挥着重要的作用。根据功能的不同,Bcl-2 家族成员可分为促凋亡和抗凋亡蛋白两类。促凋亡的 Bcl-2 蛋白包括 Bax 和 Bak,它们能增强线粒体外膜通透性并促使凋亡蛋白酶激活。抗凋亡 Bcl-2 蛋白包括 Bcl-2、Bcl-X_L、Mcl-1 以及 Bcl2A1,它们能抑制

Bax 和 Bak 的激活,从而抑制凋亡的发生[45]。

大量研究证实,中性粒细胞能表达 Bcl-2 家族,其存活时间主要是受 Bcl-2 家族中促凋亡和抗凋亡蛋白相互作用调控的。Sawatzky 研究证实,在角叉菜胶诱导的胸膜炎的炎症消退期,机体高水平表达 Bax,低水平表达 Bcl-X_L。而在炎症的高峰期给予 Bax 抑制剂能增加胸腔内中性粒细胞,延迟炎症消退[42]。与前面的研究结果是一致的,重组膜联蛋白 A1 能增加 Bax 的表达,促进中性粒细胞凋亡并加速炎症消退[12]。

Mcl-1 在调节中性粒细胞凋亡上也发挥着重要的作用。事实上,抗凋亡蛋白 Mcl-1 的转录极不稳定,其半衰期大概只有 3h。此外,Mcl-1 的表达还受一些刺激因子的调节,如粒细胞集落刺激因子、TNF-α、水杨酸钠、cAMP、PI3K/Akt、重组膜联蛋白 A1 等。Cross 在离体培养人中性粒细胞中发现高水平的 TNF-α 能通过激活凋亡蛋白激酶,从而促进 Mcl-1 的降解[46]。另有研究证实,在脂多糖诱导的胸膜炎模型中 PI3K 抑制剂能降低 Mcl-1 的胞内水平,同时促进炎症消退[17]。Wardle 发现很重要的研究,降低 Mcl-1 的水平能促进中性粒细胞凋亡蛋白激酶的激活,从而促进中性粒细胞凋亡的发生[47]。Kebir 离体研究证实,ATL 和 RvE1 能通过抑制抗凋亡蛋白 Mcl-1 和 Bcl-2 表达水平,从而促进中性粒细胞凋亡,并加速炎症消退[22,25,44]。本课题组研究证实,在 LPS 离体刺激人中性粒细胞的模型中,MaR1 能抑制

Mcl-1 和 Bcl-2 表达水平,从而促进中性粒细胞凋亡。

四、巨噬细胞识别和吞噬凋亡的中性粒细胞

凋亡过程最重要的特点是凋亡细胞表面分子的改变。这种改变能促使巨噬细胞快速识别和吞噬清除[48]。凋亡的中性粒细胞清除障碍将会导致自身免疫性疾病和慢性炎症的发生。有效的清除凋亡的中性粒细胞能促进炎症的消退。Gregory 提出吞噬凋亡细胞的"三步法":识别、反应和清除[49]。

在识别阶段,凋亡的中性粒细胞上调大量的趋化因子,从而激活单核/巨噬细胞迁移到凋亡部位。这些趋化因子包括 CX3CL1、CCL2、溶血磷脂酰胆碱、鞘氨醇磷酸激酶 1、ATP、UTP、核糖体蛋白 S19 二聚体、内皮单核细胞多肽 Ⅱ、重组人膜联蛋白 1、TGF-β 以及血栓粘合素 1[50]。

研究证实,除了趋化因子的释放以外,凋亡细胞还释放 LXs、乳铁蛋白和重组人膜联蛋白 1,它们能抑制中性粒细胞的迁移,同时促进单核/巨噬细胞迁移和吞噬作用[12,51]。凋亡的中性粒细胞促进膜内侧的磷脂酰丝氨酸外翻到膜表面,同时释放"吞噬信号"分子,如磷脂和核糖体。迁移到凋亡部位的单核细胞分化为巨噬细胞,这些巨噬细胞表面受体,如 CD36、CD14、整合素、凝集素、玻连蛋白以及磷脂

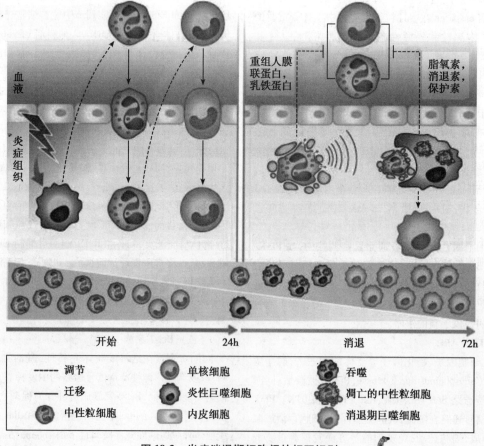

图 19-3 炎症消退期细胞间的相互识别

酰丝氨酸等,能识别"吞噬信号"。通过受体与"吞噬信号"分子之间的相互识别,凋亡的中性粒细胞与巨噬细胞形成紧密的连接,从而进一步激活巨噬细胞的吞噬。这个吞噬清除作用促使凋亡细胞迅速有效地被组织清除,避免中性粒细胞内有毒物质的释放激发的二次炎症反应,促进炎症消退。

根据微环境的不同,巨噬细胞大体上可分为 M1 型和 M2 型巨噬细胞[52]。IFN-γ 与脂多糖可诱导巨噬细胞向经典活化的巨噬细胞即 M1 型巨噬细胞分化,它可以促进急性炎症的发生,并抵御病原微生物和肿瘤细胞。M1 型巨噬细胞可表达大多数的 Toll 样和调理性受体,分泌 IL-12,TNF-α,IL-1β,IL-6,CXCL10,CCL5,并高表达诱生型一氧化氮酶[53]。M2 型巨噬细胞可细分为三类:由 IL-4 和 IL-13 诱导产生的 M2a 也称为选择性活化的巨噬细胞,由免疫复合物和 Toll 样受体或 IL-1 受体的激动剂诱导产生的 M2b,以及由 IL-10、TGF-β 或糖皮质激素诱导产生的 M2c。一些研究学者将 M2b 和 M2c 称为调节性巨噬细胞。M2 型巨噬细胞可促进炎症消退,血管的再生以及组织的修复[53]。非炎症性清除凋亡的中性粒细胞可诱导 M1 型巨噬细胞向 M2 型巨噬细胞分化,最终形成炎症消退期巨噬细胞的混合体。应答性巨噬细胞(responsive macrophage, rM)能促进组织修复,通过淋巴引流迁移到其他部位发挥促炎症消退的作用[54]。Ramachandran 研究证实在 CCl4 诱导的急性肝损伤的模型中,巨噬细胞表型转化能促进组织修复和重建[55]。

吞噬凋亡的中性粒细胞能上调细胞表面抑制分子的表达(PD-L1, ICOS-L),同时上调抗炎症细胞因子 IL-10 和 TGF-β,分泌大量的 PAF,前列腺素 E2 和 cAMP[56]。另有研究证实,巨噬细胞吞噬凋亡的中性粒细胞能上调促炎症脂质介质 LXA4、RvE1、保护素 D1 和 maresins 的释放,从而终止炎症反应过程[57]。相反,吞噬过程抑制促炎症细胞因子 TNF-α、GM-CSF、IL-12、IL-1β 和 IL-18 的释放,同时下调一氧化氮合酶的表达。

研究证实,在肥胖小鼠的模型中 RvD1 及其前体 DHA 可促进脂肪组织中的巨噬细胞向 M2 型巨噬细胞转化,进而推论出 RvD1 对于肥胖诱导的脂肪组织的炎症反应有保护作用[58]。此外 Serhan 研究证实 MaR1 能抑制白三烯的产生,促进巨噬细胞向 M2 型巨噬细胞分化[59]。这说明促炎症消退介质通过干预巨噬细胞表型的转化,调节巨噬细胞吞噬功能,控制炎症的走向。

五、小结

在机体受到炎症刺激后,及时有效的炎症消退能促进机体组织内环境稳态,避免组织损伤。炎症消退时一系列主动程序化过程,它包括中性粒细胞的凋亡,识别和巨噬细胞清除吞噬过程。炎症消退的机制仍需要深入的研究,促炎症消退介质对临床炎症相关疾病的治疗也必将成为未来

研究的热点。

(龚洁 姚尚龙 尚游)

参 考 文 献

1. Medzhitov, R., Inflammation 2010: new adventures of an old flame. Cell, 2010, 140: 771-776.

2. McFarland, H. F. and Martin, R., Multiple sclerosis: a complicated picture of autoimmunity. Nat Immunol, 2007, 8: 913-919.

3. Nathan, C. and Ding, A., Nonresolving inflammation. Cell, 2010, 140: 871-882.

4. Waldburger, J. M. and Firestein, G. S., Garden of therapeutic delights: new targets in rheumatic diseases. Arthritis Res Ther, 2009, 11: 206.

5. Gilroy, D. W., Lawrence, T., Perretti, M. and Rossi, A. G., Inflammatory resolution: new opportunities for drug discovery. Nat Rev Drug Discov, 2004, 3: 401-416.

6. Lawrence, T., Willoughby, D. A. and Gilroy, D. W., Anti-inflammatory lipid mediators and insights into the resolution of inflammation. Nat Rev Immunol, 2002, 2: 787-795.

7. Baggiolini, M. and Loetscher, P., Chemokines in inflammation and immunity. Immunol Today, 2000, 21: 418-420.

8. Sallusto, F. and Baggiolini, M., Chemokines and leukocyte traffic. Nat Immunol, 2008, 9: 949-952.

9. Phillipson, M., Heit, B., Colarusso, P., Liu, L., Ballantyne, C. M. and Kubes, P., Intraluminal crawling of neutrophils to emigration sites: a molecularly distinct process from adhesion in the recruitment cascade. J Exp Med, 2006, 203: 2569-2575.

10. Cara, D. C., Negrao-Correa, D. and Teixeira, M. M., Mechanisms underlying eosinophil trafficking and their relevance in vivo. Histol Histopathol, 2000, 15: 899-920.

11. Alessandri, A. L., Duffin, R., Leitch, A. E., Lucas, C. D., Sheldrake, T. A., Dorward, D. A., Hirani, N., Pinho, V., de Sousa, L. P., Teixeira, M. M., Lyons, J. F., Haslett, C. and Rossi, A. G., Induction of eosinophil apoptosis by the cyclin-dependent kinase inhibitor AT7519 promotes the resolution of eosinophil-dominant allergic inflammation. PLoS One, 2011, 6: e25683.

12. Vago, J. P., Nogueira, C. R., Tavares, L. P., Soriani, F. M., Lopes, F., Russo, R. C., Pinho, V., Teixeira, M. M. and Sousa, L. P., Annexin A1 modulates natural and glucocorticoid-induced resolution of inflammation by enhancing neutrophil apoptosis. J Leukoc Biol, 2012, 92: 249-258.

13. Serhan, C. N., Resolution phase of inflammation: novel endogenous anti-inflammatory and proresolving lipid mediators and pathways. Annu Rev Immunol 2007. 25: 101-137.

14. Spite, M. and Serhan, C. N. , Novel lipid mediators promote resolution of acute inflammation; impact of aspirin and statins. Circ Res 2010. 107;1170-1184.

15. Levy, B. D. , Kohli, P. , Gotlinger, K. , Haworth, O. , Hong, S. , Kazani, S. , Israel, E. , Haley, K. J. and Serhan, C. N. , Protectin D1 is generated in asthma and dampens airway inflammation and hyperresponsiveness. J Immunol, 2007, 178;496-502.

16. Serhan, C. N. , Dalli, J. , Karamnov, S. , Choi, A. , Park, C. K. , Xu, Z. Z. , Ji, R. R. , Zhu, M. and Petasis, N. A. , Macrophage proresolving mediator maresin 1 stimulates tissue regeneration and controls pain. FASEB J, 2012, 26;1755-1765.

17. Souza, D. G. , Fagundes, C. T. , Amaral, F. A. , Cisalpino, D. , Sousa, L. P. , Vieira, A. T. , Pinho, V. , Nicoli, J. R. , Vieira, L. Q. , Fierro, I. M. and Teixeira, M. M. , The required role of endogenously produced lipoxin A4 and annexin-1 for the production of IL-10 and inflammatory hyporesponsiveness in mice. J Immunol, 2007, 179;8533-8543.

18. Chiang, N. , Arita, M. and Serhan, C. N. , Anti-inflammatory circuitry; lipoxin, aspirin-triggered lipoxins and their receptor ALX. Prostaglandins Leukot Essent Fatty Acids, 2005, 73;163-177.

19. Maderna, P. and Godson, C. , Taking insult from injury; lipoxins and lipoxin receptor agonists and phagocytosis of apoptotic cells. Prostaglandins Leukot Essent Fatty Acids, 2005, 73;179-187.

20. Conte, F. P. , Menezes-de-Lima, O. , Jr. , Verri, W. A. , Jr. , Cunha, F. Q. , Penido, C. and Henriques, M. G. , Lipoxin A (4) attenuates zymosan-induced arthritis by modulating endothelin-1 and its effects. Br J Pharmacol, 2010, 161; 911-924.

21. Gong, J. , Guo, S. , Li, H. B. , Yuan, S. Y. , Shang, Y. and Yao, S. L. , BML-111, a lipoxin receptor agonist, protects haemorrhagic shock-induced acute lung injury in rats. Resuscitation, 2012, 83;907-912.

22. El Kebir, D. , Jozsef, L. , Pan, W. , Wang, L. , Petasis, N. A. , Serhan, C. N. and Filep, J. G. , 15-epi-lipoxin A4 inhibits myeloperoxidase signaling and enhances resolution of acute lung injury. Am J Respir Crit Care Med, 2009, 180; 311-319.

23. Prieto, P. , Cuenca, J. , Traves, P. G. , Fernandez-Velasco, M. , Martin-Sanz, P. and Bosca, L. , Lipoxin A4 impairment of apoptotic signaling in macrophages; implication of the PI3K/Akt and the ERK/Nrf-2 defense pathways. Cell Death Differ, 2010, 17;1179-1188.

24. Serhan, C. N. and Petasis, N. A. , Resolvins and protectins in inflammation resolution. Chem Rev, 2011, 111; 5922-5943.

25. El Kebir, D. , Gjorstrup, P. and Filep, J. G. , Resolvin E1 promotes phagocytosis-induced neutrophil apoptosis and accelerates resolution of pulmonary inflammation. Proc Natl Acad Sci U S A, 2012, 109;14983-14988.

26. Rogerio, A. P. , Haworth, O. , Croze, R. , Oh, S. F. , Uddin, M. , Carlo, T. , Pfeffer, M. A. , Priluck, R. , Serhan, C. N. and Levy, B. D. , Resolvin D1 and aspirin-triggered resolvin D1 promote resolution of allergic airways responses. J Immunol, 2012, 189;1983-1991.

27. Xu, Z. Z. , Zhang, L. , Liu, T. , Park, J. Y. , Berta, T. , Yang, R. , Serhan, C. N. and Ji, R. R. , Resolvins RvE1 and RvD1 attenuate inflammatory pain via central and peripheral actions. Nat Med, 2010, 16; 592-597, 591p following 597.

28. Ohira, T. , Arita, M. , Omori, K. , Recchiuti, A. , Van Dyke, T. E. and Serhan, C. N. , Resolvin E1 receptor activation signals phosphorylation and phagocytosis. J Biol Chem, 2010, 285;3451-3461.

29. Dartt, D. A. , Hodges, R. R. , Li, D. , Shatos, M. A. , Lashkari, K. and Serhan, C. N. , Conjunctival goblet cell secretion stimulated by leukotrienes is reduced by resolvins D1 and E1 to promote resolution of inflammation. J Immunol, 2011, 186;4455-4466.

30. Duffield, J. S. , Hong, S. , Vaidya, V. S. , Lu, Y. , Fredman, G. , Serhan, C. N. and Bonventre, J. V. , Resolvin D series and protectin D1 mitigate acute kidney injury. J Immunol, 2006, 177;5902-5911.

31. Serhan, C. N. , Yang, R. , Martinod, K. , Kasuga, K. , Pillai, P. S. , Porter, T. F. , Oh, S. F. and Spite, M. , Maresins; novel macrophage mediators with potent antiinflammatory and proresolving actions. J Exp Med, 2009, 206;15-23.

32. Bratton, D. L. and Henson, P. M. , Neutrophil clearance; when the party is over, clean-up begins. Trends Immunol, 2011, 32;350-357.

33. Geering, B. , Gurzeler, U. , Federzoni, E. , Kaufmann, T. and Simon, H. U. , A novel TNFR1-triggered apoptosis pathway mediated by class IA PI3Ks in neutrophils. Blood, 2011, 117;5953-5962.

34. Siegel, R. M. , Caspases at the crossroads of immune-cell life and death. Nat Rev Immunol 2006. 6;308-317.

35. Acehan, D. , Jiang, X. , Morgan, D. G. , Heuser, J. E. , Wang, X. and Akey, C. W. , Three-dimensional structure of the apoptosome; implications for assembly, procaspase-9 binding, and activation. Mol Cell, 2002, 9;423-432.

36. Vanhaesebroeck, B. , Stephens, L. and Hawkins, P. , PI3K signalling; the path to discovery and understanding. Nat Rev Mol Cell Biol, 2012, 13;195-203.

37. Russo, R. C., Garcia, C. C., Barcelos, L. S., Rachid, M. A., Guabiraba, R., Roffe, E., Souza, A. L., Sousa, L. P., Mirolo, M., Doni, A., Cassali, G. D., Pinho, V., Locati, M. and Teixeira, M. M., Phosphoinositide 3-kinase gamma plays a critical role in bleomycin-induced pulmonary inflammation and fibrosis in mice. J Leukoc Biol, 2011, 89: 269-282.

38. Pinho, V., Russo, R. C., Amaral, F. A., de Sousa, L. P., Barsante, M. M., de Souza, D. G., Alves-Filho, J. C., Cara, D. C., Hayflick, J. S., Rommel, C., Ruckle, T., Rossi, A. G. and Teixeira, M. M., Tissue-and stimulus-dependent role of phosphatidylinositol 3-kinase isoforms for neutrophil recruitment induced by chemoattractants in vivo. J Immunol, 2007, 179: 7891-7898.

39. Kaminska, B., MAPK signalling pathways as molecular targets for anti-inflammatory therapy-from molecular mechanisms to therapeutic benefits. Biochim Biophys Acta, 2005, 1754: 253-262.

40. Saba-El-Leil, M. K., Vella, F. D., Vernay, B., Voisin, L., Chen, L., Labrecque, N., Ang, S. L. and Meloche, S., An essential function of the mitogen-activated protein kinase Erk2 in mouse trophoblast development. EMBO Rep, 2003, 4: 964-968.

41. Pearson, G., Robinson, F., Beers Gibson, T., Xu, B. E., Karandikar, M., Berman, K. and Cobb, M. H., Mitogen-activated protein (MAP) kinase pathways: regulation and physiological functions. Endocr Rev, 2001, 22: 153-183.

42. Sawatzky, D. A., Willoughby, D. A., Colville-Nash, P. R. and Rossi, A. G., The involvement of the apoptosis-modulating proteins ERK 1/2, Bcl-xL and Bax in the resolution of acute inflammation in vivo. Am J Pathol, 2006, 168: 33-41.

43. Yang, Y. H., Toh, M. L., Clyne, C. D., Leech, M., Aeberli, D., Xue, J., Dacumos, A., Sharma, L. and Morand, E. F., Annexin 1 negatively regulates IL-6 expression via effects on p38 MAPK and MAPK phosphatase-1. J Immunol, 2006, 177: 8148-8153.

44. El Kebir, D., Jozsef, L., Khreiss, T., Pan, W., Petasis, N. A., Serhan, C. N. and Filep, J. G., Aspirin-triggered lipoxins override the apoptosis-delaying action of serum amyloid A in human neutrophils: a novel mechanism for resolution of inflammation. J Immunol, 2007, 179: 616-622.

45. Cory, S. and Adams, J. M., The Bcl2 family: regulators of the cellular life-or-death switch. Nat Rev Cancer, 2002, 2: 647-656.

46. Cross, A., Moots, R. J. and Edwards, S. W., The dual effects of TNF alpha on neutrophil apoptosis are mediated via differential effects on expression of Mcl-1 and Bfl-1. Blood, 2008, 111: 878-884.

47. Wardle, D. J., Burgon, J., Sabroe, I., Bingle, C. D., Whyte, M. K. and Renshaw, S. A., Effective caspase inhibition blocks neutrophil apoptosis and reveals Mcl-1 as both a regulator and a target of neutrophil caspase activation. PLoS One, 2011, 6: e15768.

48. Gregory, C. D. and Pound, J. D., Microenvironmental influences of apoptosis in vivo and in vitro. Apoptosis, 2010, 15: 1029-1049.

49. Gregory, C. D., Rossi, A. G., Bournazou, I., Zhuang, L. and Willems, J. J., Leukocyte migratory responses to apoptosis: the attraction and the distraction. Cell Adh Migr, 2011, 5: 293-297.

50. Marques, P. E., Amaral, S. S., Pires, D. A., Nogueira, L. L., Soriani, F. M., Lima, B. H., Lopes, G. A., Russo, R. C., Avila, T. V., Melgaco, J. G., Oliveira, A. G., Pinto, M. A., Lima, C. X., De Paula, A. M., Cara, D. C., Leite, M. F., Teixeira, M. M. and Menezes, G. B., Chemokines and mitochondrial products activate neutrophils to amplify organ injury during mouse acute liver failure. Hepatology, 2012, 56: 1971-1982.

51. Bournazou, I., Pound, J. D., Duffin, R., Bournazos, S., Melville, L. A., Brown, S. B., Rossi, A. G. and Gregory, C. D., Apoptotic human cells inhibit migration of granulocytes via release of lactoferrin. J Clin Invest, 2009, 119: 20-32.

52. Liu, G., Xia, X. P., Gong, S. L. and Zhao, Y., The macrophage heterogeneity: difference between mouse peritoneal exudate and splenic F4/80+ macrophages. J Cell Physiol, 2006, 209: 341-352.

53. Gordon, S., Alternative activation of macrophages. Nat Rev Immunol, 2003, 3: 23-35.

54. Ariel, A. and Serhan, C. N., New Lives Given by Cell Death: Macrophage Differentiation Following Their Encounter with Apoptotic Leukocytes during the Resolution of Inflammation. Front Immunol, 2012, 3: 4.

55. Ramachandran, P., Pellicoro, A., Vernon, M. A., Boulter, L., Aucott, R. L., Ali, A., Hartland, S. N., Snowdon, V. K., Cappon, A., Gordon-Walker, T. T., Williams, M. J., Dunbar, D. R., Manning, J. R., van Rooijen, N., Fallowfield, J. A., Forbes, S. J. and Iredale, J. P., Differential Ly-6C expression identifies the recruited macrophage phenotype, which orchestrates the regression of murine liver fibrosis. Proc Natl Acad Sci U S A, 2012, 109: E3186-3195.

56. Gregory, C. D. and Pound, J. D., Cell death in the neighbourhood: direct microenvironmental effects of apoptosis in normal and neoplastic tissues. J Pathol, 2011, 223: 177-194.

57. Yazdi, A. S., Guarda, G., D'Ombrain, M. C. and Drexler,

S. K. ,Inflammatory caspases in innate immunity and in-flammation. J Innate Immun,2010,2:228-237.

58. Titos,E. ,Rius,B. ,Gonzalez-Periz,A. ,Lopez-Vicario,C. , Moran-Salvador, E. , Martinez-Clemente, M. , Arroyo, V. and Claria,J. ,Resolvin D1 and its precursor docosahexae-noic acid promote resolution of adipose tissue inflammation by eliciting macrophage polarization toward an M2-like phenotype. J Immunol,2011,187:5408-5418.

59. Dalli, J. , Zhu, M. , Vlasenko, N. A. , Deng, B. , Haegg-strom,J. Z. , Petasis, N. A. and Serhan, C. N. , The novel 13S,14S-epoxy-maresin is converted by human macropha-ges to maresin 1 (MaR1) , inhibits leukotriene A4 hydro-lase (LTA4H) , and shifts macrophage phenotype. FASEB J,2013,27:2573-2583.

20 脂氧素与中枢神经系统疾病炎症消退

越来越多的证据表明小胶质细胞、星形胶质细胞参与的炎症反应与中枢神经系统退行性病变进程相关。炎症的及时消退对内环境稳态的重建以及限制过度的组织损伤，都是必要的。它依赖于多种细胞表达的各种抗炎促消退介质发挥生物学作用，以及炎性细胞凋亡和非炎性地清除凋亡细胞[1]。这个过程任何一步的失败都将导致慢性炎症、组织破坏、纤维化，最终走向器官衰竭。

炎症消退是由一系列生物合成、局部特异的抗炎促消退的脂质介质参与的主动程序化过程[2]。脂氧素（lipoxins，LXs）是近年研究发现的内源性抗炎促消退介质，被称为炎症反应的"刹车信号"[3]，其主要的生物学效应为：抑制炎性细胞的趋化、黏附及迁移；调控促炎介质和抗炎介质的表达；促进单核巨噬细胞对凋亡细胞的吞噬，以及减轻组织纤维化。对脂氧素作用和机制的研究将为中枢神经系统急慢性损伤提供新的治疗方向。本文就围绕脂氧素与中枢神经系统炎症消退的研究进展进行综述。

一、抗炎促消退脂质介质—脂氧素

（一）脂氧素的合成途径

LXs 是第一个被发现具有抗炎、促消退双重生物活性的脂质介质。人类细胞和组织中主要有三条合成途径。第一条途径为花生四烯酸（arachidonicacid，AA）在单核巨噬细胞、血管内皮细胞以及上皮细胞中 15-脂加氧酶（15-lipoxygenase，15-LO）作用下转换为中间产物 15S-HPETE、15S-HETE，再呈递至中性粒细胞内，由 5-LO 催化合成 LXs。第二条经典的合成途径是 AA 被中性粒细胞中 5-LO 催化生成白三烯 A_4（leukotriene，LTA_4），再进入血小板内通过 12-LO 途径合成 LXs。第三条途径是在缺氧、炎症等作用下，阿司匹林将不可逆地乙酰化由血管内皮、单核巨噬细胞等表达的环氧合酶-2（cyclooxygenase-2，COX-2），使其丧失合成前列腺素的能力，而转化为 15R-LO，并与中性粒细胞相互作用，催化生成 15-立体异构体，15-epi-LXA_4 和 15-epi-LXB_4[3]。

（二）脂氧素的失活及其作用受体

LXs 在机体受到刺激后迅速产生，局部作用后将很快通过脱氢作用代谢为非活性物质。阿司匹林诱生型脂氧素（aspirin-triggered lipoxin，ATL）以及新的 LX 同型物，例如甲基酯化的 LXA_4（LXA_4ME），能更长时间的保持它们结构的完整性和有效的生物活性。LXs 和 ATL 通过与多种受体作用发挥生物学效应，包括活化高亲和力，特异的 G 蛋白偶联受体（ALXR），产生抗炎促消退作用；与 LTs 受体的半胱氨酰肽亚单位相互作用，或与胞内靶点的相互作用，例如生长因子受体、核受体[4]，将抑制血管再生、肾脏系膜细胞增殖和纤维化。

二、脂氧素对中枢神经系统炎症细胞的作用

神经退行性疾病，如阿尔茨海默病、帕金森病、HIV 相关痴呆、脑卒中以及多发性硬化症中，炎症发挥了重要的作用。在免疫炎性反应中，LXs 和 ATL 对炎症细胞有特别的调控作用。

（一）脂氧素对胶质细胞的作用

1. 脂氧素对小胶质细胞的作用　中枢神经系统炎症反应主要为小胶质细胞和星形胶质细胞共同参与。小胶质细胞是脑内固有的巨噬细胞，发挥免疫监视和吞噬功能。在脑缺血等损伤刺激后，小胶质细胞将活化、释放神经营养因子，发挥神经保护作用。但如果小胶质细胞过度活化，将带来显著而极有害的神经毒性作用，产生一系列细胞因子，如超氧化物、氮氧化物（NO）、肿瘤坏死因子（TNF-α）、白介素-1β（IL-1β），将导致有害的、进行性的神经毒性结果[5]。许多研究已经显示降低小胶质细胞产生的促炎因子水平能减轻神经系统的损伤[6]。实验发现，在 LPS 作用小鼠小胶质细胞系 BV2 造成的炎症模型中，ATL 能与 BV2 上特异的受体 ALX1/FPR-rs1 和 ALX2/FPR2 结合，浓度依赖性地降低 LPS 介导的炎性介质 NO、TNF-α 和 IL-1β 的产生，抑制 iNOS、IL-1β 和 TNF-αmRNA 的表达。其可能的机制是抑制活化的小胶质细胞中 NF-κB、ERK 以及 p38MAPK 通路蛋白的活化，以及抑制 LPS 介导的 NF-κB 和 AP-1 的 DNA 结合活性[7]。小胶质细胞中氧化应激反应的主要介质为 NAD-

PH 氧化酶（PHOX），LPS 刺激小胶质细胞后，NADPH 氧化酶的胞浆亚单位 p47 磷酸化，并从胞浆移位至胞膜与细胞色素 b558 亚单位结合组装为有活性的 PHOX，进而产生 ROS。已有实验证实，在 LPS 刺激小鼠 BV2 细胞的炎症模型中，ATL 与 ALX 作用，将抑制 p47phox 磷酸化水平，阻碍其向胞膜转位，从而直接影响 NADPH 氧化酶组装并活化，减少 ROS 产生[8]。

2. 脂氧素对星形胶质细胞的作用　与小胶质细胞一样，星形胶质细胞可分泌多种炎性介质，并通过与小胶质细胞对话，可阻止小胶质细胞活化或促进小胶质细胞过度活化，进一步加剧炎症反应。有研究表明，星形胶质细胞表达多种受体直接与天然免疫相关，例如 Toll 样受体、清道夫受体、补体受体和 NOD 样受体[9]。实验证实，人星形胶质细胞系 1321N1 表达脂氧素受体，LXA4 能抑制 IL-1β 介导的 1321N1 表达 IL-8 和 ICAM-1，其可能的机制是抑制 IL-1β 介导的 IκBα 的降解，抑制 NF-κB 活性，从而降低 IL-1β 介导的 1321N1 星形胶质细胞系两种促炎介质的表达，减轻促炎反应[10]。在体和离体实验显示脊髓星形胶质细胞上表达脂氧素受体，通过鞘内注射的 LXA4 及其稳定的同型物将减轻炎症介导的疼痛，并可能通过降低 ERK 和 c-JNK 活性，下调损伤介导的脊髓痛觉过程的易化[11]。另外，在慢性压迫背根神经节模拟的神经病理性疼痛模型中，每日鞘内注射 LXA4 可有效阻滞神经病理性疼痛的发展，浓度依赖性地抑制 NF-κB 活性及促炎因子 TNF-α、IL-1β 以及 IL-6 表达的上调[12]。此外，LXA4 还能缓解骨癌性疼痛中机械性异常疼痛[13]，减轻吗啡的镇痛效应耐受，而不导致痛觉过敏，可能也与抑制小胶质细胞和星形胶质细胞的活化相关[14]。

（二）脂氧素对神经干细胞的作用

神经干细胞是一类具有增殖和分化能力的母细胞。有研究显示，在小鼠胚胎大脑中分离出来的神经干细胞，受到 LTB4 和 LXA4 对其增殖分化的调节。LTB4 刺激干细胞增殖，其受体抑制剂将引起细胞凋亡，而 LXA4 则抑制神经干细胞的生长，这种调控作用与生长相关基因的表达有关，如表皮生长因子及细胞周期蛋白 E 等[15]。

（三）脂氧素对其他炎症细胞的作用

1. 脂氧素对中性粒细胞的作用　LXs 能有效抑制中性粒细胞和嗜酸性粒细胞的聚集和活化，减少中性粒细胞趋化，附着和迁移，阻滞中性粒细胞与上皮细胞之间相互作用，阻断活性超氧离子形成，降低 CD11/CD18 表达，抑制过氧亚硝酸盐形成，减少 AP1、NF-κB 聚集，抑制 IL-8 基因表达。LXs 和 ATL 对中性粒细胞基因表达的直接刺激作用（例如 NAB1）与内源性抗炎促消退相关并能调控 NF-κB 活性[16,17]。

2. 脂氧素对单核巨噬细胞的作用　LXs 和 ATL 不仅仅是调控炎症的爆发，还能促进炎症消退的多个环节。LXs 刺激单核细胞的趋化的黏附，并不导致活性氧物质的降解或释放[18]。LXs 和 ATL 可促进体外凋亡细胞被人单核细胞起源的巨噬细胞进行非炎性吞噬[19-21]。此外，LXs 还能与纤维化反应相互作用，并通过减少成纤维细胞和系膜细胞的增生，来改善组织重构。

三、脂氧素在炎症相关脑疾病中的研究

脑卒中是成人中最常见的致残疾病，炎症反应参与了脑缺血导致的神经系统损伤，因此，我们采用脂氧素干预缺血性脑卒中的动物模型。结果发现，在大鼠大脑中动脉永久性阻塞模型（pMCAO）及局灶性脑缺血再灌注模型中，予以 LXA4 稳定的同型物 LXA4 ME，能促进神经功能恢复，减少梗死容积，改善组织损伤，减少神经细胞凋亡，减少中性粒细胞聚集，抑制脂质过氧化反应、星形胶质细胞活化，下调 TNF-α 和 IL-1β 水平，上调抗炎细胞因子 IL-10 和 TGF-β 的表达，抑制 NF-κB 的活化[22]。另外，实验表明罗格列酮，即 PPAR-γ 受体激动剂，在大鼠 MCAO 模型中，能促进体内新合成 5-LO，介导促炎因子 LTB4 向抗炎因子 LXA4 合成的转换[23]。另一方面，氧化应激反应也参与了缺血性脑卒中的病理过程。释放至细胞外的高浓度活性氧（reactive oxygen species，ROS）对神经细胞有直接毒性，而细胞内的 ROS 将作为第二信使，介导转录因子合成，如 NF-κB、缺氧诱导型因子 1、干扰素调节因子 1 以及 STAT3，从而诱导促炎基因表达，加重炎症反应，最终导致线粒体抑制、钙超载、再灌注损伤和炎症加剧。已有实验发现，用 LPS 刺激小鼠小胶质细胞系 BV2 可产生时间和浓度依赖性 ROS 的增高，而 ATL 能有效的抑制活性氧的产生，且此作用可被 ALX 抑制剂 Boc-2 所抑制[24]。另外，神经血管单元的结构改变，比如血-脑屏障的降解，可能参与介导缺血性脑损伤的病理生理过程[8,25,26]。在大鼠 MCAO 模型中，给予 LXA4 ME，能显著减少同侧半球血-脑屏障的通透性，脑水含量以及梗死容积。减轻血-脑屏障的破坏，降低基质金属蛋白酶 MMP-9 蛋白水平和活性。可能的机制是增加 MMP-9 内源性抑制剂 TIMP-1 的合成来降低其活性，改变 TIMP-1 与 MMP-9 的表达和功能，并与抑制 NK-κB，p42/44 和 p38 有关。证实 LXs 能从基因层面降低 MMP-9 水平，减轻全脑和局灶性脑缺血损伤后的神经损伤[27,28]。此外，在局灶性脑缺血后发生的脑实质细胞和基质相互作用后降解，与 MMP-9 介导的神经细胞凋亡相关，给予 LXA4 ME 治疗后，能有效抑制神经细胞凋亡[29,30]。

在大鼠脑缺血再灌注损伤模型中，侧脑室给予 LXA4 可直接上调转录因子 NF-E2 相关因子 2（Nrf2）的表达和核转位，Nrf2 可通过产生血红素加氧酶-1（haeme oxygenase-1，HO-1）以及谷胱甘肽（glutathione，GSH）来对抗过氧化损伤。BOC2 并不能阻断这些作用[31]。最近有实验表明，在大鼠慢性全脑缺血损伤（permanent bilateral common carotid artery occlusion，BCCAO）模型中，经侧脑室连续两周注射 LXA4 能明显减轻空间学习能力的降低和记忆的减退，同时减少海马区 CA1 区域神经元的丢失。其机制可能是通过磷酸化

ERK 以及上调 Nrf2 的表达核转位[32]。

LXA4 对阿尔茨海默病（Alzheimer disease，AD）也有治疗价值。小胶质细胞在神经系统的先天性免疫、内环境稳定和神经营养支持中发挥重要作用，在 AD 中则通过调节 β 淀粉样蛋白，释放炎症因子和神经毒性物质影响疾病进展。寻找能促进吞噬细胞对 Aβ 摄取的物质在 AD 治疗中很有意义。文章发现 LXA4 可减少 NF-κappaB 的激活和炎症因子趋化因子释放，同时升高抗炎因子 IL-10 和转化生长因子 TGF-β 水平。这些变化导致小胶质细胞以另一种方式激活，激活标志为 YM-1 和精氨酸酶-1（arginase-1）升高，诱生型一氧化氮合酶（inducible nitric oxide synthase，inos）降低。小胶质细胞这种激活方式表明有更强的吞噬功能，可以促进 Aβ 沉积物的清除，最终导致突触毒性降低，认知功能提高[33]。

同样的，在脑外伤的机制研究中 LXA4 也有潜在治疗价值。LXA4 可降低外伤后血-脑屏障通透性的升高，缓解脑水肿，减少脑外伤后梗死面积。在分子层面，LXA4 明显减少各种炎症因子信使 RNA 表达，皮层脑外伤 24h 后伴随磷酸化 ERK 和 JNK 升高，LXA4 可逆转。在此模型中 LXA4 受体主要表达在星形胶质细胞，针对以上研究如果能设计出合理的药物，将为脑外伤治疗提供新思路[34]。

四、结语

脂氧素是一类具有抗炎、促消退效应的内源性脂质介质，能有效的延缓中枢神经系统退行性疾病的发展，对炎症细胞、炎症因子等有重要的调控作用。脂氧素对中枢神经系统炎症消退的作用及机制的研究，将为中枢神经系统疾病提供新的治疗方向。

（吴婧 鲜汶静 尚游）

参 考 文 献

1. Serhan CN. Resolution phase of inflammation：novel endogenous anti-inflammatory and proresolving lipid mediators and pathways. Annu Rev Immunol，2007，25：101-137.

2. Serhan CN，Savill J. Resolution of inflammation：the beginning programs the end. Nat Immunol，2005，6（12）：1191-1197.

3. Fierro I M，Serhan CN. Mechanisms in anti-inflammation and resolution：the role of lipoxins and aspirin-triggered lipoxins. Braz J Med Biol Res，2001，34（5）：555-566.

4. Planaguma A，Titos E，Lopez-Parra M，et al. Aspirin（ASA）regulates 5-lipoxygenase activity and peroxisome proliferator-activated receptor alpha-mediated CINC-1 release in rat liver cells：novel actions of lipoxin A4（LXA4）and ASA-triggered 15-epi-LXA. FASEB J，2002，16（14）：1937-1939.

5. Block M L，Zecca L，Hong J S. Microglia-mediated neurotoxicity：uncovering the molecular mechanisms. Nat Rev Neurosci，2007，8（1）：57-69.

6. Ramirez B G，Blazquez C，Gomez D P T，et al. Prevention of Alzheimer's disease pathology by cannabinoids：neuroprotection mediated by blockade of microglial activation. J Neurosci，2005，25（8）：1904-1913.

7. Wang Y P，Wu Y，Li L Y，et al. Aspirin-triggered lipoxin A4 attenuates LPS-induced pro-inflammatory responses by inhibiting activation of NF-kappaB and MAPKs in BV-2 microglial cells. J Neuroinflammation，2011，8：95.

8. Wu Y，Zhai H，Wang Y，et al. Aspirin-triggered lipoxin A（4）attenuates lipopolysaccharide-induced intracellular ROS in BV2 microglia cells by inhibiting the function of NADPH oxidase. Neurochem Res，2012，37（8）：1690-1696.

9. Farina C，Aloisi F，Meinl E. Astrocytes are active players in cerebral innate immunity. Trends Immunol，2007，28（3）：138-145.

10. Decker Y，Mcbean G，Godson C. Lipoxin A4 inhibits IL-1beta-induced IL-8 and ICAM-1 expression in 1321N1 human astrocytoma cells. Am J Physiol Cell Physiol，2009，296（6）：C1420-C1427.

11. Svensson C I，Zattoni M，Serhan C N. Lipoxins and aspirin-triggered lipoxin inhibit inflammatory pain processing. J Exp Med，2007，204（2）：245-252.

12. Sun T，Yu E，Yu L，et al. LipoxinA（4）induced antinociception and decreased expression of NF-kappaB and pro-inflammatory cytokines after chronic dorsal root ganglia compression in rats. Eur J Pain，2012，16（1）：18-27.

13. Hu S，Mao-Ying Q L，Wang J，et al. Lipoxins and aspirin-triggered lipoxin alleviate bone cancer pain in association with suppressing expression of spinal proinflammatory cytokines. J Neuroinflammation，2012，9：278.

14. Jin H，Li Y H，Xu J S，et al. Lipoxin A4 analog attenuates morphine antinociceptive tolerance，withdrawal-induced hyperalgesia，and glial reaction and cytokine expression in the spinal cord of rat. Neuroscience，2012，208：1-10.

15. Wada K，Arita M，Nakajima A，et al. Leukotriene B4 and lipoxin A4 are regulatory signals for neural stem cell proliferation and differentiation. FASEB J，2006，20（11）：1785-1792.

16. Qiu F H，Devchand P R，Wada K，et al. Aspirin-triggered lipoxin A4 and lipoxin A4 up-regulate transcriptional corepressor NAB1 in human neutrophils. FASEB J，2001，15（14）：2736-2738.

17. Decker Y，Mcbean G，Godson C. Lipoxin A4 inhibits IL-1beta-induced IL-8 and ICAM-1 expression in 1321N1 human astrocytoma cells. Am J Physiol Cell Physiol，2009，296（6）：C1420-C1427.

18. Maddox J F，Hachicha M，Takano T，et al. Lipoxin A4 sta-

ble analogs are potent mimetics that stimulate human monocytes and THP-1 cells via a G-protein-linked lipoxin A4 receptor. J Biol Chem,1997,272(11):6972-6978.

19. Godson C, Mitchell S, Harvey K, et al. Cutting edge: lipoxins rapidly stimulate nonphlogistic phagocytosis of apoptotic neutrophils by monocyte-derived macrophages. J Immunol,2000,164(4):1663-1667.

20. Mitchell S, Thomas G, Harvey K, et al. Lipoxins, aspirin-triggered epi-lipoxins, lipoxin stable analogues, and the resolution of inflammation: stimulation of macrophage phagocytosis of apoptotic neutrophils in vivo. J Am Soc Nephrol, 2002,13(10):2497-2507.

21. Reville K, Crean J K, Vivers S, et al. Lipoxin A4 redistributes myosin IIA and Cdc42 in macrophages: implications for phagocytosis of apoptotic leukocytes. J Immunol, 2006,176(3):1878-1888.

22. Wu Y, Ye X H, Guo P P, et al. Neuroprotective effect of lipoxin A4 methyl ester in a rat model of permanent focal cerebral ischemia. J Mol Neurosci,2010,42(2):226-234.

23. Sobrado M, Pereira M P, Ballesteros I, et al. Synthesis of lipoxin A4 by 5-lipoxygenase mediates PPARgamma-dependent, neuroprotective effects of rosiglitazone in experimental stroke. J Neurosci,2009,29(12):3875-3884.

24. Ye X H, Wu Y, Guo P P, et al. Lipoxin A4 analogue protects brain and reduces inflammation in a rat model of focal cerebral ischemia reperfusion. Brain Res,2010,1323:174-183.

25. Lo E H. Experimental models, neurovascular mechanisms and translational issues in stroke research. Br J Pharmacol, 2008,153 Suppl 1:S396-S405.

26. Lo E H, Wang X, Cuzner M L. Extracellular proteolysis in brain injury and inflammation: role for plasminogen activators and matrix metalloproteinases. J Neurosci Res,2002,

69(1):1-9.

27. Lu A, Clark J F, Broderick J P, et al. Reperfusion activates metalloproteinases that contribute to neurovascular injury. Exp Neurol,2008,210(2):549-559.

28. Asahi M, Asahi K, Jung J C, et al. Role for matrix metalloproteinase 9 after focal cerebral ischemia: effects of gene knockout and enzyme inhibition with BB-94. J Cereb Blood Flow Metab,2000,20(12):1681-1689.

29. Lee S R, Tsuji K, Lee S R, et al. Role of matrix metalloproteinases in delayed neuronal damage after transient global cerebral ischemia. J Neurosci,2004,24(3):671-678.

30. Wu Y, Wang Y P, Guo P, et al. A lipoxin A4 analog ameliorates blood-brain barrier dysfunction and reduces MMP-9 expression in a rat model of focal cerebral ischemia-reperfusion injury. J Mol Neurosci,2012,46(3):483-491.

31. Wu L, Liu Z J, Miao S, et al. Lipoxin A4 ameliorates cerebral ischaemia/reperfusion injury through upregulation of nuclear factor erythroid 2-related factor 2. Neurol Res, 2013,35(9):968-975.

32. Jin W, Jia Y, Huang L, et al. Lipoxin A4 methyl ester ameliorates cognitive deficits induced by chronic cerebral hypoperfusion through activating ERK/Nrf2 signaling pathway in rats. Pharmacol Biochem Behav,2014,124:145-152.

33. Medeiros R, Kitazawa M, Passos G F, et al. Aspirin-triggered lipoxin A4 stimulates alternative activation of microglia and reduces Alzheimer disease-like pathology in mice. Am J Pathol,2013,182(5):1780-1789.

34. Luo C L, Li Q Q, Chen X P, et al. Lipoxin A4 attenuates brain damage and downregulates the production of pro-inflammatory cytokines and phosphorylated mitogen-activated protein kinases in a mouse model of traumatic brain injury. Brain Res,2013,1502:1-10.

21 促炎症消退脂质介质在纤维化疾病中的研究进展

组织损伤以后的修复过程包括两种不同的形式:一种称为再生,这种修复过程中,损伤的细胞被相同类型的细胞所取代,这种修复一般不会留下瘢痕,组织器官功能可以恢复正常;另一种修复方式为瘢痕修复,这种修复方式是由纤维结缔组织来取代损伤的组织,因而会留下永久性的瘢痕,组织器官功能不能完全恢复。尽管损伤后的修复是机体的一种保护性的反应,是机体生存所必需,但是,修复过程中不正常的调控可以导致组织结构重塑以及永久性的瘢痕形成,最终将导致组织结构改变及功能不可逆性的丧失[1-3]。

纤维化疾病的产生正是由于组织损伤后修复过程中不正常的调控所致,其特征为受累组织器官的破坏和功能不良。其发病机制非常复杂[4-6],除了肌成纤维细胞的激活,还有持续的感染刺激,免疫因素和慢性炎症等。此外,除了这些已知的促进纤维化发生的刺激因素,一些在此过程中起负调节作用的机制也被人们所认识。越来越多的研究表明,抗炎以及促炎症消退介质的产生不足导致了慢性炎症的发生[7],而纤维化的过程也与抑制纤维化的物质产生不足有关。

目前,用于治疗纤维化的药物主要是激素以及一些免疫抑制剂,但是,这些药物的治疗效果并不满意,并不能很明显的改善纤维化患者的生存情况。随着对于纤维化疾病发病机制的认识,一些新的更加有效的治疗方法有待于我们去探索去研究。

促炎症消退的脂质介质是一类具有抗炎促炎症消退作用的内源性物质,既往对这类物质的研究主要集中于其抗炎及促炎症消退作用及其相关机制,但近年来的研究发现,在一些纤维化疾病中,该类物质的表达降低,由此令人猜测,似乎此类介质在纤维化疾病中也具有一定的作用,研究这类介质在纤维化疾病中的作用,可能会为纤维化的治疗提供一条新的思路。鉴于此,本文就促炎症消退的脂质介质,纤维化疾病的发病机制以及目前对于此类介质在纤维化疾病中的研究进展进行综述。

一、促炎症消退的脂质介质

(一)脂氧素

脂氧素是一类花生四烯酸源的类花生酸类物质,具有强大的抗炎特性[8-17],在结构和功能上都不同于前列腺素和白三烯类物质,包括 LXA4、LXB4、15-epi-LXA4 和 15-epi-LXB4。在体内由不同的酶和炎症细胞合成[18]。在白细胞内,5-脂加氧酶(5-LO)将单核巨噬细胞、气道上皮细胞和血管内皮细胞合成的 LXs 前体 15-HETE 催化合成脂氧素[19,20]。在血小板内,在 12-脂加氧酶作用下,白细胞内合成的环氧化物 LTA4 转化为 LXA4 和 LXB4[21]。此外,阿司匹林可诱发环氧合酶-2(cyclooxygenase-2,COX-2)乙酰化,使其催化生成前列腺素的能力丧失,而具有 15-LO 活性,催化 AA 合成碳 15 位异构 HETE(carbon-15 epi HETE,C-15R-HETE),进而由 5-LO 催化合成 15-epi-LXA4 和 15-epi-LXB4,即阿司匹林诱生型 LXs(aspirin-triggered lipoxins,ATLs)[22]。

脂氧素主要通过三种方式作用于细胞:①LXA4 受体(ALX/FPR2):这是一类 G 蛋白偶联受体,与 LXA4 具有高度亲和力,表达于白细胞、上皮细胞、内皮细胞、成纤维细胞等多种细胞表面[23]。在一些刺激因子的作用下可以上调,ATLs 也可以作用于这类受体。②半胱氨酰白三烯受体(CysLT):为半胱氨酸白三烯(LTD4 和 LTC4)的受体,这类受体与 LXA4 受体有一定的同源性,LXA4 可与其结合拮抗其某些作用[24]。③芳香烃类受体[25],这是一类胞内受体,LXs 与其结合后可在转录水平上起调节作用。

脂氧素产生以后,很快在体内降解[26]。所以近年来人工合成了一系列稳定的 LXs 和 ATLs 类似物,如 C-15 甲基 LXA4 和 C-5 甲基 LXB4,C-16 苯氧基或对氟苯氧基 LXA4 和 ATL 等。这些类似物已广泛地应用于各种疾病模型的研究中[27,28]。第二代 LX 稳定类似物 3-氧-LXA4/ATL 类似物具有较强的化学和代谢稳定性,在不同的模型中已证实与 ATL 有相似的生物学效能和效价[29-31]。

(二)消退素和保护素

消退素和保护素是从炎症消退过程中的腹腔渗出液

中分离出来的又一类脂质介质[32]。具有同脂氧素相同的作用[33-35]。消退素有 E 系列和 D 系列两种，E 系列来源于二十碳五烯酸（eicosapentaenoic acid, EPA），由 EPA 在阿司匹林乙酰化的 COX-2 作用下转化为 18R-HEPE（18R-hydroxyeicosapentaenoic acid, 18R-羟基-EPA）后，在 5-LO 的作用下合成，有 RvE1 和 RvE2 两种[36]。D 系列合成有阿司匹林依赖和阿司匹林非依赖两种形式。阿司匹林非依赖的方式，由二十碳六烯酸（docosahexaenoic acid, DHA）在 15-LO 作用下生成 17S-hydroperoxyDHA（17S-HpDHA, 17S-过氧羟基-DHA）之后在 5-LO 和环氧化物介质作用下合成，有 RvD1-RvD4 四种[37]。阿司匹林依赖的方式是从阿司匹林乙酰化的 COX-2 催化 DHA 开始，经过环氧化、脂氧化和水解形成，包括 AT-RvD1-AT-RvD4[37]。保护素也来源于DHA，是由 DHA 的脂加氧酶产物在环氧合酶作用下形成[38]。

目前的研究认为，消退素 E1 有趋化样因子受体 1（chemokine receptor-like 1, CMKLR1）和白三烯 B4 受体（leukotriene B4 receptor, BLT1）两种[39]。CMKLR1 表达于树突状细胞和单核巨噬细胞表面，主要介导细胞迁移，RvE1 与这类受体亲和力较强，人 BLT1 主要表达于中性粒细胞、肥大细胞和单核巨噬细胞。已发现的 RvD1 受体有 GPCR-32（GPR32）和 ALX/FPR2 两种，RvD1 与 ALX/FPR2 亲和力与LXA4 等同，与人巨噬细胞 GPCR-32（GPR32）亲和力也较强[39]。

（三）环戊烯同类前列腺素

PG 主要是由 AA 在 COX 作用下合成。炎症刺激可以使 COX-2 活化，COX-2 活化后催化 AA 形成 PGH2。PGH2在 PGD2 合成酶作用下形成 PGD2。PGD2 脱水后生成 J2型 PG 即 cyPGs，主要包括 Δ12, 14-PGJ2、PGJ2、15-脱氧-Δ12,14-PGJ2（15d-PGJ2）。研究表明，PGD2 和 cyPGs 不

仅具有促炎作用，也具有促炎症消退作用。这主要与其所受刺激，作用浓度，激活的受体类型和作用的靶细胞有关[40,41]。

二、脂质介质在纤维化疾病中研究的新进展

组织器官在受到损伤后会进行自我修复，如果修复过程不能被合适的调控，就会导致纤维化的发生。尽管纤维化的病因复杂，临床表现也不尽相同，但是纤维化的病理过程大致相同（图 21-1），基本都是在持续产生的生长因子、蛋白水解酶、血管生长因子、纤维化细胞因子的作用下，使得细胞外基质过度产生和沉积，正常的组织结构破坏所致。目前，对于纤维化的治疗主要是一些支持疗法，并不能改善纤维化患者生存情况。因此，人们一直在寻找一些药物可以直接作用于纤维化发病的关键步骤[5,6]。促炎症消退介质作为近年来炎症研究中的热点，在一些纤维化疾病中表达不足，使得其与纤维化疾病的关系也受到关注。尽管对这类物质在纤维化疾病中作用的研究历史不到 10 年，但是目前已发表的文献对于这类物质的抗纤维化作用也有了一些认识。

研究表明，囊性纤维病患者肺泡液中 LXA4 浓度明显低于其他炎症性肺疾病[42-47]。硬皮病相关的间质性肺疾病患者支气管肺泡灌洗液中的脂氧素前体和脂氧素水平均较正常人降低[48-50]。过量表达载脂蛋白 A1 的小鼠对二氧化硅引起的肺纤维化有一定的保护作用，这种小鼠肺组织和支气管肺泡灌洗液中的脂氧素表达均升高[51]。且动物研究表明，外源性给予 LXs 可显著减轻囊性纤维病的炎症反应以及纤维化程度[52,53]。外源性的 RVe 和 RVd，可以减轻实验性的肾纤维化[54-58]。ATL 对博来霉素诱导的肺纤维

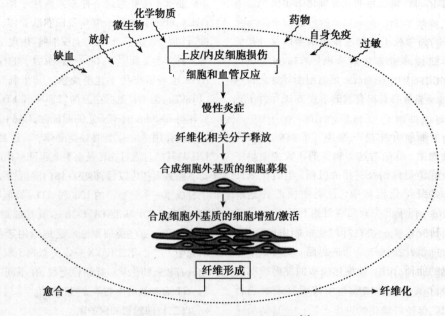

图 21-1 纤维化疾病的发病机制[4]

化具有保护作用[59,60]。随着研究的深入,目前的研究对涉及的机制也有了一些了解。

(一)肌成纤维细胞

尽管纤维化疾病的始动因素各不相同,但是纤维化疾病有一个共同的病理过程,就是肌成纤维细胞的出现[61,62]。除了一些特殊情况,正常的组织器官这种细胞几乎并不存在,组织器官受到损伤后分泌的一些介质,可以刺激肌成纤维细胞激活。激活后的肌成纤维细胞表达 α-SMA,可以合成分泌大量的细胞外基质,促使纤维化的发生。是纤维化发生的关键环节。抑制肌成纤维细胞的产生可以抑制纤维化的发生。肌成纤维细胞的来源有三种,原组织中存在的成纤维细胞激活、上皮细胞和内皮细胞转分化以及循环中的成纤维细胞在趋化因子的作用下到达受累的组织器官分化为成纤维细胞并激活。

1. 组织中存在的成纤维细胞增殖并且激活是肌成纤维细胞的一个重要来源[63,64]。研究发现,脂氧素可以影响成纤维细胞的增殖、激活和凋亡,还可以抑制 LTD4 和血小板源性生长因子(platelet-derived growth factor,PDGF)诱发的肾小球系膜细胞增殖[65-67];LXA4 可以抑制结缔组织生成因子(connective tissue growth factor,CTGF)诱导的肺成纤维细胞的增殖[68];Resolvins E1 和 D1 都可以抑制 PDGF 诱导的肾间质成纤维细胞增殖[54];LXA4 可以抑制滑膜成纤维细胞激活[69];12/15-LO 途径可以抑制成纤维细胞激活[70];此外,高剂量的 LXA4 还可以诱导肾间质成纤维细胞发生凋亡[71]。

2. 研究表明,纤维化过程中新生的肌成纤维细胞有36% 来源于上皮细胞转化[72]。LXA4 可以抑制 CTGF 诱导的肾小管上皮细胞转分化,从而抑制纤维化[73]。

(二)转化生长因子 β(TGFβ)

TGFβ 是纤维化发病过程中最重要的细胞因子之一[74]。研究表明,心、肝、肺等脏器的纤维化进展与 TGFβ 的产生有关[75-77],抑制 TGFβ1 信号通路可以抑制多种脏器的纤维化进程[78]。除了作为促纤维化的细胞因子,TGFβ 还可以直接诱导肌成纤维细胞的激活[79]。研究表明,LXA4 可以抑制 PDGF 诱导的肾小球系膜细胞 TGFβ 的产生[65];可以抑制博来霉素诱导的肺纤维化过程中 TGFβ 的表达[60];脂氧素可以抑制 UUO 诱导的 CTGF 的上调,而 CTGF 是 TGFβ 的下游细胞因子[58];此外,近来研究表明,LXA4 不仅可以减弱了 TGFβ1 诱导的肾小管上皮细胞促纤维化基因 FN1、COL1A1 等的表达,还可以抑制 TGFβ 诱导的 TGFβ 受体的表达[80]。

(三)慢性炎症的调控

慢性炎症的过程中,凝血级联反应、炎症反应和纤维增殖反应等生理性反应持续时间很长,如果终止纤维化反应的负调节机制不能及时起作用,则修复的生理过程就会演变为病理性的纤维化反应,从而使得细胞外基质过度沉积,组织结构遭到破坏,促使纤维化的发生[81-84]。这是某些纤维化疾病的发病原因[85,86]。促炎症消退介质在慢性炎症

中的作用在多种疾病中得到证实,研究表明,与正常人相比,炎症性肠病患者肠黏膜 LXA4 表达降低,外源性的 LXA4 对肠炎小鼠具有保护作用[87];LXA4 在囊性纤维化鼻息肉的发病过程中具有重要的作用[88];LXA4 还对脂肪组织的慢性炎症具有保护作用[89]。

三、未来的研究方向

Rvs 和 PDs 家族与 LXs 的抗纤维化作用是近年来在研究这类物质过程中的一个新发现。对于其抗纤维化机制的认识并不全面,还有许多机制有待我们去研究,例如:①脂氧素可以抑制成纤维细胞的激活[70],可以抑制肾小管上皮细胞转分化[73],对于脂氧素是否可以抑制内皮细胞转分化,是否可以影响循环中的成纤维细胞进入损伤组织还未见报道;②正常情况下,细胞外基质的数量由细胞外基质的产生和降解之间的平衡来维持,这二者之间比率的失衡是一些纤维化疾病发病的原因[90-93]。研究表明,LXA4 可以引起白介素 1β 诱导的人滑膜成纤维细胞 MMP-3 产生降低,而 TIMP 合成增加[94,95];而在角膜溶解的病理过程中,LXA4 对 MMPs 和 TIMPs 都有抑制作用[96]。似乎 LXA4 在不同的组织器官具有作用并不相同,这也需要我们进一步去证实;③TGFβ 具有抗炎和促纤维化双重作用[97-99],目前,对于脂氧素抗纤维化过程中对 TGFβ 影响的研究还并不全面,也有待于我们去探索。

四、结语

Rvs 和 PDs 家族与 LXs 等脂质介质不仅具有抗炎促炎症消退的双重作用,而且还可在纤维化疾病过程中发挥作用。它们的发现为纤维化疾病治疗药物的研发开辟了一条新的思路。然而,这些介质用于治疗人类疾病之前,其作用机制尚需要更深入的研究。

(纪宇东 姚尚龙 尚游)

参 考 文 献

1. Oikonomou N, Harokopos V, Zalevsky J, et al. Soluble TNF mediates the transition from pulmonary inflammation to fibrosis. PLoS One, 2006, 1:e108.

2. Meneghin A, Hogaboam C M. Infectious disease, the innate immune response, and fibrosis. J Clin Invest, 2007, 117(3): 530-538.

3. Wynn T A. Common and unique mechanisms regulate fibrosis in various fibroproliferative diseases. J Clin Invest, 2007, 117(3):524-529.

4. Speca S, Giusti I, Rieder F, et al. Cellular and molecular mechanisms of intestinal fibrosis. World J Gastroenterol, 2012, 18(28):3635-3661.

5. Wynn T A, Ramalingam T R. Mechanisms of fibrosis: thera-

peutic translation for fibrotic disease. Nat Med, 2012, 18 (7):1028-1040.

6. Rosenbloom J,Mendoza F A,Jimenez S A. Strategies for anti-fibrotic therapies. Biochim Biophys Acta,2012.

7. Serhan C N,Savill J. Resolution of inflammation:the beginning programs the end. Nat Immunol,2005,6(12):1191-1197.

8. Ariel A,Chiang N,Arita M,et al. Aspirin-triggered lipoxin A4 and B4 analogs block extracellular signal-regulated kinase-dependent TNF-αlpha secretion from human T cells. J Immunol,2003,170(12):6266-6272.

9. Godson C,Mitchell S,Harvey K,et al. Cutting edge:lipoxins rapidly stimulate nonphlogistic phagocytosis of apoptotic neutrophils by monocyte-derived macrophages. J Immunol, 2000,164(4):1663-1667.

10. Soyombo O,Spur B W,Lee T H. Effects of lipoxin A4 on chemotaxis and degranulation of human eosinophils stimulated by platelet-activating factor and N-formyl-L-methionyl-L-leucyl-L-phenylalanine. Allergy, 1994, 49(4):230-234.

11. Hachicha M,Pouliot M,Petasis N A,et al. Lipoxin(LX) A4 and aspirin-triggered 15-epi-LXA4 inhibit tumor necrosis factor 1alpha-initiated neutrophil responses and trafficking:regulators of a cytokine-chemokine axis. J Exp Med, 1999,189(12):1923-1930.

12. Ramstedt U,Serhan C N,Nicolaou K C,et al. Lipoxin A-induced inhibition of human natural killer cell cytotoxicity: studies on stereospecificity of inhibition and mode of action. J Immunol,1987,138(1):266-270.

13. Serhan C N. Resolution phase of inflammation:novel endogenous anti-inflammatory and proresolving lipid mediators and pathways. Annu Rev Immunol,2007,25:101-137.

14. Haworth O,Levy B D. Endogenous lipid mediators in the resolution of airway inflammation. Eur Respir J,2007,30 (5):980-992.

15. Cattaneo F,Parisi M,Ammendola R. Distinct signaling cascades elicited by different formyl Peptide receptor 2 (FPR2) agonists. Int J Mol Sci,2013,14(4):7193-7230.

16. Serhan C N. Lipoxins and aspirin-triggered 15-epi-lipoxins are the first lipid mediators of endogenous anti-inflammation and resolution. Prostaglandins Leukot Essent Fatty Acids,2005,73(3-4):141-162.

17. Levy B D. Lipoxins and lipoxin analogs in asthma. Prostaglandins Leukot Essent Fatty Acids,2005,73(3-4):231-237.

18. Fiore S,Serhan C N. Formation of lipoxins and leukotrienes during receptor-mediated interactions of human platelets and recombinant human granulocyte/macrophage colony-stimulating factor-primed neutrophils. J Exp Med, 1990, 172(5):1451-1457.

19. Levy B D,Romano M,Chapman H A,et al. Human alveolar macrophages have 15-lipoxygenase and generate 15(S)-hydroxy-5,8,11-cis-13-trans-eicosatetraenoic acid and lipoxins. J Clin Invest,1993,92(3):1572-1579.

20. Serhan C N,Hamberg M,Samuelsson B. Lipoxins:novel series of biologically active compounds formed from arachidonic acid in human leukocytes. Proc Natl Acad Sci USA, 1984,81(17):5335-5339.

21. Serhan C N,Sheppard K A. Lipoxin formation during human neutrophil-platelet interactions. Evidence for the transformation of leukotriene A4 by platelet 12-lipoxygenase in vitro. J Clin Invest,1990,85(3):772-780.

22. Claria J,Serhan C N. Aspirin triggers previously undescribed bioactive eicosanoids by human endothelial cell-leukocyte interactions. Proc Natl Acad Sci U S A,1995,92 (21):9475-9479.

23. Chiang N,Fierro I M,Gronert K,et al. Activation of lipoxin A(4) receptors by aspirin-triggered lipoxins and select peptides evokes ligand-specific responses in inflammation. J Exp Med,2000,191(7):1197-1208.

24. Gronert K,Gewirtz A,Madara J L,et al. Identification of a human enterocyte lipoxin A4 receptor that is regulated by interleukin(IL)-13 and interferon gamma and inhibits tumor necrosis factor alpha-induced IL-8 release. J Exp Med,1998,187(8):1285-1294.

25. McMahon B,Godson C. Lipoxins:endogenous regulators of inflammation. Am J Physiol Renal Physiol,2004,286(2): F189-F201.

26. Clish C B,Levy B D,Chiang N,et al. Oxidoreductases in lipoxin A4 metabolic inactivation:a novel role for 15-ono-prostaglandin 13-reductase/leukotriene B4 12-hydroxyde-hydrogenase in inflammation. J Biol Chem, 2000, 275 (33):25372-25380.

27. Schottelius A J,Giesen C,Asadullah K,et al. An aspirin-triggered lipoxin A4 stable analog displays a unique topical anti-inflammatory profile. J Immunol, 2002, 169 (12): 7063-7070.

28. Jin H,Li Y H,Xu J S,et al. Lipoxin A4 analog attenuates morphine antinociceptive tolerance,withdrawal-induced hyperalgesia,and glial reaction and cytokine expression in the spinal cord of rat. Neuroscience,2012,208:1-10.

29. Serhan C N,Takano T,Clish C B,et al. Aspirin-triggered 15-epi-lipoxin A4 and novel lipoxin B4 stable analogs inhibit neutrophil-mediated changes in vascular permeability. Adv Exp Med Biol,1999,469:287-293.

30. Maddox J F,Colgan S P,Clish C B,et al. Lipoxin B4 regu-

lates human monocyte/neutrophil adherence and motility: design of stable lipoxin B4 analogs with increased biologic activity. FASEB J,1998,12(6):487-494.

31. Clish C B,O'Brien J A,Gronert K,et al. Local and systemic delivery of a stable aspirin-triggered lipoxin prevents neutrophil recruitment in vivo. Proc Natl Acad Sci U S A, 1999,96(14):8247-8252.

32. Serhan C N,Clish C B,Brannon J,et al. Novel functional sets of lipid-derived mediators with antiinflammatory actions generated from omega-3 fatty acids via cyclooxygenase 2-nonsteroidal antiinflammatory drugs and transcellular processing. J Exp Med,2000,192(8):1197-1204.

33. Hong S,Lu Y. Omega-3 fatty acid-derived resolvins and protectins in inflammation resolution and leukocyte functions:targeting novel lipid mediator pathways in mitigation of acute kidney injury. Front Immunol,2013,4:13.

34. Recchiuti A. Resolvin D1 and its GPCRs in resolution circuits of inflammation. Prostaglandins Other Lipid Mediat, 2013.

35. El K D,Gjorstrup P,Filep J G. Resolvin E1 promotes phagocytosis-induced neutrophil apoptosis and accelerates resolution of pulmonary inflammation. Proc Natl Acad Sci U S A,2012,109(37):14983-14988.

36. Arita M,Bianchini F,Aliberti J,et al. Stereochemical assignment,antiinflammatory properties,and receptor for the omega-3 lipid mediator resolvin E1. J Exp Med,2005,201 (5):713-722.

37. Hong S,Gronert K,Devchand P R,et al. Novel docosatrienes and 17S-resolvins generated from docosahexaenoic acid in murine brain,human blood,and glial cells. Autacoids in anti-inflammation. J Biol Chem,2003,278(17): 14677-14687.

38. Serhan C N,Gotlinger K,Hong S,et al. Anti-inflammatory actions of neuroprotectin D1/protectin D1 and its natural stereoisomers:assignments of dihydroxy-containing docosatrienes. J Immunol,2006,176(3):1848-1859.

39. Im D S. Omega-3 fatty acids in anti-inflammation (pro-resolution) and GPCRs. Prog Lipid Res,2012,51(3):232-237.

40. Zhang X,Wang J M,Gong W H,et al. Differential regulation of chemokine gene expression by 15-deoxy-delta 12, 14 prostaglandin J2. J Immunol,2001,166(12):7104-7111.

41. Herlong J L,Scott T R. Positioning prostanoids of the D and J series in the immunopathogenic scheme. Immunol Lett,2006,102(2):121-131.

42. Takai D,Nagase T,Shimizu T. New therapeutic key for cystic fibrosis:a role for lipoxins. Nat Immunol,2004,5

(4):357-358.

43. Yang J,Eiserich J P,Cross C E,et al. Metabolomic profiling of regulatory lipid mediators in sputum from adult cystic fibrosis patients. Free Radic Biol Med,2012,53(1): 160-171.

44. Karp C L,Flick L M,Park K W,et al. Defective lipoxin-mediated anti-inflammatory activity in the cystic fibrosis airway. Nat Immunol,2004,5(4):388-392.

45. Mattoscio D,Evangelista V,De Cristofaro R,et al. Cystic fibrosis transmembrane conductance regulator (CFTR) expression in human platelets:impact on mediators and mechanisms of the inflammatory response. FASEB J,2010, 24(10):3970-3980.

46. Karp C L,Flick L M,Yang R,et al. Cystic fibrosis and lipoxins. Prostaglandins Leukot Essent Fatty Acids,2005,73 (3-4):263-270.

47. Rozsasi A,Heinemann A,Keck T. Cyclooxygenase 2 and lipoxin A(4) in nasal polyps in cystic fibrosis. Am J Rhinol Allergy,2011,25(6):e251-e254.

48. Kowal-Bielecka O,Kowal K,Distler O,et al. Mechanisms of Disease:leukotrienes and lipoxins in scleroderma lung disease--insights and potential therapeutic implications. Nat Clin Pract Rheumatol,2007,3(1):43-51.

49. Silver R M,Wells A U. Histopathology and bronchoalveolar lavage. Rheumatology (Oxford),2008,47 Suppl 5:v62-v64.

50. Kowal-Bielecka O,Kowal K,Distler O,et al. Cyclooxygenase-and lipoxygenase-derived eicosanoids in bronchoalveolar lavage fluid from patients with scleroderma lung disease:an imbalance between proinflammatory and antiinflammatory lipid mediators. Arthritis Rheum, 2005, 52 (12):3783-3791.

51. Lee E,Lee E J,Kim H,et al. Overexpression of apolipoprotein A1 in the lung abrogates fibrosis in experimental silicosis. PLoS One,2013,8(2):e55827.

52. Tetaert D,Pierre M,Demeyer D,et al. Dietary n-3 fatty acids have suppressive effects on mucin upregulation in mice infected with Pseudomonas aeruginosa. Respir Res, 2007,8:39.

53. Andersson C,Zaman M M,Jones A B,et al. Alterations in immune response and PPAR/LXR regulation in cystic fibrosis macrophages. J Cyst Fibros,2008,7(1):68-78.

54. Qu X,Zhang X,Yao J,et al. Resolvins E1 and D1 inhibit interstitial fibrosis in the obstructed kidney via inhibition of local fibroblast proliferation. J Pathol,2012.

55. Duffield J S,Hong S,Vaidya V S,et al. Resolvin D series and protectin D1 mitigate acute kidney injury. J Immunol, 2006,177(9):5902-5911.

56. Kieran N E, Maderna P, Godson C. Lipoxins: potential anti-inflammatory, proresolution, and antifibrotic mediators in renal disease. Kidney Int, 2004, 65 (4): 1145-1154.

57. Brennan E P, Nolan K A, Borgeson E, et al. Lipoxins Attenuate Renal Fibrosis by Inducing let-7c and Suppressing TGFbetaR1. J Am Soc Nephrol, 2013, 24 (4): 627-637.

58. Borgeson E, Docherty N G, Murphy M, et al. Lipoxin A(4) and benzo-lipoxin A(4) attenuate experimental renal fibrosis. FASEB J, 2011, 25 (9): 2967-2979.

59. Sato Y, Kitasato H, Murakami Y, et al. Down-regulation of lipoxin A4 receptor by thromboxane A2 signaling in RAW246.7 cells in vitro and bleomycin-induced lung fibrosis in vivo. Biomed Pharmacother, 2004, 58 (6-7): 381-387.

60. Martins V, Valenca S S, Farias-Filho F A, et al. ATLa, an aspirin-triggered lipoxin A4 synthetic analog, prevents the inflammatory and fibrotic effects of bleomycin-induced pulmonary fibrosis. J Immunol, 2009, 182 (9): 5374-5381.

61. Klingberg F, Hinz B, White E S. The myofibroblast matrix: implications for tissue repair and fibrosis. J Pathol, 2013, 229 (2): 298-309.

62. Hu B, Phan S H. Myofibroblasts. Curr Opin Rheumatol, 2013, 25 (1): 71-77.

63. Hutchison N, Fligny C, Duffield J S. Resident mesenchymal cells and fibrosis. Biochim Biophys Acta, 2012.

64. Lekkerkerker A N, Aarbiou J, van Es T, et al. Cellular players in lung fibrosis. Curr Pharm Des, 2012, 18 (27): 4093-4102.

65. Mitchell D, Rodgers K, Hanly J, et al. Lipoxins inhibit Akt/PKB activation and cell cycle progression in human mesangial cells. Am J Pathol, 2004, 164 (3): 937-946.

66. McMahon B, Mitchell D, Shattock R, et al. Lipoxin, leukotriene, and PDGF receptors cross-talk to regulate mesangial cell proliferation. FASEB J, 2002, 16 (13): 1817-1819.

67. Rodgers K, McMahon B, Mitchell D, et al. Lipoxin A4 modifies platelet-derived growth factor-induced pro-fibrotic gene expression in human renal mesangial cells. Am J Pathol, 2005, 167 (3): 683-694.

68. Wu S H, Wu X H, Lu C, et al. Lipoxin A4 inhibits proliferation of human lung fibroblasts induced by connective tissue growth factor. Am J Respir Cell Mol Biol, 2006, 34 (1): 65-72.

69. Sodin-Semri S, Spagnolo A, Barbaro B, et al. Lipoxin A4 counteracts synergistic activation of human fibroblast-like synoviocytes. Int J Immunopathol Pharmacol, 2004, 17 (1): 15-25.

70. Kronke G, Reich N, Scholtysek C, et al. The 12/15-lipoxygenase pathway counteracts fibroblast activation and experimental fibrosis. Ann Rheum Dis, 2012, 71 (6): 1081-1087.

71. Wu S H, Lu C, Dong L, et al. High dose of lipoxin A4 induces apoptosis in rat renal interstitial fibroblasts. Prostaglandins Leukot Essent Fatty Acids, 2005, 73 (2): 127-137.

72. Iwano M, Plieth D, Danoff T M, et al. Evidence that fibroblasts derive from epithelium during tissue fibrosis. J Clin Invest, 2002, 110 (3): 341-350.

73. Wu S H, Zhang Y M, Tao H X, et al. Lipoxin A(4) inhibits transition of epithelial to mesenchymal cells in proximal tubules. Am J Nephrol, 2010, 32 (2): 122-136.

74. Nakerakanti S, Trojanowska M. The Role of TGF-beta Receptors in Fibrosis. Open Rheumatol J, 2012, 6: 156-162.

75. Gordon K J, Blobe G C. Role of transforming growth factor-beta superfamily signaling pathways in human disease. Biochim Biophys Acta, 2008, 1782 (4): 197-228.

76. Khan R, Sheppard R. Fibrosis in heart disease: understanding the role of transforming growth factor-beta in cardiomyopathy, valvular disease and arrhythmia. Immunology, 2006, 118 (1): 10-24.

77. Coker R K, Laurent G J, Jeffery P K, et al. Localisation of transforming growth factor beta1 and beta3 mRNA transcripts in normal and fibrotic human lung. Thorax, 2001, 56 (7): 549-556.

78. Kitani A, Fuss I, Nakamura K, et al. Transforming growth factor (TGF)-beta1-producing regulatory T cells induce Smad-mediated interleukin 10 secretion that facilitates coordinated immunoregulatory activity and amelioration of TGF-beta1-mediated fibrosis. J Exp Med, 2003, 198 (8): 1179-1188.

79. Verrecchia F, Mauviel A. Transforming growth factor-beta and fibrosis. World J Gastroenterol, 2007, 13 (22): 3056-3062.

80. Brennan E P, Nolan K A, Borgeson E, et al. Lipoxins Attenuate Renal Fibrosis by Inducing let-7c and Suppressing TGFbetaR1. J Am Soc Nephrol, 2013, 24 (4): 627-637.

81. Rieder F, Brenmoehl J, Leeb S, et al. Wound healing and fibrosis in intestinal disease. Gut, 2007, 56 (1): 130-139.

82. Wynn T A. Common and unique mechanisms regulate fibrosis in various fibroproliferative diseases. J Clin Invest, 2007, 117 (3): 524-529.

83. Speca S, Giusti I, Rieder F, et al. Cellular and molecular mechanisms of intestinal fibrosis. World J Gastroenterol, 2012, 18 (28): 3635-3661.

84. Ueha S, Shand F H, Matsushima K. Cellular and molecular mechanisms of chronic inflammation-associated organ fibrosis. Front Immunol, 2012, 3: 71.

85. Nathan C, Ding A. Nonresolving inflammation. Cell, 2010, 140(6):871-882.

86. Serhan C N, Chiang N, Van Dyke T E. Resolving inflammation: dual anti-inflammatory and pro-resolution lipid mediators. Nat Rev Immunol, 2008, 8(5):349-361.

87. Mangino M J, Brounts L, Harms B, et al. Lipoxin biosynthesis in inflammatory bowel disease. Prostaglandins Other Lipid Mediat, 2006, 79(1-2):84-92.

88. Rozsasi A, Heinemann A, Keck T. Cyclooxygenase 2 and lipoxin A(4) in nasal polyps in cystic fibrosis. Am J Rhinol Allergy, 2011, 25(6):e251-e254.

89. Borgeson E, McGillicuddy F C, Harford K A, et al. Lipoxin A4 attenuates adipose inflammation. FASEB J, 2012, 26(10):4287-4294.

90. Amalinei C, Caruntu I D, Giusca S E, et al. Matrix metalloproteinases involvement in pathologic conditions. Rom J Morphol Embryol, 2010, 51(2):215-228.

91. Sweet D G, Curley A E, Chesshyre E, et al. The role of matrix metalloproteinases-9 and-2 in development of neonatal chronic lung disease. Acta Paediatr, 2004, 93(6):791-796.

92. Zucker S, Vacirca J. Role of matrix metalloproteinases (MMPs) in colorectal cancer. Cancer Metastasis Rev, 2004, 23(1-2):101-117.

93. Lopez B, Gonzalez A, Diez J. Role of matrix metalloprotein-ases in hypertension-associated cardiac fibrosis. Curr Opin Nephrol Hypertens, 2004, 13(2):197-204.

94. Sodin-Semri S, Taddeo B, Tseng D, et al. Lipoxin A4 inhibits IL-1 beta-induced IL-6, IL-8, and matrix metalloproteinase-3 production in human synovial fibroblasts and enhances synthesis of tissue inhibitors of metalloproteinases. J Immunol, 2000, 164(5):2660-2666.

95. Tagoe C E, Marjanovic N, Park J Y, et al. Annexin-1 mediates TNF-αlpha-stimulated matrix metalloproteinase secretion from rheumatoid arthritis synovial fibroblasts. J Immunol, 2008, 181(4):2813-2820.

96. Zhou H Y, Hao J L, Bi M M, et al. Molecular mechanism of the inhibition effect of Lipoxin A4 on corneal dissolving pathology process. Int J Ophthalmol, 2013, 6(1):39-43.

97. Yang Y C, Zhang N, Van Crombruggen K, et al. Transforming growth factor-beta1 in inflammatory airway disease: a key for understanding inflammation and remodeling. Allergy, 2012, 67(10):1193-1202.

98. Han G, Li F, Singh T P, et al. The pro-inflammatory role of TGFbeta1: a paradox?. Int J Biol Sci, 2012, 8(2):228-235.

99. Bowen T, Jenkins R H, Fraser D J. MicroRNAs, transforming growth factor beta-1, and tissue fibrosis. J Pathol, 2013, 229(2):274-285.

22 死亡相关蛋白激酶1在炎症反应中的作用

死亡相关蛋白激酶 1 (death associated protein kinase, DAPK1) 是一种钙离子钙调蛋白调节的丝氨酸/苏氨酸蛋白激酶, 是凋亡的正性调节因子之一, 广泛参与 INF-γ、TNF-α、Fas 和 TGF-β 等多种途径诱导的细胞凋亡[1-3]。DAPK1 被证明可促进肿瘤细胞凋亡并抑制肿瘤转移[4,5]。DAPK1 还介导自噬小泡形成和膜出泡引起细胞自噬[6]。除了介导细胞凋亡和自噬作用之外, 近年来不断有研究发现 DAPK 在固有免疫以及炎症信号通路中有重要作用, 该综述目的是阐述 DAPK1 的基本分子结构, 参与的免疫炎症信号通路以及相关机制。

一、DAPK1 分子结构

DAPK 是一类钙离子/钙调素调节的丝氨酸/苏氨酸蛋白激酶家族, 包括 DAPK1, DAPk2 (DAPk-1 related protein 1, DRP-1)、DAPk3 (Zipper interacting protein kinase, ZIPk)、DRAk-1 (DAPk-1 related protein 1) 和 DRAk-2 (DAPk-1 related protein 2) 五位成员。由于 DAPk2、DAPk3 的催化区域和 DAPK1 的催化区域分别有 83%、80% 氨基酸同源序列, 通常将 DAPk1, DAPk2 和 DAPk3 划为一个超家族[7]。然而, 在催化区域外, 这些激酶在分子大小和结构上有很大差异, 这就决定了它们之间的不同功能。

DAPK1 分子量为 160kD, 由多个功能区域组成的蛋白质。它包含 1 个催化区域, 1 个钙调蛋白调节区域, 8 个锚蛋白重复序列区, 2 个 P 环结构, 1 个细胞骨架结合区域以及一个死亡区域 (death domain, DD)[4]。如图 22-1。

（一）催化区域及相关功能

DAPK1 的 N 端催化区域由 11 个亚区组成, 催化区域的底物结合位点有两个氨基酸性基团, 能够和底物中

心磷酸化位点周围的碱性残基团相互作用, 在底物识别中起重要作用[7]。许多 DAPK1 的底物都有 2 至 3 个碱性残基团, 促进 N 端的丝氨酸或者苏氨酸磷酸化, 如果碱性残基团变异将会使磷酸化效率降低[8]。

（二）钙调蛋白结合区域

钙调蛋白通过与催化区缝隙结合抑制其催化活性, 该区域在丝氨酸 308 位点自磷酸化可减少与钙调蛋白的亲和性, 进一步促进底物结合位点的稳定性。DAPK1 是通过"双锁机制"调节钙离子钙调蛋白依赖型激酶, 激活 DAPK1 需要两步, 首先, 结合钙离子激活钙调蛋白使钙调蛋白结合片段从催化裂隙中分离, 其次, 丝氨酸 308 位点去磷酸化增加钙调蛋白亲和性, 即使处于低钙调蛋白水平也能提高催化活性。有研究显示去除 DAPK1 的钙调蛋白结合区域或者用丙氨酸代替丝氨酸 308 位点, 会持续激活激酶, 显示出更高的催化活性和更强的致死性[3]。

（三）锚蛋白重复序列和 P 环结构

锚蛋白重复序列参与了蛋白-蛋白之间的相互反应以及通过泛素-蛋白酶体途径促进 DAPK1 降解[8]。锚蛋白重复序列对于激酶正确定位与肌动蛋白应力纤维形成非常必要, 如果锚蛋白重复序列缺失, DAPK1 会从黏附点分开, 不能诱导细胞死亡形态改变[9]。两个 P 环高度有序, 富含碱性残基, 分别位于 DAPK1 序列 639 ~ 646 和 695 ~ 702 氨基酸残基位点[10], 第二个 P 环与细胞骨架结合区域重叠, P 环的功能还不清楚, 可能与 DAPK1 作用于肌动蛋白有关[11]。

（四）死亡区域和尾部结构

DAPK1 的 C 端包含一个死亡区域, 其后紧跟有一个富含丝氨酸残基的尾部结构, 其他 DAPK 也有类似结构[2]。死亡区域与尾部结构都是重要的调节元件, 表达死亡区域

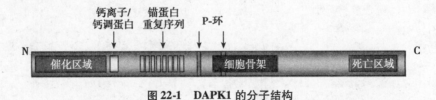

图 22-1 DAPK1 的分子结构

能够保护 293 细胞免于 TNF-α 和 Fas 引起的凋亡，Hep3B 细胞转染 TGF-β 引起的凋亡，去除尾部结构能够显示更强的杀伤力[12]。表明死亡区域与尾部结构都能独立负性调节 DAPK1 功能[13]。DAPK1 的死亡区域主要与蛋白-蛋白相互作用，与激酶活性及凋亡有关。有研究证实切除死亡区域能够消除 TNF-α 和 Fas 介导的细胞死亡[14]。而且通过活体内外实验都证实了 DAPK1 的死亡区域是与抑癌基因 TSC2（tumor suppressor protein tuberin）作用的主要位点。DAPK1 正性调节生长因子以及 mTORC1 信号，进而影响细胞自噬存活或凋亡[15]。死亡区域含有与固有免疫相关的蛋白，通过双向接头蛋白诸如髓样分化因子 MyD88 与 TLR（Toll like receptor）连接，进而参与免疫炎症相关过程[16]。

二、DAPK1 与炎症反应

最近有相关研究发现 DAPK1 参与一系列炎症的调节，而且有趣的是 DAPK1 可以正反调节炎症过程。一方面，DAPK1 在促炎症因子如 IL-1β 产生中起重要作用[17]；另一方面，DAPK1 能够抑制 IFN-γ 诱导单核细胞系产生炎症因子[18]，抑制 DAPK1 表达可以促进 NF-κB 的活性，促进激活 TCR 信号[19]。由于 NF-κB 入核启动基因表达多种促炎因子以及抗凋亡分子，因此 DAPK1 可能参与调节不同炎症刺激信号过程。

（一）DAPK1 正性调节炎症过程

促炎症因子 IL-1β 在感染和炎症中有重要作用[20]，产生 IL-1β 分为 2 个步骤：第一步，炎症刺激激活 NF-κB 促进 IL-1β 前体合成；第二步，IL-1β 通过 caspase-1 作用后分裂产生成熟的 p17 IL-1β 蛋白。然而在巨噬细胞和单核细胞中激活 caspase-1 依赖于 NLRP3（NOD-like receptor protein 3）炎性体的合成[21]。DAPK1 能与原位 NLRP3 反应，如果 DAPK1 缺失将抑制 IL-1β 合成和 caspase-1 活性，DAPK1 基因缺失影响 NLRP3 炎性体的合成，NLRP3 炎性体完全激活需要 DAPK1 的参与，NLRP3 炎性体参与一系列炎症疾病诸如痛风，2 型糖尿病，动脉粥样硬化等[17]。DPAK1 还能与组织蛋白酶 B 反应[22]，而组织蛋白酶 B 能与 NLRP3 结合刺激 NLRP3 炎性体活化[23]，提示组织蛋白酶 B 可能参与调节 DAPK1 相关的 NLRP3 炎性体的形成。

DAPK1 通过磷酸化 TSC2 导致 TSC1-TSC2 复合物分离，从而调节 EGF 诱导的 mTORC1（mechanistic target of rapamycin complex 1）激活[15]，而 mTORC1 是炎症信号通路中的重要角色，DAPK 可能通过此途径正性调节炎症。另外炎症刺激通常激活 JNK 信号转导通路，氧化应激时 DAPK1 结合蛋白激酶 D（PKD）并激活 JNK[24]，然而 DAPK1 是否参与 JNK 途径相关的炎症反应还有待进一步证实。

有研究发现 DAPK1 在调节炎症因子 IL-17 和 IL-32 中起中间信号作用。抑制 DAPK1 表达显著减少巨噬细胞系 THP-1 中 IL-17 和 IL-32 诱导 IL-8 的分泌。THP-1 中 DAPK1 表达缺失减少 TNF-α 和 IL-1b 诱导 IL-8 产生[25]。

IL-17 和 IL-32 能够促进 DAPK308 位点丝氨酸磷酸化，但 DAPK1 究竟如何调节 IL-17 和 IL-32 的信号转导机制还不清楚。Barbara 等[26]研究发现 DAPK2 对中性粒细胞向趋化物的迁移有重要作用，DAPK2 磷酸化 MLC 产生细胞极性，这是向趋化物迁移的必要条件，用小分子抑制剂阻断 DPAK2 可以明显抑制粒细胞的运动能力。在小鼠腹膜炎模型中，抑制 DAPK2 可以明显减少中性粒细胞向炎症部位迁移。

（二）DAPK1 负性调节炎症反应

TNF-α 是一个促炎症因子，和很多炎症及免疫疾病相关，TNF-α 有两条不同的信号通路，一是因子 NF-κB 介导的炎症免疫反应信号通路；一是凋亡[27]。TNF-α 在调节其他炎症因子如 IL-1β、IL-6、IL-8 和 GM-CSF 的产生中起重要作用[28]，能诱导 DAPK308 位点丝氨酸迅速去磷酸化[29]。TNF-α 与 TNF 受体 1（TNFR1）结合，促进 TNF 受体相关蛋白 TRADD，受体反应蛋白 1（receptor interacting protein-1，RIP1），泛素 E3 连接酶。RIP1 上得 K63 相关多聚肽链作为模板与 TAK1 复合物和 IκB 激酶（IKK）结合，诱导 IKK 和 NF-κB 激活[30,31]。在卵巢肿瘤 OVCAR3 细胞中，DAPK 抑制 IFN-γ 和 TNF-α 诱导 NF-κB 激活，并抑制 NF-κB 激活，抑制 IFN-γ 诱导环氧合酶-2、ICAM-1 和凋亡抑制蛋白 XIAP 的表达[32]。Chakilam 等[34]用 TNF-α 处理肠上皮细胞，用 siRNA 抑制 DAPK 表达或者给予 DAPK 抑制剂能促进 STAT3 激活，增加 IL-6 的 mRNA 水平和分泌。表明 DPAK 能抑制（STAT3）激活，为溃疡性结肠炎的治疗提供了新的选择思路。结直肠肿瘤细胞经 TNF-α 处理后，DAPK1 能与磷酸化的 P38MAPK 相结合，DAPK 在溃疡性结肠炎及其相关肿瘤的慢性炎症中起保护作用[33]。TNF-α 持续刺激能够上调 DAPK 的表达[34]，表明 DAPK1 是 TNF-α 信号通路的反馈调节点。然而 DAPK 干扰 TNF-α 诱导 NF-κB 激活过程的确切机制还不清楚，这些都需要进一步的研究来阐明。

T 淋巴细胞活化后能诱导炎症因子如 TNF-α 和 IL-6 的分泌，刺激 T 细胞受体（T cell receptor，TCR）能够激活 DAPK1，使 DAPK308 位点丝氨酸去磷酸化并促进 DAPK1 依赖的肌球蛋白轻链磷酸化[35]。下调 DAPK 能促进 T 细胞的激活，上调 DAPK1 则显著抑制 T 细胞增生和 IL-2 生成。DAPK 不干扰 TCR 诱导的 ERK 磷酸化，与有研究称 DAPK 抑制磷酸化的 ERK 核转位并抑制 ERK 的核内功能相一致[35]。

DAPK1 参与干扰素 γ 激活/翻译抑制（IFN-γ-activated inhibitor of translation，GAIT）复合物的形成[36]，GAIT 复合物与一系列转录子中未翻译区元件 3' 端结合，包括 VEG-FA、CCL22、CCR3、CCR4 和 CCR6，并抑制编码这些炎症因子 mRNA 的翻译，因此，DAPK1 能够参与抑制多种与 GAIT 复合物形成有关的炎症因子。

其他还有多种炎症因子信号受体如 TLRs，有研究已经证实 DAPK1 能抑制 TLR4 炎症反应，在气管滴注 LPS 产生急性肺损伤模型中,与野生型小鼠相比,DAPK1 基因敲除小鼠分泌较高浓度的 IL-6 和 KC(keratinocyte chemoattractant)[37]。另一个研究中发现 DAPK1 在秀丽隐杆线虫引起的表皮损伤后能够抑制固有免疫,秀丽隐杆线虫引起的表皮损伤过程是由 Toll 样受体白介素 1 受体介导以及 P38MAPK 级联反应过程[38]。由上所述,DAPK1 可能抑制由 TNF-α、TLR4 和 IFN-γ 引起的炎症信号通路。到目前为止,DAPK1 表达的转录调节远未阐明,最近有项研究证实DAPK1 mRNA 水平可通过非经典 Flt3-ITD/NF-κB 途径负性调节[39]。

三、展望

综上所述,DAPK1 参与炎症信号通路呈现出不同甚至相反的炎症作用。一方面可能是 DAPK1 调节 NF-κB 活性与细胞种类有关;另一方面可能在同一种细胞中 DAPK1 调节 NF-κB 活性与不同刺激有关[40],如在 T 细胞中 DAPK1 抑制 TCR 诱导的 NF-κB,而不抑制 TNF-α 诱导的 NF-κB 活性[21]。因此,我们需要进一步研究阐明 DAPK1 调节炎症作用的具体信号通路机制,设计相关药物加以干预,为各种炎症治疗提供新的思路。

(夏海发　尚游　姚尚龙)

参 考 文 献

1. Cohen O, Inbal B, Kissil JL, et al. DAP-kinase participates inTNF-αlpha-and Fas-induced apoptosis and its function requires the death domain. J Cell Biol,1999,146:141-148.

2. Jang CW, Chen CH, Chen CC, et al. TGF-betainduces apoptosis through SMAD-mediated expression of DAP-kinase. Nat Cell Biol,2002,4:51-58.

3. Bialik S, Kimchi A. The death-associated protein kinases:structure,function, and beyond. Annu Rev Biochem,2006,75:189-210.

4. Raveh T, Droguett G, Horwitz MS, et al. DAP kinase activates a p19ARF/p53-mediated apoptotic checkpoint to suppress oncogenic transformation. Nat Cell Biol,2001,3:1-7.

5. Kuo JC, Wang WJ, Yao CC, et al. The tumor suppressor DAPk inhibits cell motility by blocking the integrin-mediated polaritypathway. J Cell Biol,2006,172:619-631.

6. Inbal B, Bialik S, Sabanay I, et al. DAP kinase and DRP-1 mediate membrane blebbing and the formation of autophagic vesicles during programmed cell death. J. Cell Biol,2002,157:455-468.

7. Syam Nair, Henrik Hagberg, Rajanikant Krishnamurthy, et al. Death Associated Protein Kinases:Molecular Structure and Brain Injury. JMol Sci,2013,14:13858-13872.

8. Lai EC,Roegiers F,Qin XL,et al. The ubiquitin ligase Drosophila Mind bomb promotes Notch signaling by regulating

the localization and activity of Serrate and Delta. Development,2005,132:2319-32.

9. Bialik S, Bresnick AR, Kimchi A. DAP-kinase-mediated morphological changes are localization dependent and involve myosin-II phosphorylation. Cell Death Differ, 2004,11:631-44.

10. Tereshko V, Teplova M, Brunzelle J, et al. Crystal structures of the catalytic domain of human protein kinase associated with apoptosis and tumor suppression. Nat StructBiol,2001,8:899-907.

11. Inbal B,Shani G,Cohen O,et al. Death-associated protein kinase-related protein 1, a novel serine/threonine kinase involved in apoptosis. MolCellBiol,2000,20:1044-54.

12. Pelled D, Raveh T, Riebeling C, et al. Death-associated protein (DAP) kinase plays a central role in ceramide-induced apoptosis in cultured hippocampal neurons. JBiolChem,2002,277:1957-61.

13. Raveh T,Berissi H,Eisenstein M,et al. A functional genetic screen identifies regions at the C-terminal tail and death-domain of death-associated protein kinase that are critical for its proapoptotic activity. Proc. Natl. Acad. Sci. USA,2000,97:1572-77.

14. Cohen O, InbalB, Kissil JL, et al. Dap-kinase participates in TNF-αlpha-and fas-induced apoptosis and its function requires the death domain. J Cell Biol, 1999, 146:141-148.

15. Stevens C, Lin Y, HarrisonB. et al. Peptide combinatorial libraries identify tsc2 as a death-associated protein kinase (dapk) death domain-binding protein and reveal a stimulatory role for dapk in mtorc1 signaling. J Biol Chem,2009,284:334-344.

16. O'NeillLA, DunneA, EdjebackM. et al. Mal and myd88:Adapter proteins involved in signal transduction by toll-like receptors. J Endotoxin Res,2003,9:55-59.

17. Chuang YT, Lin YC, Lin KH, et al. Tumor suppressor death-associated protein kinase is required for full IL-1 {beta} production. Blood,2010,117:960-970.

18. Mukhopadhyay R,Ray PS, Arif A,et al. DAPk-ZIPk-L13a axis constitutes a negative-feedback moduleregulating inflammatory gene expression. Mol Cell 2008,32:371-382.

19. Chuang YT, Fang LW, Lin-Feng MH, et al. The tumorsuppressor death-associated protein kinase targets to TCR-stimulated NF-kappa B activation. J Immunol,2008,180:3238-3249.

20. Dinarello CA. Anti-inflammatory agents:presentand future. Cell,2010,140(6):935-950.

21. Bauernfeind FG, Horvath G, Stutz A, et al. Cuttingedge:NF-kappaB activating pattern recognitionand cytokine re-

ceptors license NLRP3 inflammasome activation by regulating NLRP3 expression. J Immunol, 2009, 183 (2): 787-791.

22. Lin Y, Stevens C, Hupp T. Identification of a dominant negative functional domain on DAPK-1 that degrades DAPK-1 protein and stimulates TNFR-1-mediated apoptosis. J Biol Chem, 2007, 282: 16792-16802.

23. Bruchard M, Mignot G, Derange're V, et al. Chemotherapy-triggered cathepsin B release in myeloid-derived suppressor cells activates the Nlrp3 inflammasome and promotes tumor growth. Nat Med, 2013, (19): 57-64.

24. Eisenberg-Lerner A, Kimchi A. DAP kinase regulates JNK-signaling by binding and activating protein kinase D under oxidativestress. Cell Death Differ, 2007, (14): 1908-1915.

25. Turner-Brannen E, Choi KY, Arsenault R, et al. Inflammatory cytokines IL-32 and IL-17 have common signaling intermediates despite differential dependence on TNF-receptor 1. J Immunol, 2011, (186): 7127-7135.

26. Barbara Geering, Christina Stoeckle, Saša Rožman, et al. DAPK2 positively regulates motility of neutrophils and eosinophils in responseto intermediary chemoattractants. Journal of Leukocyte Biology, 2014, 95(2): 293-303.

27. Bradley JR. TNF-mediated inflammatory disease. J Pathol, 2008, (214): 149-160.

28. Feldmann M, Maini RN. Anti-TNF alpha therapy ofrheumatoid arthritis: what have we learned? Annu Rev Immunol, 2001, (19): 163-196.

29. Jin Y, Blue EK, Gallagher PJ. Control of death-associated-protein kinase (DAPK) activity by phosphorylation and proteasomaldegradation. J Biol Chem, 2006, (281): 39033-39040.

30. Wertz IE, Dixit VM. Signaling to NF-κB: regulation by ubiquitination. Cold Spring Harb Perspect Biol, 2010 Mar, 2(3): a003350.

31. Chen ZJ. Ubiquitination in signaling to activation of IKK. Immunol Rev, 2012, (246): 95-106.

32. Yoo HJ, Byun HJ, Kim BR, et al. DAPk1 inhibits NF-κB activation through TNF-α and INF-γinducedapoptosis. Cell Signal, 2012, (24): 1471-1477.

33. Chakilam S, Gandesiri M, Rau TT, et al. Death-associated-protein kinase controls STAT3 activity in intestinal epithelialcells. Am J Pathol, 2013, 182: 1005-1020.

34. Bajbouj K, Poehlmann A, Kuester D, et al. Identification of phosphorylated p38 as a novelDAPK-interacting partner during TNF-αinduced apoptosis in colorectal tumor cells. Am J Pathol, 2009, 175: 557-570.

35. Chen CH, Wang WJ, Kuo JC, et al. Bidirectional signals transduced by DAPK-ERKinteraction promote the apoptotic effect of DAPK. EMBO J, 2005, 24: 294-304.

36. Mukhopadhyay R, Ray PS, Arif A, et al. DAPK-ZIPK-L13a axis constitutes a negative-feedback module regulating inflammatory gene expression. Mol Cell, 2008; 32: 371-382.

37. Nakav S, Cohen S, Feigelson SW, et al. Tumor suppressor death-associated protein kinaseattenuates inflammatory responses in the lung. Am J Respir Cell Mol Biol, 2012, 46: 313-322.

38. Tong A, Lynn G, Ngo V, et al. Negativeregulation of Caenorhabditis elegans epidermal damage responsesby death-associated protein kinase. Proc Natl Acad Sci USA, 2009, 106: 1457-1461.

39. Shanmugam R, Gade P, Wilson-Weekes A, et al. A noncanonical Flt3ITD/NF-κB signaling pathway represses DAPK1 in acute myeloid leukemia. Clin Cancer Res, 2012, 18: 360-369.

40. MingZong Lai, RueyHwa Chen. Regulation of inflammation by DAPK. Apop014, 19(2): 357-363.

23 脂氧素受体及其配体在炎症反应中作用的研究进展

随着内源性抗炎、促炎症消退介质脂氧素(lipoxins, LX)、消退素 D(resolvin D, RvD)等的发现，人们了解到炎症消退是由这些促炎症消退介质介导的主动过程。LX 通过与甲酰肽受体 2(formyl peptide receptor-2, FPR2)结合而发挥生物学作用，因此 FPR2 也被称为脂氧素 A_4 受体(lipoxin A_4 receptor, ALX)。2009 年，国际药理学联盟将其命名为 FPR2/ALX。FPR2 为 G 蛋白偶联受体，属于 FPR 超家族，其配体具有种类、结构及生物活性的多样性。FPR2/ALX 被不同配体激活后的功能也不同，在炎症反应中发挥重要的调节作用。本文拟对 FPR2/ALX 及其促炎性配体和抗炎、促炎症消退配体在炎症过程中的作用进行综述。

一、FPR2/ALX 分布

在人体发现 3 种 FPR 的表达，其基因位于 19q13.3 ~ 19q13.4，国际药理学联盟根据其配体及发现时间分别命名为 FPR1、FPR2/ALX 和 FPR3，FPR2/ALX 与 FPR1 在细胞水平上的分布较为相近，在上皮细胞、甲状腺滤泡细胞、肾上腺皮质细胞、肝细胞、肝 Kupffer 细胞、平滑肌细胞、内皮细胞、脑组织内的胶质细胞、脊髓的运动和感觉神经元等均有表达。近期研究发现癌细胞上也有 FPR2/ALX 表达，推测此受体可能与肿瘤发生发展相关。

FPR2/ALX 分布于多种组织，如脑、肠系膜、眼和关节滑膜组织等，近年在子宫绒毛组织中也发现了 FPR2/ALX 的表达。在脑组织中，胶质细胞表达 FPR2/ALX，对 $A\beta_{42}$ 的刺激作出反应，参与阿尔茨海默病脑组织内老年斑的形成；血清淀粉样蛋白 A(serum amyloid A, SAA)激活外周血单核细胞表达的 FPR2/ALX，在血管内皮细胞功能障碍等环境因素共同作用下，促进单核细胞吞噬低密度脂蛋白，促进动脉粥样硬化斑块的形成。

二、促炎性配体及其相关功能

FPR2/ALX 的促炎性配体主要来源于细菌、微生物及裂解的线粒体。这些配体通过结合细胞表面的 FPR2/ALX 而激发免疫细胞的活性，引发宿主防御反应。一些内源性的淀粉样蛋白也作用于 FPR2/ALX，参与炎性疾病的发生发展。

(一) SAA

SAA 是一种急性时相反应蛋白，在机体受到创伤、急性感染以及环境应激引起急性时相反应时浓度显著升高，主要由肝细胞、激活的巨噬细胞、内皮细胞、成纤维细胞、平滑肌细胞和滑膜细胞等合成。SAA 激活 FPR2/ALX 引发单核细胞、中性粒细胞、肥大细胞和 T 淋巴细胞的趋化运动；刺激细胞因子的产生；诱导人单核细胞分泌基质金属蛋白酶；增加细胞因子受体的表达；诱导巨噬细胞转变成为泡沫细胞，表现出促炎症发展的生物活性。有研究却发现，低浓度 SAA 刺激单核细胞分泌 TNF-α，高浓度 SAA 则可以刺激单核细胞分泌 IL-10，两种细胞因子功能相反，前者募集白细胞，促进炎症发展，后者抑制炎症进一步发展，促进组织修复，表明 SAA 通过 FPR2/ALX 表现出复杂的免疫反应调节作用。研究发现，SAA 除了作用于 FPR2/ALX 之外，还可激动 Toll 样受体 2(Toll-like receptor 2, TLR2)、TLR4 等发挥生物效应。

(二) β 淀粉样蛋白($A\beta_{42}$)

$A\beta_{42}$ 是阿尔茨海默病的主要致病因子，$A\beta_{42}$ 通过作用于 FPR2/ALX 引发胶质细胞的趋化运动，刺激胶质细胞活化，作为趋化因子参与炎症过程。Yazawa H 等首次阐明 FPR2/ALX 在阿尔茨海默病中的作用，$A\beta_{42}$ 和细胞表面 FPR2/ALX 结合后迅速内化，30min 后在细胞表面发现了标记的 FPR2/ALX，而转移至细胞内的 $A\beta_{42}$ 已被清除，证明 FPR2/ALX 可介导 $A\beta_{42}$ 的清除；然而细胞长时间暴露在 $A\beta_{42}$ 下，会造成 $A\beta_{42}$ 和 FPR2/ALX 复合物在胞质内的滞留，逐渐形成老年斑。Slowik A 等的研究也证实 FPR2/ALX 在 $A\beta_{42}$ 致病过程中同时介导了胶质细胞的活化和 $A\beta_{42}$ 的沉积过程，参与疾病的发生发展。

(三) 其他微生物源性肽

FPR2/ALX 还可以结合朊病毒蛋白衍生物 $PrP_{106-126}$。$PrP_{106-126}$ 复制了朊病毒蛋白的生物活性，结合 FPR2/ALX 后活化单核巨噬细胞，在朊病毒病的发生过程中至关重要。HIV 的包膜蛋白 gp120 也是 FPR2/ALX 的配体之一，然而这一蛋白由体外合成，其在体内的功能及在 HIV 病毒致病过程中的作用尚不清楚。幽门螺杆菌蛋白片段 Hp2-20 也可以作用于粒细胞表面的 FPR2/ALX，介导细胞的趋化运动。目前仍缺乏 FPR2/ALX 在上述肽类相关疾病中作用的在体实验研究。

三、抗炎性、促炎症消退配体及其相关功能

FPR2/ALX 的抗炎性配体包括 LX、RvD、膜联蛋白 A1、humanin 及一些体外合成的化合物，它们特异的结合 FPR2/ALX，表现出抗炎、促炎症消退的生物效应。

（一）LX

LX 是内源性合成的具有抗炎促炎症消退的脂质分子，阿司匹林作用于其合成通路关键酶后生成阿司匹林诱生型脂氧素（aspirin-triggered lipoxin，ATL），结构与生物效应与 LX 相近。LX 和 ATL 被认为是引发炎症消退的关键分子。研究表明这些脂质分子具有抗炎和促炎症消退特性，发挥器官组织保护作用。LX 能够抑制促炎介质的表达、抑制粒细胞趋化及跨膜迁移、促进单核巨噬细胞趋化和黏附并增强其非炎性吞噬功能等，从多个环节抑制炎症反应的强度并促进炎症消退。

（二）RvD

RvD1 和阿司匹林诱生型消退素 D1（aspirin-triggered resolvin D1，AT-RvD1）是二十二碳六烯酸衍生的具有抗炎、促炎症消退作用的新型脂类分子。研究表明，RvD1 与 AT-RvD1 能够激活 FPR2/ALX，降低 P-选择素以及其配体 CD24 的表达、抑制粒细胞与血小板间的相互作用、下调核转录因子 κB（nuclear factor κB，NF-κB）的转录活性、减少细胞因子产生。Rogerio 等的研究发现 RvD1 与 AT-RvD1 可以明显减轻呼吸道黏膜内酸性粒细胞的聚集，抑制上皮细胞的化生；降低急性肺损伤炎症峰值时肺泡灌洗液中中性粒细胞数目；抑制多个核细胞向炎症部位聚集，有效的缩短黏膜反应间期，减轻呼吸道阻力，从而起到抗炎和器官保护的作用。

（三）膜联蛋白 A1

膜联蛋白 A1 是一种内源性小分子物质，分布于静息粒细胞的胞质和胞内微粒中。糖皮质激素及 LX 等作用于粒细胞时可以导致膜联蛋白 A1 磷酸化，引发膜联蛋白 A1 转移到胞膜或释放至胞外，通过自分泌和旁分泌的方式作用于自身及邻近细胞，通过激活 FPR2/ALX，抑制白细胞聚集，抑制粒细胞的黏附和移动，发挥抗炎效应。一些研究认为这一过程可能是糖皮质激素发挥抗炎生物效应的机制之一。膜联蛋白 A1 的多肽衍生物 ac2-26 也表现出抗炎作用，两者均可以减轻炎性疼痛。研究表明，ac2-26 除了作用于 FPR2/ALX，还可以作用于 FPR1。

（四）其他抗炎性配体

humanin 是一种神经保护性肽，可以激动 FPR2/ALX，抑制神经元凋亡，减轻脑缺血再灌注损伤，减轻认知功能障碍。humanin 与 $A\beta_{42}$ 均作用于胶质细胞表面受体 FPR2/ALX，前者通过干扰 $A\beta_{42}$ 的作用来抑制单个核细胞的聚集和老年斑形成，同时抑制 $A\beta_{42}$ 诱导的细胞凋亡，由此推测它是通过抑制 $A\beta_{42}$ 作用于 FPR2/ALX 来发挥神经保护作用。Quin-C1 是由喹诺酮类抗生素衍生的化合物，通过激活 FPR2 发挥抗炎作用。同属于抗菌肽的还有 LL-37，一种来源于中性粒细胞颗粒抗菌肽的酶解产物，除抗菌作用外，LL-37 还通过 FPR2/ALX 在免疫调节和炎症过程中起到重要作用。Byfield 等的研究表明 LL-37 可以保护呼吸道黏膜上皮细胞的完整性，抵御铜绿假单胞杆菌的入侵，减轻黏膜损伤；同时增加细胞内纤维蛋白含量，增强细胞刚性。此外，LL-37 可以刺激血管生成，在组织修复中发挥作用。

除上述抗炎及促炎相关配体外，一些体外合成的小分子化合物也可结合 FPR2/ALX 发挥生物作用。激动剂包括 C43、MMK-1、WKYMVm 等，阻断剂主要有 Boc1、Boc2、WRW4 等，其中 WRW4 可以特异性阻断 FPR2/ALX，这些体外合成的化合物在 FPR2/ALX 药理学研究中十分重要。

四、小结与展望

FPR2/ALX 通过结合不同配体，表现出多样的生物功能。一方面可以结合促炎性物质如 SAA、$A\beta_{42}$ 等，促进炎症的发生发展，参与炎症介导的组织损伤及疾病发生；另一方面结合促炎症消退介质如 LX、RvD1 等，调节炎症过程，促进炎症消退，从而达到组织或器官保护作用。FPR/ALX 生物功能的多样性可能与受体配体结合位点的不同、受体结构和构象的变化、受体表达的调节及下游信号转导通路不同有关。因此 FPR2/ALX 在炎症过程中发挥重要的调节作用，为炎症相关疾病的治疗和新药研发提供了可能的作用靶点和研究方向。然而，FPR2/ALX 在炎症中的作用及其机制仍需进一步研究。

（李新新 王艳萍 张伟）

参 考 文 献

1. Ji RR，Xu ZZ，Strichartz G，et al. Emerging roles of resolvins in the resolution of inflammati on and pain. Trends Neurosci，2011，34（11）：599-609.

2. Yazid S，Norling LV，Flower RJ. Anti-inflammatory drugs，eicosanoids and the annexin A1/F PR2 anti-inflammatory system. Prostaglandins Other Lipid Mediat，2012，98（3-4）：94-100.

3. Ye RD，Boulay F，Wang JM. International Union of Basic and Clinical Pharmacology LXXII I. Nomenclature for the formyl peptide receptor （FPR） family. Pharmacol Rev，2009，61（2）：119-161.

4. Li Y，Ye D. Molecular biology for formyl peptide receptors in human diseases. J Mol Med （Berl），2013，91（7）：781-789.

5. Cattaneo F，Iaccio A，Guerra G，et al. NADPH-oxidase-de-

pendent reactive oxygen species me diate EGFR transactivation by FPRL1 in WKYMVm-stimulated human lung cancer cells. Free Radic Biol Med,2011,51(6):1126-1136.

6. Liu Y,Chen K,Wang C,et al. Cell surface receptor FPR2 promotes antitumor host defense by limiting M2 polarization of macrophages. Cancer Res,2013,73(2):550-560.

7. Macdonald LJ,Boddy SC,Denison FC,et al. A role for lipoxin A$_4$ as an anti-inflammatory mediator in the human endometrium. Reproduction,2011,142(2):345-352.

8. Slowik A,Merres J,Elfgen A,et al. Involvement of formyl peptide receptors in receptor for advanced glycation end products (RAGE)-and amyloid beta 1-42-induced signal transduction in glial cells. Mol Neurodegener,2012,7:55.

9. Lee HY,Kim SD,Baek SH,et al. Role of formyl peptide receptor 2 on the serum amyloid A-induced macrophage foam cell formation. Biochem Biophys Res Commun, 2013, 433 (2):255-259.

10. Wan W,Gao JL. Leukocyte chemoattractant receptor FPR2 may accelerate atherogenesis. Med Hypotheses, 2012, 79 (1):101-103.

11. Bozinovski S,Anthony D,Anderson GP,et al. Treating neutrophilic inflammation in COPD by targeting ALX/FPR2 resolution pathways. Pharmacol Ther,2013.

12. Lee HY,Kim MK,Park KS,et al. Serum amyloid A induces contrary immune responses via formyl peptide receptor-like 1 in human monocytes. Mol Pharmacol,2006,70(1):241-248.

13. Lakota K,Mrak-Poljsak K,Bozic B,et al. Serum amyloid A Activation of Human Coronary Artery Endothelial Cells Exhibits a Neutrophil Promoting Molecular Profile. Microvasc Res,2013.

14. Yazawa H,Yu ZX,Takeda,et al. Beta amyloid peptide (Abeta42) is internalized via the G-p rotein-coupled receptor FPRL1 and forms fibrillar aggregates in macrophages. FASEB J,2001,15(13):2454-2462.

15. Slowik A,Merres J,Elfgen A,et al. Involvement of formyl peptide receptors in receptor for advanced glycation end products (RAGE)--and amyloid beta 1-42-induced signal transduction in glial cells. Mol Neurodegener,2012,7:55.

16. Wang X,Zhang B,Zhao C,et al. Inhibition of human prion neuropeptide PrP106-126 aggregation by hexacoordinated ruthenium complexes. J Inorg Biochem,2013,128(C):1-10.

17. Brandenburg LO,Koch T,Sievers J,et al. Internalization of PrP106-126 by the formyl-pept ide-receptor-like-1 in glial cells. J Neurochem,2007,101(3):718-728.

18. Weylandt KH,Chiu CY,Gomolka B,et al. Omega-3 fatty acids and their lipid mediators:towards an understanding of resolvin and protectin formation. Prostaglandins Other Lipid Mediat,2012,97(3-4):73-81.

19. Ji RR,Xu ZZ,Serhan CN,et al. Emerging roles of resolvins in the resolution of inflammatio n and pain. Trends Neurosci,2011,34(11):599-609.

20. Norling LV,Dalli J,Flower RJ,et al. Resolvin D1 limits polymorphonuclear leukocyte recr uitment to inflammatory loci:receptor-dependent actions. Arterioscler Thromb Vasc Biol,2012,32(8):1970-1978.

21. Eickmeier O,Seki H,Haworth O,et al. Aspirin-triggered resolvin D1 reduces mucosal infla mmation and promotes resolution in a murine model of acute lung injury. Mucosal Immunol,2013,6(2):256-266.

22. Rogerio AP,Haworth O,Croze R,et al. Resolvin D1 and aspirin-triggered resolvin D1 pro mote resolution of allergic airways responses. J Immunol,2012,189(4):1983-1991.

23. Brancaleone V,Dalli J,Bena S,et al. Evidence for an anti-inflammatory loop centered on po lymorphonuclear leukocyte formyl peptide receptor 2/lipoxin A4 receptor and operative in the infl amed microvasculature. J Immunol, 2011,186(8):4905-4914. PMID:21398608.

24. Dalli J,Montero-Melendez T,McArthur S,et al. Annexin A1 N-terminal derived Peptide ac2-26 exerts chemokinetic effects on human neutrophils. Front Pharmacol. 2012,3:28.

25. Zapała B,Staszel T,Kieć-Wilk B,et al. Humanin and its derivatives as peptides with potent ial antiapoptotic and confirmed neuroprotective activities. Przegl Lek, 2011,68(7):372-377.

26. He M,Cheng N,Gao WW,et al. Characterization of Quin-C1 for its anti-inflammatory pro perty in a mouse model of bleomycin-induced lung injury. Acta Pharmacol Sin,2011, 32(5):601-610.

27. Byfield FJ,Kowalski M,Cruz K,et al. Cathelicidin LL-37 increases lung epithelial cell stif fness,decreases transepithelial permeability, and prevents epithelial invasion by Pseudomonas aer uginosa. J Immunol, 2011, 187(12):6402-6409.

28. Bozinovski S,Uddin M,Vlahos R,et al. Serum amyloid A opposes lipoxin A$_4$ to mediate g lucocorticoid refractory lung inflammation in chronic obstructive pulmonary disease. Proc Natl Acad Sci USA,2012,109(3):935-940.

29. Chen K,Liu M,Liu Y,et al. Formylpeptide receptor-2 contributes to colonic epithelial hom eostasis, inflammation, and tumorigenesis. J Clin Invest, 2013, 123(4):1694-1704.

30. Hayashi R,Miyazaki M,Osada S,et al. A formyl peptide substituted with a conformational ly constrained phenylalanine residue evokes a selective immune response in human neutrophils. Bioorg Med Chem,2013,21(3):668-675.

24 血-脑屏障的改变在外周致中枢炎症中的作用及其与POCD的关系

一般认为：中枢炎症反应是术后认知功能障碍（postoperative cognitive dysfunction，POCD）的主要病理机制，但手术创伤引起的为外周炎症反应，外周炎症信息如何传递到中枢神经系统（central nervous system，CNS），激发和放大中枢炎症反应？这一问题值得关注。血-脑屏障（blood brain barrier，BBB）结构和功能完整性的破坏在外周手术创伤后发生中枢炎症的过程中发挥着不可或缺的作用。外周创伤通过各种途径破坏 BBB 的完整性，导致 BBB 通透性的改变，引起和扩大中枢炎症，从而影响学习记忆和认知能力。BBB 通透性的改变是外周手术致中枢炎症的关键，但外周手术后 BBB 的变化及其与中枢炎症和认知下降的具体机制尚不清楚。本文对外周手术创伤后血-脑屏障通透性的改变与中枢炎症的关系及其对 POCD 影响的相关研究进行归纳和综述如下。

一、POCD 的中枢炎症学说

有关 POCD 的病理机制已有多种学说，如中枢炎症学说、脑内 Aβ 蛋白代谢紊乱学说、神经细胞凋亡学说、中枢胆碱能神经系统退化学说等。其中，POCD 的中枢炎症学说已被大多数学者公认。有文献报道手术创伤可以活化天然免疫系统引起外周炎性细胞因子的释放，相关免疫信息传入大脑，导致中枢相关的细胞释放炎性细胞因子，作用于海马神经元，引起认知功能下降。Maze M 等人在动物实验中发现，骨科手术创伤可以导致老年小鼠海马中 IL-1β 表达增多，导致海马相关的学习记忆能力受损。我们前期动物实验结果也证实，小鼠行 70% 肝切除术后，海马中 TNF-α、IL-1β 和 IL-6 三种炎性细胞因子的表达升高，小鼠术后认知功能下降，给予米诺环素抑制中枢炎症后，小鼠术后认知功能得到一定保护；老年大鼠剖腹探查术实验中，预防性的术前一周腹腔注射氯化锂，可减少海马中 p-GSK-3β 和 IL-1β 水平的表达，显著降低术后空间记忆的损伤。由此可见，手术创伤后外周炎症反应与中枢炎症反应之间有一定信息交流。

二、血-脑屏障通透性的改变及其在外周炎症导致中枢炎症中发挥的作用

（一）血-脑屏障（Blood Brain Barrier，BBB）

BBB 是介于脑组织与外周血液之间的动态界面，起到选择性阻碍物质通过的作用。它由脑的连续毛细血管内皮及其细胞间的紧密连接、完整的基膜、周细胞以及星形胶质细胞脚板围成的神经胶质膜构成。正常生理情况下，血-脑屏障结构和功能保持完整，可防止外周的生物化学复合物、病原菌及外周的免疫细胞进入中枢，维持 CNS 的内稳态。一旦 BBB 的完整性被打破，即 BBB 通透性升高，就会扰乱 CNS 的内稳态，导致 CNS 疾病的发生。

（二）BBB 通透性的改变在外周炎症导致中枢炎症中发挥的作用

Maze 领导的团队在小鼠实验中发现：药物耗尽骨髓源巨噬细胞后行胫骨骨折内固定术，可降低术后外周炎症介质的释放，减少外周炎症细胞向中枢的迁移，并明显抑制了认知功能损伤的发生，这表明参与术后中枢炎症的单核巨噬细胞主要来源于外周。在脱髓鞘疾病形成的病理过程中，外周细胞（包括外周免疫细胞和直接参与脱髓鞘疾病形成的细胞）进入 CNS 发挥了至关重要的作用。毋庸置疑，外周相关细胞进入中枢，必须通过 BBB。Terrando，N 等人的动物实验中，首先利用 LysM-Cre/Iκβ$^{F/F}$ 基因敲除鼠，敲除骨髓源单核巨噬细胞表达 IκκβF 的等位基因，阻断外周 NF-κB 的激活和 TNF-α 的释放，可预防 BBB 结构完整性的破坏，有效防止术后神经炎症的发生。同时利用 Ccr2$^{RFP/+}$ 和 Cx3cr1$^{GFP/+}$ 两种转基因鼠，红光标记外周骨髓源单核巨噬细胞表面趋化因子 CCR2，绿光标记中枢原有小胶质细胞表面趋化因子 CX3CR1，术后 24h 对各脑区激活的单核巨噬细胞用 CD11b 行免疫荧光染色发现，在海马实质和室周脑区有大量 CCR2 红光阳性的单核巨噬细胞聚集，但 CX3CR1 绿光阳性的小胶质细胞并未发生明显变化。从而得出结论：外周手术创伤激活机体固有免疫系统，通过 NF-κB 通路释放炎症因子破坏 BBB 的完整性，可使外周的巨

噬细胞迁移至中枢导致海马区炎症,最终导致记忆受损。由此可见,BBB 通透性的改变和外周炎症细胞向中枢的迁移是中枢炎症发生发展的必备条件。

Larochelle C 等人在多发性硬化症模型研究中表明:外周促炎白细胞进入 CNS 是 BBB 破坏和神经炎症的早期标志,外周免疫细胞的激活可导致 BBB 的通透性损伤,白细胞透过 BBB 的迁移可以进一步提高 BBB 的通透性,有助于白细胞向中枢的浸润。在脑脊髓膜炎模型的早期研究中已证明:外周白细胞进入中枢通过两种途径,一种是通过脉络丛或软脑膜血管进入脑脊液(cerebrospinal fluid,CSF),在此处内皮细胞表面有 E 选择素和 P 选择素表达,敲除这两种选择素可以抑制白细胞向 CSF 滚动黏附透过;另外一种是通过脑实质毛细血管和毛细血管微静脉(即 BBB)进入血管周隙,此处血管内皮细胞不表达 E/P 选择素,大多数白细胞向中枢的迁移发生于此。因此,在外周白细胞迁移导致中枢炎症的研究中,可以仅考虑 BBB 相关的病理因素。

(三)血-脑屏障通透性的改变及其参与者

外科手术后,细胞因子(如 TNF-α、IL-1β、IL-6、TGF-β、IL-8 等)会在短时间内大量快速地释放,引起局部的炎症并导致 BBB 通透性升高,炎症信号通过受损的 BBB 由外周传递进入中枢,激活中枢的免疫相关细胞,释放多种炎性物质,在参与中枢炎症的各组分间形成多组正反馈,进一步放大炎症信号,对中枢神经元造成不可逆的损伤。

BBB 通透性到底是如何升高的呢?目前认为主要的参与者有外周免疫相关细胞、中枢免疫相关细胞以及它们释放的炎症因子、迷走神经反射环路紊乱。

1. 外周炎症释放的炎症因子对 BBB 通透性的影响现已证明外科手术后外周血单核细胞(PBMCs)会释放多种炎性物质,包括细胞因子和可溶性因子(TNF-α、IFN-γ、IL-6、组胺、神经营养因子等)、活性氧(Reactive oxygen species,ROS)和金属蛋白酶等,直接或间接地作用于 BBB 内皮细胞,引起 BBB 通透性的改变。

BBB 的内皮细胞表面有 TNF-α 受体 1(TNF-αR1)和 IFN-γ 受体(IFN-γR)的表达,外周单核细胞释放的 TNF-α、IFN-γ 可分别与其相应受体结合协同作用于 BBB 的内皮细胞,介导其释放大量的趋化因子、细胞因子和细胞黏附蛋白。TNF-α 可促进 BBB 的内皮细胞分泌 CCL2、CXCL8 和 CCL5 等趋化因子,IFN-γ 可促进 BBB 的内皮细胞分泌 CXCL10,此外,TNF-α 和 IFN-γ 之间还存在协同作用,一方面可提高 BBB 的内皮细胞 CXCL10、CXCL9、CX3CL1、CCL3、CCI4 和 CCL5 的表达,另一方面还会介导 BBB 内皮细胞 CCL2 和 CCL3 的重新分配,促进外周白细胞向 BBB 内皮细胞的趋化和黏附并介导白细胞通过 BBB 向中枢迁移。但其对 BBB 通透性的具体作用仍有争议,有待进一步验证。Tsuge M 等人在小鼠实验中发现外周注射 TNF-α 可以提高 BBB 的通透性;Lv S 等人在大鼠实验中发现,外周高浓度的 TNF-α 会使 BBB 内皮细胞的闭合蛋白表达量下调,提高 BBB 的通透性;但在人体微毛细血管内皮细胞实验中发现:

给予 TNF-α 对内皮细胞的两种紧密连接蛋白(闭合蛋白和 ZO1)均无直接作用;相反也有研究者发现,TNF-α 可作用于人体微毛细血管内皮细胞的 Tolls 样受体,间接下调紧密连接蛋白的表达,从而升高 BBB 的通透性。另外,早期就有研究者证明,外周白细胞透过 BBB 的迁移可以提高 BBB 的通透性,有助于接下来白细胞和炎性物质向中枢的浸润;而且,外周促炎白细胞进入 CNS 被认为是 BBB 完整性破坏和中枢炎症的早期标志。

IL-6 作为一种多向性的炎症因子,有促炎作用也有抗炎作用。TNF-α 和 IFN-γ 可促进人体微血管内皮细胞分泌 IL-6,且 IFN-γ 可以通过提高 SOCS-3 的表达量,干扰下游 IL-6 导致的 STAT3 的表达,使 IL-6 发挥促炎作用。近期的研究证实,在 CNS 内,IL-6 可以介导 BBB 内皮细胞表面血管细胞黏附因子(VCAM)的表达,招募脊髓白细胞向中枢迁移。但 PBMCs 释放的 IL-6 是否可以破坏 BBB 的完整性还有待证实。

组胺本身有促炎和抗炎两方面的作用,具体的表型取决于配体与其受体(H1-H4)的选择性结合。我们前期的细胞实验证明:H1 和 H4 发挥促炎作用,H2 和 H3 起到神经保护作用;组胺可以与小胶质细胞表面的 H1 和 H4 受体结合,激活小胶质细胞,释放炎症因子。尽管碱性粒细胞/巨噬细胞/淋巴细胞和神经元也可以释放组胺,但不论外周还是中枢,组胺最主要的来源是肥大细胞。BBB 内皮细胞表达组胺受体,外周或中枢释放组胺,都会提高 BBB 的通透性。早期的研究显示:预先给予 H2 抑制剂而非 H1 抑制剂可以缓解组胺对 BBB 完整性的破坏;与此相反,一项最近的研究显示:H1 受体敲除小鼠对 BBB 渗透性有保护作用。因此,组胺对 BBB 的具体影响还需进一步探讨。

2. 中枢免疫相关细胞对 BBB 通透性的影响　小胶质细胞作为 CNS 最常见的免疫细胞,几乎参与所有中枢神经系统退行性疾病的发病机制,其激活后合成和释放的主要促炎细胞因子是 IL-1β 和 TNF-α。前期就有综述提出:Toll 样受体(Toll-like receptor,TLR)4 在小胶质细胞的激活中发挥重要的作用,并与中枢炎症和术后认知的改变密切相关。沉默或敲除 TLR4,可以明显抑制小胶质细胞的激活,避免或改善中枢炎症的发生发展。

星形胶质细胞是哺乳动物 CNS 中分布最为广泛、数目最多的一种细胞,是 CNS 炎症细胞因子和趋化因子的重要来源,参与多种慢性炎症以及神经退行性疾病。星形胶质细胞作为 BBB 的一个组成部分,参与维持 BBB 结构和功能的完整性,生理情况下可释放神经营养因子等一些物质,对保持 BBB 的完整性有很重要的作用,但在病理情况下,星型胶质细胞会释放炎症因子和趋化因子,导致 BBB 的损伤和中枢炎症的发生;星形胶质细胞的分化与极化与血管内皮细胞的分化和 BBB 的成熟呈正相关。

肥大细胞是机体固有免疫系统的第一道防线,存在于机体的外周组织(如:皮肤、肠道、呼吸道)和 CNS(尤其位于血-脑屏障周围),其在 CNS 的作用近年来才逐渐被揭晓。生理情况下，少部分活化的肥大细胞释放组胺、丝氨酸蛋白酶和各类细胞因子，维持正常的神经系统功能（如：调节激素分泌、情绪、感觉、认知等）。同时，脑内的肥大细胞也参与 CNS 的退行性变（多发性硬化、帕金森病、阿尔茨海默病等）。肥大细胞不仅可以被 IgG 抗体复合物激活，而且可被抗原相关模式分子、补体、细胞间接触和细胞因子激活。激活的肥大细胞会产生脱颗粒，释放组胺、类胰蛋白酶、5-羟色胺、糜酶等发挥生物学效应。

正常情况下，这些中枢免疫相关细胞可以释放一些可溶性因子（如成纤维细胞生长因子、转录生长因子、胶质细胞源性神经营养因子），调控 BBB 内皮细胞的表型，对维持 BBB 结构和功能的完整性发挥重要作用。但是如前所述：一旦外周炎症释放的物质导致 BBB 通透性升高，外周炎性因子透过 BBB 进入 CNS，就会激活中枢免疫相关细胞（如星型胶质细胞、小胶质细胞、肥大细胞等），释放大量的炎性细胞因子（如 TNF-α、组胺、INF-γ 等），进一步激活 BBB 血管内皮细胞，加剧 BBB 结构和功能完整性的再破坏，从而加重外周炎症因子和炎性细胞进入中枢，形成正反馈。Alvarez J. I 等人还提出，神经元同小胶质细胞一起也参与调节 BBB 的通透性：不仅本身可释放一些炎性因子作用于 BBB 内皮细胞，而且还可诱导 BBB 血管内皮细胞释放趋化因子和细胞黏附因子，招募外周白细胞的迁移浸润，进一步影响 BBB 的完整性。

此外，中枢免疫相关细胞间还会相互作用，进一步放大中枢炎症，导致中枢炎症的不可逆发展。激活的星形胶质细胞除分泌大量的炎症细胞因子外，还可以释放一些趋化因子（CCL-2，CXCL12 等），一方面招募外周的免疫细胞（如：T 细胞，单核细胞，DCs 等）通过 BBB，进一步升高 BBB 通透性；一方面可与小胶质细胞表面的 CCR2 结合，进一步激活小胶质细胞释放大量炎症因子。激活的肥大细胞也可通过脱颗粒释放类胰蛋白酶和组胺等物质，进一步作用于小胶质细胞表面的受体，激活小胶质细胞，放大炎症反应。Ferreira R 等人发现，肥大细胞释放的组胺对小胶质细胞诱发的中枢炎症有双重作用，一方面组胺本身可以激活小胶质细胞，另一方面组胺还可以抑制 LPS 诱导下小胶质细胞的迁移和 IL-1β 的释放；组胺可与小胶质细胞表面的组胺受体 4（H_4R）结合，控制炎症状态下小胶质细胞的恶化。我们前期实验结果显示，肥大细胞脱颗粒释放的类胰蛋白酶可与小胶质细胞表面的 PAR2 受体结合，通过 PAR2-MAPK-NF-κappaB 通路激活小胶质细胞，释放炎症细胞因子介导中枢炎症。此外，炎症细胞因子本身又可激活星形胶质细胞、小胶质细胞和肥大细胞，形成众多反馈环，使炎性物质级联释放，直接或间接作用于 BBB 内皮细胞，进一步破坏 BBB 的完整性，提高 BBB 的通透性。

3. 迷走神经反射环路紊乱　早期《Nature》就有报道：中枢和外周之间为相互调控的关系，由迷走神经反射环路调节机体中枢和外周免疫系统之间的稳态。乙酰胆碱为迷走神经末梢释放的神经递质，在调节中枢神经元的活动和

突触可塑性方面起重要作用，一般情况下处于基础发放状态，当机体受到外界刺激时，即处于激活状态保护中枢免受进一步的损害；另一方面，外周感染或创伤释放的分子产物可刺激外周的感觉神经，由中间神经元把信号经过迷走神经传入支传递到中枢，从而兴奋中枢的迷走神经，通过迷走神经传出支终止于腹腔的迷走神经节，刺激外周 T 细胞释放乙酰胆碱，与免疫相关细胞表面的 a7 烟碱型乙酰胆碱受体（a7-nAChR）结合，抑制炎症细胞因子的释放。M. Hijioka 等人在小鼠实验中发现，提前连续三天腹腔注射 a7-nAChR 激动剂后建立脑缺血模型，可抑制中枢小胶质细胞的激活，有明显的神经保护作用；同时，Thomsen MS 等人在细胞实验中也发现，小胶质细胞表面也表达 a7-nAChR，给予 a7-nAChR 激动剂，可以降低 LPS 刺激下小胶质细胞 TNF-α 的释放。此外，炎症神经反射活性的下降会加剧创伤或感染后机体本身的固有免疫反应，从而导致结局向坏的方向发展。Terrando N 等人的小鼠在体实验发现，预先给予 a7-nAChR 特异性的兴奋剂，可有效减少 BBB 表面纤维蛋白原的沉积，防止 BBB 结构和功能的损伤，降低中枢炎症；相反，预先给予 a7 nAChR 特异性的抑制剂 PHA 568487，可加剧术后 BBB 的破坏，扩大中枢炎症。因此，迷走神经反射也参与 BBB 通透性的改变，在中枢炎症的发生中有不可忽视的作用。

三、小结

在生理情况下，患者术后的中枢炎症在一定的时间内及时消退，不会引起机体认知功能的改变。中枢内稳态一旦被打破，将会演变为持续性的神经炎症，导致诸如 POCD 等并发症的发生。随着老龄化的日益严重，POCD 的发生越来越常见，术后中枢神经系统的损伤逐渐成为一个公众的话题。

中枢炎症导致认知下降的学说已经很成熟，但是外周手术创伤后，炎症信号是如何通过 BBB 传递到 CNS 引起中枢炎症，并把炎症信号进一步放大最终导致认知功能的下降，BBB 通透性的改变是否在其中起到关键性的作用，还知之甚少。因此，我们还需要就 BBB 通透性改变在外周手术创伤后外周致中枢炎症中的作用展开深入研究，以为 POCD 的预防和治疗提供新的思路。

（张祥　董洪权　钱燕宁）

参 考 文 献

1. Hovens IB, Schoemaker RG, van der Zee EA, et al. Postoperative cognitive dysfunction: Involvement of neuroinflammation and neuronal functioning. Brain, Behavior, and Immunity, 2014, 38: 202-210.

2. Sanders RD, Avidan MS. Postoperative cognitive trajectories in adults: the role of inflammatory processes. Anesthesiology, 2013, 118(3): 484-486.

3. Degos V, Vacas S, Han Z, et al. Depletion of bone marrow-derived macrophages perturbs the innate immune response to surgery and reduces postoperative memory dysfunction. Anesthesiology, 2013, 118(3): 527-536.

4. Cibelli M, Fidalgo AR, Terrando N, et al. Role of interleukin-1 beta in postoperative cognitive dysfunction. Ann Neurol, 2010, 68(3): 360-368.

5. Terrando N, Eriksson LI, Ryu JK, et al. Resolving postoperative neuroinflammation and cognitive decline. Ann Neurol, 2011, 70(6): 986-995.

6. Larochelle C, Alvarez JI, and Prat A. How do immune cells overcome the blood-brain barrier in multiple sclerosis. FEBS Lett, 2011, 585(23): 3770-3780.

7. Chui R, Dorovini-Zis K. Regulation of CCL2 and CCL3 expression in human brain endothelial cells by cytokines and lipopolysaccharide. J Neuroinflammation, 2010, 7: 1.

8. Tsuge M, Yasui K, Ichiyawa T, et al. Increase of tumor necrosis factor-alpha in the blood induces early activation of matrix metalloproteinase-9 in the brain. Microbiol Immunol, 2010, 54(7): 417-424.

9. Lv S, Song HL, Zhou Y, et al. Tumour necrosis factor-alpha affects blood-brain barrier permeability and tight junction-associated occludin in acute liver failure. Liver Int, 2010, 30(8): 1198-1210.

10. Nagyoszi P, Wilhelm I, Farkas AE, et al. Expression and regulation of toll-like receptors in cerebral endothelial cells. Neurochem Int, 2010, 57(5): 556-564.

11. Lu C, Diehl SA, Noubade R, et al. Endothelial histamine H1 receptor signaling reduces blood-brain barrier permeability and susceptibility to autoimmune encephalomyelitis. Proc Natl Acad Sci U S A, 2010, 107(44): 18967-18972.

12. 宿明艳, 钱燕宁. Toll 样受体 4 在小胶质细胞炎症反应中的作用与认知功能的关系. 国际麻醉学与复苏杂志, 2013, 34(9): 846-849.

13. Willis LM, Bielinski DF, Fisher DR, et al. Walnut extract inhibits LPS-induced activation of BV-2 microglia via internalization of TLR4: possible involvement of phospholipase D2. Inflammation, 2010, 33(5): 325-333.

14. Sugimoto T, Morioka N, Zhang FF, et al. Clock gene Per1 regulates the production of CCL2 and interleukin-6 through p38, JNK1 and NF-kappaB activation in spinal astrocytes. Mol Cell Neurosci, 2014, 59: 37-46.

15. Silver R, Curley JP. Mast cells on the mind: new insights and opportunities. Trends Neurosci, 2013, 36(9): 513-521.

16. Alvarez JI, Cayrol R, Prat A. Disruption of central nervous system barriers in multiple sclerosis. Biochim Biophys Acta, 2011, 1812(2): 252-264.

17. Ferreira R, Santos T, Goncalves J, et al. Histamine modulates microglia function. J Neuroinflammation, 2012, 9: 90.

18. Zhang S, Zeng X, Yang H, et al. Mast cell tryptase induces microglia activation via protease-activated receptor 2 signaling. Cell Physiol Biochem, 2012, 29(5-6): 931-40.

19. Hijioka M, Matsushita H, Ishibashi H, et al. α7 Nicotinic acetylcholine receptor agonist attenuates neuropathological changes associated with intracerebral hemorrhage in mice. Neuroscience, 2012, 222: 10-9.

20. Thomsen MS, Mikkelsen JD. The alpha7 nicotinic acetylcholine receptor ligands methyllycaconitine, NS6740 and GTS-21 reduce lipopolysaccharide-induced TNF-αlpha release from microglia. J Neuroimmunol, 2012, 251(1-2): 65-72.

21. Andersson U, Tracey KJ. Reflex principles of immunological homeostasis. Annu Rev Immunol, 2012, 30: 313-335.

25 EGFR致炎症反应的机制研究进展

内毒素血症(endotoxemia),是全身炎症反应综合征(systemic inflammatory response syndrome,SIRS)的常见诱因,严重创伤、感染、胃肠道黏膜缺血坏死、机体免疫力下降,甚至机械通气均有可能导致内毒素血症的发生[1-3]。而在围手术期,内毒素血症更是常见。内毒素可导致肿瘤坏死因子-α(TNF-α)、白介素、组胺、5-羟色胺、前列腺素、激肽等炎症介质释放,从而引起一系列病理生理改变,如果不能及时很好地处理和治疗,严重可发生急性心力衰竭、肺损伤、肾损伤甚至多器官功能障碍综合征(multiple organ dysfunction syndrome,MODS),常常是导致患者死亡的主要原因[4-6]。虽然目前关于其机制以及治疗方式已有不少研究,但是由于内毒素血症所致的全身病理生理改变极其复杂,目前切实有效的治疗措施不多,抗感染治疗疗效甚微,深入研究了解内毒素血症时炎症反应机制、探索有效的干预措施,对临床具有重要的意义。

EGFR是表皮生长因子受体(HER)家族成员之一。该家族包括HER1(erbB1,EGFR)、HER2(erbB2,NEU)、HER3(erbB3)及HER4(erbB4)。EGFR包括其家族成员是细胞膜表面的一种重要的跨膜蛋白,具有受体酪氨酸激酶活性[7]。EGFR及其家族成员在被激活后产生的磷酸化作用,在细胞的增殖、迁移、黏附、分化和凋亡,以及肿瘤的形成与发展调控中具有重要的作用[8,9]。EGFR早期的研究主要关注于肿瘤。近年来,EGFR参与炎症反应信号通路的调控作用逐渐被发现并受到重视。对EGFR炎症反应信号通路机制的阐明,不仅能深入了解内毒素血症的发病机制和治疗,而且对于炎症和肿瘤相互关系将会有全新的认识。

一、EGFR 结构特点

EGFR是分子量约为170KDa的单次跨膜受体,由三个不同结构域组成:胞外区为N-末端配体结合区,跨膜区为单链α螺旋,胞内区为C-末端酪氨酸激酶区[10]。

二、EGFR 的活化

(一)与配体结合

EGFR的激活往往需要结合相应的配体,目前发现与EGFR特异性结合的配体有表皮生长因子(epidermal growth factor,EGF)、转化生长因子α(transforming growth factor-α,TGF-α)、双向调节蛋白(Amphiregulin)、β细胞素(β-cellulin)、肝结合EGF样生长因子(HB-EGF)、表皮调节素(epiregulin)[11]。HER受体家族中HER2目前还没有发现相应的配体,认为是一种孤受体,但是能与其他受体形成异型二聚体被激活而参与信号转导[12]。HER3的配体为神经调节蛋白(neuregulin,NRGs),HER4除拥有与EGFR同样的配体β-cellulin、HB-EGF,还有NRGs[9]。

(二)二聚体作用

受体酪氨酸激酶的二聚体作用和低聚反应对信号通路的激活极其重要,这种作用称为别构效应,具有协同作用。EGFR与其相应的配体结合后,导致受体聚合,形成二聚体的受体。EGFR可以形成同型二聚体,也可以和HER2、HER3或者HER4形成异型二聚体,其他受体同样如此[13-15]。EGFR的二聚化作用激活其本身的酪氨酸激酶,最终导致EFGR酪氨酸残基的自磷酸化。这些酪氨酸残基作为其他有特殊结构域的分子位点,形成蛋白质之间相互作用。EGFR酪氨酸磷酸化在下游信号通路的激活以及级联反应中起着关键性的作用[10]。研究表明,虽然HER家族受体能被激活形成同型二聚体,但是更倾向于形成异型二聚体,这种结合更有利于信号转导。其可能的原因是异型二聚体在早期形成内含体时就能很快解离,解离出来的EGFR能被循环利用,大大提高了受体的利用效率,而同型二聚体必须在细胞内才能解离[16]。EGFR主要与HER2结合,这是因为形成的异型二聚体相比EGFR同型二聚体以及EGFR和HER3形成的异型二聚体,信号转导作用更强更稳定[16,17]。

三、EGFR 参与 TLRs 炎症信号通路的调控

Toll样受体(Toll like receptor,TLR)家族成员诱导的炎症反应信号通路中比较经典的信号通路是(Toll/IL-1R)/MyD88/IRAK4/IRAK1/TRAF6/MAPK 或 NF-κB 信号通路[18,19]。

肿瘤坏死因子 α 转化酶(tumor necrosis factor-α-converting enzyme, TACE)属于整合素-金属蛋白酶家族,能够裂解和释放膜联蛋白的胞外段,这些膜联蛋白包括细胞因子、黏附分子、受体、配体以及酶类。目前发现脂多糖(lipopolysaccharide, LPS)能够促进 TACE 裂解并释放更多的 TGF-α[20]。TGF-α 结合并激活 EGFR,EGFR 的磷酸化能激活下游的 MAPK 信号通路以及 NF-κB 信号通路[20-22]。

目前已有很多相关研究证明 EGFR 参与 TLR 炎症信号通路的调控。Koff 等研究发现,EGFR 的激活参与多种 TLR 家族信号通路。气道上皮细胞表达的 TLR1、TLR2、TLR3、TLR5、TLR6 的配体通过 Duox1/ROS/TACE/TGF-α/EGFR 磷酸化信号通路,激活 EGFR 产生信号级联放大效应参与机体固有免疫反应,释放 IL-8 和血管内皮生长因子(VEGF)[23]。EGFR 中和抗体能抑制 EGFR 与配体结合及其磷酸化,提示在炎症反应中,EGFR 的激活具有配体依赖性。

在气道上皮细胞中,具有促炎症作用的中性粒细胞弹性蛋白酶(Neutrophil Elastase, NE)能同时激活 EGFR 和 TLR4 形成复合体,促进炎症因子 IL-8 的表达[24]。NE 与 TLR4 结合后能够促进金属蛋白酶 meprin-α 的表达,类似于 TACE 的 meprin-α 继续激活气管内皮细胞释放 TGF-α,TGF-α 作为配体与 EGFR 结合形成二聚体激活其酪氨酸激酶活性,促进 IL-8 的表达。使用 TLR4 信号通路抑制剂 MyD88 不仅使 IL-8 释放减少,也能抑制 TGF-α 的表达,这表明 NE/meprin/TGF-α/EGFR/IL-8 信号通路和 NE/TLR4/MyD88/IL-8 信号通路存在交互作用。

四、EGFR 与 MAPK 信号通路

丝裂原活化蛋白激酶(mitogen-activated protein kinases, MAPKs)是细胞内的一类丝氨酸/苏氨酸蛋白激酶,参与调节细胞增殖、分化、凋亡及细胞间的功能同步等过程。MAPK 信号通路包括三个并行的信号通路:细胞外信号调节激酶(extracellular regulated protein kinases, ERK)、c-Jun 氨基端激酶(JNK)和 P38 丝裂原活化蛋白激酶(P38MAPK)。在炎症反应中,EGFR 磷酸化能使 MAPK 信号通路被激活并导致炎症介质释放。

EGFR 及其家族其他成员在肠上皮细胞中表达丰富,在炎症性肠病、坏死性小肠结肠炎以及肠外营养相关炎症反应的发病机制中发挥重要地位[11]。研究发现,肠上皮细胞经 TNF-α 刺激后释放 IL-8 依赖于 EGFR 和 HER2 共同参与的 MAPK 信号途径[25]。肠上皮细胞经 TNF-α 刺激后可溶性 TGF-α 释放增多,给予金属蛋白酶抑制剂 batimastat 能下调 TGF-α 的释放,使用抗体中和 TGF-α 下调 EGFR 和 ERK 的磷酸化作用。EGFR 和 HER2 参与 TNF-α 诱导的 IL-8 产生,同时给予 EGFR 抑制剂 AG1487 和 HER2 抑制剂 AG879 能抑制 ERK1/2 的磷酸化和 IL-8 的释放。同理使用 siRNA 基因沉默抑制肠上皮细胞 HER2 的表达,能显著减

少 ERK 的磷酸化,同时 IL-8 释放减少 50%。EGFR 自磷酸化能被 EGFR 激酶抑制剂 AG1478 阻断,同样也能被 Src-激酶抑制剂和金属蛋白酶抑制剂 batimastat 抑制。

环氧合酶(Cycloxygenase, COX)是催化花生四烯酸合成前列腺素、血栓烷素、白细胞三烯的限速酶,分为 COX-1 和 COX-2。COX-2 是一种重要的炎症介质,TLR4 能激活下游的 NF-κB 信号通路和 MAPK 信号,正向调节 COX-2 的表达[22,26]。Zhao 等在肾髓质内皮细胞的研究中发现,高渗透压导致的 COX-2 的表达主要是激活了 EGFR 并转激活下游的 ERK1/2 信号通路[22]。Küper 等同样研究证实在肾髓质集合管细胞中 EGFR 的磷酸化能激活下游的 MAPK 家族的 p38、ERK1/2 磷酸化,进而激活转录因子 SP-1(specifcity protein-1),诱导产生 COX-2[20]。MAPK 信号通路的三个途径参与 EGFR 导致的炎症反应的机制不完全相同。需要特别指出的是 MAPK 信号通路中 P38、ERK1/2 的激活依赖于 TLR4 信号通路释放的 TGF-α 激活 EGFR,P38、ERK1/2 的激活不影响 TLR4-NF-κB 的信号转导;而 JNK 的激活不依赖 EGFR。相反,JNK 负调控下游的 NF-κB 的信号转导[21,22]。Tse 等还发现由 LPS 诱导的 TLR4 生成不同的炎症介质信号通路不同,LPS 刺激脊神经节细胞依赖 TLR4 产生的 IL-1β 完全是由于 TLR4 激活 NF-κB 信号通路产生的,而 LPS 诱导 COX-2 的生成一部分通过 TLR4 直接激活 NF-κB 信号通路但不依赖于 EGFR,另一部分通过转激活 EGFR 激活下游的 MAPK 信号通路的 ERK1/2 和 P38 途径[21]。这也说明了炎症反应机制的复杂多样性。

五、EGFR 与 PI3K/Akt 信号通路

PI3K/Akt 信号通路参与增殖、分化、凋亡和葡萄糖转运等多种细胞功能的调节。PI3K 是磷脂酰肌醇 3-激酶(phosphatidylinositol 3-kinase),本身具有丝氨酸/苏氨酸(Ser/Thr)激酶的活性,也具有磷脂酰肌醇激酶的活性;Akt 是蛋白激酶 B(protein kinase B, PKB 又称 Rac),在细胞代谢、细胞生长周期调控等发挥重要的生物学作用。有科学家发现,长期 LPS 刺激会导致气道黏膜的上皮细胞膜上的 EGFR 被磷酸化,进而引起 Akt 的磷酸化[27-29]。Akt 的激活会磷酸化叉头转录因子 O3A(forkhead transcription factor O3A, FOXO3A),并促使 FOXO3A 与 14-3-3 伴侣蛋白结合并定位于胞浆,使得 FOXO3A 不能进入细胞核而发挥对炎症因子转录的负调控作用[30]。而可逆性 EGFR 磷酸化抑制剂 Erlotinib 能够抑制 EGFR 的被激活,从而一定程度上抑制由 LPS 所导致的慢性阻塞性肺疾病(COPD)气道黏膜上皮细胞炎症因子的过度释放[28]。在细胞受到刺激时,含 SH2 结构域的肌醇 5′-磷酸酶(Src homology domain 2-containing inositol 5′-phosphatase, SHIP2)与 EGFR 结合,从而阻止 c-Cbl 与 EGFR 结合,减少 EGFR 的降解,通过 EGFR 的磷酸化激活 MAPK/ERK 信号通路以及 PI3K/Akt 信号通路,最终导致血管内皮细胞的血管黏附蛋白 1(vascular cell adhesion protein 1，VA～1）、ROS 表达增加以及血管通透性增加，诱发炎症反应[31]。LPS 刺激时，PI3K/Akt 的磷酸化在半个小时就达到高峰而 EGFR 的磷酸化需要 1 小时才能到达高峰[32,33]，这种时间差异一方面有可能是 TLR4 信号通路直接激活 PI3K/Akt 信号通路而不依赖于 EGFR，另一方面有可能 TLR4 通过 PI3K 转激活了 EGFR，这种推测还有待证实。

六、结语

目前发现的各信号通路并不是独立的，各信号之间存在交互作用，形成复杂的信号网及正反馈和负反馈环，使细胞受到多种因素的综合调控。我们发现目前关于 EGFR 参与炎症反应调控的机制，主要是通过 TLR 家族信号通路诱导 TACE 或者与 TACE 类似的金属蛋白酶表达增高促使 TGF-α 裂解并释放，之后 TGF-α 作为配体与 EGFR 结合，EGFR 发生二聚体作用及磷酸化后激活下游的 MAPK、PI3-K 等信号通路，最终调节细胞因子的转录发挥作用。然而，EGFR 是否能够不依赖于 TLR 家族参与炎症反应的调控？除了通过 TACE 金属蛋白酶途径激活 EGFR，有没有其他新的途径激活？EGFR 是如何激活下游的信号通路？很多问题目前尚未清楚，非常值得进一步深入研究。相信随着研究深入，能够不断填补 EGFR 信号转导机制的空白，也对内毒素血症的治疗提供新的方向。

（卢纯华 古妙宁 唐靖）

参考文献

1. Tang J. , et al. Propofol lowers serum PF4 level and partially corrects hypercoagulopathy in endotoxemic rats. Biochim Biophys Acta,2010,1804(9):1895-1901.

2. Tang J. , et al. Propofol inhibits the activation of p38 through up-regulating the expression of annexin A1 to exert its anti-inflammation effect. PLoS One,2011,6(12):e27890.

3. Liu J. et al. Advanced glycation end products and lipopolysaccharide synergistically stimulate proinflammatory cytokine/chemokine production in endothelial cells via activation of both mitogen-activated protein kinases and nuclear factor-kappaB. Febs j,2009,276(16):4598-4606.

4. Bennett-Guerrero E. , et al. Decreased endotoxin immunity is associated with greater mortality and/or prolonged hospitalization after surgery. Anesthesiology,2001,94(6):992-998.

5. Tang J. , et al. Role of HMGB1 in propofol protection of rat intestinal epithelial cells injured by heat shock. Cell Biol Int,2013,37(3):262-266.

6. Chen X. C. , et al. Epidemiology and microbiology of sepsis in mainland China in the first decade of the 21 century. Int J Infect Dis,2014.

7. Schlessinger J. Cell signaling by receptor tyrosine kinases. Cell,2000,103(2):211-225.

8. Wang C. , X. Guo, R. Xi. EGFR and Notch signaling respectively regulate proliferative activity and multiple cell lineage differentiation of Drosophila gastric stem cells. Cell Res,2014,24(5):610-627.

9. Haskins J. W. , D. X. Nguyen, D. F. Stern. Neuregulin 1-activated ERBB4 interacts with YAP to induce Hippo pathway target genes and promote cell migration. Sci Signal,2014,7(355):ra116.

10. Wells, A. EGF receptor. Int J Biochem Cell Biol,1999,31(6):637-643.

11. Frey M. R. , D. Brent Polk. ErbB receptors and their growth factor ligands in pediatric intestinal inflammation. Pediatr Res,2014,75(1-2):127-132.

12. Brennan P. J. , et al. HER2/Neu:mechanisms of dimerization/oligomerization. Oncogene,2002,21(2):328.

13. Zhang X. , et al. Inhibition of the EGF receptor by binding of MIG6 to an activating kinase domain interface. Nature,2007,450(7170):741-744.

14. Zhang X. , et al. An allosteric mechanism for activation of the kinase domain of epidermal growth factor receptor. Cell,2006,125(6):1137-1149.

15. Qiu C. , et al. Mechanism of activation and inhibition of the HER4/ErbB4 kinase. Structure,2008,16(3):460-7.

16. Lenferink A. E. , et al. Differential endocytic routing of homo-and hetero-dimeric ErbB tyrosine kinases confers signaling superiority to receptor heterodimers. EMBO J,1998,17(12):3385-3397.

17. Cohen B. D. , et al. The relationship between human epidermal growth-like factor receptor expression and cellular transformation in NIH3T3 cells. J Biol Chem, 1996, 271(48):30897-30903.

18. Cushing L. , et al. Interleukin 1/Toll-like receptor-induced autophosphorylation activates interleukin 1 receptor-associated kinase 4 and controls cytokine induction in a cell type-specific manner. J Biol Chem,2014,289(15):10865-10875.

19. Inoue M. , et al. T cells down-regulate macrophage TNF production by IRAK1-mediated IL-10 expression and control innate hyperinflammation. Proc Natl Acad Sci U S A,2014,111(14):5295-5300.

20. Kuper C. , F. X. Beck, W. Neuhofer. Toll-like receptor 4 activates NF-kappaB and MAP kinase pathways to regulate expression of proinflammatory COX-2 in renal medullary collecting duct cells. Am J Physiol Renal Physiol,2012,302(1):F38-46.

21. Tse K. H. , et al. Lipopolysaccharide differentially modulates expression of cytokines and cyclooxygenases in dorsal

root ganglion cells via Toll-like receptor-4 dependent pathways. Neuroscience,2014,267:241-51.

22. Zhao H. ,et al. Hypertonic induction of COX-2 expression in renal medullary epithelial cells requires transactivation of the EGFR. Am J Physiol Renal Physiol,2003,285(2): F281-288.

23. Koff J. L. ,et al. Multiple TLRs activate EGFR via a signaling cascade to produce innate immune responses in airway epithelium. Am J Physiol Lung Cell Mol Physiol,2008,294 (6):L1068-1075.

24. Bergin D. A. ,et al. Activation of the epidermal growth factor receptor (EGFR) by a novel metalloprotease pathway. J Biol Chem,2008,283(46):31736-31744.

25. Jijon H. B. ,et al. The EGF receptor and HER2 participate in TNF-αlpha-dependent MAPK activation and IL-8 secretion in intestinal epithelial cells. Mediators Inflamm,2012, 2012:207398.

26. McElroy S. J. ,et al. Transactivation of EGFR by LPS induces COX-2 expression in enterocytes. PLoS One,2012,7 (5):e38373.

27. Okayasu K. ,et al. RANTES expression induced by Toll-like receptor 4 ligand in rat airway smooth muscle cells. J Med Dent Sci,2010,57(4):193-201.

28. Yu H. ,et al. Regulation of cigarette smoke-mediated mucin expression by hypoxia-inducible factor-1alpha via epidermal growth factor receptor-mediated signaling pathways. J Appl Toxicol,2012,32(4):282-292.

29. Binker M. G. ,et al. LPS-stimulated MUC5AC production involves Rac1-dependent MMP-9 secretion and activation in NCI-H292 cells. Biochem Biophys Res Commun,2009, 386(1):124-129.

30. Buontempo F. ,et al. Activity of the selective IkappaB kinase inhibitor BMS-345541 against T-cell acute lymphoblastic leukemia:involvement of FOXO3a. Cell Cycle, 2012,11(13):2467-2475.

31. Shimizu K. ,et al. Hepatocyte growth factor inhibits lipopolysaccharide-induced oxidative stress via epithelial growth factor receptor degradation. Arterioscler Thromb Vasc Biol, 2012,32(11):2687-2693.

32. Hsu D. ,et al. Toll-like receptor 4 differentially regulates epidermal growth factor-related growth factors in response to intestinal mucosal injury. Lab Invest,2010,90(9): 1295-1305.

33. Park C. M. ,et al. Luteolin and chicoric acid synergistically inhibited inflammatory responses via inactivation of PI3K-Akt pathway and impairment of NF-kappaB translocation in LPS stimulated RAW 264.7 cells. Eur J Pharmacol,2011, 660(2-3):454-459.

26 血管紧张素Ⅱ受体与炎症免疫损伤

血管紧张素Ⅱ的受体包括1型受体（angiotensin Ⅱ type 1 receptor, AT1R）和2型受体（angiotensin Ⅱ type 2 receptor, AT2R），二者与血管紧张素Ⅱ的亲和力相似，为G蛋白偶联受体。血管紧张素Ⅱ不仅在循环系统内发挥重要的调节作用，近年的研究表明炎症、免疫细胞均拥有独立的肾素-血管紧张素系统（renin-angiotensin system, RAS）。血管紧张素Ⅱ以自分泌或旁分泌的形式与AT1R作用，通过刺激单核/巨噬细胞趋化移行、诱导树突状细胞（dendritic cells, DCs）分化成熟、促进T淋巴细胞活化增殖、增强Th1/Th17的免疫功能，进而参与炎症、免疫损伤的病理进程[1,2]。与AT1R相比，人们对AT2R的生理功能知之甚少，研究表明AT2R在心脑血管疾病中介导了舒张血管内皮、抑制炎症反应、促进损伤修复等生理作用，提示AT2R可能对抗AT1R的功能，进而在病理进程中发挥保护性的功能[3-5]。本文对近年来血管紧张素Ⅱ及其AT1R/AT2R在心血管疾病、急性肺损伤、自身免疫病中的病理机制和治疗作用的研究进展进行综述，以期为其付诸于临床应用提供思路。

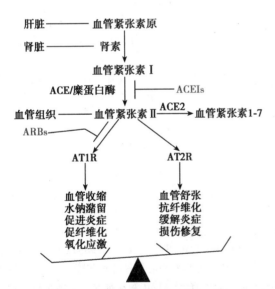

图26-1　血管紧张素Ⅱ是血管紧张素原在肾素和血管紧张素转化酶（angiotensin converting enzyme, ACE）的作用下或者通过糜蛋白酶等非ACE途径形成的八肽化合物。血管紧张素Ⅱ通过AT1R在循环系统内发挥着收缩血管、调节血压和维持电解质平衡等作用。血管紧张素Ⅱ可以在血管紧张素转化酶2（angiotensin converting enzyme 2, ACE2）的作用下进一步生成血管紧张素1-7。在高血压、充血性心力衰竭等心血管疾病治疗中广泛使用的血管紧张素转化酶抑制剂（angiotensin-converting enzyme inhibitors, ACEIs）和AT1R阻断剂（angiotensin receptor blockers, ARBs）就是分别通过限制血管紧张素Ⅱ的产生或者阻断血管紧张素Ⅱ与AT1R的结合来发挥治疗效应

一、AT1R介导的促炎、促损伤作用

（一）心血管疾病

在高血压等心血管疾病中，血管紧张素Ⅱ-AT1R通过促进血管内皮生长因子（vascular endothelial growth factor, VEGF）、选择素、血管细胞黏附分子-1（vascular cell adhesion molecules-1, VCAM-1）、细胞间黏附分子-1（intercellular adhesion molecules-1, ICAM-1）的表达刺激炎症免疫细胞和血管内皮细胞的相互作用，维持血管内皮的炎症微环境[6,7]。研究表明，促炎因子TNF-α和IL-1β过表达参与到血管紧张素Ⅱ诱导的高血压性心肌损伤，拮抗TNF-α和IL-1β后可以降低黏附分子VCAM-1、ICAM-1和单核细胞趋化蛋白-1（monocyte chemoattractant protein-1, MCP-1）的水平进而缓解损伤心肌中炎症免疫细胞的浸润[8]。

通过刺激趋化因子的产生，血管紧张素Ⅱ可以募集大量炎症免疫细胞趋化至血管的炎症损伤部位。研究表明，自发性高血压大鼠体内的血管紧张素Ⅱ水平显著升高，血管紧张素Ⅱ通过上调主动脉中MCP-1及其受体CCR2的表达进而促进巨噬细胞的浸润，阻断血管紧张素Ⅱ-AT1R可能通过下调MCP-1及其受体CCR2的表达缓解血管中炎症细胞浸润[9,10]。DCs表达血管紧张素Ⅱ和AT1R，血管紧张素Ⅱ与AT1R作用后可以增强DCs的趋化、成熟和抗原呈递能力。研究表明，动脉粥样硬化（atherosclerosis, AS）和心肌梗死（myocardial infarction, MI）患者体内DCs的血

管紧张素Ⅱ和AT1R表达显著升高[11]。另外有研究表明，AT1R阻断剂氯沙坦可以显著缓解血管紧张素Ⅱ诱导的DCs聚集和成熟，进一步抑制Th1和Th17的极化[12]。血管紧张素Ⅱ-AT1R还可以诱导巨噬细胞过表达CD14、Ⅰ型胶原蛋白、TNF-α和IL-1β参与心肌炎症、纤维化和心肌重构[13]。氯沙坦阻断AT1R可以减轻肥胖小鼠肾脏中巨噬细胞浸润，抑制促炎的M1型巨噬细胞表面标志物的表达[14]。

作为适应性免疫重要的效应细胞，T淋巴细胞在血管紧张素Ⅱ诱导的炎症反应中发挥重要作用。血管紧张素Ⅱ通过自分泌或旁分泌的方式与T淋巴细胞上的AT1R作用后，可以促进T淋巴细胞增殖、分化和活性氧(reactive oxygen species，ROS)的产生。研究表明，缺乏T、B淋巴细胞的*RAG-1⁻/⁻*小鼠体内，血管紧张素Ⅱ未能诱导血压升高，且血管功能基本正常[15]。进一步的研究表明，T淋巴细胞过继转移至*RAG-1⁻/⁻*小鼠体内后，血管紧张素Ⅱ诱导小鼠血压升高，血管功能异常，提示T淋巴细胞在血管紧张素Ⅱ诱导的高血压反应和相关的血管异常中发挥重要作用[16]。在血管紧张素Ⅱ诱导的高血压小鼠主动脉血管内，浸润的T淋巴细胞ICAM-1、CCR-5、TNF-α表达显著升高。血管紧张素Ⅱ可以诱导Th17细胞过表达促炎因子IL-17，在*IL-17⁻/⁻*小鼠体内血管紧张素Ⅱ诱导的异常血管功能，超氧化物产生和T淋巴细胞的浸润均得到显著缓解[17]。另外，过继转移调节性T细胞(T regulatory cells，Tregs)显著缓解血管紧张素Ⅱ诱导的高血压，降低ROS的产生、黏附分子表达和T淋巴细胞、巨噬细胞的浸润[18]。

（二）急性肺损伤

在机械通气诱导肺损伤(ventilator-induced lung injury，VILI)、脓毒症诱导肺损伤和博来霉素诱导肺损伤等各种急性肺损伤(acute lung injury，ALI)患者的肺组织中血管紧张素Ⅱ和AT1R的表达显著升高，而AT1R介导的促炎、促损伤作用可能参与了ALI的病理机制。研究表明，高容量的机械通气导致了VILI大鼠模型肺组织中血管紧张素Ⅱ-AT1R的活化，进而引起炎症损伤反应[19]。ACEIs卡托普利和AT1R阻断剂氯沙坦通过减轻促炎因子的产生，抑制肺泡上皮细胞的凋亡，缓解高容量机械通气诱导的肺损伤[20,21]。注射脂多糖(lipopolysaccharide，LPS)诱导肺损伤大鼠模型中，给予AT1R阻断剂氯沙坦可以抑制肺组织DCs的成熟和Th1、Th17细胞介导的免疫反应，进而缓解血管紧张素Ⅱ-AT1R引起的肺组织炎症损伤[22]。氯沙坦减轻脓毒症诱导肺损伤大鼠体内TNF-α、IL-6、IL-1β的水平可能与抑制NF-κB的激活、p38MAPK和ERK-1/2的磷酸化有关[23]。也有研究表明，氯沙坦缓解香烟烟雾引起的ALI可能与抑制TGF-β信号转导有关[24]。AT1R阻断剂依贝沙坦可能通过PPAR-γ介导的抗炎作用缓解了博来霉素诱导的肺损伤[25]。给予小鼠体内持续输注血管紧张素Ⅱ可以引起糖尿病样的肺纤维化和肺炎症损伤，小鼠肺组织中过表达的NADPH氧化酶可能参与了血管紧张素Ⅱ对肺

损伤的病理进程，而氯沙坦在缓解肺损伤同时NADPH氧化酶的活性也得到抑制[26]。

（三）自身免疫病

类风湿关节炎(rheumatoid arthritis，RA)、多发性硬化(multiple sclerosis，MS)患者体内的ACE活性和AT1R表达异常增高，血管紧张素Ⅱ-AT1R介导的炎症免疫损伤在自身免疫病的发生、发展中发挥重要作用。研究表明，MS模型小鼠体内过表达的血管紧张素Ⅱ-AT1R通过促进Th1/Th17细胞的免疫功能，增高IFN-γ、IL-17的产生，参与对中枢神经的炎症免疫损伤；AT1R阻断剂坎地沙坦通过调节NF-κB信号转导，不仅抑制Th1/Th17免疫功能，还可诱导免疫抑制性的Treg产生，恢复MS模型小鼠的免疫平衡[27]。另外，AT1R阻断剂还可以通过降低MS模型小鼠体内CCL2、CCL3、CXCL10的表达抑制炎症脊髓中DCs和巨噬细胞的趋化、浸润[28]。RA患者过表达的血管紧张素Ⅱ-AT1R可以增强外周血单个核细胞(peripheral blood mononuclear cells，PBMCs)和关节滑膜细胞的功能，促进患者体内的自身免疫反应和对关节滑膜局部的损伤；氯沙坦可以促进滑膜细胞凋亡，改善RA动物模型的关节损伤，缓解RA患者异常升高的血沉和C反应蛋白水平[29-31]。氯沙坦与甲氨蝶呤联合用药治疗实验性关节炎不仅抗炎、抗损伤效果更好，而且可以减轻对肝脏的毒性[32]。

二、AT2R介导的抗炎、损伤修复作用

AT2R由363个氨基酸组成，分子量41.2kDa，其基因定位在Xq22-23，含有3个外显子和2个内含子。AT2R一般在胚胎时期表达较多，出生后其表达大幅降低，但在病理状态如炎症、损伤、梗死等情况下，AT2R表达较正常生理状态显著增高，活化AT2R及其信号通过介导抗炎和损伤修复在疾病的发展中发挥保护性作用。

（一）心血管疾病

MI、AS患者体内AT2R表达上调，AT2R介导抗炎、损伤修复进而拮抗AT1R在疾病进展中的促进作用。研究表明，给予MI动物模型AT2R激动剂C21可以显著改善梗死后大鼠的心脏功能和缩小心肌梗死面积[33]。MI大鼠模型梗死发生6周后，给予AT2R激动剂C21依然可以发挥心肌保护作用，包括改善动脉血管硬化，减轻心肌细胞胶原蛋白的沉积，并且AT2R激动剂C21的这种缓解心肌重构的作用与对TIMP1/MMP9的调节有关[34]。研究表明，在马方综合征动物模型中，相较于野生型小鼠，AT2R基因缺乏的*Agtr2⁻/y*小鼠更容易诱发升主动脉瘤和主动脉血管破裂等心血管意外[35]。另外，利用*apoE⁻/⁻*小鼠建立AS模型，高表达AT2R的*Agtr2⁺/⁺*转基因小鼠的血管损伤显著减轻，给予*apoE⁻/⁻*小鼠AT2R激动剂CGP42112后，血管斑块稳定性和血管内壁顺应性得到显著提高[36]。AT2R活化后主要通过抑制NF-κB的活性和氧化应激来发挥抗炎、损伤修复的作用。

（二）急性肺损伤

研究表明，与健康对照组相比，肺移植引起的细支气管损伤患者体内支气管肺泡细胞 AT2R 表达显著增高[37]；相较于空白对照组，博来霉素诱导肺损伤大鼠和高潮气量通气引起的 VILI 大鼠的肺组织中 AT2R 的 mRNA 和受体表达均显著升高[19,38]；在小鼠酸吸入诱导肺损伤模型中，相较于野生型小鼠，AT2R 基因缺失的 Agtr2$^{-/y}$ 小鼠的肺损伤病情显著加重，死亡率显著增高，提示 AT2R 可能在肺损伤中发挥保护性作用[39]。利用药理学工具研究发现，AT2R 激动剂 LP2-3 显著缓解高氧诱导新生鼠的肺损伤，抑制损伤肺组织中炎症细胞的浸润[40]；进一步研究发现，AT2R 拮抗剂 PD123319 可以阻止 AT2R 激动剂 LP2-3 对肺损伤的

保护效应[41]，提示活化 AT2R 及其信号在急性肺损伤中具有抗炎、损伤修复的保护性作用。

（三）自身免疫病

研究发现，表达 AT2R 的 CD8$^+$AT2R$^+$T 淋巴细胞产生的 IL-10 具有抗炎、损伤修复作用，将这种 CD8$^+$AT2R$^+$T 淋巴细胞过继转移至缺血性心肌损伤小鼠心脏内可以改善心肌缺血损伤、缩小心肌梗死面积[42]。给予体外培养的 T 淋巴细胞 AT2R 激动剂处理后，T 淋巴细胞中 Treg 的比例显著增高，Th1/Th17 分化被显著抑制，提示活化 AT2R 及其下游信号可能抑制自身免疫反应。研究表明，给予 RA 动物模型关节腔注射 AT2R 激动剂 CGP42112，可以有效缓解关节滑膜的增殖，炎症细胞浸润，组织水肿等关节滑膜炎表现[43]。

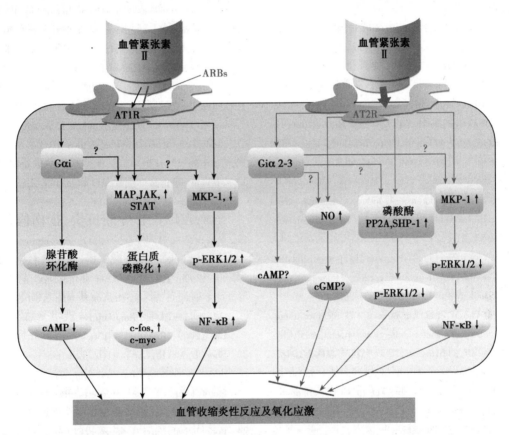

图 26-2　阻断血管紧张素Ⅱ与 AT1R 相互作用，AT1R 及其信号介导的炎症损伤被抑制，同时游离的血管紧张素Ⅱ反馈性的与 AT2R 结合，发挥 AT2R 及其信号介导的抗炎和免疫抑制作用。血管紧张素Ⅱ与 AT2R、AT1R 结合后的信号转导分子包括 Gαi/cAMP、NO/cGMP、丝裂原活化的蛋白激酶磷酸酶-1（MKP-1）、丝氨酸/苏氨酸磷酸酶2A（PP2A）/含有 SH-2 的磷酸酶-1（SHP-1）、磷酸化细胞外信号调节激酶（p-ERK1/2）、核因子 NF-κB、丝裂原激活蛋白（MAP）/酪氨酸蛋白激酶（JAK）/信号转导与转录活化因子（STAT）、c-fos/c-myc 等

三、结论

既往的研究表明，血管紧张素Ⅱ通过 AT1R 介导的促炎作用在不同疾病的病程发生、发展中促进了病理损伤，而利用药理学工具阻断血管紧张素Ⅱ-AT1R 相互作用进而缓解炎症损伤，为相关疾病的转化医学研究提供了新的思路

和选择。一般而言，当 AT1R 被阻断时，游离的血管紧张素Ⅱ水平会随之增高，并且反馈性与另一个受体 AT2R 结合，激活 AT2R 下游信号转导继而发挥 AT2R 的生理作用，这在 AT1R 阻断剂治疗主动脉瘤、高血压肾病和 RA 的研究中都被予以证实，但是目前 AT2R 在疾病病理机制中的确切作用还有待深入研究。

（王迪　柴小青）

参 考 文 献

1. Benigni A, Cassis P, Remuzzi G. Angiotensin II revisited: new roles in inflammation, immunology and aging. EMBO Mol Med, 2010, 2(7):247-257.

2. Vukelic S, Griendling KK. Angiotensin II, from vasoconstrictor to growth factor: a paradigm shift. Circ Res, 2014, 114(5):754-757.

3. Foulquier S, Steckelings UM, Unger T. Perspective: a tale of two receptors. Nature, 2013, 493(7434):S9.

4. Qi Y, Katovich MJ. Is angiotensin II type 2 receptor a new therapeutic target for cardiovascular disease? Exp Physiol, 2014, 99(7):933-934.

5. Namsolleck P, Recarti C, Foulquier S, et al. AT(2) receptor and tissue injury: therapeutic implications. Curr Hypertens Rep, 2014, 16(2):416.

6. Soliman S, Ishrat T, Pillai A, et al. Candesartan induces a prolonged proangiogenic effect and augments endothelium-mediated neuroprotection after oxygen and glucose deprivation: role of vascular endothelial growth factors A and B. J Pharmacol Exp Ther, 2014, 349(3):444-457.

7. Tsuneki H, Tokai E, Suzuki T, et al. Protective effects of coenzyme Q10 against angiotensin II-induced oxidative stress in human umbilical vein endothelial cells. Eur J Pharmacol, 2013, 701(1-3):218-227.

8. Wang Y, Li Y, Wu Y, et al. TNF-α and IL-1β neutralization ameliorates angiotensin II-induced cardiac damage in male mice. Endocrinology, 2014, 155(7):2677-2687.

9. Dai Q, Xu M, Yao M, et al. Angiotensin AT1 receptor antagonists exert anti-inflammatory effects in spontaneously hypertensive rats. Br J Pharmacol, 2007, 152(7):1042-1048.

10. Urushihara M, Ohashi N, Miyata K, et al. Addition of angiotensin II type 1 receptor blocker to CCR2 antagonist markedly attenuates crescentic glomerulonephritis. Hypertension, 2011, 57(3):586-593.

11. Sun P, Zhang W, Zhu W, et al. Expression of renin-angiotensin system on dendritic cells of patients with coronary artery disease. Inflammation, 2009, 32(6):347-356.

12. Liu J, Zhang PS, Yu Q, et al. Losartan inhibits conventional dendritic cell maturation and Th1 and Th17 polarization responses: Novel mechanisms of preventive effects on lipopolysaccharide-induced acute lung injury. Int J Mol Med, 2012, 29(2):269-276.

13. Hermansson C, Lundqvist A, Magnusson LU, et al. Macrophage CD14 expression in human carotid plaques is associated with complicated lesions, correlates with thrombosis, and is reduced by angiotensin receptor blocker treatment. Int Immunopharmacol, 2014, 22(2):318-323.

14. Ma LJ, Corsa BA, Zhou J, et al. Angiotensin type 1 receptor modulates macrophage polarization and renal injury in obesity. Am J Physiol Renal Physiol, 2011, 300(5):F1203-1213.

15. Uchida HA, Kristo F, Rateri DL, et al. Total lymphocyte deficiency attenuates AngII-induced atherosclerosis in males but not abdominal aortic aneurysms in apoE deficient mice. Atherosclerosis, 2010, 211(2):399-403.

16. Marvar PJ, Vinh A, Thabet S, et al. T lymphocytes and vascular inflammation contribute to stress-dependent hypertension. Biol Psychiatry, 2012, 71(9):774-782.

17. Madhur MS, Lob HE, McCann LA, et al. Interleukin 17 promotes angiotensin II-induced hypertension and vascular dysfunction. Hypertension, 2010, 55(2):500-507.

18. Barhoumi T, Kasal DA, Li MW, et al. T regulatory lymphocytes prevent angiotensin II-induced hypertension and vascular injury. Hypertension, 2011, 57(3):469-476.

19. Jerng JS, Hsu YC, Wu HD, et al. Role of the renin-angiotensin system in ventilator-induced lung injury: an in vivo study in a rat model. Thorax, 2007, 62(6):527-535.

20. Jiang JS, Wang LF, Chou HC, et al. Angiotensin-converting enzyme inhibitor captopril attenuates ventilator-induced lung injury in rats. J Appl Physiol (1985), 2007, 102(6):2098-2103.

21. Yao S, Feng D, Wu Q, et al. Losartan attenuates ventilator-induced lung injury. J Surg Res, 2008, 145(1):25-32.

22. Liu L, Qiu HB, Yang Y, et al. Losartan, an antagonist of AT1 receptor for angiotensin II, attenuates lipopolysaccharide-induced acute lung injury in rat. Arch Biochem Biophys, 2009, 481(1):131-136.

23. Shen L, Mo H, Cai L, et al. Losartan prevents sepsis-induced acute lung injury and decreases activation of nuclear factor kappa B and mitogen-activated protein kinases. Shock, 2009, 31(5):500-506.

24. Podowski M, Calvi C, Metzger S, et al. Angiotensin receptor blockade attenuates cigarette smoke-induced lung injury and rescues lung architecture in mice. J Clin Invest, 2012, 122(1):229-240.

25. Tanaka J, Tajima S, Asakawa K, et al. Preventive effect of irbesartan on bleomycin-induced lung injury in mice. Respir Investig, 2013, 51(2):76-83.

26. Yang J, Tan Y, Zhao F, et al. Angiotensin II plays a critical role in diabetic pulmonary fibrosis most likely via activation of NADPH oxidase-mediated nitrosative damage. Am J Physiol Endocrinol Metab, 2011, 301(1):E132-144.

27. Platten M, Youssef S, Hur EM, et al. Blocking angiotensin-converting enzyme induces potent regulatory T cells and modulates TH1- and TH17-mediated autoimmunity. Proc

Natl Acad Sci U S A,2009,106(35):14948-14953.

28. Stegbauer J,Lee DH,Seubert S,et al. Role of the renin-angiotensin system in autoimmune inflammation of the central nervous system. Proc Natl Acad Sci USA,2009,106(35):14942-14947.

29. Sagawa K,Nagatani K,Komagata Y,et al. Angiotensin receptor blockers suppress antigen-specific T cell responses and ameliorate collagen-induced arthritis in mice. Arthritis Rheum,2005,52(6):1920-1928.

30. Price A,Lockhart JC,Ferrell WR,et al. Angiotensin II type 1 receptor as a novel therapeutic target in rheumatoid arthritis:in vivo analyses in rodent models of arthritis and ex vivo analyses in human inflammatory synovitis. Arthritis Rheum,2007,56(2):441-447.

31. Perry ME,Chee MM,Ferrell WR,et al. Angiotensin receptor blockers reduce erythrocyte sedimentation rate levels in patients with rheumatoid arthritis. Ann Rheum Dis,2008,67(11):1646-1647.

32. Refaat R,Salama M,Abdel Meguid E,et al. Evaluation of the effect of losartan and methotrexate combined therapy in adjuvant-induced arthritis in rats. Eur J Pharmacol,2013,698(1-3):421-428.

33. Kaschina E,Grzesiak A,Li J,et al. Angiotensin II type 2 receptor stimulation:a novel option of therapeutic interference with the renin-angiotensin system in myocardial infarction? Circulation,2008,118(24):2523-2532.

34. Lauer D,Slavic S,Sommerfeld M,et al. Angiotensin type 2 receptor stimulation ameliorates left ventricular fibrosis and dysfunction via regulation of tissue inhibitor of matrix metalloproteinase 1/matrix metalloproteinase 9 axis and transforming growth factor β1 in the rat heart. Hypertension,2014,63(3):e60-67.

35. Habashi JP,Doyle JJ,Holm TM,et al. Angiotensin II type 2 receptor signaling attenuates aortic aneurysm in mice through ERK antagonism. Science,2011,332(6027):361-365.

36. Kljajic ST,Widdop RE,Vinh A,et al. Direct AT2 receptor stimulation is athero-protective and stabilizes plaque in Apolipoprotein E-deficient mice. Int J Cardiol,2013,169(4):281-287.

37. Nataatmadja M,Passmore M,Russell FD,et al. Angiotensin receptors as sensitive markers of acute bronchiole injury after lung transplantation. Lung,2014,192(4):563-569.

38. Waseda Y,Yasui M,Nishizawa Y,et al. Angiotensin II type 2 receptor antagonist reduces bleomycin-induced pulmonary fibrosis in mice. Respir Res,2008,9:43.

39. Imai Y,Kuba K,Rao S,et al. Angiotensin-converting enzyme 2 protects from severe acute lung failure. Nature,2005,436(7047):112-116.

40. Wagenaar GT,Laghmani el H,Fidder M,et al. Agonists of MAS oncogene and angiotensin II type 2 receptors attenuate cardiopulmonary disease in rats with neonatal hyperoxia-induced lung injury. Am J Physiol Lung Cell Mol Physiol,2013,305(5):L341-351.

41. Wagenaar GT,Sengers RM,Laghmani el H,et al. Angiotensin II type 2 receptor ligand PD123319 attenuates hyperoxia-induced lung and heart injury at a low dose in newborn rats. Am J Physiol Lung Cell Mol Physiol,2014,307(3):L261-272.

42. Curato C,Slavic S,Dong J,et al. Identification of noncytotoxic and IL-10-producing CD8+AT2R+T cell population in response to ischemic heart injury. J Immunol,2010,185(10):6286-6293.

43. Wang D,Hu SS,Zhu J,et al. Angiotensin Ⅱ type 2 receptor correlates with therapeutic effects of losartan in rats with adjuvant-induced arthritis. J Cell Mol Med,1577-1587.

27 调控内皮细胞向间充质细胞分化的信号转导通路的研究进展

心脏、血管、淋巴管的最内层覆盖着一层薄薄的内皮细胞，呈多边形，通过紧密连接接合在一起。这些紧密连接通过调节内皮通透性而使特异性的大分子穿过内皮。内皮细胞除了组成血管的内皮，还有许多额外的功能。在生理情况下，内皮细胞可以向间充质细胞分化（endothelial-to-mesenchymal transition，EndMT）促进机体的正常发育；病理情况下，内皮细胞也可以向间充质细胞分化，导致疾病发生发展。EndMT实质上是被广泛研究的Epithelial-to-Mesenchymal Transition（EMT）的一种形式。目前认为EndMT与血管疾病、纤维化、肿瘤有关，明确调控EndMT的分子机制，有利于为相关疾病提供靶向治疗。本文就调控内皮细胞分化有关的信号转导通路的研究进展作一综述。

一、细胞分化病理生理

细胞分化一般指未分化细胞向某种特定的细胞分化，但是，近年来的研究已经证实一些已分化的细胞在某种特定的环境下还能向另一种细胞转分化，如EndMT、EMT。在EndMT中，血管内皮细胞丢失内皮细胞的标志CD31和vascular-endothelial（VE）-cadherin，获得间充质细胞的标志smooth muscle cell actin（SMA）、Neural（N）-Cadherin、β-catenin，细胞形态呈梭形[1,2]。此外，在这个过程中内皮细胞还失去了细胞与细胞之间的连接，获得了迁移和侵袭能力。在受损组织，EndMT产生的细胞具有成纤维细胞的功能，因而在组织重构和纤维化中发挥着重要作用。在肿瘤组织，EndMT是癌症相关成纤维细胞（cancer-associated fibroblasts，CAFs）的重要来源[1]。尽管在心脏的发育过程中发现了EndMT，但是越来越多的证据认为EndMT在器官纤维化、肿瘤等多种病理生理的发生过程中起着重要的作用。

二、细胞分化的信号转导通路

目前的研究认为，调控EndMT的信号转导通路主要有转化生长因子（transforming growth factors-β，TGF-β）、骨形态发生蛋白（bone morphogenetic protein，BMP）、Wnt信号、Notch信号。

（一）TGF-β超家族信号转导通路

TGF-β超家族包括TGF-β1、TGF-β2、TGF-β3、BMP、activin等，其中TGF-β和BMP是最常见的成员，也是研究得最广泛的信号通路。其信号传递经过一对跨膜的丝氨酸/苏氨酸激酶受体，磷酸化细胞内的Smad蛋白，磷酸化的Smad移位到细胞核与不同的Smad结合原件（smad-binding elements，SBE）、DNA转录因子、转录共激活剂或共抑制剂结合，正性或者负性调控靶基因的表达[3]。

TGF-β和BMP在EndMT、EMT中具有非常重要的调控作用。Kitao等[4]用TGF-β1诱导人的真皮微血管内皮细胞分化时，发现细胞核内磷酸化Smad2升高，内皮细胞呈现间充质细胞的特征，包括细胞呈梭形、α-SMA和Ⅰ型胶原蛋白表达增加。Ghosh等[5]用TGF-β2处理鼠心肌内皮细胞，发现α-SMA染色出现，转录和翻译水平的α-SMA、Snail、β-catenin、乙酰转移酶P300升高，用TGF-β-receptor Ⅰ（TβRI）激酶抑制剂SB431542完全抑制这种现象。

Medici等[6]发现在进行性肌肉骨化症患者病损部位activin-like kinase-2（ALK2）激活，软骨细胞和成骨细胞表达内皮细胞的标志；系谱追踪异位骨化的大鼠，发现这些细胞来源于内皮细胞；结构性的激活内皮细胞表达ALK2能引起EndMT，获得间充质样细胞表型，用TGF-β2和BMP4能达到同样的效果。而这些间充质细胞能分化为软骨细胞，成骨细胞，脂肪细胞。这些结果表明TGF-β、BMP、activin能促进EndMT，新得到的细胞具有多向分化潜能，进而促发了某些疾病的发生发展。

（二）Wnt信号转导通道

Wnt基因是一个大家族，编码一大类分泌型糖蛋白分子。Wnt蛋白是一种在哺乳动物中广泛存在的分泌型蛋白，仅在人类中，其成员就至少有19种，它通过旁分泌或自分泌的方式作用于邻近细胞，影响着细胞的增殖和分化。经典的Wnt信号转导通路即Wnt/β-catenin通路，在物种的进化过程中具有高度的保守性。当经典Wnt信号通路活化时，Wnt分子与细胞表面特异使胞浆内未被磷酸化的游离β-catenin积聚并移入核内，与T细胞因子及淋巴样增强因子结性受体卷曲蛋白及低密度脂蛋白受体相关蛋白5/6结合，激活胞内散乱蛋白，使之抑制糖原合成酶激酶3β活性，从而，激活靶基因的转录和表达。Wnt 1、Wnt 3a、Wnt 8、Wnt 10b 参与此转导通路[7]。

Wnt 信号通路不仅可以促进多种干细胞的分化，还可以调控 EndMT、EMT。Wnt3a/β-catenin 调节细胞增殖 End-MT 不仅在心内膜垫形成过程中具有重要作用，而且在多种疾病中表达明显上调，如成人钙化性主动脉瓣狭窄[8]。Aisagbonhi 等[9]发现在实验性心肌梗死4天后，心外膜内皮细胞和管周 SMA 阳性细胞中经典的 Wnt/β-catenin 信号出现了，一周后大量的 Wnt 阳性细胞聚集在缺血处形成血管；在追踪细胞系时发现大部分 Wnt/β-catenin 标记的间充质细胞来源于内皮细胞，表明经典的 Wnt/β-catenin 信号可以调节 EndMT。Yee[10]等发现用 Wnt 的抑制剂 WIF1 能使前列腺癌细胞的上皮细胞标志（E-cadherin、Keratin-8 和18）上调，间充质细胞标志（N-cadherin、Fibronectin 和 Vimentin）下调，细胞活性和侵袭能力降低；转染 WIF1 有力的证明 EMT 的转录因子 Slug 和 Twist 表达降低，细胞形态从间充质细胞向上皮细胞转变。这些结果充分证明 Wnt 能调控 EMT，也可能参与了 EndMT 的信号转导。

（三）Notch 信号转导通路

Notch 是一类在进化上高度保守的受体蛋白，Notch 信号通路由几种高度保守的成员组成，主要包括 Notch 受体分子、配体分子、CSL 蛋白以及 Notch 信号的效应分子。Notch 受体和邻近细胞的配体 Delta-Jagged 结合，促使 Notch 受体的两个亚基发生解离，激活蛋白酶对其两次剪切，释放出具有核定位信号的区域 NICD。NICD 进入细胞核后，与转录因子 CSL 结合形成复合物，CSL 能募集其他分子共同形成调节复合物，调控下游靶基因如 HES 家族、Myc、p21 等表达，如与 MAML 等结合起激活作用，与 SKIP、SMTR、SHSPR、CIR 等结合则起抑制作用[11]。

Notch 通路是调节 EndMT 的一条重要信号通路。Noseda 等[12]发现激活 Notch 信号导致内皮细胞的形态、表型、功能向间充质细胞转移，这些改变包括内皮细胞标志（内皮钙黏素、Tie1、Tie2、血小板内皮细胞黏附分子-1、内皮 NO 合酶）下调，间充质细胞标志（α-smooth muscle actin、纤连蛋白、血小板源性生长因子受体）上调，Jagged1 能诱导内皮细胞发生类似的间充质样细胞分化；而在心肌内膜垫形成的阶段，Jagged1、Notch1、Notch4 在心室流出道表达，这些结果表明 Jagged1-Notch 能诱导 EndMT。Gasperini 等[13]发现原代皮肤微血管内皮细胞受到卡波氏肉瘤相关疱疹病毒感染后，失去内皮细胞标志，得到间充质细胞标志，表现出新的迁移和侵袭能力；Notch 诱导的转录因子 Slug 和 ZEB1 被激活，相反，TGF-β 信号通道不受影响，表明卡波氏肉瘤相关疱疹病毒促进 EndMT 是通过 Notch 通路，而不是 TGF-β 通路。Fu 等[14]发现 runt 相关转录因子 RUNX3 是 Notch 在内皮中的一个新的直接靶点，异位表达 RUNX3 能诱导 Slug 表达 EndMT。Fu 等[15]还发现 Notch 抑制 TGF-β/

Smad1 和 TGF-β/Smad2 信号，增强 Smad3 的表达；Notch 能与 TGF-β 协同性的调节 Smad3 结合到 Smad 与 CSL 的结合位点，并诱导组蛋白 H4 乙酰化，促进 EndMT，这些结果表明 EndMT 可能受到多条信号通路的共同调控。

（四）其他信号通道

除 TGF-β、BMP、Wnt、Notch 外，还有一些蛋白能调控 EndMT，但是具体机制还不清楚，有的是直接起作用，有的可能是通过 TGF-β、BMP、Wnt、Notch 间接起作用。Tang 等[16]发现用高糖处理人主动脉内皮细胞时，一些细胞转变呈梭形，CD31 丢失，血管紧张素 II 合成增加，而降糖药厄贝沙坦减弱这种现象。Ma 等[17]用改良过的牛血清白蛋白末端产物培养内皮细胞时发现 VE-cadherin、β-catenin 降低，vimentin、N-cadherin 升高，细胞迁移和形成管道的能力增强，极性消失，蛋白激酶 B（protein kinase B）表达上调。WidyantoroA 等[18]用 siRNA 沉默 ET-1 后能改善高糖引起的内皮细胞表型转换，抑制 TGF-β 的激活；在高糖饲养的小鼠，ET-1 能通过 EndMT 促进心肌纤维化和心衰，然而 ET-1 敲除的小鼠则不存在这种现象，暗示 ET-1 可能通过 TGF-β 促进 EndMT。

三、展望

目前，调控 EndMT 或 EMT 的信号转导通道成为研究的热点，已证明很多信号转导通道与之相关，如 TGF-β、BMP、Wnt、Notch。但是，在不同的病理生理下，调控 EndMT 或 EMT 的信号通道是不同的，可能还存在几条信号通道之间的相互交叉，需要进一步研究。EndMT 或 EMT 得到的间充质细胞可以成为多种细胞的来源，如肌纤维母细胞、癌症相关成纤维细胞、软骨细胞、成骨细胞、脂肪细胞，肌纤维母细胞可以造成细胞外基质沉积导致器官纤维化，癌症相关成纤维细胞可以导致肿瘤的发生发展，软骨细胞与成骨细胞异常堆积可以造成异位骨化，这些间充质细胞也可以为治疗某些疾病提供细胞来源，针对性的控制 EndMT 或 EMT 很有可能治愈这些疾病或延缓其进展，因此，对内皮细胞分化的信号转导通路进行研究将有非常广阔的应用前景。

（陈兵　易斌　鲁开智）

参 考 文 献

1. van Meeteren LA. , ten Dijke P. Regulation of endothelial cell plasticity by TGF-beta. Cell and tissue research,2012, 347(1):177-186.

2. Piera-Velazquez S, Li Z, Jimenez SA. Role of endothelial-mesenchymal transition（EndoMT）in the pathogenesis of fibrotic disorders. The American journal of pathology,2011, 179(3),1074-1080.

3. Tao S,Sampath K. Alternative splicing of SMADs in differentiation and tissue homeostasis. Development,growth & differentiation,2010,52(4):335-342.

4. Kitao A, Sato Y, Sawada-Kitamura S, et al. Endothelial to mesenchymal transition via transforming growth factor-beta1/Smad activation is associated with portal venous stenosis in idiopathic portal hypertension. Am J Pathol, 2009, 175 (2):616-626.

5. Ghosh AK. , Nagpal V, Covington JW, et al. Molecular basis of cardiac endothelial-to-mesenchymal transition (EndMT): differential expression of microRNAs during EndMT. Cellular signalling, 2012, 24(5):1031-1036.

6. Medici D, Shore EM, Lounev VY. et al. Conversion of vascular endothelial cells into multipotent stem-like cells. Nature medicine, 2011, 17(4):514-514.

7. Nishimura R. , Hata K, Ikeda F, et al. Signal transduction and transcriptional regulation during mesenchymal cell differentiation. J Bone Miner Metab, 2008, 26(3):203-212.

8. Xu S, Gotlieb AI. Wnt3a/beta-catenin increases proliferation in heart valve interstitial cells. Cardiovascular pathology: the official journal of the Society for Cardiovascular Pathology, 2012.

9. Aisagbonhi O, Rai M, Ryzhov s, et al. Experimental myocardial infarction triggers canonical Wnt signaling and endothelial-to-mesenchymal transition. Disease models & mechanisms, 2011, 4(4):469-483.

10. Yee DS, Tang Y, Li X, et al. The Wnt inhibitory factor 1 restoration in prostate cancer cells was associated with reduced tumor growth, decreased capacity of cell migration and invasion and a reversal of epithelial to mesenchymal transition. Molecular cancer, 2010, 9(1):162-166.

11. Guruharsha KG, Kankel MW, Artavanis TS. The Notch signalling system: recent insights into the complexity of a conserved pathway. Nature reviews. Genetics, 2012, 13(9):654-666.

12. Noseda M, McLean G, Niessen K, et al. Notch activation results in phenotypic and functional changes consistent with endothelial-to-mesenchymal transformation. Circ Res, 2004, 94(7):910-917.

13. Gasperini P, Espigol-Frigole G, McCORMICK PJ, et al. Kaposi sarcoma herpesvirus promotes endothelial-to-mesenchymal transition through Notch-dependent signaling. Cancer research, 2012, 72(5):1157-1169.

14. Fu Y, Chang AC, Fournier M, et al. RUNX3 maintains the mesenchymal phenotype after termination of the Notch signal. The Journal of biological chemistry, 2011, 286(13): 11803-11813.

15. Fu YX, Chang A, Chang l, et al. Differential Regulation of Transforming Growth Factor beta Signaling Pathways by Notch in Human Endothelial Cells. Journal of Biological Chemistry, 2009, 284(29):19452-19462.

16. Tang RN, Lv LL, Zhang JD, et al. Effects of angiotensin II receptor blocker on myocardial endothelial-to-mesenchymal transition in diabetic rats. International journal of cardiology, 2013, 162(2):92-99.

17. Ma JL, Liu T, Dong XG. Advanced glycation end products of bovine serum albumin-induced endothelial-to-mesenchymal transition in cultured human and monkey endothelial cells via protein kinase B signaling cascades. Molecular vision, 2010, 16(285-286), 2669-2679.

18. Widyantoro B, Emoto N, Nakayama k, et al. Endothelial Cell-Derived Endothelin-1 Promotes Cardiac Fibrosis in Diabetic Hearts Through Stimulation of Endothelial-to-Mesenchymal Transition. Circulation, 2010, 121 (22), 2407-2418.

28 NGAL在炎症及围手术期创伤应激中的作用研究进展

中性粒细胞明胶酶相关性脂质运载蛋白(neutrophil gelatinase associated lipocalin,NGAL),最早于1989年由Hraba-Renevey等从培养的感染类人猿病毒-40的小鼠肾脏细胞中纯化得到,是由198个氨基酸组成的糖蛋白,分子量为25KD,属脂质运载蛋白超家族成员。根据研究时期及研究对象的不同,NGAL还被称为24p3、致癌基因24p3、p25、迁徙刺激因子抑制物(migration stimulating factor inhibitor,MSFI)、α1微球蛋白相关蛋白等。

人体正常情况下,NGAL主要由中性粒细胞合成,作为中性粒细胞颗粒成分之一,与髓过氧化物酶等共表达。NGAL不仅作为细胞内组分存在,更为重要的是,其还是一种可分泌的小分子蛋白。有研究发现,在A549、NHEK等细胞的培养液中,NGAL的浓度是其细胞内浓度的200倍以上。在中性粒细胞分化成熟的早期,NGAL表达水平较高,随着中性粒细胞的逐渐成熟,NGAL被逐渐分泌至细胞外,而细胞内含量逐渐降低。与此同时,研究发现,NGAL在其他组织如肾、肺、心血管、气管、结肠等组织细胞中也有少量的表达。在这些组织细胞发生损伤或癌变时,其表达和分泌NGAL的水平增加,可在外周血或体液中检测NGAL的水平变化。然而,NGAL在肾、肺等组织器官中的作用与其在中性粒细胞中的作用不尽相同。

鉴于NGAL在不同组织中表达的广泛性及功能的多样性,近年来大量研究在不同对象(人和动物)及不同疾病模型中对NGAL进行了广泛的探究。现就NGAL在临床炎症相关疾病中及在围手术期应激创伤中的作用及机制研究进展进行综述如下。

一、NGAL在炎症及炎症性疾病中的表达及其作用

如前所述,NGAL是中性粒细胞颗粒组分之一,可作为中性粒细胞激活及分化成熟的标志物,在感染性或非感染性炎症反应及急性或慢性炎症性疾病中,其表达水平明显上调,炎症因子IL-1α、IL-1β、IL-17、TNF-α及胰岛素样生长因子等可诱导NGAL表达明显增加,而抗炎处理可以降低NGAL的水平。研究指出,在炎症反应及炎症性疾病中,NGAL与基质金属蛋白酶-9(matrix metalloproteinase,MMP-9)关系密切,其在炎症性疾病中的作用可能与调节MMP-9的活性有关,然而在不同的疾病中二者作用关系存在明显差异。

目前认为动脉瘤是一种炎症性疾病。血管内皮损伤继发的炎症反应对血管壁的破坏是动脉瘤疾病发生的重要机制之一,炎症因子IL-1β、C-反应蛋白、肿瘤坏死因子等均在动脉瘤疾病的发病过程中发挥重要作用。Raffaele Serra等研究发现,在颅内及外周动脉瘤患者的血浆及血管组织中NGAL表达水平明显增加,并伴随着MMP-9的表达上调,NGAL可能通过上调MMP-9的活性而参与动脉瘤疾病的发病。而抗感染治疗或抗NGAL、MMP-9治疗能否预防动脉瘤的发生或逆转动脉瘤疾病的病程进展,尚无确切证据,需进一步研究。

同时,NGAL在炎症性疾病中的作用及其机制可能存在多种尚待探索的机制。如研究报道银屑病患者皮肤组织细胞中NGAL表达明显增加,采用卡泊三醇治疗14天并不明显改变皮肤中NGAL的表达水平,而随着疾病的逐渐愈合,NGAL表达水平逐渐降低。而其与动脉瘤疾病不同的是,NGAL与MMP-9在银屑病的皮肤组织中无明显的共表达趋势,在MMP-9阳性的皮肤细胞中,NGAL呈阴性。可见与动脉瘤疾病不同,NGAL可能并非银屑病的致病原因,而更可能是反映银屑病发展进程的标志分子,或许具有疾病监测分子标志物的潜力。此外,在感染性心肌炎或心内膜炎、溃疡性结肠炎、牙周炎等炎症性疾病患者病变处组织细胞中NGAL表达水平明显增加。在免疫功能抑制的患者中,如艾滋病患者,其与正常人群相比,血浆中NGAL水平降低,而经有效抗病毒治疗后,血浆中NGAL水平可逐渐回升。

关于NGAL在炎症反应或炎症性疾病中的作用,存在很大争议。有研究认为,NGAL是炎症性疾病发病机制中的损害因素,促进疾病的发生和发展,如动脉瘤疾病。同时也有研究认为,NGAL是免疫反应的组分之一,可抑制MMP-9的活性,调节细胞内铁离子浓度,具有抑制细菌增

殖等保护作用。上述关于 NGAL 不同作用的争议性结论可能与不同的疾病模型或疾病发展阶段有关。

综上可见，NGAL 与炎症反应及炎症性疾病具有密切的关系，并且可能参与炎症性疾病的发病，反映疾病发展进程，而其在不用疾病中的作用机制及预测或标志能力尚需进一步研究。

二、NGAL 在反映缺血性损伤及围手术期器官功能损伤中的作用

研究发现 NGAL 在缺血性损伤及缺血-再灌注损伤的器官组织或血浆中表达水平升高。研究发现，急性心肌梗死患者其血浆 NGAL 水平明显高于稳定性慢性冠状动脉疾病患者。心血管梗死或脑卒中患者其血浆中 NGAL 表达明显升高。此外，即使是无症状性颈动脉粥样硬化患者，其血浆中 NGAL 水平亦有一定程度的升高。缺血-再灌注损伤后尿中 NGAL 浓度也有明显升高，而减轻缺血-再灌注损伤程度可降低尿中 NGAL 水平。

手术过程中发生的缺血损伤及缺血-再灌注损伤是围手术期器官功能受损的重要机制之一。肝、肾移植或体外循环手术后急性肾损伤（acute kidney injury，AKI）是临床常见的术后并发症，与术后发生的肾脏缺血损伤密切相关。如前文所述，近段肾小管细胞正常情况下低水平表达 NGAL，而在肾脏发生缺血-再灌注损伤时，肾小管细胞 NGAL 表达水平明显增高，表现为尿中 NGAL 浓度显著升高。这一机制使得 NGAL 成为 AKI 早期预测标志物研究的焦点。

两项分别针对小儿及成人的体外循环手术后 AKI 的研究均发现，术后两组患者 AKI 较术前均明显升高，而发生 AKI 的患者其尿中 NGAL 浓度明显高于未发生 AKI 的患者，术后尿中 NGAL 升高对于预测术后 AKI 具有一定价值。Hry-niewiecka 及 Hollmen 等报道，肝移植或肾移植术后 NGAL 的升高与术后 AKI 及移植肾功能恢复延迟（delayed graft function，DGF）密切相关。尚有大量研究就尿中 NGAL 升高对早期预测围手术期 AKI 的价值予以证实。

目前，肾小管在缺血-再灌注损伤时表达的 NGAL 的作用尚不清楚，但大多认为 NGAL 并非 AKI 的致病因素，而更可能是一种对抗肾小管坏死的保护机制。研究发现，外源性给予 NGAL 可以增加肾小管细胞内铁，上调血红素氧合酶-1 的表达量，保护肾小管细胞，减轻鼠肾的缺血-再灌注损伤。

同时，值得注意的是，手术引起的组织损伤及应激反应可显著激活机体炎症反应，鉴于 NGAL 与炎症反应的密切关系，深入揭示围手术期 NGAL 水平升高与 AKI、围手术期炎症反应、缺血-再灌注损伤之间的关系，以及理清围手术期炎症反应和缺血-再灌注损伤在 AKI 发病中的作用角色，尚需进一步研究予以探索。而研究血浆与尿中 NGAL 变化的差异，以及其与机体炎症反应标志物 IL-1β、肿瘤坏死因子和 C-反应蛋白的相互关系，可能是探索的方向之一。

三、NGAL 可能是反映围手术期创伤炎症、预测创伤炎性并发症的敏感指标

如前所述，手术创伤是机体炎症反应的重要激活因子。前述临床研究结果显示，体外循环手术后患者（不论是否发生 AKI）尿中 NGAL 水平均有明显升高。也有研究表明，体外循环手术后患者血浆中 NGAL 浓度同样有明显升高，而采用抗炎、抗交感神经药物右美托咪定可减轻血浆 NGAL 浓度升高的程度。以上研究结果表明，NGAL 也可较为敏感的反映围手术期由手术创伤引起的机体炎症反应。

研究发现，手术后多种并发症的发病机制与围手术期炎症反应密切相关，寻求术后并发症的早期标志物进行早期诊断、早期干预是目前临床研究关注的重点。而对炎症相关性术后并发症而言，炎症反应过程中的参与分子（炎症因子、细胞因子等）是筛查早期标志物的焦点。NGAL 作为与机体炎症反应、炎症性疾病以及缺血性损伤密切相关的分子，其是否可以作为分子标志物用于术后炎症相关性并发症的早期预测，尚无研究报道。不妨以术后认知功能障碍为例，进行大胆展望。

术后认知功能障碍（postoperative cognitive dysfunction，POCD）是患者手术后发生的一种与认知功能改变有关的并发症，主要表现为手术后发生持续一定时间的认知功能障碍，包括记忆力衰退、注意力下降、语言理解力下降、社会适应力减退等。手术引起的机体炎症反应及中枢神经系统的神经炎症（neuroinflammation）是 POCD 发病机制的关键。手术激活的机体炎症反应通过血液转运的直接途径或免疫细胞的级联反应和迷走神经的传导效应引起中枢神经系统的神经炎症反应，继而损伤中枢神经系统的结构或功能，引起 POCD。并且，研究发现抗炎药物可以降低 POCD 的发生率。

基因水平研究发现，参与炎症反应的重要分子 P-选择素和 C-反应蛋白基因的多态性影响患者 POCD 的易感性。并且，近期有研究报道，术中及术后增高的 C-反应蛋白水平及其他炎症因子对于指导预测 POCD 具有一定价值。

前文已述及，手术可引起炎症反应及血浆和尿液中 NGAL 浓度的升高，同时手术及炎症反应又是 POCD 发生的重要原因和机制，而抗炎处理可以抑制炎症反应程度、降低 NGAL 升高的程度，并具有一定神经认知保护作用。理论上推测，NGAL 可能与 P-选择素和 C-反应蛋白类似，成为 POCD 早期标志物，指导 POCD 的早期预测的潜在价值。

四、展望

NGAL 可敏感反映炎症反应及组织细胞缺血性损伤，在多种病理状态下表达增加，并且可分泌至血液及其他细胞外体液中而易于被检测。在围手术期，近年来大量研究

关注于 NGAL 对 AKI 的早期预测作用,并证实其对 AKI 的早期诊断价值。然而,NGAL 作为反映中性粒细胞激活或炎症反应的敏感分子,其围手术期表达水平的改变可能具有更多的信息价值,如早期预测其他炎性术后并发症(如 POCD)的发生、指示围手术期应激反应水平等。而同时不容忽视的是,由于 NGAL 反应的敏感性及激活的多源性,如何辨别 NGAL 表达水平变化的原因及机制可能是其临床合理检测及解释的关键。对于 NGAL 价值及应用的进一步揭示,尚需更多的研究予以探索。

(郝学超　闵苏)

参 考 文 献

1. Chakraborty S,Kaur S,Guha S,et al. The multifaceted roles of neutrophil gelatinase associated lipocalin (NGAL) in inflammation and cancer. Biochim Biophys Acta,2012,1826 (1):129-169.

2. Kjeldsen L,Cowland JB,Borregaard N. Human neutrophil gelatinase-associated lipocalin and homologous proteins in rat and mouse. Biochim Biophys Acta,2000,1482(1-2): 272-283.

3. Hraba-Renevey S,Turler H,Kress M,et al. SV40-induced expression of mouse gene 24p3 involves a post-transcriptional mechanism. Oncogene,1989,4(5):601-608.

4. Kjeldsen L,Cowland JB,Borregaard N. Human neutrophil gelatinase-associated lipocalin and homologous proteins in rat and mouse. Biochim Biophys Acta,2000,1482(1-2): 272-283.

5. Borregaard N,Sorensen OE,Theilgaard-Monch K. Neutrophil granules:a library of innate immunity proteins. Trends Immunol,2007,28(8):340-345.

6. Ding L,Hanawa H,Ota Y,et al. Lipocalin-2/neutrophil gelatinase-B associated lipocalin is strongly induced in hearts of rats with autoimmune myocarditis and in human myocarditis. Circ J,2010,74(3):523-530.

7. Yndestad A,Landro L,Ueland T,et al. Increased systemic and myocardial expression of neutrophil gelatinase-associated lipocalin in clinical and experimental heart failure. Eur Heart J,2009,30(10):1229-1236.

8. Duvillard L,Ortega-Deballon P,Bourredjem A,et al. A case-control study of pre-operative levels of serum neutrophil gelatinase-associated lipocalin and other potential inflammatory markers in colorectal cancer. BMC Cancer,2014,14: 912.

9. de Franciscis S,Mastroroberto P,Gallelli L,et al. Increased plasma levels of metalloproteinase-9 and neutrophil gelatinase-associated lipocalin in a rare case of multiple artery aneurysm. Ann Vasc Surg,2013,27(8):1185. e5-7.

10. Lin SJ,Yen HT,Chen YH,et al. Expression of interleukin-1 beta and interleukin-1 receptor antagonist in oxLDL-treated human aortic smooth muscle cells and in the neointima of cholesterol-fed endothelia-denuded rabbits. J Cell Biochem,2003,88(4):836-847.

11. Croner RS,Balzer K,Schellerer V,et al. Molecular characterization of peripheral arterial disease in proximal extremity arteries. J Surg Res,2012,178(2):1046-1058.

12. Stoner L,Lucero AA,Palmer BR,et al. Inflammatory biomarkers for predicting cardiovascular disease. Clin Biochem,2013,46(15):1353-1371.

13. Serra R,Grande R,Montemurro R,et al. The role of matrix metalloproteinases and neutrophil gelatinase-associated lipocalin in central and peripheral arterial aneurysms. Surgery,2015,157(1):155-162.

14. Mallbris L,O'Brien KP,Hulthen A,et al. Neutrophil gelatinase-associated lipocalin is a marker for dysregulated keratinocyte differentiation in human skin. Exp Dermatol, 2002,11(6):584-591.

15. Ding L,Hanawa H,Ota Y,et al. Lipocalin-2/neutrophil gelatinase-B associated lipocalin is strongly induced in hearts of rats with autoimmune myocarditis and in human myocarditis. Circ J,2010,74(3):523-530.

16. Yndestad A,Landro L,Ueland T,et al. Increased systemic and myocardial expression of neutrophil gelatinase-associated lipocalin in clinical and experimental heart failure. Eur Heart J,2009,30(10):1229-1236.

17. Landro L,Damas JK,Flo TH,et al. Decreased serum lipocalin-2 levels in human immunodeficiency virus-infected patients:increase during highly active anti-retroviral therapy. Clin Exp Immunol,2008,152(1):57-63.

18. Bu DX,Hemdahl AL,Gabrielsen A,et al. Induction of neutrophil gelatinase-associated lipocalin in vascular injury via activation of nuclear factor-kappaB. Am J Pathol,2006,169 (6):2245-2253.

19. Nairz M,Theurl I,Schroll A,et al. Absence of functional Hfe protects mice from invasive Salmonella enterica serovar Typhimurium infection via induction of lipocalin-2. Blood, 2009,114(17):3642-3651.

20. Sahinarslan A,Kocaman SA,Bas D,et al. Plasma neutrophil gelatinase-associated lipocalin levels in acute myocardial infarction and stable coronary artery disease. Coron Artery Dis,2011,22(5):333-338.

21. Anwaar I,Gottsater A,Hedblad B,et al. Endothelial derived vasoactive factors and leukocyte derived inflammatory mediators in subjects with asymptomatic atherosclerosis. Angiology,1998,49(12):9579-66.

22. Elneihoum AM,Falke P,Hedblad B,et al. Leukocyte activation in atherosclerosis:correlation with risk factors. Ath-

erosclerosis,1997,131(1):79-84.

23. Lee SY,Kim DH,Sung SA,et al. Sphingosine-1-phosphate reduces hepatic ischaemia/reperfusion-induced acute kidney injury through attenuation of endothelial injury in mice. Nephrology (Carlton,Vic.),2011,16(2):163-173.

24. Mishra J,Mori K,Ma Q,et al. Amelioration of ischemic acute renal injury by neutrophil gelatinase-associated lipocalin. J Am Soc Nephrol,2004,15(12):3073-3082.

25. Wagener G,Jan M,Kim M,et al. Association between increases in urinary neutrophil gelatinase-associated lipocalin and acute renal dysfunction after adult cardiac surgery. Anesthesiology,2006,105(3):485-491.

26. Mishra J,Dent C,Tarabishi R,et al. Neutrophil gelatinase-associated lipocalin (NGAL) as a biomarker for acute renal injury after cardiac surgery. Lancet,2005,365(9466): 1231-1238.

27. Hollmen ME,Kyllonen LE,Merenmies J,et al. Serum neutrophil gelatinase-associated lipocalin and recovery of kidney graft function after transplantation. BMC Nephrol, 2014,15:123.

28. Hryniewiecka E,Gala K,Krawczyk M,et al. Is neutrophil gelatinase-associated lipocalin an optimal marker of renal function and injury in liver transplant recipients. Transplant Proc,2014,46(8):2782-2785.

29. Mori K,Lee HT,Rapoport D,et al. Endocytic delivery of lipocalin-siderophore-iron complex rescues the kidney from ischemia-reperfusion injury. J Clin Invest,2005,115(3):

610-621.

30. 郭安梅,张万江,郭素香. 术后认知功能障碍的评判方法与评判标准. 国际麻醉学与复苏杂志,2012,33(1): 46-48,61.

31. Krstic D,Madhusudan A,Doehner J,et al. Systemic immune challenges trigger and drive Alzheimer-like neuropathology in mice. J Neuroinflammation,2012,9:151.

32. Wan Y,Xu J,Ma D,et al. Postoperative impairment of cognitive function in rats:a possible role for cytokine-mediated inflammation in the hippocampus. Anesthesiology, 2007, 106(3):436-443.

33. Mathew JP,Podgoreanu MV,Grocott HP,et al. Genetic variants in P-selectin and C-reactive protein influence susceptibility to cognitive decline after cardiac surgery. J Am Coll Cardiol,2007,49(19):1934-1942.

34. Pol RA,van Leeuwen BL,Izaks GJ,et al. C-reactive Protein Predicts Postoperative Delirium Following Vascular Surgery. Ann Vasc Surg,2014,28(8):1923-1930.

35. Guenther U,Theuerkauf N,Frommann I,et al. Predisposing and precipitating factors of delirium after cardiac surgery:a prospective observational cohort study. Ann Surg,2013,257 (6):1160-1107.

36. Kamer AR,Galoyan SM,Haile M,et al. Meloxicam improves object recognition memory and modulates glial activation after splenectomy in mice. Eur J Anaesthesiol,2012, 29(7):332-337.

29 术后谵妄发病机制的临床研究进展

术后谵妄是一种以注意力下降和认知紊乱为特点的急性神经精神综合征,老年人更为多见。多种因素可以造成谵妄患者认知及行为上的改变,但至今对术后谵妄的发病机制和病理生理学了解甚少。本文就炎症因子、神经内分泌、神经递质、生物节律、高龄等几个假说论述术后谵妄可能的发病机制。相信随着对术后谵妄发病机制的深入研究,越来越多的病理机制将被阐明,为临床提供有效的预防及治疗措施。

一、炎症反应

手术、创伤、感染、失血、缺氧、麻醉药物等激活外周炎症反应,通过多种途径作用于大脑某些实质细胞使其产生细胞因子和炎症介质,神经炎症因子破坏血-脑屏障,抑制神经元兴奋和突触传递,促使术后谵妄的发生。Munster 等进行了尸检病例对照研究,尸检 9 例谵妄和 6 例非谵妄患者大脑海马、额叶皮层、脑白质结构,免疫组化观察星形胶质细胞(GFAP)和小胶质细胞(HLA-DR 和 CD68)活化程度及炎性介质表达,进一步肯定了谵妄的神经炎症这一机制。

Kazmierski 等选择体外循环下行冠状动脉旁路移植患者 113 例,logistic 回归分析表明促炎细胞因子水平增高是术后谵妄的危险因素,预测术后谵妄患者血浆 IL-2 和 TNF-α 最佳的界定浓度分别是 907.5U/ml 和 10.95pg/ml。Liu 等采用前瞻性队列研究,选择年龄≥60 岁非心脏手术患者 338 例,采用生存分析研究血浆 IL-6 水平和术后谵妄的关系,结果表明术后谵妄发生率为 14.8%,血浆 IL-6 浓度升高增加了术后谵妄发生的风险(风险比是 1.514,95% 可信区间是 1.155~1.985,$P=0.003$)。

Baranyi 等探讨体外循环下行心脏手术患者血浆可溶性 IL-2 受体(sIL-2R)与术后谵妄的关系,Friedman 检验结果表明血浆 sIL-2R 浓度在术后 24h 降低随后升高($P<0.001$);采用 Spearman 等级相关分析,发现术后第 3、4、5 天 DRS 谵妄评分高的患者在术后 24h 血浆 sIL-2R 浓度明显升高;采用 Mann-Whitney U 检验,与非谵妄组比较,谵妄组术后 24h 血浆 sIL-2R 浓度明显升高($P=0.049$)。

有学者提出术后谵妄与大脑促炎和抗炎介质释放失衡有关,尤其是抗炎介质的减少。Westhoff 等证实行髋部骨折复位的老年谵妄患者术前脑脊液 FMS 样酪氨酸激酶-3,IL-1 受体拮抗剂,IL-6 浓度明显降低(P 值分别是 0.021、0.032、0.005)者,术后谵妄风险明显增加。

有学者提出术后谵妄的发生是否与炎性介质的基因突变有关。Van Munster 等采用前瞻性队列研究,选择髋部骨折行手术和内科治疗的老年患者分别为 115 例和 605 例,检测谵妄患者体内 IL-6 基因、IL-8 基因、IL-6R 基因的单核苷酸多态性(SNPs),结果表明 IL-6 基因多态性(Rs1800697 and rs1800797)、IL-6R 基因多态性(rs8192284)、and IL-8 基因多态性(rs4073)与谵妄的发生无关。

二、神经内分泌

应激可以激活全身炎症反应,使得下丘脑-垂体-肾上腺轴反应性增高,生长激素/胰岛素样生长因子-1(GH/IGF-1)轴抑制作用减弱,促使术后谵妄的发生。Cerejeira 等将 101 例年龄≥60 岁择期行髋关节置换术患者纳入研究对象,术前和术后分别测定血浆皮质醇、胰岛素样生长因子-1(IGF-1)的浓度。结果表明术前谵妄组和非谵妄组血浆皮质醇浓度无明显差别(405.37±189.04 vs 461.83±219.39;$P=0.22$)。与非谵妄组相比,谵妄组术后血浆皮质醇浓度明显升高(821.67±367.17 vs 599.58±214.94;$P=0.002$),且谵妄组皮质醇水平较基础值上升幅度更大(1.9 倍 vs 1.5 倍;$P=0.004$)。两组血浆 IGF-1 浓度在术前(18.12±7.58 vs 16.8±7.86;$P=0.477$)和术后(13.39±5.94 vs 11.12±6.2;$P=0.639$)无明显差别,谵妄组血浆 IGF-1 浓度高于基础值的频率多于非谵妄组(24.3% vs 7.8%;$P=0.034$)。

Plaschke 等研究了行心内直视手术的患者 114 例,发生术后谵妄的患者血浆皮质醇浓度明显升高($P=0.01$)。血浆高水平的糖皮质激素可以引起神经元功能障碍,抑制神经可塑性和神经角质细胞的增生,促进炎症细胞迁移和炎症因子产生,促使氧自由基生成,增强氧自由基的作用,加剧细胞骨架蛋白的分解,抑制葡萄糖向神经元细胞运输等多种毒性作用。多变量分析提示血浆高水平皮质醇是术后谵妄的危险因素,证实了行髋部骨折复位的谵妄患者术前血浆皮质醇的浓度是(666nmol/L,95% 可信区间是 475～859nmol/L)。

有学者研究了糖皮质激素受体基因(GR)的多态性与术后谵妄易感性的关系。Manenschijn 等选择了年龄≥65 岁行髋关节手术的老年患者,检测体内五个 GR SNPs 的基因型和单倍体型。结果提示与非谵妄组相比,谵妄组体内 BclI-TthIIII 等位基因的纯合子单倍体减少(P=0.02),且这种保护效应独立于年龄、认知损害、脏器功能状态这三个因素。

三、神经递质

谵妄与炎症系统与乙酰胆碱能系统相互作用有关。急性炎症反应造成乙酰胆碱活性降低诱发谵妄患者出现认知损害。Cerejeira 等选择 101 例择期行髋关节置换术的老年患者进行队列研究,术前和术后分别检测血浆炎性因子和乙酰胆碱酯酶(AChE)、丁酰胆碱酯酶(BuChE)的浓度,发现谵妄患者术前血浆胆碱酯酶浓度与 CRP(AChE:P=0.008 and BuChE:P=0.009)、IL-6(AChE:P=0.04)及促炎/抗炎因子比值变化(AChE:P=0.04)有明确相关性。

乙酰胆碱在记忆、脑电同步、快动眼睡眠中发挥重要作用。术后谵妄患者血浆抗胆碱能活性增高。Van Munster 等对 142 例行髋部骨折手术的老年患者进行了纵向研究,结果表明谵妄患者血浆抗胆碱能活性(SAA)水平较非谵妄患者明显升高(4.2 vs 3.4pmol/ml),运用混合模型提示血浆 SAA 浓度每天增高 7.6%(95% 可信区间是 5.0%～10.2%,P<0.001)。脑内多种递质的失调可能是谵妄的主要致病基础,除了胆碱能系统外,其他递质也会发生变化,表现为血浆多巴胺、去甲肾上腺素及谷氨酸释放增多,γ-氨基丁酸、组胺和 5-羟色胺增多或减少。

四、生物节律

术后谵妄患者可出现睡眠减少、睡眠破碎、睡眠-觉醒周期紊乱。褪黑素在调节生物节律方面起了重要作用,褪黑素分泌失调促使术后谵妄的发生。Yoshitaka 等采用前瞻性研究观察了 40 例术后送 ICU 的危重患者,两组术前血浆褪黑素浓度无明显差别,谵妄组术后 1h 血浆褪黑素浓度明显降低(-1.1 vs 0pg/mL,P=0.036),且术后 1h 血浆褪黑素水平降低是谵妄的独立危险因素(优势比是 0.50,P=0.047)。

外源性褪黑素可用于术后谵妄的预防和治疗。Sultan 将 222 例腰麻下行髋关节置换的老年患者,分为空白对照组、褪黑素组(5mg)、咪达唑仑组(7.5mg)、可乐定组(100μg),所有分组均在手术前一晚和术前 90 分钟口服上述药物。与空白组比较,咪达唑仑组和可乐定组增加术后谵妄发生的风险(P 值均为 0.003),而术前使用褪黑素的

患者术后谵妄的发生明显减少。对于术后发生谵妄的患者,给予褪黑素 5mg 连用 3 天,其治疗的有效率是 58.06%。Al-Aama 等将 145 例患者随机分为褪黑素组(72 例,口服 0.5mg 褪黑素 14 天或直至患者出院)和安慰剂组(73 例),结果表明褪黑素可以减少术后谵妄的发生(12.0% vs 31.0%,P=0.014),通过调整混杂因素后,两者的优势比为 0.19(95% 可信区间是 0.06-0.62)。Ohta 等回顾性观察急性脑卒中后发生谵妄的老年患者,褪黑素治疗 7 例(平均年龄 76 岁),其他药物治疗 21 例(平均年龄 77.3 岁),发现给予褪黑素治疗的所有患者一周内症状明显好转,没有发生过度镇静、神经症状恶化及其他不良反应。

右佐匹克隆是褪黑素受体(MT1/MT2)的激动剂,目前已经有右佐匹克隆治疗术后谵妄的少数病例和小样本的临床研究,但是缺乏相应的随机对照试验。Kimura 等报告了 3 例右佐匹克隆成功治疗术后谵妄的患者。

有学者提出了这样的假设,谵妄患者的易感性是否与褪黑素受体基因的遗传变异有关。Jonghe 选择了髋部骨折行手术和内科治疗的老年患者分别 171 例和 699 例,谵妄发生率分别是 53% 和 33%,检测褪黑素受体 1B 基因(MTNR1B)的五个 SNPs(rs18030962, rs3781638, rs10830963, rs156244 and rs4753426),结果表明 MTNR1B 基因多态性与谵妄的发生无关。

五、高龄

多项研究表明高龄是术后谵妄的独立危险因素。

老年人生理储备减少,手术应激下更容易发生术后谵妄。这与老年人病理生理改变有关:老年患者脑组织局部微血管减少、血管密度降低、血管再生减少、微小梗死及出血等造成脑血流量的减少;神经元缺失(尤其是在蓝斑和黑质体);大脑氧供减少;乙酰胆碱生成减少;褪黑素分泌减少;应激下神经递质和细胞内信号转导通路改变;大脑氧化代谢速率降低;脑组织导致葡萄糖摄取障碍。此外,认知储备降低、免疫低下导致细胞因子分泌增多、药物(抗胆碱药、阿片类、苯二氮䓬类、非甾体抗炎药等)敏感性增加也与患者认知障碍有关。

Pandharipande 等对 198 个机械通气的 ICU 患者进行了队列研究,发现 65 以上老年人随着年龄增长谵妄发生率逐年增高(校正后的优势比是 1.01,P=0.03)。LIU 等提出 60 岁非心脏手术的老年患者,年龄每增长 10 岁,术后谵妄发生率随之升高(采用 Kaplan-Meier 生存分析,P 值为 0.01;采用 cox 回归分析,P 值为 0.002)。

六、其他

载脂蛋白 E(APOE)是血浆脂蛋白的一种,其遗传易感性是否与术后谵妄的发生有关一直存在争议。Van Munster 等将 656 例年龄≥65 岁行髋部骨折手术和内科治疗的患

者进行前瞻性队列研究,谵妄患者携带 APOE-ε4 等位基因的优势比是 1.7(95% 可信区间是 1.1~2.6),运用 meta-分析结果表明谵妄患者携带 APOE-ε4 等位基因的优势比是 1.6(95% 可信区间是 0.9-2.7)。Bryson 选择 88 例年龄≥60 岁行大动脉开放手术的患者进行前瞻性队列研究,术前检测 APOE 的基因型,结果表明 APOE-ε4 的基因型与术后谵妄和术后认知功能障碍无关。Abelha 也证实了 APOE-ε4 等位基因并不是术后谵妄的危险因素(4% vs 17%,$P = 0.088$)。

S100B 蛋白是星形胶质细胞产生的一种钙结合蛋白,中枢神经系统受损时脑脊液和血浆 S100B 蛋白产生增多。多变量分析表明血浆高水平 S100B 蛋白是术后谵妄发生的独立生物标记。Van Munster 等证实行髋部骨折手术发生术后谵妄的患者血浆 S100B 蛋白水平较非谵妄组明显升高 (0.16 vs 0.10mg/L,$P \leqslant 0.001$),且三种谵妄亚型的患者血浆 S100B 蛋白的浓度无明显差别。Hall 等也证实了术后谵妄患者脑脊液 S100B 蛋白明显升高($P = 0.035$)。

综上所述,以上几个机制是相互补充、相互交叉、相互影响的,单一的假说并不能完全解释术后谵妄的病因学及临床表现。术后谵妄的发病机制复杂,使得临床上缺乏有效的预防和治疗措施,相信随着研究的不断深入,这种发病机制将日趋明朗。

(王颖林　田国刚)

参 考 文 献

1. Munster BC, Aronica E, Zwinderman AH, et al. Neuroinflammation in delirium: a postmortem case-control study. Rejuvenation Res, 2011, 14(6): 615-622.

2. Kazmierski J, Banys A, Latek J, et al. Raised IL-2 and TNF-α concentrations are associated with postoperative delirium in patients undergoing coronary-artery bypass graft surgery. Int Psychogeriatr, 2014, 26(5): 845-855.

3. Liu P, Li YW, Wang XS, et al. High serum interleukin-6 level is associated with increased risk of delirium in elderly patients after noncardiac surgery: a prospective cohort study. Chin Med J(Engl), 2013, 126(19): 3621-3627.

4. Baranyi A, Rothenhäusler HB. The Impact of Soluble Interleukin-2 Receptor as a Biomarker of Delirium. Psychosomatics, 2014, 55(1): 51-60.

5. Westhoff D, Witlox J, Koenderman L, et al. Preoperative cerebrospinal fluid cytokine levels and the risk of postoperative delirium in elderly hip fracture patients. J Neuroinflammation, 2013, 10(1): 122-131.

6. van Munster BC, Zwinderman AH, de Rooij SE. Genetic variations in the interleukin-6 and interleukin-8 genes and the interleukin-6 receptor gene in delirium. Rejuvenation Res, 2011, 14(4): 425-428.

7. Cerejeira J, Batista P, Nogueira V, et al. The Stress Response to Surgery and Postoperative Delirium: Evidence of Hypothalamic-Pituitary-Adrenal Axis Hyperresponsiveness and Decreased Suppression of the GH/IGF-1 Axis. J Geriatr Psychiatry Neurol, 2013, 26(3): 185-194.

8. Plaschke K, Fichtenkamm P, Schramm C, et al. Early postoperative delirium after open-heart cardiac surgery is associated with decreased bispectral EEG and increased cortisol and interleukin-6. Intensive Care Med, 2010, 36(12): 2081-2089.

9. van Munster BC, Bisschop PH, Zwinderman AH, et al. Cortisol, interleukins and S100B in delirium in the elderly. Brain Cogn, 2010, 74(1): 18-23.

10. Manenschijn L, van Rossum EF, Jetten AM, et al. Glucocorticoid receptor haplotype is associated with a decreased risk of delirium in the elderly. Am J Med Genet B Neuropsychiatr Genet, 2011, 156B(3): 316-321.

11. Cerejeira J, Nogueira V, Luís P, et al. The cholinergic system and inflammation: common pathways in delirium pathophysiology. J Am Geriatr Soc, 2012, 60(4): 669-675.

12. van Munster BC, Thomas C, Kreisel SH, et al. Longitudinal assessment of serum anticholinergic activity in delirium of the elderly. J Psychiatr Res, 2012, 46(10): 1339-1345.

13. Yoshitaka S, Egi M, Morimatsu H, et al. Perioperative plasma melatonin concentration in postoperative critically ill patients: its association with delirium. J Crit Care, 2013, 28(3): 236-242.

14. Sultan SS. Assessment of role of perioperative melatonin in prevention and treatment of postoperative delirium after hip arthroplasty under spinal anesthesia in the elderly. Saudi J Anaesth, 2010, 4(3): 169-173.

15. Al-Aama T, Brymer C, Gutmanis I, et al. Melatonin decreases delirium in elderly patients: a randomized, placebo-controlled trial. Int J Geriatr Psychiatry, 2011, 26(7): 687-694.

16. Kimura R, Mori K, Kumazaki H, et al. Treatment of delirium with ramelteon: initial experience in three patients. Gen Hosp Psychiatry, 2011, 33(4): 40740-9.

17. Ohta T, Murao K, Miyake K, et al. Melatonin Receptor Agonists for Treating Delirium in Elderly Patients with Acute Stroke. J Stroke Cerebrovasc Dis, 2013, 22(7): 1107-1110.

18. Abelha FJ, Fernandes V, Botelho M, et al. Apolipoprotein E ε4 allele does not increase the risk of early postoperative delirium after major surgery. J Anesth, 2012, 26(3), 412-421.

19. Hall RJ, Ferguson KJ, Andrews M, et al. Delirium and Cerebrospinal Fluid S100B in Hip Fracture Patients: A Preliminary Study. Am J Geriatr Psychiatry, 2013, 21(12): 1239-1243.

30 丙泊酚成瘾性机制与糖皮质激素及其受体的联系

一、丙泊酚滥用和成瘾资料

药物成瘾是一个主要的社会和健康问题。尽管完全清楚它的后果,一些医师仍然滥用药物。医师药物滥用中趋向于比例最高的是麻醉医师[1]。近年提出的二次暴露假说[1]可能解释这种趋势:慢性接触少量雾化的静脉药物(如丙泊酚)可能导致敏化和后来滥用药物。然而,并不清楚这种暴露是如何导致成瘾的。最近一项研究[2]表明丙泊酚在患者呼出气体中的浓度接近于血浆中浓度,而丙泊酚在手术室空气中的浓度还没有得到量化。

丙泊酚是应用最广泛的静脉麻醉诱导药物。尽管丙泊酚传统上还没有被认为是可导致滥用的药物,越来越多的证据证明丙泊酚具有潜在滥用性。接受丙泊酚麻醉的患者诉说在恢复期有欣快感。除医疗用途,丙泊酚被滥用于娱乐目的,自1992年以来已经有9例麻醉医师、护士和非医疗人员滥用和依赖丙泊酚的报道,其中4例死亡。值得注意的是这个数字并不能代表丙泊酚的滥用情况,因为只有严重的病例才得到了报道[3]。Zacny等[4]对人类志愿者的研究已经证实丙泊酚具有潜在滥用性。在不知情的情况下,50%志愿者(6/12)选择丙泊酚而不是安慰剂,6例中的4例在三次重复实验中都只选择丙泊酚。丙泊酚的潜在滥用性也得到了动物实验的支持,丙泊酚可使狒狒[5]和大鼠[6]形成自身给药,并使大鼠[7]产生条件位置偏爱。

二、丙泊酚成瘾机制

目前丙泊酚成瘾具体机制还不清楚。中脑边缘多巴胺系统是介导成瘾的神经环路中一个重要脑区。这个系统起源于腹侧被盖区(VTA)终止于伏隔核(NAc)。所有成瘾药物均增强多巴胺奖赏环路的活动[8]。杏仁核、海马和额叶皮层等也参与成瘾过程,并且与VTA存在相互联系。所有这些区域通过释放神经递质谷氨酸和γ-氨基丁酸来同奖赏环路进行对话,共同调控药物的依赖和成瘾过程。激活VTA区的多巴胺神经元,或增加NAc细胞外的多巴胺的浓度均可产生奖赏效应。

(一)丙泊酚和多巴胺奖赏

小剂量的丙泊酚(9mg/kg)降低大鼠NAc细胞外多巴胺浓度,但是亚麻醉剂量(60mg/kg)和麻醉剂量(100mg/kg)的丙泊酚却可以增加多巴胺浓度。小剂量丙泊酚诱导细胞外多巴胺减少已被证明在产生焦虑的环境中表现出抗焦虑作用。亚麻醉和麻醉剂量引起的细胞外多巴胺的增加可能与滥用有关[3]。Pain[9]的大鼠研究发现,丙泊酚改变NAc多巴胺水平,提示丙泊酚可能调节VTA多巴胺神经元的活动,但是具体的细胞机制仍不清楚。

投射到VTA的谷氨酸能神经纤维是控制多巴胺能神经元兴奋性的主要因素。Li等[10]用VTA脑膜片做了一系列实验来检验丙泊酚对VTA谷氨酸能传入神经纤维的作用,结果发现毫微摩尔浓度的丙泊酚可以增加谷氨酸能兴奋性突触传递和VTA多巴胺神经元的放电。在中脑腹侧被盖区内急性注射丙泊酚(0.1~10nM)增加谷氨酸AMPA受体介导的自发性兴奋性突触后电位(sEPSCs)的频率,但是不增加其振幅,这种对sEPSCs的作用依赖于TTX敏感的钠通道和电压门控钙通道;增加诱发的兴奋性突触后电位(eEPSCs)的振幅,但是降低配对脉冲比(PPR),并证明这种作用不依赖于GABA-A受体。Ye等[10,11]用多个脑区包括VTA的观察结果表明,递质释放的改变通常会影响PPR。因此以上结果提示丙泊酚可能增加突触前谷氨酸释放。Li等人还证明丙泊酚引起的兴奋性突触后电位的易化,可被多巴胺D1受体激动剂SKF38393和多巴胺重摄取抑制剂GBR12935模拟,但是可被多巴胺D1受体拮抗剂SKF83566或利血平所阻断。多巴胺D1受体表达在VTA区谷氨酸能突触的轴突末端[12]。Kalivas的体内实验[13]也表明活化D1受体增加VTA区谷氨酸水平。最后,1nM丙泊酚增加多巴胺神经元的自发放电频率。这些发现提示nM浓度的丙泊酚增加VTA突触前多巴胺D1受体介导的谷氨酸突触传递的易化和VTA多巴胺神经元的兴奋,可能机制是通过增加细胞外多巴胺浓度。VTA区这些突触可塑性变化可能促进丙泊酚滥用和增加其易损性。Schulte等人的研究[14]也证明丙泊酚增加NAc细胞外多巴胺的机制是兴奋突触释放多巴胺的结果，它的机制是不依赖多巴胺 D2、GABA-A 和 NMDA 受体。

VTA 多巴胺神经元突触末端释放的多巴胺递质通过作用于 NAc 细胞膜上的多巴胺受体发挥作用。目前已发现五种多巴胺受体，根据它们的生物化学和药理学性质，可分为 D1 类和 D2 类受体。D1 类受体包括 D1 和 D5 受体(在大鼠也称 D1A 和 D1B 受体)，D2 类受体包括 D2、D3 和 D4 受体。本课题组的研究表明丙泊酚增加 NAc 细胞外多巴胺浓度，可能是通过作用于 NAc 细胞膜上的 D1 受体导致成瘾:SD 大鼠 NAc 内注射 D1 受体拮抗剂 SCH23390 显著减弱大鼠的丙泊酚自身给药，给予 D2 受体拮抗剂则不影响大鼠的丙泊酚自身给药[15]，这说明了 NAc D1 受体可能是介导丙泊酚强化作用的一个关键位点;丙泊酚剂量依赖性增加 NAc/NAc 内磷酸化的细胞外信号调节激酶/p-ERK 的表达。多巴胺 D1 受体拮抗剂 SCH23390 腹腔内给药，剂量依赖性显著抑制大鼠丙泊酚自身给药有效反应次数和注射次数，SCH23390 也抑制 NAc 内 p-ERK 的表达。提示 NAc D1 受体可能在丙泊酚自身给药的维持中发挥重要作用，NAc 内 p-ERK 的表达可能参与大鼠丙泊酚自身给药[16]。另一实验也证实了我们的结果，丙泊酚(10mg/kg)腹腔注射每日两次连续 7 天，增加 NAc D1 受体表达，并能够引起下游成瘾性信号分子 DeltaFosB 表达增加[17]。

目前研究结果可以推测，丙泊酚成瘾性的可能机制包括调节 VTA 谷氨酸能突触前膜多巴胺 D1 受体介导的谷氨酸能突触传递和 VTA 多巴胺能神经元的兴奋性，以及与 NAc 多巴胺接受神经元上 D1 受体的活性和表达有关。

(二)丙泊酚和糖皮质激素及其受体

糖皮质激素(GC)是由下丘脑-垂体-肾上腺皮质(HPA)轴分泌，以皮质酮形式存在于啮齿类动物体内，以皮质醇形式存在于人体内。应激源激活 HPA 轴后 GC 分泌增多，并在机体有效适应和处理应激时发挥重要作用[18]。但是在慢性应激条件下可能导致行为病理学改变，如成瘾、焦虑、抑郁[19]。

GC 活化两个相关核受体:糖皮质激素受体(GR)和盐皮质激素受体(MR)。二者都作为转录因子，控制基因表达和参与膜神经元兴奋性的快速调节。MR 和 GR 对糖皮质激素的亲和力分别是高和低。因此，MR 几乎总是活化的，大多数糖皮质激素的行为影响归于 GR 的激活。在应激反应中，MR 参与对新奇情况的评价，而 GR 促进应激相关信息的整合。分子遗传方法显示 GR 调节应激相关行为，包括情绪行为、认知功能和成瘾状态[20]。

尽管尚没有文献可以证明糖皮质激素及其受体能调节丙泊酚成瘾，但二者的中枢作用机制可能存在共同点。

Piazza 等的实验中肾上腺切除动物对精神类药物的摄入明显减少;补充 GC 至应激水平后，多巴胺受体激动剂呈剂量依赖性增加动物对药物的反应[21]。切除动物的肾上腺减少 GC 的水平，NAc 多巴胺浓度也随之明显降低[22,23]。应激时 GC 水平升高，可以改变中脑多巴胺释放神经元的

兴奋性(DA neurons)，从而影响 DA 释放[24]。Timmermans 等的研究进一步提示在中枢皮质酮可以引起神经元产生一系列促进兴奋的改变，包括增加突触前谷氨酸释放、抑制谷氨酸重摄取、诱导 NMDA 和 AMPA 谷氨酸受体表达[25,26]。由以上研究可以推测糖皮质激素水平可以调节中枢兴奋性谷氨酸能传递，并可引起中脑多巴胺神经元的兴奋性和 NAc 细胞外多巴胺浓度的改变。这些中枢机制与丙泊酚成瘾机制形似甚至可能存在共同的部分。Willis 用出生后 4~6d 的大鼠接受丙泊酚(40mg/kg)麻醉，发现 1h 后血清皮质酮水平显著升高，并证明升高的皮质酮水平在丙泊酚麻醉后脑电图兴奋性癫痫发作中发挥重要作用。Willis 等人推测升高的皮质酮可能是通过兴奋突触传递的机制，包括增加突触前谷氨酸释放、抑制谷氨酸重摄取、诱导 NMDA 和 AMPA 谷氨酸受体表达，介导了丙泊酚麻醉后脑电图兴奋性的改变[27]。这更令人相信糖皮质激素与丙泊酚的中枢作用存在密切联系。

Barik 等[24]证明反复接受入侵性应激可以引起社会失败厌恶感和相应行为变化，导致行为变化的机制可能是 GC 介导的对多巴胺能通路的作用，并选择性与突触后 NAc 多巴胺接受神经元上的 GR 有关，而与多巴胺释放神经元上 GR 无关。NAc 多巴胺接受神经元通过投射到 VTA 区，对 DA 神经元的活动发挥正反馈作用[24]。此研究表明，糖皮质激素可能通过 NAc 多巴胺接受神经元上的受体(GR)调节多巴胺通路的活动，而 NAc 是介导丙泊酚成瘾的关键部位。所以不难推测，糖皮质激素可以通过 NAc 细胞膜上的 GR 调节多巴胺能通路，这与丙泊酚成瘾密切相关，甚至可能通过这个机制调节丙泊酚成瘾性。

总之，目前的研究表明丙泊酚的成瘾与中脑边缘多巴胺能神经通路密切相关，并可能在此神经通路中与 GC 及其受体存在联系，但还需要更多的研究来进一步证明。

(梁宇渊 林函 连庆泉)

参 考 文 献

1. GOLD MS, BAJPAI L, MERVES ML, et al. Second-hand exposure to aerosolized intravenous anesthetics propofol and fentanyl may cause sensitization and subsequent opiate addiction among anesthesiologists and surgeons. Med Hypotheses, 2006, 66:874-882.

2. TAKITA A, MASUI K, KAZAMA T. On-line monitoring of end-tidal propofol concentration in anesthetized patients. Anesthesiology, 2007, 106:659-664.

3. ROUSSIN A, MONTASTRUC JL, LAPEYRE-MESTRE M. Pharmacological and clinical evidences on the potential for abuse and dependence of propofol_ a review of the literature. Fundam Clin Pharmacol, 2007, 21:459-466.

4. ZACNY JP, LICHTOR JL, ZARAGOZA JG, et al. Assessing the behavioral effects and abuse potential of propofol bolus injections in healthy volunteers. Drug Alcohol Depend,

1993,32:45-57.

5. WEERTS EM, ATOR NA, GRIFFITHS RR. Comparison of the intravenous reinforcing effects of propofol and methohexital in baboons. Drug Alcohol Depend,1999,57:51-60.

6. LESAGE M. G. ,STAFFORD D. ,GLOWA J. R. Abuse liability of the anesthetic propofol:self-administration of propofol in rats under fixed-ratio schedules of drug delivery,Psychopharmacology,2000,153:148-154.

7. PAIN L,OBERLING P,SANDNER G,et al. Effect of propofol on affective state as assessed by place conditioning paradigm in rats. Anesthesiology1996:85:121-128.

8. NESTLER EJ. Is there a common molecular pathway for addiction? Nat Neurosci2005:8:1445-1449.

9. PAIN L,GOBAILLE S,SCHLEEF C,et al. In vivo dopamine measurements in the nucleus accumbens after nonanesthetic and anesthetic doses of propofol in rats. Anesth Analg, 2002,95:915-919.

10. KE-YONG LI,CHENG XIAO,MING XIONG,et al. Nanomolar propofol stimulates glutamate transmission to dopamine neurons_ a possible mechanism of abuse potential. JPET,2008,325:165-174.

11. YE J. H. ,WANG F. ,KRNJEVIC K. ,et al. Presynaptic glycine receptors on GABAergic terminals facilitate discharge of dopaminergic neurons in ventral tegmental area. The Journal of neuroscience:the official journal of the Society for Neuroscience,2004,24:8961-8974.

12. LU XY,CHURCHILL L,KALIVAS PW. Expression of D1 receptor mRNA in projections from the forebrain to the ventral tegmental area. Synapse,1997,25:205-214.

13. KALIVAS PW,DUFFY P. D1 receptors modulate glutamate transmission in the ventral tegmental area. J Neurosci, 1995,15:5379-5388.

14. SCHULTE D,CALHDO LF,DAVIDSON C,et al. Br J Anaesth. Propofol decreases stimulated dopamine release in the rat nucleus accumbens by a mechanism independent of dopamine D2, GABAA and NMDA receptors. Br J Anaesth,2000,84:250-253.

15. Q. LIAN,B. WANG,W. ZHOU,et al. HUANG. Self-administration of propofol is mediated by dopamine D1 receptors in nucleus accumbens in rats. Neuroscience, 2013, 231: 373-383.

16. QINGQUAN LIAN,XIXI HUANG,BENFU WANG,et al. DRD1 Antagonist on ERK Phosphorylation in the Nucleus Accumbens in Propofol-Dependent Rats. Annual Meeting of the American Society Anesthesiologists,2010.

17. M XIONG,JY LI,JH YE. Upregulation_of_DeltaFosB_by_Propofol_in_Rat. 10. AnesthAnalg,2011,2.

18. JOHN R. Surgical adrenalectomy with diurnal corticosterone replacement slows escalation and prevents the augmentation of cocaine-induced reinstatement in rats self-administering cocaine under long-access conditions. Neuropsychopharmacology,2008,33:814-826.

19. AMBROGGI F,TURIAULT M,MILET A,et al. Stress and addiction:glucocorticoid receptor in dopaminoceptive neurons facilitates cocaine seeking, Nat Neurosci, 2009, 12: 247-249.

20. JACQUES B. Chronic Stress Triggers Social Aversion via GlucocorticoidReceptor in Dopaminoceptive Neurons Science,2013,339,332.

21. PIAZZA PV,LE MOAL M. The role of stress in drug self-administration. Trends Pharmacol Sci, 1998, 19（2）:67-74.

22. PIAZZA PV, BARROT M, ROUGE-PONT F, et al. Suppression of glucocorticoid secretion and antipsychotic drugs have similar effects on the mesolimbic dopaminergic transmission. Proc Natl Acad Sci U S A,1996,93（26）:15445-50.

23. PIAZZA PV, DEROCHE-GAMONENT V, ROUGE-PONT F,et al. Vertical shifts in self-administration dose-response functions predict a drug-vulnerable phenotype predisposed to addiction. J Neurosci,2000,20（11）:4226-32.

24. BARIK J. ,MARTI F. ,MOREL C. ,et al. Chronic stress triggers social aversion via glucocorticoid receptor in dopaminoceptive neurons. Science,2013,339:332-335.

25. HENK KARST,STEFAN BERGER,MARC TURIAULT,et al. Mineralocorticoid receptors are indispensable for nongenomic modulation of hippocampal glutamate transmission by corticosterone. PNAS,2005,52:19204-19207.

26. W. TIMMERMANS,H. XIONG,C. ,et al. Stress and excitatory synapses _ from health to disease. Neuroscience, 2013,248:626-636.

27. WILLIS J. ,ZHU W. ,PEREZ-DOWNES J. ,et al. Propofol-Induced Electroencephalographic Seizures in Neonatal Rats:The Role of Corticosteroids and gamma-Aminobutyric Acid Type A Receptor-Mediated Excitation. Anesthesia and analgesia,2014.

31 氧化磷酸化与脓毒症时能量危机

脓毒症是感染导致的全身炎症反应综合征（systemic inflammatory response syndrome, SIRS），是导致多脏器功能不全综合征（MODS）的主要原因之一。在美国每年约有近百万人患危及生命的脓毒症，约有 200 000 患者死于脓毒症，因此其是 ICU 主要死亡原因[1]。致病菌感染导致的全身免疫系统反应引发了脏器功能不全和最终的死亡。脓毒症导致的炎症反应对预后至关重要，其可以从基础水平影响细胞功能，如线粒体氧化磷酸化系统。现有文献提示，线粒体氧化磷酸化系统是急性炎症的首要作用部位。

一、脓毒症对能量代谢的影响

动物实验和临床资料示脓毒症导致机体 ATP 水平明显下降。比较脓毒性休克患者肌肉组织中 ATP/ADP 比例，存活者 ATP 水平明显高于死亡患者[2]。而鼠结肠结扎穿刺（CLP）脓毒症模型提示，穿刺后 24h 和 48h 鼠骨骼肌和肝脏中 ATP 水平均明显下降，而 AMP 水平升高[3]。同样，单次注射内毒素也提示注射后 8h 肝脏的 ATP 水平下降 70% 左右[4]。但也有报道认为脓毒症时细胞能量水平没有明显变化，可能是因为氧化磷酸化系统仍能支持细胞功能，或者是因为脓毒症时整体代谢水平和能量利用水平下降[5]。但脓毒症时代谢的改变确实存在，包括乳酸水平的升高，提示糖酵解的增加可维持细胞能量代谢一段时间。

Kingsmore 等运用代谢组学和蛋白组学方法分析了脓毒症生存与死亡患者的血浆[6]，研究显示所有脓毒症生存患者的蛋白组学与代谢组学没有明显区别，而且在感染肺炎球菌、金黄色葡萄球菌或大肠埃稀菌三种不同致病菌的患者中，代谢组学与蛋白组学也没有显著差异。但是脓毒症生存患者与死亡患者之间存在明显区别。脓毒症死亡者的与脂肪酸转运相关的 9 种蛋白明显下降，提示 β 氧化明显缺陷。线粒体对脂肪酸摄取与利用障碍导致血浆酰基肉碱水平升高。并且糖酵解和异生也明显不一样，脓毒症生存患者的枸橼酸、苹果酸、丙三醇、三磷酸甘油、磷酸盐、生糖氨基酸和生酮氨基酸水平下降，而死亡患者的枸橼酸、苹果酸、丙酮酸、二羟丙酮、乳酸、磷酸盐和生糖氨基酸明显

升高。由此说明脓毒症死亡患者不能有效地通过有氧线粒体代谢产生能量。另有研究示脓毒症患者骨骼肌的线粒体功能不全，但这与线粒体的合成代谢无关，因为蛋白合成与线粒体基因表达并不明显改变[7]。这些研究说明脓毒症时细胞代谢改变，并且可影响多条代谢途径，因此代谢酶可能在其中起重要作用。

二、脓毒症与线粒体功能

现有资料显示，直接增加脓毒症患者的机体氧供并不能改善患者预后。小鼠 CLP 后 6h 的肌肉组织氧水平与对照组相似，但 ATP 水平却明显下降。因此，脓毒症导致的是氧利用障碍，从而出现细胞病理性缺氧。因为细胞色素 C 氧化酶（COX）是细胞利用氧的最后受体，其可能在脓毒症整个病程中功能会发生改变，为此 Lee 等提出炎症信号通过酪氨酸氧化磷酸化抑制 COX，使线粒体膜电位去极化，从而影响 ATP 的产生和最终的能量衰竭（图 31-1）[8]。与其他氧化磷酸化复合物一起，COX 和细胞色素（Cytc）催化的反应产生能量，从而维持细胞功能。并且，Cytc 在调节细胞生存和凋亡中起重要作用。由此，COX 的氧化磷酸化

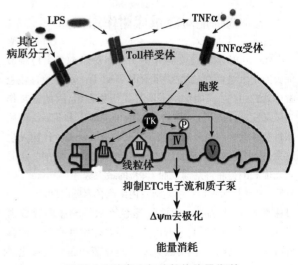

图 31-1　脓毒症与线粒体能量代谢

可能是脓毒症的病理基础及治疗靶点。

线粒体 DNA,也称其为单倍组(haplogroups)可能与脓毒症的预后相关。线粒体单倍组是指相对小数量的线粒体 DNA 多态性,其可能与长寿、男性生殖能力、心肌病和神经退行性疾病等相关。英国研究示,欧洲人中单倍组 H 上携带更多双倍体的人比其他单倍体的人更有可能从脓毒症中生存下来[9]。Lorente 等研究发现 JT 单倍组的脓毒症患者生存率高[10],这类患者在诊断为脓毒症时血小板的 COX 的活性高 14%,其 COX 蛋白水平较正常高 51%;而在 4 天和 8 天后 COX 平均数量分别增加 52% 和 49%。由此,作者认为血小板 COX 水平和血小板功能可能不是决定脓毒症患者是否生存的决定因素,其可能反映了其他组织和器官的线粒体功能差异。目前对线粒体单倍组对功能影响的作用仍不明了。Gomez-Duran 等运用胞质杂交技术研究同一细胞的不同单倍组线粒体的功能,结果示 H 单倍组线粒体的膜电位和 COX 活性要比 Uk 单倍组的高[11]。由此推测,COX 活性和数量可能可作为预测脓毒症预后的血液标志物。在对 C57BL/6 和 C3H/HeN 小鼠的实验中,通过用其他种系小鼠线粒体替代内源性线粒体的方法证实,线粒体的单倍组决定分离的心肌线粒体呼吸率、静息膜电位和 ROS 水平[12]。

急性炎症可对氧化磷酸化产生短期和长期影响。早期研究观察到鼠给予 LPS 后 48h 内,膈肌细胞电子转运链(electron transport chain,ETC)复合物 I、II 和 COX 的 mRNA 和蛋白水平均下调,状态 3 呼吸链功能下降 48%[13]。在 CLP 脓毒症休克模型中,鼠早期肝细胞线粒体即出现线粒体呼吸率和 COX 水平明显下降[14]。但是,研究示给予鼠 5mg/kg LPS 后导致内毒素休克早期和晚期,肝细胞线粒体 ATP 合成酶活性先升高后降低[15]。这可能也解释了给予小剂量 LPS 后鼠先出现高动力反应(心率增快,血压轻度升高)后随后出现低动力反应(休克)。CLP 脓毒症鼠的心肌线粒体 COX 水平在早期竞争性可逆性抑制,而晚期(48h)却非竞争性不可逆抑制[5]。

三、脓毒症对能量代谢作用位点

给予 LPS 脓毒症实验可使 Toll 样受体 4(TLR4)调节促炎因子大量释放,如肿瘤坏死因子 α(TNFα)。脓毒症患者中死亡组的血 TNFα 水平明显高于生存组,因此其被作为脓毒症治疗的靶点,动物实验给予抗体中和 TNFα 可使脓毒症存活率明显升高[16]。TNFα 本身可使机体代谢发生改变,影响细胞有氧能量代谢水平,使乳酸产生增加。用分光光度法测得脓毒症暴发时 COX 的最大速率(Vmax)下降 38%,注射 LPS 后心肌细胞胞浆内细胞色素随时间增加,同时伴有 NFκB 增加[17],说明细胞色素从线粒体内释放出来,同时出现细胞凋亡。淋巴细胞线粒体中细胞色素的释放可触发细胞凋亡,同时因 ETC 中电子流中断而使氧化磷酸化功能不全,从而影响机体免疫功能。有学者尝试给

CLP 小鼠静脉注射牛心肌细胞色素而恢复其心脏线粒体功能,研究示可减少细胞凋亡并降低脓毒症小鼠的死亡率[18]。由此说明,脓毒症时氧化磷酸化功能下降导致线粒体功能不全,并使特定的细胞凋亡增加。用 TNFα 快速处理肝组织匀浆可使 COX 活性迅速下降 60%[19]。纯化 TNFα 预处理的牛 COX,保留其氧化磷酸化作用,Western 分析示其催化亚单位 I 的酪氨酸氧化磷酸化,进一步分析示是酪氨酸 304(Tyr304)氧化磷酸化。必须指出,转录后改变影响的是氧化磷酸化复合物组成部分,而不是 COX 和细胞色素 C。氧化磷酸化复合物含有 200 多个位点,对其大多数功能效应和信号通路目前仍未知[20]。

最近有研究认为 p38 有丝分裂原激活的蛋白激酶和双链 RNA 依赖性蛋白激酶决定了凋亡的范围[21],同时在 LPS 脓毒症模型中膈肌功能不全与 Jun N 端激酶(JNK)激活有关,抑制其作用可防止半胱天冬酶(caspase 8)激活和膈肌无力[22]。应激状态下,激活的 JNK 转移到线粒体上,抑制线粒体呼吸并可通过一个通透性转换孔的机制引导凋亡,使细胞色素等促凋亡因子释放[23],抑制 JNK 转移到线粒体上可保护线粒体完整和功能[24]。JNK 转移到线粒体外膜可使丙酮酸脱氢酶磷酸化,导致酶抑制从而阻断底物进入三羧酸循环和氧化磷酸化。

除了作用于线粒体酶的激酶,蛋白质的磷酸化也同样是治疗的潜在靶点。小鼠注射 LPS 导致心功能不全时,可激活蛋白磷酸激酶 2A 同时伴有线粒体钙离子摄取能力的下降[25]。蛋白磷酸激酶 2A 可调节线粒体的多种蛋白,其存在于心脏及大脑等多个器官中。蛋白磷酸激酶 2A 是由丝氨酸/苏氨酸蛋白磷酸酶组成 A 亚单位支架,另有催化 C 亚单位和一个调节 B 亚单位,其中 B 亚单位有多个异构体,如大脑特异性异构体 Bβ2 在受到神经毒性刺激时,可由胞浆转移到线粒体膜,触发其他三个 N 残端导致线粒体分裂,从而引发凋亡。这一过程同时伴有活性氧(ROS)的产生。线粒体的 PP2A 也直接与细胞自溶相关,这与神经退化性疾病等一些疾病有关。这个蛋白可能在线粒体内也有存在,包括内膜和基质,从而对氧化磷酸化产生重要作用。尽管总体来说脓毒症时蛋白降解增加,正常情况下线粒体蛋白循环较缓慢。鼠心脏和肝脏的一些 COX 亚单位平均分别需要 17 天和 4 天[26]。与动物脓毒症模型中蛋白水平在数小时后即出现改变不一样,脓毒症患者疾病持续多日后出现线粒体蛋白质降解,这与线粒体功能不全有重要关系。

四、脓毒症与活性氧

脓毒症时 ROS 多有增高,其导致组织损伤并触发凋亡。因此,曾提出抗氧化物和基团清除剂治疗脓毒症,并在有些脓毒症模型显示出其有一定作用[27]。最近提出将作用于线粒体 ROS 的清除剂作为脓毒症治疗靶点,如 MitoQ、SkQ1 和 MitoE 等可以抑制 ROS 在线粒体复合管中积

聚[28]。ROS 清除剂不仅有解毒的直接保护作用,其也可影响免疫细胞间的相互作用。如,SkQ1 直接作用于线粒体叶绿醌底物,其也可影响 CD8$^+$T 细胞、幼稚 T 细胞和记忆 T 细胞[29]。线粒体产生的 ROS 可能作为信号分子与其他细胞器产生相互影响。这其中产生 ROS 的复合物Ⅲ可能在其中起重要作用,最近有文献示复合物Ⅲ产生的 ROS 对 T 细胞激活是必需的[30]。但体外培养中性粒细胞给予 LPS 刺激和复合物Ⅲ抑制物的研究示,ROS 水平升高抑制产生 TNFα 和巨噬细胞炎性蛋白 2(MIP-2)等细胞因子的炎症反应[31]。

线粒体产生 ROS 的另一途径是 p66shc 通路。P66shc 与氧化磷酸化密切相关,其从细胞色素 C 接收电子并将其转送给氧,从而产生过氧化物。因为磷酸化触发和调节细胞色素 C,脓毒症时其状态的改变可能会影响其与 P66shc 的相互作用。另外,脓毒症时 ROS 的总量主要取决于 NADPH 氧化酶相关的 ROS 产生[32]。

五、总结

炎症信号可引发 COX 和其他线粒体呼吸链的组成部分磷酸化,从而抑制线粒体功能,使线粒体膜蛋白减少,能量代谢危机。已经开始尝试一些以线粒体为目标的治疗措施,包括线粒体物质(如肉毒碱、琥珀酸盐和 MgCl$_2$-ATP),共分子(如辅酶 Q 和 α-硫辛酸),抗氧化物和 ROS 清除剂(MitoQ、SkQ、苯基叔丁胺和 N-半胱氨酸),以及膜稳定剂(环孢素 A 和裙黑激素)[33]。但针对作用于线粒体水平的抗炎效果可能更好。如合成的皮质醇激素地塞米松,其可影响 Wnt/β-链蛋白、NFκB、MAPK/Erk 和 PI3K 等信号通路,可部分改善 CLP 24h 后小鼠肾脏外髓部和皮质部的 COX 功能[34]。但皮质醇激素治疗脓毒症患者并没有观察到可喜的结果。另外,已经确定非受体酪氨酸激酶 Src 和蛋白激酶 Cε(PKCε)是 COX 的正调节物,其中 Src 不仅存在于细胞浆中,在线粒体内膜空间中也有。

总之,更好地理解氧化磷酸化的多方面调节因素有助于以后找到治疗脓毒症时无氧能量代谢激活的靶点。

(万小健)

参 考 文 献

1. Deutschman CS, Tracey KJ. Sepsis: current dogma and new perspectives. Immunity. 2014;40(4):463-475.

2. Brealey D, Brand M, Hargreaves I, et al. Association between mitochondrial dysfunction and severity and outcome of septic shock. Lancet. 2002;360(9328):219-223.

3. Brealey D, Karyampudi S, Jacques TS, et al. Mitochondrial dysfunction in a long-term rodent model of sepsis and organ failure. Am J Physiol Regul Integr Comp Physiol. 2004;286(3):R491-497.

4. Duvigneau JC, Piskernik C, Haindl S, et al. A novel endotox-

in-induced pathway: upregulation of heme oxygenase 1, accumulation of free iron, and free iron-mediated mitochondrial dysfunction. Lab Invest. 2008;88(1):70-77.

5. Levy RJ, Vijayasarathy C, Raj NR, et al. Competitive and noncompetitive inhibition of myocardial cytochrome C oxidase in sepsis. Shock. 2004;21(2):110-114.

6. Langley RJ, Tsalik EL, van Velkinburgh JC et al. An integrated clinico-metabolomic model improves prediction of death in sepsis. Sci Transl Med. 2013;5(195):195ra95.

7. Fredriksson K, Tjäder I, Keller P, et al. Dysregulation of mitochondrial dynamics and the muscle transcriptome in ICU patients suffering from sepsis induced multiple organ failure. PLoS One. 2008;3(11):e3686.

8. Lee I, Hüttemann M. Energy crisis: the role of oxidative phosphorylation in acute inflammation and sepsis. Biochim Biophys Acta. 2014;1842(9):1579-1586.

9. Baudouin SV, Saunders D, Tiangyou W, et al. Mitochondrial DNA and survival after sepsis: a prospective study. Lancet. 2005 Dec 17;366(9503):2118-21.

10. Lorente L, Martín MM, López-Gallardo E, et al. Platelet cytochrome c oxidase activity and quantity in septic patients. Crit Care Med. 2011;39(6):1289-94.

11. Gómez-Durán A, Pacheu-Grau D, López-Gallardo E, et al. Unmasking the causes of multifactorial disorders: OXPHOS differences between mitochondrial haplogroups. Hum Mol Genet. 2010;19(17):3343-53.

12. Fetterman JL, Zelickson BR, Johnson LW, et al. Mitochondrial genetic background modulates bioenergetics and susceptibility to acute cardiac volume overload. Biochem J. 2013;455(2):157-67.

13. Callahan LA, Supinski GS. Downregulation of diaphragm electron transport chain and glycolytic enzyme gene expression in sepsis. J Appl Physiol. 2005;99(3):1120-6.

14. Eyenga P, Roussel D, Morel J, et al. Early septic shock induces loss of oxidative phosphorylation yield plasticity in liver mitochondria. J Physiol Biochem. 2014;70(2):285-96.

15. Lu SM, Song SM, Liu JC, et al. Changes of proton transportation across the inner mitochondrial membrane and H(+)-ATPase in endotoxic shock rats. Chin J Traumatol. 2003;6(5):292-6.

16. Newham P, Ross D, Ceuppens P, et al. Determination of the safety and efficacy of therapeutic neutralization of tumor necrosis factor-α (TNF-α) using AZD9773, an anti-TNF-α immune Fab, in murine CLP sepsis. Inflamm Res. 2014;63(2):149-60.

17. Li L, Hu BC, Chen CQ, et al. Role of mitochondrial damage during cardiac apoptosis in septic rats. Chin Med J (En-

gl). 2013;126(10):1860-1866.

18. Piel DA, Deutschman CS, Levy RJ. Exogenous cytochrome C restores myocardial cytochrome oxidase activity into the late phase of sepsis. Shock. 2008;29(5):612-6.

19. Samavati L, Lee I, Mathes I, et al. Tumor necrosis factor alpha inhibits oxidative phosphorylation through tyrosine phosphorylation at subunit I of cytochrome c oxidase. J Biol Chem. 2008;283(30):21134-44.

20. Covian R, Balaban RS. Cardiac mitochondrial matrix and respiratory complex protein phosphorylation. Am J Physiol Heart Circ Physiol. 2012;303(8):H940-66.

21. Supinski GS, Callahan LA. Double-stranded RNA-dependent protein kinase activation modulates endotoxin-induced diaphragm weakness. J Appl Physiol (1985). 2011;110(1):199-205.

22. Supinski GS, Ji X, Callahan LA. The JNK MAP kinase pathway contributes to the development of endotoxin-induced diaphragm caspase activation. Am J Physiol Regul Integr Comp Physiol. 2009;297(3):R825-34.

23. Hanawa N, Shinohara M, Saberi B, et al. Role of JNK translocation to mitochondria leading to inhibition of mitochondria bioenergetics in acetaminophen-induced liver injury. J Biol Chem. 2008;283(20):13565-77.

24. Chambers JW, Howard S, LoGrasso PV. Blocking c-Jun N-terminal kinase (JNK) translocation to the mitochondria prevents 6-hydroxydopamine-induced toxicity in vitro and in vivo. J Biol Chem. 2013;288(2):1079-87.

25. Neviere R, Hassoun SM, Decoster B, et al. Caspase-dependent protein phosphatase 2A activation contributes to endotoxin-induced cardiomyocyte contractile dysfunction. Crit Care Med. 2010;38(10):2031-2036.

26. Kim TY, Wang D, Kim AK, et al. Metabolic labeling reveals proteome dynamics of mouse mitochondria. Mol Cell Proteomics. 2012;11(12):1586-1594.

27. Rocha M, Herance R, Rovira S, et al. Mitochondrialdysfunction and antioxidant therapy in sepsis. Infect Disord Drug Targets. 2012;12(2):161-178.

28. Galley HF. Oxidative stress andmitochondrial dysfunction in sepsis. Br J Anaesth. 2011;107:57-64.

29. Yang Y, Karakhanova S, Soltek S, et al. In vivo immunoregulatoryproperties of the novel mitochondria-targeted antioxidant SkQ1. Mol Immunol. 2012;52(1):19-29.

30. Sena LA, Li S, Jairaman A, et al. Mitochondria are requiredfor antigen-specific T cell activation through reactive oxygen species signaling. Immunity. 2013;38(2):225-236.

31. Zmijewski JW, Lorne E, Banerjee S, et al. Participation ofmitochondrial respiratorycomplex III in neutrophil activation and lung injury. Am J Physiol LungCell Mol Physiol. 2009;296(4):L624-L634.

32. Kong X, Thimmulappa R, Kombairaju P, et al. NADPH oxidase-dependent reactiveoxygen species mediate amplified TLR4 signaling and sepsis-induced mortalityin Nrf2-deficient mice. J Immunol. 2010;185(1):569-577.

33. Dare AJ, Phillips AR, Hickey AJ, et al. A systematic review of experimental treatments for mitochondrial dysfunction insepsis and multiple organ dysfunction syndrome. Free Radic Biol Med. 2009;47(11):1517-1525.

34. Choi HM, Jo SK, Kim SH, et al. Glucocorticoids attenuate septic acute kidney injury. BiochemBiophys Res Commun. 2013;435(4):678-684.

32 体外循环后患者认知功能障碍的机制和相应预警指标的研究展望

前言:体外循环后认知功能障碍(postoperative cognitive dysfunction,POCD)发生率居高不下,严重影响患者预后生活质量。本文总结了体外循环术后POCD的发生机制,包括:炎性反应和氧化应激机制、Tau蛋白的过度磷酸化机制、大脑皮层中血容量和血氧降低机制,并根据其发病机制选择相应的POCD预警指标,以期通过不同技术手段所得结果的交叉印证,最终推进POCD的早期诊断和防治。

体外循环(extracorporeal circulation,ECC)亦称心肺转流(cardiopulmonary bypass,CPB),是用特殊装置把静脉血引流至体外,经人工方法行气体交换输回动脉的生命支持措施[1]。随着ECC技术的进步,患者术后严重神经系统并发症的发生率已降低,但POCD仍严重影响预后生活质量。POCD是脑损伤的外在表现,是指患者术后记忆和思维障碍,可伴有社交技能的改变[2]。POCD包括谵妄和延期POCD。体外循环术后POCD总发生率为10%~50%,成人冠状动脉搭桥术(coronary artery bypass grafting,CABG)后为35%,而儿童和婴幼儿进行体外循环术后POCD的发生率可高达87%[3],约50%的患者在术后6周~6个月内可恢复认知功能,但33%的患者6个月后存在认知障碍,20%的患者在12个月后仍存在不同程度的POCD[4]。

如果能早期发现患者出现POCD的风险,则可通过一系列诸如抗氧化剂、神经营养因子以及心理疏导等措施预防POCD的发生和加重,其效果十分显著。例如:可早期使用虾青素(astaxanthin,ATX)这一超强的天然胞外抗氧化剂[5-6]来阻止脑部的氧化应激反应,减少谷氨酸释放,抑制细胞凋谢[7],从而预防术后认知障碍。然而,由于体外循环后患者认知障碍的产生机制与众多因素有关,使临床医生难以根据体外循环术后一系列检查结果来判断患者是否会发生POCD,因为纷繁的检查结果与POCD的指向性和吻合度各不相同。而POCD一旦发生,十分难以彻底控制和扭转,治疗效果常不能令人满意。因此,目前迫切需要建立POCD的预警评分体系。本文总结了POCD的发病机制和相应预警指标的研究进展。

一、CPB诱发的炎性反应和氧化应激似与POCD的形成有关

CPB诱发的炎性反应和氧化应激可造成POCD。多项研究显示,体外循环术后患者容易发生POCD,其诱因与氧化应激水平过高有关[8-11]。目前有令人信服的证据表明,心脏术后患者的脑脊液内趋炎性细胞因子水平增加,提示其脑内存在趋炎症反应。Buvanendran等[12]研究发现,髋关节置换手术患者术后脑脊液内白细胞介素-6、前列腺素E2水平上调。有研究观察到,不停跳冠动脉搭桥手术期间和术后即刻脑脊液内白细胞介素6水平增高[13]。动物实验也显示,手术后海马组织内存在炎症反应[14]。ECC是非生理过程,血液与非内皮细胞的界面接触可产生大量自由基[15],即氧化应激诱发的神经毒性,该机制能很好解释迟发性和蓄积性神经损害的原因。氧化应激是指机体在遭受各种有害刺激时,体内高活性分子,如活性氧自由基(reactive oxygen species,ROS)和活性氮自由基(reactive nitrogen species,RNS)产生过多,氧化程度超出氧化物清除,氧化系统和抗氧化系统失衡,导致细胞毒性效应[16]。自由基是含有1个不成对电子的原子团[17],包括超氧阴离子自由基(O_2^-)、羟自由基($\cdot OH$)和脂类过氧化物自由基,其化学性质极为活泼,当自由基的产生超过清除能力时,未被清除的自由基可通过活性氧簇ROS诱发连锁反应,导致神经元、树突和突触数目减少,星状细胞和小胶质细胞增生,最终引起认知障碍[18]。

刘超等[19-20]研究发现,强应激刺激后可诱发海马谷氨酸(glutamic acid,Glu)浓度明显升高,进而造成神经兴奋性毒性,最终导致认知功能障碍。神经系统耗费与其重量不成比例的氧气[21],而且神经系统内过氧化氢酶、谷胱甘肽、谷胱甘肽过氧化物酶及维生素E等较少,易受到自由基攻击。海马神经元中含有较多不饱和脂肪酸,对自由基的攻击尤其敏感[22]。ROS除直接引起氧化损伤外,还可通过蛋白质巯基的氧化而抑制细胞摄取Glu等兴奋性氨基酸[23]。Glu是中枢神经系统中重要的氨基酸类神经递质,其水平

的稳定是维持学习记忆功能的重要条件[24]。当 Glu 浓度异常增高时，可引起兴奋性神经毒性[25]。过多的 Glu 与突触后膜受体相互作用，改变膜的通透性，进而抑制细胞质膜上 Na+-K+-ATP 酶活性，使胞外 K+ 浓度显著增高，神经元去极化，Glu 在突触间隙大量释放，过度激活 Glu 受体，使突触后神经元过度兴奋，甚至凋亡或死亡。此外，ROS 还导致线粒体膜电位减少，引起 DNA 氧化、蛋白质和脂质改构等，导致细胞凋亡[26]甚至死亡。

二、CPB 诱发的炎性反应和氧化应激的早期标志物

神经元特异性烯醇化酶：神经元特异性烯醇化酶（neuron-specific enolase，NSE）是参与糖酵解途径的烯醇化酶中的一种，为二聚体蛋白，存在于神经元及神经内分泌细胞中，是生物体内糖酵解途径的关键酶。研究显示，氧化应激损伤脑内神经元会释放 NSE，因此检测血中 NSE 活性可以早期诊断并评价脑损伤程度[27]。ECC 期间血清 NSE 浓度明显增高，至术后 24h 左右基本恢复至 ECC 前水平，NSE 可作为体外循环后 POCD 的标志物[28]，用于提高预警水平。

由于 NSE 可在中枢神经以外的神经内分泌细胞中表达，若其损伤或病变，也会引起血清 NSE 水平升高，因此当体外循环对大脑的损害较轻微时，NSE 的表达可能更多受到中枢神经以外细胞表达的影响，故 NSE 能否反映 POCD 程度尚存争议。

S100 蛋白：S100 蛋白是酸性钙结合蛋白，存在于中枢神经系统和周围神经系统的神经胶质和雪旺氏细胞中，参与调控蛋白磷酸化、酶活性、细胞增殖分化、细胞骨架的组成、膜结构的组成、维持 Ca2+ 浓度恒定，对认知发挥明显作用[29]，是目前最能反映脑损伤程度的特异性蛋白[30]。因心肌细胞受损和星形胶质细胞损伤均可释放大量 S100 蛋白，故检测血清中 S100 蛋白水平虽可预测 POCD 的几率，但应在密切监测自身 S100 蛋白浓度变化的基础上有效分析其参数[31]。

三、海马神经元轴突 Tau 蛋白的磷酸化程度加剧可能是导致 COPD 的中心环节

（一）Tau 蛋白的过度磷酸化是诱发 COPD 的关键

刘超等[32-33]研究发现，强应激诱发的氧化应激可使海马 Tau 蛋白磷酸化加剧，而 Tau 蛋白的过度磷酸化可造成神经元轴突运输功能明显减退。Tau 蛋白为一种重要的记忆相关蛋白[34]，是神经元中含量最高的微管相关蛋白，也是高度不对称的磷蛋白，在轴突和树突的生长点集中分布。Tau 蛋白为微管组装早期的核心，可促进轴突微管的装配和稳定，保持微管间距离，影响神经细胞轴突的物质运输，促进神经元生长发育，抑制脂质过氧化，抑制微管蛋白聚

集[35]。Tau 蛋白微管结合能力主要由丝氨酸/苏氨酸指导的磷酸化来调节，Tau 蛋白磷酸化是调节神经元功能的主要手段[36]，其被异常磷酸化后发生错误折叠和分子聚集[37]，可削弱其稳定微管的功能[38]，造成递质运输、储存和释放障碍[39]，导致轴突运输障碍[40]，从而导致认知障碍[41]。Tau 蛋白 Ser198/Ser199/Ser202/Ser396/Ser404 位点磷酸化水平增加与神经纤维缠结形成密切相关，而且可能影响认知能力[42]，表现为 Tau 蛋白磷酸化程度愈高者认知能力越差。

氧化应激和兴奋性毒性是 Tau 蛋白过度磷酸化的先行性事件，可导致 Tau 蛋白错误折叠、高度磷酸化和聚集[43]，造成轴突运输障碍。Tau 蛋白异常化亦可干涉线粒体的功能进而导致氧化应激[44]，或加剧其他逆行性事件的效应[45]，即 Tau 蛋白过度磷酸化与氧化应激和兴奋性毒性可形成恶性循环。Gasparini 等[46]研究证实，Tau 蛋白过度磷酸化可抑制神经元轴突的正常生理功能。Bull 等[47]研究发现，应激导致神经元 Tau 蛋白的过度磷酸化可造成轴突运输障碍。此外，Tau 过度磷酸化还可以增加神经元淀粉样蛋白（β amyloid，Aβ）的沉积，加剧神经元纤维化[48]。Aβ 是脑内老年斑块的主要成分，对神经元有毒性作用，可引起细胞凋亡甚或死亡[49]，最终造成认知功能障碍[50]。最新研究发现，Aβ 可抑制蛋白激酶 B（即 AKT）的活性，进而激活凋亡调控蛋白 Bim[51]，造成凋亡相关蛋白 Caspase-3、Caspase-9 和 Caspase-12 等表达上调，最终导致神经元凋亡[52]。故而，神经元轴突 Tau 蛋白的过度磷酸化可能是 ECC 后神经元功能异常和凋亡增加的中心环节[53]。

（二）血清 Tau 蛋白的检测

已知血管性痴呆（vascular dementia，VaD）及老年性痴呆（Alzheimer's disease，AD）的认知障碍和 Tau 蛋白改变有关。Tau 蛋白与神经心理学关系密切，其对于认知功能的评估，敏感度甚至优于多数神经心理学量表检测。老年成套神经心理测验（Neuropsychological Test Battery for Elderly，NTBE）和脑脊液 Aβ1-42、总 Tau 蛋白（T-Tau）和磷酸化 Tau（P-Tau）蛋白的检测浓度均可用于诊断 AD，具有较高的敏感性和特异性。脑脊液 Aβ1-42 降低及 T-Tau 和 P-Tau 增高可用于 AD 与 VaD 的鉴别诊断[54]，其敏感度高于 NTBE[55]。

有研究者认为，是应激因素抑制了糖原合成酶激酶-3（Glycogen synthase kinase-3β，GSK-3β）等磷酸酶的活性而导致 Tau 蛋白过度磷酸化，进而影响神经元轴突运输及神经递质的正常生成和分泌，最终影响海马的学习和记忆功能。即 Tau 蛋白过度磷酸化很可能是体外循环后神经炎症反应造成 POCD 的桥梁，故 POCD 患者血清中 T-Tau 蛋白以及 P-tau 均升高，并与 POCD 严重程度相关。

四、脑区活跃程度与 POCD

皮层中血容变化量可作为脑功能活动的指标　记忆域

的功能障碍是海马、内嗅皮质、丘脑和基底前脑的功能削弱所致。由于不同的认知域依赖于不同的脑区，所以较可能的是，一种共同的病原机制（如炎症或氧化应激）同时影响了这些脑结构，而不是不同的机制作用于不同的脑结构。针对神经-血管间的耦合关系，Roy 等[56]早在 1890 年就提出了一个非常著名的理论——"大脑的血流供应会随其功能活动的局部变化而进行局部响应"。即大脑皮层某一区域活动时，其局部血容将增加，增加量可反映激活的程度，皮层中血容变化量可作为脑功能活动的指标。近年来，以近红外光学成像（near-infrared spectroscopy，NIRS，亦称探测成像 SPY Imaging）为代表的脑功能成像技术取到了长足发展，并被迅速应用到认知神经科学的各个领域，为 POCD 的早期预警提供了崭新的途径。

NIRS：人体在 700～900nm 这段近红外区域内存在 1 个光谱窗，在这个光谱窗内生物组织对光线的吸收作用降低，同时氧合血红蛋白和还原血红蛋白吸收光谱的差异仍然可以分辨。由于近红外线对人体组织具有较好的穿透性（可深入皮下数厘米），足以到达大脑皮层。因此，利用 NIRS 可实现对浅表组织中各主要色团，如含氧血红蛋白、去氧血红蛋白、细胞色素氧化酶相对浓度变化及血液浓度等参数的实时无损伤在体测量，且通过一定的图像恢复重建可得到该组织活动的近红外光学图像。

NIRS 可测量神经元活动时其所在区域的细胞色素氧化酶、脱氧血红蛋白和氧合血红蛋白的变化[57]，能通过测量血流动力学和能量代谢信息监测神经-血管间的偶合变化，是检验神经元活动与血液动力学间关系的理想工具[58]。故而，NIRS 能够通过实时、非侵入地测量大脑皮层中某个区域的氧合血红蛋白和还原血红蛋白的浓度变化，推算出该区域的血氧和血容变化量，而大脑皮层中血氧和血容变化量是该皮层区域活动强度的重要指标[59]，因此使用近红外光谱术可以评估大脑皮层认知活动的功能，即可通过测量血氧参数的变化来监测前额叶区域代谢活动与认知功能状况的关系，故可将经 NIRS 测得的各脑区氧合情况作为 POCD 预警指标。

NIRS 组织氧检测技术中的一个问题是其检测到的血氧饱和度是被测区域动脉静脉毛细血管中血液的混合值，而这些血管对测量结果的贡献率也不一样。大脑解剖学研究表明，大脑中的血液大部分存在于静脉中，静脉血管容积占总血管容积的 2/3～4/5，因而利用一个固定的动静脉贡献比率进行简单的加权处理显然是不合适的。目前尚无其他标准方法来测量这种混合的饱和度，通常作法是利用一个血液参数可调节的大脑仿真模型来验证 NIRS 的测量结果。

磁共振血流灌注加权成像：磁共振血流灌注加权成像（MR perfusion-weighted imaging，MRPWI）亦称脑灌注成像，是根据组织微循环的血流灌注来判断组织活力和功能的 MRI 技术，可监测认知功能的损害程度[60]。根据成像原理分为顺磁性对比剂，如使用顺磁对比剂钆喷酸葡胺（gado-

linium diethyltriaminepenta-acetic acid，GD-DTPA）增强 MRI 和动脉自旋标记技术，目前广泛采用的是 GD-DTPA 成像。顺磁性对比剂可使局部弛豫时间缩短，并可将弛豫时间的变化转化为组织对比剂浓度的变化，最终得到组织的血流动力学参数，包括局部脑血容量（regional cerebral blood volume，rCBV）、局部脑血流量（regional cerebral blood flow，rCBF）及局部平均通过时间（regional mean trainst time，rMTT），来评估脑微循环灌注量。由于脑微循环灌注量与体外循环后 POCD 发生率相关，故可将经 GD-DTPA 成像测得的 rCBV、rCBF 和 rMTT 作为 POCD 预警指标。

氧水平依赖功能磁共振成像法：氧水平依赖功能磁共振成像法（blood oxygenation level-dependent fMRI，BOLD-fMRI）的原理是大脑在应激时处于功能活动状态，神经活动兴奋性水平增强，局部脑组织血流、血容积及血氧消耗增加，导致脑激活区静脉中血氧浓度增高、脱氧血红蛋白减少。脱氧血红蛋白是顺磁物质，氧合血红蛋白是逆磁物质，将磁性物质的相对增减记录下来，就可反映相应脑区的激活状态。BOLD-fMRI 脑功能成像作为无创神经影像学检查手段已广泛用于认知损害领域的研究[61]。故通过设计不同的任务刺激，研究大脑不同的认知功能[62]，可将经 BOLD-fMRI 测得的患者不同脑区域的激活和/或抑制的情况作为 POCD 预警指标。

综上，体外循环后 POCD 目前尚无值得推荐的简单而有效的治疗方法，早期诊断和预防是最佳方案，故探知 POCD 的发病机制和预警指标是防止其发生发展的有效途径，建议行之有效的 POCD 的预警体系十分必要，而且在理论和实践上均可行。多种脑功能检测技术的交叉结合、采用不同技术手段所得结果的交叉印证必将为 POCD 的脑机制研究提供更加详实的实验证据，推进 POCD 的早期诊断和防治。

（刘超　韩建阁）

参 考 文 献

1. Anastasiadis K, Fragoulakis V, Antonitsis P, et al. Coronary artery bypass grafting with minimal versus conventional extracorporeal circulation：an economic analysis. Int J Cardiol，2013，168（6）：5336-5343.

2. Szwed K, Bieliński M, Drozdz W, et al. Cognitive dysfunction after cardiac surgery. Psychiatr Pol，2012，46（3）：473-482.

3. Gaynor JW, Jarvik GP, Gerdes M, et al. Postoperative electroencephalographic seizures are associated with deficits in executive function and social behaviors at 4 years of age following cardiac surgery in infancy. J Thorac Cardiovasc Surg，2013，146（1）：132-137.

4. Stewart A, Katznelson R, Kraeva N, et al. Genetic variation and cognitive dysfunction one year after cardiac surgery. Anaesthesia，2013，68（6）：571-575.

5. Camera E, Mastrofrancesco A, Fabbri C, et al. Astaxanthin,

canthaxanthin and beta-carotene differently affect UVA-induced oxidative damage and expression of oxidative stress-responsive enzymes. Exp Dermatol,2009,18(3):222-231.

6. Wolf AM, Asoh S, Hiranuma H, et al. Astaxanthin protects mitochondrial redox state and functional integrity against oxidative stress. J Nutr Biochem,2010,21(5):381-389.

7. Shen H, Kuo CH, Chou J, et al. Astaxanthin reduces ischemic brain injury in adult rats. FASEB J,2009,23(6):1958-1968.

8. 施乙飞,韩建阁,王准,等.不同麻醉下非体外循环冠状动脉旁路移植术患者术后早期认知功能比较.中华麻醉学杂志,2008,28(12):1124-1125.

9. 王准,韩建阁,施乙飞,等.非体外循环和体外循环下冠状动脉旁路移植术患者术后认知功能比较.中华麻醉学杂志,2009,29(1):86-87.

10. 寇党培,王准,韩建阁,等.右美托咪定对非体外循环冠状动脉旁路移植术患者心肌损伤的影响.中华麻醉学杂志,2011,31(5):550-552.

11. 王准,边卫,韩建阁,等.右美托咪定对体外循环心内直视手术患者脑氧代谢和糖代谢的影响.中华麻醉学杂志,2011,31(11):1293-1295.

12. Buvanendran A, Kroin JS, Berger RA, et al. Upregulation of prostaglandin E2 andinterleukins in the central nervous system and peripheral tissue duringand after surgery in humans. Anesthesiology,2006,104(3):403-410.

13. Kalman J, Bogats G, Babik B, et al. Elevated levels of inflammatory biomarkers in the cerebrospi-nal fluid after coronary artery bypass surgery are predictors of cognitivedecline. Neurochem Intern,2006,48(3):177-180.

14. Wan Y, Xu J, Ma D, et al. Postoperative impair-ment of cognitive function in rats:A possible role for cytokine-mediated inflammation in the hippocampus. Anesthesiology,2007,106(3):436-443.

15. Formica F, Mariani S, Broccolo F, et al. Systemic and myocardial inflammatory response in coronary artery bypass graft surgery with miniaturized extracorporeal circulation:differences with a standard circuit and off-pump technique in a randomized clinical trial. ASAIO J,2013,59(6):600-606.

16. Hsu WH, Lee BH, Pan TM, et al. Monascin attenuates oxidative stress-mediated lung inflammation via peroxisome proliferator-activated receptor-gamma (PPAR-γ) and nuclear factor-erythroid 2 related factor 2 (Nrf-2) modulation. J Agric Food Chem,2014,62(23):5337-5344.

17. Yoon SR, Yang SH, Suh JW, et al. Fermentation of smilax china root by Aspergillus usami and Saccharomyces cerevisiae promoted concentration of resveratrol and oxyresveratrol and the free-radical scavenging activity. J Sci Food Ag-

ric,2014,94(9):1822-1826.

18. Kwon DH, Kim BS, Chang H, et al. Exercise ameliorates cognition impairment due to restraint stress-induced oxidative insult and reduced BDNF level. Biochem Biophys Res Commun,2013,434(2):245-251.

19. 刘超,闵苏,魏珂,等.兴奋性氨基酸受体拮抗剂减轻电休克诱发的大鼠学习记忆障碍和 Tau 蛋白的过度磷酸化.生理学报,2012,64(4):387-402.

20. 刘超,闵苏,魏珂,等.电休克干预对嗅球切除抑郁模型大鼠海马 Glu 浓度和 Tau 蛋白过度磷酸化的影响.中国医学科学院学报,2012,34(3):216-221.

21. 刘旭阳,张清炯.眼病的细胞和分子生物学基础.北京:科学出版社,2010:337.

22. Kanamori A, Catrinescu MM, Mahammed A, et al. Neuroprotection against superoxide anion radical by metallocorroles in cellular and murine models of optic neuropathy. J Neurochem,2010,144(2):488-498.

23. Guemez-Gamboa A, Estrada-Sánchez AM, Montiel T, et al. Activation of NOX2 by the stimulation of ionotropic and metabotropic glutamate receptors contributes to glutamate neurotoxicity in vivo through the production of reactive oxygen species and calpain activation. J Neuropathol Exp Neurol,2011,70(11):1020-1035.

24. Dou W, Palomero-Gallagher N, van Tol MJ, et al. Systematic regional variations of GABA, glutamine, and glutamate concentrations follow receptor fingerprints of human cingulate cortex. J Neurosci,2013,33(31):12698-12704.

25. Xing Y, Jiang H, He Y, et al. Effects of insulin-like growth factor-1 on neurochemical phenotypes of cultured dorsal root ganglion neurons with excitotoxicity induced by glutamate. Pharmazie,2013,68(1):63-68.

26. Yokota H, Narayanan SP, Zhang W, et al. Neuroprotection from retinal ischemia/reperfusion injury by NOX2 NADPH oxidase deletion. Invest Ophthalmol Vis Sci, 2011, 52(11):8123-8131.

27. Züngün C, Yilmaz FM, Tutkun E, et al. Assessment of serum S100B and neuron specific enolase levels to evaluate the neurotoxic effects of organic solvent exposure. Clin Toxicol (Phila),2013,51(8):748-751.

28. Oktay Tureli H, Ungan I, Tureli D, et al. Risk of cerebral embolism after interventional closure of symptomatic patent foramen ovale or atrial septal defect:a diffusion-weighted MRI and neuron-specific enolase-based study. J Invasive Cardiol,2013,25(10):519-524.

29. Zhai J, Cheng L, Dong J, et al. S100B gene polymorphisms predict prefrontal spatial function in both schizophrenia patients and healthy individuals. Schizophr Res, 2012, 134(1):89-94.

30. Bayram H, Hidiroglu M, Cetin L, et al. Comparing S-100 beta protein levels and neurocognitive functions between patients undergoing on-pump and off-pump coronary artery bypass grafting. J Surg Res, 2013, 182(2): 198-202.

31. Li YC, Xi CH, An YF, et al. Perioperative inflammatory response and protein S-100β concentrations-relationship with post-operative cognitive dysfunction in elderly patients. Acta Anaesthesiol Scand, 2012, 56(5): 595-600.

32. 刘超, 张雪宁, 刘东, 等. 异丙酚、人参皂苷 Rg-1、蛋白磷酸酯酶-2A 和氯化锂对大鼠电休克后学习记忆以及海马内谷氨酸含量的影响. 中国医学科学院学报, 2014, 36(3): 234-240.

33. 刘超, 闵苏, 魏珂, 等. 2,6-二异丙基苯酚、人参皂苷 Rg-1 和氯化锂逆转电休克后嗅球切除抑郁大鼠学习记忆障碍. 中国药理学通报, 2012, 28(8): 1125-1130.

34. Weingarten MD, Lockwood AH, Hwo SY, et al. A protein factor essential for microtubule assembly. Proc Natl Acad Sci USA, 1975, 72(5): 1858-1862.

35. Osiecka KM, Nieznanska H, Skowronek KJ, et al. Tau inhibits tubulin oligomerization induced by prion protein. Biochim Biophys Acta, 2010, 1813(10): 1845-1853.

36. De Calignon A, Fox LM, Pitstick R, et al. Caspase activation precedes and leads to tangles. Nature, 2010, 464(16): 1201-1204.

37. Combs B, Voss K, Gamblin TC. Pseudohyperphosphorylation has differential effects on polymerization and function of tau isoforms. Biochemistry, 2011, 50(44): 9446-9456.

38. Akoury E, Gajda M, Pickhardt M, et al. Inhibition of tau filament formation by conformational modulation. J Am Chem Soc, 2013, 135(7): 2853-2862.

39. Canu N, Filesi I, Pristerà A, et al. Altered intracellular distribution of PrPC and impairment of proteasome activity in Tau overexpressing cortical neurons. J Alzheimers Dis, 2011, 27(3): 603-613.

40. Kopeikina KJ, Carlson GA, Pitstick R, et al. Tau accumulation causes mitochondrial distribution deficits in neurons in a mouse model of tauopathy and in human Alzheimer's disease brain. Am J Pathol, 2011, 179(4): 2071-2082.

41. Amadoro G1, Corsetti V, Atlante A, et al. Interaction between NH(2)-tau fragment and Aβ in Alzheimer's disease mitochondria contributes to the synaptic deterioration. Neurobiol Aging, 2012, 33(4): 833. e1-25.

42. Liu SJ, Zhang AH, Li HL, et al. Overactivation of glycogen synthase kinase-3 by inhibition of phosphoinositol-3 kinase and protein kinase C leads to hyperphosphorylation of tau and impairment of spatial memory. J Neurochem, 2003, 87(6): 1333-1344.

43. Ma QL, Zuo X, Yang F, et al. Curcumin suppresses soluble tau dimers and corrects molecular chaperone, synaptic, and behavioral deficits in aged human tau transgenic mice. J Biol Chem, 2013, 288(6): 4056-4065.

44. De la Torre JC. Pathophysiology of neuronal energy crisis in Alzheimer's disease. Neurodegener Dis, 2008, 5(3-4): 126-132.

45. Roberson ED, Scearce-Levie K, Palop JJ, et al. Reducing endogenous Tau ameliorates amyloid beta-induced deficits in an Alzheimer's disease mouse model. Science, 2007, 316(5825): 750-754.

46. Gasparini L, Crowther RA, Martin KR, et al. Tau inclusions in retinal ganglion cells of human P301S tau transgenic mice: effects on axonal viability. Neurobiol Aging, 2011, 32(3): 419-433.

47. Bull ND, Guidi A, Goedert M, et al. Reduced axonal transport and increased excitotoxic retinal ganglion cell degeneration in mice transgenic for human mutant P301 tau. PLoS One, 2012, 7(4): e34724.

48. Miller EC, Teravskis PJ, Dummer BW, et al. Tau phosphorylation and tau mislocalization mediate soluble Aβ oligomer-induced AMPA glutamate receptor signaling deficits. Eur J Neurosci, 2014, 39(7): 1214-1224.

49. Nassiri-Asl M, Naserpour Farivar T, Farivar TN, et al. Rutin activates the MAPK pathway and BDNF gene expression on beta-amyloid induced neurotoxicity in rats. Toxicol Lett, 2014, 224(1): 108-113.

50. Klinger RY, James OG, Wong TZ, et al. Cortical β-amyloid levels and neurocognitive performance after cardiac surgery. BMJ Open, 2013, 3(9): e003669.

51. Akhter R, Sanphui P, Biswas SC, et al. The essential role of p53-up-regulated modulator of apoptosis (Puma) and its regulation by FoxO3a transcription factor in β-amyloid-induced neuron death. J Biol Chem, 2014, 289(15): 10812-10822.

52. Hsu MJ, Sheu JR, Lin CH, et al. Mitochondrial mechanisms in amyloid beta peptide-induced cerebrovascular degeneration. Biochim Biophys Acta, 2010, 1800(3): 290-296.

53. 刘超, 闵苏. Tau 蛋白的研究进展. 临床麻醉学杂志, 2012, 28(5): 105-107.

54. 中华医学会神经病学分会痴呆与认知障碍学组写作组. 血管性认知障碍诊治指南. 中华神经科杂志, 2011, 44(2): 142-147.

55. 薛海波. 阿尔茨海默病的神经心理学和神经化学诊断研究. 上海交通大学, 2006.

56. Roy CW, Sherrington CS. On the regulation of the blood-supply of the brain. J Physiol, 1890, 11(1-2): 85-158, 17.

57. Duan X, Zhang D, Nie L, et al. Rapid discrimination of geographical origin and evaluation of antioxidant activity of

Salvia miltiorrhiza var. alba by Fourier transform infrared spectroscopy. Spectrochim Acta A Mol Biomol Spectrosc,2013,122C:751-757.

58. Rohlfs-Domínguez P. Studying the effects of smell and taste experience in the pediatric population using functional near infrared spectroscopy: A hypothesis. Med Hypotheses, 2014,82(1):89-93.

59. 史景发,洪四名,李元海. 术中调控不同呼气末二氧化碳分压对老年腹腔镜手术患者术后认知功能的影响. 临床麻醉学杂志,2013,29(10):989-992.

60. Terada S, Sato S, Nagao S, et al. Trail making test B and brain perfusion imaging in mild cognitive impairment and mild Alzheimer's disease. Psychiatry Res,2013,213(3): 249-255.

61. Sommer B, Grummich P, Hamer H, et al. Frameless stereotactic functional neuronavigation combined with intraoperative magnetic resonance imaging as a strategy in highly eloquent located tumors causing epilepsy. Stereotact Funct Neurosurg,2013,92(1):59-67.

62. Ashare RL, Wileyto EP, Ruparel K, et al. Effects of tolcapone on working memory and brain activity in abstinent smokers: A proof-of-concept study. Drug Alcohol Depend, 2013,133(3):852-856.

33 心肌延迟钠电流的研究新进展

电压门控钠离子通道（voltage-gated sodium channels，VGSCs）由一个 α 亚基和一个或多个 β 亚基组成的含 2016 个氨基酸的跨膜糖蛋白[1]。它由 4 个同源跨膜结构域（DI ~ DIV）组成，每个结构域由 6 个跨膜片段组成，是参与动作电位产生及传播的重要成分，在心肌细胞的同步去极化及启动兴奋收缩中起着关键作用。

早期普遍认为电压门控钠离子通道主要参与动作电位 0 相去极化的快速钠离子内流的形成，开放的钠通道在 1 ~ 3ms 内自发快速失活，不再有钠离子经该通道流入细胞，直到下一个刺激造成的动作电位的产生。直到 1975 年，Dubois 和 Bergman[2] 在蛙的郎飞氏结发现了一个持续存在的电流，该电流对河豚毒素敏感。之后更多的研究证实了该电流的存在，且随着研究的深入，更多的证据显示该电流对心肌的影响，可能不亚于快钠通道对心肌的作用，并逐渐将其命名为延迟钠电流（late I_{Na}）。

正常心肌细胞的内源性延迟钠电流非常小，仅为峰钠流的 1% 左右。但作为动作电位复极化的平台期重要的内向离子流之一，其发挥着至关重要的作用。延迟钠电流的微小变化就会影响动作电位，使机体产生各种生理病理变化。目前人们已经发现延迟钠电流与很多疾病的发生和发展有着密切的关系，并可能成为这些疾病预防与治疗的重要靶点。

一、心肌延迟钠电流的产生机制

心肌延迟钠电流可以在胞膜去极化后 10 ~ 100 毫秒时被记录到，其对河豚毒素敏感[3]，其产生机制尚不十分明确。最早，Kiyosue[4] 等人通过对猪心室肌细胞的研究提出延迟性钠电流的产生依赖于一些散在的钠离子通道在细胞复极过程中延迟性的开放，并提出"爆发式开放"（burst mode）可能是其产生的主要机制。此观点已被普遍接受。随后的研究发现，钠离子通道可在细胞复极过程中改变其构象[5]，这可能是导致其未能完全失活，以"爆发式"再开放，形成一个持续的细胞内向电流的重要基础。但是，延迟性钠电流产生的门控通道非常复杂，其具体机制尚不十分明确。

目前关于延迟钠电流产生的物质基础主要存在两种观点：一种观点认为，电压门控钠离子通道可能具有多样性，心肌表达的 Nav1.5 可能还有其他同种表型的存在，而这可能是产生延迟钠电流的基础。因为产生延迟钠电流时，不仅有散在开放的钠离子通道，还有呈"爆发式开放"（burst mode）的钠离子通道，这种现象在动作电位去极化过程中并未观察到[6]。然而，在转染的只表达 Nav1.5 的 HEK293 细胞系中，并未观察到其他钠通道亚型的存在，但确可检测到延迟钠电流的产生，且其具有心肌细胞延迟性钠流所有的门控特性[7]。另一种观点认为延迟钠电流的产生可能与去极化钠流具有相同的分子机制，病理情况下延迟钠电流的增加可能反映了电压门控钠离子通道的异常。

此外，有研究显示，心肌钠离子通道的组成成分对延迟钠电流也有影响。心肌钠离子通道 β1 亚基可减慢钠离子通道的失活，增加延迟钠电流，但是 β2 亚基无此作用，而 β3 亚基却有与之相反的作用，它可以促进钠离子通道失活，减少延迟钠电流[8]。这些均说明，心肌钠离子通道的辅助亚基对于维持其正常的电生理功能可能具有重要的作用。但是，目前尚不清楚一些病理过程所导致的延迟钠电流的改变是否与这些辅助亚基有关，有赖于进一步的研究。

二、延迟钠电流与心肌病理改变

延迟钠电流的改变可影响动作电位，造成心肌结构和功能的异常。最早关于延迟钠电流的研究主要集中于先天性的 SCN5A 基因突变。心肌内钠离子通道基因 SCN5A 很多突变型，如 N1325S，R814W 等，均可影响延迟钠电流。

先天性的长 QT（LQT）综合征是较早发现的有临床表型的延迟钠电流增加的 SCN5A 突变型。其中 N1325S 是发现于 LQT3 型患者中的一种基因突变型[9]，主要表现为延迟钠电流增加，心室复极延迟，动作电位时程延长，引发尖端扭转型室速（TdP），临床表现为晕厥，癫痫等，常导致猝死。TUNEL 检测发现表达该突变型基因的小鼠的心肌凋亡增加[10]。其机制可能是：通过激活 caspases3 和 caspases9 促进线粒体通路的心肌细胞凋亡[10]；另外，也可能是由于延迟钠电流的增加，使钠/钙交换增加，引起细胞内钙超载，加速心肌凋亡和坏死的发生，最终导致心肌结构和舒缩功能异常。

然而，SCN5A 的另一种突变型，R814W，虽然也可使延迟钠电流增加，但却与 N1325S 有不同的临床表现，其大多为扩张型心肌病，房颤，不连续性室速等。说明不同的基因型均能导致延迟钠电流增加，但对心肌可能有不同的作用机制，同时也说明心肌延迟钠电流可能受到多基因的调节，不同基因对延迟钠电流的影响可能对心肌结构和（或）功能具有不同的作用。

近几年研究显示，不仅仅是先天性的基因突变导致的心肌缺陷，许多后天获得性的心肌损害，如心肌缺血缺氧、心肌梗死、心肌肥大及各种原因造成的心衰等均可有延迟钠电流的改变[11,12]。说明无论是先天性因素，还是后天获得性因素所导致的延迟钠电流的增加，均可造成心肌结构和功能异常。

目前研究认为各种病理过程导致延迟钠电流的增加可能是由于病理过程促进了动作电位复极过程中电压门控钠离子通道的"爆发式开放"，改变了细胞内钠离子和钙离子的浓度，影响心肌细胞的功能。增加的延迟钠电流，可使心肌细胞内钠离子浓度升高，增强钠-钙交换，使舒张性细胞内钙离子浓度（diastolic[Ca^{2+}]）增加，同时也可激活细胞内活性氧自由基。舒张性钙离子增加可导致线粒体钙超载，使心肌舒缩功能受限，增加氧耗同时影响血液运输和氧的供应，导致心肌重塑及功能失常[13-15]。另外，细胞内钙离子是启动心肌肥厚转录起始的关键调控因子，舒张性细胞内钙离子增加或活性氧自由基，可通过激活钙/钙调素依赖的蛋白激酶Ⅱ（CaMKII）影响基因的转录调节、蛋白磷酸化等过程[5,16-18]。激活的 CaMKII 又可使心肌 Nav1.5 磷酸化，减慢其失活，进一步增加延迟钠电流，形成一个正反馈的恶性循环过程[19]。此外，有研究显示延迟钠电流本身可直接参与心肌细胞重塑的调控[20,21]。

尽管延迟钠电流增加舒张期钙离子浓度的具体机制尚不十分清楚，但最近研究显示：增加的延迟钠电流对内质网内的钙离子浓度及 L 形钙离子通道本身几乎无影响，但确可使钙瞬变增加[22]。这说明延迟钠电流对相关钙通道蛋白的表达影响不大，可能主要通过增加钙离子的释放，影响细胞内钙循环稳态。钙循环稳态被破坏后，钙内流增多，钙超载可导致细胞动作电位后去极的产生，此时动作电位时程延长，并产生异常 T 波，增加心律失常的发生率[23]。动作电位时程主要取决于复极过程，而心律失常的恢复也依赖此过程[24]。

此外，研究发现：无论是动物的还是人的心肌，在发生心脏衰竭时，T 管（t-tubule）的结构被破坏[25]，具体机制尚不明确。随着 T 管的破坏，心肌功能也逐渐下降[26]，但是抑制增加的延迟钠电流后，细胞内 T 管破坏的数目会减少，破坏程度也会减轻，同时，心脏衰竭发生的进程也会减缓[27]。这些均说明延迟钠电流也可能通过心肌细胞内 T 管的重塑影响心肌的结构和功能。

三、药物对延迟钠电流的影响

虽然目前心肌延迟钠电流的很多机制尚不明确，但是已经发现一些药物可通过增加或抑制延迟钠电流，影响疾病的发生和发展，因而可以确定延迟钠电流可作为某些疾病，特别是心律失常的预防和治疗的重要靶位点。

目前，发现很多心肌有关的药物能够抑制延迟钠电流，如：雷诺嗪、胺碘酮、氟卡尼、利多卡因等[18,27-29]。雷诺嗪是2006 年被美国食品与药物管理局 FDA 批准的可用于慢性稳定型心绞痛治疗的药物，早期研究证实其可通过抑制延迟整流钾电流延长动作电位时程，而并不引起间尖端扭转型室速的发生[30,31]。目前有研究显示雷诺嗪亦可选择性抑制延迟钠电流而并不影响快钠电流，从而起到保护心肌的作用[18,31-34]。它还可抑制由肺动脉高压导致的延迟钠电流的增加，减轻细胞内钙超载，延缓心肌细胞的损害[22]。雷诺嗪还能够维持细胞内钙循环平衡稳态，同时提高钙循环与心肌细胞收缩的同步化，延缓心肌肥厚的产生并减少心律失常的发生，进而延缓心肌衰竭的发生和发展[27]。

但是，有趣的是，Morgan Chevalier[35] 等人发现雷诺嗪与藜芦碱同时作用时，其对延迟钠电流的抑制作用就会减弱。藜芦碱，一种天然的类固醇类衍生物碱，1μM 藜芦碱可使延迟钠电流增加 2.5～3 倍，使动作电位时程延长 2 倍左右[35]。研究显示其可能是通过与钠通道膜内侧亚基结合，维持开放状态的稳定构象，增加开放的电压门控钠离子通道的数目，产生延迟性钠电流[36]。有学者猜想它们可能是通过不同的机制影响延迟钠电流的：雷诺嗪可能是钠离子通道的阻滞剂，它阻断开放的钠离子通道，但是并不影响其开放的比例；而藜芦碱可能主要影响开放的钠离子通道的数目。

此外，一些先前一直认为主要作用于钾离子通道的抗心律失常药，亦被发现对延迟钠电流也有较大影响，如多非利特，它不仅可以阻滞钾离子通道，也可直接与 PI3K 相互作用（具体机制尚不明确），抑制 Akt 的磷酸化，减慢钠离子通道的失活，加快其失活后恢复再开放，增加延迟钠电流，而且其作用可被 PI3K 的下游因子 3,4,5-三磷酸磷脂酰肌醇（PIP3）抑制[37]。

此外，其他具有钾通道阻滞作用的药物，如：E-4031、索他洛尔、甲硫哒嗪、红霉素、氟哌啶醇等，也可增加延迟钠电流，且可被雷诺嗪所抑制[38]。但并不是所有的能抑制延迟整流钾电流的药物都对延迟钠电流有调控作用，如莫西沙星，维拉帕米等对延迟钠电流几乎无影响。然而，PIP3 能够抑制尼洛替尼、多非利特等所致的延迟钠电流的增加，但对于海葵素（ATX-II）所诱导的延迟钠电流却无影响。这说明了导致延迟钠电流增加的途径可能不同，同时也说明可能有多种不同的机制参与延迟钠电流的产生和调控。

虽然临床上常用的抗心律失常药,如奎尼丁、美西律及局麻药利多卡因等也均可通过减少延迟钠电流产生抗心律失常的作用,但是由于对钠离子通道的非选择性,其在减少延迟钠电流的同时,也可使钠电流峰值降低,阻滞延迟整流钾电流,产生一些副作用,甚至有致心律失常的危害[38]。因而,目前主要集中在可特异作用于延迟钠电流的药物的研究。

GS967 是近几年发现了一种新的可特异性作用于延迟钠电流的药物。无论是体外试验,还是在体试验均证实 GS967 对延迟钠电流具有较高的选择性,可抑制动作电位的早后除极(EADs)或晚后除极(DADs)发挥抗心律失常的作用[28]。GS967 既可以抑制内源性延迟钠电流,又可以抑制药物(ATX-II)诱导的延迟钠电流的增加,而与雷诺嗪不同的是,它对延迟整流钾电流和钠电流峰值几乎无影响,它不会增加 QT 间期,也不延长动作电位时程[28],因而其副作用较非选择性钠离子通道阻滞剂小很多。此外,Pezhouman[39]等人证实 GS967 不仅可以预防室速或室颤的发生,而且可以逆转已发生的心律失常。一个动物的大型 Meta 分析进一步证实 GS967 对于心肌去极化和复极化异常具有明显的预防和保护作用[40],为其将来在临床的应用提供了更为有力的证据。

四、结语

电压门控钠离子通道作为心肌的重要离子通道,对心肌正常结构和功能的维持发挥着关键作用,心肌延迟钠电流的存在及其作用进一步证实了这一点。作为动作电位平台期的重要离子流,延迟钠电流主要参与心肌细胞复极化过程,其形成机制目前尚不十分明确,有待进一步实验证实。现已发现很多心肌有关疾病与延迟钠电流的改变有关,并且证实抑制病理性延迟钠电流的增加可以产生心肌保护作用,延缓疾病的发生和发展。因而,延迟钠电流可作为疾病预防和治疗的新靶点,为心肌细胞的临床预防和治疗提供更多更好的选择。但是,作用于延迟钠电流的药物的开发和临床应用仍有赖于进一步的深入研究的支持。

(张亚丽 毛卫克)

参 考 文 献

1. Goldin, A. L., et al. Nomenclature of voltage-gated sodium channels. Neuron, 2000. 28(2):365-368.

2. Dubois, J. M., C. Bergman. Late sodium current in the node of Ranvier. Pflugers Arch, 1975, 357(1-2):145-148.

3. Clancy, C. E., et al. Non-equilibrium gating in cardiac Na+ channels: an original mechanism of arrhythmia. Circulation, 2003, 107(17):2233-2237.

4. Kiyosue, T. M. Arita. Late sodium current and its contribution to action potential configuration in guinea pig ventricular myocytes. Circ Res, 1989, 64(2):389-397.

5. Grandi E., et al. Simulation of Ca-calmodulin-dependent protein kinase II on rabbit ventricular myocyte ion currents and action potentials. Biophys J, 2007, 93(11):3835-3847.

6. Maltsev, V. A., A. I. Undrovinas, A multi-modal composition of the late Na+ current in human ventricular cardiomyocytes. Cardiovasc Res, 2006, 69(1):116-127.

7. Marangoni S., et al. A Brugada syndrome mutation (p. S216L) and its modulation by p. H558R polymorphism: standard and dynamic characterization. Cardiovasc Res, 2011, 91(4):606-616.

8. Maltsev, V. A., J. W. Kyle, A. Undrovinas. Late Na+ current produced by human cardiac Na+ channel isoform Nav 1.5 is modulated by its beta1 subunit. J Physiol Sci, 2009, 59(3):217-225.

9. Yong S. L., et al. Characterization of the cardiac sodium channel SCN5A mutation, N1325S, in single murine ventricular myocytes. Biochem Biophys Res Commun, 2007, 352(2):378-383.

10. Zhang T., et al. LQTS mutation N1325S in cardiac sodium channel gene SCN5A causes cardiomyocyte apoptosis, cardiac fibrosis and contractile dysfunction in mice. Int J Cardiol, 2011, 147(2):239-245.

11. Undrovinas, A. and V. A. Maltsev, Late sodium current is a new therapeutic target to improve contractility and rhythm in failing heart. Cardiovasc Hematol Agents Med Chem, 2008, 6(4):348-359.

12. Valdivia, C. R., et al. Increased late sodium current in myocytes from a canine heart failure model and from failing human heart. J Mol Cell Cardiol, 2005, 38(3):475-483.

13. Houser, S. R. Can novel therapies for arrhythmias caused by spontaneous sarcoplasmic reticulum Ca2+ release be developed using mouse models? Circ Res, 2005, 96(10):1031-1032.

14. Bers, D. M., W. H. Barry and S. Despa, Intracellular Na+ regulation in cardiac myocytes. Cardiovasc Res, 2003, 57(4):897-912.

15. Chaitman, B. R. Ranolazine for the treatment of chronic angina and potential use in other cardiovascular conditions. Circulation, 2006, 113(20):2462-2472.

16. Grandi E., et al. Simulation of Ca-calmodulin-dependent protein kinase II on rabbit ventricular myocyte ion currents and action potentials. Biophys J, 2007, 93(11):3835-3847.

17. Yao L., et al. Nav1.5-dependent persistent Na+ influx activates CaMKII in rat ventricular myocytes and N1325S mice. Am J Physiol Cell Physiol, 2011, 301(3):C577-586.

18. Maier, L. S. A novel mechanism for the treatment of angi-

na,arrhythmias,and diastolic dysfunction:inhibition of late I(Na) using ranolazine. J Cardiovasc Pharmacol,2009,54 (4):279-286.

19. Maltsev,V. A.,et al. Modulation of late sodium current by Ca2+,calmodulin,and CaMKII in normal and failing dog cardiomyocytes:similarities and differences. Am J Physiol Heart Circ Physiol,2008,294(4):H1597-608.

20. Moreno,J. D.,C. E. Clancy. Pathophysiology of the cardiac late Na current and its potential as a drug target. J Mol Cell Cardiol,2012,52(3):608-619.

21. Zaza A.,M. Rocchetti. The late Na+ current--origin and pathophysiological relevance. Cardiovasc Drugs Ther, 2013,27(1):61-68.

22. Rocchetti M.,et al. Ranolazine prevents INaL enhancement and blunts myocardial remodelling in a model of pulmonary hypertension. Cardiovasc Res,2014,104(1):37-48.

23. Pastore,J. M.,et al. Mechanism linking T-wave alternans to the genesis of cardiac fibrillation. Circulation,1999,99 (10):1385-1394.

24. Weiss,J. N.,et al. Alternans and arrhythmias:from cell to heart. Circ Res,2011,108(1):98-112.

25. Lyon,A. R.,et al. Loss of T-tubules and other changes to surface topography in ventricular myocytes from failing human and rat heart. Proc Natl Acad Sci U S A,2009,106 (16):6854-6859.

26. Wei,S.,et al. T-tubule remodeling during transition from hypertrophy to heart failure. Circ Res,2010,107(4):520-531.

27. Aistrup,G. L.,et al. Inhibition of the late sodium current slows t-tubule disruption during the progression of hypertensive heart disease in the rat. Am J Physiol Heart Circ Physiol,2013,305(7):H1068-1079.

28. Belardinelli,L.,et al. A novel,potent,and selective inhibitor of cardiac late sodium current suppresses experimental arrhythmias. J Pharmacol Exp Ther,2013,344(1):23-32.

29. Saint D. A. The cardiac persistent sodium current:an appealing therapeutic target? Br J Pharmacol,2008,153(6): 1133-1142.

30. Antzelevitch C. et al. Electrophysiologic basis for the antiarrhythmic actions of ranolazine. Heart Rhythm,2011,8 (8):1281-1290.

31. Antzelevitch C.,et al. Electrophysiologic properties and antiarrhythmic actions of a novel antianginal agent. J Cardiovasc Pharmacol Ther,2004,9 Suppl 1:S65-83.

32. Tavazzi L. Ranolazine,a new antianginal drug. Future Cardiol,2005,1(4):447-455.

33. Fish J. M.,et al. Epicardial activation of left ventricular wall prolongs QT interval and transmural dispersion of repolarization:implications for biventricular pacing. Circulation,2004,109(17):2136-2142.

34. Reddy B. M.,H. S. Weintraub,A. Z. Schwartzbard. Ranolazine:a new approach to treating an old problem. Tex Heart Inst J,2010,37(6):641-647.

35. Chevalier,M.,et al. Late cardiac sodium current can be assessed using automated patch-clamp. F1000Res,2014, 3:245.

36. Ulbricht,W. Effects of veratridine on sodium currents and fluxes. Rev Physiol Biochem Pharmacol,1998,133:1-54.

37. Shryock,J. C.,et al. The arrhythmogenic consequences of increasing late INa in the cardiomyocyte. Cardiovasc Res, 2013,99(4):600-611.

38. Yang,T.,et al. Screening for acute IKr block is insufficient to detect torsades de pointes liability:role of late sodium current. Circulation,2014,130(3):224-234.

39. Pezhouman A.,et al. Selective inhibition of late sodium current suppresses ventricular tachycardia and fibrillation in intact rat hearts. Heart Rhythm,2014,11(3):492-501.

40. Bonatti R.,et al. Selective late sodium current blockade with GS-458967 markedly reduces ischemia-induced atrial and ventricular repolarization alternans and ECG heterogeneity. Heart Rhythm,2014,11(10):1827-1835.

34 自噬、自噬流与心肌缺血再灌注损伤

真核细胞维持生命活动所需的正常物质代谢平衡主要有两条途径:泛素蛋白酶体途径和自噬(autophagy)溶酶体途径[1]。前者以待降解蛋白质的泛素化为标志,通过蛋白酶体将其分解,主要是选择性地降解细胞内的短效蛋白质。细胞内的长寿命蛋白及受损的细胞器则主要通过后者降解。细胞自噬是进化过程中高度保守的自我保护机制,清除未折叠及错误折叠的蛋白质,保护细胞免受有害蛋白的毒性,并在清除蛋白质过程中产生脂肪酸和游离氨基酸给细胞提供能量。自噬现象最早是 1956 年 Clark 等观察到的,他们用电镜观察新生小鼠肾组织时发现细胞中含有大量具有膜性结构的致密体,而且其中常含有类似于线粒体等的胞质结构。Ashford 和 Porten 于 1962 年也在人的肝细胞用电子显微镜观察到这一现象。自噬这一概念则首先由比利时科学家 Christian de duve 于 1963 年提出。但直到 1993 年酵母自噬相关基因的发现和酵母突变株模型的建立才使得自噬的机制研究有了极大进展。

一、自噬(autophagy)及其调控

(一)自噬的分类

在哺乳动物,根据细胞内底物运送到溶酶体腔方式的不同,自噬可分为 3 种主要方式:巨自噬(macroautophagy)、微自噬(microautophagy)和分子伴侣介导的自噬(chaperone-mediated autophagy,CMA)。巨自噬中,胞浆中可溶性蛋白和坏死的细胞器被双侧囊泡膜所包裹形成自噬体(autophagosome),之后被溶酶体所降解。目前,巨自噬是研究比较深入的自噬形式,一般情况下没有特殊注明的自噬都是指巨自噬。微自噬是指溶酶体自身变形,进而包裹并逐渐吞噬胞浆中的底物,其过程与巨自噬类似,只不过包含底物的是自身内陷的溶酶体膜。CMA 仅存在于哺乳动物细胞,由胞浆的分子伴侣如热休克蛋白(heat shock protein of 70kd,HSP70)识别底物蛋白分子的特定氨基酸序列(如 KFERQ模序)并与之结合,形成分子伴侣-底物复合物,在溶酶体相关膜蛋白(lysosome-associated membrane protein type,LAMP)2A 的协助下,转位至溶酶体腔内,经水解酶分解后被细胞

再利用,不需要形成自噬体[2]。

(二)自噬的形成过程

人为的分为四个阶段[3,4]:①诱导(nucleation):细胞在不同的自噬诱导因素刺激下,隔离膜在待降解的细胞器或蛋白质的周围形成;②自噬体形成(elongation):随着隔离膜不断延伸,隔离膜完全包绕待降解的胞质成分,自噬体直径一般为 300～900nm,平均 500nm;③自噬溶酶体形成(fusion):自噬小体与溶酶体结合形成自噬溶酶体(autopholysome);④自噬体内容物降解(degradation):溶酶体中的多种水解酶降解自噬体内膜及其包裹的内容物。

(三)自噬的调控机制

截至目前,已经克隆出 36 种自噬相关基因(autophagy related genes,Atgs)。其命名也从最初的 Atg/Apg/Aut/Cvt,统一命名为 Atgs。这些自噬基因在酵母和哺乳动物中有很好的保守性,是自噬发生必不可少的分子。几乎任何一种自噬基因的缺失或突变都会导致自噬异常。部分哺乳动物自噬相关基因见表 34-1。

表 34-1 部分哺乳动物自噬相关基因

酵母	人	小鼠
Atg1	ULK1	
Atg3	hAtg3/hApg3	mAtg3/mApg3
Atg6	Beclin-1	
Atg7	hAtg7/hApg7	mAtg7/mApg7
Atg8	LC3	
Atg12	hAtg12/hApg12	mAtg12/mApg12

自噬在细胞中受到严密调控,使其能正常发挥稳定内环境的作用,并能对各种刺激应对自如。自噬调控是一个多信号通路、多步骤的调节过程,目前人们尚未完全掌握。现有研究结果提示以下通路发挥重要作用:

1. 哺乳动物西罗莫司靶蛋白(mammalian target of rapamycin,mTOR)信号通路　mTOR 是自噬调控的中心效应分

子,能感受各种细胞信号的刺激,升高或降低自噬的水平。它是一类非典型的丝氨酸/苏氨酸蛋白激酶,由哺乳动物单基因编码。mTOR 稳定状态下主要存在于细胞质中,激活后进入胞核调控下游靶分子,包括真核细胞翻译起始因子(eIF-4E)结合蛋白1(4E-BP1)和核糖体40S小亚基S6蛋白激酶(p70^{S6K})[5]。mTOR 磷酸化抑制自噬的起始分子 ULK1 的功能,从而抑制自噬的发生[6]。mTOR 可形成 mTORC1 和 mTORC2 两种复合物。mTORC1 包括 mTOR、mLST8、PRAS40 和 Raptor(regulatory-associated protein of mTOR)。Raptor 是西罗莫司药物敏感的组成成分,西罗莫司能够通过抑制 mTOR 而成为有效的自噬刺激物。mTORC2 包括 mTOR、mSin1、Rictor(rapamycin insensitive companion of mTOR)和 Protor。mTORC1 主要调控细胞生长、凋亡、自噬和能量代谢,mTORC2 则主要参与细胞骨架的形成。mTORC1 的上游通路包括:①单磷酸腺苷激活的蛋白激酶(adenosine-monophosphate-activated protein kinase,AMPK)/mTORC1 信号通路。AMPK 是细胞中一个能感受能量状态并调节代谢的一个蛋白激酶,在自噬调控中发挥重要作用[7]。在饥饿或缺氧等 ATP 水平低下时,AMP 的水平能被 AMPK 感受,从而活化 AMPK,进而磷酸化 TSC2(tuberous sclerosis proteins,一种肿瘤抑制蛋白,可以和 Rheb GTP 酶结合,避免后者对 mTOR 的活化),加剧 TSC1/2 对 Rheb 的抑制,最终使 mTOR 的活性被抑制,诱导细胞自噬水平的提高[8]。TSC1/2 复合物是二聚体,TSC1 起稳定作用,TSC2 能抑制 mTORC1 激活所必需的小 GTP 酶 Rheb(Ras homolog enriched in brain),实现对 mTORC1 的抑制作用[9]。AMPK 还可直接磷酸化 Raptor,抑制 mTORC1,上调细胞自噬。②磷酸肌醇3激酶(phosphatidylinositol-3-kinases,PI3K)/蛋白激酶B(Akt)信号通路。Ⅰ型 PI3K 激活使细胞内产生第二信使 3-磷酸磷脂酰肌醇(PIP3),在磷脂酰肌醇脂依赖性蛋白激酶1(PDK1)的协助下,激活 Akt,抑制 TSC1/2 复合物,从而激活 mTORC1,抑制细胞自噬。PI3K 抑制剂 3-甲基腺苷(3-MA)、渥曼青霉素(Wortmannin)和 LY294002 等能阻断或者干扰自噬体形成,被广泛用于自噬的研究。③Ras/丝裂原蛋白激酶的激酶(MEK)/细胞外信号调节激酶(ERK)。ERK 能通过抑制 TSC1/2 的活性调节细胞自噬水平[10],但具体机制还不清楚。

2. Beclin-1 信号通路 Beclin-1 是酵母自噬基因 Atg6/Vps30 的同源基因,是一个重要的候选抑癌基因,在自噬调节和肿瘤发生中起重要作用。Beclin-1 蛋白含有 BH3(Bcl-2-homology3)、中央螺旋区(CCD)和进化保守区(ECD)三个结构域。Bcl-2/Bcl-XL 含有 BH3 受体,与 Beclin-1 竞争性结合,抑制 Beclin-1 诱导的细胞自噬。Beclin-1 通过 CCD 和 ECD 结构域与Ⅲ型 PI3K 结合,形成 Beclin-1/Ⅲ型 PI3K/Vps15 复合体,上调细胞自噬水平[11]。

3. P53 信号通路 P53 是主要的抑癌基因之一,在细胞自噬过程中也发挥重要作用。细胞核内的 P53 能通过 sestrin1/2 蛋白激活 AMPK-mTORC1 信号通路,抑制 mTORC1,上调自噬水平[12];P53 还能通过激活抗凋亡蛋白 Bcl 家族(Bad、Bax、PUMA、BNIP3),解除其对 Beclin-1 的抑制作用上调自噬水平[13]。并且 P53 可在细胞质和细胞核之间穿梭,双向调节自噬水平[14]。

二、自噬流(autophagy flux)的概念及意义

以往人们对于自噬的检测主要是对自噬体形态的直接观察和检测自噬体表面蛋白的标记。现在人们更加注重通过对自噬通路的调控并将它放到整个机体水平来全面评价自噬功能对细胞行为或机体功能的影响,如采用自噬抑制或激活剂、自噬相关基因的沉默/敲除或高表达等。透射电镜观察自噬体依然被认为是自噬检测的金标准。但电镜观察仅能证明自噬性结构的存在,没有特殊标记是难以区分自噬体、自噬溶酶体等不同成熟阶段结构的,更加不能反映自噬活性的强弱[15]。基于此,Swanlund 等[16]提出了一种免疫金电镜技术来对电镜结果进行分析。通过图像分析软件自动测量所有自噬泡的面积,在结合其他检测方法的基础上,如果胞浆中自噬泡所占总面积比增加,可以说明自噬上调。

微管相关蛋白1轻链3(microtubule-associated protein 1 light chain 3,LC3)是目前所知唯一在自噬体膜上表达的蛋白,在自噬体形成过程中 LC3 发生转化,即胞浆内的 LC3-Ⅰ与磷脂酰乙醇胺偶联移位到胞膜形成 LC3-Ⅱ,并定位于自噬体内膜和外膜。与其他定位于自噬体膜上的 Atg 蛋白不同的是 LC3-Ⅱ始终稳定地保留在自噬体膜上直到与溶酶体融合,因此 LC3-Ⅱ水平可在某种程度上反映自噬体的数量。通过 Western-Blot 检测 LC3 蛋白时由于抗体敏感度不同(LC3-Ⅱ敏感度高于 LC3-Ⅰ),用 LC3-Ⅱ/LC3-Ⅰ 或 LC3-Ⅱ/(LC3-Ⅰ+LC3-Ⅱ)表示不如单纯比较 LC3-Ⅱ更能反映实际的自噬体水平[17]。需要指出的是 LC3-Ⅱ表达的多少并不意味着自噬活性的强弱。因为自噬是一个高度动态变化的过程,自噬体只是其过程中的一个中间结构,自噬增多可能是促自噬体形成因素增加,也可能是其下游通路受阻所致,在一个特定时间点观察到的自噬体数量是自噬产生和转化为自噬溶酶体之间平衡的结果。当细胞自噬活性很强、自噬体降解速度很快时,可能检测不出 LC3-Ⅱ蛋白的表达,或表达很弱,这时将结果解释为自噬活性减弱显然是不合适的。把自噬体增多或减少误认为自噬活性的增强或减弱是对自噬最常见的认识误区[18]。

鉴于此,目前人们较为推崇自噬流(autophagic flux)分析。自噬流是指自噬的流程,是一个动态连续的概念,涵盖自噬体形成、自噬性底物向溶酶体运送及在溶酶体内降解的整个过程[19]。自噬流检测可通过构建红色荧光蛋白(RFP)-绿色荧光蛋白(GFP)-LC3 串联体,在自噬诱导后自噬体和自噬溶酶体分别显示为黄色和红色标记,如果自噬流增加,两种颜色的点状聚集均增加;如果自噬体向自噬溶

酶体成熟步骤受阻，黄色点状聚集增加而红色不增加，从而实现对自噬体向溶酶体转化步骤的监控[20]。另一方法是在 LC3 蛋白转化实验同时加入溶酶体抑制剂（氯喹、bafilo-mycin A1、E64d 等），通过比较溶酶体抑制剂存在和不存在情况下 LC3-Ⅱ表达的差异来反映自噬体的降解。如果加入溶酶体抑制剂后 LC3-Ⅱ表达明显增加，说明整个自噬流过程正常，而表达增多的那部分 LC3 蛋白实际上反映的是被溶酶体降解的自噬体。加入处理因素前后的差别变化可反映自噬活性的强弱，处理因素加入后此差别变大表示自噬增强，反之亦然[21]。

自噬流概念的引入和检测方法的改进使人们将注意力从干预自噬体形成过程转移到自噬体的清除阶段。如果将细胞内受损的细胞器比做是"垃圾"，自噬流则为"清洁系统"，自噬产生过程为"垃圾清扫"，自噬清除过程为"垃圾焚化"，那么"垃圾"的堆积既可能是清扫量增加，也可能是焚化不力所致。因此，在评价自噬在机体病理生理过程中的作用时，在尽量减少细胞器受损等的前提下，综合考虑其形成和清除能力是必要的。某种程度上，增强自噬清除功能可能更有利于机体的损伤修复。

三、自噬与心肌缺血再灌注损伤

1985 年，Braunwald 和 Kloner 明确提出了心肌缺血再灌注损伤（myocardial ischemia reperfusion injury，MIRI）的概念。MIRI 是指再灌注在改善心肌血供的同时可加重原本单纯心肌缺血所造成的损伤，表现为心律失常、心肌梗死面积扩大、持久性心室收缩功能低下等。在心肌再血管化的治疗过程中，MIRI 是影响疗效的重要因素之一。有关 MIRI 的机制先后提出了能量代谢障碍、自由基伤害、钙超载、炎症反应等多种损伤机制学说。近年又发现了线粒体分裂融合、内质网应激和微小 RNA 作用等新的机制及防治靶点[22]。自噬在 MIRI 过程中的作用也逐渐引起关注。正常心脏中存在低水平的自噬活动，但在极端的环境条件下，细胞启动自噬机来清除受损细胞器，提高细胞对恶劣环境的耐受力[23]。早在 30 多年前，Sybers 等就有关于 MIRI 后的自噬体诱导产生的报道，研究者发现自噬体内部包含受损的细胞器。Decker 等[24]也于 1980 年研究发现自噬在 MIRI 中被激活，而且既可以被急性缺血诱导，又可以被慢性缺血诱导，再灌注过程自噬体的形成进一步增加。但有关研究结果并不一致，主要争议表现在：①心肌缺血时自噬是否上调？②自噬上调在心肌缺血再灌注时是否有利？

大量基于电镜下自噬体观察和 Western Blot 检测 LC-Ⅱ等的相关研究分别采用体外细胞培养、离体心脏灌注和在体心肌缺血等模型，发现心肌缺血后自噬上调[25-27]。然而 French 等[28]利用 GFP-LC3 转基因小鼠发现慢性（24h）和急性（1h）缺血，再灌注 4h，均未见梗死区和其周围有自噬现象的激活，事实上，梗死区周围心肌的自噬体较对照组减少。Loos 等[29]观察或许可以部分解释这种区别。他们

采用培养的 H9c-2 细胞观察缺血的严重程度和持续时间对细胞生存的影响，发现"轻度"缺血引起凋亡并且上调自噬，ATP 浓度上升；"中、重度"缺血引起细胞坏死，不发生自噬。缺血程度根据模型和种属不同而异，缺血时间和程度可能是否发生自噬的决定因素。

多数研究认为心肌缺血时的自噬起保护作用，对心肌细胞抗缺血损伤是有益的[25,30,31]。其机制可能为：①为细胞提供能量，长寿命的蛋白经过自噬的降解后，产生氨基酸，通过三羧酸循环生成 ATP[32]；细胞经过自噬降解产生脂肪酸，而脂肪酸可以作为线粒体呼吸的燃料，在缺血阶段的 ATP 缺失是诱导自噬的发生关键因素之一；②清除胞内错误折叠的长寿命蛋白，从而维持内质网的稳定，这些错误折叠蛋白对细胞有害[33]；③通过自噬，维持线粒体的功能完整，缺血引起线粒体呼吸受到抑制，氧化应激能使 ROS 生成增多，进而诱导线粒体通透性转换孔（mPTP）的开放，使凋亡诱导因子（apoptosis inducing factor，AIF）和线粒体细胞色素 C 的释放增多。mPTP 是线粒体膜上的非特异性孔道，mPTP 的开放在线粒体和细胞损伤中发挥重要作用。而自噬能清除损伤的线粒体，进而阻止促凋亡因子，细胞色素 C 和 AIF 释放，抑制凋亡的发生[34]。

自噬对心肌细胞保护作用还反映在自噬与心肌缺血预处理（IPC）的密切关系上。Huang 等[35]利用 mCherry-LC3 转基因小鼠，采用缺血 5 分钟/再灌注 5 分钟，反复 3 次的在体 IPC 模型，发现在缺血危险区迅速出现自噬体荧光强度的增加。他们还利用 Langendorff 离体心脏灌注模型，采用同样的 IPC 方式，10 分钟内就发现自噬作用增强。用重组 Tat-ATG5K130R 沉默 Atg5 基因抑制自噬后，IPC 的保护作用消失。此外，在培养的 HL-1 细胞，UTP（与嘌呤受体结合，与腺苷的下游信号通路一致）、二氮嗪（可直接开放 mitoK_ATP）、雷诺嗪（钠通道阻滞剂，干扰脂肪酸氧化）等心肌保护物质均可诱发自噬[36,37]，而自噬的抑制使上述物质的保护作用丧失。以上研究提示自噬作用对 IPC 的保护作用是必需的。

有关自噬在缺血再灌注损伤中的作用则普遍认为是有害的。Matsui 等[38]的研究发现在 MIRI 的不同阶段由不同的信号转导通路参与自噬的调节过程，在缺血阶段，AMPK、mTOR 对自噬的调节发挥作用，敲除 AMPK 的小鼠在缺血阶段，自噬水平显著减低；在再灌注阶段，Beclin-1 的表达比缺血时高，而 AMPK 的表达却比缺血时显著降低。在心肌的缺血/再灌注过程中，有两条不同的信号通路：缺血阶段通过 AMPK/mTOR 信号转导通路，而在再灌注阶段是通过 PI3K/Beclin-1 途径。采用 RNA 干扰手段抑制 Beclin-1 可增加心肌细胞存活[26]。后处理发挥的心肌保护作用伴随着 Beclin-1 表达的下降[39]。然而，Hamacher-Brady 等[25]采用缺血/再灌注 HL-1 细胞模型，发现 Beclin-1 基因敲除引起心肌细胞凋亡，而上调 Beclin-1 可保护受损心肌，并且 Beclin-1 上调的保护作用可被重组 Tat-Atg5K130R 消除。造成这种差异的原因可能与实验模型及检测方法和检测时

机不同有关。Ma 等[40]从自噬流角度观察发现再灌注引起的氧化损伤加剧自噬,使溶酶体相关膜蛋白2(LAMP2,促进自噬溶酶体融合)下降。再灌注所致的氧化应激使 Beclin-1(促进自噬体形成)积聚,抑制自噬溶酶体转录调节,自噬体清除发生障碍而在细胞内积聚,导致受损细胞器不能有效移除,形成恶性循环,使心肌细胞死亡增加。

四、结语和展望

自噬是把双刃剑,一方面可以维持细胞内环境的稳定,另一方面也可能与某些疾病的发生发展相关。在心肌缺血再灌注损伤过程中,适当诱发自噬有利于保护心脏功能,而自噬清除功能障碍却可能加重损伤。在研究过程中要特别注意不要将自噬体数量的增多误以为是自噬水平的上调。加强对自噬流作用的研究,探索其发生、发展及其调控因素、调节通路;掌握自噬流与细胞凋亡、细胞坏死的相互关系,进一步阐明自噬流在心肌缺血再灌注损伤中的作用,可为发现新的干预靶点提供思路。可以预见,深入研究自噬流及其影响因素包括各种药物对自噬流的影响将是未来的主要研究方向。

(钟敏　肖建斌)

参 考 文 献

1. Klionsky DJ, Emr SD. Autophagy as a regulated pathway of cellular degradation. *Science*, 2000, 290(5497):1717-1721.
2. Kaushik S, Bandyopadhyay U, Sridhar S, et al. Chaperone-mediated autophagy at a glance. *J Cell Sci*, 2011, 124(Pt 4):495-499.
3. Siggens L, Figg N, Bennett M, et al. Nutrient deprivation regulates DNA damage repair in cardiomyocytes via loss of the base-excision repair enzyme OGG1. *FASEB J*, 2012, 26(5):2117-2124.
4. Xie Z, Klionsky DJ. Autophagosome formation: core machinery and adaptations. *Nat Cell Biol*, 2007, 9(10):1102-1109.
5. Zhang D, Contu R, Latronico MV, et al. MTORC1 regulates cardiac function and myocyte survival through 4E-BP1 inhibition in mice. *J Clin Invest*, 2010, 120(8):2805-2816.
6. Russell RC, Tian Y, Yuan H, et al. ULK 1 induces autophagy by phosphorylating Beclin-1 and activating VPS34 lipid kinase. *Nat Cell Biol*, 2013, 15(7):741-750.
7. Alers S, Loffler AS, Wesselborg S, et al. Role of AMPK-mTOR-Ulk1/2 in the regulation of autophagy: cross talk, shortcuts, and feedbacks. *Mol Cell Bio, l* 2012, 32(1):2-11.
8. Alexander A, Cai SL, Kim J, et al. ATM signals to TSC2 in the cytoplasm to regulate mTORC1 in response to ROS. *Proc Natl Acad Sci U S A*, 2010, 107(9):4153-4158.
9. Sciarretta S, Zhai P, Shao D, et al. Rheb is a critical regulator of autophagy during myocardial ischemia: pathophysiological implications in obesity and metabolic syndrome. *Circulation*, 2012, 125(9):1134-1146.
10. Cagnol S, Chambard JC. ERK and cell death: mechanisms of ERK-induced cell death--apoptosis, autophagy and senescence. *FEBS J*, 2010, 277(1):2-21.
11. McKnight NC, Zhenyu Y. Beclin 1, an Essential Component and Master Regulator of PI3K-Ⅲ in Health and Disease. *Current pathobiology reports*, 2013, 1(4):231-238.
12. Budanov AV, Karin M. p53 target genes sestrin1 and sestrin2 connect genotoxic stress and mTOR signaling. *Cell*, 2008, 134(3):451-460.
13. Malik SA, Shen S, Marino G, et al. BH3 mimetics reveal the network properties of autophagy-regulatory signaling cascades. *Autophagy*, 2011, 7(8):914-916.
14. Tasdemir E, Chiara Maiuri M, Morselli E, et al. A dual role of p53 in the control of autophagy. *Autophagy*, 2008, 4(6):810-814.
15. Klionsky DJ, Abdalla FC, Abeliovich H, et al. Guidelines for the use and interpretation of assays for monitoring autophagy. *Autophagy*, 2012, 8(4):445-544.
16. Swanlund JM, Kregel KC, Oberley TD. Investigating autophagy: quantitative morphometric analysis using electron microscopy. *Autophagy*, 2010, 6(2):270-277.
17. Mizushima N, Yoshimori T. How to interpret LC3 immunoblotting. *Autophagy*, 2007, 3(6):542-545.
18. Klionsky DJ, Abeliovich H, Agostinis P, et al. Guidelines for the use and interpretation of assays for monitoring autophagy in higher eukaryotes. *Autophagy*, 2008, 4(2):151-175.
19. Mizushima N, Yoshimori T, Levine B. Methods in mammalian autophagy research. *Cell*, 2010, 140(3):313-326.
20. Hariharan N, Zhai P, Sadoshima J. Oxidative stress stimulates autophagic flux during ischemia/reperfusion. *Antioxid Redox Signal*, 2011, 14(11):2179-2190.
21. Tanida I, Minematsu-Ikeguchi N, Ueno T, et al. Lysosomal turnover, but not a cellular level, of endogenous LC3 is a marker for autophagy. *Autophagy*, 2005, 1(2):84-91.
22. Varga ZV, Zvara A, Farago N, et al. MicroRNAs associated with ischemia-reperfusion injury and cardioprotection by ischemic pre-and postconditioning: protectomiRs. *Am J Physiol Heart Circ Physiol*, 2014, 307(2):H216-227.
23. Ahn J, Kim J. Nutritional status and cardiac autophagy. *Diabetes Metab J*, 2013, 37(1):30-35.
24. Decker RS, Wildenthal K. Lysosomal alterations in hypoxic and reoxygenated hearts. I. Ultrastructural and cytochemical changes. *Am J Pathol*, 1980, 98(2):425-444.

25. Hamacher-Brady A, Brady NR, Gottlieb RA. Enhancing macroautophagy protects against ischemia/reperfusion injury in cardiac myocytes. *J Biol Chem*, 2006, 281 (40): 29776-29787.

26. Valentim L, Laurence KM, Townsend PA, et al. Urocortin inhibits Beclin1-mediated autophagic cell death in cardiac myocytes exposed to ischaemia/reperfusion injury. *J Mol Cell Cardiol*, 2006, 40(6): 846-852.

27. Gurusamy N, Lekli I, Mukherjee S, et al. Cardioprotection by resveratrol: a novel mechanism via autophagy involving the mTORC2 pathway. *Cardiovasc Res*, 2010, 86(1): 103-112.

28. French CJ, Taatjes DJ, Sobel BE. Autophagy in myocardium of murine hearts subjected to ischemia followed by reperfusion. *Histochem Cell Biol*, 2010, 134(5): 519-526.

29. Loos B, Genade S, Ellis B, et al. At the core of survival: autophagy delays the onset of both apoptotic and necrotic cell death in a model of ischemic cell injury. *Exp Cell Res*, 2011, 317(10): 1437-1453.

30. Kanamori H, Takemura G, Goto K, et al. Autophagy limits acute myocardial infarction induced by permanent coronary artery occlusion. *Am J Physiol Heart Circ Physiol*, 2011, 300(6): H2261-2271.

31. Wei C, Li H, Han L, et al. Activation of autophagy in ischemic postconditioning contributes to cardioprotective effects against ischemia/reperfusion injury in rat hearts. *J Cardiovasc Pharmacol*, 2013, 61(5): 416-422.

32. Kanamori H, Takemura G, Maruyama R, et al. Functional significance and morphological characterization of starvation-induced autophagy in the adult heart. *Am J Pathol*, 2009, 174(5): 1705-1714.

33. Tannous P, Zhu H, Nemchenko A, et al. Intracellular protein aggregation is a proximal trigger of cardiomyocyte autophagy. *Circulation*, 2008, 117(24): 3070-3078.

34. Sciarretta S, Yee D, Shenoy V, et al. The importance of autophagy in cardioprotection. *High Blood Press Cardiovasc Prev* 2014, 21(1): 21-28.

35. Huang C, Yitzhaki S, Perry CN, et al. Autophagy induced by ischemic preconditioning is essential for cardioprotection. *J Cardiovasc Transl Res*, 2010, 3(4): 365-373.

36. Yitzhaki S, Huang C, Liu W, et al. Autophagy is required for preconditioning by the adenosine A1 receptor-selective agonist CCPA. *Basic Res Cardiol*, 2009, 104(2): 157-167.

37. Yan WJ, Dong HL, Xiong LZ. The protective roles of autophagy in ischemic preconditioning. *Acta Pharmacol Sin*, 2013, 34(5): 636-643.

38. Matsui Y, Takagi H, Qu X, et al. Distinct roles of autophagy in the heart during ischemia and reperfusion: roles of AMP-activated protein kinase and Beclin 1 in mediating autophagy. *Circ Res*, 2007, 100(6): 914-922.

39. Han Z, Cao J, Song D, et al. Autophagy is involved in the cardioprotection effect of remote limb ischemic postconditioning on myocardial ischemia/reperfusion injury in normal mice, but not diabetic mice. *PLoS One*, 2014, 9(1): e86838.

40. Ma X, Liu H, Foyil SR, et al. Impaired autophagosome clearance contributes to cardiomyocyte death in ischemia/reperfusion injury. *Circulation*, 2012, 125(25): 3170-3181.

35 内质网应激在心肌缺血预处理中的作用研究进展

心脏缺血再灌注(ischemia/reperfusion,I/R)损伤是在心肌缺血基础上再灌注导致的心肌组织的进一步损伤,最终会导致心肌细胞坏死或凋亡。心肌发生缺血再灌注时,炎症反应、钙超载及大量氧自由基生成,导致内质网内环境破坏,功能紊乱,发生心肌内质网应激(endoplasmic reticulum stress,ERS)。ERS在缺血再灌注的发生发展中具有重要意义,被认为是调节缺血再灌注中的关键靶点[1]。缺血预处理(ischemia proconditioning,IPC)即预先重复短暂缺血能够减轻继发的长时间的缺血所引起的组织损伤的现象[2],IPC能通过调节ERS发挥心肌保护作用。本文旨在对ERS调节缺血再灌注心肌生存及凋亡途径、心肌缺血再灌注损伤过程中ERS的发生发展以及心肌缺血预处理通过减轻过度的ERS保护心肌的机制进行综述,为将其更好的应用于临床提供新思路。

一、内质网应激调节细胞生存与凋亡

内质网(endoplasmic reticulum,ER)是除成熟红细胞外真核细胞中普遍存在的细胞器,在细胞钙稳态的维持、脂质的生物合成以及蛋白的折叠中起重要作用。细胞在应激状态下,内质网腔内环境破坏,钙稳态失调,内质网功能紊乱,发生ERS[3]。ERS激活的主要信号通路有三个:①未折叠蛋白反应;②内质网超负荷反应;③固醇调节级联反应。基因突变和许多环境因素如缺血、氧化应激、营养不足等都会破坏内质网的功能,导致ERS,引起ERS反应。早期ERS反应有助于恢复内质网蛋白折叠和细胞功能,是促细胞生存的保护机制,但是长期或者严重的应激刺激,就会启动内质网促凋亡信号途径,导致细胞进一步损伤[4]。

(一)内质网应激促生存信号途径

ERS感受器是由内质网膜上三个跨膜蛋白构成的,即双链RNA依赖的蛋白激酶样内质网激酶(PKR-like ER kinase,PERK)、肌醇需求酶-1(inositol requiring enzyme-1,IRE-1)、转录激活因子6(activating transcription factor-6,ATF-6)。ERS发生,内质网上蛋白质不能正确折叠,未折叠及错误折叠的蛋白在内质网积聚,启动非折叠蛋白反应

(unfolded protein response,UPR),UPR是一种细胞内适应性反应,帮助内质网恢复稳态。内质网分子伴侣葡萄糖调节蛋白78/免疫球蛋白结合蛋白(glucose regulated protein 78/binding immunoglobulinprotein,GRP78/BIP)与这三个应激感受器解离,三个跨膜蛋白自身结构域激活,启动下游信号通路[3]。

GRP78/BIP作为内质网分子伴侣,在维持内质网稳态抗凋亡中发挥重要作用。正常生理状态下,GRP78主要位于内质网腔,帮助蛋白质的正确折叠、运输和分泌,避免内质网腔内过多的蛋白聚集,并与内质网三个跨膜蛋白结合封闭其活性。在应激状态下,ERS发生,GRP78解离,转而去结合异常蛋白,缓解内质网腔内过多的蛋白积聚压力。近年来有研究证明,GRP78能调节内质网内钙存贮和减轻线粒体钙超载,同时,解离后的GRP78能结合内质网膜上caspase-12,抑制caspase-12活性从而抑制细胞凋亡的发生,因此GRP78对缓解早期的ERS具有重要意义[3-6]。

IRE1及PERK是位于内质网上Ⅰ型丝/苏氨酸蛋白激酶,心肌缺血再灌注应激发生时,两者与分子伴侣GRP78解离后均发生二聚体化及自身磷酸化而激活。活化的IRE1α发挥其核酸内切酶活性,特异性的剪切XBP1mRNA,产生转录因子XBP1,XBP1能够促进内质网上错误折叠蛋白降解,激活大量内质网-高尔基复合体系统的基因,对恢复内质网功能、维持细胞内环境稳定具有重要意义[7];XBP1也可以通过抑制P58蛋白的表达,降低PERK过度激活,促进内质网功能的恢复。激活后的PERK作用于下游的eIF2α,使其磷酸化失活,从而使细胞内蛋白合成明显受阻,减轻内质网的前负荷。内质网膜上Ⅱ型跨膜蛋白ATF6在心肌缺血再灌注发生时,解离并易位至高尔基复合体,在高尔基复合体内被特异蛋白酶位点1和特异蛋白酶位点2裂解,产生具有转录活性的片段,易位至核与ERS反应元件结合,诱导GRP94、GRP78等内质网分子伴侣及相关分子的表达,帮助内质网上蛋白正确折叠[3]。

内质网作为细胞内调节钙稳态的重要细胞器,在应激状态下,其腔内Ca^{2+}分子伴侣钙网蛋白(Calreticulin,CRT)表达增加,抑制内质网Ca^{2+}释放,缓解胞浆及线粒体Ca^{2+}

超载[8]。

（二）内质网应激促凋亡信号途径

持续或者过强的应激状态下，内质网损伤过重不能及时恢复，ERS诱导促凋亡因子活化，引起细胞凋亡。

1. C/EBP同源蛋白（C/EBP homologous protein，CHOP）途径　CHOP存在于细胞胞浆内，细胞缺血再灌注诱导ERS持续发生，内质网腔内大量累积的IRE1、ATF6及PERK的活化，促使CHOP被活化并易位至细胞核，通过下调抗凋亡基因Bcl-2，并上调促凋亡基因BH3，导致细胞凋亡的发生，加重缺血再灌注损伤，CHOP$^{-/-}$大鼠缺血再灌注后心肌梗死面积及细胞凋亡明显减少[4,9]。

2. 半胱天冬氨酸蛋白酶12（Cysteme aspartate specific protease-12，caspase-12）途径　caspase-12位于内质网外膜，缺血再灌注导致内质网腔钙平衡破坏，激活的IRE1α途径进一步导致内质网钙平衡失调，特异性激活caspase-12，通过caspase-9、caspase-3等级联，导致细胞凋亡。将caspase-12导入细胞会促进细胞凋亡，敲除caspase-12基因的细胞对ERS诱导的凋亡具有更强的保护作用。caspase-12是ERS诱导凋亡的关键分子，介导特异性的内质网凋亡途径，被认为是ERS凋亡途径中的标志性分子[10]。

3. c-Jun氨基末端激酶（c-Jun NH$_2$-terminal kinase，JNK）途径　JNK主要是由内质网跨膜蛋白IRE1激活的。过度的ERS诱导IRE1自身磷酸化并与TRAF2和凋亡信号调节激酶1（apoptosis-signal-regulating kinase 1，ASK1）结合，形成的IRE1-TRAF2-ASK1复合物会激活JNK及其下游分子，诱导细胞凋亡[3]。JNK1$^{-/-}$或者JNK2$^{-/-}$大鼠心肌缺血再灌注后细胞凋亡降低达到40%[11]。

大量研究集中于抑制过度的ERS相关凋亡保护缺血组织。近年来，有研究提出ERS预处理的保护作用。ERS预处理指的是在组织缺血前给予治疗剂量的衣霉素或胡萝卜素内酯诱导细胞ERS促生存途径激活，抑制随后的缺血再灌注损伤，有效的发挥心肌保护作用，在缺血前应用ERS抑制剂会消除药物的心肌保护作用[12,13]，但其机制仍有待进一步研究。临床上患者存在个体差异性，要保证诱导的ERS只激活促生存途径而不激活凋亡途径，必须更好地理解缺血再灌注过程ERS发生发展的机制和影响因素。

二、ERS与心肌缺血再灌注损伤

心脏手术患者或者心脏患者非心脏手术围手术期都极易发生心肌缺血再灌注（ischemia/reperfusion，I/R）[4]。缺血再灌注心肌缺血缺氧，能量供应不足，无氧糖酵解增多，pH降低，氧自由基等毒性物质及炎症介质积聚，细胞内钙超载，引起过度的ERS，诱发心肌细胞自噬或凋亡，最终导致心肌细胞致死性的损伤。

（一）ERS与钙超载

内质网是细胞内Ca^{2+}存贮器。生理状态下，内质网释放少量Ca^{2+}进入胞浆作为第二信使，内质网上存留的Ca^{2+}

调节蛋白酶活性帮助蛋白质的加工和转运。心肌发生缺血再灌注损伤时，细胞外pH降低，能量匮乏，细胞膜功能损伤，导致Ca^{2+}内流增加；细胞内ATP生成不足，氧化应激爆发，内质网膜上Ca^{2+}-ATP酶及Ca^{2+}释放通道蛋白表达下调[5,14]，导致内质网上Ca^{2+}释放增加，摄入减少，造成细胞内钙超载。细胞内钙超载对细胞功能产生严重而广泛的损害，间接破坏内质网功能引起ERS，而且内质网上Ca^{2+}的丢失也会使内质网上蛋白酶活性改变，蛋白质不能正常加工及转运，内质网腔内未折叠或错误折叠的蛋白积聚，促进ERS的发生和发展。

（二）ERS与细胞自噬

心肌缺血再灌注后心肌细胞自噬对细胞存活至关重要，心肌细胞自噬调节过程与ERS关系密切。细胞自噬是不同于凋亡和坏死的一种新的细胞程序死亡，当自噬被诱导后细胞内待降解物被包裹形成自噬体，并在Atg1蛋白的帮助下运送至溶酶体降解。ERS促进自噬的发生发展。心肌发生缺血再灌注时，缺血期心肌细胞外界能量及氧气供应不足，氧化应激及细胞内ERS过度，ATP生成不足，细胞内能量感受器AMP-活化蛋白激酶（AMP-activated protein kinase，AMPK）被激活，AMPK使mTOR发生磷酸化并失活；同时缺血导致ERS启动UPR，PERK及eIF2α磷酸化，促使LC3-Ⅰ合成LC3-Ⅱ，促进自噬小体的组装，ERS还会增加Atg1激酶活性，帮助其转运[15]。反过来，细胞自噬与蛋白酶体相互作用，降解细胞内错误折叠的蛋白，特别是ERS导致的内质网腔内大量积聚的错误折叠或者未折叠的蛋白，缓解内质网压力，帮助内质网稳态及功能恢复，抑制ERS细胞凋亡通路的激活[16]。

（三）ERS与氧化应激

缺血再灌注导致心肌细胞内有毒的氧自由基的积聚，细胞高表达NADPH等促活性氧酶类及诱导型一氧化氮合酶，组织对氧化损伤敏感性增强，产生大量的活性氧族（reactive oxygen species，ROS），引起再灌注损伤。内质网上存在大量的蛋白质、脂质，ROS生成时很容易发生脂质过氧化，内质网膜上Ca^{2+}-ATP酶活性被抑制，Ca^{2+}摄取障碍，释放增多，同时，ROS会导致内质网上氧化蛋白和非正常蛋白的产生和积聚，加重ERS[17,18]。NO可直接诱发或加剧ERS，可能与NO调节内质网、高尔基复合体、线粒体之间Ca^{2+}流动有关[19]。应用外源性SOD和过氧化氢酶作用于大鼠缺血再灌注心肌，可抑制脂质过氧化反应，减轻过度ERS，提高细胞对钙的处理能力，表明抑制氧化应激是保护内质网功能、减轻过度ERS的一种重要机制[20]。

（四）ERS与炎症反应

炎症反应在心肌缺血再灌过程中发挥重要作用。心肌缺血再灌注后，氧自由基及促炎因子等细胞毒性物质释放，导致白细胞黏附于血管内皮细胞阻塞微血管，引发"无复流"现象。同时，聚集在血管内皮下的白细胞又能释放大量的细胞因子和炎性介质，吸引更多的中性粒细胞聚集浸润，诱发炎症级联反应。缺血再灌注心肌细胞、聚集的炎症细胞、血管内皮细胞，都可以释放肿瘤坏死因子 α(tumor necrosis factor，TNF α)、白介素-6(interleukin-6，IL-6)、干扰素调节因子(interferon regulatory factor，IRF)、核转录因子-κB (nuclear factor-κB，NF-κB)等炎症因子，导致炎症反应进一步加剧，引起心肌严重损伤甚至死亡[21]。

心肌遭受缺血再灌注损伤后发生的炎症反应与 ERS 存在广泛联系，炎症介质 NF-κB 在其间发挥重要作用。炎症反应会加剧 ERS[22]，炎症因子 TNFα、IL-1β、IL-6 等均可引起多种细胞发生 ERS，损伤内质网功能，但其确切机制仍不清楚。ERS 在炎症反应的发生、发展中也起重要作用。心肌缺血再灌注早期，内质网发生 UPR，跨膜蛋白 IRE1α 发生二聚体化及自身磷酸化，其胞浆内段结构改变，使其与肿瘤坏死因子 α 受体相关因子 2(tumor necrosis factor α receptor associated factor 2，TRAF 2)相结合，形成的 IRE1α-TRAF2 复合物同时激活 JNK 和 NF-κB，同时 PERK 活化使 eIF2α 磷酸化，介导的翻译减缓也参与激活 NF-κB；激活的 JNK 和 NF-κB 协同作用，共同导致心肌组织炎症级联反应[23]。炎症反应后期，ERS 诱导 A20 表达增强，NF-κB 活性被抑制，炎症反应减轻[24]。

三、ERS 与心肌 IPC

IPC 即预先反复短暂缺血延缓或者减轻组织后续缺血损伤现象，最先由 Murry 等于 1986 年提出，是限制急性缺血再灌注损伤后心肌梗死面积有效的干预手段[2]。根据其心脏保护作用持续时间，将其分为两个时相：早期预处理时相，发生于短暂缺血后 2~3h 内，即 Murry 提出的经典预处理，主要是膜受体及其下游激酶的激活；延迟预处理时相，即随后的持续保护作用时相，发生在短暂缺血 12h 后，一般至少持续 72h，此时 IPC 诱导心肌细胞内信号转导及基因转录发生广泛变化，引起心肌表观遗传重组。目前研究认为缺血预处理刺激产生腺苷、NO、细胞因子、ROS 等作为启动子，激活信号转导通路，进一步激活转录因子，使机体表观遗传发生改变，再作用于终末效应器，增强细胞抗缺血再灌注损伤的能力[25,26]。因此，可以认为 IPC 是一种多基因反应，会显著影响机体信号转导、新陈代谢及基因转录。

大量研究表明，IPC 保护缺血再灌注心肌与 ERS 存在广泛联系。早期预处理会启动适应性 UPR，激活内质网促生存信号途径，进一步激活转录因子调节基因转录，再作用于内质网，帮助内质网稳态及功能恢复，从而保护心肌细胞。例如 Brooks 等研究发现，IPC 3h 后胞浆内磷酸化的 PERK 显著增加，转录因子 ATF6、ATF4 大量入核，IPC 24h 后心肌 ATF4、ATF3 及内质网本地蛋白如 GRP78 水平上调，心肌梗死面积显著减少[26]。

(一) IPC 调节 ERS 的机制

大量研究发现，IPC 能激活多条信号通路，转导其胞外激活的物质进入细胞内作用于不同靶点，发挥心肌保护作用[27]。目前研究认为介导 IPC 抑制过度 ERS 的通路主要

有磷脂酰肌醇-3-激酶/丝-苏氨酸激酶(phos-phatidylinositide-3-OH-kinase/serine-threonine kinase，PI3K/Akt)、分裂原活化蛋白激酶(mitogen-activated protein kinases，MAPKs)通路中的 p38MAPK 通路、信号转导与转录激活因子(signal transducer and activator of transcription 3，STAT3)信号途径。IPC 能激活 PI3K/Akt 通路，Akt 能增强 IXP 基因的转录及表达，从而抑制 caspase 家族激活，削弱过度 ERS[28]；应用 p38MAPK[29,30]通路抑制剂会明显削弱甚至消除 IPC 抑制过度 ERS 保护缺血组织的效应。Min Wang[31] 等在 H9c2 心肌细胞缺氧复氧模型中发现，灵芝酸能通过抑制 ERS 相关凋亡发挥心肌保护作用，应用 STAT3 抑制剂后 IPC 抑制 ERS 作用被消除，提示 STAT3 能抑制过度的 ERS，但其确切机制仍有待进一步研究。IPC 抑制过度 ERS 很可能需要 STAT3 介导。但是 IPC 调节 ERS 保护心肌细胞的机制目前仍不完全清楚，仍需进一步研究。

(二) 心肌 IPC 调节 ERS 的影响因素

IPC 对缺血组织的保护效应受多种因素影响。目前代谢性疾病发病率日趋增高，且很多都是缺血性心脏病的危险因素。代谢性疾病破坏机体内环境紊乱，使机体长期处于氧化应激、炎症反应状态，机体发生急性应激时损伤可能会更重。如在代谢性疾病应激状态下，由于机体长期处于氧化应激状态，NO 生成抑制，机体发生急性应激时其 ERS 反应加剧，损伤加重[32]。因此理解各种应激状态下 IPC 调节 ERS 保护心肌缺血再灌注损伤就更有临床意义。

1. 细胞自噬 IPC 会诱导自噬激活，应用自噬抑制剂会显著抑制 IPC 的保护作用，自噬的激动剂能模拟 IPC 的保护作用。IPC 启动 UPR，诱导细胞自噬，细胞自噬反过来也会作用于内质网，抑制过度的 ERS。目前自噬调节 IPC 减轻 ERS 的研究主要集中在神经系统。Gao 等在大鼠脑缺血模型中发现，IPC 诱导 GRP78、PERK、磷酸化 eIF2α 表达增加，诱导 LC-II 表达上调，p62 下调，细胞自噬发生，缺血的皮质损伤减轻；用牛磺酸抑制 eIF2α 磷酸化抑制 ERS，细胞自噬被抑制，而裂解的 caspase-12 上调，导致细胞凋亡，IPC 的保护作用被消除，提示 IPC 诱导的自噬能抑制过度的 ERS，发挥保护作用[33]。在小鼠皮层细胞 OGD 模型中，IPC 诱导 LC3-II 上调，p62 上调，ERS 相关蛋白 HSP70、HSP60、GRP78 上调，应用 3-MA 抑制自噬后也会抑制 HSP70、HSP60、GRP78 上调，增加 caspase-12 裂解及 CHOP 表达，IPC 神经保护作用被消除，同时应用 ERS 抑制剂牛磺酸能恢复 IPC 的神经保护作用[34]。在缺血再灌注前应用治疗量的衣霉素或胡萝素内酯诱导 ERS，启动 UPR、PERK、eIF2α 磷酸化增加，模拟 IPC 的心肌保护作用，能上调 LC3-II、beclin-1、Atg5，细胞内自噬小体增多，细胞凋亡减少，心肌梗死面积降低，提示 ERS 预处理能诱导细胞自噬，减少细胞凋亡，发挥心肌保护作用[15]。IPC 保护心肌的过程中 ERS 与自噬之间的相互调节目前研究甚少。

2. 氧化应激及炎症反应 IPC 激活 Akt 信号通路，增强 eNOS 表达，抑制过度 ERS，缓解细胞凋亡发挥心肌保护

作用,应用 NOS 抑制剂如 L-NAME 会使 IPC 抑制 ERS 的作用被消除。Mahfoudh-Boussaid 等发现 IPC 降低细胞溶解、脂质过氧化,增加 Akt 磷酸化、eNOS、硝酸盐及亚硝酸盐水平,同时,IPC 抑制过度的 ERS,表现为上调 GRP78,抑制 PERK、ATF4 和 TRAF2 的表达,但是预先应用 L-NAME 抑制 NOS 会使这一作用被消除[35]。目前大量研究表明,IPC 抑制过度 ERS,能减少炎症因子的释放,抑制炎症损伤的进一步加重[26]。

如前所述,机体应激状态下氧化应激及炎症反应均与 ERS 联系广泛,但是应激状态对 IPC 抑制 ERS 的影响仍需进一步研究。

四、展望

内质网是细胞内功能的细胞器,内质网应激是应激状态下心肌细胞内常见的病理生理现象。代谢性疾病如糖尿病患者心肌长期处于应激状态,大部分研究认为代谢性疾病会削弱缺血预处理心肌保护效应[36],但其具体机制仍不完全清楚,是否与内质网应激有关,能否以内质网应激为靶点,恢复心肌缺血预处理对糖尿病患者的心脏保护作用,值得进一步研究。

（陈满丽　陈立建　顾尔伟）

参 考 文 献

1. Nakka V P, Gusain A, Raghubir R. Endoplasmic Reticulum Stress Plays Critical Role in Brain Damage After Cerebral Ischemia/Reperfusion in Rats. Neurotoxicity Research, 2010, 17(2): 189-202.

2. Murry CE, Jennings RB, Reimer KA. Preconditioning with ischemia: a delay of lethal cell injury in ischemic myocardium. Circulation, 1986, 74(5): 1124-1136.

3. Groenendyk J, Sreenivasaiah PK, Kim do H, et al. Biology of endoplasmic reticulum stress in the heart. Circulation Research, 2010, 107(10): 1185-1197.

4. Shintani-Ishida K, Nakajima M, Uemura K, et al. Ischemic preconditioning protects cardiomyocytes against ischemic injury by inducing GRP78. Biochem Biophys Res Commun, 2006, 345(4): 1600-1605.

5. Takada A, Miki T, Kuno A, et al. Role of ER stress in ventricular contractile dysfunction in type 2 diabetes. PLoS One, 2012, 7(6): e39893.

6. Sun FC, Wei S, Li CWL, et al. Localization of GRP78 to mitochondria under the unfolded protein response. Biochem J, 2006, 396(1): 31-39.

7. Lee AH, Heidtman K, Hotamisligil GS, et al. Dual and opposing roles of the unfolded protein response regulated by IRE1α and XBP1 in proinsulin processing and insulin secretion. Proceedings of the National Academy of Sciences of the United States of America, 2011, 108(21): 8885-8890.

8. Shi Z, Hou W, Hua X, et al. Overexpression of calreticulin in pre-eclamptic placentas: effect on apoptosis, cell invasion and severity of pre-eclampsia. Cell Biochem Biophys, 2012, 63(2): 183-189.

9. Miyazaki Y, Kaikita K, Endo M, et al. C/EBP homologous protein deficiency attenuates myocardial reperfusion injury by inhibiting myocardial apoptosis and inflammation. Arterioscler Thromb Vasc Biol, 2011, 31(5): 1124-1132.

10. Nakagawa T, Zhu H, Morishima N, et al. Caspase-12 mediates endoplasmic reticulum specific apoptosis and cytotoxicity by amyloidbet. Nature, 2000, 403(6765): 98-103.

11. Kaiser R A, Liang Q, Bueno O, et al. Genetic inhibition or activation of JNK1/2 protects the myocardium from ischemia-reperfusion-induced cell death in vivo. Journal of Biological Chemistry, 2005, 280(38): 32602-32608.

12. Miao Y, Bi XY, Zhao M, et al. Acetylcholine Inhibits Tumor Necrosis Factor α Activated Endoplasmic Reticulum Apoptotic Pathway via EGFR-PI3K Signaling in Cardiomyocytes. J Cell Physiol, 2014.

13. Belaidi E, Decorps J, Augeul L, et al. Endoplasmic reticulum stress contributes to heart protection induced by cyclophilin D inhibition. Basic Res Cardiol, 2013, 108(4): 363.

14. Temsah RM, Kawabata K, Chapman D, et al. Preconditioning prevents alterations in cardiac SR gene expression due to ischemia-reperfusion. Am J Physiol Heart Circ Physiol, 2002, 282(4): H1461-466.

15. Petrovski G, Das S, Juhasz B, et al. Cardioprotection by endoplasmic reticulum stress-induced autophagy. Antioxid Redox Signal, 2011, 14(11): 2191-2200.

16. Fujita E, Kouroku Y, Isoai A, et al. Two endoplasmic reticulumassociated degradation (ERAD) systems for the novel variant of the mutant dysferlin: ubiquitin/proteasome ERAD(I) and autophagy/lysosome ERAD(II). Hum Mol Genet, 2007, 16(6): 618-629.

17. Dejeans N, Tajeddine N, Beck R, et al. Endoplasmic reticulum calcium release potentiates the ER stress and cell death caused by an oxidative stress in MCF-7 cells. Biochem Pharmacol, 2010, 79(9): 1221-1230.

18. Shen M, Wu RX, Zhao L, et al. Resveratrol attenuates ischemia/reperfusion injury in neonatal cardiomyocytes and its underlying mechanism. PLoS One, 2012, 7(12): e5122.

19. Xu W, Liu L, Charles IG, Moncada S. Nitric oxide induces coupling of mitochondrial signaling with the endoplasmic reticulum stress response. Nat Cell Biol, 2004, 6: 1129-1136.

20. 姚树铜,刘秀华,王家富. 缺血后处理抑制缺血再灌注大鼠心肌内质网应激相关凋亡. 微循环学杂志,2008,

18(3):16-19.

21. Yang M, Chen J, Zhao J, Meng M. Etanercept attenuates myocardial ischemia/reperfusion injury by decreasing inflammation and oxidative stress. PLoS One, 2014, 9(9): e108024.

22. Kitamura M. Control of NF-κB and inflammation by the unfolded protein response. Int Rev Immunol. 2011, 30(1):4-15.

23. Wu Q, Wang Q, Guo Z, Shang Y, et al. Nuclear factor-κB as a link between endoplasmic reticulum stress and inflammation during cardiomyocyte hypoxia/reoxygenation. Cell Biol Int, 2014, 38(7):881-887.

24. Nakajima S, Saito Y, Takahashi S, et al. Anti-inflammatory subtilase cytotoxin up-regulates A20 through the unfolded protein response. Biochem Biophys Res Commun, 2010, 397(2):176-180.

25. Heusch G, Boengler K, Schulz R. Cardioprotection: nitric oxide, protein kinases, and mitochondria. Circulation, 2008, 118(19):1915-1919.

26. Brooks AC, Guo Y, Singh M, et al. Endoplasmic reticulum stress-dependent activation of ATF3 mediates the late phase of ischemic preconditioning. J Mol Cell Cardiol, 2014, 76(C):138-147.

27. Rana A, Goyal N, Ahlawat A, et al. Mechanisms involved in attenuated cardio-protective role of ischemic preconditioning in metabolic disorders. Perfusion, 2014:0267659114536760.

28. Hu P, Han Z, Couvillon A D, et al. Critical role of endogenous Akt/IAPs and MEK1/ERK pathways in counteracting endoplasmic reticulum stress-induced cell death. Journal of Biological Chemistry, 2004, 279(47):49420-49429.

29. Wu XD, Zhang ZY, Sun S, et al. Hypoxic preconditioning protects microvascular endothelial cells against hypoxia/reoxygenation injury by attenuating endoplasmic reticulum stress. Apoptosis, 2013, 18(1):85-98.

30. Wang M, Meng XB, Yu YL. Elatoside C protects against hypoxia/reoxygenation-induced apoptosis in H9c2 cardiomyocytes through the reduction of endoplasmic reticulum stress partially depending on STAT3 activation. Apoptosis, 2014, 19(12):1727-1735.

31. Bachar E, Ariav Y, Cerasi E, et al. Neuronal nitric oxide synthase protects the pancreatic beta cell from glucolipotoxicity-induced endoplasmic reticulum stress and apoptosis. Diabetologia, 2010, 53(10):2177-2187.

32. Gao B, Zhang XY, Han R, et al. The endoplasmic reticulum stress inhibitor salubrinal inhibits the activation of autophagy and neuroprotection induced by brain ischemic preconditioning. Acta Pharmacol Sin, 2013, 34(5):657-666.

33. Sheng R, Liu XQ, Zhang LS, et al. Autophagy regulates endoplasmic reticulum stress in ischemic preconditioning. Autophagy, 2012, 8(3):310-325.

34. Mahfoudh-Boussaid A, Zaouali MA, Hadj-Ayed K, et al. Ischemic preconditioning reduces endoplasmic reticulum stress and upregulates hypoxia inducible factor-1α in ischemic kidney: the role of nitric oxide. J Biomed Sci, 2012, 19:7.

35. Chen QL, Gu EW, Zhang L. Diabetes mellitus abrogates the cardioprotection of sufentanil against ischaemia/reperfusion injury by altering glycogen synthase kinase-3β. Acta Anaesthesiol Scand, 2013, 57(2):236-242.

36 外源性锌对心缺血再灌注损伤保护作用的研究进展

心肌缺血再灌注损伤(myocardial ischemia-reperfusion, MIRI)是心脏外科实践中常见的组织器官损伤之一,在溶栓治疗、冠状动脉介入治疗、体外循环下心内直视手术、心脏移植术等手术的病理生理演变过程中扮演重要角色。如何减轻MIRI,已成为心肌保护方面需要迫切解决的问题。缺血预处理(ischemic preconditioning, IPC)是心肌内源性保护措施,但其属损伤性操作,且缺血时最佳时间、安全时限、操作复杂、不合伦理等问题使其临床应用受到限制。故提出药物预处理(pharmacological-preconditioning, PP),即通过药物激发或者模拟内源性保护物质而达到心肌保护作用,成为目前的研究热点之一。外源性的锌能够保护缺血再灌注损伤的心肌,但具体机制尚未明确。锌作为机体内重要细胞内信号分子,在信号识别、第二信使代谢、蛋白激酶激活等方面发挥重要作用,本文就外源性锌参与的心肌保护作用及其相关机制的研究进展综述如下。

一、锌的基本生理作用

锌是人体必需的元素,参与细胞内信号传递和细胞功能的调节。锌在机体内分布广泛,是300多种金属酶发挥功能所必需的微量元素,是构成机体各种蛋白、转录因子等结构和功能的基础,锌离子在机体内失衡或者紊乱,将对机体造成严重的影响。

锌参与多种酶的合成与激活,对蛋白质的合成,细胞生长、分裂和分化的调节及人体生长发育等多种生理功能均有重要作用。锌可作为第一信使,参与细胞间信息传递,它被确认为内源性G蛋白偶联受体39的激动剂和调节上皮细胞修复关键的信号分子;锌还可作为第二信使影响细胞内其他的信号分子,包括蛋白激酶C(protein kinase C, PKC)、钙调节蛋白依赖性蛋白激酶Ⅱ、细胞外信号调节激酶1/2(extracellular-signal-regulated kinase 1/2, ERK1/2)、蛋白酪氨酸磷酸酶(protein tyrosine phosphatase, PTP)和细胞凋亡蛋白酶等,其中PKC和ERK都是介导心肌保护的重要信号分子。此外,锌还可调节线粒体功能,影响活性氧(reactive oxygenspecies, ROS)的产生,尤其是抑制线粒体

bc1复合体(或称线粒体呼吸链复合体Ⅲ)处电子链传递,使ROS产生增加。锌可诱导金属硫蛋白(metallothionein, MT)合成,与MT形成复合物,保护机体免受自由基损伤。外源性锌通过调控MT表达进而参与机体内锌稳态维持和功能调节,锌稳态主要靠溶质运载蛋白家族(Solute Carrier Slc families), Slc39A(ZIP)和Slc30A(ZnT)及MT进行调控。锌对DNA稳定性的维持还表现在它可以以锌指蛋白形式参与调控DNA的复制、转录及损伤修复。Zn^{2+}在维持锌指结构完整和辅助完成蛋白功能的过程中发挥着不可替代的作用。不同的锌指结构选择性地与DNA链、RNA链或DNA-RNA杂交链结合,进而在转录和翻译水平上调控基因表达。另有研究表明,虽然低锌条件下p53基因表达量增加,但p53基因与下游靶基因相互作用的活性显著降低,因此导致DNA损伤修复不能及时完成。

二、外源性锌的心肌保护作用

随着人们对锌及缺血再灌注损伤认识的深入,锌作为机体内重要的细胞内信号分子在信号识别、第二信使代谢、蛋白激酶、激活磷酸化等方面发挥着重要作用。有研究表明,心脏缺血再灌注时细胞内锌水平下降,而补充锌可以保护心脏,说明锌对保护再灌注心肌具有关键作用。

有研究发现体外循环心脏手术后患者血清锌浓度发生变化。随后大量研究表明:冠心病患者术前体内存在锌缺乏,先天性心脏病患者术前血锌基本正常;体外循环后,由于血液稀释、创伤、尿排泄等因素降低了机体锌储备,同时由于低温、缺氧、麻醉药等因素导致锌在机体内再分布进一步加重了锌缺乏;研究显示,外源性锌能够调节多种重要的细胞内信号物质的活性,例如PI3K、Akt/PKB、P70S6Kinase、mTOR、ERK以及GSK-3β。由于这些信号物质均参与心肌缺血再灌注损伤的保护机制,所以锌可能参与心肌保护作用。早期的研究显示,锌通过抑制氧超载而保护大鼠离体再灌注心肌,外源性锌能够抑制移植心脏的细胞凋亡,锌能够抑制氧化应激诱导的心肌细胞线粒体损伤。也有研究表明,大鼠心脏经历缺血再灌注后细胞内锌

153

水平减少,而给予锌可以保护心脏,说明锌稳态对抗再灌注心肌具有非常重要的作用。而上述作用机制在抗心肌缺血再灌注损伤中已得到证实。锌预处理心肌可减轻缺血再灌注心肌的氧化应激、抑制心肌细胞凋亡,在心肌缺血后再灌注期用锌离子载体减轻了心肌损伤,其机制可能是通过保护 PKC 异构体。Chanoit 等用外源性锌减轻了心肌细胞氧化应激所致的线粒体损伤,在此基础上,该课题组用 ZnCl₂ 预处理心肌细胞后可显著减轻再灌注损伤,使 GSK-3β 的丝氨酸残基磷酸化增加,用 PIK3 抑制剂 LY-294002 可废除上述现象,推测其机制可能是抑制 GSK-3β 活性,从而通过线粒体通透性转运孔发挥心肌保护作用。有研究证实用 ZnCl₂ 处理心肌细胞后发现 Akt 及 GSK-3β 磷酸化增加,用 EDTA 螯合锌离子后此现象消失,其机制可能是通过类胰岛素生长因子 1 酪氨酸激酶(IGF-1RTK)和抑制线粒体通透性转运孔开放激活 Akt。有研究显示 84% 急性心肌梗死患者早期血锌下降,非坏死的缺血区心肌锌含量远高于正常心肌,更高于坏死区心肌,因而认为血锌下降的主要机制是血中锌被缺血心肌摄取以利组织修复,因此体外循环后机体锌缺乏必然加重心肌缺血再灌注损伤。综上所述,外源性锌具有显著抗心肌再灌注损伤的作用,可能是通过抗氧化损伤的终末效应而得以实现的,其具体机制尚需进一步的研究探讨。

三、锌参与心肌缺血再灌注损伤保护作用机制

(一) 外源性锌激活 Nrf2-ARE 通路

转录因子 NF-E2 相关因子 2(transcription factor NF-E2-related factor 2,Nrf2)是细胞调节抗氧化应激的重要转录因子,主要通过抗氧化顺势作用元件(antioxidant response elements,ARE)控制抗氧化酶基因、Ⅱ 相解毒酶基因和应激基因的表达。

近年研究发现,Nrf2 在心血管系统具有稳定的表达,在 MIRI 中发挥重要抗氧化应激心肌保护作用。研究表明,Nrf2-ARE 通路对 MIRI 保护机制可能是通过减少 ROS 抗氧化应激损伤、减轻钙超载、抗炎症、抗心肌细胞凋亡等,各机制相互联系,相互渗透,其中抗氧化应激作用是目前众多学者所公认的。Nrf2/ARE 通路是内源性抗氧化机制中最为重要的信号通路之一,处于氧化应激核心地位。氧化应激可加速 Nrf2 的 mRNA 转录,增加 Nrf2 蛋白合成,从而导致 Keapl-Nrf2 复合体解离,使游离的 Nrf2 增加,进入细胞核内的 Nrf2 增加,上调其下游抗氧化蛋白及 Ⅱ 相解毒酶基因的表达从而减轻氧化损伤。王海英等人对大鼠心肌进行实验证明,多种药物通过 Nrf2-ARE 通路介导抗心肌缺血再灌注损伤保护作用。

研究证实锌在机体内各种氧化损伤所致的疾病中发挥着直接或者间接的抗氧化作用,锌缺乏增加了机体对氧化应激的易感性,使氧自由基产生增加,丙二醛含量增加,谷

胱甘肽及超氧化物歧化酶含量、活性降低,补锌后氧化损伤减轻。研究发现,锌抗氧化可能激活 Nrf2-ARE 通路,通过诱导上调核转录因子及其下游调控基因的转录,增加了一系列抗氧化蛋白及 Ⅱ 相解毒酶的表达量,减轻氧化应激,有研究证实用硫酸锌处理视网膜色素上皮细胞后,使 Nrf2 表达量增加,使谷氨酸半胱氨酸连接酶(GCL)在转录水平表达增加,最终上调谷胱甘肽合成;而采用 RNA 干扰技术敲除 Nrf2 基因后未观察到上述效应,表明锌可通过 Nrf2-ARE 通路抗氧化损伤,也研究显示 ZnCl₂ 在 HepG2 和 Hepa 1c1c7 细胞内,诱导了一系列抗氧化蛋白及 Ⅱ 项解毒酶的表达,通过基因分析证明是激活了 Nrf2-ARE 通路。Nrf2 处于机体抗氧化应激的核心地位,外源性锌对心肌细胞的保护作用与其抗氧化作用相关,如应用外源性锌预处理缺血心肌,是否是通过激活 Nrf2-ARE 通路产生心肌保护作用尚不清楚,外源性锌预处理是否通过激活 Nrf2-ARE 通路抗心肌缺血再灌注损伤将为心肌保护提供一条新途径。

(二) 外源性锌与金属硫蛋白(MT)

金属硫蛋白(metallothionein,MT)是体内富含巯基的应激蛋白,具有清除自由基,其清除能力是 GSH-Px 的 100 倍、SOD 的 1000 倍,MT 为机体的内源性保护蛋白,可增加超氧化物歧化酶(SOD)而减少自由基,抗脂质过氧化作用,MT 与应激关系密切,且参与微量元素代谢的调节,锌可诱导体内合成 MT,补锌可能通过影响 MT 基因的表达而发挥抗氧化和细胞保护作用。

锌是人体必需的微量元素,为 Cu/Zn SOD 的活性剂,能有效抑制脂质过氧化反应。MT 涉及许多生理及病理生理过程,其中包括体内必需金属元素的储存、代谢和转运以及重金属的解毒、细胞代谢的调控、内分泌系统调节等,对各种生物膜有稳定作用。正常情况下,体内存在的抗氧化酶系统,如超氧化物歧化酶(SOD)、谷胱甘肽过氧化物酶(GSH-Px)等,可消除氧自由基及阻止过氧化脂质的形成,但心肌的这种抗氧化能力较弱。此外,MT 还通过促进抗氧化酶的活性增强抗膜脂质过氧化的作用。因此在氧化应激状态下,心脏 MT 清除 ROS 的作用凸显。庄梅等人对大鼠的研究结果证实,补充外源性锌具有保护缺血再灌注损伤心肌的作用。金属硫蛋白(MT)能保护细胞抵抗氧化应激介导的细胞凋亡,说明外源性锌诱导了 MT 的高表达对 NF-κB 的活化具有抑制作用,这可能是 MT 抵抗氧化应激介导细胞凋亡的机制之一。综上所述,补锌后 MTmRNA 转录水平显著增高,从而有利于机体抗氧化,减轻心肌缺血再灌注损伤。

(三) 外源性锌与线粒体通透性转换孔

随着“线粒体医学”的不断发展,对心肌缺血、再灌注损伤的机制研究逐渐深入,抑制线粒体通透性转换孔(mitochondrial permeability transition pore,mPTP)的开放被认为是心肌保护中最有前途的靶位之一。作为细胞能量的来源,线粒体是决定细胞死亡和代谢的重要细胞器,线粒体膜上存在 mPTP。

线粒体是氧自由基产生的主要场所，在心肌缺血再灌注损伤过程中，氧自由基大量生成，氧自由基对 mPTP 影响最大，为 mPTP 开放提供了最佳环境，氧自由基增加通过耗竭还原状态 GSH 或 NADPH 使 mPTP 开放，同时导致心肌细胞凋亡，从而加重心肌缺血再灌注损伤。研究表明，线粒体功能改变与细胞凋亡密切相关，包括释放促凋亡因子、活性氧过度生成、能量产生障碍、胞浆内钙失衡等，线粒体膜通透性转换的发生在细胞凋亡中的作用非常关键。线粒体是心肌细胞缺氧性损害的核心细胞器。心肌缺血/再灌注损伤时心肌组织在较长时间缺血后恢复血液灌流，反而会出现比再灌注前更明显、更严重的损伤和功能障碍，包括收缩功能降低，冠脉流量下降及血管反应性改变。研究证实，mPTP 是心肌保护作用的关键靶点，在心肌缺血再灌注损伤的病理生理过程中发挥重要作用。研究显示，外源性锌能够阻止氧化应激引起的大鼠心肌细胞 mPTP 开放，吗啡通过锌抑制 mPTP 开放发挥心肌线粒体保护作用。目前研究认为，抑制 GSK3β 活性进而阻止 mPTP 开放是多种信号通路心肌保护作用的共同途径。已有研究证实，外源性锌通过 PI3K-Akt 信号使 GSK3β 失活进而阻止 mPTP 开放，保护模拟再灌注的 H9C2 大鼠心肌细胞。因此，锌参与 GSK3β 失活进而抑制 mPTP 开放在再灌注心肌保护中具有重要作用，补充外源性锌可能是心肌保护机制中新的信号策略。

综上所述，外源性锌能够调控 mPTP 开放及其关闭，并参与了心肌缺血再灌注损伤的多种机制。因此，mPTP 已成为心脏保护的一个重要靶点，抑制它的开放可以减少多种心脏病的发生。

（四）其他

锌离子代谢的稳态平衡对维持机体正常生理功能至关重要，在心脏组织中有多种锌转运蛋白表达，维持心肌细胞内锌内稳态及细胞正常生理功能。尽管目前仍没有确切证据来证实 ZnT1 的心肌保护转运是调节心肌组织锌内稳态而来获得的，但是在模拟 MIRI 的 HL-1 系心肌细胞中，ZnT1 的超表达激活 Ras-ERK 信号通路达到心肌保护作用。研究表明，补充外源性锌后，锌通过锌转运蛋白的调节达到稳态，使心肌组织免受心肌缺血再灌注损伤。

锌可抑制细胞凋亡，其机制可能与其阻断 Ca^{2+} 凋亡信号的传导系统、影响 PKC 信号系统以及抑制核酸内切酶等有关。刘丹等人对大鼠的研究结果证实，补充外源性锌具有保护缺血再灌注损伤心肌的作用，其机制可能是通过抑制心肌细胞凋亡而实现的。

四、外源性锌对心肌保护作用的小结与研究展望

补充外源性锌已经成功应用于对肝脏、肾脏、大脑、心脏等器官缺血再灌注损伤的保护，在临床上已经有其对心肌梗死、心脏手术等各种心血管疾病的保护作用研究，但是目前补充外源性锌的临床试验研究存在样本量偏少、评估指标少的缺陷，在以后的研究中需要多中心的临床研究来予以验证锌的心肌保护作用以及临床治疗效果。

综上所述，目前已经有大量研究证实了外源性锌能够减少心肌缺血再灌注损伤，对心肌具有明显的保护效应，与 IPC 相比，其具备操作简单、无创、高效等优点，便于在临床上推广应用，具有广阔的发展前景。但是锌的心肌保护具体机制尚未完全阐明，譬如锌的心肌保护作用的细胞内信号转导途径，锌在细胞内外的转运形式，及其转运蛋白的具体调控是否也与其心肌保护作用有关等，均无相关报道，尚有待进一步的研究。

（张永国　王海英）

参 考 文 献

1. Yan Zhang, Feng xiang LV, Li Jin, et al. MG53 participates in ischaemic postconditioning through the RISK signaling-pathway. Cardiovascular Research, 2011, 91 (1): 108-115.

2. 李王芳, 贺永贵, 张义东, 等. 锌与心肌保护. 中国煤炭工业医学杂志, 2014, 17(7): 1195-1197.

3. Xu Z, Kim S, Huh J. Zinc plays a critical role in the cardio-protective effect of postconditioning by enhancing the activation of the RISK pathway in rat hearts. Journal of Molecular and Cellular Cardiology, 2014, 66: 12-17.

4. 郑娟娟, 张雨, 许文涛, 等. 锌对哺乳动物细胞损伤的保护机制. 生物技术通报, 2013, (4): 21-26.

5. 李宜珈, 杨暄, 许文涛. 锌对细胞损伤的保护机制研究进展, 食品与营养科学, 2014, (3): 57-63.

6. Fukada T, Yamasaki S, Nishida K, et al. Zinc homeostasis andsignaling in health and diseases: zinc signaling. J Biol Inorg Chem, 2011, 16(7): 1123-1134.

7. Jeong J. Eide, DJ. The SLC39 family of zinc transporters. Molecular Aspects of Medicine, 2013, 34(2-3), 612-619.

8. Ho E. AmesBN. Low intracellular zinc induces oxidative DNA damage, disrupts p53, NFkappaB and AP1 binding, and affects DNA repair in a rat glioma cell line. Proceedings of the National Academy of Sciences of the United States of America, 2002, 99(26): 16770-16775.

9. Xu Z, Zhou J. Zinc and myocardial/reperfusioninjury. Biometals, 2013, 26(6): 863-878.

10. Chanoit G, Lee S, Xi J, et al. Exogenous zinc protects cardiac cells from reperfusion injury by targeting mitochondrial permeability transition pore through inactivation of glycogen synthase kinase-3β. AJP-Heart and Circulatory Physiology, 2008, 295 (3): H1227-H1233.

11. Lau A., Whitman SA., Jaramillo MC, et al, Arsenic-Mediated Activation of the Nrf2-Keap1 antioxidant Pathway. JBiochemMolToxicol, 2013, 27(2): 99-105.

12. 童海达, 王佳茗, 宋英. Keap1-Nrf2-ARE 在机体氧化应激损伤中的防御作用. 癌变·畸变·突变, 2013, 25

(1):71-75.

13. Adluri RS, Thirunavukkarasu M, Zhan L, et al. Cardioprotective efficacy of a novel antioxidant mix vitaepro against ex vivo myocardialischemia-reperfusion injury. Cell Biochem Biophys. 2013;67(2):281-286.

14. Zhao M, He X, Bi XY, et al. Vagal stimulation triggers peripheralvascular protection through the cholinergic anti-inflammatory pathway in a rat model ofmyocardial ischemiareperfusion. Basic Res Cardiol, 2013,108(3):345.

15. 王海英,杨义辉,喻田,等. Nrf2-ARE 通路在缺血后处理和吡那地而后处理减轻大鼠离体心脏缺血再灌注损伤中的作用. 中华麻醉学杂志,2012,32(4):481-484.

16. 庄梅,雷大卫. 诱导金属硫蛋白表达对大鼠缺血再灌注心肌细胞凋亡及核因子 κB 表达的影响. 中国老年学杂志,2013,13(33):3099-3101.

17. 许晓玲,李晋菊,吴柱国. IGF-I 在线粒体介导的心肌细胞凋亡中的作用(文献综述). 放射免疫学杂志,2013,26(3):296-298.

18. Xi J, Tian W, Zhang L, et al. Morphine prevents themitochondrial permeability transition pore openingthrough NO/cGMP/PKG/Zn^{2+}/GSK-3beta signalpathway in cardiomyocytes. Am J Physiol Heart Circ Physiol, 2010, 298(2): 601-607.

19. Yadav HN, Singh M, Sharma PL. Involvement of GSK-3β in attenuation of the cardioprotective effect of ischemic preconditioning in diabetic rat heart. Mol Cell Biochem, 2010, 343(1-2):75-81.

20. Xu Z, Zhou J. Zinc and myocardial ischemia/reperfusion injury. Biometals, 2013, 26(6):863-878.

21. 刘丹,孙品兰,罗明军,等. 葡萄糖酸锌对大鼠缺血再灌注损伤心肌细胞凋亡和细胞超微结构的影响. 中国现代医药应用,2010,4(22):146-148.

37 糖原合成酶激酶3β在心肌缺血再灌注损伤及其保护中的作用

糖原合成酶激酶 3β（glycogen synthase kinase 3β，GSK-3β）是一种高度保守的丝氨酸/苏氨酸激酶，是细胞内多条信号转导通路的重要组成部分，不仅参与细胞的多项活动[1]，而且与多种疾病的发生密切相关[2]。新近研究显示 GSK-3β 不仅是心肌缺血-再灌注损伤（ischemia reperfusion injury，IRI）多条重要发生机制的交汇点，而且是不同心肌保护干预措施机制的共同作用点。此外，多种心血管疾病相关的病态模型均是通过修饰 GSK-3β 及其下游靶点的状态从而抵抗多项心肌保护干预措施。本文综述 GSK-3β 的研究现状及其在心肌 IRI 中作用的研究进展。

一、GSK-3β 与心肌 IRI 发生机制

（一）GSK-3β 与炎症反应

炎症反应是心肌 IRI 的重要发生机制。缺血-再灌注过程可引发大量炎性介质释放，补体系统激活，继而激活细胞内烟酰胺腺嘌呤二核苷酸磷酸/烟酰胺腺嘌呤二核苷酸（NADPH/NADH）氧化酶系统，催化伴随再灌注进入心肌组织的大量氧分子，导致活性氧物质大量产生，造成心肌细胞结构损伤和功能障碍[3]。再者，炎症反应亦是导致微循环障碍和心肌顿抑的重要原因[3]。因此，通常认为抑制心肌 IRI 中过度的炎症反应能明显减轻心肌组织损伤[4,5]。

NF-κB 为重要的核转录因子，免疫反应早期和炎症反应各阶段的许多分子均受 NF-κB 调控。早期研究证实，GSK-3β 可通过磷酸化 NF-κBp65 的 4 个潜在的磷酸化位点而调控 NF-κB 的转录活性[6]。因此，人们开始关注 GSK-3β 在炎症反应中的作用。新近研究证实 GSK-3β 在固有免疫和适应性免疫中均发挥着重要作用，并能同时调节前炎症细胞因子和抗炎因子，广泛参与炎症反应[7]。此外，研究发现脂多糖能显著提高乳鼠心肌细胞和心肌组织中 GSK-3β 的活性，活化后 GSK-3β 能够通过磷酸化 NF-κBp65 的氨基酸位点而激活其转录活性，从而上调 TNF-α 表达[8]。这提示 GSK-3β 可能与内毒素血症诱发的炎症反应及其所致的心肌损伤密切相关。

固有免疫和炎症反应在心肌 IRI 的发生中发挥着极其重要的作用。Ha 等[9]在缺血 1h 再灌注 4h 的小鼠心肌 IRI 模型研究中，缺血前 1h 给予肽聚糖或直接给予 Toll 样受体配体，通过激活固有免疫的重要信号转导通路—Toll 样受体信号转导通路，以借助受体间的相互作用而激活胞内 PI3K/Akt 信号转导通路，抑制 GSK-3β 活性；结果显示心肌梗死面积显著减小、心脏功能改善和血流动力学稳定。该研究间接证实 GSK-3β 参与了心肌 IRI 诱发的炎症反应，并且与炎症反应调控相关的心肌保护机制是与 GSK-3β 活性抑制密切相关的。

Gao 等[10]在阻断左冠状动脉前降支 30min 和再灌注 1h 的在体大鼠心肌 IRI 模型研究中发现，灌注前 5min 静脉注射 TDZD-8 1mg/kg 能抑制心肌 NF-κB 活化、减少心肌组织 TNF-α 和 IL-6 含量以及中性粒细胞浸润，并显著缩小心肌梗死面积。从而证实 GSK-3β 参与心肌 IRI 损伤诱发的炎症反应，并且其活性状态与心肌 IRI 密切相关。

综上所述，GSK-3β 是炎症反应的核心调节因素之一。在缺血-再灌注导致心肌损伤的过程中，GSK-3β 具有放大炎症反应的作用。抑制 GSK-3β 活性能显著抑制心肌 IRI 过程中的过度炎症反应，并减轻心肌 IRI。

（二）GSK-3β 与线粒体通透性转换孔

线粒体通透性转换孔（mitochondrial permeability transition pore，mPTP）是线粒体内外膜之间的非选择性高电导通道，是由多个蛋白亚单位组成的复合物，主要组分包括位于线粒体外膜的电压依赖性阴离子通道（voltage-dependent anion channel，VDAC）和位于线粒体内膜的腺嘌呤核苷酸转位酶（adenine nucleotide translocase，ANT），此外还包括一些调节蛋白，例如亲环蛋白 D（cyclophilin-D，CypD）、己糖激酶Ⅱ（Hexokinase-Ⅱ，HK-Ⅱ）和肌酸激酶（Creatine Kinase，CK）等[11]。VDAC 是一种跨膜蛋白，在线粒体外膜的脂质层形成 2nm～3nm 的亲水通道，允许 ADP、ATP 以及一些单价离子进入线粒体膜间隙。ANT 主要是催化胞质中 ADP 与线粒体中 ATP 的交换。CypD 有 ANT 和 Ca^{2+} 结合位点，在高 Ca^{2+} 浓度条件下，Ca^{2+} 与 CypD 结合后，继而与 ANT 结合，催化 ANT 构象发生改变，使其不再是核苷酸转运体，而成为非特异性转换孔，从而导致 mPTP 开放[11]。

mPTP有3种功能状态:①完全关闭,线粒体跨膜电位完整;②可逆性的低水平开放,线粒体膜电位可逆性降低;③不可逆的高水平开放状态,线粒体膜电位不可逆性降低[11]。研究发现,mPTP不可逆性高水平开放是导致心肌IRI的又一重要机制[3]。在缺血期,由于缺氧导致氧化磷酸化受阻,ATP含量显著降低,ADP、AMP显著升高,乳酸蓄积,细胞内pH值降低,Na^+-K^+-ATP酶活性降低导致Na^+/Ca^{2+}交换蛋白反转运,致使细胞内Ca^{2+}浓度升高;此时已经具备mPTP的开放条件,但是细胞内酸中毒抑制mPTP开放[3]。再灌注后,pH值迅速恢复、Ca^{2+}浓度急剧升高以及活性氧物质大量产生激活mPTP的不可逆性高水平开放,进一步使大量的Ca^{2+}进入线粒体,严重干扰线粒体的氧化磷酸化,ATP生成急剧减少,心肌细胞能量供应进一步减少,线粒体、细胞离子稳态破坏,引起线粒体、细胞肿胀,细胞凋亡甚至坏死[3]。

Johaszova等[12]首次发现GSK-3β活性是心肌细胞mPTP开放的决定因素,采用突变型GSK-3β S9A基因转染的成年大鼠,在激光共聚焦显微镜下观察氧自由基诱导心肌细胞线粒体mPTP开放所需的时间。结果显示,与野生型大鼠相比,GSK-3β基因突变大鼠心肌细胞mPTP开放时间显著延长。另外,该研究在新生鼠离体心肌细胞发现,GSK-3β抑制剂LiCl、SB 216763和SB 415286均能显著降低心肌细胞mPTP对活性氧物质的敏感性,并改善线粒体功能[12]。随后,Gomez等[13]在缺血60min和再灌注24h的小鼠心肌IRI模型研究中,将能诱导细胞内Ca^{2+}库不可逆性开放的负荷量Ca^{2+}浓度作为观察心肌细胞mPTP开放阈值的指标,结果发现再灌注前实施3个循环的短暂缺血1min和再灌注1min的缺血后处理能显著升高危险区心肌细胞mPTP的开放阈值,然而在GSK-3βS9A过表达的突变型实验小鼠缺血后处理的这种保护作用则消失。

上述研究证实GSK-3β活性是活性氧物质和Ca^{2+}诱导心肌细胞mPTP开放的决定因素,并且抑制GSK-3β活性能显著升高心肌细胞mPTP的开放阈值。但是抑制GSK-3β活性升高mPTP开放阈值的机制目前尚未完全确立,据推测可能与以下因素有关:①作用于调节蛋白HK-Ⅱ:HK-Ⅱ是mPTP稳定剂[14]。活化的GSK-3β能够磷酸化VDAC,导致HK-Ⅱ从mPTP脱落,从而降低mPTP的开放阈值[15]。②IRI导致胞浆中GSK-3β定位于线粒体,并同时结合ANT和VDAC,通过磷酸化VDAC,促进mPTP开放。在Ser9位点被磷酸化后,失活的GSK-3β单独结合ANT,可解除CypD对ANT的作用,抑制mPTP开放程度[16]。③p53具有诱导mPTP开放的功能,GSK-3β能够通过磷酸化p53,促进其活化以及定位细胞核和线粒体[17]。p53抑制剂pifithrin-α能够通过促进GSK-3βSer9磷酸化,降低GSK-3β的活性而显著增加异氟烷的心肌保护效应,并且这种作用能够被mPTP开放剂苍术苷消除[18]。④GSK-3β能调控ATP耗竭和无机盐堆积诱导的mPTP开放[19]。抑制GSK-3β活性能减少VDAC磷酸化,阻止ATP通过VDAC进入线粒体,从而抑制

由ATP水解和无机盐蓄积所致的mPTP开放[19]。值得一提的是,上述四种机制在调控mPTP开放状态中并不相互独立,它们可共同作用来调控mPTP的开放状态。

(三) GSK-3β与细胞凋亡

缺血再灌注所致的线粒体损伤、钙稳态失衡和氧化损伤共同构成了细胞凋亡的恶性网络循环,促进细胞凋亡发生[3]。心肌细胞作为终末分化细胞,其凋亡直接关系到再灌注后细胞功能的恢复。GSK-3β一方面通过调控mPTP开放状态影响线粒体凋亡途径[12,13];另一方面亦参与凋亡相关转录因子表达的调节。例如GSK-3β能够通过p53诱导Bax和Bid表达而参与线粒体调控的内源性细胞凋亡途径[20]。再者,研究发现抑制GSK-3β活性能显著增强环腺苷酸反应元件结合蛋白(cyclic AMP response element binding protein,CREB)促Bcl-2蛋白表达的作用,抑制细胞凋亡发生[21]。因此,GSK-3β能在基因水平对线粒体凋亡途径中促凋亡蛋白和抗凋亡蛋白进行双向调控,而降低内源性凋亡途径的阈值,促进细胞凋亡发生。

二、GSK-3β与心肌 IRI 保护

研究证实,调控GSK-3β相关信号转导通路是缺血预处理、缺血后处理以及多种心肌保护药物的重要作用靶点。而且,在心血管疾病相关病态心肌IRI模型中,GSK-3β及其信号转导通路异常是抑制多种干预措施发挥心肌保护作用的重要原因。

(一) 在正常心肌 IRI 模型中 GSK-3β 与心肌保护

1. GSK-3β 与内源性心肌保护干预措施　Kaga等[22]在大鼠在体IRI模型证实,包括4个循环4min短暂缺血和4min再灌注的缺血预处理能够激活由GSK-3β参与负性调控的Wnt/β-catenin通路,上调促生存基因VEGF、Bcl-2和survivin的转录。并且该研究亦进一步证实Wnt/β-catenin通路负性调控因子GSK-3β抑制剂LiCl和SB216763均能模拟缺血预处理,增加β-catenin聚集入核、启动核转录因子TCF/LEF的转录活性以及促进VEGF、Bcl-2和survivin靶基因表达,并显著抑制心肌细胞和血管内皮细胞凋亡,促进再灌注后新生血管形成。从而再次证实GSK-3β在缺血预处理心肌保护作用中的重要地位。

Gomez等[13]在缺血60min和再灌注24h的小鼠在体心肌IRI模型证实,再灌注前实施包括3个循环的1min短暂缺血和1min再灌注的缺血后处理、静脉注射70mg/kg的GSK-3β抑制剂SB216763后处理或静脉注射10mg/kg的mPTP开放抑制剂CSA,结果显示三种干预获得了相似的心肌保护作用,主要是再灌注后心肌梗死面积减小和Ca^{2+}诱导的心肌细胞mPTP开放阈值提高。但是在GSK-3βS9A过表达的突变型小鼠心肌IRI模型中,除了CSA后处理还保留上述的心肌保护作用之外,缺血后处理和SB216763后处理的心肌保护作用消失。上述实验结果提示,抑制GSK-3β活性是缺血后处理心肌保护作用的决定性机制,并且这与

GSK-3β 的下游靶点 mPTP 密切相关。

Wu 等[23]在 LAD 阻断 30min 和再灌注 2h 的在体心肌 IRI 大鼠模型证实，再灌注前实施缺血后处理和 GSK-3β 活性抑制剂 SB216763 药物后处理，能够获得相似的心肌保护作用，即显著抑制再灌注后心肌 GSK-3β 活性、增加胞质和胞核中 β-catenin 含量、上调抗凋亡蛋白 Bcl-2 表达和显著缩小心肌梗死面积。但是，在再灌注前 10min 应用 PI3K 抑制剂渥漫青霉素（wortmannin）则能完全消除缺血后处理的心肌保护作用。从而提示缺血后处理能通过激活 PI3K/GSK-3β/β-catenin 信号通路，上调抗凋亡相关蛋白表达，从而抑制心肌细胞凋亡和减轻心肌 IRI。

Li 等[24]在小鼠在体心肌 IRI 模型研究中发现，缺血前采用下肢止血带实施 4 个循环的缺血 5min 和再灌注 5min 的远端缺血预处理，结果显示能明显抑制心肌细胞 GSK-3β 活化、促进 β-catenin 核内移位、上调 E-钙粘素（E-cadherin）和氧化物酶体增长因子活化受体 δ（peroxisome-proliferator-activated receptor δ，PPARδ）基因表达，从而促进心肌细胞生存。同样，这种保护作用能够被 PI3K 抑制剂渥漫青霉素所阻断，提示远端缺血预处理的心肌保护作用亦与 PI3K/GSK-3β/β-catenin 信号转导通路密切相关。

综上所述，多种内源性心肌保护干预措施均能通过抑制心肌细胞 GSK-3β 活性而降低 mPTP 开放和上调抗凋亡蛋白表达，从而提高心肌组织对 IRI 的耐受力。

2. GSK-3β 与外源性心肌保护干预措施　研究发现 GSK-3β 是多种外源性药物心肌保护作用机制的交汇点。Obame 等[25]采用在体和离体细胞实验发现，阿片类药物能够激活 PI3K/GSK-3β 信号转导通路的下游机制。在缺血 35min 和再灌注 2h 的在体大鼠心肌 IRI 模型发现，再灌注前 5min 静脉注射 0.3mg/kg 吗啡或 0.6mg/kg 的 SB216763 均能明显缩小心肌梗死面积，并能提高缺血危险区心肌细胞线粒体对高钙诱导 mPTP 开放的阈值。再者，在离体成年大鼠心肌细胞缺氧-复氧损伤模型研究中，复氧即刻给予 2μM 吗啡或 3μM 的 SB216763 均能提高复氧心肌细胞 mPTP 的开放阈值。另外，不论是在体还是离体实验中，给予 PI3K 抑制剂渥漫青霉素能够阻断吗啡和 SB216763 的上述作用。这些结果揭示阿片类药物能够通过启动 PI3K/GSK-3β 信号转导通路而提高心肌细胞 mPTP 的开放阈值，从而增强心肌细胞对 IRI 的耐受性。

Wu 等[26]采用 LAD 阻断 30min 和再灌注 2h 的在体心肌 IRI 大鼠模型证实，再灌注前应用 15μg/kg 舒芬太尼能显著升高 Akt 和 GSK-3β 的磷酸化水平、减少促凋亡蛋白 caspase-3 和 Bax 表达、升高抗凋亡蛋白 Bcl-2 表达、显著降低心肌细胞凋亡指数和明显缩小心肌梗死面积。然而，同时应用 15μg/kg 渥曼青霉素则可消除舒芬太尼的心肌保护作用。

Mio 等[27]在 LAD 阻断 30min 和再灌注 2h 的在体心肌 IRI 大鼠模型证实，缺血前应用 70% 氙气/30% 氧气预处理 5min，反复实施 3 次，每次间隔 15min，亦能通过 Akt/GSK-

3β 信号转导通路升高再灌注后心肌细胞线粒体 Ca²⁺ 诱导 mPTP 开放阈值，从而显著减轻心肌损伤。此外，Fang 等[28]在缺血 40min 和再灌注 1h 的离体心肌 IRI 大鼠模型证实，缺血后采用 2.0% 七氟烷处理 10min 能激活 PI3K/Akt 信号转导通路和抑制 GSK-3β 活性，但减少线粒体 Cyto-C 释放和抑制线粒体凋亡途径介导的心肌细胞凋亡。

（二）在病态心肌 IRI 模型中 GSK-3β 与心肌保护

1. 糖尿病心肌缺血-再灌注损伤模型　流行病学调查证实，糖尿病是心血管疾病的独立危险因素，而且糖尿病患者急性心肌梗死后的死亡率是非糖尿病患者的 2~6 倍。所以，针对糖尿病模型进行心肌 IRI 方面的研究临床意义更大。然而，研究证实糖尿病是阻碍多种心肌保护干预措施发挥作用的重要原因之一[29]。

如前所述，在正常心肌 IRI 模型中 GSK-3β 是多项心肌保护干预措施作用机制的交汇点。然而，在糖尿病患者和动物模型研究中均发现 GSK-3β 表达和活性状态均显著异常。因而许多学者推测 GSK-3β 调控障碍可能是心肌保护干预在糖尿病心肌 IRI 模型中失效的关键原因。

Yadav 等[30]在缺血 30min 和再灌注 120min 的离体心肌 IRI 模型研究中发现，糖尿病能屏蔽缺血预处理的心肌保护作用，但是再灌注前应用 4 次 GSK-3β 活性抑制剂 LiCl（20mM）或者 SB216763（3μM）均能重现缺血预处理在正常大鼠心肌 IRI 模型的心肌保护作用。再者，无论是缺血预处理对正常大鼠的心肌保护作用还是缺血预处理复合 GSK-3β 抑制剂对糖尿病大鼠的心肌保护作用，均能被 mPTP 开放剂苍术苷减弱。这些结果直接证实缺血预处理对糖尿病心肌 IRI 无效的内部原因是：糖尿病修饰了 mPTP 的关键上游调控点 GSK-3β 的反应性。在纠正这种影响之后，预处理能再次发挥心肌保护作用。

Cross 等[31]在比较吗啡后处理和 GSK-3β 抑制剂 SB216763 后处理对正常和糖尿病大鼠心肌 IRI 的作用时发现，两者均能显著减轻正常大鼠的心肌 IRI，但是在糖尿病心肌 IRI 中仅 SB216763 后处理依然具有保护作用。该研究还发现，糖尿病大鼠心肌细胞中 GSK-3β 的上游调控点 Akt、ERK 和 STAT 活性均显著降低，而吗啡对这些上游靶点的调控能力亦显著降低。从而证实糖尿病对 GSK-3β 及其上游通路的修饰是导致吗啡后处理心肌保护作用消失的关键机制。

Tai 等[32]在缺血 30min 和再灌注 120min 的在体心肌 IRI 大鼠模型研究中亦证实，再灌注前 5min 应用 1MAC 的七氟烷能显著升高 Akt 和 GSK-3β 磷酸化水平，并明显缩小心肌梗死面积。但是在脲佐菌素诱导的糖尿病模型中，七氟烷的上述心肌保护作用消失，但是 GSK-3β 抑制剂 SB216763 在正常和糖尿病大鼠心肌 IRI 模型均能发挥上述心肌保护作用。从而揭示糖尿病所致的 GSK-3β 及其上游通路异常也是七氟烷发挥心肌保护作用的靶点。

Ghaboura 等[33]在高脂诱导的胰岛素抵抗型糖尿病大鼠模型研究中发现，红细胞生成素后处理能通过激活 GSK-

3β 的上游信号通路抑制 GSK-3β 活性而发挥作用；但是在脲佐菌素化学破坏胰岛 β 细胞的 I 型糖尿病大鼠模型，红细胞生成素这种启动 GSK-3β 而保护心肌 IRI 的作用则被完全抑制。

综合上述研究结果，在各种内源性和外源性心肌保护干预措施中，GSK-3β 及其上、下游信号转导通路发挥着至关重要的作用，糖尿病能够通过修饰 GSK-3β 相关信号转导通路消除多种心肌保护干预措施作用。然而，采取各种方法重启 GSK-3β 相关信号转导通路则有助于减轻糖尿病心肌 IRI。

2. 其他病态心肌 IRI 模型　研究发现，除糖尿病能导致 GSK-3β 及其上游信号转导通路异常而阻碍各种心肌保护干预措施发挥作用之外，其他心肌 IRI 相关并存疾病亦有类似作用。

Yadav 等[34] 发现高脂血症能明显削弱缺血预处理的心肌保护作用，但是对 GSK-3β 抑制剂 LiCl 和 SB216763 预处理的心肌保护作用无明显影响；并且 mPTP 开放剂苍术苷对缺血预处理在正常心肌和 GSK-3β 抑制剂在高脂血症心肌的保护作用均有显著抑制作用。Yadav 等[35] 在大鼠高脂血症心肌 IRI 模型研究了 GSK-3β 抑制剂的延迟性心肌保护作用，结果显示：缺血-再灌注前 24h 采用 LiCl 和 SB216763 实施预处理具有明显的心肌保护作用，但是在术前 1h 应用热休克蛋白 72 阻滞剂槲皮黄酮能显著减弱 LiCl 和 SB216763 预处理的心肌保护作用。这些结果提示高脂血症能够抑制 GSK-3β 的反应性，致使其下游靶点调控失效，此乃缺血预处理心肌保护作用减弱的重要原因。

Waqner 等[36] 采用在体心肌 IRI 大鼠模型进行研究发现，缺血后实施 3 个循环的缺血 30s 和再灌注 30s 或者 6 个循环的缺血 10s 和再灌注 10s 的干预处理能显著缩小心肌梗死面积，并增加心肌 GSK-3β 磷酸化水平大约 2.1 倍。但是，在自发性高血压并存心肌肥厚的心肌 IRI 大鼠模型，上述现象均消失。表明上述病态模型亦能通过改变 GSK-3β 反应性而屏蔽不同缺血后处理干预的心肌保护作用。

除并存疾病外，高龄是影响心肌保护干预措施发挥作用的另一个重要原因[32]。Zhu 等[37] 在对比研究异氟烷预处理对成年（3～5 月）和老年大鼠（20～24 月）心肌 IRI 影响时发现，异氟烷能显著升高成年大鼠心肌 Akt 和 GSK-3β 磷酸化水平，显著抑制缺血-再灌注心肌细胞的 mPTP 开放，并具有明显的心肌保护作用。但是在老龄大鼠异氟烷预处理的心肌保护作用消失，并且其对灌注后心肌 Akt、GSK-3β 以及 mPTP 的作用也消失。这些结果提示异氟烷预处理的心肌保护作用具有明显的年龄依赖性，这与衰老所致的心肌细胞 Akt/GSK-3β 信号转导通路及其下游靶效应器 mPTP 反应异常相关[37]。Zhu 等[38] 随后的研究还证实，虽然 GSK-3β 抑制剂 SB-216763 能显著升高老龄大鼠 GSK-3β 磷酸化水平而抑制其活性，但是却不能抑制缺血-再灌注诱导的心肌细胞 mPTP 开放，并且无明显的心肌保护作用。从而进一步揭示衰老引起 GSK-3β 与其下游靶效

应器失联是导致相关心肌保护干预措施无效的重要原因。

三、总结

GSK-3β 是细胞内多条信号转导通路的负性调控成分，广泛参与细胞的多项生命活动。现有的证据表明，GSK-3β 通过放大炎症反应、改变线粒体结构以及调节凋亡相关蛋白表达参与心肌 IRI 的发生。调控缺血-再灌注心肌 GSK-3β 及其信号转导通路是多种心肌保护干预措施的共同作用机制。不同的心肌 IRI 发病高风险因素均可改变 GSK-3β 及其信号转导通路的活性状态，从而影响多种心肌保护干预措施发挥作用。虽然目前对 GSK-3β 相关信号转导通路异常改变的具体机制尚未完全阐明，但是多项研究证实，通过各种方式使外源信号与细胞内 GSK-3β 信号转导通路再次关联能重启多项干预措施在病态心肌 IRI 中发挥保护作用，这极有可能成为心肌 IRI 相关研究之临床转化问题的突破口。

（程怡　薛富善　李瑞萍　刘高谱）

参 考 文 献

1. Forde JE，Dale TC. Glycogen synthase kinase 3：a key regulator of cellular fate. Cell Mol Life Sci，2007，64（15）：1930-1944.

2. Rayasam GV，Tulasi VK，Sodhi R，Davis JA，Ray A. Glycogen synthase kinase 3：more than a namesake. Br J Pharmacol，2009，156（6）：885-898.

3. 李桂源. 病理生理学. 北京：人民卫生出版社，2010：31-41，248-60，291-302.

4. Wang Q，Cheng Y，Xue FS，et al. Postconditioning with vagal stimulation attenuates local and systemic inflammatory responses to myocardial ischemia reperfusion injury in rats. Inflamm Res，2012，61（11）：1273-1282.

5. Xiong J，Yuan YJ，Xue FS，et al. Postconditioning with α7nAChR agonist attenuates systemic inflammatory response to myocardial ischemia-reperfusion injury in rats. Inflammation，2012，35（4）：1357-1364.

6. Schwabe RF，Brenner DA. Role of glycogen synthase kinase-3 in TNF-α-induced NF-κB activation and apoptosis in hepatocytes. Am J Physiol Gastrointest Liver Physiol，2002，283（1）：G204-211.

7. Wang H，Brown J，Martin M. Glycogen synthase kinase 3：a point of convergence for the host inflammatory response. Cytokine，2011，53（2）：130-40.

8. Shen E，Fan J，Peng T. Glycogen synthase kinase-3β suppresses tumor necrosis factor-α expression in cardiomyocytes during lipopolysaccharide stimulation. J Cell Biochem，2008，104（1）：329-338.

9. Ha T，Hu Y，Liu L，et al. TLR2 ligands induce cardioprotec-

tion against ischaemia/reperfusion injury through a PI3K/ Akt-dependent mechanism. Cardiovasc Res,2010,87(4): 694-703.

10. Gao HK,Yin Z,et al. GSK-3β inhibitor modulates TLR2/ NF-κB signaling following myocardial ischemia reperfusion. Inflamm Res,2009,58(7):377-83.

11. Rasola A,Bernardi P. The mitochondrial permeability transition pore and its involvement in cell death and in disease pathogenesis. Apoptosis,2007,12(5):815-33.

12. Juhaszova M,Zorov DB,Kim SH,Pepe S et al. Glycogen synthase kinase-3β mediates convergence of protection signaling to inhibit the mitochondrial permeability transition pore. J Clin Invest,2004,113(11):1535-1549.

13. Gomez L,Paillard M,Thibault H,et al. Inhibition of GSK3β by postconditioning is required to prevent opening of the mitochondrial permeability transition pore during reperfusion. Circulation,2008,117(21):2761-2768.

14. Miyamoto S,Murphy AN,Brown JH. Akt mediates mitochondrial protection in cardiomyocytes through phosphorylation of mitochondrial hexokinase-II. Cell Death Differ, 2008,15(3):521-529.

15. Pastorino JG,Hoek JB,Shulga N. Activation of glycogen synthase kinase 3β disrupts the binding of hexokinase II to mitochondria by phosphorylating voltage-dependent anion channel and potentiates chemotherapy-induced cytotoxicity. Cancer Res,2005,65(22):10545-10554.

16. Nishihara M,Miura T,Miki T,Tanno M et al. Modulation of the mitochondrial permeability transition pore complex in GSK-3β-mediated myocardial protection. J Mol Cell Cardiol,2007,43(5):564-570.

17. Watcharasit P,Bijur GN,Song L,et al. Glycogen synthase kinase-3β (GSK3β) binds to and promotes the actions of p53. J Biol Chem,2003,278(49):48872-48879.

18. Venkatapuram S,Wang C,Krolikowski JG,et al. Inhibition of apoptotic protein p53 lowers the threshold of isoflurane-induced cardioprotection during early reperfusion in rabbits. Anesth Analg,2006,103(6):1400-1405.

19. Das S,Wong R,Rajapakse N,et al. Glycogen synthase kinase 3 inhibition slows mitochondrial adenine nucleotide transport and regulates voltage-dependent anion channel phosphorylation. Circ Res,2008,103(9):983-991.

20. Watcharasit P,Bijur GN,Song L,et al. Glycogen synthase kinase-3β (GSK3β) binds to and promotes the actions of p53. J Biol Chem,2003,278(49):48872-48879.

21. O'Driscoll C,Wallace D,Cotter TG. bFGF promotes photoreceptor cell survival in vitro by PKA-mediated inactivation of glycogen synthase kinase 3β and CREB-dependent Bcl-2 up-regulation. J Neurochem,2007,103(3):860-870.

22. Kaga S,Zhan L,Altaf E,et al. Glycogen synthase-3β/β-catenin promotes angiogenic and anti-apoptotic signaling through the induction of VEGF,Bcl-2 and survivin expression in rat ischemic preconditioned myocardium. J Mol Cell Cardiol,2006,40(1):138-147.

23. Wu QL,Shen T,Shao LL,et al. Ischemic postconditioning mediates cardioprotection via PI3K/GSK-3β/β-catenin signaling pathway in ischemic rat myocardium. Shock, 2012,38(2):165-169.

24. Li J,Xuan W,Yan R,et al. Remote preconditioning provides potent cardioprotection via PI3K/Akt activation and is associated with nuclear accumulation of β-catenin. Clin Sci (Lond),2011,120(10):451-462.

25. Obame FN,Plin-Mercier C,Assaly R,Zini R,et al. Cardioprotective effect of morphine and a blocker of glycogen synthase kinase 3β,SB216763 [3-(2,4-dichlorophenyl)-4 (1-methyl-1H-indol-3-yl)-1H-pyrrole-2,5-dione],via inhibition of the mitochondrial permeability transition pore. J Pharmacol Exp Ther,2008,326(1):252-258.

26. Wu QL,Shen T,Ma H,et al. Sufentanil postconditioning protects the myocardium from ischemia-reperfusion via PI3K/Akt-GSK-3β pathway. J Surg Res,2012,178(2): 563-570.

27. Mio Y,Shim YH,Richards E,et al. Xenon preconditioning:the role of prosurvival signaling,mitochondrial permeability transition and bioenergetics in rats. Anesth Analg, 2009,108(3):858-866.

28. Fang NX,Yao YT,Shi CX,et al. Attenuation of ischemia-reperfusion injury by sevoflurane postconditioning involves protein kinase B and glycogen synthase kinase 3β activation in isolated rat hearts. Mol Biol Rep,2010,37(8): 3763-3769.

29. Ghaboura N,Tamareille S,Ducluzeau PH,Grimaud L et al. Diabetes mellitus abrogates erythropoietin-induced cardioprotection against ischemic-reperfusion injury by alteration of the RISK/GSK-3β signaling. Basic Res Cardiol,2011, 106(1):147-162.

30. Yadav HN,Singh M,Sharma PL. Involvement of GSK-3β in attenuation of the cardioprotective effect of ischemic preconditioning in diabetic ratheart. Mol Cell Biochem,2010, 343(1-2):75-81.

31. Gross ER,Hsu AK,Gross GJ. Diabetes abolishes morphine-induced cardioprotection via multiple pathways upstream of glycogen synthase kinase-3β. Diabetes,2007,56(1):127-136.

32. Tai W,Shi E,Yan L,et al. Diabetes abolishes the cardioprotection induced by sevoflurane postconditioning in the rat heart in vivo:roles of glycogen synthase kinase-3β and

its upstream pathways. J Surg Res,2012,178(1):96-104.

33. Ghaboura N,Tamareille S,Ducluzeau PH,et al. Diabetes mellitus abrogates erythropoietin-induced cardioprotection against ischemic-reperfusion injury by alteration of the RISK/GSK-3β signaling. Basic Res Cardiol, 2011, 106 (1):147-162.

34. Yadav HN,Singh M,Sharma PL. Modulation of the cardioprotective effect of ischemic preconditioning in hyperlipidaemic rat heart. Eur J Pharmacol,2010,643(1):78-83.

35. Yadav HN,Singh M,Sharma PL. Pharmacological inhibition of GSK-3β produces late phase of cardioprotection in hyperlipidemic rat: possible involvement of HSP72. Mol Cell Biochem,2012,369(1-2):227-233.

36. Wagner C,Ebner B,Tillack D,et al. Cardioprotection by

ischemic postconditioning is abrogated in hypertrophied myocardium of spontaneously hypertensive rats. J Cardiovasc Pharmacol,2013,61(1):35-41.

37. Zhu J,Rebecchi MJ,Tan M,et al. Age-associated differences in activation of Akt/GSK-3β signaling pathways and inhibition of mitochondrial permeability transition pore opening in the rat heart. J Gerontol A Biol Sci Med Sci, 2010,65(6):611-619.

38. Zhu J,Rebecchi MJ,Glass PS,et al. Cardioprotection of the aged rat heart by GSK-3β inhibitor is attenuated:age-related changes in mitochondrial permeability transition pore modulation. Am J Physiol Heart Circ Physiol, 2011, 300 (3):H922-930.

38 HMGB1相关分子机制在呼吸系统疾病中的作用及研究进展

高迁移率族蛋白（high-mobility group proteins, HMG）于1973年发现，因其在凝胶电泳中速度快而得名。HMG蛋白家族依据其基因编码序列的不同分为三个超家族，HMGA家族富含A/T序列，HMGB家族共用一个HMG-Box序列，HMGN家族共用一个核小体结合序列。其中HMGB1蛋白含量最丰富、分布也最广泛。HMGB1分子在进化上高度保守，其氨基酸序列在小鼠与大鼠来源上有100%同源性，在大鼠与人类来源上有99%的同源性，细胞定位研究显示HMGB1可以在胞核与胞质间穿梭循环。近年来关于HMGB1在基因、生化和细胞生物学领域的研究已大为深入，研究表明HMGB1参与包括DNA相关活动、生长、分化、

衰老、肿瘤及炎症方面等多种病理生理活动[1]。

一、HMGB1的结构及释放

HMGB1是一个分子结构上高度保守的蛋白其一级结构由两个DNA结合区（HMG A box和HMGB box）以及一个酸性C尾组成。研究表明，HMGB1分子内部不同区域可识别不同的受体进行信号转导，行使不同的功能。150-183位氨基酸序列识别RAGE受体，89-108位氨基酸序列识别TLR4[2]（图38-1）。HMGB1一般位于细胞核内，但可以由免疫细胞（如单核巨噬细胞、树突状细胞）主动分泌，或由

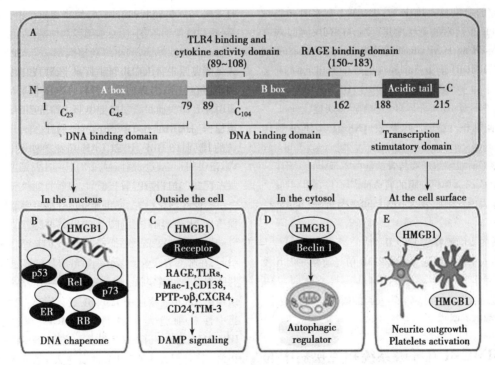

图38-1 HMGB1的结构与功能

图片来自参考文献［2］（A）HMGB1的一级结构由A box, B box, 及一个酸性C尾结构域组成。（B）核内HMGB1参与了DNA复制、转录、修复等多种功能。HMGB1增强一系列转录因子家族的转录活性，包括p53、p73、RB、Rel/NF-κB和RE等。（C）一旦被释放到胞外，HMGB1结合多种受体，激活DAMP信号转导途径，参与多种细胞反应。（D）胞浆HMGB1可结合beclin 1蛋白诱导细胞自噬。（E）胞膜HMGB1可促进轴突生长和血小板激活

受损的、即将死亡的细胞被动释放。其释放机制包括 PARP-1 介导的坏死途径、caspase3/7 介导的凋亡途径、ATG 介导的自噬途径、ROS 和 Ca^{2+} 超载途径、PKR 介导的免疫复合物激活途径、分泌型溶酶体介导的胞外分泌途径等多种形式[1]。

二、HMGB1 的受体及功能

迄今为止发现的 HMGB1 的受体很多,包括 RAGE、TLR、Mac-1、syndecan-1(CD138)、CD24、CXCR4、TIM-3 等。HMGB1 通过与 RAGE 结合可激活 nuclear factor(NF)-κB 与 mitogen-activated protein kinase(MAPK)通路,产生多种促炎因子、趋化因子,诱导细胞生长、增殖、迁移。RAGE 还通过 Dia/GTPase/cyto-skeleton 轴介导 HMGB1 的促细胞迁移功能[3]。TLRs 家族的 TLR2、TLR4 与 TLR9 也可通过激活 NF-κB 和 MAPKs 通道参与 HMGB1 的信号转导[4]。Mac-1(CD11b/CD18,aMb3)是一种白细胞表面整合素,有研究表明,HMGB1 不仅增强 Mac-1 的表达,而且可以促进其与 RAGE 的相互作用,该机制是 HMGB1 介导中性粒细胞募集的一个重要机制[5]。此外,HMGB1 还能通过 aV b3 整合素抑制巨噬细胞的吞噬功能[6]。HMGB1 通过与趋化因子 CXCL12 结合,可作用于 CXCR4 促进炎症细胞的趋化活性,该机制不依赖于 RAGE 和 TLR4[7]。CD24 和 TIM-3 是负调控受体,在巨噬细胞与肿瘤相关 DC 细胞中抑制 HMGB1 介导的免疫放大效应[8]。TREM-1 在多种免疫细胞中介导 TLR 激活后的免疫增强反应,HMGB1 通过与其直接结合进一步放大 NF-κB 通路的激活状态[9]。体外实验研究表明,HMGB1 能激活多种细胞产生炎症反应,相关研究总结如下:

离体条件下 HMGB1 介导多种细胞产生炎症反应

- 激活单核/巨噬细胞释放 TNF 及其他细胞因子[10,11]
- 诱导平滑肌细胞迁移与骨架蛋白重塑[12]
- 增加 Caco-2 单层细胞的通透性[13]
- 诱导人内皮细胞表达 RAGE 和黏附分子(ICAM-1,VCAM-1)[14]
- 激活内皮细胞释放 TNF,IL-8[14]
- 激活人中性粒细胞 MAPK P13K 信号通路并促其表达促炎因子[15]
- 通过结合凋亡中性粒细胞表面的磷脂酰丝氨酸,抑制其被巨噬细胞吞噬[16]

三、HMGB1 在呼吸系统相关疾病中的研究

(一)哮喘

Changchun Hou 等研究表明,与对照组相比,HMGB1 的表达在哮喘患者痰液中显著增加,且与哮喘分级,% FEV

(1)和 FEV(1)/FVC 值负相关。RAGE 的内源性拮抗形式 esRAGE 在哮喘患者痰液中也显著增加,但与哮喘分级不显著相关[17]。M. B. 等发现,与非中性粒浸润型哮喘及 COPD 患者相比,sRAGE 水平在中性粒浸润型哮喘及 COPD 患者 BALF 中显著降低,几乎检测不到。多元回归分析显示,中性粒细胞浸润是 sRAGE 组间差异的唯一独立危险因素,而肺部病原体种类、肺功能等对 sRAGE 的组间差异均没有贡献。HMGB1 与 amyloidA(SAA)水平在四组内均没有显著差异。该研究还发现 esRAGE 与 sRAGE 水平正相关,也有组间差异[18]。E. -J. Shim 等的研究表明,HMGB1 在哮喘患者体内明显增高,且与 TNF-α、IL-5、IL-13 水平正相关。动物研究方面,在 Ovalbumin(卵清蛋白 OVA)诱导的小鼠急性哮喘模型中,HMGB1 抗体预处理能减轻肺部病理损伤、降低气道阻力、减少 BALF 细胞计数及 GM-CSF、IL-5 水平。HMGB1 还降低了淋巴组织中 CD11b-CD11c+标记的 DC 细胞表面 TLR2、RAGE 的表达,但对 TLR4 的表达没有影响[19]。Chen-Chen Lee 等发现,在 OVA 诱导的小鼠慢性哮喘模型中,HMGB1 抗体减少了肺部黏液形成、胶原蛋白沉积,以及淋巴结中 Th17、Th2、Th1 细胞比例及其对应分泌的 IL-17,IL-4,IFN-γ 表达水平,气道重塑相关细胞因子 TGF-β、VEGE-1 水平也降低。组化研究表明,OVA 诱导后小鼠肺部 TLR2、TLR4 表达明显增加,而 RAGE 没有改变。抑制 HMGB1 后,RAGE 仍没有改变,但支气管肺泡上皮细胞中 TLR2、TLR4 表达明显减少[20]。Changchun Hou 等研究发现,在 OVA 诱导的小鼠慢性哮喘模型中,拮抗 HMGB1 后,嗜酸性粒细胞、中性粒细胞浸润均减少,血清 IgE 减少,气道高反应性降低,肺组织胶原沉积、α-SMA 染色也减少。体外研究发现,HMGB1 增强了人胚肺成纤维细胞 MRC-5 的迁移能力,且促其增殖与表达 α-SMA 和胶原。该研究还证明在人体与动物哮喘模型中,血清 HMGB1 与 IL-1β 结合增加,且 HMGB1/IL-1β 复合物较它们各自单独存在能更显著的增强 16-HBE、PBEC、A549 细胞株表达 MMP-9 和 VEGE[21]。

(二)肺纤维化

囊性纤维化(CF,cystic fibrosis)是一种常染色体隐性遗传病,由囊性纤维化跨膜传导调节因子(cystic fibrosis transmembrane conductance regulator,CFTR)蛋白编码区突变引起,在肺部表现为大量黏稠黏液聚集且不能排出,并常合并肺部多种细菌定植。Steven M. Rowe 等研究发现,与对照组相比,CF 患者痰液中 HMGB1 显著增高,且在 CF 加重期当中性粒细胞大量浸润时,HMGB1 增高更加明显。HMGB1 表达水平还与 CF 患者入院接受抗菌治疗的天数负相关。离体研究表明,HMGB1 促进人中性粒细胞的趋化运动,且其趋化作用部分通过 CXCR2 介导,但对鼠中性粒细胞没有影响。在体研究表明,HMGB1 促进肺部胶原蛋白降解为 PGP[22]。Naoki Hamada 等研究表明,与间质性肺炎等对照组相比,HMGB1 在特发性肺纤维化(idiopathic pulmonary fibrosis,IPF)与超敏反应性肺炎患者(hypersensitivity pneumonitis, HP) BALF 中明显增高。博来霉素诱导的小鼠肺纤维化模型证明，随着时间推移，HMGB1 表达逐渐增高，且早期主要表达于支气管上皮，晚期纤维化期则在肺泡上皮和免疫细胞中均表达[23]。铜绿色假单胞菌是 CF 患者体内最主要的定植菌，且与肺功能下降密切相关。Maria Entezari 等研究表明，HMGB1 抗体预处理减少了铜绿色假单胞菌诱导后野生鼠和 CFTR−/− 囊性纤维化鼠的肺部病理损伤、中性粒细胞浸润、BALF 总蛋白浓度和细菌总量。用 CF 患者的 BALF 干预 RAW 264.7 细胞后，其吞噬细菌的数量减少，而抗 HMGB1 抗体能恢复其吞噬能力。HMGB1 对巨噬细胞吞噬功能的抑制作用是通过 TLR2/4 实现的，TLR2/4 敲除能部分恢复其吞噬作用[24]。RAGE 在肺部较全身组织相比特异性高表达，尤其在 I 型肺泡上皮细胞中。关于 RAGE 在 CF 中的研究结果既复杂又矛盾。有研究表明，特发性肺纤维化患者和博来霉素、石棉诱导的肺纤维化小鼠肺部 RAGE 表达均减少，RAGE 缺失的小鼠有自发性肺纤维化的倾向，且石棉诱导下其纤维化程度更高[25-28]。但 He 等研究表明，RAGE 缺失强烈抑制了小鼠发生博来霉素诱导的肺纤维化[29]。基于此矛盾现象，Judson M 等研究表明在博来霉素诱导的肺纤维化中，RAGE 缺失或表达减少减轻了肺纤维化，但对石棉诱导的肺纤维化，RAGE 缺失没有影响。离体实验表明，RAGE 缺失促进了博来霉素干预下的肺上皮细胞迁移与修复，而不影响细胞死亡，但对石棉干预下的肺上皮细胞同样没有类似作用。研究还表明，外源性给予 sRAGE 不能保护博来霉素或石棉诱导的小鼠肺纤维化[6]。

（三）脓毒症、LPS 相关 ALI/ARDS

脓毒症常伴全身器官损害，肺损伤常伴随发生。研究表明，HMGB1 在脓毒症患者血清中明显升高，且在非幸存者血清中较幸存者相比，升高更为显著[30]。动物实验表明，不论在 LPS 还是肠穿孔诱导的脓毒症小鼠模型中，HMGB1 都有重要作用[30,31]。与 TNF-α、IFN-r 等早期即明显升高的促炎因子不同，HMGB1 升高较晚，且当其开始显著升高时，伴随着小鼠死亡率骤升，拮抗 HMGB1 能明显降低小鼠死亡率。Hiroshi Ueno 等研究表明，ALI/ARDS 患者 BALF HMGB1 表达明显增高，15mg/kg LPS 诱导小鼠急性肺损伤后 BALF HMGB1 也增高，抗 HMGB1 处理能减轻肺部通透性增加。肺内直接注入 HMGB1，而不是 HMGB2，能诱导小鼠产生急性肺损伤[32]。

（四）休克相关肺损伤

Raymond LC Kao 等在失血性休克复苏小鼠模型中发现，外周血 HMGB1 在 24h 即开始明显增加，且用 A-box 拮抗剂减轻了肺部中性粒浸润与肺蛋白渗漏，但对肠通透性没有影响[33]。A. K. Sharma 等在肺缺血再灌注小鼠模型中发现，RAGE 敲除、外源性给予 sRAGE、抗 HMGB1 抗体均能显著减轻肺损伤、中性粒浸润、促炎因子分泌和肺水肿。外源性给予 HMGB1 增强了野生鼠肺缺血再灌注损伤，但对 RAGE 敲除小鼠没有影响。在 Jα 18−/−特异性敲除小鼠

（iNKT 细胞特异性缺失）体内导入 RAGE−/− iNKT 细胞，肺损伤明显减轻，导入 WT iNKT 细胞则重建了肺缺血再灌注损伤。体外实验进一步证明，HMGB1 由巨噬细胞产生，IL-17 由 iNKT 细胞产生，且 iNKT 产生 IL-17 依赖于 RAGE 受体。这些结果表明，在小鼠肺缺血再灌注损伤中，巨噬细胞分泌的 HMGB1 通过 iNKT 表面的 RAGE 受体激活其分泌 IL-17，进而介导了肺损伤[34]。Jie Fan 等研究发现，失血性休克小鼠 4h 后 BALF HMGB1 显著增高，且通过 TLR4/MyD88-IRAK4-p38 MAPK and Akts 轴激活了中性粒细胞 NAD(P)H 氧化酶，促进其产生 ROS，进而介导了肺部损伤[35]。

（五）机械通气相关肺损伤与细菌性肺炎

关于机械通气相关肺损伤，Ning Ding 等研究表明，单纯静脉给予小剂量 LPS(5mg/kg) 或者单独小潮气量(10ml/kg) 机械通气均不能导致 BALF HMGB1 的增加，但当二者合用时能导致明显的 HMGB1 增加，且在此情况下 NF-κB、p38、JNK、ERK 这四个通路都被激活。抑制 NF-κB、p38 能降低 HMGB1 表达，但抑制 JNK、ERK 不能降低 HMGB1 表达[36]。Eileen N. 等研究表明，大潮气量机械通气(30ml/kg) 下，BALF HMGB1 显著增加，而小潮气量(8ml/kg) 下没有明显增加。抑制 HMGB1 减轻了大潮气量下肺部微血管通透性增加，减少了中性粒浸润、TNF-α 水平，提高了血氧饱和度。免疫荧光显示，大潮气量机械通气下 HMGB1 主要来源于巨噬细胞，在中性粒和内皮上皮细胞中也有增加[37]。Vivek S. 等研究发现，小鼠吸 72h 纯氧后接种铜绿色假单胞(PA)菌，24h 内几乎全部死亡。而吸 21%氧气的小鼠接种 PA 菌后能存活到 24h 以上，且肺部细菌数量降低了 6 倍。吸纯氧后 BALF HMGB1 显著增加，吸 21%氧气后则没有增加。HMGB1 抗体显著降低了肺部细菌总量与 BALF 总蛋白浓度。离体实验表明，纯氧暴露削弱了中性粒细胞与巨噬细胞的吞噬能力，HMGB1 抗体预处理后吞噬作用显著增强。关于金黄色葡萄球菌感染导致的细菌性肺炎，HMGB1 治疗则不是很显著[38]。Ahmed Achouiti 等研究发现，HMGB1 在金黄色葡萄球菌感染后 24h 达峰值，48h 即降低。抗 HMGB1 治疗与 RAGE 敲除能较微弱的减轻早期 6h 时肺病理损伤和肺水肿，降低 TNF-α、KC 水平和 BALF 细菌总量，但对后续时间点均没有影响。TLR 敲除对金黄色葡萄球菌诱导的肺损伤完全没有影响。这三种干预均没有影响中性粒细胞浸润[38]。

（六）肺动脉高压

Bernhard Moser 等研究表明，与主动脉狭窄(AVS) 等对照患者相比，慢性栓塞型肺动脉高压(CTEPH) 和特发型肺动脉高压(iPAH) 患者血清中 esRAGE、sRAGE 均显著升高，且 CTEPH 患者血清 HMGB1 也显著升高。iPAH 患者与 CTEPH 患者相比，血清 sRAGE 更高。肺动脉内膜剥离术、肺移植术前后，CTEPH 与 iPAH 患者血清 sRAGE 的表达没有明显变化[40]。Yukari 等在动物研究中表明，在野百合碱(monocrotaline, MCT) 诱导的大鼠肺动脉高压模型中，1 周

后 BALF HMGB1 显著增加并达到峰值,3w 后 BALF TNF-α、MCP-1 开始显著增加,4 周后血清 HMGB1 显著增加,同时伴随大鼠死亡率显著增加。抗 HMGB1 抗体减少了 BALF 中内皮素-1、TNF-α、MCP-1、IL-1β 水平,减弱了肺动脉壁增厚与右室收缩压的增高,并降低了死亡率[41]。

四、HMGB1 的治疗

阻断 HMGB1 的释放及阻断其下游信号转导已成为研究治疗的靶点。目前已有研究表明,有多种化合物及多种途径可以阻断 HMGB1 的信号途径,然而都没有进入临床试验。抗 HMGB1 单克隆抗体可中和 HMGB1,HMGB1 的无功能区 A box 衍生物可竞争性抑制 HMGB1 与其受体的结合,RNA 干扰可直接抑制 HMGB1 表达。针对缺血再灌注损伤常伴随 HMGB1 表达增高,研究表明灌流前采用 Sulfate-Cellulofine 吸附珠特异性吸附血清中 HMGB1 可减轻灌注相关肝损伤。一些临床药物也被证明可阻止 HMGB1 的表达、释放,如降脂药物他汀类,丹参酮ⅡA,地塞米松,氯喹等,一些中药也被证明有类似功能,如甘草,当归,丹参,绿茶等。此外针对 HMGB1 的受体 RAGE、TLR 的干预也是治疗靶点,如利用可溶性 RAGE(sRAGE)竞争性消耗 HMGB1,可减少 HMGB1 与 RAGE、TLRs 的结合[42]。

五、总结与展望

在呼吸系统各种疾病模型中,从急性期、慢性期到纤维化期,HMGB1 均参与其中。急性肺部疾病中,HMGB1 在重型肺损伤中有重要作用,如大潮气量呼吸机相关肺炎、致死性脓毒症与 LPS 相关肺损伤、失血性休克相关肺损伤、长期纯氧暴露等,并与死亡率紧密相关。慢性纤维化相关肺部疾病中,HMGB1 促进了气道重塑与纤维化、肺动脉壁增厚、成纤维细胞增殖,并影响 DC、NK、Th 等淋巴细胞的比例及其对应细胞因子的分泌。HMGB1 还削弱了巨噬细胞、中性粒细胞的细菌吞噬功能,但能促进中性粒细胞的趋化效应。尽管关于 HMGB1 的研究进展丰富,HMGB1 的释放通路、膜受体、胞内信号通路还未完全阐明。更重要的,关于 HMGB1 在人体肺部相关疾病中的作用,还需临床上加大样本量研究。HMGB1 的特异性拮抗剂在亚临床动物模型水平被证明有效,但在人体水平的有效性还需通过严格的临床对照试验来证明。

（王琳琳　陈世强　武庆平）

参 考 文 献

1. Kang R, Chen R, Zhang Q, Hou W, et al. HMGB1 in health and disease. Mol Aspects Med, 2014, 40(C): 1-116.

2. Chen R, Hou W, Zhang Q, Kang R, Fan XG, Tang D. Emerging role of high-mobility group box 1(HMGB1) in liver diseases. Mol Med, 2013, 19: 357-366.

3. Yamamoto Y, Yamamoto H. Therapeutic strategies for RAGE-mediated diseases. Nihon Yakurigaku Zasshi, 2014, 143(1): 10-13.

4. Rauvala H, Rouhiainen A. Physiological and pathophysiological outcomes of the interactions of HMGB1 with cell surface receptors. Biochim Biophys Acta, 2010, 1799(1-2): 164-170.

5. Orlova VV, Choi EY, Xie C, Chavakis E, et al. A novel pathway of HMGB1-mediated inflammatory cell recruitment that requires Mac-1-integrin. EMBO J, 2007, 26(4): 1129-1139.

6. Friggeri A, Yang Y, Banerjee S, Park YJ, Liu G, Abraham E. HMGB1 inhibits macrophage activity in efferocytosis through binding to the alphavbeta3-integrin. Am J Physiol Cell Physiol, 2010, 299(6): C1267-1276.

7. Schiraldi M, Raucci A, Muñoz LM, Livoti E, Celona B, Venereau E, et al. HMGB1 promotes recruitment of inflammatory cells to damaged tissues by forming a complex with CXCL12 and signaling via CXCR4. J Exp Med, 2012, 209(3): 551-563.

8. Chen GY, Tang J, Zheng P, Liu Y. CD24 and Siglec-10 selectively repress tissue damage-induced immune responses. Science, 2009, 323(5922): 1722-1725.

9. Bouchon A, Facchetti F, Weigand MA, Colonna M. TREM-1 amplifies inflammation and is a crucial mediator of septic shock. Nature, 2001, 410(6832): 1103-1107.

10. Taniguchi N, Kawahara K, Yone K, Hashiguchi T, Yamakuchi M, et al. High mobility group box chromosomal protein 1 plays a role in the Pathogenesis of rheumatoid arthritis as a novelcytokine. Arthritis Rheum, 2003, 48(4): 971-981.

11. Andersson U, Wang H, Palmblad K, Aveberger AC, et al. High mobility group 1 Protein(HMG-1) Stimulates proinflammatory cytokine synthesis in human monocytes. J Exp Med, 2000, 192(4): 565-570.

12. Degryse B, Bonaldi T, Scaffidi P, Müller S, Resnati M, Sanvito F, Arrigoni G, Bianchi ME. The high mobility group(HMG) boxes of the nuclear protein HMG1 induce chemotaxis and cytoskeleton reorganization in rat smooth muscle cells. J Cell Biol, 2001, 152(6): 1197-1206.

13. Sappington PL, Yang R, Yang H, Tracey KJ, Delude RL, Fink MP. HMGB1 B box increases the permeability of Caco-2 Enterocytic monolayers and causes derangements in intestinal barrier function in mice. Gastroenterology, 2002, 123(3): 790-802.

14. Fiuza C, Bustin M, Talwar S, Tropea M, Gerstenberger E, Shelhamer JH, Suffredini AF. Inflammation-promoting activity of HMGB1 on human microvascular endothelial cells. Blood, 2003, 101(7): 2652-2660.

15. Park JS, Arcaroli J, Yum HK, Yang H, Wang H, Yang KY.

Activation of gene expression in human neutrophils by high mobility group box 1 protein. Am J Physiol Cell Physiol, 2003,284(4):C870-879.

16. Liu G, Wang J, Park YJ, Tsuruta Y, Lorne EF, Zhao X, Abraham E. High Mobility Group Protein-1 Inhibits Phago-cytosis of Apoptotic Neutrophils through Binding to Phos-phatidylserine. J Immunol,2008,181(6):4240-4246.

17. Hou C, Zhao H, Liu L, Li W, Zhou X, Lv Y, Shen X, Liang Z, Cai S, Zou F. High Mobility Group Protein B1 (HMGB1) in Asthma:Comparison of Patients with Chronic Obstructive Pulmonary Disease and Healthy Controls. Mol Med,2011,17(7-8):807-815.

18. Sukkar MB, Wood LG, Tooze M, Simpson JL, McDonald VM, Gibson PG, Wark PA. Soluble RAGE is deficient in neutrophilic asthma and COPD. Eur Respir J, 2012, 39 (3):721-729.

19. Shim EJ, Chun E, Lee HS, Bang BR, Kim TW, Cho SH, Min KU, Park HW. The role of high-mobility group box-1 (HMGB1) in the pathogenesis of asthma. Clin Exp Aller-gy,2012,42(6):958-965.

20. Lee CC, Lai YT, Chang HT, Liao JW, Shyu WC, Li CY, Wang CN. Inhibition of high-mobility group box 1 in lung reduced airway inflammation and remodeling in a mouse model of chronic asthma. Biochem Pharmacol, 2013, 86 (7):940-949.

21. Hou C, Kong J, Liang Y, Huang H, Wen H, Zheng X, Wu L, Chen Y. HMGB1 contributes to allergen-induced airway remodeling in a murine model of chronic asthma by modu-lating airway inflammation and activating lung fibroblasts. Cell Mol Immunol,2014.

22. Rowe SM, Jackson PL, Liu G, Hardison M, Livraghi A, Sol-omon GM, et al. Potential Role of High-Mobility Group Box 1 in Cystic Fibrosis Airway Disease. Am J Respir Crit Care Med,2008,178(8):822-831.

23. Hamada N, Maeyama T, Kawaguchi T, Yoshimi M, et al. The role of high mobility group box1 in pulmonary fibrosis. Am J Respir Cell Mol Biol,2008,39(4):440-447.

24. Entezari M, Weiss DJ, Sitapara R, Whittaker L, Wargo MJ, Li J, etc. Inhibition of High-Mobility Group Box 1 Protein (HMGB1) Enhances Bacterial Clearance and Protects against Pseudomonas Aeruginosa Pneumonia in Cystic Fi-brosis. Mol Med,2012,18:477-485.

25. Hanford LE, Fattman CL, Shaefer LM, et al. Regulation of receptor for advanced glycation end products during bleo-mycin-induced lung injury. Am J Respir Cell Mol Biol, 2003,29(3 Suppl):S77-81.

26. Ramsgaard L, Englert JM, Tobolewski J, Tomai L, et al. The role of the receptor for advanced glycation end-products in a murine model of silicosis. PLoS One,2010,5(3):e9604.

27. Queisser MA, Kouri FM, Königshoff M, et al. Loss of RAGE in Pulmonary Fibrosis:Molecular Relations to Functional Changes in Pulmonary Cell Types. Am J Respir Cell Mol Biol,2008,39(3):337-345.

28. Englert JM, Hanford LE, Kaminski N, Tobolewski JM, Tan RJ. A role for the receptor for advanced glycation end prod-ucts in idiopathic pulmonary fibrosis. Am J Pathol, 2008, 172(3):583-591.

29. He M, Kubo H, Ishizawa K, Hegab AE, Yamamoto Y, Yamamoto H, Yamaya M. The role of the receptor for ad-vanced glycation end-products in lung fibrosis. Am J Physi-ol Lung Cell Mol Physiol,2007,293(6):L1427-436.

30. Wang H1, Bloom O, Zhang M, Vishnubhakat JM, Ombrelli-no M, et al. HMG-1 as a late mediator of endotoxin lethality in mice. Science,1999,285(5425):248-51.

31. Wang H, Yang H, Czura CJ, Sama AE, Tracey KJ. HMGB1 as a late mediator of lethal systemic inflammation. Am J Respir Crit Care Med,2001,164:1768-1773.

32. Fan J, Li Y, Levy RM, Fan JJ, Hackam DJ, Vodovotz Y, Yang H et al. Hemorrhagic shock induces NAD(P)H oxi-dase activation in neutrophils:role of HMGB1-TLR4 signa-ling. J Immunol,2007,178(10):6573-6580.

33. Kao RL, Xu X, Xenocostas A, Parry N, Mele T, Martin CM, Rui T. Induction of acute lung inflammation in mice with hemorrhagic shock and resuscitation:role of HMGB1. J Im-munol,2007,178(10):6573-6580.

34. Sharma AK, LaPar DJ, Stone ML, Zhao Y, Kron IL, Laubach VE. Receptor for Advanced Glycation End Products (RAGE) on iNKT Cells Mediates Lung Ischemia-Reperfu-sion Injury. Am J Transplant,2013,13(9):2255-2267.

35. Ueno H, Matsuda T, Hashimoto S, Amaya F, Kitamura Y, Tanaka M, et al. Contributions of High Mobility Group Box Protein In Experimental and Clinical Acute Lung Injury. Am J Respir Crit Care Med,2004,170(12):1310-1316.

36. Ding N, Wang F, Xiao H, Xu L, She S. Mechanical Ventila-tion Enhances HMGB1 Expression in an LPS-Induced Lung Injury Model. PLoS One,2013,8(9):e74633.

37. Ogawa EN, Ishizaka A, Tasaka S, Koh H, Ueno H, Amaya F, Ebina M, Yamada S, et al. Contribution of High-Mobility Group Box-1 to the Development of Ventilator-induced Lung Injury. Am J Respir Crit Care Med,2006,174(4): 400-407.

38. Patel VS, Sitapara RA, Gore A, Phan B, Sharma L, et al. High Mobility Group Box-1 Mediates Hyperoxia-Induced Impairment of Pseudomonas aeruginosa Clearance and Inflammatory Lung Injury in Mice. Am J Respir Cell Mol Biol,2013,48(3):280-7.

39. Achouiti A, van der Meer AJ, Florquin S, Yang H, et al. High-mobility group box 1 and the receptor for Advanced glycation end products contribute to Lung injury during Staphylococcus aureus pneumonia. Am J Respir Cell Mol Biol, 2013, 48(3):280-287.

40. Moser B, Megerle A, Bekos C, Janik S, Szerafin T, Birner P, et al. Local and Systemic RAGE Axis Changes in Pulmonary Hypertension: CTEPH and iPAH. Crit Care, 2013,

17(6):R296.

41. Sadamura-Takenaka Y, Ito T, Noma S, et al. HMGB1 Promotes the Development of Pulmonary Arterial Hypertension in Rats. PLoS One, 2014, 9(7):e102482.

42. Musumeci D, Roviello GN, Montesarchio D. An overview on HMGB1 inhibitors as potential therapeutic agents in HMGB1-related pathologies. Pharmacol Ther, 2014, 141(3):347-357.

39 非Toll样受体信号通路在脓毒症致肺损伤中的研究进展

急性肺损伤(acute lung injury,ALI)是指由于某些直接因素如肺炎、误吸,或间接因素如脓毒症、严重创伤等打击后,引起肺微血管通透性增加、炎症细胞大量浸润,以弥漫性肺间质和肺泡水肿为主要病理改变、顽固性呼吸窘迫和进行性低氧血症为主要临床表现的常见呼吸系统危重症。急性呼吸窘迫综合征(acute respiratory distress syndrome,ARDS)是ALI的晚期表现[1]。

流行病学研究资料显示美国每年约19万人发生ALI/ARDS,死亡人数高达7.5万[2],ALI已成为全球临床医师和研究人员面临的亟待解决的难题。ALI的病因和发病机制复杂,其中脓毒症是ALI/ARDS的最主要原因。研究资料显示46%的直接肺损伤和33%的间接肺损伤是由脓毒症引起,脓毒症引发的ALI的死亡率约占ALI/ARDS总死亡率的50%[3]。因此,加强对脓毒症致肺损伤的受体和信号通路机制研究,对ALI的防治具有重要意义。

一、非 Toll 样受体与脓毒症致肺损伤

目前研究已表明,Toll 样受体(Toll-like receptor,TLR)在调节 ALI 后的炎症和修复机制方面扮演着重要的角色,尤其是 TLR2 和 TLR4,可通过由 Toll 样受体依赖的 NF-κB 通路和干扰素调节因子的激活以及其后的转录表达调控,继而产生高水平的前炎症介质和低水平的抗炎症分子,最终导致 ALI 的发生[4]。近期研究发现一些非 Toll 样受体信号通路在脓毒症致肺损伤的发生发展中也可发挥重要作用。本文将系统阐述包括离子通道受体、G 蛋白偶联受体、核受体和免疫球蛋白超家族在内的非 Toll 样受体信号通路在脓毒症致肺损伤中的研究进展。

(一) 离子通道型受体(ion-channel-linked receptor)

离子通道型受体以自身为离子通道,接受其化学配体控制将化学信号转变为电信号,继而完成信号转导,影响细胞功能。

1. 瞬时受体电位通道 M 型(melastatin-related transient receptor potential,TRPM) TRPM 通道是位于细胞膜上的阳离子通道家族,属于瞬时受体电位 TRP(transient receptor potential,TRP)通道超家族的一员。TRPM 家族包含 8 个成员:TRPM1~TRPM8,在体内分布广泛,蛋白结构由 6 个跨膜片段和胞内 N-/C-残端结构域组成,TRPM 蛋白氨基端结构域高度保守,各成员之间具有高度同源性。TRPM2 和 TRPM6/7 蛋白 C-端结构域具有酶活性而被称为"通道酶"[5]。研究表明 TRPM 蛋白通过聚合为四聚体形成离子孔道,从而发挥离子通道受体功能[6]。

TRPM2 可表达在包括固有免疫细胞(如树突样细胞、单核/巨噬细胞)和适应性免疫细胞(如 T 细胞、B 细胞)在内的多种细胞表面[7],并通过 C-端具有焦磷酸酶活性的 Nudix 样区域与腺苷二磷酸核糖(adenosine diphosphate ribose,ADPR)结合而维持其关闭状态。TRPM2 受体与炎症免疫反应密切相关。研究发现,TRPM2 是氧化应激诱导 NLP3 炎性体活化过程的关键因子[8]。此外,脂多糖(LPS)诱导 TRPM2−/− 小鼠炎症后,与野生型小鼠相比,其肺组织中促炎转录因子 NF-κB 表达增多、炎性细胞浸润增加和肺水肿严重程度增强[9],故推断 TRPM2 对肺组织具有保护作用。新近研究发现,TRPM2 还可通过调节血红素氧合酶-1(HO-1)的表达调控脓毒症细菌清除过程继而发挥其保护作用[10]。

2. P2X 受体 P2 受体即胞外核苷酸受体,包括 P2X 和 P2Y 两个家族。P2X 家族是一类非选择性的配体门控离子通道,包含 P2X1 至 P2X7 七个亚型,主要表达在包括 Ⅰ型肺泡上皮细胞、肺内皮细胞和定居型免疫细胞在内的多种细胞胞膜上。P2X 受体家族具有相同的结构特征,即两个跨膜结构域、一个细胞外环和位于细胞内的 C 末端和 N 末端。ATP 是其天然配体,胞外 ATP 与 P2X 受体结合后开放离子通道,导致 Na^+、Ca^{2+} 内流和 K^+ 外流[11]。P2X7 以寡聚体方式分布在细胞膜上,其在单核细胞的表达量是淋巴细胞的 4~5 倍,且随着单核细胞向巨噬细胞的分化,细胞表面的受体数量增多[12]。P2X7 因其下游信号通路耦合到促炎级联反应,尤其是它在单核细胞和巨噬细胞中的重要作用,而得到广泛关注。研究表明,P2X7 受体的活化可触发 SAPK 信号通路的强烈激活[13],还可调节巨噬细胞和树突样细胞的凋亡,肺部相关免疫反应以及 LPS 诱导后巨

噬细胞促炎因子的产生[14]。研究显示,LPS 刺激虽然增加了野生型和 P2X7-/-小鼠肺实质中 F4/80 巨噬细胞数,但在 P2X7-/-小鼠中这些细胞并未被激活,且对 P2X7-/-小鼠的肺功能和结构重塑无影响[15],故认为 P2X7 受体在巨噬细胞活化中具有一定作用。新近研究表明,P2X7 的激活可刺激糖原合酶-3β 及蛋白酶体继而抑制 Wnt/β-catenin 信号通路的抑制,导致 I 型肺泡上皮细胞的死亡,故 Wnt 激动剂(Wnt3a)或 P2X7 抑制剂可减少 I 型肺泡上皮细胞(AE-CI)死亡,限制 ALI 的严重程度[16]。综上所述,P2X7 抑制剂或许可成为防治脓毒症致肺损伤的有效抗炎药物,但仍需要进一步临床试验解决其有效性、副作用及最佳剂量等问题。

(二) G 蛋白偶联型受体(G-protein-linked receptor)

G 蛋白偶联型受体是与 GTP 结合蛋白三聚体偶联的单体蛋白,与配体结合可激活所偶联的 G 蛋白,启动信号转导通路并导致各种生物效应。其氨基端位于胞外侧,羧基端位于胞内侧,且反复跨膜七次,故也可称为七次跨膜受体。近年来,其中成员 1-磷酸鞘氨醇受体备受关注。

1. 1-磷酸鞘氨醇(Sphingosine-1-phosphate,S1P) 受体 S1P 受体属于 G 蛋白偶联受体,包括 S1P1 至 S1P5 五个成员,在体内广泛表达,不同细胞类型中表达水平差异较大,其中 S1P1 和 S1P5 与 Gi 蛋白偶联,SlP2 可与所有 G 蛋白偶联,S1P3 可与 Gi、Gq 和 $G_{12/13}$ 偶联,S1P4 可激活 Gi 和 G_{12} 但不能激活 G_s 或 $G_{q/11}$[17],故血浆中 S1P 可以通过不同受体干预靶细胞多种生物学过程[18]。研究显示,S1P 可诱导全身外周血淋巴细胞螯合到二级淋巴器官中,继而产生免疫抑制作用。高渗透性肺水肿是 ALI 的首要病理生理特征,研究表明,在 LPS 诱导肺损伤小鼠模型中,S1P 与相关受体结合后可显著增强肺上皮细胞的完整性及血管内皮的屏障功能,并抑制血管的通透性和肺泡水肿,同时应用 S1P 或 S1P 类似物 FTY720 可显著降低该模型小鼠的肺血管渗漏和炎症程度。此外,有研究显示,S1P 缺陷可对 LPS 诱导的 ALI 起保护作用[19],小鼠气管内滴注 LPS 后 S1P 裂解酶(S1P lyase,S1PL)表达增加,肺组织中 S1P 水平降低,而胞内合成的 S1P 可减轻 ALI[20]。

(三) 核受体

核受体是一类配体激活的转录因子超家族,可分为类固醇激素受体、非类固醇激素受体和孤儿核受体三类。核受体广泛分布于体内,可与特定基因上的应答元件结合,调控其表达,从而在细胞的生长、分化和凋亡等生物学过程中发挥重要调节作用。

1. NR4A 孤儿核受体亚家族(NR4A Nuclear Orphan Receptors Subfamily,NRs) NR4A 属于孤儿核受体亚家族,包括 NR4A1(Nur77/TR3)、NR4A2(Nurr1)、NR4A3(NOR1)三种亚型,表达在包括血管细胞,炎性细胞在内的多种细胞胞内。NR4A 核受体结构与其他核受体相似,包括 A/B、C、D、E、F 五个区域,其中 A/B 区是至少包含一种配体非依赖性的转录激活域(AF-1);C 区是高度保守的 DNA 结合区;

D 区是铰链区、E 区是配体结合区;F 区高度可变,但功能尚不明确。在脓毒症中,肺巨噬细胞可通过模式识别受体识别各种内外源的感染/损伤分子,活化并启动胞内信号级联反应,合成和释放多种炎症因子、趋化因子,继而进一步募集中性粒细胞扩大炎症反应,导致肺损伤[21]。新近研究表明,NR4A 核受体组成性表达于巨噬细胞,作为早期反应基因,可被细菌成分和炎症因子快速诱导表达,以非配体依赖性转录因子的形式调节巨噬细胞的极化和炎症免疫功能[22]。研究显示,NF-κB 信号通路是巨噬细胞中的 NR4A 核受体诱导性表达的主要调节者[23]。已有研究表明,NR4A 核受体在癌症和动脉粥样硬化等疾病中通过调节巨噬细胞的极化继而调控其炎症免疫功能的过程中起重要作用。然而,肺巨噬细胞中的 NR4A 核受体在脓毒症致肺损伤中能否同样介导肺巨噬细胞极化,调节肺组织炎症反应,继而成为防治脓毒症致肺损伤的新靶点,还需要进一步的研究证实。

2. 过氧化物酶增殖体激活受体(peroxisome proliferator activated Receptor,PPAR) PPARs 属细胞核激素受体超家族成员,可分为 PPAR-α、PPAR-β(PPAR-δ 或 NUC-1)和 PPAR-γ 3 种亚型,且三者在组织中的分布和表达不尽相同[24]。PPAR-α 在肺泡巨噬细胞中有一定表达,PPAR-γ 表达于脂肪细胞、单核细胞和巨噬细胞、肺泡及呼吸道上皮细胞和血管内皮细胞。PPAR-α 激活后可抑制机体炎性细胞(单核/巨噬细胞和中性粒细胞)的活性,减少趋化因子或促炎因子的释放[25]。研究显示在 LPS 诱导呼吸道炎症的 PPAR-α 剔除小鼠模型中,肺泡灌洗液中有大量中性粒细胞和巨噬细胞,而 PPAR-α 激活后肺脏中单核和中性粒细胞的浸润减少,且它还可抑制 NF-κB 路径,故 PPAR-α 在 ALI/ARDS 中起保护作用[26]。PPAR-γ 是一种配体激活转录因子,其异源二聚体与维 A 酸 X 受体结合到基因启动子过氧化物酶体增殖反应元件上。PPAR-γ 配体的激活与 IκB 激酶复合物的减少、JNK 的激活、STAT 和 NF-κB 及激活蛋白酶1 的减少相关。已有研究表明 PPAR-β/δ 在炎症性疾病中具有保护作用,近期的研究证明,PPAR-β/δ 可通过抑制过度炎症对 ALI 起保护作用[27]。总之,PPAR 作为一种配体依赖的核受体转录因子,可作用于炎性信号转导的多个途径,抑制细胞因子/趋化因子/黏附因子的产生,具有抗炎作用[28],可减轻组织损伤,对 ALI 也有一定的保护作用。因此,随着对 PPAR 研究的深入,PPAR 及其配体将可能成为 ALI 一种新的有效治疗手段。

(四) 免疫球蛋白超家族(immunogiobulin super-family,IGSF)

免疫球蛋白超家族即分子结构中含有免疫球蛋白(Ig)样结构域的蛋白质分子,是参与细胞间相互识别、相互作用的黏附分子。

1. 髓系细胞触发受体(triggering receptor expressed on myeloid cells,TREM) TREM 是 Bouchon 于 2000 年首先发现的新型免疫球蛋白超家族受体[29]。TREM 主要以膜型

受体和可溶型受体两种形式存在，膜型受体包括 TREM-1、TREM-2、TREM-3、TREM 样受体-1（TREM like receptor-1，TLT-1）、TLT-2 及 TLT-4；可溶型受体包括 sTREM-1、sTREM-2 和 sTLT-1。TREM 蛋白在固有免疫和适应性免疫中发挥重要作用，其中 TREM-1 具有促炎作用，可放大机体的免疫反应；TREM-2 具有抑炎作用，被认为是负性调节因子[30]。

（1）TREM-1：TREM-1 以膜表面 TREM-1 和可溶性 sTREM-1 两种形式选择性表达于中性粒细胞，CD14+单核/巨噬细胞等固有免疫的效应细胞上，在正常组织中也可选择性表达于肺泡巨噬细胞上[31]。TREM-1 由三部分组成：①含 194 个氨基酸残基的胞外域；②9 个氨基酸的跨膜域；③5 个氨基酸的胞质尾，不含信号域。TREM-1 和其配体结合，跨膜区的赖氨酸残基可与接头蛋白 DAP12 跨膜区内的天冬氨酸相偶联，通过 DAP12 胞浆区中的免疫受体酪氨酸活化基序（immune-receptor tyrosine-based activation motif，ITAM）来传递活化信号[31]。一旦 ITAM 中的酪氨酸被磷酸化，即可与酪氨酸激酶（spleen tyrosine kinase，SyK）的 SH2 结构域相结合触发下游信号转导。SyK 可使 CBL 和生长因子受体结合蛋白 2（GRB-2）磷酸化，继而分别激活 PI3K 及 ERK 信号转导途径，引起胞内 Ca^{2+} 的动员，同时 ELK-1、NFAT、AP-1 和 NF-κB 等转录因子活化，转录编码促炎因子和细胞表面分子的基因，最终导致细胞分泌促炎因子并表达细胞表面分子[32]。

（2）TREM-2：TREM-2 由胞外免疫球蛋白样结构域、跨膜结构域和胞质部分，其中胞质部分与 DAP12 结合，起到信号转导功能。TREM-2 是一种主动免疫抑制性受体，可诱导趋化因子的表达，并可调节树突状细胞功能；抑制 TLR 配体对巨噬细胞的激活；促进骨髓来源的巨噬细胞对细菌的吞噬，故其可能在调控并改善严重脓毒症中发挥重要作用。新近研究表明，回输 TREM-2 过表达的骨髓髓系细胞可以提高盲肠结扎穿孔（cecal ligation puncture，CLP）脓毒症小鼠模型的生存率，并可以改善脓毒症导致的器官损伤[33]。

（五）NOD 样受体（NOD-like receptors，NLRs）家族

NOD 样受体是一类含有核苷酸结合寡聚域（nucleotide-binding oligomerzation domain，NOD）的蛋白质家族，NLRs 家族由至少 23 种胞内模式识别分子（pattern-recognition receptors，PRRs）组成，广泛存在于人类细胞的胞浆内。NLRs 结构包括：①中央的核苷酸结合寡聚化区域（NACHT），是 NLRs 家族共有结构，对 NLRs 的寡聚化和活化非常重要；②N 末端效应结合区域，即 N-末端蛋白-蛋白相互作用的结构域，如半胱氨酸蛋白酶激活和募集结构域（caspase activation and recruitment domain，CARD）；③C 末端富含亮氨酸的重复序列（LRRs），可识别受体[34]。根据 N 端结构，NLRs 可分为以下 5 类：NODs，NALPs，IPAF，NAIPs，CIITA。其中 NODs 和 IPAF 包含 CARD 受体结构域，而 NALPs 含有 PYD 结构域，NAIPs 拥有 BIR 结构域。

NLRs 可识别胞内危险信号分子，包括对胞内菌的识别，NLRs 识别相应配体之后能够激化 Caspase-1 和 NF-κB、MAPK 信号途径，促进促炎因子的产生，从而启动固有免疫和获得性免疫[35]。

1. NOD1 和 NOD2　NOD1 和 NOD2 首先被报道具有作为模式识别受体（Pattern Recognition Receptor，PRRs）识别肽聚糖（peptidoglycan，PGN）衍生肽的功能。NOD1 能够特异性地识别 G-细胞壁肽聚糖中的二氨基庚二酸（-DAP），而 NOD2 可特异性识别 G-和 G+的胞壁酸二肽[36]。

NOD1 和 NOD2 在识别相应的配体之后，通过自身聚合形成二聚体，并以其 CARD 结构募集具有同样 CARD 结构的 RICK 分子，活化的 RICK 能够直接结合 IKKγ，激化的 IKKγ 能够催化它的辅酶，并使 IKKα 和 IKKβ 激活，进而形成活化的 IKK。IKK 能够使 NF-κB 的抑制因子 IκB 磷酸化，最后导致 NF-κB 被激活而进入到胞核中，启动相应的基因转录[37]。活化的 NOD1 和 NOD2 也可始动促分裂素原活化蛋白激酶（mitogen-activated protein kinases，MAPK）信号途径导致 p38 和 ERK 的活化。此外，NOD1 信号通路还可活化 JNK 信号通路[38]。NOD1、NOD2 通过激活 NF-κB、MAPK 和 JNK 信号通路导致细胞产生多种包括 IL-6/8、CXCL1/2、CCL2/5 在内的促炎细胞因子和趋化因子，加剧了肺组织损伤。

2. NALP3　NALP3 是组成 NALP3 炎性体的核心蛋白，是 NLRs 家族成员之一。它能迅速识别各种外源性微生物以及内源性危险信号，始动 NALP3 炎性体的组装，激活 NALP3 炎性体，使 pro-caspase-1 自身酶解生成具有生物活性的 caspase-1。caspase-1 的活化则进一步促使 pro-IL-1β 加工为成熟的有生物活性的 IL-1β 并被分泌到胞外。IL-1β 进一步激活 IL-1 受体复合物，诱导多种与炎症级联反应相关的细胞因子的表达及活化，产生相应的炎症免疫应答反应[39]，导致肺泡上皮通透性增加，促进 ALI 病程晚期的组织修复以及肺纤维化病变。

二、展望

ALI/ARDS 具有较高发病率和死亡率，其中脓毒症是引起或导致 ALI/ARDS 的最主要因素。在脓毒症并发的多器官损伤中，肺脏是最易受损的器官[40]。完善脓毒症致肺损伤的发病机制，明确其发生发展的病理生理过程将为其预警和诊治提供分子靶向，阐述非 Toll 样受体在脓毒症致 ALI/ARDS 发病和防治中的作用，将是该领域研究的学者们要引以重视的方向。

（崔萍　吴水晶　方向明）

参 考 文 献

1. Leaver S K，Evans T W. Acute respiratory distress syndrome. BMJ，2007，335（7616）：389-394.
2. Rubenfeld G D，Caldwell E，Peabody E，et al. Incidence and

outcomes of acute lung injury. N Engl J Med, 2005, 353 (16):1685-1693.

3. Perl M, Lomas-Neira J, Venet F, et al. Pathogenesis of indirect (secondary) acute lung injury. Expert Rev Respir Med, 2011, 5(1):115-126.

4. Jiang D, Liang J, Fan J, et al. Regulation of lung injury and repair by Toll-like receptors and hyaluronan[J]. Nat Med, 2005, 11(11):1173-1179.

5. Banner K H, Igney F, Poll C. TRP channels: emerging targets for respiratory disease. Pharmacol Ther, 2011, 130(3): 371-384.

6. Massullo P, Sumoza-Toledo A, Bhagat H, et al. TRPM channels, calcium and redox sensors during innate immune responses. Semin Cell Dev Biol, 2006, 17(6):654-666.

7. Melzer N, Hicking G, Gobel K, et al. TRPM2 cation channels modulate T cell effector functions and contribute to autoimmune CNS inflammation. PLoS One, 2012, 7(10):e47617.

8. Zhong Z, Zhai Y, Liang S, et al. TRPM2 links oxidative stress to NLRP3 inflammasome activation. Nat Commun, 2013, 4:1611.

9. Di A, Gao X P, Qian F, et al. The redox-sensitive cation channel TRPM2 modulates phagocyte ROS production and inflammation. Nat Immunol, 2012, 13(1):29-34.

10. Qian X, Numata T, Zhang K, et al. Transient Receptor Potential Melastatin 2 Protects Mice against Polymicrobial Sepsis by Enhancing Bacterial Clearance. Anesthesiology, 2014. 121(2):336-351.

11. Sumi Y, Woehrle T, Chen Y, et al. Plasma ATP is required for neutrophil activation in a mouse sepsis model. Shock, 2014. 42(2):142-147.

12. Wewers M D, Sarkar A. P2X(7) receptor and macrophage function. Purinergic Signal, 2009, 5(2):189-195.

13. Humphreys B D, Rice J, Kertesy S B, et al. Stress-activated protein kinase/JNK activation and apoptotic induction by the macrophage P2X7 nucleotide receptor. J Biol Chem, 2000, 275(35):26792-26798.

14. Labasi J M, Petrushova N, Donovan C, et al. Absence of the P2X7 receptor alters leukocyte function and attenuates an inflammatory response. J Immunol, 2002, 168(12):6436-6445.

15. Moncao-Ribeiro L C, Cagido V R, Lima-Murad G, et al. Lipopolysaccharide-induced lung injury: role of P2X7 receptor. Respir Physiol Neurobiol, 2011, 179(2-3):314-325.

16. Guo Y, Mishra A, Weng T, et al. Wnt3a mitigates acute lung injury by reducing P2X7 receptor-mediated alveolar epithelial type I cell death. Cell Death Dis, 2014, 5:e1286.

17. Sanchez T, Hla T. Structural and functional characteristics of S1P receptors. J Cell Biochem, 2004, 92(5):913-922.

18. 祝卿, 林丽娜, 方向明. 1-磷酸鞘氨醇与肺缺血/再灌注损伤. 国际麻醉学与复苏杂志, 2011, 32(4):485-489.

19. Natarajan V, Dudek S M, Jacobson J R, et al. Sphingosine-1-phosphate, FTY720, and sphingosine-1-phosphate receptors in the pathobiology of acute lung injury. Am J Respir Cell Mol Biol, 2013, 49(1):6-17.

20. Zhao Y, Gorshkova I A, Berdyshev E, et al. Protection of LPS-induced murine acute lung injury by sphingosine-1-phosphate lyase suppression. Am J Respir Cell Mol Biol, 2011, 45(2):426-435.

21. Dhaliwal K, Scholefield E, Ferenbach D, et al. Monocytes control second-phase neutrophil emigration in established lipopolysaccharide-induced murine lung injury. Am J Respir Crit Care Med, 2012, 186(6):514-524.

22. Mcmorrow J P, Murphy E P. Inflammation: a role for NR4A orphan nuclear receptors?. Biochem Soc Trans, 2011, 39 (2):688-693.

23. Pei L, Castrillo A, Chen M, et al. Induction of NR4A orphan nuclear receptor expression in macrophages in response to inflammatory stimuli. J Biol Chem, 2005, 280 (32):29256-29262.

24. Braissant O, Foufelle F, Scotto C, et al. Differential expression of peroxisome proliferator-activated receptors (PPARs): tissue distribution of PPAR-alpha, -beta, and-gamma in the adult rat. Endocrinology, 1996, 137(1):354-366.

25. Bordet R, Gele P, Duriez P, et al. PPARs: a new target for neuroprotection. J Neurol Neurosurg Psychiatry, 2006, 77 (3):285-287.

26. Delayre-Orthez C, Becker J, Guenon I, et al. PPARalpha downregulates airway inflammation induced by lipopolysaccharide in the mouse. Respir Res, 2005, 6:91.

27. Wang C, Zhou G, Zeng Z. Effects of peroxisome proliferator-activated receptor-beta/delta on sepsis induced acute lung injury. Chin Med J (Engl), 2014, 127(11):2129-2137.

28. 宋菲, 马莉. 过氧化物酶体增殖物激活受体γ在脓毒症中的研究进展. 国际麻醉学与复苏杂志, 2013, 34(1): 73-76.

29. Klesney-Tait J, Turnbull I R, Colonna M. The TREM receptor family and signal integration. Nat Immunol, 2006, 7 (12):1266-1273.

30. Sharif O, Knapp S. From expression to signaling: roles of TREM-1 and TREM-2 in innate immunity and bacterial infection. Immunobiology, 2008, 213(9-10):701-713.

31. Bouchon A, Dietrich J, Colonna M. Cutting edge: inflammatory responses can be triggered by TREM-1, a novel receptor expressed on neutrophils and monocytes. J Immunol, 2000, 164(10):4991-4995.

32. Colonna M. TREMs in the immune system and beyond. Nat Rev Immunol,2003,3(6):445-453.

33. Chen Q, Zhang K, Jin Y, et al. Triggering receptor expressed on myeloid cells-2 protects against polymicrobial sepsis by enhancing bacterial clearance. Am J Respir Crit Care Med,2013,188(2):201-212.

34. Inohara N, Nunez G. NODs:intracellular proteins involved in inflammation and apoptosis. Nat Rev Immunol,2003,3(5):371-382.

35. Mariathasan S, Newton K, Monack D M, et al. Differential activation of the inflammasome by caspase-1 adaptors ASC and Ipaf. Nature,2004,430(6996):213-218.

36. Girardin S E, Boneca I G, Carneiro L A, et al. Nod1 detects a unique muropeptide from gram-negative bacterial pepti-doglycan. Science,2003,300(5625):1584-1587.

37. Ting J P, Duncan J A, Lei Y. How the noninflammasome NLRs function in the innate immune system. Science, 2010,327(5963):286-290.

38. Yamamoto M, Sato S, Hemmi H, et al. Essential role for TIRAP in activation of the signalling cascade shared by TLR2 and TLR4. Nature,2002,420(6913):324-329.

39. Martinon F, Petrilli V, Mayor A, et al. Gout-associated uric acid crystals activate the NALP3 inflammasome. Nature, 2006,440(7081):237-241.

40. Johnson E R, Matthay M A. Acute lung injury:epidemiology, pathogenesis, and treatment. J Aerosol Med Pulm Drug Deliv,2010,23(4):243-252.

40 慢性缺氧性肺血管收缩与缝隙连接蛋白

临床心胸外科麻醉中常会面临肺通气（V）或肺血流（Q）发生改变，从而会引起 V/Q 异常，影响患者氧合，这时机体为了适应肺通气的改变会自动调节肺血流，导致急性缺氧性肺血管收缩（hypoxic pulmonary vasoconstriction，HPV）；而在一些老年肺血管病患者以及一些发绀型先天性心脏病患者也存在慢性缺氧所致的肺血管病变和肺动脉高压，这种慢性缺氧导致 HPV 以肺动脉压力持续升高和低氧血症为主要病理特征，肺动脉压力升高后，右心后负荷增高及缺氧酸中毒可直接抑制心肌的舒缩功能，产生右心室的损害，且随着病情的发展，最终导致右心室肥厚、心律失常、心力衰竭等并发症，危及患者生命。研究该类疾病发病机制、发生和发展对改善患者症状，延缓患者生命有重要意义。因此麻醉医师了解 HPV 的发病发展情况，对围手术期更好地管理患者有诸多益处。

一、缺氧对肺血管反应性的影响

（一）急性缺氧对肺血管反应性的影响

HPV 是一个重要的自身调节机制，它可以使低氧肺泡的血流减少而使较多血流转移到通气较好的肺泡，使通气和血流更好的匹配，减少功能性分流。其主要机制为急性缺氧直接作用于肺血管平滑肌细胞膜上的 Ca^{2+} 通道，使 Ca^{2+} 内流增加。同时也作用于肺血管的内皮细胞，引起花生四烯酸的代谢产物增加，由之催化生成的三磷酸肌醇（inositol1,4,5-triphosphate，IP3）增加，以及缩血管物质和舒血管物质平衡改变，导致肺血管平滑肌收缩性短暂增强。

（二）慢性缺氧对肺血管反应性的影响

慢性缺氧肺血管也发生改变，人与动物无论是常压慢性缺氧、还是低压慢性缺氧均可降低 HPV。平原人长期居住高原其肺血管对缺氧反应性降低；不同种系大鼠慢性缺氧后 HPV 也均有所降低且存在差异，其中 Hilltop 鼠较 SD 鼠更为明显。但也有实验表明慢性缺氧增强 HPV，或者复氧数天后显著增强 HPV。这主要与实验方法，包括动物年龄、缺氧程度、持续时间、恢复时间等不同有关。如有研究发现慢性缺氧可使成年鼠及老年鼠 HPV 下降，而幼鼠 HPV

增强。另外，慢性缺氧对 HPV 的影响还与其后发生的急性缺氧程度有关，Karamsetty 等发现大鼠慢性缺氧 2 周后，肺血管对严重急性缺氧反应降低，而对较轻的缺氧反应则无明显改变。然而在实际实验中，由于精确控制急性缺氧程度较难，很难定量观察肺血管对急性缺氧敏感性及反应性变化，因此往往造成实验结果不一致。

慢性缺氧后肺血管对其他血管收缩剂和舒张剂的反应变化，文献报道多有矛盾，多数表明它是增强的，如肺血管对 KCl、血管紧张素 II（AgII）、前列腺 F2α（PGF2α）、去甲肾上腺素（NE）、血栓素 A_2（TXA_2）、内皮缩血管肽-1（ET-1）、5-羟色胺（5-HT）等收缩反应增强，再如对钾通道开放剂、心房利尿钠多肽、ACh 的舒张反应增强。但也有不少实验得出相反结论，如有报道慢性缺氧可降低肺血管对 KCl、NE、去氧肾上腺素（PE）的收缩反应及对 ACh 舒张反应，不影响对 AgII、一氧化氮（NO）的反应性等。分析这些实验结果时应注意以下问题：①慢性缺氧时间、程度的差异；②动物种属差异；③离体灌流肺实验与肺动脉环实验结果的差异；④离体肺动脉环实验时应注意不同节段动脉间以及动、静脉间存在很大差异，同时还应注意肺血管基础张力对实验结果的影响。有资料显示在较高前负荷时慢性缺氧动物肺血管对高钾敏感性高于常氧动物，而在较低前负荷时则无此改变；⑤应注意慢性缺氧可增加肺血管重量。

二、HPV 反应的机制

急性缺氧引起肺血管收缩取决于三个环节：①缺氧对血管平滑肌的直接作用，引起细胞膜去极化，导致 Ca^{2+} 跨膜内流增加，引起血管收缩；②缺氧间接地通过神经、体液因素作用于血管引起收缩反应；③血管平滑肌的收缩性。慢性缺氧降低 HPV 机制尚未完全弄清，可能是由于上述三个环节均发生改变所致，另外还有一些肺微血管方面的调节。

（一）慢性缺氧可钝化细胞膜对氧的感受从而降低 HPV

肺血管平滑肌的收缩起始于细胞膜兴奋导致胞内游离钙离子浓度的升高。近年提出肺动脉平滑肌细胞可通过膜上钾离子通道蛋白感受缺氧刺激,引起膜电位降低,从而导致电压依赖性钙离子通道的开放,使胞质内钙离子浓度升高,细胞收缩。肺动脉平滑肌细胞依据其缺氧后细胞形态、电生理反应、血管相对分布等特征可分为三型①缺氧敏感型;②缺氧不敏感型;③混合型。缺氧时这些蛋白通道的开放是不同的,而这些蛋白通道常与缝隙连接的改变有关。

(二)慢性缺氧通过改变神经、体液因素的作用降低 HPV

1. 肺血管内皮细胞的作用　HPV 是内皮依赖性的,急性缺氧时内皮细胞能产生多种缩血管因子如 ET、TXA₂ 等,也可产生多种舒血管因子如 NO、前列素 I₂(PGI₂)、内皮衍生性超极化因子(EDHF)等,内皮对 HPV 的影响是这些因子综合作用的结果。在 HPV 过程中肺血管内皮细胞综合效应是介导作用,因为绝大多数实验表明去内皮可使 HPV 减弱。慢性缺氧可使肺血管内皮细胞水肿变性,内皮细胞与其下基质分离,血管内皮依赖性舒张反应明显降低。肺血管内皮细胞结构和功能受损可使其介导作用降低从而降低 HPV。有研究发现:肺血管内皮细胞功能与 HPV 呈显著平行关系,慢性缺氧使前者明显受损,后者也明显降低,如缺氧后复氧一天,两者可同时恢复正常。

2. NO 的调节作用增强　NO 直接松弛血管平滑肌产生明显舒血管效应,在 HPV 过程中起调节作用。慢性缺氧可使肺血管收缩、张力增加,刺激内皮细胞一氧化氮合酶(NOS)酶基因表达,NO 生成增多,从而对 HPV 调节作用加强。

3. 前列腺素的调节作用增强　前列腺素是由花生四烯酸通过环氧合酶(COX)途径生成,包含缩血管物质如 PGF2α、TXA₂,和舒血管物质如 PGE1 和 PGI₂。用吲哚美辛等环氧合酶抑制剂可增强 HPV,说明低氧时主要是扩血管性前列腺素分泌增加,即前列腺素在 HPV 中起调节作用。慢性缺氧对前列腺素的影响研究较多,一般认为慢性缺氧可刺激前列腺素生成,使其对 HPV 的调节作用增强。慢性缺氧 48 小时可使猪肺动脉内皮细胞 COX 基因表达增加,PGI₂ 生成增多。COX 有两个同工酶:COX-1 在机体为组成性表达,而 COX-2 的表达可为多种因素(包括缺氧)所诱导,为即刻早期基因。慢性缺氧不影响 COX-1 但可增加 COX-2 基因表达,其机制可能是缺氧诱导了缺氧诱导因子-1 的生成,后者再与 COX-2 基因调控序列结合启动转录所致(此结合的部位可能是红细胞 3'端增强子或类似序列)。

4. 其他因素的作用　慢性缺氧可使神经、体液因素对 HPV 所起的介导作用降低,如交感神经的作用,急性缺氧时交感神经兴奋可通过肺血管的肾上腺素 α 受体引起血管收缩,慢性缺氧可使 α 受体功能下调,从而使其介导作用减弱,降低 HPV。再如慢性缺氧可使 H₁ 受体功能下调,H₂ 受体功能上调,使组胺由缩血管作用转变为扩血管作用进而降低 HPV。

三、缝隙连接蛋白在慢性 HPV 中的作用

缺氧导致肺微血管内皮细胞(EC)损伤,结构改变,影响 EC 代谢和分泌血管舒缩物质的平衡,组织损伤时缝隙连接蛋白的表达和分布是可变的。微血管内皮细胞间的连接方式主要有黏附连接、紧密连接、缝隙连接和韧带连接,这些连接方式的动态变化构成了血管通透性调控的基础,即根据不同的功能要求,微血管内皮细胞能够快速改变细胞间连接的构型,允许血浆成分和循环的血细胞通过。近年来研究发现肺动脉 HPV 是内皮依赖性,在缺氧时内皮细胞的糖酵解和肌内皮缝隙连接(myoendothelial junction)发生改变,导致内皮细胞及时地控制平滑肌的增殖及其收缩。研究发现缝隙连接(gap junctions,GJ)连接着肺内皮细胞与肺血管平滑肌细胞,在肺血管内皮细胞功能改变,肺血管重建和肺动脉高压方面发挥着重要的作用。但目前对肺血管内皮缝隙连接蛋白(connexin)的表达认识仍然不足。完整的血管内皮功能依赖多种信号转导机制,包括细胞与细胞之间通过缝隙连接的直接交流。缝隙连接蛋白在肺内皮细胞上表达主要包括 connexin37,connexin40,和 connexin43(Cx37,Cx40 和 Cx43),这些不同的缝隙连接蛋白亚型在血管内皮细胞和血管平滑肌细胞上都有表达。缝隙连接存在于内皮细胞之间,内皮细胞与平滑肌细胞之间,平滑肌细胞之间,而且缝隙连接可以让 ATP,IP3/Ca²⁺,cAMP,cGMP 等第二信使通过。缝隙连接的改变会影响血管的收缩和舒张。在 HPV 中这些缝隙连接蛋白改变的机制还未阐明,当组织损伤时缝隙连接蛋白的表达和分布是可变的。缝隙连接在肺血管内皮发生重构,特别是缝隙连接蛋白 Cx40、Cx43 和 Cx37 在肺小动脉中层平滑肌细胞间和内皮细胞间的表达变化,影响着肺血管的收缩。在 HPV 时,微血管内皮细胞正常结构的损伤使其屏障功能丧失,缝隙连接主要通过缝隙连接蛋白的改变,调节内皮完整性,引起血管的通透性升高,导致组织水肿和其他的病理改变。因此缝隙连接蛋白与 HPV 有密切关系。

四、麻醉药物与缝隙连接蛋白

目前已有文献报道阿片类镇痛药对中枢神经元缝隙连接蛋白有一定影响,大部分研究为麻醉药物对缝隙连接蛋白 Cx43 的影响,主要集中在麻醉药物对中枢神经系统的缝隙连接蛋白和心肌细胞的缝隙连接蛋白的影响,其中七氟烷对离体心肌细胞 Cx43 的影响为保护作用。Cx43 在肺泡上皮和肺血管内皮细胞高表达,在多种肺损伤的病理过程中起重要作用。Cx43 的表达和功能受多种因素的调节,丝裂原激活的蛋白激酶(MAPKs)是主要的调节途径。

研究发现丙泊酚剂量依赖性抑制鼠肺动脉环的 HPV 反应,其可能机制是丙泊酚对于肺动脉平滑肌细胞内钙的敏感性、内钙释放以及多种钙离子通道的抑制作用。对其

与缝隙连接蛋白的相关性尚缺乏研究。其他麻醉药物对缝隙连接蛋白的影响还有待于进一步研究,麻醉药物通过改变缝隙连接蛋白来改变 HPV,从而改善患者的心肺功能状态需要不断的有研究证实。

综上所述,慢性缺氧可降低 HPV 反应,其机制尚未完全清楚,可能与慢性缺氧钝化细胞膜对氧的感受,降低平滑肌的收缩性,以及 HPV 过程中神经体液因素的介导作用减弱,调节作用加强等有关。缝隙连接蛋白在慢性 HPV 中起重要作用,因此有必要在这方面进行深入细致的研究,以加深人们对这种疾病的进一步认识和找寻新的治疗靶点。

(尹 宁)

参 考 文 献

1. Fuchs B,Rupp M,Ghofrani H A,et al. Diacylglycerol regulates acute hypoxic pulmonary vasoconstriction via TRPC6. Respiratory Research,2011,12:20.

2. Welsh DJ,Peacock AJ. Cellular responses to hypoxia in the pulmonary circulation. High Alt Med Biol,2013,14(2):111-116.

3. Stenmark KR,Fagan KA,Frid MG,et al. Hypoxia-induced pulmonary vascular remodeling:cellular and molecular mechanisms. Circ Res,2006,99(7):675-691.

4. Weir EK,Olschewski A. Role of ion channels in acute and chronic responses of the pulmonary vasculature to hypoxia. Cardiovasc Res,2006,71(4):630-641.

5. Remillard CV,Yuan JX. High altitude pulmonary hypertension:role of K^+ and Ca^{2+} channels. High Alt Med Biol,2005,6(2):133-146.

6. Frank DB,Lowery J,Anderson,et al. Increased susceptibility to hypoxic pulmonary hypertension in Bmpr2 mutant mice is associated with endothelial dysfunction in the pulmonary vasculature. Am J Physiol Lung Cell Mol Physiol,2008,294(1):L98-109.

7. Michelakis ED,McMurtry MS,Sonnenberg B,et al. The NO-K^+ channel axis in pulmonary arterial hypertension. Activation by experimental oral therapies. Adv Exp Med Biol,2003,543:293-322.

8. Bonnet S,Hyvelin JM,Bonnet P,et al. Chronic hypoxia-induced spontaneous and rhythmic contractions in the rat main pulmonary artery. Am J Physiol Lung Cell Mol Physiol,2001,281(1):L183-192.

9. Kizub IV,Strielkov IV,Shaifta Y,et al. Gap junctions support the sustained phase of hypoxic pulmonary vasoconstriction by facilitating calcium sensitization. Cardiovasc Res,2013,99(3):404-411.

10. Wang L,Yin J,Nickles HT,et al. Hypoxic pulmonary vasoconstriction requires connexin 40-mediated endothelial signal conduction. J Clin Invest,2012,122(11):4218-4230.

11. Billaud M,Dahan D,Marthan R,et al. Role of the gap junctions in the contractile response to agonists in pulmonary artery from two rat models of pulmonary hypertension. Respir Res,2011,17;12:30.

12. Miura T,Yano T,Naitoh Ket al. Delta-opioid receptor activation before ischemia reduces gap junction permeability in ischemic myocardium by PKC-epsilon-mediated phosphorylation of connexin 43. Am J Physiol Heart Circ Physiol,2007,293(3):H1425-1431.

13. Shi QX,Zhang LJ,Yao Y,et al. κ-opioid receptor activation prevents against arrhythmias by preserving Cx43 protein via alleviation of intracellular calcium. Am J Ther,2013,20(5):493-501.

14. Masaki E,Kawamura M,Kato FAttenuation of gap-junction-mediated signaling facilitated anesthetic effect of sevoflurane in the central nervous system of rats. Anesth Analg,2004,98(3):647-652.

41 NF-κB及ICAM-1在体外循环肺损伤中的研究进展

体外循环（cardiopulmonary bypass，CPB）技术是心内直视手术的重要辅助手段，其应用很大程度上提高了心脏外科手术的成功率，然而其本身对全身各个脏器的损害是不容忽视的，尤其是肺脏。几乎所有的患者均有不同程度的肺损伤，其发病率及死亡率较高。临床研究报道，因肺部并发症而死亡的患者占 CPB 术后总死亡病例的 30%，2% 的成年人可发生急性肺损伤。因此，如何预防 CPB 肺损伤及实施肺保护有着重要的临床意义。近年研究发现，核转录因子 kappaB（nuclear transcription factor kappa B，NF-κB）及细胞间黏附分子-1（inter-cellular adhesion molecular-1，ICAM-1）在肺部炎症的发生、发展中起着重要作用。

一、体外循环肺损伤的发生机制

不断改进及完善的体外循环技术为心脏外科治疗的实施提供了保障，但 CPB 后肺损伤仍然是一个不可避免的重要并发症。导致 CPB 后肺损伤的机制比较复杂，尽管进行了多年的研究，仍不完全清楚。目前主要认为是多因素、多环节共同作用的结果；其中 CPB 引起的全身炎症反应综合征与肺缺血再灌注损伤为肺损伤主要因素，两者相互作用相互影响。

（一）CPB 肺损伤生理病理改变

肺脏特殊的生理解剖结构是造成 CPB 后肺损伤的原因之一。肺脏血管分支较多且短粗，肺循环压力较低，外周阻力小，呼吸道平滑肌的收缩决定了气道阻力的大小。CPB 后鱼精蛋白的使用可引起支气管的痉挛，导致气道阻力明显增加，可能与组胺的释放导致平滑肌收缩有关。CPB 可导致肺脏气体交换功能异常和肺功能不同程度的下降，主要表现为动脉血氧合不足、肺顺应性下降以及肺间质水肿。其次，肺泡特有的肺泡 II 型细胞可合成和分泌表面活性物质，具有维持肺泡表面张力及转运肺水的功能的重要功能。体外循环期间肺泡 II 型细胞功能减退是 CPB 后肺不张的主要原因之一。肺脏无组织液生成，肺毛细血管压低于血浆胶体渗透压，当有效滤过压增高时，丰富的淋巴

管回流对于预防肺水肿有着重要作用。肺循环血液容量变化大，当左心功能不全，左房压增加时，肺内血容量明显增加，肺淋巴管回流障碍，造成严重肺水肿。CPB 术后肺组织病理活检可见到肺组织充血、肺血管周围出血、肺泡腔萎陷，肺泡上皮及血管内皮细胞肿胀坏死，大量白细胞浸润；电镜下可见肺组织超微结构损坏严重，气血屏障显著增厚，II 型细胞胞膜破裂，绒毛消失，板层小体消失，部分内皮细胞坏死。

（二）全身炎症反应综合征

CPB 时血液与人工管道接触、肝素-鱼精蛋白复合物的形成、低温、低氧、缺血再灌注损伤、内毒素血症等因素都可使炎症因子大量释放，激活补体系统及中性粒细胞进而引发全身炎症反应综合征。

1. 炎症因子的大量释放　炎症因子在 CPB 肺损伤中占有重要作用，CPB 过程中缺血再灌注、补体激活、内毒素和细胞因子间的相互作用都可使炎症因子大量释放。目前，研究认为与肺损伤有明确关系的炎症因子主要是肿瘤坏死因子（TNF）-α、白介素（IL）-1、IL-6、IL-8、IL-10。TNF-α 和 IL-1 可协同激 NF-κB 产生细胞因子，启动炎症级联反应；同时还可诱导产生 IL-6，促进中性粒细胞、巨噬细胞在损伤部位聚集，直接损伤内皮细胞，使毛细血管通透性增高，进一步阻碍肺泡内皮细胞的灌流以及氧气的交换。CPB 期间 TNF-α 可以导致白细胞大量聚集，分泌脂质氧化产物丙二醛，影响线粒体呼吸链复合物及线粒体内关键酶活性，促使肺组织细胞凋亡，造成肺实质损伤。动物实验研究证实：TNF-α 可导致肺泡上皮细胞功能障碍，降低肺泡液体清除率，加重肺间质水肿。IL-8 为强大的中性粒细胞趋化因子，其可特异性地聚集在炎症部位，刺激中性粒细胞的聚集及毒性产物的释放，加重 CPB 肺损伤。研究证实，急性肺损伤患者 IL-8 水平明显增高，肺泡液体清除率下降明显，肺水肿程度加重。IL-10 是一种重要的抗炎细胞因子，可在转录水平抑制细胞因子和趋化因子的产生，它与其他细胞因子的平衡关系很大程度上决定了炎症反应的预后。在急性肺损伤模型中，发现 IL-10 的增加水平与炎症反应的严重程度直接相关。以上炎症因子的大量释放均可引起

中性粒细胞在肺内聚集、活化，损伤肺泡毛细血管基底膜，使其通透性增加，导致肺水肿，肺内分流增加，影响气体交换功能。同时，炎性反应激活白细胞后其表面的黏附因子CD11b/CD18水平升高，促进白细胞黏附于血管内皮并侵入肺间质，同时释放出中性粒细胞弹性蛋白酶（NE）及基质金属蛋白酶-9（MMP-9）等，最终导致肺损伤。

2. 补体的激活　补体是存在于正常人和动物血清与组织液中的一组经活化后具有酶活性的血浆球蛋白。其具有白细胞激活、细胞溶解和调理作用，参与构成了机体的防御机制，在炎症反应的早期发挥着重要的作用。补体系统可通过经典和旁路两条途径激活，C3则是这两条途径的重要枢纽。血浆中C3的水平在CPB开始时就逐渐升高，导致补体系统被激活，使"炎症瀑布"迅速爆发，产生过敏毒素C3a和C5a。CPB过程中内毒素的释放可经两种途径激活补体，CPB结束时，肝素-鱼精蛋白复合物也可激活补体系统，使C3a水平进一步升高。补体激活产生的过敏毒素可促进肥大细胞和嗜碱性粒细胞释放大量炎性介质（组胺、白三烯及前列腺环素），刺激粒细胞释放氧自由基，从而导致血管通透性增加和血管平滑肌收缩，造成肺间质水肿及肺血管阻力升高。补体C3a可促进血小板迅速聚集，产生的血小板聚合物与纤维蛋白相互吸附形成微血栓，阻塞毛细血管床，导致肺血小管损害。C5a是一种极强趋化因子，可促进大量促炎细胞因子释放，进一步激活肺泡巨噬细胞产生趋化因子，释放大量活性氧和蛋白酶引起弥漫性肺泡与微血管损害；增强黏附分子ICAM-1的表达并促使其与内皮细胞黏附从而加剧急性肺损伤。

3. 多形核中性粒细胞（polymorphonuclear neutrophil, PMN）的聚集与激活　目前研究认为巨噬细胞、中性粒细胞、单核细胞、淋巴细胞等共同参与CPB肺损伤炎症反应，其中中性粒细胞有着重要的作用。PMN在肺内的聚集与激活是CPB肺损伤机制的中心环节，用药物抑制中性粒细胞分泌可以改善急性肺损伤，减少白蛋白的漏出，减轻肺泡水肿和出血。应用中性粒细胞弹性蛋白酶抑制剂对接受主动脉瓣置换术的患者进行治疗，可减轻CPB肺损伤，降低血液中IL-8水平和脂质氧化物的生成，全面降低全身炎症水平。活化的PMN可合成与分泌多种细胞因子，包括TNF-α、IL-1、IL-6、IL-8等前炎性细胞因子；IL-10抗炎性细胞因子以及干扰素-a。PMN通过上述因子在PMN内部及其他细胞间产生通讯，形成复杂的细胞因子网络，共同调控炎症反应。CPB引起肺损伤时，上述促炎与抗炎因子间的平衡被打破，前炎性因子大量聚集，而抗炎因子产生不足，导致炎症反应失控。释出的炎症因子又可以激活NF-κB，使单核巨噬细胞分泌大量炎性细胞因子，出现细胞因子的"瀑布样"级联反应。

（三）肺缺血再灌注损伤

CPB开始时，肺循环隔离于全身血液循环之外，肺组织血供迅速减少，肺血流分布不均匀，导致肺血流无搏动和微栓塞形成，此时肺脏血液仅由支气管动脉和侧支血管供应，

加之肺脏无法得到均匀有效地降温使肺组织处于相对高温、高代谢状态，极其容易发生缺血性损害。肺组织缺血时，肺泡上皮不同程度的缺氧，呼吸链中氧化酶受到抑制，肺泡表面活性物质生成减少，同时代谢底物不足、细胞内ATP生成减少，造成能量储备下降。心脏复跳时肺循环恢复，高氧合的血液再次进入肺循环，可导致活性氧代谢产物增加，超氧阴离子、氧自由基、过氧化氢等直接或间接地损伤肺血管内皮细胞，加重肺水肿。肺缺血再灌注损伤可正反馈性地增加白细胞黏附，增强ICAM-1的表达，并增强中性粒细胞-内皮细胞的黏附和血管外中性粒细胞的释放，促进PMN的活化与聚集，从而加剧肺上皮细胞和肺血管内皮细胞结构和功能的损害。肺缺血再灌注损伤也可间接激活补体系统，刺激炎症因子释放，其中TNF-α和IL-1是由肺泡单核巨噬细胞产生的前炎症细胞因子，它们可协同作用刺激NF-κB活化，激活的NF-κB引起炎症因子、黏附分子等释放，从而启动炎症级联反应、促进细胞凋亡、能量代谢失调，最终造成严重肺损伤。

从CPB肺损伤的发病机制来看，全身炎症反应和肺缺血再灌注损伤构成了一个恶性循环网络，最终造成严重肺损伤。尽管CPB术后严重肺损伤并不常见，但仍是术后发病率和死亡率的重要原因，是决定医疗费用的主要原因。因此，对CPB所致肺损伤机制的研究可以更好地预防这一并发症的发生，具有重要的临床意义。

二、NF-κB 与 CPB 肺损伤

（一）NF-κB 的激活

1986年Sen等首次报道从成熟B淋巴细胞的细胞核抽提物中，检测到一种能与免疫球蛋白κ轻链基因增强子上一段10bp的核苷酸序列（GGGACTTTCC）特异结合的核蛋白，将其称之为核转录因子kappaB（NF-κB）。NF-κB属于核转录因子κB/Rel家族，在哺乳动物细胞中NF-κB家族共有五个成员，它们是P50、P52、P65（Re1A）、RelB、c-Rel。其中主要发挥生理作用的是p50、p65异源二聚体，所以核转录因子κB通常作为p50、p65异源二聚体的同义词。在静息状态下，NF-κB与IκB结合以无活性状态存在于胞浆中，其中p65亚基与κB抑制蛋白单体结合，覆盖p50蛋白的核定位信号，使核转录因子κB与IκB形成三聚体并以失活状态存在于细胞质中。胞外多种因素的刺激可激活NF-κB，并使其转入细胞核内，与DNA链上特定的κB序列结合，在核内与多种基因启动子κB序列结合，调控基因转录，从而发挥调节炎症因子、细胞因子、黏附分子、免疫相关受体、急性期蛋白等的作用。NF-κB被激活后，进入细胞核内，启动和调控多种与炎症反应有关的细胞因子（IL-1、TNF-α等）、黏附分子（ICAM-1、VCAM-1、E-选择素等）和趋化因子（IL-8等）的基因表达，TNF-α亦调节诱导性NO合成酶基因的表达。反过来，由NF-κB调节生成的产物，如IL-1、TNF-α等又能进一步激活NF-κB，从而形成一个能够

放大和延续炎症反应的复杂的正反馈调节环路。

（二）NF-κB 在 CPB 肺损伤中的作用

近年的研究报道，NF-κB 在 CPB 导致的肺损伤炎症过程中，具有调节激活各种信号机制的以及产生相应细胞效应的作用。NF-κB 表达量增加可加重深低温停体外循环肺损伤，且在肺缺血再灌注 1.5h 时表达水平达高峰。肺缺血再灌注损伤可激活 NF-κB，进一步诱导炎症因子大量释放，ICAM-1 激活增多，加重肺损伤。众所周知，炎症细胞因子是导致 CPB 肺损伤的主要因素，它们既是 NF-κB 的转录产物，同时也可促进 NF-κB 的活化与释放。在炎症反应的发生、发展过程中 NF-κB 具有重要的作用，阻断其激活通路可在早期炎症反应中控制相关细胞因子的大量释放，从而减轻组织器官损伤程度。目前，它已成为防治 CPB 肺损伤的新型抗炎靶点。

三、ICAM-1 与 CPB 肺损伤

（一）ICAM-1 的活化

ICAM-1 是一种白细胞膜表面糖蛋白 β_2 整合素家族的重要配体，可介导细胞原细胞、细胞原基质间的黏附反应，对调节白细胞跨血管内皮细胞运动和炎症反应起重要作用。ICAM-1 主要分布在各种上皮细胞、成纤维细胞、血管内皮细胞、网状细胞、单核巨噬细胞及淋巴细胞等；而在外周血淋巴细胞中表达量较少，主要集中在炎症区的活化淋巴细胞上，并与主要组织相容性复合体 II（MHC II）的表达有正相关性；配体是白细胞黏附分子 CD18 家族中的成员：淋巴细胞功能相关抗原-1（LFA-1）（CD11a/CD18）和巨噬细胞抗原复合体-1（Mac-1）（CD11b/CD18），它们均属整合素家族，通过它们介导细胞与细胞间的黏附，参与炎症反应和免疫过程。

CD11a/CD18 为主要受体，该受体表达在中性粒细胞（PMN）上，正常情况下表达很低，一旦 PMN 被激活则表达水平加速。CD11b/CD18 表达于单核细胞、巨噬细胞和粒细胞上，其表达水平也很低，但在病理情况下表达亦增加。在外伤、炎症刺激等的作用下，淋巴细胞、巨噬细胞和其他细胞释放 TNF-α 和 LI-1 等细胞因子，促进内皮细胞生成 ICAM-1，增强白细胞与血管内皮细胞间的黏附作用。中性粒细胞（PMN）黏附是炎症反应过程中的关键步骤，而 ICAM-1 是介导这一作用的重要因素。PMN 通过与内皮细胞上的 ICAM-1 和 P-选择素牢固黏附，进一步穿出内皮细胞进入相应组织，从而促进炎症的发生与发展。

（二）ICAM-1 在 CPB 肺损伤中的作用

ICAM-1 在肺部也有表达，其主要集中在支气管上皮细胞、肺泡 I 型、II 型上皮细胞上，脂多糖、TNF-α、IL-8、6 等可刺激 ICAM-1 表达量明显增高。研究发现：抑制 ICAM-1mRNA 在肺组织的表达可减轻缺血冷存再灌注肺损伤。国内学者对猪实施 CPB 研究发现，CPB 肺损伤与 ICAM-1 表达的增高有关，且后者的表达量与炎症反应强度正相关。

ICAM-1 可能参与了急性肺损伤 ALI 发病过程，敲除 ICAM-1 基因后肺部炎症程度减轻。离体培养的血管内皮细胞 ICAM-1 表达调节的研究中发现 TNF-α、IFN-γ 及 IL-1β 等炎性介质可促使血管内皮细胞 ICAM-1 的表达上调，而这些表达增加的 ICAM-1 又为 PMN 的黏附、浸润提供物质基础，因此 ICAM-1 的表达决定了 PMN 的浸润程度。在肺缺血再灌注损伤过程中 ICAM-1 可增强中性粒细胞-内皮细胞的黏附和促进血管外中性粒细胞的释放，促进 PMN 的活化与聚集，从而加剧肺泡上皮细胞和肺血管内皮细胞结构和功能的损害。

四、展望

肺组织 NF-κB 和 ICAM-1 的表达与 CPB 后肺损伤发生、发展关系密切，在 CPB 后导致肺损伤的炎症过程中 NF-κB 的激活可促进其下游产物如 IL 家族、TNF 肿瘤坏死因子的大量释放，继而增加 ICAM-1 表达，促进中性粒细胞聚集最终导致严重肺损伤。虽然 NF-κB 与 ICAM-1 在 CPB 肺损伤研究中取得了一定的进展，但其机制并不完全明了，有待深入研究。将来是否可以把 NF-κB 与 ICAM-1 作为治疗 CPB 后肺损伤的药物靶点以改善术后肺功能，仍需大量实验研究来证实。

（游露 张红）

参 考 文 献

1. Apostolakis E，Filos KS，Koletsis E，et al. Lung dysfunction following cardiopulm-onary bypass. Card Surg，2010，25（1）:47-55.

2. Poelaert，Roosens. Prevention of pulmonary dysfunetion after cardiac surgery by a vital capacity maneuver:Is it so simple. Critical Care Medicine，2009，37（2）:762-763.

3. Oh Y，Ha Y，Han K，et al. Expression of leucocyte function associated antigen-1 and intercellular adhesion molecule-1 in the lungs of pigs infected with Actinobacilluspleuropneumoniae. 2013，148（2-3）:259-265.

4. Jing-hao Zheng，Bo-tao Gao，Zu-ming Jiang，et al. Evaluation of Early Macrophage Activation and NF-κB Activity in Pulmonary Injury Caused by Deep Hypothermia Circulatory Arrest:An Experimental Study. Pediatr Cardiol，2010，31（2）:215-21.

5. 范卫英. 体外循环心内直视手术中鱼精蛋白不良反应 21 例分析. 海南医学，2010，21（19）:72-73.

6. Ponvert C. About severe shock after protamine infusion in a neonate undergoing cardiopulmonary bypass. Ann Fr Anesth Reanim. 2014，33（1）:48-9.

7. 张莉，尹宁. 体外循环术后肺损伤及肺保护的研究进展. 国际麻醉学与复苏杂志，2012，33（6）:405-407.

8. 喻秋平. 体外循环肺损伤机制及围手术期的肺保护. 江

西医药,2007,42(11):1071-1074.

9. 张建鹏,邹卫.肺淋巴回流与非小细胞肺癌的外科治疗.中国肿瘤外科杂志,2009,1(4):233-236.

10. 纪树国.肺水肿的再认识.心肺血管杂志,2006,25(1):60-62.

11. Hirleman E,Larson DF. Cardiopulmonary bypass and edema:physiology and pathophysiology. Perfusion,2008,23(6):311-22.

12. Qi D,Gao MX,Yu Y. Intratracheal antitumor necrosis factor-α antibody a ttenuates lung tissue damage following cardiopulmonary bypass. ArtifOrgans,2013,37(2):142-149.

13. Patel BV,Wilson MR,O'Dea KP,et al. TNF-Induced Death Signaling Tri ggers Alveolar Epithelial Dysfunction in Acute Lung Injury. J Immunol,2013,190(8):4274-82.

14. Stadnyk AW,Carrigan SO,Otley AR. Neutrophil transintestinal epithelial m igration to CXCR2 ligands is regulated by adenosine. J Pediatr Gastroen terol Nutr,2012,54(3):414-421.

15. Roux J,McNicholas CM,Carles M,et al. IL-8 inhibits cAMP-stimulatedalveolar epithelial fluid transport via a GRK2/PI3K-dependent mechanism. FASEB J,2013,27(3):1095-1106.

16. Zhu YB,Zhang YB,Liu DH,et al. Atrial natriuretic peptide attenuates inflammatory responses on oleic acid-induced acute lung injury model in rats. Chin Med J,2013,126(4):747-750.

17. Fujii M,Miyagi Y,Bessho R,et al. Effect of neutrophil elastase inhibitor on acute lung injury after cardiopulmonary bypass Interact CardiovascThoracSurg. 2010,10(6):859-862.

18. 周黎瑾,肖明第.体外循环手术中性粒细胞致肺损伤的机制.中国体外循环杂志,2010,8(1):61-64.

19. Soares LC,Ribas D,Spring R,et al. Clinical profile of systemic inflammatory response after pediatric cardiac surgery with cardiopulmonary bypass. Arquivos Brasileiros de Cardiologia,2010,94(1):127-33.

20. 贾维坤,张尔永,魏蜀亮,等.体外循环围手术期细胞黏附分子 CD11b/CD18,P 选择素的表达及其意义.中国胸心血管外科临床杂志,2010,17(4):279-282.

21. Kong MY,Gaggar A,Li Y,et al. Matrix metalloproteinase activity inpediatrc acute lung injury. Int J Med Sci,2009,6(1):9-17.

22. Ricklin D,Hajishengallis G,Yang K,et al. Complement:a key system for immune surveillance and homeostasis. Nat Immunol,2010,11(9):785-797.

23. Flierl MA,Perl M,Rittirsch D,et al. The role of C5a in the innate immune response after experimental blunt chest trauma. Shock,2008,29(1):25-31.

24. Liener UC,Perl M,Huber-Lang MS,et al. Is the function of alveolar ma crophages altered following blunt chest trauma. Langenbecks Arch Surg,2011,396(2):251-259.

25. Visser T,Hietbrink F,Groeneveld KM,et al. Isolated blunt chest injury leads to transient activation of circulating neutrophils. Eur J Trauma EmergSurg,2011,37(2):177-184.

26. Uriarte SM,Rane MJ,Merchant ML,et al. Inhibition of neutrophil exocytosis ameliorates acute lung injury in rats. Shock,2013,39(3):286-292.

27. Fujii M,Miyagi Y,BesshoR,etal. Effect of a neutrophil elastaseinhibi-tor on acute lung injury after cardiopulmonary bypass. Interactive CardioVascular and Thoracic Surgery,2010,10(6):859-862.

28. Soares LC,Ribas D,Spring R,et al. Clinical profile of systemic inflamm-at oryresponse after pediatric cardiac surgery with cardiopulmonary bypass. Arq Bras Cardiol,2010,94(1):127-33.

29. Saffarzadeh M,Juenemann C,Queisser M,et al. Neutrophil extracelluartr aps directly induce epithelial and endothelial cell death:a predominant role of histones. PLos ONE,2012,7(2):e32366.

30. Schlensak C,Doenst T,Preusser S,et al. Cardiopulmonary bypass reduction of bron-chial blood flow:a potential mechanism for lung injury in a neonatal pig model. J Thorac Cardiovasc Surg,2002,123(6):1199-205.

31. Suzuki T. Additional lung-protective perfusion techniques during cardiopu-lmonarybypass. Ann ThoracCardiovasc-Surg,2010,16(3):150-155.

32. Sen R,Baltimore D. Multiple nuclear factors interact with the immunoglobulin enhancer sequences. Cell,1986,46:705-716.

33. Wan F,Lenardo MJ. The nuclear signaling of NF-κB:current knowledge,newinsights,and future perspectives. Cell Research,2010,20(1):24-33.

34. Liu G,Park JY,Tsuruta Y,et al. p53 attenuates lipopolysaccharide-Induced NF-κB activation and acute lung injury. Immunology,2009,182(8):5063-5071.

35. 高波涛,郑景浩,徐志伟,等.早期巨噬细胞激活和核因子-KB 活性在深低温停循环肺损伤中的作用.中国体外循环杂志,2009,7(2):109-112.

36. Liu Y,Wu H,Nie YC,et al. Naringin attenuates acute lung injury in LPS-treated mice by inhibiting NF-κBpathway. Int Immunopharmacol,2011,11(10):1606-1612.

37. 焦晓丹,袁雅冬.细胞间黏附因子-1 与呼吸系统疾病.国际呼吸杂志,2012,32(8):618-623.

38. 常忠路,康炳玲,陈庆伟.乌司他丁对缺血再灌注肺组织细胞间黏附分子-1 和 P-选择素基因 mRNA 表达的影响. 中国体外循环杂志,2011,9 (2):108-110.

39. 袁峰,李晓峰,赵宇东,等. 体外循环期间肺动脉持续氧合血灌注对肺功能及细胞间黏附分子-1 表达的影响. 中国循环杂志,2008,23(3):221-224.

40. Bird MD,Morgan MO,Ramirez L,et al. Decreased pulmonary inflammation after ethanol exposure and burn injury in intercellular adhesion molecule-1 knockout mice. Burn Care Res,2010,31(4):652-660.

42 肺相关疾病铁代谢研究的新进展

铁是人体必需的微量元素之一,参与 DNA 合成、电子传递等重要的生命代谢过程,对维持细胞的正常生长及细胞的正常功能有决定性作用。在哺乳动物中,血红蛋白介导的氧气运输、多种酶的活性包括过氧化氢酶,都需要铁的参与并起重要作用。铁能减少线粒体产生 ATP 时需要的氧,在能量通路中扮演重要角色。铁是大多数生化体系中自由基的主要诱导剂,铁代谢失控,可能是中枢神经系统、肾脏、心血管等很多严重疾病的发病基础。近年来,铁代谢在肺部疾病中的作用,已越来越受到国内外学者的关注。本文简要介绍肺相关疾病铁代谢的研究进展,以期为处理围手术期相关问题、提高围手术期安全有所帮助。

一、铁的生理功能与铁缺乏诊断标准

成年人体内铁总量为 4~6g/人,平均 4.5g/人;肝、脾、肾、肺脏器官中含量较高。铁大部分以蛋白质复合物的形式存在,参加血红蛋白、肌红蛋白、细胞色素、细胞色素氧化酶、过氧化物酶及触酶的合成,并与乙酰辅酶 A、琥珀酸脱氢酶、黄嘌呤氧化酶、细胞色素还原酶的活性密切相关。已研究证明,三羧循环中有二分之一以上的酶和因素含铁或者铁存在时才能发挥生化作用;在缺铁或铁利用不良时,氧的运输、贮存、二氧化碳的运输及释放、电子的传递、氧化还原等代谢过程紊乱,产生病理变化和相关疾病。

一般来说,铁缺乏的诊断标准为:铁蛋白<100μg/L;或者铁蛋白在 100~299μg/L、转铁蛋白饱和度<20%、血红蛋白 9.5~13.5g/dl。

二、铁缺乏与肺动脉高压

肺动脉高压(pulmonary hypertension,PH)是由多种病因引起肺血管床受累而肺循环阻力进行性增加,最终导致右心衰竭的一类病理生理综合征。其病因复杂、早期诊断困难、治疗棘手、病死率高,已逐渐成为心肺疾病防治的重要任务。

2011 年欧洲三个独立的实验室相继发现,特异性肺动脉高压(idiopathic pulmonary arterial hypertension,IPAH)及呼吸系统或缺氧相关的肺动脉高压患者均存在铁缺乏及铁代谢紊乱现象,在 70 例 IPAH 患者中有 30 例为铁缺乏症(43%)。在系统性硬皮病中,合并肺动脉高压患者较未合并肺动脉高压患者,铁缺乏更普遍,生存率也低。Viethen 等[11]报道肺动脉高压(pulmonary arterial hypertension,PAH)大鼠的血浆铁浓度显著下降,血浆铁蛋白下降,血浆转铁蛋白及铁调素增加,铁调素 mRNA 和蛋白水平在肝脏显著增加,而铁调素对肠上皮铁的摄取具有抑制作用。Krasuski 等临床研究发现,合并贫血的肺动脉高压患者存活率下降。一项临床试验证实,静脉注射铁剂可缓解在缺氧环境下暴露 8h 而引起的急性缺氧所致肺血管收缩,注射铁螯合剂去铁敏,能增加肺血管收缩反应,由此可见,铁的作用主要是通过调节在缺氧环境下肺血管收缩而实现的。如果将健康受试者突然置于高海拔处,这种由急性缺氧所导致的 PAH 可通过静脉注射铁剂而得到缓解。肺动脉高压患者,铁缺乏导致的低氧肺血管重建是其主要病理学特征。铁缺乏的原因,目前认为是炎症介导和/或肾衰竭,这两种情况导致铁调素(hepcidin)浓度增加,从而导致铁释放和肠黏膜铁吸收减少。目前肺动脉高压中铁缺乏的机制尚需深入研究,铁代谢在肺动脉高压的形成及演变过程中如何发挥作用,还不甚清楚。

三、铁缺乏与慢性阻塞性肺疾病

慢性阻塞性肺疾病(COPD)在全球患病率和死亡率位居第四,并呈不断上升的趋势,是引起死亡和功能致残的主要疾病之一。尽管 COPD 与铁缺乏的相关研究不多,但一些临床研究已发现,在稳定期 COPD 患者中有一半出现铁缺乏症,补充铁剂后可增强其运动耐受力;有学者认为在 COPD 患者中,增高的炎性细胞因子通过促使循环中的铁向网状内皮系统转运,使贮存铁增加,而红系细胞可利用铁减少,从而限制了红细胞生成、导致贫血。在 TNF-A 和 IL-1 制备的小鼠模型中,已观察到血铁减少和贫血。因此,在 COPD 患者中铁缺乏可能是相对的,这与缺铁性贫血的绝对铁缺乏不同，一般认为可能是造血原料不足，导致内环境铁稳态失衡所致。COPD 相关性贫血是否需要补铁治疗尚有争议，对铁蛋白水平高于 100ng/mL 的患者，应重视基础疾病的治疗，而不推荐补铁治疗。另外，对铁缺乏的检测，可能会成为评价该类患者运动耐力的较有前景的新指标。

四、铁超载与急性呼吸窘迫综合征

急性呼吸窘迫综合征（acute respiratory distress syndrome，ARDS）患者临床上出现顽固性低氧血症和双侧肺浸润，肺泡毛细血管膜通透性增加。ARDS 可能是一个复杂的感染性和非感染性炎症反应的结果，不是所有原发疾病均直接侵犯到肺，但肺较其他器官更易受牵连，具体原因还不清楚。ARDS 患者发生严重的氧化应激，血浆铁异常（铁饱和度水平升高）和抗氧化保护作用受损。与正常健康对照组相比，ARDS 患者支气管肺泡灌洗液中低分子铁增加，提示铁代谢参与了 ARDS 过程。另一项研究表明，ARDS 患者肺的转铁蛋白受体含量显著增加，通过参与氧化应激的调节参与 ARDS 的发病机制。而在氧化应激的中心线粒体中，铁代谢如何参与氧化应激反应，尚需进一步研究，将为探索靶点治疗提供依据。

五、铁代谢与肺移植

（一）铁代谢与肺缺血再灌注损伤

肺移植手术患者在肺缺血再灌注后，肺缺血引起的肺损伤不但没有减轻、反而加重，称之为肺缺血再灌注损伤（lung ischemia-reperfusion injury，LIRI）。对 LIRI 机制的研究较多，但确切的病理、生理机制仍不完全清楚。大量研究证明，自由基在 LIRI 的发病机制中具有重要作用。在缺血再灌注损伤中，机体的自由基产生增多的机制包括：①黄嘌呤氧化酶系统产生；②PMN"呼吸爆发"产生。

目前认为，铁介导的活性氧（Reactive oxygen species，ROS）产生可能导致对生物大分子的氧化损伤，并改变细胞内氧化还原环境，从而影响氧化还原敏感的细胞信号传导途径和转录因子。在细胞内的铁蛋白包含两种亚基：铁蛋白重链（FHL）和铁蛋白轻链（FTL），FHL 具有高度铁氧化酶活性，促使 Fe^{2+} 向 Fe^{3+} 转化，FTL 进一步促进 Fe 离子的螯合，进而影响氧自由基的调节。在正常的生理条件下，细胞可通过以下途径减轻 H_2O_2 损伤：①H_2O_2 降解酶过氧化氢酶及谷胱甘肽过氧化物酶的降解；②通过转铁蛋白受体（TfR）进行铁的摄取以及储铁蛋白（ferritin，Ft）的铁螯合作用。这些途径最大限度地减少潜在的铁诱导的氧化还原危害。临床研究发现，ARDS 患者肺组织中转铁蛋白受体增加，铁螯合剂可以减轻缺血再灌注中肺的损伤，铁可能参与了氧化应激反应。动物实验表明，铁螯合剂直接抑制自由基的生成，对肺再灌注损伤有一定保护作用。因此，铁代谢可能是防御自由基损伤的重要因素。

（二）铁代谢与冷诱导损伤

肺移植肺器官保存中，低温损伤长期以来被认为是通过对代谢的细胞离子稳态和/或失调引起的改变。传统认为细胞的低温损伤是由于钠的细胞内积累，钠的积累通常被认为是抑制了 Na^+/K^+ 三磷酸腺苷酶（Na^+/K^+-ATPase）引起细胞水肿，在细胞内钙稳态的类似的机制，减少外排的（冷抑制 Ca^{2+}-ATPase）及细胞内钠平衡的改变二次，已导致与钙离子依赖的水解酶激活潜在的后遗症的胞内钙离子浓度的增加，特别是磷脂酶。然而这些机制正在受到挑战。

目前研究发现，肺移植肺器官保存中，肺上皮细胞冷诱导引起细胞损伤，可以被铁螯合剂抑制，铁螯合剂去铁胺是细胞有效的保存液。多个研究表明基液（N46）并辅以铁螯合剂，在很大程度上改善肝脏和心脏保存质量，在肺的保存液添加铁螯合剂可能降低肺器官损伤，已用于肺移植实验中。这些研究结果提示，铁代谢参与了肺的缺血-再灌注、肺器官保存过程中，深入探索其机制，对于改善肺移植成功率及远期生存率将具有重要意义。

六、铁代谢与肺肿瘤

目前，已发现多种癌症患者体内存在铁代谢异常，参与铁代谢的各种标志物水平发生改变，国外研究结果也提示铁蛋白在肺癌中基因表达是降低的，血清中 Fn（sFn）与肿瘤的预后关系：肿瘤细胞是 sFn 增加的根源，sFn 水平升高，提示预后差。

铁代谢相关基因产物在肺癌组织或者患者血清中表达与正常对照、良性疾病有差异。Fn 在肺癌中的表达降低，而 Tf、TfR、IRP2 表达升高；$FeCl_3$ 处理肺 A549 细胞后，细胞增殖抑制率降低，细胞凋亡减少；而 DFO 处理肺 A549 细胞后，细胞增殖抑制率增加，凋亡细胞增多。表明 $FeCl_3$ 具有促进肺 A549 细胞生长的作用，DFO 对 A549 细胞生长具有抑制作用。提示我们在临床上或术中为肿瘤患者输血或给予铁剂治疗时均需谨慎，铁螯合剂可能具有较好的治疗前景。

七、小结与展望

铁代谢异常不仅是心血管疾病、肝病、肾病等发病基础，同时也参与了肺部多种疾病及损伤：肺动脉高压、ARDS、COPD、肺肿瘤及肺移植肺损伤等的发生、演变过程。无论是铁缺乏引起的肺血管反应、高铁环境对肺肿瘤的促生长作用，还是局部及体内铁超载参与的氧化应激损伤，认识及深入研究铁代谢在不同肺部疾病中变化规律，对于寻找新的治疗靶点、提高围手术期安全性将起到重要作用。

（黄元巳　朱蔚琳　何并文）

参 考 文 献

1. WangY, WuM, Al-RousanR, et al. Iron-induced cardiac

damage:role of apoptosis and deferasirox intervention. J Pharmacol Exp Ther,2011,336(1):56-63.

2. Jankowska EA,von Haehling S,Anker S D,et al. Iron deficiency and heart failure:diagnostic dilemmas and therapeuticperspectives. Eur Heart J,2013,34(11):816-829.

3. Hou J,Cai S,Kitajima Y,et al. 5-Aminolevulinicacid combined with ferrous iron induces carbon monoxide generation in mouse kidneys and protects from renal ischemia-reperfusion injury. Am J Physiol Renal Physiol,2013,305(8):F1149-F1157.

4. 李莹,李小晖,袁洪. 肺高血压与铁代谢异常. 中华心血管病杂志,2013,41(1):76-78.

5. Ruiter G,Lankhorst S,Boonstra A,et al. Iron deficiency is common in idiopathic pulmonary arterial hypertension. Eur Respir J,2011,37(6):1386-1391.

6. Soon E,Treacy CM,Toshner MR,et al. Unexplained iron deficiency in idiopathic and heritable pulmonary arterial hypertension. Thorax,2011,66(4):326-332.

7. Rhodes CJ,Howard LS,Busbridge M,et al. Iron deficiency and raised hepcidin in idiopathic pulmonary arterial hypertension:clinical prevalence,outcomes and mechanistic insights. J Am Coll Cardiol,2011,58(3):300-309.

8. Lankhorst RS,Boonstra A. Iron deficiency is common in idiopathic pulmonary arterial hypertension. Eur Respir J,2011,37(6):1386-1391.

9. Ruiter G,Lanser IJ,de Man FS. Iron deficiency in systemic sclerosis patients with and without pulmonary hypertension. Rheumatology(Oxford),2014,53(2):285-292.

10. Mclaughlin VV,Archer SI,Badesch DB,et al. ACCF/AHA 2009 expert consensus document on pulmonary hypertension. J Am Coll Cardiol,2009,53(17):1573-1619.

11. Howard LS,Watson GM,Wharton J,et al. Supplementation of iron in pulmonary hypertension:Rationale and design of a phase II clinical trial in idiopathic pulmonary arterial hypertension. Pulm Circ,2013,3(1):100-107.

12. Krasuski RA,Hart SA,Smith B,et al. Association of anaemia and long-term survival in patients with pulmonary hypertension. Int J Cardiol,2011,150(3):291-295.

13. Hoeper MM,Ghofrani HA,Gorenflo M,et al. Diagnosis and treatment of pulmonary hypertension:European guidelines 2009. Pneumologie,2010,64(7):401-14.

14. Smith TG,Balanos GM,Croft QP,et al. The increase in pulmonary arteris/pressure caused by hypoxis depends on iron atatus. J Physiol,2008,586(Pt24):5999-6005.

15. Smith TC,Talbot NP,Privat C,et al. Effects of iron supplementation and depletion on hypoxic pulmonary hypertension:two randomized controlled trials. JAMA,2009,302(13):1444-1450.

16. 陈杨,易斌,鲁开志. 低氧肺血管重建中肺动脉平滑肌细胞表型转换相关信号通路研究进展. 医学研究生学报,2013,26(9):984-987.

17. 陈红,邓佳,冯玉麟. 慢性阻塞性肺疾病相关性贫血. 中国呼吸与危重监护杂志,2009,8(6):606-608.

18. Wrighting DM,Andrews NC. Interleukin-6 induces hepcidin expression through STAT3. Blood,2006,108(9):3204-3209.

19. Handelman GJ,Levin NW. Iron and anaemia in human biology:a review of mechanisms. Heart Fail Rev,2008,13(4):393-404.

20. van der Putten K,Braam B,Jie KE,et al. Mechanisms of disease:erythropoietin resistance in patients with both heart and kidney failure. Nat Clin Pract Nephrol,2008,4(1):47-57.

21. Babitt JL,Lin HY. Molecular mechanisms of hepcidin regulation:implications for the anaemia of CKD. Am J Kidney Dis,2010,55(4):726-741.

22. Urban M,Burghuber OC,Hübl W,et al. Iron deficiency in non-anemic patients with chronic obstructive pulmonary disease. Eur Respir J,2011,38(Suppl 55):2937.

23. Diego A Rodriguez,Josep Roca,Alba Ramirez-Sarmiento,et al. Iron deficiency as a novel biomarker of functional impairment in patients with chronic obstructive pulmonary disease(COPD). Eur Respir J,2011,38(sppl55):4740.

24. Halliwell B,Gutteridge JMC. Free radicals in biology and medicine. 3rd EdnOxford,Oxford University Press,1999.

25. Upton RL,Chen Y,Mumby S,et al. Variable tissue expression of transferrin receptors:relevance to acute respiratory distress syndrome. Eur Respir J,2003,22(2):335-341.

26. Mussi RK,Camargo EA,Ferreira T,et al. Exercise training reduces pulmonary ischaemia-reperfusion-induced inflammatory responses. Eur Respir J,2008,31(3):645-649.

27. Weyker PD,Webb CA,Kiamanesh D,et al. Lung ischemia reperfusion injury:a bench-to-bedside review. Semin Cardiothoracvasc Anesth,2013,17(1):28-43.

28. Santambrogio P,Erba BG,Campanella A,et al. Over-expression of mitochondrial ferritin affects the JAK2/STAT5 pathway in K562 cells and causes mitochondrial iron accumulation. Haematological,2011,96(10):1424-1432.

29. Tanoue Y,Morita S,Ochiai Y,et al. Successful twenty-four-hour canine lung preservation with lazaroid U74500A. J Heart Lung Transplant,1996,15(1 pt1):43-50.

30. Hochachka PW. Defense strategies against hypoxia and hypothermia. Science,1986,231(4735):234-241.

31. Pizanis N,Gillner S,Kamler M. Cold-inducedinjury to lung epithelial cells can be inhibited by iron chelators-implications for lung preservation. Eur J Cardiothorac Surg,2011,

40(4):948-955.

32. Wu K, Türk TR, Rauen U. Prolonged cold storage using a new histidine-tryptophan-ketoglutarate-based preservation solution in isogeneic cardiac mouse grafts. Eur Heart J, 2011,32(4):509-516.

33. Stegemann J, Hirner A, Rauen U, et al. Gaseous oxygen persufflation or oxygenated machine perfusion with custodiol-N for long-term preservation of ischemic rat livers? Cryobiology,2009,58(1):45-51.

34. Loganathan S, Radovits T, Hirschberg K, et al. Effects of custodiol-N,a novel organ preservation solution,on ischemia/reperfusion injury. J Thorac Cardiovasc Surg, 2010, 139(4):1048-1056.

35. Pizanis N, Gillner S, Kamler M, et al. Cold-induced injury to lung epithelial cells can be inhibited by iron chelators-implications for lung preservation. Eur J Cardiothorac Surg, 2011,40(4):948-955.

36. Fonseca-Nunes A, Jakszyn P, Aqudo A. Iron and cancer risk-A systematic review and meta-analysis of the epidemiological evidence. Cancer Epidemiol Biomarkers Prev,

2014,23(1):12-31.

37. Wang Y, Juan LV, Ma X, et al. Specific hemosiderin in spleen induced by a low dose of cisplatin:altered iron metabolism and its implication as an acute hemosiderin formation model. Curr Drug Metab. 2010,11(6):507-515.

38. Kukuly S, Jaganjac M, Boranic M, et al. Altered ironmetatabism, inflammation, transferrin receptors andferritin express in non small-cell lung cancer. MedOncol, 2010, 27(2)268-277.

39. Upton RL, Chen Y, Mumby S. Variable tissue expression of ransferrin receptors:relevance to acute respiratory distress syndrome. Eur Respir J,2003,22(22):335-341.

40. Santambrogio P, Erba BG, Campanella A, et al. Over-expression of mitochondrial ferritin affects the JAK2/STAT5 pathway in K562 cells and causes mitochondrial iron accumulation. Haematologica,2011,96(10):1424-1432.

41. Takeyoshi I, Iwanami K, Kamoshita N, et al. Effect of lazaroid U-74389G on pulmonary ischemia-reperfusion injury in dogs. J Invest Surg,2001,14(2):83-92.

43 促炎症消退脂质介质促进急性肺损伤炎症消退

急性肺损伤(acute lung injury,ALI)是临床常见的急危重症。临床表现主要是急性进行性加重的呼吸困难和难治性低氧血症,进一步发展可演变为急性呼吸窘迫综合征(acute respiratory distress syndrome,ARDS)[1]。研究表明,它们是严重损伤导致的机体全身免疫炎症反应失控过程中的不同阶段。ALI是导致重症患者呼吸衰竭的主要原因,大量实验和临床证据显示促炎与抗炎作用失平衡在ALI的发生和发展中起关键作用[2]。

炎症消退既往研究一直认为是一个被动的过程,随着内源性促消退脂质介质的发现,现已证实炎症消退是由多种细胞参与,内源性抗炎和促炎症消退介质共同控制的、主动的、程序化的复杂过程[3]。如何促使炎症及时消退成为研究的热点,有可能成为防治ALI的关键。近些年来促炎症消退脂质介质及其类似物被广泛应用于ALI的研究。本文就促炎症消退脂质介质对ALI的治疗作用研究进展进行简要综述。

一、ALI与炎症反应失平衡

ALI肺部炎症的特征性标志就是中性粒细胞浸润。在肺损伤的起始阶段,中性粒细胞必须首先和微血管内皮细胞黏附才能跨血管迁移并在炎症部位积聚,黏附分子,尤其是整合素β2在此过程中起着重要作用[4]。当机体受到严重感染、创伤、休克及误吸等打击后,会激活单核/巨噬细胞系统,释放多种细胞因子,并进一步激活中性粒细胞和肺毛细血管内皮细胞,促进中性粒细胞向肺部浸润。中性粒细胞在肺内大量募集激活,激活后的中性粒细胞异常释放大量活性氧簇、丝氨酸蛋白酶、炎症介质进入细胞间隙,从而促发一系列炎症损伤级联反应,导致肺损伤[5~8]。

促炎细胞因子,如IL-1β、IL-6、IL-8、TNF-α等,在炎症的发展过程中起驱动作用,在ARDS患者的肺泡支气管灌洗液(bronchoalveolar lavage fluid,BALF)和血浆中均发现这些细胞因子的表达[9~11]。这些细胞因子可以促进中性粒细胞与肺泡上皮细胞的黏附、微血管渗漏并放大其他促炎反应。TNF-α以及IL-1β干预可以导致啮齿类动物的ALI。

针对TNF-α和IL-1β的治疗在动物模型上取得了较好的效果,然而在临床应用中却未能达到预期的效果。说明炎症反应是一个复杂的反应过程,通过单一抑制某种细胞因子的表达并不能有效地抑制炎症反应。

炎症消退是一个由多种细胞参与,抗炎、促炎症消退介质控制的复杂过程。这些介质通过下调促炎症介质基因的表达、抑制炎症细胞的浸润、诱导炎症细胞凋亡以及促进凋亡细胞被吞噬等环节精密地调节炎症的发展与消退。如何控制ALI时的炎症反应,促使炎症及时消退在ALI的治疗中显得尤为重要。

二、促炎症消退脂质介质

促炎症消退脂质介质包括脂氧素(lipoxins,LXs)、消退素(resolvins,Rvs)、保护素(protectins,PDs)和maresins。这些脂质介质在急性炎的消退期合成,并且可以控制炎症反应级别和持续时间[12~14]。促炎症消退脂质介质在炎症部位产生后可以下调中性粒细胞浸润、血管通透性、促炎细胞因子的释放和功能并且可以下调炎症性疼痛信号[15,16]。促炎症消退脂质介质可以通过促进巨噬细胞清除凋亡的中性粒细胞来促进炎症的消退,还具有抗纤维化的作用[17~21]。除此之外,它们还具有强大的通过非炎症机制产生的趋化作用,比如:脂氧素可以激活单核细胞的募集,但并不激活促炎基因通路也不刺激促炎因子的释放[22]。它们还可以激活内源性的抗微生物防御系统[23],促进多形核白细胞(polymorphonuclear leucocyte,PMN)的凋亡和清除[18,24]。本文主要综述近年来在ALI中研究较多的LXs和Rvs对ALI保护作用的研究进展。

(一)LXs

LXs是第一个被发现的同时具有抗炎、促炎症消退生物活性的内源性脂质介质[25,26]。当呼吸道发生炎症反应时,中性粒细胞的5-LO催化呼吸道上皮细胞15-LO衍生的15异构-羟二十碳四烯酸(15S-hydroxy-eicosatetraenoic acid,15S-HETE)生成不稳定的中间产物,再通过水解作用生成LXA4和LXB4[27,28]。这一跨细胞途径的生物合成作用存在于上呼吸道、下呼吸道黏膜以及其他黏膜[29~31]。在血管内,血小板和白细胞相互作用,中性粒细胞 5-LO 催化花生四烯酸(arachidonic acid,AA)合成的环氧化物白三烯(leukotriene,LT)A4,进而由血小板 12-LO 转化 LTA4 为 LXA4 和 LXB4[15,32]。以上两种生物合成 LXs 的途径都是跨细胞途径,还有一种单细胞途径可以合成少量的 LXs。一些细胞类型,如:嗜酸性粒细胞、消退阶段的中性粒细胞以及巨噬细胞[31,33,34]同时具备 5-LO 和 15-LO 活性,在这些细胞的细胞膜含肌醇的磷脂内存在 LXs 合成的前体 15S-HETE 可以发生酯化合成 LXs[35]。因此,一些单细胞途径也可以合成 LXs[36,37]。

(二) ATLs

ATLs 是第一个被发现的阿司匹林诱生型促炎症消退脂质介质[38]。阿司匹林通过诱发环氧合酶(cyclooxygenase,COX)-2 乙酰化,使其 COX 活性转变为 LO 活性,催化 AA 合成碳 15 位异构 HETE(carbon-15epi HETE,C-15R-HETE),再由 5-LO 催化合成 15-epi-LXA4 和 15-epi-LXB4,亦即阿司匹林诱生型 LXs(aspirin-triggered lipoxins,ATLs)[38]。在人类,一些未服用阿司匹林的个体也可以检测到 ATLs[39],并且在服用阿司匹林后[40],ATLs 的表达增加。有研究发现,小剂量阿司匹林干预可以调节健康个体局部的促炎反应[41]。此外,他汀类药物和吡格列酮也被证实可以通过其他途径诱导 ATLs 合成[42~44]。

(三) Rvs

Rvs 主要通过跨细胞途径合成,合成途径分为阿司匹林诱发途径和非阿司匹林依赖途径[45]。在内皮细胞,二十碳五烯酸(eicosapentaenoic acid,EPA)由具有 LO 活性的阿司匹林乙酰化的 COX-2 催化,合成 18R-HEPE;在微生物或组织则是在 CYP450 酶催化下合成 18R-HEPE,再被活化的中性粒细胞的 5-LO 氧化,最终合成 RvE1。RvE1 合成过程的中间产物 5S-过氧氢,18R-羟基-EPE 被还原后形成 5S,18-二羟基-EPE 即 RvE2[46]。

(四) 促炎症消退介质特异性受体

LXs 通过多种机制发挥其生物学效应,包括激活高亲和力 G 蛋白偶联受体(G protein-coupled receptors,GPCR)LXA4 受体(lipoxin A4 receptor,ALX)、部分激活半胱氨酰白三烯受体(cysteinyl leukotriene receptor,CysLT)以及核内芳香烃受体(aryl hydrocarbon receptor,AhR)[47]。现已证实,人类多种类型的白细胞和组织细胞都有 ALX 的表达[48]。小鼠和大鼠等其他多种哺乳动物也被证实有 ALX 的表达[49,50]。小鼠 ALX 基因缺陷导致了炎症反应增强并且消退延迟[51]。现已证实,LXs 和 ATLs 可以通过抑制中性粒细胞和嗜酸性粒细胞激活和募集[52,53]、促进辅阻遏物NAB1 表达[54]、下调 NF-κB 活性以及促炎症介质的表达[55]等途径发挥抗炎作用。除了抑制炎症反应的发生和进展,LXs 和 ATLs 还能够在多个水平促进炎症消退。

RvE1 能够与白细胞 LTB4 受体结合,作为部分激动剂或拮抗剂抑制 LTB4 激活的 NF-κB 信号转导通路[56]。

RvE1 还能与 GPCR 趋化因子受体 23(chemokine receptor 23,ChemR23)结合,抑制 NF-κB 信号转导通路的激活[56]。RvE1 能够抑制中性粒细胞激活导致的活性氧簇的产生;促进巨噬细胞清除凋亡的中性粒细胞[57];抑制树突状细胞的迁移及促炎细胞因子释放[58,59];上调白细胞趋化因子受体 5(chemokine receptor 5,CCR5)的表达[60]。

RvD1 除与 ALX 结合外,还可以与 GPR32 受体结合而激活 GPR32[61]。RvD1 激活 GPR32 受体是剂量依赖性的,低浓度的 RvD1(~1nM)可以激活 GPR32 受体,抑制中性粒细胞和内皮细胞的细胞间相互作用,当浓度达到 10nM 以上时则激活 ALX 受体[62]。人类 GPR32 受体表达于外周血白细胞和血管组织[62]。人类中性粒细胞首先调动的是 ALX 受体而非 GPR32 受体,因此 RvD1 的促消退作用是与 ALX 受体结合而实现的,这在 ALX 基因敲除的小鼠得到了证实[62],并且支持 RvD1 与 GPR32 受体结合在生理反应时起稳定内环境的作用,与 ALX 受体结合发挥调节炎症反应的作用这一观点。

三、促炎症消退脂质介质在不同 ALI 模型中的作用

临床上,导致 ALI 和 ARDS 的病因多种多样,包括严重感染、严重创伤、误吸、休克和重症胰腺炎等,其发病机制及转归也不尽相同。研究中常模仿各种不同致病因素导致的肺损伤来建立动物模型或刺激离体细胞。下面将对促炎症消退脂质介质在不同 ALI 模型中的作用展开综述。

(一) 盐酸吸入造成的 ALI

误吸胃内容物是导致 ALI 和 ARDS 常见原因[2,63]。误吸发生后,胃酸首先导致呼吸道黏膜损害,屏障功能受损,中性粒细胞激活,继而释放超氧化物、蛋白酶及其他的毒性产物导致周围肺组织的损伤[2,64]。目前尚缺乏特异的方法来抑制这种炎症反应并保护肺组织。

盐酸刺激可以诱导呼吸道上皮细胞与多形核白细胞通过跨细胞途径合成 LXs,给予外源性的 LXs 以及他汀类药物可以减轻盐酸造成的呼吸道上皮细胞损伤[27,65],因为他汀类药物干预导致了跨细胞途径合成 LXs 增加[27]。在盐酸吸入诱导的小鼠 ALI 模型中,LXs 在肺部的表达同样增加,且给予外源性 LXs 或通过其他途径诱导 LXs 合成可以抑制炎症因子释放、中性粒细胞浸润从而减轻盐酸吸入导致的 ALI[27,65,66]。

最近,Eickmeier 等用免疫组化的方法证实了小鼠呼吸道上皮存在 ALX,并且在盐酸吸入诱导的小鼠 ALI 中表达明显增加。该研究还发现,阿司匹林诱生型 RvD1(AT-RvD1)在减轻盐酸吸入导致的 ALI 严重程度过程中发挥了强大的抗炎和促消退作用。无论是提前干预还是盐酸导致呼吸道黏膜损伤后给予 AT-RvD1 均可降低内皮细胞与呼吸道上皮细胞的通透性,减轻肺水肿。AT-RvD1 可以改善肺顺应性,通过下调 P-选择素及其配体 CD24 抑制中性粒

细胞与血小板的细胞间相互作用。AT-RvD1 还可以减少 BALF 中中性粒细胞数量和促炎因子的浓度,抑制呼吸道上皮细胞和巨噬细胞的 NF-κB 核转位[67]。

(二)脂多糖诱导的 ALI

脂多糖是革兰阴性菌外膜的重要成分,脂多糖与细胞膜上的 toll 样受体(toll like receptor,TLR)4 结合激活机体的免疫应答系统,产生炎症反应。脂多糖目前大量用于诱导 ALI 模型来模仿革兰阴性菌感染导致的肺损伤[68]。

在脂多糖诱导的小鼠 ALI 模型中,RvD1 预处理可以减少 BALF 中中性粒细胞数量及 TNF-α、IL-6 的浓度,抑制 NF-κB 信号通路的激活,减轻肺部炎症反应[69]。ATL 后处理可以上调脂多糖诱导的小鼠 ALI 肺组织血红素加氧酶(heme oxygenase,HO)-1 表达[70],并通过上调 HO-1 使肺组织 TNF-α、一氧化氮和丙二醛的生成减少,最终导致肺水肿减轻、肺组织中性粒细胞浸润及脂质过氧化减弱。新近研究发现,在 LPS 诱导的 ALI 模型中,RvD1 可以减轻紧密连接蛋白破坏,降低肺毛细血管通透性,减轻肺水肿,减少肺脏细胞凋亡。而这些作用也与上调 HO-1 有关[71]。RvD1 还可以通过抑制 MAPKs 和 NF-κB 的活化而发挥强大的抗炎和促炎症消退作用,从而减轻 LPS 导致的 ALI[69,72]

(三)失血性休克诱导的 ALI

失血性休克是临床常见的急危重症,可以导致全身炎症反应综合征(SIRS)甚至导致多器官功能不全综合征(MODS),其中就包括 ALI。

在大鼠失血性休克导致的 ALI 模型中,BML-111(一种 ALX 激动剂)可以下调促炎因子 TNF-α、IL-1β、IL-6 的表达,抑制中性粒细胞浸润,减轻肺水肿,从而减轻肺损伤。BML-111 对失血性休克导致的 ALI 的保护作用是通过抑制 NF-κB 核转位和 MAPK 信号通路的磷酸化激活而实现的[74~76]。

(四)机械通气肺损伤

机械通气(mechanical ventilation,MV)是治疗急性呼吸衰竭不可替代的手段,作为一种基本的生命支持措施广泛应用于重症监护病房(intensive care units,ICU)、外科手术麻醉、急诊医学等多个领域。有统计显示,在全球范围内,大约 1/3 入住 ICU 的患者需要进行机械通气[77]。然而,机械通气在提供有效的呼吸支持的同时,部分患者可能会加重原有的肺损伤,甚至原本健康的肺在进行机械通气时亦有可能导致肺损伤[78],即机械通气肺损伤(ventilator-induced lung injury,VILI)。VILI 的发病机制逐渐被阐明,主要包括剪切伤、气压伤、容量伤和炎症性损伤。剪切伤、气压伤和容量伤是机械性损伤,炎症性损伤又称为“生物伤”,即机械通气产生的机械刺激作用于肺脏细胞,激活细胞内外炎症相关的信号通路,炎性因子过度表达,白细胞在肺部募集活化从而引起肺损伤,同时还包括氧化应激性损伤和组织细胞凋亡等[79~81]。

在大鼠 VILI 模型中,ALX 激动剂 BML-111 干预明显改善了 VILI 时肺组织病理破坏和肺组织氧合功能,减轻大鼠

肺部炎性细胞的浸润,减轻肺水肿,抑制促炎介质 TNF-α、IL-1β、IL-6 和 MCP-1 的产生,从而减轻大潮气量机械通气诱导的肺损伤。研究发现,TLR4 及其下游的 MAPK 和 NF-κB 信号通路在 VILI 的发生发展中起着至关重要的作用。而 BML-111 干预,可以明显的抑制 MAPK 信号通路的磷酸化激活以及 NF-κB 核转位,降低活化蛋白(activator protein,AP)-1 和 NF-κB 的 DNA 结合活性,说明 BML-111 对 VILI 的保护作用可能是通过这两个信号通路发挥作用[82]。

(五)肺纤维化

肺纤维化是包括 ALI 和 ARDS 在内的多种肺部疾病常见的晚期后遗症,可以导致肺结构改变及换气功能障碍。其特征是慢性间质炎症、成纤维细胞增殖、细胞外基质合成和沉积[83~88]。

离体研究发现,LXA4 可以下调结缔组织生长因子(Connective tissue growth factor,CTGF)诱导的人肺成纤维细胞增殖以及细胞周期蛋白 D1 的表达[89]。在一个博来霉素诱导的小鼠肺纤维化模型中,ATLa 后处理可以提高小鼠生存率,改善肺顺应性,减少肺部多种细胞浸润,减轻肺水肿,下调 TGF-β 在肺部的表达,抑制肺部纤维化[90]。以上研究表明,LXs 还具有抗肺纤维化作用。

(六)其他 ALI

中性粒细胞在宿主免疫反应中发挥着核心作用,可以迅速向损伤和病原体侵袭部位聚集[91,92]。病原体被清除后,中性粒细胞开始程序性的凋亡,使它们对促炎症环境缺乏反应并可以被巨噬细胞清除[93~95],从而使炎症及时消退,保持内环境的稳定。而中性粒细胞凋亡异常有可能导致某些疾病的发生。已经有研究发现包括 ARDS 在内的多种疾病与中性粒细胞凋亡延迟有关。因此,促进中性粒细胞及时的凋亡,对减少组织损伤和促进炎症消退至关重要。

Driss 等发现,在离体实验中,ATL 可以促进人中性粒细胞凋亡。在多种动物 ALI 模型中,ATL 可以通过促进半胱天冬酶依赖的中性粒细胞凋亡并加速巨噬细胞对凋亡中性粒细胞的清除,从而加速 ALI 时肺部炎症的消退[8]。RvE1 具有与 ATL 类似的通过促进中性粒细胞凋亡和清除加速炎症消退的作用[73]。

另外,在油酸诱导的小鼠 ALI 模型中,LXA4 及 BML-111 通过激活肺泡上皮细胞钠通道及钠钾 ATP 酶促进肺水清除,从而加速肺部炎症的消退,改善肺功能[96]。

四、结语

近年来关于 ALI 的治疗研究有所进展,尤其是炎症消退在 ALI 治疗中的作用积累了大量的资料。炎症消退已成为炎症研究的新方向,促进炎症消退也可能成为 ALI 治疗的一种新策略。LXs 和 Rvs 是具有抗炎、促炎症消退作用的内源性脂质介质,在 ALI 时发挥关键的抗炎和促消退作用。然而,这些内源性的脂质介质并不足以对抗 ALI 时肺部炎症的产生也不足以促使肺部炎症及时消退,在体的动

物实验及离体实验中发现外源性的促消退脂质介质的干预可以有效的保护肺组织,平衡炎症反应。这为炎症性疾病治疗策略的转变以及基于炎症消退脂质介质的药物研发开辟了一条新的途径。然而,目前这些药物尚未应用于临床研究。不过,临床上常用的一些药物,如阿司匹林、他汀类药物等亦可以诱导促炎症消退脂质介质的合成,且已用于临床研究。相信不久将有更多的促炎症消退脂质介质及其类似物可以用于临床研究甚至应用于临床,为 ALI 及其他炎症相关性疾病提供新的治疗方法。

(李宏宾 姚尚龙 尚游)

参 考 文 献

1. Atabai K,Matthay MA. The pulmonary physician in critical care. 5:Acute lung injury and the acute respiratory distress syndrome:definitions and epidemiology. Thorax, 2002, 57 (5):452-458.

2. Ware LB,Matthay MA. The acute respiratory distress syndrome. N Engl J Med,2000,342(18):1334-1349.

3. Bannenberg GL,Chiang N,Ariel A,et al. Molecular circuits of resolution:formation and actions of resolvins and protectins. J Immunol,2005,174(7):4345-4355.

4. Donnelly SC,Haslett C,Dransfield I,et al. Role of selectins in development of adult respiratory distress syndrome. Lancet,1994,344(8917):215-219.

5. Doershuk CM,W inn RK,Coxson HO,et al. CD18 dependent and independent mechanisms of neutrophil emigration in pulmonary and systemic microcirculation in rabbits. J Immunol,1990,144(6):2327-2333.

6. Wiener-Kronish JP,Albertine KH,Matthay MA. Differential responses of the endothelial and epithelial barriers of the lung in sheep to Escherichia coli endotoxin. J Clin Invest, 1991,88(3):864-875.

7. Bellingan GJ. The pulmonary physician in critical care * 6: The pathogenesis of ALI/ARDS. Thorax,2002,57(6):540-546.

8. El Kebir D,József L,Pan W,et al. 15-epi-lipoxin A4 inhibits myeloperoxidase signaling and enhances resolution of acute lung injury. Am J Respir Crit Care Med,2009,180 (4):311-319.

9. Armstrong L, M illar AB. Relative production o f tumour necrosis factor alpha and interleukin 10 in adult respiratory distress syndrome. Thorax,1997,52(5):442-446.

10. Pugin J,Ricou B,Steinberg KP,et al. Pro-inflammatory a ctivity in bronchoalveolar lavage fluids from patients with ARDS,a prominent role for interleukin-1. Am J Respir Crit Care Med,1996,153(6 Pt 1):1850-1856.

11. Donnelly SC,Strieter RM,Kunkel SL,et al. Interleukin-8 and development of adult respiratory distress syndrome in at-risk patient groups. Lancet,1993,341(8846):643-647.

12. Serhan CN,Hong S,Gronert K,et al. Resolvins:a family of bioactive products of omega-3 fatty acid transformation circuits initiated by aspirin treatment that counter proinflammation signals. J Exp Med,2002,196(8):1025-1037.

13. Schwab JM,Chiang N,Arita M,et al. Resolvin E1 and protectin D1 activate inflammation-resolution programmes. Nature,2007,447(7146):869-874.

14. Serhan CN,Yang R,Martinod K,et al. Maresins:novel macrophage mediators with potent anti-inflammatory and pro-resolving actions. J Exp Med,2009,206(1):15-23.

15. Serhan CN,Savill J. Resolution of inflammation:the beginning programs the end. Nat Immunol,2005,6(12):1191-1197.

16. Spite M,Serhan CN. Lipid signatures of unstable atheromas:fossils or a step toward personalized lipidomicsmetabolomics? Circ Cardiovasc Genet,2011,4(3):215-217.

17. Serhan CN,Hamberg M,Samuelsson B. Lipoxins:novel series of biologically active compounds formed from arachidonic acid in human leukocytes. Proc Natl Acad Sci USA, 1984,81(17):5335-5339.

18. Godson C, Mitchell S, Harvey K,et al. Cutting edge:lipoxins rapidly stimulate nonphlogistic phagocytosis of apoptotic neutrophils by monocyte-derived macrophages. J Immunol,2000,164(4):1663-1667.

19. Maddox JF,Hachicha M,Takano T,et al. Lipoxin A4 stable analogs are potent mimetics that stimulate human monocytes and THP-1 cells via a G-protein-linked lipoxin A4 receptor. J Biol Chem,1997,272(11):6972-6978.

20. Serhan CN,Hamberg M,Samuelsson B,et al. On the stereochemistry and biosynthesis of lipoxin B. Proc Natl Acad Sci USA,1986,83(7):1983-1987.

21. Takano T,Clish CB,Gronert K,et al. Neutrophil-mediated changes in vascular permeability are inhibited by topical application of aspirin-triggered 15-epi-lipoxin A4 and novel lipoxin B4 stable analogues. J Clin Invest,1998,101(4): 819-826.

22. Serhan CN. Resolution phases of inflammation:novel endogenous anti-inflammatory and pro-resolving lipid mediators and pathways. Annu Rev Immunol,2007,25:101-137.

23. CannyG,Levy O,Furuta GT,et al. Lipid mediator-induced expression of bactericidal/permeability-increasing protein (BPI) in human mucosal epithelia. Proc Natl Acad Sci USA,2002,99(6):3902-3907.

24. Campbell EL,Louis NA,Tomassetti SE,et al. Resolvin E1 promotes mucosal surface clearance of neutrophils:a new paradigm for inflammatory resolution. FASEB J,2007,21

(12):3162-3170.

25. Serhan CN, Hamberg M, Samuelsson B. Lipoxins: novel series of biologically active compounds formed from arachidonic acid in human leukocytes. Proc Natl Acad Sci USA, 1984,81(17):5335-5339.

26. Serhan CN. Lipoxins and aspirin-triggered 15-epi-lipoxins are the first lipid mediators of endogenous anti-inflammation and resolution. Prostaglandins Leukot Essent Fatty Acids,2005,73(3-4):141-162.

27. Planagumà A1, Pfeffer MA, Rubin G, et al. Lovastatin decreases acute mucosal inflammation via 15-epi-lipoxin A4. Mucosal Immunol,2010,3(3):270-279.

28. Serhan CN, Brain SD, Buckley CD, et al. Resolution of inflammation: state of the art, definitions and terms. FASEB J,2007(2):325-332.

29. Edenius C, Kumlin M, Bjork T, et al. Lipoxin formation in human nasal polyps and bronchial tissue. FEBS Lett,1990, 272(1-2):25-28.

30. Gronert K, Gewirtz A, Madara JL, et al. Identification of a human enterocyte lipoxin A4 receptor that is regulated by interleukin (IL)-13 and interferon gamma and inhibits tumor necrosis factor alpha-induced IL-8 release. J Exp Med,1998,187(8):1285-1294.

31. Levy BD, Romano M, Chapman HA, et al. Human alveolar macrophages have 15-lipoxygenase and generate 15(S)-hydroxy-5,8,11-cis-13-trans-eicosatetraenoic acid and lipoxins. J Clin Invest,1993,92(3):1572-1579.

32. Chiang N, Arita M, Serhan CN. Anti-inflammatory circuitry: lipoxin, aspirin-triggered lipoxins and their receptor ALX. Prostaglandins Leukot Essent Fatty Acids, 2005,73 (3-4):163-177.

33. Levy BD, Clish CB, Schmidt B, et al. Lipid mediator class switching during acute inflammation: signals in resolution. Nat. Immunol,2001,2:612-619.

34. Serhan CN, Sheppard KA. Lipoxin formation during human neutrophil-platelet interactions. Evidence for the transformation of leukotriene A4 by platelet 12-lipoxygenase in vitro. J Clin Invest,1990,85(3):772-780.

35. Brezinski ME, Serhan CN. Selective incorporation of (15S)-hydroxyeicosatetraenoic acid in phosphatidylinositol of human neutrophils: agonist-induced deacylation and transformation of stored hydroxyeicosanoids. Proc Natl Acad Sci USA,1990,87(16):6248-6252.

36. Fiore S, Serhan CN. Formation of lipoxins and leukotrienes during receptor-mediated interactions of human platelets and recombinant human granulocyte/macrophage colony-stimulating factor-primed neutrophils. J Exp Med, 1990, 172(5):1451-1457.

37. Mayadas TN, Mendrick DL, Brady HR, et al. Acute passive anti-glomerular basement membrane nephritis in P-selectin-deficient mice. Kidney Int,1996,49(5):1342-1349.

38. Claria J, Serhan CN. Aspirin triggers previously undescribed bioactive eicosanoids by human endothelial cell-leukocyte interactions. Proc Natl Acad Sci U S A,1995,92 (21):9475-9479.

39. Claria J, Lee MH, Serhan CN. Aspirin-triggered lipoxins (15-epi-LX) are generated by the human lung adenocarcinoma cell line (A549)-neutrophil interactions and are potent inhibitors of cell prolifer-ation. Mol Med,1996,2(5): 583-596.

40. Chiang N, Bermudez EA, Ridker PM, et al. Aspirin triggers anti-inflammatory 15-epi-lipoxin A4 and inhibits thromboxane in a randomized human trial. Proc Natl Acad Sci USA, 2004,101(42):15178-15183.

41. Morris T, Stables M, Hobbs A, et al. Effects of low-dose aspirin on acute inflammatory responses in humans. J Immunol,2009,183(3):2089-2096.

42. Birnbaum Y, Ye Y, Lin Y, et al. Aspirin augments 15-epi-lipoxin A4 production by lipopolysaccharide, but blocks the pioglitazone and atorvastatin induction of 15-epi-lipoxin A4 in the rat heart. Prostaglandins Other Lipid Mediat,2007, 83(1-2):89-98.

43. Birnbaum Y, Ye Y, Lin Y, et al. Augmentation of myocardial production of 15-epi-lipoxin-a4 by pioglitazone and atorvastatin in the rat. Circulation,2006,114(9):929-935.

44. Planaguma A, Pfeffer MA, Rubin G, et al. Lovastatin decreases acute mucosal inflammation via 15-epi-lipoxin A4. Mucosal Immunol,2010,3(3):270-279.

45. Arita M, Clish CB, Serhan CN. The contributions of aspirin and microbial oxygenase to the biosynthesis of anti-inflammatory resolvins: novel oxygenase products from omega-3 polyunsaturated fatty acids. Biochem Biophys Res Commun,2005,338(1):149-157.

46. Tjonahen E, Oh SF, Siegelman J, et al. Resolvin E2: identification and anti-inflammatory actions: pivotal role of human 5-lipoxygenase in resolvin E series biosynthesis. Chem Biol,2006,13(11):1193-1202.

47. McMahon B, Godson C. Lipoxins: endogenous regulators of inflammation. Am J Physiol Renal Physiol,2004,286(2): F189-201.

48. Chiang N, Serhan CN, Dahlén SE, et al. The lipoxin receptor ALX: potent ligand-specific and stereoselective actions in vivo. Pharmacol Rev,2006,58(3):463-487.

49. Chiang N, Takano T, Arita M, et al. A novel rat lipoxin A4 receptor that is conserved in structure and function. Br J Pharmacol,2003,139(1):89-98.

50. Takano T, Fiore S, Maddox JF, et al. Aspirin-triggered 15-epi-lipoxin A4（LXA4）and LXA4 stable analogues are potent inhibitors of acute inflammation：evidence for anti-inflammatory receptors. J Exp Med, 1997, 185（9）：1693-1704.

51. Dufton N, Hannon R, Brancaleone V, et al. Anti-inflammatory role of the murine formyl-peptide receptor 2：ligand-specific effects on leukocyte responses andexperimental inflammation. J Immunol, 2010, 184（5）：2611-2619.

52. Filep JG, Zouki C, Petasis NA, et al. Anti-inflammatory actions of lipoxin A（4）stable analogs are demonstrable in human whole blood：modulation of leukocyte adhesion molecules and inhibition of neutrophil-endothelial interactions. Blood, 1999, 94（12）：4132-4142.

53. Soyombo O, Spur BW, Lee TH. Effects of lipoxin A4 on chemotaxis and degranulation of human eosinophils stimulated by platelet-activating factor and N-formyl-L-methionyl-L-leucyl-L-phenylalanine. Allergy, 1994, 49（4）：230-234.

54. Qiu FH, Devchand PR, Wada K, et al. Aspirin-triggered lipoxin A4 and lipoxin A4 up-regulate transcriptional corepressor NAB1 in human neutrophils. FASEB J, 2001, 15（14）：2736-2738.

55. Decker Y, McBean G, Godson C. Lipoxin A4 inhibits IL-1beta-induced IL-8 and ICAM-1 expression in 1321N1 human astrocytoma cells. Am J Physiol Cell Physiol, 2009, 296（6）：C1420-1427.

56. Serhan CN, Hong S, Gronert K, et al. Resolvins：a family of bioactive products of omega-3 fatty acid transformation circuits initiated by aspirin treatment that counter pro-inflammation signals. J Exp Med, 2002, 196（8）：1025-1037.

57. Ariel A, Li PL, Wang W, et al. The docosatriene protectin D1 is produced by TH2 skewing and promotes human T cell apoptosis via lipid raft clustering. J Biol Chem, 2005, 280（52）：43079-43086.

58. Duffield JS, Hong S, Vaidya VS, et al. Resolvin D series and protectin D1 mitigate acute kidney injury. J Immunol, 2006, 177（9）：5902-5911.

59. Herlong JL, Scott TR. Positioning prostanoids of the D and J series in the immunopathogenic scheme. Immunol Lett, 2006, 102（2）：121-131.

60. Arita M, Oh SF, Chonan T, et al. Metabolic inactivation of resolvin E1 and stabilization of its anti-inflammatory actions. J Biol Chem, 2006, 281（32）：22847-22854.

61. Krishnamoorthy S, Recchiuti A, Chiang N, et al. Resolvin D1 binds human phagocytes with evidence for proresolving receptors. Proc Natl Acad Sci USA, 2010, 107（4）：1660-1665.

62. Norling LV, Dalli J, Flower RJ, et al. Resolvin D1 limits polymorphonuclear leukocytes recruitment to inflammatory loci：receptor dependent actions. Arterioscler Thromb Vasc Biol, 2012, 32（8）：1970-1978.

63. Hudson LD, Milberg JA, Anardi D, et al. Clinical risks for development of the acute respiratory distress syndrome. Am J Respir Crit Care Med, 1995, 151（2 Pt 1）：293-301.

64. Weiss SJ. Tissue destruction by neutrophils. N Engl J Med, 1989, 320（6）：365-376.

65. Bonnans C, Fukunaga K, Levy MA, et al. Lipoxin A（4）regulates bronchial epithelial cell responses to acid injury. Am J Pathol, 2006, 168（4）：1064-1072.

66. Fukunaga K, Kohli P, Bonnans C, et al. Cyclooxygenase 2 plays a pivotal role in the resolution of acute lung injury. J Immunol, 2005, 174（8）：5033-5039.

67. Eickmeier O, Seki H, Haworth O, et al. Aspirin-triggered resolvin D1 reduces mucosal inflammation and promotes resolution in a murine model of acute lung injury. Mucosal Immunol, 2013, 6（2）：256-266.

68. Matute-Bello G, Frevert CW, Martin TR. Animal models of acute lung injury. Am J Physiol Lung Cell Mol Physiol, 2008, 295（3）：L379-399.

69. Liao Z, Dong J, Wu W, et al. Resolvin D1 attenuates inflammation in lipopolysaccharide-induced acute lung injury through a process involving the PPARgamma/NF-kappaB pathway. Respir Res, 2012, 13（1）：110.

70. Jin SW, Zhang L, Lian QQ, et al. Posttreatment with aspirin-triggered lipoxin A4 analog attenuates lipopolysaccharide-induced acute lung injury in mice：the role of heme oxygenase-1. Anesth Analg, 2007, 104（2）：369-377.

71. Xie W, Wang H, Wang L, et al. Resolvin D1 reduces deterioration of tight junction proteins by upregulating HO-1 in LPS-induced mice. Lab Invest, 2013, 93（9）：991-1000.

72. Wang B, Gong X, Wan JY, et al. Resolvin D1 protects mice from LPS-induced acute lung injury. Pulm Pharmacol Ther, 2011, 24（4）：434-441.

73. Fan J, Li Y, Levy RM, et al. Hemorrha gic shock Induc es NAD（P）H Oxidase activat ion in neutrophil s：role of HMGB1-TLR4 signaling. J Immunol, 2007, 178（10）：6573-6580.

74. Gong J, Guo S, Li HB, et al. BML-111, a lipoxin receptor agonist, protects haemorrhagic shock-induced acute lung injury in rats. Resuscitation, 2012, 83（7）：907-912.

75. Li HB, Wang GZ, Gong J, et al. BML-111 attenuates hemorrhagic shock-induced acute lung injury through inhibiting activation of mitogen-activated protein kinase pathway in rats. J Surg Res, 2013, 183（2）：710-719.

76. Gong J, Li HB, Guo S, et al. Lipoxin receptor agonist, may

be a potential treatment for hemorrhagic shock-induced acute lung injury. Med Hypotheses,2012,79(1):92-94.

77. Esteban A,Anzueto A,Frutos F,et al. Characteristics and outcomes in adult patients receiving mechanical ventilation:a 28-day international study. JAMA,2002,287(3):345-355.

78. Gajic O,Dara SI,Mendez JL,et al. Ventilator-associated lung injury in patients without acute lung injury at the onset of mechanical ventilation. Crit Care Med,2004,32(9):1817-1824.

79. Dreyfuss D,Saumon G. Ventilator-induced lung injury:Lessons from experimental studies. Am J Respir Crit Care Med,1998,157(1):294-323.

80. Jaecklin T,Otulakowski G,Kavanagh BP. Do soluble mediators cause ventilator-induced lung injury and multi-organ failure? Intensive Care Med,2010,36(5):750-757.

81. Held HD,Boettcher S,Hamann L,et al. Ventilation-induced chemokine and cytokine release is associated with activation of nuclear factor-kappaB and is blocked by steroids. Am J Respir Crit Care Med,2001,163(3 Pt 1):711-716.

82. Li HB,Wu Z,Feng D,et al. BML-111,a lipoxin receptor agonist,attenuates ventilator-induced lung injury in rats. Shock,2014,41(4):311-6.

83. American Thoracic Society. Idiopathic pulmonary fibrosis:diagnosis and treatment. International consensus statement. American Thoracic Society (ATS),and the European Respiratory Society (ERS). Am J Respir Crit Care Med,2000,161(2 Pt 1):646-664.

84. Gabbiani G. The myofibroblast:a key cell for wound healing and fibro-contractive diseases. Prog Clin Biol Res,1981,54:183-194.

85. Kawanami O,Ferrans VJ,Crystal RG. Structure of alveolar epithelial cells in patients with fibrotic lung disorders. Lab Invest,1982,46(1):39-53.

86. Kuhn,C. The pathogenesis of pulmonary fibrosis. Monogr Pathol,1993,(36):78-92.

87. Chua F,Gauldie J,Laurent GJ. Pulmonary fibrosis:searching for model answers. Am J Respir Cell Mol Biol,2005,33(1):9-13.

88. Gross TJ,Hunninghake GW. Idiopathic pulmonary fibrosis. N Engl J Med,2001,345(7):517-525.

89. Wu SH,Wu XH,Lu C,et al. Lipoxin A4 Inhibits Proliferation of Human Lung Fibroblasts Induced by Connective Tissue Growth Factor. Am J Respir Cell Mol Biol,2006,34(1):65-72.

90. Martins V,Valença SS,Farias-Filho FA,et al. ATLa,an aspirin-triggered lipoxin A4 synthetic analog,prevents the inflammatory and fibrotic effects of bleomycin-induced pulmonary fibrosis. J Immunol,2009,182(9):5374-5381.

91. Nathan C. Points of control in inflammation. Nature,2002,420(6917):846-852.

92. Klebanoff SJ. Myeloperoxidase:friend and foe. J Leukoc Biol 2005,77(5):598-625.

93. Nathan C,Ding A. Nonresolving inflammation. Cell,2010,140(6):871-882.

94. Gilroy DW,Lawrence T,Perretti M,et al. Inflammatory resolution:new opportunities for drug discovery. Nat Rev Drug Discov,2004,3(5):401-416.

95. Matute-Bello G,Liles WC,Radella F 2nd,et al. Neutrophil apoptosis in the acute respiratory distress syndrome. Am J Respir Crit Care Med,1997,156(6):1969-1977.

96. Wang Q,Lian QQ,Li R,et al. Lipoxin A(4) activates alveolar epithelial sodium channel,Na,K-ATPase,and increases alveolar fluid clearance. Am J Respir Cell Mol Biol,2013,48(5):610-618.

44 特发性肺纤维化表观遗传学研究进展

特发性肺纤维化（idiopathic pulmonary fibrosis，IPF）是一种病因不明的病情逐渐恶化的纤维化性肺部疾病，中位生存率为 3 至 4 年，目前缺乏有效的治疗方法。其发病机制尚不清楚，可能与接触粉尘或者金属、自身免疫、病毒感染和吸烟等因素有关，遗传因素对发病过程也有一定的影响。各种致病因素引发肺泡上皮损伤和上皮下基底膜破坏，促使成纤维细胞的增生和分化，导致胶原沉积和细胞外基质合成增多，损伤的肺泡上皮细胞还可以通过各种途径分泌肿瘤坏死因子-α（TNF-α）和转化生长因子-β（TGF-β）参与纤维化过程。这种慢性损伤和纤维增生的修复过程最终形成了肺组织的纤维化。

正常基因组包含了两种遗传信息，一种是由 DNA 序列所提供的遗传信息，另一种是表观遗传学信息，它主要调节何时、何地及以何种方式去执行遗传信息的表达。表观遗传学是不涉及 DNA 序列变化的，可以遗传的基因表达调控信息的传递，其包含的内容繁多，如 DNA 甲基化、染色质重塑、基因沉默和 RNA 编辑，最终改变基因的表达模式。目前研究较多集中在 DNA 甲基化、组蛋白乙酰化和微小 RNA（miRNA）上。其中，DNA 甲基化是表观遗传学中研究最多的领域。在大多数真核生物中，DNA 甲基化过程由 DNA 甲基转移酶（DNMT）催化，以 S-腺苷-L-甲硫氨酸作为甲基供体将甲基转移至与鸟嘌呤相连的胞嘧啶上，亦称为 CpG 二核苷酸。CpG 位点在基因组的分布并不随机，许多基因的启动子区和第一外显子区富含 CpG 位点，即 CpG 岛，CpG 岛甲基化使得染色体结构发生变化从而失去转录活性。组蛋白乙酰化由组蛋白乙酰化酶（HAT）所介导，将乙酰辅酶 A 的乙酰基转移到组蛋白氨基末端特定的赖氨酸残基上，组蛋白的乙酰化有利于 DNA 与组蛋白八聚体的解离，导致核小体结构松弛，从而使各种转录因子与 DNA 结合位点特异性结合，激活基因的转录。miRNA 是一类长度为 21 至 23 个核苷酸的单链 RNA，它能与信使 RNA（mRNA）互补结合从而沉默基因的表达。

鉴于 IPF 的发病是遗传因素和环境因素（如暴露于粉尘、金属和吸烟等）共同作用的结果，且已有研究表明环境、饮食和年龄等常常会影响 DNA 甲基化等表观遗传学标志。

因此，表观遗传在 IPF 的发生发展中可能具有重要的调控作用。近期大量的研究证据也表明了表观遗传学变化参与了特发性肺纤维化的发生。

一、DNA 甲基化与 IPF

越来越多的实验研究表明 DNA 甲基化模式异常能够导致多种基因表达变化从而发展成 IPF。Rabinovich 等通过 DNA 甲基化免疫沉淀法和 CpG 岛阵列法分析正常肺和 IPF 肺组织后发现有 625 个 CpG 岛甲基化方式发生了改变。与肺癌患者肺组织的甲基化对比分析表明，IPF 患者肺内的 CpG 甲基化呈现出中间状态的甲基化谱（即部分类似于正常组织，部分类似于肺癌），并且发现有 402 个 CpG 岛甲基化在 IPF 患者和肺癌患者中重叠。Sanders 及其同事检测了 12 名 IPF 的患者肺组织的 DNA 甲基化情况，他们发现有 835 个 CpG 模体甲基化状态异常，其中 35 个与分化表达相关，16 个与基因表达呈负相关，并且 IPF 患者肺组织内的 DNMT3a 和 DNMT3b 显著高于正常人。另外，肺基因组研究小组对 100 例 IPF 和 79 例正常人的肺组织进行 DNA 分析发现，甲基化状态不同的区域大部分集中于 CpG 岛周边 CpG 低密度区的基因内，DNA 的甲基化与其表达有重叠的部分，且甲基化状态与基因表达主要呈负相关，如 DNA 甲基化增加则其表达水平下降，DNA 甲基化减少则其表达水平上升。

Sanders 等的研究结果表明 DNA 甲基化可以沉默 THY-1 基因，促进了肌成纤维细胞的分化并且抑制了细胞凋亡，且在 IPF 的特征性成纤维细胞灶内肌成纤维细胞的 Thy-1 启动子处于高甲基化状态。此外，有实验发现缺氧促进了肺成纤维细胞 Thy-1 启动子的高甲基化，表明 DNA 甲基化的缺氧修饰可以诱导肌成纤维细胞分化。成纤维细胞凋亡抵抗是 IPF 发病的重要机制之一，Cisneros 等发现成纤维细胞抗凋亡表型的获得与前凋亡基因 p14（ARF）启动子区域高甲基化有关。其他研究也发现了启动子甲基化与 IPF 相关基因的转录沉默有关，如纤维化的成纤维细胞中前列腺素 E 受体 2 基因（PTGER2）启动子较非纤维化细胞甲基化增多,造成了 PTGER2 表达减少以及成纤维细胞的前列腺素 E2(PGE$_2$)抵抗。甲基化 CpG 结合蛋白 2 能够结合至 α-平滑肌肌动蛋白(α-SMA)启动子区域并可以改变成纤维细胞中 α-SMA 的表达。另外,由多聚 ADP 核糖聚合酶超家族介导的多聚 ADP 核糖基化也增加了 IPF 过程中的肌成纤维细胞的分化,这一作用是通过抑制 α-SMA 基因的甲基化和调节 Smad3 与 α-SMA 基因启动子上的结合元件的相互结合实现的。Rabinovich 等的研究发现 IPF 的发生中基因甲基化的模式改变与肺癌中基因甲基化改变相似。在 IPF 中,Thy-1 启动子区域的高甲基化可以引起糖蛋白 Thy-1 的表达下降。Thy-1 的表达下降在肿瘤的发生中会增加肿瘤细胞的侵袭,在 IPF 中则引发成纤维细胞向肌成纤维细胞转化,同时,使用特异性的 Thy-1 甲基化抑制剂可以重新上调 Thy-1 的表达。

二、组蛋白乙酰化与 IPF

一系列研究表明组蛋白修饰的变化会引起 IPF 患者肺内不同基因的表达,包括环氧合酶-2(COX-2)、Thy-1 和 Fas。异常的组蛋白乙酰化会导致 COX-2 表达减少,进而 COX-2 依赖的 PGE$_2$ 水平下降,PGE$_2$ 作为重要的抗纤维化分子可以减少成纤维细胞的激活和胶原沉积,其表达水平的下降导致了纤维化的增加。组蛋白去乙酰化酶(HDAC)可以影响肺肌成纤维细胞的分化,曲古抑菌素 A(TSA)作为一种 HDAC 抑制剂可以阻断 TGF-β1 介导的 α-SMA 和 α1 一型胶原 mRNA 表达的增加。有研究表明,肺纤维化的动物模型中 HDAC2 和 HDAC4 的表达与 Fas 启动子密切相关,给予促纤维化的成纤维细胞 HDAC 抑制剂后,细胞内 Fas 的表达增加,并且增加了细胞对 Fas 介导的凋亡的易感性。

有研究显示抗纤维化和凋亡相关基因启动子区域组蛋白 H3、H4 的乙酰化水平改变与 IPF 相关。使用 HDAC 抑制剂治疗则可以减轻纤维化反应。异羟肟酸(SAHA)通过抑制 HDAC 活性可以用来治疗癌症,另外它也有潜在的抗纤维化和抗炎特性。Wang 等研究发现 SAHA 可以消除 TGF-β1 对不同成纤维细胞系的影响,抑制成纤维细胞向 α-SMA 阳性的肌成纤维细胞转化,同时减少胶原沉积。Xu 等的研究也发现 SAHA 能够下调 IPF 细胞中胶原 3α1 的表达,并且能减轻博来霉素诱导的小鼠肺纤维化。另外,有研究表明 Spiruchostatin A 可以抑制 IPF 成纤维细胞的增殖和分化,其效果呈时间和浓度依赖性。然而,三型 HDAC SIRT6 被证实能通过蛋白酶体分解 p21 来拮抗 TGF-β 介导的人原代支气管上皮细胞的衰老,因此可以阻断异常的上皮细胞-间质细胞间相互作用的持续。因此,HDAC 可能是治疗 IPF 的潜在治疗靶点。

三、miRNA 与 IPF

大量的研究结果表明 miRNA 在 IPF 的发生过程中发挥着不同的作用。有研究对 IPF 患者肺组织中 miRNA 进行了扫描分析,结果表明数种 miRNA 参与了纤维增生、上皮细胞间质细胞转分化(EMT)和 TGF-β1 信号通路的调节。与 IPF 的转录改变相似的情况是,同正常对照组相比,IPF 患者肺内约 10% 的 miRNA 表达异常,其中 let-7d 和 miR-29 表达下调,而 miR155 和 miR-21 表达上调。Pandit 等对 IPF 患者肺内表达变化的 miRNA 的启动子进行了扫描分析,研究发现一个 miRNA 的启动子内包含了 SMAD 结合原件 let-7d,TGF-β1 能够下调 let-7d 的表达,并且 SMAD3 可以与 let-7d 启动子相结合。体内外实验也证实将 let-7d 的表达抑制后上皮细胞标志物(如 E-Cadherin 和 ZO-1)表达减少,而间质细胞标志物(如 N-Cadherin、Vimentin 和 α-SMA)表达增加,表明了 miRNA 中的 let-7d 在 EMT 和促纤维化表型中的保护作用。Cushing 等检测了博来霉素诱导小鼠肺纤维化模型中肺组织内 miRNA 的表达,他们发现经过博来霉素处理后小鼠肺组织中 miR-29 的表达减少。抑制新生儿肺部成纤维细胞内 miR-29 的表达则会导致纤维化表型相关的基因表达增加,包括了可被 TGF-β1 刺激上调的基因以及不依赖 TGF-β1 的基因。Pottier 等研究了经不同细胞因子处理后人肺成纤维细胞中 miR-155 的表达情况,发现 miR-155 表达增加伴随着其靶基因的表达下调,向细胞内转染 miR-155 则导致成纤维细胞的迁移增加。体外研究还表明 miR-155 可以高效的结合至角质细胞生长因子(KGF)3' 非翻译区域,KGF 也称为成纤维细胞生长因子 7F(FGF7F),从而使成纤维细胞增生。此外,肺纤维化动物模型中肺组织内 miR-155 表达也增加。最近一项研究对已发表的 miRNA 数据进行了重新分析,Pandit 等发现 miRNA 及其直接靶标的调节环路失控与 IPF 的发生密切相关。

通过研究 IPF 肺组织和正常肺组织以及急性进展 IPF 和缓慢进展 IPF 中 miRNA 的表达情况发现,miRNA 在 IPF 的病理发生过程中有着重要作用。进一步的研究表明在急性和慢性进展的 IPF 患者体内 miR-128 的表达是增加的,导致 AGO-1 的转录水平下降,这表示 miRNA 表达异常改变了基因的转录和表达从而导致了 IPF 中肺组织的纤维化。鉴于 TGF-β 在纤维化进程中扮演着重要作用,因此,与 TGF-β 信号通路相关的 miRNA 也是促进 IPF 发生发展的重要介质。miR-21 作用于 Smad7,促进了 EMT。miR-199a-5p 通过作用于小窝蛋白 1(一种 IPF 的抑制因子)来调节 TGF-β 的信号转导。miR-145 作用于 KF4(其负性调控 α-SMA 的表达)抑制成纤维细胞的分化。Milosevic 等发现将 miR-154 转染至正常人肺成纤维细胞内会通过激活 Wnt 通路增加细胞的增殖和转移。另外一个参与调节 Wnt 信号通路的微小 RNA 是 miR-375,它在 IPF 中表达水平降低,其与 Frizzled(与 Wnt 配体结合的跨膜受体)作用抑制肺泡上皮细胞的转分化。miR-31 通过作用于整合素 α5 和 RhoA 减轻纤维化的进展,这两个蛋白主要调节成纤维细胞的激活。miR-200 的水平降低则促进了 TGF-β 介导的肺泡上皮细胞发生 EMT,核转录因子 ZEB1 和 ZEB2 表达增加。

动物实验也证实了 miRNA 在 IPF 中的作用。在博来霉素诱导的肺纤维化模型中,抑制 miR-21 表达可以减轻肺组织纤维化程度,在原代肺成纤维细胞中 TGF-β1 则可以上调 miR-21 的表达,上调 miR-21 的表达则增加了 TGF-β1 在成纤维细胞中的促纤维生成活性。相对应的是 TGF-β1 抑制了 miR-29 的表达从而引起促纤维化基因的表达并且加重了组织纤维化。在同一模型中,miRNA 表达的变化与胰岛素样生长因子(IGF)信号有关,给予博来霉素的小鼠体内 IGF-1 水平升高且 IGF-1 阳性细胞数增加。有实验表明,小鼠注射博来霉素后肺内中 miR-200 表达下调,而诱导 miR-200 表达则可以通过抑制 TGF-β1 介导 EMT 减轻肺纤维化。在 IPF 中大部分表达上调的 miRNA 都定位在 14q32 染色体上,且主要为 miR-154 家族的成员,它们主要调控 Wnt/β-catenin 通路。

最近的研究发现在 IPF 中 miR-17～92 簇表达下调与 miR-17～92 启动子的高甲基化有关。miR-17～92 簇在肺的发育和肺上皮细胞稳态的维持中有重要作用,更重要的是 miR-17～92 启动子的甲基化与肺功能呈负相关,表明在肺纤维化中表观遗传学的改变与生理指标的测量有直接联系。miRNA 在 IPF 患者肺内的表达与疾病的严重程度具有相关性,与慢性进展的 IPF 患者相比,急性进展的 IPF 患者肺内 miR185、miR-210、miR-302c、miR-376c 和 miR-423 是增加的。尽管 miRNA 参与了 IPF 的发生,但是需要更多的实验来证明 miRNA 与 IPF 表型之间的功能性联系。

四、结论与展望

研究表明表观遗传学标志与吸烟相关以及特定基因表观遗传标志与促纤维细胞表型之间亦相关,因此表观遗传调控基因的表达在 IPF 的发展中有着重要作用。上述研究为 IPF 的表观基因组学研究提供了强有力的支持。针对 miRNA 表达模式的基因组学研究也确定了数种能够调节 IPF 发生过程中关键基因表达的 miRNA。

大量实验数据表明 DNA 甲基化、组蛋白乙酰化和 miRNA 表达变化在 IPF 中都有着十分重要的作用,尽管有证据表明 DNA 甲基化和组蛋白修饰之间有着相互作用,DNA 甲基化可以调控 miRNA 的表达,但是缺乏将表观遗传学机制与影响转录和翻译的机制进行整合的研究。这三种表观遗传学机制各自就很复杂,如果将三种机制一起进行研究,则其复杂性将构成实验和分析的巨大挑战。这需要大量的科学研究工作才能完成。

虽然存在困难和挑战,我们还是可以利用表观遗传学机制去理解 IPF 肺组织的动态变化,并将这些知识用来开发新的诊断和治疗方法,以减轻 IPF 患者的病情。重要表观遗传志的发现可以指导我们发明治疗肺纤维化的新方法和新药物,基因的甲基化和组蛋白修饰是可以逆转的并且逆转的表观遗传学标志可以改变基因表达。比如,特异性抑制 DNA 甲基化的药物,5-aza-胞嘧啶和地西他滨低剂量使用可以延长生存率,因此美国食品药品监督管理局将其批准用于治疗骨髓增生异常综合征。临床试验也将 DNMT 抑制剂的作用从治疗白血病延伸至非小细胞肺癌的治疗。并且,有报道 DNMT 抑制剂和 HDAC 抑制剂联用可以用于肺癌的治疗。鉴于 IPF 与肺癌的发病机制有着相似之处,那么将用于恶性肿瘤治疗方面的表观遗传标志修饰治疗方法转化为 IPF 的治疗方法理论上是可行的。随着科学研究技术的不断发展,人们对 IPF 的发病机制的理解会进一步深入,并将以此为基础开发出治疗 IPF 的药物。

(陈林 姚尚龙 尚游)

参 考 文 献

1. American Thoracic Society. Idiopathic pulmonary fibrosis: diagnosis and treatment. International consensus statement. American Thoracic Society (ATS), and the European Respiratory Society (ERS). Am J Respir Crit Care Med,2000, 161(2 Pt 1):646-664.

2. Jirtle RL, Skinner MK. Environmental epigenomics and disease susceptibility. Nat Rev Genet,2007,8(4):253-262.

3. Baccarelli A, Wright RO, Bollati V, et al. Rapid DNA methylation changes after exposure to traffic particles. Am J Respir Crit Care Med,2009,179(7):572-578.

4. Fraga MF, Ballestar E, Paz MF, et al. Epigenetic differences arise during the lifetime of monozygotic twins. Proc Natl Acad Sci USA,2005,102(30):10604-10609.

5. Rabinovich E, Yakhini Z, Benos P, et al. Human CpG islands arrays reveal changes in global methylation patterns in idiopathic pulmonary fibrosis. Am J Respir Crit Care Med,2010,181:A2017.

6. Sanders YY, Ambalavanan N, Halloran B, et al. Altered DNA methylation profile in idiopathic pulmonary fibrosis. Am J Respir Crit Care Med,2012,186(6):525-535.

7. Irizarry RA, Ladd-Acosta C, Wen B, et al. The human colon cancer methylome shows similar hypo-and hypermethylation at conserved tissue-specific CpG island shores. Nat Genet, 2009,41(2):178-186.

8. Sanders YY, Pardo A, Selman M, et al. Thy-1 promoter hypermethylation: a novel epigenetic pathogenic mechanism in pulmonary fibrosis. Am J Respir Cell Mol Biol,2008,39 (5):610-618.

9. Robinson CM, Neary R, Levendale A, Watson CJ, Baugh JA. Hypoxia-induced DNA hypermethylation in human pulmonary fibroblasts is associated with Thy-1 promoter methylation and the development of a pro-fibrotic phenotype. Respir Res,2012,13:74.

10. Cisneros J, Hagood J, Checa M, et al. Hypermethylation-mediated silencing of p14(ARF) in fibroblasts from idiopathic pulmonary fibrosis. Am J Physiol Lung Cell Mol

Physiol,2012,303(4):L295-L303.

11. Huang SK,Fisher AS,Scruggs AM,et al. Hypermethylation of PTGER2 confers prostaglandin E2 resistance in fibrotic fibroblasts from humans and mice. Am J Pathol,2010,177 (5):2245-2255.

12. Hu B,Gharaee-Kermani M,Wu Z,Phan SH. Essential role of MeCP2 in the regulation of myofibroblast differentiation during pulmonary fibrosis. Am J Pathol,2011,178(4): 1500-1508.

13. Hu B,Wu Z,Hergert P,et al. Regulation of myofibroblast differentiation by poly(ADP-ribose) polymerase 1. Am J Pathol,2013,182(1):71-83.

14. Rabinovich EI,Kapetanaki MG,Steinfeld I,et al. Global methylation patterns in idiopathic pulmonary fibrosis. PLoS One,2012,7(4):e33770.

15. Huang SK,Scruggs AM,Donaghy J,et al. Histone modifications are responsible for decreased Fas expression and apoptosis resistance in fibrotic lung fibroblasts. Cell Death Dis,2013,4:e621.

16. Sanders YY,Tollefsbol TO,Varisco BM,Hagood JS. Epigenetic regulation of thy-1 by histone deacetylase inhibitor in rat lung fibroblasts. Am J Respir Cell Mol Biol,2011,45 (1):16-23.

17. Guo W,Shan B,Klingsberg RC,Qin X,Lasky JA. Abrogation of TGF-beta1-induced fibroblast-myofibroblast differentiation by histone deacetylase inhibition. Am J Physiol Lung Cell Mol Physiol,2009,297(5):L864-L870.

18. Coward WR,Watts K,Feghali-Bostwick CA,Jenkins G,Pang L. Repression of IP-10 by interactions between histone deacetylation and hypermethylation in idiopathic pulmonary fibrosis. Mol Cell Biol,2010,30(12):2874-2886.

19. Coward WR,Watts K,Feghali-Bostwick CA,Knox A,Pang L. Defective histone acetylation is responsible for the diminished expression of cyclooxygenase 2 in idiopathic pulmonary fibrosis. Mol Cell Biol,2009,29(15):4325-4339.

20. Wang Z,Chen C,Finger SN,et al. Suberoylanilide hydroxamic acid:a potential epigenetic therapeutic agent for lung fibrosis? Eur Respir J,2009,34(1):145-155.

21. Xu G,Zhang Z,Wei J,et al. microR-142-3p down-regulates IRAK-1 in response to Mycobacterium bovis BCG infection in macrophages. Tuberculosis (Edinb),2013,93(6):606-611.

22. Davies ER,Haitchi HM,Thatcher TH,et al. Spiruchostatin A inhibits proliferation and differentiation of fibroblasts from patients with pulmonary fibrosis. Am J Respir Cell Mol Biol,2012,46(5):687-694.

23. Minagawa S,Araya J,Numata T,et al. Accelerated epithelial cell senescence in IPF and the inhibitory role of SIRT6 in TGF-beta-induced senescence of human bronchial epithelial cells. Am J Physiol Lung Cell Mol Physiol,2011, 300(3):L391-L401.

24. Pandit KV,Corcoran D,Yousef H,et al. Inhibition and role of let-7d in idiopathic pulmonary fibrosis. Am J Respir Crit Care Med,2010,182(2):220-229.

25. Cushing L,Kuang PP,Qian J,et al. miR-29 is a major regulator of genes associated with pulmonary fibrosis. Am J Respir Cell Mol Biol,2011,45(2):287-294.

26. Pottier N,Maurin T,Chevalier B,et al. Identification of keratinocyte growth factor as a target of microRNA-155 in lung fibroblasts:implication in epithelial-mesenchymal interactions. PLoS One,2009,4(8):e6718.

27. Pandit KV,Milosevic J,Kaminski N. MicroRNAs in idiopathic pulmonary fibrosis. Transl Res,2011,157(4):191-199.

28. Oak SR,Murray L,Herath A,et al. A micro RNA processing defect in rapidly progressing idiopathic pulmonary fibrosis. PLoS One,2011,6(6):e21253.

29. Liu G,Friggeri A,Yang Y,et al. miR-21 mediates fibrogenic activation of pulmonary fibroblasts and lung fibrosis. J Exp Med,2010,207(8):1589-1597.

30. Yamada M,Kubo H,Ota C,et al. The increase of microRNA-21 during lung fibrosis and its contribution to epithelial-mesenchymal transition in pulmonary epithelial cells. Respir Res,2013,14:95.

31. Lino CC,Henaoui IS,Courcot E,et al. miR-199a-5p Is upregulated during fibrogenic response to tissue injury and mediates TGFbeta-induced lung fibroblast activation by targeting caveolin-1. PLoS Genet,2013,9(2):e1003291.

32. Yang S,Cui H,Xie N,et al. miR-145 regulates myofibroblast differentiation and lung fibrosis. Faseb J,2013,27 (6):2382-2391.

33. Milosevic J,Pandit K,Magister M,et al. Profibrotic role of miR-154 in pulmonary fibrosis. Am J Respir Cell Mol Biol,2012,47(6):879-887.

34. Wang Y,Huang C,Reddy CN,et al. miR-375 regulates rat alveolar epithelial cell trans-differentiation by inhibiting Wnt/beta-catenin pathway. Nucleic Acids Res,2013,41 (6):3833-3844.

35. Yang S,Xie N,Cui H,et al. miR-31 is a negative regulator of fibrogenesis and pulmonary fibrosis. Faseb J,2012,26 (9):3790-3799.

36. Yang S,Banerjee S,de Freitas A,et al. Participation of miR-200 in pulmonary fibrosis. Am J Pathol,2012,180 (2):484-493.

37. Honeyman L,Bazett M,Tomko TG,Haston CK. MicroRNA profiling implicates the insulin-like growth factor pathway

in bleomycin-induced pulmonary fibrosis in mice. Fibro-genesis Tissue Repair,2013,6(1):16.

38. Lovat F,Valeri N,Croce CM. MicroRNAs in the pathogenesis of cancer. Semin Oncol,2011,38(6):724-733.

39. Dakhlallah D,Batte K,Wang Y,et al. Epigenetic regulation of miR-17~92 contributes to the pathogenesis of pulmonary fibrosis. Am J Respir Crit Care Med,2013,187(4):397-405.

40. Kaminskas E,Farrell A,Abraham S,et al. Approval summary:azacitidine for treatment of myelodysplastic syndrome

subtypes. Clin Cancer Res,2005,11(10):3604-3608.

41. Saba HI. Decitabine in the treatment of myelodysplastic syndromes. Ther Clin Risk Manag,2007,3(5):807-817.

42. Brock MV,Hooker CM,Ota-Machida E,et al. DNA methylation markers and early recurrence in stage I lung cancer. N Engl J Med,2008,358(11):1118-1128.

43. Juergens RA,Wrangle J,Vendetti FP,et al. Combination epigenetic therapy has efficacy in patients with refractory advanced non-small cell lung cancer. Cancer Discov,2011,1(7):598-607.

45 麻醉药预处理减轻肝脏IR损伤的研究进展

缺血再灌注(ischemia reperfusion, IR)损伤是指缺血后的再灌注不仅不能使组织器官功能恢复,反而加重组织器官的功能障碍和结构损伤。其中肝脏缺血再灌注损伤即是一种常见的临床病理生理过程,休克、感染、肝脏外伤、肝叶切除及肝移植所致的肝脏功能损害、衰竭都与之有关[1]。临床上如何延长肝脏热缺血耐受时间,减少肝脏损伤,保护肝功能,防止肝功能衰竭是长期以来一直尚未妥善解决的一个难题[2]。有关肝脏缺血的保护研究有许多报道,麻醉剂预处理(Anesthetic Preconditioning, APC)的概念是1997年提出的,其表现与缺血预处理现象相似,是指在缺血前先给予一定时间的麻醉剂预处理可减轻后来脏器缺血所造成的损害,麻醉药对于重要器官的缺血再灌注损伤具有细胞水平的保护效应,迄今为止国内外所进行的许多研究都充分地显示了该类药物具有明显的脏器保护作用[3]。以麻醉药为代表的药物预处理肝脏保护作用是近十年来麻醉学研究的热点之一,其中麻醉药对炎症反应的抑制被认为是其中的重要机制,研究显示麻醉药可抑制多种病理因素导致的炎症反应,抑制炎症转录因子NFκB的激活、抑制炎症细胞因子及细胞间黏附分子的表达,抑制中性粒细胞与内皮细胞的相互作用[4]。现将相关研究进展综述如下。

目前肝脏的缺血再灌注损伤可以大致分为两个阶段,早期以库普弗(Kupffer)细胞介导为主(Ⅰ相损伤),Kupffer细胞激活后释放大量氧自由基及TNFα等大量的炎症细胞因子,造成肝细胞的急性损伤[5]。采用GdCl₃阻断Kupffer细胞活性可明显减轻肝脏的缺血再灌注损伤。后期以中性粒细胞介导为主(Ⅱ相损伤)。Ⅱ相损伤程度远远大于Ⅰ相损伤,kupffer细胞激活后,大量的炎症因子释放,激活炎症反应通路,在TNFα等炎症细胞因子和趋化因子的作用下,大量的中性粒细胞在肝脏内浸润,中性粒细胞活化后除了释放大量氧自由基,还可通过脱颗粒释放大量的细胞毒性物质,包括蛋白酶和水解酶等,对肝脏细胞产生直接的毒性作用[6]。大量的中性粒细胞的黏附、聚集还可以阻塞肝血窦,使肝血窦狭窄甚至闭塞,阻塞肝血窦引起"无灌流"现象,加重肝脏微循环障碍,增加血管通透性并引发水肿,进一步加重肝组织的损伤,并造成恶性循环,严重损害肝脏

功能[7]。TNFα在肝脏缺血再灌注中也发挥着重要作用,TNFα在再灌注后迅速表达,对肝脏产生炎性损伤,TNFα可诱导黏附分子(如ICAM₁, P-选择素)和炎性细胞趋化因子(如CXC)等的表达和释放,TNFα进入血液循环,还可对远隔脏器(最常见为肺)产生严重的炎性损伤作用[8]。NFκB是细胞中一个重要的转录因子,它参与许多基因,特别是与机体防御反应有关的即早基因的表达调控,如炎症细胞因子、细胞间黏附分子以及急性时相蛋白等,NFκB可由多肽链P50和P65两亚基形成同源或异源二聚体,其中起主要作用的是异源二聚体,细胞处于静息状态时,NFκB与其抑制再灌注损伤、内毒素或病原微生物入侵刺激时,NFκB与抑制蛋白IκB分离而进入到细胞核内,与DNA上特异部位结合,调控基因转录活化,诱导细胞合成各种生物大分子,NFκB在缺血再灌注及内毒素等因素介导的炎症反应、多脏器功能障碍的病理生理过程中具有重要的地位[5]。吸入麻醉药预处理减轻肝IR损伤的发生机制非常复杂,其确切机制目前尚不完全清楚,多数认为肝IR损伤机制主要与炎症细胞因子反应、氧自由基、钙离子超载、微循环障碍、线粒体功能受损、能量代谢障碍等因素有关[9]。

一、吸入麻醉药减轻肝脏IR损伤的研究进展

(一)吸入麻醉的抗炎机制

炎症反应的过激被认为是造成脏器损伤的重要机制,炎症转录因子NFκB的激活及炎症因子TNFα、IL₁β等的释放被认为是炎症级联反应的早期始动环节,预防和调节过激的炎症反应,可保护脏器功能、改善预后,这一观点早已达成共识[10]。Hofstetter等发现大鼠短时间吸入异氟烷后可明显抑制内毒素导致的血浆细胞因子的升高,同未吸入异氟烷的对照组相比血浆TNFα和IL₁β水平分别降低69.3%和61.8%[11]。朱彪[12]等采用人脐静脉内皮细胞体外培养加TNFα刺激模型,结果发现地氟烷预处理能明显下调TNFα刺激后ICAM₁、VCAM₁、E-selectin等的表达水平。Boost等[13]发现吸入地氟烷同样可抑制内毒素导致的细胞

因子反应,同未吸入地氟烷的对照组相比吸入地氟烷的内毒素血症大鼠血浆 TNF_a 和 $IL_{1\beta}$ 水平分别降低61%和47%。Joseph 等[14]给小鼠吸入异氟烷预处理后,再给予内毒素 20mg/kg 腹腔注射,结果发现异氟烷预处理的内毒素小鼠72小时生存率为85%,而未用异氟烷预处理的对照组生存率仅23%($P<0.01$),异氟烷预处理组小鼠血清细胞因子 TNF_a、IL_6、IL_{10} 也都低于对照组,EMSA 分析显示重要的炎症转录因子 NF_KB 的活性在异氟烷预处理组明显低于对照组,提示异氟烷预处理明显减轻了内毒素导致的炎症反应。Plachinta 等[15]的研究发现给予大鼠 1.4% 异氟烷吸入 30 分钟预处理,可明显减轻内毒素对大鼠的毒性作用,降低血浆炎症因子 TNF_a 的水平,改善内毒素导致的低血压和酸中毒,减轻内毒素对血管内皮细胞的损伤。

(二)减少细胞外氧应激产生 O^{2-}

肝脏缺血再灌注损伤的过程中氧自由基(O^{2-}等)的产生是介导肝细胞损伤的主要因素之一[16],由于肝细胞具有强有力的抗氧化系统,所以无论离体或在体模型中肝细胞均具有极强的耐受细胞内氧应激的能力,利用离体灌流肝实验证明:来源于肝脏 Kupffer 细胞的细胞外氧应激是导致再灌注初期血管和肝细胞损伤的主因。异氟烷可抑制肝脏复氧后 O^{2-} 产生,通过减少细胞外氧应激保护了肝细胞活性[2]。

(三)对肝细胞的能量保护作用

能量供应是肝细胞维持一切活动的基础,如 ATP 供能不足,各种离子泵的功能不能维持,导致肝细胞离子稳态失衡。在缺氧肝细胞中,能量的唯一来源是无氧糖酵解产能,虽然糖酵解效率很低,但离体实验已证明,糖酵解所产生的有限的 ATP 在维持缺氧肝细胞功能和活力方面发挥至关重要的作用[17]。肝细胞缺氧 30 分钟复氧可完全恢复能量平衡,而缺氧 90 分钟则造成不可逆的能量失衡,尽管复氧后能荷有所提高,但终究受到总腺苷酸不变局限,异氟烷可提高缺氧 90 分钟及复氧肝细胞的总腺苷酸和能荷,说明异氟烷对不可逆缺氧和复氧的能量失衡仍有重要的保护作用。我们前期的研究发现异氟烷可减少肝细胞的缺氧/复氧损伤,保护肝细胞的能量平衡[18]。

(四)减轻细胞内 Ca^{2+} 超载

Ca^{2+} 超载[19]在肝脏缺血再灌注损害中具有重要作用,异氟烷可直接阻滞电压门控的 Ca^{2+} 通道,已证实钙离子通道阻滞剂对肝缺血再灌注损害有保护作用。异氟烷通过直接抑制电压门控通道的 Ca^{2+} 内流,抑制肌浆网的 Ca^{2+} 释放并增加对其的摄取,减轻肝细胞的 Ca^{2+} 超载[20]。

二、阿片预处理的脏器保护机制研究进展

以往人们对阿片物质的作用进行了深入的研究,证明它对机体的很多功能包括痛与镇痛、心血管、呼吸、免疫、发育、行为等都具有明显的调节作用。这些作用主要都是阿片类物质通过阿片受体的作用来实现的[21]。此后根据阿片的生物学与药理学特性,三种受体相继被发现并证实,分别为 Mu(μ)、Kappa(κ)及 Delta(δ)三种类型。这些阿片受体的基因已从多种动物的细胞中克隆出来,它们的氨基酸序列具有约 60% 的相似性[22]。这些受体均属于 G 蛋白耦联受体群。有报道证实阿片样物质通过激活特定阿片受体对心脏和其他器官产生保护作用,其中关于阿片类物质保护心肌缺血再灌注损伤的研究进行的最为深入。对成年大鼠心室肌组织的功能性和表达水平的研究都表明心肌虽无 μ 阿片受体,但有 δ 和 κ 阿片受体表达[23]。Schultz 在麻醉开胸大鼠的心肌梗死模型研究中发现,静脉注射吗啡可以模仿 IPC 而具有减少梗死区的作用,纳洛酮阻断吗啡和 IPC 的心脏保护作用,表明由吗啡和 IPC 引起的梗死区减少是由阿片受体来介导的[24]。Zhang 等[25]应用超短效阿片受体激动剂瑞芬太尼预处理的研究,分别从在体和离体两个层面证实这一临床常用新型阿片类药物可以有效地减轻心肌 I/R 损伤,研究表明瑞芬太尼可以模拟缺血预处理(IPC),减少大鼠缺血再灌注后心肌梗死区面积,整体研究结果是这种保护作用可被 3 种特异性阿片受体阻滞剂所阻断,表明三种 OR 都介导了瑞芬太尼的保护作用,而离体研究证实瑞芬太尼的保护作用是通过激活 δ 和 κ 阿片受体产生的,说明 μ 受体的作用可能在心脏外。此外,Zhang 等进一步[26]的研究更证实细胞内 PKC 和线粒体 ATP 敏感性 K 通道及 MAPK 系统均参与了瑞芬太尼的心脏保护机制。

(一)阿片类药物与心脏缺血再灌注

较之对于肝脏的缺血再灌注的阿片类受体的研究,心脏缺血再灌注的时间更为长久。早在 1995 年,Schultz 等[27]给动物静脉注射阿片受体阻滞剂纳洛酮,发现 IPC 所产生的心脏保护作用完全消失,首次证实阿片受体参与了 IPC 过程。阿片受体主要位于中枢神经系统,尤其是下丘脑和髓质。Takayuki 等[28]发现在体鼠心模型非特异性阿片受体拮抗剂纳洛酮可以阻断 1 个循环缺血/再灌注的心肌保护作用,而不能阻断 3 个循环缺血/再灌注的心肌保护作用。在 5min 的缺血过程中会有 4 种物质产生(腺苷、缓激肽、自由基、阿片)来激活 PKC 参与缺血预处理。采用不同的实验方法均发现心肌中存在 δ 受体。Tai 等发现大鼠心肌上存在 κ 受体,进一步证实心肌上的 κ 受体以 κ_1 受体为主,Wittert 等[29]也证实 κ 受体基因在心肌上表达。Guo[30] 等在大鼠缺血再灌注的模型上发现,δ 受体激动剂 TAN_{67} 的延迟性心肌保护作用可被 NOS 抑制剂所阻断,且 TAN-67 对 NOS 基因敲除大鼠无心脏保护作用。另外,在缺血心肌再灌注前 24h 静脉注射 NO 供体硝普钠,同样可以保护心肌组织,缩小心肌梗死面积,而对 NOS 基因敲除大鼠注射硝普钠,并无心脏保护作用[31]。上述实验表明,δ 受体的激活能够上调 NOS 表达,促进 NO 的释放,从而对心肌起到保护作用。Shinmura 等[32]发现缺血预处理 24h 后,家兔心肌环氧合酶-2(COX2)表达增加,此时给予 COX2 阻滞剂可阻断延迟相 IPC 的心脏保护作用,证实 COX2 在 IPC

的延迟相心肌保护中起到了重要的作用。Patel 等发现，在对大鼠心脏实施缺血 P 再灌注前，预先给予 δ 受体激动剂 SNC121 和 BW373U86 处理，24h 后再给予 COX-2 阻断剂 NS398，可阻断 δ 阿片受体的心脏保护作用。以上实验证实，δ 受体发挥的延迟性心肌保护作用是通过 COX2 介导的。Zhang 等[25,26]曾采用在体和离体大鼠心肌缺血再灌注模型对瑞芬太尼预处理进行研究，结果发现临床相关剂量的瑞芬太尼处理可产生剂量依赖性抗心肌梗死作用，且瑞芬太尼早期抗心肌缺血再灌注损伤保护作用是通过心肌 κ 受体和 δ 受体及心肌外 μ 受体介导。该研究发现非选择性阿片受体拮抗剂纳洛酮能消除瑞芬太尼预处理的延迟性心肌保护作用，说明阿片受体可能参与了瑞芬太尼预处理延迟性心肌保护作用的触发。

（二）阿片预处理肝脏保护的可能机制

阿片类制剂可以模拟 IPC 的保护作用，阿片类对缺血后器官的保护作用在信号机制上与 IPC 亦有共同之处，而靶器官上的阿片受体（OR）的激活是触发点[33]。肝脏作为另一个重要的靶器官，有关肝脏 IPC 的研究已经比较深入，目前已证实肝脏 I/R 损伤与肝脏能量代谢障碍、细胞内钙离子超载、氧自由基损害、肝微循环障碍、细胞因子、线粒体功能异常、中性粒细胞作用等因素有关。短暂的肝缺血后 Kupffer 细胞因肝血窦缺血缺氧而激活，依赖 Kupffer 细胞的 NO 和反应性氧元素（ROS）及对于 IPC 保护作用至关重要。此外 Kupffer 细胞可能通过激活 iNOS，增加 NO 的合成，从而减轻肝脏的缺血再灌注损伤[34]。有意思的是对 Kupffer 细胞相关的胞内信号转导通道途径研究发现，G 蛋白偶联的 PKC、线粒体 ATP 敏感性 K 通道以及丝裂原激活的蛋白激酶系统（MAPK）在很大程度上介导了肝脏的 IP 效应。阿片受体作为重要的 G 蛋白偶联受体，是否也会在肝脏上表达？答案是肯定的。Witter 等[29]通过放免试验证实，虽然肝主质细胞不能表达 OR，但 Kupffer 细胞作为肝脏的重要非主质细胞，可表达 δ 受体和 μ 受体。而 Yamanouchi 等[35]应用 δ 受体特异性激动剂脑啡肽（DADLE）诱导所谓的"冬眠效应"，发现内源性阿片肽不仅有保护神经系统、心血管系统的作用，应用肝 I/R 损伤模型的研究，同样也得到了有效的保护作用，说明"冬眠效应"的普遍存在，而上述 G 蛋白受体相关的信号通路介导了内源性阿片肽的肝保护作用，与 IPC 的机制具有一定的相同点。

（三）NO 通路在阿片预处理机制中的作用

一氧化氮（NO）在缺血再灌注损伤的通路参与是较为复杂的，有研究表明在遭受缺血再灌注损伤 10 分钟前，使用 L-精氨酸对猪的门静脉输注，发现实验组血清 AST 以及总胆汁酸水平要比对照组少得多，且 caspase 3 活性约 2.5 倍下降（$P<0.01$）[36]。复杂的内、外多因素相互作用诱导产生凋亡信号，此信号传递至 caspase 并使其活化，肝细胞凋亡由此开始，并以蛋白底物裂解、细胞解体为结局。活化的 caspase3 是细胞凋亡的主要执行者，予兔（150mg/kg）的 L-精氨酸，对照组予同样剂量的生理盐水，结果显示实验组

血清谷草转氨酶（AST），谷丙转氨酶（ALT）和乳酸脱氢酶（LDH）及细胞凋亡率均显著低于对照组。说明一氧化氮环路中的某些节点可以有效地改善肝脏缺血再灌注的损伤[37]。δ_2 受体激动剂不仅抑制细胞阿片受体 G_i/G_o 蛋白偶联负调控腺苷酸环化酶（adenylyl cyclase，AC）活性，使 cAMP 生成减少，还能激活 PDE 活性，促进 cAMP 降解，导致胞内 cAMP 含量进一步降低，而此与一氧化氮通路有关[38]。我们可以设想这之中也会有一个类似于冬眠效应的节点，供阿片受体类药物作用，以此来降低对肝脏缺血再灌注的损害。我们的研究也发现应用瑞芬太尼可以有效减少肝脏缺血再灌注的损伤，推测这一短效阿片受体兴奋剂可能通过与肝脏非实质细胞膜上的阿片受体结合，从而促发胞内 NFκB 及诱导型一氧化氮合酶（iNOS）激活，并减少 ROS 的产生。NFκB 活化可以抗细胞凋亡，iNOS 激活后 NO 合成增加，后者有明显的抗缺血再灌注损伤的作用，而 ROS 减少可直接减轻细胞损伤[39]。

（四）新型阿片激动剂预处理保护肝脏的可能性

鉴于以往的研究显示预处理对心、脑、肝、肾等脏器的缺血再灌注损伤有普遍性保护作用，我们有理由推测阿片类药物预处理对心脏以外脏器的缺血再灌注损伤可能也具有普遍性保护作用而非心脏特有的生物学特性[38]。瑞芬太尼是目前唯一通过非特异性的血浆和组织酯酶代谢的阿片类激动剂，其镇痛强度约是吗啡的 100 倍。现正开始广泛临床应用，鉴于该药不依赖肝肾代谢，特别适合在肝脏移植等长时间创伤大的手术麻醉，正在改变临床用药的方式[40]。前期我们从整体动物的水平证实了瑞芬太尼预处理的肝脏实质细胞的保护作用，由于肝脏的细胞构成和心脏有相当大的差异，在阿片类药物的肝保护效应中，三种主要细胞所起的作用包括肝血窦内皮细胞的损伤情况都尚未进一步明确。特别是阿片激动剂的保护作用及相关的重要分子和信号机制，更是我们下一步需要阐明的重要问题。此外，由于该药还作用于中枢阿片受体，因此还不能明确这一作用完全通过肝脏内受体实现，原代培养肝细胞是研究瑞芬太尼的局部作用和靶细胞效应有效模型和手段。此外，为进一步明确瑞芬太尼预处理的受体机制，还需应用特异性的阿片受体抑制剂来研究这一效应的受体分型及其胞内可能的信号转导通路。本研究目的是明确阿片激动剂预处理的受体机制及细胞定位及相关信号转导通路，希望利用目前已知的相关试验结果和进一步的分子生物学手段，初步找到关键的作用点和调控通道机制，为临床更合理应用阿片类药物，强化其脏器保护作用，摸索减轻肝脏及肝移植等手术所致缺血再灌注损伤，提高术后生存率的新治疗途径。

三、目前肝脏 IR 损伤的主要防护措施

目前对于肝脏 IR 损伤的防护措施[1,2,8,41,42]主要有：①缺血预处理，指给予脏器短时间的缺血处理可减轻后来

较长时间缺血所造成的损害,在动物实验和临床相关研究中都得到了广泛的证实。②药物处理和保存液:钾通道开放剂、氧自由基清除剂、前列腺素 E1、抗内皮素抗体、抗炎症因子抗体,如抗 TNF_α、抗 $ICAM_1$ 抗体、抗-血小板选择蛋白(Anti-Pselectin)、P38 MARK inhibitor、NO donor(氧化亚氮供体)、PAF antagonist(血小板活化因子拮抗剂)、钙调节蛋白抑制剂(Calmodulin inhibitors)、钙通道阻滞剂、营养因子、半胱天冬酶、钙蛋白酶抑制剂、s-腺苷甲硫氨酸(SAM)、胰岛素、纤维蛋白降解产物、氯丙嗪、维生素 E、谷胱甘肽、别嘌醇、腺苷、L-精氨酸。③热应激预处理、化学药物(如多柔比星等)预处理,诱导内源性保护机制[5]。④基因治疗:基因转染表达肝脏保护因子,如保护蛋白 HSP_{70}、HO_1、$NF_\kappa B$ 的抑制蛋白 $I_\kappa B$、抗凋亡蛋白 Bcl_2、抗凋亡蛋 Bag_1、超氧化物歧化酶、IL_1 受体拮抗因子(IL_{1Ra})等;下调不利因子,如 $ICAM_1$、$NF_\kappa B$ 等[43]。

总之,阿片类镇痛药和麻醉药已广泛应用于临床多年,其参与脏器保护现象是近些年的新发现。作为一种内源性脏器防御作用,该效应越来越受到临床医生的关注。大量的动物实验结果表明,阿片受体激动剂和吸入麻醉药能模拟 IPC 的效应,通过预处理的作用机制发挥脏器保护作用,使脏器对随后的长时间缺血和缺血再灌注损伤产生一定的耐受性[44]。然而,目前关于阿片物质参与肝脏 IR 损伤的保护研究还主要停留于动物实验阶段,对于阿片类物质脏器保护作用机制的探索,特别是干扰哪些通路至今仍然是有待探究的问题[45]。

(杨立群 俞卫锋)

参 考 文 献

1. Serracino-Inglott F, Habib NA, Mathie RT. Hepatic ischemia-reperfusion injury. Am J Surg, 2001, 181(2):160-6.

2. Menger MD, Richter S, Yamauchi J, et al. Role of microcirculation in hepatic ischemia/reperfusion injury. Hepatogastroenterology, 1999, 46 Suppl 2:1452-1457.

3. Downey JM, Cohen MV. Signal transduction in ischemic preconditioning. Adv Exp Med Biol, 1997, 430:39-55.

4. Walsh KB, Toledo AH, Rivera-Chavez FA, et al. Inflammatory mediators of liver ischemia-reperfusion injury. Exp Clin Transplant, 2009, 7(2):78-93.

5. Jaeschke H. Mechanisms of Liver Injury. II. Mechanisms of neutrophil-induced liver cell injury during hepatic ischemia-reperfusion and other acute inflammatory conditions. Am J Physiol Gastrointest Liver Physiol, 2006, 290(6):G1083-1088.

6. Montalvo-Jave EE, Escalante-Tattersfield T, Ortega-Salgado JA, et al. Factors in the pathophysiology of the liver ischemia-reperfusion injury. J Surg Res, 2008, 147(1):153-159.

7. Jaeschke H. Molecular mechanisms of hepatic ischemia-reperfusion injury and preconditioning. Am J Physiol Gastrointest Liver Physiol, 2003, 284(1):G15-26.

8. Hatano E. Tumor necrosis factor signaling in hepatocyte apoptosis. J Gastroenterol Hepatol, 2007, 22 Suppl 1:S43-44.

9. Uchinami H, Yamamoto Y, Kume M, et al. Effect of heat shock preconditioning on NF-kappaB/I-kappaB pathway during I/R injury of the rat liver. Am J Physiol Gastrointest Liver Physiol, 2002, 282(6):G962-971.

10. Burra P, Chirizzi L, Cardin R, et al. Warm hepatic ischemia in pigs:effects of L-arginine and oligotide treatment. J Invest Surg, 2001, 14(6):303-312.

11. Flondor M, Hofstetter C, Boost KA, et al. Isoflurane inhalation after induction of endotoxemia in rats attenuates the systemic cytokine response. Eur Surg Res, 2008, 40(1):1-6.

12. 朱彪, 蒋豪. 地氟烷预处理对体外循环术后早期循环黏附分子和脂质过氧化的影响. 中国临床医学, 2005, (04):98-100.

13. Boost KA, Hofstetter C, Flondor M, et al. Desflurane differentially affects the release of proinflammatory cytokines in plasma and bronchoalveolar fluid of endotoxemic rats. Int J Mol Med, 2006, 17(6):1139-1144.

14. McAuliffe JJ, Joseph B, Vorhees CV. Isoflurane-delayed preconditioning reduces immediate mortality and improves striatal function in adult mice after neonatal hypoxia-ischemia. Anesth Analg, 2007, 104(5):1066-1077, tables of contents.

15. Plachinta RV, Hayes JK, Cerilli LA, et al. Isoflurane pretreatment inhibits lipopolysaccharide-induced inflammation in rats. Anesthesiology, 2003, 98(1):89-95.

16. Pannen BH. New insights into the regulation of hepatic blood flow after ischemia and reperfusion. Anesth Analg, 2002, 94(6):1448-1457.

17. Chen CF, Wang D, Hwang CP, et al. The protective effect of niacinamide on ischemia-reperfusion-induced liver injury. J Biomed Sci, 2001, 8(6):446-452.

18. Li Q, Yu WF, Zhou MT, et al. Isoflurane preserves energy balance in isolated hepatocytes during in vitro anoxia/reoxygenation. World J Gastroenterol, 2005, 11(25):3920-3924.

19. Yu WF, Yang LQ, Zhou MT, et al. Ca2+ cytochemical changes of hepatotoxicity caused by halothane and sevoflurane in enzyme-induced hypoxic rats. World J Gastroenterol, 2005, 11(32):5025-5028.

20. Schultz JE, Gross GJ. Opioids and cardioprotection. Pharmacol Ther, 2001, 89(2):123-137.

21. Sommerschild HT, Kirkeboen KA. Preconditioning-endogenous defence mechanisms of the heart. Acta Anaesthesiol Scand, 2002, 46(2):123-137.

22. Gross GJ. Role of opioids in acute and delayed preconditioning. J Mol Cell Cardiol,2003,35(7):709-718.

23. Schultz JE,Hsu AK,Gross GJ. Ischemic preconditioning in the intact rat heart is mediated by delta1-but not mu-or kappa-opioid receptors. Circulation, 1998,97(13):1282-1289.

24. Zhang Y,Irwin MG,Wong TM,et al. Remifentanil preconditioning confers cardioprotection via cardiac kappa-and delta-opioid receptors. Anesthesiology,2005,102(2):371-8.

25. Zhang Y,Irwin MG,Wong TM. Remifentanil preconditioning protects against ischemic injury in the intact rat heart. Anesthesiology,2004,101(4):918-923.

26. Schultz JJ,Hsu AK,Gross GJ. Ischemic preconditioning is mediated by a peripheral opioid receptor mechanism in the intact rat heart. J Mol Cell Cardiol, 1997,29(5):1355-1362.

27. Takahama U,Hirota S,Takayuki O. Detection of nitric oxide and its derivatives in human mixed saliva and acidified saliva. Methods Enzymol,2008,440:381-396.

28. Wittert G,Hope P,Pyle D. Tissue distribution of opioid receptor gene expression in the rat. Biochem Biophys Res Commun,1996,218(3):877-881.

29. Stein AB,Tang XL,Guo Y,et al. Delayed adaptation of the heart to stress:late preconditioning. Stroke, 2004, 35(11 Suppl 1):2676-2679.

30. Guo Y,Stein AB,Wu WJ,et al. Late preconditioning induced by NO donors,adenosine A1 receptor agonists,and delta1-opioid receptor agonists is mediated by iNOS. Am J Physiol Heart Circ Physiol,2005,289(5):H2251-2257.

31. Bolli R,Shinmura K,Tang XL,et al. Discovery of a new function of cyclooxygenase(COX)-2:COX-2 is a cardioprotective protein that alleviates ischemia/reperfusion injury and mediates the late phase of preconditioning. Cardiovasc Res,2002,55(3):506-519.

32. Zhang Y,Wu YX,Hao YB,et al. Role of endogenous opioid peptides in protection of ischemic preconditioning in rat small intestine. Life Sci,2001,68(9):1013-1019.

33. Alexander B. The role of nitric oxide in hepatic metabolism. Nutrition,1998,14(4):376-390.

34. Yamanouchi K,Yanaga K,Okudaira S,et al.[D-Ala2,D-Leu5]enkephalin(DADLE) protects liver against ischemia-reperfusion injury in the rat. J Surg Res, 2003, 114(1):72-77.

35. Hines IN,Harada H,Flores S,et al. Endothelial nitric oxide synthase protects the post-ischemic liver:potential interactions with superoxide. Biomed Pharmacother,2005,59(4):183-189.

36. Amersi F,Shen XD,Anselmo D,et al. Ex vivo exposure to carbon monoxide prevents hepatic ischemia/reperfusion injury through p38 MAP kinase pathway. Hepatology,2002,35(4):815-823.

37. Iniguez M,Dotor J,Feijoo E,et al. Novel pharmacologic strategies to protect the liver from ischemia-reperfusion injury. Recent Pat Cardiovasc Drug Discov,2008,3(1):9-18.

38. Spapen H. Liver perfusion in sepsis,septic shock,and multiorgan failure. Anat Rec(Hoboken),2008,291(6):714-720.

39. Servin FS,Billard V. Remifentanil and other opioids. Handb Exp Pharmacol,2008,(182):283-311.

40. Carini R,Albano E. Recent insights on the mechanisms of liver preconditioning. Gastroenterology, 2003, 125(5):1480-1491.

41. Kubes P. The role of adhesion molecules and nitric oxide in intestinal and hepatic ischemia/reperfusion. Hepatogastroenterology,1999,46 Suppl 2:1458-1463.

42. Teoh NC,Farrell GC. Hepatic ischemia reperfusion injury:pathogenic mechanisms and basis for hepatoprotection. J Gastroenterol Hepatol,2003,18(8):891-902.

43. Mastronardi P,Cafiero T. Rational use of opioids. Minerva Anestesiol,2001,67(4):332-337.

44. Stefano GB,Neenan K,Cadet P,et al. Ischemic preconditioning-an opiate constitutive nitric oxide molecular hypothesis. Med Sci Monit,2001,7(6):1357-1375.

46 神经病理性疼痛的表观遗传学调节的研究进展

神经病理性疼痛(neuropathic pain)是指躯体感觉系统损伤或疾病所直接导致的疼痛,具有自发性疼痛、痛觉过敏(hyperalgesia)和痛觉超敏(allodynia)等阳性症状和感觉迟钝(hypoesthesia)、痛觉减退(hypoalgesia)等阴性症状复杂组合的特征。由于其病因多样,病理生理机制复杂,目前临床上多数治疗效果欠佳[1]。研究证实外周和中枢神经系统基因表达的改变在神经病理性疼痛的发生发展中起到关键性作用[2]。表观遗传学(epigenetics)是不涉及DNA序列改变的基因表达和调控的可逆、可遗传性修饰,这种修饰可以改变基因活性,调控基因表达,影响个体发育和表型[3]。近年来研究证实表观遗传学调节异常可能在神经病理性疼痛中起到重要的作用[4-11]。本文就与此相关的研究进展作一综述。

一、表观遗传学基础

表观遗传学这一概念最早在1942年由Waddington提出,是研究在不改变DNA序列的情况下基因表达发生改变的机制,以及这种改变在有丝分裂和减数分裂过程中如何遗传给子代。表观遗传调节(epigenetic regulation)是指转录前基因在染色质水平上的结构调整。它包含了三项基本特征:①遗传性,即这种表观修饰在增殖中可以稳定遗传;②可逆性,即表观遗传对基因表达的影响可控制或解除;③非DNA序列的变化,即核苷酸序列不变,而通过序列的修饰影响基因表达。表观遗传现象主要包括DNA甲基化(DNA methylation)、组蛋白修饰(histone modifications)、染色体重塑、基因印记和非编码RNA(noncoding RNA)等(图46-1)[3,4,9]。研究证实表观遗传调节的异常参与癌症、炎症、代谢性疾病、神经精神疾病、疼痛等人类疾病的发生发展和病理进程[4]。

(一) DNA甲基化

DNA甲基化是目前研究最为深入的表观遗传学机制,系指S-腺苷硫氨酸(SAM)脱去1个甲基转变为S-腺苷同型半胱氨酸(SAH),同时将该甲基转运至胞嘧啶-鸟嘌呤(CpG)二核苷酸中的胞嘧啶第5位碳原子(C)上,修饰为5-甲基胞嘧啶(5-mC)。作为调节基因组功能的重要手段,DNA甲基化在维持正常细胞功能、遗传印记、胚胎发育以及人类肿瘤发生中都起着重要作用。

DNA甲基化需在DNA甲基转移酶(DNA methyltransferase,DNMT)的催化下进行。已知哺乳动物体内共有5种

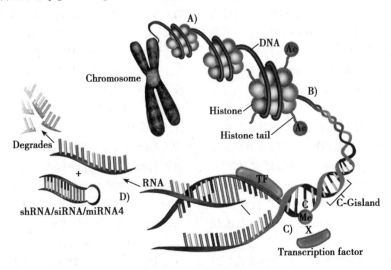

图 46-1 表观遗传机制

DNMT 家族成员,分别为 DNMTl、DNMT2、DNMT3A、DN-MT3B 和 DNMT3L。根据结构和功能的不同将 DNMT 分为两种:一种是维持性甲基化酶(maintenance methyltransferas),主要指 DNMTl,其主要作用是催化复制后的半甲基化,也就是在 DNMTl 的作用下根据亲链上的甲基化位点进行相应的甲基化修饰,使 DNA 分子中未甲基化的子链甲基化,从而保持子链和亲链有完全相同的甲基化形式;另一种是从头甲基化酶(de novo methyltransferas),如 DNMT3A 和 DNMT3B,是在原来没有甲基化的 DNA 双链上进行甲基化。

DNA 发生甲基化后,一方面通过阻断转录起始因子与启动子的结合直接抑制基因转录;另一方面可招募甲基化 CpG 结合蛋白(methyl-CpG-binding protein 2,MeCP2),其与 5-甲基胞嘧啶结合后,将进一步阻碍转录起始因子与启动子结合,同时还可招募组蛋白去乙酰化酶形成复合物,使组蛋白去乙酰化,导致染色质聚缩成非活性致密结构,间接抑制基因转录,参与 X 染色体沉默、基因印迹、组织特异性基因表达等生理过程。

(二)组蛋白修饰

组蛋白修饰是表观遗传学中的另一项重要内容。组蛋白是真核生物染色体的基本结构蛋白,是一类小分子碱性蛋白质。它是染色质中的主要蛋白质,组蛋白缠绕 DNA 分子并将其有序包装成核小体。组蛋白有 5 种类型:H1/H5、H2A、H2B、H3、H4,它们富含带正电荷的碱性氨基酸,能够同 DNA 中带负电荷的磷酸基团相互作用。其中 H2A、H2B、H3 和 H4 是核心组蛋白,而 H1/H5 被称为连接组蛋白。核蛋白与核心组蛋白 N 末端特定残基的翻译后修饰共同作用使核小体处于动态变化中。组蛋白的 N 端翻译后修饰包括乙酰化、甲基化、磷酸化、泛素化等 13 种类型。组蛋白的化学修饰将改变其与 DNA 间的相互作用,从而调节基因表达、DNA 修复、染色体浓缩等重要遗传过程。目前研究最多的修饰方式是组蛋白乙酰化修饰。

1. 组蛋白乙酰化修饰 组蛋白的乙酰化修饰发生在组蛋白的赖氨酸残基上,组蛋白的乙酰化过程是由组蛋白乙酰转移酶(histone acetyltransferase,HAT)和组蛋白去乙酰化酶(histone deacetylase,HDAC)动态调节的过程。HAT 的功能是在组蛋白 H3、H4 的 N 端赖氨酸加上乙酰基,HDAC 的功能则相反,可将赖氨酸残基上的乙酰基去除。

根据 HATs 的来源和功能将其分为两类:A 型位于细胞核内,与染色质上的组蛋白结合,主要乙酰化核小体组蛋白,也可使非组蛋白乙酰化,与基因转录相关;B 型存在于细胞质内,使细胞质中新合成的游离组蛋白乙酰化,利于其转运到细胞核中,在那里它们可能会脱乙酰化并参与染色质的组成。HAT 的主要功能是对核心组蛋白分子 N 端 25 ~ 40 个氨基酸残基范围内的赖氨酸残基进行乙酰化修饰。

当一个基因的转录不再需要时,HDAC 作为基因沉默过程的一部分随即发挥作用,通过降低核小体的乙酰化水平,使染色质恢复转录非活性状态。根据与酵母的去乙酰化酶的同源性将 18 种去乙酰化酶分为四类,第 I 类 HDACs 包括 HDAC1,2,3 和 HDAC8 亚型,这些酶普遍表达而且主要存在于核内;第 II 类 HDACs 包括 HDAC4,5,6,7,9 和 10,它们都是细胞质内的酶,而且表达都有组织特异性;第 III 类 HDACs 包括 sirtuins 家族;而第 IV 类 HDACs 只包括 HDAC11,而且有 I,II 类 HDAC 的特性。

2. 组蛋白的甲基化修饰 组蛋白甲基化是由组蛋白甲基转移酶(histon methyltransferase,HMT)催化的。组蛋白的甲基化通常被认为是染色质活跃的标志。甲基化修饰主要在组蛋白 H3 和 H4 的赖氨酸和精氨酸两类残基上。它具有以下特点:①组蛋白赖氨酸的甲基化是可逆的;②HMT 分为组蛋白赖氨酸甲基转移酶(histon lysine methyltransferase,HKMT)和组蛋白精氨酸甲基转移酶(histon arginine methyltransferase,HRMT)两个家族;③组蛋白甲基化修饰对基因表达的调控作用取决于甲基化的位点和甲基化的程度,其调控作用可能完全相反,有时促进基因表达,有时却抑制基因表达;④甲基化修饰呈现出复杂性,即某一特定残基可以结合不同数目的甲基。

(三)非编码 RNA

功能性非编码 RNA 分为长链非编码 RNA 和短链非编码 RNA,在基因表达中发挥重要的作用。长链 RNA 可影响染色质结构的改变。短链 RNA 对外源的核酸序列有降解作用以保护自身的基因组。小干扰 RNA(small interfering RNA,siRNA)、微小 RNA(microRNA,miRNA)和短发卡 RNA(short hairpin RNA,shRNA)都属于短链 RNA,siRNA 是 RNA 干扰的主要执行者。这些短链非编码 RNA 分子通过与 mRNA 结合和引起随后的直接基因产物的降解,而导致基因沉默。

二、DNA 甲基化与神经病理性疼痛

研究表明,在神经病理性疼痛的发生发展中存在有总的 DNA 甲基化及相关酶、结合蛋白的水平变化。Wang 等[12] 在大鼠慢性坐骨神经结扎损伤(chronic constriction injury,CCI)神经病理性疼痛模型中发现,脊髓总的 DNA 甲基化水平明显升高,MeCP2mRNA 和蛋白水平明显上调,鞘内给予 DNMT 抑制剂 5-氮杂胞嘧啶核苷(5-azacytidine,5-AZA)后,脊髓总的 DNA 甲基化水平和 MeCP2 水平明显下调,CCI 导致的热痛觉过敏和机械性痛觉超敏明显减轻,5-AZA 治疗动物的 DNA 甲基化水平与假手术组相仿,Wang 等的结果提示了神经损伤后脊髓总的 DNA 甲基化和 MeCP2 表达水平升高在神经病理性疼痛中发挥重要作用。Pollema-Mays 等[13] 在大鼠坐骨神经分支损伤(spared nerve injury,SNI)神经病理性疼痛模型中发现,腰 4-5(L4-5)背根神经节(dorsal root ganglia,DRGs)DNMT1 在胶质细胞和神经元中均有表达,而 DNMT3A 主要表达在胶质细胞,DN-MT3B 主要在表达神经元;在 SNI 手术后同侧 DRGs DNMT

转录物表达发生明显变化，且呈时间依赖性；DNMT3B转录物表达在SNI手术后一周明显上调，持续四周时间，而DN-MT1和DNMT3A仅中度上调，持续仅2w时间，其结果提示了DRGs中DNMT的调节可能是神经病理性疼痛表型的促发因素。然而，Tochiki等[14]在大鼠SNI神经病理性疼痛模型中却发现，在SNI术后7d，同侧脊髓背角浅层MeCP2和DNMTs的表达水平下调。Tajerian等[15]在小鼠SNI神经病理性疼痛模型中也发现，在神经损伤后6个月时，在存在热痛觉过敏和机械性痛觉超敏的同时，额叶前皮质（prefrontal cortex，PFC）和杏仁核总的DNA甲基化水平也明显降低。上述研究结果无论是DNA甲基化水平上调，还是下调，均提示了在神经病理性疼痛发生发展时DNA甲基化水平发生了变化，其结果的不一致可能与位点特异性、种属特异性、损伤的类型以及疼痛的慢性程度等多方面因素不同有关。

阿片类药物是目前治疗中重度疼痛的主要药物，但临床试验和动物研究均认为其在神经病理性疼痛中的作用较差，且其副作用较为突出，因此并未作为神经病理性疼痛治疗的一线药物。侯立力等[16]在大鼠CCI神经病理性疼痛模型中对吗啡在神经病理性痛中作用下降的表观遗传学机制进行了研究，发现CCI组脊髓总的DNA甲基化水平高于假手术组和5-AZA组，μ阿片受体（MOR）mRNA表达水平低于假手术组和5-AZA组，假手术组和5-AZA组之间无差异；吗啡组、5-AZA加吗啡组鞘内给予吗啡后30min机械性痛觉阈值和热痛觉阈值明显升高，以5-AZA加吗啡组最高，提示DNA甲基化可能通过降低CCI大鼠脊髓MOR表达，而影响了阿片类药物对神经病理性疼痛的镇痛作用。上述研究结果均提示了DNA甲基化在神经病理性疼痛的发生发展中发挥了重要作用。

三、组蛋白修饰与神经病理性疼痛

（一）组蛋白乙酰化与神经病理性疼痛

在许多神经病理性疼痛模型中，对组蛋白修饰的表观遗传机制调节在其发生发展中的作用进行了研究。Uchida等[17-18]在小鼠坐骨神经部分结扎（partial sciatic nerve ligation，PSL）神经病理性疼痛模型中发现，PSL小鼠DRG中来自与乙酰化组蛋白H4（acH4）增加相关［而与乙酰化组蛋白H3（acH3）无关］的转录因子RE-1沉默转录因子（transcription factor RE-1 silencing transcription factor，REST）［或神经元限制性沉默因子（neuron-restrictive silencer factor，NRSF）］启动子Ⅱ区域的mRNA上调，REST（或NRSF）表达上调并与μ阿片受体、NaV1.8基因、Kv4.3基因的启动子顺式元件阻遏元件-1（repressor element-1，RE-1）或神经元限制性沉默元件（neuron-restrictive silencer element，NRSE）相互作用导致基因沉默，致使C纤维功能缺失，引发神经病理性疼痛的阴性症状（痛觉减退、感觉迟钝等）。Kiguichi等[19]在PSL小鼠受损的坐骨神经中发现，细胞因

子巨噬细胞炎性蛋白2（macrophage inflammatory protein 2，MIP-2）［也就是C-X-C趋化因子配体2（C-X-C chemokine ligand type 2，CXCL2）］和其受体C-X-C趋化因子受体2（C-X-C chemokine receptor type 2，CXCR2）表达上调，并定位于受损的坐骨神经中聚集的中性粒细胞和巨噬细胞，神经周围注射MIP-2中和抗体（抗MIP-2）或CXCR2拮抗剂SB225002能预防PSL引起的痛觉超敏和热痛觉过敏，而神经周围注射重组MIP-2能引起神经病理性疼痛行为变化，抗MIP-2能抑制PSL后受损的坐骨神经中性粒细胞的聚集，抗MIP-2和SB225002均能抑制受损的坐骨神经中炎性细胞因子和趋化因子的上调，同时PSL后受损的坐骨神经MIP-2和CXCR2启动子区域赖氨酸-9-乙酰化组蛋白H3（H3K9Ac）上调；PSL手术前腹腔注射HAT抑制剂漆树酸（anacardic acid，ACA）能明显降低PLS后1天MIP-2和CX-CR2mRNAs的上调和减轻PSL后7天的机械性和热痛觉过敏，同时也明显抑制MIP-2和CXCR2启动子区域H3K9ac的上调，其结果提示了受损外周神经MIP-2和CXCR2启动子组蛋白H3高乙酰化（hyperacetylation）与PSL引起的神经病理性疼痛的发生有关。他们又将从增殖型绿色荧光蛋白Tg小鼠的骨髓细胞移植到野生型小鼠循环中，并且确保移植物的巨噬细胞在术后1天侵入到受损的坐骨神经，发现在受损的坐骨神经CC趋化因子配体（CC-chemokine ligand，CCL）2、CCL3及其受体（分别为CCR2和CCR1/CCR5）的mRNA表达明显升高，染色质免疫沉淀分析显示受损的坐骨神经CCL2和CCL3基因启动子区域H3K9Ac和赖氨酸-4-三甲基化H3（H3K4me³）水平上调，H3K9Ac和H3K4me³免疫反应定位于受损的坐骨神经浸润骨髓细胞和CCL表达细胞的细胞核。此外，预先腹腔注射ACA能明显抑制PSL后1天的坐骨神经CCL2、CCL3及其受体的mRNA的上调，其结果证实了受损的外周神经CCL2和CCL3上调与浸润的免疫细胞如巨噬细胞表观遗传组蛋白修饰有关[20]。

Zhu等[21]在大鼠CCI神经病理性疼痛模型中发现，在CCI后14天脊髓转录共激活因子p300的表达上调，而鞘内给予p300 shRNA表达的慢病毒能降低脊髓p300和环氧合酶-2（COX2）mRNA的上调，而p300蛋白和COX2蛋白在脊髓背角神经元中共表达。更为重要的是，这种作用伴随CCI引起的机械性和热痛觉过敏的减轻；鞘内给予HAT抑制剂C646也得到相同的结果。Zhu等[22]的另一个研究结果显示CCI后腹腔注射另一种HAT抑制剂姜黄素也可以减轻神经病理性疼痛的痛觉过敏反应。

研究证实细胞周期蛋白依赖性激酶（cyclin-dependent kinase 5，Cdk5）在外周炎症和神经损伤导致的慢性疼痛的发生和维持中发挥重要作用。Li等[23]在大鼠CCI神经病理性疼痛模型中发现，CCI大鼠脊髓背角Cdk5表达明显增加，鞘内给予Cdk5抑制剂roscovitine能明显减轻CCI大鼠机械性痛觉超敏，脊髓背角cAMP反应元件结合蛋白（cyclic AMP response element-binding protein，CREB）磷酸化和

Cdk5 启动子区域的占领增加,Cdk5 启动子区域组蛋白 H4 乙酰化明显增加和 Cdk5 转录上调,而抑制 CREB 的活性能降低 Cdk5 的上调和减轻 CCI 大鼠机械性痛觉超敏,证实了 CREB 介导的脊髓表观遗传性 Cdk5 上调在神经病理性疼痛的发生中发挥重要作用。

Tochiki 等[24]在大鼠 SNI 神经病理性疼痛模型中发现 SNI 大鼠脊髓背角 HDAC 明显上调。研究发现第 I 类 HDAC,主要是 HDAC1 在神经病理性疼痛的发生发展中起到重要作用[25-26]。Cherng 等[25]在大鼠脊神经结扎(spinal nerve ligation;SNL)神经病理性疼痛模型中证实 SNL 后同侧脊髓 HDAC1 蛋白表达上调,乙酰化 H3(acH3)的表达下调,其改变与热痛觉过敏的发生相一致,而痛觉超敏在 SNL 后 1 天即发生;鞘内给予从植物中提取的抗炎黄酮类化合物黄芩苷,能够完全逆转热痛觉过敏,但只能部分逆转机械性痛觉超敏;令人感兴趣的是,他们发现在给予黄芩苷后 2~3h,改变的 HDAC1 和 acH3 表达完全恢复到基础水平。

Denk 等[26]也研究了鞘内持续给予第 I 类 HDAC 抑制剂(MS-275 和 MGCD0103)对 SNL、PLS 和抗反转录病毒药 d4T 引起的周围神经病理性疼痛大鼠热痛觉过敏和机械性痛觉超敏的影响,发现在术前 5 天开始给药的动物,神经损伤或药物导致的痛觉过敏均能被逆转,而在损伤后给药者却无效;Western blot 结果显示与对照动物比较,HDAC 抑制剂治疗动物在术后 14 天时脊髓背角 H3K9Ac 表达较高,但应用 HDAC 抑制剂后 DRGs 的 H3K9Ac 的表达无明显变化;免疫共沉淀结果显示 HDAC 抑制剂能使脊髓背角 H3K9Ac 与 HDAC1、甲基化 CpG 结合蛋白 2(MeCP2)、Cacna2d1 的启动子的结合明显增加,而不是 HDAC2 和 HDAC11。Yin 等[27]在大鼠 CCI 模型中对第 III 类 HDAC,也就是 NAD+依赖性 HDAC sirtuins 在神经病理性疼痛中的作用进行了研究,发现 CCI 能使脊髓 sirt1 下调和总的 acH3 水平上调;鞘内给予 sirt1 活化剂白藜芦醇可以部分减轻热痛觉过敏和机械性痛觉超敏以及降低 H3 的乙酰化水平,同时部分恢复 sir1 的表达。Shao 等[28]对小鼠 CCI 模型的研究也发现脊髓 sirt1 去乙酰化酶活性下降促使了 CCI 神经病理性疼痛的发生。

Matsushita 等[29]在小鼠 PSL 模型中观察了曲古抑菌素 A(trichostatin A,TSA)、丙戊酸(valproic acid,VA)和辛二酰苯胺异羟肟酸(suberoylanilide hydroxamic acid,SAHA)对独特的 C 纤维敏感性的影响,发现通过在 $Na_v1.8$ 调节序列抑制 HDAC 和增加组蛋白乙酰化,TSA、VA 和 SAHA 能逆转神经损伤引起的 DRG $Na_v1.8$ 钠通道的下调和 C 纤维相关性感觉迟钝,证实神经损伤引起的感觉迟钝、$Na_v1.8$ 的下调阴性症状的发生与通过 HDAC 相关机制的表观遗传染色质重塑的调节有关。

上述研究结果表明,组蛋白乙酰化修饰是参与神经病理性疼痛发展、维持的重要机制。

(二)组蛋白甲基化与神经病理性疼痛

研究证实疼痛过程中不同程度的组蛋白甲基化增加了组蛋白修饰和调节基因表达的复杂性。Tsai 等[30]研究发现大鼠鞘内注射百日咳毒素(pertussis toxin,PTX)引起热痛觉过敏、脊髓总的组蛋白甲基化程度明显增加,鞘内联合给予吗啡和超低剂量的吗啡拮抗剂纳洛酮能明显减轻 PTX 引起的热痛觉过敏并下调脊髓总的组蛋白甲基化程度,提示纳洛酮可能通过调控组蛋白甲基化程度从而增强吗啡的镇痛效果。Imai 等[31]在小鼠 PSL 模型中发现脊髓单核细胞趋化因子 3(monocyte chemotactic protein 3,MCP-3,也就是 CCL7)的表达明显上调,而 MCP-3 启动子三甲基化赖氨酸-27 组蛋白 H3(H3K27m3)水平明显下调;在 IL-6 敲除小鼠,PSL 后则不发生这种现象,但单次鞘内注射重组 IL-6 蛋白后,脊髓 MCP-3mRNA 表达上调,MCP-3 启动子 H3K27m3 水平下调。Imai 等[31]研究进一步证实小鼠 PSL 后,MCP-3 主要在脊髓活化的星形胶质细胞中表达,并且发现星形胶质细胞释放过多的 MCP-3 作用于活化的小胶质细胞 CC 趋化因子受体 2(CCR2,MCP-3 的受体);鞘内注射阻滞 MCP-3 释放的抗体或 CCR2 拮抗剂能使痛觉过敏明显减轻。这些结果提示了神经损伤后与 MCP-3 启动子 IL-6 依赖的表观遗传修饰有关的 MCP-3 表达上调可能促进星形胶质细胞-小胶质细胞的相互作用,在神经病理性疼痛发生中起到至关重要的作用。研究证实组蛋白甲基化修饰可能通过调控炎症介质表达参与疼痛的发生发展过程。如:特异性组蛋白 H3 赖氨酸 4 甲基化转移酶 SET7/9 通过甲基化组蛋白影响转录因子核因子 κB(nuclear factor-κB,NF-κB)依赖的炎症介质基因表达;shRNA 沉默 SET7/9 表达后单核细胞趋化蛋白 1、肿瘤坏死因子-α(tumor necrosis factor-α,TNF-α)和白介素-8(interleukin-8,IL-8)表达均明显下调[10]。

四、非编码 RNA 与神经病理性疼痛

在非编码 RNA 中,目前 miRNA 是研究最多、最深入的一类非编码 RNA。研究发现 miRNAs 可能参与慢性疼痛以及急性伤害性刺激伤害感受过程的基因调节机制,miRNAs 能调控许多疼痛相关基因的表达,如 c-fos,c-jun,神经激肽 1(neurokinin-1,NK-1),COX-2,脑源性神经营养因子(brain-derived neurotrophic factors,BDNF)、有丝分裂原活化蛋白激酶(mitogen-activated protein kinases,MAPK)、NF-κB、磷脂酶 A_2、TNF-α 和阿片受体等,因此推测 miRNAs 在神经病理性疼痛的发生发展中可能具有重要作用[32,33]。

许多研究证实外周神经损伤后 miRNAs 的表达发生变化。研究表明 L5 SNL 能引起受损的 DRG miR-1,miR-7a,miR-96,miR-103,miR-182,miR-206 和伏隔核 miR-200b,miR-429 的表达明显降低[34-38];L5 SNL 也使未损伤的 L4 DRG 59 种 miRNAs 表达明显下调[39]。与此相仿的是,在坐骨神经横断或 CCI 神经病理性疼痛模型中,显示在受损的 DRG 有几种 miRNAs 的表达下调,包括 miR-10a,miR-306,miR-99a,miR-100,miR-143,miR-582-3p 和 miR-720[40,41]。相比之下,L5 SNL 后受损的 DRG miR-21 的表达上调[34,42]。

在糖尿病神经病理性疼痛模型 DRG 神经元 miR-146 表达下调[43]。在 CCI 神经病理性疼痛模型脊髓背角的 miR-99b 表达上调，而 miR-325-Sp、miR-674-3p、miR-879、miR-34b、miR-349 表达下调。虽然这些表达的变化不能排除与再生有关，但证据表明在外周神经损伤后疼痛相关区域 miRNAs 的表达是受差异性和空间型调控的。

外周神经损伤如何引起疼痛相关区域 miRNAs 表达的变化目前仍不十分清楚，一般认为 miRNAs 的表达可能与炎症介质的调控有关。Recchiuti 等[44] 在鼠自限性急性腹膜炎模型的研究发现，在使用抗炎脂质介质 resolvin D1 后，miRNAs（miR-21，miR-146b，miR-208a，miR-203，miR-142，miR-302d，miR-219）的表达水平呈反向调节，提示 miRNAs 表达改变至少部分与炎症介质有关。最近研究表明炎症介质 IL-1β 能使 DRG 神经元 miR-21 的表达明显上调[42]。由

于 miR-21 启动子区域包含激活蛋白 1（activator protein 1，AP-1）的结合位点，转录因子 AP-1 可能参与了 IL-1β 的这一作用[45]，IL-1β 能触发 DRG 神经元 AP-1 的活化[42]。鉴于外周神经损伤时 DRG IL-1β 的表达明显上调，推测 IL-1β 可能与神经损伤导致的受损 DRG miR-21 表达上调有关[42]。

因此，根据上述研究结果，可以推论外周神经损伤后 miRNAs 促使神经病理性疼痛发生发展的可能机制是：外周神经损伤后，导致炎症介质如 IL-1β 大量产生，这些炎症介质作用于外周伤害性感受器，引起 DRG miRNAs 的表达发生变化，这种变化包括某些 miRNAs 上调和另一些 miRNAs 下调，miRNAs 的表达变化可能导致疼痛相关基因的表达变化，如电压依赖性钠通道（Nav）β 亚单位上调，这种变化导致 DRG 神经元兴奋性明显升高，脊髓中枢敏感化和对外周刺激产生疼痛过敏（痛觉过敏和痛觉超敏）（图 46-2）。

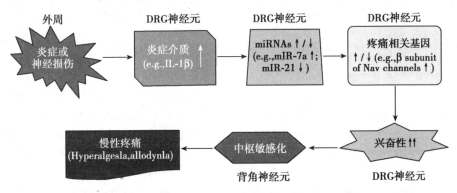

图 46-2　miRNAS 促使神经病理性疼痛的可能机制

综上所述，表观遗传机制在神经病理性疼痛的发生和维持中发挥重要作用。但是表观遗传对神经病理性疼痛的整个影响以及表观遗传药物治疗神经病理性疼痛的作用机制还需进一步研究。探索表观遗传学在神经病理性疼痛中的作用将为人们进一步深入阐明神经病理性疼痛机制提供新的思路，为神经病理性疼痛的治疗提供新的策略。

（胡兴国　宋立娟）

参 考 文 献

1. Baron R, Binder A, Wasner G. Neuropathic pain: diagnosis, pathophysiological mechanisms, and treatment. Lancet Neurol, 2010, 9(8): 807-819.

2. Cohen SP, Mao J. Neuropathic pain: mechanisms and their clinical implications, 2014, 348: f7656.

3. Meaney MJ, Ferguson-Smith AC. Epigenetic regulation of the neural transcriptome: the meaning of the marks. Nat Neurosci, 2010, 13(11): 1313-1318.

4. Mehler MF. Epigenetic principles and mechanisms underlying nervous system functions in health and disease. Prog Neurobiol, 2008; 86(4): 305-341.

5. Géranton SM. Targeting epigenetic mechanisms for pain relief. Curr Opin Pharmacol, 2012, 12(1): 35-41.

6. Lessans S, Dorsey SG. The role for epigenetic modifications in pain and analgesia response. Nurs Res Pract, 2013, 2013: 961493.

7. Seo S, Grzenda A, Lomberk G, et al. Epigenetics: a promising paradigm for better understanding and managing pain. J Pain, 2013, 14(6): 549-557.

8. Crow M, Denk F, McMahon SB. Genes and epigenetic processes as prospective pain targets. Genome Med, 2013, 5(2): 12.

9. Buchheit T, Van de Ven T, Shaw A. Epigenetics and the transition from acute to chronic pain. Pain Med, 2012, 13(11): 1474-1490.

10. Denk F, McMahon SB. Chronic pain: emerging evidence for the involvement of epigenetics. Neuron, 2012, 73(3): 435-444.

11. Seo S, Grzenda A, Lomberk G, et al. Epigenetics: A promising paradigm for better understanding and managing pain. J Pain, 2013, 14(6): 549-557.

12. Wang Y, Liu C, Guo Q-L, et al. Intrathecal 5-azacytidine inhibits global DNA methylation and methyl-CpG-binding protein 2 expression and alleviates neuropathic pain in rats following chronic constriction injury. Brain Res, 2011,

1418:64-69.

13. Pollema-Mays SL, Centeno MV, Apkarian AV, et al. Expression of DNA methyltransferases in adult dorsal root ganglia is cell-type specific and up regulated in a rodent model of neuropathic pain. Front Cell Neurosci,2014,8:217.

14. Tochiki KK,Cunningham J,Hunt SP,et al. The expression of spinal methyl-CpG-binding protein 2,DNA methyltransferases and histone deacetylases is modulated in persistent pain states. Mol Pain,2012,8:14.

15. Tajerian M, Alvarado S, Millecamps M, et al. Peripheral nerve injury is associated with chronic, reversible changes in global DNA methylation in the mouse prefrontal cortex. PLoS One,2013,8(1):e55259.

16. 侯立力,张艳峰,王白云,等. 脊髓 DNA 甲基化对吗啡在神经病理性疼痛中作用的影响. 武汉大学学报, 2013,34(4):512-515,540.

17. Uchida H, Ma L, Ueda H. Epigenetic gene silencing underlies Cfiber dysfunctions in neuropathic pain. J Neurosci 2010,30(13),4806-4814.

18. Uchida H,Sasaki K,Ma L,et al. Neuron-restrictive silencer factor causes epigenetic silencing of Kv4. 3 gene after peripheral nerve injury. Neuroscience,2010,166(1):1-4.

19. Kiguchi N, Kobayashi Y, Maeda T, et al. Epigenetic augmentation of the macrophage inflammatory protein 2/C-X-C chemokine receptor type 2 axis through histone H3 acetylation in injured peripheral nerves elicits neuropathic pain. J Pharmacol Exp Ther,2012,340(3):577-587.

20. Kiguchi N,Kobayashi Y,Saika F,et al. Epigenetic upregulation of CCL2 and CCL3 via histone modifications in infiltrating macrophages after peripheral nerve injury. Cytokine,2013,64(3):666-672.

21. Zhu X-Y,Huang C-S,Li Q,et al. p300 exerts an epigenetic role in chronic neuropathic pain through its acetyltransferase activity in rats following chronic constriction injury (CCI). Mol Pain,2012,8:84.

22. Zhu X,Li Q,Chang R,et al. Curcumin alleviates neuropathic pain by inhibiting p300/CBP histone acetyltransferase activityregulated expression of BDNF and Cox-2 in a rat model. PLoS One,2014,9(3):e91303.

23. Li K,Zhao GQ,Li LY,et al. Epigenetic upregulation of Cdk5 in the dorsal horn contributes to neuropathic pain in rats. Neuroreport,2014,25(14):1116-1121.

24. Tochiki KK,Cunningham J,Hunt SP,et al. The expression of spinal methyl-CpG-binding protein 2,DNA methyltransferases and histone deacetylases is modulated in persistent pain states. Mol Pain,2012,8:14.

25. Cherng CH,Lee KC,Chien CC,et al. Baicalin ameliorates neuropathic pain by suppressingHDAC1 expression in the spinal cord of spinal nerve ligation rats. J Formos Med Assoc,2014,113(8):513-520.

26. Denk F,Huang W,Sidders B,et al. HDAC inhibitors attenuate the development of hypersensitivity in models of neuropathic pain. Pain 2013;154(9):1668-1679.

27. Yin Q,Lu FF,Zhao Y,et al. Resveratrol facilitates pain attenuation in a rat model of neuropathic pain through the activation of spinal Sirt1. Reg Anesth Pain Med 2013; 38 (2):93-99.

28. Shao H,Xue Q,Zhang F,et al. Spinal SIRT1 activation attenuates neuropathic pain in mice. PLoS One,2014,9(6): e100938.

29. Matsushita Y,Araki K,Omotuyi O,et al. HDAC inhibitors restore C-fibre sensitivity in experimental neuropathic pain model. Br J Pharmacol,2013,170(5):991-998.

30. Tsai RY,Shen CH,Feng YP,et al. Ultra-low-dose naloxone enhances the antinociceptive effect of morphine in PTX-treated rats:regulation on global histone methylation. Acta Anaesthesiol Taiwan,2012,50(3):106-111.

31. Imai S,Ikegami D,Yamashita A,et al. Epigenetic transcriptional activation of monocyte chemotactic protein 3 contributes to long-lasting neuropathic pain. Brain,2013, 136(3):828-843.

32. Elramah S,Landry M,Favereaux A. MicroRNAs regulate neuronal plasticity and are involved in pain mechanisms. Front Cell Neurosci,2014,8:31.

33. Lutz BM,Bekker A,Tao YX. Noncoding RNAs:new players in chronic pain. Anesthesiology,2014,121(2):409-417.

34. Sakai A,Saitow F,Miyake N,et al. miR-7a alleviates the maintenance of neuropathic pain through regulation of neuronal excitability. Brain,2013,136(Pt 9):2738-2750.

35. Kusuda R,Cadetti F,Ravanelli MI,et al. Differential expression of microRNAs in mouse pain models. Mol Pain, 2011,7:17.

36. Favereaux A,Thoumine O,Bouali-Benazzouz R,et al. Bidirectional integrative regulation of Cav1. 2 calcium channel by microRNA miR-103:Role in pain. EMBO J,2011,30 (18):3830-3841.

37. Aldrich BT,Frakes EP,Kasuya J,et al. Changes in expression of sensory organ-specific microRNAs in rat dorsal root ganglia in association with mechanical hypersensitivity induced by spinal nerve ligation. Neuroscience, 2009, 164 (2):711-723.

38. Imai S,Saeki M,Yanase M,et al. Change in microRNAs associated with neuronal adaptive responses in the nucleus accumbens under neuropathic pain. J Neurosci,2011,31 (43):15294-15299.

39. von Schack D, Agostino MJ, Murray BS, et al. Dynamic changes in the microRNA expression profile reveal multiple regulatory mechanisms in the spinal nerve ligation model of neuropathic pain. PLoS One, 2011, 6 : e17670.

40. Tam Tam S, Bastian I, Zhou XF, et al. MicroRNA-143 expression in dorsal root ganglion neurons. Cell Tissue Res, 2011, 346(2) : 163-173.

41. Brandenburger T, Castoldi M, Brendel M, et al. Expression of spinal cord microRNAs in a rat model of chronic neuropathic pain. Neurosci Lett, 2012, 506(2) : 281-286.

42. Sakai A, Suzuki H. Nerve injury-induced upregulation of miR-21 in the primary sensory neurons contributes to neu-ropathicb pain in rats. Biochem Biophys Res Commun, 2013, 435(2) : 176-181.

43. Wang L, Chopp M, Szalad A, et al. The role of miR-146a in dorsal root ganglia neurons of experimental diabetic peripheral neuropathy. Neuroscience, 2014, 259 : 155-163.

44. Recchiuti A, Krishnamoorthy S, Fredman G, et al. MicroR-NAs in resolution of acute inflammation : Identification of novel resolvin D1-miRNA circuits. FASEB J, 2011, 25 (2) : 544-560.

45. Fujita S, Ito T, Mizutani T, et al. miR-21 Gene expression triggered by AP-1 is sustained through a double-negative feedback mechanism. J Mol Biol, 2008, 378(3) : 492-504.

47 前额叶皮层参与疼痛调节及相关机制的研究进展

国际疼痛研究学会(IASP)对疼痛的定义是:"疼痛是组织损伤或潜在组织损伤所引起的不愉快的主观感觉和情感体验"。1995年,时任美国疼痛学会主席的JamesCampbell教授提出将疼痛列为继体温、脉搏、呼吸、血压四大生命体征之后的第五大生命体征。其可表现为自发性疼痛、痛觉过敏和触诱发痛等。慢性疼痛严重危害人类健康,影响人们的生活质量,给社会带来了巨大的经济负担。重要的是在慢性疼痛中,长期的疼痛刺激可以促使中枢神经系统发生病理性重塑,加速疼痛的进展。研究表明前额叶皮层在疼痛过程中发生了结构和功能的可塑性变化,药理学处理或电刺激前额叶皮层可提高痛阈、缓解疼痛症状,并可逆转或部分逆转其结构或功能的变化,这使其可能成为治疗慢性疼痛的重要靶点。

早在1870年Fritsch就报道了在电刺激动物的大脑皮层运动区时,出现躯体运动。电刺激运动区之前的皮层时,无躯体运动出现。因此,这块运动区之前的皮层,当时被称为额叶的"沉默区",即现在我们所说的前额叶皮层(prefrontal cortex,PFC)。1929年Hines首先把位于前运动区和额叶眼动区之前的额叶皮层称为前额叶[1]。之后Brodmann根据细胞结构标准将PFC定义为含有颗粒层 layer IV 且位于运动前区头侧的大脑皮层[1,2],并称其为前额颗粒层。1948年,Rose 和 Woolsey 根据解剖标准将PFC定义为丘脑背内侧核的皮层投射区[2],这一定义被广泛接受。近年来,越来越多的研究表明PFC在疼痛调节中发挥了重要作用,本文就其参与疼痛调节及相关机制的研究进展作一简要综述。

一、PFC 概述

(一)PFC 的解剖结构

大脑皮层按其在颅内的位置,可分为额叶、顶叶、颞叶和枕叶四个部分。额叶是大脑发育中最高级的部分,它包括初级运动区、前运动区和前额叶。灵长类 PFC 由多种不同的解剖亚区组成,主要分为背外侧区(dorsolateral PFC,DLPFC)、内侧区(medial PFC,mPFC)和眶区(orbital PFC,

ORC)[3]。

PFC 具有丰富的皮层间和皮层下交互纤维联系。其与丘脑、尾状核、伏隔核、腹侧被盖区、苍白球、杏仁核和海马之间有着复杂的直接神经联系。

(二)PFC 的生理功能

由于 PFC 与皮层间及皮层下结构有着广泛的纤维联系,因此,它在多种感觉信息的加工、工作记忆、决策、目标导向行为、思维及情绪等脑的高级认知功能中起着重要作用[35,37]。

二、PFC 参与疼痛的调节

(一)行为学水平

临床研究表明,电刺激/磁刺激 PFC 可以减轻疼痛症状,提高痛阈,缓解疼痛相关的不愉快情绪。应用经颅直流电刺激技术(tDCS),将阳极置于 DLPFC,增加该区神经元兴奋性可降低慢性神经病理性疼痛患者的疼痛评分[4];刺激右侧 DLPFC 可以增加健康受试者对热痛的耐受[37];在对疼痛情绪方面的影响中,对健康受试者左侧 DLPFC 应用 tDCS 可缓解观看疼痛图片引起的不愉快情绪,此时 EEG 研究显示 β 波显著增加而 α 波显著减少(α 波去同步化是脑兴奋状态的标志,而 β 波增加是皮层兴奋的标志)[5,9];

在辣椒素引起的急性痛中,对左侧 DLPFC 重复经颅磁刺激(rTMS)可显著缓解双侧的自发痛,但右侧 DLPFC rTMS 无作用[6];而在健康受试者接受右侧 DLPFC rTMS 时提高了双手对冷痛的耐受,而左侧 DLPFC rTMS 无作用[10]。用 μ-阿片类受体拮抗剂纳洛酮预处理可以抑制左侧 DLPFC rTMS 的镇痛作用[7],但不能改变右侧 DLPFC rTMS 的镇痛作用[8]。提示内源性阿片系统可能参与介导左侧 DLPFC rTMS 的镇痛机制,但 rTMS 在双侧 DLPFC 的镇痛机制可能不同。此外,静脉注射氯胺酮可显著减弱 rTMS 刺激 DLPFC 引起的镇痛作用,提示 NMDA 受体和依赖于谷氨酸的神经环路可能参与 rTMS 兴奋 DLPFC 的镇痛机制[11]。

基础研究表明,药物作用 PFC 可以产生镇痛作用。PFC 内注射肌氨酸——一种甘氨酸1型转运蛋白的竞争性抑制剂，可以迅速减轻老鼠 SNI 侧的机械痛敏[12]；类似地，在 PFC 微量注射 D-环丝氨酸（NMDA 受体的部分激动剂）也可以减轻 SNI 侧机械痛敏[13]，这种镇痛作用是模拟 NMDA 和甘氨酸的作用，可以被甘氨酸受体和 NMDA 受体拮抗剂 HA-966 所阻断。以上研究表明，由 NMDA 介导的分子机制可能参与神经病理性疼痛的过程。

（二）形态学水平

临床研究表明，慢性疼痛伴随着 PFC 灰质体积和密度的减少，而且减少的程度与疼痛的持续时间相关，缓解慢性疼痛症状可以逆转或部分逆转灰质体积和密度的减少。慢性背痛患者[14,17]和复杂性区域疼痛综合征（CRPS）患者[19] PFC 灰质体积减少，体积减少的量与疼痛持续的时间相关，且双侧 DLPFC 灰质密度也减少。通过认知-行为治疗来提高应对疼痛的能力进而缓解疼痛后，慢性背痛患者双侧 DLPFC 灰质体积增加[15]。单侧髋关节炎慢性疼痛患者与正常对照相比 DLPFC 灰质体积明显减少，外科手术治疗后，疼痛症状明显减轻，灰质体积增加[16,18]。

基础研究表明，长期神经病理性疼痛可引起 mPFC 神经元结构可塑性变化。与对照组相比，SNI 组对侧 mPFC Ⅱ/Ⅲ层锥体神经元基树突更长，且有更多分支，其基树突的棘突密度也选择性增加[20]。

三、PFC 参与疼痛调节的机制

（一）细胞机制

慢性疼痛可改变 PFC 锥体神经元兴奋性。Zhang 等[29]的研究发现神经病理性疼痛选择性激活脊髓背侧角和相关腹侧角的小胶质细胞，但是在脊髓上水平，包括 ACC、PFC 等皮层区的小胶质细胞未激活。提示神经病理性疼痛相关的皮层可塑性可能由神经元介导。应用胞外单细胞记录 mPFC 神经元电生理活动发现，炎性痛引起锥体神经元背景放电活性和诱发放电活性降低[21,35]。mPFC 内微透析给予 GABA$_A$ 受体拮抗剂可以逆转炎性痛引起的 mPFC 锥体神经元活性降低。选择性 mGluR1 拮抗剂可逆转炎性痛引起的 mPFC 背景放电活性和诱发放电活性的降低，而选择性 mGluR5 拮抗剂无效，据此推测炎性痛相关的 mPFC 神经元的抑制是依赖于 mGluR1 介导的内源性 GABA$_A$ 受体的激活。因此，恢复 mPFC 神经元正常活性如应用 tDCS 可能治疗慢性疼痛。

（二）突触机制

神经病理性疼痛可引起 mPFC 突触前神经末梢可塑性变化。突触蛋白 I 是一种初级突触囊泡相关磷蛋白，其对递质释放有重要作用，可以被蛋白激酶如 ERK1/2、CaMK Ⅱ 磷酸化，磷酸化的突触蛋白 I 增强突触囊泡从肌动蛋白细胞骨架上解离，从而使囊泡从贮藏库移动到活性区以释放递质。研究表明，SNI 上调内源性蛋白激酶 ERK1/2、CaMK Ⅱ 和突触蛋白 I 的磷酸化。超微结构成像显示，与对照组相比，SNI 组突触前神经末梢囊泡数量显著增加。单侧 SNI

可引起双侧 mPFC 突触前神经末梢突触蛋白包括突触囊泡蛋白、突触结合蛋白、突触泡膜蛋白、突触融合蛋白和 25KDa 突触小体相关蛋白的合成增加，谷氨酸释放增加[22]。Vito 等也发现 mPFC 胞外谷氨酸水平显著增加，而 GABA 无明显变化[33]。以上结果提示长期神经病理性疼痛引起 mPFC 谷氨酸释放增加与突触前轴突末梢内突触囊泡蛋白表达增加和 ERK1/2、CaMK Ⅱ 突触蛋白信号级联增强相关。

（三）分子机制

急慢性疼痛、炎性痛及神经病理性疼痛等均可引起 PFC 内一系列疼痛相关物质和基因的表达变化。中枢突触功能的重塑是疼痛慢性化的重要机制。谷氨酸及其受体系统是介导伤害性信息传递和突触重塑最重要的递质/受体系统。CCI 引起长期时间依赖的 PFC 致密物 Homer 1b/c、Homer 2a/b 表达增加，同时，mGluRs、NMDA 受体的 NR2 亚基表达也增加，其下游激酶被激活[31]。甲醛溶液诱发急性痛模型中，mPFC 内 pERK2 表达显著增加，pERK1 有增加的趋势但无统计学意义[30]；单侧三叉神经痛模型引起双侧三叉神经机械痛异常，轻微按抚眶下皮肤引起双侧 mPFC pERK1/2 的显著上调。pERK1/2 免疫阳性神经元表现出头尾侧的梯度和细胞层的选择性分布，主要分布于头侧 vmPFC 和 Ⅱ/Ⅲ 层、Ⅴ/Ⅵ 层 vmPFC[32]。mPFC 形态和功能上的改变，包括树突棘密度的增加和 NMDA/AMPA 突触电流比率增加在 Ⅱ/Ⅲ 层的变化[20]与 pERK1/2 表达增加的分布一致。此外，过氧化物酶体增殖物激活受体 α（PPAR-α）mRNA 表达减少，其配体 PEA 和 OEA 也减少，mPFC 内注射 PPAR-α 的拮抗剂可延迟甲醛溶液诱发的急性痛[34]。

Vito 等[33]研究发现在 mPFC，SNI 引起了内源性大麻素系统/辣椒素系统的平衡紊乱。内源性大麻素可以逆行至突触前膜，通过多种机制抑制神经递质如谷氨酸、GABA 等的释放，脂肪酸酰胺水解酶（FAAH）降解内源性大麻素。SNI 引起 mPFC FAAH 的 mRNA 和蛋白表达增加，并且 TR-PV1 蛋白水平表达也增加了。FAAH 增加，使内源性大麻素降解增加，减少了对突触前谷氨酸释放的抑制，TRPV1 通道的过表达也可导致谷氨酸的释放增加，因 TRPV1 的激活伴随着脑内谷氨酸释放的增加[36]，这与 mPFC 突触水平的研究相一致。mPFC 内微量注射 AA-5-HT（FAAH 的抑制剂和 TPRV1 通道的拮抗剂）可减轻异常性疼痛。

应用转录组测序技术发现，SNI 时 PFC 内一系列功能基因群基因表达发生改变，包括在慢性疼痛和神经可塑性中有重要作用的谷氨酸受体亚基 1（grin1）基因表达下调、与神经胶质增生功能相关的胶质纤维酸性蛋白（gfap）基因表达下调；与轴突生长相关的基因（robo3）、与囊泡释放相关的突触结合蛋白 Ⅱ 基因（syt2）、与神经元兴奋性有关的 Ⅰ 型电压门控 Na$^+$ 通道基因（scn1a）表达上调[24]。SNI 也可引起对侧 PFC IL-1β mRNA 表达增加[25,26]，慢性炎性痛可引起双侧 PFC 免疫相关基因如 S100a8、S100a9、Lcn2、Il2rg、Fcgr1、Fcgr2b、C1qb、Ptprc、Ccl12 和 Cd52 等 mRNA 表达增加,尤其是 S100a8、S100a9 和 Lcn2 基因表达显著增加,其相应蛋白在中性粒细胞中的表达也上调。PFC 内微量注射与 S100A9 蛋白 C 末端相同的肽可减轻炎性痛[27]。提示慢性疼痛可激活免疫相关基因的表达,进而激活 PFC 神经-免疫系统,而 PFC 内免疫细胞的激活可能有镇痛作用。

(四)表观遗传机制

通过甲基化使 DNA 共价键变性是导致基因表达改变的重要表观遗传机制。脑内 DNA 甲基化长期改变使短暂的损伤信号转变为基因组功能的改变,从而导致疼痛迁延化。神经病理性疼痛单侧 SNI 引起双侧 PFC 全 DNA 甲基化减少,富足环境减轻神经损伤引起的痛觉过敏可逆转 PFC 全甲基化的改变。PFC 全甲基化与机械痛敏和冷痛敏严重程度显著相关[23]。此外,Poh 等人发现慢性炎性痛时,双侧 PFC miR-155 和 miR-223 微小 RNA 表达显著增加,调节 miR-155 目标 mRNA c/ebp Beta(增强子结合蛋白 Beta)表达下调[28],使其下游粒细胞集落刺激因子(GCSF)mRNA 表达增加,GCSF 合成增加,促进炎症反应发展。

四、结语与展望

PFC 在急慢性疼痛、炎性痛及神经病理性疼痛等过程中发生了结构和功能的可塑性变化,参与了疼痛的调节;刺激或药理学处理 PFC 可改变其功能进而调节疼痛的感觉或情感成分,这为疼痛在中枢神经系统的调节机制的研究和疼痛治疗提供了新的方向和靶点。

进一步了解 PFC 参与疼痛调节的机制,可以从其各个不同亚区及细胞分层在疼痛中的作用以及复杂的纤维联系组成的神经环路在疼痛中的作用等方面入手,深入研究各种离子通道、信号通路等对 PFC 神经元兴奋性及生化改变等的影响。另一方面,非侵袭性手段 tDCS 和 rTMSPFC 产生镇痛作用,其改变神经元兴奋性的细胞机制及相关的环路机制也需要更进一步的研究。

(施文娅 冯峰 洪晓雅 曹君利)

参 考 文 献

1. 徐林,蔡景霞,马原野. 树鼩大脑前额叶皮质结构和功能. 动物学研究,1989,12:(10).

2. Uylings HB, Groenewegen HJ, Kolb B. Do rats have a prefrontal cortex?. Behav Brain Res,2003,146(1-2):3-17.

3. Fuster JM. The prefrontal cortex:anatomy, physiology, and neuropsychology of the frontal lobe,3rd ed. New York:Raven Press,1997:333.

4. Arul-Anandam AP, Loo C, Martin D et al. Chronic neuropathic pain alleviation after transcranial direct current stimulation to the dorsolateral prefrontal cortex. Brain Stimul, 2009,2(3):149-151.

5. Hiroshi M, AtsushiM, Makoto H, et al. Influence of transcra-nial direct current stimulation of the dorsolateral prefrontal cortex on pain related emotions:A study using electroen-cephalographic power spectrum analysis. Neuroscience Letters,512(2012)12-16.

6. Brighina F, DeTommaso M, Giglia F et al. Modulation of pain perception by transcranial magnetic stimulation of left prefrontal cortex. J Headache Pain,2011,12(2):185-191.

7. Taylor JJ;Borckardt JJ;George MS. Endogenous opioids mediate left dorsolateral prefrontal cortex rTMS-induced analgesia. Pain,2012,153(6):1219-1225.

8. de Andrade DC, Mhalla A, Adam F, et al. Neuropharmacological basis of rTMS-induced analgesia:the role of endogenous opioids. Pain,2011,152(2):320-326.

9. Naylor JC, Borckardt JJ, Marx CE, et al. Cathodal and Anodal Left Prefrontal tDCS and the Perception of Control Over Pain. Clin J Pain,2013.

10. Graff-Guerrero A, Gonzalez-Olvera J, Fresan A et al. Repetitivetranscranial magnetic stimulation of dorsolateral prefrontal cortex increases tolerance to human experimental pain. Brain Res Cogn Brain Res,2005,25(1):153-160.

11. Daniel CA, Alaa M, Frédéric A, et al. Repetitivetranscranial magnetic stimulation induced analgesia dependson N-methyl-D-aspartate glutamate receptors. Pain,155(2014)598-605.

12. Centeno MV, Mutso A, Millecamps M et al. Prefrontal cortex and spinal cord mediated anti-neuropathy and analgesia induced by sarcosine, a glycine-T1 transporter inhibitor. Pain,2009,145(1-2):176-183.

13. Millecamps M, Centeno MV, Berra HH, et al. D-cycloserine reduces neuropathic pain behavior through limbic NMDA-mediated circuitry. Pain,2007,132(1-2):108-123.

14. Apkarian AV, Sosa Y, Sonty S. Chronic back pain is associated with decreased prefrontal and thalamic gray matter density. J Neurosci,2004,24(46):10410-10415.

15. Seminowicz DA, Shpaner M, Keaser ML. Cognitive-behavioral therapy increases prefrontal cortex gray matter in patients with chronic pain. J Pain, 2013, 14 (12): 1573-1584.

16. Rodriguez-Raecke R, Niemeier A, Ihle K. Structural brain changes in chronic pain reflect probably neither damage nor atrophy. PLoS One,2013,8(2):e54475.

17. Seminowicz DA, Wideman TH, Naso L. Effective treatment of chronic low back pain in humans reverses abnormal brain anatomy and function. J Neurosci, 2011, 31 (20): 7540-7550.

18. Rodriguez-Raecke R, Niemeier A, Ihle K. Brain gray matter decrease in chronic pain is the consequence and not the cause of pain. J Neurosci,2009,29(44):13746-13750.

19. Barad MJ, Ueno T, Younger J. Complex Regional Pain Syndrome is associated with structural abnormalities in pain-related regions of the human brain. J Pain, 2013.

20. Metz AE, Yau HJ, Centeno MV. Morphological and functional reorganization of rat medial prefrontal cortex in neuropathic pain. Proc Natl Acad Sci U S A, 2009, 106(7): 2423-2428.

21. JiG, Neugebauer V. Pain-related deactivation of medial prefrontal cortical neurons involves mGluR1 and GABA(A) receptors. J Neurophysiol, 2011, 106(5): 2642-2652.

22. Hung KL, Wang SJ, Wang YC. Upregulation of presynaptic proteins and protein kinases associated with enhanced glutamate release from axonal terminals (synaptosomes) of the medial prefrontal cortex in rats with neuropathic pain. Pain, 2013.

23. Tajerian M, Alvarado S, Millecamps M. Peripheral nerve injury is associated with chronic, reversible changes in global DNA methylation in the mouse prefrontal cortex. PLoS One, 2013, 8(1): e55259.

24. Alvarado S, Tajerian M, Millecamps M. Peripheral nerve injury is accompanied by chronic transcriptome-wide changes in the mouse prefrontal cortex. Mol Pain, 2013, 9: 21.

25. Apkarian AV, Lavarello S, Randolf A. Expression of IL-1 beta in supraspinal brain regions in rats with neuropathic pain. Neurosci Lett, 2006, 407(2): 176-181.

26. del Rey A, Apkarian AV, Martina M. Chronic neuropathic pain-like behavior and brain-borne IL-1 beta. Ann N Y Acad Sci, 2012, 1262: 101-107.

27. Poh KW, Yeo JF, Stohler CS. Comprehensive gene expression profiling in the prefrontal cortex links immune activation and neutrophil infiltration to antinociception. J Neurosci, 2012, 32(1): 35-45.

28. Poh KW, Yeo JF, Ong WY. Micro RNA changes in the mouse prefrontal cortex after inflammatory pain. Eur J Pain, 2011, 15(8): 801. e1-12.

29. Zhang F, VadakkanKI, Kim SS et al. Selective activation of microglia in spinal cord but not higher cortical regions following nerve injury in adult mouse. Mol Pain, 2008, 4: 15.

30. Butler RK, Nilsson-Todd L, Cleren C. Molecular and electrophysiological changes in the prefrontal cortex-amygdala-dorsal periaqueductal grey pathway during persistent pain state and fear-conditioned analgesia. Physiol Behav, 2011, 104(5): 1075-81.

31. Obara I, Goulding SP, Hu JH et al. Nerve injury-induced changes in Homer/glutamate receptor signaling contribute to the development and maintenance of neuropathic pain. Pain, 2013, 154(10): 1932-45.

32. Devoize L, Alvarez P, Monconduit L et al. Representation of dynamic mechanical allodynia in the ventral medial prefrontal cortex of trigeminal neuropathic rats. Eur J Pain, 2011, 15(7): 676-682.

33. Vito de Novellis, VitaD, Gatta L et al. The blockade of the transient receptor potential vanilloid type 1 and fatty acid amide hydrolase decreases symptoms and central sequelae in the medial prefrontal cortex of neuropathic rats. Mol Pain, 2011, 7: 7.

34. Okine BN, Rea K, Olango WM et al. A role for PPAR-α in the medial prefrontal cortex in formalin-evokednociceptive responding in rats. Br J Pharmacol, 2013.

35. JiG, SunH, Fu Y. Cognitive impairment in pain through amygdala-driven prefrontal cortical deactivation. J Neurosci, 2010, 30(15): 5451-5464.

36. Starowicz K, Cristino L, Di Marzo V: TRPV1 receptors in the central nervoussystem: potential for previously unforeseen therapeutic applications. CurrPharm Des 2008, 14(1): 42-54.

37. Mylius V, Jung M, Menzler K. Effects of transcranial direct current stimulation on pain perception and working memory. Eur J Pain, 2012, 16(7): 974-982.

48 中央杏仁核参与疼痛调节作用的研究进展

一、前言

（一）杏仁核

杏仁核是位于颞叶内侧的杏仁状的结构，在 19 世纪初期首先被 Burdach 定义。Burdach 起初描述的杏仁核其实是现在所谓的"杏仁核基底外侧核群"，后来，在基底外侧核群周围又发现了许多细胞组成不同的结构，并且与基底外侧核群一起构成了现在的"杏仁核"[1]。

杏仁核又称杏仁核复合体，是大多数哺乳动物共有的结构，也是边缘系统的一个重要核团，包含很多个大小不同的核群，功能复杂。作为边缘系统的一部分，杏仁核在情感上扮演重要的作用，譬如说情绪学习和记忆、情绪失调（包括焦虑和抑郁）。已有的研究证实：在恐惧学习记忆、癫痫诱发模型、可卡因导致的药物成瘾模型中，杏仁核都发生了可塑性变化[2,19]。近年来越来越多的研究表明，杏仁核在疼痛的产生中意义重大，具有致痛和镇痛的双重作用[2]。

人类的杏仁核复合体位于颞叶背内侧，海马旁回钩深部，大部分靠近侧脑室下角尖端的前方，小部分位于侧脑室下角顶部上方。背邻豆状核，嘴侧毗邻前穿质，尾侧与尾状核相连。杏仁核是一个异源性结构，包含许多大小不等的核团，但通常将它分为基底外侧核群、皮质样核群以及中央内侧核群三大核群。基底外侧核群分为外侧杏仁核、基底（外侧）杏仁核和副基底杏仁核。皮质样核群分为皮质杏仁核、外侧嗅束核。中央内侧核群位于皮质样核群和基底外侧核群之间，常将它归属于皮质样核群的一部分。包括内侧杏仁核和中央杏仁核。其中中央杏仁核、基底（外侧）杏仁核、皮质杏仁核、内侧杏仁核和外侧杏仁核是目前受到较多关注的与痛觉相关的核团[1]。

（二）中央杏仁核（CeA）

CeA 是杏仁核重要的传出核团。CeA 包括四个亚核，分别为中央杏仁核内侧部（CeM）、中央杏仁核外侧部（CeL）、中央杏仁核中间部（CeI）和中央杏仁核外侧囊状部（CeLC）[1]。

CeA 主要接受脊髓（三叉神经）-臂旁核-中央杏仁核通路的投射。这条通路起自脊髓背角 I 层和三叉神经核的神经元，传输单纯的伤害性刺激。通过这条通路，杏仁核与脊髓和脑干的伤害性感受区域直接相连。电刺激脑桥臂旁核，中央核的神经元可以被激活。丘脑和皮层的核团与杏仁核的外侧核和基底外侧核相连，由此再投射至 CeA，传递多种感觉包括伤害性感觉信息[5,6,9,24,27]。CeA 主要的皮质投射区域为内侧和外侧眶回，额叶的内侧和岛叶的无颗粒区。由 CeA 下行的传出纤维主要投射至下丘脑以及中脑、脑桥和延髓的一些核团，包括 PAG、网状结构等主要参与自主神经调控的核团。CeA 核通过与前脑和脑干包括额叶皮层、海马、前扣带回、外侧下丘脑、臂旁核、孤束核及参与内源性疼痛调节的脑干核团的广泛双向纤维联系调节疼痛的情感和情绪反应[5-6]。

（三）疼痛

疼痛是组织损伤或潜在组织损伤所引起的不愉快感觉和情感体验，它包含感觉分辨和情绪反应两部分。

二、CeA 与疼痛

CeLC 因含有大量的伤害性神经元而被称为"伤害杏仁核"[3,24]。CeLC 已经成为疼痛调节和疼痛相关可塑性发生的重要位点[33]。CeA，尤其是其外侧囊状部，在疼痛的情感调节以及感觉分辨中均起到重要的作用，尤其是通过与疼痛下行控制系统的纤维联系实现这一作用[39]。研究证实，CeC 内神经元在慢性疼痛状态下可以被激活，发生突触可塑性，而抑制其活性则可以降低由于慢性疼痛所导致的负性情绪的产生[4]。在无组织损伤的情况下，药物激活 CeA 可以产生疼痛反应[29-31]。杏仁核中和疼痛无关的促肾上腺皮质激素释放激素 1 型受体（CRF1R）激活可以使正常动物产生疼痛反应，这一过程与 CeLC 神经元中 PKA 依赖性的突触易化相关，与 HPA 轴功能无关[37]。降钙素基因相关肽（CGRP）增加正常动物 CeLC 神经元的突触传递和兴奋性，并且导致脊髓和脊髓上疼痛反应增加[38]。

（一）CeA 与神经病理性疼痛

神经病理性疼痛是由躯体感觉系统的损伤或疾病而直

接造成的疼痛[7]。它的产生通常不依赖于持续的疾病状态[36]。如:癌痛、糖尿病相关神经痛、三叉神经痛等。

Yvonne M 和 Ulrich-Lai 采用啮齿类动物的神经病理性疼痛模型——慢性坐骨神经结扎(CCI)模型,来评估慢性痛对边缘系统的影响。结果表明:CCI 增加了 CeA 中促肾上腺皮质激素释放激素(CRH)mRNA 的表达,而对室旁核和终纹床核中 CRH mRNA 的表达无影响。CCI 还不同程度地影响了糖皮质激素受体(GR)mRNA 在边缘系统中的表达:CCI 对室旁核中 GR mRNA 的表达无影响,但使海马 CA1、CA2、DG 亚区中的 GR mRNA 表达减少,而内侧杏仁核和 CeA 中 GR mRNA 表达增加[4]。CeA 内源性 CRF 可以增强脊髓水平的机械性疼痛过敏反应[39]。

在慢性神经病理性疼痛模型中已经证实,CeLC 存在和疼痛相关的突触可塑性变化。而且刺激自脑干的伤害性神经传入可以模拟这种可塑性变化[33-35]。神经病理性疼痛时,臂旁核-CeA,CeA、基底外侧杏仁核突触传递增强[36]。腰 5 脊神经结扎(SNL)对侧 CeA 神经元突触后电流幅度明显增加,而结扎同侧 CeA、假手术组和非手术组无此变化。突触效应增强的程度与触诱发痛反应呈正相关。阻断 NMDA 受体对这种突触增强效应无影响。而在内脏痛和炎性痛模型中,增强 NMDA 受体的功能可以增强 CeA 的突触传递以及 CeA 神经元的兴奋性。电生理研究表明,在神经病理性模型中 CeA 神经元细胞膜的特性发生了变化,产生动作电位的去极化更容易发生,但是变化不如在炎性痛模型中明显[8]。

近来的行为学研究发现:动物发出的超声波(Uvs)可以作为慢性痛引起的负性情绪反应的一个重要指标[9,42]。有研究发现,SNL 后 1d,动物即出现明显的 UVs,证实此时动物已经出现异常情绪反应,在手术后第 3 天 UVs 的强度达到最高峰,而这个时间点恰好也是大鼠术后机械性痛敏最强烈的时间,此后动物发出的 UVs 稍有减弱,但仍然高于正常。SNL 模型大鼠 CeA 内磷酸化的细胞外信号调节激酶(p-ERK)的表达水平明显升高,与对照组相比,有统计学差异($P<0.05$),而总 ERK 的表达水平则未见组间差异。而当经腹膜腔给予 P-ERK 的抑制剂 U0126 后,动物的超声波发生明显被抑制。以上结果表明:大鼠 CeA 内 ERK 的激活参与了慢性疼痛引起的负性情绪的产生[9]。

(二)CeA 与内脏痛

内脏痛是患者就医最常见的原因,也是由疾病所导致的最常见的疼痛类型。疼痛膀胱综合征是一种消耗性疾病,它影响了 3% ~6% 的美国妇女。大量证据表明中枢神经系统的变化是导致慢性疼痛膀胱综合征产生的关键,但是其潜在的细胞、分子和神经机制并不明确。Crock 等人通过扩张小鼠膀胱的内脏痛模型发现:CeA 是对来自膀胱的伤害性信息进行神经调节的关键部位。他们进一步的研究表明,CeA 促代谢型谷氨酸受体 5(mGluR5)活化而使 CeA 输出增加,从而导致膀胱疼痛敏化。因此,药物激活 CeAmGluR5 足以增加膀胱对扩张的反应。此外,药物阻断

或病毒介导的有条件的敲除 CeA 中的 mGluR5 可以降低对膀胱扩张的反应,这表明 CeA 中的 mGluR5 是膀胱扩张产生内脏痛反应的重要位点。另外,膀胱扩张导致脊髓水平 ERK 磷酸化,而基因水平破坏右侧 CeA 的 mGluR5 可以减少膀胱扩张导致的 ERK 磷酸化。简言之,膀胱扩张所致的内脏痛模型中,mGluR5 使 CeA 输出增加,从而导致膀胱疼痛敏化,脊髓水平的 ERK 参与了这一过程。

肠易激综合征(IBS)是一种功能性胃肠病,其临床特点包括:和情绪相关的腹痛、腹泻和便秘[40,41]。IBS 症状的一个突出特点就是结肠对肠腔扩张的敏感性增高。Wistar-Kyoto(WKY)大鼠可作为研究 IBS 的模型。Wistar-Kyoto 大鼠因结直肠扩张(CRD)而引起的内脏运动反应(VMR)不受 CeA 中糖皮质激素受体(GR)拮抗剂或盐皮质激素受体(MR)拮抗剂的影响。然而,直接向 CeA 注入 CRF-1R 的拮抗剂可以明显抑制伤害性压力所致结直肠扩张而引起的内脏运动反应。该研究表明:CeA 内的应激激素调节大鼠结肠的高度敏感状态。Wistar-Kyoto 大鼠结肠的高度敏感是通过 CeA 中的 CRF-1R 介导的,而不是 GR 或 MR[11]。另外,肠易激综合征患者脑部影像研究显示杏仁核中信号增高[12]。

CeA 接受大量的去甲肾上腺素能和肾上腺素能传入神经的支配,传递至 CeA 的上行去甲肾上腺素能系统参与应激所致负性情绪反应的调节。Satoshi Deyama 的研究表明:CeA 中 β 和 α2 肾上腺素受体在大鼠内脏痛所致厌恶情绪中起着重要的作用。双侧损毁 CeA 可以减弱腹腔注射醋酸所诱导的条件性位置回避,而不减少感受伤害的行为。双侧注射 β-肾上腺素受体拮抗剂噻吗洛尔或 α2 肾上腺素受体激动剂可乐定,可使腹腔注射醋酸所诱导的条件性位置回避行为剂量依赖性的减少,而不伴有扭体运动的减少。这表明,CeA 内的肾上腺素受体对内脏痛的负性情绪而非感觉的产生有重要的作用[13]。此外,腹腔注射醋酸可导致 CeA 中 c-fos mRNA 表达显著增高[14]。

全细胞膜片钳记录了对照组大鼠和酵母多糖所致结肠炎的内脏痛模型组大鼠 CeLC 神经元的脑片。电刺激起自脑桥臂旁核和基底外侧杏仁核的神经传入诱发了单突触反应。在结肠炎大鼠中,传递伤害性信息的臂旁核-CeA 通路突触传递增强,而传递多重信息的基地外侧杏仁核-CeA 通路突触传递没有增强。结肠炎大鼠 CeA 中由直接的电刺激所诱发的动作电位频率增加,表明了神经元兴奋性增强。综上所述,电生理研究证实在持续性内脏痛中,CeA 神经元产生了可塑性改变[15]。

(三)CeA 与炎性痛

兴奋性毒素毁损 CeA 可以显著降低足底注射甲醛溶液所致的条件性位置回避幅度,但是并不改变甲醛溶液产生的剧烈的伤害性感受[17-18]。足底注射完全弗氏佐剂所诱导的持续性炎性疼痛模型大鼠 CeAGABA 突触传递减少[28]。CeLC 中谷氨酸和神经肽受体对关节炎疼痛模型中的突触可塑性和行为改变有重要作用[33]。持续性关节炎

疼痛模型中,在体电生理研究表明 CeA 神经元敏化[19];离体脑片记录到 CeA 神经元的突触发生可塑性变化并且神经元兴奋性增加[20,32],臂旁核-CeA 通路和基底外侧杏仁核-CeA 通路突触传递均增强。细胞膜本身的特性也发生了变化,如:去极化的静息膜电位、直接细胞内电流刺激所致的动作电位阈值降低等。

关节炎疼痛模型中 CeLC 兴奋性传递的增加和抑制性传递的减少均涉及 mGluR1。这些受体作用于突触前减少突触抑制,从而解除对 CeLC 兴奋性传入的抑制,这可以解释在关节炎疼痛模型中观察到的兴奋性传递的增加以及对兴奋性传递进行抑制性控制的丧失。杏仁核功能去抑制的理念可以为疼痛的情感调节机制以及疼痛的治疗方法提供重要的思路[27]。

（四）CeA 参与镇痛

CeA 是杏仁核重要的传出核团,它与上游和下游参与内源性镇痛的位点有广泛的纤维联系[25]。CeA 的内源性镇痛作用可能是通过其与腹外侧导水管周围灰质(vlPAG)之间的纤维联系实现的[26]。Enza Palazzo 和 IdaMarabese 发现,角叉菜胶诱导的炎性痛模型中,CeAmGluR8 过表达可以抑制疼痛行为,同时伴有 5-羟色胺和谷氨酸释放增多,GABA 释放减少,延髓头端腹内侧 ON 细胞活性受到抑制,OFF 细胞活性增强[45]。以往的研究显示,中脑导水管周围灰质内 mGluR8 激活可以产生以下作用:①谷氨酸释放增多,GABA 释放减少,这一作用可被 MOSP 拮抗;②可以缓解角叉菜胶引起的炎性痛,这一作用可以被 PAG 注射 MOSP 所阻断;③RVM 中 ON 细胞活性受到抑制,OFF 细胞活性增强[46]。综上所述,mGluR8 激动剂可能是通过 PAG-RVM 下行系统来缓解慢性疼痛的。

关节炎疼痛模型大鼠 CeLC 神经元突触前二类促代谢型谷氨酸受体(mGluRs)的激活可以抑制突触可塑性,表明 CeLC 神经元突触前二类促代谢型谷氨酸受体可以成为缓解疼痛的潜在治疗位点[25]。杏仁核中 Homer1a 信号阻碍和疼痛相关的突触可塑性,全细胞膜片钳的脑片记录表明,在关节炎疼痛模型中,Homer1a 转基因小鼠 BLA-CeA 通路的兴奋性突触传递并没有变化,而在野生型小鼠中则增加[42]。NAAG 和 NAAG 肽酶抑制剂可以减少 CeA 在疼痛处理过程中脊髓臂旁核水平兴奋性传递和炎症所致的可塑性[32]。

再次暴露于之前受到过伤害性刺激的环境时,疼痛反应会减小,这一现象称为条件恐惧镇痛。前额叶皮层-杏仁核-背侧中脑导水管周围灰质通路可能介导了这一镇痛过程。

CeA 中的阿片受体参与吗啡对疼痛情绪的调节,而对感觉无明显影响。足底注射完全弗氏佐剂,杏仁核内注射生理盐水的大鼠在和疼痛相关的隔室内的时间显著减少。相反,足底注射完全弗氏佐剂,杏仁核内注射 DAMGO 的大鼠对和疼痛相关的隔室无明显厌恶。以上结果表明,CeAμ阿片受体激活参与抑制条件位置回避。足底注射生理盐水,杏仁核内注射 DAMGO 或生理盐水的大鼠无回避或倾向性行为。向双侧基底外侧杏仁核注射 DAMGO 不能明显的调节完全弗氏佐剂所致的条件性位置回避,说明基底外侧杏仁核中的 μ 阿片受体不参与条件性位置回避的调节。CeA 或基底外侧杏仁核内注射 DAMGO 不影响大鼠的缩足反应潜伏期[16]。

（五）CeA 参与疼痛调节的半球偏侧现象

近年来的研究已经证实杏仁核参与疼痛调节的半球偏侧现象[21-23,39,48]。

电生理研究表明,正常情况下,左侧 CeLC 神经元比右侧的感受范围小,但是背景活动和诱发反应并没有明显的不同。在关节炎疼痛模型中,右侧而非左侧 CeLC 产生和关节炎部位(记录位点同侧或对侧)无关的背景活动增加、诱发活动增强[5,22,23]。功能性磁共振成像 fMRI 研究发现在内脏受到疼痛刺激时,右侧杏仁核活动增加[24]。

和疼痛相关的生化改变主要发生在右侧杏仁核。无论是向右侧还是左侧足底注射甲醛溶液,所诱发的和疼痛相关的 ERK 激活仅仅发生在右侧 CeLC。相应的,阻断右侧 CeLC 的 ERK 激活可以减少甲醛溶液诱发的注射同侧和对侧足底机械性痛觉过敏[21,22]。关节炎疼痛模型中,PKA 激活是 CeLC 神经元反应性增加必须且充分的条件,但是在左侧 CeLC 并无此现象[23]。这些研究表明,半球偏侧现象并不仅仅限于一个信号分子(ERK)的功能,同样涉及了 PKA 和其他可能的受体。这些信号通路不被激活,阻碍了左侧 CeLC 中和疼痛相关的活动的增加,导致了右半球偏侧现象。另外,Jackson 在 2003 年的一个研究中发现,在受到伤害性刺激时左侧前额叶皮层脑电流活动远大于右侧。所以,我们猜测阻碍左侧 CeLC 神经元的敏化的机制可能涉及了前额叶皮层对杏仁核的抑制作用[48]。

综上所述,CeA 参与疼痛的调节存在半球偏侧现象,其可能的机制有:①左右侧 CeA 神经元特性不同;②其他脑区对左右侧 CeA 的控制不同。对其具体的机制还需更深入的研究。

三、结语与展望

杏仁核是边缘系统的重要结构,包括多个大小不等的核团,其中 CeA 与痛觉的编码和调制有密切关系。CeA 参与疼痛的调节在不同的疼痛类型中所涉及的机制不同,其涉及的分子机制还有待于深入研究。

CeA 与内源性痛觉调制通路中的很多部位有纤维联系,可以通过这些部位参与内源性镇痛及应激镇痛等。目前对 CeA 参与镇痛作用的研究多采用的是炎性痛模型,在其他类型的疼痛中,CeA 是否也参与镇痛有待于进一步的研究。

CeA 参与疼痛调节的半球偏侧现象所涉及的机制并不明确,而且这种现象还需在不同的疼痛模型中进一步证实。

CeA 与疼痛和镇痛均紧密相关,对于 CeA 的研究将有助于更深入理解疼痛反应的机制,并将为疼痛的治疗提供新的方法。

(王晓毅　曹君利)

参 考 文 献

1. P. SAH. The amygdaloid complex: anatomy and physiology. Physiol Rev,2003,83:803-834.

2. Volker Neugebauer. The amygdala and persistent pain. The neuroscientist,2004,10(3):221-234.

3. Enza Palazzo. Metabotropic glutamate receptor subtype 8 in the amygdala modulates thermal threshold, neurotransmitter release, and rostral ventromedial medulla cell activity in inflammatory pain. The Journal of Neuroscience, 2011, 31 (12):4687-4697.

4. Yvonne M. Limbic and HPA axis function in an animal model of chronic neuropathic pain. Physiology & Behavior, 2006,88:67-76.

5. Michael H. Ossipov. Central modulation of pain. The Journal of Clinical Investigation,2010,120(11):3779-3787.

6. Parisa Hasanein. GABA_A receptors in the central nucleus of amygdala (CeA) affect on pain modulation. Brain Research,2008,1241:36-41.

7. Elon Eisenberg. Reassessment of neuropathic pain in light of its revised definition: Possible implications and consequences. Pain,2011,152:2-3.

8. Ryo Ikeda. NMDA receptor-independent synaptic plasticity in the central amygdala in the rat model of neuropathic pain. Pain,2007,27:161-172.

9. 鲁亚成.神经病理性痛大鼠中央杏仁核内磷酸化 ERK 的过表达参与负性情绪的产生.神经解剖学杂志,2013, 29(4):369-373.

10. Lara W. Crock. Central amygdala metabotropic glutamate receptor 5 in the modulation of visceral pain. The Journal of Neuroscience,2012,32(41):14217-14226.

11. A. C. Johnson. Importance of stress receptor-mediated mechanisms in he amygdala on visceral pain perception in an intrinsically anxious rat. Neurogastroenterol Motil, 2012,24,:479-e219.

12. B. Bonaz. Central processing of rectal pain in patients with irritable bowel syndrome: an fMRI study. Am. J. Gastroenterol,2002,97:654-661.

13. Satoshi Deyama. Roles of β-and α2-adrenoceptors within the central nucleus of the amygdala in the visceral pain-induced aversion in rats. Journal of Pharmacological Sciences,2010,114:123-126.

14. Nakagawa T. Differential patterns of c-fos mRNA expression in the amygdaloid nuclei induced by chemical somatic and vis ceral noxious stimuli in rats. Neurosci Lett,2003,

344:197-200.

15. Han JS. Synaptic plasticity in the amygdala in a visceral pain model in rats. Neurosci Lett,2004,361:254-257.

16. R. -X. Zhang. DAMGO in the central amygdala alleviates the affective dimension of pain in a rat model of inflammatory hyperalgesia. Neuroscience,2013,252:359-366.

17. Gao Y-J. Contributions of the anterior cingulate cortex and amygdala to pain-and fear-conditioned place avoidance in rats. Pain,2004,110:343-353.

18. Tanimoto S. Differential contributions of the basolateral and central nuclei of the amygdala in the negative affective component of chemical somatic and visceral pains in rats. Eur J Neurosci,2003,18:2343-2350.

19. Volker Neugebauer, Weidong Li. Differential sensitization of amygdala neurons to afferent inputs in a Model of Arthritic Pain. J Neurophysiol,2003,89:716-727.

20. V. Neugebauer. Synaptic plasticity in the amygdala in a model of arthritic pain: differential roles of metabotropic glutamate receptors 1 and 5. J. Neurosci,2003,23:52-63.

21. Carrasquillo Y, Gereau RW. Activation of the extracellular signal-regulated kinase in the amygdala modulates pain perception. J Neurosci,2007,27:1543-1551.

22. Carrasquillo Y, Gereau RWt. Hemispheric lateralization of a molecular signal for pain modulation in the amygdala. Mol Pain,2008,4:24.

23. Ji G, Neugebauer V. Hemispheric lateralization of pain processing by amygdala neurons. J Neurophysiol, 2009, 102 (4):2253-2264.

24. Lu CL. Neuronal correlates of gastric pain induced by fundus distension: a 3T-fMRI study. Neurogastroenterol Motil, 2004,16:575-587.

25. Jeong S Han. Enhanced group Ⅱ mGluR-mediated inhibition of pain-related synaptic plasticity in the amygdala. Molecular Pain,2006,2:18.

26. Leite-Panissi CR. The cholinergic stimulation of the central amygdala modifying the tonic immobility response and antinociception in guinea pigs depends on the ventrolateral periaqueductal grey. Brain Res Bull,2003,60:167-178.

27. Wenjie Ren. Pain-related increase of excitatory transmission and decrease of inhibitory transmission in the central nucleus of the amygdala are mediated by mGluR1. Molecular Pain,2010,6:93.

28. Zhi Zhang. Persistent pain facilitates response to morphine reward by downregulation of central amygdala GABAergic function. Neuropsychopharmacology,2014,39:2263-2271.

29. Zhen Li. Mitochondrial reactive oxygen species are activated by mGluR5 through IP3 and activate ERK and PKA to increase excitability of amygdala neurons and pain behav-

ior. J. Neurosci,2011,31(3):1114-1127.

30. Han JS. Facilitation of synaptic transmission and pain responses by CGRP in the amygdala of normal rats. Mol Pain,2010,6:10-23.

31. Kolber BJ. Activation ofmetabotropic glutamate receptor 5 in the amygdalamodulates pain-like behavior. J Neurosci, 2010,30:8203-8213.

32. Mary O Adedoyin. Endogenous N-acetylaspartylglutamate (NAAG) inhibits synaptic plasticity/transmission in the amygdala in a mouse inflammatory pain model. Molecular Pain,2010,6:60.

33. Yu Fu. PKA and ERK,but not PKC,in the amygdala contribute to pain-related synaptic plasticity and behavior. Molecular Pain,2008,4:26.

34. Ikeda R. NMDA receptor-independent synaptic plasticity in the central amygdala in the rat model of neuropathic pain. Pain,2007,127:161-172.

35. Lopez de Armentia M. Bidirectional synaptic plasticity at nociceptive afferents in the rat central amygdala. J Physiol, 2007,581:961-970.

36. Zheng Li. Basolateral amygdala lesion inhibits the development of pain chronicity in neuropathic pain rats. PloS ONE,2013,8(8):e70921.

37. Guangchen Ji. Non-pain-related CRF1 activation in the amygdala facilitates synaptic transmission and pain responses. Molecular Pain,2013,9:2.

38. Jeong S Han. Facilitation of synaptic transmission and pain responses by CGRP in the amygdala of normal rats. Molecular Pain,2010,6:10.

39. Nora Bourbia. Corticotropin-releasing factor in the rat amygdala differentially influences sensory-discriminative and emotional-like pain response in peripheral neuropathy. The Journal of Pain,2010,11(12):1461-1471.

40. Brent Myers. Divergent effects of amygdala glucocorticoid and mineralocorticoid receptors in the regulation of visceral and somatic pain. Am J Physiol Gastrointest Liver Physiol, 2010,298:G295-G303.

41. Jenny K. Amygdala activation by corticosterone alters visceral and somatic pain in cycling female rats. Am J Physiol Gastrointest Liver Physiol,2011,300:G1080-G1085.

42. Anke Tappe-Theodor. Homer1a signaling in the amygdala counteracts pain-related synaptic plasticity, mGluR1 function and pain behaviors. Molecular Pain,2011,7:38.

43. Ji G. Reactive oxygen species are involved in group I mGluR-mediated facilitation of nociceptive processing in amygdala neurons. J Neurophysiol,2010,104:218-229.

44. Li Z. Mitochondrial reactive oxygen species are activated by mGluR5 through IP3 and activate ERK and PKA to increase excitability of amygdala neurons and pain behavior. J Neurosci,2011,31:1114-1127.

45. Enza Palazzo. Metabotropic Glutamate Receptor Subtype 8 in the Amygdala Modulates Thermal Threshold,Neurotransmitter Release,and Rostral Ventromedial Medulla Cell Activity in Inflammatory Pain. The Journal of Neuroscience, 2011,31(12):4687-4697.

46. Marabese I. Effects of (S)-3,4-DCPG,an mGlu8 receptor agonist, on inflammatory and neuropathic pain in mice. Neuropharmacology,2007,52:253-262.

47. Marabese I. Periaqueductal gray metabotropic glutamate receptor subtype 7 and 8 mediate opposite effects on amino acid release, rostral ventromedial medulla cell activities, and thermal nociception. J Neurophysiol,2007,98:43-53.

48. Jackson DC. Now you feel it,now you don't:frontal brain electrical asymmetry and individual differences in emotion regulation. Psychol Sci,2003,14:612-617.

49 促胃液素释放肽受体与瘙痒发生的相关研究进展

瘙痒可由直接对皮肤进行机械和热刺激产生,或通过化学因子的介导发生。在没有外界刺激的情况下,中枢神经系统同样可以引起痒觉。近年来关于瘙痒的发生机制及治疗研究取得了一定的进展,但仍然没有确切的定论,目前对瘙痒与疼痛关系的研究有三种学说,即强度学说、选择性学说和特异性学说。特异性学说得到了越来越多的支持,近年来许多研究表明,促胃液素释放肽受体(GRPR)在瘙痒的信号传递中起了重要的作用。

一、瘙痒

瘙痒是一种可引起机体抓挠欲望的不愉快的皮肤感觉,这一概念最早由德国的内科医生 Samuel Hafenreffer 于 1660 年提出。瘙痒是皮肤病的常见症状,也作为许多全身性疾病的伴随症状出现,其在生理上有自我保护作用,防止有害成分与身体进一步接触。临床常见瘙痒有四个类型:(1)瘙痒感受性瘙痒,由感染、干燥或其他皮肤损伤导致的皮肤瘙痒,此类瘙痒由 C 类神经纤维传导;(2)神经性瘙痒,发生于传入途径中任何一点的疾病所引起的瘙痒;(3)神经源性瘙痒,是指没有神经损伤而在神经系统中产生的痒感[1];(4)心理性痒,主要是中枢神经系统代谢异常引起,一般与精神疾病有关[2]。

二、瘙痒与促胃液素释放肽受体(GRPR)

关于痒觉产生的具体机制一直是具有争议的话题,其中较有影响力的是选择性学说与特异性学说。特异性学说认为机体内存在一类特殊的痒觉相关神经元,接受痒觉的刺激,引起机体产生痒觉。而选择性学说的观点是痒是疼痛的微弱表现形式,其前提是疼痛抑制[3,4]。目前,特异性学说得到了越来越多的支持,如敲除 GRPR 或 MAS 相关 G 蛋白偶联受体(Mrgprs)的小鼠在瘙痒因子的刺激下其瘙痒行为明显减少,但对疼痛刺激的反应则不受影响[5,6]。

三、促胃液素释放肽受体(GRPR)

(一)GRPR 的结构功能

GRPR 属于铃蟾肽样肽(BLP)受体家族中的一员。铃蟾肽又名铃蟾肽,在哺乳动物体内有促胃液素释放肽(GRP)、神经介素 B 和 C(NMB、NMC)。GRPR 也称 BB2-R,属于 G 蛋白偶联受体,GRPR 中有 2 个潜在的蛋白激酶 C 磷酸化部位和 2 个 N 连锁的糖基化潜在部位,广泛分布于人体胃肠道及中枢神经系统[7]。大脑中的 GRPR 主要存在于杏仁核的底外侧及中央、海马、下丘脑、脑干和孤束核以及一些皮质区域,在脊髓中的 GRPR 则主要表达于背根(DRG)中小的神经元亚群中[5]。

(二)GRPR 参与介导瘙痒

为了确定 GRPR 是否与瘙痒有关,有研究观察了缺乏 GRPR 的变异大鼠组与野生型正常大鼠组均给予致痒因子后的搔抓反应,结果发现,缺乏 GRPR 的变异大鼠组对于各型瘙痒刺激所诱发的搔抓反应明显降低,这些刺激包括 compound 48/80,PAR2 激动剂 SLIGRL-NH2 以及氯喹,但对于各型疼痛刺激的反应并无明显差别。这说明在脊髓中,GRPR 对痒信息而非疼痛感觉的传递起了重要的作用[5,6]。另外,在分析比较各种致痒因子在缺乏 GRPR 变异大鼠中的瘙痒受抑制程度后发现,非组胺依赖痒觉明显更受影响。

GRPR 的激动剂 GRP18-27 在正常鼠内能够引起与剂量相关的瘙痒行为,但对疼痛刺激的应答不受影响,GRPR 拮抗剂(拮抗剂本身并不会导致瘙痒)也使瘙痒行为明显受到了抑制。这些实验结果证实了:脊髓水平上 GRPR 的活化引发痒信号的传递[5]。

在阿片类药物所引发的瘙痒研究中进一步发现,MOR1D(MOR1 的特殊亚型)是介导吗啡引发瘙痒(morphine-induced scratching,MIS)的重要受体,而 MOR1 是具有介导吗啡镇痛作用(MIA)的受体[8-10]。MOR1D 和 GRPR 在板层 I 细胞中的双重着色,而 MOR1 与 GRPR 则分别在板层 I 与板层 II 中分别表达,说明 GRPR 在 MIS 或许有重要作用。在敲除 GRPR 小鼠中,MIS 明显被消除,但观察

MIA 在 GRPR 基因敲除小鼠与野生正常大鼠两组间却并无明显不同。实验进一步发现 GRPR 拮抗剂可以有效抑制 MIS，但对 MIA 无效，因此得到结论，GRPR 在介导阿片类所致瘙痒中不可或缺，但与阿片类所致的镇痛效应无关。实验证明是吗啡通过 MOR1D 交叉激活 GRPR，从而导致 PLC/IP3/Ca^{2+} 信号通路的活化，进一步引发瘙痒的产生。值得注意的是，GRPR 和 MOR1D 中间存在物理的相互作用，两者的共同表达是吗啡介导 GRPR 内化的必要条件，且他们不能互为活化，即吗啡无法在 GRPR 或 MOR1D 单独存在的细胞中触发 Ca^{2+} 电流，并且在对吗啡的应答中，只有 MOR1D 可以交叉激活 GRPR，此作用不能逆向发生[11]。

（三）影响 GRPR 的因素

通过以上的研究，可以肯定 GRPR 是痒觉信号传递信号通路中的重要受体，尽管具体机制尚不清楚，但近年来人们已经逐渐发现了与 GRPR 一起参与痒觉传递或影响其表达的关键因素。

1. GRP 可能为 Nppb 的下游通路　Nppb 是脑利尿钠多肽（BNP）的编码基因[12]，最近的研究发现，Nppb$^{-/-}$小鼠选择性丢失了对瘙痒因子几乎所有的行为应答，在 Nppb$^{-/-}$小鼠及对照组正常小鼠的 L4/5 注射 Nppb 及 GRP 后，均观察到反复的搔抓反应，说明 Nppb 参与了痒觉的发生。研究认为，RGP 使机体发生瘙痒应答水平，是作为 Nppb 的下游信号产生作用，有三个方面证明了此假说并说明了具体的痒应答通路：在去除了 Nppb 及 Nppb 受体 Npra[13] 神经元表达的鼠中，GRP 所诱发的搔抓行为并没有受到影响；GRPR 的抑制药物不仅减弱了组胺或 GRP 所引起的瘙痒应答，同样也抑制了鞘内注射 Nppb 所引起的瘙痒；敲除了表达 GRPR 神经元的小鼠对 Nppb 所引起的痒觉反应明显下降。并且，在研究模型中观察到，脊髓背角中所有表达 Npra 的神经元都包含了 GRP，毒物 Nppb 皂草素明显减少了表达 GRP 的细胞数量。GRP 在脊髓有强表达，但在 DRG 几乎检测不到，而 Nppb 则刚好相反，这两点间接且进一步表明了：GPR 是作为 Nppb 的下游信号，参与引发调节了瘙痒的发生[14]。

2. MAS 相关 G 蛋白偶联受体　Mrgprs（也称 Mrg/SNSR）属于 G 蛋白偶联受体（GPCR），在小鼠的基因组里包含有超过 50 个成员，可将其分为几个亚家族：Mrgpr A1-22、Mrgpr B1-13、Mrgpr C1-14 和 Mrgpr D-G[15-16]。在去除了 12 位 Mrgpr 基因串，包括 Mrgpr A3 及 Mrgpr C11 的小鼠研究中分析发现，Mrgpr A3 及 Mrgpr C11 可分别被氯喹（chloroquine，CQ）和类牛肾上腺髓质肽［bovine adrenal medulla peptide，BAM（8-22）］激活，起到痒受体的作用[17]。氯喹是治疗疟疾的药物，其最大副作用是可引起瘙痒[18]，而 BAM（8-22）是由前脑啡肽 A 衍生的内源性阿片肽[19]。在去除了包含 Mrgpr A3 在内的 Magpr 基因组后，小鼠的搔抓反应明显减少，这说明 Mrgprs 与痒的发生传递有关。表达 Mrpgr A3 的主要感觉神经元专门支配皮肤的上皮，对脊髓中 Mrgpr A3^{+}纤维和 GRPR^{+}神经元及其中间的突触进行三重

染色后发现，67% 的 GRPR^{+} 与 Mrgpr A3^{+}初级传入在脊髓背角形成突触[20]，不仅如此，双重染色显示 Nppb 与 Mrgprs 完全重叠表达[21]，因此，Mrgpr A3 可能在痒觉发生传递中起着重要作用。然而敲除了 Mrgpr 基因组的小鼠与正常小鼠相比，对组胺所引起的搔抓反应没有明显差别，证明 Mrgprs 与组胺依赖的瘙痒无关。

Mrgpr A3 和 GRP 在 DRG 的重叠表达使研究人员模拟出了 CQ 信号传递的过程：CQ 通过 Mrgpr A3 激活皮肤初级感觉神经元。这引起脊髓中 GRP 释放，激动 GRPR 从而进一步激活脊髓背角神经元[22]。

3. TGR5 通过 GRPR 引发瘙痒　临床上常见患有胆汁淤积症的患者往往伴有不同程度的皮肤瘙痒，胆汁淤积症患者血浆及组织中胆汁酸浓度增高，并伴随体内中枢阿片肽水平的增高，一般认为胆汁酸和阿片肽与其所伴随的瘙痒反应密不可分[23]。TGR5 是胆汁酸的膜受体，由 330 个氨基酸组成，属于 GPCR 中的一员，也称为 BG37 或 M-BAR，在体内广泛表达，其中脾和胎盘最高，骨髓次之[24-25]。

近来的研究发现：鼠鞘内注射胆汁酸和选择性 TGR5 激动剂会引发依赖于 GRP 及阿片样物质机制的搔抓行为。首先发现的是，敲除 TGR5 的小鼠瘙痒反应明显减弱，而过度表达 TGR5 的小鼠则表现出了强烈的瘙痒反应。随后的研究证明，选择性 TGR5 激动剂可引起背根神经节神经元的超兴奋性，刺激止痛递质 GRP 和亮氨酸的释放。故而研究指出，胆汁酸在皮肤感觉神经末梢激活 TGR5，TGR5 增加了神经元兴奋性并且刺激脊髓背角感觉神经的中枢释放不知名的递质，这些递质增加了脊髓神经元释放的 GRP 和阿片样物质，在脊髓痒选择神经元中，GRP 活化 GRPR，阿片样物质活化 MOR1D/GRPR 异二聚体，活化了的 GRPR 进一步引发瘙痒。此项研究认为，TGR5 是 GRP 及阿片样物质引起瘙痒的重要扳机点[26]。

4. TLR$_3$ 在 GRPR 介导痒中起重要作用　Toll-like receptor 3（TLR$_3$）主要表达于脊髓背根的小型初级神经元中，尽管 Toll-like receptors（TLRS）典型表达于免疫和神经胶质细胞，但越来越多的证据表明感觉神经元同样表达 TLRS[27-29]。研究发现，在野生型大鼠中应用了 TLR$_3$ 激动剂后，背根神经节的神经元产生了可导致搔抓行为的内向电流与动作电位，但在 TLR$_3$$^{-/-}$ 中则无。TLR$_3$ 在组胺依赖与非依赖痒中都起到了作用，且 TLR$_3$$^{-/-}$小鼠脊髓神经元的活化受到了影响，对于瘙痒因子的刺激无行为应答。

在野生型小鼠真皮下注射 TLR$_3$ 激动剂 PIC 后发现 PIC 引起了剂量相关的搔抓行为，但在 TLR$_3$$^{-/-}$中，瘙痒行为则完全消失。值得注意的是 TLR$_3$ 在小型背根神经节的神经元中有清晰的表达，并均表达 TRPV1（transient receptorpotential cation channel subfamily V member 1）与 GRP，展现出与 GRP 相似的分布模式，但与正常野生型大鼠相比，TLR$_3$$^{-/-}$大鼠背角浅表初级感觉神经元轴突及末端的 GRP 表达下降，而鞘内注射 GRP$_{18-27}$ 可恢复 TLR$_3$$^{-/-}$小鼠的瘙痒缺失并引发瘙痒，此种结果表明，在从次级脊髓神经元至大

脑的上行痒传导通路是完整的,TLR$_3$$^{-/-}$小鼠的痒觉损害也许是因为脊髓中 GRP 和 TRPV1 调控的神经递质的受损[30]。

四、总结与展望

综上所述,GRPR 与痒觉的发生有密切的关系,尤其是阿片类物质相关的中枢性瘙痒,然而其引发与介导的具体机制尚未明确,需要未来进一步系统、深入的研究,比如 GRPR 活化的确切原因,GRPR 与 Nppb、Mrgprs、TGR5 和 TLR$_3$ 彼此间的关系,以及 TRPV1 在其中的作用。但可以肯定的是,GRPR 为瘙痒的研究提供了全新的、值得深入的方向,或许我们可以由此发现关于瘙痒的全新通路,寻找新的靶点,对临床治疗提供指导意义。

(赵鸿雁 上官王宁)

参 考 文 献

1. Twycross R. Itch: scratching more than the surface. Qjm, 2003,96(1):7-26.

2. Yosipovitch G, Samuel LS. Neuropathic and psychogenic itch. Dermatol Ther,2008,21(1):32-41.

3. McMahon SB, Koltzenburg M. Itching for an explanation. Trends Neurosci,1992,15(12):497-501.

4. CarstensE. Responsesofratspinaldorsalhornneuronstointracutaneousmicroinjectionofhistamine, capsaicin, and other irritants. JNeurophysiol,1997,77(5):2499-2514.

5. Liu Q,Tang Z,Surdenikova L,et al. Sensory neuron-specific GPCR Mrgprs are itch receptors mediating chloroquine-induced pruritus. Cell,2009,139(7):1353-1365.

6. Liu Q,Weng HJ,Patel KN,et al. The distinct roles of two GPCRs,Mrgpr C11 and PAR2, in itch and hyperalgesia. Scisignal,2011,4(181):ra45.

7. Baldwin GS,Patel O,Shulkes A. Phylogenetic analysisofthe sequencesofgastrin-releasing peptideitsreceptors: biologicalimplications. Regul Pept,2007,143(1-3):1-14.

8. Alvarez VA, Arttamangkul S, Dang V, et al. mu-Opioid receptors: Ligand-dependent activation of potassium conductance,desensitization, and internalization. J Neurosci,2002, 22(13):5769-5776.

9. Keith DE, Murray SR, Zaki PA, et al. Morphine activates opioid receptors without causing their rapid internalization. J Biol Chem,1996,271(32):19021-19024.

10. Trafton JA,Abbadie C,Marek K,et al. Postsynaptic signaling via the [mu]-opioid receptor:responses of dorsal horn neurons to exogenous opioids and noxious stimulation. J Neurosci,2000,20(23):8578-8584.

11. Liu XY,Liu ZC,Sun YG,et al. Unidirectional cross-activation of GRPR by MOR1D uncouples itch and analgesia in-

duced by opioids. Cell,2011,147(2):447-458.

12. Felker GM,Petersen JW, Mark DB. Natriuretic peptides in the diagnosis and management of heart failure. Cmaj,2006, 175(6):611-617.

13. Misono KS,Philo JS, Arakawa T,et al. Structure,signaling-mechanism and regulation of the natriuretic peptide receptor guanylate cyclase. FEBS J,2011,278(11):1818-1829.

14. Mishra SK, Hoon MA. The cells and circuitry for itch responses in mice. Science,2013,340(6135):968-971.

15. Dong X,Han S,Zylka MJ,et al. A diverse family of GPCRs expressed inspecific subsets of nociceptive sensory neurons. Cell,2001,(106):619-632.

16. Zylka MJ,Dong X,Southwell AL,et al. A typical expansion in mice of the sensoryneuron-specific Mrg G protein-coupled receptor family. Proc Natl Acad Sci USA,2003,100 (17):10043-10048.

17. Liu Q,Weng HJ,Patel KN,et al. The distinct roles of two GPCRs,Mrgpr C11 and PAR2,in itch and hyperalgesia. Sci signal,2011,4(181):ra45.

18. Mnyika KS,Kihamia CM. Chloroquine-induced pruritus:Its impact on chloroquine utilization in malaria control in Dar es Salaam. JTropMedHyg,1991,94:27-31.

19. Lembo PM, Grazzini E, Groblewski T, et al. Proenkephalin A gene products activate a new family of sensory neuron-specific GPCRs. NatNeurosci,2002,5(3):201-209.

20. Han L,Ma C,Liu Q,et al. A subpopulation of nociceptors specifically linked to itch. Natneurosci,2013,16(2):174-182.

21. Mishra SK, Hoon MA. The cells and circuitry for itch responses in mice. Science,2013,340(6135):968-971.

22. Liu Q,Tang Z,Surdenikova L,et al. Sensory neuron-specific GPCR Mrgprs are itch receptors mediating chloroquine-inducedpruritus. Cell,2009,139(7):1353-1365.

23. Jones EA,Bergasa NV. Thepruritusofcholestasis:frombile-acidstoopiate agonists. Hepatology,1990,11(5):884-887.

24. Maruyama T,Miyamoto Y,Nakamura T,et al. Identification of membrane-type receptor for bile acids(M-BAR). Biochem Biophys Res Commun,2002,298(5):714-719.

25. Kawamata Y,Fujii R,Hosoya M,et al. A G protein-coupled receptor responsive to bile acids. J Biol Chem,2003,278 (11):9435-9440.

26. Alemi F,Kwon E,Poole DP,et al. The TGR5 receptor mediates bile acid-induced itch and analgesia. J Clin Invest, 2013,123(4):1513-1530.

27. Wadachi R, Hargreaves KM. Trigeminal nociceptors express TLR-4 and CD14:a mechanism for pain due to infection. J Dent Res,2006,85(1):49-53.

28. Diogenes A, Ferraz CC, Akopian AN, et al. LPS sensitizes

TRPV1 via activation of TLR4 in trigeminal sensory neurons. J Dent Res,2011,90(6):759-764.

29. Cameron JS, Alexopoulou L, Sloane JA, et al. Toll-like receptor 3 is a potent negative regulator of axonal growth in mammals. J Neurosci,2007,27(47):13033-13041.

30. Liu T, Berta T, Xu ZZ, et al. TLR3 deficiency impairs spinal cord synaptic transmission, central sensitization, and pruritus in mice. J Clin Invest,2012,122(6):2195-2207.

50 Toll样受体4在神经病理性疼痛发病机制中的作用

神经病理性疼痛(neuropathic pain)是由躯体感觉神经系统损伤或功能障碍所激发或引起的疼痛[1]。作为一种慢性疼痛,神经病理性疼痛有7%~8%的发生率,给医疗、社会和经济带了沉重的负担[1,2]。近年来研究显示神经胶质细胞激活、炎症反应、神经胶质细胞-神经免疫机制在神经病理性疼痛的病理学机制中可能发挥重要作用。

一、神经病理性疼痛

神经病理性疼痛可由各种条件引起,包括外周神经损伤(如术后疼痛)、中枢神经系统损伤(如多发性硬化、脊髓损伤)、病毒感染(如带状疱疹后神经痛)、肿瘤以及代谢紊乱如糖尿病等。神经病理性疼痛的症状可表现为自发性疼痛、诱发性疼痛如触诱发痛和痛觉过敏、感觉异常如感觉迟钝等[4]。神经病理性疼痛可影响患者情绪、睡眠和认知功能等方面[5],流行病学研究显示约30%的神经病理性疼痛患者可产生抑郁或焦虑样情绪[6]。此外,作为一种难治性疼痛,许多镇痛药包括阿片类药物对神经病理性疼痛的缓解效果非常有限,因此,神经病理性疼痛可严重影响人类的健康和生活质量。作为神经元可塑性的一种表现,神经病理性疼痛在外周神经系统(peripheral nervous system,PNS)表现为外周敏化[7],在中枢神经系统(central nervous system,CNS)表现为中枢敏化[8]。最为广泛研究的神经元机制是通过转录、翻译和翻译后加工引起初级感觉神经元的超兴奋性和敏化(外周敏化)以及脊髓、脑干和皮层神经元兴奋性突触传递的增强(中枢敏化)。其他神经元机制包括去抑制(减少抑制性神经信号传递)、下行通路易化(如从脑干到脊髓),以及皮质和脊髓区域的神经组织长时程增强现象[7,9-11]。这些神经元机制在哺乳动物持续性疼痛的发生和维持中已被证实。

近年来研究表明,除了神经元机制,非神经元免疫细胞如胶质细胞和外周免疫细胞在中枢神经系统的异常信号和激活在慢性疼痛的发生和维持中发挥了重要的作用[12,13]。神经元和非神经元免疫活性细胞之间的交流在外周和中枢神经系统稳态的维持中起到了关键的作用,在中枢神经系统内的交流被称为"中枢免疫信号"[14],Toll样受体4(toll like receptor 4,TLR4)在此过程中起了关键作用[15]。TLR4介导的中枢免疫信号可导致一系列包括慢性神经病理性疼痛的中枢神经系统的病理反应。

二、TLR4的生物学结构和功能

TLR4是固有免疫的一种模式识别受体,属于白介素-1/Toll样受体超家族的一部分,由Toll/白介素-1受体(toll-like receptor/IL-1 receptor,TIR)同源结构域和富含亮氨酸重复序列的结构域组成。TLR4可识别内源性的损伤相关分子模式(danger associated molecular patterns,DAMPs)包括热休克蛋白(heat shock proteins,HSP)、高迁移率族蛋白1(high mobility group box 1,HMGB1)等,同时它也可识别外源性的病原体相关分子模式(pathogen associated molecular patterns,PAMPs)如脂多糖(lipopolysaccharide,LPS)、微生物相关分子模式(microbiome/microbe associated molecular patterns,MAMPs)[16]。通过两种衔接蛋白、髓样分化因子88(myeloid differentiation primary response 88,MyD88)和Toll受体相关干扰素活化剂(toll-receptor-associated activator of interferon,TRIF),TLR4诱导活化核因子-kB(nuclear factor-kappa B,NF-κB),激动蛋白-1(activating protein-1,AP-1)和干扰素调节因子3(interferon regulatory factor 3,IRF3)的转录,从而促进前炎症因子和细胞因子的表达。

TLR4广泛表达于机体的各个系统,如中性粒细胞、单核细胞、小肠上皮细胞、血管内皮细胞、脾和心肌细胞等,是脂多糖(lipopolysaccharide,LPS)应答的主要受体。除了在固有免疫应答中发挥关键作用,TLR4还可介导固有免疫向获得性免疫过渡。在中枢神经系统内,TLR4主要表达在胶质细胞上(包括小胶质细胞和星形胶质细胞),绝大多数特异性地表达在小胶质细胞上[17],除了神经元的支撑结构,胶质细胞也是中枢神经系统固有免疫反应的关键调节因子,在免疫监督和清除细胞碎片中发挥主要作用,此外,胶质细胞也是神经病理性疼痛的重要调节器[18]。作为病理性事件的感受器,小胶质细胞代表中枢神经系统的第一道防线[19]。近几年,诸多动物实验表明脊髓小胶质细胞在痛觉过敏和触诱发痛等痛觉超敏状态的易化和调节中起着十分重要的作用[20]。TLR4 则在小胶质细胞激活中起着关键作用[18],Nasu-Tada K 等发现作为内源性 TLR4 配基,组织损伤后产生的纤连蛋白可导致嘌呤受体 P2X4 的上调,而该受体仅表达在小胶质细胞上[21]。TLR4 在外源性或内源性配基的激活后能引起中枢神经元和其他免疫细胞尤其是胶质细胞的应答,激活的胶质细胞可释放一系列前炎症细胞因子和神经活性物质从而调控疼痛[22]。

三、TLR4 与神经病理性疼痛的关系

关于 TLR4 在疼痛中的作用是由 Raghavendra[23] 等首先发现的,Raghavendra 在 L5 脊神经切断的模型中发现无论是否提前使用小胶质细胞抑制剂米诺四环素,脊髓 TLR4 mRNA 的水平总是显著提高。DeLeo 随后发现 L5 神经切断后,脊髓 TLR4 和 CD14 mRNA 表达水平在 4h 内上调,CD14 mRNA 在第 4d 达到高峰,而 TLR4 一直持续到损伤后第 14d 且与触诱发痛的时间进程保持同步[24]。此后,越来越多的证据表明 TLR4 在神经病理性疼痛的启动中起了重要作用。TLR4 激活后可诱导脊髓胶质细胞产生一系列前炎症因子和神经活性物质。Christianson 在 K/BxN 血清转移关节炎模型中表明,TLR4 基因敲除的小鼠在外周炎症消失之后机械高敏性出现逆转且脊髓胶质细胞活性降低,此外,在野生型关节炎小鼠第 6、9、12d 鞘内给予 TLR4 抑制剂可阻止向持续机械高敏性的转化[25]。鞘内或腹腔内给予 TLR4 抑制剂也可减弱神经病理性疼痛引起的机械触诱发痛和热痛觉过敏,其机制为抑制 TLR4 介导的 NF-kB p65 的

激活以及炎症因子的释放[26-28]。Silan Liu 等通过鞘内给予骨癌痛模型大鼠 p38MAPK 抑制剂或 TLR4 SiRNA 能明显降低机械敏感性和炎症因子的表达,说明脊髓 TLR4 依赖的 p38MAPK 磷酸化对骨癌疼痛的产生和维持起了重要的作用[29]。

TLR4 调控神经病理性疼痛根据是否依赖 MyD88,分为以下两条信号通路(图 50-1):一条是 MyD88 依赖型信号通路,MyD88 可募集白介素-1 受体相关激酶 4(interleukin-1 receptor-associated kinase4,IRAK4),白介素-1 受体相关激酶 1/2(interleukin-1 receptor-associated kinase 1/2,IRAK1/2)以及肿瘤坏死因子受体相关因子 6(tumor necrosis factor receptor-associated factor 6,TRAF6),从而激活 NF-κB 抑制剂酶(inhibitory kappa B alpha kinase,IKK),引起 NF-κB 的早期激活;另一条是 MyD88 非依赖型信号通路,TLR4 通过 TRIF 相关衔接蛋白(TRIF-related adapter protein,TRAM)激活 TRIF,通过激活肿瘤坏死因子受体相关因子 3(tumor necrosis factor receptor-associated factor 3,TRAF3)使丝裂原活化蛋白激酶(mitogen-activaated protein kinase,MAPK)激活,引起干扰素调节因子 3(interferon regulatory factor 3,IRF3)磷酸化,活化的 IRF3 可诱导干扰素 γ(interferon γ,IFNγ)从而促进 1 型干扰素生成,此外 TRIF 也可通过 TRAF6 延后激活 NF-κB,NF-κB 的激活可以引起一系列前炎症细胞因子的释放[30]。

TLR4 引起 NF-κB 和 MAPK 的激活在神经病理性疼痛的产生和维持中起了至关重要的作用。MAPKs 家族包括细胞外调节蛋白激酶(extracellular regulated protein kinase,ERK)、p38MAPK 和应激活化蛋白激酶(stress-activated protein kinase,SAPK)亚类,它们分别代表三条不同的信号通

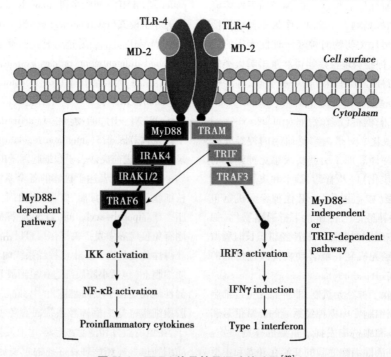

图 50-1　TLR4 信号转导通路简略图[38]

路,它们在细胞内信号转导以及调整神经元可塑性和炎症反应方面发挥关键的作用,神经损伤后胶质细胞中的这三条通路激活可促进前炎症因子/疼痛介质的合成,从而促进和延长疼痛[31-33]。前炎症细胞因子(如 IL-1β、IL-6、TNF-α 等)可通过增加兴奋性突触传递或减少抑制性突触传递促进中枢敏化和痛觉敏化。由星形胶质细胞/小胶质细胞激活后释放的细胞因子能增加 α-氨基-3-羟基-5-甲基-4-异噁唑丙酸(AMPA)和 N-甲基-D 天冬氨酸(NMDA)受体在神经元表面的数量和传导性,从而增加神经元兴奋性和突触强度[22],也有研究表明这些细胞因子可影响离子通道来增加神经元兴奋性,如增加钠离子通道及降低钾离子通道活性[34];此外,也可通过颠倒脊髓 γ-氨基丁酸(GABA)受体电流的极性直接影响抑制性递质 GABA[22]。

阿片类镇痛药在治疗急、慢性疼痛中被广泛使用。然而,阿片类药物在治疗神经病理性疼痛中的效果十分有限,研究表明除了神经元上经典的阿片受体,阿片类药物还可通过脊髓胶质细胞上的 TLR4 激活胶质细胞,释放具有神经兴奋性的前炎症细胞因子,从而抑制阿片类镇痛效能[35,36]。Hutchinson 等发现阻断 TLR4 或对 TLR4 进行基因敲除可增强吗啡的急性镇痛效应[37]。因此,阻断阿片类药物的这条通路可增强阿片类药物的急性镇痛作用并且可以抑制阿片类药物耐受的发展。

四、小结

疼痛作为一种感觉在正常情况下是具有保护性和提升机体适应性的功能。在组织炎症或损伤时,疼痛作为一个报警器可使我们行为改变从而促进伤口愈合和修复。然而慢性如神经病理性疼痛是一种非适应性疼痛,可严重影响人类健康和生活质量。越来越多的研究认为 TLR4 在神经病理性疼痛的发生中发挥了关键的作用。神经损伤后机体可释放出一系列 DAMP 如 HMGB1 和 HSP 等,这些配基结合至 TLR4 后可引起脊髓胶质细胞的激活,通过一系列途径最终导致前炎症因子和神经调质的释放。TLR4 或许可以作为缓解或治疗慢性疼痛的潜在新靶点。

(钱程 薛庆生 张富军)

参 考 文 献

1. Atta N, Lanteri-Minet M, Laurent B, et al. The specific disease burden of neuropathic pain:results of a French nationwide survey. Pain,2011,152(12):2836-2843.

2. Bouhassira D, Lantéri-Minet M, Attal N, et al. Prevalence of chronic pain with neuropathic characteristics in the general population. Pain,2008,136(3):380-387.

3. Treede RD, Jensen TS, Campbell JN, et al. Neuropathic pain:redefinition and a grading system forclinical and research purposes. Neurology,2008,70(18):1630-5.

4. Attal N, Fermanian C, Fermanian J, et al. Neuropathic pain:

are there distinct subtypes depending onthe aetiology or anatomical lesion? Pain,2008,138(2):343-353.

5. Haanpaa M, Attal N, Backonja M, et al. NeuPSIG guidelines on neuropathic pain assessment. Pain, 2011, 152(1):14-27.

6. Radat F, Margot-Duclot A, Attal N. 2013. Psychiatric comorbidities in patients with chronic peripheralneuropathic pain:a multicentre cohort study. Eur J Pain,2013,17(10):1547-1557.

7. Basbaum AI, Bautista DM, Scherrer G, et al. Cellular and molecular mechanisms of pain. Cell, 2009, 139(2):267-284.

8. Kuner R. Central mechanisms of pathological pain. Nat Med,2010,16(11):1258-66.

9. Latremoliere A, Woolf CJ. Central sensitization:a generator of pain hypersensitivity by central neural plasticity. J Pain, 2009,10(9):895-926.

10. Porreca F, Ossipov MH, Gebhart GF. Chronic pain and medullary descending facilitation. Trends Neurosci, 2002, 25(6):319-325.

11. Ji RR, Berta T, Nedergaard M. Glia and pain:Is chronic pain a gliopathy? Pain,2013,54 Suppl 1:S10-28.

12. Grace PM, Rolan PE, Hutchinson MR. Peripheral immune contributions to the maintenance of central glial activation underlying neuropathic pain. Brain Behav. Immun,2011,25(7):1322-1332.

13. Milligan ED, Watkins LR. Pathological and protective roles of glia in chronic pain. Nat. Rev. Neurosci,2009,10(1):23-36.

14. Hutchinson MR, Shavit Y, Grace PM, et al. Exploring the neuroimmunopharmacology of opioids:an integrative review of mechanisms of central immune signaling and their implications for opioid analgesia. Pharmacol Rev,2011,63(3):772-810.

15. Ren K., Dubne R. Interactions between the immune and nervous systems in pain. Nat Med, 2010, 16(11):1267-1276.

16. Akira S, Takeda K. Toll-like receptor signalling. Nat Rev Immunol,2004,4(7):499-511.

17. Lehnardt S, Massillon L, Follett P, et al. Activation of innate immunity in the CNS triggers neurodegeneration through a Toll-like receptor 4-dependent pathway. Proc Natl Acad Sci U S A,2003,100(14):8514-8519.

18. Milligan ED, Watkins LR. Pathological and protective roles of glia in chronic pain. Nat Rev Neurosci,2009,10(1):23-36.

19. Graeber MB. Changing face of microglia. Science, 2010, 330(6005):783-788.

20. Schomberg D, Olson JK. Immune responses of microglia in the spinal cord: Contribution to pain states. Exp Neurol, 2012,234(2):262-270.

21. Nasu-Tada K, Koizumi S, Tsuda M, et al. Possible involvement of increase in spinal fibronectin following peripheral nerve injury in upregulation of microglial P2X4, a key molecule for mechanical allodynia. Glia, 2006, 53 (7): 769-775.

22. Nicotra L, Loram LC, Watkins LR, et al. Toll-like receptors in chronic pain. Exp Neurol, 2012, 234(2):316-29.

23. Raghavendra V, Tanga F, DeLeo JA. Inhibition of microglial activation attenuates the development but not existing hypersensitivity in a rat model of neuropathy. J Pharmacol Exp Ther, 2003, 306(2):624-630.

24. DeLeo JA, Tanga FY, Tawfik VL. Neuroimmune activation and neuroinflammation in chronic pain and opioid tolerance/hyperalgesia. Neuroscientist, 2004, 10(1):40-52.

25. Christianson CA, Dumlao DS, Stokes JA, et al. Spinal TLR4 mediates the transition to a persistent mechanical hypersensitivity after the resolution of inflammation in serum-transferred arthritis. Pain, 2011, 152(12):2881-2891.

26. Wu FX, Bian JJ, Miao XR, et al. Intrathecal siRNA against Toll-like receptor 4 reduces nociception in a rat model of neuropathic pain. Int J Med Sci, 2010, 7(5):251-259.

27. Bettoni I, Comelli F, Rossini C, et al. Glial TLR4 Receptor as New Target to Treat Neuropathic Pain: Efficacy of a New Receptor Antagonist in a Model of Peripheral Nerve Injury in Mice. Glia, 2008, 56(12):1312-1319.

28. Ma YQ, Chen YR, Leng YF, et al. Tanshinone IIA Down-regulates HMGB1 and TLR4 Expression in a Spinal Nerve Ligation Model of Neuropathic Pain. Evid Based Complement Alternat Med, 2014:639563.

29. Liu S, Yang J, Wang L, et al. Tibia tumor-induced cancer pain involves spinal p38 mitogen-activated protein kinase activation via TLR4-dependent mechanisms. 2010, Brain Res, 1346:213-223.

30. Palsson-McDermott EM, O'Neill LA. Signal transduction by the lipopolysaccharide receptor, Toll-like receptor-4. Immunology, 2004, 113(2):153-162.

31. Ji RR, Gereau RW, Malcangio M, et al. MAP kinase and pain. Brain Res Rev, 2009, 60(1):135-48.

32. Gao YJ, Ji RR. Activation of JNK pathway in persistent pain. Neurosci Lett, 2008, 437(3):180-3.

33. Cottrell JA, Meyenhofer M, Medicherla S, et al. Analgesic effects of p38 kinase inhibitor treatment on bone fracture healing. Pain, 2009, 142(1-2):116-126.

34. Manning DC. New and emerging pharmacological targets for neuropathic pain. Curr. Pain Headache Rep, 2004, 8(3): 192-198.

35. Hutchinson MR, Bland ST, Johnson KW, et al. Opioid-induced glial activation: mechanisms of activation and implications for opioid analgesia, dependence and reward. Sci World J, 2007, 2(7):98-111.

36. Johnston IN, Milligan ED, Wieseler-Frank J, et al. A role for pro-inflammatory cytokines and fractalkine in analgesia, tolerance and subsequent pain facilitation induced by chronic intrathecal morphine. 2004, 24(33):7353-7365.

37. Hutchinson MR, Lewis SS, Coats BD, et al. Possible involvement of toll-like receptor 4/myeloid differentiation factor-2 activity of opioid inactive isomers causes spinal proinflammation and related behavioral consequences. Neuroscience, 2010, 167(3):880-893.

38. Mai CW, Kang YB, Pichika MR. Should a Toll-like receptor 4 (TLR-4) agonist or antagonist be designed to treat cancer TLR-4 its expression and effects in the ten most common cancers. Onco Targets Ther, 2013, 5(6):1573-1587.

51 Fyn对NMDA受体的磷酸化调节及其在慢性疼痛中作用的研究进展

NMDA受体(NMDA receptor,NR)是谷氨酸受体的离子型受体,参与快速兴奋性突触传递、神经递质释放、突触长时程增强等生理活动。NMDA受体的可逆磷酸化是其活性调节的根本方式。神经元非受体依赖的蛋白激酶家族(Src family protein kinases,SFKs)的Src被认为是NMDA受体酪氨酸磷酸化的主要酪氨酸激酶[1,2],但近年的研究发现SFKs中的Fyn等也能够调节NMDA受体酪氨酸磷酸化从而调节NMDA受体的活性及信号传递,这种调节在NMDA受体生理及病理生理(如疼痛发生)中的作用备受重视[3]。本文对Fyn介导的NMDA受体磷酸化研究进展及其在慢性疼痛中的作用进行综述。

一、Fyn对NMDA受体磷酸化的调节及其机制

(一) NMDA受体的结构及分型

NMDA受体由功能亚基(NR1)和调节亚基(NR2)组成,NR2又分NR2A、NR2B、NR2C及NR2D[4],不同的NMDA受体调节亚基与功能亚基的组成决定了NMDA受体不同的生理和药理特性[5]。生理情况下,NMDA受体激活后,NR1通道开放,阳离子内流,这种基本的电活动(基础活性)是NMDA受体相关生理功能的基础。

目前提出NMDA受体亚基为3或5个跨膜结构,C-末端在胞内。C-末端区存在多种蛋白激酶磷酸化位点,这为NR的磷酸化和去磷酸化调节提供了结构基础。蛋白质可逆磷酸化是细胞信号转导过程的共同机制,受体和离子通道的重要调节方式是磷酸化和去磷酸化。NR磷酸化时,通道激活,Ca^{2+}内流,去磷酸化时,通道失活。酪氨酸激酶和酪氨酸磷酸酶对NMDA受体蛋白的磷酸化及去磷酸化是NMDA受体活性调节的重要方式。

(二) Fyn对NMDA受体磷酸化的调节位点

SFKs通过作用于调节亚基NR2胞内C末端的酪氨酸残基磷酸化从而使NMDA受体磷酸化激活[6,7]。Fyn能同时磷酸化大鼠前脑突触后的NR2A和NR2B。通过定点突变,鉴别出位于NR2B亚基C末端的三个Fyn磷酸化位点:

Tyr1252,Tyr1336和Tyr1472,其中Tyr1472是体外培养中最重要的磷酸化位点。同时,Fyn作用于NR2A的磷酸化位点仍在探索中。

(三) Fyn对NMDA受体的磷酸化调节是多种信号通路的交汇点

Fyn作为不同类型G蛋白偶联受体的下游信号,G蛋白偶联受体包括多巴胺1受体(D1R)和垂体腺苷酸环化酶激活多肽(PACAP)同族受体,接受该信号通路的激活,都能引起含NR2B受体数量的上调。

1. PACAP受体对NMDA受体功能的调节 神经肽-PACAP已证明可调节NR2B受体。PACAP介导的NMDA受体电流的增强是需要Src还是Fyn来激活仍存在争议。在上调NR2B受体活性的信号传导级联中,Gas蛋白偶联D1R的激活需要重募Fyn酪氨酸激酶。在Ron研究组造的模型中,PACAP专一受体的激活可诱导Fyn从Fyn-RACK1-NR2B复合物分离出来,允许Fyn磷酸化NR2B和加强NMDA通道活性。神经肽PACAP(1-38)的应用增加了CA1区海马切片中NR2B的磷酸化和NMDA受体介导的兴奋性突触后电流。这种加强作用在Fyn基因敲除突变体小鼠的切片中没有发生,同时能够被NR2B的拮抗剂ifenprodil所阻断,提示PACAP通过Fyn加强NR2B受体功能的。但是这些发现与Catherine等人的研究结果不一致。Catherine发现PACAP信号是通过另外一个酪氨酸激酶Src来上调NMDA诱发的电流。

2. 多巴胺1受体对NMDA功能调节 越来越多的研究支持Fyn参与了D1R对NR2B-NMDA受体功能的调节。在纹状体中,D1R的激活能增加NMDA受体从细胞内转运到突触后细胞膜上,Fyn基因敲除小鼠没有这种效应[8]。此外,在突触小体膜结构上,Fyn基因敲除小鼠能阻止D1R介导的NR2A和NR2B的酪氨酸磷酸化。最近一个新的研究确定了大鼠前额皮质神经元信号通路对Fyn的依赖性[9]。D1R介导的NR2B表达和膜结合的增加能够完全被Fyn基因敲除而不是Src基因敲除的小鼠所阻断。已证实纹状体富含的酪氨酸磷酸酶与D1R对NMDA受体的调节和Fyn活性的调节有关,而且就位于D1R、Fyn和NMDA受

体这一信号通路上[10]。D1R 激活后,通过作用于 KIM 结构域上的丝氨酸残基导致 PKA 介导的 STEP61 和 STEP64 的磷酸化,这效应可减弱 STEP 与下游底物的结合。磷酸化的 STEP 阻止 NR2B 的 Tyr1472 和 Fyn 的 Tyr420 的去磷酸化,因此增强了 Fyn 的活性并增加了 NR2B 受体的分布[11,12]。

(四) Fyn 调节 NR2 磷酸化的作用机制

Fyn 与 NR2 的结合是一种由突触后致密物(postsynaptic density protein,PSD)蛋白 PSD-93 介导的非直接连接,而且,PSD-93 只介导 SFKs 家族 Fyn 与 NR2 的结合。实质上 Fyn 与 PSD-95 结合也以同样的方式介导 NR2 磷酸化。PSD-93/95 是胞质内一种特殊的衔接蛋白,其 N-末端含有 PDZ1,PDZ2,PDZ3 三个 PDZ 结构域(与 PSD-95,Dlg,and ZO-1 蛋白同源)又被称为 PDZ 结构域蛋白。作为 PDZ 结构域蛋白的主要成员,PSD-93/95 通过 PDZ2 结构域与 NR 结合在一起。Fyn 通过酶作用区域以外的 SH2 结构域与 PSD-93/95 的 PDZ3 结构域的直接结合从而与 NR 形成复合体介导 NR 磷酸化,这种结合是不依赖于激酶磷酸化程度的独特的物理结合方式,Fyn C 末端 Tyr 去磷酸化及激酶结构域的 Tyr 磷酸化(Tyr420)都可以使 Fyn 激活[13],与通常认为的磷酸酶下调受体的磷酸化相反,酪氨酸磷酸酶 α 使突触内 Fyn 去磷酸化反而促进这种复合物的形成,进而上调 NR2 酪氨酸磷酸化。Fyn 的 SH2 与 PSD 结合介导了 NR2 的磷酸化。PSD93/95 促进了 Fyn 介导的 NMDA 受体的磷酸化。PSD93 的基因缺失使 Fyn 的表达减少,而且突触后膜上的 NR2A 和 NR2B 的磷酸化也减少。HEK293 细胞株体外实验中,PSD95 通过与 Fyn 的 SH2 结构域结合能够促进 Fyn 介导的 NR2A 的磷酸化。PSD-93/95 始终与 NR 连接在一起[14],当刺激信号传入时,PSD-93/95 的 PDZ3 结构域再与 Fyn SH2 结构域结合,使 Fyn、PSD-93/95、NR 串集在一起,导致 NR 磷酸化活化。

Fyn 介导的 NR2B 受体的磷酸化和上调是受抑制性衔接蛋白激活的蛋白激酶 C1 受体(RACK1)的紧密控制的,使 NR2B 的磷酸化处于最低的基本水平[15]。RACK1 直接和 Fyn 和 NR2B 的 C 末端结合在一起,让底物 Fyn 和它保持在最接近的位置。如果 RACK1 存在,Fyn 则不能使 NR2B 磷酸化;然而,PKA 激活后,RACK1 则从复合物游离出来,Fyn 则能够自由的磷酸化 NR2B 从而增加 NMDA 受体通道的电流。

(五) Fyn 调节的 NMDA 受体磷酸化在突触可塑性和学习记忆的作用

Fyn 调节 LTP 诱发阈值的证据来源于 Fyn 转基因小鼠的研究。在 Fyn 基因敲除小鼠,LTP 对微弱的和中等的突触前刺激没有反应。但强烈的刺激和成串的刺激可以诱发 LTP 的产生。为了鉴别上述效应是由 Fyn 的缺失直接引起,还是由神经元发育障碍间接引起 Fyn 敲除小鼠 LTP 的受损,Catherine 等培养了 Fyn 挽救小鼠。在 Fyn 挽救小鼠中,LTP 恢复到 Fyn 野生型小鼠的水平,提示 Fyn 可影响

LTP 产生的阈值。

Fyn 影响 LTP 诱发阈值的进一步证据来源于过表达组成性激活突变 Fyn 转基因小鼠的研究。一个微弱的 theta 波爆发刺激,只能在对照组的切片中引起 LTP 的阈下值,但却能在激活 Fyn 突变小鼠切片中引发 LTP,但是更强的刺激能在对照组和突变组小鼠中产生相同水平的 LTP。一般认为,Fyn 可通过增加递质的释放或者加强突触后反应来降低 LTP 产生的阈值。在激活 Fyn 突变小鼠中,减少 GABA 能的抑制作用可改变 LTP 和突触传递。但是过表达 Fyn 的野生型小鼠,并没有改变 LTP 产生的阈值和基础的突触传递。总之,这些研究都表明,增加的 Fyn 活性可将阈值调节曲线往左移,即降低 LTP 产生的阈值;然而 Fyn 敲除的小鼠使阈值调节曲线往右移,即提高了 LTP 产生的阈值。

Fyn 介导的突触可塑性改变是 Fyn 调节不同行为模型学习的基础。在水迷宫试验中,Fyn 敲除的小鼠相比较野生型小鼠表现出明显长的潜伏期达到隐藏的平台的潜伏期明显延长。在转移试验中,Fyn 敲除小鼠空间学习能力受损,因为与野生型小鼠比较,它们在被困的象限里花费的时间明显增多。

Fyn 介导的 NR2B 的 Tyr1472 磷酸化被认为是参与情景和听觉恐惧条件形成的基础。在 Fyn 敲除的小鼠中,短时程和长时程的情景恐惧记忆都受损;相反,原始过表达或组成性激活的 Fyn 并不影响情景记忆的形成。更进一步说,情景恐惧条件导致 Fyn 激酶短暂的激活并增加了 NR2B 的 Tyr1472 磷酸化,但只有野生型小鼠的海马出现这种现象,而 Fyn 敲除小鼠没有此类现象。然而,情景恐惧的消失导致 Fyn 活性的下降,Fyn 免疫沉淀物的 Tyr418 磷酸化的减少证明这一点[16]。因此,调节 Fyn 酶的活性可以调节情景恐惧记忆的获得和消失。Tyr1472 的磷酸化对听觉恐惧条件的形成也是很必要的。Tyr1472 突变为苯丙氨酸的小鼠在接触环境 1 小时后显示冷觉反应受损,同时也显示杏仁状 LTP 和钙调依赖蛋白 Ⅱ 信号传导受损。总之,这些研究都显示 Fyn 对突触可塑性的改变是调节不同类型学习效应的基础。

二、Fyn 调节的 NMDA 受体磷酸化在慢性疼痛中的作用

有大量的数据表明,Src 家族激酶在脊髓致敏的发生中起着关键的作用。Fyn 是脊髓神经元中富含的 SFKs 成员,Fyn 催化 NR2 酪氨酸磷酸化,是许多信号通路调节 NR2 磷酸化的信号交汇点。逐渐证实 Fyn 通过调节 NMDA 受体和 AMPA 受体的磷酸化和转运,在脊髓的持续疼痛致敏中有着重要的作用[17]。激活的 Fyn 能够使脊髓背角的 NMDA 受体和 AMPA 受体数量增加,使用 NMDA 受体和 AMPA 受体抑制剂可减轻 Fyn 诱导的痛觉超敏。在小鼠实验中,抑制脊髓背角 Fyn 的活性可减轻炎性疼痛。

有学者认为 PKA 能特异性激活 Fyn 对脊髓背角 NM-

DA 受体功能的调节作用,PKA 对 Fyn 的特异性激动参与痛觉超敏的形成。PKA 诱发的小鼠痛觉超敏依赖于脊髓 NR2B 受体的功能亢进。NR2B 受体与慢性病理性疼痛的关系尤为密切,更重要的是 NR2B 亚基的胞浆 C-末端,包含一个关键性的酪氨酸残基。即第 1472 位酪氨酸(Y1472),Fyn 激酶对 NR2B-Y1472 的酪氨酸磷酸化,能够强烈抑制 NR2B 受体的内陷,显著增强 NR2B 受体在突触中的表达,从而易化 NR2B 受体介导的兴奋性谷氨酸能突触传递[18]。尽管 NR2B 的 C-末端的多个酪氨酸残基可以被 SFKs 家族磷酸化,但 NR2B Tyr1472 位点的磷酸化主要由 Fyn 调节,一些学者认为 NR2B 就是 NR 参与疼痛的调节亚基。因此,SCDH 中突触后 Fyn 调节 NR2 特别是 NR2B 酪氨酸磷酸化在慢性疼痛中的作用备受关注。研究表明,Fyn 与突触后致密物蛋白 PSD93/95 的结合介导了 Fyn 对 NR2 磷酸化的调节,慢性疼痛大鼠痛觉过敏的维持依赖于 Fyn 调节的 NR2B Tyr1472 位点的酪氨酸磷酸化[19-21]。

综上所述,慢性疼痛痛觉过敏的维持依赖于 Fyn 调节的 NR2B Tyr1472 位点的酪氨酸磷酸化,多种信号分子可通过 Fyn 催化 NR2 尤其是 NR2B 的磷酸化进而引起炎性疼痛或神经病理痛的发生[22]。

三、结论

SFKs 家族酪氨酸激酶 Fyn 调节 NMDA 受体的磷酸化,同时也是多种信号通路调节 NMDA 受体活性的交汇点。越来越多的证据表明 Fyn 是有选择性的调节 NR2B 受体的功能。Fyn 影响突触可塑性的阈值曲线,并且通过 NR2B 依赖的机制调节学习记忆的形成。Fyn 介导 NMDA 受体磷酸化参与了慢性疼痛的维持,干预 Fyn 调节的 NMDA 受体磷酸化是慢性疼痛治疗的新靶点。

(陆建华 杨秀环)

参 考 文 献

1. Groveman BR, Feng S, Fang X-Q, et al. Src family kinases in the nervous system. FEBS J, 2011, 279: 20-28.

2. Groveman BR, Feng S, Fang XQ, et al. The regulation of N-methyl-D-aspartate receptors by Src kinase. FEBS J, 2012, 279: 20-28.

3. Salter MW & Pitcher GM. Dysregulated Src upregulation of NMDA receptor activity: a common link in chronic pain and schizophrenia. FEBS J, 2011, 279: 2-11.

4. Traynelis SF, Wollmuth LP, McBain CJ, et al. Glutamate receptor ion channels: structure, regulation, and function. Pharmacol Rev, 2010, 62: 405-496.

5. Yang K, Trepanier C, Sidhu B, et al. Metaplasticity gated through differential regulation of GluN2A versus GluN2B receptors by Src family kinases. EMBO J, 2012, 31(4): 805-816.

6. Groveman BR, Xue S, Marin V, et al. Roles of the SH2 and SH3 domains in the regulation of neuronal Src kinase functions. FEBS J, 2011, 278: 643-653.

7. Marin V, Groveman BR, Qiao H, et al. Characterization of neuronal Src kinase purified from a bacterial expression system. Protein Expr Purif, 2010, 74: 289-297.

8. Darcq E, Hamida SB, Wu S, et al. Inhibition of striatal-enriched tyrosine phosphatase 61 in the dorsomedial striatum is sufficient to increased ethanol consumption. J Neurochem, 2014, 129(6): 1024-1034.

9. Liu YN, Yang X, Suo ZW, et al. Fyn kinase-regulated NMDA receptor- and AMPA receptor-dependent pain sensitization in spinal dorsal horn of mice. Eur J Pain, 2014, 8: 1120-1128.

10. Varela JA, Hirsch SJ, Chapman D, et al. D1/D5 modulation of synaptic NMDA receptor currents. J Neurosci, 2009, 29: 3109-3119.

11. Knox R, Zhao C, Miguel-Perez D, et al. Enhanced NMDA receptor tyrosine phosphorylation and increased brain injury following neonatal hypoxia-ischemia in mice with neuronal Fyn overexpression. Neurobiol Dis., 2013, 51: 113-119.

12. Wang J, Lanfranco MF, Gibb SL, et al. Ethanol-mediated long-lasting adaptations of the NR2B-containing NMDA receptors in the dorsomedial striatum. Channels (Austin), 2011, 5(3): 205-9.

13. Latremoliere A, Woolf CJ. Central sensitization: a generator of pain hypersensitivity by central neural plasticity. J Pain, 2009, 10: 895-926.

14. Cousins SL, Stephenson FA. Identification of NMDA receptor subtype-specific binding sites that mediate direct interactions with the scaffold protein PSD-95. J Biol Chem, 2012: 28-32.

15. Hu JL, Liu G, Li YC, et al. Dopamine D1 receptor-mediated NMDA receptor insertion depends on Fyn but not Src kinase pathway in prefrontal cortical neurons. Mol Brain, 2010: 3-20.

16. Isosaka T, Kida S, Kohno T, et al. Hippocampal Fyn activity regulates extinction of contextual fear. Neuroreport., 2009, 20: 1461-1465.

17. Bach SA, de Siqueira LV, Müller AP, et al. Dietary omega-3 deficiency reduces BDNF content and activation NMDA receptor and Fyn in dorsal hippocampus: implications on persistence of long-term memory in rats. Nutr Neurosci, 2014, 17(4): 186-92.

18. Ai H, Lu W, Ye M, et al. Synaptic non-GluN2B-containing NMDA receptors regulate tyrosine phosphorylation of GluN2B 1472 tyrosine site in rat brain slices. Neurosci

Bull,2013,29(5):614-620.

19. Katano T,Nakazawa T,Nakatsuka T,et al. Involvement of spinal phosphorylation cascade of Tyr1472-NR2B,Thr286-CaMKII,and Ser831-GluR1 in neuropathic pain. Neuropharmacology. ,2011,60(4):609-616.

20. Yang HB,Yang X,Cao J,et al. cAMP-dependent protein kinase activated Fyn in spinal dorsal horn to regulate NMDA receptor function during inflammatory pain. J Neurochem,2011,116(1):93-104.

21. Li S,Cao J,Yang X,et al. NR2B phosphorylation at tyrosine 1472 in spinal dorsal horn contributed to N-methyl-D-aspartate-induced pain hypersensitivity in mice. J Neurosci Res,2011,89(11):1869-1876.

22. Zhao C,Du CP,Peng Y,et al. The Upregulation of NR2A-Containing N-Methyl-D-Aspartate Receptor Function by Tyrosine Phosphorylation of Postsynaptic Density 95 Via Facilitating Src/Proline-Rich Tyrosine Kinase 2 Activation. Mol Neurobiol. ,2014:1-3.

52 吸入麻醉药异氟烷、七氟烷、地氟烷对阿尔茨海默病神经病理的影响

阿尔茨海默病(Alzheimer's disease, AD)是一种多因素引起的不可逆并逐渐恶化的神经退行性疾病,表现为记忆力、定向力、判断力、推理能力等认知功能的下降,在65岁以上人群中发病率为13%。统计数据表明每年接受麻醉手术的65岁以上患者大约为6600万,随着平均寿命的不断提高,这一数据也将稳步上升。有研究发现麻醉手术后患者脑脊液中的tau蛋白和某些细胞因子含量与AD患者一致,认为全身麻醉是AD发病的危险因素之一,吸入麻醉药异氟烷、七氟烷和地氟烷可以对AD的神经病理产生影响,可能加速其进程。但也有研究得出相反的结论,认为麻醉和手术不会引起AD的发病。我们回顾了常用吸入麻醉药对淀粉样前体蛋白(amyloid precursor protein, APP)代谢、β淀粉样蛋白(β-amyloid protein, Aβ)沉积, tau蛋白过度磷酸化,细胞凋亡和认知功能影响的相关文献来梳理吸入麻醉药异氟烷、七氟烷、地氟烷对阿尔茨海默病神经病理的影响及可能的作用机制。

一、AD 神经病理改变

AD最重要的两个组织学特征是细胞外淀粉样蛋白沉积、老年斑形成,主要由β、γ分泌酶复合物分解APP产生的Aβ40和Aβ42组成;富含于轴突中的一种微管相关蛋白tau蛋白过度磷酸化形成双螺旋结构,导致神经元缠结(neurofibrillary tangles, NFT)最终导致神经元坏死和退行性变。

Small和Duff分别提出各自的假说"双通道模型"和"串联模型"来解释Aβ和tau蛋白的相互关系。双通道模型认为各种致病因素能同时诱导Aβ合成增多和tau蛋白过度磷酸化,随后分别引起神经元损伤和凋亡。串联模型基于"淀粉样蛋白假说",认为Aβ合成与沉积的增加在AD发病中的神经元功能障碍和死亡中起着关键的初始驱动作用,即Aβ可导致tau蛋白的过度磷酸化和AD其他的病理改变和临床表现。

二、吸入麻醉药对 Aβ 的影响

(一)异氟烷

体外试验表明,异氟烷促进了Aβ的积聚并增加了其毒性,同时存在缺氧时可引起caspase活化并诱导细胞凋亡。动物实验发现异氟烷激活caspase,β分泌酶(BACE)和Aβ的含量增加,每周两次持续3个月的重复吸入2%异氟烷可使转基因小鼠Aβ含量高于野生型小鼠。人体试验表明异氟烷可以引起患者术后24h脑脊液中Aβ40的增加。已有实验发现多种药物可减缓这些影响,如半胱氨酸蛋白酶抑制剂Z-VAD可以抑制异氟烷诱导的H4-APP细胞中的caspase活化,APP加工,Aβ积聚和细胞凋亡。Aβ聚积抑制剂iAβ5和碘氯羟喹可选择性抑制异氟烷诱导的caspase-3的活化。在未过度表达APP的原始H4细胞中,Aβ生成未增加的情况下异氟烷即可诱导caspase-3活化,这一结果表明异氟烷可通过活化caspase增加BACE活性,增加Aβ的含量,促进细胞凋亡。麻醉剂诱导的细胞凋亡和Aβ产生增多和聚集间形成恶性循环,最终导致神经变性。最近一项研究结果也证明这一点:抑制异氟烷诱导的caspase活化可以减少BACE和Aβ的水平,70%氧化亚氮和1%异氟烷共同处理H4-APP细胞6h后发现了caspase-3活化和细胞凋亡,BACE和Aβ的水平增加。

但另一方面,也有研究结果表明AD的发病与1~5年前接受过麻醉没有明显相关性。在连续5天吸入异氟烷48h后行Morris水迷宫(MWM)测试发现双转基因AD小鼠(APPswe, PSEN1dE9)分数明显超过野生型小鼠。双转基因AD小鼠在Y迷宫中出现辨别力错误明显较少,直到暴露到5个月时才与野生型小鼠间没有明显差异。在此期间,AD转基因小鼠的海马中Aβ斑块和低聚物明显减少。总之,这些研究结果表明,在预症状时期重复暴露于异氟烷,不仅可以短期提高APP/PS1基因突变小鼠及野生小鼠的空间记忆力,也可以预防年龄相关的学习与记忆力下降,以及减少海马中Aβ斑块和低聚物的合成。

（二）七氟烷

七氟烷可引起与异氟烷相同的细胞和组织学改变。暴露于4.1%七氟烷6h，即可引起H4-APP人类神经胶质瘤细胞的凋亡，使APP异常加工，增加Aβ产生，Z-VAD和γ分泌酶（γ-secretase）抑制剂L-685,458可抑制这一效应，而Aβ可增强这一效应。动物研究发现幼年小鼠暴露于2.5%的七氟烷2h即可激活caspase，并且在麻醉后6h、12h、24h后脑内BACE及Aβ积聚增加。另外，同时吸入2.1%～3%七氟烷和60%的氧气6h或2h也可导致6天龄小鼠脑内caspase激活及细胞凋亡，APP代谢异常和Aβ含量增加。因此，七氟烷似乎可诱导同异氟烷一样的神经疾病发病过程，即通过触发caspase激活，增强BACE活性，改变APP代谢，同时增加了Aβ的产生和聚集，最终导致细胞凋亡。

与此结论相反，一些研究结果表明，七氟烷可能并没有有害影响，甚至有神经保护的作用。例如，暴露于1MAC七氟烷4h的青年、成年、老年鼠在MWM测试中并未显示出学习及记忆力的损害。此结果还需进一步的研究，以阐明七氟烷对AD产生的相关神经毒性以及随后病理改变的影响。

（三）地氟烷

地氟烷也是常用的吸入麻醉药之一，与七氟烷、异氟烷不同的是，实验表明暴露于12%地氟烷下6h后并未引起H4-APP细胞中caspase-3激活，APP异常代谢以及Aβ合成增加。异氟烷与术后24h人脑脊液内Aβ40含量增加有关而不是地氟烷，地氟烷与术后2hAβ42含量降低相关而不是异氟烷。尽管地氟烷本身并不会增加神经元细胞死亡，它却可以增加原代培养神经元细胞对胞内Aβ1-42（iAβ1-42）及细胞外Aβ1-42（eAβ1-42）的易感性。轻度低氧环境下（18% O_2）吸入12%地氟烷6h，H4-APP细胞中caspase-3被激活，APP异常代谢，Aβ产生增加以及BACE活性增加。这一效应可被广谱caspase抑制剂苄氧羰基-VAD部分拮抗，也可被氯碘羟喹和L-685,458消减。

（四）上游机制

在细胞水平，作用于细胞外的麻醉药发送的信号可能表现为不同类型的反应。首先，吸入麻醉药可能引起细胞因子如肿瘤坏死因子-α（TNF-α）的表达增加，导致神经炎性反应。其次，异氟烷可提高细胞内钙离子的水平，由于钙离子为重要的第二信使，其在机体内环境中的平衡改变被视作为一个危险信号，进而激活细胞凋亡程序导致神经元细胞死亡。一些研究已为这一可能机制提供了证据。异氟烷通过提高细胞内钙水平，诱导caspase-3激活以及Aβ积聚，而这一过程可被NMDA受体部分拮抗剂盐酸美金刚胺所拮抗。第三种可能机制是通过活性氧（ROS）的合成及引起线粒体损伤表达。一项最近的研究证明了异氟烷可以增加ROS的产生，接着通过打开线粒体通透性转换孔，降低线粒体膜电位，降低ATP水平从而导致线粒体损伤。整个过程引发了细胞凋亡通路的激活，最终导致学习能力与记忆力下降。这种机制被认为是独立的死亡受体信号。相比之下，地氟烷并不会引发任何促凋亡反应。暴露于吸入麻醉药后引发的结果似乎也受遗传因素的影响。另一项近期研究表明地氟烷的细胞毒性是通过减少miR-214造成的。miR-214通常结合促凋亡基因Bax蛋白的三个主要非翻译区（3'UTR）而抑制其表达。miR-214表达下调引起了Bax表达增加，并因此导致Aβ积聚引发神经元细胞毒性。通过siRNAs靶向转录可成功减少BACE，全长度的APP以及APP c-末端片段，从而减少Aβ合成和积累以及异氟烷诱导的caspase-3激活。总之，这些研究结果部分阐明了在异氟烷、七氟烷引起Aβ生成增多，caspase激活和细胞凋亡的上游机制，并有助于今后更深入的研究。

三、吸入麻醉药对tau蛋白的影响

（一）异氟烷

已有实验结果证实异氟烷可引起体内tau蛋白过度磷酸化。常温下重复暴露于异氟烷可显著增加AD转基因小鼠海马内tau蛋白AT180（pTau213/235）表位过度磷酸化。Dong等近期研究发现，暴露于1.4%异氟烷2h的AD转基因小鼠[B6. Cg-Tg（APPswe，PSEN1dE9）85Dbo/J]在麻醉后tau蛋白丝氨酸262（Tau-PS262）表位磷酸化可在24h内升高。在体外研究中，AD转基因小鼠来源的原代神经元可在暴露于2%异氟烷6h后，表现出Tau-PS262含量增加。研究人员发现使用临床相关剂量后，增加的磷酸化tau蛋白主要分布在神经纤维和细胞组织中，且多为不溶性和聚集形式的tau蛋白。麻醉后一周，不溶性tau蛋白含量增加说明了麻醉药沉积在脑内引起了分子水平的改变，从而引起了随后的tau蛋白病的发展。然而，也有一些研究发现异氟烷并未显著影响人脑脊液中tau蛋白水平。

（二）七氟烷

七氟烷与异氟烷有相似的生理作用。其中两项独立研究描述了七氟烷麻醉与认知功能下降有关，特别是在65岁以上患者中这种现象较明显。其中一项研究结果表明，突然暴露于1.5%七氟烷下的6月龄C57B16/J小鼠海马中可出现显著的，剂量相关的，可逆性的tau蛋白过度磷酸化。常温下重复暴露于2.5%七氟烷可导致小鼠tau蛋白Ser396/Ser404和Thr181表位过度磷酸化，随后的MWM测试中表现明显的学习能力与记忆力的下降。这些研究结果提示麻醉药引起术后认知功能障碍并增加AD发病风险的机制，可能是由于tau蛋白过度磷酸化引起的神经纤维损伤。

（三）地氟烷

有实验表明应用地氟烷并未使腰麻下手术患者术后2h及24h脑脊液中tau蛋白水平显著升高。然而，地氟烷能否直接或间接引起体内tau蛋白过度磷酸化还无法确定。

四、吸入麻醉，Aβ，tau 蛋白过度磷酸化和 AD

Dong 等首先报道，暴露于异氟烷所增加的磷酸化 tau 蛋白的含量，最可能是由于麻醉诱发了 caspase 激活和 Aβ 积聚，实验结果表明暴露于异氟烷下的 AD-转基因小鼠 [B6. Cg-Tg（APPswe，PSEN1dE9）85Dbo/J]，其脑组织及初级神经元中所增加的 tau-PS262 含量可通过 Z-VAD 和 L-685,458 减少。动物试验结果显示同时使用 10% 氧化亚氮和 1.2% 异氟烷与青年及老年小鼠长时间学习、记忆力下降有关，与异氟烷相反的是有实验发现暴露于地氟烷的受试者并未发生认知功能下降。异氟烷可能只是通过积聚了 Aβ 而造成学习能力及记忆力下降，替代了神经退行性变的上游通路。还有一点值得注意的是 AD 样病理改变在体内可随时间改变而恢复。在暴露于异氟烷 5 个月的双转基因 AD 小鼠（APPswe，PSEN1dE9）的海马中可以看到 Aβ 斑块和低聚物的显著减少。然而，但还需要深入研究来阐明吸入麻醉药，Aβ 聚集，tau 蛋白过度磷酸化和 AD 发病之间的关系。

五、小结与展望

异氟烷和七氟烷可诱导 caspase 活化，APP 代谢异常，Aβ 合成增加和积聚，以及 tau 蛋白过度磷酸化最终促进细胞凋亡，从而对 AD 患者产生影响，但仍然需要更多的研究来充分阐明麻醉介导的神经毒性来帮助制定安全的麻醉管理指导方针，以避免 AD 患者认知功能障碍的加重。

（蒋珏 梁冰 姜虹）

参 考 文 献

1. Alzheimer's A, Alzheimer's Disease Facts and Figures. Edited by Chicago IAsA, 2011, 7(2):208-244.

2. Brookmeyer R, Johnson E, Ziegler-Graham K, et al, Forecasting the global burden of Alzheimer's disease. Alzheimers Dement, 2007, 3:186-191.

3. Xie Z, Dong Y, Maeda U, et al, The common inhalation anesthetic isoflurane induces apoptosis and increases amyloid beta protein levels. Anesthesiology, 2006, 104:988-994.

4. Planel E, Bretteville A, Liu L, et al, Acceleration and persistence of neurofibrillary pathology in a mouse model of tauopathy following anesthesia. Faseb J, 2009, 23:2595-604.

5. Eckenhoff RG, Johansson JS, Wei H, et al, Inhaled anesthetic enhancement of amyloid-beta oligomerization and cytotoxicity. Anesthesiology, 2004, 101:703-709.

6. Le Freche H, Brouillette J, Fernandez-Gomez FJ, et al, Tau phosphorylation and sevoflurane anesthesia: an association to postoperative cognitive impairment. Anesthesiology, 2012, 116:779-87.

7. Run X, Liang Z, Zhang L, et al, Anesthesia induces phosphorylation of tau. J Alzheimers Dis, 2009, 16:619-626.

8. Tan W, Cao X, Wang J, et al, Tau hyperphosphorylation is associated with memory impairment after exposure to 1.5% isoflurane without temperature maintenance in rats. Eur J Anaesthesiol, 2010, 27:835-841.

9. Xie Z, Tanzi R, Alzheimer's disease and post-operative cognitive dysfunction. Exp Gerontol, 2006, 41:346-359.

10. Tang JX, Baranov D, Hammond M, et al, Human Alzheimer and inflammation biomarkers after anesthesia and surgery. Anesthesiology, 2011, 115:727-732.

11. Gasparini M, Vanacore N, Schiaffini C, et al, A case-control study on Alzheimer's disease and exposure to anesthesia. Neurol Sci, 2002, 23:11-14.

12. Knopman DS, Petersen RC, Cha RH, et al, Coronary artery bypass grafting is not a risk factor for dementia or Alzheimer disease. Neurology, 2005, 65:986-990.

13. Grundke-Iqbal I, Iqbal K, Quinlan M, et al, Microtubule-associated protein tau. A component of Alzheimer paired helical filaments. J Biol Chem, 1986, 261:6084-6089.

14. Selkoe DJ, Alzheimer's disease: Genes, proteins, and therapy. Physiol Rev 2001; 81:741-766.

15. Iqbal K, Grundke-Iqbal I, Alzheimer neurofibrillary degeneration: significance, etiopathogenesis, therapeutics and prevention. J Cell Mol Med, 2008, 12:38-55.

16. Trojanowski JQ, Lee VM, Paired helical filament tau in Alzheimer's disease. The kinase connection. Am J Pathol, 1994, 144:499-453.

17. Small SA, Duff K, Linking Abeta and tau in late-onset Alzheimer's disease: a dual pathway hypothesis. Neuron, 2008, 60:534-542.

18. Hardy J, Selkoe DJ, The amyloid hypothesis of Alzheimer's disease: progress and problems on the road to therapeutics. Science, 2002, 297.

19. Tanzi RE, Bertram L, Twenty years of the Alzheimer's disease amyloid hypothesis: a genetic perspective. Cell, 2005, 120:545-555.

20. Jin M, Shepardson N, Yang T, et al, Soluble amyloid beta-protein dimers isolated from Alzheimer cortex directly induce Tau hyperphosphorylation and neuritic degeneration. Proc Natl Acad Sci USA, 2011, 108:5819-5824.

21. Qiu-Lan Ma, Fusheng Yang, Emily R, et al, â-Amyloid Oligomers Induce Phosphorylation of Tau and Inactivation of Insulin Receptor Substrate via c-Jun N-Terminal Kinase Signaling: Suppression by Omega-3 Fatty Acids and Curcumin. The Journal of Neuroscience, 2009, 29(28):907-908.

22. Ashe KH, Zahs KR, Probing the biology of Alzheimer's disease in mice. Neuron, 2010, 66:631-645.

23. Oddo S, Caccamo A, Shepherd JD, et al, Triple-transgenic model of Alzheimer's disease with plaques and tangles: intracellular Abeta and synaptic dysfunction. Neuron, 2003, 39:409-421.

24. Eckenhoff RG, Johansson JS, Wei H, et al, Inhaled anesthetic enhancement of amyloid-beta oligomerization and cytotoxicity. Anesthesiology, 2004, 101:703-709.

25. Xie Z, Dong Y, Maeda U, et al The common inhalation anesthetic isoflurane induces apoptosis and increases amyloid beta protein levels. Anesthesiology, 2006, 104:988-994.

53 胰岛素抵抗在老年患者术后认知功能障碍中的作用

术后认知功能障碍（postoperative cognitive dysfunction, POCD）是麻醉手术后出现的中枢神经系统并发症，常见于接受大手术、急诊手术的老年患者。多种因素均可诱发 POCD，高龄是目前公认的危险因素，已有研究表明，年龄大于 65 岁的患者 POCD 发生率是年轻人的 2 至 10 倍。手术可延长老年患者的寿命，但术后认知功能受损使老年患者术后的生活质量下降，增加住院期间及出院后费用。因此如何预防及治疗 POCD 成为老龄化社会需面对的挑战之一。POCD 是多种因素共同作用的结果，但其具体病理生理机制仍不清楚，胰岛素抵抗（insulin resistance, IR）存在于整个围手术期，大量动物及临床研究证实其与认知功能受损密切相关，可能是 POCD 机制之一，本综述重点介绍 IR 在老年患者 POCD 中的作用。

一、胰岛素对认知功能的保护作用

胰岛素是由胰岛 β 细胞分泌的一种多功能蛋白激素，对人体多种物质代谢有广泛的调节作用，还是一种神经营养因子，刺激多种细胞增殖与分化。胰岛素受体集中分布在脑内嗅球、下丘脑、海马、小脑和梨状皮质，即主导学习、记忆和认知功能的区域。胰岛素不仅能够调节中枢代谢，还能提高中枢胆碱能系统功能，减少胶质细胞增生，调节突触可塑性，参与学习记忆的储备。同时作为一种重要的神经营养因子，胰岛素对认知功能具有明显的保护作用，正常大鼠海马区注射胰岛素能显著提高空间记忆力，而以胰岛素缺乏为特点的 1 型糖尿病大鼠模型，海马神经元凋亡增加，认知功能下降。因此，理论上认为用胰岛素治疗糖尿病可以改善认知功能。但也有一些研究发现，胰岛素治疗可致认知功能下降，如来自日本的一项关于糖尿病患者群研究结果显示，在调整年龄、性别、病程等的影响后，使用胰岛素治疗的 2 型糖尿病患者学习能力和注意力下降最明显。

二、胰岛素抵抗（IR）对认知功能的损害作用

IR 是指组织细胞对生理浓度胰岛素的生物反应性不敏感或反应性降低，表现为外周的高胰岛素血症、高血糖、高乳酸血症。大量的临床试验研究结果显示，胰岛素抵抗是糖尿病患者认知功能损害的机制之一。赵晓红等研究认为胰岛素抵抗及高胰岛素水平是轻度认知功能障碍的独立危险因素。另有研究发现围手术期应激性胰岛素抵抗在麻醉开始即产生，术后 24h 内最显著，可维持 2w ~ 3w。由于 POCD 术后即可发生，且能长期存在，由此可见，胰岛素抵抗与 POCD 密切相关，可能机制如下：

（一）胰岛素敏感性减弱导致中枢能量代谢缺陷

脑组织的胰岛素受体主要包括两种类型：外周型和神经元特异型。神经胶质细胞上外周型胰岛素受体呈现低表达，主要介导糖的摄取和能量代谢；神经元特异型受体主要在神经元上高表达，与多种神经功能如学习与记忆的突触活动有关。胰岛素作用减弱导致胶质细胞摄取糖原能力减少，影响神经元的能量供给。而脑组织主要依赖葡萄糖供能，葡萄糖代谢水平的下降可引起乙酰胆碱等重要神经递质的合成减少、突触活动抑制等，从而导致学习、记忆、认知功能的下降。

（二）高胰岛素血症导致 β 淀粉样蛋白（Aβ）沉积

Aβ 由淀粉样前体蛋白 amyloid precusorprotein（APP）水解产生，是老年斑的主要成分，具有明显的神经毒性，可以诱导细胞凋亡、氧化应激和炎症反应，引起细胞内钙稳态失衡，影响突触可塑性，损伤胆碱能神经系统功能。胰岛素降解酶 insulin degrading enzyme（IDE）负责胰岛素的降解，同时也是降解 Aβ 的主要酶。高胰岛素水平下，Aβ 与胰岛素竞争 IDE，由于 IDE 对胰岛素亲和力高，导致 Aβ 清除障碍，形成阿尔茨海默病（AD）相关的病理障碍，出现认知功能障碍。

（三）IR 参与炎症反应的机制

生理状态下，机体产生适度免疫应答的关键源于促炎和抗炎因子处于平衡状态。手术创伤可以激活免疫应答，引起强烈的外周炎症反应，而外周炎症反应可以激活中枢神经系统胶质细胞产生炎症因子。中枢神经系统生理浓度的 IL-1β、IL-6、TNF-α 在学习记忆过程中具有重要作用，但过量表达却能够导致学习记忆功能损害。何龙等的研究发

现手术创伤能够引起老年小鼠术后认知功能障碍,其机制可能与术后海马组织中 IL-1β、IL-6、TNF-α 的表达上调有关。Wan 等发现大鼠脾切除术后(1d 和 3d)出现短暂认知功能障碍,同时海马 TNF-α mRNA、IL-1β mRNA 表达升高、IL-1β 蛋白表达增多,推测海马内炎性细胞因子表达增多与术后大鼠短暂的认知功能改变有关。Barrientos 等研究发现脑池内的 IL-1ra 能阻止老年大鼠认知功能下降和神经炎症反应。Cauli 等把布洛芬用于门体分流术后出现肝性脑病的大鼠,结果发现大鼠的学习能力有明显改善。TNF-α 不仅可以引起神经胶质细胞肿胀和变性,释放神经毒性因子,而且在炎症反应的起始阶段和级联放大过程中具有重要作用,参与调控细胞因子、趋化因子的释放和中枢胶质细胞的激活,可通过活化中枢免疫细胞、招募外周循环中的免疫细胞进入中枢,引起神经炎症反应,产生过量炎症因子。大量炎症因子的释放引起诱导型一氧化氮合酶(iNOS 或 NOS2)表达,释放大量具神经毒性的自由基如 NO 等,导致强烈的氧化应激反应,造成神经细胞的损伤、死亡,最终导致动物学习记忆功能受损。绝大多数胰岛素抵抗是胰岛素和胰岛素受体结合后信号转导过程发生障碍的结果,主要缺陷包括胰岛素受体的酪氨酸激酶活性下降、胰岛素信号转导的异常、葡萄糖转运减少、葡萄糖磷酸化和糖原合成酶活性减弱等。TNF-α 既可通过直接诱导胰岛素受体底物(IRS-1)、丝氨酸磷酸化、下调 IRS-1 的表达和降低 GLUT-4 的数目等抑制葡萄糖的转运而诱发胰岛素抵抗。TNF-α 还能诱导 IL-6 的生成,IL-6 使胰岛素受体 B 亚基和 IRS-1 的蛋白表达减少,胰岛素介导的酪氨酸激酶磷酸化水平及胰岛素受体 B 亚基活性下降,同时通过下调 GLUT-4 的表达,抑制了胰岛素介导的葡萄糖转运和脂肪合成。研究发现,PPARγ 激动剂(噻唑烷二酮类)不仅能提高胰岛素的敏感性,还能下调炎症介质的水平。可见胰岛素抵抗可能在炎症机制中发挥着桥梁作用。

(四)IR 与中枢胆碱能功能减退

POCD 被广泛认可的另一机制是中枢胆碱能系统功能降低。研究表明,中枢胆碱能系统与学习、记忆等高级神经活动密切相关。脑内 ChAT 活性及其乙酰胆碱(ACh)含量降低被公认为是学习记忆障碍的一个重要特征。随着年龄增加,不同脑区胆碱能神经元功能降低,胆碱受体数目减少,造成老年性的记忆障碍及情感异常。大量研究发现抗胆碱药可明显影响学习记忆,将东莨菪碱注入大鼠双侧海马腹侧、丘脑中间背侧可损害空间记忆,给予 M 受体激动剂可改善东莨菪碱引起的遗忘。POCD 在老年患者中的高发病率提示中枢胆碱能系统减退可能是 POCD 与生理退变的共同发病机制。AD 是慢性中枢神经系统变性所致的痴呆,近年来较多研究表明,胰岛素抵抗在 AD 的发生发展中起重要作用。胰岛素抵抗使胆碱能神经元利用糖代谢紊乱,乙酰胆碱生成减少,可以阻断细胞 Ca^{2+} 内流,导致 Ca^{2+} 依赖性蛋白激酶活性受到抑制,减弱磷酸化作用,使糖原合成激酶活性增高,导致下列一系列变化:①抑制糖原合酶活

性,使糖原合成减少,产生胰岛素抵抗,引起糖代谢异常,损伤更多细胞,形成恶性循环;②糖原合成激酶活性增高引起 tau 蛋白过度磷酸化,致使神经元纤维缠结在细胞内沉积,促使神经元凋亡,引起 AD;③胰岛素可提高 α 分泌酶活性,使淀粉样蛋白前体产生可溶性淀粉前体蛋白,减少 β-AP 的产生。当胰岛素抵抗时,可使具有神经营养作用的可溶性淀粉前体蛋白 α 减少,而有神经毒性的 β-AP 增加沉积,从而促进老年斑形成和神经元退行性变。IR 导致胆碱能受损这一线索似乎也为认知功能障碍的治疗提供了新方向。近年来的研究发现短期应用小剂量的胰岛素(1IU/kg i. p.)能抑制乙酰胆碱酯酶的活性,增加乙酰胆碱的活性,从而翻转东莨菪碱引起的记忆力减退。石广滨等人通过侧脑室注射胰岛素发现,与痴呆组相比,海马、额叶突触素免疫反应产物光密度值和 ChAT 含量明显增高,提示胰岛素能增加突触素含量、突触数量和中枢胆碱能水平。

三、结语与展望

我们有理由认为 IR 在 POCD 的发生发展中起重要作用,可能是其发病机制之一。目前已有报道证实了针对 IR 的治疗在改善认知功能方面的作用。Reger 等经鼻注入胰岛素,排除对外周胰岛素和血糖的干扰,发现血糖正常的早期 AD 患者的语言记忆能力得到了改善。Watson 等报道,胰岛素增敏剂罗格列酮能改善 AD 患者认知功能。Berrino 报道,通过相对简化饮食结构以提高胰岛素的敏感性可以延缓甚至阻止 AD 的发展进程。由此推测未来改善 IR 可能在防治 POCD 中发挥重要作用。POCD 主要发生于老年人,而随着全球老龄化的到来,将会有越来越多的老年患者接受手术,研究表明,有认知功能障碍的老年患者发展为痴呆的比例每年高达 10%～15%,而认知功能正常的老年人每年发展为痴呆仅为 1%～2%,因此防治 POCD 对改善老年患者术后生活质量有重要意义。目前虽对 POCD 进行了大量的研究,但由于 POCD 是一种多病因综合征,其产生也是多机制作用的结果。除了为人所熟知的众多机制之外,越来越多的研究结果提示 IR 也是导致认知功能损害的重要机制之一,由此对 POCD 的防治途径将变得更加广泛,改善胰岛素抵抗状态将成为防治 POCD 的新方法。

(蒋蓉蓉　唐霓　王晓斌)

参 考 文 献

1. 中国防治认知功能障碍专家共识专家组. 中国防治认知功能障碍专家共识. 中华老年医学杂志, 2006, 25(7): 485-487.

2. 高丽, 张颖冬. 胰岛素在阿尔茨海默病发病机制中作用的研究进展. 中国临床神经科学, 2010, 18(3): 318-322.

3. McNay EC, Ong CT, McCrimmon RJ, et al. Hippocampal memory processes are modulated by insulin and high-fat-induced insulin resistance. Neurobiol Learn Mem, 2010, 93

(4):546-553.

4. Sima AA,Zhang W,Muzik O,et al. Sequential abnormalities in type I diabetic encephalopathy and the effects of C-Peptide. Rev Diabet Stud,2009,6(3):211-222.

5. Jessica F,Manfred H,William H,et al. Intranasal insulin as a treatment for Alzheimer's disease:a review of basic research and clinical evidence. CNS Drugs,2013,27(7):505-514.

6. Araki A. Insulin therapy in elderly patients with diabetes mellitus. Nippon Ronen Igakkai Zasshi,2004,41(2):157-160.

7. 赵晓红,谈越,鲍娟,等.胰岛素抵抗与轻度认知功能障碍关系的临床研究.卒中与神经疾病,2009,16(3):155-158.

8. Accardi G,Caruso C,Colonna-Romano G et al. Can Alzheimer disease be a form of type 3 diabetes? Rejuvenation Res,2012,15(2):217-221.

9. Banzhaf-Strathmann J,Benito E,May S,et al. MicroRNA-125b induces tau hyperphosphorylation and cognitive deficits in Alzheimer's disease. EMBO J,2014,33(15):1667-1680.

10. Priller C,Bauer T,Mitteregger G,et al. Synapse formation and function is modulated by the amyloid precursor protein. Neuroscience,2006,26(27):7212-7221.

11. Jiang LH,Zhang YN,Wu XW,et al. Effect of insulin on the cognizing function and expression of hippocampal Aβ1-40 of rat with Alzheimer disease. Chin Med J,2008,121(9):827-832.

12. Blázquez E,Velázquez E,Hurtado-Carneiro V,et al. Insulin in the brain:its pathophysiological implications for States related with central insulin resistance,type 2 diabetes and Alzheimer's disease. Front Endocrinol,2014,5(25):161.

13. Jungwirth B,Eckel B,Blobner M,et al. The impact of cardiopulmonary bypass on systemic interleukin-6 release,cerebral nuclear factor-kappa B expression,and neurocognitive outcome in rats. Anesthesia and Analgesia,2010,110(2):312-320.

14. Vanessa CS,Joana G,Carlos F R,et al. Prevention of methamphetamine-induced microglial cell death by TNF-α and IL-6 through activation of the JAK-STAT pathway. J Neuroinflammation,2012,9(18):103.

15. Ellingsgaard H,HauselmannI,Schuler B,et al. Interleukin-6 enhances insulin secretion by increasing glucagon-like peptide-1 secretion from L cells and alpha cells. Nat Med,2011,17(11):1481-1499.

16. Sebastião I,Candeias E,Santos MS,et al. Insulin as a bridge between type 2 diabetes and Alzheimer disease-How anti-diabetics could be a solution for dementia. Front Endocrinol,2014,5:110.

17. Rahul Agrawal,Ethika Tyagi,Rakesh Shukla,et al. Effect of insulin and melatonin on acetylcholinesterase activity in the brain of amnesic mice. Behav Brain Res,2008,189(2):381-386.

18. 石广滨,张显,刘群.胰岛素样生长因子—1对痴呆模型大鼠学习记忆能力影响及其可能机制.中风与神经疾病杂志,2009,26(1):25-27.

19. Jennifer L. Bayer-Carter,Pattie S. Green,Thomas J. Montine,et al. Diet intervention and cerebrospinal fluid biomarkers in amnestic mild cognitive impairment. Arch Neurol,2011,68(6):743-752.

20. 胡蜀红,江腾,杨艳等.吡格列酮改善2型糖尿病大鼠脑内胰岛素抵抗以及 Alzheimer 病样 Tau 蛋白磷酸化.中华糖尿病杂志,2012,4:376-378.

21. Sato T,Hanyu H,Hirao K,et al. Efficacy of PPAR-γ agonist pioglitazone in mild Alzheimer disease. Neurobiol Aging,2011,32(9):1626-1633.

54 影响骨骼肌烟碱型乙酰胆碱受体异质化因素及其机制研究进展

骨骼肌的随意运动和肌张力的维持都有赖于神经、肌肉结构和功能以及神经-肌肉兴奋传递的正常。神经和肌肉为可兴奋组织,电刺激或化学刺激致细胞膜去极化则可以引起兴奋在膜面上进行扩布性传导,兴奋在神经或肌肉上的传导是一种电兴奋传导,而兴奋从神经传递至骨骼肌则要经历电-化学-电的转换过程。在神经肌肉传导过程中,神经兴奋产生的动作电位沿运动神经到达运动神经末梢,使 Ca^{2+} 经离子通道进入运动神经,储备的乙酰胆碱囊泡与突触前膜迅速融合完成胞吐,将囊泡内乙酰胆碱释放至突触间隙,乙酰胆碱随后与突触后膜上烟碱型乙酰胆碱受体(nicotinic acetylcholine receptors,nAChRs)结合,离子通道开放,Na^+ 进入突触后膜,引起突触后膜去极化,促使整个肌细胞膜去极化,导致 Ca^{2+} 通道开放,肌细胞内 Ca^{2+} 浓度增加,肌细胞收缩(图 54-1)。可见 nAChR 在肌肉收缩过程中起到重要作用。

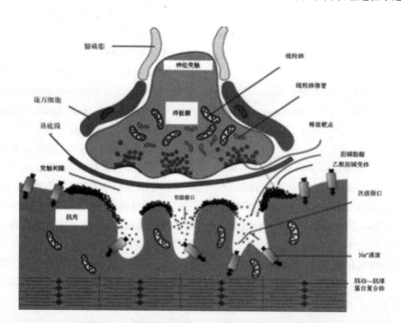

图 54-1　骨骼肌神经——肌接头处兴奋的传递

一、正常状态下乙酰胆碱受体结构、发育和再生

(一)乙酰胆碱受体的结构

脊椎动物的乙酰胆碱受体分为毒蕈碱型受体(M 受体-G 蛋白偶联型受体)和烟碱型受体(N 受体-离子通道型受体)。前者存在于中枢和外周神经系统的突触前膜和突触后膜上,激动后产生副交感神经兴奋效应,即抑制心脏活动、收缩支气管胃肠平滑肌和膀胱逼尿肌、促进消化腺分泌、缩小瞳孔等。后者的 N_1 型受体位于神经节突触后膜,可引起自主神经节的节后神经元兴奋;N_2 型受体位于骨骼肌终板膜,可引起运动终板电位,导致骨骼肌兴奋收缩。

nAChRs 是引起肌肉收缩活动中最重要的受体之一。该型受体是由 α、β、δ 和 γ(或 ε)围绕一个阳离子如 Ca^{2+}、K^+ 等介导的中央孔组成的一种异聚体跨膜蛋白,排列成花瓣状的五边形管形结构,嵌入肌细胞膜间。α 亚单位有 10 个不同的亚基($\alpha_1 \sim \alpha_{10}$),β 亚单位有 4 个不同的亚基($\beta_1 \sim \beta_4$),δ、γ、ε 各一个亚单位。骨骼肌中 nAChRs 有两种亚型,一类发现于胎儿的肌肉中,亚基组成为 $(\alpha_1)_2\beta_1\gamma\delta$,为非成熟的烟碱型乙酰胆碱受体（γ-nAChR）；另一类在成人的肌肉神经细胞终板膜中发现，γ亚基被ε亚基所取代，即$(\alpha_1)_2\beta_1\varepsilon\delta$，为成熟的烟碱型乙酰胆碱受体（ε-nAChR）（图54-2）。电镜显示，这个五边形体长125Å，直径65Å，呈中央开口25Å的环状结构。五角形体约高出突触端膜60Å，细胞内约20Å。5个亚基环绕细胞外孔道呈漏斗样延伸为中央离子通道。五边形体的每一个亚基都是一个四次跨膜蛋白，分子量约60kd，约由437～501个氨基酸残基构成。由于这5个亚基中有2个α亚基，所以五边形体并不对称。这种不对称使得乙酰胆碱受体对乙酰胆碱有不同的亲和力和略微不同的反应时间。而近年的研究发现在骨骼肌发育过程和去神经的骨骼肌细胞膜上可表达另一种nAChR，即神经型乙酰胆碱受体（α7-nAChR）。α7-nAChR是由同价同效的5个α7亚基组成的5聚体通道（图54-2）。

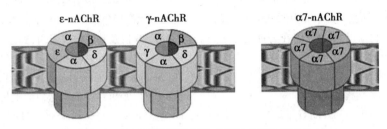

图 54-2 不同类型烟碱型乙酰胆碱受体的结构

（二）nAChRs 不同亚型各自的特性

在正常成年人骨骼肌中，nAChR 主要为成熟型的ε-nAChR，为高导电性离子通道，受到乙酰胆碱刺激后通道的激活和失活都非常快，有利于接受下一次刺激作用。而骨骼肌在被神经支配前主要表达 γ-nAChR 和 α7-nAChR，这两种受体为低导电性离子通道，受到乙酰胆碱刺激后产生的电位幅度小于 ε-nAChR，并且恢复至正常电位的时间延长，对接受下一次刺激的敏感性降低。与 ε-nAChR 相比，γ-nAChR 和 α7-nAChR 有如下特点：①非去极化肌松药更容易作用于 γ-nAChR 和 α7-nAChR；②γ-nAChR 和 α7-nAChR 具有更小的单通道电导性和 2～10 倍的通道开放时间；③ε-nAChR 具有稳定结构，自身消除半衰期大约14d，γ-nAChR 和 α7-nAChR 的自身消除半衰期不到24h。因此，γ-nAChR 和 α7-nAChR 再生速度快，使非去极化肌松药较少与 ε-nAChR 结合，导致肌松持续时间缩短；而异质化受体与非去极化肌松药的亲和度高，使非去极化肌松药难以进入循环系统进行代谢，导致恢复时间和恢复指数增加。

（三）乙酰胆碱受体的发育和再生

神经肌肉接头（neuromuscular junction，NMJ）处的乙酰胆碱受体分为接头前、接头与接头后受体三类。在胎儿早期肌肉出现神经支配前，肌细胞的多数肌核具有较高的活性，但除α、β与δ外仅合成γ亚单位，形成接头后受体。由于含γ亚单位基因的肌核活性高，接头后受体布满整个肌细胞膜。胎儿成熟，肌肉受神经支配，含ε亚单位基因的肌核活性逐渐增强，在运动神经末梢接触区此亚单位插入肌膜，形成接头受体，而含有γ亚单位基因的肌核活性逐渐减弱，原有接头后受体降解消失。直至生后两年内，肌细胞停止合成γ亚单位，处于休眠状态，但仍保留合成接头后受体的能力。一旦遇肌肉失运动神经支配或 NMJ 遭破坏再生，其活性即恢复。起初只限于 NMJ 邻近的细胞核，虽命名为接头后受体，但其却插入接头区，若上述情况不能改善甚至加重。接头后受体合成继续增加，直至类似于胎儿期，扩展到整个肌膜。肌肉恢复神经支配或再生的神经肌内接头传递功能恢复正常，被接头后受体占据的区域缩小、消失。

二、异常状态下 nAChRs 结构的改变

（一）脓毒症对 nAChR 结构的影响

临床上人们可以观察到脓毒症患者睁眼乏力、呼吸浅快、四肢无力以及在手术麻醉时腹肌对肌松剂的松弛反应减弱等现象，应用骨骼肌去神经支配不能清楚解释，但可能与骨骼肌 nAChR 异化重构有关。同时，在慢性脓毒症动物模型中使用右旋筒箭毒碱后，其敏感性有高低之分，并且脓毒症最后导致动物的 nAChR 数量减少。因此，在慢性脓毒症的条件下，nAChR 的数量发生改变，并且急性脓毒症的阶段性和差异性减弱了非去极化肌松药效果。进一步研究发现，脓毒症引起的非去极化肌松药抵抗与 nAChR 亚基的异质化改变有关。

进一步研究发现，在脓毒症大鼠模型中，存在神经支配的骨骼肌 nAChR 发生了明显的受体异化重构，即随病程延长和程度加重出现了 γ-nAChR 和 α7-nAChR 高表达于整个细胞膜上。这种发生同类不同质的受体同时出现，且由生理分布变为异常分布的现象，称为受体异化重构。

国外学者通过研究突变骨骼肌 ε-nAChR 的 ε 亚基发现：其电生理出现与非成熟型受体相似的变化，即通道开放时间延长，导致"似肌无力状态"的出现（myasthenia-like state），即使受体数量未发生变化，神经肌接头突触传递功能也会出现障碍。严重烧伤的患者也观察到 nAChR 的异质化现象和肌无力现象，提示这两种现象可能存在潜在的联系。

（二）烧伤、截瘫对 nAChR 结构的影响

临床截瘫、严重烧伤等患者其骨骼肌发生了去神经支配。骨骼肌细胞膜 α7-nAChR 与 γ-nAChR 同时呈广泛高表

达。烧伤后 NMJ 乙酰胆碱受体亚单位合成紊乱，α、δ 亚单位的基因编码转录速度提高，β 亚单位的 mRNA 增多，但以 γ 亚单位的 mRNA 增加最为显著，无突触前或神经介导致受体结构紊乱的证据。

国内对去神经支配引起非去极化肌松剂药效学改变进行了相关研究和报道。赵雪莲等通过构建表达 γ-nAChR 的 HEK293 细胞模型，运用全细胞膜片钳方法检测到 Ach 激活 γ-nAChR 的内向电流低于 ε-nAChR，细胞兴奋性降低。γ-nAChR 与非去极化肌松剂的亲和力低于与成熟型 ε-nAChR 结合的亲和力。此外，另一些学者在去神经支配的骨骼肌上发现，非去极化肌松剂肌松的作用下降、起效时间延长，这也可能与骨骼肌上 γ-nAChR 表达上调有关。

（三）老龄对 nAChR 结构的影响

nAChR 大量分布于 NMJ 表面，随着年龄的增加，NMJ 和 nAChR 的形态及功能均发生改变。其主要电生理学的改变为：①细胞内钾含量降低而钠增高；②钠泵活性降低，膜电位恢复变慢；③递质释放减少；④因能量物质减少和组织氧化作用降低，骨骼肌能量释放减少，这导致 nAChR 对药物敏感性下降，产生相同阻滞效果所需药量增加。运动神经元的形态学亦发生改变：①当年龄>60 岁后，由于合成代谢相关激素分泌减少，导致以 Ⅱ 型肌纤维数量减少为主的改变；脊神经根 α 运动神经元和有髓鞘轴突数目减少、运动单位数量减少、NMJ 结构退化，最终表现为肌力减弱。肌力减弱除与上述改变有关外，也与肌浆网对钙的摄取和 Ca 泵活性下降有关。②NMJ 中突触有效接触面积随年龄增加而减少，导致神经对肌肉营养作用和伤害性刺激传导的减少。③老年人的 NMJ 的轴突与运动终板距离增加，运动终板褶皱变平坦，受体数目和乙酰胆碱减少，使肌张力降低，但对非去极化肌松药的敏感性和阻滞深度等与成年人相似。另有一项研究表明，老龄因素可加重脓毒症大鼠骨骼肌细胞膜 nAChR 异质化，而老龄因素亦可诱发骨骼肌细胞膜 nAChR 异质化，且不同部位骨骼肌的异质化程度不同。非去极化肌松药对老龄因素导致 nAChR 异质化敏感性如何，还有待进一步研究。

三、调控 nAChR 异质化的信号通路

神经调节蛋白（neuregulin）介导的神经源性生长因子信号对突触后乙酰胆碱受体的分化、表达、稳定具有调节作用，其中以 nAChR 诱导活性因子（nicotinic acetylcholine receptor inducing activity，neuregulin-1，ARIA）的作用最为重要。ErbBs 是酪氨酸激酶受体 ErbBs 家族。神经末梢释放的 neuregulin-1 通过与肌细胞膜受体 ErbB2 和 ErbB4 结合形成复合体，由调节蛋白 cdk5 和 p35 参与激活和合成。受体自身的酪氨酸激酶磷酸化，下行通路通过 ras 进一步激活 MAP 激酶信号通路和 JNK 激酶信号通路，导致 c-JNK 和 c-fos 发生短暂的激活，使信号通路下游的底物 Ets 相关的 GABPα/β 蛋白因子磷酸化，作用于基因启动子序列，抑制

α7-nAChR 和 γ-nAChR，启动 ε 亚基基因的表达。神经电活动具有调节 NMJ 终板 nAChR 分化、表达的作用。来自运动神经元的电冲动导致突触前膜释放乙酰胆碱（ACh）。ACh 结合突触后膜上的 nAChR，使通道开放，Ca^{2+} 内流。胞内 Ca^{2+} 增高，激活丝氨酸/苏氨酸激酶，抑制肌源性特异转录因子与 E-box 区结合，γ-nAChR 和 α7-nAChR 表达受抑制，而 ε-nAChR 表达激活。

神经源性 agrin 由运动神经元轴索合成和转运，释放至突触基底层后集聚在近突触囊泡处，能够刺激培养肌管中的 nAChR 以及其他突触蛋白，如乙酰胆碱酯酶、突触受体锚定蛋白（Rapsyn）、细胞骨架蛋白（Utrophin）、神经调节蛋白（Neuregulin）、肌源性神经调节蛋白（NRG）以及神经调节蛋白受体（ErBbs）等突触蛋白的聚集。肌细胞膜特异性激酶受体（muscle specific kinase，MuSK）是 agrin 受体复合物及其信号调节通路的关键组分。MuSK 与低密度脂蛋白受体相关蛋白 4（low-density lipoprotein receptor-related protein 4，Lrp4）连接形成一个与 agrin 具有高度亲和力的复合受体，agrin 通过 Lrp4 进一步激活 MuSK 胞质区的酪氨酸磷酸化，其下行的信号通路影响核内乙酰胆碱受体亚基相关基因的转录，并促进相关突触蛋白发生聚集。Rapsyn 为分子量约 43 000 的细胞膜内蛋白，从突触形成的早期开始，它和 nAChR 在 NMJ 处共同表达，从而增加了突触形成后 nAChR 的稳定性。在 agrin 介导的信号通路中 Rapsyn 是一种招募其他突触蛋白至 NMJ 处的脚手架蛋白（图 54-3）。

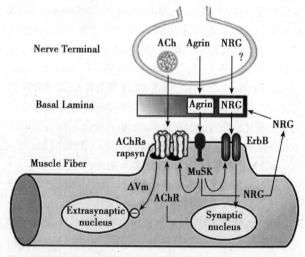

图 54-3 调控 nAChR 异质化的信号通路
注：Nerve Terminal 神经末梢 Basal Lamina 基底膜 Muscle Fiber 神经纤维 Extrasynaptic nucleus 突触外细胞核 Synaptic nucleus 突触细胞核

最近的研究表明 Neuregulin-1-ErbB 信号通路可以通过增强 MuSK 的磷酸化来加强 agrin 介导的 nAChR 聚集成簇作用。同时，agrin 蛋白对骨骼肌膜上 Neuregulin-1 结合效应受体 ErbB2 和 ErbB4 也有聚集作用。在体外实验中，失神经支配或者正常神经支配肌肉的终板外区注射携带 agrin 基因的质粒可以诱导 nAChR 的 γ 亚基向 ε 亚基转换，

形成类突触后膜样结构,说明 agrin 参与介导 γ 向 ε 亚基转换过程。在脓毒症情况下,上述的神经源性生长因子信号是否发生了障碍,目前尚不清楚。

综上所述,nAChR 易受到烧伤、截瘫、感染、老龄等因素而发生异质化改变。异质化受体 γ-nAChR 和 α7-nAChR 的结构和功能与 ε-nAChR 相比有明显改变。阐明 nAChR 异质化的发生机制有利于指导非去极化肌松药在临床中的使用。参与了 nAChR 生成、发育的过程,与 nAChR 异质化的过程密切相关。随着 Agrin-MuSK-Neuregulin-1-ErbB 信号通路以及 γ-nAChR、α7-nAChR 和 ε-nAChR 研究的进展,相信 nAChR 异质化将会有更多更深入的发现。

(谢飞 刘力 闵苏)

参 考 文 献

1. Lindstrom J M. Acetylcholine receptors and myasthenia. Muscle & nerve,2000,23(4):453-477.

2. Lindstrom J M. Nicotinic acetylcholine receptors of muscles and nerves. Annals of the New York Academy of Sciences,2003,998(1):41-52.

3. Tzartos S J,Barkas T,Cung M T,et al. Anatomy of the antigenic structure of a large membrane autoantigen,the muscle-type nicotinic acetylcholine receptor. Immunological reviews,1998,163(1):89-120.

4. Albuquerque E X,Pereira E F R,Alkondon M,et al. Mammalian nicotinic acetylcholine receptors:from structure to function[J]. Physiological reviews,2009,89(1):73-120.

5. Hosokawa S,Koseki H,Nagashima M,et al.:Title efficacy of phosphodiesterase 5 inhibitor on distant burn-induced muscle autophagy,microcirculation,and survival rate. Am J Physiol Endocrinol Metab 2013,304(9):E922-33.

6. Drifte G,Dunn-Siegrist I,Tissières P,et al.:Innate Immune Functions of Immature Neutrophils in Patients With Sepsis and Severe Systemic Inflammatory Response Syndrome *. Critical care medicine 2013,41(3):820-32.

7. L. Liu,S. Min,W. Li,K. Wei,J. Luo,G. Wu,L. Ao,J. Cao,B. Wang and Z. Wang:Pharmacodynamic changes with vecuronium in sepsis are associated with expression of α7-and γ-nicotinic acetylcholine receptor in an experimental rat model of neuromyopathy. Br J Anaesth 112(1):159-68,2014.

8. Humphreys H,Winter B,Paul M. The Physiology of Sepsis and Its Implications. Infections in the Adult Intensive Care Unit:Springer,2013;9-23.

9. Latronico N,Bolton CF:Critical illness polyneuropathy and myopathy:a major cause of muscle weakness and paralysis [J]. Lancet Neurol 2011,10(10):931-941.

10. Semmler A,Okulla T,Kaiser M,et al.:Long-term neuromuscular sequelae of critical illness. J Neurol 2012.

11. Bloch S,Polkey MI,Griffiths M,et al.:Molecular mechanisms of intensive care unit-acquired weakness. Eur Respir J 2012,39(4):1000-1011.

12. McLoon LK,Willoughby CL,Andrade FH. Extraocular Muscle Structure and Function. Craniofacial Muscles:Springer,2013;31-50.

13. Wu H,Xiong WC,Mei L:To build a synapse:signaling pathways in neuromuscular junction assembly. Development 2010,137(7):1017-1033.

14. Rossman AC:The physiology of the nicotinic acetylcholine receptor and its importance in the administration of anesthesia[J]. AANA J 2011,79(5):433-440.

15. Yang B,Jiang JH,Zhou YC,et al.:Denervation stage differentially influences resistance to neuromuscular blockers in rat gastrocnemius. J Surg Res 2013,180(2):266-273.

16. Ngo ST,Cole RN,Sunn N,et al.:Neuregulin-1 potentiates agrin-induced acetylcholine receptor clustering through muscle-specific kinase phosphorylation. J Cell Sci 2012,125(Pt 6):1531-1543.

55 微创及无创心排出量监测进展

第一部分 概述及微创心排出量监测

一、概述

自从 1970 年,Swan 和 Ganz 博士将肺动脉漂浮导管(Swan-Ganz 导管)引入临床之后,心排出量监测就成为了围手术期最重要的血流动力学监测手段之一。围手术期肺动脉漂浮导管(PAC)监测广泛应用于一些大的心血管手术和伴有明显心血管疾病的非心脏手术,也适用于创伤、脓毒症和其他危重病患者。40 年来,PAC 已经被公认为是监测心排出量的"金标准"。然而,在某些种类的患者中,按照 PAC 参数指导危重患者治疗在提高疗效和改善远期预后方面还存在很多争议。虽然"Swan-Ganz"已经过时的说法尚不成立,但在过去二十年中,我们一直在见证着有创的 PAC 热稀释法技术日渐向微创甚至无创技术的转变。尽管作为"金标准"的 PAC 可能不那么准确,但是,几乎所有微创技术都用与 PAC 的比较来证明其有效性。我们的综述,旨在提供一些微创和无创的心排出量监测技术的最新资料。此外,也通过讨论不同患者、不同设备使用过程中的特点,适应证、禁忌证和局限性,让读者对各种不同技术有一定的了解。

二、心排出量和肺动脉导管

早在 1733 年,牧师 Stephan Hales 就尝试测量心排出量。他在马的颈动脉处安置一个测压计,以此来测量马的颈动脉血流量。真正有意义的心排出量监测是始于 1870 年,Adolf Fick 博士发现可用 Fick's 方程式来计算心排出量。Fick 方程式原理认为耗氧量等于血流量与动静脉氧含量差值的乘积。

$$CO = (VO_2)/(CaO_2 - CvO_2) \qquad (55-1)$$

公式 55-1:Fick 法则:VO_2 = 每分钟耗氧量;CaO_2 = 动脉血氧含量;CvO_2 = 混合静脉血氧含量

在 Fick's 原理提出之后,于 1893 年 George Stewart 发明了使用高渗盐水检测循环血流信号的指示剂稀释法。该方法是通过导电性能的变化来计算心排出量的。1897 年,在 Sterwart 工作的基础上,William Hamilton 测量了人类循环中吲哚菁绿的浓度变化,并绘制了浓度/时间变化曲线。心排出量等于曲线下区域的染料含量。

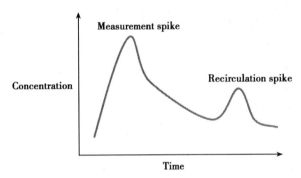

图 55-1 指示剂-稀释曲线
心排出量与曲线下面积成反比(AUC)。
第二个峰的出现是再循环的影响

$$流量 = C_0 V_0 / \int C(t) dt \qquad (55-2)$$

公式 55-2:Stewart-Hamilton 方程式:C_0 = 注入药物的初始浓度,V_0 = 注入药物的初始容量,分母 = 全部时间内指示剂浓度的总和(时间-浓度曲线下面积)

1929 年,Werner Forssman 将一根导尿管从头静脉置入右心室,然后,经此通路注入指示剂,使指示剂与肺动脉中的静脉血混合。此后,Fick 心排出量监测方法才得以应用于人类。20 世纪 40 年代,Cournand 博士又进一步完善了这种方法。直到 1970 年 Swan 博士和 Ganz 博士引入了带气囊的肺动脉漂浮导管之后,床边心排出量监测才得以广泛应用。这种漂浮导管可以随着血流漂移,最后楔嵌到肺动脉,使临床医师可以在床边评估血流动力学参数和气体交换信息。到这时起,临床的血流动力学监测真正进入到了床边心排出量监测的时代,同时,肺动脉导管技术也进入到了临床应用时期。

PAC 是有创操作，需要放置一个大内径、多管腔的静脉导管，沿着颈内静脉或其他大静脉前行，并穿过两个心腔和两个心瓣膜，最后，将导管尖端楔嵌在肺动脉的小分支上面。这种方法有很多并发症（表 55-1）。包括心律失常，感染，败血症，肺动脉破裂，相邻动脉损伤，严重的栓塞，肺梗死，心脏瓣膜损伤，心包积液，心内导管打结等。

表 55-1 肺动脉导管置入术相关并发症

PAC 并发症	发生率（%）
中心静脉导管穿刺相关的并发症	
• 动脉破裂	0.1～13
• 术后的神经症	0.3～1.1
• 气胸	0.3～4.5
• 空气栓塞	0.5
中心静脉导管插入相关的并发症	
• 轻微心律失常	4.7～68.9
• 严重心律失常（室性心动过速或室颤）	0.3～62.7
• 三尖瓣反流轻微增加	17
• 右束支传导阻滞	0.1～4.3
• 完全性传导阻滞（左束支传导阻滞患者）	0～8.5
与静脉导管留置体内相关的并发症	
• 肺动脉破裂	0.03～1.5
• 导管尖端培养阳性	1.4～34.8
• 导管相关败血症	0.7～11.4
• 血栓性静脉炎	6.5
• 静脉血栓	0.5～66.7
• 附壁血栓	28～61
• 瓣膜/心内膜赘生物或心内膜炎	2.2～100
• 死亡（肺动脉导管）	0.02～1.5
• 导管在心内打结	个别案例报道

不仅肺动脉置管的并发症受到关注，其有效性和临床效果也存在争议。近十年来，其临床应用逐渐减少。不良预后可能与参数较难解释和每个人的技术差异有关。多数研究认为：PAC 可以改善临床预后的证据不足，一些研究甚至认为 PAC 可以增加患者住院死亡率。但是，也有一些前瞻性临床研究显示 PAC 可以改善手术患者，危重患者以及脓毒症患者的死亡率。因此，对于一些特殊患者，如需要进行血管扩张治疗的右心衰竭，肺动脉高压患者以及脓毒症的患者，PAC 仍然有一定的作用。认为 PAC 已经过时还为时尚早。

基于 PAC 的缺点和有创性，近二十多年来，人们一直在寻找相关的替代产品和改进方法。一些新的微创的心排出量监测设备已经进入临床使用，其他方法也在积极研发制造中。最近市场上出现了一些完全无创的技术，如 Nex-

fin HD 系统和最新的 ClearSight 系统。理想的心排出量监测技术所具有的优点应该是：能够提供完整的血流动力学评估资料，包括心排出量监测和分析，无创或者微创性，连续性，可靠性，使用方便，并发症少或无，最终能够改善患者预后。遗憾的是，至今还没有任何一种技术能够完全满足这些要求。目前市场上有一些监测心排出量的微创技术（经肺稀释技术）和无创技术（生物阻抗技术）；然而，这些技术设备的可靠度，准确度和精密度，以及临床优势，仍然有待商榷。Critchley 等的相关荟萃分析发现，这些对比研究的统计数据存在较大的差异。他们认为心排出量监测可接受的波动范围应该在±30%之间。

三、微创心排出量监测

（一）动脉波形分析

Erlanger 和 Hooker 早在 1904 年就发现：可以通过脉搏压力来估算每搏输出量。此方法通过曲线下面积来计算每搏量。压力曲线的下方的面积与每搏输出量成正比，与主动脉阻抗成反比。可用于计算心排出量的参数有：阻力，血管顺应性，动脉阻抗。这些参数来自特定患者的资料和动脉压力波形。

$$SV = \int dP/dt \times 1/Z \tag{55-3}$$

公式 55-3：每搏输出量的计算采用脉冲波形分析。SV =每搏输出量，$\int dP/dt$=从舒张末期到收缩末期压力改变积分，Z=主动脉阻抗。

目前，市场上有几种根据脉冲波形分析原理设计的监测系统。包括：不需要校准的 FloTrac/Vigileo 系统；需要校准的热稀释系统 PiCCO 和锂稀释系统 LiDCO。

1. FloTrac/Vigileo 一种不需要校准动脉波形分析方法

（1）方法及其机制：FloTrac/Vigileo 是 2005 年诞生，并引入美国的的血流动力学监测方法，由 Edwards Lifesciences 公司生产。该设备由 Flotrac 传感器和 Vigileo 监测仪两部分组成。通过 Flotrac 传感器采集患者外周动脉（桡动脉、肱动脉、腋动脉和股动脉）压力波形，结合患者年龄、性别、身高、体重、体表面积所得到的 SV 进行运算分析，从而得到心排出量/心排指数（CO/CI）、每搏量/每搏指数（SV/SVI）、外周血管阻力/外周血管阻力指数（SVR/SVRI）、每搏量变异度（SVV）等血流动力学指标。此监测设备最大的优势是：不需要置入中心静脉导管，使用方便（图 55-2）。

运算方法：脉压（PP）与心排量（SV）呈线性相关性。

每搏量的计算公式：$SV = SD_{AP} \times \chi$ （55-4）

公式 55-4：SD_{AP}代表动脉压力标准差，是评估脉搏压的指标（图 55-3a）。χ 是通过对动脉波形分析得出的函数，与动脉顺应性（根据性别，年龄，身高，体重估算），平均动脉压（MAP）和波形特征相关。使用第三代 FloTrac/Vigileo 软件系统，每分钟计算一次心排出量，而最新的第四代缩短为每 20 秒钟计算一次。

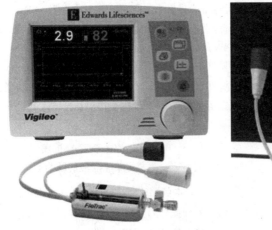
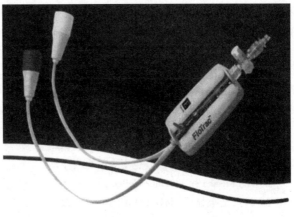

图 55-2　FloTrac/Vigileo 系统

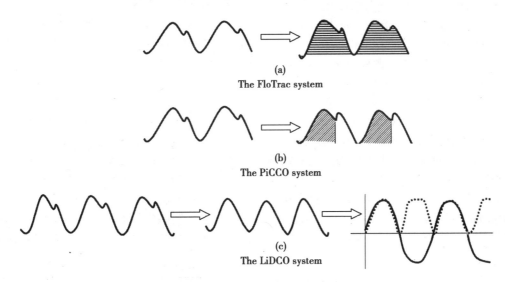

(a)
The FloTrac system

(b)
The PiCCO system

(c)
The LiDCO system

图 55-3　不同动脉波形分析方法

（a）FloTrac/Vigileo 系统动脉波形的样本数据点设定在一个频率。脉搏压力通过计算这些数据基准点的标准差来评估。（b）PiCCO 系统，起始点就在动脉波形收缩部分下方的区域。（c）LiDCO 方法将动脉压力波形转换为一个标准的容量波形，从而用均方根（RMS）的方法作为一个正弦波来分析［F（X）］，也被称为"脉冲功率分析"

（2）优势和局限性：FloTrac/Vigileo 系统最明显的优势是创伤小，可以连续监测心排出量，使用相对简单，不需要外部校准，没有中心静脉置管的并发症。此外，FloTrac/Vigileo 系统还可有助于围手术期目标导向治疗（GDT）的管理和维持最佳血流动力学状态。从而提高了患者的安全性，和减少手术后并发症的发生。然而，对于一些循环系统

表 55-2　不适用 FloTrac 的情形

动脉波形的改变	很差的动脉波形
主动脉内球囊返搏（IABP）	极度低血压
主动脉瓣狭窄或反流	低 SVR 的患者
心律失常	使用大剂量血管升压药
动脉波形幅度增加或降低	

不稳定的患者，其临床有效性和可靠性受到了限制。如：心律失常，严重主动脉瓣反流和其他影响动脉波形的因素。并且这种技术在产科和儿科还缺乏应用资料。

与 PiCCO 或者 LiDCO 相比较，FloTrac/Vigileo 系统的优势是不需要外部校准。这可能也是部分患者准确度轻微下降的原因。因此，对于血流动力学不稳定的患者，有效准功能的设备更准确。

（3）临床有效性研究：为了提高准确性，研究者开发了三代软件。第三代软件采集的样本量更大（包括大量的循环高动力和血管麻痹患者），进一步提高了临床有效性。比较了 FloTrac/Vigileo 系统和 PAC 对脓毒症患者和心脏外科手术的心排出量监测，其误差分别是 29% 和 22%。围手术期液体目标导向治疗时，第三代 FloTrac 系统可以显示扩容前后的心排出量的变化。Slagt 等的综述认为 FloTrac/Vigileo

系统有足够的能力测量正常动力和低动力状态时的心排出量,但是,不能有效测量高动力状态时的心排出量。另一个荟萃分析同样也支持在充分考虑其局限性的条件下,使用FloTrac/Vigileo系统。还有一些研究报道:低SVR(肝移植患者和心脏手术)的患者使用大剂量的血管加压药处理后,第三代软件的测量误差高达65%。所以,有些人认为:第三代软件系统也不是金标准。因此:Edward Lifesciences公司在2014年5月升级了它的软件,推出了FloTrac system 4.0。

动物实验结果显示:与锂稀释系统相比,FloTrac/Vigileo系统高估了犬的心排出量,相对误差也更大。在腹主动脉瘤手术中,日本的Kusaka用FloTrac/Vigileo系统和TEE同时测量CO和CVP,结果显示FloTrac/Vigileo系统,在动脉瘤夹闭以及松开的过程中,心排出量的测量值变异性太大,导致其不能应用于腹主动脉瘤手术。Motoh等,在用多巴酚丁胺治疗迟发性脑缺血的高动力疗法中,用第三代FloTrac/Vigileo系统测量的心排出量低于经肺热稀释法。

2. PiCCO监测(Pulse Medical System,慕尼黑,德国)

(1)方法及原理:PiCCO系统是Pulse Medical System研发并于2000年获得批准进而在临床使用的。此技术比PAC创伤小,只需要放置动脉导管和中心静脉导管,不经过心腔和瓣膜。经大动脉(股动脉或腋动脉)置管以及中心静脉置管来测量和整合一大组血流动力学数据。此技术由两部分组成:间断经肺热稀释技术(TPTD)和连续脉冲波形分析技术。PiCCO将两种技术整合在一起。可有效监测肺水肿和ARDS(无论成人还是儿童)。该设备可以为临床医师提供下列监测数据。

经肺热稀释技术监测:心排出量(CO),血管外肺水(EVLW),全心舒张末期容积(GEDV),胸内血容量(ITBV),心功能指数(CFI)和整体射血分数(EF)。动脉波形分析监测:心排出量(CO),每搏输出量(SV),脉搏压力变异(PPV)和每搏输出量变异(SVV)。此外,还可以监测中心静脉氧饱和度,接近混合静脉氧饱和度(SvO₂)。

脉搏指示动脉波形分析的连续心排出量监测(PiCCO)是根据下列公式55-5计算心排出量的。

$$CO = cal \times HR \times \int_{systole} (P(t)/$$
$$SVR + C(p) \times dP/dt) dt \qquad (55-5)$$

公式55-5:cal=经肺热稀释法的校正系数,HR=心率,$\int_{systole}$=收缩期曲线(图55-2b),P(t)=单位时间内的压力变化,SVR=外周血管阻力,P(t)/SVR=代表动脉收缩期压力曲线下面的部分,其中SVR=平均动脉压/CO,C(p)=大动脉顺应性,dP/dt=动脉波形。

应用经肺热稀释技术对PiCCO的动脉波形分析进行校准。推荐的校准间隔时间为每8小时一次或外周血管阻力(SVR)显著变化时。导管置入的部位,位于体肺循环的中心。常用的部位有颈静脉或锁骨下静脉。股静脉置管可作为备选方案,其心排出量(CO)的测量值仍然可靠。但是,中心静脉导管从股静脉置入时,可导致胸廓内容积测量值偏高。股动脉是常用的动脉置管通路,备选动脉还有腋动脉、肱动脉、桡动脉。根据文献报道,给患者使用大剂量儿茶酚胺时,股动脉压力测定的准确性高于桡动脉。

(2)优势与局限:PiCCO可以连续监测心排出量和其他血流动力学参数(表55-3)。小儿肺动脉内径过小,不适宜置入常规的肺动脉动导管,选择PiCCO具有明显的优

表55-3 PiCCO系统测量并显示的参数

经肺热稀释法	描述
心排出量(CO)	采用Stewart-Hamilton方程式;经肺热稀释法
血管外肺水(EVLW)	肺部血管系统之外的水含量;肺泡液体与肺间质
全心舒张末期容积(GEDV)	测量四个心腔内的全部血容量,在舒张末期
胸内血容量(ITBV)	GEDV的延伸;包括肺循环血容量
心功能指数(CFI)	CO和GEDV的比值
脉冲波形分析	描述
心排出量(CO)	使用动脉波形分析
每搏输出量(SV)	从动脉波形收缩部分以下的面积来分析
系统血管阻力(SVR)	通过MAP和CO来计算
脉搏压力变化(PPV)	血管内状态的动脉监测;从收缩压和舒张压的变化来计算
每搏量变异度(SVV)	血管内状态的动态测量;取自动脉曲线收缩部分以下的面积
中心静脉氧饱和度(ScvO₂)	可用于评估有平行移动趋势的混合静脉血氧饱和度(SvO₂)
左室心排指数(LVCI)	左心室测量的数值来自收缩期动脉压力-时间曲线上升处最大值

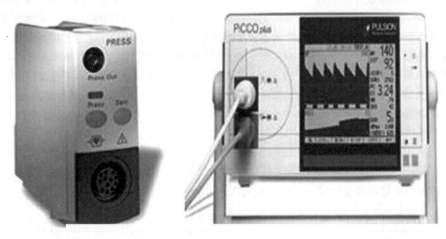

图 55-4　德国,慕尼黑,脉冲医疗系统的脉搏连续心排出量检测(PiCCO)系统

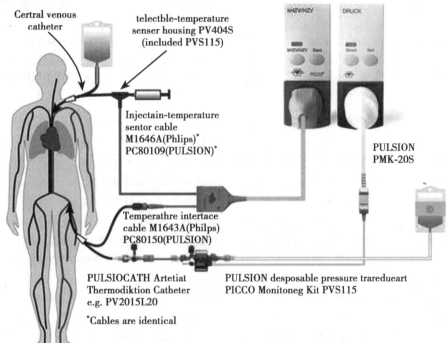

图 55-5　脉搏连续心排出量检测(PiCCO)系统的测量组分

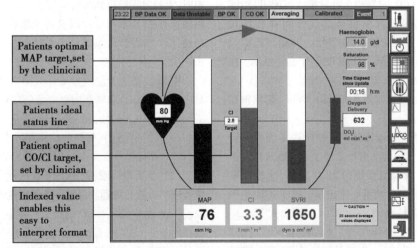

图 55-6　连续心排出量检测(PiCCO)系统显示屏

势。经肺热稀释法(TPTD)的优点是:可监测心脏舒张末期总容积(GEDV)和肺间质含水量(EVLW)。大量研究显示:心脏舒张末期总容积(GEDV)和胸廓内血容量(ITBV)对于心脏前负荷的评估,优于中心静脉压和肺动脉压。肺血管外间质含水量(EVLW)可用于指导肺水肿的防治。并且在调节PEEP,指导容量控制和液体平衡方面有参考价值。经肺热稀释法(TPTD)的另一个优点是:不受呼吸机和呼吸周期的影响。因此PiCCO可得到稳定的和可重复性的监测参数。与传统右心热稀释技术相比,临床研究更支持使用PiCCO技术监测心排出量。与肺动脉置管相比,PiCCO的创伤稍小。但是,其将桡动脉置管改为股动脉和腋动脉置

管,并和中心静脉行注射性热稀释分析后,其创伤大于Flo-Trac/Vigileo法。PiCCO的另一个缺点是:不能直接测量混合静脉血氧饱和度(导管不进入肺动脉),尽管中心静脉血氧饱和度接近混合静脉血氧饱和度。根据Beldaet等的报道,PiCCO法相关并发症较少。局部炎症和导管源性感染的发病率分别为2%和0.78%。其他并发症罕见,如远端肢体缺血(0.4%),无脉(0.4%),或股动脉血栓形成(0.2%)。

PiCCO法的禁忌证分为两类:①血管置入的禁忌和严重的周围性血管疾病(动脉移植);②导致误差的解剖或生理变异(瓣膜关闭不全,心内分流,体外循环)(表55-4)。

表55-4 PiCCO系统的优点,缺点和禁忌证

优 点	缺 点	禁忌证
• 适合相对小的儿童 • 唯一能够测量GEDV和EVLW的方法 • 不受呼吸机和呼吸循环的影响 • 提供测量和整合血流动力学大数据的能力	• 需要CVP和动脉置管 • 不能提供中心静脉血氧饱和度 • 导致中央管路的相关并发症	血管相关因素 • 动脉置管路径的动脉移植 • 严重的周围血管性疾病 错误的测量 • 瓣膜关闭不全 • 心内分流 • 体外循环

(3)临床有效性研究:很多研究比较了PiCCO与PAC在不同条件下(脓毒症,心肺移植手术)的临床有效性,结果显示两种技术有显著的相关性。当SVR明显变化时,PiCCO有20%的误差为0.23(0.5)L/min。相对PAC,PiCCO与LiDCO和FloTrac进行了交叉比较。结果表明PiCCO和LiDCO的测量值在临床可接受范围内,但是FloTrac临床有效性较差。Horster团队在危重患者中,比较了PiCCO和多普勒超声(USCOM)技术,认为这两种技术有可比性。Broch的团队完成了PiCCO和ccNexfin技术在心脏手术中的对比研究,证明两者之间有良好相关性,体外循环(CPB)前后的误差分别为23%和26%。此外,有新的证据支持PiCCO监测心排出量(CO)和胸内血容量指数(ITBVI)能够指导脓毒症的早期治疗,降低机械通气时间和改善预后[75]。但是,也有一些研究显示:在不用心肺循环机的冠状动脉搭桥术(OPCAB)中,PiCCO和PAC有很大差异。在手术不同阶段,其误差可能高达32%~50%。

3. 锂-脉波连续心排量监测系统(LiDCOplus,简称锂脉波系统)

(1)技术和原理:Linton团队第一次阐述了锂稀释技术测量心排出量的原理。与注射冷生理盐水的热稀释技术不同,锂稀释心排出量检测系统(LiDCO系统,简称锂系统)是使用锂盐作为指示剂测量心排出量。这个方法基于Stewart-Hamilton原理:$Flow = C_0 V_0 / \int C(t) dt$(公式55-2)。锂-脉波系统的数据来源于两套系统:锂系统(LiDCO系统)和脉波系统(PulseCO系统)。为获得精确数据,锂系统对脉波系统的检测值进行校正。锂系统是一种低风险,高临

床有效性的连续测量技术。

锂系统的工作原理:将锂传感器置入动脉血管。当静脉血管注入锂剂时,立即自动从动脉采集血标本,绘制成锂浓度时间曲线图,通过曲线下面积计算心排出量。锂剂的注射途径可选择中心静脉或外周静脉,两种途径监测的数据相似。锂系统仅需要一条动脉监测通路和一条静脉注射通路就能连续监测心排出量(图55-7)。

脉波系统可监测连续心排出量。而每搏量(SV)则是通过动脉血压波形运算得出的。用均方根(RMS)计算任意单位动脉支的血容量(不受波形影响,图55-2)。由均方根计算得出的每搏量称为"名义每搏量(SV)",有特殊因素影响时,重新效正所得到的每搏量是"实际每搏量(SV)"。影响因素有:锂指示剂稀释因素和动脉顺应性变异因素。为精确计算,推荐脉波系统每8小时或血流动力学改变时校正一次。

锂-脉波系统可监测多项血流动力学参数。锂系统测量心排出量(CO)和胸廓内血容量(ITBV)。脉波系统测定平均动脉压(MAP),心率(HR),全身外周血管阻力(SVR),心搏量(SV),每搏收缩压变异度(SPV),脉压变异度(PPV)和每搏量变异度(SVV)(图55-8)。

(2)优势与局限:锂-脉波系统的优点是不需要肺动脉置管或中心静脉置管。仅需一条动脉通道和一条外周静脉通道。锂-脉波系统对CO的测量结果是被认可的。在不断校正的条件下,可媲美肺动脉置管热稀释法。锂-脉波系统强于PiCCO系统的优点是:能经外周静脉注入锂剂。与PAC相比,锂-脉波系统的另一个优点是能测量收缩压变异

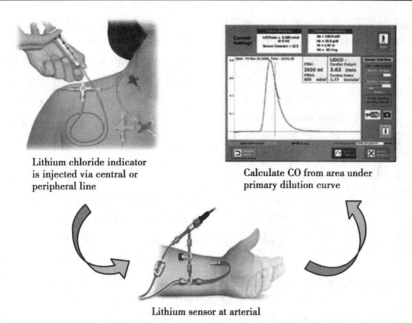

Lithium chloride indicator is injected via central or peripheral line

Calculate CO from area under primary dilution curve

Lithium sensor at arterial

图 55-7　LiDCO 技术导管置入路径

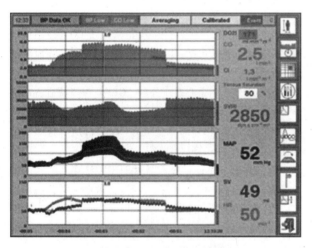

图 55-8　LiDCO 技术的显示屏

(SVV)或动脉压变异(PPV)。已经证实:锂-脉波系统在显著降低高危手术患者的并发症和缩短住院时间方面有临床意义。影响锂-脉波系统准确性的因素有:主动脉反流,严重心律失常,外周血管明显收缩、已接受过锂剂治疗或使用肌肉松弛剂的患者。

锂-脉波系统的禁忌证包括:①额外锂剂摄入(接受锂剂治疗的患者),血浆锂浓度增加也使 CO 监测值增加;②非去极化肌松药会影响锂传感器的效果;③其他影响监测值准确性的因素:体重低于 40kg、早期妊娠、心脏解剖异常,如主动脉反流,心内分流,主动脉内球囊反搏和动脉内信号减弱。

(3)有效性研究:多项实验研究和临床实践,证实了 LiDCOplus 系统对心排出量(CO)监测的有效性。Karita 团队比较了锂剂稀释法,电磁流探测和肺动脉导管法对猪的升主动脉血流量的测量。他们也研究了使用多巴酚丁胺,

普萘洛尔和增加七氟烷浓度致血流动力学变化时,LiDCO系统的准确性。这些研究表明锂剂稀释法可与传统的肺动脉置管术(PAC)媲美。Linton 等,在冠脉搭桥术后的患者,比较了 LiDCO 系统和肺动脉置管术(PAC)热稀释法的心排出量监测结果。显示两种技术有良好的相关性。进一步的证据显示,对肝移植术后患者,心脏手术术后患者,严重的先兆子痫产后阶段的产妇,LiDCOplus 系统和肺动脉置管术(PAC)的结果有良好相关性。这些研究也提示,LiDCO系统是一种可接受的微创 CO 监测技术,能用于指导围手术期的管理。Pearse 等人的一项随机前瞻性的临床研究证实,以 LiDCOplus 监测值为基础的目标导向治疗可显著降低高危手术患者的并发症和住院时间。Yamashita 等在非体外循环的冠脉搭桥术中,比较了 LiDCO 技术和肺动脉置管热稀释法,发现 PulseCO(LiDCO Ltd)值的相关性较差,有较大偏差。因此,他们认为 PulseCO 不适用于非体外循环的冠脉搭桥术。

LiDCO 技术与其他心排出量监测技术进行比较。部分二氧化碳重复呼吸法(NICO)与 LiDCO 技术用动物实验进行比较,显示两者有相关性。人体研究,对 LiDCO,PiCCO,FloTrac 和 PAC 进行交叉比较之结果也显示:LiDCO 误差率最低。另一项研究,19 例冠脉搭桥术患者,比较了 PAC 热稀释法、LiDCOplus 法和经食管超声心动图(TEE)的容量反应时的血流动力学参数。结果显示 LiDCOplus 法对血管内容量的评估敏感性更高。

4. PRAM(压力记录分析法)

(1)技术和机制:由意大利帕洛瓦保健公司研发。此技术通过动脉血压计算连续心排出量,不需要初始校准或中心静脉置管。PRAM 技术与 FloTrac/Vigileo 法一样,仅需一条动脉通道。PRAM 技术的代表作 MostCare 系统(Vytech,帕洛瓦,意大利)已在市场有售。此技术原理是:任一

血管中,容量的变化都是由压力作用下的血管内径变化决定的。换句话说,可理解为收缩期曲线下面积的改变反映了每搏输出量(SV)的变化(图55-9)。

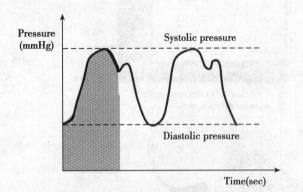

图55-9　PRAM系统,动脉收缩期波形曲线数据

心排量的计算,涉及一些物理参数。包括:左心室射血力,动脉阻抗,动脉顺应性,外周小血管阻力。PRAM技术与其他脉冲波形分析技术不同之处在于:其一,PRAM计算曲线下面积时,考虑了脉波和压力对压力曲线形态学与血流量相关性的影响;其二,PRAM的采样频率是1000Hz而其他脉冲波形分析法是100Hz。更高的样本采集率似能得到更高的精确度。PRAM同样能监测多项血流动力学参数:CO,SVV,PPV和SVR。

(2)优点与局限:PRAM是一项微创监测技术,能连续监测心排出量和SVV,PPV等高级血流动力学参数。PRAM不需要中心静脉置管。虽有争论,但PRAM适用于接受大剂量强心药物,循环不稳定的患者和保持窦性心律的主动脉内球囊反搏(IABP)的患者。但是,PRAM也有一些局限:技术局限(动脉波形的增强或衰减)和患者不良信号采集(主动脉瓣膜反流)或外周动脉变异(主动脉夹层,动脉粥样硬化斑块)。

(3)有效性研究:Giomarelli P. 等人对PRAM的准确性进行了大规模的研究。他们对PRAM和PAC热稀释技术应用于冠脉搭桥术的患者进行了比较。结果显示PRAM对术中和术后心排出量的监测是精确的。对一组主动脉内球囊反搏(IABP)和(或)持续输注大剂量强心药物的低心排出量综合征的患者的研究,也得到了相似的结果。一项近期在心脏术后恢复室的研究也发现:PRAM和PAC热稀释技术对血流动力学不稳定的患者的心脏指数的监测有很好的一致性(平均差0.047±0.395L/min/m^{2}和误差百分率29%),但不包括房颤的患者。为进一步证实PRAM的有效性,Dr. Donati在综合术后重症恢复室,完成了PRAM,PiCCO和持续肺热稀释法的比较观察。他们的结果表明PRAM,PAC和PiCCO对血流动力学稳定的患者检测结果也有一致性,其百分误差分别为25%和28%。

5. VolumeView(Edwards Lifesciences,尔湾,加州,美国)　VolumeView是目前最新的校准脉搏波分析系统,2010年由Edwards Lifesciences公司推出。该系统由一个特殊的带热敏电阻探头的动脉导管(VolumeView导管)和EV1000监测仪组成。此外,该系统的PreSep血氧饱和度监测导管可监测连续性ScvO$_2$监测。

VolumeView系统采用一种新的算法,通过股动脉连续动脉压分析和TPTD技术外部校正来评估CO。该系统监测多项容量参数,包括:血管外肺水(EVLW),肺血管通透性指数(PVPI),全心舒张末期容积(GEDV),胸腔内血容量(ITBV)和全心射血分数(GEF)和多项血流动力学参数,包括CO,心搏量(SV),心搏量指数(SVI),心搏量变异度(SVV)和外周血管阻力(SVR)。所有这些参数均通过VolumeView算法计算得出。

若干关于VolumeView有效性的研究已在动物和人群中开展。在一个猪模型中,在广泛围血流动力学状态中对CO,EVLW和GEDV进行评估,VolumeView显示了与PiCCO系统很好的一致性[105]。此外,在外科和综合ICU中使用VolumeView的结果表明,VolumeView CO测定方法与PiCCO系统同样可靠,而且VolumeView方法更为精确[106]。然而,此技术尚未在大样本人群中得到完全验证。未来研

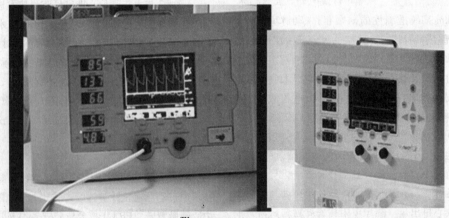

MOSTCARE™ the hemodynamic monitoring

图55-10　MostCare系统

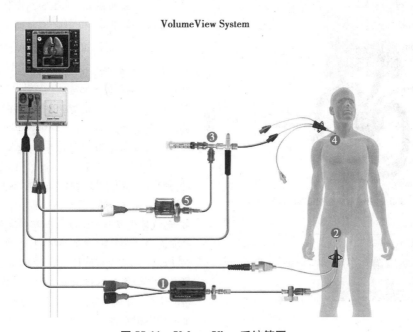

图 55-11　VolumeView 系统简图
①VolumeView 传感器；②VolumeView 股动脉导管；③VolumeView 热敏
电阻；④中心静脉导管；⑤TruWave 压力传感器

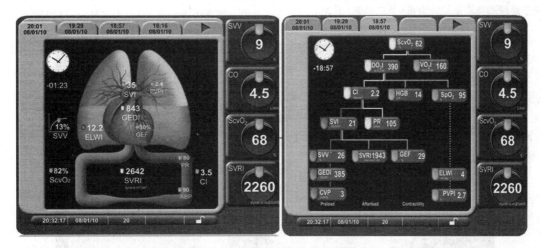

图 55-12　VolumeView 系统参数

究还需评估 VolumeView 系统对发病率和死亡率的影响。

（二）经肺部热稀释法

经肺部热稀释法（TPTD）问世已有 20 余年。目前，基于其原理设计的设备仅有 2 种：PiCCO 监护仪（Pulse Medical System，慕尼黑，德国）和 VolumeView 系统。

TPTD 或染料稀释法的原理与间断推注肺动脉热稀释技术相似，TPTD 不需要肺动脉置管，从而最大限度地减少了潜在的并发症。但 TPTD 仍需要进行中心静脉置管和放置动脉导管。通过中心静脉导管注射冷盐水（<8℃），冷盐水与血液混合后，流经右心、肺循环、左心和主动脉。温度的变化可以反映心排出量。热敏电阻探头导管通常放置在股动脉、腋动脉或肱动脉，据报道，使用大剂量儿茶酚胺的患者，股动脉测压优于桡动脉。

（三）经食管超声心动图（TEE）

1. 技术及其机制　在 1971 年，Side 等人首次提及在食管放置超声探头测量主动脉血流量。到 20 世纪 80 年代初，经食管超声心动图（TEE）开始在临床使用。自那以后，TEE 已演变成心脏外科的常规监测，并成为心血管外科不可或缺的诊断工具。TEE 对 SV 和 CO 的监测可以分为非多普勒法或多普勒法。非多普勒方法主要测量心室容积的变化（Simpson 方法）。Simpson 法将左心室从心底到心尖分为一系列切面。通过测定并计算舒张末期和收缩末期容积的变化来获得心搏量。然而，此法左室尖切面有限，导致 CO 测量的准确性降低。因此使用多个不同切面进行测量，并平均测量结果，可最大限度地减少测量误差。围手术期患者多数使用多普勒法，此法测定 CO 相对容易。多普勒

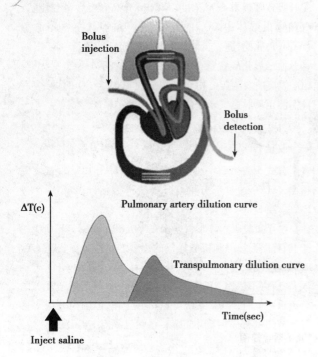

图55-13 通过上腔静脉注入冷盐水后的温度稀释曲线。经肺动脉测量峰值温度(第一峰值)先于经股动脉测量峰值温度(第二峰值)出现

反映了红细胞的运动,可更好的获取关于血流量的信息。下列公式可计算 SV 和 CO。

$$SV = VTI \times CSA, CO = SV \times HR \qquad (55\text{-}6)$$

公式55-6:SV = 心搏量,VTI = 多普勒速度时间积分,CSA = 流量测量处横截面积(πr^2)

从理论上讲,所有多普勒能解剖定位的部位都可以测量 CO。但在临床上,TEE 仅在升主动脉、肺动脉或二尖瓣几个有限的解剖部位可以定位测量 CO。左心室流出道(LVOT)最受青睐,因其形态近似圆柱体,直径容易测定,通过公式 πr^2 即可计算出横截面积(CSA),同时,还可测量血流速度、"速度时间积分"(VTI)。由于已知 CSA 和 VTI 参数,血流量也很容易计算。超声心动图还可检测解剖信息和血流动力学参数,如心室容积、心搏量、心排出量、心室收缩功能(EF)和可疑肺栓塞时右室射血分数。此外,TEE 还可测量与舒张末期容积相关性良好的左室舒张末期面积(LVEDA),评估下腔静脉直径的呼吸变异或上腔静脉陷闭来进行容积评估。TEE 对停用正性肌力药物、容量管理、β-受体阻滞剂和血管收缩药物的应用方面有指导作用。

2. 优点和局限性 TEE 优势明显,不仅可以测量 CO,还可以检测解剖异常、容量状态,心肌收缩力参数和心脏的其他一些直接的参数,并提供实时的 CO 评估。主要缺点:

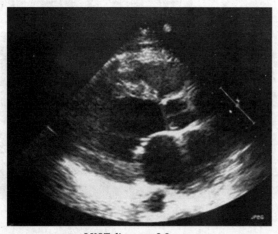

LVOT diameter=2.0cm

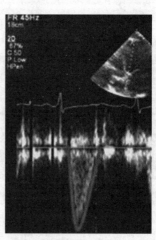

LVOT VTI=19cm

图55-14 LVOT 长轴切面 LVOT 直径测量和 LVOT VTI 测量

清醒患者对食管超声探头耐受性差,因此,通常仅在麻醉/镇静的患者使用。由于探头尺寸问题,也不能用于非常小的儿童。此外,准确性也非常依赖于超声心动图的图像质量和操作人员的技能。

总体来说 TEE 非常安全,但并不是完全没有风险。TEE 探头盲探进入食管,有潜在的损伤食管及邻近结构的可能性。其损伤风险与原有的食管病理改变有关。在一个7200 例心脏手术患者的回顾性研究中,无一例 TEE 相关死亡病例,发病率也仅为 0.2%。最常见并发症是严重吞咽痛,发生率为 0.1%,其他并发症有牙齿损伤(0.03%),气管导管移位(0.03%),上消化道出血(0.03%)和食管穿孔

(0.01%)。所以,TEE 不适用于重度食管狭窄患者,慎用于食管静脉曲张和近期食管手术患者。TEE 相关风险因素有:胃肠道病变、TEE 探头插入困难、老年、婴儿/儿童、虚弱、心脏肥大、胸部放射病史、颈椎关节炎和手术原因的TEE 探头留置时间延长。

3. 有效性研究 在心脏和非心脏外科手术中,比较了TEE 多普勒方法和 PAC 热稀释法,结果显示出良好的一致性,前者似乎可以有效替代后者。在 Parra V 等人的研究中,对心脏手术中 TEE 和 PAC 热稀释法进行比较,结果表明,两种方法的临床可接受度一致(偏倚 0.015L/min,误差29.1%)。Estagnaise 等人对 22 例机械通气患者进行研究,

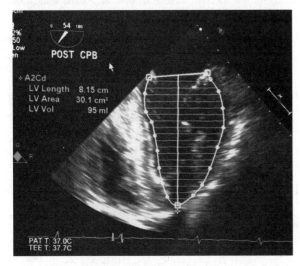

图 55-15 使用 Simpson 方法计算心搏量

比较 TEE 和 PAC 热稀释法测定 CO,二者也被证实有显著相关性。然而,一个最近的研究显示,TEE 与 PAC 相比一致性较差(-1.73～1.29L/min),误差大(38.6%)。Concha 等对腹腔镜结肠手术患者进行研究比较 TEE 和 FloTrac/Vigileo 对 CO 的测量,发现二者临床上有显著性差异(偏倚 1.17,一致限-2.02 和 4.37,百分比误差 40%)。在接受腹主动脉瘤(AAA)手术的患者中对 PAC 热稀释法、TEE 和 FloTrac/Vigileo 进行比较,也证实了 TEE 和 FloTrac/Vigileo 一致性较差(偏倚 0.12L/min,一致限-1.66～1.90L/min,百分比误差 41%)。由于 AAA 手术中血流动力学波动明显,作者认为 TEE 比 FloTrac/Vigileo 更适合用于此种手术。

(四)部分二氧化碳重复呼吸法:NICO 系统

1. 技术及其机制 部分二氧化碳重复呼吸法最早由美国犹他大学生物工程小组开发。1999 年,被 Novametrix Medical Systems 公司引入市场。其原理依据于 Fick 方程式。人体二氧化碳的排出量等于心排出量与静动脉二氧化碳含量之差的乘积。所以采集相关的二氧化碳参数可以计算出人体心排量。NICO 系统通过增加无效腔量,让患者重

复呼吸致呼吸末 CO_2 浓度($EtCO_2$)升高。之后,比较吸入气和呼出气体中 CO_2 的差值,计算出静脉血 CO_2 含量(VCO_2),凭此,进一步估算出混合静脉 CO_2 含量($CvCO_2$)。动脉血二氧化碳含量($CaCO_2$)波动近似于 $EtCO_2$ 变化,与 CO_2 解离曲线匹配。由于肺内分流可影响 CO 的评估,因此需测定动脉血气来评估分流对监测结果的影响。

Fick 原则:$CO = VCO_2/CvCO_2 - CaCO_2$ (55-7)

改良 Fick 方程式:$CO = \Delta VCO_2/S \times \Delta EtCO_2$

公式 55-7:VCO_2 通过计算吸入和呼出 CO_2 含量之差得出,$CvCO_2$ 通过部分重复呼吸法进行估计,$CaCO_2$ 通过 $PaCO_2$ 或 $EtCO_2$ 估计。

由于重复吸入环形管连接在呼吸机回路中,NICO 仅用于气管插管、镇静和机械通气的患者。急性肺损伤患者常有无效腔改变或分流增加,从而导致 CO 评估中可能产生误差,所以不适用 NICO 监测系统。Rocco 等人报道在肺内分流水平低时,NICO 系统可以很好工作,但肺内分流水平等于或超过 35% 时则不可靠。虽然已经对 NICO 系统进行了比较研究,但其准确度和效果仍有待进一步证实。

由于严重肺损伤的患者通常存在变异无效腔或分流增加,因此在估算 CO 时有潜在错报的可能。Rocco 等报道,NICO 在肺分流水平低于 35% 时更有效。

2. 优势和局限 NICO 系统的优点是几乎完全无创和能够连续监测 CO。然而 NICO 仅局限于气管插管和气体交换异常较小的患者以及 $PaCO_2 > 30mmHg$ 的患者。不能耐受短暂重复呼吸的患者属禁忌。大型临床研究提示:这种方法仍然有不足之处。从现有证据来看,它似乎并不能替代 PAC。

3. 有效性研究 有一些动物实验和人体研究对 NICO 系统的准确性进行了评估。在动物模型中,在复苏时 NICO 和 PAC 热稀释法技术有高度一致。在各种各样的临床环境下对患者的研究也发现同样的结果,比如危重患者手术、儿科手术和非体外循环心脏手术。此外,据称其能够追踪血流动力学不稳定时 CO 的变化。一些研究表明在胸外科和心脏手术后,PAC 热稀释法和 NICO 系统之间的一致性不太精确。Botero 等报道过 PAC 热稀释法技术和 NICO 系

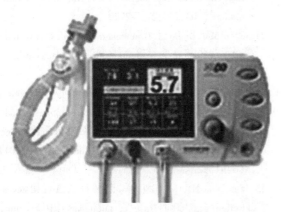

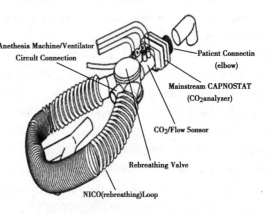

图 55-16 NICO 系统及其重复呼吸环路图解

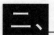

统之间的相关性欠佳,脱离 CPB 之后,NICO 的测量值偏低,但在 CPB 之前有更好的相关性。此外,另有报道:还有一些因素影响 NICO 系统的准确性,包括急性循环改变、每分通气量下降和肺内分流增加,。在腹部手术中,NICO 系统与食管多普勒 CO 监测进行了比较,其结果显示:两种技术之间的一致性不高。同样,Mielch 等发现 NICO 和 PiCCO 系统只有弱相关性。然而,在有正常呼吸功能的新生小马中发现 NICO 与心排出量相关联。总之,在某些特定患者群体,例如接受了心脏手术的患者,NICO 系统可以作为 PAC 热稀释法的一个替代方法。

完全无创的心输出量监测技术将在第二部分讨论。

（余凌　杜立　程静　李娜　陈明　辛乃幸）
Lisa Sangkum,Alan D. Kaye,Henry Liu（刘恒意）

参 考 文 献

1. Swan HJ,Ganz W,Forrester J,et al. Catheterization of the heart in man with use of a flow-directed balloon-tipped catheter. N Engl J Med,1970,283:447-451.

2. Gidwani UK,Mohanty B,Chatterjee K. The pulmonary artery catheter:a critical reappraisal. Cardiol Clin,2013,31(4):545-565.

3. Gore JM,Goldberg RJ,Spodick DH,et al. A community-wide assessment of the use of pulmonary artery catheters in patients with acute myocardial infarction. Chest,1987,92(4):721-727.

4. Connors AF Jr,Speroff T,Dawson NV,et al. The Effectiveness of Right Heart Catheterization in the Initial Care of Critically Ⅲ Patients. SUPPORT investigator,1996,276(11):889-897.

5. Binanay C,Califf RM,Hasselblad V,et al. ESCAPE Investigators and ESCAPE Study Coordinators. Evaluation study of congestive heart failure and pulmonary artery catheterization effectiveness:the ESCAPE trial,2005,294(13):1625-1633.

6. Barnett CF,Vaduganathan M,Lan G,et al. Critical reappraisal of pulmonary artery catheterization and invasive hemodynamic assessment in acute heart failure. Expert Rev Cardiovasc Ther,2013,11(4):417-424.

7. Schwann NM,Hillel Z,Hoeft A,et al. Lack of effectiveness of the pulmonary artery catheter in cardiac surgery. Anesth Analg,2011,113(5):994-1002.

8. Rajaram SS,Desai NK,Kalra A,et al. Pulmonary artery catheters for adult patients in intensive care. Cochrane Database Syst Rev,2013,2:CD003408.

9. Gershengorn HB,Wunsch H. Understanding changes in established practice:pulmonary artery catheter use in critically ill patients. Crit Care Med,2013,41(12):2667-2676.

10. Jhanji S,Dawson J,Pearse RM. Cardiac output monitoring: basic science and clinical application. Anaesthesia,2008,63(2):172-181.

11. LeDoux D,Astiz ME,Carpati CM,et al. Effects of perfusion pressure on tissue perfusion in septic shock. Critical Care Medicine,2000,28:2729-2732.

12. Stewart GN. Researches on the circulation time in organ and on the influences which affect it. Journal of Physiology,1893,15:1-89.

13. Chatterjee K. The Swan-Ganz Catheters. Past,Present,and Future A viewpoint. Circulation,2009,119:147-152.

14. Smart FW,Husserl FE. Complications of flow-directed balloon-tipped catheters. Chest,1990,97(1):227-228.

15. Klibaner MI,Hayes JA,Dobnick D,et al. Delayed fatal pulmonary hemorrhage complicating use of a balloon flotation catheter. Angiology,1985,36:358-362.

16. Ozturk E,Tanidir IC,Saygi M,et al. Evaluation of non-surgical causes of cardiac tamponade in children at a cardiac surgery center. Pediatr Int,2014,56(1):13-18.

17. Roldán JE,Guerri-Guttenberg RA. Knotting of a pulmonary artery catheter. Rev Esp Anestesiol Reanim,2013,60(1):59.

18. Practice guidelines for pulmonary artery catheterization:an updated report by the American Society of Anesthesiologists Task Force on Pulmonary Artery Catheterization. American Society of Anesthesiologists Task Force on Pulmonary Artery Catheterization. Anesthesiology,2003,99(4):988-1014.

19. Harvey S,Harrison DA,Singer M,et al. PAC-Man study collaboration. Assessment of the clinical effectiveness of pulmonary artery catheters in management of patients in intensive care(PAC-Man):a randomised controlled trial. Lancet,2005,366(9484):472-477.

20. Richard C,Warszawski J,Anguel N,et al. Early use of the pulmonary artery catheter and outcomes in patients with shock and acute respiratory distress syndrome:a randomized controlled trial. Journal of the American Medical Association,2003,290:2713-2720.

21. Zion MM,Balkin J,Rosenmann D,et al. Use of pulmonary artery catheters in patients with acute myocardial infarction. Chest,1990,98:1331-1335.

22. Hamilton MA,Cecconi M,Rhodes A. A systematic review and meta-analysis on the use of preemptive hemodynamic intervention to improve postoperative outcomes in moderate and high-risk surgical patients. Anesth Analg,2011,112(6):1392.

23. Sandham JD,Hull RD,Brant RF,et al. A randomized,controlled trial of the use of pulmonary-artery catheters in high-risk surgical patients. N Engl J Med,2003,348:5-14.

24. De Waal EE, Wappler F, Buhre WF. Cardiac output monitoring. Curr Opin Anaesthesiol, 2009, 22(1):71-77.

25. Ameloot K, Van De Vijver K, Van Regenmortel N, et al. Validation study of Nexfin® continuous non-invasive blood pressure monitoring in critically ill adult patients. Minerva Anestesiol, 2014.

26. Edwards lifescience website. The FloTrac Sensor, 2014. Available from: http://www.edwards.com/products/mininvasive/pages/flotracsensor.aspx.

27. Critchley LAH, Critchley JAJH. A meta-analysis of studies using bias and precision statistics to compare cardiac output measurement techniques. J ClinMonitComput, 1999, 15(2):85-91.

28. Reich DL, Mittnacht A, London M, et al. Kaplan's Cardiac anesthesia. 5th ed. Philadelphia: Saunders Else-vier, 2006.

29. Lee AJ, Cohn JH, Ranasinghe JS. Cardiac output assessed by invasive and minimally invasive techniques. Anesthesiol Res Pract, 2011, 2011:1-17.

30. Pugsley J, Lerner AB. Cardiac output monitoring: is there a gold standard and how do the newer technologies compare? Semin Cardiothorac Vasc Anesth, 2010, 14(4):274-282.

31. Montenij LJ, de Waal Eric EC, Buhre WF. Arterial waveform analysis in anesthesia and critical care. Curr Opin Anesthesiol, 2011, 24:651-656.

32. Benes J, Chytra I, Altmann P, et al. Intraoperative fluid optimization using stroke volume variation in high risk surgical patients: results of prospective randomized study. Crit Care, 2010, 14(3):2-15.

33. Mayer J, Boldt J, Poland R, et al. Continuous arterial pressure waveform-based cardiac output using the FloTrac/Vigileo: a review and meta-analysis. J Cardiothorac Vasc Anesth, 2009, 23(3):401-406.

34. Meng L, Phuong Tran N, Alexander BS, et al. The impact of phenylephrine, ephedrine, and increase preload on third-generation Vigileo-Flotrac and esophageal Doppler cardiac output measurements. Anesth Analg, 2011, 113:751-757.

35. Porhomayon J, El-Solh A, Papadakos P, et al. Cardiac output monitoring devices: an analytic review. Intern Emerg Med, 2012, 7:163-171.

36. Cecconi M, Fasano N, Langiano N, et al. Goal-directed haemodynamic therapy during elective total hip arthroplasty under regional anaesthesia. Crit Care, 2011, 15(3):R132.

37. De Backer D, Ospina-Tascon G, Salgado D, et al. Monitoring the microcirculation in the critically ill patient: current methods and future approaches. Intensive Care Med, 2010, 36(11):1813-1825.

38. Vasdev S, Chauhan S, Choudhury M, et al. Arterial pressure waveform derived cardiac output FloTrac/Vigileo system (third generation software): comparison of two monitoring sites with the thermodilution cardiac output. J ClinMonitComput, 2012, 26:115-120.

39. Slagt C, Malagon I, Groeneveld AB. Systematic review of uncalibrated arterial pressure waveform analysis to determine cardiac output and stroke volume variation. Br J Anaesth, 2014, 112(4):626-637.

40. Marqué S, Gros A, Chimot L, et al. Cardiac output monitoring in septic shock: evaluation of the third-generation Flotrac-Vigileo. J Clin Monit Comput, 2013, 27(3):273-279.

41. Slagt C, de Leeuw MA, Beute J, et al. Cardiac output measured by uncalibrated arterial pressure waveform analysis by recently released software version 3.02 versus thermodilution in septic shock. J Clin Monit Comput, 2013, 27:171-177.

42. Biancofiore G, Critchley LA, Lee A, et al. Evaluation of an uncalibrated arterial pulse contour cardiac output monitoring system in cirrhotic patients undergoing liver surgery. Br J Anaesth, 2009, 102(1):47-54.

43. Metzelder S, Coburn M, Fries M, et al. Performance of cardiac output measurement derived from arterial pressure waveform analysis in patients requiring high-dose vasopressor therapy. Br J Anaesth, 2011, 106:776-784.

44. Monnet X, Picard F, Lidzborski E, et al. The estimation of cardiac output by the Nexfin device is of poor reliability for tracking the effects of a fluid challenge. Crit Care, 2012, 16(5):R212.

45. Desebbe O, Henaine R, Keller G, et al. Ability of the third-generation FloTrac/Vigileo software to track changes in cardiac output in cardiac surgery patients: a polar plot approach. J Cardiothorac Vasc Anesth, 2013, 27(6):1122-1127.

46. Tsai YF, Liu FC, Yu HP. FloTrac/Vigileo system monitoring in acute-care surgery: current and future trends. Expert Rev Med Devices, 2013, 10(6):717-728.

47. Valverde A, Gianotti G, Rioja E, et al. Comparison of cardiac output determined by arterial pulse pressure waveform analysis method(FloTrac/Vigileo) versus lithium dilution method in anesthetized dogs. J Vet Emerg Crit Care(San Antonio), 2011, 21(4):328-334.

48. Kusaka Y, Yoshitani K, Irie T, et al. Clinical comparison of an echocardiograph derived versus pulse counter derived cardiac output measurement in abdominal aortic aneurysm surgery. J Cardiothorac Vasc Anesth, 2012, 26(2):223-226.

49. Mutoh T, Ishikawa T, Kobavashi S, et al. Performance of Third-generation Flotrac/Vigileo system during hyperdynamic therapy for delayed cerebral ischemia after subarachnoid hemorrhage. Surg Neurol Int, 2012, 3:99.

50. Reuter DA, Huang C, Edrich T, et al. Cardiac output monitoring using indicator-dilution techniques: basics, limits, and perspectives. Anesth Analg, 2010, 110(3): 799-811.

51. Litton E, Morgan M. The PiCCO monitor: a review. Anaesth Intensive Care, 2012, 40(3): 393-409.

52. Schmidt S, Westhoff TH, Hofmann C, et al. Effect of the venous catheter site on transpulmonary thermodilution measurement variables. Crit Care Med, 2007, 35: 783-786.

53. Soderstrom CA, Wasserman DH, Dunham CM, et al. Superiority of the femoral artery of monitoring: a prospective study. Am J Surg, 1982, 144: 309-312.

54. Gallucio ST, Chapman MJ, Finnis ME. Femoral-radial arterial pressure gradients in critically ill patients. Crit Care Resusc, 2009, 11: 34-38.

55. Tibby SM, Hatherill M, Marsh MJ, et al. Clinical validation of cardiac output measurements using femoral artery thermodilution with direct Fick in ventilated children and infants. Intensive Care Med, 1997, 23: 987-991.

56. Lemson J, de Boode WP, Hopman JC, et al. Validation of transpulmonary thermodilution cardiac output measurement in a pediatric animal model. Pediatr Crit Care Med, 2008, 9: 313-319.

57. López-Herce J, Bustinza A, Sancho L, et al. Cardiac output and blood volume parameters using femoral arterial thermodilution. Pediatr Int, 2009, 51: 59-65.

58. Michard F, Alaya S, Zarka V, et al. Global end-diastolic volume as an indicator of cardiac preload in patients with septic shock. Chest, 2003, 124: 1900-1908.

59. Sakka SG, Bredle DL, Reinhart K, et al. Comparison between intrathoracic blood volume and cardiac filling pressures in the early phase of hemodynamic instability of patients with sepsis or septic shock. J Crit Care, 1999, 14: 78-83.

60. Sakka SG, Rühl CC, Pfeiffer UJ, et al. Assessment of cardiac preload and extravascular lung water by single transpulmonary thermodilution. Intensive Care Med, 2000, 26: 180-187.

61. Lichtwarck-Aschoff M, Zeravik J, Pfeiffer UJ. Intrathoracic blood volume accurately reflects circulatory volume status in critically ill patients with mechanical ventilation. Intensive Care Med, 1992, 18: 142-147.

62. Maharaj R. Review Article: Extravascular Lung Water and Acute Lung Injury. Cardiology Research and Practice, 2012, 2012: 1-6.

63. Phillipswebsite: http://www. healthcare. philips. com/main/products/patient _ monitoring/products/picco/index. wpd.

64. Marx G, Reinhart K. Venous oximetry. Curr Opin Crit Care, 2006, 12: 263-268.

65. Belda FJ, Aguilar G, Teboul JL, et al. Complications related to less-invasive hemodynamic monitoring. Br J Anaesth, 2011, 106: 482-486.

66. Buhre W., Weyland A., Kazmaier S. et al. "Comparison of cardiac output assessed by pulse-contour analysis and thermodilution in patients undergoing minimally invasive direct coronary artery bypass grafting". J Cardiothorac Vasc Anesth, 1999, 13(4): 437-440.

67. Chakravarthy M, Patil TA, Jayaprakash K, et al. Comparison of simultaneous estimation of cardiac output by four techniques in patients undergoing off-pump coronary artery bypass surgery-a prospective observational study. Ann Card Anaesth, 2007, 10(2): 121-126.

68. Goedje O, Hoeke K, Lichtwarck-Aschoff M, et al. Continuous cardiac output by femoral arterial thermodilution calibrated pulse contour analysis: comparison with pulmonary arterial thermodilution. Critical Care Medicine, 1999, 27 (11): 2407-2412.

69. Wiesenack C, Prasser C, Keyl C, et al. "Assessment of intrathoracic blood volume as an indicator of cardiac preload: single transpulmonary thermodilution technique versus assessment of pressure preload parameters derived from a pulmonary artery catheter. J Cardiothorac Vasc Anesth, 2001, 15(5): 584-588.

70. Della Rocca G, Costa MG, Coccia C, et al. Cardiac output monitoring: aortic transpulmonary thermodilution and pulse contour analysis agree with standard thermodilution methods in patients undergoing lung transplantation. Can J Anaesth, 2003, 50(7): 707-711.

71. Sujatha P, Metha Y, Dhar A, et al. Comparison of cardiac output in OPCAB: bolus thermodilution technique versus pulse contour analysis. Ann Card Anaesth, 2006, 9: 44-48.

72. Hadian M, Kim HK, Severyn DA, et al. Cross-comparison of cardiac output trending accuracy of LiDCO, PiCCO, FloTrac and pulmonary artery catheters. Crit Care, 2010, 14 (6): R212.

73. Horster S, Stemmler HJ, Sparrer J, et al. Mechanical ventilation with positive end-expiratory pressure in critically ill patients: comparison of CW-Doppler ultrasound cardiac output monitoring(USCOM) and thermodilution(PiCCO). Acta Cardiol, 2012, 67(2): 177-185.

74. Broch O, Renner J, Gruenewald M, et al. A comparison of the Nexfin® and transcardiopulmonary thermodilution to estimate cardiac output during coronary artery surgery. Anaesthesia, 2012, 67(4): 377-383.

75. Lu N, Zheng R, Lin H, et al. Clinical studies of surviving sepsis bundles according to PiCCO on septic shock pa-

tients. Zhonghua Wei Zhong Bing Ji Jiu Yi Xue,2014,26(1):23-27.

76. Halvorsen PS,Sokolov A,Cvancarova M,et al. Continuous cardiac output during off-pump coronary artery bypass surgery:pulse-contour analyses vs pulmonary artery thermodilution. Br J Anaesth,2007,99(4):484-492.

77. Jonas MM,Tanser SJ. Lithium dilution measurement of cardiac output and arterial pulse waveform analysis:an indicator dilution calibrated beat-by-beat system for continuous estimation of cardiac output. Current Opinion in Critical Care,2002,8(3):257-261.

78. Kurita T,Morita K,Kato S,et al. Lithium dilution cardiac output measurements using a peripheral injection site comparison with central injection technique and thermodilution. J Clin Monit Comput,1999,15:279-285.

79. Jonas MM,Kelly FE,Linton RA,et al. A comparison of lithium dilution cardiac output measurement made using central and antecubital venous injection of lithium chloride. J Clin MonitComput,1999,15:525-528.

80. Sundar S,Panzica P. LiDCO Systems. Int'l Anes Clinics,2010,48:87-100.

81. Pearse R,Dawson D,Fawcett J,et al. Early goal-directed therapy after major surgery reduces complications and duration of hospital stay. A randomized,controlled trial. Critical Care,2005,9(6):687-693.

82. Ostergaard D,Engbaek J,Viby-Mogensen J. Adverse reactions and interactions of the neuromuscular blocking drugs. Med Toxicol Adverse Drug Exp. 1989. 4(5):351-68.

83. Pearse RM,Ikram K,Barry J. Equipment review:an appraisal of the LiDCO plus method of measuring cardiac output. Crit Care,2004,8(3):190-195.

84. Kurita T,Morita K,Kato S,et al. Comparison of the accuracy of the lithium dilution technique with the thermodilution technique for measurement of cardiac output. Br J Anaesth. 1997. 79:770-5.

85. Linton R,Band D,O'Brien T,et al. Lithium dilution cardiac output measurement:a comparison with thermodilution. Crit Care Med,1997,25(11):1796-1800.

86. Costa MG,Rocca D,Chiarandini G,et al. Continuouse and intermittent cardiac output measurement in hyperdynamic conditions:pulmonary artery catheter versus lithium dilution technique. Intensive Care Med,2008,34:257-263.

87. McCoy JV,Hollenberg M,Dellinger RP,et al. Continuous cardiac index monitoring:a prospective observational study of agreement between a pulmonary artery catheter and a calibrated minimally invasive technique. Resuscitation,2009,80(8):893-897.

88. Dyer RA,Piercy JL,Reed AR,Strathie GW,et al. Compari-son between pulse waveform analysis and thermodilution cardiac output determination in patients with severe pre-eclampsia. Br. J. Anaesth,2011,106(1):77-81.

89. Yamashita K,Nishiyama T,Yokoyama T,et al. Effect of vasodilation on cardiac output measured by PulseCO. J Clin Monit Comput,2007,21(6):335-339.

90. Valverde A,Giguère S,Morey TE,et al. Comparison of noninvasive cardiac output measured by use of partial carbon dioxide rebreathing or the lithium dilution method in anesthetized foals. Am J Vet Res,2007,68(2):141-147.

91. Belloni L,Pisana A,Natale A,et al. Assessment of Fluid-Responsiveness Parameters for Off-Pump Coronary Artery Bypass Surgery:A Comparison Among LiDCO,Transesophageal Echocardiography,and Pulmonary Artery Catheter. J Cardiothorac Vasc Anesth. 2008,22(2):243-8.

92. Romagnoli S,Bevilacqua S,Lazzeri C,et al. Most care:a minimally invasive system for hemodynamic monitoring powered by the Pressure Recording Analytical Method (PRAM). HSR Pro Intensive Care Cardiovasc Anesth,2009,1(2):20-27.

93. Romano SM,Pistolesi M:Assessment of cardiac output from systemic arterial pressure in humans. Crit Care Med,2002,30:1834-1841.

94. Funk DJ,Motetti EW,Gan TJ. Minimally invasive cardiac output monitoring in the perioperative setting. Anesth Analg,2009,108:887-897.

95. Barile L,Landoni G,Pieri M,et al. Cardiac Index Assessment by the Pressure Recording Analytic Method in Critically Ill Unstable Patients After Cardiac Surgery. J Cardiothorac Vasc Anesth,2013,27(6):1108-1113.

96. Alhashemi JA,Cecconi M,Hofer CK. Cardiac output monitoring:an integrative perspective. Crit Care,2011,15(2):214;1-9.

97. Mayer J,Suttner S. Cardiac output derived from arterial pressure waveform. Curr Opin Anaesthesiol,2009,22(6):804-808.

98. Paul E. Marik. Noninvasive Cardiac Output Monitors:A State-of the-Art Review. J Cardiothorac Vasc Anesth,2013,27(1):121-134.

99. Giomarelli P,Biagioli B,Scolletta S. Cardiac output monitoring by pressure recording analytical method in cardiac surgery. Eur J Cardiothorac Surg,2004,26:515-520.

100. Zangrillo A,Maj G,Monaco F,et al. Cardiac index validation using the pressure recording analytic method in unstable patients. J Cardiothorac Vasc Anesth,2010,24:265-269.

101. Donati A,Carsetti A,Tondi S,et al. Thermodilution vs pressure recording analytical method in hemodynamic sta-

bilized patients. J Crit Care,2014,29(2):260-264.

102. Paarmann H,Groesdonk HV,Sedemund-Adib B,et al. Lack of agreement between pulmonary arterial thermodilution cardiac output and the pressure recording analytical method in postoperative cardiac surgery patients. Br J Anaesth,2011,106:475-481.

103. Maj G,Monaco F,Landoni G,et al. Cardiac index assessment by the pressure recording analytic method in unstable patients with atrial fibrillation. J Cardiothorac Vasc Anesth,2011,25:476-480.

104. Chamos C,Vele L,Hamilton M,et al. Less invasive methods of advanced hemodynamic monitoring:principles,devices,and their role in the perioperative hemodynamic optimization. Perioper Med(Lond),2013,2(1):19.

105. Kiefer N,Hofer CK,Marx G,et al. Clinical validation of a new thermodilution system for the assessment of cardiac output and volumetric parameters. Crit Care. 2012,16(3):R98.

106. Bendjelid K,Marx G,Kiefer N,et al. Performance of a new pulse contour method for continuous cardiac output monitoring:validation in critically ill patients,Br J Anaesth,2013,111(4):573-579.

107. Sakka SG,Reuter DA. The transpulmonary thermodilution technique. J Clin Monit Comput,2012,26:347-353.

108. Side CD,Gosling RJ. Nonsurgical assessment of cardiac function. Nature,1971,232:335-6.

109. Flachskampf FA,Badano L,Daniel WG,Feneck RO,Fox KF,Fraser AG,Pasquet A,Pepi M,Perez de Isla L,Zamorano JL for the European Association of Echocardiography;endorsed by the Echo Committee of the European Association of Cardiothoracic Anaesthesiologists. European Journal of Echocardiography,2010,11,557-76.

110. Guarracino F. Baldassarri R. Transesophaageal echocardiography in the OR and ICU. Minerva Anestesiol,2008,75:518-529.

111. Kallmeyer IJ,Collard CD,Fox JA,et al. The safety of Intraoperative Transesophageal Echocardiography:A Case Series of 7200 Cardiac Surgical Patients. Anesth Analg,2001,92:1126-1130.

112. Shernan SK. Clinical Transesophageal Echocardiography:A Problem-oriented Approach. 2nd ed. Philadelphia:Lippincott Williams & Wilkins,2003.

113. Perrino AC Jr,Harris SN,Luther MA. Intraoperative determination of CO using multiplane transesophageal echocardiography:a comparison to thermodilution. Anesthesiology,1998,89:350-357.

114. Parra V,Fita G,Rovira I,et al. Transoesophageal echocardiography accurately detects CO variation:a prospective comparison with thermodilution in cardiac surgery. Eur J Anaesthesiol,2008,25:135-143.

115. Estagnaise P,Djedaini K,Mier L,et al. Measurement of cardiac output by transesophageal echocardiography in mechanically ventilated patients:Comparison with thermodilution. Intensive Care Med,1997,23:753-759.

116. Møller-Sørensen H,Graeser K,Hansen KL,et al. Measurements of cardiac output obtained with transesophageal echocardiography and pulmonary artery thermodilution are not interchangeable. ActaAnaesthesiol Scand. Acta Anaesthesiol Scand,2014,58(1):80-88.

117. Concha MR,Mertz VF,Cortínez LI,et al. Pulse contour analysis and transesophageal echocardiography:a comparison of measurements of cardiac output during laparoscopic colon surgery. Anesth Analg,2009,109(1):114-118.

118. Squara P,Denjean D,Estagnasie P,et al. Noninvasive cardiac output monitoring(NICOM):a clinical validation. Intensive Care Med,2007,33(7):1191-1194.

119. Young BP,Low LL. Noninvasive monitoring cardiac output using partial CO_2 rebreathing. Crit Care Clin,2010,26(2):383-392.

120. Rocco M,Spadetta G,Morelli A,et al. A comparative evaluation of thermodilution and partial CO_2 rebreathing techniques for cardiac output assessment in critically ill patients during assisted ventilation. Intensive Care Medicine,2004,30(1):82-87.

121. Carretero MJ,Fontanals J,Agustí M,et al. Monitoring in resuscitation:comparison of cardiac output measurement between pulmonary artery catheter and NICO. Resuscitation,2010,81(4):404-409.

122. Odenstedt H,Stenqvist O,Lundin S. Clinical evaluation of a partial CO_2 rebreathing technique for cardiac output monitoring in critically ill patients. Acta Anaesthesiol Scand,2002,46(2):152-159.

123. Weisz DE,Jain A,McNamara PJ,et al. Non-invasive cardiac output monitoring in neonates using bioreactance:a comparison with echocardiography. Neonatology,2012,102(1):61-67.

124. Gueret G,Kiss G,Rossignol B,et al. Cardiac output measurements in off-pump coronary surgery:comparison between NICO and the SwanGanz catheter. Eur J Anaesthesiol,2006,23:848-854.

125. Ng JM,Chow MY,Ip-Yam PC,et al. Evaluation of partial carbon dioxide rebreathing CO measurement during thoracic surgery. J Cardiothorac Vasc Anesth,2007,21:655-658.

126. Jover JL,Soro M,Belda FJ,et al. Measurement of cardiac output after cardiac surgery:validation of a partial carbon

dioxide rebreathing（NICO）system in comparison with continuous thermodilution with a pulmonary artery catheter. Rev Esp Anestesiol Reanim,2005,52(5):256-262.

127. Botero M,Kirby D,Lobato EB,et al. Measurement of cardiac output before and after cardiopulmonary bypass: Comparison among aortic transit-time ultrasound, thermodilution, and noninvasive partial CO_2 rebreathing. J Cardiothorac Vasc Anesth,2004,18(5):563-572.

128. Bajorat J,Hofmockel R,Vagts DA,et al. Comparison of invasive and less-invasive techniques of cardiac output measurement under different haemodynamic conditions in a pig model. Eur J Anaesthesiol,2006,23(1):23-30.

129. Berton C,Cholley B. Equipment review:New techniques for cardiac output measurement-oesophageal Doppler, Fick principle using carbon dioxide,and pulse contour analysis. Critical Care,2002,6:216-221.

130. Green DW. Comparison of cardiac outputs during major surgery using the Deltex Cardio Qoesophageal Doppler monitor and the Novametrix-Respironics NICO:a prospective observational study. Int J Surg,2007,5(3):176-182.

131. Mielck F,Buhre W,Hanekop G,et al. Comparison of continuous cardiac output measurements in patients after cardiac surgery. J Cardiothorac VascAnesth,2003,17(2):211-216.

第二部分　完全无创心输出量监测技术

在第一部分我们讨论了微创心输出量监测技术的现状。第二部分我们将讨论完全无创的心输出量监测技术。在过去的十多年内,业界已经开发出许多真正的完全无创的 CO 监测设备。其中大部分仍然有一些局限性,需要进一步改进。

一、胸部电生物阻抗法

（一）技术及其机制

胸阻抗法(TEB)是一种完全无创性心输出量监测方法。该技术实际上于 20 世纪 60 年代即由 Kubicek 等发明。TEB 发射低幅高频电流通过全胸。通过放在胸部的电极,测量胸阻抗。而血流动力学的监测则与胸主动脉血流变化和心动周期血流量变化时的胸电传导有关。通过测量搏动性血流及其变化时的阻抗变化来计算 SV。在心缩期增加血容量、增加流速和血红细胞直流时,胸阻抗降低(图 55-17)。

（二）优点与限制

该技术是完全无创的 CO 监测。然而,许多因素限制

它们的准确性,如心律失常、组织改变、呼吸诱发的肺容量变化及机械通气或电凝止血带来的干扰。此外,生物阻抗的主要缺点是患者需要气管插管和监测 24h 后信号的稳定性降低。到目前为止,使用生物阻抗作为常规 CO 监测还不是太可能。因此,开发生物电抗技术目的是克服生物阻抗的局限性(表55-5)。

表 55-5　胸部电生物阻抗法的局限性

活动假象
- 机械呼吸机的噪声
- 电凝止血
- 手术方式

电极接触或位置的变化
呼吸引起的肺与静脉系统体积改变
心律失常
需要插管
心肌收缩力的显著改变
胸液负荷过多
组织液体积变化
组织水的急性改变
24h 后信号稳定性消退

（三）有效性研究

大量的研究将 TEB 与其他心输出量测量方法进行比较,结果发现其前后可能存在矛盾。最近的一项研究由 Squara 等人在 2009 年得出结论,TEB 可能是作为一个趋势分析而不是诊断解释工具。TEB 似乎并不能作为麻醉和重症监护病房里 CO 的常规监测手段,除非其信号处理有显著改进。

二、生物电抗技术心动图

（一）技术及其机制

开发生物电抗技术(EB)是为了克服 TEB 的某些局限

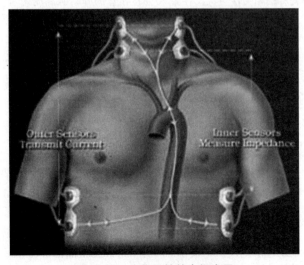

图 55-17　生物阻抗的电极应用

性。EB 分析基于 CO 穿过胸部的电阻系数频率的变化。EB 的信号不受胸壁运动、肺部水肿和胸腔积液的干扰。胸部生物电抗技术已经是一种临床上商业化使用的无创心输出量监测系统,由美国印第安纳州印第安纳波利斯的猎豹销售医疗公司销售。使用生物电抗技术监测 CO 时,在胸壁放置四个双电极贴纸。每个贴纸包含 1 个释放电极(i),向人体输入 75 千赫的电流,和另一个电压回收放大电极(v),检测和整合回收的信号(图 55-18)。NICOM 系统测量这两个信号之间的时间延迟(i 和 v),被称为"相移"。在人类,相移可能发生于有脉冲血流时,大多数胸脉冲血流来自于主动脉。

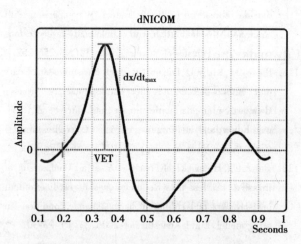

图 55-20　根据 dNICOM 信号计算每搏输出量
（图片经 NICOM 猎豹医疗许可）

（二）优点与局限

生物电抗技术理论上似乎是监测 CO 的好技术。因为它是完全无创的、连续的和可以广泛应用(例如,从小孩到成人)的监测技术。并且该技术非常安全。然而,有一则报道提示:电凝止血会导致一过性信号受损引起干扰。但还是认为生物电抗技术可以克服这个问题。像其他几个无创心输出量监测技术一样,NICOM 监测,也是遵循流量脉冲的大小与峰流量和心室射血时间成正比的原理。因此,在很低流状态下,这一机制可能不是很完善。

（三）有效性研究

早期有报道 NICOM 系统与 PAC 热稀释法相比,其准确度和精度更易被接受,NICOM 是监测 CO 变化趋势的合适工具。据报道,在接受心脏手术的患者中,NICOM 与 PAC 热稀释法技术相比,有良好的相关性。尽管 NICOM 的准确度在低流量时可能会降低,在一组 111 名重症监护患者参加的多中心研究中,NICOM 心输出量监测的准确性高于 PAC 热稀释法。在这些患者中,与 Fick 定律或生物电阻抗技术为原理的心排出量监测技术相比,NICOM 与 PAC 热稀释法相关性更大。在置入右心导管的肺动脉高压患者中,人们也对 NICOM 进行了研究。在基础条件和使用血管舒张药后,比较了三种不同的方法对 CO 的测量(PAC 热稀释法、Fick 方程和 NICOM)。结果显示:即使在静息状态或扩血管条件下,用 NICOM 测量 CO 也是精确和可靠的。对于大的腹部手术患者,比较了 NICOM 和 FloTrac 技术。结果显示两者有非常好的一致性。FloTrac 的偏率和 NICOM 值为 -0.45 升/min。它们之间的误差百分率为 28.5%。此外,在接受心脏手术后的患者中还发现,FloTrac 与 NICOM 具有更好的相关性。Squara 等利用 PiCCO 装置作为 NICOM 心输出量监测的参考,来研究 NICOM 的性能。然而,根据 Kupersztych-Hagege 的研究,在重症患者中结果并不一致,他们发现 NICOM 不能准确的评估心输出量,误差百分比高达 82%,并且它不能通过被动抬高腿试验检测容量的反应。

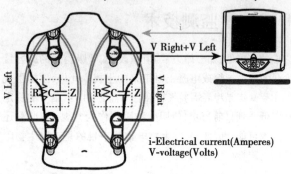

图 55-18　NICOM 系统原理图

NICOM® 监测仪为计算 CO 配备了一个高度敏感的相位检测器来检测相位变化;相位探测器连续捕捉胸部相移并总结成 NICOM 信号(图 55-19)。

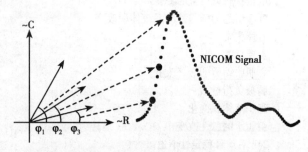

图 55-19　来源于胸部相移的 NICOM 信号格式化
（图片经 NICOM 猎豹医疗许可）

容量的脉冲变化可以引起主动脉的相变。NICOM 信号主要与主动脉血容量相关。流体的容量是持续变化的,因此流体 NICOM 信号(dNICOM)可以持续获得。最大流量(dX/dt_{max})可由 dNICOM 信号的最大点测出,心室射血时间(VET)从第一零点和第二零点间距测出。SV 与 dX/dt_{max} 和 VET 成正比。SV 由方程-1 计算。

$$SV = dX/dt \times VET \qquad (55-8)$$

公式 55-8:根据胸部相移信号计算每搏输出量,而 CO 根据每搏输出量乘以心率计算,心率由与 NICOM 相同的传感器检测。

三、ccNexfin 系统(由美国加州尔湾的 Edwards 公司生产)

(一)技术及其机制

Edwards 公司生产的 ccNexfin 系统于 2007 年首次引入。最近 Edwards 刚刚发布了一个更新的软件系统,称"ClearSight 系统",进一步提高了准确性。ccNexfin 系统是一个完全无创的连续 CO 监测技术。它使用手指连续血压监测和一种新的脉搏轮廓监测(Nexfin CO-Trek)来测量 CO,后者的依据是收缩压区和生理三元素弹性腔模型。值得注意的是,该系统不同于 PiCCO 或 LiDCOplus,它不需要外部校准。该 ccNexfin 系统包括以下几个部分:

1. 连续手指血压测量 测量连续血压,在手指中间指骨缠绕手指袖带。每一个手指袖带包括一个 LED 发射探测器,用以测量手指动脉的直径。在整个心动周期,袖带将充气和放气保持手指动脉的直径不变(卷夹方法)。这个最新版本利用卷夹方法每秒 1000 次实时测量手指压力,提高了动脉压力测量的准确性。Nexfin 还有一个自动校准算法(物理),该方法定期再校准系统来改善血管紧张度改变时血压测量的准确性(图 55-21)。

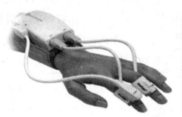
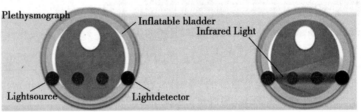

图 55-21 指尖气囊和卷夹方法(授权图片来自爱德华生命科学网站)

2. 臂压重建 连续性指端血压及血氧监测系统(ccNexfin system)通过脉搏轮廓原理测量连续心输出量,该算法与血压测量位置密切相关。基本规则是:臂压检测越接近外周,脉搏轮廓算法就越可能追踪到波形轮廓和幅度的变化,这一点在极端的血流动力学条件下尤甚。因此,连续性指端血压及血氧监测系统(ccNexfin system)可通过臂压波形来计算连续心输出量。通过临床上积累的数据库以及臂-指压力梯度,建立相关的传递函数,就可以通过指压波形得到臂压波形。

3. 脉搏轮廓算法 计算每搏量(SV)和连续心输出量(CO):在心脏收缩期,连续性指端血压及血氧监测系统(ccNexfin system)采集动脉输入阻抗,动脉舒张压和收缩压之间的相互作用资料,使用脉搏轮廓算法来估算连续心输出量。这个作用关系就是基于欧姆定律($\Delta P/Q = Zin$)。连续性指端血压及血氧监测系统的脉搏轮廓算法是基于 Nexfin CO-Trek 而建立的。通过特性阻抗(Z0),总动脉顺应性以及总外围阻力(Rp)获得校正特性阻抗(Zin)。ΔP 可以通过臂动脉压力波形对收缩压时间的积分而计算得到。这样,就可以算出每分钟搏出量(SV),每分钟搏出量(SV)乘上心率(HR),就得到连续心输出量(CO)(图 55-22)。

连续性指端血压及血氧监测系统(ccNexfin system)可监测连续血压(BP),每分钟搏出量(SV),心脏输出量,每搏量变异(SVV)和全身血管阻力(SVR)在内的多种血流动力学参数(图 55-23)。

(二)优势和局限性

连续性指端血压及血氧监测系统(ccNexfin system)是一种连续的,无创的心输出量(CO)监测技术,使用方便。

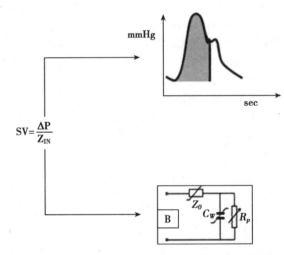

图 55-22 The ccNexfin CO-Trex 算法(授权图片来自爱德华生命科学网站)

因此,操作者不需要做太多的培训;此外,它还可以提供血流动力学的优化参数,诸如脉压变化(PPV)等,该参数可用于目标导向治疗(GDT)。然而,ccNexfin 技术采用的手指卷夹方法(volume clamp method),需要指尖气囊(finger cuff)持续膨压。因此,实施临床监测时,每个手指最多只能连续使用 8 小时;此外,ccNexfin 系统也不适用于外围血管严重收缩性病变(比如雷诺病),手指严重水肿,主动脉瘤的患者,哪怕是主动脉附近存在血管瘤的患者也不行。

(三)有效性研究

ccNexfin system 的准确性已经由多种研究加以验证。Broch 等在心脏手术的术中术后统计(95% 的置信区间从 -0.6 到 0.5,百分比误差为 23%)说明该技术和肺动脉导管

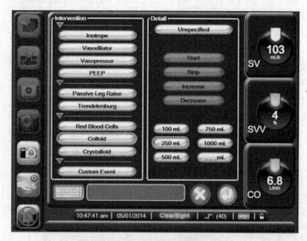

图 55-23　ClearSight 系统及其显示界面(授权图片来自爱德华生命科学网站)

(PAC)热稀释技术相比,具有很好的一致性。在 Sokolski 的小组心力衰竭的病例和正在做冠脉搭桥术的患者的研究中,也能发现类似的一致性。然而,亦存在一些 ccNexfin 结果和肺动脉导管(PAC)热稀释技术结果不一致的相关报道。有四个近期的研究发现,在心脏手术或重症患者做完容量负荷测试(fluid challenge test)后,ccNexfin 结果和肺动脉导管(PAC)热稀释技术结果之间相关性非常差,百分比误差高达 50%。ccNexfin 也被用来和其他的连续心输出量(CO)监测技术相比。Ameloot 比较了 Nexfin 技术和脉波轮廓温度稀释连续心排出量监测技术(PiCCO),结果显示有中等以上的相关性,百分比误差约为 36%。ccNexfins 和经胸廓超声相比时,也有类似的结果。然而,ccNexfin 和经食管多普勒(Transesophageal Doppler)相比时,相关性很差。因此,我们认为:ccNexfin 技术目前尚不能完全取代标准的肺动脉导管(PAC)热稀释技术 CO 测定。使用 ccNexfin 技术需考虑到临床条件和其局限性。为了克服其局限性,

Edward Lifescience 最近刚刚发布了一个名为"ClearSight system"的更新版本。

四、CO 测量和血流动力学监测的未来发展趋势

鉴于传统 PAC 监测复杂有创的事实,在过去十年里,PAC 的临床应用逐年下滑。相反的是:微创和无创的连续心输出量(CO)监测技术在临床上越来越被人们接受。而且,这一趋势还有可能持续下去。正如最近一份美国住院患者样本数据的报告指出:从 1993—2004 年,无创 CO 测量技术在临床上逐步上升,而同期 PAC 下降了 65%。表 55-6 和表 55-7 分别归纳了各种微创和无创技术及其特点。

表 55-6　无创和微创心脏输出监测技术分类

有创	微创	无创
PAC	脉搏轮廓分析	生物阻抗
• 间歇性药物稀释	• FloTrac/Vigileo	生物电抗
• 持续性稀释	• 脉搏连续心排出量监测	ClearSight 系统
	• 脉搏心输出量	
	• 压力记录分析方法	
	• 容量观察™	
	经心肺稀释	
	• 脉搏连续心排出量监测®	
	• 锂稀释输出量测定™	
	• 容量观察™	
	经食管多普勒	
	经食管超声心电图	
	Partial CO₂ rebreathing(The NICO system)	

表 55-7　不同心输出量监测技术的特性及其商业应用[28]

CO 技术	产品系统	创伤性	间歇或连续	优势	局限性	其他
间歇性药物肺动脉稀释	PAC	++++	间歇性	CO 的标准技术	- 复杂 - 心律失常 - 三尖瓣反流 - 心内和心外分流 - 精确性取决于指令者的注射技术	PAP,PCWP,SvO₂
连续肺动脉稀释	Vigilance Ⅱ system	++++	连续	和间歇性药物 PAC 技术相关	- 复杂 - 大的温度变化和过快注入有可能导致误差 心内和心外分流	PAP,PCWP,SvO₂

续表

CO 技术	产品系统	创伤性	间歇或连续	优势	局限性	其他
经肺稀释	PiCCO system	+++	连续	– 可用于儿童 – 唯一可提供 GEDV and EVLW 测量 – 独立于呼吸循环 – 提供和继承广泛的血流动力学参数	– 需要 A-line and CVP – 不能够测量肺动脉压 – 当患者心律失常或者动脉信号不佳时,结果不可靠,靠近主动脉病变,机械循环辅助装置时变化迅速 – 避免在外围血管严重收缩的患者上使用	EVLW, GEDV, ITBV, SVV, PVV, ScvO$_2$
	LiDCOplus system	+++	连续	– 仅仅需要动脉管和外围静脉管	– 心律失常 – 需要动脉波形图质量良好 – 心内和心外分流 – 校正受肌肉松弛度和锂离子疗法影响	ITBV, SVV, PVV
	Volume View	+++	连续	– 可提供额外参数;总体射血分数(GEF) – 持续的 ScvO$_2$ 监控	– 需要 A-line and CVP	EVLW, PVPI, GEDV, ITBV, GEF, SVV, PPV, ScvO$_2$
动脉压力波形推演	FloTrac/Vigileo	++	连续	不需要额外的校正	– 受动脉信号质量影响,主动脉内球囊反搏时变化迅速 – 血液动力不稳定时不准确	SVV, PPV
	Mostcare (PRAM)	++	连续	不需要额外的校正	– 动脉波形图质量良好 – 动脉波形图变化迅速 – 在腹主动脉瘤患者(大血管手术、动脉粥样硬化斑块患者)上发生测量误差	SVV, PPV
	The Clear Sightsystem	–	连续	无创 设置简单	– 测量限制小于 8 小时 – 不适合严重血管收缩(比如雷诺病),手指严重水肿的患者 – 在主动脉瘤和近端动脉瘤患者上,会发生测量误差	
	PiCCO, LiDCO, VolumeView					
经胸壁超声心动图	Vivid, SonositeMicroMaxx, PhilipsCX50 xMATRIX	+	间歇	可进行解剖学上的上的心脏评估	– 食管疾病 – 依赖于操作者 – 主要适合于围手术期	EF, LVEDA, diameter of IVC/SVC

续表

CO 技术	产品系统	创伤性	间歇或连续	优势	局限性	其他
部分二氧化碳重吸入法	NICO	+	连续	相对创口小	需要插管和 A-line – 精确性取决于患者的反常 V/Q 失配,仅在 $CO_2 >$ 30mmHg 才有效 – 受限于患者能否承受一个简短的重吸入周期	
生物电阻	The BoMED	–	连续	无创	– 受限于工作的仪器,比如来自于机械呼吸机和电器的噪声 – 胸流过载 – 心律失常 – 需要插管 – 24 小时后,信号稳定性失效	
生物电抗	NICOM	–	连续	无创	– 受限于低流周期 – 受限于信号仪器 – 24 小时后,信号稳定性失效	

PAP 肺动脉压力,PCWP 肺毛细血管楔压,SV 心搏量,SVV 心搏量变化,PPV 脉压变化

未来的 CO 测量系统将是连续无创或微创的,使用方便,适用范围广泛,准确率高。目前,有很多研究正在朝着更高的准确度,精确性,可重复性和低成本上进行开发,以期带来崭新的技术革新。遗憾的是,到目前为止,尚无任何一种技术可以满足以上的所有要求。

展望未来,血流动力学监测将不仅仅局限于总的血流动力学参数的评估上,还将监测微循环,这一工作恰恰就是循环动力学重建的主要目标。这样,CO 监测设备的发展重点将转向强调微循环的变化以及更加注重循环和微循环复苏的标志物上(诸如乳酸,内血管生长因子)。更有甚者,为了设计可更加真实检测和反映患者生理变化的仪器,需要我们更加强调从生理学和病理学的角度理解微循环,尤其是在分子和基因层面。

(余凌 杜立 程静 李娜 陈明 辛乃幸)
Lisa Sangkum,Alan D. Kaye,Henry Liu(刘恒意)

参 考 文 献

1. Lee AJ,Cohn JH,Ranasinghe JS. Cardiac output assessed by invasive and minimally invasive techniques. Anesthesiol Res Pract,2011,2011:1-17.

2. Mohammed I,Phillips C. Techniques for determining cardiac output in the intensive care unit. Crit Care Clin,2010,26 (2):355-364.

3. Mathews L,Singh RK. Cardiac output monitoring. Ann Card Anaesth,2008,11(1):56-68.

4. Porhomayon J,El-Solh A,Papadakos P,Nader ND. Cardiac output monitoring devices:an analytic review. Intern Emerg Med,2012,7:163-171.

5. Squara P,Denjean D,Estagnasie P,Brusset A,Dib JC,Dubois C. Noninvasive cardiac output monitoring(NICOM): a clinical validation. Intensive Care Med,2007,33(7):1191-1194.

6. Marik PE,Baram M,VahidB. Does central venous pressure predict fluid responsiveness? A systematic review of the literature and the tale of seven mares. Chest,2008,134:172-178.

7. Kim JY,Kim BR,Lee KH,Kim KW,Kim JH,Lee SI,Kim KT,Choe WJ,Park JS,Kim JW. Comparison of cardiac output derived from FloTrac™ Vigileo™ and impedance cardiography during major abdominal surgery. J Int Med Res,2013,41(4):1342-1349.

8. Critchley LA,Lee A,Ho AM. A critical review of the ability of continuous cardiac output monitors to measure trends in cardiac output. AnesthAnalg,2010,111:1180-1192.

9. Keren H, Burkhoff D, Squara P. Evaluation of a noninvasive continuous cardiac output monitoring system based on thoracic bioreactance. Am J Physiol Heart Circ, 2007, 293(1): 583-589.

10. Raval NY, Squara P, Cleman M, Yalamanchili K, Winklmaier M, Burkhoff D. Multicenter evaluation of noninvasive cardiac output measurement by bioreactance technique. J Clin Monit Comput, 2008, 22(2):113-119.

11. Rich JD, Archer SL, Rich S. Noninvasive cardiac output measurements in patients with pulmonary hypertension. EurRespir J, 2013, 42(1):125-133.

12. Marqué S, Cariou A, Chiche JD, Squara P. Comparison between Flotrac-Vigileo and Bioreactance, a totally noninvasive method for cardiac output monitoring. Crit Care, 2009, 13(3):1-6.

13. Squara P, Rotcajg D, Denjean D, Estagnasie P, Brusset A. Comparison of monitoring performance of Bioreactance vs. pulse contour during lung recruitment maneuvers. Crit Care, 2009, 13(4):125-131.

14. Kupersztych-Hagege E, Teboul JL, Artigas A, Talbot A, Sabatier C, Richard C, Monnet X. Bioreactance is not reliable for estimating cardiac output and the effects of passive leg raising in critically ill patients. Br J Anaesth, 2013, 111 (6):961-966.

15. Akl TJ, Wilson MA, Ericson MN, Coté GL. Quantifying tissue mechanical properties using photoplethysmography. Biomed Opt Express, 2014, 19;5(7):2362-75.

16. Alhashemi JA, Cecconi M, Della Rocca G, Cannesson M, Hofer CK. Minimally invasive monitoring of cardiac output in the cardiac surgery intensive care unit. Current Heart Failure Reports, 2010, 7(3):116-124.

17. Perel A, Settels JJ. Totally non-invasive continuous cardiac output measurement with the Nexfin CO-Trek. Annual Update in intensive Care and Emergency Medicine, 2011, 1: 434-442.

18. Edwards life scienes:The ClearSight System. 2014.

19. Broch O, Renner J, Gruenewald M, Meybohm P, Schöttler J, Caliebe A, Steinfath M, Malbrain M, Bein B. A comparison of the Nexfin® and transcardiopulmonary thermodilution to estimate cardiac output during coronary artery surgery. Anaesthesia, 2012, 67(4):377-383.

20. Sokolski M, Rydlewska A, Krakowiak B, Biegus J, Zymlinski R, Banasiak W, Jankowska EA, Ponikowski P. Comparison of invasive and non-invasive measurements of haemodynamic parameters in patients with advanced heart failure. J Cardiovasc Med(Hagerstown), 2011, 12(11):773-778.

21. Taton O, Faqnoul D, De Backer D, Vincent JL. Evaluation of cardiac output in intensive care using a non-invasive arterial pulse contour technique (Nexfin®) compared with echocardiography. Anaesthesia, 2013, 68(9):917-923.

22. Fischer MO, Coucoravas J, Truong J, Zhu L, Gérard JL, Hanouz JL, Fellahi JL. Assessment of changes in cardiac index and fluid responsiveness: a comparison of Nexfin and transpulmonary thermodilution. Acta Anaesthesiol Scand, 2013, 57(6):704-712.

23. Monnet X, Anguel N, Jozwiak M, Richard C, Teboul JL. Third-generation FloTrac/Vigileo does not reliably track changes in cardiac output induced by norepinephrine in critically ill patients. Br J Anaesth, 2012, 108(4):615-622.

24. Stover JF, Stocker R, Lenherr R, Neff TA, Cottini SR, Zoller B, Béchir M. Noninvasive cardiac output and blood pressure monitoring cannot replace an invasive monitoring system in clinically ill patients. BMC Anesthesiol, 2009, 12, 9:6.

25. Ameloot K, Van De Vijver K, Broch O, Van Regenmortel N, De Laet I, Schoonheydt K, Dits H, Bein B, MalbrainML. Nexfin noninvasive continuous hemodynamic monitoring: validation against continuous pulse contour and intermittent transpulmonary thermodilution derived cardiac output in critically ill patients. Scientific World Journal, 2013, 11; 2013:519080.

26. Van der Spoel AG, Voogel AJ, Folkers A, Boer C, Bouwman RA. Comparison of noninvasive continuous arterial waveform analysis(Nexfin) with transthoracic Doppler echocardiography for monitoring of cardiac output. J Clin Anesth, 2012, 24(4):304-309.

27. Chen G, Meng L, Alexander B, Tran NP, Kain ZN, Cannesson M. Comparison of noninvasive cardiac output measurements using the Nexfin monitoring device and the esophageal Doppler. J Clin Anesth, 2012, 24(4):275-283.

28. Vincent JL, Rhodes A, Perel A, Martin GS, Della Rocca G, Vallet B, Pinsky MR, Hofer CK, Teboul JL, de Boode WP, Scolletta S, Vieillard-Baron A, De Backer D, Walley KR, Maggiorini M, Singer M. Clinical review: Update on hemodynamic monitoring-a consensus of 16. Crit Care, 2011, 15 (4):229.

29. De Backer D, Marx G, Tan A. Arterial pressure-based cardiac output monitoring: a multicenter validation of the third-generation software in septic patients. Intensive Care Med, 2011, 37:233-240.

30. Xing K, Murthy S, Liles WC, Singh JM. Clinical utility of biomarkers of endothelial activation in sepsis-a systematic review. Crit Care, 2012, 16(1):R7.

31. Sakr Y, Dubois MJ, De Backer D, Creteur J, Vincent JL: Persistent microcirculatory alterations are associated with organ failure and death in patients with septic shock. Crit Care Med, 2004, 32:1825-1831.

56 超声技术与呼吸管理

呼吸管理一直是麻醉医师围手术期工作的核心内容之一。从上气道、下气道到肺、胸壁和膈肌,从呼吸功能、困难气道的评估到人工气道的建立、机械通气的实施与撤离,无不与呼吸管理有关。其重要性以及所占麻醉医师工作的比重不亚于循环管理。在呼吸管理方面,对麻醉医师来说尚存很多挑战。如呼吸系统围手术期并存病变及新发病变的快速而准确的诊断与评估,困难气道的预测与处理,无创及有创人工气道建立的安全性及可靠性,围手术期呼吸系统并发症的防治等,在这些领域还有很多问题有待解决。

近年来,超声技术的应用在麻醉学科、重症医学科及急救医学科异军突起。超声检查由于具备无创、快捷、经济、可多次重复等特点,相比传统的呼吸系统影像学评估方法具有先天优势,也更适合麻醉医师在围手术期的应用。由于气体对超声传播的阻碍,也一度限制了超声技术在呼吸系统评估中的应用。但经过医务工作者努力探索,近几年超声在呼吸管理方面的应用取得不少可喜的进展。本文将就超声技术在围手术期呼吸管理方面的进展进行简要阐述。

一、认识呼吸系统的超声影像

(一)呼吸系统的超声影像特点及探头选择

超声检查在呼吸系统的应用起步较晚。这主要是因为实质脏器及液体对超声传播效果好,而呼吸系统则不然。气体会对超声产生衰减和散射,造成含气以下组织的影像被气体伪影完全遮盖而无法显现。近年研究发现,这些伪影的影像表现是有规律的,伪影的变化和消失可以间接反映含气组织形态的变化。基于此超声对呼吸系统评估的序幕拉开了。

不同的超声频率其成像性能有所区别。超声的频率越低其穿透性越好,对深部组织的成像能力越强,但分辨率较低。超声频率越高,其分辨率越好,但穿透力下降,深部组织成像衰减严重。因此,操作者需根据检查的目的对象进行选择。一般认为,若进行表浅组织的探查,以高频线阵探头为宜,如颈部组织、气管、胸膜等;如进行深部组织的探查,选择低频凸阵探头较为合适,如肺的水肿、实变、胸腔积液、膈肌运动等。对于儿童,由于其目的组织距离较近,且声传导良好,高频探头有时可以代替低频探头进行探查。

(二)上气道及毗邻组织的超声影像

上气道由鼻、口、咽及喉的声门上部分组成,毗邻颅底、颈椎及颏下组织等。超声检查虽难以窥其全貌,但可显示大部分上气道结构及其毗邻组织。

应用高频线阵探头或低频凸阵探头进行舌下超声检查,可见舌下组织、舌骨、部分舌体形态,而且基于超声测量的数据与CT扫描测量的数据具有良好的对应关系[1]。颏下正中横断面扫描可显示舌下及舌体在不同截面图像,包括舌骨和会厌。应用低频凸阵探头颏下正中矢状面超声扫描成像可清晰呈现下颏骨回声及声影、舌体矢状面轮廓、舌骨及其声影、部分会厌、甲状软骨。如在检查时使舌顶住上颚,则可有望呈现上颚组织[1-3](图56-1)。用高频线阵探头可检查颏下及颈前软组织厚度,可显示舌骨、甲状软骨(图56-2),Liu KH等[4]用超声检查了咽旁软组织厚度。

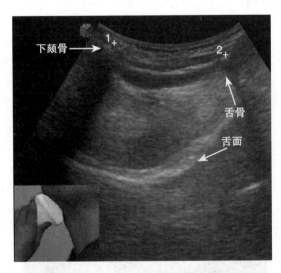

图56-1　颏下正中矢状面超声检查

对于声门,超声检查同样可以清晰呈现。应用高频探头在甲状软骨切记处横截面扫描,可见八字形声带[5](图56-3)。若气管导管由此经过,可见声带由此发生的形变

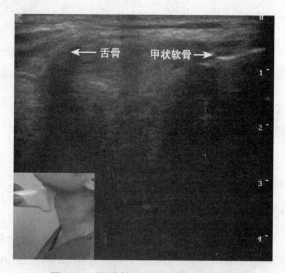

图56-2　颈前软组织及舌骨超声检查

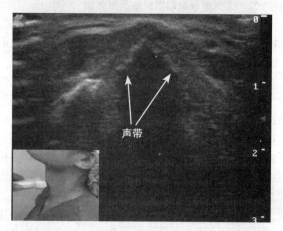

图56-3　甲状软骨切迹处超声检查声带

（图56-4）。三维超声已开始尝试进行声门和上气道检查、应用[6]。

上气道主要由韧带、肌肉等软组织和软骨构成。韧带、肌肉的纹理可在高频探头下清晰地显现，而软骨往往

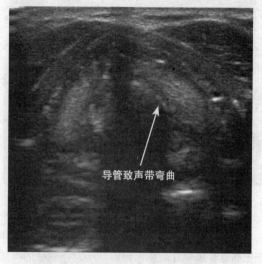

图56-4　气管插管后声带超声检查

表现为低回声，有时较难分辨其轮廓。随着年龄的增长，软骨钙化，回声增高，且可能伴有声影。超声对上气道的检查将有助于麻醉医师进行上气道的评估。

（三）下气道及颈部组织超声影像

应用高频线阵探头正中冠状面扫描甲状软骨则可成像颈前软组织及甲状软骨形态，但喉腔内的气体影响了喉后部结构的显像。稍向下移，则可查见环甲膜、环状软骨、气管软骨环及甲状腺组织。气管前壁成像较好，但气管后壁则被气管内气体伪影淹没[2]（图56-5）。

如果采用旁正中冠状位扫描，不但可以显示气管，气管旁及气管后组织也可较好显示，如颈总动脉、颈内静脉、部分在此走行的神经、食管及颈椎椎体前侧缘等[7]（图56-6）。

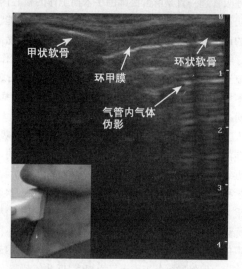

图56-5　颈前正中环甲膜水平超声检查

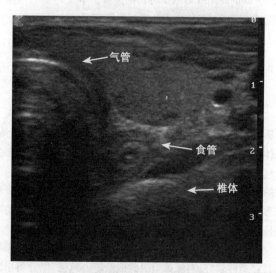

图56-6　颈前旁正中横截面超声检查

在胸骨上窝进一步倾斜探头，可显示气管中下段的超声影像，由于位置较深，成像质量往往较差。

（四）肺和胸膜的超声影像

对于含气量如此丰富的肺组织来说，超声确实难以显

像。如果肺组织的含气量发生显著改变,则肺组织的超声影像也会发生相应改变。这为肺组织发生病变时的超声检查提供了可能。近几年有关这方面的探索取得不少突破。

应用高频线阵探头或低频凸阵探头在肋骨之间均可对胸膜及肺进行检查。典型的图像是在各层皮下及肌肉组织下有一高回声线,即胸膜。深部会出现等距的胸膜伪影形成的与胸膜平行的线—A线[8](图56-7)。A线的呈现在不同位置及不同年龄人群中会有差异[9]。动态图像会显示由于壁层胸膜与脏层胸膜相对运动产生的"胸膜滑动征"——胸膜线的蠕动和沿着胸膜线来回滑动的小彗尾影。当肺组织对超声的传播性能发生改变时,可能会出现起自胸膜向深部辐射的长彗尾影—B线(见下文)[8](图56-8)。

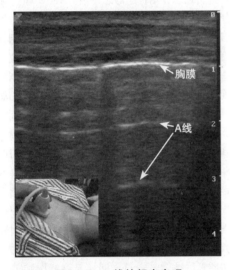

图56-7 A线的超声表现

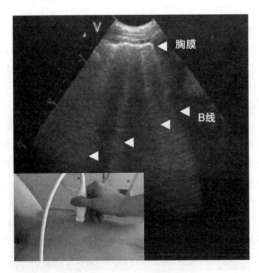

图56-8 B线的超声表现

当胸腔或肺组织的含气量变化时上述图像特征会发生改变,如气胸、胸腔积液、肺不张、肺实变、肺间质水肿以及肺肿瘤等(见下文)(图56-9)。

通过一定角度的声窗(如经脾、肝等),肺底、膈肌也是

可以显示的。膈肌的呼吸相关运动可以经此进行评估。

(五)胃的超声影像

由于反流误吸的风险,胃部超声的影像也受到了麻醉医师的关注。经肋下及剑突下,超声可以查见胃底和胃体的前壁轮廓以及胃窦、幽门部的前后壁(图56-10),胃内容物及胃排空功能可由此检查评估[10-19]。若服用胃超声造影剂,超声甚至可以检查胃壁病变。

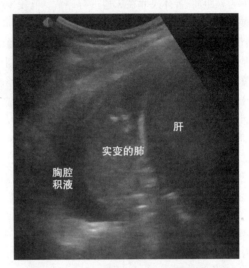

图56-9 胸腔积液及肺实变的超声表现

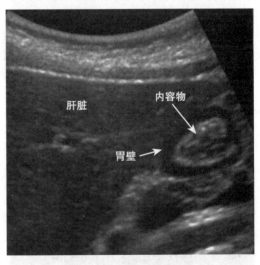

图56-10 胃窦部超声表现

二、超声在围手术期呼吸管理临床中的应用

(一)超声在困难气道评估中的应用

基于超声对上气道解剖可进行相应的成像和测量,因此它可能会成为一种新的评估困难气道的工具。近年来这方面探索的结果也取得一些进步。Ezri T等[20]应用超声评价了肥胖患者颈前的软组织厚度,认为超声测量的声带水平颈前皮肤至甲状软骨软组织厚度与困难气道相关。而

Komatsu Rl 等[21]的研究并没有得出相似的结论。Adhikari S 等[22]用超声检查了一小样本患者的舌厚度、颈前软组织厚度,发现舌骨水平和舌甲软骨膜水平的颈前软组织对困难气道具有较好的预测价值,且独立于经典常用指标,但没有发现舌厚度与困难气道的相关性。Wojtczak JA 等[23]应用颏下超声检查评估了肥胖患者的舌颏距离变化率(自然位与头伸位比较)、舌体尺寸、口底肌肉等,结果显示可以用超声对舌颏距离、舌体尺寸在床边进行评估。但较少的病例数使得其预测困难气道的结论可靠性不足。Hui CM 等[24]观察了应用舌下超声检查的方法评估困难气道的价值。他们发现,舌下超声检查时,如无法观察到舌骨则患者喉镜暴露分级 3~4 级的可能性较大,且这一方法的预测价值大于张口度 Mallampati 分级等经典指标。

目前应用超声进行困难气道评估的探索才刚刚起步,上述研究大多是以肥胖导致困难气道为出发点,相对于导致困难气道的多个因素,评估范围尚较窄。超声在上气道解剖的呈现方面有优势,同时也有劣势。优势是无创、方便、经济、可重复、图像直观;劣势是难以在一张图像上呈现上气道的总体影像(与 X 线摄片相比),对超声设备的依赖及对操作者超声知识的依赖。

(二)超声在置入喉罩定位中的应用

喉罩正越来越多地成为麻醉医师管理气道的工具。喉罩置入的位置是影响喉罩通气成功与否的关键因素。传统的定位方法有纤支镜观察、听诊及喉镜暴露辅助等。Gupta D 等[25]研究发现经颈部横断面超声扫描成像,可观察到喉罩位置,且超声定位分级与纤支镜观察分级具有很强的相关性($r=0.92$)。作者认为超声检查可以代替纤支镜作为喉罩定位的方法。吴玥等[7]进行的研究显示颈部环状软骨水平旁正中横截面超声检查可观察到 Supreme 喉罩成功置入时气囊尖端,并可据此进行喉罩置入成功的定位(图56-11)。

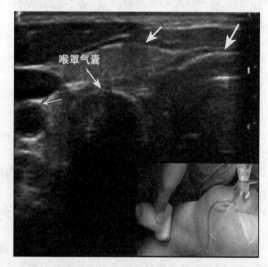

喉罩气囊

图56-11 喉罩置入的超声定位

注:1. 红色箭头:环状软骨回声;2. 绿色箭头:甲状腺;3. 橙色箭头:气囊回声;4. 蓝色箭头:颈部大血管。(图片引自吴玥等[7])

(三)超声在气管插管定位中的应用

能快速而准确的判断导管是否成功插入气管一直是麻醉医师所希望的。Dre-scher MJ 等[26]应用超声检查在这方面做了尝试。Milling TJ 等[27]做了进一步的验证。他们应用超声成功确认 35 个气管插管中的 34 个。当气管导管在气管内时会引起气管内原来的伪影形状发生改变和声带形状的变化,并有可能呈现气管导管前壁回声。另一个可靠地征象是食管的变化。应用高频线阵探头进行环状软骨水平横截面扫描,可见食管在气管与颈椎之间,呈现直径约 0.6~1cm 不规则圆形的低回声影。如果气管导管进入食管,在此可见食管被扩张开,并可见半环形的气管导管回声及其伪影。Ma G 等[28]利用尸体模型进行的单盲研究发现应用超声进行动态评估优于静态评估。Adi O 等[29]则对比了气道超声检查与呼末二氧化碳在确认气管内插管的效果,他们认为气道超声检查可起到呼末二氧化碳相似的效果,可以代替后者。Chou HC 等[30]评估了急诊科应用动态超声检查发现食管内插管的有效性,结果显示超声应用于急诊气管插管与呼末二氧化碳非常吻合,准确率达 98.2%,平均耗时 9.0 秒(四分位间距:6.0~14.0 秒)。Budhram G 等[31]在猪身上进行的实验显示经气管超声、经胸超声和膈肌超声检查具有相似的判断价值,但前两者更快捷。Stuntz R 等[32]的研究认为,超声虽好但需要操作者具有一定的超声知识,或额外的超声学习。上述研究证实,超声检查有助于麻醉医师快速确定气管导管是否在气管内。在嘈杂的环境中,在缺少呼末二氧化碳监测的情况下,如大多数的国内急诊科,超声的这一应用可发挥更大作用。

成功插管后导管是否过深同样是麻醉医师关心的问题。由于超声对胸骨后段的气管成像能力较差,应用超声直接检查气管导管是否插入一侧支气管是比较困难的。但一些间接征象可能有助于做出判断。如利用呼吸运动相关的胸膜滑动征、膈肌运动及肺下界变化等。如导管插入过深,通气侧可见上述征象,非通气侧的运动则不明显或明显减少[33-35]。因此超声检查同样可以应用于双腔管的置入定位[36]。

(四)超声在环甲膜定位及有创气道建立中的应用

准确的环甲膜定位有助于有创气道的建立,提高操作成功率,减少损伤。但 Elliott DS 等[37]的观察发现,麻醉医生在多数情况下难以准确定位环甲膜,仅能在 30% 的情形下对其准确定位,而超声有助于快速而准确的定位。Aslani A 等[38]研究认为,在女性患者中,环甲膜定位错误率较高,尤其在肥胖患者更是如此。Ban Tsui 等[39]对比了活体及尸体的气道超声图像,认为超声可以用来进行上气道检查,辨别定位环甲膜。Kleine 等[40]则在尸体上进行了超声定位环甲膜穿刺,并经 CT 检查确定对照,结果显示在 9 例操作中,超声指导环甲膜穿刺有 8 例为 1 次性成功,1 例为经两次穿刺成功,认为超声可以使穿刺更容易。但作者认为他们采用平面内的穿刺操作方法,难以保证穿刺点正好位于正中位置。Mallin M 等[41]在志愿者身上的研究认为,超声检查标记可成功定位环甲膜。以上研究显示,超声在环甲膜定位方面具有很大优势,可在很大程度上提高定位的准确性,减少定位错误的几率有助于患者安全。

Curtis K 等[42]则介绍了他们在 12 具尸体上进行超声指导下探条辅助环甲膜切开术的经验,认为超声指导有可能提高成功率,减少并发症。Suzuki A 等[43]则介绍了他们成功应用超声短轴平面外技术指导进行环甲膜穿刺置管术,认为超声可提高操作安全性。对于绝大多数麻醉医师来说,并没有有创气道建立的经验,在缺少经验的情况下一旦该手术成为拯救患者生命的唯一选择时,超声的作用可能更为关键。

(五) 超声在声门下气道的评估及气管导管的选择中的应用

患者声门下气道病变也是麻醉医师常常要关心的内容。一些颈部肿瘤、胸骨后肿瘤以及气管本身的病变常常会影响气管的形态及大小,影响导管的选择及气管插管成功与否。因此应用超声进行声门下气道的评估同样具有重要意义。目前也有多项研究证实,应用超声进行这方面的评估是可行的。

从甲状软骨到胸骨上窝这一段的气管,可通过高频线阵探头短轴扫描予以显现。超声检查可见气管外壁及内壁的宽度,但内壁的边界会由于气管环软骨的声影及气管内气体的伪影影响而难以确认。当气管外壁受挤压变窄时,可在超声检查中轻易的辨认气管狭窄的程度、位置及范围。当气管内黏膜受刺激(如烧伤吸入、气管插管套囊压迫等)水肿,管腔变窄时,超声可查见气管内膜的边界,明确气管狭窄的病变程度[36,44]。

Kameda T 等[45]报道一位 54 岁的烧伤患者。尽管没有外表皮肤烧伤和呼吸的喘鸣音,但喉镜检查发现上呼吸道水肿、腐蚀,而超声检查更发现气管黏膜的水肿,气管壁增厚呈低回声(图 56-12)。这一发现也被后来的 CT 检查所证实。治疗 2 天后超声检查证实气管壁水肿明显好转。

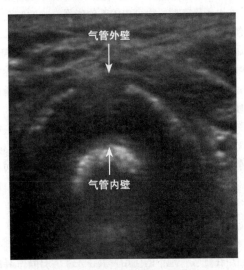

图 56-12 气管黏膜水肿的超声表现
(图片引自 Kameda T 等[45])

Ding 等[46]则介绍了预测拔管后喉喘鸣的超声检查方法。他们应用超声横截面检查喉及导管气囊附近的气管,发现气囊放气后气管内的气柱伪影宽度、声门面积及漏气实验的气体量是良好的预测指标。

超声在气管导管型号选择方面同样有用。由于气管内气体及软骨伪影的影响,超声对气管内黏膜的分辨不太清楚,对内径的直接测量有些困难,但对气管外径宽度的测量较为可靠,这为导管型号的选择提供了宝贵的信息。这一测量值与气管及支气管内径均具有较好的相关性[36]。可以经胸锁关节上横截面超声扫描,获得气管的外壁宽度,这一宽度与 CT 测量气管直径及左主支气管直径相关性较好,可据此进行双腔气管导管的选择。

儿科患者对气管导管型号的选择最为挑剔。Schramm C 等[47]对基于年龄公式选择气管导管型号的方法和超声测量的方法进行了比较,发现超声测量的方法更可靠,能减少导管选择不当造成的再次插管。

(六) 超声在气胸诊断中的应用

应用高频线阵探头或低频曲阵探头在肺界以内的肋间隙均可查见肺组织形成的超声影像。其典型表现为滑动的胸膜位于肋骨之间,深处为等距离平行的胸膜伪影和肺内气体伪影。这些平行的线被称为 A 线。应用 M 型超检查时可见胸壁各层组织形成稳定的水平线,深部的肺组织形成均匀的颗粒状影像。有学者形象地称之为"海水和沙滩"。当壁层胸膜和脏层胸膜因气胸而分离时,"胸膜滑动征"将消失,A 线依然存在。而 M 型超声的影像改变为"沙滩"的消失,"海水"充满屏幕。如果在一个屏幕中同时查见正常的胸部超声影像和气胸的超声改变,则交界点称为肺点。肺点的出现可以提高气胸诊断的特异性[48-50]。

值得注意的是胸膜滑动征的消失也可见于其他胸膜及肺的病变之中,如胸膜粘连、胸腔积液、肺实变、肺不张等。胸膜粘连时,超声检查可见强回声的胸膜线,但滑动征消失,A 线存在。而胸腔积液、肺实变、肺不张时,胸膜线则不那么明显,A 线消失。肺界上移也可造成本应观察到胸膜滑动征的肋间隙被膈肌覆盖,超声下查见的可能是膈下的实质脏器,如肝脾等。

对超声诊断气胸的能力进行综合评价的 meta 分析显示,超声评估方法敏感性达到78.6% ~ 90.9%,特异性达到98.2% ~ 98.4%。而胸片的敏感性和特异性分别为39.8% ~ 50.2% 和99.3% ~ 99.4%。超声的敏感性优于胸片[51,52]。

应用超声诊断气胸改变了听诊器不可靠,胸片、CT 不方便的缺点,临床应用逐渐广泛。

(七) 超声在肺部病变评估中的应用

围手术期常见的肺部病变有胸腔积液、肺不张、肺炎、肺水肿、肺栓塞等,这些病症一旦出现,可能会严重干扰患者的呼吸或循环功能,常危及患者生命。对这些情况早发现,早干预,早治疗,避免病情恶化,无疑麻醉医师所期望的。传统的视、触、叩、听方法诊断的可靠性有限,CT 扫描虽可靠性高，但转运患者风险高、不方便，使得术中的患者及一些危重患者没有进行该检查的机会。超声对肺部疾病诊断的发展可能改变这一情形。

如前所述，超声下的肺部影像几乎是由伪影组成。相应地，这些伪影的改变或消失也正是肺发生病变的过程。当出现胸腔积液时，胸膜滑动征和 A 线消失，超声下可见胸腔内的液性暗区。深部的肺组织的成像也发生了改变，由于含气量的减少或肺实变，肺的显像可能是低回声伴部分高回声的气体伪影，或低回声的团块影，应用多普勒技术可查见其内的血流信号。当肺不张出现时，相应位置的胸膜线变得很弱，A 线和胸膜滑动征消失。不张的肺呈现为低回声的组织影伴局部的高回声的肺泡或气管的残气影。不张肺的深部可能见到充气的肺形成的伪影，但缺少 A 线。在不张肺的边缘可见正常肺组织形成的胸膜滑动征及 A 线。

血管外肺水含量增多，可能会引起肺水肿、呼吸窘迫等病变。超声对肺水含量评估同样是基于肺部伪影的变化。当肺水含量增加时，肺组织传导超声的能力增强，A 线将消失，继之出现起自胸膜，垂直胸膜（笔者认为，应为平行于超声束的方向更为准确）向深部辐射的多条彗尾状伪影，称之为"B 线"。此时胸膜线有所减弱，由于 B 线随着胸膜伴呼吸移动，胸膜滑动征依然明显。B 线的出现提示肺对超声的传导能力增加。这种能力的增加还可见于肺的间质纤维化过程。研究认为肺水增多时的 B 线表现与纤维化时的 B 线表现是有区别的，不同程度的肺水含量引起的 B 线表现也不相同。当肺水表现为小叶间隔水肿时，相邻 B 线之间的距离近乎恒定且相等，约 7mm 左右，称为 B7。有研究显示这一现象与胸片检查时的 kerley B 线有较好的相关性。当肺水表现为肺间质水肿时，B 线则表现的更加密集，相邻 B 线间距约为 3mm 左右，称为 B3。而这一表现又与胸片检查时的毛玻璃肺有较好的相关性。若肺水引起肺泡水肿，超声影像可能表现为起自胸膜的弥漫性的彗尾影，彼此界限变得不明显。若水肿引起实变，则 B 线消失，超声下可见肺组织样影[8,49,53]。

肺栓塞是围手术期偶发的凶险并发症。一旦出现，常危及患者生命。超声对深静脉血栓探查，已成为临床最常用也最方便的风险评估手段之一。对于麻醉医师，遇见围手术期肺栓塞的患者并不少见。积极的预防和发病时早期的诊断对挽救患者生命异常关键。术中早期诊断的难点在于突发的血流动力学改变与过敏及其他心源性休克难以鉴别。对于轻度肺栓塞（如肺段以下）患者，超声很难发现有特征性的图像改变。对于重度的尤其是引起血流动力学改变的肺栓塞，超声检查可以发现一些征象，并有助于麻醉医师进行鉴别诊断。肺栓塞发生时很少引起肺部的超声影像改变，但经胸超声心动图及经食管超声心动图可以发现一些线索。典型的改变如右心负荷重，右心扩张，肺动脉压升高，肺动脉增宽，可伴三尖瓣反流，而左心系统容量不足，左心功能正常。这些改变不同于过敏（右心容量负荷也低），

也不同于其他心源性休克（左心功能异常，容量负荷重），有助于早期鉴别诊断。除非肺动脉主干有栓子存在，超声直接查见栓子的机会较少[54-57]。

（八）超声在胃内容量评估中的应用

对饱胃患者进行麻醉诱导时其反流误吸的风险大大增加。对反流误吸风险的关注，使麻醉医生更加注意患者胃内容量的评估。在引入超声以前，麻醉医生评估胃内容量的唯一依据可能只有禁食时间。然而禁食时间对于有消化道动力疾病的患者来说可能不可靠。大量的急诊患者却无法依从严格的禁食时间标准，这类患者的反流误吸风险最难以评估。保守的麻醉医师只有把此类患者都看做是饱胃患者来处理。超声评估技术的引入有望改变这一情形。

应用低频凸阵探头于右肋下、剑突下等位置探查，可查见胃体及胃窦部的大部分形态。超声下胃壁呈低回声，其轮廓可较清晰地分辨，其内的液性内容物可显现良好。若胃壁下为气体，超声可见起自胃黏膜的气体伪影，深部影像及胃后壁则难以显现。

Hveem K 等[15]首先报道对消化功能不良的患者，超声检查的胃窦面积与胃内潴留量有关。

Perlas A 等[14]对 18 名进食不同容量食物的志愿者进行了观察，发现近肝脏的胃窦横截面积与胃容量大于300ml 相关，右侧卧位的测量更可靠。他们后来提出了一个基于超声评估胃内容量的 3 分评价系统[16]。0 分为胃窦排空；1 分为仅有右侧卧位可探及胃窦部内容物；2 分为平卧位也可谈及胃窦部内容物。认为该评分系统可用于患者反流误吸风险的评估。他们又在 2013 年报道了更为准确的基于超声测量的数学计算方法[17]。Kruisselbrink R 等[13]则评估了这些方法的可信度，结果让人满意。

Bataille A[19]等的研究证实超声评估胃内容量在产科患者也有效。Bouvet L 等[10]则观察了这一方法应用于肥胖患者的效果，证明可行。Tomomasa T 等[58]的研究则提示超声评估的方法应用于儿科患者可能同样有效。

（九）超声在呼吸管理中的其他作用

有研究报道，利用超声测量膈肌的运动幅度，可以预测患者是否能成功拔管[59]，Stenner M 等[60]的研究发现超声检查可进行鼻腔的评估，可发现鼻中隔偏曲的方向程度，以及矫治术的效果。这提示可能有助于麻醉医师在施行经鼻插管时选择合适的鼻孔，减少损伤。

Bouvet L 等[61]的利用超声实时监测了面罩通气时胃内进气的情况，发现超声监测胃内进气要比听诊器更可靠。面罩通气的压力维持在 15cmH₂O 以下，胃内进气的可能性较小。

三、小结与展望

超声在呼吸管理中的应用发展正发生着日新月异的变化。可以相信，在不远的将来，超声在麻醉医师围手术期呼吸管理工作中会充当越来越重要的角色。超声的作用会贯

穿呼吸管理中的诊断环节、评估环节和决策环节整个诊疗链条。超声在这些领域的应用甚至超出了超声科医师常规的诊疗内容，对很少接触超声医学的麻醉医师来说，难度自然不小。可喜的是，超声应用在麻醉科的普及正在飞速发展。了解、掌握，甚至精通超声的麻醉医师队伍正在壮大。超声可能会成为麻醉医师工作的"新常态"。

（姚卫东 金孝岠）

参 考 文 献

1. Prasad A, Yu E, Wong DT, et al. Comparison of sonography and computed tomography as imaging tools for assessment of airway structures. J Ultrasound Med. 2011. 30(7):965-972.

2. Kristensen MS, Teoh WH, Graumann O, et al. Ultrasonography for clinical decision-making and intervention in airway management:from the mouth to the lungs and pleurae. Insights Imaging. 2014. 5(2):253-279.

3. Singh M, Chin KJ, Chan VW, et al. Use of sonography for airway assessment:an observational study. J Ultrasound Med. 2010. 29(1):79-85.

4. Liu KH, Chu WC, To KW, et al. Sonographic measurement of lateral parapharyngeal wall thickness in patients with obstructive sleep apnea. Sleep. 2007. 30(11):1503-1508.

5. Hu Q, Zhu SY, Luo F, et al. High-frequency sonographic measurements of true and false vocal cords. J Ultrasound Med. 2010. 29(7):1023-1030.

6. Or DY, Karmakar MK, Lam GC, et al. Multiplanar 3D ultrasound imaging to assess the anatomy of the upper airway and measure the subglottic and tracheal diameters in adults. Br J Radiol. 2013. 86(1030):20130253.

7. 吴玥,金孝岠,姚卫东,鲁美静,喻君. Supreme 喉罩对位不良的原因观察. 皖南医学院学报. 2014.(05):436-439.

8. 李晨,徐军,于学忠. 肺部超声评估血管外肺水研究进展. 临床急诊杂志. 2013.(11):160.

9. Chiesa AM, Ciccarese F, Gardelli G, et al. Sonography of the normal lung:Comparison between young and elderly subjects. J Clin Ultrasound. 2014.

10. Bouvet L, Chassard D. Ultrasound assessment of gastric content in the obese patient:one more step for patient safety. Anesth Analg. 2014. 119(5):1017-1018.

11. Okabe T, Terashima H, Sakamoto A. Determinants of liquid gastric emptying:comparisons between milk and isocalorically adjusted clear fluids. Br J Anaesth. 2014.

12. Arzola C, Cubillos J, Perlas A, et al. Interrater reliability of qualitative ultrasound assessment of gastric content in the third trimester of pregnancy. Br J Anaesth. 2014. 113(6):1018-1023.

13. Kruisselbrink R, Arzola C, Endersby R, et al. Intra-and interrater reliability of ultrasound assessment of gastric volume. Anesthesiology. 2014. 121(1):46-51.

14. Perlas A, Chan VW, Lupu CM, et al. Ultrasound assessment of gastric content and volume. Anesthesiology. 2009. 111(1):82-89.

15. Hveem K, Hausken T, Berstad A. Ultrasonographic assessment of fasting liquid content in the human stomach. Scand J Gastroenterol. 1994. 29(9):786-789.

16. Perlas A, Davis L, Khan M, et al. Gastric sonography in the fasted surgical patient: a prospective descriptive study. Anesth Analg. 2011. 113(1):93-97.

17. Perlas A, Mitsakakis N, Liu L, et al. Validation of a mathematical model for ultrasound assessment of gastric volume by gastroscopic examination. Anesth Analg. 2013. 116(2):357-363.

18. Van de Putte P, Perlas A. Ultrasound assessment of gastric content and volume. Br J Anaesth. 2014. 113(1):12-22.

19. Bataille A, Rousset J, Marret E, et al. Ultrasonographic evaluation of gastric content during labour under epidural analgesia:a prospective cohort study. Br J Anaesth. 2014. 112(4):703-707.

20. Ezri T, Gewurtz G, Sessler DI, et al. Prediction of difficult laryngoscopy in obese patients by ultrasound quantification of anterior neck soft tissue. Anaesthesia. 2003. 58(11):1111-1114.

21. Komatsu R, Sengupta P, Wadhwa A, et al. Ultrasound quantification of anterior soft tissue thickness fails to predict difficult laryngoscopy in obese patients. Anaesth Intensive Care. 2007. 35(1):32-37.

22. Adhikari S, Zeger W, Schmier C, et al. Pilot study to determine the utility of point-of-care ultrasound in the assessment of difficult laryngoscopy. Acad Emerg Med. 2011. 18(7):754-758.

23. Wojtczak JA. Submandibular sonography:assessment of hyomental distances and ratio, tongue size, and floor of the mouth musculature using portable sonography. J Ultrasound Med. 2012. 31(4):523-528.

24. Hui CM, Tsui BC. Sublingual ultrasound as an assessment method for predicting difficult intubation:a pilot study. Anaesthesia. 2014. 69(4):314-319.

25. Gupta D, Srirajakalidindi A, Habli N, et al. Ultrasound confirmation of laryngeal mask airway placement correlates with fiberoptic laryngoscope findings. Middle East J Anaesthesiol. 2011. 21(2):283-287.

26. Drescher MJ, Conard FU, Schamban NE. Identification and description of esophageal intubation using ultrasound. Acad Emerg Med. 2000. 7(6):722-725.

27. Milling TJ, Jones M, Khan T, et al. Transtracheal 2-d ultra-

sound for identification of esophageal intubation. J Emerg Med. 2007. 32(4):409-414.

28. Ma G, Davis DP, Schmitt J, et al. The sensitivity and specificity of transcricothyroid ultrasonography to confirm endotracheal tube placement in a cadaver model. J Emerg Med. 2007. 32(4):405-407.

29. Adi O, Chuan TW, Rishya M. A feasibility study on bedside upper airway ultrasonography compared to waveform capnography for verifying endotracheal tube location after intubation. Crit Ultrasound J. 2013. 5(1):7.

30. Chou HC, Tseng WP, Wang CH, et al. Tracheal rapid ultrasound exam (T. R. U. E.) for confirming endotracheal tube placement during emergency intubation. Resuscitation. 2011. 82(10):1279-1284.

31. Budhram G, Murman D, Lutfy L, et al. Sonographic confirmation of intubation: comparison of 3 methods in a pig model. J Ultrasound Med. 2014. 33(11):1925-1929.

32. Stuntz R, Kochert E, Kehrl T, et al. The effect of sonologist experience on the ability to determine endotracheal tube location using transtracheal ultrasound. Am J Emerg Med. 2014. 32(3):267-269.

33. Blaivas M, Tsung JW. Point-of-care sonographic detection of left endobronchial main stem intubation and obstruction versus endotracheal intubation. J Ultrasound Med. 2008. 27(5):785-789.

34. Kerrey BT, Geis GL, Quinn AM, et al. A prospective comparison of diaphragmatic ultrasound and chest radiography to determine endotracheal tube position in a pediatric emergency department. Pediatrics. 2009. 123(6):e1039-1044.

35. Sim SS, Lien WC, Chou HC, et al. Ultrasonographic lung sliding sign in confirming proper endotracheal intubation during emergency intubation. Resuscitation. 2012. 83(3):307-312.

36. Sustic A, Miletic D, Protic A, et al. Can ultrasound be useful for predicting the size of a left double-lumen bronchial tube? Tracheal width as measured by ultrasonography versus computed tomography. J Clin Anesth. 2008. 20(4):247-252.

37. Elliott DS, Baker PA, Scott MR, et al. Accuracy of surface landmark identification for cannula cricothyroido-tomy. Anaesthesia. 2010. 65(9):889-894.

38. Aslani A, Ng SC, Hurley M, et al. Accuracy of identification of the cricothyroid membrane in female subjects using palpation: an observational study. Anesth Analg. 2012. 114(5):987-992.

39. Tsui B, Ip V, Walji A. Airway sonography in live models and cadavers. J Ultrasound Med. 2013. 32(6):1049-1058.

40. Kleine-Brueggeney M, Greif R, Ross S, et al. Ultrasound-guided percutaneous tracheal puncture: a computer-tomographic controlled study in cadavers. Br J Anaesth. 2011. 106(5):738-742.

41. Mallin M, Curtis K, Dawson M, et al. Accuracy of ultrasound-guided marking of the cricothyroid membrane before simulated failed intubation. Am J Emerg Med. 2014. 32(1):61-63.

42. Suzuki A, Iida T, Kunisawa T, et al. Ultrasound-guided cannula cricothyroidotomy. Anesthesiology. 2012. 117(5):1128.

43. Curtis K, Ahern M, Dawson M, et al. Ultrasound-guided, Bougie-assisted cricothyroidotomy: a description of a novel technique in cadaveric models. Acad Emerg Med. 2012. 19(7):876-879.

44. Kameda T, Fujita M. Point-of-care ultrasound detection of tracheal wall thickening caused by smoke inhalation. Crit Ultrasound J. 2014. 6(1):11.

45. Kameda T, Fujita M. Point-of-care ultrasound detection of tracheal wall thickening caused by smoke inhalation. Crit Ultrasound J. 2014. 6(1):11.

46. Ding LW, Wang HC, Wu HD, et al. Laryngeal ultrasound: a useful method in predicting post-extubation stridor. A pilot study. Eur Respir J. 2006. 27(2):384-389.

47. Schramm C, Knop J, Jensen K, Plaschke K. Role of ultrasound compared to age-related formulas for uncuffed endotracheal intubation in a pediatric population. Paediatr Anaesth. 2012. 22(8):781-786.

48. Lichtenstein D, Meziere G, Biderman P, et al. The "lung point": an ultrasound sign specific to pneumothorax. Intensive Care Med. 2000. 26(10):1434-1440.

49. Volpicelli G, Elbarbary M, Blaivas M, et al. International evidence-based recommendations for point-of-care lung ultrasound. Intensive Care Med. 2012. 38(4):577-591.

50. Volpicelli G. Sonographic diagnosis of pneumothorax. Intensive Care Med. 2011. 37(2):224-232.

51. Alrajhi K, Woo MY, Vaillancourt C. Test characteristics of ultrasonography for the detection of pneumothorax: a systematic review and meta-analysis. Chest. 2012. 141(3):703-708.

52. Alrajab S, Youssef AM, Akkus NI, et al. Pleural ultrasonography versus chest radiography for the diagnosis of pneumothorax: review of the literature and meta-analysis. Crit Care. 2013. 17(5):R208.

53. Volpicelli G, Caramello V, Cardinale L, et al. Bedside ultrasound of the lung for the monitoring of acute decompensated heart failure. Am J Emerg Med. 2008. 26(5):585-

591.

54. Kucher N, Boekstegers P, Muller OJ, et al. Randomized, controlled trial of ultrasound-assisted catheter-directed thrombolysis for acute intermediate-risk pulmonary embolism. Circulation. 2014. 129(4):479-486.

55. Koenig S, Chandra S, Alaverdian A, et al. Narasimhan M. Ultrasound assessment of pulmonary embolism in patients receiving CT pulmonary angiography. Chest. 2014. 145 (4):818-823.

56. Engelberger RP, Kucher N. Ultrasound-assisted thrombolysis for acute pulmonary embolism:a systematic review. Eur Heart J. 2014. 35(12):758-764.

57. Squizzato A, Rancan E, Dentali F, et al. Diagnostic accuracy of lung ultrasound for pulmonary embolism:a systematic review and meta-analysis. J Thromb Haemost. 2013. 11 (7):1269-1278.

58. Tomomasa T, Tabata M, Nako Y, et al. Ultrasonographic assessment of intragastric volume in neonates:factors affecting the relationship between intragastric volume and antral cross-sectional area. Pediatr Radiol. 1996. 26(11):815-820.

59. Jiang JR, Tsai TH, Jerng JS, et al. Ultrasonographic evaluation of liver/spleen movements and extubation outcome. Chest. 2004. 126(1):179-185.

60. Stenner M, Rudack C. Ultrasound imaging of the nose in septorhinoplasty patients. Eur Arch Otorhino-laryngol. 2014.

61. Bouvet L, Albert ML, Augris C, et al. Real-time detection of gastric insufflation related to facemask pressure-controlled ventilation using ultrasonography of the antrum and epigastric auscultation in nonparalyzed patients:a prospective, randomized, double-blind study. Anesthesiology. 2014. 120 (2):326-334.

57 肺动脉导管监测在非体外冠脉搭桥术中的应用价值

肺动脉导管是右心导管的一种,其是心脏病和休克患者诊断、治疗以及考核治疗效果的准确方法。肺动脉导管在测定血流动力学参数方面的应用使麻醉医师准确地判断危重患者的血流动力学状态,而不仅仅是通过临床的估测。同时,肺动脉导管也可发生许多不良反应,需要对初学者进行技术监督、理论考核以及独立进行肺动脉导管操作和使用的认证,以减少技术生疏所带来的不良后果。近年来,随着经食管超声心动图在围手术期的推广使用,部分医师认为 TEE 甚至可以取代 PAC,故而医学界关于 PAC 应用的争议愈加激烈。本文主要综述肺动脉导管在临床应用的争议、非体外循环冠状动脉搭桥术的血流动力学特点以及肺动脉导管在非体外循环冠状动脉搭桥术术中监测的应用价值。

本文主要综述肺动脉导管(pulmonary artery catheter,PAC,亦称 Swan-Ganz 导管)在临床应用的争议、非体外循环冠状动脉搭桥术(off pump coronary artery bypass grafting,OPCAB)的血流动力学特点以及 PAC 在 OPCAB 术中监测的应用价值。

一、PAC 应用的争议

PAC 是右心导管的一种,通常从颈内静脉置入,然后经上腔静脉进到右房和右室,再进入肺动脉及其分支。继而,通过 PAC 可测定心脏各部位血氧饱和度,计算血氧含量,判断心腔或大血管间是否存在分流和畸形;通过 PAC 可连续监测右心各部位血流状况,判定心内容量,并计算心内分流量、全身血管及肺血管阻力、氧转运量和氧消耗量,评价心肺功能,PAC 是心脏病和休克患者诊断、治疗以及考核治疗效果的准确方法。

PAC 监测的适应证已经争论了若干年。PAC 在测定血流动力学参数方面的应用使麻醉医师准确地判断危重患者的血流动力学状态,而不仅仅是通过临床的估测。PAC 对于由于需要液体和药物治疗的危重患者,其提供的信息可以帮助医师进行精确的目标导向治疗,从而改善其转归。欧洲重症监护医学会(European Society of Critical Care Medicine)和欧洲危重病医学会(European Society of Critical Care

Medicine)组织的多国大样本研究中,80% 的临床医师认为 PAC 监测有助于循环性休克的评估和治疗[1]。

同时,PAC 也可发生许多不良反应,导管置入可能会导致动脉损伤、气胸和心律失常,以及致命性肺动脉出血,血栓性栓塞、脓毒症以及心内膜损害等。若要减少这些并发症的发生,需要对初学者进行技术监督、理论考核以及独立进行 PAC 操作和使用的认证,以减少技术生疏所带来的不良后果。此外,对 PAC 所获得数据的正确解释,有助于对危重患者作出合理的诊断及治疗,错误地解读血流动力学信息可导致致命的判断和治疗错误。近年来,随着经食管超声心动图(transesophageal echocardiography,TEE)在围手术期的推广使用,部分医师认为 TEE 甚至可以取代 PAC,故而医学界关于 PAC 应用的争议愈加激烈。

(一)PAC 让我喜欢让我忧-临床与循证医学的结果

1. PAC 让我喜欢

(1)麻醉医师通过 PAC 可直接获得患者的信息,进而推算其血流动力学指标和氧合指标。

PAC 可以直接测定数据有:中心静脉压(central venous pressure,CVP)、右房压(right atrial pressure,RAP)、肺动脉压(pulmonary arterial pressure,PAP)、右室压(right ventricular pressure,RVP)、肺动脉楔压(pulmonary arterial wedge pressure,PAWP)、混合静脉血氧饱和度(mixed venous oxygen saturation,SvO$_2$)、右心室舒张末期容积(right ventricular end-diastolic volume,RVEDV)。

PAC 间接测定数据有:左房压(left atrial pressure,LAP)、左室舒张末压(left ventricular end diastolic presssure,LVEDP)、热稀释法测定心排出量(cardiac output,CO)、肺循环阻力(pulmonary circulation resistance,PVR)、体循环阻力(systemic circulation resistance,SVR)、心脏做功指数(cardiac work index,CW)、氧输送(oxygen delivery,DO$_2$)= CO×Hb×1.306×动脉血氧饱和度(oxygen saturation of arterial blood,SaO$_2$)、氧耗(oxygen consumption,VO$_2$)= CO×[动脉血氧含量(arterial oxygen content,CaO$_2$)−混合静脉血氧含量(oxygen content of mixed venous blood,CvO$_2$)]≈CI×1.38×Hb×[SaO$_2$−混合静脉血氧饱和度(oxygen saturation of mixed venose blood，SvO_2）]、右心室射血分数（right ventricular ejection fraction，RVEF %）、心指数（cardiac index，CI）。

（2）麻醉医师可根据获得的血流动力学信息对患者的生命体征进行针对性的治疗调整，某些情况下，由于手术操作或麻醉管理原因，尽管常规血流动力学监测未见异常，但患者可能已经发生肺动脉压升高现象，如果没有 PAC，这类患者的术中肺动脉高压（pulmonary artery hypertension，PAH）可能就不会引起临床医生的足够认识和及时调整，被忽视的 PAH 往往可造成致命的后果。

（3）麻醉医师可根据 PAC 监测指标对调整治疗效果进行再评估，即依据 PDCA 循环管理（Plan-Do-Check-Action，又叫戴明环）原则，制订相应的计划、执行、检查、处理措施，以确保可靠工作目标之达成，并进而促使品质持续改善（这里指麻醉医师可以根据 PAC 提供的患者血流动力学等准确数据调整患者的生命体征，使其治疗效果达到最佳）。

（4）由于在评价患者复杂血流动力学状态方面，PAC 数据比临床评估更为准确，故实施 PAC 监测是年轻麻醉医生管理患者术中循环动力学的有效途径。此外，PAC 数据可将患者准确的血流动力学信息迅速提供给不在床旁的高年资麻醉医师，便于快速交流和临床教学，并即刻制订合理的治疗方案，从而使患者得到较好的转归，这有助于年轻医师积累和总结临床经验。

2. PAC 让我忧

（1）统计学显示，PAC 监测并未同患者术后的预后改善和围手术期死亡率降低存在良好的相关性。Tuman KJ 等[2]研究了 PAC 在冠状动脉手术的患者结局的影响。这

项研究表明，PAC 不对心脏手术后患者的转归起主要作用，即使是接受高风险的心脏外科手术的患者亦可在不施行常规的 PAC 监测的基础上安全地度过围手术期，而且 PAC 并不改变患者的转归状况，但若省去 PAC 监测则可明显节约患者的治疗成本。

（2）即便是首先使用 PAC 的美国，亦存在相当比例的临床医师不会解读或错误解读通过 PAC 获得的数据。Iberti 等[3]采用测试题对重症治疗单元的医护人员的 PAC 相关知识进行评估，结果表明 48.5% 的医护人员明显缺乏对 PAC 数据的理解和阐述能力；通过相似的多选测试题对欧洲重症医学医师进行调查，亦得到类似的鉴定结果。

（3）PAC 使患者的治疗费用明显增加并容易诱发相关并发症。

Ramsey SD 等[4]研究在急诊冠状动脉搭桥术（coronary artery bypass graft，CABG）中应用 PAC 的对患者疾病转归和医疗费用的影响。该研究共纳入 13 907 例行急诊 CABG 的患者，发现在急诊 CABG 手术中应用 PAC 可造成更高的院内死亡率、更长的停留时间以及较高的治疗成本，该现象在 PAC 使用频率较低的医院中更为明显。

（二）PAC-用还是不用？

关于围手术期使用 PAC 与患者转归的荟萃分析，其结论多不一致，表现为众说纷纭、未有定论。表 57-1 是总结大约 10 年以前关于围手术期患者或重症 ICU 患者使用 PAC 与患者转归的荟萃分析，其研究结论虽有相左，但仍可发现在实施 PAC 的患者中 PAC 监测对其围手术期的转归多有积极作用。

表 57-1 关于围手术期患者或重症 ICU 患者使用 PAC 与患者转归的荟萃分析

分析年份	分析者	纳入对象	结论
1988	Shoemaker	高危手术患者	死亡率增加
1991	Guyatt	ICU 患者	使用与否无差异
1993	Boyd	高危手术患者	死亡率降低
1994	Hayes	ICU 患者	死亡率增加
1995	Gattinoni	ICU 患者	预后无改善
1999	Wilson	高危手术患者	住院时间减少
2000	Polonen	心脏手术患者	住院时间减少，死亡率降低
2002	Rhodes	ICU 患者	死亡率增加

近年来，医学界对于 PAC 在术中应用的前景依然存在争论。Schwann NM[5]研究认为 PAC 在 CABG 手术中应用可增加死亡率以及高危患者终末器官并发症的发生。Gershengorn HB[6]认为 PAC 已经过时，在非手术 ICU 患者中减少 PAC 使用的趋势尤其明显。Handa F[7]甚至认为 TEE 完全可以替代 PAC 在术中的血流动力学监控作用。

Sandham JD[8]不同意 PAC 有害的说法，认为有关使用

PAC 并不能改善患者预后结论的得出可能有其自身的局限性。Gurgel ST[9]认为 PAC 在高风险的手术患者的组织灌注监控中，可监测心输出量、计算氧的运输和消耗，从而指导治疗，有助于维持血流动力学的稳定，最终降低死亡率和术后器官功能衰竭。最近，Sotomi Y[10]研究表明 PAC 对于急性心力衰竭综合征（acute heart failure syndromes，AHFS）的管理是至关重要的，适当的 PAC 使用有效地降低了

AHFS 患者的住院死亡率,特别是那些具有较低的收缩压而需要正性肌力药物治疗的患者。Molnár Z[11] 呼吁重视 PAC 在诊治具有急性心力衰竭症状和顽固性低血压的患者时的指导价值。

针对 PAC 目前在临床的使用现状,美国和中国根据本国实际情况,分别制订了相应的临床应用指南。美国指南指出,PAC 的适应证是高危患者(ASA 分级Ⅳ~Ⅵ级)以及处于高危过程的患者(容量发生巨大变化或存在显著血流动力学紊乱者),并且推荐经过充分的训练以及具有处理患者围手术期情况丰富经验的医师才可常规使用 PAC。中国指南目前将 PAC 作为目标导向治疗(Goal-directed therapy)的重要手段,推荐将其用于心脏、大血管外科、神经外科、创伤外科、高危重症和复杂手术患者围手术期。但是中国指南特别强调,在 PAC 的应用过程中需要密切关注三方面的因素,即患者是否存在心肺等严重疾病、病情是否处于高风险状态(患者因素),手术是否属于高风险手术或复杂手术(手术因素),以及操作者是否具有 PAC 操作条件和能够准确解释 PAC 数据的能力(医生因素)。

二、非体外冠脉搭桥术的血流动力学特点

医学界对于 OPCAB 效果现阶段的评价是,选择 OP-CAB,近期结果具备优势(尤其对于肾功能严重受损者[12])、但其与体外循环下冠状动脉搭桥术(on pump coronary artery bypass grafting,On-pump CABG)比较,两者的远期效果评价仍存在诸多争议。目前,OPCAB 仍然在比较多的心脏外科中心广泛开展。最近,Lu D 等[13]的一项荟萃分析显示,相对于体外循环冠状动脉搭桥术(coronary artery bypass grafting,CABG),OPCAB 可降低患者术后的死亡率,并且提供更好的靶血管血运重建(target vessel revascularization,TVR)、再次血运重建(repeat revascularization,RRV)以及更低的术后心肌梗死(myocardial infarction,MI),但是对于患者术后的脑血管事件(cerebrovascular events,CVE)没有明显改善。

OPCAB 的麻醉原则为,在保障手术操作的前提下,维持血流动力学平稳和满意的全身和心肌灌注压,并提供最佳的心肌氧供需平衡。

OPCAB 的麻醉管理极具风险,尤其对具有左主干病变、严重心绞痛、心功能不全及左室扩大的患者而言,其麻醉处理充满挑战,是检验麻醉医师诊治水平和临床分析判断能力的考验。

OPCAB 引起血流动力学改变的原因为:心脏的移位和机械压迫、心脏和大血管的扭曲、左右心室功能降低、心输出量和平均动脉压降低、心脏充盈压增加、左右心室后负荷增加、组织灌注降低。若患者在术中有条件同行 PAC 和 TEE 监测,则这一系列病理生理变化可在 TEE 中有良好的直观显示和相互印证。

三、PAC 在非体外冠脉搭桥术监测中的价值

PAC 监测在 OPCAB 手术过程中具有重要意义。即正确放置 PAC 并解读其提供的血流动力学数据,即便是心功能状态很差的患者,其亦有机会在围手术期获得满意而平稳的生命体征和顺利的手术过程;相反,若 PAC 没能及时放置到位或未能正确解读其数据,术前心功能较好的患者,术中亦有可能发生严重的血流动力学波动,乃至术中被迫进行体外循环转机,导致患者预后不良。

PAC 对提早发现、诊断和治疗 OPCAB 过程中氧供需失衡具有重要的指导意义,SvO_2 具有重要的临床意义[14-16]:SvO_2 是反映机体氧耗的重要指标,和 CO 相关性良好;当氧供需失衡时,在 MAP、HR 或 PAWP 变化前 SvO_2 已发生变化;$SvO_2<50\%$ 与 CO 降低、低血压、外周血管阻力增加以及心律失常有关;连续 SvO_2 监测可对组织灌注不良立即发出警报,便于对患者采取及时有效的管理策略;$SvO_2=55\%$ 是一个预警点,低 SvO_2 容易引发术中心肌梗死发生率及死亡率的增加以及在 ICU 停留时间的延长。

众所周知,CABG 术中计划外体外循环转机对患者的病理生理打击非常大,对其预后产生明显不良影响。实施 OPCAB 术中可因各种诱发因素造成心肌供血障碍,均可影响心脏功能,而经 PAC 监测得到的肺动脉压及其他参数变化能及早反映心脏代偿能力和状态,可以提示麻醉医师及时纠正心肌供血使肺动脉压力等项指标恢复正常,从而避免"灾难性"后果发生。

四、PAC 在 OPCAB 中应用评价

在 OPCAB 围手术期,PAC 监测能早于常规监测发现患者循环动力学变化,尤其适用左主干病变、严重心绞痛和心功能不全患者;PAC 监测能早于常规监测提早评估心脏代偿能力和状态,并可以提示麻醉医师提前做好术中心功能衰竭的应对措施,即提供一个宝贵的窗口期;大量实践同时提请麻醉医师注意,PAC 监测本身并不能根本上改变患者的预后,只有麻醉医师对 PAC 提供的信息正确解读和及时实施治疗才是改变患者预后结局的关键。

五、PAC 的应用前景展望

漂浮导管在 1970 年开始使用,虽然放置过程并不困难,但为了通过肺动脉插管获得可靠的血流动力学数据并减少并发症的发生,显然需要必要的培训。因为,虽然由于漂浮导管具有许多优点,若其用于没有适应证的患者或过度使用,将导致并发症并增加患者死亡率。因为漂浮导管是诊断而不是治疗的手段,临床医师可通过对危重患者进行漂浮导管监测获得大量的不容忽视的血流动力学数据,

并基于数据的收集和分析获得关于血流动力学方面的丰富经验。尤为重要的是,在一些临床情况下使用漂浮导管检测血流动力学即便是非常必要的,但只应由经验丰富的医生来完成此操作。若由经验欠缺的操作者实施操作,容易造成严重的并发症,乃至死亡。

六、结论

PAC 是一个有效的诊断辅助手段,目前在重症患者围手术期监测中仍具有重要的指导价值。PAC 不恰当的应用可能会带来伤害,且其数据常常有被错误解读的危险。故应对其熟练应用和正确解读数据进行规范化培训,审慎应用 PAC 可减轻其使用代价并给患者带来最大的效用[12]。

（韩建阁　刘超）

参 考 文 献

1. Squara P, Bennett D, Perret C. Pulmonary artery catheter: does the problem lie in the users?. Chest. 2012, 121 (6): 2009-2015.

2. Tuman KJ, Mc Carthy RJ, Spiess BD, et al. Effect of pulmonary artery catheterization on outcome in patients undergoing coronary artery surgery. Anesthesiology. 1989, 70 (2): 199-206.

3. Iberti TJ1, Daily EK, Leibowitz AB, et al. Assessment of critical care nurses' knowledge of the pulmonary artery catheter. The Pulmonary Artery Catheter Study Group. Crit Care Med. 1994, 22 (10): 1674-1678.

4. Ramsey SD, Saint S, Sullivan SD, et al. Clinical and economic effects of pulmonary artery catheterization in nonemergent coronary artery bypass graft surgery. J Cardiothorac Vasc Anesth. 2000, 14 (2): 113-118.

5. Schwann NM, Hillel Z, Hoeft A, et al. Lack of effectiveness of the pulmonary artery catheter in cardiac surgery. Anesth Analg. 2011, 113 (5): 994-1002.

6. Gershengorn HB, Wunsch H. Understanding changes in established practice: pulmonary artery catheter use in critically ill patients. Crit Care Med. 2013, 41 (12): 2667-2676.

7. Handa F, Kyo SE, Miyao H, et al. Reduction in the use of pulmonary artery catheter for cardiovascular surgery. Masui. 2003, 52 (4): 420-423.

8. Sandham JD, Hull RD, Brant RF, et al. A randomized, controlled trial of the use of pulmonary-artery catheters in high-risk surgical patients. N Engl J Med. 2003, 348 (1): 5-14.

9. Gurgel ST, do Nascimento P Jr. Maintaining tissue perfusion in high-risk surgical patients: a systematic review of randomized clinical trials. Anesth Analg. 2011, 112 (6): 1384-1391.

10. Sotomi Y, Sato N, Kajimoto K. Impact of pulmonary artery catheter on outcome in patients with acute heart failure syndromes with hypotension or receiving inotropes: from the ATTEND Registry. Int J Cardiol. 2014, 172 (1): 165-172.

11. Molnár Z, Vincent JL. Still a (valuable) place for the pulmonary artery catheter. Int J Cardiol. 2014, 173 (2): 131-132.

12. Gidwani UK, Mohanty B, Chatterjee K. The pulmonary artery catheter: a critical reappraisal. Cardiol Clin. 2013, 31 (4): 545-565.

13. Garg AX, Devereaux PJ, Yusuf S, et al. Kidney function after off-pump or on-pump coronary artery bypass graft surgery: a randomized clinical trial. JAMA. 2014, 311 (21): 2191-2198.

14. Lu D, Nie X, Wan J, et al. Is off-pump coronary artery bypass grafting superior to drug-eluting stents for the treatment of coronary artery disease? A meta-analysis of randomized and nonrandomized studies. Int J Cardiol. 2014, 174 (3): 640-653.

15. Svedjeholm R, Håkanson E, Szabó Z. Routine SvO2 measurement after CABG surgery with a surgically introduced pulmonary artery catheter. Eur J Cardiothorac Surg. 1999, 16 (4): 450-457.

16. Jamieson WR, Turnbull KW, Larrieu AJ, et al. Continuous monitoring of mixed venous oxygen saturation in cardiac surgery. Can J Surg. 1982, 25 (5): 538-543.

17. Ameloot K, Meex I, Genbrugge C, et al. Accuracy of continuous thermodilution cardiac output monitoring by pulmonary artery catheter during therapeutic hypothermia in post-cardiac arrest patients. Resuscitation. 2014, 85 (9): 1263-1268.

58 床旁超声在测量胃容量与胃排空的应用

胃排空是指胃内食糜由胃排入十二指肠的过程,其速率主要受胃和十二指肠两方面影响,包括食物的性状、化学组成、进食量、激素、胃运动能力、情绪等多种因素[1]。根据2011年欧洲麻醉学会关于成人与儿童术前禁食禁饮指南,鼓励择期手术(包括剖宫产)患者术前2h禁止摄入清水,术前6h禁止摄入固体食物,成人与儿童相同。婴儿术前2h禁止摄入清水、4h禁止摄入母乳、6h禁止摄入牛奶与配方奶[2]。中华医学会麻醉分会禁食禁饮指南与该指南基本相同。健康成年人对混合食物的胃排空时间通常需要4~6小时,但可能受情绪、应激、创伤、病情等因素影响,造成胃排空的延迟。对于特殊患者,如糖尿病、肥胖、存在幽门梗阻、肠梗阻、腹部巨大包块的患者,即使禁食禁饮时间远远超过指南规定,但也可能存在大量胃液潴留。由于麻醉药物可抑制正常保护性生理反射如吞咽、咳嗽反射等,同时还使食管括约肌松弛,因此全身麻醉后容易发生反流误吸,尤其是在无气道保护的麻醉诱导阶段。在临床麻醉工作中面对饱胃或胃排空不良的患者,应尽量避免使用全身麻醉,可采用如单纯神经阻滞麻醉、椎管内麻醉等方法。如需采用全身麻醉,麻醉诱导须实施快速顺序诱导或清醒插管,最大限度降低反流误吸的发生率。但有文献报道,即使采用快速顺序诱导插管,反流误吸率仍高达25%[3]。因此麻醉医生术前准确判断患者的胃排空状态非常重要。

判断胃排空的方法很多,其中放射性核素法是判断胃排空的金标准[1,4],但该方法需要特定的放射性物质检测设备,不适用于手术室内的床旁快速诊断。目前麻醉医生通常通过采集患者病史、询问进食时间推测胃排空状态,但该方法为麻醉医生的主观判断,缺乏客观证据支持,可能出现误判导致患者发生严重的麻醉相关并发症。因此需要寻找一种简便快捷的判断胃排空的方法,以满足临床要求在短时间内对患者的情况进行准确评估。

超声作为一种无创检查手段,是胃肠道疾病筛查与诊断的一种重要方法,在对胃肠道急慢性炎症、肠梗阻、疝气、肿瘤等疾病的检查和诊断都发挥了不同程度的作用[5]。近年来有许多研究尝试将超声技术用于胃容量的评估与胃排空的研究。其中有多项研究将床旁超声诊断与放射性核素法对比,结果显示,两种方法所得的胃半排空时间无显著差别,床旁超声可以准确评估胃排空的时间[6,7]。

一、超声对胃不同部位的检查

使用床旁超声进行胃内容物检查时,受试者可取仰卧位或右侧卧位,有研究表明,此两种体位均可较容易获得胃部超声图像,但在对胃内容物的定量检查方面右侧卧位更具优势[8]。行胃部超声检查可使用低频凸阵探头,主要对胃窦、胃体、胃底三个部位进行检查和测量。检查胃窦时,可将超声探头置于上腹部正中线或稍偏右,与矢状面平行,以肝左叶、胰腺、腹主动脉等作为标志,可稍顺时针或逆时针旋转探头以得到胃窦截面。检查胃体时,可将超声探头面向左季肋区,可根据所获图像调整探头角度,以获得最大截面。检查胃底时,可将超声探头置于左侧肋间隙,在脾门血管内上方寻找胃底部截面[8,9]。大量研究表明,无论空腹还是饱胃,行超声检查时胃窦部比胃体、胃底更易于观察,其形态与层次显示更清晰,利于数据测量,相比较而言更能代表胃内容物残留的真实情况,故绝大部分胃部超声研究都将胃窦部作为主要研究部位[8,9,10]。

二、超声预测胃内容物的数学模型

近年来,有研究通过对比超声测量所得的胃窦截面积(cross-sectional area, CSA)与已知的胃内容物量,建立数学模型,用以预测患者的胃内容物量。CSA的计算公式为$CSA = (AP \times CC)\pi/4$(AP: anteroposterior diameter, CC: craniocaudal diameter)。在对胃窦、胃底、胃体三个部位的检查和测量过程中发现,胃窦部更易被观察和测量,通过测量胃窦部AP、CC得出的CSA推算胃内容物量的准确性优于其他两处,该测量方法被许多研究采用。

在不同研究中,作为标准使用的已知胃内容物量不同。Anahi 2009年的研究是以志愿者饮水量作为标准胃内容物量,分析CSA与胃内容物量的对应关系,得出了两个数学模型:

$$Volume(ml) = 1199.99 + 483.09 * log(CSA-supine)$$
$$-5.84 * age - 9.94 * Height$$
$$Volume(ml) = -372.54 + 282.49 * log(CSA-lateral)$$
$$-1.68 * Weight。$$

由于胃对清液的排空较快,多在饮入后 5 分钟内开始,通过该数学模型预测的胃内容物量可能比真实值偏多[8]。

Anahi 在 2013 年的研究对之前的数学模型进行了修正。此研究以胃镜下抽吸所得胃内容物量作为标准,修正后的数学模型:

$$Volume = 27.0 + 14.6 * Right-lat CSA - 1.28 * age$$

该模型可更准确地预测受试者的胃内容物残留量[11]。

虽然使用数学模型可以较准确地预测胃内容物量,但需测定的值较多,检查速度较慢,不能满足临床需要快速诊断的要求,因此该数学模型的应用推广可能受到限制。尤其是急诊手术患者麻醉前需要超声评估的内容比较多,时间相对紧迫,需要更简单快速的评估方法。

三、超声区分不同食物种类及检测其胃排空速率

有研究显示,超声对不同种类的胃内容物可以明确区分:摄入清液时,胃窦部呈圆形的液性暗区;摄入牛奶后的胃内容物的回声与清液相比稍增强;摄入固态食物后的超声影像表现为:胃窦前壁呈强回声,对深部结构的显示不佳,但随着时间延长胃内容物逐渐呈现均质状态,并可逐渐观察到层次较清晰的深部结构,这可能是由于吞咽时摄入了大量空气,随着消化时间延长空气被逐渐排出造成[9]。

不同性状与化学组成的食物的胃排空速率差异很大。有研究显示,葡萄糖溶液的胃半排空时间(108 分钟)明显长于同等量的牛肉汤(23 分钟)[6],半固态食物的排空时间为 300 分钟[12],尚无相关研究测量固态食物胃半排空时间。但有文献报道,摄入固态食物后,胃窦部最大限度地扩张出现在 30 分钟,且此状态持续 96±42 分钟[13]。

四、超声测量特殊人群的胃排空速率

超声测量胃排空速率不仅适用于健康成年人,同样适用于各类特殊人群。有文献报道,超声测得不同个体之间的胃排空速率差异十分显著,但与检查者、检查时间、年龄、性别关系不大[14]。超声测量早产儿的胃窦半排空时间在 20 至 63 分钟之间[15];无妊娠并发症的妊娠妇女,饮入不同量的清水,其胃半排空时间无差异;饮水后 60 分钟的胃窦容积与隔夜禁食禁饮后无明显差异[16];但糖尿病患者的胃排空速率(29%)不及健康人的一半(63%)[14]。使用超声技术对上述特殊人群测量所得的胃排空速率与"金标准"放射核素法所得结果相同。肥胖患者被认为是反流误吸的高风险人群,且由于腹部皮下脂肪与内脏脂肪的干扰,超声检查结果可能受到较大影响。但有文献报道,超声对肥胖患者的胃窦显像与 CSA 测量同样可行,且肥胖患者的胃排空时间并不比正常人延长,其较高的反流误吸风险可能与较常人更大的胃容量且较低的胃 pH 值有关[17,18]。

五、胃窦部超声检查的学习曲线

由于超声技术存在较强的主观性,很大程度上受检查者自身素质、经验丰富程度的影响,故超声在多领域应用的推广受到一定限制,需要经过一段时间的系统学习、实践操作、超声医生的实时指导才能使非超声专业人员基本掌握操作和判断超声结果的能力。最近有研究关于麻醉医生学习床旁超声评估胃残留量的学习曲线,研究表明,经过理论学习、图像认识、讲座、与超声医生的互动实践培训,一名麻醉医生在超声专业医生的指导下实施 33 例次胃部超声检查后,其对胃内容物潴留的诊断准确性可达到 95%[19]。

六、总结与展望

床旁超声技术具有无创、快速、直观的特点,在区分胃内容物性质、测量胃内容物量、测定胃排空时间等方面都具有突出的优势,应作为麻醉医生的一项必备技能[20]。但现有的检查方法都较为复杂,仅适合于临床研究,不便于推广应用,因此有必要将复杂的定量诊断简化为定性或半定量诊断,使不具有超声专业知识的麻醉医生经过简单而具有针对性的学习和培训,达到较高的诊断准确性,进而提高麻醉安全性。

(赵雨意　左云霞)

参 考 文 献

1. 朱玫,王荣福.放射性核素胃排空显像.国外医学:放射医学核医学分册.2000.24(4):152-154.
2. Smith I, Kranke P, Murat I, et al. Perioperative fasting in adults and children: guidelines from the European Society of Anaesthesiology. European Journal of Anaesthesiology. 2011.28(8):556-569.
3. Murray H, Clayton T. Regurgitation and aspiration. Anaesthesia& Intensive Care Medicine. 2012.13(12):617-620.
4. Maughan R J, Leiper J B. Methods for the assessment of gastric emptying in humans: an overview. Diabetic medicine: a journal of the British Diabetic Association. 1996.13:S6-10.
5. Larson M M, Biller D S. Ultrasound of the gastrointestinal tract. Veterinary Clinics of North America: Small Animal Practice. 2009.39(4):747-759.
6. Hveem K, Jones K L, Chatterton B E, et al. Scintigraphic measurement of gastric emptying and ultrasonographic assessment of antral area: relation to appetite. Gut. 1996.38

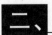
　　(6):816-821.

7. WALLACE J H K. Measurement of Gastric Emptying Humans by Real-Time Ultrasound. Gastroenterology. 1986. 90: 918-23.

8. Perlas A, Chan V W S, Lupu C M, et al. Ultrasound assessmentof gastric content and volume. Anesthesiology. 2009. 111(1):82-89.

9. Cubillos J, Tse C, Chan V W S, et al. Bedside ultrasound assessment of gastric content: an observational study. Canadian Journal of Anesthesia/Journal canadiend' anesthésie. 2012. 59(4):416-423.

10. Bouvet L, Mazoit JX, Chassard D, et al. Clinical assessment of the ultrasonographic measurement of antral area for estimating preoperative gastric content and volume. Anesthesiology. 2011. 114(5):1086-1092.

11. Perlas A, Mitsakakis N, Liu L, et al. Validation of a mathematical model for ultrasound assessment of gastric volume by gastroscopic examination. Anesthesia & Analgesia. 2013. 116(2):357-363.

12. Ricci R, Bontempo I, Corazziari E, et al. Real time ultrasonography of the gastric antrum. Gut. 1993. 34(2):173-176.

13. Benini L, Sembenini C, Heading R C, et al. Simultaneous measurement of gastric emptying of a solid meal by ultrasound and by scintigraphy. The American journal of gastroenterology. 1999. 94(10):2861-2865.

14. Darwiche G, Almér L O, Björgell O, et al. Measurement of gastric emptying by standardized real-time ultrasonography in healthy subjects and diabetic patients. Journal of Ultrasound in Medicine. 1999. 18(10):673-682.

15. Chiloiro M, Caroli M, Guerra V, et al. Gastric emptying in normal weight and obese children-an ultrasound study. International Journal of Obesity & Related Metabolic Disorders. 1999. 23(12).

16. Wong C A, Loffredi M, Ganchiff J N, et al. Gastric emptying of water in term pregnancy. Anesthesiology. 2002. 96(6):1395-1400.

17. Buchholz V, Berkenstadt H, Goitein D, et al. Gastric emptying is not prolonged in obese patients. Surgery for Obesity and Related Diseases. 2013. 9(5):714-717.

18. Van de Putte P, Perlas A. Gastric sonography in the severely obese surgical patient: a feasibility study. Anesthesia & Analgesia. 2014. 119(5):1105-1110.

19. Arzola C, Carvalho J C A, Cubillos J, et al. Anesthesiologists' learning curves for bedside qualitative ultrasound assessment of gastric content: a cohort study. Canadian Journal of Anesthesia/Journal canadiend' anesthésie. 2013. 60(8):771-779.

20. D. Benhamou. Ultrasound assessment of gastric contents in the perioperative period: why is this not part of our daily practice?. British Journal of Anaesthesia. 2014. 0(0):1-3.

59 可视化麻醉与无创监测

近 10 年来麻醉与监护技术迅速发展,如可视化技术用于困难气道患者,提高了困难气管插管的成功率,减少了麻醉意外发生;使用多普勒彩色超声装置联合神经刺激器引导周围神经定位[1],使周围神经阻滞的效果得到显著提高,改善了老年危重患者施行四肢手术的安全性;麻醉深度指导下闭环靶控静脉输注提高了药物使用精度,显著减少了术后并发症;无创监测为危急重症患者赢得救治时间。本文就可视化麻醉、麻醉深度监测、靶控静脉输注和无创监测在麻醉应用中的发展趋势及最新进展进行综述。

一、可视技术

随着科技的发展,越来越多的临床操作由"盲态"向"明视"转化,这些技术的开展,使临床医师的眼睛可以看到既往无法触及的区域,使诊断治疗救治等操作水平有了质的飞跃。目前麻醉科所常用可视化仪器设备如下[2]:

(一) 纤维支气管镜

引导气管插管和支气管插管定位:特别对于有气道解剖学常异的,或其他原因引起的困难插管,在清醒或镇静状态下,咽喉部表面麻醉,纤支镜可引导气管导管插入气管。采用小号纤维支气管镜(直径小于 5mm),指引双腔气管导管(DLT)插管及定位,是胸外科单肺通气技术中一大进步。采用一般 DLT 插管技术,其精确定位率仅 52%。而用纤维支气管镜协助定位[3],则精确程度显著提高。如使用左支型 DLT,在按常规方法插入后,再将纤维支气管镜引入气管腔,可见到隆凸部,蓝色的支气管气囊上缘正在隆凸之下见到,并无支气管气囊"疝"可见。然后纤维支气管镜通过支气管腔检查,应见到左上叶开口。当使用右支型 DLT 时,一定要注意右上叶开口,以保证右上肺通气。诊断和治疗围手术期肺不张:对围手术期肺不张患者进行纤支镜检查,可吸除分泌物,同时也可活检、冲洗和进行细菌培养和药敏试验。

(二) 视频喉镜

视频喉镜是含有微型视频摄像机与视频存储功能的新型气管插管装置,使操作者间接暴露声门。其设计与传统喉镜相似,在小屏幕或连接大屏幕上清晰可见声门,所以麻醉医师不需要特殊训练就可以很快掌握气管插管技术。视频喉镜有以下几种类型[4]:①带有 Macintosh 镜片的视频喉镜在标准喉镜片中包含摄像头,可以将咽喉部结构显示在镜柄连接的小屏幕或操作者身边的大型显示屏上。②带有成角喉镜片的视频喉镜,优点是患者头部不需要过度后仰,但置入的导管必须预先弯成和喉镜角度一致的形状,到位后由助手协助置入气管导管。③带有气管导管引导槽的视频喉镜气管导管预先装在引导通道上,从正中位置直接放入,不需要推动舌头向一侧。④光学喉镜镜片含有两个平行通道,一个光学通道,一个气管导管引导槽,前端有加热元件,可以防止雾气产生。临床上视频喉镜不仅可用于普通气管插管患者,也可用于示教,视频存储可以避免医疗纠纷的发生,最重要的是适用在头颈部活动受限、张口受限、声门位置较高、特殊感染等困难气道患者。视频喉镜的喉部结构显露更好,能够降低喉部暴露分级 Ⅰ~Ⅱ 级,加之操作与传统喉镜接近,操作简易,成角与引导槽设计也使显露喉部所用上提力明显较少、气管导管前端与声门对位更精确、插管损伤更小。

二、超声技术

早期超声在围手术期的应用,仅用于床边诊断和辅助治疗(引导抽取胸腔积液或肝穿刺等),也可用于动静脉穿刺定位,尤其是用于无法摸及动脉的患者中定位。食管超声心动图(TEE)技术是超声心动图领域中的一个重大进展,TEE 不仅用于手术室,而且用于术后 ICU 和病房。对诊断心脏疾病、判断手术效果以及血流动力学监测具有重要意义。近年来在超声引导下进行外周神经阻滞,显示神经周围的动脉和静脉;准确定位神经,既提高神经阻滞的效果,又可减少误穿血管等并发症,并减少患者痛苦[5]。

(一) 经食管超声心动图(TEE)

TEE 是对心脏大血管进行检查的技术,通过超声探头从食管内发射和接受超声波,得到高质量的图像,与传统超声比较,有以下特点:①超声束探测途径到达心脏前,不经过脂肪、肺组织及骨性结构干扰，由于降低了声阻抗，不需要很强穿透力，可使用较高频率的探头，成像更加清晰，组织对比度更佳。②在心脏水平探测，食管紧邻左心房后方，对于左心房、肺静脉、主动脉等的观察更清晰。③观察心脏人工机械瓣，在二尖瓣位置更清楚。④先天性心脏病如缺损：<3mm 的房间隔缺损（ASD），卵圆孔未闭，静脉窦型ASD，肺动脉异位等显示清晰。⑤在开胸手术中可持续监测而不会污染手术野。⑥探头位置易于保持稳定，可多次或持续进行监测。⑦TEE 可用于围手术期血流动力学监测，有助于心脏及非心脏手术危重患者的诊断与治疗。虽然 TEE 属于侵入性检查，但目前临床应用证实相当安全。美国 Mayo Clinic 6 年中 7134 例术中 TEE 结果并发症发生率为 2.8%，主要包括一过性的高血压或低血压、一过性的心律失常如室性期前收缩，短阵室上速。但也有食管穿孔，甚至死亡的报道。故操作者一定要随时牢记可能发生的并发症[6]，严密监测血压、心率、氧饱和度等生命体征，并且有必要的抢救措施。TEE 的绝对禁忌证包括吞咽困难、食管肿瘤、撕裂和穿孔、食管憩室、活动性上消化道出血、食管手术后早期等。相对禁忌证包括食管静脉曲张、严重的颈椎病变等。后者在考虑术中 TEE 监测时一定要权衡利弊，慎重选用。对拟行术中 TEE 监测的患者，术前探视时一定要仔细询问上消化道病史[7]。

（二）超声引导下的神经阻滞

临床应用的超声频率为 2.5～20MHz，频率越高空间分辨率越好，但穿透性越差；频率越低穿透性越好，而空间分辨率会下降。采用脉搏波或多普勒技术可以清楚地区分血管及血管中的血流速度。已有研究资料，应用第五代超声仪在神经阻滞麻醉中可清晰显示神经穿刺针的穿刺过程与位置，可以有效地提高操作准确性和成功率，有时可缩短药物起效时间及减少药物使用量，并可能避免神经损伤，有研究者甚至认为神经阻滞中应常规应用超声辅助[8]。随着超声设备影像水平不断提高而价格逐步下降，以及原来神经阻滞相对禁忌证（肥胖、创伤、肿瘤等引起的解剖变异，意识不清，无法合作，已经麻醉）的患者，超声会有更广阔的临床应用前景。超声在小儿腰丛神经阻滞中的应用也有报道，提示超声在周围神经阻滞中有越来越广泛的应用。尤其是老年危重患者施行四肢手术的安全性显著损高，据一项141 个多中心研究，9559 例患者中，呼吸抑制发生率比全麻减少 59%，肺炎减少 39%，深静脉栓塞减少 55%，输血减少55%，死亡率也有降低[9]。

（三）血管穿刺

利用超声定位，可以"明视"下行深静脉穿刺。对于肥胖、局部术后结构改变等患者的深静脉穿刺有很大的帮助。已有研究指出在超声引导下行深静脉穿刺，可以降低并发症的发生，减少插管失败次数，缩短颈内静脉插管时间。但对于锁骨下静脉插管尚无证据支持，是否能减少深静脉穿刺相关的感染尚无定论。此外，也可用于引导动脉穿刺置管。尤其是有解剖学异常或特殊体位下困难的动静脉穿

刺，可以考虑借助超声定位技术来完成[10]。

（四）围手术期其他应用

应用超声引导定位神经阻滞进行疼痛治疗也逐渐增多。术前检查胃内容，有助于决定禁食时间，急诊麻醉时了解是否饱胃，以便采用误吸反流的预防措施。利用超声原理的膀胱容量扫描仪可诊断膀胱充盈度、准确定量膀胱容量与压力，有利于指导诊断与治疗相关疾病。

三、闭环静脉靶控输注系统

静脉麻醉药间断静注的方法，血药浓度波动大，初始阶段可能带来不良反应，持续静脉输注给药血药浓度相对稳定，但长时间输注可能造成药物蓄积，随着新药研制和静脉给药装置的完善，尤其是微机芯片技术，根据药代学原理设计靶控输注技术越来越受到麻醉医师的青睐[11]。靶控输注系统（target control infusion，TCI）是微机控制的静脉输注系统，利用智能化药物输注设备，快速平稳达到医师设定的目标药物浓度（血药浓度或效应室药物浓度），并根据临床需要进行调节，其优点是能迅速平稳达到预期的靶浓度，也能预测减少任一浓度的时间，增加静脉麻醉的可控性，TCI可使麻醉诱导平稳，血流动力学稳定，联合肌松与麻醉深度监测，可按照需要达到一定的麻醉深度，一旦停止输液，患者可迅速清醒。欲达到并维持某一麻醉药的预期血药浓度，必须使输注速率与分布和清除过程保持平衡，这就要求不但要知道药物的药代学特性，而且要有相应的软、硬件。

TCI 的构成要素如下：①符合药物特殊参数的药代学模型；②控制输注速率的运算系统；③"中央控制器"的软件和芯片微处理器；④输注泵；⑤"中央控制器"和输注泵之间的"传递"系统；⑥键入患者资料和靶浓度的用户接口。微处理器的软件装入了一个药代学模型和所用药物的特殊药代学参数。微处理器不断地运算所需的预期血药浓度的不同输注速率，通过运算系统操纵输注泵，使输注速率自动改变以达到预期血药浓度[12]。药代学模型和输注控制运算系统是 TCI 系统的主要构成，即使选定的靶浓度相同，如果模型和运算系统不同，那么实测血药浓度也不相同。

20 世纪 80 年代初期，Schwilden 首次报告用计算机辅助输注依托咪酯和阿芬太尼，采用二室线性药代动力学模型。静脉输注泵的应用为临床给药提供了极大的方便，但也存在一些不足，主要是控制性欠佳，于是人们研制了可预先设计靶浓度的微机芯片控制输注泵。其主要原理是根据药物的药代动力学模型，由微机芯片控制以一定速率输液药物，并以一定时间间隔自动显示理论上所达到的血药浓度，临床医师根据临床药效学反应指标进行调节，使麻醉处于最佳状态，以使该系统能接近吸入麻醉的蒸发器作用。最终建立自动给药装置，即建立静脉输注反馈系统，微机芯片中设置药物的血药浓度指标，控制药物输注，并接受来自机体的反馈信息，对原程序信息进行调控，使其更加合理指

导临床合理用药,如硝普钠控制血压装置利用血压作为反馈信号,肌松药利用肌肉监测仪四个成串(TOF)反馈信号,目前有人研究应用双频指数 BIS 作为静脉全麻反馈信号,以取得精确平稳的麻醉状态。随着靶控技术的逐步成熟,不仅在一般外科手术中可以开展,还可以应用于心胸外科手术、移植手术、神经外科手术,以及门诊手术和术后镇静、镇痛以及睡眠治疗的患者。但在应用靶控输注前,需要麻醉医师深入掌握所用系统的操作和功能,了解所用药物的药代药效学特征和参数,特别需要注意的是"靶控"并不是"全自动",即使使用闭环靶控系统进行靶控输注,仍需要麻醉医师严密观察患者生命体征和把控系统的运行情况。目前对于芬太尼、舒芬太尼、瑞芬太尼、丙泊酚、依托咪酯、氯胺酮、咪达唑仑的靶控参数的研究已较深入,这些药物的临床靶控使用逐渐增多。但对于我国的麻醉医师而言,在选择国外已有参数时,需要特别注意是西方人的参数是否适用于国人。

四、麻醉深度监测

随着对于麻醉概念的临床和基础研究的不断深化,以及手术种类和患者疾病发生类型的不断变化,麻醉深度监测的内容和价值也将不断的更新与提高,其临床重要性也愈显重要。随着全身麻醉技术的普及和技术更新,对于麻醉药物用量过多和(或)过少所导致并发症的深入认识,麻醉深度监测指标尚需进一步完善和发展。全身麻醉应包括镇静催眠和记忆缺失、镇痛、抑制应激和肌肉松弛等四大要素。麻醉深度监测只是临床麻醉的一项基本监测内容。通过麻醉镇静深度监测,指导全麻诱导和维持时调节麻醉深度和预防麻醉过深和术中知晓,从而达到理想的麻醉状态。麻醉镇静深度监测也可用于 ICU 镇静或睡眠治疗。麻醉镇静深度监测已经建立了多种方法和指标,如脑电双频指数(Bispectral Index,BIS)、熵指数(Entropy)、Narcotrend 指数、脑功能指数等,根据这些监测建立有效的目标数值以满足全身麻醉的要求:无意识、无知晓、无回忆。无意识和无知晓的标准在一些特殊手术(如神经外科手术中唤醒),同时无回忆,即不发生显性记忆的术中知晓,是目前所有全身麻醉必须达到的最基本要求[13]。

(一)脑电双频指数(bispectral index,BIS)

BIS 是最早通过美国的 FDA 批准及临床最常用的指标。是定量分析脑电图各成分之间相位耦联关系而确定信号的二次非线性特性和偏离正态分布的程度,主要反映大脑皮质的兴奋或抑制状态。并衍化出多个数量化参数,如双频指数(bispectral index, BIS)、边缘频率(spectral edge frequency,SEF)、中间频率(medianpower frequency,MF)等。用 0~100 分度表示,85~100 分代表正常状态,67~85 分代表镇静状态,40~67 分代表麻醉状态,低于 40 分可能出现暴发性抑制。BIS 与麻醉剂和镇静剂产生的催眠和麻醉程度的变化密切相关。对采用 BIS 监测麻醉镇静深度推荐

全身麻醉的标准范围(即 40~60 分为有效麻醉状态,认为不会发生术中知晓),如对于个别术中知晓高危人群而言,55~60 分之间的数值范围也可能会产生显性记忆。因此为了确保术中无知晓,术后无回忆,采用 BIS 监测的全身麻醉镇静深度应该维持在 BIS<50 的水平。为了实现精确麻醉目标管理方案,应该采用麻醉镇静深度监测,结合观察药物的临床效应,并据此调整麻醉药物的用量,这对于那些术中知晓高危人群的麻醉手术、长时间手术、大型手术、特殊类型手术,以及老人、小儿、肥胖人群的麻醉手术尤显重要。

(二)Nacrotrend 指数

在欧洲临床应用较多,已通过美国的 FDA。是一个基于定量脑电图模式识别的新指数,将原始的脑电图时间点分为从 A(清醒)到 F(渐增的对等电位的爆发抑制)六个阶段(ABCDEF),重新形成从 0(清醒)到 100(等电位)的指数。在屏幕显示波形、ABCDEF 双 0~100,形象化指示麻醉深度,如显示 D 为麻醉深度适当。Narcotrend 指数和预测的丙泊酚效应室浓度之间密切相关。Narcotrend 分级和指数更好的反映药物浓度变化。采用预测几率(PK 值)衡量,Narcotrend 和 BIS 在预测麻醉诱导时从有意识到无意识或者麻醉恢复时从无意识到有意识的效能是相似的。Narcotrend 和熵指数呈直线相关。术中知晓是非常重要的临床问题,大多数患者认为术中知晓的影响是难以接受的,特别是术中知晓患者经历了疼痛和焦虑。几个大样本的临床研究显示其发生率为 0.1% 左右,在某些特别的情况下其发生率可能升高或降低,国内报道 25 家大学附属医院 11 101 例全麻患者发生术中知晓 46 例(0.41%)。目前没有简单且完全可靠的方法来预防术中知晓。预防术中知晓需要采用综合性措施,包括认真精确地使用麻醉药物、仔细观察患者的体动及对外科刺激的自主反应、避免肌松药的超量使用,并建议使用麻醉深度监测仪器。

目前有两项临床研究证实 BIS 监测能显著降低术中知晓的发生率。近年来,多项回顾性研究发现:过低的脑电镇静深度数值可能与老年患者术后不良转归相关,但是这种老年患者脑电镇静深度过低也可能与患者自身状态和疾病发展程度相关,尤其是同时合并低血压和低吸入麻醉药物浓度的患者。这些研究结果提示:全身麻醉管理期间,维持正常范围的麻醉镇静深度和脑电监测数值非常重要,脑电监测参数过高和过低对于高危患者的转归均不利。今后的临床麻醉会向精确、规范、智能方向发展,尤其是标志智能麻醉技术的机器人麻醉系统即闭环麻醉药物输注系统的开发应用,麻醉深度监测指标指导的麻醉管理方案将会极大提高,目前临床麻醉质量深浅不一的状态。提供更加良好的麻醉服务,促进患者的术后良好转归。今后的麻醉深度监测指标将会细化,在个体化、准确性、精确性、前瞻性、特异性、实用性方面进一步完善,结合电子信息处理和远程控制的发展成果,纳入自动化麻醉管理体系,提供安全、优质的麻醉服务,在精确麻醉、围手术期医疗和远程医疗方面发挥重要的作用。

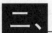
五、无创监测

目前采用无创方法连续监测人血红蛋白浓度、心排出量、动脉血压等已经成为生物医学工程领域的研究热点之一。无创监测仪具有快速、连续、无创,减少患者抽血、置管带来的感染几率,为患者提供更好的舒适程度[14],减轻医疗成本的付出等临床和经济学价值。

(一)无创血红蛋白浓度监测

血红蛋白检测是临床诊治中最常用的实验室指标之一。无创脉搏血红蛋白仪具有快速、连续、无创,减少患者抽血带来的感染几率,为患者提供更好的舒适程度。目前世界上已有 Pronto-7™ 全血血红蛋白监测仪、Radical-7 脉搏碳氧血氧测量仪(美国 Masimo 公司)等型号仪器上市。Radical-7 脉搏碳氧血氧测量仪是应用分光光度法原理,发出多种波长的光,根据血红蛋白对不同波长光吸收度的不同,经过分析得到连续脉搏血红蛋白(SpHb),从而对血红蛋白进行无创、及时,连续的监测。输血是治疗急性大出血和术中大出血的一种非常重要的救治措施,围手术期贫血显著增加术后病死率[15]。围手术期输血与术后病死率相关[16],这一影响在有复杂并发症的患者中尤为明显[17]。临床上通常采用血红蛋白的浓度来指导输血,因此围手术期密切连续监测患者的血红蛋白浓度至关重要。Applegate 等[18]在采用 SpHb 指导腹部手术和骨盆手术患者术中输血的研究中,SpHb 与血红蛋白的相关系数是 0.69,SpHb 与血红蛋白的差值(SpHb-Hb)的平均值是(5.0±14.4)g/L。当失血量>1000mL、血红蛋白<90g/L 或血红蛋白术中下降值>20g/L 时,SpHb-Hb 会增大;血红蛋白处于低水平时,SpHb 要高于血红蛋白,表明 SpHb 监测指导输血不太可靠。而在另一项研究中,在将脊柱手术患者的术中血红蛋白水平维持在 100g/L 以上的前提下,Berkow 等[19]认为可以用 SpHb 指导术中的血液管理。PI 是通过体积描记法测得的直接测量指尖灌注的指标。PI 反映指尖局部的灌注情况,而局部加温[20]、局部神经阻滞[21]都可以提高指尖的灌注。有研究表明随着 PI 值的增加,SpHb-Hb 明显降低[22]。Miller 等[23]研究发现指神经阻滞的患者 PI 增长 0.55,SpHb-Hb 在 5g/L 之内的比例也显著增加,而当 PI>2.0 时,SpHb-Hb 超过 20g/L 的百分比更是有明显的下降。由此可见指神经阻滞可以显著提高 SpHb 的准确性,联合应用指神经阻滞,SpHb 可能用于指导输血提供一种便捷有效的监测措施。

(二)无创心输出量监测

无创心输出量监测仪(noninvasive cardiac output monitoring,NICOM)可以连续测定心输出量,且是一种无创、便携、易于操作的仪器。其原理是利用晶体传导或电极阻抗法测定。如 CardioQ-ODM+就是采用经食管将探头置于右心房水平位置,利用晶体感受压力变化并传输与接收信号反馈而测定出心输出量,其测定心功能指数与超声多普勒测定指数一致,已有大量研究证实 NICOM 测量心输出量的敏感性及特异性为 93%,可接受程度为 85%[24]。在国外,临床上已开始应用 NICOM 测量心输出量,结合超声心动图左室射血分数的分析诊断 CHF、监测手术与药物治疗效果及判断预后。国内有研究报道利用胸阻抗法(TEB)测定的心功能指数(CO、CI、SV 等)与超声心排量监测仪(USCOM)测定心功能指数无显著性差异[25]。NICOM 测量患者的心输出量可以有助于医师对心衰患者的诊断,同时检测心排出量变化可以用来预测 CHF 患者的治疗效果及预后。

(三)无创动脉血压监测

动脉血压一致是我们监测的重要指标之一,一直以来采用的都是有创穿刺留置动脉针,然后连接一个压力传感器进行测压。这在操作上有一定的风险,如血肿形成、动脉血管坏死、周围神经损伤等;同时对操作者的要求以及操作都很高,而且遇到脉搏细、弱、无力的时候很难穿刺成功。如今,无创动脉血压监测仪的问世,能非常快捷、准确的监测到动脉血压,其采用脉搏压力差的原理,利用肱动脉、桡动脉、微动脉之间的连续性变化测出相应的动脉压。有研究报道,它和动脉留置导管所测压力仅相差 2%,其准确性与很高的可信度。其也有一定的使用局限性,如上肢损伤是其使用的禁忌证;同时它也不能进行血气监测。但是,它能在第一时间给我们提供动脉血压这样一个重要的监测指标,在调整血压平稳后,可行有创穿刺测压和血气监测。

六、总结

如今麻醉可视化与无创监测技术的实用性及潜在的临床价值已经得到证实,它可以提高麻醉质量、减少并发症的发生、判断预后及避免医患纠纷。在围手术期,有很多麻醉操作与监测的重要指标均有可视化与无创化的趋势,如血氧分压、二氧化碳分压、血糖等也实现无创监测。未来随着科技的飞速发展,麻醉操作的可视化与无创监测理念的深入,相信如血气、电解质等都会实现无创化监测。同时麻醉可视化与无创监测也受到多种因素影响,该方法能否在临床上广泛使用,尽量提高其准确性,减轻干扰因素的影响,有待于进一步研究。

(吴朋　刘宿　冉小利)

参 考 文 献

1. 杭燕南,周大春.循证临床麻醉学.第 2 版.北京:人民卫生出版社,2010.259-266,332-338.

2. Miller RD,Eriksson LI,Fleisher LA,et al. Miller's Anesthesia. 7th ed. Philadephia:Churchill Livingstone Inc,2009,667,825,3041.

3. Malik MA,Donoghue C,Carney J,et al. Comparison of the Glidescope,the Pentax AWS,and the Truview EVO$_2$ with the Macintosh laryngoscope in experienced anaesthetists:a manikinstudy,2009,102(1):128-134.

4. Wang PK, Huang CC, Lee Y, et al. Comparison of 3 video laryngoscopes with the Macintosh in a manikin with easy and difficult simulated airways, 2013, 31 (2): 330-338.

5. Marhofer P, Chan VW. Ultrasound-guided regional anesthesia: current concepts and future trends. Anesth Analg, 2007, 104 (5): 1265-1269.

6. Koscielniak-Nielsen ZJ, Dahl JB. Ultrasound-guided peripheralnerve blockade of the upper extremity, 2012, 25 (2): 253-259.

7. Xu L, Wu AS, Yue Y. The incidence of intra-operative awarenessduring general anesthesia in China: a multi-center observationalstudy. Acta Anaesthesiol Scand, 2009, 53 (7): 873-882.

8. Ghoneim MM, Block RI, Haffarnan M. Awareness duringanesthesia: risk factors, causes and sequelae: a review of reportedcases in the literature, 2009, 108 (2): 527-535.

9. Mashour GA, Shanks A, Tremper KK, et al. Prevention of intraoperative awareness with explicit recall in an unselected surgical population. Anesthesiology, 2012, 117 (4): 717-725.

10. Sessler DI, Sigl JC, Kelley SD, et al. Hospital stay and mortality are increased in patients having a "triple low" of low blood pressure, low bispectral index, and low minimum alveolar concentration of volatile anesthesia. Anesthesiology, 2012, 116 (6): 1195-1203.

11. Monk TG, Weldon C. Anesthetic Depth Is a Predictor of Mortality, Anesthesiology, 2010. 112 (5): 1070-1072.

12. Puri GD, Mathew PJ, Sethu Madhavan J et al. Bi-spectral index, entropy and predicted plasma propofol concentrations with target controlled infusions in Indian patients. J Clin Monit Comput, 2011, 25 (5): 309-314.

13. Stabile M, Cooper L. Review article: The evolving role of information technology in perioperative patient safety. Can J Anaesth, 2013, 60 (2): 119-126.

14. 张晓峰, 徐美英. 麻醉信息管理系统的临床应用与拓展. 中华医院管理杂志, 2007, 23 (8): 558-559.

15. Gayat E, Bodin A, Fischler M. Instability in non-invasive haemoglobin measurement: a possible influence of oxygen administration. Acta Anaesthesiol Scand, 2011, 55 (7): 902.

16. Beattie WS, Karkouti K, Wijeysundera DN, et al. Risk associated with preoperative anemia in noncardiac surgery: a single-center cohortstudy. Anesthesiology, 2009, 110 (3): 574-581.

17. Glance LG, Dick AW, Mukamel DB, et al. Association between intraoperative blood transfusion and mortality and morbidity in patients undergoing noncardiac surgery. Anesthesiology, 2011, 114 (2): 283-292.

18. Applegate RL 2nd, Barr SJ, Collier CE, et al. Evaluation of pulse cooximetry in patients undergoing abdominal or pelvic surgery. Anesthe sinology, 2012, 116 (1): 65-72.

19. Berkow L, Rotolo S, Mirski E. Continuous noninvasive hemoglobin monitoring during complex spine surgery. Anesth Analg, 2011, 113 (6): 1396-1402.

20. Lange KH, Jansen T, Asghar S, et al. Skin temperature measured by infrared thermogra-phy after specific ultrasound-guided blocking of the musculocu-taneous, radial, ulnar, and median nerves in the upper extremity. Br J Anaesth, 2011, 106 (6): 887-895.

21. Sjöstrand F, Rodhe P, Berglund E, et al. The use of a non-invasive hemoglobin monitor for volume kinetic analysis in an emergency room setting. Anesth Analg, 2013, 116 (2): 337-342.

22. Miller RD, Ward TA, Shiboski SC, et al. A comparison of three methods of hemoglobin monitoring in patients undergoing spine surgery. Anesth Analg, 2011, 112 (4): 858-863.

23. Miller RD, Ward TA, Mc Culloch CE, et al. Does a digital regional nerve block improve the accuracy of noninvasive hemoglobin monitoring. J Anesth, 2012, 26 (6): 845-850.

24. Pierre S. Dominique D. Noninvasive cardiac output monitoring (NICOM): a clinical validation. Intensive Care Med, 2007, 33 (1): 1191-1194.

25. 薛华军, 马明州, 张铮. 超声心排量监测仪与胸阻抗法测定重度心衰患者心功能的比较. 南京科技大学学报, 2013, 33 (6): 849-851.

60 围麻醉期氧监测进展

2010 年版 ASA 发布的麻醉基本监测标准中指出，在实施所有麻醉过程中必须对患者的氧合、呼吸、循环及体温四项指标进行监测[1]。我们知道，在氧合的监测方面，经历了从对患者呼吸行为和口唇黏膜等颜色的观察，必要时辅以间断的动脉血气分析，到无创脉搏氧饱和度（Pulse Oximetry，SpO_2）技术及连续血氧测量技术的应用，目前对于患者氧合状态已经能够实现无创、实时、连续和定量的监测。

然而，在临床实践中我们发现，SpO_2 结果对于患者氧供及氧合状态的监测并非完美。下面仅就 SpO_2 及氧储备监测做一简要综述。

一、脉搏氧饱和度监测的局限性

（一）脉搏氧饱和度测量的基本原理

传统的 SpO_2 测量是基于氧合血红蛋白（HbO_2）和脱氧血红蛋白（Hb）对红光和近红外光的吸收差异的原理。手指探头发射器发射的两种光经过指尖时有不同程度的吸收，通过接收器接收到两种光不同的强度，根据 Lambert-Bear 定律可以计算出 HbO_2 占总血红蛋白的比例，即 SpO_2。在光源穿透的所有组织中，只有动脉血量随心动周期变化，因此接收到的光信号呈周期性变化，而将静脉血、肌肉等其他组织对光的吸收认为是恒定的[2]。由此，我们可以区分动脉搏动，并且同步采集到脉搏信号。

在传统方法中将静脉及其他噪声认为是定量的，而当患者活动或灌注不足时，红光及近红外光中的噪声成分可能远大于有用信号，此时测得的 SpO_2 值将会失准。1998 年，Diab & Kiani 发明了 Masimo 信号萃取脉搏血氧技术。与传统方法不同，该方法认识到压力较低的静脉血在患者活动时产生的干扰是噪声的主要来源[3]。它通过使用带有氧饱和度选通转换技术和并行电机的自调谐滤波器识别出静脉搏动，并将其作为噪声与动脉信号隔离开来，从而在运动和低灌注的情况下仍可以准确地监测患者的 SpO_2，大大降低了误报警率，改善了真实报警的灵敏度，缩短了响应时间。

（二）脉搏氧饱和度测量的局限性

由于一些特殊的血红蛋白，如：碳氧血红蛋白（CO-Hb）、高铁血红蛋白（MetHb）等与 HbO_2 对光有类似的吸收特性，因此可能对 SpO_2 的测量结果产生误差。另外，体表、血液或组织中的染色性物质都可能通过改变对特定光的吸收而影响 SpO_2 的测量，如指甲染色、静脉注射亚甲蓝及严重的高胆红素血症等。

（三）围麻醉期脉搏氧饱和度监测并不能改善手术患者的临床结局

为了证明 SpO_2 这一监测手段的优越性和有效性，许多学者针对 SpO_2 监测与手术患者围手术期不良事件、术后并发症及死亡率的关系进行了临床研究和系统评价，出人意料的是这些研究并没有得到预期的结果。

1993 年由 Moller[4,5] 等完成的多中心临床试验将 20 842 例手术患者随机分为两组，两组患者围麻醉期均进行常规监测（包括 SpO_2），监测组允许麻醉医师观察到 SpO_2 结果，而非监测组麻醉医师无法观察到 SpO_2 结果，而仅凭传统手段观察评价患者围麻醉期氧合情况。与非监测组相比，监测组多发现低氧血症 19 次，在 PACU 期间更多地发现支气管插管、支气管痉挛、肺不张和心动过缓等不良事件。在术后并发症的比较中，监测组的呼吸系统并发症发生率稍高于非监测组，而其他并发症均无显著性差异。两组患者住院死亡率方面无显著性差异。因此，研究者得出结论，监测脉搏氧饱和度并未降低术后并发症和死亡率。

2009 年 Tom Pedersen[6] 等的一篇 Cochrane 系统评价共纳入 5 项随机对照临床试验，包括 22 992 例患者。结果认为 SpO_2 监测组和非监测组在术后 ICU 入住率，心血管、呼吸系统、神经系统并发症及术后感染率均无差异，因此围麻醉期监测 SpO_2 不能改善患者临床结局。

通过对以上临床试验及系统评价的分析提示，首先，以临床结局作为评价 SpO_2 的临床试验可能存在局限性。患者的临床结局是由整个治疗方案和治疗过程综合决定的，而 SpO_2 作为一种监测手段只是众多影响因素之一。目前仍没有一种监测手段被证明可以改善患者的临床结局[7]。麻醉医师应用传统的氧监测手段，通过观察呼吸行为、口唇黏膜颜色等指标对围麻醉期的氧合进行了比较好的监测，从而在非监测组并没有得出更差的临床结局指标。SpO_2

的监测仅仅为麻醉医师提供了连续、直观、便捷的观察指标,从而大大减少了麻醉医师的工作量。如前所述,SpO_2监测不可避免地存在一定局限和缺陷,因此只有坚持做好临床观察,利用传统监测手段平衡和弥补各种现代监测手段的弊端,才能做好围麻醉期监测,确保患者安全。

二、氧储备指数(Oxygen Reserve Index,ORI)

(一)血氧与氧饱和度

众所周知,正常健康人吸入空气时,动脉血氧分压(PaO_2)为80~100mmHg,如果将这个范围定义为动脉血氧正常状态(Normoxia),那么可以将$PaO_2 > 100$mmHg和< 80mmHg分别定义为动脉血氧过多状态(Hyperoxia)和动脉血氧不足状态(Hypoxia)[8]。动脉血氧饱和度(SaO_2)是动脉血中HbO_2占总血红蛋白的比例,而SpO_2是SaO_2连续、无创的监测数值。从氧合血红蛋白解离曲线的特点来看(图60-1),在动脉血氧正常和不足的情况下,SaO_2和SpO_2在数值上与PaO_2存在特定关系,而在动脉血氧过多状态下,SaO_2和SpO_2在数值上接近100%,也就是血红蛋白结合氧呈近饱和状态,SaO_2和SpO_2并不随PaO_2的增加而增加,此时机体的氧储备只能从血气分析获得,而无法实时监测。

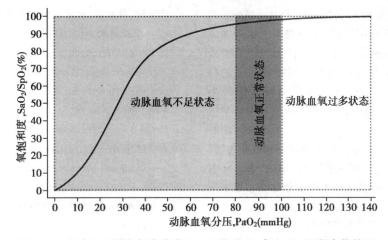

图60-1 氧合血红蛋白解离曲线:SaO_2及SpO_2与PaO_2之间变化关系

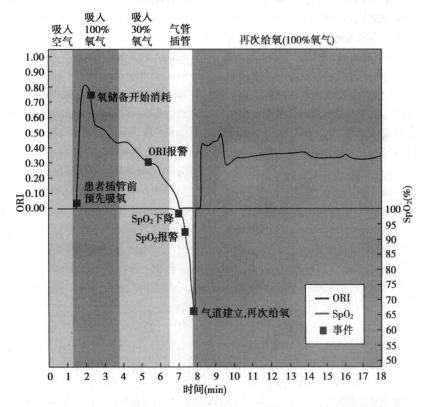

图60-2 ORI对于患者缺氧及再次给氧引起的氧分压的变化能够提前预警

(二) 氧储备指数(ORI)

患者在吸入较高浓度氧气(大于21%)时,PaO_2可以大于100mmHg,人们将PaO_2高于100mmHg的部分称为氧储备。氧储备体现了机体在低氧环境甚至呼吸停止后维持正常氧饱和度的能力。氧储备指数(ORI)是一种无创、连续、实时地测量机体在动脉血中度氧过多状态下(Moderate Hyperoxia)($PaO_2 \geqslant$100mmHg,<200mmHg)氧储备水平的指标。它是对机体耗氧量、心排出量、pH值、氧解离情况以及组织灌注综合分析的结果,赋值为0.00~1.00,用以体现氧储备从低到高的趋势。

ORI扩展了SaO_2及SpO_2体现机体氧合状态的范围,能够在动脉血中度氧过多状态下连续地体现氧分压变化的趋势(图60-2),并且将0.30作为警示值,及时对氧分压的下降做出报警提示。Szmuke[9]关于ORI的研究摘要被评选为2014年ASA最佳摘要,研究中对患儿行气管插管成功后,中途中断供氧,允许SpO_2降低至92%,并重新进行机械通气(100% O_2)。其中从ORI启动警报到SpO_2变为98%的时间为(40±52)s,而从SpO_2 98%降至92%的平均时间(52±44)s。在氧合期间,从SpO_2 92%变为98%的时间为(4±4)s,而从SpO_2 98%到ORI警报结束的时间为(65±31)s。即若将92%作为SpO_2的警示值,ORI报警比SpO_2平均早(40+52)s。这一研究说明,ORI能够早期预警氧分压的下降,对困难气道处理将有很大助益。

SpO_2监测存在一定缺陷和局限性;ORI作为一种新型的氧监测手段,并不能替代SpO_2监测,而是SpO_2测量范围和响应时间上的补充。它使人们对于氧监测的范围从动脉血氧不足状态和氧正常状态扩展至中度氧过多状态,将过去只能用血气分析实现的氧储备监测做到了无创、连续、实时监测。其次,在围麻醉期氧监测中,ORI为临床提供了最重要的预警功能,它不仅能在中度氧过多状态下早期预测PaO_2的下降,而且能连续定量地预测氧储备在低氧条件下能够供应机体使用的时间。这些特点在麻醉诱导期吸氧去氮-气管插管期间脱氧-插管成功后再次给氧,特别是可能插管时间延长的困难气道患者的氧监测中具有重要的临床指导意义。除此之外,对于术中及ICU机械通气患者和非插管镇静患者,监测ORI能够指导适当的氧浓度供给,避免出现不必要的氧过多和氧不足状态,有助于减少术后的意外事件和并发症。

(姜妤 古妙宁)

参 考 文 献

1. American Society of Anesthesiologists: Standards for basic anesthetic monitoring,2011.

2. Chan ED,Chan MM,Chan MM. Pulse oximetry:understanding its basic principles facilitates appreciation of its limitations. Respir Med. 2013. 107(6),789-799.

3. 闻大翔,杭燕南. 脉搏氧饱和度监测的新技术—MasiITlo信号萃取技术. 中国医学装备. 2004. 1(2):20-23.

4. Moller J,et al. Randomized evaluation of pulse oximetry in 20 802 patients:I. Design,demography,pulse oximetry failure rate, and overall complication rate. Anesthesiology. 1993.78(3):445-453.

5. Moller J,et al. Randomized evaluation of pulse oximetry in 20 802 patients:II. Perioperative events and postoperative complications. Anesthesiology. 1993.78(3):445-453.

6. Pedersen T,Hovhannisyan K,Møller AM. Pulse oximetry for perioperative monitoring(Review). The Cochrane Collaboration. 2010.

7. Joseph V,Lagasse R. Monitoring and analysis of outcome studies. Int Anesthesiol Clin. 2004. 42(2):113-130.

8. Fischbach FT,Dunning MB III,eds. Manual of Laboratory and Diagnostic Tests,8th ed. Philadelphia:Lippincott Williams and Wilkins. 2009.

9. Szmuk P,Steiner J,Olomu P,et al. Oxygen Reserve Index:A New Noninvasive Method of Oxygen Reserve Measurement. Proceedings of the American Society of Anesthesiologists. 2014.

61 脊柱手术术中神经电生理监测应用的进展

术中神经电生理监测(intraoperative neurophysiological monitoring,IONM)是指应用各种神经电生理技术及血流动力学监测技术,监测手术中处于危险状态的神经系统功能的完整性,以减少神经损伤,提高手术质量。早在1985年,Pamela Prior[1]就提出"临床常规监测心电图、血压及血气分析仅反映支持大脑功能的全身因素,而脑电图和诱发电位更有价值,因为它们可以在神经功能水平进行持续监测"。通过这个"神经系统监测窗口"监测,有利于我们迅速识别神经系统受损的风险,及时调整药物和内环境,辅助手术的决策,以利患者获得最佳的预后[2]。30年前脊柱手术中仅应用躯体感觉诱发电位(somatosensory sensory evoked potentials,SSEP),发展至今,包括运动诱发电位(motor evoked potentials,MEP)、自发肌电反应(spontaneous electromyography,EMG)、肌肉诱发电位(triggered EMG)、D波、H放射和其他监测形式均已应用于脊柱手术中。

一、躯体感觉诱发电位

SSEP是应用最早,也是最广泛的监测方法。其原理很简单,当神经组织受到原始感觉冲动或人工刺激时,电脉冲通过突触,沿神经通路上行。由于刺激点和记录部位的不同,会产生不同的具有特征性的波形。当神经冲动立即通过位于刺激点下方的参考电极时会记录到近场电位,当冲动远传至记录电极时会记录到远场电位,SSEP通常为近场电位和远场电位的复合电位。其波形具有连续性、可重复性,可识别性的特点,通过数据推断得出有意义的结论以确保术中神经系统的完整性,并最终改善患者的预后,降低神经损伤率[3]。然而SSEP由刺激到记录的通路经由2~3级突触连接,并且易受到麻醉、生理等多种因素的影响,使其显著改变的标准受到争议,因此SSEP通常被认为具有高特异性,但敏感性不高[4]。

二、运动诱发电位

MEP是新近引入IONM的监测项目。术中MEP监测是电刺激或磁刺激运动皮层下行系统的电反应,使锥体细胞轴突产生一个去极化的动作电位,这个动作电位沿皮层脊髓束下行传导,最终以肌肉活动(复合肌肉动作电位,compound muscle action potential,CMAP)的形式产生可测量的反应电位,或在脊髓前角细胞中以脊髓突触反应波的形式(直接波D波或间接波I波)出现。D波通过硬膜外导管电极记录得到,反映了皮层脊髓束中快传导纤维的情况,即使在全麻时信号仍很强,是术中监测皮层脊髓束功能完整性的可靠指标。这两种方法是互补的,因为D波由直接刺激皮层脊髓束快传导纤维产生,而MEP除了反映脊髓传导功能和下运动神经元功能外还反映了功能大脑皮层运动神经元的功能[5]。H反射是另一种产生运动反应的方法。H反射是叩击膝跳引起脊髓反射的电当量,可以监测感觉和运动的神经输出,也可监测脊髓灰质和反射弧的成分。这种方法并不常用,CMAP才是广泛应用的监测MEP的方法。临床上CMAP主要在肢体或肢体远端通过针电极记录肌肉MEP,上肢多采用拇短展肌和小指展肌,下肢多采用胫前肌和拇展肌,躯干多采用肋间肌和腹直肌。

SSEP是应用最早、最广泛的IONM项目,其最早应用于青少年和小儿的脊柱侧弯矫形手术中。MEP和SSEP通路定位于不同的区域,包括不同的皮层血供区、不同的脑干和脊髓部位。SSEP仅能反映感觉通路的完整性,不能直接反映运动通路情况。有术中SSEP监测正常而术后出现瘫痪的报道。监测MEP可以反映运动通路的完整性,用来弥补其不足[6]。而近些年的研究也发现运动功能通路较SSEP通路对缺血更为敏感。有研究发现MEP可较SSEP提早5分钟发现脊柱的损伤[7]。MEP有利于对所有患者进行更有效的术中决策。随着诊断技术(如探测、诊断影像、术中影像)、手术技术的改善以及麻醉管理水平的提高,新近开展的高危手术更加低龄化,而神经损伤的风险增加。作为一种可以有效预防手术操作引起严重损伤的方法,MEP监测受到脊柱和神经外科医师的欢迎。多数学者认为脊柱、脊髓手术包括影像脊髓灌注或直接损伤在内的任何手术中的危险状态都会危及运动通路和神经根的功能,通常需要MEP监测[3,8]。从颈1到骶骨全脊柱任何节段的脊柱脊髓手术都可以进行 MEP 监测[9]。目前一致认为，以下几类手术无论脊髓实质是否存在风险，MEP 监测均应为必需的监测手段，包括超过 45° 的脊柱侧弯畸形、先天性脊柱异常、髓内外肿瘤切除术、伴发脊柱病变的椎管狭窄前路或后路广泛减压术以及马尾或神经根功能障碍的手术。这一推荐的证据并非 I 级证据，而是基于大量的病例和 Meta 分析而得出的 II、III 级证据。这些研究均反映 MEP 变化能即刻预测术后神经功能状态[10]。

相对来讲，MEP 发生变化并不常见。有报道 172 例行脊柱畸形矫形术的患儿，15 例发生 MEP 预警，均通过麻醉管理和外科操作的调整得以纠正，无 1 例患者出现术后神经功能障碍；因此作者认为脊柱矫形术中单独应用 MEP 监测即已足够。MEP 监测的敏感性为 100%，特异性为 97%[11]。一项针对 1055 例行颈椎手术的成人患者的研究中，仅有 26 例患者进行了 MEP 监测，1055 例患者中发生脊髓损伤的风险很高，而应用 MEP 监测者的敏感性为 100%，特异性为 96%，阳性预测率为 96%[12]。在行脊柱侧弯矫形手术患者中进行的大样本多模式 IONM 研究发现，38 例患者发生了术中预警，其中 17 例患者仅发生 MEP 预警，其余 21 例患者同时发生 SSEP 和 MEP 预警。MEP 发生永久性改变的患者发生了术后运动障碍。SSEP 的变化较 MEP 发生延迟而且不能预测预后，而 MEP 可以预测预后。Eck 等[13]最近的研究表明对于脊髓损伤患者，围手术期可以记录到病灶以下肌肉的 MEP，预示着较好的预后。但有研究发现，对于合并脑瘫和神经肌肉性脊柱侧弯的患者，SSEP 监测的成功率可达到 85%～95%，而 MEP 监测失败率却高达 40%～60%，其程度由患者脑瘫的程度决定[14]。

目前多数学者一致强烈推荐术中脊髓运动通路监测有助于改善髓内肿瘤切除术患者的长期运动功能。MEP 是唯一值得信赖的运动通路监测方法，SSEP 不能很好地反映脊髓的血供，而 MEP 却可以更早预测脊髓损伤。在前入路髓内肿瘤切除术中仅进行 SSEP 监测，常发生前侧脊髓血管的局部损伤，运动通路经常探测不到或在损伤后数分钟才有反应。MEP 监测和脊髓刺激技术已被成功用于界定髓内肿瘤的边界；在最大范围切除肿瘤的情况下，运动功能得到最大限度地保护[3]。

三、肌电图

随着科技发展，脊柱矫形内固定装置的使用有了跨时代的进步，在脊柱的各个节段疾病治疗中，金属器材已成为脊柱畸形矫形术、脊柱退行性疾病及脊柱外伤等疾病的标准治疗器材，可使用螺钉达到内固定椎弓根的目的。在金属器材使用过程中尤其是在 L2～S1 的位置应用螺钉时，容易损伤脊神经根，从而引起脊髓功能受损[3]。IONM 可以改善手术预后，减少手术造成神经损伤的几率，也可以协助识别特定的神经。肌电图监测可以经济、有效地保护术中神经功能的完整性，在需要的时候可以及时纠正手术方式以防止造成神经功能损伤。

观察肌肉中自发产生的或由于随意收缩所引起的动作电位，并记录肌肉电活动的方法称为肌肉描记法（Electromyography）。所描记的肌电波即为 EMG。肌电图描记的是肌细胞膜去极化所产生的电活动，记录肌电活动的方式与脑电图和诱发电位的方式基本相同。手术中 EMG 是通过记录肌肉的活动情况，用以了解支配肌肉的神经的功能状态，辨认神经和保护神经的完整性而达到监测的目的。当手术过程中碰到神经，或因牵拉、分离、冲洗等原因对神经机械性刺激时，其受到刺激的神经所支配的肌肉就会产生动作电位而收缩。此时 EMG 的肌电活动波会因肌肉收缩的不同程度而呈现出不同的表现，如暴发性肌电活动、连续发生性肌电活动、自发性肌电活动等。长时间持续的暴发性肌电活动意味着神经根被刺激，有潜在损伤的风险，需要立即进行处理如升高血压、调整螺钉或金属器材的位置、减轻压迫等[15]。

Triggered EMG 是指有目的的用电刺激外周或脊髓神经根，使该神经所支配的肌肉收缩，通过 EMG 描记得到的肌肉产生诱发电位，其可以分为直接刺激神经和间接刺激神经。直接刺激神经引发的肌电反应通常使用小量的电流对正在分离或已分离暴露出的神经根（干）进行电刺激，记录特定神经所支配肌肉的诱发电位反应，对神经加以鉴别和保护。在脊髓粘连松解术中对脊髓神经根丝的鉴别；在选择性脊神经背根切除术中，对鉴别神经根性水平和鉴别出椎间孔处的感觉神经束和运动神经束，都具有特别重要的意义。间接刺激神经是指通过特殊刺激电极，采用逐渐增大的刺激电量，刺激已经植入体内的金属物体，如固定脊柱的椎弓根螺钉，用以判断螺钉是否靠近神经根或已经部分植入脊柱椎管。

椎弓根螺钉植入术发生螺钉放置不当的发生率约为 5%～15%[16]，而在椎弓根螺钉植入术中通过置入肌肉的表面或皮下的电极监测的肌电图可以记录到多个肌群的反应来降低这一风险。监测肌群的选择是根据可能受损的神经根的位置来决定的。进行监测时一般需要监测马尾神经根的两种活动：自发或诱发肌电活动。这两种电活动均可以通过针状或表面电极进行，监测包括电刺激或机械刺激诱发的复合肌肉动作电位，及通过恰当的肌肉群（该肌群受可能受累的神经根支配）监测到的 EMG。多数情况下神经根刺激的发生率很小，因此自发 EMG 的活动一般为平直的，很少或几乎没有 CMAP 的活动，当出现 CMAP 活动时，一般都与神经根受压、牵拉、损伤等有关。根据被激活的神经根监测相应的肌群，置于肌群中的电极会探测到神经刺激时受累肌群的大小，这在 Triggered EMG 监测中也适用。

在使用螺钉的椎弓根融合术中，诱发肌电图有两种激发方式：确定刺激阈值后对神经根的直接刺激和固定螺钉时以确定螺钉正确位置对神经根进行的间接刺激。直接刺激用于判断神经根的刺激阈值是否升高，一般出现在慢性神经根受压发生神经根病的情况下。间接刺激依赖于健康志愿者刺激多次后获得的数据,在放置螺钉时判断正常神经根的功能。以往的研究表明,正常神经根的平均直接刺激阈值大约是2mA,间接刺激的阈值小于10mA就可以预警螺钉的位置错误。Wang等[17]最近的研究也得出类似的结果,当刺激阈值小于12mA就可以预警螺钉的位置错误,其敏感性100%,特异性90.3%,阳性预测率100%,阴性预测率0.98%。然而,当直接刺激的阈值升高时,间接刺激的阈值也相应的提高。有报道,对于慢性神经受压的疾病直接刺激的阈值可高达20mA,如果不考虑这种病理情况,会导致假阴性的结果。此外,当患者有糖尿病时,刺激的阈值也会升高。而且不同肌群之间的刺激参数不同,"警告阈值"也可能不同,一些肌群的阈值可能是10mA或更高,另一些可能还不到6mA。避免这种情况发生的办法是在进行螺钉刺激前先行刺激神经根以保证每条神经根的功能是正常的[3]。尤其是患者术前有神经根功能障碍的临床表现时,更应该直接刺激神经根以确定刺激阈值。此外,刺激的阈水平还与螺钉放置的位置有关,放置在胸椎内的螺钉的阈值与腰椎内的是完全不同的[18,19]。

四、H反射

SSEP和MEP监测范围包括大脑至脊髓末端,在此水平以下如马尾等部位就无法监测传统的诱发电位。此种情况下,以及有监测相关的禁忌证,或诱发电位监测不到时,临床上通常监测神经反射通路如H反射[20]来评估神经系统的功能。H反射是电刺激外周神经,激活阈值最低的Ⅰα纤维,上传冲动通过脊髓内的前角细胞的突触反射通路激活运动神经元,产生肌肉反应。H反射是由电刺激形成的单突触反射,在肌肉处可以记录到CMAP,其产生仅需要单突触参与,且仅涉及脊髓某一特定的节段。因此,其具有潜伏期短、持续时间短、结构简单、高振幅等特点。这一反射中有两个肌肉收缩波形,第一个波形的潜伏期较短约10ms,是刺激周围神经后直接引发肌肉收缩的反应波,成为M波,第二个波形的潜伏期较长约30ms,是通过脊髓反射弧引起肌肉收缩的反射波,为H反射波。因此H反射是这些反射通路和运动神经元兴奋性的反映[21]。M波和H反射的特点是当逐渐增大刺激强度时,M波形逐渐增大,而H反应波则逐渐减少。直至M波的波幅不再增加,H反射被F反射取代。一旦H反射出现后,保持恒定的刺激强度H反射就会出现潜伏期短、持续时间短、结构简单、波幅恒定的特点。为了确定CMAP反应是否为H反射,反应的波形应该超过M波,每次刺激的波形和潜伏期应该保持不变[3]。皮层脊髓束、红核脊髓束、前庭脊髓束和网状脊髓束等下传通路的变化会引起H反射的变化。而且其波幅和潜伏期的大小还与患者的年龄、身高及体温等因素有关。

五、结语

经过近几十年来的发展,各项电生理监测技术在脊柱手术中已得到越来越广泛的应用,关于这些技术的研究也越来越多。近年来研究的热点是运动诱发电位和椎弓根螺钉植入术中肌电活动的相关监测。运动功能通路监测较SSEP通路对缺血更为敏感,对脊髓的损伤具有高敏感性和特异性。MEP有利于对所有患者进行更有效的术中决策。而肌电图监测下进行椎弓根螺钉植入术更是推进了脊柱内固定装置的应用,具有跨时代的意义。但这并不意味着进行运动诱发电位和肌电活动监测就不必采取其他监测技术,对于不同患者,其他监测技术是它们必要的补充,应该选择合适的监测项目进行"多模式监测",为手术医师的术中决策提供最大限度地帮助,为患者带来最大限度的保护。

(于水 严敏)

参 考 文 献

1. Prior PF. EEG monitoring and evoked potentials in brain ischaemia. Br J of Anaesth. 1985. 57(1):63-81.

2. Stecker MM. A review of intraoperative monitoring for spinal surgery. Surg Neurol Int. 2012. 3:S174-87.

3. 韩如泉,乔慧. 围手术期神经系统监测. 北京:北京大学医学出版社. 2013. 28-30,115-131.

4. Stecker MM, Robertshaw J. Factors affecting reliability of interpretations of intra-operative evoked potentials. J Clin Monit Comput. 2006. 20:47-55.

5. Costa P, Faccani G, Sala F, et al. Neurophysiological assessment of the injured spinal cord:an intraoperative approach. Spinal Cord. 2014. 52(10):749-757.

6. Jahangiri FR, Holmberg A, Vega-Bermudez F, et al. Preventing position-related brachial plexus injury with intraoperative somatosensory evoked potentials and transcranial electrical motor evoked potentials during anterior cervical spine surgery. Am J Electroneurodiagnostic Technol. 2011. 51:198-205.

7. Glover CD, Carling NP. Carling, Neuromonitoring for Scoliosis Surgery. Anesthesiol Clin. 2014. 32(1):101-114.

8. Petersen JA, Spiess M, Curt A, et al. Spinal cord injury:one-year evolution of motor-evoked potentials and recovery of leg motor function in 255 patients. Neurorehabil Neural Repair. 2012. 26(8):939-948.

9. Quraishi NA, Lewis SJ, Kelleher MO, et al. Intraoperative multimodality monitoring in adult spinal deformity:analysis of a prospective series of one hundred two cases with independent evaluation. Spine. 2009. 34(14):1504-1512.

10. Sutter MA, Eggspuehler A, Grob D, et al. Multimodal intraoperative monitoring(MIOM) during 409 lumbosacral surgical procedures in 409 patients. Eur Spine J. 2007. 16 Suppl 2:221-228.

11. Hsu B, Cree AK, Lagopoulos J, et al. Transcranial motor-evoked potentials combined with response recording through

compound muscle action potential as the sole modality of spinal cord monitoring in spinal deformity surgery. Spine. 2008. 33(10):1100-1106.

12. Kelleher MO, Gamaliel TAN, Sarjeant R, et al. Predictive value of intraoperative neurophysiological monitoring during cervical spine surgery: a prospective analysis of 1055 consecutive patients. J Neurosurg Spine. 2008. 8 (3): 215-221.

13. Eck JC, Martin CJ, Lapinsky A, et al. Does intraoperative neurophysiological monitoring have predictive value for functional recovery following spinal cord injury injury? A case report. J Clin Monit Comput. 2013. 27:93-96.

14. Hammett TC, Boreham B, Quraishi NA, et al. Intraoperative spinal cord monitoering during the surgical correction of scoliosis due to cerebral palsy and other neuromuscular disorders. Eur Spine J. 2013. 22(Suppl 1):38-41.

15. Devlin VJ, Schwartz DM. Intraoperative neurophysiologic monitoring during spinal surgery. J Am Acad Orthop Surg. 2007. 15(9):549-560.

16. Hicks JM, Singla A, Shen FH, et al. Complications of pedicle screw fixation in scoliosis surgery: a systematic review. Spine. 2010. 35(11):E465-470.

17. Wang MY, Pineiro G, Mummaneni PV. Stimulus-evoked electromyography testing of percutaneous pedicle screws for the detection of pedicle breaches: a clinical study of 409 screws in 93 patients. J Neurosurg Spine. 2010. 13 (5): 600-605.

18. de Blas G, Barrios C, Regidor I, et al. Safe pedicle screw placement in thoracic scoliotic curves using t-EMG: Stimulation threshold variability at concavity and convexity in apex segments. Spine. 2012. 37:E387-395.

19. Montes E, De Blas G, Regidor I, et al. Electromyographic thresholds after thoracic screw stimulation depend on the distance of the screw from the spinal cord and not on pedicle cortex integrity. Spine J. 2012. 12:127-132.

20. Baars JH, Kalisch D, Herold KF, et al. Concentration-dependent suppression of F-waves by sevoflurane does not predict immobility to painful stimuli in humans. Br J Anaesth. 2005. 95:789-797.

21. Leppanen RE, Abnm D. American Society of Neurophysiological M. Intraoperative monitoring of segmental spinal nerve root function with free-run and electrically-triggered electromyography and spinal cord function with reflexes and F-responses. A position statement by the American Society of Neurophysiological Monitoring. J Clin Monit Comput. 2005. 19:437-461.

62 国际麻醉领域临床指南及共识进展

麻醉学发展日新月异，麻醉学正逐渐成为医院发展的平台与枢纽学科，涵盖临床麻醉、危重病医学与疼痛诊疗等多学科亚类。临床指南是一种临床常见的规范化文件，已成为影响临床实践的重要文件。随着循证医学与个体化治疗的发展，麻醉学指南的制定与更新对麻醉学的发展十分重要。本文回顾近两年来，国际麻醉学界及相关学会推出的多部麻醉相关的指南或共识，对其要点及精华予以提纲挈领式介绍。

1. 麻醉后恢复或管理指南　在麻醉患者术后恢复管理上，2013 年共有两份更新指南公布。大不列颠爱尔兰麻醉学会发布《麻醉后恢复指南》[1]（第一版于 1985 年发布，并于 1993 年、2002 年更新[2]）。该指南建议使用 PACU（post-anesthesia care unit）替代 PARU（post-operative recovery unit）或 recovery room，来表示"麻醉恢复室"，以重点关注麻醉术后初期的患者，并对其治疗和管理提出具体建议。该指南提出，全身麻醉、硬膜外或脊髓麻醉后患者，均应在 PACU 进行恢复，而患者的转运移交过程由经过正规培训，且由注册的 PACU 工作人员来管理。PACU 内患者必须接受一对一观察，直至患者恢复自主呼吸，呼吸、循环功能稳定，患者苏醒并可与人交流；存在气管导管患者，应连续监测呼气末二氧化碳，并由麻醉医师决定是否拔除导管。当患者从 PACU 转入普通病房时，应有普遍认可的转出标准与书面文件。当患者暂不适宜转入普通病房时，应至少有两名工作人员在场。因床位短缺而留在 PACU 的重症患者，应由医院重症监护人员负责管理，其治疗与护理标准与医院加强医疗病房一致。另外，此指南所有的标准和建议适用于患者麻醉后恢复的所有区域，其中包括在产科、心脏科、牙科、精神科及影像学检查室和社区医院的麻醉操作。所有 PACU 均应该建立审计和危急事故报告制度，有效的紧急呼叫系统。

美国麻醉医师学会更新发布了《麻醉后管理指南》[3]（第一版发布于 2002 年[4]），该指南旨在改善麻醉、镇静及镇痛后患者恢复，以降低围手术期不良事件为核心，对术后监护流程、PACU 转出标准等提出了建议，重点关注了下述 5 个方面：①患者评估与监测：强调麻醉后监护标准不低于手术室，应定期评价患者呼吸道通畅度、呼吸频率、氧饱和度；常规监测脉搏和血压，并保证心电监护仪可直接可用；应评估患者精神状态、体温、疼痛及恶心呕吐情况；记录患者尿量、引流量及出血等情况，评估患者术后补液，并予相应处理。②恶心呕吐的预防和治疗：必要时应使用止吐药预防和治疗恶心呕吐，并对 5-HT3 受体阻滞剂、氟哌利多、甲氧氯普胺、东莨菪碱、地塞米松等应用提供证据等级。③急诊情况下及 PACU 内治疗：对存在低氧血症风险患者，在转运或 PACU 内应常规予以辅助给氧；维持正常体温应作为临床常规，必要时应使用充气式加温系统以保持体温；对于寒战的治疗，仍将哌替啶作为首选药物；鉴于低体温是引起寒战常见原因，应首先维持患者体温。④镇静、镇痛及肌松药物的拮抗：氟马西尼不应作为苯二氮䓬类药物的常规拮抗药，但可解除苯二氮䓬类药物导致的患者呼吸抑制，改善镇静，一旦应用该药应确保足够长的观察时间，以防再次呼吸抑制；纳洛酮不推荐常规应用，但可用于解除阿片类药物引起的患者呼吸抑制；应予以肌松拮抗药物如新斯的明。⑤PACU 出室或离院标准：应制订合理离院标准，以最大限度降低神经系统、呼吸及循环系统抑制的风险；所有门诊患者均应有至少一位负责人陪同回家，并符合出室标准。

2. 困难气道管理指南　美国麻醉医师学会更新发布了《困难气道管理指南》[5]（上一版发布于 2003 年[6]）。新版《困难气道管理指南》重点关注困难气道的插管、拔管及随访管理。在困难气道的认识上，本指南除将面罩通气困难、喉镜暴露困难、气管插管困难和气管插管失败作为困难气道外，还专门提及声门上气道通气困难。该指南详细论述了面罩通气困难与声门上气道通气困难的原因，包括密闭不满意、大量漏气或进、出气道阻力显著升到导致喉罩等声门上气道工具不能实施通气。

在插管方面，该指南比较了四项基本方案的可行性，包括清醒插管与全身麻醉诱导后插管、无创和有创技术建立气道通气、是否采用可视喉镜辅助插管、是否保留自主呼吸。新版指南首次将视频喉镜作为基本的气道处理工具之一。新指南还指出，在各种气管插管方式中，无法判定哪一种更具优势而特别推荐。新指南依据循证医学证据，认为麻醉前预先给予纯氧3min可较好维持插管期间氧饱和度，其效果与在30s内连续4次深呼吸效果相当。

在拔管方案上，此次指南强调应依据手术、患者情况及麻醉医师水平与偏好，应考虑拔管后无法通气的不良影响，对气管内探条等快速引导装置进行了建议，对再插管引导工具做了更为详尽的介绍。与上一版相比，本次指南对声门上通气装置、视频喉镜在困难气道处理中的作用尤为看重。在麻醉诱导与建立人工气道过程中，着重强调全程给氧的重要性。

3. 手术室火灾预防和管理指南 美国麻醉医师学会更新发布了《手术室火灾预防和管理指南》[7]（上一版发布于2008年[8]）。该指南旨在鉴别发现易发火灾的场所，从如何预防火灾及降低相关不良后果等角度进行了建议。指南对手术室火灾进行了定义，它是指发生于接受麻醉的患者身上或周围的火灾，包括手术火灾、气道火灾、呼吸回路内火灾。其中，气道火灾为特殊类型的手术火灾，是指发生于患者气道的火灾。指南强调，应对所有麻醉医师进行火灾安全教育，尤其是富氧环境下的手术室内火灾安全教育，麻醉医师与手术室团队应参加定期消防演练。在火灾预防上，应待易燃消毒液充分干燥后铺设无菌巾，以最大限度减少无菌巾下及手术部位处富氧空气积聚；对激光操作类手术，应使用抗激光灼烧的气管导管，导管套囊内应注入含有染料染色的生理盐水以作提示，每次使用激光前手术医师有义务提醒麻醉医师应尽量降低吸入氧浓度但应避免缺氧，停用氧化亚氮；对应用中或深度镇静、存在起火源的头面颈部手术，外科医师应与麻醉医师制订合理计划，降低吸入氧浓度，但应避免患者缺氧。在手术室火灾管理上，应按照预防进行扑灭或撤离措施；对气道及呼吸回路火灾，应尽快移除气管导管，停止所有气体供给，去除气道内易燃或可燃材料，灌注生理盐水，然后通过面罩重新建立通气或气管插管，可应用支气管镜评估气道内有无残留物留存，并制订下一步诊疗计划。

4. 围手术期严重出血管理指南 欧洲麻醉学会发布《围手术期严重出血管理指南》[9]。该指南基于循证医学证据，对近20年围手术期输血实践进行了系统总结，以期最大限度减少围手术期患者出血，指导临床医师合理用血。指南建议，对择期手术患者而言，系统了解患者出血史、用药史，比常规出凝血五项检查更有助于评估患者凝血状况；指南建议仅对存在既往出血史的患者实施血小板功能检测；对存在出血风险患者，建议术前4~8周评估患者是否存在贫血，并明确贫血原因；对术中管理而言，应积极实时优化心脏前负荷，避免过多液体输注；出现严重出血时，该指南不推荐将中心静脉压、肺动脉楔压作为指导液体治疗的指标，而应考虑动态评估液体反应性或无创测量患者心排出量；患者出现活动性出血时，建议将目标血红蛋白维持于70~90g/L，积极测量血细胞比容、血红蛋白、乳酸及碱剩余水平，以反映组织灌注、氧合及出血动态变化；在血制品输注上，该指南建议采用限制性输血策略，以减少异体血

输注风险，对心脏手术患者应输注去白细胞的红细胞悬液；此次指南在自体血回输方面，给出较多高等级证据，如建议行体外循环的心脏手术患者，采用自体血回输方案，但反对术中分离制备富含血小板的血浆回输，对创伤较大的骨科手术建议采用自体血回输；此外，氨甲环酸（20~25mg/kg）被确证可减少多种手术的围手术期出血及输血需求。该指南还对心血管手术、妇科、产科、骨科、神经外科、儿科及移植手术等抗凝、抗血小板药物的使用予以极为详细的指南建议。

5. 凝血功能异常患者区域麻醉风险评估指南 大不列颠爱尔兰麻醉学会与英国产科麻醉医师学会、区域麻醉学会联合制定了《凝血功能异常患者区域麻醉风险评估指南》[10]。本指南充分考虑临床实用性，在系统总结美国区域麻醉与疼痛医学会（ASRA）[11]、欧洲区域麻醉和疼痛治疗学会（ESRA）[12]发布的相应指南基础上，还关注非椎管内麻醉或因其他原因出现凝血功能异常患者，旨在为临床麻醉医师提供简洁实用的临床指导。

该指南通过四个表格阐述其主要内容，分别是凝血功能异常患者行椎管内麻醉和外周神经阻滞时的相对风险、调整凝血功能的药物推荐、产科凝血功能异常患者行区域麻醉的相对风险、特殊情况下（创伤、脓毒症或大量输血等）对凝血功能异常患者行区域麻醉的风险。值得关注的是，鉴于现有研究难以准确评价凝血功能异常患者行区域麻醉发生出血并发症的风险，本指南大多依据专家意见、病例报告、队列研究及相关药物性质等资料。该指南所提出的重要一条建议是，对凝血功能异常患者实施区域麻醉时，应由经验丰富的麻醉医师操作。其主要理由在于，他们需较少次数尝试便可成功完成阻滞操作，从而降低操作相关出血并发症发生率。区域麻醉初学者可对"正常风险"患者进行阻滞操作。

6. 非心脏手术患者围手术期心血管评估和管理指南 共有两份指南就对此展开论述。欧洲心脏病学会和欧洲麻醉学会（ESC/ESA）联合更新发布《2014ESC/ESA非心脏手术指南：心血管评估和管理》[13]（下称"欧洲指南"，首版发布于2009年）；美国心脏协会和美国心脏病学会（AHA/ACC）也更新发布了《2014ACC/AHA非心脏手术患者围手术期心血管评估和管理指南》[14]（下称"美国指南"，首版于2007年发布，2009年专门就围手术期β受体阻滞剂应用予以更新[15]）。两份指南均于2014年8月1日发表，乍看互相独立，实则联系紧密[16]。

两份指南旨在为非心脏手术的成人患者围手术期心血管评估及管理提供指导，针对术前危险因素评估、围手术期心脏检查、药物（包括麻醉药）管理与监测等多方面阐述。两份指南内容全面详实，美国指南着重强调患者围手术期的最佳管理需手术医师、麻醉医师、初级保健医师及患者多方有效沟通，以完成共同决策。

欧洲指南依据校正的心脏风险指数，制定了下述五项临床风险因素，包括缺血性心脏病[心绞痛和（或）陈旧性心肌梗死]、心力衰竭、卒中和短暂性脑缺血发作、肾功能不

全(肌酐>170μmol/L 或肌酐清除率<60ml/min/1.73m²)及需胰岛素治疗的糖尿病。美国指南更为详尽地讨论临床风险因素，并就其各自特点及对生理影响展开论述。这些临床风险因素包括冠状动脉疾病、心力衰竭、心肌病、瓣膜性心脏病、心脏植入式电子装置、肺血管疾病及成人先天性心脏病。

不少心脑血管疾病患者长期服用低剂量阿司匹林，以防止卒中和(或)心肌梗死。这类患者接受非心脏手术是否继续服用阿司匹林仍有争议，建议宜个体化，取决于权衡围手术期出血风险与血栓形成引起的严重心血管事件并发症风险。目前多项大型研究认为，这类患者继续服用阿司匹林可增加围手术期出血的风险，但是不会导致更严重的出血性并发症。如果出血风险大于可能的心血管受益，则应停用阿司匹林。对于接受脊柱手术、某些神经外科手术或眼科手术的患者，建议停用阿司匹林至少 7d。

接受冠状血管支架置入的患者约有 5%～25% 在 5 年内需要接受非心脏手术。近期接受该支架置入的患者提前停用双联抗血小板疗法(DAPT)是支架血栓形成的最重要的预测因素。据报道，冠状血管支架置入后数周内停用 DAPT 以接受手术的患者，其围手术期支架血栓形成相关的死亡率高达 20%。而支架血栓形成的后果取决于支架置入的位置，如左主干支架血栓形成在大多数情况下是致命性。为降低出血与输血风险，目前指南建议推迟择期非心脏手术，直到完成 DAPT 整个疗程，并且接受手术期间尽可能不停用阿司匹林。

欧洲指南指出，对只接受球囊扩张成形术的患者，择期非心脏手术可在介入治疗 2 周后进行，阿司匹林应连续服用。金属裸支架(BMS)置入的稳定型冠心病患者接受择期非心脏手术，建议 DAPT 应至少持续 4 周，最好 3 个月，且手术期间尽可能不停用阿司匹林。对于药物洗脱支架(DES)，第一代与新一代 DES 置入后的稳定型冠心病患者接受择期非心脏手术前，建议 DAPT 时间分别为 12 个月和 6 个月。对于急性冠状动脉综合征(ACS)患者，无论置入何种支架，建议其接受择期非心脏手术前 DAPT 时间为 12 个月。值得注意的是，在非心脏手术不能延期更长时间的情况下，建议 BMS、新一代 DES 置入后患者接受该手术前 DAPT 的最短时间分别为 1 个月、3 个月。无论 DES 置入与手术的时间相差多少，应该继续单一的抗血小板疗法(首选阿司匹林)。目前建议置入支架数日内需要接受手术的患者术前停用氯吡格雷和替卡格雷 5d、普拉格雷 7d，除非血栓形成高危患者。支架血栓形成的极高危患者，应考虑采用静脉可逆性糖蛋白抑制剂如依替巴肽和替罗非班进行桥接疗法(bridging theray)；这类患者应避免采用低分子量肝素作为桥接疗法。手术后尽早恢复 DAPT，如尽可能应在 48h 内。接受抗血小板疗法的患者在围手术期出现过多或致命性出血，建议输注血小板。

美国指南的观点与之相似，但建议 BMS 置入的患者，择期非心脏手术可在介入治疗 30～45d 后进行，并继续应用阿司匹林。对于 DES，建议择期非心脏手术宜在 DES 介入治疗 12 个月后进行(Ⅰ,B)；若延迟手术的风险显著高于心肌缺血或支架内血栓风险，可考虑 DES 介入治疗 6 个月后进行(Ⅱb,B)。若患者在置入 BMS 或 DMS 后 4～6 周内需接受非心脏紧急手术，美国指南建议继续双联抗血小板治疗(除外手术出血风险远大于支架内血栓风险)；停用抗血小板药物治疗的决策需个体化，需由麻醉医师、外科医师、心脏专科医师及患者在评估出血与支架内血栓风险基础上决定；若必须暂停使用氯吡格雷等 P2Y12 血小板受体拮抗剂，建议尽可能继续应用阿司匹林。此外，此类紧急手术应在可快速实施心脏介入治疗的医院进行。

对于应用抗凝药物的患者，欧洲指南认为抗凝治疗会增加非心脏手术出血风险；如果患者抗凝治疗获益大于出血风险，围手术期应继续原方案或适当调整；对血栓形成低危的患者，应停用抗凝药物以减少出血并发症。建议对服用维生素 K 拮抗剂(VKA)的患者术前 3～5d 停止使用，并每日监测 INR 直至其≤1.5；低分子量肝素或普通肝素作为桥接疗法应在停用 VKA 后 1d 开始使用，并根据患者血栓形成危险程度皮下给予治疗剂量(2 次/日)或预防剂量(1 次/日)，在手术前至少 12h 停止应用低分子量肝素。术后 1～2d 可恢复术前剂量的低分子量肝素或普通肝素(直至 INR 恢复治疗水平)，VKA 也应于术后 1～2d 恢复使用。非 VKA 直接抗凝药(NOAC)包括直接凝血酶抑制剂和直接 Ⅹa 抑制剂，其抗凝作用具有良好的开关效应，且半衰期较短。欧洲指南建议，正常出血风险患者可在术前 2～3 个药物半衰期停药，高出血风险患者则需术前 4～5 个药物半衰期停药。患者术后应待手术出血风险消除或术后 1～2d 恢复 NOAC 使用。美国指南则未对抗凝治疗及处理要点予以建议。

对应用 VKA 类抗凝药而需紧急手术的患者，应暂停 VKA 并推荐口服或静注 2.5～5mg 维生素 K，一般于 6～12h 后起效；若需加快 INR 的恢复，推荐在应用维生素 K 的基础上予以新鲜冰冻血浆或凝血酶原复合物。使用普通肝素抗凝而需紧急手术时，通常在停止应用 4h 后凝血功能即可恢复正常。若需紧急抗凝，可予以鱼精蛋白。使用低分子量肝素而需紧急手术的患者，停止使用后至少 8h 凝血功能可逐渐恢复，也可予以鱼精蛋白紧急拮抗。NOAC 类抗凝药目前尚无特异性拮抗剂，应根据出血风险及征象予以对症处理，如凝血酶原复合物、重组Ⅶa 因子等。

两份指南对现有研究系统评价后认为，非心脏手术前 1d 或 1d 之内给予 β 受体阻滞剂可预防非致命性心肌梗死，但显著增加卒中、低血压、心动过缓及死亡风险。因此，下调 β 受体阻滞剂围手术期应用的推荐等级，成为两份新指南最大特点。其要点如下：若患者近期正服用 β 受体阻滞剂，推荐术前继续服用(Ⅰ,B)；若患者存在两个以上心脏风险指数(RCRI)的危险因素(糖尿病、心力衰竭、冠状动脉疾病、肾功能不全、脑血管事件)或 ASA 评分≥3，可考虑术前 β 受体阻滞剂治疗(Ⅱb,B)；若患者诊断有缺血性心脏病或心肌缺血，可考虑术前β受体阻滞剂治疗（Ⅱb,B）；可考虑阿替洛尔或比索洛尔作为非心脏手术患者的术前口服用药（Ⅱb,B）；不推荐术前使用不加滴定的大剂量β受体阻滞剂治疗（Ⅲ,C）；不推荐接受低危手术的患者术前使用β受体阻滞剂治疗（Ⅲ,C）。

在麻醉及术中管理上，对非心脏手术患者使用吸入或静脉麻醉药均可，取决于多种因素。围手术期紧急使用经食管超声心动图有助发现血流动力学不稳定的原因。对非心脏手术患者，静脉预防性使用硝酸甘油无法有效改善心肌缺血。对高危患者，检测B型利钠肽、高敏感性肌钙蛋白可提高风险分层水平。术中管理上应避免术中低血压（平均动脉压<60mmHg）累计时间超过30min。若无禁忌证，可考虑以椎管内镇痛作为术后镇痛方式。避免使用非甾体抗炎药（尤其是COX-2抑制剂）作为缺血性心脏病或卒中患者一线镇痛药物。

7. 日间手术后恶心呕吐（PONV）管理指南　该指南由美国日间麻醉学会更新[17]（首版于2003年发布,2007年更新）。新指南纳入近年多项PONV研究结果，从八个方面予以阐述。在风险评估上，额外提出年龄<50岁患者PONV风险显著增加。儿童PONV发生风险包括手术时间>30min，年龄>3岁，斜视手术，本人或父母曾发生PONV。与其他普外科手术相比，胆囊切除术、妇科手术及腹腔镜手术PONV发生风险较高。对PONV风险增加的儿童，应预防性给予止吐药。若预防性药物未有效避免PONV发生，应予以止吐药治疗。在降低基线风险上，推荐给予患者足够液体，避免或以最小剂量应用氧化亚氮、挥发性麻醉药及术后阿片类药物镇痛。对PONV中度风险患者，建议采用1~2种干预措施；对PONV高度风险患者，建议预防性采用联合治疗（≥2种措施）。指南对NK-1受体拮抗剂等新型药物在PONV预防及治疗方案中的地位，予以详细说明。

8. 阻塞性睡眠呼吸暂停（OSA）患者围手术期管理指南　该指南[18]由美国麻醉医师协会更新（首版发布于2005年）。指南针对OSA患者术前评估及准备、术中与术后管理、转运等方面进行阐述，新指南适用于住院及门诊手术患者，适用于儿童及成人患者。例如，在术中管理上，浅表手术考虑应用局部麻醉药或外周神经阻滞剂。若辅以镇静，应描记二氧化碳以监测通气。全身麻醉可保证气道安全，优于无安全气道保证的深度镇静。应采取清醒拔管技术，在拔管前确认神经肌肉阻滞效应完全消失。在术后管理上，尽量避免全身性应用阿片类药物，考虑区域镇痛；若应用患者自控阿片类药物镇痛，应避免或谨慎应用持续背景输注。在患者转运时，应避免将患者直接转入无监测条件的环境，除外排除术后呼吸抑制风险；为确定患者呼吸室内空气时时可维持氧饱和度，呼吸功能监测应在无刺激环境（如患者休息时）进行。

9. 急性缺血性脑卒中血管内治疗的麻醉专家共识该共识由美国神经麻醉与重症监护学会发布[19]，得到美国神经介入外科学会和美国神经重症监护学会认可。该指南

从12个方面，对急性缺血性脑卒中血管内治疗的麻醉管理进行阐述，包括术前评估、麻醉管理、氧合与通气、血流动力学、液体、术中监测、抗凝、血糖、镇静、并发症及术后管理等方面。该专家共识对各项建议形成证据等级与推荐强度，鉴于急性缺血性脑卒中血管内治疗的麻醉研究数量相对偏少，大部分证据基于专家讨论形成。该类型手术治疗时间窗有限，麻醉医师必须紧急评估，且不应延迟手术。在麻醉管理上，尽管局部麻醉+清醒镇静的患者神经学转归较好，但应避免误吸、呼吸抑制及非必要体动。在血流动力学管理上，建议维持收缩压在140~180mmHg（输液、血管收缩药），舒张压<105mmHg。麻醉诱导时不允许血压急剧下降至<140mmHg。闭塞血管成功再通后，应与神经介入医师交流后调整血压目标值。

10. 妊娠期心搏骤停管理的共识声明　该共识由北美产科与围生期学会发布[20]。该共识在2010年版《国际心肺复苏与心血管急救指南》[21]基础上，着重就妊娠妇女妊娠期心搏骤停制定管理流程，以改善妊娠妇女复苏成功率及效果。在胸外按压技术中，妊娠晚期患者其按压位置应在胸骨相应位置上移2~3cm。在体位摆放上，为使因妊娠子宫静脉回流和心排出量造成的下腔静脉压迫效应最小化，推荐子宫左侧移位。心脏除颤对胎儿是安全的，所需能量设置不需改变。在复苏药物使用上，肾上腺素、胺碘酮等并非禁忌。若怀疑心搏骤停由局麻药物中毒引起，推荐使用脂肪乳剂并予以详细介绍。在启动基础生命支持同时，就应联系新生儿团队，以免延误。应实施快速胎儿分娩，若经阴式分娩不可行应实施剖宫产，在继续行心肺复苏术基础上尽快完成。指南强调不推荐将产房、急诊科或ICU的心搏骤停产妇转移至手术室，应就地心肺复苏。此外，指南还对妊娠期心搏骤停时团队交流、组织反应、角色分配等内容详细阐述。

11. 椎管内麻醉皮肤消毒安全指南　该指南由大不列颠爱尔兰麻醉学会发布[22]。该指南注重临床实用，简明简洁，着重就皮肤消毒剂选择及浓度、使用方法等予以规范。该共识认为氯己定酒精溶液消毒效果更佳，将其作为首选消毒剂；浓度选择上，鉴于动物及离体研究发现2%氯己定可产生神经毒性，在权衡消毒效率与安全性基础上，推荐选用0.5%氯己定。操作人员规范化消毒及防护措施十分重要，除需坚持常规无菌手术消毒要求外（洗手、最大化无菌策略），操作人员应谨慎操作，确保氯己定不进入脑脊液。例如，在托盘等装置内倒入消毒液时，应尽量远离椎管内麻醉穿刺器具及药物，予以适当覆盖保护。消毒液自然干燥后，才能发挥最大消毒效能；操作者应检查其手套是否沾染氯己定，必要时予以更换。

12. 动脉采血监测血糖安全指南　错误选用动脉导管冲洗液或不恰当地采血方式，可导致血糖监测值人为异常，影响后续胰岛素剂量调整，造成医源性低血糖甚至低血糖性脑损伤[23]，大不列颠爱尔兰麻醉学会因此发布该安全指南[24]。该指南找出三项易出错流程，分别是冲洗液选用、

采血技术、胰岛素使用;并针对每项流程提出安全建议。在冲洗液选择上,只能使用 0.9% 生理盐水[和(或)添加普通肝素]。在其配制使用时,应交叉核对确保无误,并单独存放或标记。在采血技术上,推荐使用"闭合"采血方法。简言之,血液样本不应在抽吸冲洗液的端口采集,应在此端口前靠近患者一端加装三通并采血,以完全避免采血端口残留冲洗液。若检测结果提示血糖值严重异常,应考虑血液样本是否因冲洗液含糖或稀释所致,可由他人复测并结合患者临床体征予以判断。若需调整胰岛素剂量,因确认采血样本合格,并结合患者病情特点。必要时,从其他部位采血复测。

13. 老年患者围手术期监测治疗指南 围手术期老年患者比例日益增加,高龄患者的麻醉与围手术处理成为麻醉医师日常工作"新常态",大不列颠爱尔兰麻醉学会更新该指南[25](首版发布于 2001 年),旨在提高麻醉医师关注老年患者的围手术期处理及监护,以更好发挥麻醉学科的作用,保证老年患者围手术期安全。指南结合老年患者病理生理特点,就其术前访视与风险评估、术中及苏醒期管理、术后疼痛处理、PACU 管理及伦理法律问题进行全面阐述,内容详尽具体。指南认为,老年患者围手术期处理应强调多学科合作,又应个体化治疗,强烈推荐老年病学家参与围手术期处理,目标是及时、有效地优化决策,避免术后并发症。该指南着重指出,老年患者术后谵妄、疼痛发生率高,但其诊断与处理不足。然而,针对老年尤其是高龄患者的围手术期处理及监护研究仍偏少,指南强烈建议麻醉医师应主动参与,为围手术期老年患者综合管理做出贡献。

14. 循环休克与血流动力学监测共识 随着休克的临床与基础研究深入,尤其是微创或无创血流动力学监测设备的应用,休克及其临床监测取得长足进展,欧洲危重病医学会适时更新《循环休克与血流动力学监测共识》[26](首版发布于 2006 年)。该共识主要包含 44 项说明或推荐意见,涵盖休克的定义、临床实践及管理等多方面。该共识首先从定义上使用"循环休克"一词取代"休克",是指危及生命的急性循环功能障碍,伴有细胞的氧利用障碍。这一定义也得到该共识相关证据佐证,如不推荐将低血压作为诊断休克的标准,对疑诊休克患者推荐测血乳酸,循环休克患者血乳酸通常>2mmol/L。对循环休克患者的血压管理上,该共识推荐休克复苏时目标血压应个体化,包括:推荐初始血压目标为 MAP≥65mmHg;对未控制的出血患者,若无重度颅脑损伤,建议采用较低目标血压;对伴有高血压病史的感染性休克患者,或升高血压后病情改善的患者,建议采用较高的 MAP。该共识一改 2006 年版指南"不推荐常规使用评估输液反应性的动态指标"、"不推荐对休克患者常规检测心排出量"的证据,认为当需要进一步血流动力学评估时,建议优先采用心脏超声作为初步评估手段,对病情复杂的病例建议应用肺动脉导管或经肺热稀释法确定休克类型(但不推荐常规应用)。值得注意的是,该共识重点关注循环休克时监测手段及应用,对血管活性药物及液体具体选

择上,未过多着墨。

15. 其他指南或共识 在急性透析质量指导组(ADQI)第 12 次会议上,来自英国、美国、澳大利亚、加拿大等国的专家制定《危重病患者液体选择国际共识》[27]。该共识的制定采用改良德尔菲法,对当前熙攘纷争的危重病患者液体选择进行梳理。该共识认为,尚无证据表明表明何种液体在危重病患者中具有优越性。羟乙基淀粉增加严重感染及感染性休克患者肾脏替代治疗使用率,但不影响患者生存率。与平衡盐溶液相比,含氯晶体液可能造成高氯血症和代谢性酸中毒,但不影响患者生存率。

加拿大麻醉医师学会发布《麻醉实践指南》(2014 修订版)[28],该指南旨在促进并提高加拿大麻醉医师临床麻醉能力与质量。2014 修订版对儿科麻醉监护、麻醉医师疲劳与疾病对临床麻醉质量影响等方面予以修订。日本麻醉学会发布《气道管理指南》2014 版[29],重点着眼于麻醉诱导时气道管理安全。该指南创新之处在于,将气道管理流程图简化为绿色安全区、黄色警戒区、红色危急区,使临床医师对气道危急程度的判断更简便实用。

16. 启示与总结 中华医学会麻醉学分会近 10 年组织国内麻醉学专家,对麻醉学临床实践的相关指南或专家共识进行了较系统的制定或修订,于 2014 年结集出版了我国第一部《中国麻醉学指南与专家共识》(2014 版)[30]。全书共囊括 41 部指南或共识,其中修订并更新 16 部,新制定 21 部,以使内容更贴近临床,与时俱进。上述指南或专家共识,有助于进一步规范我国临床麻醉实践,将经过数据证实的临床证据或行业内专家指导意见推广给麻醉医师,以达到快速有效地提高临床医疗质量的目的。

我们也应意识到,临床指南的制定工作是一项科学严肃的系统工程。这既要求我们注重全面收集文献,并对文献质量与临床证据进行分类和分级,也应遵循一定的循证医学原理和方法。其次,进行高质量的临床随机对照研究,是制定临床指南工作的基础,国内在临床试验规范、注册及实施中仍需提高质量。再者,指南制定人员可能因临床经验、个人观点或知识有限,无法客观制定推荐建议,因此需专业学术团体支持,成立指南专门工作组。最后,在制定临床指南时,应审慎对待国外相关指南,不可一味"搬来主义",要判断其合理性、真实性、可靠性及实用性,以结合中国实际情况,做好临床指南的转化工作。

(薄禄龙 邓小明)

参 考 文 献

1. Whitaker Chair DK, Booth H, Clyburn P, et al. Immediate post-anaesthesia recovery 2013:Association of Anaesthetists of Great Britain and Ireland. Anaesthesia, 2013, 68:288-297.

2. Association of Anaesthetists of Great Britain & Ireland. Immediate Postanaesthetic Recovery. London:AAGBI,2002.

3. Apfelbaum JL, Silverstein JH, Chung FF, et al. Practice

guidelines for postanesthetic care: an updated report by the American Society of Anesthesiologists Task Force on Postanesthetic Care. Anesthesiology, 2013, 118:291-307.

4. Practice guidelines for postanesthetic care: a report by the American Society of Anesthesiologists Task Force on Postanesthetic Care. Anesthesiology, 2002, 96:742-752.

5. Apfelbaum JL, Hagberg CA, Caplan RA, et al. Practice guidelines for management of the difficult airway: an updated report by the American Society of Anesthesiologists Task Force on Management of the Difficult Airway. Anesthesiology, 2013, 118:251-270.

6. Practice guidelines for management of the difficult airway: an updated report by the American Society of Anesthesiologists Task Force on Management of the Difficult Airway. Anesthesiology, 2003, 98:1269-1277.

7. Apfelbaum JL, Caplan RA, Barker SJ, et al. Practice advisory for the prevention and management of operating room fires: an updated report by the American Society of Anesthesiologists Task Force on Operating Room Fires. Anesthesiology, 2013, 118:271-290.

8. Caplan RA, Barker SJ, Connis RT, et al. Practice advisory for the prevention and management of operating room fires. Anesthesiology, 2008, 108:786-801; quiz 971-782.

9. Kozek-Langenecker SA, Afshari A, Albaladejo P, et al. Management of severe perioperative bleeding: guidelines from the European Society of Anaesthesiology. Eur J Anaesthesiol, 2013, 30:270-382.

10. Collyer T. Regional anaesthesia and patients with abnormalities of coagulation. Anaesthesia, 2013, 68:1286-1287.

11. Horlocker TT, Wedel DJ, Rowlingson JC, et al. Regional anesthesia in the patient receiving antithrombotic or thrombolytic therapy: American Society of Regional Anesthesia and Pain Medicine Evidence-Based Guidelines(Third Edition). Reg Anesth Pain Med, 2010, 35:64-101.

12. Gogarten W, Vandermeulen E, Van Aken H, et al. Regional anaesthesia and antithrombotic agents: recommendations of the European Society of Anaesthesiology. Eur J Anaesthesiol, 2010, 27:999-1015.

13. Kristensen SD, Knuuti J, Saraste A, et al. 2014 ESC/ESA Guidelines on non-cardiac surgery: cardiovascular assessment and management: The Joint Task Force on non-cardiac surgery: cardiovascular assessment and management of the European Society of Cardiology(ESC) and the European Society of Anaesthesiology(ESA). Eur J Anaesthesiol, 2014, 31(10):517-573.

14. Fleisher LA, Fleischmann KE, Auerbach AD, et al. 2014 ACC/AHA Guideline on Perioperative Cardiovascular Evaluation and Management of Patients Undergoing Noncardiac Surgery: Executive Summary: A Report of the American College of Cardiology/American Heart Association Task Force on Practice Guidelines. Circulation, 2014. DOI:10.1161/CIR.0000000000000105.

15. American College of Cardiology Foundation/American Heart Association Task Force on Practice G, American Society of E, American Society of Nuclear C, et al. 2009 ACCF/AHA focused update on perioperative beta blockade incorporated into the ACC/AHA 2007 guidelines on perioperative cardiovascular evaluation and care for noncardiac surgery. J Am Coll Cardiol, 2009, 54(22):e13-e118.

16. Anderson JL, Antman EM, Harold JG, et al. Clinical Practice Guidelines on Perioperative Cardiovascular Evaluation: Collaborative Efforts Among the ACC, AHA, and ESC. Circulation 2014. DOI:10.1161/CIR.0000000000000103.

17. Gan TJ, Diemunsch P, Habib AS, et al. Consensus guidelines for the management of postoperative nausea and vomiting. Anesth Analg, 2014, 118(1):85-113.

18. American Society of Anesthesiologists Task Force on Perioperative Management of patients with obstructive sleep a. Practice guidelines for the perioperative management of patients with obstructive sleep apnea: an updated report by the American Society of Anesthesiologists Task Force on Perioperative Management of patients with obstructive sleep apnea. Anesthesiology, 2014, 120(2):268-286.

19. Talke PO, Sharma D, Heyer EJ, et al. Society for Neuroscience in Anesthesiology and Critical Care Expert consensus statement: anesthetic management of endovascular treatment for acute ischemic stroke. J Neurosurg Anesthesiol, 2014, 26(2):95-108.

20. Lipman S, Cohen S, Einav S, et al. The Society for Obstetric Anesthesia and Perinatology consensus statement on the management of cardiac arrest in pregnancy. Anesth Analg, 2014, 118(5):1003-1016.

21. Vanden Hoek TL, Morrison LJ, Shuster M, et al. Part 12: cardiac arrest in special situations: 2010 American Heart Association Guidelines for Cardiopulmonary Resuscitation and Emergency Cardiovascular Care. Circulation, 2010, 122(18):S829-861.

22. Membership of the Working P, Campbell JP, Plaat F, et al. Safety guideline: skin antisepsis for central neuraxial blockade: Association of Anaesthetists of Great Britain and Ireland Obstetric Anaesthetists' Association Regional Anaesthesia UK Association of Paediatric Anaesthetists of Great Britain and Ireland. Anaesthesia, 2014, 69(11):1279-1286.

23. Gupta KJ, Cook TM. Accidental hypoglycaemia caused by an arterial flush drug error: a case report and contributory

causes analysis. Anaesthesia,2013,68(11):1179-1187.

24. Sprint Working P,Woodcock TE,Cook TM,et al. Arterial line blood sampling:preventing hypoglycaemic brain injury 2014:the Association of Anaesthetists of Great Britain and Ireland. Anaesthesia,2014,69(4):380-385.

25. Griffiths R,Beech F,Brown A,et al. Peri-operative care of the elderly 2014:Association of Anaesthetists of Great Britain and Ireland. Anaesthesia,2014,69:81-98.

26. Cecconi M,De Backer D,Antonelli M,et al. Consensus on circulatory shock and hemodynamic monitoring. Task force of the European Society of Intensive Care Medicine. Intensive Care Med.2014,40(12):1795-1815.

27. Raghunathan K,Murray PT,Beattie WS,et al. Choice of fluid in acute illness:what should be given? An international consensusdouble dagger. Br J Anaesth,2014,113(5):772-783.

28. Merchant R,Chartrand D,Dain S,et al. Guidelines to the Practice of Anesthesia-Revised Edition 2014. Can J Anaesth,2014,61(1):46-59.

29. Japanese Society of A nesthesiologists. JSA airway management guideline 2014:to improve the safety of induction of anesthesia. J Anesth,2014,28(4):482-493.

30. 中华医学会麻醉学分会.2014年版中国麻醉学指南与专家共识.北京:人民卫生出版社,2014.

63 麻醉风险、质控与持续改进

围手术期意外、并发症和相关死亡已成为危害公共健康的严重问题。围手术期死亡主要与手术、麻醉和患者三个因素有关，而常常是多种因素共同作用的结果。

麻醉风险早已被关注。麻醉质量管理是改善麻醉质量，提高麻醉安全性的重要措施。质量改进的概念已被应用于医疗管理，并取得成功。但研究表明，麻醉风险在欠发达国家（low-income，LICs）和发展中国家（middle-income countries）仍然在扩大，并成为一个全球性的麻醉危机（The global anesthesia crisis）。这种状况已经成为对麻醉工作的巨大挑战和妨碍。因此必须引起重视。最近提出了持续质量改进（contionous quality improvement）的概念。质量管理标准以医学科学理论和医疗实践经验为依据，对医务人员在医疗活动中的事、物和概念所做的统一规定，包括各项工作规章制度，各级医护人员评审制度，各项技术参数和考核标准等。有关麻醉质量管理与控制的内容极为广泛，本文仅就其中的部分内容和容易被忽视的问题加以综述。

一、麻醉风险

麻醉风险是指麻醉相关不良事件发生的可能性，是所有麻醉均共同存在的问题。将麻醉风险降至最低程度，一直是麻醉医师追求的目标。麻醉质量管理是减少麻醉相关不良事件和严重事件，提高麻醉品质的主要措施。最近世界卫生组织（WHO）估计，到2020年全球死亡原因转向心血管疾病、创伤和多种癌症。许多非感染性疾病（NCDS），包括对全球死亡率有影响的疾病，可以通过手术进行干预，而手术治疗则需要麻醉安全的保障。因此，降低麻醉不良事件发病率和死亡率具有重要意义。防范麻醉风险主要有两层含义：首先是要防止出现不良事件；其次是按照特定的计划处理这些不良事件以减轻其对患者和麻醉医师的伤害。风险管理强调对不良事件和损害的预防，其次才是对损害的控制（经济或其他方面）。经典的风险管理包括四个步骤：①验证问题（实在的或潜在的损伤或损失）；②评估问题（决定损伤原因或损失）；③解决问题（消除或减少原因，改变操作，增加设备，以及必要时进行制裁）；④问题解决后追踪。人们常忽视的是问题解决后的追踪，但这对保证风险管理持续有效是非常重要的。

二、麻醉质量管理

麻醉学科的迅速发展使麻醉医师的工作范围已扩展到临床麻醉、急救、心肺脑复苏、疼痛治疗与研究等领域，麻醉医师的责任和面临的风险也随之增加。与此同时，麻醉质量管理的重要性和紧迫性，以及如何在麻醉专业领域内有效地实施质量控制受到了麻醉界、医疗行业、乃至社会的高度关注。20世纪80年代以来，由于监测技术的进步与应用；麻醉恢复室建立和重视麻醉医师的教育及培训，使得麻醉死亡率明显降低，麻醉质量管理是整个医疗质量管理的组成部分，是在学习和应用工业质量管理的理论和经验中发展起来的。从世界范围来看，发达国家的麻醉质量控制工作做得比较好，麻醉相关死亡率已经降到20万分之一。McQueen KA的研究显示，由于缺少合格的医护人员、医疗设备和药品，非洲和东南亚等低收入国家的麻醉相关死亡率显著高于北美及欧洲等发达国家。与此相似，我国的不同级别和不同地区医院的麻醉质量控制水平也存在巨大的差距。当前医疗卫生事业改革的要求就是要加强医疗服务质量的管理，通过管理提高效益和效率是改善医疗服务质量管理的重要体现。管理要注意全程性控制与重点性控制相结合，个体控制与组织控制相结合，要以全程、动态的监控与考评相结合。管理的观点要立足提高医疗水平，树立全心全意为患者服务，才能达到医疗质量的有效控制。"事前控制"理念：该质量管理学说将质量管理的过程其分为三个阶段，即："事前"的产品质量控制阶段、"事中"的过程控制阶段和"事后"的质量检验和跟踪阶段。认为将质量管理等同于质量检验，而忽视质量的事前控制与事中的过程控制的管理方式实质上是一种原始和初级的管理模式。这种管理模式的结果必然使质量管理人员被动地围绕结果开展工作，奔波于问题的事后处理之间。许多医师和科室虽然知晓麻醉意外与并发症的预防更为重要，但在临床实际工作中，仍然忽视防范。我国2014版《麻醉科质量控制专家共识》指出,安全与质量管理是麻醉学科管理的重点内容,涉及制度、规范、流程、硬件、人员管理等多个方面。

首先,要建立健全麻醉质控体系。1989年我国浙江省最早成立麻醉质量控制中心(简称:麻醉质控中心),接着有天津、上海、安徽、江苏、广西等省市相继先后建立了麻醉质控中心,现在,大多数省市已完成麻醉质控中心的建立。麻醉质控中心作为我国医疗质量管理中的专业质量管理模式日益受到广泛认可。

其次,要开展调查研究,了解麻醉科的现状和麻醉质量。

(一) 调查基本项目包括

1. 各医院麻醉人员,包括性别、年龄、学历、各级人员人数。

2. 手术床位、各类手术数,ASA分级。

3. 各科麻醉方法。

4. 麻醉机和监测仪的品种、数量等。

(二) 调查特殊项目包括

1. 并存疾病 包括:①神经系统疾病:如脑血管意外、一过性脑缺血、癫痫史、颅内高压、脊髓损伤、精神问题、痴呆等;②心血管病:如心律失常、冠状动脉病变、高血压、心衰等;③呼吸系统疾病:如哮喘、胸腔积液、慢性阻塞性肺疾病、气胸、肺炎等;④肝、肾和内分泌病:如肾功能不全、肾衰、慢性肝炎、肝硬化、腹水、HbsAg(+)、胆红素大于17.1μmol/L、糖尿病、肥胖等。

2. 麻醉相关并发症 包括:①术中知晓、神经损伤、脊麻后头痛等;②硬脊膜穿破、连硬导管折断等硬膜外阻滞并发症;③术中和术后恶心呕吐、肠胃功能恢复缓慢、尿潴留等;④气管插管失败、声音嘶哑、肺部感染等;⑤动静脉穿刺所致,如失败率、血肿形成、栓塞和感染等;⑥围手术期循环事件如心搏骤停、心力衰竭、肺水肿、低血压、高血压、心肌缺血、心动过速、心动过缓和心律失常等。

3. 术后镇痛方法 如PCA(PCEA、PCIA和配方等)、使用解热镇痛药等。

4. 死亡率、死亡原因分析 与麻醉、手术和患者基础疾病的相关性等。

5. 患者对麻醉满意度 可分为满意、较满意、一般和不满意。

再者,制定各项制度、标准、条例、常规和指南,建立质控流程。科室管理上必须制定各项制度,做到有章可循。特别要强调重点环节控制,包括:麻醉诱导期、麻醉苏醒期、送返患者、麻醉交接班、手术室外麻醉等环节。要想上述规章制度得以强化执行,就必须强化科主任领导。从各种麻醉意外的性质来看,科主任在降低麻醉意外方面的作用不容忽视,包括制定麻醉安全保证策略,提高医师政治思想素质和业务水平以及麻醉安全标准和规章制度等。具体如下:人员的培训和设备的配备,规章制度的制定与临督操作规范和实施。例如:是否安排麻醉意外的分析讨论;是否进行急救复苏的训练;对于特定麻醉人员的安排是否

合适,其资历与经历应与麻醉的难度相当;独立值班人员是否具备独立工作能力;遇紧急情况是否有最基础的监测设备,如自动血压、心电监护和脉搏氧饱和度仪。麻醉前访视工作是否到位,麻醉器械故障的预防和处理是否熟练等。

最后,要重视麻醉质量控制网络的建设。麻醉质控中心的大量信息来自于各医院麻醉科,包括人员编制、麻醉设备和麻醉工作数质量统计等,并依据调查结果进行整理分析,形成一定范围内可供本专业共享资源。这些信息资源对于指导各医院工作,加强薄弱环节,改善医疗质量具有十分重要的意义。

应当强调,质量管理的内容是全面的,方式应是全程的。完善的质量管理体系应当是更侧重于通过系统的、全面的进行事前的预防与控制来实现对产品质量的最终控制。其重心在于如何通过事前的有效控制达到对结果的控制过程。就医疗质量而言,关键在于对病情和各类检验、检查资料的了解与正确评估,以及救治方案的论证和制定。避免因事前的准备不足而造成各类质量问题的发生,进而造成重大失误或不良后果。

三、持续质量改进

麻醉质量管理随着疾病的变化、社会发展和环境不同,围手术期新的问题会不断出现。麻醉质量管理应针对新情况、新问题,持续改进,不断发展。质量管理主要抓住以下方面:

(一) 麻醉科医师和相关人员的安全培训。

(二) 麻醉科领导者水平的改进。

(三) 麻醉科领导必须接受质量改进的培训。

(四) 建立专门组织机构协调麻醉质量管理与安全全面工作。

持续质量改进是遵循PDCA循环法,此方法是由美国著名的质量管理专家戴明博士根据信息反馈原理提出的,也是质量管理的最基本方法之一,分为计划(Plan,制定目标与计划)、执行(Do,任务展开,组织实施)、评估(Check,对过程中的关键点和最终结果进行评估)和处理(Action,纠正偏差,对成果进行标准化,并确定新的目标,制定下一轮计划)等4个阶段,PDCA循环法具有"环环相扣,阶梯式的上升,科学管理方法的综合应用"的特点(图63-1)。实施有效的持续质量改进计划的具体步骤为:①设立麻醉质量管理目标和对象(麻醉医师、麻醉科以及麻醉操作规程);②选择指标,通过群体调查确认麻醉严重事件和并发症,通过序贯调查了解影响麻醉严重事件发生率的操作规程差异;③找出发生问题的原因;④采取相应麻醉管控措施;⑤监测实施措施后的结果。因此,持续质量改进是一个永无止境的质量循环管理过程。

提高围手术期麻醉安全是一个综合工程,包括树立风险理念、建立持续质量改进机制、优化医疗环境、科学管理

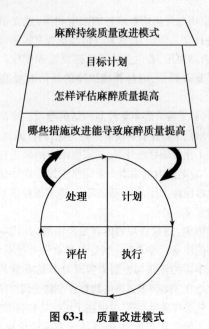

图 63-1 质量改进模式

加强教育与培训、培养更多的优秀的麻醉科医师和卓越的学科带头人等。而教育是保证医疗（包括麻醉）品质和安全的根本。

麻醉科医师要面对21世纪的挑战，勇于担当，努力提高麻醉科和麻醉科医师围手术期决策过程与防范整体风险的影响力和驾驭能力。

（谭冠先　马利）

参考文献

1. Khan MU, Khan FA. Anaesthesia-related mortality in developing countries. Anaesth Intensive Care, 2006, (34): 523-524.

2. Hodges SC, Mijumbi C, Okello M, et al. Anaesthesia services in developing countries: defining the problems. Anaesthesia, 2007, (62): 4-11.

3. McQueen KA. The global anesthesia crisis and continuous quality improvement. Int Anesthesiol Clin, 2014, 52 (1): 109-119.

4. 庄心良, 曾因明, 陈伯銮. 现代麻醉学. 第3版. 北京: 人民卫生出版社, 2003.

5. Miller RD. Miller's Anesthesia (8th edition). Philadelphia: Saunders, an imprint of Elsevier Inc, 2014.

6. 中华医学会麻醉学分会. 2014版中国麻醉学指南与专家共识. 北京: 人民卫生出版社, 2014.

7. Eichhorn JH. Review article: practical current issues in perioperative patient safety. Can J Anaesth, 2013, 60 (2): 111-118.

8. Stabile M, Cooper L. Review article: the evolving role of information technology in perioperative patient safety. Can J Anaesth, 2013, 60 (2): 119-126.

9. Merry AF, Cooper JB, Soyannwo O, et al. An iterative process of global quality improvement: the International Standards for a Safe Practice of Anesthesia 2010. Can J Anaesth, 2010, 57 (11): 1021-1026.

10. Abdelazeem ED. Critical incident reporting system: Is it the solution? Saudi J Anaesth, 2010, 4 (3): 121.

11. Staender S. Incident reporting in anaesthesiology. Best Pract Res Clin Anaesthesiol, 2011, 25 (2): 207-214.

12. Buck D, Kurth CD, Varughese A. Perspectives on Quality and Safety in Pediatric Anesthesia. Anesthesiol Clin, 2014, 32 (1): 281-294.

13. Metzner J, Posner KL, Lam MS, et al. Closed claims' analysis. Best Pract Res Clin Anaesthesiol, 2011, (25): 263-276.

14. Funk LM, Weiser TG, Berry WR, et al. Global operating theatre distribution and pulse oximetry supply: an estimation from reported data. Lancet, 2010, (376): 1055-1061.

64 困难气道的评估、预测进展

保证患者良好的通气和足够的氧合是医疗工作的重要内容,同样是医疗安全的重要保障。但在日常医疗工作中,由于医源性干预、患者本身解剖特点的不同、创伤及病理等相关因素的影响,总会有一些患者在气道管理过程中发生困难,包括面罩通气困难、喉镜暴露困难、气管插管困难及复苏性氧合困难等。困难气道的处理是包括麻醉科、急诊科、重症监护病房等相关科室医务工作者最具挑战性的工作之一。发生困难气道,不仅会影响气管内插管等人工气道的建立、机械通气等相关气道治疗,造成麻醉、手术的延误;而且会因为通气、氧合不足随时危及患者的生命。据报道,在麻醉事故死亡病例中约 30% 与困难气道处理失败相关[1]。因此,如何预测困难气道的发生显得尤为重要。

早在三十年前,就有研究人员在困难气道的预测、评估方面做了大量的工作,创立了 Mallampati 试验[2]和 Cormack-Lehane 评分[3]等气道评估方法。这些方法至今仍在临床中得到广泛应用。但迄今仍没有一种敏感性高、误诊率低的有效预测方法,困难气道的评估、预测仍是临床中的一个难题。目前国内外困难气道的预测进展主要集中在以下几个方面。

一、面罩通气困难的预测

面罩通气是临床急救的基本技术,同样常用于麻醉诱导前去氮给氧、气管插管失败后及一些短小手术中的氧供维持。临床中通常将困难气道理解为困难插管,而对面罩通气困难(difficult mask ventilation,DMV)的重视、研究和理解不够。目前对 DMV 的判断尚无统一的标准,DMV 最初的定义见于 1993 年 ASA 困难气道处理指南[4],定义为:如无他人帮助,麻醉医师用 100% 氧气和正压面罩通气不能维持 $SPO_2>90\%$,或不能阻止或逆转通气不足的体征。2003 年 ASA 困难气道处理指南[5]修为:由于面罩密闭性不好、过度漏气或气道阻力过高,麻醉医师不能提供足够的面罩通气。2013 年 ASA 困难气道处理指南再次修订,将面罩通气困难与声门上通气困难定义为:麻醉医师由于面罩或声门上通气工具的密闭性不好、过度漏气或气道阻力过

高中的一个或多个因素,而导致不能提供足够的通气[6]。我国 2014 年困难气道管理指南将困难面罩通气定义为:有经验的麻醉医师在无他人帮助的情况下,经过多次或超过一分钟的努力,仍不能获得有效的面罩通气[7]。临床报道中,面罩通气困难的发生率在 0.9% ~5% 之间[8-9],且与困难插管有较高的相关性,存在困难插管患者 DMV 的发生率为 15%;而存在 DMV 的患者,其困难插管的几率可达 30%[10,11]。虽然 DMV 的发生率较低,但是如发生后处理不及时,不能保证患者有效通气和肺内气体交换,便可造成不可逆的严重后果。因此,加强对 DMV 的预测尤为重要。现在临床对 DMV 缺乏统一的预测标准,但许多指标有助于预测和判断 DMV 的存在。

(一) 全身比例失调

包括体重、身高和体重指数(BMI)。畸形或肥胖患者胸壁和膈肌的顺应性下降,头部后仰受限和咽喉多余的软组织都会影响面罩通气的实施。此外,口腔内结构比例失调,如巨舌、甲颏距离过短、张口度过小等,同样可造成 DMV。

(二) 影响面罩通气密闭性的情况

如络腮胡须、面部陈旧性血迹、严重创伤造成下颌骨连续性中断可能影响面罩的密闭性;此外,无齿的患者由于缺乏牙齿对面部结构的支撑,面部组织塌陷会导致嘴角处漏气,无法保证面罩密闭性;大于 55 岁的患者,由于颈部和颞下颌关节活动受限,或因牙齿缺失、软组织弹性和韧性减低,可影响面罩通气的密闭性。

(三) 导致上下呼吸道发出异常声音的情况

口咽部有多余组织的患者可引起打鼾;气道病理性阻塞、肺顺应性减低、气道阻力高可出现哮鸣音或啰音等异常声音;有气短、声嘶的症状,提示可能喉头有肿物。这些异常声音往往预示面罩通气困难或复合插管困难。

(四) 病理性因素

如气管或口腔内的肿物,这类患者常规全麻诱导后极易阻塞上呼吸道造成 DMV 的发生。

(五) 医源性因素

由于麻醉药、肌松药的应用,临床常常会出现舌后坠、

声门关闭、咬肌僵硬、分泌物增多等可能导致呼吸道梗阻的现象；麻醉深度偏浅、肌松不足也会影响气道的开放；术中操作和药物引起的喉痉挛及气管痉挛者也应引起注意；头颈部放疗患者造成下颌关节活动受限，可能会妨碍面罩通气。如应用阿片类麻醉诱导药物后，DMV的发生率会增加，其原因主要是由于声门紧闭所致；反复插管导致喉头水肿同样会导致紧急DMV的发生；此外，麻醉医师面罩通气的熟练程度、回路活瓣漏气、面罩大小不合适同样影响DMV的发生。

（六）独立危险因素

Langeron等[12]研究发现年龄>55岁，BMI>26kg/m²，无齿，有络腮胡须，有打鼾史等五个因素与DMV发生有显著相关性。同时利用多元分析统计其中两个因素联合预测最为合适。Khan研究发现DMV的发病率仍然高达5%，年龄大于65岁、体重指数≥26kg/m²、有络腮胡须、缺齿、有打鼾史被认为是五个危险因素，其常与困难气管插管同时存在，暴牙及下颌半脱位在评估DMV时尤为重要[13]。Kheterpal等[14]观察了22 660名需行面罩通气的患者，发现DMV3级（通气不足、不稳定、需要两个人进行通气）的有313例（1.4%），4级（不能通气，不能插管）37例（0.16%），认为下颌突出受限、颈部解剖异常、呼吸睡眠暂停、打鼾及BMI≥30kg/m²是DMV3、4级及困难插管的独立危险因素；而是否有络腮胡须是最容易观察的DMV独立危险因素，下颌是否突出是气道评估的最基本因素。其后分析了53 041名需面罩通气的患者[15]，有77例存在DMV，发生率为0.15%，发现颈部放射学改变、男性、睡眠呼吸暂停、Mallampati Ⅲ/Ⅳ及有络腮胡须患者可作为独立的风险因子用来评估。2013年Kheterpal等[16]又通过调查176 679名记录了面罩通气和喉镜插管状况的患者，发现困难面罩通气复合困难插管的比例为0.4%，年龄大于46岁、BMI≥30kg/m²、男性、Mallampati Ⅲ/Ⅳ、颈部肿块或有颈部放疗史、甲颏距离短、睡眠呼吸暂停、有齿、络腮胡须、颈围大、颈椎活动受限及下颌突出受限为独立危险因素。

二、声门上工具通气困难的预测

声门上工具（supraglotticairway，SGA）通气困难包括声门上工具置入困难和置入后通气困难。通常指无法将声门上通气工具置入或通过口腔，无法将声门上通气工具置入喉部入口前；或由于声门或声门下部位阻塞或顺应性下降而致通气功能障碍。2013年ASA困难气道处理指南将面罩通气困难与声门上通气困难定义为：由于面罩或声门上通气工具的密闭性不好、过度漏气或气道阻力过高中的一个或多个因素，致使不能提供足够的通气[6]。

（一）声门上通气工具置入困难

1. 张口受限，如牙关紧闭、外伤或颞下颌关节病变造成张口受限。

2. 口腔及上呼吸道梗阻，如上呼吸道肌肉组织松弛、舌扁桃体肥大、会厌上巨大囊肿等因素，影响SGA通过该梗阻。

（二）声门上通气工具通气困难

1. 声门入口或以下水平阻塞，如声门水肿、异物、肿瘤或声门下病变均可妨碍声门上通气工具通气。

2. 气道扭曲、移位或中断，如颈部血肿、钝挫伤、特殊体位或射线损伤等致使喉部入口移位或扭曲导致气体无法或很难进入支气管。

3. 僵硬肺，见于肺弹性降低（如支气管痉挛）或胸壁弹性降低，支气管痉挛或病态肥胖引起胸壁弹性降低均可造成声门上通气工具通气失败。

三、困难气管插管的预测进展

2013年美国ASA困难气道处理指南[6]将困难喉镜暴露定义为：经过常规培训的有经验的麻醉医师应用直接喉镜多次尝试仍看不到声门的任何部分。将困难气管插管定义为：有经验的麻醉医师在多次尝试下仍不能完成气管插管。2014年中国困难气道管理指南[7]的定义类似美国的标准，不同的是将经过常规培训的有经验的麻醉医师统一规定有五年以上经验的麻醉医师，同时将尝试的次数限制在三次。临床中标准喉镜下困难气管插管可由喉镜暴露困难及非喉镜暴露困难两方面原因导致。因此，本文从这两方面论述其预测的进展。

（一）喉镜暴露困难致困难气管插管的预测

1. 一般检查

（1）术前访视：评估患者的气道病史以及明确是否存在任何影响气道管理的内科、外科、麻醉问题。既往存在气道管理问题的患者，应明确问题的具体原因。此外，通过询问病史和查询手术麻醉记录了解既往有无插管困难史、使用的插管方法和操作时间对指导麻醉方法的选择有重要的临床意义。

（2）肥胖：肥胖患者可增加困难气道的发生率。气道管理时适当的体位，患者背部垫上楔形软垫，可形成最佳嗅物位，但是，功能残气量降低产生动脉氧去饱和时间缩短和顺应性下降所致的面罩通气困难等问题仍然存在。

（3）张口度：指最大张口时上下切牙间的距离，小于3cm提示有困难气管插管的可能，小于1.5cm则无法常规进行喉镜插管。

（4）寰枕关节伸展度：正常情况下，颈部前曲后仰的正常范围约90°~165°，头在寰枕关节仰伸为35°，测量寰枕关节伸展度是评估患者获得最佳嗅物位或Magill位的能力，因为此位置舌遮咽部较少，喉镜上提舌根所需的力也较小。根据仰伸度分为四级，Ⅰ级：正常，可以伸展35°；Ⅱ级：35°~25°；Ⅲ级：25°~15°；Ⅳ级：小于15°。

（5）下颌间隙和下颌顺应性的评估：让患者头后仰，测量甲状软骨上切迹到下颏的距离，或测量下颌骨的水平长度。甲颏距离<6cm或下颌骨水平长度<9cm提示可能出

现气管插管困难,这在下颌后缩或颈短的患者很常见,这种情况导致口轴、咽轴成角更加锐利,使其成为一条轴线受到了限制。甲颏间距常用指宽来衡量,通常约 3 横指,如果使用胸骨-下颌间距,该间距应大于 12.5 ~ 13.5cm。

下颌空间是指直接喉镜检查时咽部组织移位的空间以便显露喉部,限制该空间大小或组织顺应性的任何因素都会减少向前可达的位移程度。咽峡炎、小下颌、肿瘤、放射瘢痕、烧伤和既往颈部手术均可降低下颌空间组织的顺应性。

(6) 口咽间隙:Mallampati 分级将口咽大小与直接喉镜暴露和气管插管的难易程度联系在一起,适用于清醒、坐位、合作的患者。要求患者坐在麻醉医师面前用力张口伸舌至最大限度(不发声),观察者眼睛平视,根据所能看到的咽部结构进行分级。1 级:可见软腭、咽峡、腭垂和扁桃体弓;2 级:可见软腭、咽峡和腭垂;3 级:可见软腭和腭垂;四级:不能见到软腭。Mallampati 评分与直接喉镜可见结构和插管难易程度相关,是目前临床最常用的方法[17,18]。

(7) 声门和会厌的暴露:果通过前面的评估还没有把握,在表面麻醉和镇静的情况下,用直接喉镜暴露喉部结构,是麻醉诱导前一种十分有效的评估方法。可用 Cormack 和 Lehane 分级法:Ⅰ级:声门完全暴露,可见声门前后联合;Ⅱ级:声门部分暴露,可见声门后联合;Ⅲ级:不能暴露声门,能看见会厌;Ⅳ级:声门和会厌均不能看见。Ⅲ级和Ⅳ级均属于困难气道,其中Ⅳ级建议不选择快诱导插管。Cormack-Lehane 分级可能降低了喉镜暴露困难的发生,因此 Yentis 和 Lee 修改了这个系统,将Ⅱ级进一步分为Ⅱa(可见部分声门)和Ⅱb(仅可见构状软骨或声带后部),被称为修订的 Cormack-Lehane 分级(MCLS),该分级系统将Ⅱb、Ⅲ级、Ⅳ级定义为喉镜暴露困难[19]。Cook 在 Yentis 和 Lee 分级的基础上进一步将Ⅲ级分为Ⅲa(可见并能挑起会厌)和Ⅲb(可见但挑不起会厌);将声门显露分为三类:容易、受限和困难;将(Ⅲb 级和Ⅳ级)定义为声门暴露困难,常常需要特殊插管方法;将(Ⅱb 级和Ⅲa 级)定义为声门暴露受限,这类需要非直视气管插管方法(如弹性探条)[20]。

(8) 上唇咬合实验:Khan 等[21] 提出了一种新的方法—上唇咬合试验。研究发现在预测困难气道插管中上唇咬合试验比改良 Mallampati 评分法更具特异性和精确性。Ⅰ级:下切牙可咬上唇,并可超过上唇线;Ⅱ级:下切牙可咬上唇,但不可超过上唇线;Ⅲ级:下切牙咬不到上唇。Ⅲ级视为困难插管。

(9) 病理性气道阻塞:有时候患者外部解剖特征可能提示无困难气道,但是由于气道水肿、气道及气道周围肿物、手术、瘢痕等医源性因素及各种外伤性因素导致气道扭曲、变形、移位,如处理不及时可能导致紧急困难气道的发生。

(10) 其他体格检查:体检患者有无颈粗短、先天性面颌畸形、牙齿突出、颞下颌关节强直等。此外,避免肌肉松弛剂被证明是一个被遗弃的困难气管插管独立风险因素[22]。

2. 危险因素分析及多因素复合方法 以上一般检查

中没有任何一项有足够的敏感度。临床中常需要联合多种检查方法综合评估。Mallampati 试验被认为是现在临床最实用的检查方法,但是也有研究发现单独 Mallampati 不足以预测困难气道[23]。Honarmand 等[24] 研究同样表明改良 Mallampati 不足以预测困难气道,而身高与甲颏间距比、颏舌间距比和上唇咬合实验可以较好的预测困难气道。Soyuncu 等[25] 同样研究表明甲颏距离小于两横指是唯一独立的危险因素,Mallampati 分级在急诊困难气道中并不适用。Merah 等[26] 研究发现改良 Mallampati 分级、甲颏距离、门齿间的距离可能是预测困难气道的最佳组合。Iohom 等[27] 研究同样发现 Mallampati 分级联合甲颏距离、颏胸距离在评估困难气道中是有效果的。Knudsen 等[28] 证实 Mallampati 分级是较好的预测非困难插管的方法。Lundstrom 等[29] 纳入了 55 个研究,177 088 名患者,荟萃分析的结果显示 Mallampati 分级不是一个很好的独立预测困难气道的指标,但可作为多变量预测中的一个指标。

El-Ganzouri[30] 通过研究张口度、甲颏距离、Mallampati 法、颈部活动度、下颌前突能力、体重、既往是否有困难气道等七个困难气道相关参数创立 El-Ganzouri 气道多元风险指数,用简化的危险指数分级(0 = 低,1 = 中,2 = 高)回顾性应用于患者,发现其较 Mallampati 分级更适用于困难气道的术前评估。Ame 多变量危险指数(ARS)通过 1200 例耳鼻喉科和普通外科患者数据的统计分析,研究困难气道史、头颈活动度、气道疾病症状、困难插管相关疾病、甲颏距离、Mallampati 分级、张口度及下切牙超过上切牙的长度七个独立危险因子得出一个能够预测临床困难气管插管的多变量危险指数,认为当 ARS≥11 分时可预测为困难气道[31]。

Wilson 研究了体重、头颈活动度、下颌活动度、下颌退缩、上牙突出五个危险因素,提出了 Wilson 评分法。每个危险因素分 3 级,0 表示无插管困难,2 表示风险最大。他们研究发现危险积分 2 分预测气管插管困难的敏感度为 75%[32]。

3-3-2 法则是以患者的手指为标准,分别测量患者上下切牙的距离是否能容下 3 个手指以了解喉镜置入是否困难、下颏到颈部开始的距离(颏骨-舌骨距离)是否能容下 3 个手指以评估是否有足够的下颌间隙、下颌骨平面到甲状软骨切迹的距离(舌骨-甲状软骨切迹距离)以便了解喉的位置是否足够低以满足经口插管),如能同时分别满足 3 指、3 指、2 指,则表明困难插管发生率比较低[33]。

LEMON 法则[33] 综合了检查患者外部特征、评估"3-3-2 法则"、Mallampati 分级、是否存在气道梗阻及颈部活动度等常用的气道评估的方法。虽然某些患者并不能获得所需的全部信息,但是 LEMON 法则法则仍可作为急诊气道评估的有效方法。

L'Hermite 等[34] 发表了一种采用权重的简易困难气道评分方法,研究发现比非权重的评分方法更能准确的预测困难气道。

3. 超声、放射学等方法评估

(1) 超声评估:通过超声可以看到清晰的声门上、声门、声门下结构,并能很好的评估颈部软组织是否压迫气道、确定小儿声门下的直径以选择准确的气管导管及应用于经皮气管造口术[35]。已有研究显示超声可通过测量颈部软组织的厚度来区分患者是否存在困难气道[36]。用便携口袋式的超声仪可获得舌骨上气道良好的图像、显示口腔内肌肉的结构,并可进行测量,证实超声可用于困难气道的评估[37]。Hui 等[38]研究同样证实舌下组织超声检查是预测困难气道的一种潜在方法。

（2）X 线检查:通过 X 线测量颈部软组织、气道直径和舌骨来评估困难气道,但是有效性需要进一步证实[39]。测量咽腔直径、前颅底长度、下颌骨舌骨间距、上下颌骨与颅底的关系角、上下颌骨的关系角也可预测困难气管插管。

（3）CT 和 MRI 检查:可用于测量上呼吸道的软组织。利用 CT 三维重建气道,可从各个角度对上气道进行观察、测量和分析;不仅可评估患者是否存在困难气道,同时也可预测出现困难气道的部位,为困难气道的解决和处理提供思路。

（4）计算机分析成像技术:Connor 等[40]研究发现应用计算机分析人的面部结构和甲颏距离可以很好地区别普通和困难气道,且精度明显优于临床物理检查的预测。其后的研究同样证实通过分析面部轮廓与单独应用 Mallampati 分级或甲颏距离相比,可明显提高预测困难气道的准确率[41]。

（5）目前纤维支气管镜及电子镜的应用越来越广泛,它能很好的显示咽喉部结构以便做出明确的判断,也可用来预测困难气道。

（6）Ochroch 等[42]用一种声音发射法描绘气道的长度和横截面积,而这种方法已被用于关于预测困难气管插管的研究。

（二）非喉镜暴露困难致困难气管插管的预测

1. 喉部解剖及病理因素　喉或声门水肿,声门上异物、肿瘤或声门下病变均可造成喉镜暴露后插管困难。

2. 气管及肺部疾患气道扭曲、移位或中断,如气管食管瘘、颈部血肿、钝挫伤、特殊体位或射线损伤等;如支气管痉挛引起肺弹性降低,或病态肥胖引起胸壁弹性降低,肺部巨大肿瘤、肺纤维化等均可导致插管后通气困难。

3. 医源性因素　头颈部手术后声门水肿,医源性气管食管瘘。

4. 特殊检查　必要时为评估预测患者插管后氧合情况,可行流量-容积环检查、肺功能检查、血气分析等。

四、环甲膜穿刺或切开困难的预测

紧急环甲膜穿刺或切开作为复苏氧合的急救措施没有绝对禁忌证,然而临床中总有一些患者会出现环甲膜穿刺或切开困难,甚至无法实施。因此,评价环甲膜穿刺或切开困难的预测因素非常重要,尤其是在已预料面罩通气困难及插管困难的情况下。无法确定环甲膜的位置或无法经环甲膜进入气管均可妨碍环甲膜穿刺或切开的进行。

（一）各种原因导致的正常解剖结构扭曲

由于之前的手术、外伤、畸形等原因导致正常的气管结构扭曲、颈部结构错乱。

（二）肥胖或颈部过度弯曲

肥胖可影响环甲膜位置的确定;同时颈椎固定弯曲畸形、颅骨牵引术和其他一些情况同样可影响环甲膜位置的暴露。

（三）颈部血肿、感染或其他病变

感染、血肿可能影响环甲膜穿刺/切开位置的暴露及穿刺针、气管导管的进入,但是紧急情况下不能作为禁忌证。

（四）颈部放射治疗史

颈部有放疗史可引起有关组织的病变,使得切开困难。

（五）肿瘤

气道内或气道周围肿瘤患者在行环甲膜穿刺或切开时可能会出现定位困难及置入困难。

五、特殊患者的预测

（一）小儿困难气道的预测

询问患儿既往的麻醉插管史可能对发现小儿困难气道有益。同时询问对呼吸道可能造成不良影响的先天性或后天获得性病史尤为重要,许多先天性畸形和综合征均伴有明显的困难气道征象。如,21-三体综合征的患儿可能存在大舌、小口使喉镜检查困难,可能有声门下狭窄,喉痉挛常常发生;Goldenhar 综合征可导致下颌发育不会与颈椎异常使得喉镜检查困难;Pierre Robin 综合征同样常常存在小口、大舌、下颌畸形。同时应对如下问题给予特别的关注:鼾症、呼吸暂停、日间嗜睡症、声音嘶哑和既往面颈部手术或放射治疗史等。Inal 等[43]在 250 例 5～11 岁的儿童中比较了改良 Mallampati 试验、上唇咬合试验、甲颏距离及身高与甲颏距离的比值预测困难插管的情况,结果发现改良 Mallampati 试验、上唇咬合试验的敏感性及特异性均较好,可较好的预测小儿困难插管。

（二）产科困难气道预测

妊娠妇女的病理生理因素决定了产科困难气道不同于普通气道的处理。Aydas 等[44]比较了产妇分娩前及分娩 24h 后五种困难气道预测指标的情况,发现有 1/3 的产妇 Mallampati 分级发生了改变,而甲颏距离、胸颏距离、张口度及颈椎伸展度同样有明显的变化。但 Basaranoglu 等[45]研究发现传统的预测方法,如 Mallampati 分级、甲颏距离、胸颏距离、上下切牙间距及寰枕关节伸展度不能很好的预测紧急产科困难气道。Hirmanpour 等[46]在 657 名插管全麻下行剖宫产手术的产妇,比较了颈围、颈围与甲颏距离的比值、改良 Mallampati 试验、上唇咬合试验、身高与甲颏距离的比值预测困难气道的情况,发现颈围与甲颏距离的比值在产妇中是一种简单、方便的预测困难气道的方法。同时在产科困难气道预测中应注意产妇由于胃内压、腹内压增加,食管上下括约肌保护及屏障功能的减退,胃内残留食物等危险因素的存在，可能在气道管理过程中发生吸入性肺炎；此外，妊娠高血压等因素有引起呼吸道水肿的风险。

（三）糖尿病患者

糖尿病合并微血管病变及胶原蛋白的非酶糖基化常常引起关节的正常活动受限，表现为肩、膝、髋、肘等关节逐渐出现无症状的活动受限，并逐渐累及寰枕关节导致头颈部活动受限，造成困难气道的发生。Hashim 等[47]比较了改良 Mallampati 评分法、手掌印、甲颏距离、祈祷法，研究发现手掌印可能是预测糖尿病患者的困难气道敏感度、特异度最高的方法。Nadal 等[48]的研究发现手掌印法预测糖尿病患者困难气道的敏感性高达 100%。手掌印评分法是患者坐位下用沾有墨水的手掌在白纸上按压。观察手指指节间是否有印迹，根据印迹评分:0 分为所有手指指间均有连续的印迹;1 分为第 4、5 指间没有印迹;2 分为第 2 到第 5 指指间没有印迹;3 分为只有各指的指尖有印迹。2 分、3 分认为可能存在困难插管。同时糖尿病患者也可采用"祈祷法"，即让患者双手合十，看两手掌指间是否有间隙，有说明可能存在困难气道[48]。

（四）不合作患者

在婴儿、不合作的儿童或醉酒、患精神病的成年人，进行合理的评估相当困难。此类患者常常使麻醉医师必须面对紧急处理困难气道的情况。因此，对此类患者必须随时准备处理喉镜暴露困难和气管插管困难。

困难气道的原因复杂，同时可能复合了多种因素，因此，虽然困难气道预测的方法很多，但是目前尚无一种准确、可靠、统一的标准。总结以往经验，充分的插管前预见和计划是处理困难气道的重要环节;熟悉掌握多种困难气道的处理方式是我们在临床中游刃有余的基础;安全、快捷、正确的流程和思路是成功处理的保证;而临床医师克服情绪障碍、保持良好的心态下做出正确的决策，是降低困难气道的难度，提高插管成功率的关键。

（马武华　王勇）

参 考 文 献

1. 庄心良,曾因明,陈伯銮. 现代麻醉学. 第 3 版,北京:人民卫生出版社. 2003,928-931.

2. Mallampati SR, Gatt SP, Gugino LD, et al. A clinical sign to predict difficult tracheal intubation:a prospective study. Can Anaesth Soc J,1985,32(4):429-434.

3. Cormack RS, Lehane J. Difficult tracheal intubation in obstetrics. Anaesthesia,1984,39(11):1105-1111.

4. Practice guidelines for management of the difficult airway. A report by the american society of anesthesiologists task force on management of the difficult airway. Anesthesiology, 1993,78(3):251-270.

5. American Society of Anesthesiologists Task Force on the Management of the Difficult Airway. Practice guidelines for the management of the difficult airway:all updated report.

Anesthesiology,2003,98(5):1269-1277.

6. Apfelbaum JL, Hagberg CA, Caplan RA, et al. Practice guidelines for management of the difficult airway:an updated report by the American Society of Anesthesiologists Task Force on Management of the Difficult Airway. Anesthesiology,2013,118(2):251-270.

7. 刘进,邓小明. 中国麻醉学指南与专家共识. 北京:人民卫生出版社,2014:82-88.

8. Asai T, Koga K, Vaughan RS. Respiratory complications associated with tracheal intubation and extubation. Br J Anaesth,1998,80(6):767-775.

9. Rose DK, Cohen MM. The airway:problems and predictions in 18,500 patients. Can J Anaesth,1994,41(5 Pt 1):372-383.

10. Williamson R. Predicting difficulty of laryngoscopy. Anaesth Intensive Care,1993,21(6):896-897.

11. Hawthorne L, Wilson R, Lyons G, et al. Failed intubation revisited:17-yr experience in a teaching maternity unit. Br J Anaesth,1996,76(5):680-684.

12. Langeron O, Masso E, Huraux C, et al. Prediction of difficult mask ventilation. Anesthesiology, 2000, 92:1229-1236.

13. Weiss M, Engelhardt T. Proposal for the management of the unexpected difficult pediatric airway. Paediatr Anaesth, 2010,20(5):454-464.

14. Kheterpal S, Han R, Tremper KK, et al. Incidence and predictors of difficult and impossible mask ventilation. Anesthesiology,2006,105(5):885-91.

15. Kheterpal S, Martin L, Shanks AM, et al. Prediction and outcomes of impossible mask ventilation:a review of 50,000 anesthetics. Anesthesiology,2009,110(4):891-897.

16. Kheterpal S, Healy D, Aziz MF, et al. Incidence, predictors, and outcome of difficult mask ventilation combined with difficult laryngoscopy:a report from the multicenter perioperative outcomes group. Anesthesiology, 2013, 119 (6):1360-1369.

17. Mallampati SR, Gatt SP, Gugino LD, et al. A clinical sign to predict difficult tracheal intubation:A prospective study. Can Anaesth Soc J,1985,32:429-34.

18. Lee A, Fan LT, Gin T, et al. A systematic review(meta-analysis) of the accuracy of the Mallampati tests to predict the difficult airway. Anesth Analg. 2006,102:1867-78.

19. Yentis SM, Lee DJ. Evaluation of an improved scoring system for the grading of direct laryngoscopy. Anaesthesia, 1998,53(11):1041-1044.

20. Cook TM. A new practical classification of laryngeal view. Anaesthesia,2000,55(3):274-279.

21. Khan ZH, Kashfi A, Ebrahimkhani E. A comparison of the

upper lip bite test(a simple new technique) with modified Mallampati classification in predicting difficulty in endotracheal intubation: a prospective blinded study. Anesth Analg,2003,96(2):595-599,table of contents.

22. Lundstrom LH. Detection of risk factors for difficult tracheal intubation. Dan Med J,2012,59(4):B4431.

23. Cattano D,Panicucci E,Paolicchi A,et al. Risk factors assessment of the difficult airway:an italian survey of 1956 patients. Anesth Analg,2004,99(6):1774-9,table of contents.

24. Honarmand A,Safavi M,Ansari N. A comparison of between hyomental distance ratios,ratio of height to thyromental,modified Mallamapati classification test and upper lip bite test in predicting difficult laryngoscopy of patients undergoing general anesthesia. Adv Biomed Res,2014,3:166.

25. Soyuncu S,Eken C,Cete Y,et al. Determination of difficult intubation in the ED. Am J Emerg Med,2009,27(8):905-10.

26. Merah NA,Wong DT,Ffoulkes-Crabbe DJ,et al. Modified Mallampati test,thyromental distance and inter-incisor gap are the bestpredictors of difficult laryngoscopy in West Africans. Can J Anaesth,2005,52(3):291-296.

27. Iohom G,Ronayne M,Cunningham AJ. Prediction of difficult tracheal intubation. Eur J Anaesthesiol,2003,20(1):31-36.

28. Knudsen K,Hogman M,Larsson A,et al. The best method to predict easy intubation:a quasi-experimental pilot study. J Perianesth Nurs,2014,29(4):292-297.

29. Lundstrom LH,Vester-Andersen M,Moller AM,et al. Poor prognostic value of the modified Mallampati score:a meta-analysis involving 177 088 patients. Br J Anaesth,2011,107(5):659-667.

30. Ganzouri AR,McCarthy RJ,Tuman KJ,et al. Preoperative airway assessment:predictive value of a multivariate risk index. Anesth Analg,1996,82(6):1197-204.

31. Arne J,Descoins P,Fusciardi J,et al. Preoperative assessment for difficult intubation in general and ENT surgery: predictive value of a clinical multivariate risk index. Br J Anaesth,1998,80(2):140-146.

32. Wilson ME,Spiegelhalter D,Robertson JA,et al. Predicting difficult intubation. Br J Anaesth,1988,61(2):211-216.

33. Reed MJ,Dunn MJ,McKeown DW. Can an airway assessment score predict difficulty at intubation in the emergency department? Emerg Med J,2005,22:99-102.

34. L'Hermite J,Nouvellon E,Cuvillon P,et al. The Simplified Predictive Intubation Difficulty Score:a new weighted score for difficult airway assessment. Eur J Anaesthesiol,2009,26(12):1003-1009.

35. Kundra P,Mishra SK,Ramesh A. Ultrasound of the airway. Indian J Anaesth,2011,55(5):456-462.

36. Adhikari S,Zeger W,Schmier C,et al. Pilot study to determine the utility of point-of-care ultrasound in theassessment of difficult laryngoscopy. Acad Emerg Med,2011,18(7):754-758.

37. Wojtczak J,Bonadonna P. Pocket mobile smartphone system for the point-of-care submandibular ultrasonography. Am J Emerg Med,2012.

38. Hui CM,Tsui BC. Sublingual ultrasound as an assessment method for predicting difficult intubation:a pilot study. Anaesthesia,2014,69(4):314-319.

39. Zhou C,Zhu YS,Jiang H,et al. Establishment of a system of using cephalometrics to predict difficult intubation. Shanghai Kou Qiang Yi Xue,2008,17(4):434-437.

40. Connor CW,Segal S. Accurate classification of difficult intubation by computerized facial analysis. Anesth Analg,2011,112(1):84-93.

41. Connor CW,Segal S. The importance of subjective facial appearance on the ability of anesthesiologists to predict difficult intubation. Anesth Analg.2014,118(2):419-427.

42. Ochroch EA,Eckmann DM. Clinical application of acoustic reflectometry in predicting the difficult airway. Anesth Analg,2002,95(3):645-9,table of contents.

43. Inal MT,Memis D,Sahin SH,et al. Comparison of different tests to determine difficult intubation in pediatric patients. Braz J Anesthesiol,2014,64(6):391-394.

44. Aydas AD,Basaranoglu G,Ozdemir H,et al. Airway changes in pregnant women before and after delivery. Ir J Med Sci,2014.

45. Basaranoglu G,Columb M,Lyons G. Failure to predict difficult tracheal intubation for emergency caesarean section. Eur J Anaesthesiol,2010,27(11):947-949.

46. Hirmanpour A,Safavi M,Honarmand A,et al. The predictive value of the ratio of neck circumference to thyromental distance in comparison with four predictive tests for difficult laryngoscopy in obstetric patients scheduled for caesarean delivery. Adv Biomed Res,2014,3:200.

47. Hashim K,Thomas M. Sensitivity of palm print sign in prediction of difficult laryngoscopy in diabetes:A comparison with other airway indices. Indian J Anaesth,2014,58(3):298-302.

48. Nadal JL,Fernandez BG,Escobar IC,et al. The palm print as a sensitive predictor of difficult laryngoscopy in diabetics. Acta Anaesthesiol Scand,1998,42:199-203.

65 肺复张策略在全麻中的应用

围手术期肺损伤是影响麻醉安全性的重要因素之一，主要机制包括肺不张（atelectasis）和呼吸机相关肺损伤（VILI）。肺不张是全麻期间的常见并发症，几乎 90% 全麻患者可发生肺区塌陷或肺不张，无论自主呼吸还是肌肉松弛后机械通气，与麻醉类型也无关（静脉麻醉、吸入麻醉、静吸复合麻醉、或全麻联合区域麻醉）。直立位改为平卧位后，功能残气量（FRC）减少 0.8 ~ 1L，麻醉诱导后再减少 0.4 ~ 0.5L。

早在半世纪前，Bendixen 等在动物实验和人体中均发现气道顺应性和动脉氧合在麻醉后发生连续性下降，并提出了肺不张的概念。但是，常规胸部 X 线检查无法证实这种假设。后来，Brismar 利用 CT 扫描证实，双肺的下垂区域（主要是背段和尾段）在全麻诱导的 5min 内迅速出现密度增加变化，可占肺容量 15% ~ 20%；形态学研究显示，这种影像学改变为肺不张。

一、肺不张的发病机制

全麻期间肺不张形成的原因尚未完全阐明，可由很多因素引起或参与，最可能的机制有三种：肺组织被压迫，肺泡气体吸收所致肺泡萎陷，表面活性物质功能异常。这些机制在体内同时互相作用，任何一种都可参与围手术期肺不张的形成。

（一）压迫性肺不张

全麻诱导期间肺不张的发生速度很快，而且停用 PEEP 后肺不张也会快速再现，均提示肺不张的主要原因是肺组织被压迫而非肺泡内气体吸收，因为后者需要一定的时间。

正常状态下，膈肌收缩可使胸、腹压存在压差；膈肌张力消失是肺不张形成的关键因素。平卧位清醒患者的膈肌背段（下垂部分）活动度最大（下部或后部膈肌更厚并向胸腔延伸，曲率半径最小，因此收缩最有效）；麻醉状态下自主呼吸时，腹侧部分的膈肌活动最有效，膈肌的主动张力不能完全克服腹腔内容物的重力，使其向头侧移位；肌松和正压通气时，松弛的膈肌可传导腹内压（在平卧位时高于胸内压），导致膈肌的大部分背段向头侧移位，压迫邻近肺组织，

形成压迫性肺不张。低位肺区受肺不张影响的面积最大，因为胸腔压力升高的程度最大。通过膈神经刺激增加膈肌张力可减少麻醉患者的肺不张，也进一步证实了膈肌动力学的变化是肺不张形成的重要因素。

肺压迫的其他原因还包括：机械通气造成胸腔内正压，使血流量从胸腔向腹腔转移，腹部血容量增加使腹压升高并作用于膈肌；肌松使肋间肌张力消失（吸入麻醉药也可降低肋间肌活动，特别是在儿童），影响胸壁收缩，胸腔横径减少；胸/腹壁重量（特别是在肥胖患者）和纵隔组织重力对肺的压迫；合并肺部炎性病变者也有间质/肺泡水肿对肺组织的压迫。

（二）吸收性肺不张

当进入肺泡的气体量少于血液摄取量时可发生吸收性肺不张。有两种机制：①小气道完全梗阻时，阻塞远端的肺单位内形成陷闭气体（trapped gas），初始压力与大气压接近。阻塞远端的肺泡仍有肺毛细血管混合静脉血灌注，因为血液内的总气体分压在大气压以下，所以陷闭气体被血液持续摄取，最终造成肺泡塌陷。气体的吸收速度随吸入氧浓度（FiO$_2$）升高而增加。②另一种机制可解释没有气道阻塞时的吸收性肺不张。在通气/血流比（V/Q）较低的肺区，当 V/Q 降低达到某一水平时（称为临界 V/Q），气体进入肺泡的速度与摄取入血的速度完全相同，肺泡与毛细血管之间达到气体平衡；当 V/Q 继续降低时，进入血流的气体流量超过吸入气体流量，肺泡会逐渐塌陷。在混合静脉血氧饱和度很低的患者、高 FiO$_2$ 时（P$_A$O$_2$ 随 FiO$_2$ 升高而增加，使氧气从肺泡移至毛细血管血的速度明显提高）、应用可溶性高的混合气体时（例如吸入 N$_2$O—氧气），容易发生吸收性肺不张。数学模型显示，吸入 FiO$_2$ 为 0.3 的混合气体时，发生吸收性肺不张需几小时；而 FiO$_2$ 为 1 或混合气体中含高浓度 N$_2$O 时，仅需 8min。

（三）表面活性物质相关性肺不张

当表面活性物质作用降低使肺泡的表面张力增加时，可发生表面活性物质相关性肺不张。覆盖肺泡表面的肺表面活性物质的作用是通过降低肺泡表面张力而稳定肺泡，防止肺泡塌陷。表面活性物质的产生减少时，肺泡容易塌

陷而形成肺不张；即使肺泡再开放，稳定性也会进一步下降，使肺不张容易复发。可能是肺不张一旦形成即会影响表面活性物质的功能。

麻醉可抑制表面活性物质的功能，体外实验证实了这种作用。肺泡的反复开放和关闭、机械通气也可造成表面活性物质失活，使表面张力增加、FRC降低、肺泡内皮屏障的通透性增加。另一方面，离体研究显示肺泡表面活性物质的含量受机械因素影响，增加潮气量的过度通气、序贯充气至全肺容量，甚至单次增加的潮气量均可引起表面活性物质产生或释放。

因为表面活性物质的储量较多、半衰期较长，更新时间约为14h（尚不清楚塌陷的肺泡是否会使表面活性物质变性，14h仅代表正常情况下），此机制对麻醉期间产生肺不张的重要性较低；对于机械通气时间较长的患者有着更大作用。

二、肺不张的不良作用

肺不张在麻醉诱导期间即可发生，并可持续至术后，与很多副作用或并发症均有关联。

（一）肺顺应性下降

肺不张造成肺容量减少、肺顺应性下降，呼吸做功增加。

（二）氧合降低

择期手术中约有半数患者可发生轻、中度低氧血症（PaO_2 85%~90%），有些甚至发生严重低氧血症（$PaO_2 <$ 81%）。全麻期间所见氧合异常的75%可以用肺不张和气道闭合来解释。

1. 麻醉诱导期间的低氧血症 困难气道是麻醉诱导期间死亡的主要原因之一。在呼吸暂停期间，患者的氧合完全依赖于氧储备，较大的氧储备可提供更大的安全裕度，使麻醉医师有更多时间管理气道，尤其在脱饱和很快的高危患者。氧储备主要在三个部位：肺、血浆、红细胞，一般仅为1500ml，以纯氧预充后可增加至3700ml。在数学模型中，标准成人的有效预充氧可使 PaO_2 降至85%的时间延长至502s，10kg婴儿为180s，肥胖患者为171s。氧储备增加的半数来自FRC中氧浓度的提高。肺不张可减少FRC，因此麻醉诱导期间预防肺不张形成（通常可应用PEEP）对于所有患者都重要，因为困难气道不容易预测。

2. 苏醒期和PACU内低氧血症 从手术室向PACU的转移途中也是容易发生低氧血症的危险时期，尤其在没有氧饱和度监测和吸氧以及转运时间过长的情况下。到达PACU时，20%患者可能有氧饱和度<92%，10%患者甚至可能<90%。老年人、小儿（特别是低龄小儿）和肥胖者风险增加。在PACU期间以及术后，低氧血症的发生率也较高，尤其是胸腹部手术后。低氧血症可延长PACU停留时间，增加入ICU比例，增加心脏并发症的发生率，与谵妄也有关。

虽然没有明确证据显示肺不张和小气道闭合是所有术后低氧血症的原因，但是围手术期预防肺不张形成可增加机体氧储备，从而减少术后低氧血症等并发症；这在高龄、肥胖患者尤其重要。引起低氧血症的其他原因包括麻醉药残余作用引起的呼吸抑制、低血容量、心输出量减少、贫血、分流增加、通气不足等。

（三）肺血管阻力增加

肺不张区域的 P_AO_2 降低可激活缺氧性肺血管收缩，使局部PVR升高，引起肺动脉高压、右室功能障碍、毛细血管通透性增加。

（四）肺损害加重

肺不张影响的肺泡数量越多，与潮气量匹配的肺组织越少，导致正常肺区发生过度充气，进一步激活炎性反应、降低表面活性物质的功能。肺泡的反复开放、闭合也可引起肺损害，且不限于肺不张区域。肺不张引起的肺损伤机制称为不张伤（atelectrauma），造成的结构性损害和炎症比没有肺不张者更严重。

（五）影响预后

大多数在全麻期间出现的肺不张可在术后24h之内消退，相关的肺功能不全通常在术后很快恢复正常。肺不张在高危患者或较大手术后可持续2d或更长时间，例如肥胖患者或心胸、腹部手术，引起术后肺部并发症（PPC），后者占术后6d内死亡病因的24%。

肺不张可妨碍支气管分泌物的清除和淋巴回流，使非感染性PPC转化为感染性PPC（慢性支气管炎加重或肺炎）；肺不张还可妨碍抗生素进入肺，难以达到理想的药物浓度。这些PPC可能与肺不张引起的FRC减少有关。实验研究显示，减少肺不张可降低肺炎的发生率。虽然临床上还无法证实围手术期肺不张与呼吸系统感染有直接关联，但是减少或避免围手术期肺不张可减少PPC、改善预后。

三、肺复张策略在防治肺不张中的应用

防治围手术期肺不张可增加氧储备、减少肺损伤和PPC。常用的方法包括：①维持自主通气，能消除膈肌松弛的负性作用、防止通气向腹侧肺区的再分布，但是在大多数情况下无法实现；气道压力释放通气（APRV）可能是一个不错的选择；②降低 FiO_2 可减少吸收性肺不张，诱导期间应权衡减少肺不张与降低安全度的重要性，术中应权衡减少肺不张与减少术后恶心呕吐和手术伤口感染，拔管前应注意最容易在高 FiO_2 时发生肺不张的患者通常也是氧储备较低者；③诱导期间应用CPAP或PEEP，注意压力过高可引起反流和肺过度充气；④应用最佳通气参数，包括小潮气量+中/高水平PEEP、降低平台压等；⑤术后应用无创通气和压力支持、加强胸部物理治疗、早期活动等措施；⑥适当的镇痛。

肺泡扩张需要一定的跨肺压（transpulmonary pressure, Ptp），为肺泡压与胸腔压之差。当跨肺压降低至某一水平

时,肺泡即发生塌陷。为了使塌陷的肺泡再次膨胀,可通过在吸气末暂时升高跨肺压来克服肺泡开放压,即肺复张(recruitment maneuvers)。这种技术是目前治疗肺不张的最有效策略,可促进非病变肺完全膨胀,纠正麻醉和手术期间发生的任何肺不张,从而改善氧合;更重要的是,肺复张还可增加表面活性物质释放,恢复肺泡稳定,避免肺泡反复塌陷和开放,从而减少机械通气引起的肺损伤。

(一)肺复张的手法

肺复张的手法有很多种。对于没有肺部疾病者,麻醉和手术期间应用最广泛的主要有2种。

1. 肺活量法(vital capacity maneuver, VCM) 使吸气峰压升高达40cmH$_2$O、并持续15s以达到肺复张目的。因为这种水平的压力相当于充气至肺活量,因而称为肺活量法。健康志愿者研究证实,充气至气道压20cmH$_2$O对麻醉引起的肺不张不会产生任何影响;气道压达到30cmH$_2$O时,塌陷的肺区才开始明显膨胀,肺不张减少,但整个肺的反应并不一致,较低或下垂区域需要更大压力;只有气道压达到40cmH$_2$O才能使塌陷的肺组织完全膨胀。压力的升高可通过手控通气来达到(应用麻醉机气囊并调节呼气阀),也可以通过压力控制通气来实现。虽然大多数研究显示,这种手法对血流动力学的影响很小,但是持续气道高压力引起的血流动力学波动比其他复张手法更显著。近来有研究显示,将此种手法的持续时间缩短至7s~8s仍可以获得相似的效果,而副作用则更少。研究者认为,在复张的初始阶段对肺萎陷的复张作用最大,仅需持续7~8s即可使肺萎陷组织全部再膨胀,肺泡在后期实际上没有变化。一次短暂的肺复张或可避免较长时间高气道压引起的心血管副作用。对于ARDS患者通常需要应用更长时间或更高压力(高达60~70cmH$_2$O),因为肺表面活性物质功能障碍和肺泡水肿更严重,肺顺应性更低,肺不张再膨胀更困难。

2. 压力渐增法 即采用逐步增加肺内压力的方法使肺复张。在压力控制通气期间,每2~3个呼吸周期逐步增加吸气峰压(PIP)和PEEP,但始终保持两者之间有20~25cmH$_2$O的恒定压差(PIP-PEEP),直至PIP达到40cmH$_2$O、PEEP达到20cmH$_2$O(通常需要8~10个呼吸周期),并维持该水平约1min。然后逐渐降低压力,直至达到最佳PEEP。这种方法也称为肺泡复张策略(alveolar recruitment strategy, ARS),操作时的吸呼比通常设定为1:1~1:1.5,呼吸频率10~12bpm。ARS对血流动力学的影响比VCM更小。

(二)肺复张后PEEP的应用

肺复张的作用持续时间很短暂,停止复张后会很快再次发生肺不张。因此,肺复张后应使呼气期间的Ptp保持在气道闭合压以上,这样才能防止肺泡再萎陷。通常应用PEEP来防止肺泡再萎陷,PEEP在肺复张和复张后的应用都非常重要。由于肺泡一旦开放,避免其塌陷所需的压力小于开放所需的压力,所以预防肺泡再萎陷的PEEP一般不需要过高。但肺复张后如何确定最佳PEEP仍有争议。

理论上,最佳PEEP是能保持肺泡开放而没有过度扩张的肺区(顺应性最大、肺内分流最小、氧合最好)、对血流动力学无不良影响、FiO$_2$最低的最小PEEP值。以往曾有利用压力-容量曲线的下拐点来确定最佳PEEP水平(高于下拐点2~3cmH$_2$O),但是临床操作有一定困难;也有人认为下拐点代表复张的开始而非结束。另一种方法是在复张后逐步降低PEEP,同时评估各种呼吸参数(FRC、PaO$_2$等),以滴定方法来确定最佳PEEP,这可能是临床上更具可操作性的方法。还有利用肺牵张指数(lung stress index)的方法。有研究认为,全麻患者在肺复张后的最佳PEEP为10cmH$_2$O,顺应性最高和无效腔最少,说明有效扩张的肺泡最多。另有研究发现,对于肥胖患者,10cmH$_2$O PEEP在维持氧合方面比5cmH$_2$O更有效。

(三)肺复张的适应证

肺复张的目的在于通过最大限度的肺泡复张而改善气体交换,使肺实质通气更均匀。肺复张常用于治疗ARDS患者,在改善氧合和呼吸力学的同时,并不增加肺部炎症和肺泡过度充气。有研究显示,肺复张用于麻醉期间发生肺不张的全麻患者也有很好的效果,可改善肺不张造成的气体交换受损、肺分流增加、氧合恶化。但是,全麻患者是否需要在麻醉期间常规应用肺复张策略还没有明确结论。支持围麻醉期应用肺复张的相关报道,无论是动物实验还是临床研究,样本量都比较小,缺乏对远期预后的评估,因此证据水平和推荐等级都不高。尽管如此,根据肺不张的病理生理,某些情况下应用肺复张策略有一定合理性,例如全麻诱导后、断开机械通气后、气管内吸引后、拔管前、术后入ICU继续机械通气时,这些都是肺不张的高发时段。在某些特殊情况下更主张应用肺复张策略,包括全麻期间发生严重低氧血症者(尤其是应用高FiO$_2$或之前应用低PEEP时)、单肺通气的患者、心脏手术期间行心肺转流术的患者、超肥胖患者等。

1. 单肺通气 单肺通气期间,不仅患侧肺完全塌陷,通气侧肺也有一定程度的肺不张(主要是压迫性肺不张)。肺复张和其他肺保护通气策略不仅可以降低低氧血症的发生率,更重要的是可纠正肺不张、改善肺功能、减少术后肺部并发症(与肺不张有直接关系)。常用的复张策略中,肺活量法(VCM)简单快速,但是可引起肺内压力和容量的急剧变化,导致的肺充气过度、促炎和促纤维化介质激活均比压力渐增法的肺泡复张策略更严重,所以通常采用后者。动物实验显示,在单肺通气之前施行一次肺泡复张(40cmH$_2$O,维持10s)可使单肺通气期间和单肺通气之后的肺通气更均匀、肺不张减少。与小潮气量(以及适宜的PEEP)联合应用,既能避免单肺通气期间的肺泡过度扩张,又能避免肺泡的周期性塌陷-复张。在单肺通气期间,肺复张仍为纠正难治性严重低氧血症的有效手段。与适当水平的PEEP联合应用时,肺复张可维持满意的氧合,大多数病例不需要在术侧肺加用CPAP而干扰手术操作。因为单肺通气时,大多数通气侧肺可视为相对"健康",所以肺复张需要的压力通常不超过40cmH$_2$O。针对单肺通气期间肺复张后的PEEP水平，有研究建议为6～12cmH$_2$O（根据具体情况选择该范围内的适宜数值）。应避免PEEP过高，因为肺泡过度扩张可增加肺血流阻力，促使血液向无通气侧肺分流。

2. 过度肥胖者 肥胖可通过多种机制影响动脉氧合，肺不张是其中的一项重要因素。肥胖患者的FRC更低、腹内压更高（尤其在侧卧或平卧位），两种因素都促进肺泡塌陷。肥胖患者术中发生的肺不张更多、影响更大，因为氧储备更少，对低氧血症的耐受更差，所以对于肥胖患者预防围手术期肺不张更重要。在一项肥胖患者的临床研究中，麻醉诱导后施行一次肺复张（压控通气，55cmH$_2$O，维持10s；随后应用10cmH$_2$O PEEP）可显著减少肺不张（CT扫描证实）、增加呼气末肺容量和氧合指数，且作用持久；而单独应用10cmH$_2$O PEEP则无此效果，单独应用肺复张则作用短暂。一般认为，肥胖患者先进行肺复张（40～50cmH$_2$O压力持续至少8s），随后立即应用PEEP（最少8cmH$_2$O），在治疗麻醉诱导引起的肺不张方面比单独应用任一措施都更有效。因为肥胖患者的困难气道风险增加，增加氧储备尤为重要。有研究发现，诱导期间应用无创正压通气（压力支持+PEEP）相比自主呼吸预充氧，可改善氧合、增加呼气末肺容量；与气管插管后施行肺复张（气道压40cmH$_2$O，持续40s）联合可进一步改善气体交换和呼吸功能。

3. 在气腹下行腹腔镜手术 CO$_2$气腹的充气压力可达11～13mmHg，引起膈肌在呼气末向头侧移位，进一步减少呼气末肺容量，使患者容易发生气道闭合和肺不张，导致或加重肺损伤。研究显示，与单独应用PEEP相比，肺复张及复张后应用10cmH$_2$O PEEP可持续改善呼气末肺容量、动脉氧合和呼吸力学，可对抗气腹的副作用。无论是正常体重还是肥胖患者，肺复张都可达到上述效果。

4. 小儿全麻 儿童的肺具有发育差、气道和肺泡的直径更小、肋架高度可扩张、对下垂部分肺的重力作用小等特点。但是，麻醉期间肺不张的分布方式与成人相似。肺复张的一般原则也适用，只是需要的PIP低于成人，约为25～30cmH$_2$O。也有报道应用更高压力（40cmH$_2$O）并没有明显的副作用。

（四）肺复张的并发症

虽然肺复张通常是安全的，在临床应用中仍必须了解其并发症，以避免发生类似问题，使肺复张的效果更完善。

1. 血流动力学波动 胸内压升高可减少静脉回流，导致前负荷、心输出量和血压下降，尤其是在低血容量、右室功能障碍和严重肺动脉高压、肺泡压容易传递到纵隔的患者（这些也是肺复张的禁忌证）。患者对肺复张有反应、氧合有改善时，血流动力学的波动要比没有反应的患者小。停止操作后，血流动力学会很快改善。保持容量正常也可避免或减少对循环的影响。

2. 肺损伤 气道压升高使肺发生气压伤的危险也增高，特别是在应用VCM时，可造成气胸、纵隔积气和皮下气肿等。近期接受过肺活检或肺切除手术者不宜应用。高跨肺压可引起肺泡毛细血管屏障破坏、肺泡细胞因子释放入血、肺间质水肿，应在肺复张后应用适当水平的PEEP，避免重复进行肺复张。虽然在动物实验中，血管外肺水、^{99m}Tc-DTPA肺清除率（是肺泡毛细血管屏障功能性完整的标志物）、光学显微镜检查都没有发现反复VCM对肺的损害作用，但在临床上仍需重视。

3. 低氧血症 复张后常可见短暂的氧合下降，可能的原因包括蓄积在外周循环的未氧合血回心、血流动力学异常、血液分流至过度充气区域。

4. 颅内压升高 肺复张期间的高吸气压力可使颅内压升高。颅内高压的患者不建议应用。

肺复张与PEEP联合应用可有效地减少全麻期间的肺内分流，改善氧合，减少术后肺部并发症，改善预后。是否常规应用还需要大样本RCT研究的证据支持。

（张熙哲　杨拔贤）

参考文献

1. Rothen HU, Sporre B, Englberg G, et al. Re-expansion of atelectasis during general anaesthesia: acomputed tomography study. Br J Anaesth, 1993, 71: 788-795.

2. Rothen HU, Neumann P, Berglund JE, et al. Dynamics of re-expansion of atelectasis during general anaesthesia. Br J Anaesth, 1999, 82: 551-556.

3. Rothen HU, Sporre B, Engberg G, et al. Influence of gas composition on recurrence of atelectasis after a reexpansion maneuver during general anesthesia. Anesthesiology, 1995, 82: 832-842.

4. Bendixen HH, Hedley-Whyte J, Laber MB. Impaired oxygenation in surgical aptients during general anesthesia with controlled ventilation. A concept of atelectasis N Engl J Med, 1963, (269): 991-996.

5. Tusman G, Böhm SH. Prevention and reversal of lung collapse during the intra-operative period. Best Pract Res Clin Anaesthesiol, 2010, 24(2): 183-197.

6. Maisch S, Reissmann H, Fuellekrug B, et al. Compliance and dead space fraction indicate an optimal level of positive end-expiratory pressure after recruitment in anesthetized patients. Anesth Analg, 2008, 106: 175-181.

7. Hedenstierna G, Rothen HU. Atelectasis formation during anesthesia: causes and measures to prevent it. J Clin Monit Comput, 2000, (16): 329-335.

8. Strandberg A, Tokics L, Brismar B, et al. Atelectasis during anesthesia and in the postoperative period. Acta Anaesthesiol Scand, 1986, (30): 154-158.

9. Reinius H, Jonsson L, Gustafsson S, et al. Prevention of atelectasis in morbidly obese patients during general anesthesia and paralysis: a computerized tomography study. Anesthesi-

ology,2009,(111):979-987.

10. Kozian A,Schilling T,Schutze H,et al. Ventilatory Protective Strategies during Thoracic Surgery:Effects of Alveolar Recruitment Maneuver and Low-tidal Volume Ventilation on Lung Density Distribution. Anesthesio-logy, 2011, (114):1025-1035.

11. Futier,E,Constantin JM,Pelosi P,et al. Intraoperative Recruitment Maneuver Reverses Detrimental Pneumoperitoneum-induced Respiratory Effects in Healthy Weight and Obese Patients Undergoing Laparoscopy. Anesthesiology, 2010,(113):1310-1319.

12. Futier,E,Constantin JM,Pelosi P,et al. Noninvasive Ventilation and Alveolar Recruitment Maneuver Improve Respiratory Function during and after Intubation of Morbidly Obese Patients:A Randomized Controlled Study. Anesthesiology,2011,(114):1354-1363.

13. Radke OC, Schneider T, Heller AR, et al. Spontaneous Breathing during General Anesthesia Prevents the Ventral Redistribution of Ventilation as Detected by Electrical Impedance Tomography:A Randomized Trial. Anesthesiology, 2012,(116):1227-1234.

14. Ambrosio AM, Luo R, Fantoni, et al. Effects of Positive End-expiratory Pressure Titration and Recruitment Maneuver on Lung Inflammation and Hyperinflation in Experimental Acid Aspiration-induced Lung Injury. Anesthesiology,2012,(117):1322-1334.

15. Aldenkortt M,Lysakowski C,Elia N,et al. Ventilation strategies in obese patients undergoing surgery:a quantitative systematic review and meta-analysis. Br J Anaesth,2012, (109):493-502.

16. Tusman G,Bohm SH,Suarez-Sipmann F. Alveolar Recruitment Maneuvers for One-Lung Ventilation During Thoracic Anesthesia. Curr Anesthesiol Rep,2014,(4):160-169.

66 心搏骤停患者的气道管理

急诊医学服务人员对于气道(airway)、呼吸(breathing)和循环(circulation)即ABC复苏三步骤非常熟悉。然而，对心搏骤停的生理研究导致了人们对ABC复苏三步骤的顺序进行了调整。虽然有效氧交换对心搏骤停患者的存活十分重要，但是维持冠状动脉和脑血流灌注已经替代气道管理成为心搏骤停患者复苏时需要达到的首要目标[1]。最新的2010年美国心脏协会(American Heart Association，AHA)心肺复苏指南[2]已经不再强调将气管插管作为心搏骤停患者气道管理的重要目标，而是要求急救实施者将注意力放在能够明显提高生存率和改善脑复苏结果的快速有效不间断性胸外心脏按压和其他基础生命支持方面。虽然有关气道管理的一些重要问题尚待解决，但是人们已经不再纠结于心搏骤停患者何时实施气管插管的问题。心搏骤停患者复苏时气管插管的决定需要综合考虑周围环境和临床条件等因素，而且缺少气管插管临床经验操作者的急救系统亦不可实施该操作[3]。有关心搏骤停生理最新的研究发现，气道管理应在有效胸外按压和心脏除颤后实施，而且气管插管操作不应中断正在实施的复苏措施，否则可降低对患者存活至关重要的冠状动脉血流灌注[1]。本文综述心搏骤停患者的气道管理问题，并且特别强调：与其他治疗措施一样，气道管理需要根据具体情况、实施者的能力和急救医疗服务系统的资源进行综合判断。

一、气道管理模式的转变

（一）心搏骤停时通气的生理学

通气是由压力改变引起气流运动所产生的气体交换。自主呼吸时，呼吸肌收缩引起胸腔膨胀，产生胸内负压使气体进入肺。在心搏骤停患者复苏时，这种负压通气则被正压通气(positive-pressure ventilation，PPV)所替代[4]。虽然PPV是危重患者复苏的主要组成部分，但是全面理解PPV的生理及如何将其用于心搏骤停患者对于促进成功复苏非常重要。

关于PPV减少冠状动脉血流灌注的生理机制，人们已经进行了长期研究。正压迫使空气进入呼吸系统，增高胸

内压，从而阻碍回心血流，使左、右心室舒张末期容量明显降低，导致前负荷减少[5]。前负荷降低可导致胸外按压中心排出量明显减少，从而降低冠状动脉血流灌注。因此，心搏骤停复苏时应用PPV可能具有降低心排出量的潜在危害[1]。

除降低冠状动脉血流之外，PPV亦可通过阻碍胸壁回弹造成的胸内负压而减弱胸外按压的效果。在胸外按压的胸壁回弹过程中，胸内负压形成有助于血液返回胸腔进入心脏以增加前负荷，从而增加下次胸外按压时的心排出量[6]。然而，实施PPV则可阻碍胸壁回弹产生的胸内负压，从而使胸外按压不能产生足够的心排出量。

再者，PPV引起的胸内压增高可通过静脉系统传导至颅内间隙，导致颅内压升高和脑血流量降低。因此，即使复苏成功，患者亦有可能发生由PPV导致缺氧性脑损伤或其他严重并发症[1]。总之，PPV对冠状动脉和脑血流灌注降低对心搏骤停患者的复苏处理可能具有重要影响。

（二）不再强调PPV

鉴于PPV可能的有害影响，心搏骤停复苏中必须避免或尽量减少PPV的应用。虽然AHA复苏指南已经表达了对过度通气的担心，但是施救者常常是以>30次/分的频率给患者实施通气，即使受过避免过度通气特殊培训的急救人员亦是如此[7]。因此，在急救人员培训中强调PPV的应用，同时医学监督人员和继续教育者应持续强调心搏骤停复苏中应用PPV的潜在危险。早在20世纪60年代，经典ABC复苏操作已是标准的培训方案，长期以来已经过度强调了包括气管插管在内的早期气道管理模式。因此，避免或减少PPV应用代表着心搏骤停复苏模式的主要改变[1]。

已经证实，将心搏骤停复苏的关注点由通气转移到其他方面（例如增加胸外按压时间）更为有益。心脑复苏操作规则特别强调持续性胸外按压，包括1个循环为200次的持续胸外按压；如果存在指征，在每个胸外按压循环后实施心脏电除颤；至少在第3个循环的胸外按压前不应进行PPV和气管插管，施救者可采用非密闭面罩给患者被动充气[8]。Kellum等[9]发现，心脑复苏操作规则可明显改善心搏骤停复苏的预后，即48%患者出院时神经功能良好，相

反采用经典 CPR 操作规则仅有 15% 患者出院时神经功能良好。心脑复苏操作规则代表标准复苏模式的另一个主要转变，即将 ABC 复苏方案调整为 CAB 复苏方案，即循环、气道和呼吸。

必须强调不中断胸外按压的必要性，特别是在复苏早期。胸外按压对维持冠状动脉灌注压至关重要。Reynold 等[10]通过研究发现，心搏骤停后维持较高冠状动脉灌注压与自主循环恢复密切相关，通气时中断胸外按压可降低冠状动脉灌注压和延缓自主循环恢复。已经证实，持续性胸外按压可改善心搏骤停患者的神经系统预后[11]。鉴于复苏中血液灌流的重要性，必须强调在尽量减少 PPV 的同时持续实施良好的胸外按压[1]。

由旁观者仅行胸外按压复苏的结果强调了不间断胸外按压的重要性。日本的 1 项大型研究表明，在室颤或室速伴有呼吸停止并且在 4 分钟内开始复苏的患者中，与经典 CPR 相比，单独采用胸外按压复苏患者的神经系统预后更好[12]。另外，胸外按压能以被动胸壁回弹方式产生一定程度的通气[1]。因此，相对于机械通气，必须强调和优先实施不间断胸外按压。

二、急救气道管理：从院前到急诊室

最近研究和最新的 AHA 心肺复苏指南均对将气管插管作为心搏骤停患者气道管理金标准的观点提出了质疑[1,2]。即使具有实施气管插管的能力，院前救护人员也常常采用创伤较小的气道管理方案，例如被动通气和声门上气道装置[13]。气管插管对患者存活率的直接影响存在有极大的争议。目前，心搏骤停急救处理的重点已经转移至优良的基础生命支持、持续性胸外按压和立即除颤方面。院前救护人员、急诊医师和其他重症治疗人员必须充分了解心搏骤停患者气道管理的证据，不能因为气道控制（例如气管插管）而牺牲其他能够改善患者存活率和神经系统预后的干预措施[1]。

（一）被动气道管理

虽然长期以来认为 PPV 是 CPR 的关键组成部分，但是目前正对此观点进行重新评估。Bobrow 等[14]回顾性研究了接受被动通气或呼吸囊-面罩（BVM）通气的院外心搏骤停患者，复苏中医疗辅助人员根据个人判断允许采用 BVM 通气或被动通气实施气道管理；被动通气与出院时神经功能完好存活率的增加密切相关。虽然存在回顾性设计和缺少心搏骤停后治疗对照等研究缺陷，但是良好神经功能恢复与被动氧合之间的相关性值得重视。再者，面罩给氧不需要额外的技术或设备，并且可避免过度通气和减少胃扩张[15]。

（二）无创气道管理

BVM 通气是紧急气道管理的基础，对于包括后勤保障和医疗辅助人员在内的各级急诊医学服务成员均需接受 BVM 通气培训[1]。AHA 心肺复苏指南明确表明[2]，所有医护人员均应熟练掌握 BVM 通气技术。心搏骤停患者的气道管理需要重视每个细节。首先，施救者必须确切避免 PPV 和过度通气，因其与患者的不良预后和并发症（例如低血压）有关[16]。如上所述，PPV 增加胸内压、阻碍静脉回流和减少冠状动脉血流灌注。目前的 AHA 心肺复苏指南推荐在心搏骤停患者实施低容量（600ml）通气，施救者应在每 30 次胸外按压后的短暂间歇期实施 2 次呼吸，在未应用高级气道管理的情况下，施救者不应同步实施通气和胸外按压[2]。

2010 年的 AHA 心肺复苏指南也描述了环状软骨压迫的应用[2]。虽然长期以来环状软骨压迫几乎被用于所有的气道管理情况，但是其在心搏骤停复苏患者中的应用尚缺乏充足的循证医学依据。最近研究显示，环状软骨压迫与声门显露不良、气道梗阻和食管穿孔有关[17]。鉴于潜在的并发症和对患者缺少明确的有益作用，从而不推荐在复苏患者常规应用环状软骨压迫。

与其他操作技术一样，BVM 通气需要不断地培训和技能维持。一位施救者同时保证面罩密闭和满意胸部起伏的通气可能存在技术困难，AHA 心肺复苏指南支持两位施救者共同配合是达到良好 BVM 通气的关键[2]。有效 BVM 通气的指导原则包括：避免过度通气、使用低潮气量和保持良好的面罩密闭。

（三）声门上气道装置的选择和应用

虽然 BVM 通气常常能够满足 CPR 最初几分钟的需要，但是确切保证气道通气则需根据患者的具体情况而定。长期以来被视作心搏骤停患者气道管理最佳选择的气管插管已经被一些并发症较少且更简单、更快速的技术所取代[18]。对于大多数院前急救人员来讲，很难保持熟练的气管插管技术，而且气管插管与院前心搏骤停患者存活率之间的关系仍清楚[1,3]。声门上气道装置能够解决上述的部分问题，而且可减少与气管插管操作有关的困难[19]。一般来讲，较少的训练学习即可基本掌握声门上气道装置的应用。对包括喉罩通气道和喉导管在内的声门上气道装置的相关研究显示，初级急诊医学技术人员均能成功应用这些装置。再者，当选择声门上气道装置作为气道管理的首选方法时，获得通气所需的时间较短。在复苏的最初几分钟内，尽可能减少 CPR 中断的重要性不容忽视，然而，即使由经验丰富的急救人员实施气管插管，亦能导致不可接受的胸外按压中断。Wang 等[20]报道，气管插管操作伴随的胸外按压中断发生率相当高，中断的中位时间是 109.5s。因此，在心搏骤停患者处理中，AHA 心肺复苏指南支持应用声门上气道装置作为 BVM 通气和气管插管的替代方法[2]。在条件简陋的情况下，声门上气道装置具有更多的优点，例如插入这些装置一般不需要显露声门、颈部伸展和气道操作等。

2010 年的最新 AHA 心肺复苏指南评论了 2 个常用的声门上气道装置：喉罩通气道和喉导管，但是，目前尚无足够证据证明哪一个更据优势。当选择声门上气道装置控制气道时,急救人员必须注意与其有关的具体问题。首先,声门上气道装置的插入需要患者有满意的张口度。牙关紧闭、创伤或声门上阻塞可影响声门上气道装置的正确插入。对于气道顺应性降低的患者,应用声门上气道装置的通气效果较差,例如严重气道梗阻和高气道阻力疾病(例如肺囊性纤维化和严重慢性阻塞性肺疾病)患者[21]。因此,在心搏骤停患者应用声门上气道装置时,必须将这些问题与其容易插入的优点相权衡。再者,由于应用声门上气道装置的部分患者可能无法获得满意通气,因此急救人员亦需接受 BVM 通气和其他气道控制方法(例如气管插管和食管气管联合导气管插入)的培训[2]。

(四)气管插管:重新考虑高级气道管理的金标准

气管插管是高级气道管理的金标准。传统观点认为,与气管插管相关的有益作用包括有效通气和防止肺误吸。尽管长期以来气管插管在紧急气道管理中占据着重要位置,但是至今尚无资料支持气管插管与心搏骤停患者存活率和神经功能恢复的改善有关[18,19,22,23]。现有的资料显示,具有临床意义的患者预后结果与包括持续有效胸外按压在内的良好基础生命支持密切相关[1]。气管插管不仅需要对救护人员进行大量的初期培训,而且需要救护人员经常应用或反复训练以维持操作技能。研究显示,显露声门和通过声门插入气管导管的挑战有可能会中断与复苏密切相关的胸外按压[20]。如前所述,中断胸外按压对成功自主循环恢复非常不利。目前的 AHA 心肺复苏指南反对中断胸外按压,并鼓励救护人员在不中断胸外按压的情况下同步实施气管插管[2]。气管插管的并发症发生率高,气管插管失败或时间延长可导致低氧血症、口咽部损伤和气管导管位置不当[24]。因此,心搏骤停患者是否实施气管插管取决于多方面因素包括实施者培训和经验水平。即使是曾接受培训且获得气管插管资质的医护专家,也推荐经常实施气管插管操作或反复接受培训[2]。

一项包括 40 多家急诊医学服务机构的大型研究表明,在院前实施气管插管的患者中,30% 以上需要 1 次以上的尝试[25]。多次尝试气管插管可导致气道损伤、肺误吸和其他严重并发症[26]。鉴于气管插管是一项需花费大量时间的困难操作,并可能与多种严重并发症有关,因此目前在心搏骤停患者复苏中已不再强调气管插管的应用。但是,在应用 BVM 或声门上气道装置无法通气的患者,则需气管插管保证控制气道。对于心搏骤停患者,AHA 心肺复苏指南提醒急救实施者将气管插管操作的时间限制在 10s 以内[2]。

在气管插管后,应通过临床和客观征象及时确认气管导管的位置。理想的情况是操作者看见气管导管进入声门、听诊肺呼吸音和应用 $P_{ET}CO_2$ 监测,而且最好是采用多种方法确认气管导管的位置,因为任何单一方法均有可能发现不了气管导管位置不当或脱出等潜在致命性并发症的可能。即使采用体格检查、胸部 X 线成像和脉搏氧饱和度监测等方法,亦有可能无法发现气管导管被误插入食管的

情况[1,2]。心搏骤停复苏是争分夺秒的过程,快速控制气道的需求加上患者处于濒死状态,无疑给院前和院内施救者提出了众多的挑战。因此,确认气管导管位置的理想方法必须是操作时间较短、所需培训少且具有高度的可靠性。虽然目前已经有几种简单易行的方法和设备可辅助施救者确认气管导管的位置,但是成功气管插管最准确的单一指征仍然是 $P_{ET}CO_2$ 监测[2]。CO_2 比色仪是容易普遍应用的简单装置,在几次 PPV 中即可确认气管导管位置是否正确。然而在心搏完全停止患者中,救护人员必须极其注意气管导管位置的确认,因为 CO_2 交换减少可导致假阴性读数。虽然 $P_{ET}CO_2$ 对气管导管具有特异性,但是尚无单一确认方法具有极佳的敏感性或达到 100% 准确度[27]。

必须强调,心肺复苏是一个动态事件,患者活动或将患者从急救担架上移动到急诊室床上均有可能导致气管导管脱出[28]。所以在整个治疗和转运过程中均应谨慎地持续监测 CO_2,尤其是 CO_2 波形监测,它能够实时评价气管导管位置、早期发现气管导管脱出或无效气体交换等[1]。

三、通气管理策略

(一)避免低氧血症

心搏骤停患者的成功复苏必须依赖团队成员的共同努力,以实现气道管理以及有意义的氧合和通气目标。从历史角度看,自早期的 CPR 研究开始,给氧就已成为急救复苏教学的重点内容,并推荐心搏骤停中应用 100% 吸入氧分数(FiO_2)(空气氧浓度的 5 倍)进行辅助通气。但是,在循环功能已经损害的情况下应用 100% 的 FiO_2 进行氧合治疗能否导致进一步的伤害是关注的热点之一[1]已经在 ICU 长期通气患者中进行了广泛的关于应用高氧治疗影响的研究。理论上讲,如此超正常水平的氧可导致氧自由基(oxygen free radicals)产生。除直接造成细胞损伤外,氧自由基还能中断细胞信号转导通路。最近在心搏骤停成功复苏后进入 ICU 的患者中进行的多中心队列研究显示[29],动脉氧分压高的患者($PaO_2 \geq 300mmHg$)死亡率明显高于动脉氧分压低的($PaO_2 < 60mmHg$)患者。支持这些观察性结果的实验研究显示,心搏骤停时应用高氧伴有氧化应激加重,从而导致恶化的神经系统预后[30,31]。除氧自由基介导的氧化应激之外,高氧亦可通过收缩冠状动脉和周围小血管而损害冠状动脉血流灌注和心排出量,进而激发炎症反应,加重缺血再灌注损伤[32,33]。根据上述研究结果,心搏骤停患者应用 100% FiO_2 通气的观点应该被修正。有关心搏呼吸骤停的实验研究提示,在复苏后早期根据动脉氧饱和度调定给养浓度是有益的[30]。

(二)控制性低温期间的通气

在过去的 10 年中,人们对创伤性脑损伤、卒中和心搏骤停患者的低温治疗再次产生了兴趣。但是,至今尚无充分证据支持在脑外伤或卒中患者常规应用低温治疗。相比之下,大量证据表明已经复苏的心搏骤停患者常规应用低

温治疗可改善神经功能预后[1]。通常认为,控制性低温的保护作用是由于脑 CO_2 产生减少、脑氧耗降低、免疫调控以及脑水肿全面减轻和癫痫发作减少[34,35]所致。

在自主循环恢复后几分钟到数小时的时间内,患者均可接受低温治疗。如果患者在现场急救中已经使用声门上气道装置,则需更换为气管插管以开始机械通气。再者,为了达到控制性低温和改善神经预后的目标,应根据神经学和血流动力学情况给患者实施恰当的镇静处理[1]。

在诱导低温前,应检查血气基础值。有证据显示低温降低代谢,从而可改变正常气体交换和细胞氧利用。机械通气的目标包括理想化血气水平、预防血流动力学不稳定和镇静患者发生肺损伤[2]。据推测,所有的复苏患者或处于再灌注状态的患者均有发生血流动力不稳定、急性肺损伤、急性呼吸窘迫综合征(ARDS)和其他肺相关疾病(例如肺炎、肺不张和肺水肿)的风险[1]。心搏骤停后患者发生急性肺损伤和 ARDS 的风险特别高,尤其是被从急救现场转运来的患者。除冠状动脉疾病之外,这些患者中的大多数亦合并有其他肺部疾病,例如慢性阻塞性肺疾病和吸烟史等。此外,急救现场处理的大量患者在放置确定性气道装置前已经误吸了不同量的胃内容物。除了以上肺部问题之外,所有复苏患者均有可能发生组织缺血再灌注损伤(包括肺脏)。因此,对于低温的机械通气患者,应特别注意进一步肺损伤的预防。

有资料提示,轻度低温可改变呼吸力学以及呼吸过程中气体的产生和利用。低温性 CO_2 产生减少可被同时出现的肺顺应性、肺阻力和气体交换改变所掩盖[36]。为了测试控制性低温中呼吸力学的改变,Aslami 等[37]在心搏骤停复苏后进入 ICU 的患者观察了轻度控制性低温对呼吸参数的影响,测定的参数包括潮气量、呼气末正压、气道平台压、呼吸频率、$P_{ET}CO_2$ 和 FiO_2,同时记录静态肺顺应性和无效腔通气量,该队列研究采用压力控制模式机械通气,吸/呼比率为 1 : 2。在未改变分钟通气量的低温期间,$PaCO_2$ 降低,在未改变 PEEP 值的情况下 PaO_2/FiO_2 比率增高;升温期间 $PaCO_2$ 无变化,在相同分钟通气量时 $P_{ET}CO_2$ 增高;在低温和复温期间,无效腔通气量分别保持稳定或增高。然而,在整个低温和复温过程中,肺静态顺应性无改变。这些结果表明,在心搏骤停后机械通气的患者低温可降低 CO_2 产生。就像在急性肺损伤患者应用较低潮气量通气一样,其可通过静止低碳酸血症时的缺血再灌注肺组织而对心搏骤停复苏患者有益。对于这些低碳酸血症、低温患者,低至 4ml/kg 的潮气量对预防进一步的肺损伤可能有益[31]。

在控制性低温期间氧需求和氧利用降低允许在整个复苏后的治疗过程中降低 FiO_2 和 PEEP 水平。因此,心搏骤停后接受低温治疗患者通气管理的目标应该是静息肺脏。为了达到此目标,无论是采用容量模式还是压力模式机械通气,都必须采用较小的潮气流量和较低的平台压。另外,对于此类患者,应根据个体的氧合状态谨慎使用最低至中等水平的 PEEP[1]。

(三)理想的通气支持

自主循环恢复患者的通气管理对保证代谢恢复至关重要。在自主循环恢复的初期,组织床的内部基质和细胞可发生明显损伤。再灌注损伤可引起细胞信号传导链和代谢机制的灾难性改变[2]。氧自由基、炎症细胞因子和酸性物质是该过程的内在组成部分,临床专家必须采取必要措施防止进一步的细胞损伤。因此,治疗的目标是尽可能维持内环境处于生理状态,以使能存活的组织和细胞恢复功能。

为了尽可能减少气压伤和容积伤的危险(即急性肺损伤和 ARDS 的危险),必须将潮气量设置在较低水平(6～8ml/kg),最佳的 PEEP 目标值是能够保证氧合和血流动力学稳定的最低 PEEP 值[2]。高水平 PEEP 可导致不良反应,例如胸内压增高、阻碍静脉回流和降低心排出量以及损害冠状动脉和全身血流灌注[4,5]。另外,胸内压增高可增高颅内压,使正在恢复的脑损伤进一步加重。

一旦患者达到情况稳定、机械通气设置理想化和低温目标,应进行胸部 X 线检查以确定气管导管位置是否正确和是否存在肺紊乱。在机械通气的最初几小时内应实时监测血气水平,以保证最佳的呼吸生理。如果 PaO_2/FiO_2 比率≤300mmHg,提示急性肺损伤的发生,PaO_2/FiO_2 比率低于 200mmHg 则表明 ARDS 的发生。低温治疗中改善肺功能紊乱的措施还包括根据动态肺生理调定 FiO_2 和 PEEP 水平。通常建议:调定能够维持 $SaO_2 \geqslant 94\%$ 所需的最小 FiO_2,旨在保证满意的氧输送且避免高氧状态[38]。在自主循环恢复动物模型的研究显示,在自主循环恢复后最初的 15min 至 1h 内,与应用空气通气或调定 FiO_2 维持 SaO_2 为 94%～96% 的通气相比,采用 100% FiO_2 通气可导致脑脂质过氧化、代谢功能紊乱、神经退化和短期功能结果恶化[31,39,40]。

过度通气曾被认为是逆转心搏骤停后混合性呼吸和代谢酸中毒的最佳方法。虽然理论上有益,但是实践证明有害[1]。在心搏骤停后的低温患者,过度通气可导致许多问题,主要原因包括:增加分钟通气量(呼吸频率和潮气量)可降低 $PaCO_2$,使氧合血红蛋白解离曲线左移,从而改变组织氧输送[2]。再者,$PaCO_2$ 降低可导致脑循环改变。低碳酸血症可引起脑血管收缩,降低脑血流量和脑氧合,从而加重缺血性神经损伤。因此,推荐采用常规通气模式,目标是:维持正常的 $PaCO_2$、最佳的 PEEP、仔细调定维持 $SaO_2 \geqslant 94\%$ 所需的最低 FiO_2、维持患者镇静和肌肉松弛[1]。

除了上述的肺保护措施之外,几项监测技术对帮助临床医生治疗心搏骤停后低温患者也同等重要[41]。一旦自主循环恢复患者的病情在 ICU 稳定,并需机械通气,应放置动脉导管监测血流动力学和间断评估动脉血气以指导通气管理。同时,应持续监测 SaO_2,其目标值为 94%～96%,相当于 PaO_2 为 80～100mmHg。应向下调定 FiO_2 以达到上述氧合目标。除监测 $P_{ET}CO_2$ 和维持正常 CO_2 水平($P_{ET}CO_2$ 为 35～40mmHg 和 $PaCO_2$ 为 40～45mmHg)外,目前认为连续 CO_2 波形测定亦是监测气管插管患者系统完整性的金标准[1]。再者,应根据需要进行胸部 X 线检查,以确定正确的气管导管位置和追踪肺紊乱的进展情况[42]。

四、总结

心搏骤停患者的气道管理非常重要。对心搏骤停生理的研究产生的治疗模式转变全面地改变了复苏相关处理策略。在历史上,气管插管曾被作为成功复苏处理的中心内容。与无创通气方法相比,虽然气管插管具有一些优点,但是目前已经不再优先推荐。患者神经功能的恢复和生存率改善是与不间断胸外按压、高质量 CPR 和基础生命支持有关。紧急气道管理的最初目标是保证有效通气,而不是将气管导管通过声门插入气管。在复苏的最初几分钟内,应用 BVM 或声门上气道装置即足以维持满意的通气。AHA 心肺复苏指南和现有的研究均支持如下观点:高级气道管理应推迟至 3 个胸外按压循环后实施。虽然尚不清楚气管插管的最佳时机,但是目前无资料支持立即实施气管插管。施救者应将注意力放在尽可能减少胸外按压中断和实施高质量基础生命支持方面。具有气管插管能力的急诊医学服务人员须将气管插管作为复苏处理的组成部分,并尽可能在短时间内完成气管插管。气管插管可导致一些并发症,操作者应进行充分培训,并反复操作以维持所需的技能。在理想的情况下,高级气道装置插入必须通过临床征象和 CO_2 监测进行确认。增加持续性 CO_2 波形监测可早期识别气管插管失败或气管导管脱出。此外,复苏患者通气支持的目标是:调定 FiO_2 避免高氧和应用尽可能低的 PEEP。

(李瑞萍　薛富善　刘高谱　孙超　杨桂珍)

参 考 文 献

1. Nable JV, Lawner BJ, Stephens CT. Airway management in cardiac arrest. Emerg Med Clin North Am, 2012, 30(1): 77-90.

2. Neumar RW, Otto CW, Link MS, et al. Part 8: Adult advanced cardiac life support: 2010 American Heart Association guidelines for cardiopulmonary resuscitation and emergency cardiac care. Circulation, 2010, 1222(183): S727-767.

3. Hasegawa K, Hiraide A, Chang Y, et al. Association of pre-hospital advanced airway management with neurologic outcome and survival in patients with out-of-hospital cardiac arrest. JAMA, 2013, 309(3): 257-266.

4. Zin WA. Elastic and resistive properties of the respiratory system. In: Lucangelo U, Pelosi P, Zin WA, et al, editors. Respiratory system and artificial ventilation, 2008: 21.

5. Fewell JE, Abendschein DR, Carlson CJ, et al. Continuous positive-pressure ventilation decreases right and left ventricular end-diastolic volumes in the dog. Circ Res, 1980, 46(1): 125-132.

6. Aufderheide TP, Sigurdsson G, Pirrallo RG, et al. Hyperventilation-induced hypotension during cardiopulmonary resuscitation. Circulation, 2004, 109(16): 1960-1965.

7. Bobrow BJ, Ewy GA. Ventilation during resuscitation efforts for out-of-hospital primary cardiac arrest. Curr Opin Crit Care, 2009, 15(3): 228-233.

8. Ewy GA, Kern KB. Recent advances in cardiopulmonary resuscitation: cardiocerebral resuscitation. J Am Coll Cardiol, 2009, 53(2): 149-157.

9. Ewy GA, Kellum MJ, Bobrow BJ. Cardiocerebral resuscitation. Improving cardiac arrest survival with a new technique. JEMS, 2009, 34(7): 58-60.

10. Reynolds JC, Salcido DD, Menegazzi JJ. Coronary perfusion pressure and return of spontaneous circulation after prolonged cardiac arrest. Prehosp Emerg Care, 2010, 14(1): 78-84.

11. Kern KB, Hilwig RW, Berg RA, et al. Importance of continuous chest compressions during cardiopulmonary resuscitation: improved outcome during a simulated single lay rescuer scenario. Circulation, 2002, 105(5): 645-649.

12. SOS-KANTO study group. Cardiopulmonary resuscitation by bystanders with chest compression only(SOS-KANTO): an observational study. Lancet, 2007, 369(9565): 920-926.

13. Nagao T, Kinoshita K, Sakurai A, et al. Effects of bag-mask versus advanced airway ventilation for patients undergoing prolonged cardiopulmonary resuscitation in pre-hospital setting. J Emerg Med, 2012, 42(2): 162-170.

14. Bobrow BJ, Ewy GA, Clark L, et al. Passive oxygen insufflation is superior to bag valve mask ventilation for witnessed fibrillation out of hospital cardiac arrest. Ann Emerg Med, 2009, 54(5): 656-662.

15. Hanif MA, Kaji AH, Niemann JT. Advanced airway management does not improve outcome of out-of-hospital cardiac arrest. Acad Emerg Med, 2010, 17(9): 926-931.

16. Soar J, Nolan JP. Airway management in cardiopulmonary resuscitation. Curr Opin Crit Care, 2013, 19(3): 181-187.

17. Hocking G, Roberts FL, Thew ME. Airway obstruction with cricoid pressure and lateral tilt. Anaesthesia, 2001, 56(9): 825-828.

18. Wang HE, Mann NC, Mears G, et al. Out-of-hospital airway management in the United States. Resuscitation, 2011, 82(4): 378-385.

19. Yamada A, Takeuchi Y, Nishizaki Y, et al. Bag-valve-mask ventilation with airway adjuncts improves neurological outcomes of in-hospital cardiac arrest. Intern Med, 2012, 51(12): 1517-1521.

20. Wang HE, Simeone SJ, Weaver MD, et al. Interruptions in cardiopulmonary resuscitation from paramedic endotracheal

intubation. Ann Emerg Med,2009,54(5):645-652.

21. Barata I. The laryngeal mask airway:prehospital and emergency department use. Emerg Med Clin North Am,2008, 26(4):1069-1083.

22. Kajino K,Iwami T,Kitamura T,et al. Comparison of supraglottic airway versus endotracheal intubation for the prehospital treatment of out-of-hospital cardiac arrest. Crit Care,2011,15(5):R236.

23. Shin SD,Ahn KO,Song KJ,et al. Out-of-hospital airway management and cardiac arrest outcomes:a propensity score matched analysis. Resuscitation,2012,83(3):313-319.

24. Lavery GG,McCloskey BV. The difficult airway in adult critical care. Crit Care Med,2008;36(7):2163-2173.

25. Wang HE,Yealy DM. How many attempts are required to accomplish out-of-hospital endotracheal intubation? Acad Emerg Med,2006,13(4):372-377.

26. Mort TC. Emergency tracheal intubation:complications associated with repeated laryngoscopic attempts. Anesth Analg,2004,99(2):607-613.

27. Nagler J,Krauss B. Capnography:a valuable tool for airway management. Emerg Med Clin North Am,2008, 26(4):881-897.

28. Silvestri S,Ralls GA,Krauss B,et al. The effectiveness of out of hospital use of continuous end tidal carbon dioxide monitoring on the rate of unrecognized misplaced intubation within a regional emergency medical services system. Ann Emerg Med,2005,45(5):497-503.

29. Kilgannon JH,Jones AE,Shapiro NI,et al. Association between arterial hyperoxia following resuscitation from cardiac arrest and in-hospital mortality. JAMA,2010,303(21):2165-2171.

30. Balan IS,Fiskum G,Hazelton J,et al. Oximetry-guided reoxygenation improves neurological outcome after experimental cardiac arrest. Stroke,2006,37(12):3008-3013.

31. Liu Y,Rosenthal RE,Haywood Y,et al. Normoxic ventilation after cardiac arrest reduces oxidation of brain lipids and improves neurological outcome. Stroke,1998,29(8):1679-1686.

32. Lu J,Dai G,Egi Y,et al. Characterization of cerebrovascular responses to hyperoxia and hypercapnia using MRI in rat. Neuroimage,2009,45(4):1126-1134.

33. Dyson A,Stidwill R,Taylor V,et al. The impact of inspired oxygen concentration on tissue oxygenation during progressive haemorrhage. Intensive Care Med,2009,35(10):1783-1791.

34. Polderman KH. Mechanisms of action,physiological effects,and complications of hypothermia. Crit Care Med,2009,37(7 Suppl):S186-202.

35. Nordmark J,Enblad P,Rubertsson S. Cerebral energy failure following experimental cardiac arrest hypothermia treatment reduces secondary lactate/pyruvate-ratio increase. Resuscitation,2009,80(5):573-579.

36. Sitzwohl C,Kettner SC,Reinprecht A,et al. The arterial to end-tidal carbon dioxide gradient increases with uncorrected but not with temperature-corrected $PaCO_2$ determination during mild to moderate hypothermia. Anesth Analg,1998, 86(5):1131-1136.

37. Aslami H,Binnekade JM,Horn J,et al. The effect of induced hypothermia on respiratory parameters in mechanically ventilated patients. Resuscitation,2010,81(12):1723-1725.

38. Peberdy MA,Clifton W,Callaway RW,et al. Part 9:Post-cardiac arrest care:2010 American Heart Association guidelines for cardiopulmonary resuscitation and emergency cardiovascular care. Circulation,2010,122(18 Suppl 3):S768-786.

39. Marsala J,Marsala M,Vanicky I,et al. Post cardiac arrest hyperoxic resuscitation enhances neuronal vulnerability of the respiratory rhythm generator and some brainstem and spinal cord neuronal pools in the dog. Neurosci Lett,1992, 146(2):121-124.

40. Richards EM,Fiskum G,Rosenthal RE,et al. Hyperoxic reperfusion after global ischemia decreases hippocampal energy metabolism. Stroke,2007,38(5):1578-1584.

41. Ewy GA,Kern KB. Recent advances in cardiopulmonary resuscitation:cardiocerebral resuscitation. J Am Coll Cardiol,2009,53(2):149-157.

42. Boyd TS,Perina DG. Out-of-hospital cardiac arrest. Emerg Med Clin North Am,2012,30(1):13-23.

67 支气管哮喘患者的围术期管理

一、概述

支气管哮喘(下文简称哮喘)是一种以反复发作性咳嗽、喘鸣和呼吸困难为主要临床表现,并伴有气道高反应性(AHR)的可逆性、梗阻性呼吸系统疾病。据统计,哮喘的全球发病率约为 1% ~ 20%,其中尤以西方生活方式者为著[1,2]。在中国,儿童是哮喘的高发人群,发病率高达 3%,近成人的 3 倍,并呈逐年递增的趋势[3]。研究表明,全麻下择期手术无哮喘病史患儿的支气管痉挛发生率约 0.2% ~ 4.1%,而哮喘患儿发病率则高达 2.2% ~ 5.7%[4-8]。成人围手术期支气管痉挛发生率约为 0.17% ~ 4.2%,最高可达 20%[9,10]。随着社会加速发展和人民健康需求的提高,国内每年接受外科手术的哮喘患者日益增加,如何保障哮喘患者的围手术期安全、改善其预后应为麻醉医师关注的重点。本文综述了近年哮喘的围手术期病理生理及诱因、术前风险评估与准备、麻醉管理与药物选择、规范化诊断与鉴别诊断流程以及预防与治疗措施进展。

二、围手术期病理生理及诱因

哮喘患者最具特征性的病理生理改变是以不同程度的嗜酸性粒细胞、肥大细胞和CD4+T淋巴细胞(Th2 细胞)浸润为主的慢性气道炎症和以内皮基膜增厚、气道平滑肌增殖、杯状细胞肥大增生及新生血管生成等为主的气道重塑,慢性气道炎症与气道重塑又是哮喘患者 AHR 的主要原因[11],表现为当气道受到较轻刺激时即发生明显的支气管痉挛[12]。长期的慢性气道炎症和气道重塑导致患者呼气相和吸气相阻力均增高,肺内气体排出受阻致内源性呼气末正压(PEEPi)。若病情控制不佳,肺组织因长期呈过度充气状态,吸气肌收缩能力将不同程度受损,尤以膈肌功能的损害为著。增高的肺容积使患者呼吸时处于压力-容积曲线的不利部分,额外增加了弹性阻力和呼吸做功,极易诱发呼吸衰竭。此外,气道炎症、黏液堵塞、增生的平滑肌收缩等加剧了患者通气-血流比值失衡和低氧血

症的发生。

促发哮喘患者围手术期支气管痉挛因素很多,主要有以下四方面(图 67-1):

(一)机械刺激

包括气管插管和浅麻醉状态下的气道内操作等。其机制与喉部及气道内经迷走神经感觉支的传入与传出增强有关,导致副交感神经节后纤维释放的乙酰胆碱(Ach)增多、激活 M3 毒蕈碱受体引发支气管平滑肌收缩。机械刺激是围手术期支气管痉挛最常见的促发因素[4],多见于麻醉诱导、气管插管、术中恶性刺激和术后拔管阶段[13]。

(二)作用于交感肾上腺素受体和胆碱能受体的药物

这些药物主要包括 α 受体激动剂、β 受体拮抗剂、抑制肾上腺素和环氧合酶的药物(如阿司匹林和 NSAIDs 类药物等)、抗胆碱酯酶药、直接扩血管药(如硝普钠和硝酸甘油等)及某些特殊药物(如亚硝酸盐制剂、酒精和亚甲蓝等)。前二者分别通过 G_s 和 G_i 受体介导的 PKA-cAMP 信号通路,降低细胞内第二信使 cAMP 水平;NSAIDs 类药物通过抑制环氧合酶(COX),增加白三烯的合成和迷走神经张力;后者则分别通过 M3 毒蕈碱受体介导的 $IP3\text{-}Ca^{2+}$ 或 PKG-cGMP 和 NO-cGMP 信号通路,增高细胞内钙内流和 cGMP 水平;进而诱发支气管平滑肌收缩。

(三)围手术期用药相关的过敏与类过敏反应

前者主要为 IgE 介导的快速型超敏反应,与肥大细胞脱颗粒和嗜碱性粒细胞组胺释放有关,效应细胞释放大量的炎症介质和细胞因子引起气管内腺体分泌旺盛、平滑肌收缩及黏膜下水肿;后者主要由非抗原性物质首次接触机体发生的过敏样反应,不涉及免疫系统,与首次用药后的促组胺释放、补体旁路途径活化及激发物聚集作用有关[14]。二者临床表现极为相似,很难快速鉴别,唯有通过一系列免疫学检测方可确诊。但幸运的是,过敏与类过敏反应的处理措施相同,肾上腺素是逆转机体超敏状态的首选药物。表 67-1 概述了过敏与类过敏反应的鉴别要点。

(四)术前气道炎症未控制

主要与多种炎症介质和细胞因子介导的气道重塑、AHR 及气管平滑肌收缩有关。

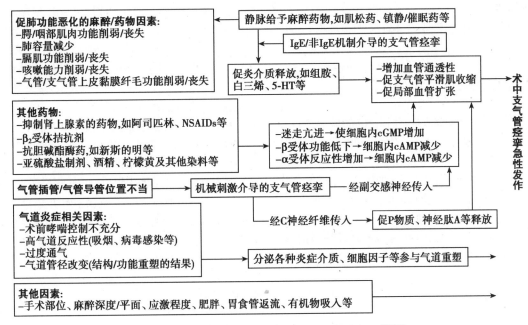

图 67-1　术中诱发支气管痉挛的常见原因及机制[15,16]

表 67-1　过敏与类过敏反应的鉴别要点[14]

	过敏反应	类过敏反应
临床表现	相似	
激活系统	免疫系统	非免疫系统
靶细胞	肥大细胞、嗜碱性粒细胞	嗜碱性粒细胞
IgE	+	−
补体激活	C3、C4	C3
激发物质	抗原性物质	非抗原性物质
接触次数	>2	首次
药物剂量	无关	慢性炎症
机体状态	无关	相关
注药速度	相关	相关
药物混合	相关	相关
白细胞脱颗粒	−	+
皮内试验	+	−
肥大细胞脱颗粒	+	−
被动转移	+	−
免疫放射试验	+	−
类胰蛋白酶	+	−
常见麻醉药物	静脉麻醉药:硫喷妥钠、氯胺酮、依托咪酯、地西泮、丙泊酚、咪达唑仑等	
	麻醉性镇痛药:吗啡、哌替啶、阿芬太尼等	
	肌松药:苄异奎啉类(阿曲库铵)	
	局麻药:酯类局麻药>酰胺类	
	血浆扩容剂:血浆蛋白、白蛋白、人工胶体(右旋糖酐>明胶>羟乙基淀粉)	
	抗过敏药物:皮质激素	
	其他:鱼精蛋白、血管造影剂、抗生素、白三烯、乳胶品等	
治疗	相同,首选肾上腺素,糖皮质激素无即刻效果	

（五）其他

包括肥胖、肺部感染、吸烟、手术部位、麻醉深度/平面、应激程度、胃食管反流等。

三、术前风险评估及准备

麻醉医师术前对哮喘患者进行围手术期风险评估和内科治疗指导，对减少患者术中支气管痉挛和术后并发症的发生、缩短住院时间、改善患者预后极为重要[17]。图 67-2 简述了哮喘患者拟全麻下行择期手术的风险评估。拟行择期手术患者应在术前 1 周接受临床症状与肺功能评估，以利于较好控制哮喘症状，改善肺功能[15]。术前病史采集至关重要，除一般病史外，还应包括哮喘发作诱因、近期哮喘控制情况、短效 β_2 受体激动剂（SABA）和（或）糖皮质激素

用药史及治疗效果、近期有无呼吸道感染、吸烟史等[15,17]。对不能提供相关病史、近期哮喘症状控制不佳[18]及拟行肺叶切除术患者[19]，推荐进行肺功能评估。哮喘患者第一秒末用力呼气容积（FEV_1）<70% 预计值、用力肺活量（FVC）<70% 正常值、或 FEV_1/FVC<65% 预计值，是患者围手术期气道梗阻性并发症高发的预测因子[20]。FEV_1<80% 预计值可用以评估哮喘患者经标准剂量 SABA 治疗后支气管可逆程度，若患者支气管可逆程度>15%，多提示哮喘症状控制不佳。这类患者术中或术后气道梗阻性并发症发生率较症状控制良好者增加数倍[21]。但应注意的是，即使肺功能评估提示患者目前病情稳定，其围手术期支气管痉挛发生率仍较无哮喘病史者为高[22]。接受长效 β_2 受体激动剂（LABA）治疗的哮喘患者接受肺功能检查前，应至少停药 12h，或改用 SABA 治疗。

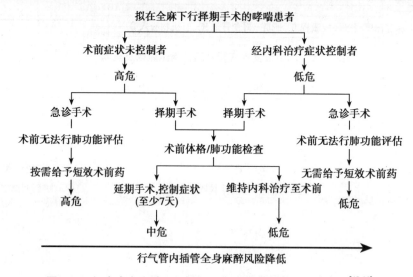

图 67-2　拟在全身麻醉下行择期手术的哮喘患者的风险评估[15,16]

Groeben 等研究表明，未经治疗的哮喘患者，即使术前肺功能指标正常，气管内局麻后行纤支镜引导下气管插管，其 FEV_1 下降可高达 50% 以上[23]，提示未经长程抗感染治疗哮喘患者常伴有 AHR，使其对气管插管、术中恶性刺激所致的神经反射及药物治疗的反应性难以预测[24,25]。这种现象在年轻哮喘患者，尤其是小儿更为显著[23]。对未诊断哮喘，但存在可疑症状（如持续性咳嗽和严重的过敏性疾病）的患者，在行择期手术前应行支气管激发试验以评估气道反应性，优化术前治疗，降低围手术期支气管痉挛风险[26]。

麻醉医师对哮喘患者术前症状控制的内科指导也应发挥积极作用。吸入性糖皮质激素是目前控制气道炎症的一线用药，麻醉医师应综合术前肺功能指标、临床症状、哮喘严重程度及 AHR 等决定是否加用静脉用糖皮质激素[27]；对于拟行急诊手术的哮喘患者，术前及术后连续应用静脉用糖皮质激素（如倍他米松 4~8mg/qd）可有效预防围手术期哮喘发作，但长期大剂量应用激素，可能带来诸多不良反

应，如内环境紊乱、感染迁延和伤口愈合延迟等。

SABA 和 LABA 可快速、有效改善哮喘患者临床症状和肺功能。研究表明，术前使用沙丁胺醇可显著降低行七氟烷吸入麻醉诱导和气道插管哮喘患儿的呼吸道阻力[28]，联合使用沙丁胺醇与静脉用糖皮质激素显著降低成人麻醉诱导和气管插管所致支气管痉挛风险[29]，但大剂量应用 β_2 受体激动剂，也可能导致低钾血症、高血糖、低镁血症、心律失常及机体对 β_2 受体激动剂敏感性降低等[30]。

为优化哮喘患者术前药物治疗，目前提倡综合评估术前肺功能、临床症状、哮喘严重程度及 AHR，采用哮喘控制测试评分（ACT score）系统对哮喘患者进行分级管理和以糖皮质激素和 β_2 受体激动剂为主的阶梯式药物治疗[15,31]。图 67-3 总结了该阶梯式治疗策略。

四、麻醉管理与药物选择

目前尚无循证证据表明何种麻醉方式更有利于哮喘患

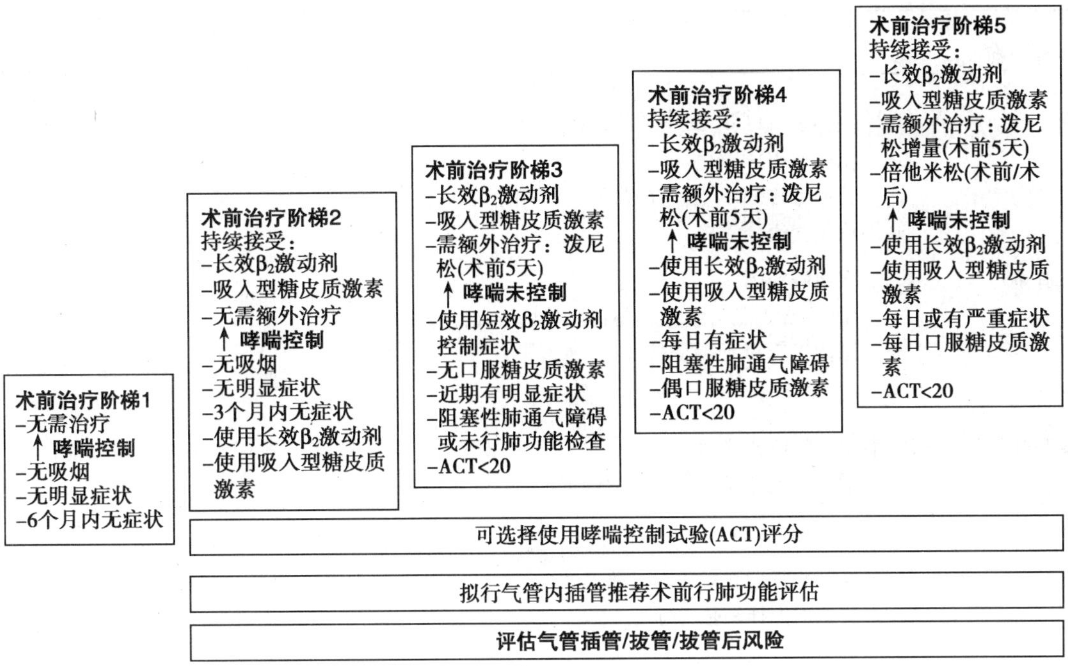

术前治疗阶梯5
持续接受：
–长效β₂激动剂
–吸入型糖皮质激素
–需额外治疗：泼尼
松增量(术前5天)
–倍他米松(术前/术
后)
↑哮喘未控制
–使用长效β₂激动剂
–使用吸入型糖皮质
激素
–每日或有严重症状
–每日口服糖皮质激
素
–ACT<20

术前治疗阶梯4
持续接受：
–长效β₂激动剂
–吸入型糖皮质激素
–需额外治疗：泼尼
松(术前5天)
↑哮喘未控制
–使用长效β₂激动剂
–使用吸入型糖皮质
激素
–每日有症状
–阻塞性肺通气障碍
–偶口服糖皮质激素
–ACT<20

术前治疗阶梯3
持续接受：
–长效β₂激动剂
–吸入型糖皮质激素
–需额外治疗：泼尼
松(术前5天)
↑哮喘未控制
–使用短效β₂激动剂
控制症状
–无口服糖皮质激素
–近期有明显症状
–阻塞性肺通气障碍
或未行肺功能检查
–ACT<20

术前治疗阶梯2
持续接受：
–长效β₂激动剂
–吸入型糖皮质激素
–无需额外治疗
↑哮喘控制
–无吸烟
–无明显症状
–3个月内无症状
–使用长效β₂激动剂
–使用吸入型糖皮质
激素

术前治疗阶梯1
–无需治疗
↑哮喘控制
–无吸烟
–无明显症状
–6个月内无症状

可选择使用哮喘控制试验(ACT)评分

拟行气管内插管推荐术前行肺功能评估

评估气管插管/拔管/拔管后风险

图67-3　哮喘患者术前内科阶梯式治疗方案[15,16]

者,但有研究表明,全麻气管插管机械通气的时间与术中支气管痉挛和术后肺部并发症的发生率成正比[32],而喉罩的应用可能对哮喘患者有利[33,34]。与全麻相比,区域阻滞麻醉和椎管内麻醉似乎更有益于哮喘患者术后镇痛并改善其预后[35],但过高的麻醉平面是诱发支气管痉挛的重要危险因素。

虽然目前尚无针对哮喘患者术中机械通气模式的临床试验,但已证实过度通气可使气道干燥,诱发支气管痉挛[36],故我们认为,小潮气量(6~8ml/kg)肺保护性通气加每2小时3~5次30cmH₂O持续30s的手控膨肺配合人工鼻对气道进行加温保湿的治疗策略对哮喘患者应有益。PEEP仅在哮喘发作时可考虑应用,且应低于PEEPi,以免肺内气体过度滞留并增加呼吸做功[37]。

麻醉医师还应合理选择术中用药,以降低患者发生支气管痉挛的风险。表67-2总结麻醉常用药物对气管平滑

肌的作用及机制。丙泊酚联合阿片类药物静脉快速诱导显著减弱气道反射,可能是哮喘患者麻醉诱导最佳方案,而吸入麻醉药(除地氟烷外)内源性舒张气管平滑肌作用可能使哮喘持续状态或激素/β₂受体激动剂疗效不佳者受益。虽然抗胆碱酯酶药(如新斯的明)会引起支气管平滑肌收缩,但40µg/kg新斯的明伍用10µg/kg阿托品缓慢静脉注射拮抗非去极化型肌肉松弛药可安全地用于AHR的患者[38]。新型肌松拮抗药Sugammadex可特异性螯合苄异喹啉类非去极化肌松药,尤其是罗库溴铵,逆转术后残余肌松作用。资料表明,Sugammadex无促组胺释放作用且不增加迷走神经张力,可安全应用于严重AHR哮喘患者[39]。NSAIDs药物理论上可增加迷走神经张力并促白三烯生成而致支气管平滑肌收缩,但研究表明,短效NSAIDs可安全地用于术后镇痛[40-42],而长效NSAIDs的安全性有待进一步证实。

表67-2　麻醉相关药物对气道平滑肌的作用及机制[43,44]

麻醉药物	作用机制	减弱气道反射	治疗性舒张气道平滑肌
吸入麻醉药	舒张:降低迷走神经张力 抑制气道平滑肌电压依赖性钠、钾、钙通道	++	+++
地氟烷	收缩:激活非肾上腺素非胆碱能系统	+	−
丙泊酚	舒张:降低迷走神经张力 降低气道平滑肌血清5-HT受体活性 抑制ATP介导的气道平滑肌收缩	+++	+
硫喷妥钠	收缩:增高迷走神经张力	−	−

续表

麻醉药物	作用机制	减弱气道反射	治疗性舒张气道平滑肌
氯胺酮	舒张:作用于气道 β_2 受体,促儿茶酚胺释放 拮抗 NMDA 受体 抑制嘌呤 P2X 受体介导的气道平滑肌钙内流 收缩:增加气道分泌物	+	+
肌肉松弛剂	收缩:促组胺释放 IgE 介导的肥大细胞脱颗粒释放组胺、血清素等 激动气道 M 胆碱受体,增高迷走张力	−	−
肌松拮抗剂			
抗胆碱酯酶药	收缩:增加气道分泌物 增高迷走神经张力	−	−
Sugammadex	−		
阿片类药物	舒张:抑制非肾上腺素非胆碱能系统 降低迷走神经张力 收缩:促组胺释放		
吗啡	收缩:更强的促组胺释放	+/−	+/−
芬太尼	呛咳明显	++	+/−
α_2 激动剂	舒张:抑制非肾上腺素非胆碱能系统,抑制钙信号转导 突触前 α_2 受体介导的降低副交感神经张力	++	+
NSAIDs	收缩:增加迷走神经张力 抑制环氧合酶,促细白三烯生成	−	−
利多卡因	舒张:直接作用于气道平滑肌,减弱气道反射	+	−

五、诊断与鉴别诊断

非全麻患者术中发生支气管痉挛,根据主诉及体格检查,结合病史及麻醉用药史一般可明确诊断哮喘发作。但在全身麻醉下行择期手术的患者若发生支气管痉挛,因缺乏主诉,往往很难及时诊断。此时患者首发症状多为机械通气时呼吸道阻力增高,严重者可发生低氧血症及 $P_{ET}CO_2$ 降低。图 67-4 简述了该类患者术中发生支气管痉挛时的快速诊断与鉴别诊断流程。首先应排除非肺内因素所致的呼吸道阻力增高,包括麻醉机故障或呼吸活瓣堵塞、气管导管过深或位置不当,以及痰、血栓或分泌物等所致的气管导管堵塞。肺内因素主要与各种原因所致的低氧、低 $P_{ET}CO_2$ 及高呼吸道阻力相鉴别,包括张力性气胸、肺水肿、肺栓塞、

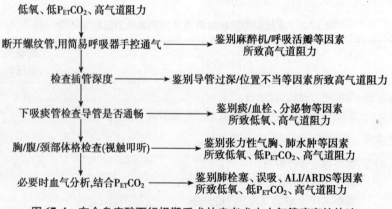

图 67-4 在全身麻醉下行择期手术的患者术中支气管痉挛的快速诊断与鉴别诊断流程

误吸及 ALI/ARDS 等。主要检查方法包括胸肺部体格检查（视、触、叩、听）及血气分析，结合病史可鉴别诊断。

六、预防及治疗

术中避免及去除诱因是预防哮喘患者术中发生支气管痉挛的重要措施，这些诱因包括机械刺激、作用于交感肾上腺素受体和胆碱能受体的药物、围手术期用药相关的过敏与类过敏反应、术前气道炎症未控制及其他。

哮喘的药物治疗包括舒张支气管平滑肌及改善气道炎症，术中急性支气管痉挛的一线用药是糖皮质激素和 β_2 受体激动剂。表 67-3 总结了术中支气管痉挛的药物治疗及注意事项。当怀疑因过敏或类过敏反应引起的支气管痉挛，除常规治疗和停用可疑药物外，力荐及时应用肾上腺素以逆转机体超敏状态。目前尚无吸入麻醉药对哮喘治疗作用和改善预后的临床研究，但大量临床经验表明，吸入麻醉药（除地氟烷外）对抢救哮喘持续状态或激素/β_2 受体激动剂疗效不佳者有特效[45]。

表 67-3 术中支气管痉挛的药物治疗及注意事项

药物	用法与用量	说　明
短效 β_2 受体激动剂	首选沙丁胺醇气雾剂 一般用量为 2 撤，吸入后 5～6min 起效，30～60min 达到最大作用，持续约 3～4h	经气管导管给药大部分药物沉积在气管导管内壁，到达气道的剂量不足 10%，故需 5～10 撤（15 撤效果最好）
肾上腺素	气管内给药 静脉注射：首量 2～5μg/kg（0.1～0.2mg），继之将 1mg 稀释至 250ml 以 1～4μg/min 静滴 皮下注射：1:1000 溶液 0.3～0.5ml，每 20min 1 次，用 3 次	年龄>40 岁，注意增加心血管疾病风险
肾上腺皮质激素	琥珀酸氢化可的松：200mg 静注，维持剂量最初 24h 可达 400～800mg/d 甲泼尼龙：40～80mg 静注，1～2 次/天；如果更大剂量，最好每 6 小时 1 次，连用 2～3d	地塞米松抗炎作用较强，但因血浆及组织中的半衰期较长，对垂体-肾上腺轴抑制较强，仅适合于短期使用
黄嘌呤类	氨茶碱：负荷量：4mg/kg；15min 维持量：0.3～0.9mg/（kg·h）（0.25～0.5g 加入 5% 葡萄糖静滴，极量 1g/d） 二羟丙茶碱：0.25～0.75g 静滴，一日总量<2g	氨茶碱治疗剂量和中毒剂量很接近，血浆浓度大于 20mg/L 可产生心律失常及抽搐，不推荐和 β_2 受体激动药同时使用 二羟丙茶碱作用强度为安茶碱 1/10，副作用小，适合老年人及儿童使用
抗胆碱药物	异丙托溴铵：气雾吸入，5min 起效，持续 4～6h 格隆溴铵：静脉或吸入，抑制腺体分泌，降低呼吸道阻力，不进入 CNS，无神经系统副作用，对 M1 作用轻，几乎无心动过速副作用，可有效抑制气道分泌物，解除支气管痉挛比阿托品实效长，但起效慢（20～30min），故作为预防用药	静脉效果有限 气雾剂：吸收少，副作用小，作用好，降低迷走张力
吸入麻醉药	麻醉深度达 1.5MAC 时有防止和逆转支气管收缩作用，对哮喘持续状态有治疗作用	对 β_2 受体激动剂/激素作用不显著的严重支气管痉挛者有效 循环抑制

综上，哮喘患者的围手术期管理应树立以麻醉医师为核心，多学科合作的理念，重视和强化术前风险评估及患者分级管理和阶梯式内科治疗，控制哮喘患者围手术期气道炎症和 AHR，以降低支气管痉挛的风险、减少术后并发并改善患者预后。以患者为中心，合理选择最优的麻醉方法和药物、避免诱发支气管痉挛因素、快速准确的诊断及鉴别诊断以及积极有效的药物干预是术中管理的重要环节。

（吴黄辉　陈国忠）

参 考 文 献

1. Masoli M，Fabian D，Holt S，et al. The global burden of asthma：executive summary of the GINA Dissemination Committee report. Allergy，2004，59：469-478.

2. Pearce N，Ait-Khaled N，Beasley R，et al. Worldwide trends in the prevalence of asthma symptoms：phase III of the International Study of Asthma and Allergies in Childhood

（ISAAC）. Thorax,2007,62:758-766.

3. ISAAC. Worldwide variation in prevalence of symptoms of asthma,allergic rhinoconjunctivitis, and atopic eczema. The International Study of Asthma and Allergies in Childhood （ISAAC）Steering Committee. Lancet, 1998,351（9111）: 1225-1232.

4. Olsson GL. Bronchospasm during anaesthesia. A computer-aided incidence study of 136,929 patients. Acta Anaesthesiol Scand,1987,31:244-252.

5. Tay CL,Tan GM,Ng SB. Critical incidents in paediatric anaesthesia:an audit of 10 000 anaesthetics in Singapore. Paediatr Anaesth,2001,11:711-718.

6. Von Ungern-Sternberg BS, Boda K, Chambers NA, et al. Risk assessment for respiratory complications in paediatric anaesthesia:a prospective cohort study. Lancet,2010,376: 773-783.

7. Orestes MI,Lander L,Verghese S,et al. Incidence of laryngospasm and bronchospasm in pediatric adenotonsillectomy. Laryngoscope,2012,122:425-428.

8. Mamie C,Habre W,Delhumeau C,et al. Incidence and risk factors of perioperative respiratory adverse events in children undergoing elective surgery. Paediatr Anaesth, 2004, 14: 218-224.

9. Nonaka M, Sakanashi Y, Sugahara K, et al. Incidence of asthmatic attack during anaesthesia in patients with a history of bronchial asthma. Masui,1999,48:759-762.

10. Warner DO, Warner MA, Barnes RD, et al. Perioperative respiratory complications in patients with asthma. Anesthesiology,1996,85:460-467.

11. Malmstrom K, Pelkonen AS, Makela MJ. Remodeling, inflammation and airway responsiveness in early childhood asthma. Curr Opin Allergy Clin Immunol 2013;13:203-210.

12. Gal TJ. Bronchial hyperresponsiveness and anesthesia: physiologic and therapeutic perspectives. Anesth Analg, 1994,78:559-573.

13. Bordet F,Allaouchiche B,Lansiaux S,et al. Risk factors for airway complications during general anaesthesia in paediatric patients. Paediatr Anaesth,2002,12:762-769.

14. Liccardi G,Lobefalo G,Di Florio E,et al. Strategies for the prevention of asthmatic,anaphylactic and anaphylactoid reactions during the administration of anesthetics and/or contrast media. J Investig Allergol Clin Immunol,2008,18 （1）:1-11.

15. Liccardi G,Salzillo A,De Blasio F,et al. Control of asthma for reducing the risk of bronchospasm in asthmatics undergoing general anesthesia and/or intravascular administration of radiographic contrast media. Curr Med Res Opin,

2009,25:1621-1630.

16. Liccardi G, Salzillo A, Sofia M, et al. Bronchial asthma. Curr Opin Anaesthesiol,2012,25（1）:30-37.

17. Weissman C. Pulmonary complications after cardiac surgery. Semin Cardiothorac Vasc Anesth,2004,8:185-211.

18. Hurford WE. The bronchospastic patient. Thoracic Anesth, 2000,38:77-90.

19. Tzani P,Chetta A,Oliveri D. Patient assessment and prevention of pulmonary side-effects in surgery. Curr Opin Anesthesiol,2011,24:2-7.

20. Gass GD, Olsen GN. Preoperative pulmonary function testing to predict postoperative morbidity and mortality. Chest,1986,89:127-135.

21. Warner DO,Warner MA,Offord KP,et al. Airway obstruction and perioperative complications in smokers undergoing abdominal surgery. Anesthesiology,1999,90:372-379.

22. Milledge JS,Nunn JF. Criteria of fitness for anaesthesia in patients with chronic obstructive lung diseases. BMJ,1975, 3:670-673.

23. Groeben H,Schlicht M,Stieglitz S,et al. Both local anesthetics and albuterol pretreatment affect reflex bronchoconstriction in volunteers with asthma undergoing awake fiberoptic intubation. Anesthesiology,2002,97:1445-1450.

24. Bishop MJ,Cheney FW. Anesthesia for patients with asthma. Anesthesiology,1996,85:455-456.

25. Woods BD,Sladen RN. Perioperative considerations for the patient with asthma and bronchospasm. Br J Anaesth, 2009,103（Suppl I）:i57-i65.

26. Dewachter P,Mouton-Faivre C,Emala CW,et al. Case scenario:bronchospasm during anesthetic induction. Anesthesiology,2011,114:1200-1210.

27. Stasic AF. Perioperative implications of common respiratory problems. Sem Pediatric Surg,2004,13:174-180.

28. Scalfaro P,Sly PD,Sims C,et al. Salbutamol prevents the increase of respiratory resistance caused by thacheal intubation during sevoflurane anesthesia in asthmatic children. Anesth Analg,2001,93:898-902.

29. Silvanus MT,Groeben H,Peters J. Corticosteroids and inhaled salbutamol in patients with reversible airway obstruction markedly decrease the incidence of bronchospasm after tracheal intubation. Anesthesiology,2004,100:1052-1057.

30. Enright A. Bronchospastic disease and emergency surgery. Middle East J Anesthesiol,2004,17:927-938.

31. Liccardi G,Antonicelli L,Canonica GW,et al. Expert opinion:therapeutic suggestions for reducing the risk of bronchospasm in asthmatics undergoing surgery,flexible bronchoscopy and/or intravascular administration of radiographic contrast media. Rass Pat App Resp,2011,26:111-121.

32. Khan MA, Hussain SF. Preoperative pulmonary evaluation. J Ayub Med Coll Abbottabad, 2005, 17:82-86.

33. Kim ES, Bishop MJ. Endotracheal intubation, but not laryngeal mask airway insertion, produces reversible bronchoconstriction. Anesthesiology, 1999, 90:391-394.

34. Berry A, Brimacombe J, Keller C, et al. Pulmonary airway resistance with the endotracheal tube versus laryngeal mask airway in paralyzed anesthetized adult patients. Anesthesiology, 1999, 90:395-397.

35. Rodgers A, Walker N, Schug S, et al. Reduction of postoperative mortality and morbidity with epidural or spinal anaesthesia: results from overview of randomised trials. BMJ, 2000, 321:1-12.

36. Yamakage M, Tsujiguchi N, Hattori J, et al. Low-temperature modification of the inhibitory effects of volatile anesthetics on airway smooth muscle contraction in dogs. Anesthesiology, 2000, 93:179-188.

37. Regli A, von Ungern-Sternberg BS. Anesthesia and ventilation strategies in children with asthma: Part I-preoperative assessment. Curr Opin Anaesthesiol, 2014, 27(3): 288-294.

38. Bourgain JL, Debaene B, Meistelman C, et al. Respiratory mechanics in anesthetized patients after neostigmine-atropine. A comparison between patients with and without chronic obstructive pulmonary disease. Acta Anaesthesiol Scand, 1993, 37:365-369.

39. Yamakage M, Iwasaki S, Namiki A. Guideline-oriented perioperative management of patients with bronchial asthma and chronic obstructive pulmonary disease. J Anesth, 2008, 22(4):412-428.

40. McBride JT. The association of acetaminophen and asthma prevalence and severity. Pediatrics, 2011, 128:1181-1185.

41. Lesko SM, Louik C, Vezina RM, et al. Asthma morbidity after the short-term use of ibuprofen in children. Pediatrics, 2002, 109:E20.

42. Short JA, Barr CA, Palmer CD, et al. Use of diclofenac in children with asthma. Anaesthesia, 2000, 55:334-337.

43. Habre W, Petak F. Anaesthesia management of patients with airway susceptibilities: what have we learnt from animal models?. Eur J Anaesthesiol, 2013, 30:519-528.

44. Regli A, von Ungern-Sternberg BS. Anesthesia and ventilation strategies in children with asthma: part II-intraoperative management. Curr Opin Anaesthesiol, 2014, 27(3): 295-302.

45. Revich LR, Grinspon SG, Paredes C, et al. Respiratory effects of halothane in a patient with refractory status asthmaticus. Pulm Pharmacol Ther, 2001, 14(6):455-460.

68 成人阻塞性睡眠呼吸暂停患者的围手术期的管理

阻塞性睡眠呼吸暂停综合征(OSA)是指患者睡眠时反复出现部分或完全的上呼吸道梗阻,表现为不短于10秒的周期性呼吸暂停或者低通气,又称阻塞性睡眠呼吸暂停低通气综合征(OSAHS)[1]。2009年中华耳鼻喉头颈外科杂志编委会和中华医学会耳鼻咽喉头颈外科学分会咽喉学组联合发表了阻塞性睡眠呼吸暂停低通气综合征诊断和外科治疗指南,定义OSAHS是指睡眠时上气道塌陷阻塞引起呼吸暂停和低通气,通常伴有打鼾、睡眠结构紊乱,频繁发生血氧饱和度下降、白天嗜睡、注意力不集中等病症,并可能导致高血压、冠心病、2型糖尿病等多器官多系统损害[2]。呼吸暂停(apnea)是指睡眠过程中口鼻气流停止(较基线水平下降≥90%),持续时间≥10s。低通气(hypopnea)是指睡眠过程中口鼻气流较基线水平降低≥30%,并伴动脉血氧饱和度(arterial oxygensaturation,SaO_2)下降≥0.04,持续时间≥10s;或者是口鼻气流较基线水平降低≥50%,并伴SaO_2下降≥0.03或微觉醒,持续时间≥10s。

OSA患者对麻醉药物和阿片类药物更加敏感,容易发生呼吸抑制或呼吸暂停,同时由于这类患者常常合并慢性缺氧引起的红细胞增多症、高血压和心肌缺血改变,心律不齐、肺动脉高压等疾病[3-7],围手术期并发症的风险明显增高[8]。本综述通过回顾国内外文献,总结了OSA患者的解剖及病理生理,诊断和筛查,围手术期麻醉风险防范和管理。

一、OSA的解剖及病理生理

正常成人的上呼吸道为口、鼻、咽和喉,其中咽腔的前壁和侧壁没有骨性组织支撑,仅靠咽腔壁上的肌肉张力保持其开放。OSA患者引起咽喉通道阻塞的解剖学因素与咽腔狭小、咽壁容易塌陷密切相关,咽腔体积与肥胖程度成反比。睡眠时OSA患者肌肉松弛,舌后坠,进一步加重咽腔狭窄,导致吸气时因气流迅速通过腭垂、舌根和会厌,而产生鼾声和低通气状态(经口、鼻气流少于清醒时的50%以上并持续10s以上时)。当咽腔壁肌肉完全失去张力时,咽腔塌陷,由于舌完全后坠,形成上呼吸道完全梗阻,出现虽用力通气、但无气流通过、无声音的窒息状态[9]。因此导致

咽腔狭窄的疾病,肥胖、鼻腔、咽及喉部病变均可引起睡眠呼吸暂停综合征,如鼻孔狭窄或闭锁,鼻中隔偏曲,鼻息肉,鼻肿瘤,腺样体肥大,鼻咽部闭锁或狭窄;口腔病变,扁桃体肥大,腭垂过长及肥大,会厌炎,会厌囊肿,肿瘤,声门水肿,甲状腺肿或转移性肿块,巨舌症,舌肿瘤,舌根部异位甲状腺,继发性黏液性水肿,舌体肥大;某些先天性颌面部发育畸形;全身性疾病,肢端肥大症引起的舌体肥厚,钾低引起的黏液性水肿,绝经期后内分泌紊乱,肥胖症等患者[10]。

OSA患者可发生多个器官系统的病理生理变化,包括呼吸系统、循环系统血液系统和神经系统。睡眠中反复发生的低通气和呼吸暂停直接导致氧分压下降(PaO_2)下降,二氧化碳分压($PaCO_2$)升高,呼吸性和代谢性酸中毒,窒息时呼吸道负压增加,可引起轻度负压性肺水肿。低氧和高二氧化碳血症可进一步引起肺动脉高压、肺心病、高血压、冠心病、心律失常。缺氧刺激促红细胞生成素增高,可产生红细胞增多症,使血液黏滞性增高,促发或加重血栓形成[11]。睡眠结构的紊乱和反复发生的憋醒可致中枢神经的损害及自主神经功能紊乱,头胀,头痛,头晕,耳鸣,记忆力下降,白天困倦,嗜睡,智力下降,操作能力下降,个性和认知功能的改变。

二、OSA的发病率及诊断标准

OSA的发病率与年龄、性别、人口学及诊断标准有关,男性、高龄人群OSA发病率更高。国外调查发现2%~26%普通人群中OSA的发病率男性约为3%~7%,女性约为2%~5%[12],我国尚缺乏全国范围的调查资料,一项对广西10 819例社区人口的筛查显示,OSA的发病率男性为4.1%,女性为2.4%[13]。手术患者的OSA发病率并没有准确的数据,但仍有一些研究使用柏林问卷、Flemons指数、Epworth嗜睡量表及PSG等调查手术患者的OSA发病率,显示20%~40%的手术患者是OSA的高危人群[14-16]。华西医院麻醉科对1092例择期手术成年患者进行柏林问卷调查显示11%的患者为OSA高危人群,男性患者发病率为12.8%,女性为9.6%,OSA高危人群的平均年龄为61.1

岁,明显高于低危人群的年龄 51.9 岁。

OSA 的诊断标准包括患者的症状、体征和睡眠监测结果。目前并没有统一的标准,2009 年中华医学会耳鼻咽喉头颈外科学分会咽喉学组关于阻塞性睡眠呼吸暂停低通气综合征诊断和外科治疗指南及中华医学会麻醉分会关于 OSA 患者围手术期管理的专家共识里均指出 OSA 诊断依据为多道睡眠监测(PSG)AHI>5 次/小时,同时存在打鼾、反复呼吸暂停、白天嗜睡、注意力不集中、情绪障碍等症状,可合并高血压、缺血性心脏病或脑卒中、2 型糖尿病等。OSAHS 病情程度和低氧血症严重程度主要依据 AHI 指数和最低血氧饱和度(表 68-1)。

表 68-1　2009 年中华医学会耳鼻咽喉头颈外科学分会 OSAHS 病情程度和诊断依据

OSAHS 严重程度	AHI (次/小时)	最低血氧饱和度(%)
轻度	5～15	85～90
中度	>15～30	65～85
重度	>30	<65

三、术前准备

(一) 如果患者没有确诊 OSA,则需详细全面的了解病史、体格检查及家族史,与患者家属沟通了解,使用筛查问卷进一步了解患者是否存在 OSA 的高风险。打鼾、日间嗜睡、夜晚睡觉憋醒、肥胖、颈围增粗、扁桃体肥大等均提示患者可能有 OSA。对病史和体格检查高度怀疑 OSA 的患者应进行问卷筛查,OSA 常用问卷有柏林问卷、Flemons 指数、Epworth 嗜睡量表、美国麻醉医师协会 OSA 问卷、STOP 问卷、STOP-BANG 问卷,这些问卷诊断 OSA 的敏感性和特异性、阳性预测值、阴性预测值随着设定的 AHI 数值的不同而变化,敏感性为36%～86%,特异性为31%～95%,阳性预测值为72%～96%,阴性预测值为30%～82%[17],如果问卷筛查为高风险人群,则应进行多导睡眠监测以评估 OSA 严重程度。

(二) 如果患者已确诊 OSA 或者经筛查是 OSA 高风险则需进一步全面进行气道检查、回顾病历等。病历回顾时需关注患者既往有无麻醉记录及困难气道记录,有无高血压、心血管疾病或者其他疾病。与患者家人了解睡眠情况(打鼾次数、呼吸暂停时间、多次憋醒、频繁体动、日间嗜睡等。体格检查重点评估气道状态:鼻咽腔部征、颈围、扁桃体和舌体大小、Mallampati 分级见表 68-2[18]。

(三) 与外科医师合作,对 OSA 明确诊断的患者进行积极的术前准备,优化术前状态,改善围手术期患者的转归。患者围手术期风险取决于 OSA 的严重程度及外科手术的损伤程度。根据 OSAHS 的严重程度、致病原因,以及手术部位、创伤的严重程度和术后镇痛等确定其围手术期

表 68-2　Mallampati 分级

1 级	可见腭垂、腭弓和软腭
2 级	可见腭弓和软腭
3 级	仅可见软腭
4 级	软腭,亦被舌体完全遮住,仅可见硬腭

风险,制定详细的麻醉、监测和术后镇痛方案,对于重度 OSAHS 患者接受需要全麻的大手术患者其围手术期的风险显著的增加要明确的告知患者、家属及手术医师[7,19-21]。如怀疑患者患 OSA,麻醉医师与外科医师应共同决定是否:①仅根据临床特征进行围手术期处理;②在术前进行睡眠监测,更全面的气道检查及 OSA 治疗。如果该评估直到手术前才进行,外科医师与麻醉医师需在仅根据临床特征处理患者和推迟手术之间做出选择[22]。

(四) 困难气道评估 OSA 患者围手术期风险主要发生在麻醉诱导和拔管期间。麻醉诱导后可能出现面罩通气困难、插管困难导致不能维持有效的通气,而这类患者拔管后可能由于麻醉药物残留或者术后镇痛镇静不当造成呼吸道部分或完全塌陷造成呼吸道的部分或完全梗阻,导致严重缺氧和高碳酸血症、缺氧性脑损害,甚至死亡[21]。

麻醉医师在麻醉前需要对鼾症患者的气道进行全面细致的评估,除了评估困难气道的常见指标颈短、头颈活动度、甲颌间距外,还应了解有无颜面部畸形,如小下颌畸形、舌骨位置异常、下颌移位(后缩、前移、舌根过大、软腭过长、腭弓过低)、下颌过窄及下颌骨发育不良及某些遗传疾病(如唐氏综合征、头面部异常、肌萎缩)、疾病状态(糖尿病、脑瘫),有无上呼吸道的解剖异常如:张口度变小、扁桃体增大、双侧鼻腔的通气程度并结合 Mallampati 分级(表 68-2)、影像学的检查如:CT、MRI,喉镜的检查等进行综合判断[23]。

(五) 评估并优化重要脏器功能 OSA 可导致呼吸系统的病理生理变化导致呼吸储备功能下降,循环系统变化如右心室肥厚、肺动脉高压、血液系统使血液处于高凝状态、内分泌系统及神经系统等一系列连锁反应,亦可引起包括缺血性脑卒中、心肌梗死等危及生命的疾病[7,17]。OSA 越重,患者心脑肾等重要脏器受累的可能性也越大越重,围手术期的麻醉风险也越大。术前评估重要脏器的功能并及时进行相应的治疗,优化受损的器官的功能状态十分重要[24]。术前优化患者各个器官系统的功能的具体措施包括:①术前持续气道正压通气(CPAP)或无创正压通气(NIPPV)或双向气道正压通气(BiPAP);②术前使用下颌前移矫治器或口腔矫治器;③减轻体重;④纠正其他器官功能状况,使其达到最佳状态。

(六) 围手术期用药 OSA 患者应避免术前术后使用镇静镇痛药物,患者对这类药物非常敏感,使用后可能发生气道塌陷梗阻。

(七) 麻醉前准备术前应备好各种困难气管插管的导

管和设备如喉罩、可视喉镜、纤支镜、紧急气管切开装置、清醒气管插管设备,检查麻醉机,监测呼气末二氧化碳分压、脉搏氧饱和度、血压、心率,有条件的还应配备血气分析仪、转运呼吸机及必要的血流动力学监测仪。

四、麻醉

OSA 患者进行麻醉时,麻醉医师需考虑麻醉药物(镇静药、阿片类、吸入麻醉药)可能增加术后呼吸道梗阻、低通气、缺氧的风险,因此需慎重选择麻醉方式和麻醉药物。浅表或四肢手术,应选择局部麻醉或外周神经阻滞,避免使用镇静药物,如必须使用,则应连续监测呼气末二氧化碳、SpO_2 等,术前接受 CPAP 或 NIPPV 治疗的患者镇静时应继续使用上述治疗。如果神经阻滞效果欠佳需使用中至深度镇静,建议改用全身麻醉以保证气道安全。手术创伤大、出血多、时间长、复杂的手术,对循环、呼吸影响较大的手术建议选择全身麻醉气管内插管[1]。鼾症患者行 OSAHS 矫正术即腭垂缩短术+腭咽成形术时,应选择气管插管全身麻醉。术前 Mallampati 评分Ⅲ级及以上,Cormack-Lehane[24,25]声门暴露分级为Ⅲ级及以上,AHI 分级为重度的患者,建议行清醒镇静表面麻醉下经鼻或经口气管插管下麻醉。全身麻醉应选择短效药物,利于术后早期拔除气管导管。

气管插管技术的选择:鼾症患者的麻醉都应按照困难气道准备,具体处理按困难气道处理专家建议的原则进行处理[26]。

(一)清醒经鼻或口插管

很多文献都报道了对鼾症患者行气管内插管首选此方法。完善的表麻麻醉是施行清醒气管插管技术的关键。入室后开放静脉,连接多功能检测仪,连续进行 BP、SpO_2、HR、ECG 等常规检测。常规给予阿托品或长托宁或东莨菪碱等使口腔或鼻腔保持干燥。呼吸道准备:选择通气较好一侧鼻孔填塞 3% 麻黄碱纱条作为插管入口。用 1% 丁卡因或 2% 利多卡因喷洒口腔、咽腔、舌的表面、舌根等处,然后使用喉麻管在直接喉镜或可视喉镜(如 airtraq)暴露下经声门喷洒局麻药。如不能看清声门或杓状软骨,经环甲膜穿刺注入 2% 利多卡因 2ml 进行气管内表面麻醉。气管导管最好选择柔软的弹簧管,或将普通导管放入热水中使其变软,涂抹足够的液体石蜡。鼻插管时导管斜面对下鼻甲,背向鼻中隔,这样可以避免导管尖端顶入鼻中隔间隙。导管前端出后鼻道进入口咽部时,应旋转约 180° 使开口斜面朝向鼻中隔方向,以免损伤咽后壁黏膜下组织。静脉给药插管:小壶静滴 0.5~1μg/kg 的芬太尼和 2mg/kg 的利多卡因。气管导管连接麻醉机高流量充分给氧,这时用喉镜显露声门Ⅰ级可见声门,Ⅱ级见到声门的后半部,Ⅲ级只见会厌,Ⅳ级只能见到软腭。在Ⅱ级以上我们选择给肌松药进行快速诱导插管,而在Ⅲ到Ⅳ级的,我们在保证患者能够通气的情况下(保证患者通气有两种方式①让患者保留自主呼吸;②患者意识消失后,可以行面罩呼吸囊辅助呼吸),选

择静脉推注少量镇静药,推药速度不宜过快,防止呼吸抑制。观察患者的反应,待意识消失后操作者一手握喉镜,另一手用 Magill 钳送导管于声门,此时声门易暴露。自主呼吸的保留可使麻醉者不致因患者的呼吸停止而紧张,有了充分的插管时间。如果声门特别难暴露,我们可顺着呼吸道的气流盲探插管。盲探插管一般选择经鼻气管插管,一般选择鼻腔通气一侧较好的施行此操作,如果两侧通气都比较好的话,一般选择左侧鼻腔(主要是由于鼻中隔偏向的问题),当然术前经耳鼻喉医师检查过鼻腔最好。最好选用质地较软、管径稍细的经鼻导管,适当的头后仰,鼻导管垂直鼻腔进入,尽量不要旋转导管,这样易导致鼻腔出血,在进鼻腔时调整鼻导管斜面朝向咽后壁有利于其通过鼻道减少损伤,当导管通过鼻后孔后,嘱患者用鼻子吸气,此时调整导管的方向,根据导管内的气流声,逐渐的接近声门,当气流声最大时,表明导管口已经对准声门,气管导管进入声门的标志,是连接麻醉机呼吸回路用呼气末二氧化碳波形确认导管是否在气道中,当然,你如果喷洒的表面麻醉效果欠佳时,患者可以表现出呛咳,或憋气的现象。在确认气管导管在气管后,可以根据手术情况加肌松药或镇静镇痛等药物。如果盲探插管失败或遇到困难时,可改用可视喉镜辅助下纤支镜插管或喉罩引导插管,为了减轻患者的紧张和恐惧心理,可以适当辅助镇静和镇痛药物,前提是能保证患者的通气,如果发现不能保证患者通气,应该尽快建立人工气道(口咽气道、鼻咽气道、喉罩、气管插管等)必要时行快速气管造口(切开)术。

(二)七氟烷快速评估插管法

此种方法的优点就在于能够先进行通气困难的评估,然后再进行声门暴露的评估,能最大限度地减少此类患者清醒插管率,提高患者的舒适性,特别适用于清醒插管不能配合的患者。先以 1% 七氟烷预充呼吸回路。采用"潮气量"法,氧气流量 6L/分,面罩吸入 1% 七氟烷,2min 后增加至 2%,再 2min 后增加至 3%,诱导期间观察和评估患者通气困难的表现和尝试正压面罩通气。如果患者没有出现明显呼吸困难或者原有呼吸困难没有明显加重,Han's 面罩通气评分 2 级及以下[27,28],呼吸道梗阻程度在 3 分以下[29,30],持续吸入 3% 七氟烷直到患者意识消失,对于声门上梗阻的患者追加 0.5mg/kg 丙泊酚,声门下梗阻患者诱导期间不使用任何静脉药物。用直接喉镜试暴露声门或可视喉镜 Airtraq 尝试暴露声门,视评估插管情况并决定插管,根据 Cormack and Lehane 的分级在Ⅰ和Ⅱ,则可以给予肌松药进行气管插管,Cormack and Lehane 的分级在Ⅲ和Ⅳ级则可以在可视喉镜的暴露下行纤支镜引导下插管。在做过的试验中笔者也遇到患者的声门在可视喉镜下尤其是 airtraq 下暴露良好,但是仍然置管困难,此时可使用纤支镜引导插管。如果在任何镇静水平患者出现严重通气困难,立即置入口咽通气道或鼻咽通气道,如果置入失败或者无效,停止七氟烷吸入,排空储气囊,快速用高流量冲洗,从而迅速使患者清醒,这类患者改在清醒状态下实施气管插管。

采用七氟烷缓慢诱导插管，可以明显降低了清醒插管率，提高患者的舒适度，减少患者的负面情绪对医师的影响。同时七氟烷的缓慢诱导可以降低困难插管的发病率，使声门暴露更加的清楚。但此种方法运用是需要麻醉师要有一定的经验和技术，七氟烷在吸入的过程中个别患者有烦躁的情况，可以适当给予少量的丙泊酚，前提是不能抑制呼吸。

（三）快速的经口或经鼻插管

此种方法应该建议患者在患者没有通气困难和声门暴露困难的前提下采用。即无通气困难和插管困难的患者可行快速诱导经鼻或经口插管，同时需要麻醉医师要有丰富的经验，配备使用先进的辅助插管设备，同时还要配备抢救的措施，如气管切开等，以确保患者麻醉诱导过程中的安全和舒适。

五、术后管理

术后管理应包括有效的镇痛、维持正常的氧合和必要的监护。对于鼾症患者手术后不推荐使用连续输注阿片类药物镇痛，可用曲马多或者非甾体抗炎药，如果用阿片类药物需严密监测患者的呼吸。曲马多是人工合成的中枢系统镇痛药，镇痛强度弱于芬太尼，对呼吸、循环无抑制，对平滑肌和横纹肌无松弛作用，不释放组胺无成瘾性，是鼾症患者理想的术后镇痛药物。非甾体抗炎药除抑制环氧合酶、阻止前列腺素合成的作用外，还具有中枢镇痛作用，但非甾体抗炎药有"封顶效应"，单独应用不能充分缓解大手术后早期的疼痛。接受鼾症矫治术的 OSA 患者，由于伤口水肿、麻醉药物的残余作用，可能在拔除气管导管后出现严重的舌后坠、喉痉挛、低氧血症，因此床旁准备好气管插管和气管切开的设备。非鼾症矫治术的 OSA 患者可放置口咽通气管或鼻咽通气管防止舌后坠，后者刺激明显小于前者。可继续使用 CPAP 或 NIPPV 治疗辅助通气。术后应持续吸氧、心电监护，直到患者吸空气状态下能够维持正常的氧合。

总之，阻塞性睡眠呼吸暂停综合征手术麻醉中应重点关注的问题：①困难气道的评估及处理；②术中保持气道的通畅和维持血流动力学的稳定；③术中及术后加强呼吸道的管理；④防范麻醉恢复期的风险；⑤术后镇痛[31]。

（汪吉明　刘飞　左云霞）

参 考 文 献

1. Chung SA，Yuan H，Chung F. A systemic review of obstructive sleep apnea and its implications for anesthesiologists. Anesth Analg，2008，107：1543-1563.

2. 中华耳鼻咽喉头颈外科杂志编辑委员会. 阻塞性睡眠呼吸暂停低通气综合征诊断和外科治疗指南. 中华耳鼻咽喉头颈外科杂志，2009：44.

3. Marshall NS，Wong KK，Liu PY，et al. Sleep apnea as an independent risk factor for all-cause mortality. the Busselton Health Study Sleep 2008，31：1079-1085.

4. Peker Y，Hedner J，Kraiczi H，et al. Respiratory disturbance index：an independent predictor of mortality in coronary artery disease. Am J Respir Crit Care Med 2000，162：81-86.

5. Marin JM，Carrizo SJ，Vicente E，Agusti AG. Long-term cardiovascular outcomes in men with obstructive sleep apnoea-hypopnoea with or without treatment with continuous positive airway pressure：an observational study. Lancet 2005，365：1046-1053.

6. Yaggi HK，Concato J，Kernan WN，Lichtman JH，Brass LM，Mohsenin V. Obstructive sleep apnea as a risk factor for stroke and death. N Engl J Med 2005，353：2034-2041.

7. Adesanya AO，Lee W，Greilich NB，Joshi GP. Perioperative management of obstructive sleep apnea. Chest 2010，138：1489-1498.

8. 赵鹏程，赵国庆. 阻塞性睡眠呼吸暂停综合征手术的麻醉处理. 吉林医学，2005.

9. 杜鑫. OSAHS 发病机制的研究进展. 中国美容整形外科杂志，2012：23.

10. 包全堂，张金宏，王丁木，刘明利. 阻塞性睡眠呼吸暂停综合征患者麻醉的气道管理. 临床麻醉学杂志，2009.

11. Punjabi NM. The epidemiology of adult obstructive sleep apnea. Proc Am Thorac Soc 2008，5：136-143.

12. Liu J1，W. C.，Huang L，Wang W，Liang D，Lei Z，Wang F，Wang X，Hou X，Tang X.，Prevalence of signs and symptoms suggestive of obstructive sleep apnea syndrome in Guangxi，China. Sleep Breath，2013.

13. Chung，F.，et al. Preoperative identification of sleep apnea risk in elective surgical patients，using the Berlin questionnaire. Journal of Clinical Anesthesia，2007. 19（2）：130-134.

14. Vasu，T. S.，et al. Obstructive Sleep Apnea Syndrome and Postoperative Complications Clinical Use of the STOP-BANG Questionnaire. Archives of Otolaryngology-Head & Neck Surgery. 2010，136（10）：1020-1024.

15. Finkel，K. J.，et al. Prevalence of undiagnosed obstructive sleep apnea among adult surgical patients in an academic medical center. Sleep Medicine，2009，10（7）：753-758.

16. Sharon A. Chung，Hongbo Yuan，Frances Chung. A Systemic Review of Obstructive Sleep Apnea and Its Implications for Anesthesiologists. Ambulatory Anesthesiology，2008，107：5.

17. Preston R，Jee R. Obstetric airway management. Int Anesthesiol Clin，2014，52：1-28.

18. Practice guidelines for the perioperative management of patients with obstructive sleep apnea：an updated report by the American Society of Anesthesiologists Task Force on Perioperative Management of patients with obstructive sleep

apnea. Anesthesiology,2014,120:268-286.

19. Gross JB,Bachenberg KL,Benumof JL,Caplan RA,Connis RT,Cote CJ,Nickinovich DG,Prachand V,Ward DS,Weaver EM,Ydens L,Yu S. Practice guidelines for the perioperative management of patients with obstructive sleep apnea:a report by the American Society of Anesthesiologists Task Force on Perioperative Management of patients with obstructive sleep apnea. Anesthesiology,2006,104:1081-93;quiz 1117-1118.

20. Turner K,VanDenkerkhof E,Lam M,Mackillop W. Perioperative care of patients with obstructive sleep apnea-a survey of Canadian anesthesiologists. Can J Anaesth,2006,53:299-304.

21. Joshi GP,Ankichetty SP,Gan TJ,Chung F. Society for Ambulatory Anesthesia consensus statement on preoperative selection of adult patients with obstructive sleep apnea scheduled for ambulatory surgery. Anesth Analg,2012,115:1060-1068.

22. Benumof JL. Obstructive sleep apnea in the adult obese patient:implications for airway management. J Clin Anesth,2001,13:144-156.

23. den Herder C,Schmeck J,Appelboom DJ,de Vries N. Risks of general anaesthesia in people with obstructive sleep apnoea. BMJ,2004,329:955-959.

24. Henderson JJ,Popat MT,Latto IP,Pearce AC. Difficult Airway Society guidelines for management of the unanticipated difficult intubation. Anaesthesia,2004,59:675-694.

25. Enterlein G,Byhahn C. Practice guidelines for management of the difficult airway:update by the american society of anesthesiologists task force. Anaesthesist,2013,62:832-835.

26. El-Orbany M,Woehlck HJ. Difficult mask ventilation. Anesth Analg,2009,109:1870-1880.

27. Kheterpal S,Martin L,Shanks AM,Tremper KK. Prediction and outcomes of impossible mask ventilation:a review of 50,000 anesthetics. Anesthesiology,2009,110:891-897.

28. Sami SA,Sinha RP. A clinical study of the effects of nisone (prednisone) in laryngeal diphtheria with obstruction. Indian J Pediatr,1958,25:101-106.

29. Maat RC,Roksund OD,Halvorsen T,Skadberg BT,Olofsson J,Ellingsen TA,Aarstad HJ,Heimdal JH. Audiovisual assessment of exercise-induced laryngeal obstruction:reliability and validity of observations. Eur Arch Otorhinolaryngol,2009,266:1929-1936.

30. 万先文,赵为禄. 阻塞性睡眠呼吸暂停综合征手术的麻醉处理. 实用临床医学,2012.

69 剖胸手术术中肺功能保护的进展

目前我国每年进行的胸外科手术约 20 万例,并以每年 5%～7% 的比例在增长。统计显示,目前剖胸手术术后肺部并发症约为 50% 左右[1]。如何减少剖胸手术肺部并发症、保护患者肺功能,成为临床医生面临的重要课题。围手术期并发症主要包括低氧血症、肺炎、肺不张、肺水肿、ARDS 等。其中胸科手术术后 ARDS 发生率较低(2%～5%),其病死率却非常高(72%)[2]。所以,围手术期肺功能保护对预防术后 ARDS 至关重要。剖胸手术术中的危险因素主要包括:手术、麻醉、吸入氧浓度、机械通气、体液平衡等方面。本文将重点通过对剖胸手术患者术中肺功能保护策略进行讨论。

一、手术因素

研究显示,手术范围越大,术后肺损伤发生率越高,越严重[3]。另外手术时间也是影响术后肺功能的一个重要因素,手术时间大于 3h,患者术后肺部并发症发病率显著增高。所以,尽量减少手术范围、缩短手术时间可以显著降低剖胸手术术后肺部并发症的发生。

二、麻醉因素

以往的研究认为,丙泊酚可以减轻肺缺血再灌注损伤,抑制氧化应激反应,减轻大潮气量机械通气肺损伤[4-7]。但是,近来的临床研究指出,相比较静脉麻醉药,吸入麻醉药展现出来的肺保护功能更为显著。尤其是七氟烷和地氟烷。临床研究指出,相比较丙泊酚,吸入麻醉药七氟烷、地氟烷可以明显降低单肺通气后肺泡内炎症因子,改善术后患者换气功能,提高氧饱和度[8-10]。其中,七氟烷的肺功能保护作用比地氟烷更为明显,可以降低单肺通气后肺泡内炎症因子到单肺通气前水平。

对于剖胸手术是否复合硬膜外麻醉目前还存在争议。虽然多数临床研究发现,全身麻醉复合硬膜外麻醉可以显著降低胸、腹手术后并发症的发生率,改善术后肺功能,降低患者术后 30d 死亡率,尤其是对术前伴有 COPD 的患者[11-14],但也有研究认为全身麻醉复合硬膜外麻醉对剖胸手术没有明显影响,甚至会加重单肺通气期间肺内分流,引起低氧血症[15,16]。硬膜外麻醉对单肺通气期间肺内分流的影响可能主要取决于硬膜外麻醉药物的浓度。研究显示,胸段硬膜外麻醉使用低浓度布比卡因或罗哌卡因对肺内分流、通气血流比影响很小,甚至减少单肺通气期间外周血中的促炎因子[17,18],而使用高浓度麻醉药则会促进肺内分流[18]。考虑到硬膜外麻醉可以提供良好的术后镇痛,有助于患者术后呼吸功能的恢复,所以剖胸手术使用硬膜外麻醉还是利大于弊。此外,近年来广泛应用于临床的 α_2 受体激动剂——右美托咪定也可以有效的改善单肺通气期间氧分压和通气/血流比值[19]。

三、吸入氧浓度

以往在剖胸手术单肺通气期间,为维持血氧饱和度,通常提高吸入氧浓度。但是,长时间吸入高浓度氧可以诱发氧化应激反应,导致活性氧释放增多[20]。尤其是在复合低潮气量保护性通气策略时,更容易导致肺不张的发生。目前多主张在维持双肺通气 $SpO_2 > 95\%$、单肺通气 $SpO_2 > 90\%$ 的基础上,尽可能的降低吸入氧浓度[21]。

四、通气模式

临床麻醉中最常用的通气模式包括容量控制通气和压力控制通气模式,二者各有优点。容量控制通气模式不受患者胸廓、肺顺应性的影响,能够保证分钟通气量,但是容易导致患者通气气道峰压增高,尤其是患者肺顺应性降低的情况下,容易导致机械通气肺损伤。压力控制通气模式,应用减速气流从而使压力维持在设定水平,更利于气体在肺内分布,改善氧合和肺内分流。压力控制模式受肺顺应性和气道阻力的影响,可导致通气不足,进而造成低氧血症。一项临床调查比较单肺通气期间对患者实施容量控制通气和压力控制通气,结果发现两种通气模式对患者术后肺部并发症没有明显差异[22]。值得注意的是,此研究的对象为术前肺功能正常的患者。2014年有1项临床研究，通过比较不同通气模式对老年患者（术前伴有不同程度肺功能障碍）术后肺部并发症的影响，结果发现，压力控制通气模式可以显著改善患者术后24h内氧合指数，缩短患者术后机械通气时间，降低患者ICU滞留时间以及住院时间[23]。因此，压力控制通气模式更适用于术前伴有肺功能障碍的患者。

五、机械通气肺损伤

Licker M发现，单肺通气期间健侧肺通气压力是术后肺损伤的一个独立影响因素[24]。患者PIP>25cmH₂O与15cmH₂O比较，术后急性肺损伤（ALI）发病率高3倍[24]。单肺通气期间，机械通气可以导致通气侧肺局部炎症反应，进而释放炎症因子引起外周炎症反应。其主要原因为机械通气引起的压力伤、容量伤、肺泡开放/闭合引起的剪切伤以及炎症因子释放引起的生物伤。一项回顾性分析结果显示，与传统通气策略比较，采用低潮气量和（或）呼气末正压（PEEP）可以显著改善肺癌切除术后呼吸功能，减少肺不张和肺损伤的发生率，降低术后ICU的住院率[25]。

Fernandez-Perez等在一项180例肺切除术回顾性分析中发现，使用低潮气量的患者（8.3ml/kg理想体重vs.6.7ml/kg理想体重；P<0.001），不但肺内局部炎症反应轻，而且术后并发症也明显减少[26]。建议单肺通气期间潮气量低于7mL/kg[27]。然而，低潮气量到底应该低到多少，仍没有明确定论。目前多数临床研究都采用双肺通气6~8ml/kg，单肺通气4~6ml/kg。2014年欧洲麻醉学杂志中有一篇临床研究文章显示，单肺通气期间，与6~8ml/kg潮气量比较，4ml/kg潮气量显著降低单肺通气后血管外肺水指数[28]。当然，对保护性通气策略也有不同的声音，认为传统的大潮气量通气策略可以更好的降低肺内无效腔量、改善肺顺应性，降低术后肺不张的发生[29]。因此，在临床工作中还应根据患者具体实际情况选择相应的通气模式。但是应用过低潮气量也会导致低氧血症甚至肺不张的发生[30]。所以，在应用低潮气量通气时，应复合PEEP，从而避免低氧血症以及肺不张的发生。

六、呼气末正压（PEEP）

单肺通气期间，不应用PEEP会导致肺泡周期性的出现萎陷和复张过程，从而导致肺泡剪切伤。应用PEEP可以避免肺泡循环性的萎陷、复张，减轻肺泡剪切伤；使肺泡始终处于开放状态，提供呼气末氧运输，避免低氧血症的发生。研究指出，单肺通气期间给予6ml/kg潮气量，肺功正常的患者氧合指数和FEV₁降低程度比COPD患者更为显著[31]。

PEEP对肺功能保护的意义已经被接受，并广泛应用于临床胸科手术麻醉中。然而，目前大量的临床研究多采用

5~10cmH₂O水平。理想的PEEP选择目前还无法确定。PEEP过低或过高不但会使PEEP的治疗效果降低，甚至会引起肺泡萎陷或肺泡破裂。因此理想的PEEP对肺功能保护显得尤为重要。理想的PEEP应该是能够使患者机械通气时呼气末压力接近肺顺应性曲线下拐点，从而达到更多肺泡开放的目的，改善氧合。研究显示，单肺通气期间使用个体化的PEEP，即理想PEEP，对患者术中氧合和呼吸力学的改善要优于标准化的PEEP[32]。

在实施肺保护性通气策略时，无论采用大潮气量复合低水平PEEP还是低潮气量复合高水平PEEP，都应在保证PIP<35cmH₂O以及Plat<25cmH₂O，从而减少气道压力过高造成肺损伤。

七、肺开放/复张策略

应用保护性通气策略，尤其是低潮气量通气时，容易导致低氧血症甚至肺不张的发生。因此肺泡开放/复张策略对于预防术中低氧血症和肺不张就显得尤为必要了。肺泡复张策略实施比较简单，而且可以有效的逆转单肺通气期间发生的肺泡塌陷、低氧血症和顺应性降低[34-36]。肺开放/复张策略多采用高气道压力复合高PEEP完成。肺开放/复张可以在单肺通气前[37]、单肺通气期间[34]、单肺通气前后同时实施[38]。

单肺通气期间肺开放/复张可以有效的改善单肺通气期间氧合，提高氧饱和度，减轻肺内分流[34]，但是其对非通气侧肺没有影响。单肺通气前实施肺开放/复张策略不但可以有效的预防低潮气量引起的通气肺肺泡萎陷，同时，也延缓了萎陷肺的肺泡完全萎陷，减轻了非通气侧肺的缺氧[37]。但是相对于前两者，选择在单肺通气前、后同时进行肺开放/复张策略可能对低氧血症和双肺肺不张的治疗作用更好[38]。

值得注意的是，无论在何时实施肺泡开放/复张策略，均应注意控制气道压力。目前肺开放/复张策略多采用PIP≤40cmH₂O/PEEP≤20cmH₂O。因为过高PIP不但会导致萎陷肺泡的损伤，还可以造成危险肺泡周围肺组织的损伤和炎症因子的升高[39-40]。研究证实，单次40cmH₂O压力超过40s即可引起肺泡内炎症因子释放[40]。理想的肺开放/复张策略应该是缓慢进行、低压力起始、小梯度压力逐渐增高的过程。

八、治疗性高碳酸血症

治疗性高碳酸血症起源于ARDS保护性通气策略。临床中主要通过降低分钟通气量和呼吸频率来实现。但是，近期研究指出，通过降低通气量导致的高碳酸血症可能会促进肺内分流，损害气体交换功能，引起低氧血症甚至加重肺损伤[41,42]。而通过吸入外源性CO₂导致的高碳酸血症可以避免由于低通气导致的肺内分流以及肺不张的发生。

目前对于临床中维持 $PaCO_2$ 在何种水平还未有明确定论。婴幼儿先天性膈疝以及早产儿机械通气中一般脉搏 $PaCO_2$ 控制在 50～60mmHg 范围之内[43,44]，认为是比较安全的。成人虽然对高碳酸血症的耐受力更高些，但是考虑到患者可能伴发的心脏功能障碍或肺动脉高压，以不超过 70mmHg 为宜。

九、限制输液

术中限制输液，可能对预防术后肺损伤和肺水肿有意义。液体负荷过多是剖胸手术后 ARDS 的一个独立影响因素[24]。Slinger PD 指出，术中低血压往往是由于麻醉药导致血管扩张引起的，而很少是由于大量失血导致[45]。研究显示，在保证患者有效循环血容量的前提下，每多输入 500ml 液体，会使患者术后 FEV_1 降低 5%[24]，增加术后肺损伤的发生几率，甚至导致术后急性肺水肿的发生。因此在保证有效循环血容量的前提下，限制输液可以降低肺切除术后肺水肿的发生。

综上所述，围手术期肺功能保护方面应以术后肺部并发症的各种风险因素为依据，尽可能的利用一切可以利用的方法和手段，多方面的进行术中肺功能保护。但是，所有的肺功能保护策略都应立足于患者的个体化情况，根据患者自身疾病情况、呼吸力学改变、手术类型等方面制订个体化方案，才能最大限度保护患者的肺功能。

（高伟　崔晓光　李文志）

参考文献

1. Watson CB. Respiratory complications associated with anesthesia. Anesthesiol Clin North Am,2002;20:275-299.

2. Gothard J. Lung injury after thoracic surgery and one-lung ventilation. Curr Opin Anaesthesiol,2006,19:5-10.

3. Kutlu CA,Williams EA,Evans TW,et al. Acute lung injury and acute respiratory distress syndrome after pulmonary resection. Ann Thorac Surg,2000;69:376-380.

4. Chen HI,Hsieh NK,Kao SJ,et al. Protective effects of propofol on acute lung injury induced by oleic acid in conscious rats. Crit Care Med,2008,36:1214-1221.

5. Tsao CM,Ho ST,Liaw WJ,et al. Combined effects of propofol and dexamethasone on rats with endotoxemia. Crit Care Med,2008,36:887-894.

6. Balyasnikova IV,Visintine DJ,Gunnerson HB,et al. Propofol attenuates lung endothelial injury induced by ischemia-reperfusion and oxidative stress. Anesth Analg,2005,100:929-936.

7. Kalimeris K,Christodoulaki K,Karakitsos P,et al. Influence of propofol and volatile anaesthetics on the inflammatory response in the ventilated lung. Acta Anaesthesiol Scand,2011,55:740-748.

8. De Conno E,Steurer MP,Wittlinger M et al. Anesthetic-induced improvement of the inflammatory response to one-lung ventilation. Anesthesiology,2009,110:1316-1326.

9. Schilling T,Kozian A,Kretzschmar M et al. Effects of propofol and desflurane anaesthesia on the alveolar inflammatory response to one lung ventilation. Br J Anaesth,2007;99:368-375.

10. Schilling T,Kozian A,Senturk M,et al. Effects of volatile and intravenous anesthesia on the alveolar and systemic inflammatory response in thoracic surgical patients. Anesthesiology,2011,115:65-74.

11. Liu SS,Wu CL. Effect of postoperative analgesia on major postoperative complications:a systematic update of the evidence. Anesth Analg,2007,3:689-702.

12. Rigg J,Jamrozik K,Myles P,et al. Epidural anaesthesia and analgesia and outcome after major surgery:A randomized trial. Lancet,2002,359:1276-1282.

13. Licker M J,Widikker I,Robert J,et al. Operative mortality and respiratory complications after lung resection for cancer:impact of chronic obstructive pulmonary disease and time trends. Ann Thorac Surg,2006,81:1830-1837.

14. van Lier F,van der Geest P J,Hoeks S E,et al. Epidural analgesia is associated with improved health outcomes of surgical patients with chronic obstructive pulmonary disease. Anesthesiology,2011,115:315-321.

15. Karzai W,Schwarzkopf K. Hypoxemia during one-lung ventilation. Anesthesiology,2009,110:1402-1411.

16. Casati A,Mascotto G,Iemi K,et al. Epidural block does not worsen oxygenation during one lung ventilation for lung resections under isoflurane/nitrous oxide anaesthesia. Eur J Anaesthesiol,2005,22:363-368.

17. Fares KM,Muhamed SA,Hamza HM,et al. Effect of thoracic epidural analgesia on pro-inflammatory cytokines in patients subjected to protective lung ventilation during Ivor Lewis esophagectomy. Pain Physician,2014,17:305-315.

18. Xu Y,Tan Z,Wang S,et al. Effect of thoracic epidural anesthesia with different concentrations of ropivacaine on arterial oxygenation during one-lung ventilation. Anesthesiology,2010,112:1146-1154.

19. Xia R,Yin H,Xia Z,et al. Effect of Intravenous Infusion of Dexmedetomidine Combined with Inhalation of Isoflurane on Arterial Oxygenation and Intrapulmonary Shunt During Single-Lung Ventilation. Cell Biochem Biophys,2013,67:1547-1550.

20. Misthos P. The degree of oxidative stress is associated with major adverse effects after lung resection:a prospective study. Eur J Cardiothorac Surg,2006,29:591-595.

21. Licker M,Fauconnet P,Villiger Y,et al. Acute lung injury

and outcomes after thoracic surgery. Curr Opin Anaesthesiol,2009,22:61-67.

22. Pardos PC,Garutti I,Piñeiro P,et al. Effects of ventilatory mode during one-lung ventilation on intraoperative and postoperative arterial oxygenation in thoracic surgery. J Cardiothorac Vasc Anesth,2009,23:770-774.

23. Lin F,Pan L,Huang B,Ruan L,et al. Pressure-controlled versus volume-controlled ventilation during one-lung ventilation in elderly patients with poor pulmonary function. Ann Thorac Med,2014,9:203-208.

24. Licker M,de Perrot M,Spiliopoulos A,et al. Risk factors for acute lung injury after thoracic surgery for lung cancer. Anesth Analg 2003;97:1558-1565.

25. Licker M,Diaper J,Villiger Y,et al. Impact of intraoperative lung-protective interventions in patients undergoing lung cancer surgery. Crit Care,2009,13:R41.

26. Fernández-Pérez ER,Keegan MT,Brown DR,et al. Intraoperative tidal volume as a risk factor for respiratory failure after pneumonectomy. Anesthesiology 2006;105:14-18.

27. Petrucci N,Iacovelli W. Lung protective ventilation strategy for the acute respiratory distress syndrome. Cochrane Database Syst Rev,2007,18,CD003844.

28. Qutub H,El-Tahan MR,Mowafi HA,et al. Effect of tidal volume on extravascular lung water content during one-lung ventilation for video-assisted thoracoscopic surgery. Eur J Anaesthesiol 2014;31:466-473.

29. Maslow AD,Stafford TS,Davignon KR,et al. A randomized comparison of different ventilator strategies during thoracotomy for pulmonary resection. J Thorac Cardiovasc Surg,2013,146:38-44.

30. Yang M,Ahn HJ,Kim K,et al. Does a Protective Ventilation Strategy Reduce the Risk of Pulmonary Complications After Lung Cancer Surgery? CHEST,2011,139:530-537.

31. Michelet P,Blayac D,Vincent A et al. How do COPD and healthy-lung patients tolerate the reduced volume ventilation strategy during OLV ventilation. Acta Anaesthesiol Scand 2010;54:1128-1136.

32. Ferrando C1,Mugarra A,Gutierrez A,et al. Setting individualized positive end-expiratory pressure level with a positive end-expiratory pressure decrement trial after a recruitment maneuver improves oxygenation and lung mechanics during one-lung ventilation. Anesth Analg,2014,118:657-665.

33. Tusman G,Bohm SH,Melkun F,et al. Alveolar recruitment strategy increases arterial oxygenation during one-lung ventilation. Ann Thorac Surg,2002,73:1204-1209.

34. Tusman G,Bohm SH,Sipmann FS,et al. Lung recruitment improves the efficiency of ventilation and gas exchange during one-lung ventilation anesthesia. Anesth Analg,2004,98:1604-1609.

35. Tusman G,Bohm SH,Suarez-Sipmann F,et al. Alveolar recruitment improves ventilatory efficiency of the lungs during anesthesia. Can J Anaesth,2004,51:723-727.

36. Cinnella G,Grasso S,Natale C,et al. Physiological effects of a lung recruiting strategy applied during one-lung ventilation. Acta Anaesthesiol Scand,2008,52:766-775.

37. Park SH1,Jeon YT,Hwang JW,et al. A preemptive alveolar recruitment strategy before one-lung ventilation improves arterial oxygenation in patients undergoing thoracic surgery:a prospective randomised study. Eur J Anaesthesiol,2011,28:298-302.

38. Unzueta C1,Tusman G,Suarez-Sipmann F,et al. Alveolar recruitment improves ventilation during thoracic surgery:a randomized controlled trial. Br J Anaesth,2012,108:517-524.

39. Duggan M,Kavanagh BP. Atelectasis in the perioperative patient. Curr Opin Anaesthesiol,2007,20:37-42.

40. Koh WJ,Suh GY,Han J,et al. Recruitment maneuvers attenuate repeated derecruitment associated lung injury. Crit Care Med,2005,33:1070-1076.

41. Feihl F,Eckert P,Brimioulle S,et al. Permissive hypercapnia impairs pulmonary gas exchange in the acute respiratory distress syndrome. Am J Respir Crit Care Med,2000,162:209-215.

42. Lang JD,Figueroa M,Sanders KD,et al. Hypercapnia via Reduced Rate and Tidal Volume Contributes to Lipopolysaccharide-induced Lung Injury. Am J Respir Crit Care Med,2005,171:147-57.

43. Carlo WA,Stark AR,Wright LL,et al. Minimal ventilation to prevent bronchopulmonary dysplasia in extremely-low-birthweight infants. J Pediatr,2002,141:370-374.

44. Boloker J,Bateman DA,Wung JT,et al. Congenital diaphragmatic hernia in 120 infants treated consecutively with permissive hypercapnea/spontaneous respiration/elective repair. J Pediatr Surg,2002,37:357-366.

45. Slinger PD. Acute lung injury after pulmonary resection:more pieces of the puzzle. Editorial. Anesth Analg,2003,97:1555-1557.

70 视频喉镜改善气道管理的安全吗?

20多年前,美国麻醉医师协会的一项结案索赔案例分析指出,麻醉相关性损伤的主要原因是不能成功实施气管插管和保证气道安全[1]。在过去的20年间,众多气道管理工具不断涌现,其中许多工具使气管插管操作更加容易,甚至不再需要气管插管。但是最近英国的一项调查报道,困难气管插管仍然是麻醉期间严重气道并发症的最常见因素。因此,气道管理相关问题仍然是麻醉医师面临的重大挑战[2]。30年前,麻醉医师仅仅是依赖呼吸囊-面罩通气和(或)直接喉镜气管插管为患者提供氧合。目前已经有多种工具可供选择,包括各种声门上气道工具、气管插管型喉罩通气道、树胶弹性引导导管或气管插管芯、光导纤维支气管镜(fibreoptic bronchoscope,FOB)、改良的喉镜片和视频喉镜[3]。其中,视频喉镜作为救援性工具或者甚至是主要工具在临床实践中迅速得到了广泛应用,原因在于其能够较直接喉镜更好地显露声门,而且初学者和具有直接喉镜操作经验的麻醉医师掌握视频喉镜操作技能的学习曲线非常快[4]。一些作者预测,视频喉镜将主宰急诊气道管理领域[5]。

视频喉镜临床应用日益广泛是因为其具有许多优点,包括:能改善和共享气道视野,从而便于教学或操作者和助手之间的配合;快速的学习曲线,初学者容易掌握其操作技能;头颈部活动度较小等[4]。因此,与传统的直接喉镜相比,众多学者认为视频喉镜是更好的全面气管插管工具,正在被越来越多地作为一线工具使用,其不仅可用于预知的困难气管插管患者,而且可替代直接喉镜作为常规气管插管工具[6,7]。这意味着视频喉镜可作为标准气管插管工具而成为新的气道管理方案的重要组成部分。本文综述视频喉镜作为主要气道管理工具的安全意义,并讨论气道管理模式转换对气道管理专家—麻醉医师和其他必要情况下实施气管插管操作的临床医师选择气管插管方式的影响。

一、视频喉镜

(一)视频喉镜的特点

直接喉镜和视频喉镜均是由镜柄和镜片组成,但是视频喉镜的镜片前端装配有微型视频摄像机,从而操作者可通过视频屏幕间接观察声门[4]。两种喉镜的设计特征具有许多共同之处,所以具有直接喉镜操作经验的临床医师仅需很少的培训就能使用视频喉镜。视频喉镜的视角宽,并且不需要将口、咽和气管三条轴线对齐[5]。近年来,已经有数种不同类型的视频喉镜相继问世,而且每种视频喉镜的镜片形状、用户界面、几何形状和气管导管插入策略各异。

(二)视频喉镜的分类[5,7-9]

目前的大多数视频喉镜均属以下分类中的一种。

1. Macintosh型视频喉镜(图70-1A) 一些视频喉镜配备有类似于标准喉镜的Macintosh镜片,其区别在于视频喉镜的镜片配备有视频摄像机。采用标准直接喉镜操作技术将视频喉镜的镜片插入患者口腔内,在直视下或屏幕上观察声门的位置。随后将带有或不带有插管芯的气管导管插入气管,操作与直接喉镜气管插管相同。V-MAC视频喉镜、C-MAC视频喉镜和McGrath MAC视频喉镜均属此类。此类视频喉镜最突出的优点就是其镜片的弯曲度极类似于常规喉镜,不仅可作为常规喉镜使用,而且作为视频喉镜应用。其主要问题是喉镜显露可能需要明显的口咽喉三轴线对齐。

2. 带有成角镜片的视频喉镜(图70-1B) 其他视频喉镜均配备有成角镜片,与Macintosh镜片相比,此类镜片的弯曲角度较大。该镜片弯曲使患者头颈部仅需较小的屈曲或伸展角度即可在视频屏幕上观察到清晰的声门影像,而在直视下则通常不能观察到声门。通常是沿口腔正中插入视频喉镜,不必将舌体移至一侧。沿上腭和咽后部推进镜片,直至前端到达会厌谷,如果会厌阻碍对声门的观察,则可将镜片放置在会厌的后面。与采用Macintosh型视频喉镜实施气管插管操作不同,需要沿"镜片弯曲"将气管导管插入口腔,并将插管芯预塑形成60°角,以匹配镜片的弯曲度。此类视频喉镜的局限性在于:即使操作者在视频屏幕上清晰地观察到了声门,但将气管导管对向声门仍可发生困难。Glidescope视频喉镜、C-MAC D-blade视频喉镜、UE-scope视频喉镜和McGRATH 5型视频喉镜均为带成角镜片的视频喉镜。

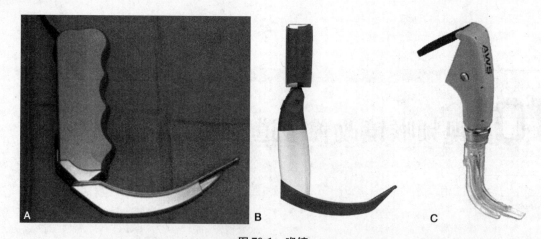

图 70-1 喉镜

A:Macintosh 型视频喉镜(C-MAC 视频喉镜);B:带有成角镜片的视频喉镜(UEscope 视频
喉镜);C:带有气管导管引导通道的视频喉镜(Pentax-AWS 视频喉镜)

3. 带有气管导管引导通道的视频喉镜(图 70-1C) 这类视频喉镜均配备有解剖形镜片,角度类似于老式的 Bullard 纤维喉镜或 Wuscope 纤维喉镜的镜片,并配备有将气管导管对向声门的引导通道。这些视频喉镜的屏幕是安装在镜柄上。Pentax-AWS 视频喉镜和 King Vision 视频喉镜均属此类装置。Airtraq 喉镜自身并未配备视频摄像机,而是通过光学系统提供声门的影像,其镜体亦呈特殊形状。Airtraq 喉镜能够与特殊设计的无线视频摄像机联合应用,将图像传递至独立的显示屏上。所以,一些学者认为其应属于视频喉镜。此类视频喉镜是将气管导管预先装在气管导管引导通道上,随后沿患者口正中插入,不必将舌体移至一侧,缓慢推进喉镜直至观察到会厌。镜片前端是位于会厌的后面或前面,抬高会厌即可显露声门。需要强调的是,应使声门始终处于显示器中心的位置。随后通过引导通道将气管导管插入气管。通过显示屏,多位医师能够观察气管插管操作进程。

尽管具有直接喉镜操作经验的临床医师似乎更容易掌握 Macintosh 型视频喉镜和带有成角镜片的视频喉镜,但是研究发现具有直接喉镜操作经验的操作者和初学者也容易掌握带有气管导管引导通道视频喉镜的操作技能[10,11]。再者视频喉镜的形状和特点各异,而且尚无研究资料说明哪种视频喉镜在不同临床情况下更具优势[12]。

二、麻醉医师和培训者在手术室气道管理中应用视频喉镜

(一) 手术室内气道管理期间患者的安全

气道管理期间的严重并发症是由不能建立和维持气道、气管插管困难或失败(包括食管插管)、肺误吸和医源性气道损伤所致。围手术期的大多数气道相关并发症是发生在实施择期手术的健康患者,并且通常是有经验的麻醉医师实施气道管理[2,13]。误吸是导致麻醉期间死亡事件的主要原因,常见原因是第一代声门上气道工具使用不当或

具有明显饱胃风险的患者不恰当的使用了快速序贯麻醉诱导方案。肥胖和阻塞性气道病变是导致气道并发症的主要风险因素,每种情况与大约 40% 的严重气道并发症有关。当出现"不能通气且不能气管插管状态(CVCI)"时,在使用其他救援性技术前反复进行气管插管操作可导致严重并发症(死亡或脑损伤)。在此情况下,应用非手术性(例如喉罩通气道、联合导气管、经气管喷射通气技术、经环甲膜穿刺技术、逆行引导气管插管技术)或手术性(环甲膜切开术或气管切开术)救援技术延迟均伴有严重并发症(死亡/脑损伤几率为 80% ~90%)[2]。大约 1/4 的意外性气道事件是发生在麻醉结束时或麻醉恢复室的早期阶段,提示麻醉医师未制定完善的气管拔管计划。大型全国调查报告强调,在大多数的气道并发症和死亡病例均可见处理不当、交流不满意和计划不完善等因素[2,13]。

(二) 视频喉镜有可能改善手术室气道管理的安全吗?

视频喉镜使麻醉医师的生活变得更加安宁,这就是麻醉医师喜欢视频喉镜的原因[12]。视频喉镜操作简单,初学者或富有经验的麻醉医师均容易掌握其操作技能。初学者采用 V-MAC 视频喉镜实施气管插管的成功率为 69%,采用 Macintosh 直接喉镜的气管插管成功率为 55%[14]。在最初的 235 例 V-MA 视频喉镜使用中,麻醉医师达到的气管插管成功率为 99.6%[15]。另外,V-MAC 视频喉镜亦能缩短直接喉镜和视频喉镜的学习曲线[14]。

使用视频喉镜通常意味着良好或优良的声门显露[6,7]。在直接喉镜显露分级为 Cormack-Lehane(C/L)3 ~4 级的 256 例患者中,除 1 例之外,采用 Pentax-AWS 视频喉镜获得的 C/L 显露分级均为 1 ~2 级[16]。Jungbauer 等[17]曾经比较了直接喉镜和 V-MAC 视频喉镜的声门显露分级,结果发现两种喉镜声门显露 3 ~4 级的比例分别为 36% 和 10%。而且与 V-MAC 视频喉镜相比,直接喉镜需要较多的辅助技术,例如喉外部压迫、弹性橡胶引导导管和改变患者头部位置等。视频喉镜通常使气管插管操作更加简单。

Malik 等[18]曾经比较了三组患者(每组 25 例)采用不同气道工具实施气管插管的困难评分(IDS)，结果显示直接喉镜组有 14 例患者的 IDS 评分≥4，预示困难气管插管的程度至少为中度，Pentax-AWS 视频喉镜组无患者的 IDS 评分≥4，Glidescope 视频喉镜组有 1 例患者的 IDS 评分≥4。

无论是作为一线工具或救援性工具，视频喉镜气管插管的成功率均相当高。Aziz 等[19]在至少存在一个困难气管插管预测因素患者的研究显示，与 Macintosh 直接喉镜相比，C-MAC 视频喉镜可提高首次气管插管操作的成功率(分别为 84% 和 93%)。当富有经验的麻醉医师将不同视频喉镜作为初始工具使用时，气管插管的成功率为 96% ~ 100%；在直接喉镜气管插管试操作两次失败后，换用 Pentax-AWS 视频喉镜的气管插管成功率为 99.3%。Aziz 等[20]在 2004 例患者进行的回顾性研究发现，Glidescope 视频喉镜气管插管的成功率为 97%。

在预知的困难气道患者，一般是将 FOB 引导清醒气管插管作为气道管理的金标准。近年来，视频喉镜的出现对该标准提出了挑战[9]。在预知的困难气道成年患者，Rosenstock 等[21]对采用 McGRATH 视频喉镜和 FOB 实施清醒经口气管插管进行了比较，结果发现两种技术在气管插管操作时间和成功率方面无明显差异。上述资料表明，视频喉镜较高的气道管理成功率应能改善手术室患者气道管理的安全。

视频喉镜能够促进对传统喉镜和视频喉镜的学习及培训，从而通过避免许多不必要的气管插管操作而改善患者的安全[5]。在气道管理过程中，操作者在视频屏幕上观察到的情况能够创造新的动态互动。整个麻醉医师团队能够实时评估操作进展，有助于增强团队的交流和凝聚力，促进助手和操作者之间的协作。当患者出现未预知性困难气道时，麻醉医师团队的快速反应能够被外科医师团队及时发现和理解，使其立即做好面对危险局面的相应准备(静待麻醉医师团队协调人的指令)。

对于气道水肿高风险的手术，在气管拔管前能够应用视频喉镜对气道黏膜水肿情况进行简便快速的评估。手术室团队的每位成员均能通过视频屏幕观察操作进程，这更符合团队协作、信息共享和危机资源管理等现代管理理念[12]。相比之下，操作者独自应用 Macintosh 直接喉镜发现患者可能存在的困难，随后才说明怀疑和担忧的问题，无疑推迟了助手和其他操作者采取合适应对措施的反应时间[6-8]。再者，一些视频喉镜可记录气管插管过程，这样的视频"数码气道记录"能够被保存在患者的病例档案中，以方便随时查看。

（三）在手术室常规应用视频喉镜实施气道管理存在可能的负面影响吗？

并非所有的气道问题和并发症均能采用视频喉镜来解决。Aziz 等[20]发现，在预知的困难气道患者，Glidescope 视频喉镜的失败率为 3%；当用作直接喉镜气管插管失败后的救援工具时，Glidescope 视频喉镜的失败率为 6%。换句

话讲，在困难气道患者应用 Glidescope 视频喉镜时，每 33 例可出现 1 例失败；在直接喉镜气管插管失败患者应用 Glidescope 视频喉镜时，每 16 例可出现 1 例失败。Glidescope 视频喉镜气管插管失败的最强烈预测指征是手术瘢痕、放射治疗或肿物等所致的颈部解剖改变。因此他们建议，即使对视频喉镜持最乐观态度的临床医师亦"应掌握其他的气管插管技术，尤其是颈部病变患者，因为应用视频喉镜并不能保证达到 100% 的气管插管成功率"。

再者，在视频喉镜气管插管成功率接近 100% 的情况下，过度信任视频喉镜的麻醉医师还会有动力去掌握其他气管插管技术吗？而且既然对视频喉镜更感兴趣，并认为视频喉镜气管插管的成功率较高，麻醉医师还会培训实习医师掌握其他气管插管技术吗？晚近 Rosenstock 等[21]的研究结果或许会进一步促使那些不熟悉 FOB 引导清醒气管插管的麻醉医师拒绝掌握此项更具挑战的技术。但是一些患者的确需要 FOB 引导气管插管技术，例如张口受限的患者。如果气管插管操作变得更加容易，一个潜在的危险就是对气道管理采取漠然视之的态度。视频喉镜可能会造成一种虚假的安全感，导致麻醉医师忽视气道管理的基本安全法则，例如认真检查患者是否具有困难气道的预测因素或制定完善的拔管计划，而几乎 1/3 的严重气道并发症是发生在拔管期间[12]。

另外，目前大多数的气道管理操作流程均是作为直接喉镜困难气管插管的救援性指南[22-24]，严格遵循气道管理流程能够解决大多数的气道问题。但是，视频喉镜气管插管困难时应该如何处理呢？一些气道管理操作流程是将视频喉镜作为救援性工具[22]，如果将其常规用作一线工具，那么应该遵循什么气道管理操作流程呢？有可能制定适用于三种不同类型视频喉镜的气道管理操作流程吗？对于常规和困难气管插管，如何使三种视频喉镜中的任何一个发挥最佳的功效？Amathieu 等[25]曾经评估了一个包括两种可视工具(Airtraq 喉镜和视频型气管插管喉罩通气道)的气道管理操作流程，其将该气道管理操作流程作为直接喉镜气管插管失败的备用方案；在 2 年期间共收集了实施腹部、妇产科和甲状腺手术的患者 12 225 例，其中 40% 为肥胖患者；气道管理在所有患者均获得了成功。因此，如果新的气道管理方案要求常规将视频喉镜作为主要的气管插管工具，那么可能需要考虑重新制定气道管理操作流程和视频喉镜气管插管失败的救援方案[12]。

三、视频喉镜作为手术室外气道管理的一线工具

（一）手术室外气道并发症的原因

ICU 或急诊科经常需要实施气道管理。在 ICU 和急诊科，患者通常需要紧急气道管理，而且通常是血流动力学不稳定的患者；这些气道管理可能是由非气道管理专家来实施，对其来讲是极富挑战的操作。现有的文献显示，与手术

室内患者相比,手术室外急症气道管理常常包括更多 ASA Ⅲ或Ⅳ级的患者[13,26,27]。即使操作者具有熟练的气道管理技能,直接喉镜显露亦常常发生困难(发生率可高达10%)。误吸发生在 4%~8% 的急症气道管理患者,并且是导致患者死亡或脑损伤的最常见原因[26]。至今已有多篇关注 ICU 气道管理意外事件的相关报道,最常见的并发症是意外性食管内插管[28]。

尽管一般认为手术室外气管插管更加困难[26,29],但是这些高风险操作几乎一半均是由无上级医师监管的实习医师来实施,而且大多数操作者缺少处理急诊困难气道的技能和(或)经验/资历[30]。为了改善急诊气道管理的安全,许多学者建议对 ICU 工作人员进行适当的气道管理培训、备足随时可用的满意设备(包括呼末 CO_2 监测仪)和随时有具备气道管理技能的工作人员[27,28,31]。根据这些建议,Jaber 等[32]提出一个旨在改善 ICU 气道管理操作期间患者安全的处理方案。

(二) 视频喉镜能够解决急诊气道的这些问题吗?

许多 ICU 或急诊科医师认为,视频喉镜有助于解决一些引发手术室外气道管理并发症的复杂问题。在手术室外气道管理期间,与直接喉镜"声门显露视野不佳"(C/L 分级为 3 或 4 级)相关并发症的发生风险是手术室内的 2 倍[33]。该差异表明,使用声门显露较好的工具在改善患者安全方面具有重要作用,尤其是在手术室外患者。Brown 等[34]在两个大学附属医院急诊科观察了 198 名患者的声门显露情况。急诊科医师或住院医师采用 V-MAC 视频喉镜(带有 Macintosh 镜片)实施气管插管操作,发现 V-MAC 视频喉镜的声门显露视野更佳,气管插管成功率为 97%。Sakels 等[35]在急诊科采用 Glidescope 视频喉镜实施气管插管操作的成功率与该研究相类似。与直接喉镜相比,在急诊科采用 Glidescope 视频喉镜气管插管的成功率较高(分别为 68% 和 78%),在对困难气道预测参数调整之后,应用 Glidescope 视频喉镜成功实施气管插管的比值比(odds ratio)是直接喉镜的 3 倍[36]。

除了提供更好的声门显露视野之外,视频喉镜亦能辅助富有经验的气道管理医师对急诊科住院医师或主治医师进行气道管理和气管插管培训[12]。视频喉镜允许多位医师同时观察气管插管操作过程,从而有助于参与危重症患者处理的专家互相交流。视频喉镜在急诊科的成功和方便应用已经使急诊医学气道管理专家呼吁在急诊领域广泛使用视频喉镜。其他学者认为,在院前急救领域的困难气道处理方面,视频喉镜亦具有光明的前景,并建议将视频喉镜作为新的标准气道管理方案的核心工具[37,38]。虽然目前大多数研究应用的是带成角镜片的视频喉镜,但是视频喉镜似乎已经赢得了手术室外气道管理的这场战争,并迫使制定了视频喉镜占有重要地位的全新手术室外标准气道管理方案[39]。

(三) 新的手术室外标准气道管理方案存在缺点吗?

如果参与急诊气道管理的临床医师被培训将视频喉镜作为一线工具,那么就应在所有需要急诊气道管理的科室(急诊科、ICU、医院内、院前)随时备好视频喉镜。这就意味着需要对这些昂贵的工具进行定期检查和保养[39]。虽然这些工具能够提供满意的声门显露视野,但是并不能保证 100% 的气管插管成功率[4]。在何种情况下视频喉镜不是最佳的一线工具?专业人员应该如何识别这种情况?在视频喉镜气管插管失败的各种情况下,最佳的救援工具是什么?另外,尽管视频喉镜气管插管的失败率相当低,而其他救援性技术的掌握较视频喉镜更加困难,那么培训其他救援性技术的动力何在?

Lim 等[40]对急诊气道管理进行了 6 个月的观察,发现 Glidescope 视频喉镜气管插管的总成功率为 71.4%;该研究共有 9 位医师参与,其中 8 位急诊科医师应用 Glidescope 视频喉镜的经验十分有限,1 位是富有经验的麻醉科医师。虽然 Glidescope 视频喉镜获得的声门显露视野总是 C/L 分级 1 或 2 级,但是气管导管塑形成角和操纵气管导管进入声门困难则能造成气管插管失败。在一个较大的前瞻性队列研究中,Platts-Mills 等[41]亦报道了类似的问题,尽管操作者缺乏经验,但采用 Glidescope 视频喉镜总能获得满意的声门显露视野,然而气管导管通过"镜片形成的锐角"困难则最终造成了气管插管失败。Ural 等[42]曾经比较了 ICU 应用 Glidescope 视频喉镜前、后的气管插管情况,结果发现急诊气道管理的成功率和并发症发生率无明显差异。在最近一项包括 822 例急诊气管插管的回顾性研究中,对视频喉镜持乐观态度的 Sakles 团队报道:应用 Glidescope 视频喉镜和直接喉镜气管插管的成功率大致相当(分别为 84% 和 86%)[43]。然而,其他学者则报道,未使用或很少使用视频喉镜但富有气道管理经验的操作者在手术室外实施气道管理的成功率相当高[28,44,45]。

四、视频喉镜应该成为气管插管的常规工具吗?

(一) 限制视频喉镜的广泛临床应用的可能原因

目前尚不清楚日常临床实践中应用视频喉镜的频率。现有的国际气道管理指南提倡仅在面罩通气满意和直接喉镜气管插管失败的情况下应用视频喉镜[22]。据此推测视频喉镜应用的百分比相当于非紧急情况下困难气管插管的发生率,即大约为 5.8%[46]。毋庸置疑,视频喉镜能够使气管插管变得更加容易,那么问题是为什么视频喉镜至今尚无被应用于所有的气管插管?

在气管插管全身麻醉时,对麻醉医师来讲最具挑战性的操作就是气管插管,没有其他的麻醉操作比此更为重要,因为气管插管失败常常导致致命性后果[2]。实际上,视频喉镜的优势在困难气道(直接喉镜显露时 C/L 分级Ⅲ级或Ⅳ级)处理时更加明显,因为它可将"盲探"气管插管转变成视觉控制下的气管插管。在困难气道情况下,视频喉镜能够达到与直接喉镜相同或更高的气管插管成功率,并且气管插管时间相同或更短[4]。在强调提高患者围手术期安全性的今天，难道麻醉医师不应尝试各种方法以减少这种情况的发生吗？是什么限制了视频喉镜的广泛临床应用？费用是一个问题吗？

如果视频喉镜在所有手术室里均可方便地获得，并且不需要担心费用问题，无疑所有的麻醉医师将会应用视频喉镜实施气管插管操作。最近的观察性研究显示，在急诊室和重症监护病房，由于内科医师的气管插管技能较差，所有的气管插管均是应用视频喉镜实施[39]。难道我们这些号称气道管理专家的麻醉医师不应该效仿这种做法吗？实际上，近年来视频喉镜的费用已经明显降低，大多数视频喉镜的费用尚不及一台输液泵。因此，将视频喉镜配备所有的手术室不是一项不能克服的投资。目前，视频喉镜一次性镜片的费用不及10美元。如果它们被广泛应用于所有患者，其价格将会更低，例如达到5美元的价格；这将使视频喉镜一次性镜片的价格与气管导管相当。

（二）现行困难气道患者随访的问题

未预知困难气道仍然与明显的患者罹患率和死亡率有关，而且困难气道报告总是存在主观问题，这就使得患者随访和以后的气管插管前准备变更加困难，特别是当患者在另一所医院被其他麻醉医师处理时[47]。在一些医院，有关困难气道管理的信息通常以口头或者书面形式在手术后传达给患者，其中以口头形式被通知的患者半数都忘记了他们被传达的信息内容[48]。Barron等[49]曾经发表了有关未预知困难气道管理的推荐意见，其中建议所有困难气道患者均应该收到一份麻醉医师团队致随后同行的文件，文件中应详细描述气管插管时所遇到的"困难"。但是一项调查研究表明，该文件的实施极不满意[50]。最近来自新西兰的其他作者建议，应该建立访问方便的困难气道/气管插管国家注册中心[51]。

（三）视频喉镜有助于整合气道管理信息进入麻醉信息管理系统

有人呼吁将所有患者视频喉镜显露中获得的视频资料整合进入医院的电子病历记录系统。医疗信息技术和麻醉信息管理系统能够方便地保存和提供患者可利用的影像资料[52]。

既然麻醉医师一直是保证患者围手术期安全的先锋，那么为什么不能再次勇当先锋呢？正如智能电话已经取代标准的移动电话一样，在临床气道管理中视频喉镜应该取代直接喉镜，而且应用视频喉镜实施气管插管的过程应该被记录到麻醉信息管理系统。另外，患者既往气管插管的视频记录应该与患者的实验室检查结果一样标准，以方便临床医师的随时查看[53]。

五、结论

由于视频喉镜的明显优点使越来越多的临床医师将其作为手术室内或手术室外的一线工具，从而越来越多的科室将备有此类工具。为了确保视频喉镜的应用能够对患者安全产生正面影响，需要更好地了解其局限性，选择合适的备用技术来克服视频喉镜可能的缺点。

有关视频喉镜，现有文献支持以下结论：①视频喉镜在手术室、急诊科和ICU等其他科室的应用日益广泛。②气道管理期间患者的安全取决于多个因素，包括临床技能、有效的工具、合理的计划和经验。③视频喉镜通过促进技能学习和教学以及提高气管插管成功率有可能改善患者的安全。④视频喉镜可将气管插管过程以"数码记录"的方式保存在患者的病例记录中，以方便临床医师随时查看。⑤在不久的将来，视频喉镜可能会成为气管插管的一线工具。这种转变意味着需要制定新的气道管理方案、确定每种视频喉镜在气道管理中的合理地位，并确立视频喉镜气管插管失败后的恰当备用工具。

（薛富善　刘高谱　李瑞萍　孙超　杨桂珍）

参 考 文 献

1. Caplan RA, Posner KL, Ward RJ, et al. Adverse respiratory events in anesthesia：a closed claims analysis. Anesthesiology，1990，72（5）：828-833.

2. Cook TM, Woodall N, Frerk C, Fourth National Audit Project. Major complications of airway management in the UK：results of the Fourth National Audit Project of the Royal College of Anaesthetists and the Difficult Airway Society. Part 1：anaesthesia. Br J Anaesth，2011，106（5）：617-631.

3. Behringer EC, Kristensen MS. Evidence for benefit vs novelty in new intubation equipment. Anaesthesia，2011，66（Suppl 2）：57-64.

4. Niforopoulou P, Pantazopoulos I, Demestiha T, et al. Videolaryngoscopes in the adult airway management：a topical review of the literature. Acta Anaesthesiol Scand，2010，54（9）：1050-1061.

5. Sakles JC, Rodgers R, Keim SM. Optical and video laryngoscopes for emergency airway management. Intern Emerg Med，2008，3（2）：139-143.

6. 薛富善，刘鲲鹏，李瑞萍，等. 视频喉镜在气道管理中应用的优势和争议. 国际麻醉学与复苏杂志，2014，35（2）：97-101.

7. 薛富善，王强，程怡. 视频喉镜在气道管理中应用的现况. 国际麻醉学与复苏杂志，2012，33（12）：795-797

8. 程怡，薛富善，李瑞萍，等. 新型气管插管器具发展的新特点. 国际麻醉学与复苏杂志，2013，34（11）：1003-1008.

9. Asai T. Videolaryngoscopes：do they truly have roles in difficult airways? Anesthesiology，2012，116（3）：515-517

10. Baciarello M, Zasa M, Manferdini ME, et al. The learning curve for laryngoscopy：Airtraq versus Macintosh laryngoscopes. J Anesth，2012，26（4）：516-524.

11. Liu L, Tanigawa K, Kusunoki S, et al. Tracheal intubation

of a difficult airway using Airway Scope, Airtraq, and Macintosh laryngoscope:a comparative manikin study of inexperienced personnel. Anesth Analg,2010,110(4):1049-1055.

12. Paolini JB,Donati F,Drolet P. Video-laryngoscopy:another tool for difficult intubation or a new paradigm in airway management? Can J Anesth,2013,60(2):184-191.

13. Peterson GN,Domino KB,Caplan RA,et al. Management of the difficult airway:a closed claims analysis. Anesthesiology 2005,103(1):33-39.

14. Howard-Quijano KJ,Huang YM,Matevosian R,et al. Video-assisted instruction improves the success rate for tracheal intubation by novices. Br J Anaesth,2008,101(4):568-572.

15. Kaplan MB,Ward DS,Berci G. A new video laryngoscope-an aid to intubation and teaching. J Clin Anesth,2002,14(8):620-626.

16. Asai T,Liu EH,Matsumoto S,et al. Use of the Pentax-AWS in 293 patients with difficult airways. Anesthesiology,2009,110(4):898-904.

17. Jungbauer A,Schumann M,Brunkhorst V,et al. Expected difficult tracheal intubation:a prospective comparison of direct laryngoscopy and video laryngoscopy in 200 patients. Br J Anaesth,2009,102(4):546-550.

18. Malik MA,Subramaniam R,Maharaj CH,et al. Randomized controlled trial of the Pentax AWS,Glidescope,and Macintosh laryngoscopes in predicted difficult intubation. Br J Anaesth,2009,103(5):761-768.

19. Aziz MF,Dillman D,Fu R,et al. Comparative effectiveness of the C-MAC video laryngoscope versus direct laryngoscopy in the setting of the predicted difficult airway. Anesthesiology,2012,116(3):629-636.

20. Aziz MF,Healy D,Kheterpal S,et al. Routine clinical practice effectiveness of the Glidescope in difficult airway management:an analysis of 2004 Glidescope intubations,complications,and failures from two institutions. Anesthesiology,2011,114(1):34-41.

21. Rosenstock CV,Thogersen B,Afshari A,et al. Awake fiberoptic or awake video laryngoscopic tracheal intubation in patients with anticipated difficult airway management:a randomized clinical trial. Anesthesiology,2012,116(6):1210-1216.

22. Apfelbaum JL,Hagberg CA,Caplan RA,et al. Practice Guidelines for Management of the Difficult Airway:An Updated Report by the American Society of Anesthesiologists Task Force on Managementof the Difficult Airway. Anesthesiology,2013,118(2):251-270.

23. Henderson JJ,Popat MT,Latto IP. Difficult Airway Society.

Difficult Airway Society guidelines for management of the unanticipated difficult intubation. Anaesthesia, 2004, 59(11):675-694.

24. Crosby ET,Cooper RM,Douglas MJ,et al. The unanticipated difficult airway with recommendations for management. Can J Anaesth,1998,45(8):757-776.

25. Amathieu R,Combes X,Abdi W,et al. An algorithm for difficult airway management, modified for modern optical devices(Airtraq laryngoscope,LMA CTrach):a 2-year prospective validation in patients for elective abdominal,gynecologic, and thyroid surgery. Anesthesiology, 2011, 114(1):25-33.

26. Schwartz DE,Matthay MA,Cohen NH. Death and other complications of emergency airway management in critically ill adults. A prospective investigation of 297 tracheal intubations. Anesthesiology,1995,82(2):367-376.

27. Cook TM,Woodall N,Harper J. Fourth National Audit Project. Major complications of airway management in the UK:results of the Fourth National Audit Project of the Royal College of Anaesthetists and the Difficult Airway Society. Part 2:intensive care and emergency departments. Br J Anaesth,2011,106(5):632-642.

28. Thomas AN,McGrath BA. Patient safety incidents associated with airway devices in critical care:a review of reports to the UK National Patient Safety Agency. Anaesthesia,2009,64(4):358-365.

29. Mort TC. Emergency tracheal intubation:complications associated with repeated laryngoscopic attempts. Anesth Analg,2004,99(2):607-613.

30. Benger J,Hopkinson S. Rapid sequence induction of anaesthesia in UK emergency departments:a national census. Emerg Med J,2011,28(3):217-220.

31. Goldhill DR,Cook TM,Waldmann CS. Airway incidents in critical care,the NPSA,medical training and capnography. Anaesthesia,2009,64(4):354-357.

32. Jaber S,Jung B,Corne P,et al. An intervention to decrease complications related to endotracheal intubation in the intensive care unit:a prospective,multiple-center study. Intensive Care Med,2010,36(2):248-255.

33. Martin LD,Mhyre JM,Shanks AM,et al. 3423 emergency tracheal intubations at a university hospital:airway outcomes and complications. Anesthesiology,2011,114(1):42-48.

34. Brown CA 3rd,Bair AE,Pallin DJ,et al. National Emergency Airway Registry(NEAR) Investigators. Improved glottic exposure with the video Macintosh laryngoscope in adult emergency department tracheal intubations. Ann Emerg Med,2010,56(2):83-88.

35. Sakles JC, Kalin L. The effect of stylet choice on the success rate of intubation using the GlideScope video laryngoscope in the emergency department. Acad Emerg Med, 2012, 19(2):235-238.

36. Mosier JM, Stolz U, Chiu S, et al. Difficult airway management in the emergency department: GlideScope videolaryngoscopy compared to direct laryngoscopy. J Emerg Med, 2012, 42(6):629-634.

37. Bjoernsen LP, Lindsay B. Video laryngoscopy in the prehospital setting. Prehosp Disaster Med, 2009, 24(3):265-270.

38. Greenland KB, Brown AF. Evolving role of video laryngoscopy for airway management in the emergency department. Emerg Med Australas, 2011, 23(5):521-524.

39. Larsson A, Dhonneur G. Videolaryngoscopy: towards a new standard method for tracheal intubation in the ICU? Intensive Care Med, 2013, 39(12):2220-2222.

40. Lim HC, Goh SH. Utilization of a Glidescope videolaryngoscope for orotracheal intubations in different emergency airway management settings. Eur J Emerg Med, 2009, 16(2):68-73.

41. Platts-Mills TF, Campagne D, Chinnock B, et al. A comparison of GlideScope video laryngoscopy versus direct laryngoscopy intubation in the emergency department. Acad Emerg Med, 2009, 16(9):866-871.

42. Ural K, Subaiya C, Taylor C, et al. Analysis of orotracheal intubation techniques in the intensive care unit. Crit Care Resusc, 2011, 13(2):89-96.

43. Sakles JC, Mosier JM, Chiu S, et al. Tracheal intubation in the emergency department: a comparison of GlideScope® video laryngoscopy to direct laryngoscopy in 822 intubations. J Emerg Med, 2012, 42:400-405.

44. Combes X, Jabre P, Margenet A, et al. Unanticipated difficult airway management in the prehospital emergency setting: prospective validation of an algorithm. Anesthesiology, 2011, 114(1):105-110.

45. Simpson GD, Ross MJ, McKeown DW, et al. Tracheal intubation in the critically ill: a multi-centre national study of practice and complications. Br J Anaesth, 2012, 108(5):792-799.

46. Shiga T, Wajima Z, Inoue T, et al. Predicting difficult intubation in apparently normal patients: a meta-analysis of bedside screening test performance. Anesthesiology, 2005, 103(2):429-437.

47. Tessler MJ, Tsiodras A, Kardash KJ, et al. Documentation on the anesthetic record: correlation with clinically important variables. Can J Anesth 2006, 53(11):1086-1091.

48. Francon D, Bruder N. Why should we inform the patients after difficult tracheal intubation? Ann Fr Anesth Reanim, 2008, 27(5):426-430.

49. Barron FA, Ball DR, Jefferson P, et al. ‘Airway alerts’. How UK anaesthetists organise, document and communicate difficult airway management. Anaesthesia, 2003, 58(1):73-77.

50. Haigh FP, Swinton FW, Dalgleish DJ. Documentation and communication of the ‘difficult airway’. Anaesthesia, 2006, 61(8):817.

51. Baker P, Moore C, Hopley L, et al. How do anaesthetists in New Zealand disseminate critical airway information? Anaesth Intensive Care, 2013, 41(3):334-341.

52. Stabile M, Cooper L. Review article: the evolving role of information technology in perioperative patient safety. Can J Anaesth, 2013, 60(2):119-126.

53. Zaouter C, Calderon J, Hemmerling TM. Videolaryngoscopy as a new standard of care. Br J Anaesth, 2014, PMID: 25150988.

71 光导管芯在气道管理中的应用进展

气管插管是临床中保障患者通气、氧合的一项基本技术。多年来，而普通喉镜下插管已经被证明是一种安全、有效的方法，成为麻醉科、急诊科、ICU 等临床科室的标准气管插管术。而在临床实际工作中，总有部分患者由于解剖异常、病情及医源性因素导致标准喉镜下气管插管困难或失败，严重者甚至威胁患者的生命安全。择期手术患者中约有 0.8% 的患者存在困难气管插管[1]。目前预测困难气道的方法很多，但是没有一个单独的因素可以准确、可靠的预测困难气道[2]，因此标准气管插管的替代技术应运而生，比如纤维支气管镜插管术、可视喉镜插管术、光导管芯引导插管等。光导管芯，也称光导管芯，实质上是一根可弯曲的导管，前端装有发光源，后端连接配有电池和开关的手柄。应用时将气管导管套在光导管芯上，根据人体侧面剖面图，将光导管芯塑成合适的角度，利用颈部软组织透光的原理来引导套有气管导管的光导管芯进入气管内。由于其简便实用，并发症少、成功率高，成为临床中常用的插管方法之一。

一、光导管芯的发展历程及种类

1957 年 MacIntosh 和 Richards 首次报道直视喉镜下使用光导管芯辅助实施气管插管，但没有具体描述使用颈部软组织透光技术[3]。Yamamura 等在 1959 年使用光导管芯进行经鼻气管插管是透光技术引导气管插管的最早报道。之后出现了不同版本的光导管芯，包括 Flexium 光导管芯、Tubestat 光导管芯。Flexium 光导管芯、Tubestat 光导管芯应用中取得了良好的效果[4,5]，但是同样在使用中发现其设计上的一些缺陷，比如：灯光的亮度低、光束的方向单一、光导管芯的长度较短、缺少固定气管导管的装置、光导管芯的硬度妨碍了插管后光导管芯的退出及其在经鼻插管中的应用。为了克服这些确定。1995 年出现了集改良光源和柔软棒体于一身的 Trachlight 光导管芯[6]。柔韧性使其可经鼻气管插管，降低了气管插管的难度，同时还能评估插管后气管导管的位置。Trachlight 光导管芯由可重复使用的手柄、软棒及可抽取式管芯三部分组成。手柄内有电路和电池。手柄前段有一个锁定阀，可用于固定气管导管。由于

灯泡技术的改进，Trachlight 光导管芯发光明亮，同时产热少（表面温度最高约 60°），灯光除发出向前的光束外，还可较大范围的发出侧向光束，使其在颈前软组织形成的透光点的质量明显改善（图 71-1）。随后市场上出现了改进的一次性 Light Wand（Vital Signs 图 71-2），Surch-Lite（Aaron Medical 图 71-3），Lighted stylette（Sun med 图 71-4），均有大小不同的型号，可用于成人及小儿的普通和困难气道的处理。同时 SunMed 公司生产的 Fiber Optic Stylet（图 71-5），采用金属设计，可反复、多次使用，采用氙光纤发光代替传统的灯泡，避免了灯泡可能掉入气道的可能。

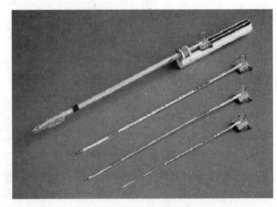

图 71-1　Trachlight

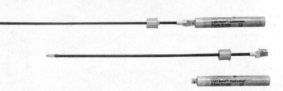

图 71-2　Light Wand

随着国内应用的增多，国内企业也推出了各式各样的光导管芯。上海交通大学附属第九人民医院朱也森教授发明的盲探气管插管装置（图 71-6），由带刻度及套囊的食管气管引导导管、光索和电源盒三部分组成。食管气管引导导管进入食管部分为盲端，盲端上方有一椭圆形导气孔，盲端与导气孔形成一斜面，便于光索沿着斜面出来。光索直

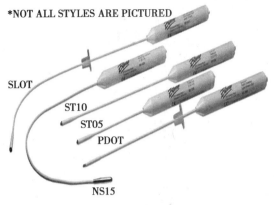

*NOT ALL STYLES ARE PICTURED

SLOT
ST10
ST05
PDOT
NS15

图 71-3　Surch-Lite

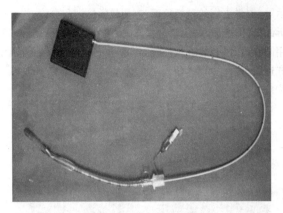

图 71-6　lighted stylet

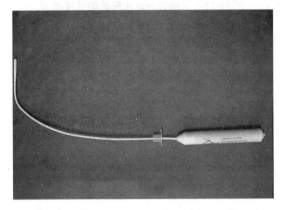

图 71-4　lighted stylette

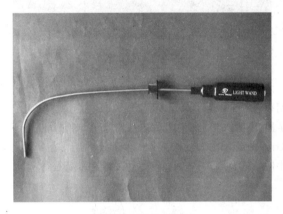

图 71-7　LightWand

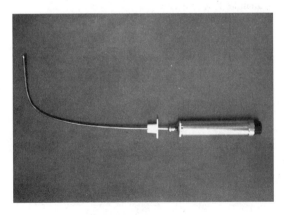

图 71-5　Fiber Optic Stylet

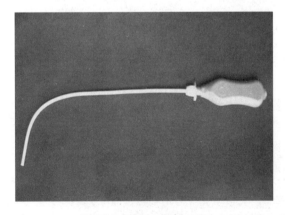

图 71-8　Tuorenkingtaek

径 3mm,前端有微型灯泡,后端插头连接配有电池和开关的电源盒。应用方便,插管成功率高。

　　Jerome Medical 生产的国产 LightWand(图 71-7)采用冷光源技术,可安全插入体内;同时采用特定波长的单色红光,有效穿透组织,便于观察;直径更小,适用于 4.0 以上的气管插管;采用特种软态记忆合金,可任意角度弯曲定型,不易折断;整体防水、防腐设计,可整体浸泡消毒;采用耐高温材料制造,可高温消毒;加硬套管经过去静电处理,可自如插入气管插管。

　　驼人集团生产的 Tuorenkingtaek(图 71-8)设计简捷大方,携带方便,造型灵活方便,管芯采用金属塑胶结构,最大限度减少对患者的创伤,可多次重复使用。

　　此外,随着技术的发展及临床需求,市场上出现了许多集光导管芯与硬质支气管镜于一体的装置,在设计中他们兼顾光导管芯所拥有的透光技术,同时可全程可视监测上呼吸道解剖,极大的方便了临床应用。

　　迈德豪医用科技有限公司生产的可视喉镜(图 71-9),采用防雾功能的镜头设计,同时拥有 3.5 英寸 LCD 显示屏,提供更广的观察角度,方便教学培训和会诊;管芯可拆卸设计,全防水,可浸泡消毒,方便安全;此外,镜头端采用圆滑设计,有效减少损伤;可适用不同类型普通及困难气道管理。

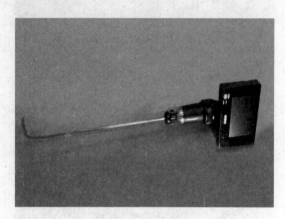

图 71-9　可视喉镜

UE MEDICAL 公司生产的可视硬性喉镜(图 71-10),采用独特的 S 型设计,镜干直径 5.0mm,连接有光亮的彩色显示器,采用高质量的视频系统,在图像输出时放大的呼吸道图像,图像清晰,方便操作及教学,此外拥有握持舒适的短手柄。显示器和管芯可拆卸,方便清洁和消毒。

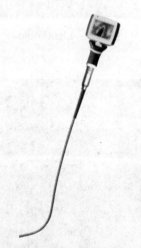

图 71-10　可视硬性喉镜

中科康医疗生产的手持式一体化气管插可视喉镜是一款多功能手持式内镜摄像系统(图 71-11),前端采用不锈钢材质制作的弧形内镜,设计弧度 104°符合东方人体学结构,易于深入,减少与口腔接触,内置 LED 发光二极管和摄像系统,具有拍照、录像功能,手柄和显示器采用特殊抑菌材料制作,全视角显示屏清晰显示声门和喉部入口部位图像,扩大插管视野。

Trachway 可视喉镜系统是美国 Clarus 公司最新设计开发的产品(图 71-12),设计独特、安全可靠、简单实用,独树一帜的置管方式,可以帮助医师准确快速的置入气管插管,配合高清液晶显示屏及视频输出端口,可在进行手术的过

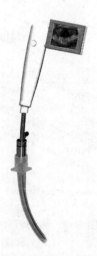

图 71-11　手持式一体化气管插可视喉镜

程中同时采集视频数据,能显著提高手术安全性,同时方便教学培训。也可连接软镜。管芯头端经特殊处理,无创的头端和宽角度视野设计可减少对病患的损伤,更安全。管芯可拆卸,可浸泡消毒,符合医用消毒安全程序,安全有效。配备 4 英寸的 LCD 显示屏,观察角度范围更广。红色 LED 灯,可以有效穿透皮肤,便于采用透光技术观察。白色 LED 灯,可以有效防止气雾发生。气管导管固定器根据导管型号将气管导管锁在镜杆不同部位。气管导管固定器还附带接口,在插管时保留自主呼吸的患者可通过此接口连接氧气吸氧。目前可配备的镜杆有成人与小儿两种型号,成人镜杆适配内径 5.5mm 以及以上的气管导管,小儿镜杆适配内径 3mm 以上气管导管。

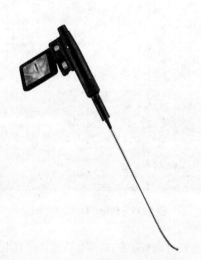

图 71-12　Trachway 可视喉镜系统

由中国台湾公司生产的一种新型的可视管芯(Discopo 图 71-13),同样集可视系统和光导管芯优点于一身。前端装有防雾镜头,配有高清显示器,6 个 LED 灯配合 2.4G 无线传输,清晰显示患者内部结构。同时配有高度可塑管身,真实模拟人体生理曲度,不需要喉镜辅助,快速定位声门,方便实施插管。

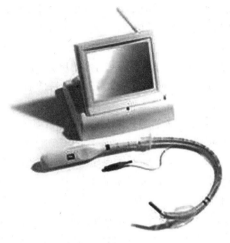

图 71-13　Discopo

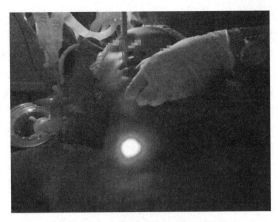

图 71-15　管芯前端位于气管内

二、光导管芯的使用方法

光导管芯引导气管插管时可采用清醒插管、慢诱导或快速诱导插管，患者的体位也不必拘泥于仰卧位，也可为坐位或侧卧位。关掉或调暗手术间无影灯、日光灯以便于观察颈部的光斑。操作者打开光导管芯光源，左手推下颌，右手持套入气管导管的光导管芯从一侧口角插入口腔内，当光导管芯前端到达舌后部时，调整灯光向前，在门齿处把持光导管芯位于口咽中线，通过观察颈部的光斑来调节光导管芯的位置。当带有气管导管的光导管芯穿过声门时，在颈前的喉结下方可见到一个边界清晰明亮的光点（图71-14，图71-15），如果气管导管的前端顶在了会厌谷处，颈前的光亮点是出现在喉结上方，光强度稍弱于其位于气管内；而当气管导管插入食管时，颈前的透光点则非常弥散，在正常室内光线下难以辨认；根据颈前光亮点的变化，在不使用其他插管工具的条件下，光导管芯便可轻松的引导气管插管进入气管内。然后右手保持光导管芯不动，左手将气管导管与光导管芯衔接口分开，缓慢推送气管导管到气管内的合适深度。再顺气管导管弯曲方向退出光导管芯。插管成功后通过观看胸廓起伏、$ETCO_2$、听诊器等方式确认

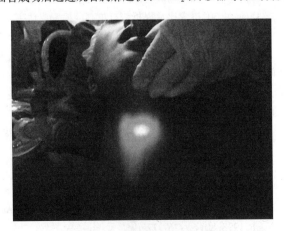

图 71-14　管芯前端位于声门口

气管导管位置。

三、光导管芯引导气管插管的研究进展

（一）光导管芯引导常规气管插管

光导管芯插管作为直接喉镜插管的替代方法，比直接喉镜更容易掌握，插管时调整光导管芯的折弯度，使其与口腔结构的曲线相符，不需要使口咽喉三轴线成为一条直线，通过判断调整环甲膜处光斑，即可顺利将气管导管顺光导管芯送入气管。Kawano 等[7]的研究纳入 100 名需行气管插管手术的患者，由没有光导管芯插管经验的麻醉医师使用光导管芯插管，结果发现其插管成功率为 92%，且随着插管经验的增长，其成功率逐渐增长，插管时间不断缩短，且建议学习光导管芯插管时至少 30 次的插管实战是必要的。Nishikawa 等[8]比较了急诊患者清醒下普通喉镜插管与光导管芯插管的情况，结果发现光导管芯插管时间比普通喉镜短，术后喉咙痛的比率小于普通喉镜组，且拥有更稳定的血流动力学指标。Dimitriou 等[9]研究发现，经过培训的急诊科医生应用插管型喉罩复合光导管芯插管在头颈活动受限患者的心肺复苏中特别有益。Friedman 等[10]的前瞻性随机对照试验同样发现光导管芯与直接喉镜插管相比，光导管芯可显著降低术后患者的喉咙痛、声嘶及吞咽困难的情况，可潜在提高住院患者的满意度。

气管插管对患者而言是一种强烈的刺激，可引起不同程度的交感兴奋，对于有冠心病、颅内压升高或哮喘的患者可能更有害。研究表明，光导管芯插管的刺激性比直接喉镜小，对交感兴奋性较高的患者提供保护性的效果。Montes 等[11]研究发现，在冠心病的患者中，光导管芯对血流动力学的影响与直接喉镜相似。Nishikawa 等[12]研究发现血压正常的患者应用光导管芯与直接喉镜插管拥有更稳定的血流动力学变化，而在高血压的患者光导管芯组与直接喉镜组在血流动力学指标上没有差异。Kanaide 等[13]发现同样发现在老年高血压患者中，光导管芯与直接喉镜相比，其插管时间缩短，但是血流动力学指标和血浆中儿茶酚胺的含量无明显差异。

综上，可以发现在常规气管插管操作中，光导管芯插管和直接喉镜插管同样方便、快捷。在操作熟练的情况下，光导管芯插管比较安全、并发症少，对血流动力学的影响较小。气管插管时，光导管芯并不直接接触口、咽腔黏膜，只要熟悉上呼吸道解剖，操作轻柔，并不易引起并发症。同时使用光导管芯时不考虑分泌物的障碍。因此，其可用于所有年龄患者的气管插管操作，可作为麻醉科、急诊科常规气管插管技术。

（二）光导管芯在困难气道管理中的应用

光导管芯插管可作为处理困难气道的方法已经被写入美国 ASA 困难气道处理指南[14]及我国 2014 困难气道处理指南[15]，当患者由于各种原因（喉头高、牙齿缺损、张口困难、舌肥大、声门显露困难等），尤其是对于诱导后直接喉镜无法显露会厌及声门、颈部活动受限或禁止活动时，使用光导管芯插管容易获得成功，因为光导管芯需要的间隙较小；另一个优点是，使用光导管芯时不考虑分泌的障碍。

研究发现普通气道及困难气道应用光导管芯插管的成功率相近。在困难气管插管患者，可将光索与 FOB、插管型喉罩通气道和直接喉镜等联合应用。如在直接喉镜显露为Ⅲ级或Ⅳ级的患者，可用直接喉镜提起舌根部，在舌根下方盲探声门，一旦在喉结下方出现光亮点，即说明气管导管前端位于喉口处，即可由助手沿光索推送气管导管。

Xue 等[16]的研究发现在应用芬太尼和咪达唑仑镇静，利多卡因表麻后，光导管芯可很好的应用在清醒困难气道的患者。Rehman 等[17]同样报道了在已预见困难气道应用纤维支气管镜插管失败后改用光导管芯经口和经鼻插管成功的病例。Hartman 等[18]在四例下颌关节僵直，经鼻插管禁忌或失败时应用光索管芯成功经口插管的情况。Wendling 等[19]在尸体上制作了 C1、2 不稳定模型，研究发现，光导管芯插管比普通喉镜插管、置入插管型喉罩对颈椎活动的影响小。

Kim 等[20]报道了一例会厌巨大囊肿的病例应用光导管芯辅助插管成功。Sahu[21]报道了一名下颌部枪击伤导致面部结构严重复杂变形的患者，应用光导管芯成功解决了这例紧急气道。Cui XL 等[22]介绍口腔颌面部损伤的患者可通过光导管芯经鼻插管。Xue 等[23]报道了光导管芯成功应用于新生儿及小儿困难气道的患者。Fox 等[24]发现光导管芯可用于重度小儿烧伤导致面部挛缩等紧急气道。

随着光导管芯技术的发展，在熟练应用的前提下，光棒可应用于已预料困难气道及紧急气道的处理。同时随着小儿型号的出现，光导管芯同样可用于小儿困难气道的管理中。

（三）光导管芯在气管导管定位及气道检查中的应用

因光导管芯前端发光可透过颈部软组织，因此可以利用这种透光技术辨别组织下光导管芯所处的位置，如鉴别气管插管后气管导管的位置，气管切开时无法找到气管的情况及特殊情况下食管位置的确定。Umesh 等[25]报道在严重支气管痉挛的患者中，应用光导管芯可很好的定位气管导管的位置。Goneppanavar 等[26]报道四例患者在行气管切开时很难定位气管的位置，应用光导管芯准确、安全定位的情况。

Singh 报道了在进行食管吻合术的患者，外科医生很难寻找判别食管时，应用光导管芯很容易的解决了这个问题[27]。

（四）光导管芯引导气管插管的注意事项

普通预测困难气道的方法并不适用于预测困难光导管芯插管。Manabe 等[28]研究发现光导管芯经鼻插管插管的成功率与声门的暴露分级没有直接关系。

由于光导管芯采用透光技术，所以影响透光的因素均能降低此方法的有效性，如颈前肿物或颈部软组织的堆积等。如果气道内的血性分泌物进入气管导管内覆盖在光棒前端的灯泡之上，也可造成光线的穿透能力下降。另外，传统光导管芯引导气管插管是一种盲探操作，所以对于诸如口腔内肿瘤、会厌囊肿等上气道病变的患者应避免使用光棒进行气管插管操作。但是对于集光导管芯与可视系统于一身的可视光棒，则可应用可视光导管芯观察插管路径，避免可能存在的风险。

对困难气道的患者，反复操作可能导致气管导管的套囊与牙齿、口腔的摩擦中破裂。同时光导管芯插大多为金属材料，反复折弯有发生断裂的可能，传统光导管芯前端的灯泡同样有松动掉入气管的可能。此外，光导管芯前端发光有烧伤气道黏膜的风险。但 Nishiyama 等[29]在猫模型研究了光导管芯对气道黏膜的影响，发现光导管芯导管与气管黏膜接触 1 小时后，均未见肉眼灼伤点，气道黏膜病理学指标没有显著差异。

光导管芯折弯长度和角度与成功率的相关，光索前端折弯太长易进入食管，操作调整不便，折弯过短很难抵达声门口。可根据"门齿-甲状软骨"、"下颌角-甲状软骨"的距离调整折弯长度。但是 Chen 等[30]的研究发现根据性别决定折弯长度比根据"门齿-甲状软骨"、"下颌角-甲状软骨"的距离更合适，同时建议折弯的长度一般为 6.0～6.9cm。Jeon 等[31]通过随机对照试验发现在甲颏距离较短（小于6.5cm）的患者中，常规折弯长度 6.5cm、角度 90°复合距离前端15cm 处 30°折弯比常规折弯有更高的插管成功率。

综上，光导管芯插管技术简便实用，容易掌握、安全有效、成功率高，可作为麻醉科、急诊科常规气管插管技术，对于喉头高、声门显露困难的患者，尤其是对于术前预计正常，诱导后出现插管困难的紧急状态下，光导管芯具有独特的优点。值得在临床广泛推广使用。

（王勇　马武华）

参 考 文 献

1. Asai T, Koga K, Vaughan RS. Respiratory complications associated with tracheal intubation and extubation. Br J Anaesth. 1998. 80(6): 767-775.

2. el-Ganzouri AR, McCarthy RJ, Tuman KJ, Tanck EN, Ivank-

ovich AD. Preoperative airway assessment：predictive value of a multivariate risk index. Anesth Analg. 1996. 82（6）：1197-1204.

3. MACINTOSH R，RICHARDS H. Illuminated introducer for endotracheal tubes. Anaesthesia. 1957. 12（2）：223-225.

4. Ainsworth QP，Howells TH. Transilluminated tracheal intubation. Br J Anaesth. 1989. 62（5）：494-497.

5. Ellis DG，Jakymec A，Kaplan RM，et al. Guided orotracheal intubation in the operating room using a lighted stylet：a comparison with direct laryngoscopic technique. Anesthesiology. 1986. 64（6）：823-826.

6. Hung OR，Stewart RD. Lightwand intubation：I-a new lightwand device. Can J Anaesth. 1995. 42（9）：820-825.

7. Kawano H，Matsumoto T，Hamaguchi E，Yamada A，Tada F. ［Tracheal intubation with Trachlight：clinical assessment in one hundred patients］. Masui. 2013. 62（7）：836-840.

8. Nishikawa K，Kawana S，Namiki A. Comparison of the lightwand technique with direct laryngoscopy for awake endotracheal intubation in emergency cases. J Clin Anesth. 2001. 13（4）：259-263.

9. Dimitriou V，Voyagis GS，Grosomanidis V，Brimacombe J. Feasibility of flexible lightwand-guided tracheal intubation with the intubating laryngeal mask during out-of-hospital cardiopulmonary resuscitation by an emergency physician. Eur J Anaesthesiol. 2006. 23（1）：76-79.

10. Friedman PG，Rosenberg MK，Lebenbom-Mansour M. A comparison of light wand and suspension laryngoscopic intubation techniques in outpatients. Anesth Analg. 1997. 85（3）：578-82.

11. Montes FR，Giraldo JC，Betancur LA，et al. Endotracheal intubation with a lightwand or a laryngoscope results in similar hemodynamic variations in patients with coronary artery disease. Can J Anaesth. 2003. 50（8）：824-8.

12. Nishikawa K，Omote K，Kawana S，Namiki A. A comparison of hemodynamic changes after endotracheal intubation by using the lightwand device and the laryngoscope in normotensive and hypertensive patients. Anesth Analg. 2000. 90（5）：1203-7.

13. Kanaide M，Fukusaki M，Tamura S，Takada M，Miyako M，Sumikawa K. Hemodynamic and catecholamine responses during tracheal intubation using a lightwand device（Trachlight）in elderly patients with hypertension. J Anesth. 2003. 17（3）：161-5.

14. Apfelbaum JL，Hagberg CA，Caplan RA，et al. Practice guidelines for management of the difficult airway：an updated report by the American Society of Anesthesiologists Task Force on Management of the Difficult Airway. Anesthesiology. 2013. 118（2）：251-70.

15. 刘进，邓小明. 中国麻醉学指南与专家共识. 北京：人民卫生出版社，2014：82-88.

16. Xue FS，He N，Liao X，et al. Clinical assessment of awake endotracheal intubation using the lightwand technique alone in patients with difficult airways. Chin Med J（Engl）. 2009. 122（4）：408-415.

17. Rehman MA，Schreiner MS. Oral and nasotracheal light wand guided intubation after failed fibreoptic bronchoscopy. Paediatr Anaesth. 1997. 7（4）：349-351.

18. Hartman RA，Castro T Jr，Matson M，Fox DJ. Rapid orotracheal intubation in the clenched-jaw patient：a modification of the lightwand technique. J Clin Anesth. 1992. 4（3）：245-246.

19. Wendling AL，Tighe PJ，Conrad BP，Baslanti TO，Horodyski M，Rechtine GR. A comparison of 4 airway devices on cervical spine alignment in cadaver models of global ligamentous instability at c1-2. Anesth Analg. 2013. 117（1）：126-132.

20. Kim JH，Kim KW，Park J，Kim KT，Park JS. Use of light wand as an adjunct during intubation of patient with large epiglottic cyst. Korean J Anesthesiol. 2013. 65（6 Suppl）：S21-22.

21. Sahu S，Agarwal A，Rana A，Lata I. Emergency intubation using a light wand in patients with facial trauma. J Emerg Trauma Shock. 2009. 2（1）：51-53.

22. Cui XL，Xue FS，Wang SY. Lightwand-guided nasotracheal intubation in oromaxillofacial surgery patients. Int J Oral Maxillofac Surg. 2014. 43（5）：664-665.

23. Xue FS，Liu JH，Zhang YM，Liao X. The lightwand-guided digital intubation in newborns and infants with difficult airways. Paediatr Anaesth. 2009. 19（7）：702-704.

24. Fox DJ，Matson MD. Management of the difficult pediatric airway in an austere environment using the lightwand. J Clin Anesth. 1990. 2（2）：123-125.

25. Umesh G，Jasvinder K，Sagarnil R. Lightwand for confirming tracheal intubation in the presence of severe postintubation bronchospasm. Paediatr Anaesth. 2012. 22（5）：501-502.

26. Goneppanavar U，Rao S，Shetty N，Manjunath P，Anjilivelil DT，Iyer SS. Light at a tunnel's end：The lightwand as a rapid tracheal location aid when encountering false passage during tracheostomy. Indian J Crit Care Med. 2010. 14（3）：144-146.

27. Singh B，Chawla R，Bhardwaj M. Light wand：showing the way. Anesthesiology. 2006. 105（4）：860.

28. Manabe Y，Seto M，Iwamoto S，Tominaga S，Taniguchi S. The success rate of nasotracheal intubation using lightwand does not depend on the laryngoscopic view. J Anesth.

2011.25(3):350-355.

29. Nishiyama T, Matsukawa T, Hanaoka K. Safety of a new lightwand device(Trachlight):temperature and histopathological study. Anesth Analg. 1998.87(3):717-718.

30. Chen J, Luo W, Wang E, Lu K. Optimal bent length of lightwand for intubation in adults:a randomized, prospective, comparative study. J Int Med Res. 2012. 40（4）:

1519-1531.

31. Jeon YT, Lim YJ, Na HS, et al. A double bending lightwand can provide more successful endotracheal intubation in patients with a short thyromental distance:a prospective randomised study. Eur J Anaesthesiol. 2011. 28（9）:651-654.

72 超声技术在气道管理中的应用进展

气道管理是麻醉医师应熟练掌握的基本临床技能之一,对气道的处理直接关系到医疗质量和患者的生命安全。据调查即使在英国这样的发达国家不充分的气道管理仍然是患者死亡的主要原因之一[1]。因此如何在气道管理中做出正确决策以提高患者气道安全性,仍然是临床医师亟待探索的问题。近年来,随着超声技术的不断发展,其作为一种便携、无创、可重复的简单易操作的技术已经广泛应用于神经阻滞、血管穿刺等麻醉领域。超声技术在气道的评估和管理上的应用目前也有报道,无论在手术室麻醉,重症医疗病房以及急诊科,超声作为气道管理的辅助技术都发挥着重要的作用。结合目前国内外的研究结果,本文就超声技术在气道管理中的作用做以下介绍。

一、气道结构在超声中的影像

在气道显像中多采用超声频率为 2～15MHz 的超声探头,根据探头类型又分为高频线阵探头和低频凸阵探头。超声探头发射的频率越低其对组织的穿透力越高,而其分辨率则越低;若探头发射的频率越高,则穿透力越低而分辨率越高。通常我们选择高频线阵探头观察浅表的气道结构,而通过低频凸阵探头观察口底等深部结构[2]。

由于空气有较高的声阻抗,因此长期以来空气被认为是超声的盲区,尽管如此,我们却可以空气与其周围结构的对比来协助我们更好的观察气道。在超声影像下,当声波到达空气与气管黏膜交界面时则会出现强回声,表现为亮线,而下方则为黑色低回声。骨组织表现为线条状强回声及其后方的无回声暗性声影。软骨则多呈均匀的低回声,肌肉组织则呈不均匀的低回声,腺体和脂肪组织表现为稍强一些的匀值强回声[3]。

临床中,我们通常采用横截面、矢状面和旁矢状面对患者的气道进行检查以协助我们做出正确的气道管理决策。下面我们将简要介绍气道重要结构在超声下的影像特点。

(一) 会厌

会厌是气管插管的标志性结构之一,如何在超声下确认会厌就显得尤为重要。临床研究证实经高频线阵探头通过甲状舌骨膜水平横切面或者低频凸阵探头纵切面都可以观察到会厌(图 72-1),其在超声下纵切面表现为低回声线状影,横截面表现为反转的 C 字样低回声影。将探头通过甲状舌骨膜垂直切面从上向下扫描可以观察到整体的会厌结构,操作者可进一步通过前面紧邻的会厌前间隙所形成的高回声和后面紧贴空气-气管黏膜所形成的高亮线来进一步确定会厌。由于超声旁矢状面或矢状面扫描时舌骨所产生的阴影可能会影响会厌的观察,大部分仅可见部分的低回声线状影,Singh M 等[2]认为可以通过叮嘱被检查者完成伸舌和吞咽动作而协助检查者更好的观察会厌。

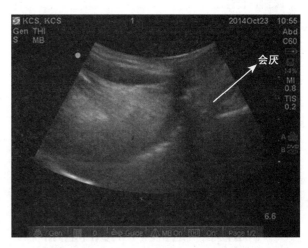

图 72-1　凸阵探头旁矢状位会厌结构显示

(二) 声带

超声下观察声带的最佳平面是甲状软骨水平,通过横截面扫描可得到以下图像(图 72-2),左右声带形成类似的等腰三角形,声带本身显示为低回声,但是与其紧贴的声韧带则表现为高回声,假声带与真声带接近且平行,但其回声略强。当嘱被检查者做发声动作时,可以观察到真声带振动并向中线移动,而假声带则相对固定。在部分超声图像上,我们可以观察到声带前连合以及其尾部的构状软骨,两者均表现为稍强回声。

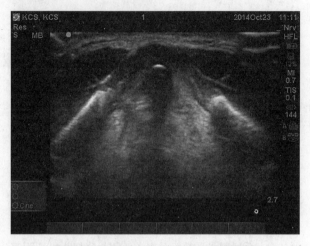

图72-2　线阵探头横截面声门的超声图像

（三）环状软骨及环甲膜

超声下环状软骨表现为由低回声环状软骨及其下方的软骨黏膜-空气交界面亮回声线组成，横截面扫描时呈典型的倒 U 形结构，后方为低回声的空气柱以及彗星伪影[4]；矢状面或旁矢状切面时，可以发现显示为低回声的多个气管环连成的串珠样结构，但是环状软骨较其他气管环的位置偏高。临床中，我们常通过矢状面或旁矢状面定位甲状软骨和环状软骨后，确定其之间的高回声连接带即是环甲膜。

（四）食管

食管监测在气管插管中也很重要，超声下我们可以通过实时监测食管来早期发现气管导管误入食管。超声探头置于颈前区通过横截面扫描我们可以观察到气管的左后方或者右后方有一类圆形的无回声结构即是食管，通过嘱被检查者做吞咽动作，可以看到该结构的收缩。

（五）胸膜滑动征

将超声探头放置于胸部腋中线两肋骨间，可以观察到一条随呼吸运动来回滑动的高亮线即是胸膜，胸膜随呼吸运动而出现的起伏运动称为胸膜滑动征。在 M 型超声下，胸膜以下的图像表现为沙滩征。

二、超声在气道管理中的实际应用

（一）气管插管前的评估

气道管理是麻醉医师的首要任务，因此术前评估及确认困难气道非常重要，据报道临床上常用的一些评估和预测方法都不能完全准确的用于困难气道的评估，有着明显的局限性。超声作为便携的无创技术在该方面显示了其优越性。Ezri 等[5]在其研究中发现通过超声探头在声带水平位置测量气管前软组织的厚度，如果厚度超过 28mm 且颈周径超过 50cm 则提示可能存在喉镜插管困难，其提示颈前软组织的厚度是预示喉镜插管困难的一个独立指标。Kundra[6]等也认为声带水平位置的推算方法预测患者喉镜插

管难度是最合适的。尽管如此，这些研究的结果重复性却并不好[7]。Wojtczak 等[8]通过超声测量舌颏间距（舌骨的上界与颏骨的下缘之间的距离），发现在头部正中位和过伸位时该距离的比值可以鉴别 Cormack-Lehane3 或 4 级困难气道，若舌颏间距比大于 1.1 则插管没有困难，若其间距比小于 1.1 则提示喉镜插管困难。目前也有一些小样本研究认为联合评估舌根部以及颈部前软组织的厚度与提示喉镜插管困难有一定的相关性[9]。当然，这些都还有待于更多的临床研究来进一步证实。

睡眠呼吸暂停综合征的患者一直以来被麻醉医师认为是潜在的困难气道人群。Siegel 等[10]认为超声技术可以用于评估睡眠呼吸暂停综合征患者的气道阻塞程度，通常睡眠呼吸暂停综合征的患者其咽喉部侧壁的厚度更厚，进一步研究提示通过超声测量舌部宽度以及咽侧壁厚度可以在一定程度上提示睡眠呼吸紊乱的严重程度。

当存在气道肿物、气管受压，以及咽喉部肿瘤、囊肿、声带息肉时，超声更具有简单便携的优势，通过超声扫描可以快速检测出以上疾病，协助麻醉医师选择最安全的气道管理策略。Suhitharan 等[11]报道其通过超声检查出无症状的涎石病患者，而避免了对该患者实施喉罩通气的决策，因喉罩的置入尤其是囊内压增加的情况下本身就可以导致下颌下腺和腮腺的肿胀[12]。

（二）选择气管导管型号，确定气管导管位置

通过超声评估气道的直径来选择合适的导管型号，确定导管位置，对小儿或者有气道占位病变的患者来说非常重要。

1. 单腔气管导管　超声评估气管直径选择气管导管型号在有气道病变以及肥胖等患者上更具有优势。Lakhal 等[4]研究显示，环状软骨超声解剖横径与 MRI 测量的横径高度相关并具有良好的一致性。Shibasaki[13]等报道，对于小儿带气囊或不带气囊的气管导管最佳型号的选择，采用超声技术测量声门下上呼吸道直径是一种良好的预测方法。而对于已经插入的气管导管，可以通过观察膈肌运动和胸膜滑动征确定气管导管的位置。如果双侧胸部均被探及胸膜滑动征，则提示气管导管位置正确，联合观察到双侧膈肌指向腹部的对称运动则更能肯定导管位置正确。若气管导管误入食管，在超声下可以观察到气管一侧出现一条强回声曲线或远端声影[14]。超声下气管导管定位可以避免听诊或者观察呼末二氧化碳波形来确定气管导管时通气所造成胃胀气以及潜在反流误吸的风险，尤其是超声可以不受心搏骤停或者低心输出量的影响。有研究显示将线阵探头放置于胸骨上切迹上方进行横截面扫描用于区分气管导管进入食管或气管的敏感性可达 100%。Marciniak 等[15]总结了超声用于气管导管定位的几条标准：①可以辨别食管和气管环；②可以看见声门运动；③当导管通过时可以看见声门处于张开状态；④当气管导管处于隆突之上，机械通气时可以看到胸膜滑动征。近年随着超声技术的进一步发展，超声引导气管插管（ultrasound-guided tracheal intu-

bation,UGTI)仅通过便携式超声和普通管芯即可完成操作,在困难插管中具有独特的优势。Fiadjoe 等[16]报道了一例通过 UGTI 顺利完成了直接喉镜 Cormack 分级Ⅲ级患者的气管插管。总的来说,超声应用于特殊情况下的气管导管的选择和气管的定位具有其独特的优势,较传统的方法更直观和方便。

2. 双腔管定位以及型号选择 目前临床上双腔管的定位主要是通过听诊及纤维支气管镜直视下定位来确定其放置位置,然而纤维支气管镜在基层医院并不普及,即便是在综合性医院,小儿双腔管的定位也很难获取到与之型号匹配的纤支镜。不仅如此,气道的血液、分泌物等也会进一步增加纤维支气管镜定位的难度。而超声则可以不受以上条件的限制,以左双腔气管导管定位为例,如果导管位置准确,当左侧通气时,右侧膈肌的运动将会减弱或者几乎消失,同时左侧可以观察到胸膜滑动征。当双肺通气时,双侧都可以观察到胸膜滑动征,以及膈肌向下的均匀运动。而对于双腔管型号的选择,Brodsky 等[17]认为不仅从胸部影像学资料可以获得,通过超声也可以指导管型号的选择,他们在研究中发现如果超声测出的气管宽度≥18mm 时,应选择左侧双腔管为 F41 号;≥16mm 对应 F39 号;≥15mm 对应 F37 号;≥14mm 对应 F35 号。

(三)喉罩的插入和定位

喉罩作为一种声门上通气装置,在临床中的使用越来越广泛。其远端设计有充气密封套囊,当套囊充满液体时,超声可以通过侧面看到套囊的位置。协和医院易杰等在其研究中认为如果喉罩的位置正确,则在横截面扫描时可以看到"蝴蝶征",同时可以联合双管喉罩插入胃管的方式来进一步确定喉罩的位置。总的来说,目前将超声应用于喉罩的插入和定位的研究还较少,有待于更多的临床探索。

(四)环甲膜穿刺

有研究[18]认为通过传统的方法即经过体表标志和触摸的方法来确定环甲膜位置的正确率仅有 30%,当遇到肥胖、颈部手术术后、放化疗后的患者或者伴有颈部包块的情况下,准确确定环甲膜的位置则更困难。而超声则可以快速准确的定位环甲膜的位置。Nichiolls 等[19]发现超声引导下环甲膜定位的平均时间是 24.3s,这为紧急环甲膜穿刺的危机关头节约了时间。通常采用 10MHz 的线阵探头,沿着胸骨上窝从下往上横向扫描,当观察到气管环后,将探头旋转到纵向位,继续向头端移动探头直到探及环状软骨,环状软骨通常较其他气管环偏大,且位置更表浅,再缓慢向头端移动探头可观察到甲状软骨,两者之间的高回声连接带即是环甲膜。

(五)经皮扩张气管造口术

经皮扩张气管造口术是建立紧急气道的一种有效措施,既往的经皮扩张气管造口定位准确性欠佳,并可能存在潜在的并发症如出血等。尤其当患者局部解剖结构不清楚时更增加了实施该技术的难度。而超声不仅可以精确定位第 2 气管环水平,还可以实时引导穿刺,避开气管旁的血

管,通过测量气管前壁到皮肤的深度,避免穿刺过深或伤及气管后壁。常用方法是将线阵探头定位于第 2 气管环水平后,当探头的底边正好位于第 2 气管环上,紧贴探头底边穿刺。在小儿由超声精确定位实施气管切开可避免声门下环状软骨和第 1 气管环的损伤,减少因不正确放置所造成的气胸,出血等风险。Sustic 等[20]进一步证实超声引导下经皮气管切开的错误放置几率明显低于盲探法。

(六)喉上神经阻滞

喉上神经阻滞是一种气道麻醉技术,可以使舌根部、会厌、环甲肌麻痹进而抑制恶心和咳嗽反射,临床上常用作清醒气管插管的辅助方法。常用的盲探穿刺法是通过舌骨和甲状舌骨膜来定位喉上神经[21,22]。但是,在肥胖或者颈部畸形的患者很难定位舌骨大角。近年来,有研究报道通过超声引导实施喉上神经阻滞的成功个案[23]。尽管大多数研究认为使用超声并不能看到喉上神经,只能通过间接定位[2,24,25],但是 Kaur 等[26]认为采用 8～15MHz 的小型曲阵探头在矢状位时可以观察到喉上神经,表现为舌骨与甲状软骨之间的一条等回声线,并且可以采用平面内进针的方法实施喉上神经阻滞。尽管如此,大多数研究者仍然提倡通过喉上神经间隙来作为超声引导下喉上神经阻滞的定位方法,喉上神经间隙是指舌骨,甲状软骨、会厌前间隙、甲状舌骨肌和甲状舌骨膜之间的间隙[27]。

(七)预测拔除气管导管

对于气管导管辅助通气时间较长的患者而言,拔除气管导管也是高风险的事件。由于带管时间过长,拔管后由于气道肿胀狭窄可能造成喘鸣。有研究者认为可以通过松开气管套囊后,在环甲膜水平经超声横截面扫描所测得气管直径来预测术后发生气道水肿的几率[28]。同时,能否成功拔管也与呼吸肌力量密切相关,其中膈肌的力量是关键因素之一。Jiang 等[29]分别在右侧腋前线肝脏位置和左侧腋后线脾脏位置纵向放置超声探头,通过观察膈肌的移动度来预测呼吸肌力量,他们认为如果膈肌的移动超过 1.1cm 则提示可以成功拔管。

三、总结

越来越多的文献报道了超声在气道管理中的应用价值,因其具有移动携带方便、价格低廉、且分辨率高等优点而得到越来越多的应用。目前超声在紧急气道的建立如环甲膜穿刺、经皮气管切开以及气管定位等方面的优势是值得肯定的,但是在困难气道中的应用仍然还处于探索阶段,需要更多的临床研究进一步证实。

(周莉 余海)

参考文献

1. Cook TM,Woodall N,Harper J,et al. Major complications of airway management in the UK:results of the fourth national audit project of the Royal College of anesthetists and the dif-

ficult airway society. Part 2: intensive care and emergency departments. Br J Anaesth,2011,106(5):632-642.

2. Singh M, Chin KJ, Chan VW, et al. Use of sonography for airway assessment: an observational study. J Ultrasound Med,2010,29(1):79-85.

3. 刘孝文,邓晓明. 超声技术在气道管理中的应用. 临床麻醉学杂志,2014,30(3):304-306.

4. Lakhal K, Delplace X, Cottier JP, et al. The feasibility of ultrasound to assess subglottic diameter. AnesthAnalg,2007, 104(3):611-614.

5. Ezri T, Gewurtz G, Sessler DI, et al. Prediction of difficult laryngoscopy in obese patients by ultrasound quantification of anterior neck soft tissue. Anaesthesia,2003,58(11):1111-1114.

6. Komatsu R, Sengupta P, Wadhwa A, et al. Ultrasound quantification of anterior soft tissue thickness fails to predict difficult laryngoscopy in obese patients. Anaesth Intensive Care,2007,35(1):32-37.

7. Kundra P, Mishra SK, Ramesh A. Ultrasound of the airway. Indian J Anaesth,2011,55(5):456-462.

8. Wojtczak JA. Submandibular sonography:assessment of hyomental distances and ratio, tongue size, and floor of the mouth musculature using portable sonography. J Ultrasound Med. 2012,31(4):523-528.

9. Adhikari S, Zeger W, Schmier C, et al. Pilot study to determine the utility of point-of-care ultrasound in the assessment of difficult laryngoscopy. AcadEmerg Med, 2011, 18(7): 754-758.

10. Siegel HE, Sonies BC, Vega-Bermudezf, et al. The use of simultaneous ultrasound and polysomnography for diagnosis of obstructive sleep apnea. Neurology. 1999,52(Suppl2): 110-111.

11. Suhitharan T, Seevanayagam S, Parker F, et al. Acute unilateral submandibular gland swelling associated with the laryngeal mask airway. Singapore Med J, 2013, 54(12): e236-e239.

12. Ogata J, Minami K, Oishi M, et al. Acute transient swelling of the submandibular glands after laryngeal mask airway insertion. Masui,2000,49(10):1139-1141.

13. Shibasaki M, Nakajima Y, Ishii S, et al. Prediction of pediatric endotracheal tube size by ultrasonography. Anesthesiology,2010,113(4):819-824.

14. Milling TJ, Jones M, Khan T, et al. Transtracheal 2-d ultrasound for indentification of esophageal intubation. J Emerg Med,2007,32(4):409-414.

15. Marciniak B, Fayoux P, Hébrard A, et al. Airway management in children: Ultrasonography assessment of tracheal intubation in real time. AnesthAnalg,2009;108(2):461-465.

16. Fiadjoe JE, Stricker P, Gurnaney H, et al. Ultrasound-guided tracheal intubation: a novel intubation technique. Anesthesiology,2012,117(6):1389-1391.

17. Brodsky JB, Malott K, Angst M, et al. The relationship between Tracheal width and left bronchial width: Implication for left-sided double-lumen tube selection. Cardiothorac VascAnesth,2001,15(4):216-217.

18. Elliott DS, Baker PA, Scott MR, et al. Accuracy of surface landmark identification for cannula cricothyro-idotomy. Anaesthesia,2010,65(9):889-894.

19. Nicholls SE, Sweeney TW, Ferre RM, et al. Bedside sonography by emergency physicians for the rapid identification of landmarks relevant to cricothyrotomy. Am J Emerg Med, 2008,26(8):852-856.

20. Sustić A, Kovac D, Zgaljardić Z, et al. Ultrasound-guided percutaneous dilatational tracheostomy: a safe method to avoid cranial misplacement of the tracheostomy tube. Intensive Care Med,2000,26(9):1379-1381.

21. Oliveira LR, Silva AL. Superior laryngeal nerve natomy in corpses not preserved in formaldehyde. Contribution to operative technique. Acta Cirurgica Brasileira,2007,22(3): 220-228.

22. Furlan JC. Anatomical study applied to anesthetic block technique of the superior laryngeal nerve. Acta Anaesthesiol Scand,2002,46(2):199-202.

23. Iida T, Suzuki A, Kunisawa T, et al. Ultrasound-guided superior laryngeal nerve block and translaryngeal block for awake tracheal intubation in a patient with laryngeal abscess. J Anesth,2013,27(2):309-310.

24. Vaghadia H, Lawson R, Tang R, et al. Failure to visualize the superior laryngeal nerve using ultrasound imaging. Anaesth Intensive Care,2010,39(3):503.

25. Manikandan S, Neema PK, Rathod RC. Ultrasound guided bilateral superior laryngeal nerve block to aid awake endotracheal intubation in a patient with cervical spine disease for emergency surgery. Anaesth Intensive Care, 2010, 38 (5):946-948.

26. Kaur B, Tang R, S awka A, et al. A method for ultrasonographic visualization and injection of the superior laryngeal nerve: volunteer study and cadaver simulation, 2012, 115 (5):1242-1245.

27. Kristense MS, Teoh WH, Graumann O, et al. Ultrasonography for clinical decision-making and intervention in airway management:from the mouth to the lungs and pleurae. Insights Imaging,2014,5(2):253-279.

28. Ding LW, Wang HC, Wu HD, et al. Laryngeal ultrasound:a useful method in predicting post-extubation stridor. A pilot study. EurRespir J,2006,27(2):384-389.

29. Jiang JR, Tsai TH, Jerng JS, et al. Ultrasonographic evaluation of liver/spleen movements and extubation outcome. Chest,2004,126(1):179-185.

73 超声引导下锁骨上臂丛神经阻滞的应用新进展

锁骨上臂丛位于锁骨的后上方,前斜角肌的后外侧,中斜角肌的前内侧。臂丛神经干位于第一肋水平,锁骨下动脉的后侧和外侧,进一步分为前股和后股,并被致密的筋膜鞘包裹[1]。因此,臂丛神经在这个区域最为集中,此处进行神经阻滞可以获得满意的麻醉效果,特别是需要上止血带的手腕部远端手术。

锁骨上臂丛神经阻滞技术最早由 Kulenkampff 在 1911 年所描述并首次引入临床实践中,进针点在锁骨中点上方约 1cm,紧靠颈外静脉的外侧方,向第一肋方向进针[2]。后来,有学者进一步提出"铅锤法"(plumb-bob technique)行锁骨上臂丛神经阻滞,铅锤法可以降低气胸的发生率,其进针点于胸锁乳突肌的锁骨端最外侧点,沿旁正中矢状面垂直进针[3]。这两种经典的阻滞方法是依靠解剖标志行体外定位后再进行操作,是一种"盲"法。超声是一种可视化技术,超声引导锁骨上臂丛神经阻滞技术(Ultrasound-guided Supraclavicular Block,UGSB)有阻滞成功率高,起效时间快,并发症少和患者满意度高的优点。因此,近十年来超声技术应用在外周神经阻滞技术越来越广泛并被临床麻醉医生所肯定。

一、超声技术

应用超声引导下锁骨上臂丛神经阻滞技术时要做好几个方面的准备:①超声探头首选的是高频(≥7.5MHz)线阵探头;锁骨上臂丛神经一般较为表浅(≤3cm),高频超声能够将表浅结构进行清晰的成像。②获得满意的锁骨上臂丛神经成像;将探头呈冠状斜面置于锁骨上窝处以获得满意的超声图像;臂丛神经呈低回声环形结构,位于锁骨下动脉(低回声、有搏动的圆形结构)的外侧方,底部还可见高回声的第一肋和胸膜;如果超声成像不理想时,可通过移动探头:加压(pressure),成角(angling),旋转(rotation),倾斜(tilting)和滑动(sliding)来获得清晰的成像。然而,有些患者,特别是肥胖、颈短粗的患者难以获得满意的图像;同时会存在锁骨上臂丛神经、血管的变异[4-7],这时需要拥有熟练的超声技巧和熟悉解剖结构的麻醉医师才能快速辨认。

③完善的神经阻滞效果会受到以下几个因素的影响:穿刺技术(进针部位和方向),注射药物的部位,局麻药物的扩散情况和药物的容量。下面将进一步阐述。

二、穿刺技术

超声成像可以显示神经和毗邻血管、肌肉和骨骼等,同时可以显示针杆、针尖的位置和局麻药物的扩散情况。超声引导锁骨上臂丛神经阻滞技术(Ultrasound-guided Supraclavicular Block,UGSB)由 Chan 等[8]在 2003 年所描述:患者呈平卧位,头呈 45°转向对侧;选择高频线型探头(L5-12MHz),将其呈冠状斜面置于锁骨上窝处以获得满意的超声图像。文中使用平面内的进针方法(in-planeapproach),穿刺针在超声探头的外侧端,沿与探头平行的方向从外向内(lateraltomedial)进针,超声图像上可看见穿刺针全长[1,8]。合适的体位有利于操作,平面内进针的方法有利于判断针尖的位置。因此,这项技术逐渐被临床医师接受并使用。

三、注射药物的部位

完善的臂丛神经阻滞除了与操作人员的熟练程度和设备有关,注射局麻药物的位置是至关重要的。

既往使用神经刺激仪定位时,往往在引出异常或肌肉收缩的位置注射药物,然而神经刺激仪引出不同的运动反应往往会影响神经阻滞的效果。Jeon 等[9]研究显示神经刺激仪引出远端运动反应(手腕或手指的屈伸运动)较近端运动反应(肱二头肌,肱三头肌,桡侧腕屈肌或尺侧腕屈肌的收缩运动)时注射局麻药物的阻滞成功率高(93.7% vs 75.0%)。同样,Haleem 等[10]研究单独使用神经刺激仪予 377 例患者行锁骨上臂丛神经阻滞,30min 后阻滞成功率为 84.1%。研究中神经刺激仪共引出 10 组不同的运动反应,当神经刺激仪引出患者第 3、4 手指屈曲运动(31.3%)或第 2～5 手指屈曲运动时(38.2%),阻滞成功率达 100%,然而,当神经刺激仪引出肘关节和腕关节屈曲或伸展时均阻滞失败。由此可见,穿刺针在不同部位注射局麻药物可直接影响神经阻滞的效果,局麻药物注射到臂丛神经下干及其分支附近或许可以获得较高的阻滞成功率。

研究证实超声引导锁骨上、锁骨下或腋路臂丛神经阻滞时单次注射局麻药物的位置靠近动脉处能获得较为完善的神经阻滞效果。2003年Chan等[8]介绍的注药位置是在神经刺激仪引出异感和(或)肌肉运动处注射,如果超声显示药物未扩散至部分神经丛,则再调整穿刺针的方向注药。这种方法阻滞成功率为95%。此项技术仅在一个位置注射局麻药物,亦可称单次注射法。但是研究者使用了较大量的局麻药物(40ml),文中仅观察了注药30min后的臂丛阻滞效果,也未能列出臂丛神经主要的终末分支(肌皮神经,正中神经,桡神经,尺神经)支配区域的感觉、运动阻滞效果,难以和其他技术相比较。

后来有学者提出超声引导锁骨上臂丛神经阻滞时合适的注射药物的位置在第一肋和锁骨下动脉的交叉处(cornerpocket)[11]。其理由可能是①正常的解剖结构下,交叉处附近是臂丛神经下干及其分支的位置,此处注射局麻药物可获得较完善的臂丛神经下干及其分支的阻滞效果;②超声成像下,在交叉处注射局麻药物时,穿刺针需要刺进筋膜鞘内,有利于局麻药物的扩散。随后,Tran等[12]比较了单次注射法(single-injection,SI)和两点注射法(double-injection,DI)应用在UGSB的效果。SI注药的位置在第一肋和锁骨下动脉的交叉处(cornerpocket),DI法中部分局麻药物注射在第一肋和锁骨下动脉的交叉处,余量注射在超声显示未被药物浸润的神经丛内。结果显示DI组的患者在15min时阻滞成功率高(43% vs 24%),起效时间较快(17.5±8.4min vs 21.7±7.2min),可是操作时间较长(7.2±2.7min vs 6.0±2.4min),而两种方法在30min阻滞成功率(均为87%)、麻醉相关的时间、进针的次数和相关的并发症等均无明显差异。

臂丛神经的解剖结构显示从近端到远端非神经结构(主要是结缔组织)逐渐增多,锁骨上臂丛神经处神经外膜内非神经组织和神经组织的比例接近1:1[13]。UGSB技术中穿刺针往往需要刺破筋膜鞘,进入神经外膜处,值得注意的是针尖需要避免直接刺进超声图像上显示低回声环形的结构,即臂丛神经干或其分支;此时神经外膜内大量的结缔组织可以防止针尖直接损伤神经,但同时也阻碍了局麻药物的扩散。可见,单次注射局麻药物难以保证局麻药物扩散至每条神经及其分支;尸体试验上观察到在锁骨上臂丛神经阻滞时给予单次注射定量的染料,并不能保证全部神经染色[14]。由此可推测UGSB技术中将局麻药物尽量注射在筋膜鞘内神经以及分支周围,可以获得更完善的神经阻滞效果,更高的阻滞成功率和更快的起效时间。Arab等[15]研究UGSB中将超声成像下的锁骨上臂丛神经平均分为三等分(上、中、下),并在每处注射局麻药物,即将三点注射法(triple injection,TⅠ)和单点注射法相比较。结果显示,TⅠ组和SI组在30min的阻滞成功率无明显差别

(96% vs 87%),但是TⅠ组的起效时间较快,20min内臂丛神经的终末分支(肌皮神经、桡神经、正中神经和尺神经)的阻滞成功率较SI组高。近年来,Techasuk等[16]在UGSB研究中提出了靶向神经丛注射法(targeted intracluster-injection,TⅡ),也可理解为多点注射法;实验中注药的第一点在第一肋和锁骨下动脉的交叉处,接着根据超声图像下的卫星神经丛的数目进行多点注药以达到将所有的神经束都被局麻药物包绕的目的。文中将多点注射法与两点注射法(double-injection,DI)进行比较,结果显示TⅡ组的30min时阻滞成功率达100%,DI组30min时阻滞成功率为93.3%,两者无明显差异;TⅡ组起效时间更快,总的麻醉时间更快,但是需要穿刺的次数也增多。

(一)超声复合神经刺激仪定位

研究证实神经刺激仪诱发不同运动反应可产生不一样的阻滞效果。然而单独使用神经刺激仪时,可能需要反复穿刺来诱发异感或引出肌肉收缩反应。超声复合神经刺激仪应用在锁骨上臂丛神经阻滞中是否有利于穿刺针定位?文献中神经刺激仪的作用仅用于判断针尖与神经的距离,穿刺针也只是向最表浅的神经丛靠近并诱发运动反应,最常见接近的是臂丛神经上干(C5-6)的分支(腋神经或肌皮神经)。研究显示超声联合神经刺激仪在臂丛神经阻滞技术的应用中未获得明显的益处,包括阻滞成功率(87%~95%),起效时间,并发症等与单独使用超声技术无差异[17]。可是超声联合神经刺激仪在上肢的臂丛神经阻滞技术中可能仍有一定的优势:①判断针尖与神经的距离,在安全的电流范围内(0.2mA~0.5mA)引起相应的运动反应,使得穿刺针尽量靠近神经,最好是能引出腕部远端肌肉运动反应;②具有鉴别神经与肌肉、脂肪、淋巴结的功能,后三者在超声成像上和神经类似,都是呈低回声类圆形的结构。

(二)注射药物的部位与尺神经阻滞的效果

超声引导锁骨上臂丛神经阻滞中最常见的是尺神经阻滞不全或失败[9,11,12,18]。上述超声引导锁骨上臂丛神经阻滞技术中,单点、两点、三点和多点的注药方法的目的是将局麻药物尽可能浸润臂丛神经分支,以获得完善的阻滞效果。虽然不同方式的注药方法中30min后尺神经阻滞成功率均无差异(80%~90%),但是注药10~15min后单点、两点和三点阻滞技术的尺神经阻滞成功率仅是30%~65%,多点阻滞技术的尺神经阻滞成功率是70%~90%。由此推测,当实施超声引导锁骨上臂丛神经阻滞技术时,将局麻药物注射在臂丛神经下干及其分支附近,并尽可能将局麻药物围绕浸润锁骨上的臂丛神经其他分支,这样可获得完善的臂丛终末分支阻滞(肌皮神经,桡神经,正中神经和尺神经)。

四、局麻药物的扩散情况

超声引导锁骨上臂丛神经阻滞技术的注药方法从单点

到多点注射局麻药物,目的就是尽量使局麻药物扩散至每条神经束的周围,以获得较高的阻滞成功率和较快的起效时间。因此,局麻药物的扩散情况也是保证神经阻滞效果的重要因素。局麻药物呈圆周型包绕神经束是理想的扩散类型,如果超声显示下局麻药物呈非对称扩散或臂丛神经被挤推,此时往往会发生阻滞不全或失败。Dufour 等[19]利用神经刺激针引出正中神经支配的运动反应时注射局麻药物,刺激电流≤0.5mA(2Hz,0.1ms),随后立刻在穿刺点处使用超声显示局麻药物的浸润情况。分析图像结果显示局麻药物呈圆周型浸润神经时可产生可靠的神经阻滞效果。

五、局麻药物的容量

目前尚未有确实的证据显示超声技术能减少局麻药物的用量。多数研究中局麻药量都是 30 ~ 40ml,Duggan 等[20]研究显示超声引导锁骨上臂丛神经阻滞时局麻药物的半数有效量(ED_{50})为 23ml,推算得 95% 患者有效量(ED_{95})为 42ml。Tran 等[21]研究了超声引导下 DI 法利多卡因的最小有效容量是 32ml(95% 置信区间,30 ~ 34ml)。

六、并发症

超声引导锁骨上臂丛神经阻滞可以降低相关并发症的发生率。但是并不能完全排除神经损伤,局麻药物中毒和气胸的可能。已有病例报道显示超声引导下行锁骨上臂丛神经阻滞发生血管内穿刺,神经损伤和气胸[18,22,23]。值得注意的是,刺激电流在 0.2mA ~ 0.5mA 内并不能排除神经内注射,超声成像下注射药物时如果神经发生膨胀,初始注射压力过大或者患者诉说有持续疼痛或异感时应停止注药,应重新调整针尖位置[24-26]。同时,膈神经阻滞、霍纳综合征与局麻药物容量息息相关,通过减少局麻药物的容量可以避免膈神经阻滞[27]。

因此在临床实践中,应用超声引导锁骨上臂丛神经阻滞技术时应实时观察针尖的位置和局麻药物扩散的情况,通过调整针尖的位置获得满意的局麻药物扩散,这样可获得更短的起效时间和可能更完善的神经阻滞效果。然而,30min 时阻滞成功率在采用不同的注药方式的比较中未见明显差异,可能需要更大样本量的研究来证实。

(罗雀华 黎玉辉 马武华)

参 考 文 献

1. Perlas A, Chan VW, Simons M. Brachial plexus examination and localization using ultrasound and electrical stimulation: a volunteer study. Anesthesiology, 2003, 99(2): 429-435.

2. Kulenkampff D, Persy MA. Brachial plexus anesthesia: its indications, technique and dangers. Ann Surg, 1928, 87: 883-891.

3. Brown DL, Cahill DR, Bridenbaugh LD. Supraclavicular nerve block: Anatomic analysis of a method to prevent pneumothorax. Anesth Analg, 1993, 76: 530-534.

4. Chin KJ, Niazi A, Chan V. Anomalous brachial plexus anatomy in the supraclavicular region detected by ultrasound. Anesth Analg, 2008, 107(2): 729-731.

5. Manickam BP, Oosthuysen SA, Parikh MK. Supraclavicular brachial plexus block-variant relation of brachial plexus to subclavian artery on the first rib. Reg Anesth Pain Med, 2009, 34(4): 383-384.

6. Murata H, Sakai A, Sumikawa K. A venous structure anterior to the brachial plexus in the supraclavicular region. Reg Anesth Pain Med, 2011, 36(4): 412-413.

7. Royse CE, Sha S, Soeding PF, Royse AG. Anatomical study of the brachial plexus using surface ultrasound. Anaesth Intensive Care, 2006, 34: 203-210.

8. Chan VW, Perlas A, Rawson R, Odukoya O. Ultrasound-guided supraclavicular brachial plexus block. Anesth Analg, 2003, 97: 1514-1517.

9. Jeon DG, Kim WI. Comparison of a supraclavicular block showing upper arm twitching response with a supraclavicular block showing wrist or finger twitching response. Korean J Anesthesiol, 2010, 58(5): 464-467.

10. Haleem S, Siddiqui AK, Mowafi HA, et al. Brief reports: nerve stimulator evoked motor response predicting a successful supraclavicular brachial plexus block. Anesth Analg, 2010, 110(6): 1745-1746.

11. Soares LG, Brull R, Lai J, et al. corner pocket: the optimal needle position for ultrasound-guided supraclavicular block. Reg Anesth Pain Med, 2007, 32: 94-95.

12. Tran de QH, Muñoz L, Zaouter C, et al. A prospective, randomized comparison between single-and doubleinjection, ultrasound-guided supraclavicular brachial plexus block. Reg Anesth Pain Med, 2009, 34: 420-424.

13. Moayeri N, Bigeleisen PE, Groen GJ. Quantitative architecture of the brachial plexus and surrounding compartments, and their possible significance for plexus blocks. Anesthesiology, 2008, 108: 299-304.

14. Ong J, Lai HY, Cheng LF, et al. Determination of Spread of Injectate After Ultrasound-guided Interscalene and Supraclavicular Brachial Plexus Block: A Fresh Cadaveric Study. TZU CHI MED J, 2010, 22(4): 184-188.

15. Arab SA, Alharbi MK, Nada EM, et al. Ultrasound-guided supraclavicular brachial plexus block: single versus triple injection technique for upper limb arteriovenous access surgery. Anesth Analg, 2014, 118(5): 1120-1125.

16. Techasuk W, González AP, Bernucci F, et al. A randomized comparison between double-injection and targeted intra-cluster-injection ultrasound-guided supraclavicular brachial

plexus block. Anesth Analg,2014,118(6):1363-1369.

17. Beach ML,Sites BD,Gallagher JD. Use of a nerve stimulator does not improve the efficacy of ultrasound-guided supraclavicular nerve blocks. J Clin Anesth,2006,18(8):580.

18. Perlas A,Lobo G,Lo N,et al. Ultrasound-guided supraclavicular block. Outcome of 510 consecutive cases. Reg Anesth Pain Med,2009,34:171-176.

19. Dufour E,Cymerman A,Nourry G, et al. An ultrasonographic assessment of nerve stimulation-guided median nerve block at the elbow:a local anesthetic spread,nerve size,and clinical efficacy study. Anesth Analg,2010,111(2):561-567.

20. Duggan E,Ei Beheiry H,Perlas A,et al. Minimum effective volume of local anesthetic for ultrasound-guided supraclavicular brachial plexus block. Reg Anesth Pain Med,2009,34:1-4.

21. Tran de QH,Dugani S,Correa JA,et al. Minimum effective volume of lidocaine for ultrasound-guided supraclavicular block. Reg Anesth Pain Med,2011,36(5):466-469.

22. Reiss W,Kurapati S,Shariat A,et al. Nerve injury complicating ultrasound/electrostimulation-guided supraclavicular brachial plexus block. Reg Anesth Pain Med,2010,35(4):400-1.

23. Bhatia A,Lai J,Chan VW,et al. Case report:pneumothorax as a complication of the ultrasound-guided supraclavicular approach for brachial plexus block. Anesth Analg,2010,111(3):817-819.

24. Bigeleisen PE,Moayeri N,Groen GJ. Extraneural versus intraneural stimulation thresholds during ultrasound-guided supraclavicular block. Anesthesiology,2009,110:1235-1243.

25. Altermatt FR,Cummings TJ,Auten KM,et al. Ultrasonographic appearance of intraneural injections in the porcine model. Reg Anesth Pain Med,2010,35:203-6.

26. Gadsden JC,Choi JJ,Lin E,et al. Opening injection pressure consistently detects needle-nerve contact during ultrasound-guided interscalene brachial plexus block. Anesthesiology,2014,120(5):1246-1253.

27. Renes SH,Spoormans HH,Gielen MJ,et al. Hemidiaphragmatic paresis can be avoided in ultrasound-guided supraclavicular brachial plexus block. Reg Anesth Pain Med,2009,34(6):595-599.

74 超声引导隐神经阻滞用于下肢手术的进展

一、概述

隐神经是全身最长的皮神经,是股神经的终末支,为纯感觉神经,支配膝前区,小腿前内侧、内踝及足内侧的皮肤感觉。隐神经阻滞可以复合腘窝处坐骨神经阻滞完成下肢远端手术,也可以单独用于内踝和小腿内侧手术。但由于隐神经非常细小且没有运动成分,传统的神经定位技术,例如异感法或者神经刺激仪法的成功率都不高。近年来随着超声可视化技术的发展,使得隐神经的确切定位和高效阻滞成为可能,而其临床应用也日益广泛。

二、隐神经的解剖

(一)隐神经走行(图 74-1)

隐神经在大腿近端 1/3 处从股神经发出,在缝匠肌深面与股动脉一起进入内收肌管。在收肌管内,隐神经先走行在动脉外侧,到接近大收肌末端时,隐神经从前方跨过股动脉绕行至股动脉内侧。随后,隐神经与股动脉逐渐分离,隐神经继续行走在缝匠肌深面,穿收肌管前壁筋膜出收肌管;随后与膝降动脉隐分支一起在缝匠肌深面沿膝内侧垂直下行;行至胫骨内侧髁水平,即缝匠肌肌腱附近时,隐神经穿过缝匠肌和股薄肌肌腱之间的筋膜行走到皮下;然后,隐神经与大隐静脉一起沿胫骨内侧缘下行,在小腿下 1/3 处分为 2 支:一支继续沿胫骨内侧缘下行终止在踝部;另一支从踝关节前面穿过,分布到足内侧的皮肤。

(二)隐神经分支

隐神经在膝关节内侧分出髌下支,髌下支穿出缝匠肌分布到膝盖前面,支配膝盖周围的感觉;在膝下分出小腿内侧皮支,该神经又分出多个分支,分布至小腿前内侧的皮肤。

(三)收肌管

收肌管又称为 Hunter 管,是位于股前部中 1/3 段的腱膜性通道,位于缝匠肌深面,长约 15cm,断面 20°呈三角形。收肌管的上口与股三角尖端相通,下口为收肌腱裂孔,通向腘窝。其外侧壁为股内侧肌,后壁为长收肌及大收肌,前壁

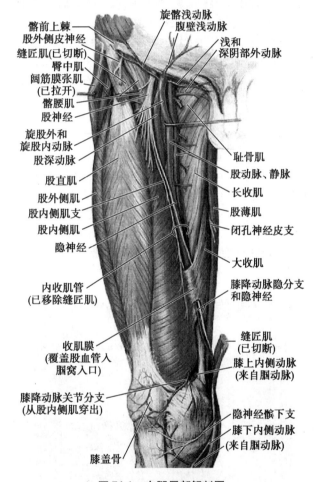

图 74-1 大腿局部解剖图

（图中标注文字）旋髂浅动脉、腹壁浅动脉、浅和深阴部外动脉、耻骨肌、股动脉·静脉、长收肌、股薄肌、闭孔神经皮支、大收肌、膝降动脉隐分支和隐神经、缝匠肌(已切断)、膝上内侧动脉(来自腘动脉)、隐神经髌下支、膝下内侧动脉(来自腘动脉)、膝盖骨、髂前上棘、股外侧皮神经、缝匠肌(已切断)、臀中肌、阔筋膜张肌(已拉开)、髂腰肌、股神经、旋股外和旋股内动脉、股深动脉、股直肌、股外侧肌、股内侧肌支、股内侧肌、隐神经、内收肌管(已移除缝匠肌)、收肌膜(覆盖股血管入腘窝入口)、膝降动脉关节分支(从股内侧肌穿出)

是缝匠肌及架于内收肌与股内侧肌间的腱纤维板。收肌管内的结构,前为股神经的股内侧肌支和隐神经,中为股动脉,后为股静脉以及淋巴管和疏松结缔组织。

三、超声引导的隐神经阻滞

(一)隐神经定位

早期隐神经阻滞入路主要依靠解剖学定位及阻力消失法,阻滞的部位包括膝上、膝、膝下水平以及内踝上方,但盲

361

探方式的失败率较高。神经刺激仪辅助的外周神经阻滞主要是通过观察目标神经所支配肌肉的收缩，明确穿刺针与目标神经的关系，而隐神经为纯感觉神经，刺激隐神经仅产生麻木感，因此神经刺激仪也不能广泛应用。而超声引导下操作者能清楚观察目标区域的解剖结构，包括股动脉、缝匠肌、股骨及股内侧肌，实时掌握进针位置、药物扩散情况，与盲探法相比能够明显提高阻滞成功率，保证阻滞效果。

超声引导的隐神经阻滞多采用缝匠肌下入路（大腿中部及大腿远端1/3），因为此入路最容易在超声下找到隐神经。在收肌管内，隐神经先伴行在股动脉外侧，位于缝匠肌深面；到大收肌末端，隐神经向前跨过股动脉到达动脉内侧，股动脉离开缝匠肌，行走至更深处，在收肌裂孔处移行为腘动脉；而隐神经则继续沿缝匠肌深面下行。因此，在此水平上可将股动脉作为主要的标志物。

具体操作如下：患者取仰卧位，将高频超声探头置于大腿中部（髌骨上边界至腹股沟韧带连线中点）与大腿长轴垂直的横切面上，垂直皮肤放置，以便在短轴平面获得股动脉的横断面视图（图74-2）。在超声图像上可见圆形无回声影，并伴有明显搏动，经多普勒超声可确认股动脉；股动脉上方覆盖的较大椭圆形内部不均质回声影，周边有完整线状高回声影包绕，即为缝匠肌的截面。缝匠肌深面，股动脉外侧，可见一接近三角形略微高回声区域，此区域即为隐神经走行通过的区域（图74-3）。由于隐神经直径较细，有时并不容易和周边的结缔组织完全区分，可采用解剖上的定位方法，应用平面内或平面外技术进针，将适量局部麻醉药注射于该三角形区域，均能达到良好的阻滞效果。

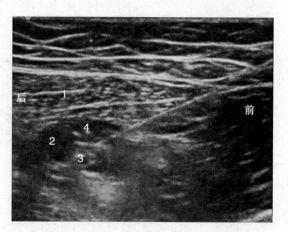

图74-3　超声引导平面内隐神经阻滞图像
1. 缝匠肌；2. 股动脉；3. 隐神经；4. 局部麻醉药

（三）与股神经阻滞的比较

膝部手术，不论是全膝关节置换术还是关节镜下半月板及前交叉韧带修补手术，术后疼痛都是备受临床关注的问题。股神经阻滞被视为全膝关节置换后镇痛的金标准，但是股神经阻滞可影响股四头肌和耻骨肌，应用阻滞股神经、闭孔神经、股外侧皮神经的三合一技术还可阻滞闭孔神经，导致股四头肌肌力减弱从而增加患者术后跌倒的风险。尽管已有很多研究尝试使用不同浓度或剂量的局部麻醉药进行持续股神经阻滞，但低浓度、小剂量的局部麻醉药非但没有减少对股四头肌肌力的影响，反而降低了镇痛效果，而隐神经阻滞的优势在于不影响股内侧肌肌支，从而减轻了对股四头肌肌力的影响。Jaeger等的研究提示，股神经阻滞可使健康志愿者的股四头肌肌力下降49%；而隐神经阻滞后，股四头肌肌力仅下降8%，且不影响患者的功能恢复，保留了更好的行走能力。和连续股神经阻滞相比，全膝关节置换术后采用连续隐神经阻滞可促进术后早期下床活动。对于足踝手术，选择较低位置的隐神经阻滞能够达到满意的麻醉效果，且不会对大腿产生影响。

（四）临床应用

目前，隐神经阻滞主要用于全膝关节置换术、膝关节镜术后镇痛，以及足部、内踝手术的麻醉及术后镇痛。此外，还可用于顺行性静脉造影术、静脉曲张剥脱术，以及疼痛门诊收肌管隐神经痛、神经卡压的治疗。复合其他神经阻滞的方法，可以进一步扩大其应用范围。

1. 全膝关节置换术后镇痛　Jenstrup等对71例全膝关节置换术后患者进行随机对照研究，两组均放置隐神经导管，实验组给予0.75%罗哌卡因，对照组给予生理盐水。实验组术后24h吗啡用量和45°屈膝时疼痛评分均明显降低，但两组患者的静息痛无显著性差异。同样，Jaeger等对41例全膝关节置换术后患者的随机对照研究亦显示，使用0.75%罗哌卡因进行隐神经阻滞的实验组较对照组术后1~6h屈膝时疼痛明显下降，但静息痛和吗啡用量两组无统计学差异。Andersen等对40例全膝关节置换术后患者

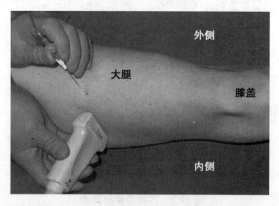

图74-2　超声引导下隐神经阻滞穿刺示意图

（二）单次及连续隐神经阻滞

单次隐神经阻滞常用0.25%~0.75%布比卡因或罗哌卡因10~30ml，镇痛作用可持续6~24h。通过在隐神经周围的筋膜鞘内放置导管进行连续隐神经阻滞，可以延长麻醉和术后镇痛持续时间。操作者多在置管前推注一定量的局麻药，既可确认穿刺针在收肌管内，又能扩大收肌管方便置管。导管置管长度超出穿刺针尖端大约1~5cm，放置导管后可间断推注，或采用患者自控镇痛方式给药。

的随机对照研究显示,联合使用局麻浸润和隐神经阻滞较单独局麻浸润在手术当天的最大疼痛、静息痛减轻,出现爆发痛的时间延迟。但 Perlas 等对 298 例行全膝关节置换术的回顾性研究却未见一致结果,隐神经阻滞未能减少术后疼痛及阿片类药物用量。这可能与该研究是在吗啡鞘内注射等多模式镇痛的基础上进行的,且为观察性非随机对照研究有关,因此存在一定的局限性。

2. 膝关节镜手术后镇痛 Akkaya 等对 40 例行半月板切除术患者的随机对照研究显示,与未使用隐神经阻滞的患者相比,使用隐神经阻滞的患者在术后 1 天内静息及活动时的疼痛评分均降低,曲马多用量也减少。而患者屈膝时,隐神经阻滞组仅有 5% 的患者诉疼痛,对照组达到 65%。Hanson 等针对 50 例此类患者的研究中,手术结束前 2 组均进行局麻药伤口周围浸润,隐神经阻滞组到麻醉后恢复室的平均疼痛评分较对照组低,术后 1 天阿片类药物用量比对照组减少 38%。作者推荐将隐神经阻滞作为多模式镇痛的重要组成部分,以利于关节镜术后患者恢复。

Lundblad 等对 64 例前交叉韧带重建患者进行随机对照研究,术前先行隐神经阻滞,并给予凯托米酮、对乙酰氨基酚进行超前镇痛。隐神经阻滞组术后 16～24h 在静息及活动时疼痛评分大于 3 分的比例均明显低于对照组,术后 13～24h 能平稳睡眠的患者比例更高。

Hsu 等研究 68 例门诊膝关节镜手术患者,隐神经阻滞组在术后即刻、术后 1h、回家即刻的疼痛程度较对照组低。此研究的局限性在于其研究对象为门诊患者,患者自行服药、自己报告用药剂量可能对研究结果的准确性产生一定影响。尽管该研究没有推荐隐神经阻滞作为围手术期的常规镇痛手段,但可作为严重疼痛的补救措施。

3. 足部、内踝手术的麻醉及术后镇痛 隐神经复合腘窝处坐骨神经阻滞,可代替全身麻醉、椎管内麻醉,用于足部、踝部等膝以下下肢手术的麻醉,减少相关并发症,尤其适于高危患者,且此方法麻醉效果持续时间较长,也可用于术后镇痛,利于术后早期出院,这一点对于门诊患者尤有优势。

4. 其他 隐神经阻滞复合腓浅神经阻滞还可用于顺行性静脉造影术,接受过此种联合阻滞的患者中多数患者表示再次手术时仍愿意采取此种麻醉方式,因而隐神经复合腓浅神经阻滞对于较为焦虑、经历过静脉穿刺失败或缺乏合适的静脉或静脉水肿需多次穿刺、预计会造成相当疼痛的患者更为适用。

此外,隐神经阻滞还可用于大隐静脉曲张剥脱术以及疼痛门诊收肌管隐神经痛、神经卡压的治疗。

(五)并发症

有关隐神经阻滞导致并发症的报道很少。有研究中的患者拔除隐神经阻滞导管两天后出现穿刺处血肿,隐神经支配的部位出现感觉异常,通过应用加巴喷丁,最终感觉异常消退,提示隐神经阻滞穿刺及置管应避免损伤隐静脉。目前尚无隐神经阻滞导致局麻药中毒、感染等并发症的报道。总的来说,隐神经阻滞是一项较为安全的神经阻滞技术。

四、展望

隐神经阻滞是一项新的下肢阻滞技术,目前主要用于全膝关节置换术、膝关节镜术后镇痛及足部、内踝手术的麻醉及术后镇痛。此外,还可用于顺行性静脉造影术、静脉曲张剥脱术以及疼痛门诊收肌管隐神经痛、神经卡压的治疗。复合其他神经阻滞的方法,可以拓展隐神经阻滞的临床应用范围。与目前临床上应用较广的股神经阻滞相比,隐神经阻滞不仅能保证良好的术后镇痛,且对股四头肌肌力影响较小,有利于患者早期活动,尤其适用于门诊患者。因此,可以预期隐神经阻滞将在临床上得到越来越广泛的应用。

(刘慧丽 李民)

参 考 文 献

1. Jenstrup MT, Jaeger P, Lund J, et al. Effects of adductor-canal-blockade on pain and ambulation after total knee arthroplasty: a randomized study. Acta Anaesthesiol Scand, 2012, 56(3): 357-364.

2. Dilberovic F, Kapur E, Wong C, et al. Functional regional anesthesia anatomy (Lumbosacral plexus). In: Hadzic A, ed. Textbook of regional anesthesia and acute pain management. New York: McGraw Hill, 2007. 43-77.

3. Bouaziz H, Benhamou D, Narchi P. A new approach for saphenous nerve block. Regional anesthesia, 1996, 21(5): 490.

4. Mansour NY. Sub-sartorial saphenous nerve block with the aid of nerve stimulator. Regional anesthesia, 1993, 18(4): 266-268.

5. Hervé B, Patrick N, Paul J. Z, et al. Lateral approach to the sciatic nerve at the popliteal fossa combined with saphenous nerve block. Tech Reg Anesth Pain Manag, 1999, (3): 19-22.

6. Comfort VK, Lang SA, Yip RW. Saphenous nerve anaesthesia-a nerve stimulator technique. Can J Anaesth, 1996, 43(8): 852-857.

7. Lundblad M, Kapral S, Marhofer P, et al. Ultrasound-guided infrapatellar nerve block in human volunteers: description of a novel technique. Br J Anaesth, 2006, 97(5): 710-714.

8. Kent ML, Hackworth RJ, Riffenburgh RH, et al. A comparison of ultrasound-guided and landmark-based approaches to saphenous nerve blockade: a prospective, controlled, blinded, crossover trial. Anesth Analg, 2013, 117(1): 265-270.

9. Andersen HL, Gyrn J, Moller L, et al. Continuous saphenous nerve block as supplement to single-dose local infiltration analgesia for postoperative pain management after total knee arthroplasty. Reg Anesth Pain Med, 2013, 38(2): 106-111.

10. Saranteas T, Anagnostis G, Paraskeuopoulos T, et al. Anatomy and clinical implications of the ultrasound-guided subsartorial saphenous nerve block. Reg Anesth Pain Med, 2011, 36 (4): 399-402.

11. Hsu LP, Oh S, Nuber GW, et al. Nerve block of the infrapatellar branch of the saphenous nerve in knee arthroscopy: a prospective, double-blinded, randomized, placebo-controlled trial. J Bone Joint Surg Am, 2013, 95 (16): 1465-1472.

12. Hanson NA, Derby RE, Auyong DB, et al. Ultrasound-guided adductor canal block for arthroscopic medial meniscectomy: a randomized, double-blind trial. Can J Anaesth, 2013, 60 (9): 874-880.

13. Jaeger P, Grevstad U, Henningsen MH, et al. Effect of adductor-canal-blockade on established, severe post-operative pain after total knee arthroplasty: a randomised study. Acta Anaesthesiol Scand, 2012, 56 (8): 1013-1019.

14. Mudumbai SC, Kim TE, Howard SK, et al. Continuous Adductor Canal Blocks Are Superior to Continuous Femoral Nerve Blocks in Promoting Early Ambulation After TKA. Clin Orthop Relat Res, 2014, 472 (5): 1377-1383.

15. Tsai PB, Karnwal A, Kakazu C, et al. Efficacy of an ultrasound-guided subsartorial approach to saphenous nerve block: a case series. Can J Anaesth, 2010, 57 (7): 683-688.

16. Kwofie MK, Shastri UD, Gadsden JC, et al. The effects of ultrasound-guided adductor canal block versus femoral nerve block on quadriceps strength and fall risk: a blinded, randomized trial of volunteers. Reg Anesth Pain Med, 2013, 38 (4): 321-325.

17. Kapoor R, Adhikary SD, Siefring C, et al. The saphenous nerve and its relationship to the nerve to the vastus medialis in and around the adductor canal: an anatomical study. Acta Anaesthesiol Scand, 2012, 56 (3): 365-367.

18. Jaeger P, Nielsen ZJ, Henningsen MH, et al. Adductor canal block versus femoral nerve block and quadriceps strength: a randomized, double-blind, placebo-controlled, crossover study in healthy volunteers. Anesthesiology, 2013, 118 (2): 409-415.

19. Perlas A, Kirkham KR, Billing R, et al. The impact of analgesic modality on early ambulation following total knee arthroplasty. Reg Anesth Pain Med, 2013, 38 (4): 334-339.

20. Akkaya T, Ersan O, Ozkan D, et al. Saphenous nerve block is an effective regional technique for post-meniscectomy pain. Knee Surg Sports Traumatol Arthrosc, 2008, 16 (9): 855-888.

21. Lundblad M, Forssblad M, Eksborg S, et al. Ultrasound-guided infrapatellar nerve block for anterior cruciate ligament repair: a prospective, randomised, double-blind, placebo-controlled clinical trial. Eur J Anaesthesiol, 2011, 28 (7): 511-518.

22. Donohue CM, Goss LR, Metz S, et al. Combined popliteal and saphenous nerve blocks at the knee: an underused alternative to general or spinal anesthesia for foot and ankle surgery. J Am Podiatr Med Assoc, 2004, 94 (4): 368-374.

23. Marsland D, Dray A, Little NJ, et al. The saphenous nerve in foot and ankle surgery: its variable anatomy and relevance. Foot Ankle Surg, 2013, 19 (2): 76-79.

24. Mussurakis S. Combined superficial peroneal and saphenous nerve block for ascending venography. Eur J Radiol, 1992, 14 (1): 56-59.

75 超声引导下神经阻滞新进展

超声技术引导神经阻滞的定位是近年来区域麻醉领域中最具有临床意义的技术。随着超声影像学的不断改进，能清晰地显示很多浅部和深部神经结构。提高神经阻滞的效果，避免了不必要的神经损伤和神经刺激仪器所带来的不适感[1,2]。本文总结了近年来超声引导下外周神经阻滞的进展，为临床应用提供了借鉴。

一、上肢神经阻滞

虽然超声已被普遍用于臂丛神经及其远端分支的阻滞定位，目前对于超声是否能够改变临床转归仍存在疑问，诸如更低的局麻药剂量是否既能减少不良事件，又能保留有效镇痛强度；超声观察到的神经解剖变异是否会影响阻滞效果；局麻药添加剂是否有益；药液完全包绕神经（往往是多次注射）是否有必要；超声能否减少患者阻滞或置管过程中的不适或是否使针尖更靠近神经等。

（一）局麻药物

在臂丛神经阻滞期间使用的局麻药物有引起系统性中毒的风险（如过高剂量、意外血管内或椎管内注射）。超声引导可通过观察局麻药物的扩散而减少过高剂量注射[3]。然而在臂丛神经阻滞的不同入路时理想的局麻药剂量仍未确定。Frederickson 等[4]设计了三期实验研究肩部手术术后肌间沟置管要到满意镇痛时所需要的局麻药剂量和浓度。1 期，初始给予 0.5% 罗哌卡因 30ml（每次改变 3ml）；2 期初始给予 0.45% 罗哌卡因 20ml；3 期将患者随机分为接受 0.5% 罗哌卡因 30ml（传统组）或接受 0.375% 罗哌卡因 20ml 组。结果表明 ED95 为 0.375% 罗哌卡因 20ml，回归分析发现增加罗哌卡因浓度可减弱握力，但不增加阻滞时间。Renes 等[5]发现肌间沟入路给予 0.75% 罗哌卡因 10ml 能够提供有效的术后镇痛并显著减少膈肌麻痹。Gupta 等[6]研究锁骨上臂丛神经阻滞时 BMI 对 0.5% 布比卡因 ED50 的影响。结果表明 ED50 范围为 8.9～13.4ml，低于既往报道[7]，可能是局麻药浓度差异和评估时间的差异所致。

超声引导可减少阻滞终末神经分支所需要的局麻药用量。Harper 等[8]发现 1.5% 利多卡因 2～4ml 就足够使腋窝的正中神经、尺神经、桡神经和肌皮神经完整包绕，然而 19 例患者中 9 名需要额外镇痛。而 O'Donnell 等[9]却报道在 17 例日间手术患者中使用 2% 利多卡因 1ml 对四个分支进行阻滞，成功率 100%。Ponrouch 等[10]将 42 例患者随机分为超声引导或神经刺激仪引导两组，进行肱管水平正中和尺神经阻滞；计算 1.5% 甲哌卡因达到有效阻滞的 ED50。超声组相对于神经刺激仪组，在正中神经阻滞组的药量少（2ml vs 4ml），而尺神经阻滞组没有差异。给予每个神经 1ml 的药量可使阻滞时间在 50～60min。

以往认为局麻药必须包绕靶神经以达到成功阻滞效果[11]，超声有助于针尖定位来达到这一目的。然而对于较细小的神经可能不需要药液包绕。Al-Nasser 等[12]在 48 例患者中使用 8ml 1% 甲哌卡因进行超声引导下肌皮神经阻滞，其中 47 例患者可清晰观察到局麻药并非完全环绕神经，但阻滞效果确切。研究者认为肌皮神经阻滞关键并不在于局麻药环绕，而是足够的药量。需要更多研究进一步观察各种不同入路臂丛神经阻滞的理想局麻药药量，以便规范化注射位点和记录局麻药扩散方式。

（二）局麻辅助用药

各种药物被用于延长局麻药的术后镇痛时间，其中可乐定、右美托咪定应用最广泛。已有两项关于右美托咪定效果的 RCT 研究报道，主要预后指标为肩部或手部手术术后镇痛维持时间。Vieira 等[13]将 88 例接受肌间沟臂丛神经阻滞的患者分为两组：0.5% 布比卡因 20ml 混合 1:200 000 肾上腺素、8mg 可乐定，或加入 8mg 右美托咪定或 0.9% NaCl。右美托咪定组较安慰剂组感觉和运动阻滞时间更长（分别为 1457min vs 833min；1374min vs 827min）。右美托咪定组术后 24h 内疼痛评分和阿片类药物需要量降低。Parrington 等[14]进行类似研究：对于择期行手部或前臂手术患者进行锁骨上路臂丛阻滞，将 8mg 右美托咪定或 0.9% NaCl 加入 30ml 1.5% 甲哌卡因中。观察 55 例患者主要预后指标，即从拔出阻滞针至疼痛的记录时间，相比安慰剂组（中位数 228min），右美托咪定组患者时间延长（中位数 332min）。接受右美托咪定的患者在 PACU 时对芬太尼需求量更少，术后 8hVRS 评分明显降低。两项研究结果表明8mg右美托咪定加入局麻药可显著延长术后镇痛时间。然而其作用机制尚不明确。

（三）单次或多次注射

在超声引导臂丛阻滞过程中，经常会改变阻滞针位置进行多点注射，以浸润神经的分布区域，达到使局麻药完全包绕靶神经的目的[15]，以增加阻滞成功率和阻滞效果。Tran等[16]在88例接受锁骨下臂丛阻滞的患者中比较超声引导单次和双次注射技术的差异，主要预后指标为起效时间。单次注射组将1.5%利多卡因与肾上腺素混合35ml注射在腋动脉背侧；而双次注射组将局麻药分为15ml和20ml两部分，分别注射至腋动脉的头侧和背侧。组间的阻滞起效时间、阻滞时间、穿刺次数和成功率均无差异。Frederickson等[17]进行类似研究，将2%利多卡因与肾上腺素混合制成30ml溶液，比较其单次注射至腋动脉后及分3次注射至各侧束的效果。唯一有统计学意义的差异是单次注射组（中位数117s）较多次注射组（中位数158s）阻滞时间更短，作者总结单次局麻药注射至腋动脉后方能提供有效阻滞效果。Bowens等[18]比较锁骨下臂丛神经阻滞时单次局麻药中央注射（后束）与多次周围注射（内外侧束）的差异。阻滞针在超声引导下刺入，针尖位置由神经刺激仪确认。主要参数为神经阻滞成功率，作者发现中央注射的成功率较周围注射更高（89例患者中96% vs 112例患者中85%）。然而，针尖放置接近后束花费时间更多，技术难度更大。这些以及Heil等[19]的锁骨下臂丛神经置管实验都建议在动脉背侧或后束附近单次注射或置管，从而提供满意的臂丛神经阻滞效果。

（四）连续阻滞

通过臂丛神经导管持续局麻药输注可以使上肢手术术后镇痛的作用时间延长2d～3d。但有效性随着时间而减弱。Frederickson等[20]对61例择期行关节镜手术的患者评估0.2%罗哌卡因术后持续输注的镇痛作用。VAS疼痛评分（0～10）作为主要研究参数，且患者口服对乙酰氨基酚和双氯芬酸钠。术后将导管置于C5～6神经根附近，所有患者接受30ml 0.5%罗哌卡因单次注射。术毕时实验组患者接受0.2%罗哌卡因2ml/h持续输注联合5ml/h的患者自控注射；对照组患者在PACU拔除镇痛导管。术后第1天，实验组的静息和运动时VAS疼痛评分以及额外镇痛药物使用量都显著下降，然而由于缺乏盲法和对乙酰氨基酚、双氯芬酸钠伴随使用，导致结果可信度有限。San Diego大学研究者将60例患者随机分为锁骨上路或锁骨下路连续神经阻滞组[21]。所有患者均接受8ml/h的0.2%罗哌卡因基础输注，根据需要单次注射4ml，锁定时间为30min。主要预后指标为术后第1天平均疼痛评分（视觉模拟评分VAS）。锁骨下路阻滞组术后第1天的平均VAS评分较锁骨上路组更低（2分 vs 4分）。两组VAS评分在之后几天没有差异。两篇文章结果提示臂丛神经置管在术后第1天效果最确切。Mariano等[22]比较超声引导和神经刺激仪引导肌间沟入路置管时间差异，发现超声引导组置管时间较

神经刺激仪组减少6min；次要预后指标，如置管失败率、操作相关疼痛和误入血管率两组间没有差异。作者在另一篇关于腘窝坐骨神经管的类似研究[23]中得到了相同结论。Heil等人[24]对10例患者进行锁骨上臂丛置管，所有导管均成功置入，达到上肢麻醉的外科手术要求；然而其中3次置管在术后被拔除（无效或移位）。

二、下肢神经阻滞

近期文献表明超声引导技术在下肢神经阻滞方面要优于神经刺激仪引导[25]。超声技术加快了阻滞起效时间并缩短了操作进程[26]。尽管理论上超声技术能减少并发症发生率，但要证实超声相对于其他技术在安全性方面的差异[26]，仍需进一步的证据支持。

（一）坐骨神经阻滞

在骶旁区域，坐骨神经离开骨盆，通过坐骨大孔进入臀部。局麻药容易扩散到整个坐骨神经区域，且由于股方肌神经发出分支支配髋关节，故骶旁入路被推荐用于髋关节手术。然而理论上穿刺针通过神经上方可损伤到髂内血管、输尿管和直肠。且坐骨神经和臀上动脉关系密切。通常有两种超声引导方法[27-28]。患者被置于Sim体位。使用低频曲阵探头。而根据Taha的方法，定位坐骨神经于坐骨后缘水平其短轴。Eisenberg建议在神经长轴观察。探头放置在髂后上棘和坐骨结节之间的Mansour线上[29]。坐骨大孔位于这条线上。轻度旋转探头使臀下血管和坐骨神经长轴相继显像。

前路坐骨神经入路是另一种坐骨神经阻滞的方式。此时股后皮神经已分出。患者处于仰卧位，使用低频曲阵探头，放置于腹股沟区内侧以便于超声束通过股骨干[30]。股动脉和股骨骨膜及被高回声筋膜包绕的绳肌肌群（半腱肌、半膜肌、股二头肌）较易辨认。神经位于股骨和绳肌肌群之间。推荐将探头移至大腿中部以寻找神经的最佳影像。穿刺针可以从外侧或内侧进入，而神经刺激仪是有重要帮助的。在内侧入针时患者应被置于患侧屈髋屈膝，外旋近45°的体位[31]。选用100mm长针穿刺，这种方法较为安全。如采用外侧进针时患者采用仰卧位，并不需要移动下肢，但需要150mm长针。由于进针轨迹接近股血管和神经，需要注意避免损伤这些结构。神经刺激仪在针破皮后可以马上开始使用。

在大腿处，坐骨神经走行于内侧的半腱肌，半膜肌外侧的股二头肌其肌腱之间。从大腿中部至腘窝，坐骨神经分出腓总神经和胫神经，并发出分支支配膝关节后部。在腘窝内，胫神经和腓总神经分别发出腓肠内侧和外侧皮神经。后两者形成腓肠神经，且变异较多。当在坐骨神经分叉以下行阻滞时可能腓肠神经阻滞是不完全的。因此，若行跟腱断裂手术，由于避免腓肠神经支配区域麻醉缺失的问题，臀下入路较腘窝入路更佳。此处阻滞特点是注意围绕腘窝坐骨神经的神经外膜厚度（神经旁膜）。其超声表

现是高回声,但难以将其与肌肉筋膜分辨清楚。当坐骨神经分离时神经鞘是一项重要的特征[32]。Vloka 等[33]首先在尸体研究观察到神经鞘是局麻药扩散中的重要部位。近期两项研究证实了这个观点,并弄清了此间隙的超声表现。在患者身上观察局麻药注射于神经旁膜外和膜下的区别。在操作完成并确定感觉阻滞效果后,使用 3D 重建技术定量观察局麻药在神经周围的扩散情况。在神经旁膜内注射能使局麻药接触更长节段的神经,故较神经旁膜外水平注射阻滞更有效,成功率更高[34]。作者通过观察神经外膜下无局麻药扩散来排除神经内注射。近期,Karmakar 等人[35]使用高分辨率超声来进行一些病例研究以确认这些解剖概念。使用高频线形探头,将患者置于腹侧卧位,便于操作者移动探头,关键在于神经旁膜内注射。目前除非提高成像质量,没有其他更好的确认方法。使用超声对大腿后部进行扫描以确定最佳穿刺点。从臀下至腘窝,皮肤-神经距离逐渐变小[36]。可使用平面内或平面外技术。目标为在神经的外膜和旁膜之间获得局麻药环形扩散的效果。为了避免意外的神经内穿刺,当针尖突破鞘膜,神经应该和针保持略微接触状态。操作者可以感受到针尖突破鞘膜的阻力感消失。当对神经两侧都进行旁膜下穿刺注射时可以获得经典的"甜甜圈征象"。

(二)股神经阻滞

股神经阻滞需要使用高频线形探头,可以在神经横断面提高成像质量,表现为动脉外侧,阔筋膜、髂筋膜深部和髂腰肌表面的三角形高回声区域。由于处于髂筋膜和髂腰肌之间,神经有时可表现为双凸形或卵圆形高回声结构[37,38]。相对于神经刺激仪技术,超声引导可提高股神经阻滞起效时间和感觉运动阻滞质量,减少局麻药用量[39]。

近期有关于局麻药分布、导管尖端位置的研究可以提高股神经阻滞质量,区分感觉和运动阻滞。Ilfeld 等[40]发现在股神经表面置管相对于深面置管可增加皮肤感觉阻滞效果,且不增加运动阻滞深度。Szucs 等[41]也发现在股神经表面注射局麻药相对于环形浸润神经,能减少阻滞针穿刺调整次数,增加患者满意度。

根据 Marhofer 等[37]的研究,平面外技术更合适,尤其是进行连续股神经阻滞时,由于导管可以以平行于神经长轴的方式前进。然而,Ruiz 等[42]发现采用平面外技术使针尖-神经接触几率增加,因此可能增加了损伤的风险。

因此,关于股神经周围置管采用平面外还是平面内技术仍有争议。Fredrickson 等[43]研究表明两种技术在疼痛评分、局麻药和术后阿片类药物使用方面无差异,提示麻醉医师应采用其最熟悉的阻滞技术。

由于对快通道麻醉和术后多模式镇痛的日益关注,超声引导在四肢外周神经阻滞方面应用广泛,技术越发成熟。超声在提高阻滞成功率和阻滞质量、减少患者痛苦,甚至在减少操作并发症方面都有着独特的优势。

(淤章杰 王祥瑞)

参 考 文 献

1. Korhonen AM, Valanne JV, Jokela RM, et al. A comparison of selective spinalanesthesia with hyperbaric bupivacaine and general anesthesia with desfluranefor outpatient knee arthroscopy. AnesthAnalg, 2004, 99: 1668-1673.

2. Williams BA, Kentor ML, Vogt MT, et al. Reduction of verbal pain scoresafter anterior cruciate ligament reconstruction with 2-day continuous femoralnerve block: a randomized clinical trial. Anesthesiology, 2006, 104: 315-327.

3. Koscielniak-Nielsen ZJ. Ultrasound-guided peripheral nerve blocks: what arethe benefits? ActaAnesthesiolScand, 2008, 52: 727-737.

4. Frederickson MJ, Smith KR, Wong AC. Importance of volume and concentrationfor ropivacaineinterscalene block in preventing recovery room pain andminimizing motor block after shoulder surgery. Anesthesiology, 2010, 112: 1374-1381.

5. Renes SH, Rettig HC, Gielen MJ, et al. Ultrasound-guided low-dose interscalene brachial plexus block reduces the incidence of hemidiaphragmaticparesis. RegAnesth Pain Med. 2009, 34: 498-502.

6. Gupta PK, Pace NL, Hopkins PM. Effect of body mass index on ED50 volumeof bupivacaine 0. 5% for supraclavicular brachial plexus block. Br J Anaesth, 2010, 104: 490-495.

7. Tran De Q. H, Dugani S, Correa JA, et al. Minimum effective volume oflidocaine for ultrasound-guided supraclavicular block. RegAnesth painMed, 2011, 36: 466-469.

8. Harper GK, Stafford MA, Hill DA. Minimum volume of local anaestheticrequired to surround each of the constituent nerves of the axillary brachialplexus, using ultrasound-guidance: a pilot study. Br J Anaesth, 2010, 104: 633-636.

9. O'Donnell B, Riordan J, Ahmad I, Iohom G. A clinical evaluation of blockcharacteristics using one milliliter of 2% lidocaine in ultrasound-guidedbrachial plexus block. AnesthAnalg, 2010, 111: 808-810.

10. Ponrouch M, Bouic N, Bringuier S, et al. Estimation and pharmacodynamicconsequences of the minimum effective anesthetic volumes for median andulnar nerve blocks: a randomized, double-blind, controlled comparisonbetween ultrasound and nerve stimulation guidance. AnestAnalg, 2010, 111: 1059-1064.

11. De Jong RH. Dynamics of nerve block. In Local anesthetics. Mosby-Year BookInc, 1994.

12. Al-Nasser B, Hubert C, Negre M. Role of local anesthetic spread patter andelectrical stimulation in ultrasound-guided musculocutaneous nerve block. J ClinAnesth, 2010, 22: 334-339.

13. Vieira PA, Pulai I, Tsao GC, et al. Dexamethasone with bupivacaine increasesduration of analgesia in ultrasound-guided interscalene brachial plexus blockade. Eur J Anaesthesiol, 2010, 27: 285-288.

14. Parrington SJ, O'Donnell D, Chan VWS, et al. Dexamenthasone added tomepivacaine prolongs the duration of analgesia after supraclavicular brachialplexus blockade. RegAnesth Pain Med, 2010, 35: 422-426.

15. Imasogie N, Ganapathy S, Singh S, et al. A prospective, randomized, doubleblindcomparison of ultrasound-guided axillary brachial plexus blocks using 2 versus 4 injections. AnesthAnalg, 2010, 110: 1222-1226.

16. Tran De QH, Bertini P, Zaouter C, et al. A prospective, randomized comparisonbetween single-and double-injection ultrasound-guided infraclavicularbrachial plexus block. RegAnesth Pain Med, 2010, 35: 16-21.

17. Frederickson MJ, Wolstencroft P, Kejriwal R, et al. Single versus tripleinjection ultrasound-guided infraclavicular block: confirmation of the effectiveness of the single injection technique. AnesthAnalg, 2010, 111: 1325-1327.

18. Bowens C, Gupta RK, O'Byrne WT, et al. Selective local anesthetic placementusing ultrasound guidance and neurostimulation for infraclavicularbrachial plexus block. AnesthAnalg, 2010, 110: 1480-1485.

19. Heil JW, Ilfeld BM, Loland VJ, Mariano ER. Preliminary experience with a novelultrasound-guided supraclavicular perineural catheter insertion technique for perioperative analgesia of the upper extremity. J Ultrasound Med, 2010, 29: 1481-1485.

20. Frederickson MJ, Ball CM, Dagleish AJ. Analgesic effectiveness of a continuousversus single-injection interscalene block for minor arthroscopicshoulder surgery. RegAnesth Pain Med, 2010, 35: 28-33.

21. Mariano ER, Sandhu NS, Loland V, et al. A randomized comparison of infraclavicular and supraclavicular continuous peripheral nerve blocks forpostoperative analgesia. RegAnesth Pain Med, 2011, 36: 26-31.

22. Mariano ER, Loland VJ, Sandhu NS, et al. A trainee-based randomizedcomparison of stimulating interscaleneperineural catheters with a newtechnique using ultrasound guidance alone. J Ultrasound Med, 2010, 29: 329-336.

23. Mariano ER, Cheng GS, Choy LP, et al. Electrical stimulation versus ultrasoundguidance for popliteal-sciatic catheter insertion. RegAnesth Pain Med, 2009, 34: 480-485.

24. Heil JW, Ilfeld BM, Loland VJ, Mariano ER. Preliminary experience with a novelultrasound-guided supraclavicular perineural catheter insertion technique forperioperative analgesia of the upper extremity. J Ultrasound Med, 2010, 29: 1481-1485.

25. Liu SS, Ngeow J, John RS. Evidence basis for ultrasound-guided blockcharacteristics: onset, quality, and duration. RegAnesth Pain Med, 2010, 35: S26-S35.

26. Neal JM, Brull R, Chan VW, et al. The ASRA evidence-based medicineassessment of ultrasound-guided regional anesthesia and pain medicine: executive summary. RegAnesth Pain Med, 2010, 35: S1-S9.

27. Eisernberg E. Bloc du nerfischiatique par voieparasacree. In: Arnette, editor. Echographieen anesthesia regionaleperipherique. 2007, 110: 117-123.

28. Taha AM. A simple and successful sonographic technique to identify thesciatic nerve in the parasacral area. J Can Anesth, 2012, 59: 263-267.

29. Mansour NY. Reevaluating the sciatic nerve block: another landmark forconsideration. RegAnesth, 1993, 18: 322-323.

30. Chan VW, Nova H, Abbas S, et al. Ultra-sound examination and localization ofthe sciatic nerve. A volunteer study. Anesthesiology, 2006, 10: 309-314, J Anesth, 2011, 25: 621-624.

31. Osaka Y, Kashiwagi M, Nagatsuka Y, Miwa S. Ultrasound-guided medial midthighapproach to sciatic nerve block with a patient in a supine position. J Anesth, 2011, 25: 621-624.

32. Millesi H, Zoch G, Rath T. The gliding apparatus of peripheral nerve and itsclinical significance. Ann Chir Main Memb Super, 1990, 9: 87-97.

33. Vloka JD, Hadzic A, Lesser JB, et al. A common epineural sheath for the nervesin the popliteal fossa and its possible implications for sciatic nerve block. AnesthAnalg, 1997, 84: 387-390.

34. Missair A, Weisman RS, Suarez MR, et al. A 3-dimensional ultrasound study of local anesthetic spread during lateral popliteal nerve block. What is the idealend point for needle tip position? RegAnesth Pain Med, 2012, 37: 627-632.

35. Karmakar MJ, Shariat AN, Pangthipampai P, Chen J. High-definition ultrasoundimaging defines the paraneural sheath and the fascial compartmentssurrounding the sciatic nerve at the popliteal fossa. RegAnesth Pain Med, 2013, 38: 447-451.

36. Bruhn J, Van Geppen GJ, Gielen J, Scheffer J. Visualization of the course ofthe sciatic nerve in adult volunteers by ultrasonography. ActaAnaesthesiolScand, 2008, 52: 1298-1302.

37. Marhofer P, Harrop-Griffths W, Willschke H, Kirchmair L. Fifteen years ofultrasound guidance in regional anaesthesia. Part 2-recent developments inblock techniques. Br J Anaesth, 2010, 104: 673-683.

38. Szúcs S, Morau D, Iohom G. Femoral nerve blockade. Med Ultrason, 2010, 12: 139-144.

39. Salinas FV. Ultrasound and review of evidence for lower extremity peripheral nerve blocks. RegAnesth Pain Med, 2010, 35: S16-S25.

40. Ilfeld BM, Loland VJ, Sandhu NS, et al. Continuous femoral nerve block: theimpact of catheter tip location relative to the femoral nerve (anterior versusposterior) on quadriceps weakness and cutaneous sensory block. AnesthAnalg, 2012, 14: 721-727.

41. Szúcs S, Morau D, Sultan SF, et al. A comparison of three techniques (local anesthetic deposited circumferential to vs. above vs. below the nerve) forultrasound guided femoral nerve block. BMC Anesthesiol, 2014, 14: article. 6.

42. Ruiz A, Sala-Blanch X, Martinez-Oco′n J, et al. Incidence of intraneural needleinsertion in ultrasound-guided femoral nerve block: a comparison between theout-of-plane versus the in-plane approaches. Rev EspAnestesiolReanim, 2014, 61: 73-77.

43. Fredrickson MJ, Danesh-Clough TK. Ultrasound-guided femoral catheterplacement: a randomised comparison of the in-plane and out-of-plane techniques. Anaesthesia, 2013, 68: 382-390.

76 床边超声评估手术患者胃内容物的研究进展

围手术期胃内容物的误吸是十分严重的麻醉相关并发症。其在外科手术患者中的发生率介于不足 0.1% 至 19% 之间[1]，这取决于患者的状态和手术的复杂程度。吸入性肺炎会导致严重的术后并发症，甚至长期应用呼吸机而无法脱机，以及高达 5% 的院内死亡率[2]。在与麻醉相关的死亡病例中，由于肺误吸所导致的就高达 9%。镇静药物和全身麻醉抑制了人体预防误吸的生理功能(例如食管下括约肌压力和上气道保护性反射)。术前禁食对患者的安全十分重要。美国麻醉医师协会(American Society of Anesthesiologists，ASA)目前推荐的指南提出术前至少禁清饮料 2h，禁易消化食物(干面包和无渣果汁等)6h，禁高热量高脂肪含量的正餐 8h。但是，这些指南都是针对接受择期手术且无相关基础疾病的患者，并不适用于急诊患者和(或)有并发症、影响胃排空的患者，而恰恰是这些患者的气道管理更为困难和紧急。该指南也不适用于有相关基础疾病的患者，如胃轻瘫的老年患者。因此，临床需要更为有效的检查方法，最大限度地降低胃内容物的误吸风险。超声胃内容物评估技术则是新近发展起来的一种有效方法，其无创、快捷、准确的特点使其越来越多的引起麻醉医师的重视。

一、麻醉相关的肺误吸风险因素

正常成人的胃容量约 1500ml，大致可分为近端(贲门部)和远端(幽门部)两个部分。近端作为储存食物的主要部位决定了胃排空的时间，包括胃底、贲门及胃体上部。而远端主要包括了幽门，胃窦及胃体下部，其作用是充分混合固体食物及液体。通常情况下胃排空的动力取决于胃和十二指肠之间的压力梯度。主要影响因素则包括食物体积、热卡、pH 值及渗透压。较之健康志愿者，患者术前会因为紧张因素造成胃内液体显著增多。胃液体的排空速率为一曲线，前 10min 内下降显著(约为胃容量一半)，而其后 90min 则缓慢减少。固体食物的排空速率则与时间呈线性相关[3]。

胃内容积和胃液酸碱度是由胃液分泌、进食和胃排空共同决定的。全身麻醉患者发生胃内容物的反流误吸的先

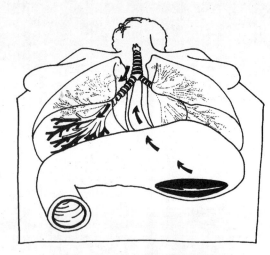

图 76-1　胃内容物的存在是全身麻醉肺误吸的先决条件

决条件是胃部，尤指胃近端有胃内容物存在(图 76-1)。研究表明至少有 200ml 胃内容物才能导致成年患者发生反流误吸[4]。但是也有报道称 10~30ml 胃内容物的成年患者也可以发生反流误吸[5]。笔者认为这可能和患者不同胃排空能力有关，因为有一部分患者存在明显的胃蠕动功能降低。麻醉医师的气道管理是全身麻醉过程中的一个必须关注的环节。由于呼吸机辅助通气，及全身麻醉后胃食管生理屏障的削弱均成为胃内容物反流误吸的危险因素。

二、胃部超声技术概览

声波是一种在物理介质中的机械振动，在相应的介质中产生由压缩和分散组成的周期。标准腹部超声的低频换能器(2~5MHz)，以其较好的穿透能力和胃周围解剖标志显像能力，最适用于成年患者；线性高频超声可应用于体型偏瘦患者或小儿患者。胃壁只有 4~6mm 厚，在不同的超声层面有不同的影像学表现，最好的观察方法是禁食状态下旁矢状面及轴面超声检查(5~12MHz)[6,7](图 76-2)。

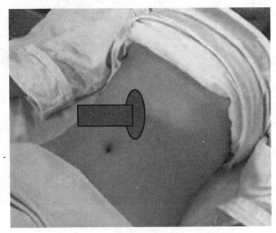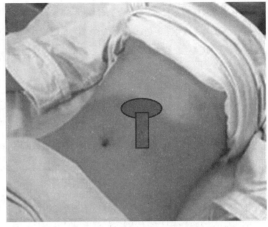

图76-2　左:半坐位旁矢状面截取胃部超声图像,右:半坐位轴向截取胃部超声图像

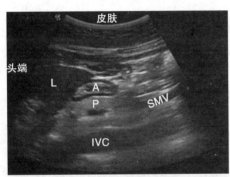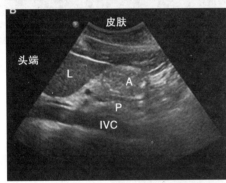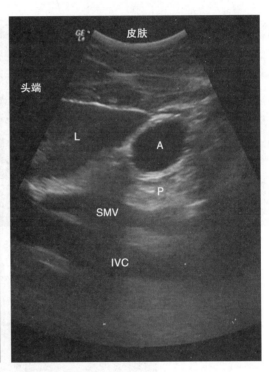

图76-3　旁矢状面的胃部超声

左上:空腹状态;左下:进食固体食物后;右:进食清饮料后;其中 A = 胃,L = 肝,P = 胰腺,
SMA = 肠系膜上动脉,SMV = 肠系膜上静脉,IVC = 下腔静脉

接受胃超声检查的患者一般可采取仰卧位,坐位,半坐位,或右侧卧位。采取何种体位主要取决于需要采集哪一部分胃的超声影像。有研究表明,患者采取半坐位和右侧卧位,其胃体和胃底部超声影像可以更好地评估胃内容物。由于重力作用,胃内容物会流向胃体和胃底部。笔者根据临床实践,认为右侧卧位胃部超声图像较之平卧位和坐位更加易于采集,且适用于检测胃内容物本就不多的患者。根据胃内容物性质的不同,可大致分为空胃、进食清饮料后及进食固体食物后几种情况(图76-3);而按照胃部解剖学分类,则可分为胃体、胃窦、胃底等不同部位。

三、胃部超声的影像学表现

虽然利用超声手段精确定位胃部解剖结构十分困难,但是这并不妨碍麻醉医师利用此方法在术前评估患者胃内容物。因为临床更加关心的是患者胃内容物的性质和容量,进而可以通过这些信息进一步评估胃内容物反流误吸的风险。因此,临床需要通过超声技术能够回答以下问题:①术前患者是否空腹?②如果不是空腹,是进食何种食物?(饮料?易消化食物?正餐?)③胃部尚存多少食物?是否会增加全身麻醉后胃内容物反流误吸的风险?

（一）空胃

空胃是扁平坍塌的，而且胃的前后壁非常贴近，甚至蜷缩卷曲在一起。从这些方面来看，空胃有其自身特殊的超声影像特点，也就是通常所说的"牛眼征"[8]（图76-4）。

（二）进食清饮料和牛奶

患者测量前进食约200ml清饮料（如苹果汁等），即可出现膨胀薄壁圆形胃部超声影像改变，其中胃内容物为低回声（图76-5）。若饮水即刻观察可见低回声的液体中掺杂有高回声的气泡，称之为"满天星[9]"图案。饮水后几分钟，嘱患者右侧卧位，随着液体中的气泡排出体外或聚集于胃窦部，胃内容物则会变为均质低回声。而进食200ml牛奶后胃内容物则是均质高回声的（图76-6），无气泡出现是牛奶和清饮料的区别[10]。

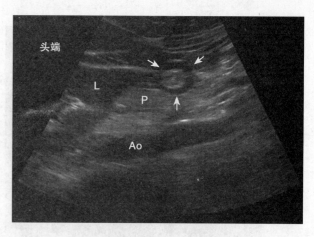

图76-4　箭头所指为空胃"牛眼征"
L=肝，P=胰腺，Ao=主动脉

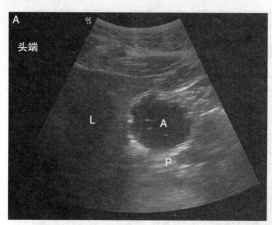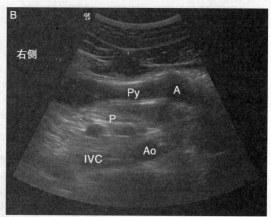

图76-5
A. 饮水200ml即刻出现的矢状位"满天星"超声影像改变；B. 饮水5分钟后轴面的低回声
影像表现。其中A=胃，L=肝，P=胰腺，Py=幽门，IVC=下腔静脉，Ao=主动脉

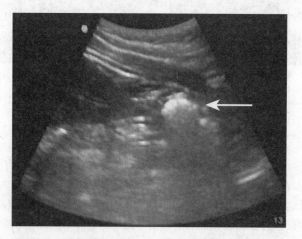

图76-6　进食200ml牛奶5分钟后矢状面均质高回声
图像（箭头所指均质高回声区域即为牛奶）

（三）进食固体食物

进食固体食物后即刻胃前壁部位变为高回声线性结构，胃内容物部分则出现"毛玻璃"样改变（图76-7A），进而影响深部组织的超声影像采集。进食90min后（图76-7B，C），胃内容物影像表现变为均质、中等回声；其深部组织的超声影像也可被观察到。

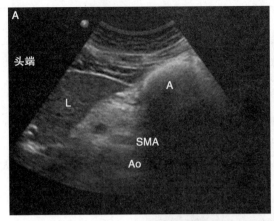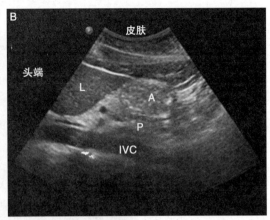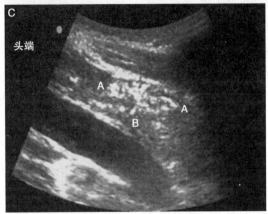

图 76-7 进食固体食物后

A. 图为进食即刻矢状面,胃内容物出现"毛玻璃"样改变,深部组织图像无法采集;B. 图为进食 90min 后矢状面改变;C. 图为进食 90 分钟后轴面改变。其中 L = 肝,A = 胃,SMA = 肠系膜上动脉,Ao = 主动脉,P = 胰腺,IVC = 下腔静脉

四、几种胃容量的测定方法比较

测定患者胃容量的方法较多,但多为有创有害或耗时较长的方法。而利用床边超声技术评估胃容量以其无创、快速的特点,必将越来越受到麻醉医师的重视。因为人体结构的相似性,可以利用二维平面来推测三维立体的状态;即利用超声测定胃横截面积(cross-sectional area,CSA)来评估患者胃容量。这一观念现以被高度认可。

Bolondi 等人[11]总结了胃部超声的相关测定,主要方法是超声测定胃部 CSA。可以通过测定其互相垂直的两条直径再通过计算公式得出,即 CSA = 前后轴径×头尾向径×π/4。笔者认为,Bolondi 等人的计算方法实质是将胃 CSA 近似为椭圆形,利用椭圆面积计算公式近似计算出胃 CSA,但却未能回答如何进一步计算出胃容量。

Perlas 等人[12]发现对数方法建立的数学模型能够测出胃容量,然而紧随其后的一项研究[13]表明这一初步的计算公式往往高估了胃容量,因此出现了修正公式。但是这一新的数学模型将临床的所有不同患者简单归因于年龄的差异,就会产生平均 6ml 的误差,其所能测定的最大胃容量为 500ml。

在一项前瞻性研究中,Bouvet[14]等人研究 183 例外科手术患者,提供了另一种计算方法来测量胃容量。这一算法也适用于未妊娠的成人。但其胃容量不能超出 250ml。Bouvet 等人的研究结果表示,若胃 CSA 大于 340mm²,其发生 0.4ml/kg 的误吸量敏感度为 78%,特异度为 74%;误吸量达到 0.8ml/kg 的敏感度为 91%,特异度为 71%。而若 CSA 大于 410mm²,其发生 0.4ml/kg 的误吸量敏感度 73%,特异度为 88%;发生 0.8ml/kg 误吸的敏感度 85%,特异度为 80%。

还有一种小儿患者的计算模型是由 Schmitz 提出[15],他们研究了 16 例小儿患者,患儿术前 2h 给予进水 7ml/kg。但是依据 Bland-Altman 分析,预测值和测得的胃容量在临床实际相差很大。一方面可能是数据量较少;另一方面可能是因为大部分接受检测的小儿患者其胃容量几乎为零,因此 Schmitz 认为其并不完全符合临床实际。

为了减少误差,获得尽可能准确的结果,笔者结合自身实践认为测量时应当遵行相关操作规范。例如,①所选择的超声扫描技术必须与目标扫描平面相匹配;②患者体位必须符合所选择的计算模型;③测量应该在两次胃蠕动的间歇期进行,且 CSA 应当从浆膜到浆膜测定;④不能超出模型设定应用于其他患者,也不应超出测量范围。

表 76-1 超声技术测定胃容量的计算方法

作者	胃内容物计算公式	测量体位	测量范围	说 明
Bolondi 等[11]	CSA＝前后轴径×头尾向径×π/4	无特殊要求	–	提出超声胃 CSA 的计算方法
Perlas 等[12]	胃容量(ml)＝−372.54+282.49×log(CSA)−1.68×体重	右侧卧位	–	可能会高估胃容量
Perlas 等[13]	胃容量(ml)＝27.0+14.6×CSA−1.28×年龄	右侧卧位	最大至 500ml	适用于未妊娠,BMI 小于 40 的成年人
Bounvet 等[14]	胃容量(ml)＝−215+57log[CSA(mm²)]−0.78×年龄(yr)−0.16×身高(cm)−0.25×体重(kg)−0.80×ASA 评分+16ml(急诊手术)+10ml(术前预防性服用至多 100ml 抑酸药)	半坐位	最大至 250ml	适用于未妊娠的成年人
Schmitz 等[15]	胃容量(ml/kg)＝0.009CSA(mm²)−1.36	右侧卧位	–	适用于小儿患者,但准确性有待提高

虽然还有不同的胃容量的计算方法,但是术前如何具体评估患者是否存在误吸风险更加值得麻醉医师关注。麻醉医师希望通过采用评分的量化策略,从而能够更为具体地评估患者发生误吸的风险。Perlas 等人[16]通过对 86 例患者的研究建立了误吸风险评分来评价接受麻醉的患者发生误吸的风险。这一方法需要在右侧卧位和仰卧位两种体位下测定患者胃内容物,继以综合评分。0 分表明两种体位下均未测出胃内容物;1 分表明仰卧位胃空,右侧卧位可见清液,且胃内容物不足 100ml;2 分表示两种体位均能发现较多的胃内液(超过 100ml)。Perlas 认为评分为 2 分的手术患者发生误吸的风险大为增加,需要麻醉医师更加关注。

五、应用研究

(一)肥胖患者

Peter 等人[17]研究了 60 例手术患者的术前床边胃部超声检查,其 BMI 在 35.1kg/m² 至 68.7kg/m² 之间。Peter 等人认为极度肥胖的患者可以术前行胃部超声检测以评估其误吸风险,且 Perlas 误吸风险评分仍然有效。比较以往的数据,Peter 认为:肥胖患者的胃 CSA 较一般患者更大,随之的胃容量也较一般患者大。但是如将所测胃容量除以体重,肥胖患者则与一般患者无明显差异,符合正态分布(表 76-2)。考虑到肥胖患者的气道管理可能会遇到困难,Peter 等人推荐肥胖患者术前应用胃部超声检测来评估其误吸的风险。

(二)产妇

产妇分娩时有时会行硬膜外镇痛,其胃容量往往疏于评估,加之分娩之前产妇不禁食,发生误吸的风险则不能忽视。Bataille 等人[18]研究了利用硬膜外镇痛的产妇产时的床边胃部超声情况。他们发现镇痛后产妇胃部蠕动减弱,且利用胃 CSA 测定来预测发生误吸的风险有显著意义。当 CSA 大于 340mm² 时需要积极干预以防止误吸的发生。

表 76-2 肥胖患者与非肥胖患者床边超声测得胃容量的比较

	肥胖患者	非肥胖患者	Kolmogorov-Smirnov P 值
右侧卧位胃横截面积(cm²)	6.2(4.7~7.4)	4.5(3.71~5.57)	<0.0001
胃容量(ml)	61.7(35.1~75.5)	32.3(11.63~52.47)	<0.0001
胃容量(ml/kg)	0.57(0.32~0.7)	0.39(0.14~0.64)	0.141

(三)急诊手术患者

Peter 等人[19]报道了一例 87 岁老年女性因自发性左下肢血肿行急诊手术。术前无胃肠道准备。患者既往有全髋关节置换术、继发肺血栓栓塞病史,目前每天服用华法林 5mg。术前胃部超声检查,误吸风险评分 0 分,测得 CSA 为 3.1cm²。为尽可能减少由于气管插管导致的出血风险,麻醉医师决定给予喉罩全身麻醉。术中及术后患者均未发生胃内容物误吸等相关并发症。因此,急诊手术的患者并不

一定会发生胃内容物反流误吸,喉罩的应用也非绝对禁忌。准确的术前超声评估对麻醉医师气道管理的选择判断意义重大。

(四)择期手术患者

Akihito 等人[20]报道了一例择期行肠粘连松解手术的患者。患者女性,19 岁,身高 150cm,体重 38.1kg。术前已禁食 12h,且留置胃管行胃肠减压。术前胃管内未吸出任何物体。床边超声检查显示胃 CSA 为 9cm²,Akihito 等人决

定对患者实施全身麻醉,并准备好吸引装置。予吸氧去氮,环状软骨压迫,快速诱导(芬太尼 100ug,硫戊巴比妥 150mg,罗库溴铵 50mg)后顺利插入气管内导管,术中及术后患者未发生胃内容物误吸。

六、胃液体排空的决定因素

虽然择期手术中谨慎的术前禁食准备方案已经为大多数临床麻醉工作者所采纳,但是越来越多的临床机构经研究得出术前 2h 少量进饮对围手术期患者确有益处的结论。根据 Nygren J 等人[21]研究,新斯堪的纳维亚半岛指南不仅推荐术前 2h 少量进饮,而且还推荐碳水化合物能量饮料(Nutricia Preop®)。据研究,该饮料更加兼顾该地区人群围手术期的能量补充和全身麻醉安全,也成为加速康复外科学策略中的一项内容。

既往临床麻醉医师认为牛奶富含蛋白和脂肪,术前禁食条件类似简餐,即需要术前禁食至少 6h。而根据 T. Okabe 等人的最新研究[22],液体胃内容物的排空速度仅和其体积以及所含热量相关。该研究团队利用床边超声技术评估了等体积等热量的牛奶和橙汁,发现其胃排空速度在健康志愿者中无明显差异。

七、麻醉医师行床边超声检查的可行性

麻醉医师行床边超声检测是否切实可行?有没有必要邀请专业的超声技术人员在旁指导和协助呢?Arzola[23]等人研究结果提示:无相关超声专业背景的麻醉医师经过 30min 学习和 24 例胃超声判读实践后,进行腹部超声评估患者饱胃情况的正确率达 90%,而要达到 95% 的正确率需要至少 33 次的临床实践。因此通过短期的学习后,麻醉医师完全能够胜任床边超声检测评估误吸风险这一新型工作,而且这一手段能够切实改善患者的预后。这两方面因素无疑给我们开展这项临床工作带来了巨大信心和动力。

八、总结

术前床边超声评估胃内容物的质和量对于减少麻醉带来的误吸风险意义重大,但还有很多问题值得探讨,例如,麻醉医师利用这一方法是否能够准确识别有误吸风险的患者?床边超声是否能在患者围手术期发挥更加积极的作用?是否还有其他因素影响胃内容物的反流误吸?上述种种疑问还需要更多更扎实的临床研究工作来回答。

(陆肖坚 薛庆生 于布为)

参 考 文 献

1. Neilipovitz DT, Crosby ET. No evidence for decreased incidence of aspiration after rapid sequence induction. Canadian Journal of Anaesthesia, 2007, (54): 748-764.

2. Lienhart A, Auroy Y, Pequignot F, et al. Survey of anesthesia related mortality in France. Anesthesiology, 2006 (105): 1087-1097.

3. E. SØREID. Pre-operative fasting guidelines: an update. Acta Anaesthesiol Scand, 2005, (49): 1041-1047.

4. Tryba M, Zenz M, Mlasowsky B, Huchzermeyer H. Does a stomach tube enhance regurgitation during general anaesthesia. Anaesthesist, 1983, (32): 407-409.

5. E. Søreide, Holst Larsen H, Reite K, et al. The effects of giving 25-450 ml of water with diazepam premedication 1-2 hours before general anesthesia. British Journal of Anaesthesia 1993, (71): 503-506.

6. Perlas A, Davis L, Khan M, et al, Gastric sonography in the fasted surgical patient: a prospective descriptive study. Anesthesia and Analgesia 2011, (113): 93-97.

7. Sijbrandij LS, Op den Orth JO. Transabdominal ultrasound of the stomach: a pictorial essay. Europe Journal of Radiology 1991, (13): 81-87.

8. Cubillos J, Tse C, Chan VW, Perlas A. Bedside ultrasound assessment of gastric content: an observational study. Canadian Journal of Anaesthesia 2012 (59): 416-423.

9. Perlas A, Chan VW, Lupu CM, et al. Ultrasound assessment of gastric content and volume. Anesthesiology 2009, (111): 82-89.

10. Javier Cubillos, Bedside ultrasound assessment of gastric content: an observational study; Canadian Journal of Anaesthesia; 2012, (59): 416-423.

11. Bolondi L, Bortolotti M, Santi V, et al. Measurement of gastric emptying time by real-time ultrasonography. Gastroenterology 1985, (89): 752-759.

12. Perlas A, Chan VW, Lupu CM, et al. Ultrasound assessment of gastric content and volume. Anesthesiology 2009, (111): 82-89.

13. Perlas A, Mitsakakis N, Liu L, et al. Validation of a mathematical model for ultrasound assessment of gastric volume by gastroscopic examination. Anesthesia and Analgesia 2013, (116): 357-363.

14. Bouvet L, Mazoit JX, Chassard D, et al. Clinical assessment of the ultrasonographic measurement of antral area for estimating preoperative gastric content and volume. Anesthesiology 2011, (114): 1086-1092.

15. Schmitz A, Thomas S, Melanie F, et al. Ultrasonographic gastric antral area and gastric contents volume in children. Paediatric Anaesthesia 2012, (22): 144-149.

16. Michael S. Kristensen, Ultrasonography for clinical decision-making and intervention in airway management: from the mouth to the lungs and pleurae; Insights Imaging 2014, (5): 253-279.

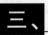
17. Peter Van de Putte, Gastric Sonography in the Severely Obese Surgical Patient: A Feasibility Study; Anesthesia-Analgesia; Accepted for publication June 2,2014.

18. A. Bataille, Ultrasonographic evaluation of gastric content during labour under epidural analgesia: a prospective cohort study. British Journal of Anaesthesia, 2014, (112): 703-707.

19. Peter Van de Putte; Bedside gastric ultrasonography to guide anesthetic management in a non-fasted emergency patient; Journal of Clinical Anesthesi, 2013, (25): 165-166.

20. Akihito Tampo; Preanesthetic gastric assessment with sonography for a patient with a full stomach; Journal of Clinical Anesthesia; 2013, (25): 164-165.

21. Nygren J, Thorell A, Jacobsson H, et al. Preoperative gastric emptying: the effects of anxiety and carbohydrate administration. Annals of Surgery, 1995, (222): 728-734.

22. T. Okabe, Determinants of liquid gastric emptying: comparisons between milk and isocalorically adjusted clear fluids, British Journal of Anaesthesia, Advance Access published September 25, 2014.

23. C. Arzola, J. C. Carvalho, J. Cubillos, et al. Anesthesiologists learning curves for bedside qualitative ultrasound assessment of gastric content: a cohort study, Canadian Journal of Anaesthesia, 2013, (60) 8: 771-779.

77 是否应该常规在超声引导下动静脉穿刺置管?

超声在麻醉实践中应用逐渐普及,主要用于以下几个方面:①超声引导神经阻滞;②超声引导动脉和中心静脉穿刺置管;③超声引导腹横肌平面阻滞;④超声评估通气困难[1];⑤超声进行气道管理[2];⑥TEE 在心脏及非心脏手术中应用;⑦诊断胸腔积液、气胸、肺不张(治疗前后评估);⑧检查胃和膀胱容量(饱胃、尿潴留)。本文介绍超声引导下动静脉穿刺置管的优点、技术和并发症的预防。

一、为什么应该常规在超声引导下动静脉穿刺置管?

(一)解剖变异

解剖学教科书中描述的动静脉与周围组织的解剖关系,在成年人或小儿患者常有变异,可造成动静脉穿刺置管困难。如颈内静脉在颈动脉前外侧占 92%,颈动脉外侧 >1cm 占 1%,颈动脉内侧占 2%。约有 5.5% 患者位于预定标记的径路以外(图 77-1)。颈部向穿刺对侧旋转,颈内静脉移至颈内动脉前方[3](图 77-2)。

(二)缩短操作时间,减少并发症发生

与常规方法比较,超声引导下动静脉穿刺置管可以明显降低并发症的发生率。在机械性并发症方面,穿刺前使用超声检查血管,可以发现血管变异、狭窄、血管中的血栓等,有助于选择合适的穿刺部位。

由于超声引导的穿刺提高了首次穿刺的成功率,一方面降低穿刺区域血肿形成的风险,另一方面也减少了对血管壁的损伤,从而降低动静脉血栓形成的风险。穿刺成功后,使用超声可以确认导管位置、发现局部血肿,胸部的超声检查可以发现气胸等,对于早期发现穿刺相关并发症有一定的意义。

(三)降低感染风险

有明确的临床研究表明,超声引导下颈内静脉穿刺方法在降低感染风险中具有明显优势。在预防导管相关性感染的指南中已经推荐使用超声辅助中心静脉置管[4]。超声引导的穿刺能够减少穿刺次数,缩短操作时间,因此降低了中心静脉穿刺时细菌污染的机会(表 77-1)。

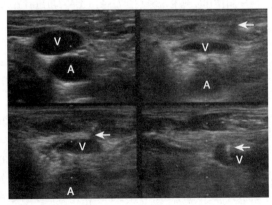

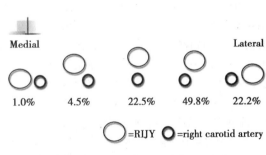

静脉壁薄可压缩,直径随呼吸而变化
动脉壁厚不容易被超声探头外力所压缩

图 77-1 颈动脉和颈内静脉的解剖变异图

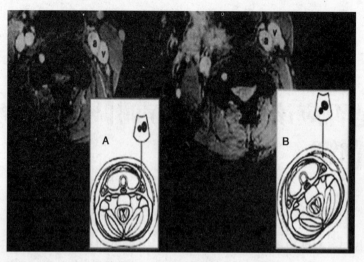

图 77-2　颈部向穿刺对侧旋转,颈内静脉移至颈动脉前方

表 77-1　中心静脉穿刺超声引导与解剖定位的比较(n = 900)

	超声引导	解剖定位
穿刺时间	缩短	-
成功率	100%	94%
颈动脉穿破	1%	11%
颈动脉血肿	0.4%	8.4%
血胸	0%	1.7%
气胸	0%	2.4%
导管相关感染	10%	16%

二、超声引导动静脉穿刺技术

(一) 超声探头的选择

超声探头分为高频和低频探头,适用于不同血管。高频探头适用于表浅血管,因其具有更高的图像分辨率,可分辨清楚相邻的神经和小动脉分支。高频探头也是新生儿和幼儿中心静脉置管的理想选择。低频探头主要用于肥胖患者在内的较深目标血管的成像。通常使用的探头是 5 ~ 15MHz 的线性探头。在影像学上,骨骼、肌腱为高回声升结构,呈现为"亮"图像,脂肪、血管为低回声结构,表现为"暗"图像,彩色多普勒成像可以显示血管的血流频谱,有助于判断血管的位置以及区别动脉与静脉。

(二) 超声引导中心静脉穿刺方法

与传统静脉置管依赖体表标志定位不同,超声引导的穿刺点可以选择没有体表标志的地方。按照在穿刺过程中是否使用超声及时观察,超声引导的血管内置管可分为静态评估与动态引导两种主要方法。

静态评估就是穿刺之前使用超声定位血管,分辨目标血管周围的组织结构以及目标血管有无明显变异、血栓等异常,而在定位后穿刺时并不使用超声。这种方法的意义在于在穿刺之前能够准确定位血管,并且能够发现局部解剖的异常以及血管的变异或血栓等,适用于初学者。

动态引导则是在穿刺过程中也使用超声引导进针以及置入钢丝,针迹在超声图像上显示出来直至刺入目标血管。使用超声动态引导需要探头套、无菌塑料套以及无菌耦合剂。可以单人操作,也可以由助手帮助操控探头或者置入导丝。两种方法均优于单纯体表定位,有研究证明,使用超声动态引导穿刺比单纯体表定位穿刺可以减少穿刺次数以及并发症,穿刺成功所需要的时间更短。

超声探头和血管之间的空间位置关系,可以定义短轴成像、长轴成像或斜轴成像(图 77-3)。超声引导静脉穿刺时,可以在短轴也可以在长轴下进行穿刺。一般情况下,选择短轴成像下操作比较容易。在超声影像下,血管所显示的平面并不一定是穿刺针进入血管的平面,根据穿刺针长轴与超声波束平面的位置关系而确定平面内和平面外。超声穿刺操作原则有三条(图 77-4):①45°角进针;②进针长度大约是测量深度的 1.4 倍;③可以通过勾股定理测算进针的深度。

1. 颈内静脉穿刺方法与注意事项　颈内静脉穿刺置管的研究最多,人们对于颈内静脉置管应当使用超声这一问题很少争议[5],已经有高级别的循证医学证据。

常规采用 7.5 ~ 10MHz 的超声探头,进行超声引导的穿刺置管时,需要严格采取无菌措施,包括最大化无菌覆盖,超声探头和连线需要完全无菌包裹,绝对禁止污染操作无菌台面,使用无菌耦合剂等,操作者也需要穿着无菌手术衣,戴无菌手套、口罩帽子。操作者左手持超声探头探寻需要穿刺的血管,在短轴成像中,动静脉呈两个黑色的环状结构(图 77-5),静脉可以通过解剖定位和可被压瘪的特性来确定。总的来说,短轴成像容易识别,可以同时确定动脉和静脉,能够提供周围组织及与穿刺针关系的

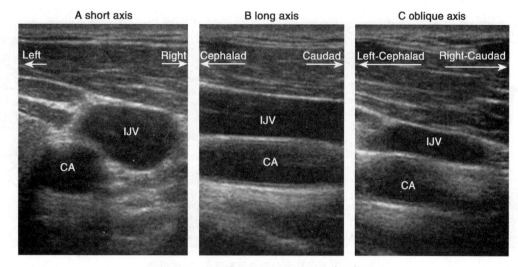

图 77-3 超声探头与血管的空间位置成像图
短轴成像、长轴成像、斜轴成像（从左至右）

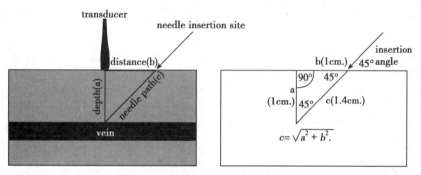

图 77-4 超声操作图
a＝血管深度、b＝穿刺针与探头距离、c＝针径路等于斜边

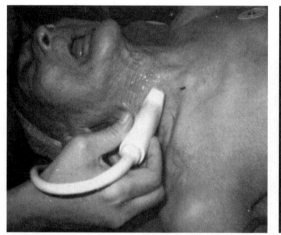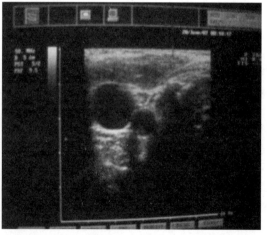

图 77-5 超声引导颈内静脉穿刺定位（短轴成像）

更好视角；而长轴成像则可以全程显示穿刺针尖的位置，从而减少穿透静脉的后壁（图 77-6）。

与单纯体表定位置管比较，超声指导的颈内静脉置管能够显著提高第一次穿刺成功率、降低穿刺次数、减少操作时间、减少误穿动脉引起局部血肿等并发症的几率，同时节约医疗费用。郑颖等研究结果显示超声组颈内静脉穿刺成功率接近 100%，穿刺时间大大缩短（平均 3.0±1.5min），无一并发症发生[6]。国外资料显示同样的结论[7,8]。但在临床操作过程中，仍需要注意以下几点：理想的颈部位置应为中间位或稍偏向对侧，过分转动颈部可能会造成颈内静脉重叠在颈动脉之上的危险；患者体位置于仰卧头低位，或嘱患者做 Valsalva 动作有助于穿刺到颈内静脉；穿刺过程中

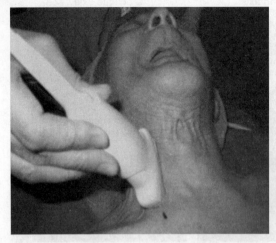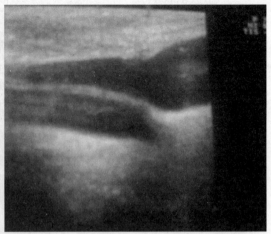

图 77-6 超声引导颈内静脉穿刺定位(长轴成像)

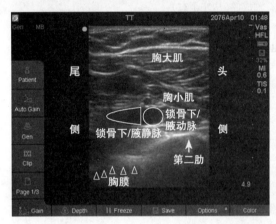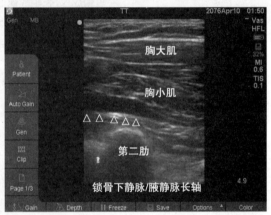

图 77-7 锁骨下静脉与周围组织关系

未能在组织中识别到穿刺针时,需要寻找相关结构来避免,向皮肤进针点方向调整探头可能有助于早些发现穿刺针;当无法区分动脉和静脉时,可以上下弹动超声探头,被压瘪的血管则是静脉,必要时可用多普勒超声进行血流区分;未看见穿刺针头端勿要置管。

2. **锁骨下静脉穿刺方法与注意事项** 锁骨下静脉置管的研究少于颈内静脉,目前的研究仍然提示超声引导的锁骨下静脉置管较常规方法能提高成功率并降低并发症发生率。可选用体积较小的超声探头定位锁骨下静脉,因为体积较大的探头会妨碍穿刺操作。对于穿刺风险较大的患者,如肥胖、凝血功能障碍等,推荐在尝试置管之前进行锁骨下静脉超声检查,确定血管位置、通畅性以及特异性确认血栓可使患者受益[9](图 77-7)。而婴幼儿由于其生理结构和各种病理状态的特殊性,相对于成人,其穿刺难度和风险大大增加。早在 2002 年,英国国家临床规范研究院(NICE)就推荐将超声作为儿童深静脉置管的辅助工具[10],同时,超声无论是作为置管的初始选择还是初始置管失败的补救选择都是适宜的[11]。由于锁骨下静脉穿刺引起气胸的几率较高,穿刺完毕使用超声检查有无气胸的发生是个很好的选择。

锁骨上路法锁骨下静脉穿刺

以小儿深静脉穿刺为例:患者仰卧位,头转向对侧,将线形高频探头放置于颈内静脉穿刺位置,然后向尾侧滑行至观察到颈内静脉与锁骨下静脉交界处、锁骨和胸膜线等结构。穿刺针从探头外侧以平面内技术在直视下进入锁骨下静脉,当导管放入时还能通过超声确认双层高回声的arrow管位于血管内,同时检查环甲膜水平的颈内静脉以排除向上置管的可能性[12](图 77-8)。

平面外技术穿刺时,将探头平行于锁骨方向置于其下且尽量靠近胸廓外侧以避开胸膜。在短轴图像上,锁骨下动脉相对于静脉更靠近头端,且直径更小,具有搏动性和探头加压时不可压缩性。偶尔反复穿刺患者的锁骨下静脉出现不可压缩性,警惕腔内血栓形成的可能性。此时请放弃穿刺。穿刺过程中可以在图像上观察到针朝着静脉上方运行轨迹,当针尖触碰静脉时可以看到静脉被压缩现象,当针尖穿刺入静脉瞬间静脉则恢复至原始形态,且在静脉内可观察到针影[13](图 77-10)。

目前关于锁骨下路方法较锁骨上路方法的研究更多,但近期一项研究表明锁骨上路的锁骨下静脉的超声显像要优于锁骨下路,需要进一步研究证实两者穿刺成功率、并发

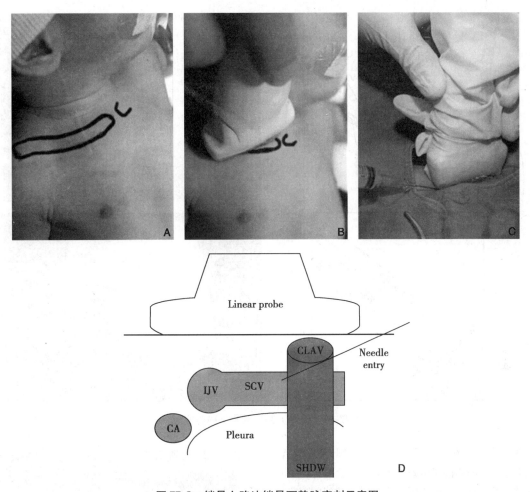

图 77-8　锁骨上路法锁骨下静脉穿刺示意图
A. 体表解剖标记；B. 探头放置；C. 平面内技术穿刺；D. 超声模拟图

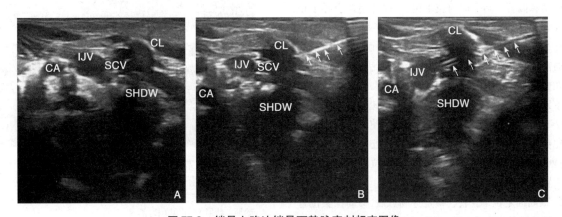

图 77-9　锁骨上路法锁骨下静脉穿刺超声图像
A. 穿刺前；B. 穿刺针进入；C. 置管后锁骨下路法锁骨下静脉穿刺

症发生率之间的差异[14]。

（三）超声引导动脉穿刺方法

桡动脉通常较易触及，置管后并发症少，通常是动脉置管首选部位。盲法穿刺有时可能需多次尝试，易导致患者不适，导致出血及动脉痉挛等。而且，对于肥胖、低血压及血管异常（如血管较迂曲）的患者而言，盲法插管存在很大挑战，而超声引导下可视插管可能效果更好。动脉置管由

于可以在体表扪及动脉搏动，似乎定位不是问题，与静脉置管的研究相比，超声引导的动脉置管相关研究较少。但是现有荟萃分析和专家共识表明，与传统标准体表定位穿刺相比，超声引导下桡动脉、尺动脉、肱动脉和股动脉的穿刺置管更容易快捷，尤其是当动脉血管不易触及或比较纤细时[15]。因此，在有经过训练的操作者的情况下，动脉置管应当常规使用超声。尤其是桡动脉置管建议使用超声引导

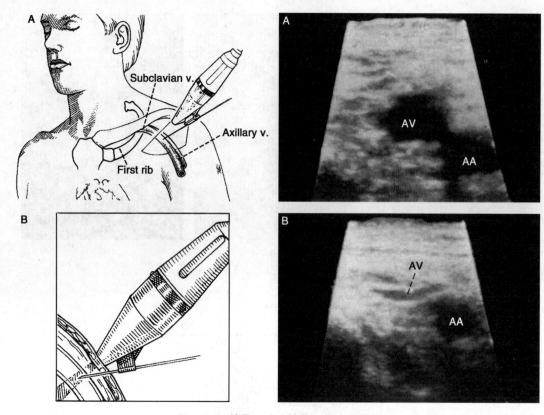

图 77-10　锁骨下路法锁骨下静脉穿刺

以提高首次置管成功率[16]。超声引导下桡动脉穿刺置管皮下距离大于 2.8mm 时,穿刺效果更好。一般而言,超声引导技术并无禁忌证。但是,置管部位皮肤或软组织感染、严重的外周血管疾病,侧支循环受损或严重凝血病的患者禁行桡动脉插管。与平面内技术比,平面外超声引导下桡动脉穿刺置管一次成功率更高,一次成功穿刺时间更短。

在 5～13MHz 频率的探头下开始评估血管,从腕部扫描至肘窝,注意观察是否存在动脉迂曲及钙化。穿刺部位则选在血管直径最大及钙化程度最低部位。必要时,应用压力鉴别动脉及静脉(静脉是塌陷的,而动脉是鼓起的)(图 77-11)。确定桡动脉后,进一步调整,使血管与周围组织对比更分明。调整深度,使桡动脉成像处于屏幕中央位置,清晰可见。具体方法可分为横断面定位下置管和纵向定位下置管。

1. 横断面定位下置管　确定穿刺点后,移动探头位置使桡动脉成像处于屏幕中央位置。对穿刺部位皮肤进行局部麻醉后,以 45°～60°角置入留置针。轻微挑动留置针,并调整探头保证针头在屏幕上清晰显影。针尖向动脉推进过程中,注意倾斜探头,保证针尖一直可见。每隔一定时间确定针尖位置,保证其一直动脉血管上方。留置针插入血管腔后,检查其反应(图 77-12),或有无血液回流,确定针尖位置正确。调整留置针至水平,以再次确定针尖位于血管内。保持留置针内细针位置不变,将套管继续向前推进,其后撤出留置针内细针,并将压力传感器与留置针套管连接。

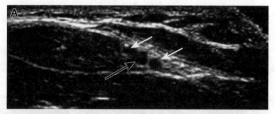

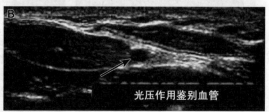

图 77-11　光压作用鉴别动、静脉

桡动脉(A,箭头)横断面可见有静脉伴随(白色箭头)。超声波探头的光压可引起静脉塌陷但不影响动脉,动脉仍可见(B,箭头)

2. 纵向定位下置管　纵向定位的情况下也可进行置管(图 77-13)。超声波探头纵向确定血管位置。桡动脉成像处于屏幕中央位置后,旋转探头 90°。在屏幕中央可见动脉,可见长轴及血管最大直径处。以 15°～30°角进针,使针尖与血管长轴保持平行向前推进。如果屏幕上不见针头显影,其可能是在血管壁或血管外,回撤留置针,但不完全撤出,只调整角度使针尖显影可见于屏幕。再次向前推进,直至其进入管腔,并见回血。保持留置针内细针位置不变,

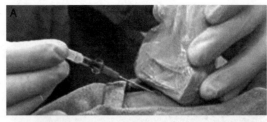

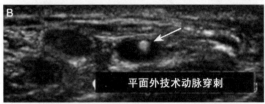

平面外技术动脉穿刺

图77-12　横断面定位下插管
超声波探头横断面定位下（A），细针插入
桡动脉（B，箭头）

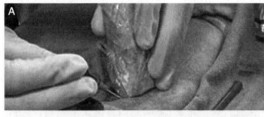

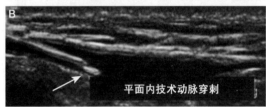

平面内技术动脉穿刺

图77-13　纵向定位下的插管
超声探头纵向定位（A）桡动脉，针尖
刺入桡动脉（B）

将套管继续向前推进，其后撤出留置针内细针，并将压力传感器与留置针套管连接。

（淤章杰　黄萍　周仁龙　杭燕南）

参 考 文 献

1. Michael S, Kristensen WH. Ultrasonography for clinical decision-making and intervention. Insights Imaging, 2014, 5: 253-279.

2. G. VIA, E. STORTI, G. GULATI. Lung ultrasound in the ICU: from diagnostic instrument to respiratory monitoring tool. MINERVA ANESTESIOLOGICA, 2012, 78(11): 1282-1296.

3. Troianos CA, Kuwik RJ, et al. Internal jugular vein and carotid artery anatomic relation as determined by ultrasonography. Anesthesiology, 1996, 85: 43-48.

4. O'Grady NP, Alexander M, Dellinger P, et al. Healthcare infection control practices advisory committee. Guidelines for the prevention of intravascular catheter-related infections. Am J Infect Control, 2011, 39: s1-s34.

5. McGee DC, Gould MK. Preventing complications of central-venous catheterization. N Engl J Med, 2003, 348: 1123-1133.

6. 郑颖, 周子戎, 汪春英, 等. 超声引导中心静脉穿刺置管的临床评价. 上海医学, 2007, 30(7): 504-505.

7. Shojania KG, Duncan BW, McDonald KM, et al. Making healthcare safer: a critical analysis of patient safety practices. Evid Rep Technol Assess(Summ), 2001, (43): i-x, 1-668.

8. Bodenham ARCan you justify not using ultrasound guidance for central venous access? Crit Care, 2006, 10(6): 175.

9. Troianos CA, Hartman GS, Glas KE, et al. Special articles: guidelines for performing ultrasound guided vascular cannulation: recommendations of the American Society of Echocardiography and the Society of Cardiovascular Anesthesiologists. Anesth Anal, 2012, 114(1): 46-72.

10. National Institute for Clinical Excellence Guidance on the Use of Ultrasound Locating Devices for Placing Central Venous Catheters. Technlogy Appraisal Guidance No 49. 2002 [updated 2002; cited].

11. Ball A, Vecchio F, Kroeger A, et al. Ultrasound guidance for central venous catheter placement: results from the central line emergency access registry database. Am J Emerg Med, 2010, 28: 561-567.

12. Park SI, Kim YH, So SY, et al. Ultrasound-guided subclavian catheterization in pediatric patients with a linear probe: a case series. Korean J Anesthesiol, 2013, 64(6): 541-4 [13].

13. Gualtieri E, Deppe SA, Sipperly ME, et al. Subclavian venous catheterization: Greater success rate for less experienced operators using ultrasound guidance. Critical Care Medicine, 1995, 23(4): 692-697.

14. Stachura MR, Socransky SJ, et al. A comparison of the supraclavicular and infraclavicular views for imaging the subclavian vein with ultrasound. Am J Emerg Med, 2014, 32(8): 905-908.

15. Lamperti M, Bodeham AR, Pittiruti M, et al. International evidence-based recommendations on ultrasound-guidevascular access. Intensive Care Med, 2012, 3: 1105-1117.

16. Shiloh AL, Savel H, Paulin LM, et al. Ultrasound-guided catherterization of the radial artery: a systematic review and meta-analysis of randomized controlled trials. Chest, 2011, 139: 524-529.

78 哮喘儿童的麻醉和通气策略

哮喘是儿童最常见的慢性疾病,学龄前儿童有近一半儿童都有过喘鸣的发作,给急诊和学习带来很大负担。哮喘儿童接受手术时围手术期呼吸不良事件的发生率较高,而优化麻醉管理方案则可以明显降低围手术期呼吸不良事件的发生,并可减少住院天数。本章主要介绍哮喘的病理学生理学知识,讨论哮喘的控制,并指导做好哮喘儿童的术前评估及通过麻醉药物和通气参数的设置来优化麻醉管理。

一、关于哮喘、支气管高反应性和气道易感性的定义

哮喘指可变的(通常是可逆的)气道阻塞和支气管高反应性(Bronchial hyperreactivity, BHR)。气道易感性(Airway susceptibility)是指发生围手术期呼吸不良事件(perioperative respiratoryadverse events, PRAEs)的可能性增加,尤其是气道受到刺激下会发生支气管痉挛和喉痉挛。急性上呼吸道感染和慢性哮喘会增加呼吸道易感性,诱发 PRAEs。但也应警惕的是,患者即使未合并咳嗽、哮喘等症状,气道易感性仍可持续存在。

二、过敏与类过敏反应

全麻下过敏和类过敏反应发生率:1:3500~13 000;按照导致过敏的原因可分为肌松剂(69.2%)、乳胶(12.1%)和抗生素(8.0%),其他还有镇静催眠药(3.7%)及阿片类药物(1.4%)。过敏反应可分为 IgE 介导和非 IgE 介导两类,后者常由药物的特异性反应、不相容或直接毒性作用、相互反应及过量所致。症状包括严重的支气管痉挛及血管虚脱反应。治疗包括支气管扩张药、抗组胺药、激素及肾上腺素。对于术前抗生素的应用(头孢菌素居多),虽然缺乏大量文献支持静脉使用抗生素与支气管痉挛的关系,而且由于在术中往往短期内合并使用了多种麻醉药物,使得查找确切的过敏原十分困难。万古霉素和肌松剂的合用在动物实验中证实有诱发类过敏反应的可能,其机制为通过肥大细胞脱颗粒释放组胺,而非由 IGE 介导而过敏。Brand 等将哮喘分为多因素诱发及病毒诱发两种类型。Stein 等人将婴幼儿哮喘分为三类:早期短暂哮喘,非特异性哮喘和 IgE-介导的哮喘。临床上常见的三种诱发因素为:机械操作刺激(如诱导苏醒的导管刺激,通过副交感神经乙酰胆碱作用于毒蕈碱型受体),类过敏反应(无免疫介导,由醋甲胆碱等药物诱发)和过敏反应(由 IGE 介导),后两者反应都存在有肥大细胞和嗜碱性粒细胞的脱颗粒释放。

三、流行病学调查

从流行病学来看,哮喘是西方国家多发病,与生活方式、饮食习惯有关。苏格兰、澳大利亚、美国、新西兰发病率高,在上海的发病率为 1.7%(1990)、5%(2000)和 7%(2010)。在男性、合并家族史及高体重指数人群中呈现高发病趋势。有超过 30% 的患者合并有其他过敏性疾病如过敏性鼻炎、结膜炎和特异性皮炎。因哮喘而入儿科 ICU 的病例占到了 0.8%~35%,需要机械通气为 5%~33%。死亡率为 0~7.6%。对正常人围手术期发生支气管痉挛的几率为 0.2%~4.1%,而有哮喘史的患者为 2.2%~5.7%。导致 PRAE 的危险因素最主要的一项就是哮喘史,其他如 2~4 周内急性上呼吸道感染史、五官科手术等。柳叶刀杂志的一项对近万名澳大利亚患儿的队列研究显示,对有阳性呼吸道症状史(最近 1 年内夜间干咳、运动性喘鸣、年内喘鸣发作 3 次以上)的患者,发生支气管痉挛、喉痉挛及围手术期低氧血症的相对危险度分别为 8.46、4.13、3.05。比较发生 PRAEs 的风险,静脉诱导吸入维持要低于、优于吸入诱导静脉维持。

四、病理生理改变

哮喘患者由过敏原导致的肥大细胞、中性粒细胞、嗜酸性细胞释放炎性因子(不下 100 种),主要是白三烯(LTB)、类胰蛋白酶(Tryptase)和白介素(IL)。从病理学角度来看,存在上皮增厚、免疫细胞浸润、平滑肌细胞肥大增生及细胞外基质的蛋白沉积。一句话可以概括为:哮喘是炎症细胞参与的伴有气道重塑的气道炎症性病变。与正常气道相

比,哮喘患者的气道基质构成发生改变,气管壁厚度增加,气道直径变小,气道平滑肌细胞明显增大,杯状细胞肥大增生、网状基膜增厚,细支气管黏液渗出性分泌物(如夏科-莱登结晶,Charcot-Leyden crystals,即嗜酸性粒细胞碎裂时的蛋白质晶体结构)增加(图78-1)。

对于气道重塑是否一定要存在炎症反应才会发生,2011年NEJM的一篇临床研究反映了科学界目前的新观点。将四组成人按哮喘诱发原因分为吸入屋尘螨(诱发嗜酸性炎症反应)组、注射醋甲胆碱(无嗜酸性炎症反应)组、生理盐水组和醋甲胆碱注射后吸入沙丁胺醇组,对试验前及试验后四天的患者行支气管镜活检。前两组有气道收缩反应及气道重建(上皮下胶原环厚度比增加了2.17和1.94纳米,黏液腺细胞增加了2.17%和2.13%),后两组无气道重建。因此无炎症反应的支气管收缩也可导致气道重建。

由此可以将哮喘的病理学改变重新定义为:由反复的机械刺激所导致的损伤修复反应,最终导致气道重建(图78-2)。

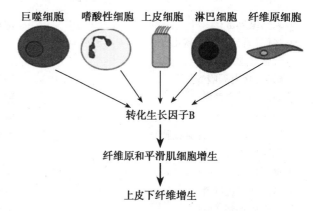

图78-1　哮喘患者炎症介导纤维增生

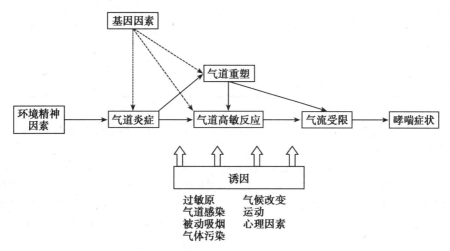

图78-2　哮喘的病理生理学变化

从病理学角度来说,呼吸道阻力与半径的四次方成反比,支气管平滑肌张力增高导致气流阻力增加。患者呼气流量峰值下降。儿童因为气道管径小,黏稠分泌物、上皮受损脱落都会加重气道阻塞。这些都导致通气/灌注比例下降,发生低通气和缺氧。因为呼气相是被动的,呼气相阻力的增加会导致呼吸辅助肌(如腹部肌肉)参与主动呼气运动,疾病严重情况下尤其儿童患者容易导致呼吸肌疲劳,呼气相没有足够的时间来排出气体,从而会使呼气相气体存留(Gas trapping),产生高于静息水平的呼气末压力而导致肺动态过度充盈(Dynamic hyperinflation)。

五、诊断和鉴别诊断

诊断依据:

(一) 症状

咳嗽、反复喘鸣、气促或胸壁僵直;体征如哮鸣音、呼气相延长,胸壁僵直。

(二) 呼吸功能

肺功能,F-L(流量容积环),对β₂受体激动剂的可逆性反应。

(三) 气道高敏反应测试

对乙酰胆碱和组胺阈值的反应及运动压力测试。

(四) 气道炎症的实验室数据

嗜酸性粒细胞(鼻腔分泌物及痰液),呼出气体的一氧化氮浓度。

(五) IgE测试

血清总的IgE水平,特异性IgE抗体,皮肤即刻反应及抗原吸入测试。

(六) 家庭成员及患者既往过敏疾病史。

并非所有的喘鸣都是哮喘,仅50%合并喘鸣症状的患者最终被确诊。许多疾病会与哮喘相混淆,如气道异物、支气管炎、肺的囊性纤维化等(鉴别诊断情况详见表78-1),对高调样的哮鸣音临床上要会判断。其他可合并喘鸣的疾病包括:感染(病毒、真菌),气道解剖异常,免疫异常,发育不良等。其他还需关注的相关危险因素如:是否低体重儿或早产儿,合并肥胖及家族特异性疾病史等。

表 78-1 鉴别诊断疾病

解剖异常	感 染	其 他
大气道异常：	**病毒：**	**免疫异常：**
喉(气管、支气管)软化	呼吸道合胞病毒	免疫球蛋白 A 缺失
气管食管瘘	人类偏肺病毒	B 细胞缺失
腭裂(伴有误吸)	副流感病毒	原发性的纤毛运动障碍
外源性气道异常：	腺病毒	AIDS
血管索(环)	流感病毒	支气管扩张
纵隔淋巴结大(感染或肿瘤)	鼻病毒	误吸综合征
纵隔肿块或肿瘤	博卡病毒	胃食管反流
食管异物	**其他：**	咽喉功能障碍
内源性气道异常：	沙眼衣原体	支气管肺发育不全
气道血管瘤,肿瘤	结核	肺间质性改变
囊性血管瘤异常增生	组织胞浆菌病	心衰
支气管、肺囊肿	乳头状瘤	过敏
先天性肺气肿		吸入性肺损伤(烧伤)
气管支气管畸形		
退化		
先天性心脏病(左向右分流导致肺水肿)		

六、诱因

常见的致病原因有：吸烟(主动、被动吸烟,包括在胎儿期母亲被动吸烟),屋尘螨,动物皮毛,蟑螂,室外花粉,霉菌,药物(阿司匹林),运动,冷空气,亚硫酸盐,呼吸道感染,鼻窦炎,支气管炎,其他疾病(胃食管反流、抑郁、鼻炎)等。

七、病情控制评分表

哮喘控制评分(Asthma controlled test),即 ACT 评分表可以帮助哮喘患者(12 岁及以上)评估哮喘控制程度。分五大项共 25 小项,按照最近四周病情发作对工作学习生活的影响、气促情况、发作频率、使用药物情况和症状控制情况进行分级,20 分以下认为控制比较差,25 分以上认为哮喘已得到完全控制(表 78-2,表 78-3)。

表 78-2 哮喘控制评分表(ACT 评分)

问题 1	在过去 4 周内,在工作、学习或家中,有多少时候哮喘妨碍您进行日常活动？					分值
评分	所有时间[1]	大多数时间[2]	有些时候[3]	很少时候[4]	没有[5]	
问题 2	在过去 4 周内,您有多少次呼吸困难？					
评分	每天不止 1 次[1]	一天 1 次[2]	每周 3 至 6 次[3]	每周 1 至 2 次[4]	完全没有[5]	
问题 3	在过去 4 周内,因为哮喘症状(喘息、咳嗽、呼吸困难、胸闷或疼痛),您有多少次在夜间醒来或早上比平时早醒？					
评分	每周 4 晚或更多[1]	每周 2 至 3 晚[2]	每周 1 次[3]	1 至 2 次/4 周[4]	没有[5]	
问题 4	在过去 4 周内,您有多少次使用急救药物治疗？					
评分	每天 3 次以上[1]	每天 1 至 2 次[2]	每周 2 至 3 次[3]	每周 1 次或更少[4]	没有[5]	
问题 5	您如何评估过去 4 周内您的哮喘控制情况？					
评分	没有控制[1]	控制很差[2]	有所控制[3]	控制很好[4]	完全控制[5]	

表 78-3 哮喘严重程度及控制分级

哮喘控制评分	临床表现	未使用糖皮质激素	低剂量使用糖皮质激素	低到中等剂量使用糖皮质激素和长效β受体激动剂	大剂量使用糖皮质激素+长效β受体激动剂±其他药物
1	白天症状<1次/周;夜间症状<2次/月;症状加重时间短暂	间歇发作	轻度持续	中度持续	重度持续
2	白天症状>1次/周但非每天发作;夜间症状>2次/月但非每周发作	轻度持续	中度持续	重度持续	重度持续
3	白天症状每天发作;夜间症状>1次/周;症状加重影响睡眠和运动;每天使用短效β受体激动剂	中度持续	中度持续	重度持续	重度持续
4	每天白天发作影响运动能力;夜间症状频发;经常病情加重	重度持续	重度持续	重度持续	重度持续

1分=控制良好,2分=控制相对尚可,3分=控制较差,4分=控制差

八、术前评估

哮喘的术前评估和处理:重点应针对未诊断和控制不佳的患者,可能的话需要对这些患者延期手术。除非合并皮下气肿和气胸,术前不常规推荐拍摄胸片。儿童患者亦不推荐常规检查肺功能,因为5岁以下患儿常不合作,指标与缺氧严重程度相关性差,即使正常也不能排除哮喘,对 β_2 受体激动剂无效也不能排除哮喘存在可能,醋甲胆碱诱发试验虽然有高的阴性预测值,但临床上也不常规采用。围手术期推荐使用 β_2 受体激动剂(万托林的定量雾化吸入器或储物罐),其效果优于异丙托溴铵(爱喘乐)。

术前治疗用药主要包括:糖皮质激素、β_2 受体激动剂和全身性糖皮质激素治疗,白三烯受体拮抗剂也是目前临床上的重要治疗手段。吸入类激素国内常使用的包括普米克干粉吸入剂和氟替卡松,可作用于多种炎性细胞(嗜酸性细胞、T细胞、肥大细胞、巨噬细胞、树突细胞)和组织细胞(上皮、内皮、平滑肌、分泌细胞)。β_2 受体激动剂包括短效(万托林、左旋沙丁胺醇、吡布特罗)和长效(沙美特罗)。临床上经常将糖皮质激素与长效 β_2 受体激动剂合用,如干粉吸入剂舒利迭(沙美特罗氟替卡松)。2011年新英格兰杂志提出将白三烯受体拮抗剂作为一线或者附加治疗药物,在哮喘治疗控制方面可与吸入激素类药物媲美。围手术期要关注复发及反复的哮喘发作,尤其症状与以下情况有关:夜间或清晨加重,运动后诱发,与上呼吸道感染无关,β_2 受体激动剂治疗后好转,家族特异性疾病史。可以采用短效 β_2 激素诊断性治疗。控制比较差的情况包括:喷雾罐用量大(>2罐/月;或>10喷/天),考虑患者依从性差、用药方法不当,以及可能又接触了新的过敏原。吸入性激素对大多患者有效,但儿童每日剂量超过 $400\mu g$ 布地奈德会导致生长发育迟缓和肾上腺素轴抑制。治疗应遵循标准化方案,对5岁以上患者阶梯递增治疗。对以下情况需要调整

阶梯方案:一个月用超过两种 β_2 受体激动剂,每天用量超过 $10\sim12$ 喷,一周发作三次以上或有整晚入睡困难。美国国家心肺血液研究所(National Heart Lung and Blood Institute,NHLBI)推荐的阶梯治疗方案:$2\sim6$ 周需重新评估,下调方案;$3\sim6$ 个月再评估。英国2012年胸科协会给出的治疗方案:第1级,间歇发作患者,根据症状用短效吸入型 $\beta2$ 受体激动剂;第2级,轻度持续患者,每天用吸入糖皮质激素,在发作时用短效吸入型 $\beta2$ 受体激动剂;第3级,中度持续患者,每天要吸入糖皮质激素和长效支气管扩张剂(如舒利迭、信必可)以及使用缓释茶碱等,根据症状用短效吸入型 $\beta2$ 受体激动剂(如万托林);第4级,严重持续患者,每天用吸入糖皮质激素 $800\mu g$ 和长效支气管扩张剂;第5级,加用口服糖皮质激素。

九、优化麻醉方案

术前药物如 $\alpha2$ 受体激动剂(可乐定和右美托咪定)可以抑制气道反射。2002年的儿科麻醉学杂志(Pediatric Anesthesia)认为,6岁以下低龄患儿,选用喉罩和气道感染是PRAE的高危因素。而2010年柳叶刀杂志关于发生PRAEs风险的报道则认为,与面罩通气相比,选用喉罩与面罩发生PRAE相当,而气管导管则是喉罩的3.76倍。呼吸道不良事件在清醒拔喉罩组增高,而在清醒拔除气管导管组降低(对儿童来说建议主动拔除拔喉罩,被动拔除气管导管)。对利多卡因用药有无预防作用的分歧较多,理论上认为无论气道局部表面麻醉还是静脉给药都可以抑制气道反射。但是临床大数据分析显示,儿童表面麻醉可增加低氧的发生,对确诊哮喘的患者静脉用药反会增加支气管痉挛的发生。其他可以选用的如吸入麻醉药(除外地氟烷)、静脉麻醉(除外硫喷妥钠)、肌松剂(泮库溴铵,除外米库氯铵、琥珀胆碱、罗库溴铵、维库溴铵、阿曲库铵等)、短效 NSAIDs(如布洛芬、双氯芬酸但除外对乙酰氨基酚)。一旦急性发

作,可选用的药物如吸入药、丙泊酚、氯胺酮和右美托咪定。治疗药物包括:胃肠外使用的激素类,如氢化可的松(4mg/kg,最大100mg,6小时一次)或甲泼尼龙1mg/kg;沙丁胺醇2.5mg(2~5岁)或5mg(<5岁);异丙托溴铵;硫酸镁(40mg/kg(最大2g,用于超过5岁的患儿,给药时间大于20min)。挥发性麻醉药物(如七氟烷)可以缓解围手术期哮喘,可以同时提供支气管解痉和镇静作用。在大鼠动物实验中发现,吸入七氟烷可以下调炎症反应,减少纤维原血管原介质增生,并调节氧化-抗氧化物的平衡失调,改善肺功能。但不推荐使用氯胺酮(虽然能扩张支气管,但在儿童使用缺乏标准化方案)、LCT(白三烯拮抗剂,在急救方面效果差)、氨茶碱(会导致恶心呕吐)和抗生素(因为大多诱发因素为病毒感染)。吸入IFN-β在动物实验中也证实会加重病毒所致的哮喘症状。

呼吸参数的设置,在呼气相阻塞发生时,呼吸机显示的吸气压力峰值往往会高估实际的气道分压,不推荐增加吸气时间,会加重气体存留和肺动态过度充盈。可采用减少呼吸频率,降低吸呼比,允许低通气发生。呼吸潮气量V_T 8~12ml/kg;RR(<5岁:12~16次/分;>5岁:10~12次/分);I:E比1:4;驱动压(<5岁,吸气峰压25~30cmH₂O;>5岁,吸气峰压30~35cmH₂O;PEEP:0~4cmH₂O)。理论上选用容量调节的压力控制模式通气(Volume-regulated pressure controlled ventilation,PCV)可以在低的吸气压情况下提供更多的潮气量值,比容量模式通气(volume controlled ventilation,VCV)更为安全。

机械通气状态下发生了气管痉挛,推荐有四种雾化药物给药方案:压力喷射给药(主动型);振动网孔雾化器(放置于吸入端,于Y形接口和气管导管连接处效能最大);超声雾化(压电晶体将电信号转为高频振荡),带瓣的定量吸入器(效能与吸入器的类型和大小有关)。

十、总结

儿童哮喘全球发病率增高,控制不佳,治疗要遵循标准化原则,改善肺功能,减少PRAE。

(张旭 李文献)

参考文献

1. Asthma Management Handbook 2006. National Asthma Council Australia. http://www. nationalasthma. org. au/handbook.
2. Converse JG and Smotilla MM. Anesthesia and the asthmatic. Anesthes Analg,1965,40:336-342.
3. British Thoracic Society Scottish Intercollegiate Guidelines Network. Britishguideline on the management of asthma. Thorax,2008,63:1-121.
4. Okabe Y, Itazawa T, Adachi Y. Association of overweight with asthma symptoms in Japanese school children. Pedi-atrInt,2011,53:192-198.
5. Morgan GE, Mikhail MS, Murray MJ: Clinical Anesthesiology,4thed. New York: Lange Medical Books/McGraw-Hill, 2006,972.
6. Laxenaire MC, Mertes PM: Anaphylaxis during anaesthesia. Results of a two-year survey in France. Br J Anaesth,2001, 87:549-558.
7. Shuto H, Sueyasu M, Otsuki S, et al. Potentiation of vanco-mycin-induced histamine release by muscle relaxants and morphine in rats. Antimicrob Agents Chemother,1999,43:2881-2884.
8. Kjell Larsson. Monitoring airway remodeling in asthma. The Clinical Respiratory Journal,2010,4(Suppl.1):35-40.
9. Stein RT, Holberg CJ, Morgan WJ et al. Peak flow variability,methacholine responsiveness and atopy as markers for detecting different wheezing phenotypes in childhood. Thorax,1997,52:946-952.
10. Brand PL, Baraldi E, Bisgaard H et al. Definition, assessment and treatment of wheezing disorders in preschool children:an evidence-based approach. EurRespir J,2008,32:1096-1110.
11. von Ungern-Sternberg BS, Boda K, Chambers NA, Rebmann C,Johnson C,Sly PD,Habre W. Risk assessment for respiratory complications in paediatricanaesthesia:a prospective cohort study. Lancet,2010,376(9743):773-783.
12. NiimaA et al. Relationship of airway wall thickness to airwaysensitivity and airway reactivity in asthma. Am J RespirCrit Care,2003,168:983-988.
13. Shaw TJ, Wakely SL, Peebles CR, et al. Endobronchial ultrasound to assess airway wallthickening:validation in vitro and in vivo. EurRespir J,2004,23:813-817.
14. Y Hamasaki, Y Kohno, M Ebisawa, N Kondo. Japanese Guideline for Childhood Asthma. 2014,63:335-356.
15. Grainge CL,Lau LC,Ward JA,et al. Effect of Bronchoconstriction on Airway Remodeling in Asthma. 2011,26:2006-2015.
16. Ruszkai Z,Bokrétás GP,BarthaPT. Sevoflurane therapy for life-threatening acute severe asthma:a case report. Canadian Journal of Anesthesia/Journal canadien d'anesthésie, 2014,61(10):943-950.
17. Burburan SM, Silva JD, Abreu SC, Samary CS, Guimarães IH, Xisto DG, Morales MM, Rocco PR. Effects of inhalational anaesthetics in experimental allergic asthma. Anaesthesia. 2014;69(6):573-582.
18. Djukanović R1, Harrison T, Johnston SL, et al. The Effect of Inhaled IFN-β on Worsening of Asthma Symptoms Caused by Viral Infections. A Randomized Trial. Am J RespirCrit Care Med,2014,190(2):145-154.

19. Fitz Gerald JM. Magnesium sulfate is effective for seve-reacute asthma treated in the emergency department. West J Med,2000,172:96.

20. Grainge CL1, Lau LC, Ward JA, et al. Effect of broncho-constriction on airway remodeling in asthma. N Engl J Med,2011,364(21):2006-2015.

21. Niimi A,Matsumoto H,Amitani R,et al. Effect ofshort-term treatment with inhaled corticosteroid onairway wall thickening in asthma. Am J Med,2004,116:725-731.

22. Barbato A,Turato G,Baraldo S et al. Airway inflammationin childhood asthma. Am J RespirCrit Care Med,2003, 168:798-803.

23. Karila C,Brunet-Langot D,Labbez F, et al. Anaphylaxis during anesthesia:results of a 12-year survey at a French pediatric center. Allergy,2005,60:828-834.

24. Sabato K,Hanson JH. Mechanical ventilation for children with status asthmaticus. Respir Care Clin N Am,2000,6: 171-188.

25. Regli, BS von Ungern-Sternberg. Anesthesia and ventilation strategies in childrenwith asthma: part I-preoperative assessment. Curr Opin Anesthesiol,2014,27:288-294.

26. A Regli,BS von Ungern-Sternberg. Anesthesia and ventilation strategies in children with asthma:part Ⅱ-intraoperative management. Curr Opin Anesthesiol, 2014, 27: 295-302.

79 局麻药全身毒性的脂肪乳剂治疗研究进展

局部麻醉药中毒是临床上局部麻醉(包括局部浸润麻醉、区域麻醉、神经阻滞以及局部静脉麻醉等)和椎管内麻醉实施过程中发生较少、但可能是致命的并发症。据统计,应用局麻药导致全身毒性反应的发生率在外周神经阻滞为7.5～20/万例,在硬膜外阻滞时为4/万例[1]。局麻药误入血管或过量引起的中枢神经系统毒性和心血管虚脱虽然少见,但常常是致命的,1928年Mayer首先描述了局麻药过量的全身毒性反应,报告了40例局麻药相关的死亡病例[2]。1979年George Albright[3]强调了现代亲脂局麻药的危险性。

一、局麻药全身毒性的表现及其机制

局部麻醉药中枢神经系统毒性的表现包括颤抖、肌肉颤搐、强直性抽搐、通气不足、呼吸停止[4]。其心血管毒性主要表现是心律失常和心肌抑制[5]。心律失常包括室性、房性的传导阻滞、完全性房室传导阻滞、严重的窦性心动过缓、窦性停搏、心室异位、室性心动过速、尖端扭转型室性心动过速、室颤,甚至心搏骤停[6]。心肌抑制则表现为心输出量(CO)、心指数(CI)及左心室内压最大上升速率(+dP/dt-max)下降,左室舒张末压(LVEDP)上升,血压下降,直至循环虚脱。此外,局麻药对末梢血管的平滑肌有剂量依赖性的双相作用,低浓度时有收缩作用,高浓度时出现舒张作用。肺血管对局麻药收缩作用反应强,由于肺血管的阻力增大和肺动脉压升高,使右心负荷增加。据研究发现,有40%的病例表现并不典型[7]。其中枢毒性的前驱症状有:口周麻木、目眩、迷糊、意识模糊、18%的患者出现构音障碍,68%出现心脏抑制和意识消失或者焦虑;50%心脏毒性表现为心律失常,27%表现为心搏骤停或者心动过缓。出现毒性的时间也是不一定的,对于单次注射出现局麻药中毒时间可以是立即、50%是50s后、25%是出现在5min或以后。

关于局麻药毒性机制到目前为止还不是很清楚,特别是在分子机制方面。一个简单的解释是所有的局麻药都是双极性分子,同时具有脂溶性和水溶性特性,所以它能进入许多细胞的不同区域,作用于不同的细胞膜、细胞器,大量的和膜及细胞溶质中的带电荷的分子结合。实验研究表明局麻药多途径、多水平的改变细胞信号传导和代谢过程。不仅改变钠,钾,钙离子通道的离子流动[8-10],而且改变了配体和β_2肾上腺能受体结合,抑制cAMP第二信号传导系统[11]。其他可能作用的部位包括G-蛋白结合的离子通道,线粒体的ATP合成,内皮氧化亚氮的释放[12,13]。所有这些跟局麻药过量引起的严重心血管抑制的分子机制还是不清楚。因此目前认为局麻药同时在多水平地干扰细胞功能和内环境的稳定是临床上局麻药中毒造成严重而难治的根本原因。

二、脂肪乳剂治疗局麻药全身毒性的机制

Rosenblatt等人[14]在2006年首次报道了1例患者行腋路臂丛神经阻滞时发生局麻药中毒所致心搏骤停病例,经常规抢救无效使用脂肪乳剂后成功复苏。在2006年到2009年期间,一共有12例有关脂肪乳剂成功解救局麻药毒性的病例报道,说明脂肪乳剂逆转局麻药心脏毒性是非常有效的。也有报告证明脂肪乳剂能逆转中枢神经系统毒性[15,16]。这个发现具有同样重要的意义,因为中枢神经系统症状消失也可以阻止从中枢毒性到心脏毒性的病程进展,这显然对患者安全有益的。中枢神经系统毒性(惊厥)能被许多药物成功治疗(苯二氮䓬类、巴比妥类和异丙酚)[17],而对那些常规措施复苏心脏毒性顽固的患者,以前只有进行心肺转流才能治疗[18]。

关于脂肪乳剂治疗局麻药毒性的机制有以下几种主流观点:

(一)"lipid sink"假说

1998年Weinberg GL等[19]偶然发现通过脂肪乳剂预处理SD大鼠能使其改变布比卡因诱导大鼠心搏骤停剂量响应曲线,大幅度增加布比卡因诱导大鼠心搏骤停的剂量,并且在此实验中证实在血浆和脂肪乳剂混合液中布比卡因在脂质中的浓度是水相的12倍左右。因此推测输注脂肪

乳剂后可能是在血管内形成脂质层,使脂溶性药物如布比卡因吸附并隔离在其中,即从水相进入脂相(萃取效应),相对减少布比卡因血浆中游离药物浓度。为进一步研究脂肪乳剂的作用机制,Weinberg等[20]在离体大鼠布比卡因诱导的心搏停止模型中,通过 KRB 灌注液中有无加入 1% 脂肪乳剂比较两组心搏骤停后各时间点心肌活检标本中布比卡因含量差别,结果表明应用脂肪乳剂能加速布比卡因从心肌组织中脱离。因而推测输注脂肪乳剂后可能提供一种脂质吸附介质,使得与心肌细胞结合的布比卡因迅速解离而返回循环池中(即洗脱效应),快速降低心肌布比卡因浓度而使心肌细胞的功能得以迅速恢复。之后我们实验组在脂肪乳剂治疗布比卡因诱导的离体大鼠心搏骤停的实验中证实使用脂肪乳剂能使心肌组织的布比卡因浓度显著下降[21],这与 Weinberg 等[20]的报道相一致,结果支持"lipid sink"假说。

(二)"lipid flux"理论

脂肪酸是正常心肌的产生 ATP 的主要底物。输入脂肪乳剂可能通过增加细胞内的游离脂肪酸浓度,从而逆转局麻药对心肌细胞线粒体膜的肉毒碱脂肪酰转移酶(CACT)的抑制,恢复心肌细胞通过脂肪酸氧化产生 ATP 的能力[22],从而增加心排量。

(三)加快局麻药分布假说

Litz 等人[15]在临床上对一例应用甲哌卡因和丙胺卡因过量造成中枢神经系统和心脏毒性的患者,应用脂肪乳剂解救,然后进行了连续性局麻药浓度检测。他们在局麻药中毒抢救时、在脂肪乳剂输入前和后采集血清标本,结果显示甲哌卡因和丙胺卡因血浆浓度在脂肪乳剂输入情况下比之前文献[23]报道的浓度有更快下降[24]。推测机制之一可能是增加代谢、再分布,或者也许分隔局麻药离开受体进入组织内的脂质中,而不只是从终末器官平衡转移到血浆。我们在犬的布比卡因中毒模型中也观察到给予脂肪乳剂治疗犬布比卡因的分布容积更大,浓度下降较快,提示重新分布是解毒机制之一[25]。

(四)离子通道

脂肪乳剂可能通过增加细胞内钙离子浓度从而增强心肌功能[26]。同时有实验证明游离脂肪酸可以激动钠通道[27]。

三、脂肪乳剂逆转局麻药毒性的临床应用时机和给药方案

关于局麻药中毒发生后何时给予脂肪乳剂复苏,2006年以前学界的主流观点是确诊局麻药中毒 30min 后使用。早先 Weinberg 的研究认为应于标准心肺复苏措施无法奏效后考虑输注脂肪乳剂。同期,Moore 也认为局麻药的心脏毒性作用为神经毒性所继发,是抽搐痉挛后缺氧与呼吸性酸中毒的结果。但回顾该领域研究进程,主要是由于当时输注脂肪乳剂用于局麻药中毒的病例报道甚少,其作用

机制及安全性也未完全阐明,缺乏足够的证据支持。近年来随着脂肪乳剂解救局麻药毒性作用成功的临床个案报道逐渐增多,以及越来越多的动物实验提供支持,多数学者认为,一旦出现局麻药中毒的表现或疑似症状就应立刻使用脂肪乳剂,以防止或减轻局麻药所致的不良后果的发生,预防其发展为心搏骤停[15,28,29]。

关于脂肪乳剂的具体给药方案,目前比较权威的应用指南主要有两个:

(一)AAGBI 指南

AAGBI 指南[30]推荐脂肪乳剂在局麻药中毒中的应用,首次 20% 脂肪乳剂负荷量需 1.5ml/kg,1min 注射完;再以 0.25ml/(kg·min)维持,同时进行心肺复苏。如果 5min 内没有恢复自主循环,给予第 2 次负荷量:20% 脂肪乳剂 1.5ml/kg,维持剂量增加至 0.5ml(kg·min),维持至自主循环恢复或脂肪乳剂已被给予最大剂量。可以给第 3 次负荷量,脂肪乳剂最大剂量可以为 12ml/kg。

(二)ASRA 脂肪乳剂应用指南

2012 年,ASRA(American Society of Regional Anesthesia and Pain Medicine)出版局麻药中毒复苏指南[31],指出一旦出现局麻药中毒迹象,立即进行气道管理,同时马上给予脂肪乳剂。给药方法为 20% 脂肪乳剂负荷量 1.5ml/kg 单次注射,再以 0.25ml/(kg·min)维持 10min 以上,直到循环稳定。如果没有达到循环稳定,可以考虑再给予 1 次负荷量,同时维持剂量增加至 0.5ml/(kg·min)。此指南提出脂肪乳剂的最大剂量为 30min 内可以达到 10ml/kg。

(三)目前国内没有明确的脂肪乳剂应用指南

有关专家提出一旦出现局麻药全身毒性立即给予 20% 脂肪乳剂 100ml;出现严重心脏抑制作用,给予 200ml;出现心搏骤停,立即给予 300ml。

四、脂肪乳剂种类

在 20 世纪 60 年代初,Wretlind 和 Schuberth[32]以豆油长链甘油三酯(LCT)和蛋黄卵磷脂为主要原料,设计生产出了一种静脉注射用的高能量制剂,命名为英脱利匹特(intralipid),一直沿用至今。德国 B. Braun 公司在 20 世纪80 年代中期创制了新一代的脂肪乳剂——中/长链脂肪乳注射液(Lipofundin MCT/LCT)。目前实验室局麻药心搏骤停模型绝大多数是基于 Intralipid 的研究。然而,近年来也有了中/长链脂肪乳剂 Medialipid 复苏成功的案例报道[29,33]。但回顾文献,Van de Velde 等[34]发现给予犬急性输注 Medialipid 会增加全身血管阻力、降低心肌收缩力——这些可能会加重局麻药过量的危险性。李正迁等[35]在布比卡因导致的大鼠心搏骤停模型中研究发现使用长链脂肪乳剂比中/长链脂肪乳剂能提供更好的血流动力学和更低的复苏后再次死亡率。中/长链脂肪乳剂在解救局麻药心脏毒性患者的效果还有待进一步研究。此外,还需要注意的是,丙泊酚(1% 丙泊酚,10% 脂肪乳)不能用

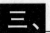

于代替脂肪乳剂治疗局麻药心脏毒性。

五、脂肪乳剂适用人群

脂肪乳剂一般只推荐用于成人局麻药中毒患者,对于小儿和妊娠妇女以及老年人都缺乏临床研究。不过,近年来,随着脂肪乳剂对不同患者最佳剂量的研究的发展,脂肪乳剂已经被推荐应用在产科局麻药中毒患者中[36]。Ludot报道脂肪乳剂应用于一个13岁女孩罗哌卡因和利多卡因毒性成功,为脂肪乳剂应用于儿童提供了临床依据[29]。还有病例报道脂肪乳剂成功地逆转了新生儿骶管布比卡因麻醉后严重心脏并发症[37]。不过儿童脂肪乳剂最佳应用剂量尚未明确。

六、肾上腺素复合脂肪乳剂治疗局麻药中毒

肾上腺素作为心肺复苏的一线药物,在发生局麻药中毒并导致心搏骤停时,也会投入使用。但是由于局麻药毒性的特殊性[30],使其对循环恢复的作用大打折扣,以至复苏效果不佳。所以,在发现脂肪乳剂对局麻药导致心搏骤停的复苏有效后[31,38],肾上腺素对于局麻药中毒导致心搏骤停的复苏有效性受到了质疑。Weinberg[39]等指出,单独应用肾上腺素用于救治局麻药中毒导致的心搏骤停会增加心肌耗氧量、导致难治性室颤、肺水肿、酸中毒和低氧血症,导致复苏困难。同时,单独使用脂肪乳剂则能得到很好的复苏结局。

其后,Harvey[40]等的实验却指出,在以脂肪乳剂为治疗基础的复苏布比卡因导致的心搏骤停中,肾上腺素是必不可少的。与单一使用脂肪乳剂组相比,肾上腺素联合脂肪乳剂组的复苏率高。实验结果显示,联合使用肾上腺素能提供更高得冠脉压力。所以,在心脏胸外按压不能提供良好的冠脉灌注压时,肾上腺素的使用似乎是必需。同时,B. Li[41]等也得到了相同的实验结论,肾上腺素联合脂肪乳剂能提高冠脉压力,得到更好的复苏结局。

但是,大剂量的肾上腺素仍然会有害于复苏。Hiller[42]等的实验指出,肾上腺素联合脂肪乳剂救治布比卡因导致心搏骤停中存在阈值效应,即,当肾上腺素的剂量大于10μg/kg时,加重酸中毒,肺水肿等,从而不利于复苏后存活。所以在2012年ASRA的局麻药中毒复苏指南中特别指出,肾上腺素的单次用量应该小于1μg/kg,以尽量减少肾上腺素产生的副作用。

七、脂肪乳剂逆转局麻药毒性的限制和前瞻

应该注意的是,脂肪乳剂作为局麻药毒性的解救药,不是代替基本的心肺复苏,而是联合心肺复苏同时应用的。

到目前为止还没有有关使用脂肪乳剂逆转局麻药心脏毒性失败的报道。但同时也没有证据显示脂肪乳剂在临床应用具有安全性。这可能与局麻药毒性作用发生几率较低,临床病例较少有关。在常规临床实践中脂肪乳剂剂量1～2g/(kg·d)是安全和耐受良好的[43]。可是脂肪乳的使用不当有以下潜在并发症:脂肪乳剂的成分可能诱发变态性反应;脂肪乳剂输入抑制单核细胞产生细胞因子,可能增加潜在感染危险[44];在周围静脉输注脂肪乳剂可以产生血栓性静脉炎;长期应用脂肪乳剂导致网状内皮系统的功能损害和改变长期治疗期间的炎症应答[45];乳化脂肪乳剂成分颗粒直径大于5μm可能导致肺、脾、胎盘和大脑脂肪栓塞[46];如果使用输注速率大于100mg/(kg·h),可能引起肺动脉高压[47];由于促进华法林与白蛋白结合,可能导致华法林耐受性[48];可能干扰体外膜式人工氧合回路[49];可能导致虚弱、精神状态改变、儿童癫痫发作[50];可能导致严重脑外伤后颅内压增高[51]。由于许多副作用可能与脂肪乳剂的不同成分组成、游离脂肪酸浓度及脂质小球大小有关,因此用于局麻药心脏毒性复苏的脂肪乳剂要严格符合一定药学要求和标准。并且预防局麻药中毒远比治疗局麻药导致的并发症重要。

区域麻醉最基本也是最重要的是注射局麻药时要注意回抽。即使使用神经刺激仪,也不能完全排除局麻药注射进血管里。而局麻药内加入肾上腺素的优点在于一旦局麻药注射到血管内,肾上腺素引起的血压心率变化可以作为局麻药血管内注射的指征。另外,分次注射局麻药也是区域麻醉中强调的。一旦误入血管,采用分次注射的方式可以减少入血的局麻药药量。

良好的区域麻醉操作技术可以减少局麻药毒性反应的发生,但不能避免毒性反应的发生。在行区域麻醉时,首先要有良好的意识,同时麻醉医生应该掌握包括监测、复苏药物和仪器的使用、脂肪乳剂使用等维持生命体征的基本技能。此外,如果能够在未来研究中阐明脂肪乳剂逆转局麻药毒性的量效关系,明确不同局麻药血药浓度下所需要的脂肪乳剂治疗剂量,将会为临床上各种局麻药的应用带来更加可靠的安全保障。

(徐旭仲 刘乐 金周晟 王权光 陈鸿飞)

参 考 文 献

1. Corman SL, Skledar SJ. Use of lipid emulsion to reverse local anesthetic-induced toxicity. Ann Pharmacother 2007;41: 1873-1877.

2. Ruetsch YA, Boni T, Borgeat A. From cocaine to ropivacaine:the history of local anesthetic drugs. Curr Top Med Chem 2001;1:175-182.

3. Albright GA. Cardiac arrest following regional anesthesia with etidocaine or bupivacaine. Anesthesiology 1979;51: 285-287.

4. Groban L. Central nervous system and cardiac effects from

long-acting amide local anesthetic toxicity in the intact animal model. Reg Anesth Pain Med 2003;28:3-11.

5. Groban L, Deal DD, Vernon JC, et al. Cardiac resuscitation after incremental overdosage with lidocaine, bupivacaine, levobupivacaine, and ropivacaine in anesthetized dogs. Anesth Analg 2001;92:37-43.

6. Weinberg GL. Current concepts in resuscitation of patients with local anesthetic cardiac toxicity. Reg Anesth Pain Med 2002;27:568-575.

7. Di Gregorio G, Neal JM, Rosenquist RW, et al. Clinical presentation of local anesthetic systemic toxicity: a review of published cases, 1979 to 2009. Reg Anesth Pain Med 2010; 35:181-187.

8. Valenzuela C, Delpon E, Tamkun MM, et al. Stereoselective block of a human cardiac potassium channel (Kv1.5) by bupivacaine enantiomers. Biophys J 1995;69:418-427.

9. Clarkson CW, Hondeghem LM. Mechanism for bupivacaine depression of cardiac conduction: fast block of sodium channels during the action potential with slow recovery from block during diastole. Anesthesiology 1985;62:396-405.

10. Xiong Z, Strichartz GR. Inhibition by local anesthetics of Ca^{2+} channels in rat anterior pituitary cells. Eur J Pharmacol 1998;363:81-90.

11. Butterworth JF 4th, Brownlow RC, Leith JP, et al. Bupivacaine inhibits cyclic-3',5'-adenosine monophosphate production. A possible contributing factor to cardiovascular toxicity. Anesthesiology 1993;79:88-95.

12. Zhou W, Arrabit C, Choe S, et al. Mechanism underlying bupivacaine inhibition of G protein-gated inwardly rectifying K^+ channels. Proc Natl Acad Sci U S A 2001;98: 6482-6487.

13. Sztark F, Nouette-Gaulain K, Malgat M, et al. Absence of stereospecific effects of bupivacaine isomers on heart mitochondrial bioenergetics. Anesthesiology 2000;93:456-62.

14. Rosenblatt MA, Abel M, Fischer GW, et al. Successful use of a 20% lipid emulsion to resuscitate a patient after a presumed bupivacaine-related cardiac arrest. Anesthesiology 2006;105:217-218.

15. Litz RJ, Roessel T, Heller AR, et al. Reversal of central nervous system and cardiac toxicity after local anesthetic intoxication by lipid emulsion injection. Anesth Analg 2008;106:1575-1577.

16. Spence AG. Lipid reversal of central nervous system symptoms of bupivacaine toxicity. Anesthesiology 2007; 107: 516-517.

17. Heavner JE, Rosenberg P. Propofol for lidocaine-induced seizures. Anesth Analg 1999;88:1193.

18. Long WB, Rosenblum S, Grady IP. Successful resuscitation of bupivacaine-induced cardiac arrest using cardiopulmonary bypass. Anesth Analg 1989;69:403-406.

19. Weinberg GL, Vade Boncouer T, Ramaraju GA, et al. Pretreatment or resuscitation with a lipid infusion shifts the dose-response to bupivacaine-induced asystole in rats. Anesthesiology 1998;88:1071-1075.

20. Weinberg GL, Ripper R, Murphy P, et al. Lipid infusion accelerates removal of bupivacaine and recovery from bupivacaine toxicity in the isolated rat heart. Reg Anesth Pain Med 2006;31:296-303.

21. Le Liu, Yun Xia, Ying Chen, et al. The Comparative Effects of Lipid, Epinephrine, and Their Combination in the Reversal of Bupivacaine-Induced Asystole in the Isolated Rat Heart. Anesth Analg 2012;114:886-893.

22. de La Coussaye JE, Bassoul B, Albat B, et al. Experimental evidence in favor of role of intracellular actions of bupivacaine in myocardial depression. Anesth Analg 1992; 74: 698-702.

23. Yamamoto K, Nomura T, Shibata K, et al. Failed axillary brachial plexus block techniques result in high plasma concentrations of mepivacaine. Reg Anesth 1997;22:557-561.

24. Litz RJ, Popp M, Stehr SN, et al. Successful resuscitation of a patient with ropivacaine-induced asystole after axillary plexus block using lipid infusion. Anaesthesia 2006; 61: 800-801.

25. 王权光,刘乐,徐旭仲,等. 脂肪乳剂对布比卡因中毒犬的血流动力学及药代动力学的影响. 中华医学杂志, 2009,89:1787-1790.

26. Coat M, Pennec JP, Guillouet M et al. Haemodynamic effects of intralipid after local anaesthetics intoxication may be due to a direct effect of fatty acids on myocardial voltage-dependent calcium channels. Ann Fr Anesth Reanim 2010;29:661.

27. Mottram AR, Valdivia CR, Makielski JC. Fatty acids antagonize bupivacaine-induced I(Na) blockade. Clin Toxicol (Phila) 2011;49:729-733.

28. McCutchen T, Gerancher JC. Early intralipid therapy may have prevented bupivacaine-associated cardiac arrest. Reg Anesth Pain Med 2008;33:178-180.

29. Ludot H, Tharin JY, Belouadah M, et al. Successful resuscitation after ropivacaine and lidocaine-induced ventricular arrhythmia following posterior lumbar plexus block in a child. Anesth Analg 2008;106:1572-1574.

30. Weinberg GL. Treatment of local anesthetic systemic toxicity(LAST). Reg Anesth Pain Med 2010;35:188-193.

31. Neal JM, Bernards CM, Butterworth JFt, et al. ASRA practice advisory on local anesthetic systemic toxicity. Reg Anesth Pain Med 2010;35:152-161.

32. Adolph M. Lipid emulsions in parenteral nutrition. Ann Nutr Metab 1999;43:1-13.

33. Charbonneau H, Marcou TA, Mazoit JX, et al. Early use of lipid emulsion to treat incipient mepivacaine intoxication. Reg Anesth Pain Med 2009;34:277-278.

34. Van de Velde M, Wouters PF, Rolf N, et al. Comparative hemodynamic effects of three different parenterally administered lipid emulsions in conscious dogs. Crit Care Med 1998;26:132-137.

35. Zhengqian Li, Yun Xia, Xiaoxi Dong, et al. Lipid Resuscitation of Bupivacaine Toxicity: Long-chain Triglyceride Emulsion Provides Benefits over Long-and Medium-chain Triglyceride Emulsion. Anesthesiology 2011; 115: 1219-1228.

36. Bern S, Weinberg G. Local anesthetic toxicity and lipid resuscitation in pregnancy. Curr Opin Anaesthesiol 2011; 24:262-267.

37. Shah S, Gopalakrishnan S, Apuya J, et al. Use of Intralipid in an infant with impending cardiovascular collapse due to local anesthetic toxicity. J Anesth 2009;23:439-441.

38. Rothschild L, Bern S, Oswald S, et al. Intravenous lipid emulsion in clinical toxicology. Scand J Trauma Resusc Emerg Med 2010;18:51.

39. Weinberg GL, Di Gregorio G, Ripper R, et al. Resuscitation with lipid versus epinephrine in a rat model of bupivacaine overdose. Anesthesiology 2008;108:907-913.

40. Harvey M, Cave G, Prince G, et al. Epinephrine injection in lipid-based resuscitation from bupivacaine-induced cardiac arrest: transient circulatory return in rabbits. Anesth Analg 2010;111:791-796.

41. Li B, Yan J, Shen Y, et al. Association of sustained cardiovascular recovery with epinephrine in the delayed lipid-based resuscitation from cardiac arrest induced by bupivacaine overdose in rats. Br J Anaesth 2012;108:857-863.

42. Hiller DB, Gregorio GD, Ripper R, et al. Epinephrine impairs lipid resuscitation from bupivacaine overdose: a threshold effect. Anesthesiology 2009;111:498-505.

43. Waitzberg DL, Torrinhas RS, Jacintho TM. New parenteral lipid emulsions for clinical use. JPEN J Parenter Enteral Nutr 2006;30:351-367.

44. Cury-Boaventura MF, Gorjao R, de Lima TM, et al. Toxicity of a soybean oil emulsion on human lymphocytes and neutrophils. JPEN J Parenter Enteral Nutr 2006;30:115-123.

45. Wanten GJ, Calder PC. Immune modulation by parenteral lipid emulsions. Am J Clin Nutr 2007;85:1171-1184.

46. Jasnosz KM, Pickeral JJ, Graner S. Fat deposits in the placenta following maternal total parenteral nutrition with intravenous lipid emulsion. Arch Pathol Lab Med 1995;119:555-557.

47. Takifuji K, Tanimura H. Adverse effects of intravenous fat emulsion administration. Nippon Geka Gakkai Zasshi 1998;99:171-175.

48. MacLaren R, Wachsman BA, Swift DK, et al. Warfarin resistance associated with intravenous lipid administration: discussion of propofol and review of the literature. Pharmacotherapy, 1997;17:1331-1337.

49. Buck ML, Ksenich RA, Wooldridge P. Effect of infusing fat emulsion into extracorporeal membrane oxygenation circuits. Pharmacotherapy 1997;17:1292-1295.

50. Schulz PE, Weiner SP, Haber LM, et al. Neurological complications from fat emulsion therapy. Ann Neurol 1994;35:628-630.

51. Wolf S, Krammer M, Trost HA, et al. Lipofundin-induced intracranial pressure rise after severe traumatic brain injury-a case report. Zentralbl Neurochir 2004;65:81-83.

80 右美托咪定与围手术期脑保护

围手术期脑损害包括短暂性脑缺血发作（transient ischemic attack，TIA）、脑卒中（stroke）等脑缺血性损伤和谵妄（delirium）、术后认知障碍（postoperative cognitive dysfunction，POCD）等神经功能性损害，是手术和麻醉中常见的严重并发症[1]。在手术和麻醉状态下，大脑正常的自身稳态调节保护作用可能被削弱或破坏，围手术期缺血/再灌注、应激和炎症反应等因素可能导致大脑结构和功能的损害。此外，近年来大量的研究表明，麻醉药物本身对大脑有神经毒性作用，可造成发育期大脑神经元的凋亡和老年期大脑神经退行性变等损害，并可能导致长期的神经功能障碍[2]。因此，围手术期脑保护日益成为国内外学者研究的热点和难点，但相关机制仍不是十分清楚，目前也缺乏有效的脑保护措施和药物。

右美托咪定（dexmedetomidine，Dex）是一种新型的高选择性 α_2 肾上腺素能受体激动剂，具有镇静、镇痛、抗焦虑、抑制交感活性、维持血流动力学平稳及无呼吸抑制等特性，临床应用日益广泛[3]。近年来的研究证明，Dex 具有脑保护作用，可减轻脑缺血/再灌注损伤，逆转麻醉药物的神经毒性，促进脑功能恢复。本文就 Dex 在围手术期脑保护中的研究进展做一综述。

一、Dex 的药理学性质

Dex 是一种新型的高选择性 α_2 肾上腺素受体（α_2AR）激动剂，主要通过与 α_2AR 结合发挥生理功能。α_2AR 是 G 蛋白偶联受体，包括 α_{2A}、α_{2B} 和 α_{2C} 三种亚型，广泛分布于中枢、外周、自主神经系统和全身各器官及血管[4]。Dex 激动 α_{2A} 受体可产生镇静、催眠、镇痛、抗交感、神经保护和抑制胰岛素分泌的作用；激动 α_{2B} 受体和中枢性寒战抑制、脊髓水平镇痛以及外周血管收缩有关；激动 α_{2C} 受体可能产生与认知、情绪和感觉形成有关的改变，并参与调节肾上腺髓质中肾上腺素的释放。激活每一受体亚型均可通过抑制腺苷酸环化酶和磷脂酶 C 的活性，阻止钙离子内流和激活钾通道，使细胞膜超极化，从而抑制去甲肾上腺素的释放。Dex 的结合位点还包括咪唑啉 1 受体和咪唑啉 2 受体。咪唑啉 1 受体是 G 蛋白偶联受体，参与血压调节，并具有抗心律失常作用；咪唑啉 2 受体位于线粒体外膜，可能和脑缺血损伤的神经保护和记忆的获得及保持有关。

另外，Dex 还具有其他镇静药物不具备的独特药理学特性：①镇静效果类似自然睡眠，容易唤醒；②具有镇痛作用，可减少阿片类镇痛药的应用；③无呼吸抑制；④有抗交感作用，抑制应激反应，维持循环稳定。这些作用可能与上述受体的激活有关，也可能通过其他机制而产生。

二、Dex 对脑缺血/再灌注损伤的保护作用

（一）脑缺血/再灌注损伤

脑组织对缺血缺氧极为敏感，缺血超过 5min 即可引起不可逆的神经损害。大脑缺血后，一方面缺血再灌注使脑组织重新获得能量供应并清除代谢废物，促进脑功能恢复；而另一方面，再灌注过程激活氧化应激等病理机制，可能进一步加重脑缺血损伤，这种现象被称为脑缺血/再灌注损伤（ischemia/reperfusion injury，I/RI）。围手术期由于低血压、心肺复苏、体外循环以及心、脑、大血管和器官移植手术等因素，脑 I/RI 并不少见且后果严重。

脑 I/RI 的发病机制十分复杂，可能涉及多种生物活性分子及细胞内信号转导通路，如氧自由基堆积、兴奋性氨基酸释放过量、细胞内钙超载、线粒体损伤、凋亡基因激活、炎性反应及免疫应答等。多种因素相互作用，形成级联反应，会进一步加重脑损伤。目前认为：氧化应激是脑 I/RI 的关键因素，炎性反应对脑 I/RI 的发展起重要作用，神经元的坏死和凋亡是脑 I/RI 的最终结局。

（二）Dex 对脑 I/RI 的保护作用

自 1991 年 Hoffman 等[5] 首次报道 Dex 可以减轻大鼠脑缺血损害以来，越来越多的证据表明，Dex 对脑 I/RI 具有保护作用，这为研究围手术期脑保护提供了新选择。

离体实验中，Schoeler 等[6] 将小鼠断头后取出海马，局部给予机械撞击建立创伤性脑损伤模型，然后给予 Dex 治疗，发现 Dex 可显著降低海马损伤程度，其保护作用可部分

被 ERK 受体抑制剂逆转,提示 Dex 的脑保护作用可能与激活 ERK 通路有关。Dahmani 等[7]研究了 Dex 预处理和后处理对小鼠海马脑片糖氧剥夺(OGD)损伤的影响,结果显示,Dex 预处理可降低整个海马区域的神经损伤,而 Dex 后处理可显著减少海马 CA1 区(不包括齿状回)神经元凋亡和 caspase-3 表达,提示脑缺血损伤后给予 Dex 仍具有神经保护作用。

在体实验中,Sato 等[8]通过结扎右颈总动脉诱导脑缺血,缺血前腹腔注射 Dex 或联合低温进行干预,结果提示 Dex 和低温均能改善神经的病理学改变、提高海马 CA1 区神经元的存活率、减轻组织损伤。Eser 等[9]在大鼠全脑短暂 I/RI 后,持续输注 Dex,发现 Dex 可增强超氧化物歧化酶(SOD)活性,降低丙二醛(MDA)和 TNF-α 水平,并使 I/RI 大鼠海马神经元凋亡显著减少。

Zhua 等[10]以大鼠大脑中动脉夹闭 90min 后再灌注 24h 制作脑 I/RI 模型,发现 Dex 可显著减少大鼠海马 CA1 区和皮层神经元的死亡并上调 pAkt,pERK1/2 和 pGSK-3β 的表达,PI3K 和 MEK 抑制剂可逆转 Dex 的神经保护作用,提示 Dex 可能通过激活 PI3K/Akt 和 ERK1/2 通路,并使下游的 GSK-3β 蛋白磷酸化而发挥了脑保护作用。Zhang 等[11]证实,大鼠外伤性脑损伤后单次注射 Dex 即可显著减少海马神经元的损害,并能促进运动和学习记忆功能的恢复,Dex 的脑保护作用可能和激活 PI3K/Akt/mTOR 通道相关。Marshall 等[12]在小鼠脊髓 I/RI 模型中证实,Dex 可减轻脊髓缺血再灌注损伤,促进神经功能恢复,其机制可能通过增加 PKB 和 CREB 的磷酸化,进而增加 Bcl-2 和 BDNF 的表达而发挥作用的。

三、Dex 对麻醉药物神经毒性的保护作用

(一)麻醉药物的神经毒性

1999 年 Ikonomidou 等[13]首次报道,给发育期大鼠注射 NMDA 受体拮抗剂(氯胺酮),诱发了广泛的神经元凋亡,从此麻醉药物的神经毒性问题越来越受到关注。近年来越来越多的动物研究提示,目前临床应用的绝大多数麻醉药物(吸入麻醉药、丙泊酚、咪达唑仑、氯胺酮等)通过抑制 NMDA 受体和/或兴奋 GABA 受体而产生神经毒性,可造成发育期大脑的神经元凋亡、抑制神经元再生、影响突触可塑性,也可加速老年大脑的神经退行性变,并可导致长期的神经功能损害[2]。

最近的研究表明,麻醉药物的神经毒性不仅发生在发育期和老年大脑,各年龄段都可发生。Krzisch 等[14]发现,输注 6h 丙泊酚损害了成年小鼠海马神经元细胞存活和突触生成。Hofacer 等[15]研究了异氟烷对新生、少年和成年小鼠不同脑区的神经毒性,结果发现,不同年龄、不同脑区对麻醉药物神经毒性的敏感性不同,异氟烷可导致成年小鼠大脑嗅球和海马齿状回神经元的凋亡。目前认为,决定

神经元对麻醉药物神经毒性是否敏感的不是动物的年龄,而是神经细胞的成熟度,处于发育早期阶段的神经元更容易发生凋亡。大脑嗅球和海马齿状回等脑区一直存在神经发生和突触形成,麻醉药物对成年大脑中这些未成熟神经元依旧具有神经毒性[16]。

麻醉药物对发育期大脑的神经毒性,使人们格外关注婴幼儿麻醉的安全性。麻醉药物对人类是否有神经毒性,虽有一些初步的临床证据,但至今仍无明确结论。目前的观点认为:单次短暂的麻醉对于婴幼儿是安全的,多次手术和麻醉可能导致不良后果[17],但这可能不只和麻醉相关,所以没必要改变现有的婴幼儿麻醉方案或推迟必要的手术。下一步需要进行大规模临床和动物实验,以尽早明确麻醉药物是否对人类有神经毒性,并找到其相应的机制和预防措施。

(二)Dex 对麻醉药物神经毒性的保护作用

Dex 对脑缺血再灌注损伤有保护作用,而麻醉药物导致的神经损害在机制上可能与脑缺血再灌注损伤具有很多共同通路,这使人们开始研究 Dex 对麻醉药物神经毒性的影响。目前认为,Dex 是临床常用的唯一自身不造成神经元凋亡而又能逆转其他麻醉药神经毒性的麻醉药物。

2009 年,Sanders 等[18]首次研究了 Dex 预处理对异氟烷麻醉大鼠神经损害的影响,结果发现,Dex 自身不造成神经元凋亡,并可剂量依赖性地减轻异氟烷造成的发育期大鼠海马、丘脑和皮层神经元的凋亡,同时能改善麻醉后学习记忆功能障碍,这提示 Dex 对异氟烷的神经毒性有保护作用。后期试验进一步证明,Dex 可增加异氟烷麻醉幼鼠脑内 Bcl-2 和 pERK 蛋白的表达,从而降低发育期麻醉大鼠皮层神经元的凋亡率[19]。

海马是学习记忆功能的中枢,也是麻醉药物神经毒性的主要作用部位。Duan 等[20]研究发现,右美托咪定可显著减少氯胺酮造成的发育期大鼠海马 CA1 区及齿状回神经元的凋亡,并能减轻氯胺酮造成的学习记忆功能损害。Liao 等[21]研究了 Dex 对异氟烷麻醉幼鼠海马神经元的影响,结果显示,Dex 可使异氟烷麻醉幼鼠海马 JNK、c-jun、p38、NF-KB 蛋白表达减少,ERK1/2 蛋白表达增加,Bcl-2/Bax 比值升高,并显著减少麻醉幼鼠海马神经元的凋亡,这提示 Dex 的脑保护作用机制可能涉及 JNK 和 p38 MAPK 通路。而 Li 等[22]在另一实验中证明,Dex 可剂量依赖性地减少异氟烷造成的发育期幼鼠海马神经元的凋亡,其脑保护作用可被 PI3K 抑制剂部分逆转,说明 Dex 也可能通过 PI3K/Akt 通路发挥了脑保护作用。

四、Dex 对脑功能的保护作用

(一)Dex 可提高麻醉苏醒质量

Bekker 等[23]研究了 Dex 对全身麻醉脊柱手术患者麻醉苏醒的影响,结果显示,围手术期应用 Dex 可显著提高麻醉苏醒质量 QoR40 评分,减少术后早期疲劳感,并能降低

血浆皮质醇和 IL-10 水平。Kim 等[24]在鼻外科手术中持续泵注 Dex 至气管拔管,结果发现,Dex 可使苏醒期血流动力学更加平稳,躁动发生率显著降低,并能提高术后 24h 苏醒质量 QoR40 评分。

（二）Dex 可防治围手术期谵妄

Dex 有别于其他镇静药物,其镇静作用类似于自然睡眠,并具有镇痛和抗交感作用,这些药理学特性使它成为围手术期预防和治疗谵妄的有效选择。Xia 等[25]对 8 个临床试验进行 meta 分析后发现,和丙泊酚等传统镇静药物比较,Dex 可显著降低 ICU 患者停留时间并减少围手术期谵妄的发生。

（三）Dex 可能改善术后认知功能

POCD 是老年手术患者常见的术后并发症。在动物实验中,Qian 等[26]研究发现,Dex 可降低海马 IL-1β、TNF-α、Bax 和 caspase-3 表达,并改善术后 1 天和 3 天老年小鼠的认知功能。在临床试验中,Chen 等[27]发现 Dex 可显著提高腹腔镜胆囊切除术老年患者术后 1 周 MMSE 评分,促进患者认知功能的恢复。但也有研究提示,围手术期应用 Dex 并不能降低老年患者腹部手术术后 1 天和 1 周的 POCD 发生率[28]。

（四）Dex 可改善手术患者的临床结局

Ji 等[29]对 1134 名心血管手术患者进行回顾性研究发现,围手术期应用 Dex 可显著降低患者住院期间、术后 30 天和术后 1 年的死亡率,并能显著减少谵妄及其他术后并发症的发生。Wenjie 等[30]对 8 个临床随机实验中 412 例颅脑手术患者进行 meta 分析后发现,Dex 可稳定血流动力学,提高生存率,适合应用于颅脑手术中。

五、Dex 脑保护作用的可能机制

（一）减少儿茶酚胺释放

围手术期脑缺血缺氧损害可使神经系统内儿茶酚胺过度释放,增加脑细胞代谢并降低组织血供,破坏脑氧供需平衡。儿茶酚胺对神经系统亦有直接毒性作用,并可刺激氧自由基和兴奋性谷氨酸增加,进一步加重脑损伤。Dex 可通过 α_2AR 抑制交感神经活性,减少中枢和外周神经儿茶酚胺的释放,降低其神经毒性并改善脑氧供需平衡。Chi 等[31]研究了 Dex 对脑 I/RI 小鼠大脑局部氧合的影响,发现 Dex 可减少低氧合小静脉数量,改善 I/RI 小鼠大脑局部氧供需平衡,减少脑梗死面积,发挥了脑保护作用。

（二）降低谷氨酸神经毒性

神经细胞外谷氨酸过多可导致兴奋性神经毒性,这是缺血缺氧等脑损伤的病理生理学改变的关键因素。Chiu 等[32]研究证实,Dex 可通过激活大脑皮层神经末梢突触前膜的 α_{2A}AR,抑制电压依赖性 Ca^{2+} 通道,进而通过 MAPK/ERK 通路抑制 synapsinI 磷酸化,最后导致谷氨酸释放减少,发挥神经保护作用。中枢神经系统谷氨酸的摄取依赖于谷氨酸转运体的正常功能,Do 等[33]研究了 Dex 对爪蟾

卵母细胞谷氨酸转运体 3(EAAT3)的影响,发现 Dex 可通过 PKC 和 PI3K 通路剂量依赖性地增加 EAAT3 活性,从而发挥脑保护作用。

（三）增加 BDNF 表达

脑源性神经营养因子(BDNF)有神经保护作用,对神经细胞的存活至关重要。Degos 等[34]在离体和在体实验中证明,Dex 可促进脑星形胶质细胞中 BDNF 的表达,对谷氨酸兴奋性毒性导致的神经损害有保护作用。Dex 可通过减少谷氨酸释放,降低谷氨酸兴奋性神经毒性发挥直接神经保护作用;同时,Dex 作用于脑星形胶质细胞上的 α_2AR,可激活 ERK 通路,使星形胶质细胞 BDNF 释放增加,发挥间接神经保护作用。

（四）抗炎作用

目前认为,中枢神经系统炎症反应可能是围手术期脑损害的重要机制[35]。手术、麻醉等应激因素可诱发全身炎性反应,TNF-α、IL-1β 和 IL-6 等炎性因子在术后 6h 达到高峰,术后 24h 仍高于正常水平。这些炎性因子可使血-脑屏障内皮细胞发生损伤或功能障碍,从而使炎性因子和巨噬细胞等进入大脑,进一步导致神经损害和功能障碍。动物实验和临床研究已有充分证据表明,Dex 作用于延髓 α_2AR,激活胆碱能系统,使交感张力降低、副交感张力增强,从而抑制炎性因子的表达,发挥脑保护作用[36,37]。

（五）抑制神经元凋亡

神经元凋亡是神经损害的重要机制,研究表明,Dex 可抑制神经元凋亡,对脑 I/RI 和麻醉药物神经毒性导致的神经损害有保护作用。Dex 可作用于 α_2AR 或咪唑啉受体,通过 PI3K/Akt、ERK1/2、JNK 和 p38 MAPK 等通路,使抗凋亡蛋白 bcl-2 和 mdm-2 表达增加,促凋亡蛋白 bax 和 caspases 表达下调,或使热休克蛋白磷酸化,调节促凋亡和抗凋亡蛋白的平衡,抑制神经元凋亡而产生脑保护作用[10,21]。

六、总结与展望

虽然麻醉技术和监测手段日益进步,但围手术期脑损害仍有很高的发生率,目前尚缺乏有效的脑保护措施和药物。Dex 由于其镇静、镇痛、抗交感等独特的药理学特性,越来越多地被应用于临床麻醉,其脑保护作用正受到广泛关注。目前的研究结果表明,Dex 是目前临床常用的唯一自身不具有神经毒性且有脑保护作用的麻醉药物,Dex 可降低脑 I/R 损伤,逆转麻醉药物的神经毒性,并可促进脑功能恢复,提示其可能在颅脑、移植及老年、小儿患者手术中有更好的应用前景。Dex 脑保护作用的机制还不清楚,可能涉及多个病理生理因素和多种作用途径。深入研究 Dex 的脑保护作用机制,可能为完善围手术期脑保护策略提供新的有利选择。

（张旭　谢玉波）

参 考 文 献

1. Mashour G, Woodrum D, Avidan M. Neurological complica-

tions of surgery and anaesthesia. British journal of anaesthesia. 2014:aeu296.

2. Vlisides P, Xie Z. Neurotoxicity of general anesthetics: an update. Current pharmaceutical design. 2012, 18 (38): 6232-6240.

3. Afonso J, Reis F. Dexmedetomidine: current role in anesthesia and intensive care. Revista brasileira de anestesiologia. 2012,62(1):118-133.

4. Bulow NMH, Colpo E, Duarte MF, et al. Inflammatory Response in Patients under Coronary Artery Bypass Grafting Surgery and Clinical Implications: A Review of the Relevance of Dexmedetomidine Use. ISRN Anesthesiology. 2014,2014.

5. Hoffman WE, Kochs E, Werner C, et al. Dexmedetomidine improves neurologic outcome from incomplete ischemia in the rat. Reversal by the alpha 2-adrenergic antagonist atipamezole. Anesthesiology. 1991,75(2):328-332.

6. Schoeler M, Loetscher PD, Rossaint R, et al. Dexmedetomidine is neuroprotective in an in vitro model for traumatic brain injury. BMC neurology. 2012,12:20.

7. Dahmani S, Rouelle D, Gressens P, et al. Characterization of the postconditioning effect of dexmedetomidine in mouse organotypic hippocampal slice cultures exposed to oxygen and glucose deprivation. Anesthesiology. 2010, 112 (2): 373-383.

8. Sato K, Kimura T, Nishikawa T, et al. Neuroprotective effects of a combination of dexmedetomidine and hypothermia after incomplete cerebral ischemia in rats. Acta anaesthesiologica Scandinavica. 2010,54(3):377-382.

9. Eser O, Fidan H, Sahin O, et al. The influence of dexmedetomidine on ischemic rat hippocampus. Brain research. 2008, 1218:250-256.

10. Zhua YM, Wang CC, Chen L, et al. Both PI3K/Akt and ERK1/2 pathways participate in the protection by dexmedetomidine against transient focal cerebral ischemia/reperfusion injury in rats. Brain research. 2013,1494:1-8.

11. Zhang M-H, Zhou X-M, Gao J-L, et al. PI3K/Akt/mTOR pathway participates in neuroprotection by dexmedetomidine inhibits neuronic autophagy following traumatic brain injury in rats. International Journal of Research in Medical Sciences. 2014,2(4):1569-1575.

12. Bell MT, Puskas F, Bennett DT, et al. Dexmedetomidine, an alpha-2a adrenergic agonist, promotes ischemic tolerance in a murine model of spinal cord ischemia-reperfusion. The Journal of thoracic and cardiovascular surgery. 2014, 147 (1):500-506.

13. Ikonomidou C, Bosch F, Miksa M, et al. Blockade of NMDA receptors and apoptotic neurodegeneration in the develo-ping brain. Science. 1999,283(5398):70-74.

14. Krzisch M, Sultan S, Sandell J, et al. Propofol anesthesia impairs the maturation and survival of adult-born hippocampal neurons. Anesthesiology. 2013,118(3):602-610.

15. Hofacer RD, Deng M, Ward CG, et al. Cell age-specific vulnerability of neurons to anesthetic toxicity. Annals of neurology. 2013,73(6):695-704.

16. Deng M, Hofacer RD, Jiang C, et al. Brain regional vulnerability to anaesthesia-induced neuroapoptosis shifts with age at exposure and extends into adulthood for some regions. British journal of anaesthesia. 2014,113(3):443-451.

17. Hansen TG. Anesthesia-related neurotoxicity and the developing animal brain is not a significant problem in children. Paediatric anaesthesia. 2015,25(1):65-72.

18. Sanders RD, Xu J, Shu Y, et al. Dexmedetomidine attenuates isoflurane-induced neurocognitive impairment in neonatal rats. Anesthesiology. 2009,110(5):1077-1085.

19. Sanders RD, Sun P, Patel S, et al. Dexmedetomidine provides cortical neuroprotection: impact on anaesthetic-induced neuroapoptosis in the rat developing brain. Acta anaesthesiologica Scandinavica. 2010,54(6):710-716.

20. Duan X, Li Y, Zhou C, et al. Dexmedetomidine provides neuroprotection: impact on ketamine-induced neuroapoptosis in the developing rat brain. Acta anaesthesiologica Scandinavica. 2014,58(9):1121-1126.

21. Liao ZX, Cao DX, Han X, et al. Both JNK and P38 MAPK pathways participate in the protection by dexmedetomidine against isoflurane-induced neuroapoptosis in the hippocampus of neonatal rats. Brain research bulletin. 2014,107:69-78.

22. Li Y, Zeng M, Chen W, et al. Dexmedetomidine reduces isoflurane-induced neuroapoptosis partly by preserving PI3K/Akt pathway in the hippocampus of neonatal rats. PloS one. 2014,9(4):e93639.

23. Bekker A, Haile M, Kline R, et al. The effect of intraoperative infusion of dexmedetomidine on the quality of recovery after major spinal surgery. Journal of neurosurgical anesthesiology. 2013,25(1):16-24.

24. Kim SY, Kim JM, Lee JH, et al. Efficacy of intraoperative dexmedetomidine infusion on emergence agitation and quality of recovery after nasal surgery. British journal of anaesthesia. 2013,111(2):222-228.

25. Xia ZQ, Chen SQ, Yao X, et al. Clinical benefits of dexmedetomidine versus propofol in adult intensive care unit patients: a meta-analysis of randomized clinical trials. The Journal of surgical research. 2013,185(2):833-843.

26. Qian XL, Zhang W, Liu MZ, et al. Dexmedetomidine improves early postoperative cognitive dysfunction in aged

mice. European journal of pharmacology. 2014, 746C: 206-212.

27. Chen JJ, Yan JQ, Han XP. Dexmedetomidine may benefit cognitive function after laparoscopic cholecystectomy in elderly patients. Exp Ther Med. 2013, 5(2): 489-494.

28. Mohamed S, Shaaban AR. The effect of Dexmedetomidine on the incidence of postoperative cognitive dysfunction in elderly patients after prolonged abdominal surgery. Egyptian Journal of Anaesthesia. 2014, 30(4): 331-338.

29. Ji F, Li Z, Nguyen H, et al. Perioperative dexmedetomidine improves outcomes of cardiac surgery. Circulation. 2013, 127(15): 1576-1584.

30. Wenjie W, Houqing L, Gengyun S. Effects of dexmedetomidine on outcomes following craniocerebral operation-a meta-analysis. Clin Neurol Neurosurg. 2014, 125: 194-197.

31. Chi OZ, Grayson J, Barsoum S, et al. Effects of Dexmedetomidine on Microregional O_2 Balance during Reperfusion after Focal Cerebral Ischemia. Journal of Stroke and Cerebrovascular Diseases. 2014.

32. Chiu KM, Lin TY, Lu CW, et al. Inhibitory effect of glutamate release from rat cerebrocortical nerve terminals by alpha2 adrenoceptor agonist dexmedetomidine. European journal of pharmacology. 2011, 670(1): 137-147.

33. Do S-H, Park S-J, Shin H-J, et al. Dexmedetomidine increases the activity of excitatory amino acid transporter type 3 expressed in Xenopus oocytes: The involvement of protein kinase C and phosphatidylinositol 3-kinase. European journal of pharmacology. 2014, 738(0): 8-13.

34. Degos V, Charpentier TL, Chhor V, et al. Neuroprotective effects of dexmedetomidine against glutamate agonist-induced neuronal cell death are related to increased astrocyte brain-derived neurotrophic factor expression. Anesthesiology. 2013, 118(5): 1123-1132.

35. Riedel B, Browne K, Silbert B. Cerebral protection: inflammation, endothelial dysfunction, and postoperative cognitive dysfunction. Current opinion in anaesthesiology. 2014, 27(1): 89-97.

36. Xiang H, Hu B, Li ZF, et al. Dexmedetomidine Controls Systemic Cytokine Levels through the Cholinergic Anti-inflammatory Pathway. Inflammation. 2014, 37(5): 1763-1770.

37. Ueki M, Kawasaki T, Habe K, et al. The effects of dexmedetomidine on inflammatory mediators after cardiopulmonary bypass. Anaesthesia. 2014, 69(7): 693-700.

81 右旋氯胺酮的药理学特点和临床应用进展

氯胺酮20世纪60年代初开始用于临床[1]，具有给药途径方便，兼有意识消失、镇痛和遗忘三重作用等优势。但可能出现的幻觉、噩梦等以精神症状为主的不良反应限制了其广泛应用。

目前临床用的氯胺酮针剂（Ketalar）是两种旋光异构体——左旋氯胺酮 R（−）-ketamine 和右旋氯胺酮 S（+）-Ketamine 等量混合而成的消旋混合物。研究表明右旋氯胺酮的药效是消旋混合物的2倍，左旋氯胺酮的4倍，且不良反应较少[2][3]。右旋氯胺酮制品（Ketanesth）已在欧洲上市，但在我国还鲜为人知。

一、右旋氯胺酮的药理学特点

右旋氯胺酮是氯胺酮的旋光异构体，它的药理学特点与消旋氯胺酮相似但临床应用更有优势。

（一）麻醉特性相似但效价更高，精神副作用更少

右旋氯胺酮的麻醉镇痛催眠强度是消旋氯胺酮的2倍，达到相同麻醉效果使用剂量仅是后者的一半。静脉麻醉的诱导剂量为 0.5～1mg/kg，维持剂量为 0.5～3mg/（kg·h）；单次给药 0.125～0.25mg/kg 可达到镇痛和镇静的作用；0.2～0.5mg/（kg·h）用于维持镇静状态[4]。由于氯胺酮的副作用有剂量相关性，使用剂量更低的右旋氯胺酮能减少麻醉不良反应的发生[3]。临床试验表明，健康成年人使用等效亚麻醉剂量的右旋氯胺酮，发生疲劳、智力减退、注意力受损、短时记忆障碍显著少于氯胺酮[2]。对手术后患者静脉注射等效麻醉剂量的右旋氯胺酮、左旋氯胺酮、消旋氯胺酮，右旋氯胺酮组的患者发生定向障碍、恐惧、疼痛明显少于其他两组，甚至会体验到幸福感。在引起血压升高、心率加快、支气管扩张等拟交感活性作用方面，右旋氯胺酮和消旋氯胺酮的效果类似[2]。

（二）作用位点相似但受体亲和力更高

氯胺酮的作用位点包括 N-甲基-D 天冬氨酸（NMDA）受体、阿片类受体、单胺类受体、类胆碱能受体、钠离子通道、钙离子通道等在内的多种受体[5]。其中，对 NMDA 受体的阻滞作用是引起麻醉和镇痛作用的主要途径。动物实验表明右旋

氯胺酮对 NMDA、阿片受体、M 胆碱受体的亲和力分别比左旋氯胺酮高 3～4 倍、2～4 倍和 2 倍；而对 5-HT 受体的抑制仅为左旋氯胺酮的一半；对去甲肾上腺素再摄取的抑制更强[6]。

（三）药代动力学相似但更可控

氯胺酮的分布半衰期在异构体间没有区别，因此右旋氯胺酮的起效和作用时间与消旋制剂相同。静脉注射 30s 内起效，作用持续 30～45min；肌注 1～5min 起效，持续 30～45min；鼻黏膜喷洒 5～10min 起效，持续 45～60min；口服 10～20min 起效，持续 1～2h[1]。右旋氯胺酮的生物利用度高，达到指定血药浓度所需的总药量，右旋体为 271±80mg，消旋体多达 409±75mg[7]。右旋氯胺酮代谢快，右旋体、消旋体、左旋体的消除速度分别为 26.3±3.5ml/（kg·min）、14.8±1.7ml/（kg·min）、13.8±1.3ml/（kg·min），同时因为左旋体抑制右旋体的消除，在消旋体中右旋氯胺酮的消除速度会降低至 18.5±0.7ml/（kg·min），这可能是由于二者在代谢过程中的脱甲基化步骤存在相互抑制[7]。高生物利用度和短清除半衰期使得右旋氯胺酮的麻醉更加可控，人体载药量更少，苏醒快而舒适。

（四）更显著的神经保护作用

右旋氯胺酮的神经保护作用体现在三方面，首先，抑制 NMDA 受体过度激活介导的神经元凋亡。谷氨酸-钙超负荷假说是缺血神经细胞损伤的主要机制，即缺血神经元释放谷氨酸使 NMDA 受体过度激活，引起细胞内钙流入、细胞水肿、溶酶体激活，进而引起脂质、蛋白和核酸被破坏。抑制 NMDA 受体的激活可以打断这一病理过程，减少神经元的死亡。右旋氯胺酮与 NMDA 受体亲和力高，因此具有更高的神经保护效能。其次，体外实验证明右旋体能诱导轴索断裂后的神经元再生。此外，行脑缺血预处理的小鼠腹腔内注射高浓度右旋氯胺酮（60～90mg/kg，右旋氯胺酮的动物用药量是人体静脉用量的 100 倍[4]）可显著降低大脑皮层的细胞损失数，而同剂量的左旋体没有这种作用，可能与左旋氯胺酮效价低，达不到所要求的高浓度有关[8]。在脊髓损伤小鼠模型中，腹腔注射右旋氯胺酮比消旋氯胺酮能更有效地降低神经细胞的脂质过氧化反应及髓过氧化物反应[9]。右旋氯胺酮对人体的神经保护作用还有待进一步研究。

二、右旋氯胺酮在围手术期镇痛中的应用

右旋氯胺酮作为高效能的 NMDA 受体拮抗剂,对皮肤电刺激和瑞芬太尼介导的痛觉过敏均有逆转作用。许多临床研究证实围手术期使用小剂量右旋氯胺酮可减轻阿片类药物急性耐受,抑制痛觉过敏,减轻术后疼痛,减少术后镇痛药的用量,延长术后镇痛的时间,同时并不产生血流动力学的明显变化和神经系统不良反应。右旋氯胺酮的给药方式包括静脉、硬膜外及骶管内。

(一)围手术期静脉应用右旋氯胺酮对术后镇痛的影响

多项临床研究表明,对全麻患者从术前开始静脉注射亚麻醉剂量的右旋氯胺酮,可显著减轻术后疼痛,延长镇痛时间,减少术后阿片类镇痛药的用量,但也有研究显示右旋氯胺酮用于辅助镇痛没有任何优势(表81-1)。出现阴性结果的可能原因包括:围手术期使用的非甾体抗炎药、地塞米松、局麻药已经发挥了很好的镇痛作用,或使用了足量有超前镇痛作用的其他药物(如阿片类药物)掩盖了右旋氯胺酮的作用;其次,右旋氯胺酮只作用于活化的 NMDA 受体,短小手术的疼痛刺激时间短、强度低,不能活化 NMDA 受体,无法启动中枢神经元的超敏反应[10]。

表 81-1 围手术期静脉用右旋氯胺酮超前镇痛的效果

文献	样本量分组	手术麻醉方式 术后镇痛	右旋氯胺酮 用法用量	主要指标 及差异	不良反应
Snijdelaar 2004	14/14 CG/KG	根治性前列腺切除术 全麻 + PCIA(单次 1mg 吗啡)	KG:麻醉诱导前静脉注射 100μg/kg + 120μg/(kg·h)术中持续泵注	KG 术后 48h 内的疼痛评分及术后镇痛药的需求显著小于 CG	无差异
Argiriadou 2004	15/15/15 CG/KG/ rKG	开腹脏器手术 全麻 + 硬膜外麻醉[2% 罗哌卡因 0.12ml/(kg·h)]+右旋丙氧芬术后按需给	KG:麻醉诱导后手术切皮前静脉注射 0.5mg/kg rKG:切皮前静脉注射 0.5mg/kg+术中每 20 分钟追加 0.2mg/kg	rKG 术后 24h 内的疼痛评分及额外的镇痛药需求都显著小于 KG 及 CG	无差异
Argiriadou[11] 2011	26/27/27 CG/KG/PG	开胸肺叶切除术 全麻+胸椎旁神经阻滞[0.6% 罗哌卡因术前 10ml + 0.1ml/(kg·h)维持至术后 48h] + PCIA(吗啡)	KG:麻醉诱导后手术切皮前静脉注射 0.5mg/kg+术中 400μg/(kg·h)持续泵注 PG:拔管前及术后 12 小时两次静脉注射帕瑞昔布 40mg	KG 术后 48h 内的疼痛评分、PCIA 内吗啡使用量均明显低于 CG 和 PG	无差异
Oliveira 2005	15/15 术前组/术中组	开腹子宫切除术 全麻+PCEA(0.25% 布比卡因 4ml+50μg 芬太尼)	术前组:切皮前 20 分钟静注 0.5mg/kg 术中组:切皮后 20 分钟静注 0.5mg/kg	术前组苏醒时的疼痛评分小,术后镇痛的时间长(45.33min vs 9.66min),额外镇痛药用量少	无差异
Lahtinen 2004	46/44 CG/KG	冠状动脉搭桥术 全麻 + PICA(氧可酮)	KG:麻醉诱导后手术切皮前静注 75μg/kg+1.25μg/(kg·min)持续泵注 48h	KG 术后额外镇痛药用量少,镇痛效果满意度高	实验组 4 名患者在术后出现过短暂的幻觉
Spreng[12] 2010	38/39 CG/KG	痔切除术 全麻	KG:麻醉诱导后手术切皮前静脉注射 0.35mg/kg+术中 5μg(kg·min)持续泵注	无差异	KG 术后苏醒和拔管时间延长
Jaksch 2002	15/15 CG/KG	关节镜下前交叉韧带修补术 全麻 + PCIA(单次 1.5mg 吗啡)	KG:麻醉诱导后手术切皮前静注 0.5mg/kg +2μg/(kg·min)持续泵注至苏醒后 2h	无差异	无差异

(CG:对照组;KG:右旋氯胺酮组;rKG:重复用药组;PG:帕瑞昔布组;PCIA:经静脉患者自控镇痛;PCEA:经硬膜外患者自控镇痛)

表 81-2　右旋氯胺酮围手术期和术后镇痛的推荐剂量

手术类型	静脉使用剂量		
	切皮前	术　中	术　后
疼痛刺激大	0.35mg/kg	持续泵注:400μg/(kg·h) 定时追加:每30分钟+0.2mg/kg 时间≥2h的手术,结束前30min停药	85μg/(kg·min)维持24h减量至60μg/(kg·h)+ 以阿片类药物为主的 PCIA 或 PCIA:单次0.5mg右旋氯胺酮+1mg吗啡
疼痛刺激小	0.20mg/kg	持续泵注:200μg/(kg·min) 定时追加:每30分钟+0.1mg/kg	PCIA:单次0.25mg右旋氯胺酮+1.5mg吗啡

右旋氯胺酮的使用剂量与手术刺激的强弱,以及是否在术中持续泵注有关。Himmelseher 等[13]推荐了静脉注射右旋氯胺酮辅助镇痛的剂量(表81-2)。

对于安全性,研究证明应用亚麻醉剂量的右旋氯胺酮并不产生额外的镇静作用,与对照组相比,二者血流动力学、恶心呕吐发生率的统计学无显著差异,仅有个别病例出现幻觉、噩梦等副作用。

(二)右旋氯胺酮椎管内应用的术后镇痛效果

硬膜外或骶管内注射小剂量右旋氯胺酮,可协同椎管内局麻药注射,提高术后镇痛的质量。与单纯用局麻药的对照组相比,术前椎管内注射右旋氯胺酮能降低术后疼痛评分,延长镇痛时间,减少额外止疼药用量。

Marhofer 等[14]研究发现椎管内单独应用1mg/kg的右旋氯胺酮与单独应用0.25%布比卡因0.75ml/kg在手术麻醉效果、术后镇痛时间、强度方面都类似,说明右旋氯胺酮应用于椎管内有麻醉的作用。该研究同时观察到椎管内使用右旋氯胺酮不引起心率和血压升高,术后镇静评分也与布比卡因组没有统计学差异。另一项椎管内注射0.325mg/kg右旋氯胺酮联合0.5%布比卡因的研究也有类似的发现,同时测量血浆中的儿茶酚胺、糖皮质激素的浓度发现没有明显的变化[15]。表明右旋氯胺酮直接作用于脊髓发挥麻醉麻和镇痛作用,而不产生拟交感活性的作用,几乎没有全身作用。

表 81-3　围手术期硬膜外使用右旋氯胺酮对术后镇痛的影响

文献	样本量和 分组	手术,麻醉方式及 术后镇痛	右旋氯胺酮 用法用量	主要指标 及差异	不良反应
Himmelseher 2001	21/21 CG/KG	全膝关节置换术 硬膜外麻醉:10% 罗哌卡因10~20ml PCEA:罗哌卡因	KG:术前硬膜外注射 0.25mg/kg右旋氯胺酮	KG术后24~48h 视觉疼痛评分低, 止疼泵的用药量少	无差异
Lauretti 2001	12/11/12/12/ 11 CG/NG/1KG/ 2KG/1NKG	膝关节矫形手术 腰麻:15mg布比卡因 按需肌注75mg双 氯芬酸,静注1g安 乃近	NG:术前经皮硝酸甘油; 1KG:术前硬膜外注射 0.1mg/kg右旋氯胺酮; 2KG:术前硬膜外注射 0.2mg/kg右旋氯胺酮; 1NKG:术前经皮硝酸甘 油+硬膜外0.1mg/kg右 旋氯胺酮	术后镇痛时间:2KG >1NKG>1KG 疼痛评分与术后额 外止疼药的用量没 有差异	2KG组有一 例患者出现 幻觉和噩梦
Lauretti 2005	13/14/14/12 CG/CloG/ KG/KCloG	膝关节矫形手术 腰麻:15mg布比卡 因	术前硬膜外注射 CloG:0.5μg/kg可乐定; KG:0.1mg/kg右旋氯胺 酮;KCloG0.5μg/kg可乐 定+0.1mg/kg右旋氯胺酮	术后镇痛时间 CloG、KG、KCloG组 间无差异,均长于 CG	无差异
Schnaider[16] 2007	10/20/20/20 CG/KG/ KMG2/KMG3	上腹部手术 全麻	术前硬膜外注射 KG:0.75%罗哌卡因+ 0.5mg/kg右旋氯胺酮; KMG2:0.75%罗哌卡因+ 0.5mg/kg右旋氯胺酮+ 2mg吗啡;KMG3:0.75% 罗哌卡因+0.5mg/kg右 旋氯胺酮+3mg吗啡	术后镇痛时间:KG: 6h,KMG2、KMG3: 24h;CG:2h内即有 疼痛产生	无差异

续表

文献	样本量和分组	手术,麻醉方式及术后镇痛	右旋氯胺酮用法用量	主要指标及差异	不良反应
Edson de Castro 2005	15/15 术前组/术中组	开腹子宫切除术 全麻	术前组:术前30min硬膜外注射0.25%布比卡因17ml+30mg右旋氯胺酮;术中组:切皮后30min给予同样的药物	无差异	无差异
Silva[17] 2012	14/15 术前组/术中组	开腹子宫切除术 全麻	术前组:术前30min硬膜外注射0.25%布比卡因15ml+25mg右旋氯胺酮;术中组:切皮后30min给予同样的药物	术前组在术后12h内的疼痛评分有小于术中组的趋势,但只有第12小时的结果有统计学差异	无差异
Martindale 2004	20/20/20CG/骶管组/静脉组	疝修补术或睾丸固定术 骶管阻滞(布比卡因)+全麻	骶管组:术前骶管内额外注射0.5mg/kg;静脉组:术前0.5mg/kg静脉注射	骶管组术后镇痛时间延长6h左右,术后镇痛药用量少;静脉组与CG无差异	无差异
Amiri[18] 2012	12/12/12 CG/骶管组/静脉组	髂骨截骨术 骶管阻滞+全麻	骶管组:术前骶管内额外注射1mg/kg;静脉组:术前1mg/kg静脉注射	骶管组术后镇痛时间长;术后需要额外给予镇痛药的比例小	无差异
De Negri 2001	21/21/21 CG/CloG/KG	门诊手术 骶管阻滞(0.2%罗哌卡因2mg/kg)+全麻	术前骶管内额外注射CloG:可乐定2μg/kg;KG:0.5mg/kg右旋氯胺酮	术后镇痛时间KG:701min CG:291min	无差异

(CG:对照组;KG:右旋氯胺酮组;NG:硝酸甘油组;NKG:硝酸甘油+右旋氯胺酮组;CloG:可乐定组;KCloG:右旋氯胺酮+可乐定组;KMG:右旋氯胺酮+吗啡组)

右旋氯胺酮椎管内用药和全身用药的效果是有差别的。目前研究认为椎管内用药比全身应用相同剂量的右旋氯胺酮镇痛作用更强。椎管内联合应用吗啡(2~3mg)能增强其镇痛效果。

以上各项研究均未观察到右旋氯胺酮引起血流动力学变化(心率加快,血压升高)和神经系统的副作用(如镇静、烦躁、幻觉),也没有观察到神经功能障碍等不良反应。

右旋氯胺酮是否会对神经细胞产生直接毒性作用仍存在争议。脊髓毒性程度与脊髓神经暴露于药液中的时间相关,同时NMDA受体拮抗过度,可能导致细胞损伤和凋亡。动物实验证明硬膜外注射5%右旋氯胺酮1mg/kg,每天2次持续10d,并未发生神经功能障碍和神经细胞组织学变性[19]。临床长期连续大剂量(20~50mg/d)应用右旋氯胺酮蛛网膜下腔注射来治疗癌性疼痛并不引起神经系统的神经毒性改变。但是一名连续28d大剂量(20~50mg)蛛网膜下腔注射右旋氯胺酮来缓解神经性癌痛的患者尸检报告显示脊髓和神经根发生了严重的组织学变性。另外有动物实验报道蛛网膜下腔注射右旋氯胺酮可引起神经胶质细胞增生,轴突水肿,染色质溶解,淋巴细胞浸润,硬脑膜纤维增生等组织学异常[20]。虽然右旋氯胺酮不添加防腐剂,在椎管内应用相比消旋氯胺酮制剂更安全,但由于仍缺乏其在非癌症人群的神经毒性资料,因此仅推荐硬膜外或骶管内小剂量使用。

三、结论

右旋氯胺酮作为氯胺酮的同分异构体与消旋氯胺酮有着相似的药理学特点,同时又克服了很多缺点,具有效能更高、可控性更强、副作用更少、不添加防腐剂、作为椎管内用药更安全等优点,相信会逐步取代消旋氯胺酮制剂应用于临床。围手术期使用小剂量右旋氯胺酮可减轻阿片类药物急性耐受,抑制痛觉过敏,减轻术后疼痛,减少术后额外镇痛药的用量,延长术后镇痛的时间,同时不增加副作用的发生率。但是关于其用于术后镇痛具体剂量的规范标准以及远期效果,还有待进一步研究。

(刘丝濛 岳云)

参 考 文 献

1. Domino EF,Chodoff P,Corssen G. Pharmacologic effects of CI-581,a new dissociative anesthetic,in man. Clin Pharmacol Ther,1965,6:279-291.

2. Pfenninger EG,Durieux ME,Himmelseher S. Cognitive impairment after small-dose ketamine isomers in comparison to equianalgesic racemic ketamine in human volunteers. Anesthesiology,2002,96:357-366.

3. Weber F,Wulf H,Gruber M,et al. S-ketamine and S-norket-

amine plasma concentrations after nasal and iv administration in anesthetized children. Paediatr Anaesth, 2004; 14 (12):983-988.

4. Sinner B, Graf BM. Ketamine. Handb Exp Pharmacol, 2008, 182:313-33.

5. Adams HA, Werner C. From the racemate to the eutomer: (S)-ketamine. Renaissance of a substance? Anaesthesist, 1997, 46(12):1026-1042.

6. Raeder JC, Stenseth LB. Ketamine: a new look at an old drug. Curr Opin Anaesthesiol, 2000, 13:463-468.

7. Noppers I, Olofsen E, Niesters M, et al. Effect of Rifampicin on S-ketamine and S-norketamine Plasma Concentrations in Healthy Volunteers after Intravenous S-ketamine Administration. Anesthesiology, 2011, 114:1435-1445.

8. Proescholdt M, Heimann A, Kempski O. Neuroprotection of S (+) ketamine isomer in global forebrain ischemia. Brain Research, 2001, 904:245-25.

9. Kose EA, Bakar B, Ayva SK, et al. Neuroprotective effects of racemic ketamine and (S)-ketamine on spinal cord injury in rat. Injury, Int. J. Care Injured, 2012, 43:1124-1130.

10. Katz J. Pre-emptive analgesia: importance of timing. Can J Anaesth, 2001, 48:105-114.

11. Argiriadou H, Papagiannopoulou P, Foroulis CN, et al. Intraoperative Infusion of S(+)-Ketamine Enhances Post-thoracotomy Pain Control Compared With Perioperative Parecoxib When Used in Conjunction With Thoracic Paravertebral Ropivacaine Infusion. Journal of Cardiothoracic and Vascular Anesthesia, 2011, 25(3):455-461.

12. Spreng UJ, Dahl V, Rader J. Effects of perioperative S (+) ketamine infusion added to multimodal analgesia in patients undergoing ambulatory haemorrhoidectomy. Scandinavian Journal of Pain, 2010, 1:100-105.

13. Himmelseher S, Durieux ME. Ketamine for Perioperative Pain Management. Anesthesiology, 2005, 102:211-220.

14. Marhofer P, Krenn CG, Plochl W, et al. S(+)-ketamine for caudal block in paediatric anaesthesia. British Journal of Anaesthesia, 2000, 84(3):341-345.

15. Mihaljevic S, Mihaljevic J, CacicClinic M. Sympathetic activity of S-(+)-ketamine low doses in the epidural space. Rev Bras Anestesiol, 2014, 64(4):227-235.

16. Schnaider TB, Vieira AM, Brandão ACA, et al. Epidural S(+) Ketamine and S(+) Ketamine Morphine Associated with Ropivacaine in the Postoperative Analgesia and Sedation of Upper Abdominal Surgery. Revista Brasileira de Anestesiologia, 2007, 57(1):8-18.

17. Silva EPA, Sakata RK, Garcia JBS, et al. Evaluation of Preemptive Effect of Epidural S(+)-Ketamine for Hysterectomy: Plasmatic Concentrations of Interleukins. Rev Bras Anestesiol, 2012, 62(1):3-9.

18. Amiri HR, Espandar R, Sanatkar M. Comparing caudal and intravenous ketamine for supplementation of analgesia after Salter innominate osteotomy. J Child Orthop, 2012, 6:479-483.

19. Acosta A, Gomar C, Bombí JA, et al. Ultrastructure of Canine Meninges After Repeated Epidural Injection of S(+)-Ketamine. Regional Anesthesia and Pain Medicine, 2006, 31(5):438-444.

20. Gomes LM, Garcia JBS, Ribamar JS, et al. Neurotoxicity of Subarachnoid Preservative-Free S (+)-Ketamine in Dogs. Pain Physician, 2011, 14:83-90.

82 右美托咪定对术后谵妄的预防和治疗作用

谵妄(delirium)是一种急性的,可逆的,广泛的认知障碍精神紊乱病。通常发生在手术后最初3~5d内。以波动性意识障碍,注意力不集中,思维紊乱或意识水平变化为特征,同时伴有社会活动能力减退,以及觉醒——睡眠周期紊乱和精神运动行为障碍。谵妄在ICU中的发生率为11%~80%[1],且与成人ICU死亡率、ICU留住时间、住院时间和入ICU后认知障碍有关[2]。在进行机械通气的患者中,谵妄的发生率高达60%~80%;至今谵妄的发病机制未完全明了,也无肯定有效的防治措施。近期文献报道右美托咪定(dexmedetomidine,DXM)在谵妄的防治中能发挥一定作用[3],并认为是一种很有前途的药物。

一、谵妄的评估和诊断标准

根据美国重症医学会推荐,对于接受机械通气的患者,应该常规监测谵妄的发生情况[4]。目前ICU领域确认有效评估谵妄的工具有两种:ICU意识紊乱评估方法(the confusion assessment method for the ICU,CAM-ICU)[4]和重症监护谵妄筛查检查表(the intensive care delirium screening checklist,ICDSC)[5]。通过CAM-ICU评估,包括4个临床标准:①急性发作,病程波动;②注意力不集中;③思维紊乱;④意识水平改变。如同时出现①和②,加上出现③或者④即可诊断谵妄。

二、DXM的药理特点

α2-A受体,存在于突触前和突触后,脑组织中以蓝斑核处尤为丰富,在肺、脾、胰和主动脉处也有分布。DXM作用于α2-A受体,产生近似自然睡眠的镇静、催眠、镇痛,中枢抗交感活性,神经保护和抑制胰岛素分泌作用;作用于α2-B受体,产生寒战抑制,并诱导外周动脉血管收缩。作用于α2-C受体,参与认知调节,感觉处理,情绪和刺激诱导的相关运动。

DXM防治术后谵妄的机制可能与γ-氨基丁酸受体激活减少有关。γ-氨基丁酸,抑制性神经递质,在谵妄发生的病理机制中发挥重要作用。给予实验动物催眠剂量DXM,可以抑制脑干蓝斑核释放去甲肾上腺素,γ-氨基丁酸、组胺释放减少,诱导可唤醒的自然睡眠模式。睡眠障碍促进谵妄和认知功能障碍的发展。因此,γ-氨基丁酸(GABA)受体激动剂如苯二氮䓬和丙泊酚等药物具有潜在的诱发谵妄的作用[6]。因此DXM对自然睡眠模式的诱导作用能减少谵妄的发生。

三、DXM防治术后谵妄的可能机制

(一)影响相关神经递质和炎症因子

目前研究表明,谵妄可能与一些神经递质如谷氨酸、乙酰胆碱、多巴胺、5-羟色胺、去甲肾上腺素等活性有关。DXM可通过氧化机制增加谷氨酰胺在星状细胞中的代谢,减少其作为兴奋性氨基酸前体的活性。此外,DXM没有明显的抗胆碱作用。而有轻微的胆碱能效应,对自然的睡眠模式促进作用。多巴胺对运动功能、注意力和认知功能来说是一种重要的神经递质,DXM能使多巴胺受体活性增加[7]。有研究认为,手术刺激产生炎性细胞因子和谵妄增强神经毒素与谵妄的最终发生也有一定关系。有关DXM对脓毒症大鼠炎症因子影响相关研究提示[8],DXM可降低大鼠大肠埃希菌脂多糖(LPS)诱导的TNF-α释放,推理DXM对脓毒症早期过度炎症反应有抑制作用。另有一些体内研究显示,DXM可抑制试验动物TNF-α表达,且早期或大剂量给药能够更强地抑制炎症反应。

(二)增加脑葡萄糖摄取率

葡萄糖是脑组织细胞能量代谢的唯一来源,局部葡萄糖代谢率可以反映该脑区能量代谢水平,并反映局部的神经元活力。相关研究结果提示,谵妄老年患者脑葡萄糖代谢率明显降低[9],DXM能阻抑脑葡萄糖代谢率下降和降低大脑皮层的脑血流量及脑的耗氧量。

(三)调节凋亡前蛋白和抗凋亡蛋白间平衡

脑细胞在缺血过程中,凋亡与抗凋亡的过程相互联系,相互制约,凋亡基因可分为促凋亡(Bax和P53)和抗凋亡(Bcl-2和Mdm-2)两种,细胞凋亡与否取决于这两种蛋白间

405

的平衡。Engelhard K[10]等研究表明,在大脑缺血/再灌注的动物模型中,DXM 组 Bcl-2 和 Mdm-2 的表达较对照组明显增加(分别为 68% 和 210%),提示 DXM 的抗凋亡作用,从而参与调节促凋亡和抗凋亡蛋白间的平衡。另外,对局灶性脑缺血模型研究发现,有多种 Caspases 激活,尤其是 Caspase-3 在神经元凋亡中具有重要作用。在 Dahmani 对缺氧缺糖小鼠的海马体研究中,DXM 通过 α2-肾上腺素受体和蛋白激酶 C 的活化介导 FAK125 激活,使 FAK125 磷酸化增加,同时下调 Caspase-3 表达,提高细胞存活率,抑制凋亡[11]。FAK125 是一种钙离子依赖的酪氨酸激酶,有抗细胞凋亡的作用,其磷酸化的增加具有神经保护作用。

(四)激活 ERK 信号通路,上调 P-ERK 表达

ERK 是丝裂原活化蛋白激酶(MAPK)家族成员之一。Dahmani 的研究发现,在鼠海马脑组织中,DXM 通过激活肾上腺素 α2A 受体,剂量依赖性地使磷酸化的 ERK1/2 表达增加,肾上腺素 α2A-受体抑制剂哌唑嗪对这种效应的抑制作用并不明显;然而,在肾上腺素 α2A-受体缺失的小鼠中,该效应受到 ERK 信号通路抑制剂 PD98059 的明显抑制[12];因此,我们认为 DXM 可以通过肾上腺素 α2A-受体的非依赖性激活上调磷酸化 ERK1/2 的表达,从而激活 ERK 信号通路发挥神经保护作用。研究证明,ERK1/2 的活化在细胞保护的起源上都起着很重要的作用。

(五)其他可能的机制

①热休克蛋白(HSP)27 磷酸化:该蛋白是一种大脑缺血后在星状细胞内表达的小分子蛋白,使大脑对于缺氧能够耐受。DXM 可通过 PKC 激活,使 HSP27 磷酸化,从而产生神经保护作用[13];②增加星形胶质细胞,调节 BDNF 表达:在对小鼠的神经细胞研究发现,DXM 通过细胞外信号调节激酶依赖性途径增加星形胶质细胞表达,后者可以分泌 BDNF(脑源性神经营养因子),产生神经保护作用,对谵妄产生一定的防治作用[14];③活化 AKT/CREB 信号通路:研究表明,DXM 能减弱胸主动脉闭塞小鼠的神经元损伤,其机制主要是通过蛋白激酶 B(AKT)和 CAMP 应答元件结合蛋白(CREB)的磷酸化,随后上调抗凋亡因子 BCL-2 和 BDNF 的表达来实现的[15];④调节肥大细胞脱颗粒,减轻氧化应激:DXM 可以通过降低基质金属蛋白酶-9(MP-9)和半乳凝素-3(Gelectin-3)的水平,增加基质金属蛋白酶-2(MMP-2)的水平,调节肥大细胞脱颗粒,稳定受损部位的肥大细胞,从而减轻氧化应激[16];⑤降低 NO 含量,缓解脑水肿:在内毒素致休克模型小鼠中,DXM 可以通过 nNOS-NO 信号通路,减轻内毒素引起的脑水肿,降低小鼠脑组织匀浆中 NO 的含量和 nNOS 的 mRNA 水平、蛋白表达[17]。

四、DXM 在防治谵妄中的作用

多项双盲随机临床试验采用 DXM 0.4μg/kg 负荷剂量,随后维持 0.2 ~ 0.7μg/(kg · h)(N=30)、丙泊酚 25 ~ 50μg/(kg · min)(N=30)、咪达唑仑 0.5 ~ 2mg/h(N=30)

给药模式,评估 DXM 对 ICU 患者谵妄发生的影响。结果显示同丙泊酚或咪达唑仑相比,DXM 能显著减少术后谵妄发生率(3%、50%、50%,P 值<0.001)[18]。Riker 研究也得出类似结论:DXM 同咪达唑仑相比,谵妄的发生率显著降低(54%、76.6%,P 值<0.001),无谵妄时间延长(2.5d、1.7d;P 值=0.002)[19]。同咪达唑仑相比,DXM 显著缩短机械通气的中位时间(123h、164h,P=0.03),但与丙泊酚相比(97h、118h,P 值=0.24),无显著差异[20]。在 PRODEX 试验中,DXM 与咪达唑仑在低血压和心动过缓的发生率上无显著差异,但与丙泊酚相比,DXM 组患者神经认知功能障碍包括谵妄、焦虑和躁动的总体发生率明显降低(DXM 18.3%、丙泊酚 28.7%,P=0.008)[20]。

采用 ICDSC(Intensive Care Delirium Screening Checklist)评分,20 名 ICU 机械通气兴奋型谵妄患者,随机给予 DXM 0.2 ~ 0.7μg/(kg · h)或氟哌啶醇 0.5 ~ 2μg/h。结果 DXM 组 ICDSC 分数(<4)的时间比率远超氟哌啶醇组(95.5%、31.5%,P 值=0.122),并且拔管中位时间(1.5h、6.5h,P=0.004)和停留 ICU 中位时间(19.9h、42.5h,P=0.016)明显缩短[21]。另有一项双盲研究显示,306 例 60 岁以上老年患者随机接受 DXM 0.1 ~ 0.7μg/(kg · h)或吗啡 10 ~ 70μg/(kg · h)后,谵妄发生率二组分别为 8.6% 和 15.0%,谵妄平均持续时间 DXM 组 2 天,吗啡组 5 天[22]。同吗啡相比,DXM 组拔管时间早。

五、总结与展望

美国 FDA 已于 1999 年批准 DXM 用于 ICU 机械通气患者最初 24h 的镇静,并于 2000 年 3 月在美国上市,作为一种新型的镇静药物用于术后患者的短期镇静,其可控性好、呼吸抑制轻、血流动力学稳定等优点已得到充分肯定。随后又有研究证明,DXM 具有心,脑,肾,肝,肺等多个脏器的保护功能,同时大量的动物实验及临床研究显示 DXM 具有预防和治疗谵妄的作用,2014 年 7 月最新的一篇研究,搜集 14 篇临床研究对 3029 名 ICU 患者进行荟萃分析显示:DXM 能够减少 ICU 重症患者谵妄,躁动等认知障碍的发生[23]。DXM 对谵妄防治及神经、脑保护方面的研究已经进入基因和相关信号通路的分子研究阶段,而谵妄发生的具体分子机制以及病理生理基础仍不十分清楚。基于此,仍需要大量分子生物学研究以及临床随机对照试验来进一步验证 DXM 对谵妄的预防作用以及相关机制,从而为谵妄的预防提供新的研究线索,进一步减少 ICU 患者谵妄的发生率。

(聂芳 李昱洁 曹建国 皋源 杭燕南)

参 考 文 献

1. Barr J, Fraser GL, Puntillo K, et al. Clinical practice guidelines for the managemet of pain, agitation, and delirium in adult patients in the intensive care unit. Intensive Care

Med,2013,41(1):263-306.

2. Ouimet S,Kavanagh B,Gottfried S,et al. Incidence,risk factors and consequences of ICU delirium. Intensive Care Med,2007,33(1):66-73.

3. Mo Y,Zimmermann AE. Role of dexmedetomidine for the prevention and treatment of delirium in intensive care unit patients. Ann Pharmacother,2003,47(6):869-876.

4. Jacobi J,Fraser GL,Coursin DB,et al. Clinical practice guidelines for the sustained use of sedatives and analgesics in the critically ill adult. Crit Care Med,2002,30(1):119-141.

5. Bergeron N,Dubois MJ,Dumont M,et al. Intensive Care Delirium Screening Checklist:evaluation of a new screening tool. Intensive Care Med,2001,27(5):859-864.

6. Pandharipande P,Shintani A,Peterson J,et al. Lorazepam is an independent risk factor for transitioning to delirium in intensive care unit patients. Anesthesiology,2006,104(1):21-26.

7. Trzepacz PT. Is there a final common neural pathway in delirium? Focus on acetylcho line and dopamine. Semin Clin Neuropsychiatry,2000,5(2):132-148.

8. 邓丽静,王岚,王波,等. 右美托咪定对脓毒症大鼠炎症反应和淋巴细胞凋亡的影响. Chinese Critical Care Medicine,2012,24(9):558-561.

9. 马昊,欧阳文,莫逸,等. 术后谵妄老年病人脑葡萄糖代谢的变化及右美托咪定对其影响. 中华麻醉学杂志,2012,12(32):1417-1420.

10. Engelhard K,Werner C,Kaspar S,et al. Effect of the alpha2-agonist dexmedetomidine on cerebral neurotransmitter concentrations during cerebral ischemia in rats. Anesthesiology,2002,96(2):450-457.

11. Dahmani S,Rouelle D,Gressens P,et al. Effects of dexmedetomidine on hippocampal focal adhesion kinase tyrosine phosphorylation in physiologic and ischemic conditions. Anesthesiology,2005,103(5):969-977.

12. Dahmani S,Paris A,Jannier V,et al. Dexmedetomidine increases hippocampal phosphorylated extracellular signal-regulated protein kinase 1 and 2 content by an alpha2-adrenoceptor independent mechanism:evidence for the involvement of imidazoline I1 receptors. Anesthesiology,2008,108(3):457-466.

13. But AK,Ozgul U,Erdil F,et al. The effects of pre-operative dexmedetomidine infusion on hemodynamics in patients with pulmonary hypertension undergoing mitral valve replacement surgery. Acta Anaesthesiol Scand,2006,50(10):1207-1212.

14. Degos V1,Charpentier TL,Chhor V,et al. Neuroprotective effects of dexmedeto-midine against glutamate agonist-induced neuronal cell death are related to increased astrocyte brain-derived neurotrophic factor expression. Anesthesiology,2013,118(5):1123-1132.

15. Bell MT,Puskas F,Bennett DT,et al. Dexmedetomidine,an α-2a adrenergic agonist,promotes ischemic tolerance ina murine model of spinal cord ischemia reperfusion. J Thorac Cardiovasc Surg,2014,147(1):500-506.

16. Tüfek A,Kaya S,Tokgöz O,et al. The protective effect of dexmedetomidine on bupivacaine-induced sciatic nerve inflammation is mediated by mast cells. Clin Invest Med,2013,36(2):95-102.

17. Xiong B1,Shi QQ,Miao CH. Dexmedetomidine renders a brain protection on hipppcampal formation through inhibition of nNOS-NO signaling in endotoxin-induced shock rats. Brain Inj,2014,28(7):1003-1008.

18. Maldonado J,Wysong A,van der Starre P,et al. Dexmedetomidine and the reduction of postoperative delirium after cardiac surgery. Psychosomatics,2009,50:206-217.

19. Riker R,Shehabi Y,Bokesch P,et al. Dexmedetomidine vs midazolam for sedation of critically ill patients:a randomized trial. JAMA,2009,301:489-499.

20. Jakob SM,Ruokonen E,Grounds RM,et al. Dexmedetomidine vs midazolam or propofol for sedation during prolonged mechanical ventilation:two randomized controlled trials. JAMA,2012,307:1151-1159.

21. Reade M,O'Sullivan K,Bates S,et al. Dexmedetomidine vs haloperidol in delirious,agitated,intubated patients:a randomized open-label trial. Crit Care,2009,13:R75.

22. Shehabi Y,Grant P,Wolfenden H,et al. Prevalence of delirium with dexmedetomidi-ne compared with morphine basedtherapy after cardiac surgery. Anesthesiology,2009,111(5):1075-1084.

23. Pasin L,Landoni G,Nardelli P,et al. Dexmedetomidine Reduces the Risk of Delirium,Agitation and Confusion in Critically Ill Patients:A Meta-analysis of Randomized Controlled Trials. J Cardiothorac Vasc Anesth,2014,14(14):S1053-0770.

83 右美托咪定(Dex)在椎管内麻醉中的研究进展

一、概述

椎管内麻醉是将局麻药物注入蛛网膜下腔或硬膜外间隙从而阻滞脊神经的一种麻醉方法,包括蛛网膜下腔阻滞(简称脊麻)和硬膜外阻滞(包括骶管阻滞)。椎管内麻醉在国内外广泛应用于下腹部及盆腔和下肢的手术,但是椎管内麻醉常存在术中知晓、镇痛不全和牵拉反射等问题,这些问题严重干扰了手术的进行,影响了患者对手术和麻醉的满意度,因此合理选择药物辅助椎管内麻醉具有十分重要的意义。

目前椎管内麻醉常用的辅助药物有丙泊酚、咪达唑仑等镇静药物和阿片类镇痛药物,但这些药物都存在各自的缺点。丙泊酚和咪达唑仑会导致过度镇静和不同程度的呼吸抑制从而影响手术的正常进行。阿片类药物镇痛作用完全,但会导致呼吸遗忘、恶心呕吐、尿潴留等不良反应。

右美托咪定是一种发现较晚的高选择性的 α_2 肾上腺素能受体激动剂,具有中枢性抗交感和抗焦虑作用,能产生近似自然睡眠的镇静作用;同时具有一定的镇痛、利尿作用;对呼吸无明显抑制作用,对心脑肾等器官可能具有一定的保护作用。右美托咪定的出现和临床应用为解决椎管内麻醉的上述缺点带来了曙光。本文就右美托咪定的药理作用、作用机制及其在椎管内麻醉中的应用进展等方面做一简单综述。

二、右美托咪定的药理作用

右美托咪定是一种高效、高选择性的 α_2 肾上腺素能受体激动剂,是美托咪定的右旋异构体。1999 年美国 FDA 批准右美托咪定用于短时间的 ICU 镇静和镇痛(<24 小时),2009 年 SFDA 批准其用于气管插管和机械通气时的镇静。右美托咪定的 α_2 受体选择性(α_2/α_1)为 1620:1,是可乐定的 8 倍,其分布半衰期为 6 分钟,清除半衰期约为 2 小时。静脉注射后其血浆浓度曲线符合三房室模型,稳态分布容积约为 118L,清除率约为 39L/h,蛋白结合率约为 94%,大部分在肝内代谢,主要通过尿液和粪便清除,肾功能障碍者不影响其清除。

三、右美托咪定的作用机制

右美托咪定主要通过激动中枢和外周的 α_2 肾上腺素能受体起作用,α_2 受体有 α_{2A}、α_{2B} 和 α_{2C} 3 种亚型。α_{2A} 受体主要分布于脑干蓝斑核内,参与镇静、抗交感、抗伤害性感受、低温和行为反应等多种生理功能;$\alpha_{2B受体}$ 通过介导血管舒缩来调节血压,主要分布在血管平滑肌上;α_{2C} 受体主要调节多巴胺能神经传递,并能诱导低温。右美托咪定通过激动蓝斑核内的 α_{2A} 受体,降低交感活性,抑制去甲肾上腺素的释放,产生剂量依赖性的镇静、催眠和抗焦虑作用。与传统的镇静药物不同,右美托咪定产生的是一种类似于自然睡眠的镇静作用,患者可被言语刺激唤醒,刺激消失后又很快进入睡眠状态,因此右美托咪定能用于功能性神经外科手术的镇静。右美托咪定的镇痛作用主要是通过作用于脊髓后角突触前和中间神经元突触后膜 α_2 受体,使细胞膜超极化,抑制疼痛信号向大脑的传递。另外,其与大脑内蓝斑核内的 α_2 受体结合,能终止疼痛信号的传导,并且可通过抑制下行延髓-脊髓去甲肾上腺素能通路突触前膜 P 物质和其他伤害性肽类物质的释放来产生镇痛作用。

四、右美托咪定在椎管内麻醉中的应用进展

早在 2006 年,Karaslan 等人已经开始把右美托咪定作为椎管内麻醉的辅助用药,试验研究发现在进行腰麻前通过口腔和肌内注射 Dex,能为患者提供良好的镇静作用。但口腔吸收或者肌内注射 Dex,不同患者的吸收利用度不同,不利于临床的规范化用药。近年来麻醉医师开始更多地通过静脉使用 Dex 来辅助椎管内麻醉。Al-Mustafa、Ok、Kaya 等学者相继通过试验证明:椎管内麻醉中静脉泵注右美托咪定可以加强椎管内麻醉的效果,缩短神经阻滞的起效时间,延长感觉神经和运动神经阻滞的维持时间(不同学

者的观点不同,有些学者认为只能延长感觉神经的阻滞时间,对运动神经无作用),并且右美托咪定能产生不抑制呼吸的镇静作用和良好的术后镇痛作用。但与对照组相比,静脉泵注右美托咪定组的患者心动过缓的发生率显著增高。迷走张力高、糖尿病、高血压、高龄、肝肾功能障碍的患者,泵注速度过快和剂量过大时更易发生心动过缓,甚至窦性停搏。对于重度心脏传导阻滞和重度心室功能不全患者,应慎用右美托咪定静脉泵注。面对着这种现象,有学者提出右美托咪定可以鞘内注射,与局麻药物复合使用。下面本文就右美托咪定鞘内用药的安全性、有效性等方面做一简单概述。

(一)右美托咪定鞘内用药的安全性

早有动物实验表明,在椎管内注入右美托咪定可以降低肌电活动。在随后的一系列动物实验中,鞘内使用右美托咪定的剂量在 $2.5 \sim 100\mu g$ 不等,术后 7 天内均未观察到相关的脊髓损伤表现。在 2006 年,Kanazi 首次将重比重布比卡因与右美托咪定 $3\mu g$ 混合用于泌尿外科手术患者的蛛网膜下腔,术后 2 周内随访,未发现患者有感觉运动异常现象。随后的多项研究分别研究了下腹部及下肢的手术中,重比重或等比重的局麻药(布比卡因、利多卡因、罗哌卡因)复合右美托咪定($3\mu g$、$5\mu g$、$10\mu g$)用于蛛网膜下腔阻滞。术后 $1 \sim 4$ 周随访,均未发现与右美托咪定相关的脊髓损伤。

Can、Gul 等人在脊髓损伤鼠模型中,通过腹腔或神经干周围分别注射甲泼尼龙(MP)和右美托咪定来进行对照研究,结果发现右美托咪定比甲泼尼龙有更好的抗炎和神经保护作用。2013 年,Click 等学者在脊髓损伤鼠模型的蛛网膜下腔分别注入了 MP 和右美托咪定,右美托咪定组模型鼠的脊髓病理切片上只见到少量出血,而 MP 组模型鼠的脊髓病理切片上可见中度出血和坏死组织,从而证实了鞘内注射右美托咪定不会造成脊髓神经的损伤,并且对脊髓神经具有一定的保护作用。

右美托咪定脊髓保护作用的机制可能是:Dex 的抗氧化应激作用能稳定神经细胞的细胞膜;促进兴奋性神经递质如谷氨酸盐的降解消除,抑制其释放,从而降低兴奋性氨基酸对神经细胞的毒性;提高抗凋亡蛋白和促凋亡蛋白的比例,增加神经细胞的存活数目;抑制肥大细胞脱颗粒,抑制炎性因子的产生,从而起到神经保护作用。

尽管越来越多的学者有在外周神经、腹腔和椎管内安全应用右美托咪定的报道,但在临床应用中我们麻醉医师还是要保持一定的警惕性,对应用右美托咪定的益处和风险做一全面的评估。

(二)右美托咪定鞘内应用的有效性

目前对可乐定鞘内应用的研究较多,而对右美托咪定鞘内应用的研究较少,作为一种发现和应用较晚的高选择性的 α_2 肾上腺素受体激动剂,越来越多的学者开始关注右美托咪定鞘内应用的可行性。据文献报道,可乐定 $150 \sim 300\mu g$ 鞘内注射时成剂量依赖性的低血压和镇静作用。可乐定鞘内注射剂量 $<150\mu g$ 时,既可延长局麻药的作用效果又不会产生低血压和心动过缓等不良反应。右美托咪定的 α_2 受体选择性为 1620:1,是可乐定的 8 倍,有报道称:在动物实验中按照 1:10 的剂量鞘内注射右美托咪定和可乐定的临床效果相同,所以临床试验一般都以此为依据来决定右美托咪定的使用剂量。目前临床试验中右美托咪定的使用剂量从 $3 \sim 10\mu g$ 不等,但都未超过 $15\mu g$,所以理论上不会导致低血压和心动过缓等不良反应的发生。局麻药能够阻止交感神经活性,使外周血管扩张、血压下降,临床上常用的局麻药剂量已使交感神经阻滞达到了最大限度,且鞘内注入小剂量的右美托咪定时,血浆中的右美托咪定浓度较低,并不能增强交感神经的阻滞效果,所以鞘内注射右美托咪定不会对血流动力学造成大的影响。

Kanazi、Solanki、Al-Ghanem 等学者通过不同试验证实了鞘内注射右美托咪定可以增强局麻药的作用效果,缩短感觉运动神经的起效时间,延长感觉运动神经的阻滞维持时间,并且降低局麻药的用量,从而减少局麻药剂量过大所导致的毒性反应。右美托咪定与局麻药的相互作用机制目前还不明确,可能通过以下几方面起作用:①局麻药是通过抑制 Na^+ 通道而阻滞兴奋的传导,Dex 直接作用于 Aδ 和 C 类神经纤维,增加 K^+ 通道的开放并使细胞发生超极化,从而加强局麻药对 Na^+ 通道的抑制,产生协同或相加作用,阻滞兴奋传导。②Dex 引起外周血管收缩减少局麻药的吸收从而延长阻滞作用时间、辅助镇静和镇痛。

Dex 的高脂溶性使其给药后能够迅速吸收入血,并能够通过血-脑屏障进入中枢系统产生一定的镇静效应。右美托咪定的镇静作用源于激动脑干蓝斑核内 α_2 肾上腺素受体,减少环磷酸腺苷生成,抑制蛋白磷酸化,从而抑制去甲肾上腺素释放。这个过程调节了抑制性 γ-氨基丁酸介导的促睡眠通路,从而产生镇静作用。鞘内注射右美托咪定,脊髓神经周围的浓度较高,而脑干蓝斑核内的浓度较低,因此不会产生过度镇静作用的发生。

在坐骨神经结扎损伤大鼠模型的鞘内注射右美托咪定,可以减少结扎所造成的痛敏现象,产生明显的镇痛效应。Solanki、Mohamed 等学者的试验研究表明:鞘内注射右美托咪定与对照组相比,患者的 VAS 评分明显降低,术后 24h 使用镇痛剂的时间明显延后并且镇痛剂的使用剂量明显减少。而且鞘内注射右美托咪定不仅对躯体痛有效,对腹腔牵拉所引起的内脏牵涉痛也有抑制作用,很好的弥补了局麻药物对内脏牵涉痛无效的缺点。鞘内注射右美托咪定的镇痛机制可能有以下几个方面:①作用于 C 类或 Aδ 神经纤维突触前 α_2 受体,通过突触前抑制减少伤害性神经递质 P 物质或其他伤害性肽类物质的释放,使伤害性信号无法在神经元之间进行传递,从而达到镇痛作用。②右美托咪定作用于脊髓后角神经元突触后膜 α_2 受体,引起脊髓后角神经元的超极化,减少神经通质的释放,从而产生抗伤害效应。③右美托咪定和局麻药联合使用可产生协同或相加作用,延长镇痛时间,增强局麻药的镇痛效果。④右美托咪定具有一定的镇静作用,可消除疼痛所引起的焦虑、紧张和恐怖等情绪。

(三)右美托咪定对产妇和胎儿的影响

椎管内麻醉是产科麻醉和镇痛中公认的最安全有效的方法,但对于术前严重焦虑尤其是合并有子痫的孕产妇来说,辅助使用恰当的镇静、镇痛药物很有必要。但常用的镇静药物如咪达唑仑、丙泊酚都可通过胎盘,对胎儿产生镇静和呼吸抑制。右美托咪定的镇静催眠作用与传统拟GABA镇静催眠药作用位点不同,其引起的镇静催眠作用与自然睡眠相似,不会引起呼吸抑制。体外实验研究发现,Dex引起子宫收缩的灵敏度高于可乐定,对促进产后子宫收缩,减少产后出血更为有利。离体人胎盘灌注试验研究发现,Dex通过胎盘至胎儿的转移率(0.77),低于可乐定(0.85)和瑞芬太尼(0.88),与持续输注丙泊酚的胎盘转移率(0.76)相当。Tariq等对妊娠大鼠进行分组研究,发现静脉注射右美托咪定组的新生小鼠与对照组相比,两者在有无畸形、骨骼有无异常及出生后体重的增加和行为学测定方面的差异无统计学意义。目前右美托咪定在产科的应用不多,主要局限于为数不多的个案报道,在这些个案报道中,产妇的血流动力学平稳,新生儿的各项指标也正常。2012年,A1-Tahan等人对68例单胎足月妊娠择期行全麻剖宫产的产妇进行了1项双盲对照研究,试验组于麻醉诱导前泵注不同剂量的右美托咪定,对照组泵注相同容量的生理盐水。与对照组相比,试验组产妇的血流动力学更稳定,所需七氟醚的浓度更低,血液中皮质醇的浓度更小,拔管更加平稳,子宫收缩较好,所需缩宫素的剂量更小。而两组新生儿1min、5min的Apgar评分、神经行为学(NBNA)评分、脐动脉血气分析和乳酸测定并无统计学差异。Selim等将Dex用于硬膜外分娩镇痛的辅助用药的研究中,得到了与A1-Tahan等人相同的试验结果。而Dex鞘内注射对孕产妇和新生儿有何影响,目前还未见相关研究。尽管动物实验和临床研究的结果令人鼓舞,但Dex在孕产妇中的临床应用还没有足够的说服力,其在临床应用的安全性和对新生儿的影响等还需要大样本的研究去证实。

(四)右美托咪定鞘内注射对椎管内麻醉后寒战的预防作用

寒战是椎管内麻醉的常见并发症,其发生率约为33%,可能的原因包括中枢体温调节的紊乱,交感神经抑制,体热重新分布,致热源释放等方面。静脉辅助使用Dex能够通过负反馈调节肾上腺素的释放而引起抗交感作用稳定血流动力学,降低手术引起的应激反应预防寒战的发生。此外Dex也能通过作用于钾通道使神经细胞处于去极化状态,从而抑制大脑体温调节中枢,降低寒战阈值,导致体温中枢对体温的敏感性降低,在脊髓水平抑制体温传入信息,进而预防寒战的发生。多项研究表明,鞘内注射右美托咪定也能抑制椎管内麻醉后寒战的发生,其作用机制可能与上述机制类似。

五、小结与展望

在椎管内麻醉中Dex能够通过静脉以及椎管内等不同的给药途径来够提供良好的镇静作用、增强麻醉效果、缩短局麻药起效时间、延长局麻药作用时间、降低并发症发生率,术后也有良好的镇痛作用,适合下肢或下腹部较长时间的手术。同时基于目前的研究,可以推断Dex与局麻药在椎管内的复合作用在增强局麻药作用效果方面更加优于单纯静脉给药,并且较少引起心动过缓,将来必然能够更广泛的应用于临床工作中。但是由于目前对Dex在椎管内麻醉的应用缺乏多中心、大样本的研究,而且在不同年龄组和不同用药途径上的Dex用药剂量、给药时机以及局麻药的剂量和比重选择方面,均需要进行更多的研究以获得Dex的最佳用药方案。此外,在孕产妇中使用Dex还需格外慎重。同时也需警惕使用Dex可能会导致的心动过缓和低血压等不良反应。相信随着麻醉医师对椎管内使用Dex的不断深入研究,在将来Dex在椎管内麻醉中将占有一席之地。期待今后能对Dex在椎管内麻醉中的应用进行多中心、大样本的研究,以详细阐明鞘内注射和静脉使用Dex辅助椎管内麻醉二者的效果比较,并得到鞘内注射Dex的最佳方案。

(张璐 张伟)

参 考 文 献

1. Karaaslan D, Peker TF, Alaca A, et al. Comparison of buccal and intramuscular dexmedetomidine premedication for arthroscopic knee surgery. J Clin Anesth, 2006, 18(8):589-593.
2. Ok HG, Back SH, Baik SW, et al. Optimal dose of dexmedetomidine for sedation during spinal anesthesia. Korean J Anesthesiol, 2013, 64(5):426-431.
3. Reddy VS, Shaik NA, Donthu B, et al. Intravenous dexmedetomidine versus clonidine for prolongation of bupivacaine spinal anesthesia and analgesia: a randomized double blind study. J Anaesthesiol Clin Pharmacol, 2013, 29(3):342-347.
4. Salgado PF, Sabbag AT, Silva PC, et al. Synergistic effect between dexmedetomidine and 0.75% ropivacaine in epidural anesthesia. Rev Assoc Med Bras, 2008, 54(2):110-115.
5. Selim MF, Elnabtity AM, Hasan AM. Comparative evaluation of epidural bupivacaine-dexmedetomidine and bupivacaine-fentanyl on Doppler velocimetry of uterine and umbilical arteries during labor. J Prenat Med, 2012, 6(3):47-54.
6. Usta B, Gozdemir M, Demircioglu RI, et al. Dexmedetomidine for the prevention of shivering during spinal anesthesia. Clinics(San Paulo), 2011, 66(7):1187-1191.
7. Solanki SL, Bharti N, Batra YK, et al. The analgesic effect of intrathecal dexmedetomidine or clonidine, with bupivacaine,

in trauma patients undergoing lower limb surgery: a random-ised, double-blind study. Anaesth Intensive Care, 2013, 41 (1):51-56.

8. El-Tahan MR, Mowafi HA, Al Sheikh IH, et al. Efficacy of dexmedetomidine in suppressing cardiovascular and hormo-nal responses to general anaesthesia for caesarean delivery: a dose—response study. Int J Obstet Anesth, 2012, 21 (3): 222-229.

9. Kanazi GE, Aouad MT, Jabbour—Khoury SI, et al. Effect of low dose dexmedetomidine or clonidine on the characteris-tics of bupivacaine spinal block. Acta Anaesthesiol Scand, 2006, 50(2):222-227.

10. Gupta R, Bogra J, Verma R, et al. Dexmedetomidine as an intrathecal adjuvant for postoperative analgesia. Indian J Anaesth, 2011, 55(4):347-351.

11. Gupta R, Verma R, Bogra J, et al. A Comparative study of intrathecal dexmedetomi-dine and fentanyl as adjuvants to Bupivacaine. J Anaesthesiol Clin Pharmacol, 2011, 27(3): 339-343.

12. Garg R, Gupta R. The use of intrathecal dexmedetomidine and magnesium. J Anaesthesiol Clin Pharmacol, 2012, 28 (2):271-272.

13. Celik Fl, Göçmez C, Kamaşak K, et al. The comparison of neuroprotective effects of intrathecal dexmedetomidine and metilprednisolone in spinal cord injury. Int J Surg, 2013, 11 (5):414-418.

14. Erdivanli B, Altun M, Sezen OK, et al. Anti-nociceptive, analgesic and pathohistological effects of intrathecal dexmedetomidine and bupivacaine in rats. Rev Bras Anest-esiol, 2013, 63(2):183-187.

15. Kamibayashi T, Maze M. Clinical uses of alpha2·adrener-gic agonists. Anesthesiology, 2000, 93(5):1345-1349.

16. Talke P, Xu M, Paloheimo M, et al. Effects of intrathecally administered dexmedetomi-dine, MPV-2426 and tizanidine on EMG in rats. Acta Anaesthesiol Scand, 2003, 7(3): 347-354.

17. Calasans-MaiaJA, Zapata-Sudo G, Sudo RT. Dexmedetomi-dine prolongs spinal anaesthesia induced by levobupiva-caine 0. 5% in guinea-pigs. J Pharm Pharmacol, 2005, 57 (11):1415-1420.

84 围手术期药物过敏检测方法的研究进展

围手术期发生过敏反应是麻醉医师随时可能面临的问题,目前麻醉相关过敏反应的发生率约 1/3500[1]。围手术期发生过敏反应时,由于多种药物在短时间内集中使用,因此要确定过敏原通常存在一定的困难。我们就围手术期药物导致过敏的检测方法的研究进展做一综述。

过敏反应的发生机制有:IgE 介导的过敏反应、经典途径的补体激活、替代途径的补体激活及药物直接引起的组胺释放[1]。其中前两种属于免疫机制,后两种属于非免疫机制。IgE 介导的过敏反应是最常见的,大约占 70%。经典途径的补体激活参与的抗体一般是 IgM 或 IgG,有时是 IgE。替代途径的补体激活及药物直接引起的组胺释放不

需要抗体的存在。

诊断围手术期过敏反应需要三个步骤:临床表现,生物学证据和变应学证据。

一、临床表现

过敏反应的临床表现包括心血管症状(心动过速、心动过缓、心律失常、低血压、心血管虚脱、心搏骤停)、支气管痉挛、皮肤黏膜的表现(红斑、荨麻疹、血管性水肿)、持续的胃肠道的表现(腹部痉挛痛、呕吐)[2,3,4,5]。若临床表现符合临床标准,应高度怀疑过敏反应的发生(表 84-1)。

表 84-1 诊断过敏反应的临床标准

当满足以下三点中的任意一点时应高度怀疑过敏:
1. 急性起病的皮肤、黏膜组织病变或/和(如全身荨麻疹、瘙痒、发红、口-唇-悬雍垂肿胀)
   和至少以下 2 点中任意一点:
   1)呼吸系统的表现(如呼吸困难、喘鸣-支气管痉挛、最大呼气流量降低、低氧血症)
   2)血压降低或伴随相应的终末器官功能障碍的症状(如血管张力减退、昏厥、大小便失禁)
2. 接触可疑过敏原后迅速发生以下表现中的任意 2 点或 2 点以上的表现:
   1)皮肤黏膜组织的表现(如全身荨麻疹、瘙痒、发红、口-唇-悬雍垂肿胀)
   2)呼吸系统的表现(如呼吸困难、喘鸣-支气管痉挛、低氧血症)
   3)血压降低或伴随相应的终末器官功能障碍的症状(如血管张力减退、昏厥、大小便失禁)
   4)持续的胃肠道的表现(如腹部痉挛痛、呕吐)
3. 接触了已知过敏原后迅速发生血压骤降(收缩压<90mmHg 或降低了基础值的 30% 以上)

有哮喘和(或)慢性阻塞性肺气肿的患者发生过敏反应时呼吸系统的反应会加重,更易于发生支气管痉挛[2,3]。若没有意识到或不及时处理,低血压和心动过速会演变成严重的心律失常和心血管虚脱[2]。

二、生物学证据

(一)组胺

组胺是肥大细胞和嗜碱性粒细胞颗粒内的炎症介质。血浆中组胺水平的增加提示肥大细胞和/或嗜碱性粒细胞的激活。然而,组胺水平没有增加并不能排除免疫或非免

疫机制的发生。组胺的半衰期非常短(15min ~ 20min)[4],因此较难检测。

检测尿中组胺是另一种检测肥大细胞激活的方法,但是敏感性较低。取样时间在发生过敏反应后 4h 内采集。

(二)类胰蛋白酶

类胰蛋白酶是肥大细胞中性丝氨酸蛋白酶。在体内主要有 α 和 β 2 种形式存在,每一种又包括多种亚型[3,6]。成熟的 β-类胰蛋白酶储存在肥大细胞的颗粒中。类胰蛋白酶水平超过 25mg/L(25μg/ml)时即有过敏反应的发生。过敏反应发生时依赖钙通道释放。半衰期近似 2h,15min 到 1h 血中即达到峰值[2,3,4]。采血时间:过敏反应发生即

刻,1h~2h后,24h后,其中以24h为基础值[7],采血5ml,血样可以放置在4℃环境下24h~48h后再进行检测。类胰蛋白酶诊断过敏反应的阳性预测值是93%,阴性预测值是54%[8]。

血清类胰蛋白酶的增加高度提示由于肥大细胞激活所导致的过敏反应。然而,类胰蛋白酶的增加也发生在一些非过敏的疾病,如:哮喘、羊水栓塞、系统性肥大细胞增多症、嗜酸细胞过多综合征、骨髓增生异常综合征[9]、创伤、婴儿猝死综合征[10],但是升高的幅度不及免疫性疾病[3,6]。通常过敏反应后24h血清类胰蛋白酶的水平降为正常。但也有类胰蛋白酶的水平在24h仍然高的情况,主要发生在迟发型过敏反应,双向性过敏或伴随有潜在的肥大细胞增多症的患者[3,6]。由于嗜碱性粒细胞或补体激活导致的过敏反应,不会导致类胰蛋白酶的升高[3]。因此类胰蛋白酶的升高是过敏反应的标志,但过敏反应并不都伴随有类胰蛋白酶的升高。

测量类胰蛋白酶通常采用荧光酶免疫分析法,来测量总的类胰蛋白酶的含量。

对于有过敏的临床表现而非变应性的过敏反应,组胺水平可能增加而类胰蛋白酶的水平通常正常。相反,由于组胺和类胰蛋白酶的升高与过敏反应的严重程度有关,因此,一部分学者认为组胺和类胰蛋白酶测量结合推荐于用于诊断速发型过敏反应[4]。而另一部分学者认为仅仅测量类胰蛋白酶即可[2,3,6]。类胰蛋白酶的检测已经成为诊断过敏反应的重要辅助指标。

(三)其他

其他体外实验的方法也有推荐,较常用的是特异性IgE抗体的测定,是检测变态反应疾病患者的血清中含有针对其致敏变应原的特异的IgE抗体,但并不是所有药物都可检测。目前可以用于测定硫喷妥钠、丙泊酚、抗生素(阿莫西林、氯氨苄青霉素、青霉素G和V)、洗必泰、明胶或乳胶[3,4,6]。然而,特异性IgE抗体的测定可能不及皮肤试验敏感[11]。特异性IgE抗体的测定在过敏反应发生即刻进行采血。检测方法有酶联免疫吸附试验(ELISA)、放射性变应原吸附试验(RAST)、免疫印迹法、变应原特异性IgE(SIgE)检测、点酶联免疫吸附试验(Dot-ELISA)。其中以前两种方法较多见。

另外,还有一些间接测量特异性IgE抗体的方法,如白细胞组胺释放试验,嗜碱性粒细胞定量活化试验等[2,3,4,6]。

三、变应学证据

(一)皮肤试验

皮肤试验是检测IgE介导的过敏反应的金标准[5]。皮肤试验的目的:①确定过敏原。②为患者提供另一种安全的药物。皮肤试验包括点刺试验(skin prick test,SPT)、皮内试验(intradermal tests,IDTs)和斑贴试验。皮内试验较点刺试验更敏感,特异性较低,而且更易于触发全身的过敏反应,所以它的操作需在点刺试验之后再进行[7](表84-2)。因此如果点刺试验为阴性,再进行皮内试验。皮肤试验的药物浓度见表84-3,浓度过高可能会有假阳性反应的出现,过低则可能会发生假阴性结果。

表84-2 点刺试验和皮内试验的比较

项目	点刺试验	皮内试验
简便性	+++	++
速度	++++	++
不过敏	+	++
假阳性	罕见	可能
假阴性	可能	罕见
重复性	++	++++
敏感性	+++	++++
特异性	++++	+++
安全性	++++	++
小儿顺从性	好	不好

表84-3 各种麻醉药物进行皮肤试验的最大浓度

药物	浓度(mg/ml)	点刺试验		皮内试验	
		稀释	最大浓度(mg/ml)	稀释	最大浓度(μg/ml)
肌松药					
琥珀胆碱	50	1/5	10	1/500	100
阿曲库铵	10	1/10	1	1/1000	10
顺式阿曲库铵	2	未稀释	2	1/100	20
米库氯铵	2	1/10	0.2	1/1000	2
泮库溴铵	2	未稀释	2	1/10	200
罗库溴铵	10	未稀释	10	1/100	100

续表

药物	浓度(mg/ml)	点刺试验		皮内试验	
		稀释	最大浓度(mg/ml)	稀释	最大浓度(μg/ml)
维库溴铵	4	未稀释	4	1/10	400
镇静药					
依托咪酯	2	未稀释	2	1/10	200
咪达唑仑	5	未稀释	5	1/10	500
丙泊酚	10	未稀释	10	1/10	1000
硫喷妥钠	25	未稀释	25	1/10	2500
阿片类药物					
阿芬太尼	0.5	未稀释	0.5	1/10	50
芬太尼	0.05	未稀释	0.05	1/10	5
吗啡	10	1/10	1	1/1000	10
瑞芬太尼	0.05	未稀释	0.05	1/10	5
舒芬太尼	0.005	未稀释	0.005	1/10	0.5
局麻药					
布比卡因	2.5	未稀释	2.5	1/10	250
利多卡因	10	未稀释	10	1/10	1000
甲哌卡因	10	未稀释	10	1/10	1000
罗哌卡因	2	未稀释	2	1/10	200

皮肤试验在过敏反应发生后4~6w进行,若过早测试,由于肥大细胞内介质耗竭可能会发生假阴性反应[2,4]。皮肤试验前三天需停用抗组胺类药物,血管紧张素转换酶抑制剂、非甾体类抗炎药、神经镇静剂、血管收缩药,但没必要停类固醇类药物。皮肤点刺试验的原理:当有某种变应原进入皮肤时,对某些物质有速发型过敏反应的患者,立即特异性地引起皮肤内的肥大细胞脱颗粒,释放组胺等活性物质,导致局部毛细血管扩张(红晕),毛细血管通透性增强(水肿、风团),阳性者表示对该抗原过敏[12]。

点刺试验通常选择患者前臂掌侧皮肤进行。酒精消毒后,用记号笔分别标记所用皮试溶液名称,两种点刺液间的距离不小于3cm,以防止反应红晕融合。自下而上在标记旁分别滴注皮试液,另外以生理盐水作为阴性对照,组胺作为阳性对照。用一次性消毒点刺针垂直点在每一液滴中,轻压刺破表皮,以不出血为最佳。1s后将针提起弃去。15min后将全部液滴擦去。观察皮肤及患者反应至少1h,由于在点刺试验过程中仍有发生过敏性休克的可能,试验过程中要进行心电监测,同时备好抢救药物[13]。

点刺试验结果判断标准[14]阴性:①点刺部位无改变,周围无红肿;②点刺部位出现小皮丘,发红,周围无红晕,患者无痒感。阳性:①点刺部位出现皮丘,皮丘>0.5cm,触感硬;②点刺部位出现红晕、风团,直径>1cm;③局部改变不

明显,但局部或全身有痒感。

使用组胺进行阳性对照,除了排除假阴性反应外,还可以计算相对的反应强度,即皮肤指数(skin index,SI)确定皮肤阳性反应的强度。SI=(过敏原风团最长直径+最小直径)/(组胺风团最长直径+最小直径),SI=0.5为+,0.5~1.0为++,1.0~2.0为+++,>2.0为++++。

皮内试验在皮下注射0.02ml~0.05ml的皮试液,使皮丘大小在4mm~6mm。若20min~30min后皮丘较最初增大至少3mm,且周围潮红,就认为皮内试验阳性[15]。由于药物刺激可能导致组胺的释放,所以皮内试验更易于出现假阳性反应,特异性降低,因此一般建议先进行皮肤点刺试验后再进行皮内试验,并需要稀释后再进行检测(表84-3)。皮内试验需要生理盐水作为阴性对照。还应注意读取结果后的48h内可能会出现迟发性皮内试验阳性[16]。点刺试验和皮内试验诊断肌松药导致的过敏一致性达到97%[17,18,19]。

皮肤试验对大多数的乳胶、β-内酰胺类的抗生素,肌松药,鱼精蛋白[20],洗必泰有效。对丙泊酚来说,皮内试验更可靠[19]。对阿片类药物通常不采用皮肤试验,因为可能会有假阳性反应。对人工合成的阿片类药物如芬太尼和瑞芬太尼,皮肤试验是有益的。对非甾体类抗炎药、右旋糖酐、碘化造影剂,皮肤试验可能无用,因为这些药物所导致的过敏通常不是IgE介导的过敏反应[20](图84-1)。

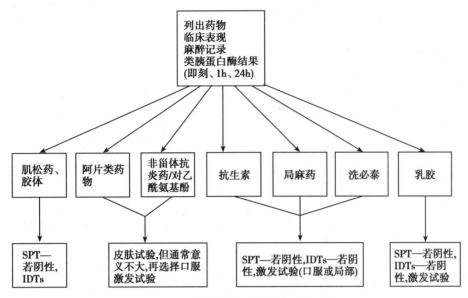

图84-1 围手术期药物过敏的诊断步骤

斑贴试验主要用来诊断药物引起的接触性过敏反应,试验时要注意区分非特异性刺激造成的假阳性结果以及药物浓度过低或者药物分子量大造成皮肤穿透性差而导致的假阴性结果[21]。

(二)激发试验

是模拟自然发病条件,以少量致敏原开始,逐渐增大剂量引起变态反应发作,用以确定变应原的试验。对于有药物过敏史的患者,在皮肤检测及其他生物学检测均为阴性时,可考虑进行激发试验。药物激发试验是高风险的检测手段,必须准备好抢救设备,由专业人员操作才能进行。

激发试验的禁忌证:药物过敏症状严重危及生命者[22];Stevens-Johnson 综合征(Stevens-Johnson syndrome, SJS)、中毒性坏死性表皮松解型药疹(toxic epidermal necrolysis,TEN)、药疹伴嗜酸粒细胞增多和系统症状(drug reaction with eosinophilia and systemic symptoms,DRESS 综合征)和多形红斑(erythema multiforme,EM)以及有严重并发症者;妊娠期妇女;自身免疫性疾病患者,如红斑狼疮、天疱疮等[23];使用 β 受体阻滞剂及心血管疾病患者。

(三)药物交叉过敏

药物交叉过敏指对患者使用某一种药物后,出现了过敏反应,然后,对患者使用了一种与之前引发交叉反应不同的药物,但是两种药物在化学结构上有一定的相似性,患者可能同样会出现过敏反应。这种反应的发生与药物剂量无关或关系甚少,治疗量或极小量都可发生,多见过敏体质患者。对于麻醉药物来说,最易于发生交叉过敏的药物就是肌松药,主要由于所有的神经肌肉阻滞剂都含有季铵离子,所以肌松药之间会发生交叉过敏。有报道,在对肌松药过敏的患者中,有84%的患者对不止一种肌松药过敏,有16%的患者对所有肌松药都过敏[24]。所以,如果怀疑患者对一种肌松药过敏,应对所有的肌松药进行皮肤试验[25]。

总的来说,如果在围手术期使用多种药物后发生了过敏反应,麻醉医师可以采用上述三步骤来确定患者真正的过敏原,使患者在今后的医疗活动中避免使用相应的药物,从而避免或减少过敏反应的发生。

(王婷婷 黄绍强)

参 考 文 献

1. 刘宿,刘怀琼. 麻醉中的过敏反应. 麻醉学与复苏分册, 1996,17(6):331-333.

2. Kroigaard M, Garvey LH, Gillberg L, et al. Scandinavian Clinical Practice Guidelines on the diagnosis, management and follow-up of anaphylaxis during anaesthesia. Acta Anaesthesiol Scand,2007,51:655-670.

3. Harper NJ,Dixon T,Dugue P,et al. Suspected anaphylactic reactions associated with anaesthesia. Anaesthesia, 2009, 64:199-211.

4. French Society of Anesthesiology and Intensive Care Medicine:Reducing the risk of anaphylaxis during anaesthesia: Abbreviated text. Ann Fr Anesth Reanim,2002,21:7-23.

5. Dewachter P, Mouton-Faivre C. What investigation after an anaphylactic reaction during anaesthesia? Curr Opin Anaesthesiol,2008,21:363-368.

6. Ebo DG, Fisher MM, Hagendorens MM, et al. Anaphylaxis during anaesthesia:Diagnostic approach. Allergy,2007,62: 471-477.

7. Mirakian R,Ewan PW,Durham SR,et al. BSACI guidelines for the management of drug allergy. Clin Exp Allergy,2009, 39:43-61.

8. Mertes PM,Laxenaire MC,Alla F. Anaphylactic and anaphylactoid reactions occurring during anesthesia in France in

1999-2000. Anesthesiology,2003,99:536-545.

9. Payne V,Kam PC. Mast cell tryptase:a review of its physiology and clinical significance. Anaesthesia,2004,59(7):695-703.

10. Comment L,Reggiani Bonetti L,et al. Measurement of β-tryptase in postmortem serum,pericardial fluid,urine and vitreous humor in the forensic setting. Forensic Sci Int,2014,240:29-34.

11. Baldo BA,Fisher MM,Pham NH. On the origin and specificity of antibodies to neuromuscular blocking(muscle relaxant) drugs:An immunochemical perspective. Clin Exp Allergy,2009,39:325-344.

12. 董奕裕,林云华. 变态反应之变应原检测进展. 放射免疫学杂志,2010,23(6):647-650.

13. Hepner DL,Castells MC. Anaphylaxis during the perioperative period. Anesth Analq,2003,97(5):1381-1395.

14. 刘月梅. 青霉素皮肤点刺试验的运用. 社区医学杂志,2007,5(16):37-38.

15. Ewan PW,Dugué P,Mirakian R,et al. BSACI guidelines for the investigation of suspected anaphylaxis during general anaesthesia. Clin Exp Allergy,2010,40(1):15-31.

16. Torres MJ,Sdnchez—Sabate E,Alvarez J,et al. Skin test evaluation in nonimmediate allergic reactions to penicillins. Allergy,2004,59:219-224.

17. Laxenaire MC. Epidemiology of anesthetic anaphylactoid reactions. Fourth multicenter survey(July 1994-December 1996). Ann Fr Anesth Reanim,1999,18:796-809.

18. Dewachter P,Mouton-Faivre C,Pertek JP,et al. Value of skin tests for the choice of a neuromuscular blocking agent after an anaphylactic reaction. Ann Fr Anesth Reanim,2005,24:543-6.

19. Fisher MM,Bowey CJ. Intradermal compared with prick testing in the diagnosis of anaesthetic allergy. Br J Anaesth,1997,79:59-63.

20. Fisher M,Baldo BA. Anaphylaxis during anaesthesia:current aspects of diagnosis and prevention. European Journal of Anaesthesiology,1994,11:263-84.

21. Romano A,BlancaM,Tores MJ,et al. Diagnosis of nonimmediate reactions to beta-lactam antibiotics. Allergy,2004,59:1153-1160.

22. Aberer W,Bircher A,Romano A,et al. Drug provocation testing in the diagnosis of drug hypersensitivity reactions:general considerations. Allergy,2003,58:854-863.

23. Chang C,Gershwin MK Drug—induced lupus erytheroaosus:incidence,management and prevention. Drug Saf,2011,34:357-374.

24. Laxenaire MC,Gastin I,Moneret-Vautrin DA,et al. Cross-reactivity of rocuronium with other neuromuscular blocking agents. Eur J Anaesthesiol Suppl,1995,11:55-64.

25. Dewachter P,Mouton-Faivre C,Castells MC,et al. Anesthesia in the patient with multiple drug allergies:are all allergies the same? Curr Opin Anaesthesiol,2011,24(3):320-5.

85 非心脏手术患者围手术期心血管风险的术前评估指标研究进展

一、概述

在行非心脏手术的患者中，心血管并发症是严重影响患者预后的围手术期并发症。在美国每年 2700 万需手术的患者中，约 800 万患者并存冠心病（CAD）或心血管疾病，其中 100 万患者会出现围手术期心脏并发症，这导致每年需要约 200 亿美元用于住院治疗和护理。我国已进入老龄化社会，到 2040 年人口老龄化将达到近 25%，而老年心血管疾病的发病率也在不断升高，与心血管直接相关的不良事件是导致非心脏手术患者围手术期死亡的重要原因之一。因此，对非心脏手术患者术前心血管状况及危险因素的评估受到临床医师的共同关注，经常需要心脏病专科医师、麻醉医师、手术医师进行术前会诊以评估患者的手术风险。如何对非心脏手术患者围手术期心血管风险（CRI，cardiac risk index）进行合理、准确的术前评估，对于增强患者围手术期安全性和促进康复有重要的临床价值。本文对近年围手术期心脏风险指标的判别分析研究进展进行综述。

二、CRI 风险模型研究

（一）Goldman 原始的 CRI

1977 年，Goldman 等运用多元回归分析对 1001 例年龄≥40 岁、择期行骨科，泌尿外科和普外科手术的患者进行了大规模前瞻性研究，创建了第一个用于评估非心脏手术术后心脏并发症的独立危险因素的 Goldman CRI 模型。该风险指标体系包括 9 个危险因素，每个因素都按照危险度的大小，赋予不同分值进行记分，并分为 4 个等级。具体包括：术前第三心音或颈静脉怒张（11 分），术前 6 个月内发生心肌梗死（10 分），手术前任何时候记录到的室性期前收缩>5 次/分（7 分），术前心电图提示非窦性心律或存在房性期前收缩（7 分），年龄超过 70 岁（5 分），急诊手术（4分），主动脉瓣狭窄（3 分），一般情况不佳（3 分），胸腔或腹腔手术、大动脉手术（3 分）。研究终点为威胁生命的和致死性的心脏并发症，主要指术后肺水肿，心肌梗死（MI），室

性心动过速和心源性死亡，其发生率从 I 级（0~5 分）的 1% 增加到 II 级（6~12 分）的 7%，III 级（13~25 分）的 14%，IV 级（>25 分）的 78%。该指标体系较 ASA 分级能更精确和更好的识别高风险患者，目前仍为临床常用指标。

（二）Larsen 风险指标

1987 年，Larsen 等在 2609 例年龄≥40 岁进行择期非心脏手术患者的基础上开发了一个风险模型，应用多元 logistic 回归分析，判别出 6 个预测严重心脏并发症的危险因素：充血性心力衰竭（CHF），缺血性心脏病（IHD），糖尿病（DM），血清肌酐水平>1.47mg/dL，急诊手术，手术类型。对每个因素赋予分值并把累计总分与心脏并发症进行关联。Larsen 模型指标术前近期心绞痛和术前心肌梗死为发生在 3 个月内而不是 6 个月。当 Larsen 指标和 Goldman 指标都应用于相同的人群时，Larsen 指标效果较好。

（三）Lee 改进的 CRI

1999 年，Lee 等入选了年龄>50 岁，住院行非急诊非心脏手术治疗的 4315 例患者，其中 2893 例患者进入新的风险筛选模型组，1422 例患者用于验证改进的 CRI（RCRI）模型。通过 Logistic 回归分析，判别出 6 个重大心脏并发症的独立相关因素（表 85-1）：高风险的手术类型，包括腹腔手术，胸腔手术或腹股沟以上血管手术（894 例中 27 例；3%）；缺血性心脏病，包括既往心肌梗死、负荷试验阳性、现有的缺血性胸痛、应用硝酸酯类药物治疗、心电图异常 Q 波（951 例中 34 例；4%）；充血性心力衰竭 CHF（434 例中 23 例；5%）；脑血管病史，包括脑血管意外（CVA）或短暂性脑缺血发作（291 例中 17 例；6%）；糖尿病胰岛素治疗（112 例中 7 例；6%）；术前血清肌酐水平>2.0mg/dl（103 例中 9 例；9%）。经过进一步模型统计分析，按存在上述 6 个危险因素中 0,1,2,或更多个因素的数量，患者分别被分为 I、II、III、或 IV 级。这四级患者的心脏并发症发生率分别是 0.4%（493 例中 2 例），1.0%（579 例中 6 例），7.0%（270 例中 19 例），11.0%（80 例中 9 例）。经过模型验证，RCRI 诊断性能更好（ROC 面积：RCRI，0.806；Goldman CRI，0.701；ASA 分级，0.706）。

RCRI 是一个简单的风险筛查工具，容易操作使用，可帮助临床医师识别高风险患者。然而，它未能给出诊断性试验或围手术期管理建议，而且，它可能低估了血管手术患者的并发症风险，这与 Lee 研究中血管手术的患者数量有限（只占 21%）有关。

表 85-1　部分围手术期心血脏并发症的风险指标比较

	Lee：RCRI	Davis：R-RCRI	Gupta：MICA Risk Calculator	Bilimoria：ACS NSQIP Surgical Risk Calculator
风险因素标准	缺血性心脏病	缺血性心脏病	年龄增加	年龄 性别
	心衰	心衰	术前功能状态依赖程度（独立/部分依赖/完全依赖）	功能状态 急诊手术 ASA 分级 使用甾体类药物
	脑血管意外或短暂性脑缺血发作	脑血管意外或短暂性脑缺血发作	手术类型	术前 30d 内腹水 术前 48h 内脓毒症 术前 30d 内心力衰竭
	肾功能不全（Cr>2.0mg/dl）	肾功能不全（GFR<30ml/min）	肾功能不全（Cr>1.5mg/dl）	先前心脏事件 呼吸机依赖 癌症转移
	高风险手术（腹腔手术,胸腔手术或腹股沟以上血管手术）	高风险手术（腹腔手术,胸腔手术或腹股沟以上血管手术）	ASA 分级	糖尿病 需要药物治疗的高血压 呼吸困难 近期吸烟（1 年内）
	DM 需胰岛素治疗			慢性阻塞性肺疾病史 血液透析 急性肾衰 体重指数 BMI 手术特异性风险
观察终点	心肌梗死 肺水肿 心搏骤停 室颤 完全性房室传导阻滞	心肌梗死 肺水肿 心搏骤停 室颤 完全性房室传导阻滞	心肌梗死 心搏骤停（包括需要基础或高级生命支持的心律失常）	心脏事件（心搏骤停或心肌梗死） 肺炎 手术部位感染 尿道感染 深静脉血栓形成 肾衰 围手术期多种并发症的发病率 死亡率
计分方法	每项一分	每项一分	http://www.surgicalriskcalculator.com/miorcardiacarrest	http://www.riskca-lculator.facs.org
2014ACC/AHA 手术风险分类	具备 0 或 1 项为低风险手术 具备 2 项及以上为高风险手术	具备 0 或 1 项为低风险手术 具备 2 项及以上为高风险手术	MICA<1% 为低风险手术 MICA≥1% 为高风险手术	MACE<1% 为低风险手术 MACE≥1% 为高风险手术

（四）新英格兰血管外科组 VSGNE CRI

来自 VSGNE 的 Bertges 对 10 081 例非急诊血管手术患者,包括颈动脉内膜切除术(CEA)、开放性肾下腹主动脉瘤修复术(OAAA)、血管内腹主动脉瘤修复术(EVAR)、下肢动脉旁路移植术(LEB),研究了发生围手术期 MI、CHF 或新发的具有临床意义的心律失常等心脏性不良事件的危险因素。利用 8208 例(81.4%)患者研究判别出 VSGNE-CRI 指标体系,又利用 1873 例患者(18.6%)对新指标进行验证。结果 VSGNE-CRI 由 10 个危险因素组成：年龄,CAD,CHF,慢性阻塞性肺疾病,肌酐>1.8mg/dl,吸烟,需要胰岛素治疗的糖尿病,长期应用 β 受体阻滞剂,冠脉血管重建(经皮冠脉介入术或冠脉旁路移植术)以及无创性心脏负荷试验。随后根据研究模型建立了一个用于临床风险预测的公式,可以免费使用(www.vsgne.org)。

（五）Davis：重建的 RCRI

糖尿病和肾功能不全在 RCRI 的验证模型并不是独立

预测因素,Davis 等通过研究 2008 和 2009 年间临床麻醉信息系统的术前数据和术后数据中 9519 例符合条件的患者资料,重新验证包含这 2 个因素的 RCRI 风险预测准确性,同时筛查术前肾功能和糖尿病分级对预测准确性的影响。

Davis 应用 RCRI 的 6 因素评估患者群体,并把这些并发症发生率与 Lee 的原始研究比较。随后又测试了 4-因素模型(高风险手术,IHD,CHF 和 CVA,没有包括糖尿病或肾功能不全),并增加补充预测因素进入简化模型,使用葡萄糖水平分级(<7.8mmol/L;7.8mmol/L ~ 11.1mmol/L; >11.1mmol/L)代替需用胰岛素治疗糖尿病;使用肾小球滤过率(GFR)<30ml/min 或 <60ml/min 代替肾功能不全。结果表明 DM 的分级没有提高指标的预测能力,指标中去掉糖尿病因素可能有轻微影响。然而应用 GFR<30ml/min 替代肌酐>2mg/dL,即形成 5-因素指标体系(表 85-1),并且提高了预测能力和改善了校准度。

(六) Gupta MICA 计算器

2011 年,Gupta et al 使用美国外科医师学会(ACS)的国家外科质量改进计划(NSQIP)数据库开发了一个预测术后 30 天内的术中/术后 MI 或心搏骤停(myocardial infarction and cardiac arrest,MICA)的风险计算器(表 85-1)。该数据库有超过 200 个医院报告的术前,术中和术后的数据,完全前瞻性的美国国家临床手术数据库。Gupta 等使用逐步多元回归法分析了 50 多个变量以判别预测 MICA 风险因素的最佳组合,最终模型只包括 5 个变量,包括 ASA 分级,功能状态依赖程度,年龄增加,异常肌酐水平(>1.5mg/dl)和手术类型。该计算器已在网上公开免费使用(http://www.surgicalriskcalculator.com/miorcardiacarrest)。

当应用 2008 版 ACS NSQIP 数据库数据验证该风险模型,评估 MICA 可能性的最终 C 统计值是 0.874,表明有非常好的预测能力。对于血管手术,C 统计值是 0.746,这比应用 RCRI 评估相同数据库所得的数值更好(聚合集 0.747,血管手术患者 0.591),与 VSGNE 相似(血管手术是 0.71)。

(七) Bilimoria 2013:通用 ACS NSQIP 手术风险计算器

Bilimoria 等使用来自 393 个 ACS NSQIP 医院的 1 414 006 例患者的临床数据开发了一个通用易用的手术风险评估工具(http://riskcalculator.facs.org,见表 85-1)。指标包括 21 个不同的变量:年龄(<65 岁;65 ~ 74 岁;75 ~ 84 岁;≥85 岁),性别,功能状态,急诊手术,ASA 分级,使用甾体类药物,术前 30d 内的腹水情况,术前 48h 内的脓毒症,呼吸机依赖,癌症转移,糖尿病,需要药物治疗的高血压,先前的心脏事件,术前 30 天内的 CHF,呼吸困难,近期吸烟(1 年内),慢性阻塞性肺疾病史,血液透析,急性肾衰,体重指数 BMI,手术特异性风险。另外这个预测体系还加入外科医师校正评分,允许外科医师们基于对患者的整体状态合理修正评估的风险。

Bilimoria 的通用 ACS 指标比其他心脏风险计算器应用

更广泛,它可用来预测 8 个不同的手术结果:死亡率;发病率(术中或术后发生的任何下列并发症:手术切口感染、切口裂开、肺炎、非预期性气管插管、肺栓塞、呼吸机依赖>48h、急进性肾功能不全或急性肾衰、尿道感染、深静脉血栓、卒中/CVA、心搏骤停或心肌梗死、脓毒症);肺炎;心脏事件(心搏骤停或心肌梗死);手术部位感染;尿道感染;深静脉血栓形成;肾衰(急进性肾功能不全或急性肾衰)。

研究者将通用 ACS 指标模型与先前使用的针对特定手术领域的风险预测模型的预测表现相比较,如对 88 334 例进行结直肠手术的患者应用结肠特异模型与通用模型相比较,通用模型对于术后无并发症事件患者稍稍高估了其并发症的风险,而对已发生并发症事件的患者则恰当地评估为较高风险。这个预测比较中,通用模型评估出 23 例,结肠特异模型预测出的 48 例(47.9%),前者预测更精确。

该研究的数据来源 NSQIP 医院只占所有美国医院的 10%,完成手术量也只占全美总手术量的 30%。ACS 手术风险预测模型虽然来自近 400 家医院的数据统计和经数千名外科医师应用,但是一些比较重要临床附加变量未能包括在内,以及手术医师使用的修改手术风险的校正评分存在较大的主观性,都导致预测结果仍存在差异。尽管有这些限制性,ACS NSQIP 手术风险预测模型已成为一个很好的临床决策辅助支持工具,可以用它来评估许多手术的风险,预测围手术期死亡率和各种并发症,包括心血管不良事件。

三、2014AHA/ACC 非心脏手术患者的围手术期心血管评估指南应用

1996 年,ACC 和 AHA 出版了关于患者进行非心脏手术的围手术期评估的指南,其后进行了多次修订,2006 年和 2009 年更新了 β 受体阻滞剂的信息,2014 年 8 月出版了最新的指南,为非心脏手术患者围手术期评估和处理心血管风险构建了基本框架。

(一) 关于手术紧迫性和围手术期风险级别界定

新版指南按照手术紧迫性分为:紧急手术(Emergency Surgery)指面对威胁患者生命或肢体存活的病情,没有时间或只能进行最简单的临床评估且须在 6 小时内施行的急诊手术;紧迫性手术(Urgent Surgery)指虽有一定时间进行有限的临床评估,但尚不够充分完善,通常有威胁患者生命或肢体存活的病情且须在 6 ~ 24h 内施行的手术;限期手术(Time-sensitive surgery)指可以延迟 1 ~ 6 周以获得完善的临床评估且临床处理的变化影响患者预后的手术,主要为肿瘤类手术;择期手术(Selective surgery)指可以延迟到 1 年的手术,不同医院可能界定也存在一定差别。

围手术期风险级别在新版指南也重新进行了界定(见表 85-1),分为低风险手术和增高风险手术,取消了中度风险手术。依据患者疾病状态和拟行手术程序预测,如发生围手术期主要心脏不良事件(major adverse cardiac event of death or myocardial infarction,MACE,主要指死亡或心肌梗

死)的几率<1%,此类手术为低风险手术,例如白内障手术、整形手术、内镜手术、乳腺及表浅部位手术、门诊手术;如预测发生围手术期主要心脏不良事件 MACE 的几率≥1%,此类手术为增高风险手术,例如腹腔内手术、胸腔手术、血管外科手术、头颈部手术、骨科手术、前列腺手术等。

（二）关于冠心病患者非心脏手术围手术期决策流程（图85-1）

该流程包括七步,其中也运用 RCRI 风险指标或 ACS NSQIP 手术风险预测,而且强调围手术期医疗团队与患者沟通的重要性。

1. 第一步 确定非心脏手术治疗的紧急性。如果为紧急手术,确定可能影响围手术期处理的危险因素(如冠心病、有症状心衰、瓣膜性心脏病、心律失常分别参照2014ACC/AHA 指南规范进行评估处理)并根据临床评估在适当的监护及管理下进行手术。如非紧急手术,进入第二步。

2. 第二步 确定患者是否有急性冠脉综合征(ACS)。如果存在急性冠脉综合征,建议对患者进行心脏病情评估并按照不稳定心绞痛/非 ST 段抬高心肌梗死或 ST 段抬高

心肌梗死治疗指南指导治疗,直到进一步明确心脏问题,然后在进入第三步。若没有上述情况不行,直接进行第三步。

3. 第三步 综合患者病情和手术风险进行围手术期主要心脏不良事件预测,可采用 ACS NSQIP 风险计算(http://www.riskcalculator.facs.org)或重建 RCRI 评分。

4. 第四步 如果是低风险手术(主要心脏不良事件风险<1%),不需要进一步心脏检查,按计划进行手术。

5. 第五步 如果为增高风险手术(主要心脏不良事件风险≥1%),采用杜克活动状态指数(Duke ctaivity status index,DASI)对患者进行功能状态评估(表85-2)。如果患者功能状态≥4 个代谢当量(METs),不需要进一步心脏病情检查,按计划的手术;如果<4METs 或未知,则进行第六步。[1MET=40 岁男性、体重70kg、静息或基础状态下氧耗量 3.5mL/(kg·min)]。

6. 第六步 当患者功能状态<4METs 或未知时,临床主管医师应与患者和围手术期医疗团队(包括手术医师、麻醉医师、内科医师)进行必要沟通,以确定进一步检查或测试是否会影响患者的选择临床治疗决策或围手术期治疗决策。如果进一步检查或试验结果会影响临床治疗决策,则

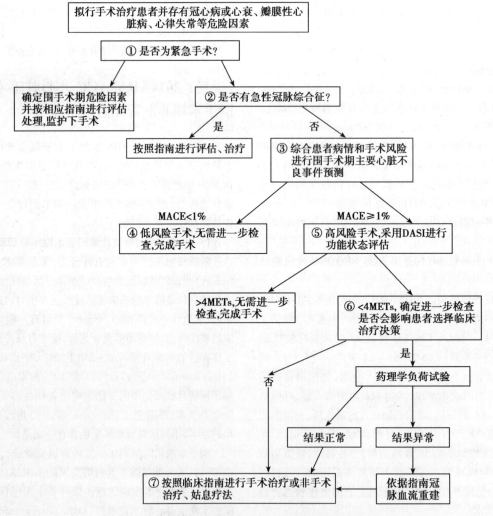

图85-1 并存冠心病患者非心脏手术围手术期决策流程

应进行合理的药理学负荷检查。如不清楚患者功能代谢当量状态,进行适当的运动耐量试验也是合理的。

如果患者的负荷试验结果不正常,根据异常程度决定是否进一步行冠脉造影检查和冠脉血管重建,然后按照临床指南进行手术治疗或选择非手术治疗如肿瘤放疗或姑息

治疗。如果负荷试验结果正常,进行按临床指南指导的手术治疗或选择非手术治疗。

7. 第七步 如果进一步检查或试验结果不会影响临床治疗决策,则按照临床指南进行手术治疗或选择非手术治疗。

表85-2 杜克活动状态指数

	你能……	METs
1	照顾自己如吃饭、穿衣、洗澡或上厕所吗?	2.75
2	户内行走(屋内绕圈行走)吗?	1.75
3	平地行走100m(速度3~5km/h)或一个或两个街区吗?	2.70
4	登一段楼梯或爬一座小山吗?	5.50
5	短跑吗?	8.0
6	做简单家务如打扫除尘、洗碗吗?	2.70
7	做中等程度的家务活动如用吸尘器清洁房间、擦地、搬运简单生活用品等吗?	3.50
8	做重体力家务活动如搬运重家具、擦洗地板等吗?	8.0
9	整理花园如打扫树叶、拔草、用割草机割草等吗?	4.50
10	性生活吗?	5.25
11	参加温和的娱乐活动如跳舞、高尔夫、保龄球、双打网球、投掷垒球或橄榄球吗?	6.0
12	参加剧烈体育活动,如游泳、单打网球、足球、篮球、滑雪吗?	>7.5

四、小结

目前,虽然已经有多个风险预测指标或风险计算器以及临床评估指南和应用策略可供临床应用,但是这些风险指标体系在患者群体研究(包括入选标准,范围),手术类型、风险因素定义、研究观察终点/并发症等方面各异。因此,它们在最初研究群体以外应用的适用性仍需要进一步被验证,而且在不同手术患者群体中预测效果也存在差别。例如Lee RCRI,设计简单,容易使用,然而在血管手术的患者中,VSGNE 和 MICA 模型工具比 RCRI 预测风险更好;ACS NSQIP 手术风险计算器则对于预测围手术期并发症更为全面,详细,适用范围更广。本文回顾了非心脏手术患者围手术期心血管风险评估方面的常用指标体系及最新应用,尽管尚无受到国际公认的、通用的临床预测判断替代工具,目前这些工具仍然有助于临床医师术前评估血管风险和进行临床治疗决策的选择。

(胡越 张林忠)

参 考 文 献

1. Goldman L, Caldera DL, Nussbaum SR, et al. Multifactorial index of cardiac risk in noncardiac surgical procedures. N Engl J Med,1977,297(16):845-850.
2. Larsen SF, Olesen KH, Jacobsen E, et al. Prediction of cardiac risk in non-cardiac surgery. Eur Heart J,1987,8(2):179-185.
3. Hlatky MA, Boineau RE, Higginbotham MB, et al. A brief self-administered questionnaire to determine functional capacity (the Duke Activity Status Index). Am J Cardiol,1989,64:651-654.
4. Mangano DT. Perioperative cardiac morbidity. Anesthesiology,1990,72(1):153-184.
5. Lee TH, Marcantonio ER, Mangione CM, et al. Derivation and prospective validation of a simple index for prediction of cardiac risk of major noncardiac surgery. Circulation,1999,100(10):1043-1049.
6. Ford MK, Beattie WS, Wijeysundera DN. Systematic review:prediction of perioperative cardiac complications and mortality by the revised cardiac risk index. Ann Intern Med,2010,152(1):26-35.
7. Goldman L. The revised cardiac risk index delivers what it promised. Ann Intern Med,2010,152(1):57-58.
8. Bertges DJ, Goodney PP, Zhao Y, et al. Vascular Study Group of New England. The Vascular Study Group of New England Cardiac Risk Index (VSG-CRI) predicts cardiac complications more accurately than the Revised Cardiac Risk Index in vascular surgery patients. J Vasc Surg,2010,52:674-683.
9. Gupta PK, Gupta H, Sundaram A, et al. Development and validation of a risk calculator for prediction of cardiac risk after surgery. Circulation,2011,124(4):381-387.
10. Lee TH, Goldman L. Letter by Lee and Goldman regarding

article, Development and validation of a risk calculator for prediction of cardiac risk after surgery. Circulation, 2012, 125(7):385-386.

11. Davis C, Tait G, Carroll J, et al. The Revised Cardiac Risk Index in the new millennium: a single-centre prospective cohort re-evaluation of the original variables in 9519 consecutive elective surgical patients. Can J Anaesth, 2013, 60 (9):855-863.

12. Bilimoria KY, Liu Y, Paruch JL, et al. Development and e-valuation of the universal ACS NSQIP Surgical Risk Calculator: a decision aid and informed consent tool for patients and surgeons. J Am Coll Surg, 2013, 217(5):833-842.

13. Cohen ME, Ko CY, Bilimoria KY, et al. Optimizing ACS NSQIP modeling for evaluation of surgical quality and risk: patient risk adjustment, procedure mix adjustment, shrink-age adjustment, and surgical focus. J Am Coll Surg, 2013, 217(2):336-346.

14. Cohen ME, Bilimoria KY, Ko CY, et al. Development of an American College of Surgeons National Surgery Quality Improvement Program: morbidity and mortality risk calculator for colorectal surgery. J Am Coll Surg, 2009, 208 (6): 1009-1016.

15. Gupta PK, Ramanan B, Mactaggart JN, et al. Risk index for predicting perioperative stroke, myocardial infarction, or death risk in asymptomatic patients undergoing carotid endarterectomy. J Vasc Surg, 2013, 57(2):318-326.

16. Biccard BM1, Rodseth RN. What evidence is there for intr-aoperative predictors of perioperative cardiac outcomes? A systematic review. Perioper Med (Lond), 2013, 2(1):14.

17. Fleisher LA, Beckman JA, Brown KA, et al. ACC/AHA 2007 guidelines on perioperative cardiovascular evaluation and care for noncardiac surgery. J Am Coll Cardiol, 2007, 50: e159-e242.

18. O'Gara PT, Kushner FG, Ascheim DD, et al. 2013 ACCF/AHA guideline for the management of ST-elevation myocar-dial infarction: a report of the American College of Cardiol-ogy Foundation/American Heart Association Task Force on Practice Guidelines. J Am Coll Cardiol, 2013, 61: e78-e140.

19. Jneid H, Anderson JL, Wright RS, et al. 2012 ACCF/AHA focused update of the guideline for the management of pa-tients with unstable angina/non-ST-elevation myocardial infarction (updating the 2007 guideline and replacing the 2011 focused update): a report of the American College of Cardiology Foundation/American Heart Association Task Force on Practice Guidelines. J Am Coll Cardiol, 2012, 60: 645-681.

20. Harafuji K, Chikamori T, Kawaguchi S, et al. Value of pharmacologic stress myocardial perfusion imaging for pre-operative risk stratification for aortic surgery. Circ J, 2005, 69:558-563.

21. Boersma E, Poldermans D, Bax JJ, et al. Predictors of cardi-ac events after major vascular surgery: Role of clinical characteristics, dobutamine echocardiography, and beta-blocker therapy. JAMA, 2001, 285:1865-73.

22. Livhits M, Ko CY, Leonardi MJ, et al. Risk of surgery fol-lowing recent myocardial infarction. Ann Surg, 2011, 253: 857-864.

23. Livhits M, Gibbons MM, de VC, et al. Coronary revascular-ization after myocardial infarction can reduce risks of non-cardiac surgery. J Am Coll Surg, 2011, 212:1018-1026.

24. Cohn SL. Updated guidelines on cardiovascular evaluation before noncardiac surgery: A view from the trenches. Cleve Clin J Med, 2014, 81(12):742-751.

25. Fleisher LA, Fleischmann KE, Auerbach AD, et al. 2014 ACC/AHA Guideline on Perioperative Cardiovascular Evaluation and Management of Patients Undergoing Non-cardiac Surgery: A Report of the American College of Car-diology/American Heart Association Task Force on Prac-tice Guidelines. J Am Coll Cardiol, 2014, 64 (22): e77-e137.

86 基于以患者为中心医疗平台的止血复苏

创伤与病理性因素导致的失血性休克为目前临床常见急危重症，也是目前危及青壮年生命与健康的主要因素。10余年来，通过大量循证医学研究，针对失血休克患者凝血障碍、低体温、酸中毒三大死亡因素提出了止血复苏（Haemostatic resuscitation）、损伤控制复苏（damage control resuscitation，DCR）、损伤控制手术（damage control surgery，DCS）和初级创伤救治（primary trauma care，PTC）等理论与技术，从失血性休克救治的不同角度与关键环节完善提高了救治技术，有效降低伤残与死亡比率[1-5]。然而，相关理论技术提升的同时，失血休克救治的政府与患者医疗负担同步增加、医患关系更加紧张、医疗纠纷或事故不断增加。医护人员感叹医疗环境不断恶化，患者及其亲属（简称：患方）则认为医生医德滑坡，使之成为世界各国社会的焦点，甚至是影响政府正常运行的重要因素[6]。对此，美国学者提出以患者为中心医疗平台（Patient-centered medical Home，PCMH）的概念，设想针对医护人员与消费团体，通过广泛的以团队为基础的整体医疗服务改革，明确基于全人、全程的以患者为中心系统协调机制与全程医疗质量安全评价和生活质量评估，不断提升医患双方的经验、技能与管理水平[7-9]。本文试图应用PCMH理念与主要措施，分析评价止血复苏的关键环节技术流程与团队合作中存在的问题，探讨止血复苏流程优化与技能提升的可行性与适用性，提出多学科合作，医患同心实施失血性休克急诊急救一体化的理念与基本流程设想，旨在进一步提高失血性休克的救治质量。

一、止血复苏的核心理念与技术

严重创伤休克导致死亡近50%发生在受伤后5min内，多为难治性心脑损伤所致；40%发生在从现场到医院急救过程中，原因是失血性休克病理生理演变过程发生的凝血障碍、低体温、酸中毒等严重并发症；10%左右发生在复苏后，死因为多脏器功能障碍综合征（MODS）或大量输血并发症[1-4]。除创伤初期心脑致命性损伤外，导致患者死亡的基础均与失血性休克病理生理演变发生凝血障碍、低体温与酸中毒等密切相关。止血复苏即是基于失血性休克病理生理学变化特点，从维持组织灌注、早期有效止血及减缓严重并发症角度实施损伤控制手术、控制性降压、早期止血，以逆转休克进程，提高救治质量的综合技术[1-3]。

传统失血性休克理论主要是机体有效循环血量下降，组织灌注不足，导致细胞缺血缺氧引发的临床综合征。快速容量治疗、早期使用血管活性药物，维持组织有效灌注成为基本治疗原则。然而，组织损伤、血管破坏、血流中断引发的出血与机体有效循环血量密切相关，出血尚未控制前过度地输血输液与血管活性药物的应用，不但无益于失血性休克的逆转，反而会增加机体自身血液的丢失。加之机体应激反应-致炎因子-疼痛刺激的级联作用，使垂体-肾上腺-交感神经系统功能亢进，非重要脏器与组织血管收缩，心脏代偿性心排出量增加；同时机体大量炎症细胞因子如肿瘤坏死因子、白介素、前列腺素、血小板激活因子、血栓素、氧自由基等大量释放，诱发全身炎症反应综合征（SIRS）；胃肠系统代偿性血管收缩，胃肠黏膜缺血缺氧，寄生致病菌与正常菌群失衡，致病菌与内外毒素移位，诱发急性肺损伤乃至急性呼吸窘迫综合征（ALI/ARDS）。快速容量治疗与异体输血，导致急性血液稀释与输血移植物相关免疫损害进一步加剧血液丢失与消耗增加，引发的凝血障碍、代偿性血管收缩与能量代谢迟缓造成低体温和组织乏氧代谢引发的酸中毒，进而危及患者生命与健康。

通过对失血性休克病理生理基础与临床的深入研究，失血性休克诊疗理念、技术不断更新，从早期限制性液体复苏到损伤控制手术，从损伤控制复苏到止血复苏，团队医疗、流程优化、急诊急救一体化、急救医疗服务体系等相应的管理理念与措施也陆续推广。然而，基于以疾病为核心的传统医疗服务理念的创伤救治、液体治疗、输血指南、止血复苏专家共识等无不带有发布者自身专业特色，难以适用于相关专业医护人员，更缺少对患方的评估、引导与支持。止血复苏四大核心技术同样存在这些缺陷[1-3,7-9]：

（一）快速解剖止血

理论与循证数据强烈支持的止血复苏核心技术及DCS的理论基础与核心技能，已经被急诊急救过程相关专业的广泛接受。然而,基于目前医疗环境下以证据为核心的医疗安全管理措施中,检测检查、患方知情同意、绿色通道管理及医疗费用保险,尤其是需要高效协调机制为保障的医疗团队适时到位等无不对止血复苏的实施构成阻碍,甚至危及患者生命。

(二)控制性降压

是基于麻醉学科围手术期血液保护理论的止血技术。从目标导向液体治疗、限制性容量复苏到当今失血性休克血压调控"拐点"把握,均获得了相当的循证医学数据与较广泛的支持。然而,单从持续多年的低血容量休克抢救中应用多巴胺的争论可看出不同专业学者对控制性降压理论与技术认可度存在明显的差异。另外,实际临床管理中实施控制性降压的相关药物的供应、配制与剂型选择并非由实施者所决定。从目前新医保政策下药品目录即可窥探理论与现实的距离。

(三)止血剂的早期应用

是近年基于失血性休克早期凝血因子丢失与消耗病理生理分析基础上提出的新理念与技术。氨甲环酸、6-氨基己酸、抑肽酶、乌司他丁等均有较充足的循证医学数据证明可有效减缓失血性休克患者早期出血量并逆转创伤应激诱发的凝血障碍及炎性反应。与控制性降压一样,因专业理念技术与医疗内部药品管理政策存在显著的差距,尤其是市县级医院,纳入止血复苏新技术的用药并不能适时、顺利应用于每位患者。

(四)血浆与血小板的早期应用

基于失血性休克三大致命因素病理生理的评价,近年提出了"颠覆"性理念与技术。失血早期凝血因子的丢失与消耗、凝血反应机制失衡是凝血障碍及弥散性血管内凝血(DIC)的基础。失血早期即针对性使用新鲜冰冻血浆、血小板、冷沉淀等血液制品,可早期防治凝血障碍并显著减少失血量,减缓失血性休克的恶化。然而,基于循证医学的临床用血管理规范、制度或指南,均有明确的血液制品应用标准,在当今"异体输血无论多少均有害"理念与医疗效益制度背景下,失血性休克早期血浆、血小板的应用必然有相当的阻力。

二、基于 PCMH 的止血复苏流程评价

早年"一切以患者为中心"医疗服务理念是基于医疗服务过程中,为提升患方对临床诊疗技术与风险的认知度,寻求医患间医疗伦理的共同点而提出的人文服务措施[7,8],较少涉及具体临床诊疗技术的优化与改进。PCMH则是基于美国快速增加的国家医疗费用负担与患者基本医疗保健质量及满意度下降背景而提出的旨在满足患者医疗保健需求,改善患者与医务人员的经验、成果、安全与系统效率的医疗管理模型,核心目的是优化医疗服务流程,提高医疗技术效率,提高医疗质量安全水平,降低医疗费用支出;其实质是通过多学科合作,通过广泛的团队医疗行为,

优化日常医疗技术流程,明晰以改善生活质量为核心的动态医疗效果评估,搭建全程、全人以患者为中心的医疗管理平台,使患者享受像家一样的健康服务[8-11]。远远超出传统的以患者为中心的人文服务范畴。

PCMH 的实施基础是广泛的多学科合作与包含消费方在内的团队医疗。团队"领袖"自然成为 PCMH 关注的焦点。然而,相关文献并没有确认一个明确的学科或个人,多强调团队"领袖"并非重点,关键是所有团队成员统一理念,明确制度要求,明晰预期目标与风险。相关学科带头人,通过不断改善沟通交流技能,切实树立以患者健康与利益为中心的理念,通过民主协调与开放、公平、公正的方式优化相关技术流程,实现医疗效率的最大化[8-10]。止血复苏技术的实施不但需要院前救治、急诊处置、院内急救相关的急诊、手术、麻醉相关的专业技术人员,而且需要检验检测、功能检查、血液调配、药品供应、后勤保障、医保管理甚至医院保卫等众多部门与科室的配合。下面仅从 PCMH 的5 个沟通方式分析止血复苏技术流程优化环节存在的问题及可改进的措施:

(一)上门服务

是指针对医疗技术流程存在的障碍问题进行分析,明晰其涉及部门与个人,主动上门进行沟通交流,甚至包括患方、医保、药剂、管理等相关部门进行上门沟通协调,明确所有团队成员的需要,进而优化技术流程。止血复苏为传统失血性休克救治的升级版,融合了损伤控制手术、限制性复苏、目标导向液体治疗等诸多新理念与技术,其科学性、适用性、时效性更加突出。若高效实施止血复苏必然需要相关部门的配合。以相对简单的输卵管妊娠破裂出血并失血性休克为例,患者急诊明确诊断需要血常规、血型、急诊生化检测;盆腔超声检查与胸透、心电图等必要的检查;急诊手术则需要麻醉科、手术室配合,同时需要输血科、药剂科适时调配血与特殊药品供应;所有过程则需要患方的密切配合。这些环节涉及的专业科室与个人均是需要沟通与考虑的因素。主导学科带头人需要主动上门沟通,明晰相关各方的利益与安全意愿,方能制定优化的技术流程,不断提升止血复苏水平。

(二)内部交流

是指针对团队日常行为存在的问题,通过相对封闭的面谈、短信、个别讨论等获取共识,类同于当今社会政治生活的民主集中制。目前医疗环境下,小而全的学科建设难以适应医疗发展的需要,而多学科合作又难以避免会出现纰漏,若公开讨论纠纷或技术纰漏,必然会增加医疗纠纷风险,内部交流则可最大限度地使效益最大化。止血复苏的急诊急救一体化过程涉及科室与人员众多,难以避免单一科室或个人的疏漏而对其时效性产生影响,况且存在医学的不确定性与个体患者病情变异性,既然需要多学科合作,就应允许团队成员个性化处置,也就难以避免纰漏的发生。团队带头人应通过对患者的全程跟踪与动态质量评估,明晰非规范的个性化处置根由,应用质控理论与统计分析工

具,分析病情与诊疗变异因素,进而提出针对性的优化措施,并通过内部培训、应急演练、患方指导等内部交流措施弥补纰漏。止血复苏从临床急救现实出发,强化个体经验与评价数据的有机应用,突出个体经验在急救过程的主导作用。如一门诊贫血伴黑便就诊患者,拟行纤维直肠镜检查,突发冷汗、面色苍白,内镜医师检查血压升高、心率加快,腹部触诊上腹胃区叩实。内镜医师与相关手术医师沟通后直接送患者行急诊剖腹探查,手术证实患者胃底静脉曲张破裂,在没有肝功能、凝血6项检测相关数据情况下,手术与麻醉医师经验性给予维生素K、氨甲环酸;麻醉医师同时给予麻醉性控制性降压,显著降低了失血性休克的风险。内部交流的前提是相互间的信任与支持,有明确的以患者为中心的诊疗理念,而非个人利益的争抢与风险的分担,尤其是适时与患方的充分沟通,获得有效地认可与配合是内部沟通的关键。

(三) 条块信息交流

是指针对团队成员自身原始数据或非原始数据的确定-识别-评价-分析-建议过程,获得团队成员质控成本与技术数据,并通过团队内部交流及动态整改进一步提升质量。止血复苏的时效性要求团队成员均能够通过回顾性分析研究,明确本专业技术流程数据,应用针对性的质控数据分析工具分析存在的质量问题,寻求整改措施,即目前医院评审中医疗质量安全持续改进中的PDCA质控措施的实施。不同于传统专业技术评估的是需要从止血复苏团队整体流程角度,遵循以患者为中心,整体生活质量维护与康复原则进行分析评价,尤其是应注意患方血液健康风险因素与维护血液健康技能的评估。随着医院规模扩大,学科建设力度的加大,近年出现专业学科技能全面化趋势,使一个专业学科如同一个小型医院,不断追求设备高精尖的同时不断拓展与本学科相关设备自有化。此种发展模式对提升学科内部专科疾病的救治能力确实发挥了一定的作用。但相对止血复苏患者而言,个体病情的繁杂化与多学科例规合作的必然性是单一学科难以承担的。况且对承担失血性休克患者急诊急救前沿的众多县市级医院,小而全的学科建设模式并不适宜。因而,从区域医疗市场整体发展角度及当今医改分级诊疗方向要求,不但需要医院内部专业学科的自身有效评价,更需要不同级别医院对自身救治能力、设备、药物与技术的综合评价及医疗联合体或区域三级医院间的相互沟通交流,进而形成相对统一的争论急救一体化技术规范与流程,从而高效实施止血复苏,提高失血性休克的救治质量。

(四) 结构化的交接

是指团队医疗背景下,患者在不同专业学科间转送交接需要建立统一规范、简单明了的结构化交接模板,以提高医疗质量安全水平。创伤失血休克患者从现场救治、急诊处置、病房抢救、急诊手术麻醉至术后康复至少涉及8个以上专业学科,任何一专业学科诊疗环节均可能是影响患者生命"最后的稻草"。若每个专业均按自身专业要求对患者病情检查-方案确认-诊疗实施-效果评估,必然会延缓急救的"黄金时间"。而统一规范的病情交接模板,结合统一规范的急诊急救一体流程设计,明晰自身专业关注要点,发挥专业技术优势,高效完成自身救治职责并高效转送,则会缩短救治时间。基于以患者为中心的医疗平台,要求优化专业学科设备资源配置与人员的规范培训,并通过有效地应急演练,明确各自的职责,对不同病情患者采取不同的救治流程。如一组60例65岁至80岁老年创伤患者止血复苏对比观察数据显示,较传统专业救治方案相比,基于PC-MH的止血复苏技术,统一规范的模板交接指导下,急诊急救时间缩短60%,首次使用异体血调配时间从平均40min缩短到8min,解剖止血前红细胞∶血浆∶血小板等成分输血比率从3∶1∶0.2改变为1.5∶1∶0.5,手术过程失血量下降40%,异体输血量下降50%,术后并发症下降70%。

(五) 分级预警

多学科医疗团队的风险预警是PCMH实施的激励要素。通过团队带头人对相关事件的调查-预警-演练-应急四个环节的系统评价,确认医疗事件风险重点环节,建立分级预警体系,明确针对性的应急措施,提高医疗质量安全水平。止血复苏患者病情多变,加之医疗单位医疗技术差异,急诊急救能力千差万别,使患者预后差异较大。若提升止血复苏救治质量,应从经济、文化、习俗与社会自然环境角度综合评价不同医疗单位的救治能力,在急诊急救一体化的医疗服务体系中建立统一规范的分组预警机制;医院内部则应根据专业学科设置及止血复苏环节所担负的职责,对其人员素质、技能水平、设备配置、药品保障等相关因素综合调研分析,建立适宜院情科情的预警方案,并通过应急演练优化止血复苏流程,确定充分体现以患者为中心的医疗应急救治平台。如我院医疗联合体成员单位经止血复苏预警培训后,创伤失血性休克病情变异患者转诊时间从实施前的2.05±0.42h缩短至止血复苏后的0.71±0.19h;转送途中救治正确率从36.6%提升到94.7%,救治成功率从78.9%提升至97.5%。

三、止血复苏过程中患方的引导与配合

传统失血性休克复苏治疗较少关注患方,除病情知情同意签字外,患方几乎是完全被动的接受。尤其是可危及生命的创伤失血性休克患者,简单的风险告知与知情同意签字后患者很快被全身麻醉,亲属只能在手术室外焦急的等待。虽然近年基于失血性休克基础理论与临床研究提出了DCS、DCR及止血复苏理念与技术,较大程度上提高了救治成功率,但从方案分析与实际临床诊疗实施,仍缺乏患方的参与配合。PCMH强调医疗过程医患双方要同时提高经验、技能与管理水平,相关研究文献突显患方在疾病诊疗过程中参与、决定与监督作用,明确医疗服务的最终目标是提高患者的医疗保健水平与医疗服务满意度。从临床诸多失血休克医疗纠纷或事故分析,医方轻视患方的血液健康风

险因素评估与维持健康技能指导,缺乏切实有效地引导患方配合治疗的技能,医患双方缺乏基本的信任是主要诱因。患者血液管理(PBM)是通过多学科合作,以患者为中心,最大限度减少患者血液丢失、污染与损害的过程[12-17]。被世界卫生组织(WHO)认定为当今唯一以患者为中心的临床用血管理模式。近年围手术期老年患者血液管理实用技术研究数据显示,从术前贫血管理、术中控制性降压到限制性输血实施,患方的参与配合均可显著提高治疗效果。认为基于 PCMH 的止血复苏过程引导患方配合失血性休克抢救治疗应当注意下述问题:

(一)患方是止血复苏医疗团队的核心成员

从 PCMH 至具体的 PBM 均明确指出患方是患者临床用血管理医疗团队的核心成员。这是基于对患方提供患者既往病史信息的真实性、适时性的提供与临床诊疗安全的配合、监督与参与的重要性的认识。患者是临床诊疗的承受者,当今生态医学模式下突显患者心理-社会-环境健康因素,疾病诊疗过程不但要求切实有效的知情与更加舒适的服务,而且需要获取维护自身健康的基本知识与技能。因而,世界卫生组织(WHO)提出"患者参与患者安全"管理措施,倡导通过医护人员健康教育与引导,患方在充分知晓临床诊疗基本知识与关键环节安全目标基础上,通过配合、监督与参与诊疗过程,提高自身医疗安全[17]。止血复苏同样需要患方提供详实失血过程信息,当今循证数据显示减少红细胞、血小板输血无效的情况或输血相关移植物免疫损害疾病需要真实有效地既往输血信息(包括自身与亲属输血史)。而止血复苏实施中早期应用新鲜血浆、血小板及冷沉淀等血液制品及红细胞限制输血策略的实施均需患方的知情同意及患者的有效配合。

(二)亲属安抚照顾是消减创伤应激必要措施

实际临床工作中,亲属适时有效的心理安抚远胜于医生的药物干预。尤其是创伤失血休克患者,不但面临大量失血导致的生命威胁,而且面临康复后躯体的伤残与未来生活质量的下降,需要亲属真实有效地安抚与心理支撑。同时,失血性休克发生的诱因繁杂,涉及的社会-环境风险因素众多,在导致患者躯体伤害同时,直接或间接地对家庭经济与生活质量产生显著的影响,使患者亲属面临显著的心理-社会-环境的改变,加之当今市场经济背景下,社会成员道德滑坡,社会诚信不足,个人利益优先行为突显,使医患间相互戒备心理[18]增强。大出血者多面临生命的威胁,因其不同的社会与生活经历,个人心理-社会健康素质差异会产生不同的心理失衡状态,严重的心因性交感神经失常可加剧创伤应激性交感神经亢进的损害。此时,患者亲属的切实有效地心理安抚与社会关怀可显著减弱心因-应激性交感神经失常损害。止血复苏医疗团队若能够适时给予患者及亲属适时有效地健康指导,甚至针对性地引入社会志愿者或宗教志愿者给予必要的心理-社会安抚不但可提升大出血患者躯体生理救治质量,而且可有效提升患者健康素质水平,提升大出血患者临床诊疗配合效能。

(三)止血复苏中血液制品应用的决定者

止血复苏理念与技能更新了大出血患者异体血液制品使用时机与质量,倡导早期、足量、针对性使用血液制品。同时,限制性输血理念指导下,最小量异体血以取得最大的临床效益,全力减缓异体输血引发的组织细胞移植免疫损害及相关并发症。而创伤早期应用异体输血患方知情同意与临床诊疗配合的困难程度与技能配合明显增加。尤其是大出血患者异体输血应用时机与血液质量的选择,在目前医疗法律与规章制度背景下,必须取得患方的授权并进行切实有效地风险告知、知情同意。而止血复苏的时效性与医患沟通复杂性,高效获取患方的知情同意需要相当的技巧与策略。依据 PCMH 基本理念与核心技能,依据不同大出血疾病病因,尤其是严重创伤者患者整体健康风险因素特点,通过团队内部风险因素评估、流程优化、质量控制与应急演练,制定适宜现实的临床规范,明晰应急情况下患方沟通的机制、内容与责任人,适时获取患方的诊疗授权与异体输血风险告知基础上止血复苏用血选择方案。近年,笔者从围手术期老年患者血液管理实用技能角度践行 PBM,通过患方健康教育卡、血液健康风险因素评估与针对性健康指导,明晰患方围手术期异体输血关注的焦点问题,如:为什么要我要用异体输血?我能否不用他人的血液?能够使用亲属的血液吗?等疑问进行针对性的解答。同时,根据每位患者均针对其病情、手术麻醉方案与血液健康技能水平,给予针对性的健康指导,使患方真正的知晓异体输血的利弊,有效提高患者围手术期异体输血的"决策"质量。而止血复苏患者,重点通过通俗易懂的围手术期输血健康教育卡片,争取短时间内使患方掌握异体输血"决策"的必要知识,奠定患方参与"决策"的基础,提升止血复苏诊疗配合质量。

(四)患者复苏后康复的实施者

PCMH 与 PBM 相关文献强调以患者生活质量为基础上中远期康复质量评估,明晰全程、全人整体健康服务,明确患者预期生活质量是损伤控制手术与止血复苏的基础与核心理念[9-14]。而患方相关健康风险调研、评估与指导,适度提升其健康素养是维护与提升患者生活质量的前提。西方国家 30 余年医疗效益演变与评价提示,患者参与患者安全是提升医疗效益,减缓医疗风险的有效途径。大出血术后康复早期即引导患方早期功能锻炼、早期恢复胃肠营养、早期心理-社会心理干预及早期生活技能指导可取得事半功倍的康复效果。限制输血仍是止血复苏的基本理念,因而术后早期轻、中度贫血成为"正常现象",亲属心理疏导与社会关怀提升心理耐受质量同时,科学、合理、安全的营养支持、被动性功能锻炼也是非常重要的。应急性止血复苏结束,患者生命危险警报减缓时即应开始对亲属的患者康复技能指导,尽可能在患方有限的住院期间掌握患者出院后的康复技能与中远期康复质量评估问卷的配合。重点是心理适应、功能康复、膳食调控、睡眠娱乐与适时复查等。

围手术期外科之家(PSH)为美国麻醉医师协会(ASA)践行 PCMH 理念的机构,于 2012 年 5 月提出拓展围手术期业务范围,提升围手术期麻醉医师主导诊疗水平的理念,此理念成为2014年ASA年会的焦点问题。PSH更加明晰患方参与患者安全的目的、方法与目标,明确患方是手术诊疗团队核心成员,须为患方营造一种"家"的诊疗环境,视患方为临床诊疗的"主人"。笔者通过3年PBM临床实践,结合综合医院健康服务模式相关研究理念与技能,提出建立医患"战友"关系,医方应用自身理论与技能优势通过针对性健康教育与指导,提升患方的健康素养与技能,使患方对异体输血风险"知其然,知其所以然",从而切实发挥围手术期异体输血的"主导"作用。

四、止血复苏小组的建立与复苏流程的优化[16-24]

多学科合作是PCMH的前提与基础;优化临床用血管理流程则是PBM关键。两者从不同层面指出止血复苏过程中专业分工细化、临床诊疗措施重复和PBM意识淡漠的现实。如术前患者血液质量评估中检测标本的采集,传统术前准备从血常规、血型、肝肾功能、血生化、输血相关疾病微生物检测和特异性血液检测,多为单项目单一标本采集,患者累计采血量在26ml以上;PBM理论指导下,相关专业科室合作,通过优化、细化术前检测流程,最少4～6ml血样即可完成相关检测。

(一)止血复苏小组的建立

临床相近的专业科室在医院医务部协调下,与检验科相关医护人员共同组成止血复苏小组,依据临床诊疗技术规范,结合医院相关检测专业分工,针对性评估、优化临床输血相关技术流程,制定符合止血复苏规范要求的流程。在止血复苏小组中,主管医生、责任护士与患者是其核心成员。主管医生是输血相关诊疗流程的主导者,应当不断更新临床用血管理理念,明晰以患者为中心的健康服务,明确临床用血"自主、无害、最优"的伦理原则,从个体化诊疗、提高患者健康素质与降低医疗费用的现代健康服务原则角度优化疾病诊疗流程,最大限度地减少患者血液丢失,尽力提高患者的血液质量。责任护士是PBM主要执行者,正确有效地执行主管医生医嘱,优化输血相关技术流程,强化患者健康指导,加大相关专业医护人员沟通。患者是止血复苏的参与者,而非传统的承受者。这就需要医务人员改变传统医疗服务理念,从健康服务角度,做好患方血液健康风险因素的评估,实施针对性的健康指导,使患方熟悉异体输血风险,明晰自身血液健康风险因素,掌握必要的维护血液健康的技能。同理,作为PBM团队的麻醉、检测、患者亲属、临床药量、营养师与心理咨询师等直接服务者或辅助诊疗者,应当明晰PBM的基本理念与流程,配合团队核心成员完善止血复苏流程,提高患者医疗质量,共同改善与提高维护患者血液健康的PBM水平。

(二)止血复苏流程的优化与实施

个体化诊疗、提高健康素质和降低医疗费用是基于

PCMH理念下止血复苏流程优化的基本原则。个体化诊疗明确要求从患者整体诊疗、全程管理、连贯方案角度重新评价患者疾病诊疗全程中的有创检测、治疗措施,最大限度地减少患者血液的丢失、污染与损害。提高健康素质不但包含医护人员通过针对性健康指导提高患方的健康素质,而且包含医务人员从当今健康服务角度,从患者整体健康与社会和谐角度重新评价、完善与提高自身的健康素质,从而能够自觉地从患方角度审视诊疗行为,主动地参与或践行患者健康指导,提高疾病诊疗质量。

以循证医学为基础优化止血复苏流程核心使医护人员必须树立证据意识,不但在个体临床用血方案制定中要应用真正有效地基础与临床研究数据,使止血复苏流程、制度、规范或标准有据可查、有法可依;而且要以科学、合理、安全的血液健康知识和技能教育指导患方掌握维护血液健康的技能,最大限度地统一专业医护人员临床用血理论与技能;统一规范地实施患方健康指导,使医患双方容易在患者临床用血风险认知与维护血液健康中形成共识。

(三)围手术期止血复苏小组与血液质量调控

围手术期止血复苏重点是术前贫血的评估与调控、麻醉期间患者血液保护与输血时机的把握;术后血液质量的维护等。涉及专业多、重复检测诊疗多、患方关注度高,是止血复苏理念形成与临床推广的核心领域。随着近年围手术期手术之家(PSH)理念的提出,麻醉学科向围手术期诊疗学科实质性转化的发展,麻醉医师主导止血复苏趋势明朗。尤其是"严重创伤"在手术诊疗中异体输血比率的快速提高,绿色通道入手术室后完善检查、围麻醉期间PBM和术后康复等围手术期管理流程的形成,麻醉医师在维护患者血液健康中的作用更加地突出。从术前贫血识别、诊疗、干预到患者健康指导,从传统血液保护到近年全力推广的自体输血,从手术患者容量监测技术更新到麻醉期间个体化容量治疗,从麻醉期间血液质量复治疗到术后患方膳示指导等维护患者血液健康的技能演变无不诠释麻醉医师主导围手术期止血复苏的优势与发展方向。

(史计月)

参 考 文 献

1. Dutton RP. Haemostatic resuscitation. Br J Anaesth. 2012 Dec;109 Suppl 1:i39-i46.

2. Reed MJ[1], Lone N, Walsh TS. Resuscitation of the trauma patient:tell me a trigger for early haemostatic resuscitation please! Crit Care. 2011 Mar 1;15(2):126.

3. Bhananker SM1, Ramaiah R. Trends in trauma transfusion. Int J Crit Illn Inj Sci. 2011 Jan;1(1):51-6.

4. Sanjay M Bhananker and Ramesh Ramaiah。Trends in trauma transfusion. Int J Crit Illn Inj Sci. 2011 Jan-Jun;1(1):51-56.

5. Kim Y,Lee K,Kim J,Application of damage control resuscitation strategies to patients with severe traumatic hemor-

rhage：review of plasma to packed red blood cell ratios at a single institution. J Korean Med Sci. 2014 Jul；29(7)：1007-11.

6. Daemmrich A，Mohanty A. Healthcare reform in the United States and China：pharmaceutical market implications. J Pharm Policy Pract. 2014，7(1)：1-13.

7. Stewart M[1]，Brown JB，Donner A. The impact of patient-centered care on outcomes. J Fam Pract. 2000. 49(9)：796-804.

8. George L. Jackson，PhD，MHA；Benjamin The Patient-Centered Medical Home：A Systematic ReviewAnn Intern Med，2013，158(3)：169-178.

9. Berwick DM. Making good on ACOs' promise—the final rule for the Medicare shared savings program. N Engl J Med. 2011；365：1753-1756.

10. Paustian ML1，Alexander JA，El Reda DK，Partial and incremental PCMH practice transformation：implications for quality and costs. Health Serv Res. 2014；49(1)：52-574.

11. Leasure EL1，Jones RR，Meade LB，There is no "i" in teamwork in the patient-centered medical home：defining teamwork competencies for academic practice. Acad Med. 2013 May；88(5)：585-592.

12. Spahn DR. Anemia and patient blood management in hip and knee surgery：a systematic review of the literature. Anesthesiology. 2010，113(2)：482-495.

13. Catalano L1，Campolongo A2，Caponera M. Indications and organisational methods for autologous blood transfusion procedures in Italy：results of a national survey. Blood Transfus. 2014 Oct；12(4)：497-508.

14. So-Osman C，Nelissen RG，Koopman-van Gemert AW. Patient blood management in elective total hip-and knee-replacement surgery (Part 1)：a randomized controlled trial on erythropoietin and blood salvage as transfusion alternatives using a restrictive transfusion policy in erythropoietin-eligible patients. Anesthesiology. 2014，120(4)：839-851.

15. Menkis AH，Martin J，Cheng DC，et al Drug，devices，technologies，and techniques for blood management in minimally invasive and conventional cardiothoracic surgery：a consensus statement from the International Society for Minimally Invasive Cardiothoracic Surgery (ISMICS) 2011. Innovations (Phila). 2012；7(4)：229-41.

16. Engelbrecht S，Wood EM，Cole-Sinclair MF. Clinical transfusion practice update：haemovigilance，complications，patient blood management and national standards. Med J Aust. 2013 Sep 16；199(6)：397-401.

17. Oliver JC，Griffin RL，Hannon T，Marques MB. The success of our patient blood management program depended on an institution-wide change in transfusion practices. Transfusion. 2014，54(10 Pt 2)：2617-2624.

18. 史计月，高红旗，张庆磊."患者参与患者安全"管理与临床医生的健康教育. 医学与哲学：临床决策论坛版，2013，34(9)：95-96.

19. Willard-Grace R，DeVore D，Chen E H，et al. The effectiveness of medical assistant health coaching for low-income patients with uncontrolled diabetes，hypertension，and hyperlipidemia：protocol for a randomized controlled trial and baseline characteristics of the study population. BMC family practice，2013，14(1)：1-10.

20. Engelbrecht S，Wood EM，Cole-Sinclair MF. Clinical transfusion practice update：haemovigilance，complications，patient blood management and national standards. The Medical journal of Australia，2013，199(6)：397-401.

21. Wu Y，Wu Y，Wang J，et al. Quality Survey of 621 Clinical Blood Transfusion Records. Chinese Medical Record English Edition，2013，1(12)：501-503.

22. Dijkstra-Tiekstra MJ，van de Watering LMG，Rondeel J MM，et al. Implementation of a new platelet pooling system for platelet concentrates led to a higher corrected count increment after transfusion：a comparative observational study of platelet concentrates before and after implementation. Transfusion Medicine，2014，24(2)：99-104.

23. Saugel B，Klein M，Hapfelmeier A，et al. Effects of red blood cell transfusion on hemodynamic parameters：a prospective study in intensive care unit patients. Scandinavian journal of trauma，resuscitation and emergency medicine，2013，21(1)：21.

24. Murphy MF，Yazer MH. Measuring and monitoring blood utilization. Transfusion，2013，53(12)：3025-3028.

25. McEvoy MT，Shander A. Anemia，Bleeding，and Blood Transfusion in the Intensive Care Unit：Causes，Risks，Costs，and New Strategies. American Journal of Critical Care，2013，22(6)：eS1-eS13.

87 复杂颅内动脉瘤夹闭术的血流动力学管理新进展

一、引言

颅内动脉瘤是颅内血管异常改变而产生的血管瘤样突起,好发于脑底 Willis 动脉环及其主要分支上。颅内动脉瘤的发生率大约为 1% ~ 8%,仅次于脑血栓和高血压脑出血,排在颅内病变的第 3 位[1]。据统计,动脉瘤破裂出血后24h 内的病死率达 20%,1 周内的病死率达 40%,出血后 1个月内的病死率高达 50%[2]。复杂动脉瘤的自然病程更不乐观。前循环巨大动脉瘤的年破裂率约为 5%,后循环的年破裂率为 8% ~ 10%,5 年生存率只有 20%,动脉瘤越大越容易破裂造成蛛网膜下腔出血[3]。

目前手术夹闭动脉瘤和血管内介入栓塞治疗是颅内动脉瘤两种规范的治疗手段[4]。开颅动脉瘤夹闭术是近 50年来的主流治疗方式。自 1964 年 Kurze 将显微手术引入到夹闭颅内动脉瘤以来,动脉瘤瘤颈夹闭术一直是治疗颅内动脉瘤的最佳手段之一。手术治疗不仅能清晰地显现载瘤动脉,减少周围脑组织的损伤,还能有效地清除颅内积血和血肿,减轻脑血管痉挛。采用显微手术直接夹闭颅内动脉瘤一直是治疗颅内动脉瘤的"金标准"。随着神经麻醉学和显微神经外科技术的巨大发展,以及血管介入技术的提高和栓塞材料的不断改进,越来越多的患者有机会接受手术治疗。因此,近年来,由于动脉瘤的位置(颈动脉眼动脉段、后循环动脉瘤)、形态(梭形、宽颈、巨大等)、结构(夹层、瘤颈粥样硬化或钙化、外伤性假性动脉瘤)、血流(无代偿,不能耐受临时阻断)等因素,对手术或介入治疗均困难的动脉瘤,才能真正称为复杂动脉瘤[5]。

术中颅内动脉瘤破裂是神经外科手术的巨大灾难,将增加手术发病率和死亡率。术中动脉瘤破裂出血可以发生在手术过程中的任何环节,文献报道其发生率为 19% ~50%[6]。随着动脉瘤体积的增大,暴露、控制和使动脉瘤萎缩的难度均会增大,并且较大动脉瘤的瘤颈承受更大的血流冲击力,瘤壁的张力更大[7]。特别是难治性巨大动脉瘤,瘤体及瘤颈常出现粥样硬化斑块或钙化斑块,使得夹闭十分困难[8],手术风险进一步增加,即使经验十分丰富的医师

也难免术中动脉瘤破裂的发生。大量失血、急性脑膨出或因处理出血造成的损伤,可引起患者神经系统和其他器官不可逆性变化,导致手术失败并严重影响其预后。最为危险的情况是动脉瘤破裂发生于瘤颈和载瘤动脉尚未完全暴露前,这将使得临时阻断和确定出血点变得非常困难。必须指出,动脉瘤破裂的危害往往不是出血量,而是因出血致术野不清,从而导致盲目操作损伤脑组织及脑血管。

二、术中血流动力学管理策略

对于普通颅内动脉瘤手术,麻醉管理的最大风险在于诱导期。而对于复杂动脉瘤手术,术中分离载瘤动脉、暴露瘤体和放置动脉瘤阻断夹时如何有效预防动脉瘤的破裂及正确处理破裂的动脉瘤是手术成功的关键,也是对手术医师和麻醉医师的巨大挑战。

理想的状态是控制载瘤动脉的局部血供,降低瘤体张力,软化瘤壁,同时减少局部出血,为手术分离、暴露动脉瘤创造有利条件。当局部血流动力学管理策略的使用受到限制或效果不佳时,如何平稳地管理全身血流动力学防止动脉瘤破裂,以及一旦发生术中动脉瘤破裂如何及时有效的降低全身动脉血压协助手术医师控制出血,成为围手术期麻醉管理的重中之重。此时,运用切实有效的控制性降压技术意义重大,其作用在于①减少出血,为手术操作提供良好视野;②软化瘤壁,便于动脉瘤解剖、阻断;③一旦发生动脉瘤破裂出血,可以提供短暂的"无血"环境,对于确定出血部位和止血至关重要。

三、局部循环管理策略

目前国内外临床机构较多的是使用临时阻断夹阻断载瘤动脉来降低术中动脉瘤破裂率[9]。这一方法对全身血流动力学的影响较小,但有一定的局限性。此方法可能诱发术后脑缺血的发生,其原因在于暂时阻断技术可使被阻断血管血流缓慢、血管壁内皮细胞和平滑肌损伤、诱发附壁血栓形成。Ha 等[10]发现可以通过以下方法避免术后脑缺血

的发生:①术前 DSA 造影了解患者侧支循环代偿情况,对于侧支循环不佳的患者,术中应谨慎阻断载瘤动脉;②避免 SAH 急性期行动脉瘤夹闭手术使用临时阻断技术;③控制阻断时间在 10min 内,或间歇性放开临时阻断夹。另外 Munakata A 等[11]的研究表明夹闭时配合使用巴比妥类和依托咪酯类药物抑制脑代谢率和维持脑血流,注射依达拉奉等自由基清除剂防止缺血再灌注损伤均可有效预防术中临时阻断造成的症状性脑缺血。此外,对于瘤体巨大、形态复杂、暴露困难的复杂动脉瘤,临时阻断夹可能妨碍手术医师的操作视线并且阻挡了动脉瘤阻断夹的放置。

四、全身循环管理策略

对于全身循环管理策略的探索是伴随着神经外科手术的兴起和发展一同前进的。除了使用药物管理血流动力学,人们尝试使用各种非常规手段以期达到完美控制全身循环的目的。

(一) 药物管理策略

20 世纪 90 年代发表了数篇关于腺苷诱导的循环暂停技术用于颅内动脉瘤夹闭及止血的报道。2006 年,Hernesniemi 等[12]的研究推广了这一技术的运用。腺苷是内源性嘌呤核苷,能使房室结传导减慢,并对窦房结功能有负性变时作用。这些药理学特性使得腺苷能剂量依赖性的降低房室电活动而引起心动过缓、窦房结阻滞和窦性停搏。而且,快速的心率下降能迅速而显著的降低心排出量和平均动脉压(MAP)。当静脉注射一定剂量的腺苷,可以产生短暂的心搏暂停以及血流暂停。John F 等[13]报道了 24 例行开颅动脉瘤夹闭术中使用腺苷诱导全身低血压。在瑞芬太尼、小剂量吸入麻醉药和丙泊酚维持麻醉下,给予标准体重 0.3 ~ 0.4mg/kg 腺苷可获得持续低血压(收缩压 SBP<60mmHg)57s(26 ~ 105s)。其中 2 例发生短暂的血流动力学稳定的房颤,2 例术后肌钙蛋白>0.03ng/ml 不伴其他心功能不全证据,未发生于腺苷使用相关的神经系统改变。由于血浆和组织对腺苷的代谢迅速,其心血管作用持续时间短暂。因此,在动脉瘤夹闭术中使用腺苷诱发短暂的心搏骤停来实现循环骤停,以便于解剖动脉瘤和控制出血,此方法简单易行,更可用于未预期的术中动脉瘤破裂出血的急性处理。问题在于由于个体差异较大,给予腺苷之后发生循环骤停的起效时间和持续时间难以预计,动脉血压的降低程度也难以控制。而且麻醉药物的选择和用量也会对腺苷的作用效果产生影响,这将给手术操作带来很大困扰,给患者的安全也带来了隐患。腺苷诱导的循环暂停的远期安全性还需要更多术后研究证实。

(二) 深低温停循环技术(Deep Hypothermic Circulatory Arrest)

深低温停循环技术是处理颅内复杂动脉瘤,特别是后循环巨大动脉瘤的重要手段。停循环状态下,动脉瘤缩小,术者可在无血状态下进行动脉瘤的分离、夹闭和动脉瘤夹

的调整。低温条件下,脑组织酶活性降低,脑代谢下降,可延长脑对缺血及缺氧的耐受时间,同时低温可以增强巴比妥的脑保护作用。深低温停循环技术最早于 1938 年运用于神经外科手术[14]。20 世纪 60 ~ 70 年代发表了多篇该技术用于颅内动脉瘤的文献。2007 年,Mack 等[15]报道一组 66 例患者,67% 效果良好,20% 效果不良,死亡率为 12%。2011 年,Francisco A 等[16]分析了 103 例在颅内巨大或复杂动脉瘤夹闭术中采用深低温停循环技术的病例:平均循环暂停时间为 21.8min(2 ~ 72min),停循环期间平均体温为 17.2℃(12 ~ 20℃),围手术期死亡率 13.3%,出院患者随访 9.7 年,发病率和死亡率高达 31.4%。深低温停循环技术作为一项需要多学科协作的复杂技术,其神经系统、呼吸系统、循环系统和凝血系统等并发症高,正逐步被其他手段代替。

(三) 快速心室起搏(Rapid ventricular pacing,RVP)诱发的血流暂停技术

快速心室起搏(RVP)诱发血流暂停是循环管理的一种手段。是在术前为患者安置心脏临时起搏器,术中根据需要设置起搏心率,诱发室性心动过速,产生循环血流短暂的相对的静止,有效降低动脉血压。

快速心室起搏(RVP)技术问世已有 50 余年。随着经验的积累和不断的改进,RVP 诱发循环暂停技术逐渐成熟。因其降压稳定性好、风险小,自 20 世纪 90 年代开始,较多地运用于心血管疾病的诊断和治疗中使用,如主动脉瓣球囊扩张、胸主动脉瘤支架植入等[17]。目前仅有为数不多的欧美临床中心尝试性地将 RVP 技术引入脑血管手术,并获得了令人满意的效果。

RVP 诱发血流暂停产生低血压的作用机制与快速右室起搏引起室性心动过速相关。过快的心率和房室非同步使得心室充盈受限。同时,心尖电刺激导致的心室收缩活动障碍引发心室收缩功能下降,最终在不出现心搏停止的情况下产生循环血流相对静止,导致血压和脉压下降。

RVP 诱发血流暂停技术的并发症与植入和使用起搏电极相关。包括心脏穿孔、心脏压塞、心律失常(例如室性心动过速、心室颤动)、心肌梗死,气胸等。报道显示与血流暂停技术心内操作相关的并发症发生率为 0 ~ 3%,以室性快速性心律失常为主,通常可通过心脏电复律转复正常心律。

Vera S 等[18]报道了 12 例行开颅脑血管手术(11 例动脉瘤,1 例 AVM)使用 RVP 技术。术中 RVP 持续时间为 40s,RVP 初始频率 180 次/分,RVP 目标为平均动脉压(MAP)滴定至基础值的 50%。RVP 期间所有病例血压均迅速且显著下降(图 87-1),最大血压下降发生于 RVP 开始后的 3.2±0.7s,RVP 停止后正常窦性节律和血流动力学指标均即刻恢复。手术医师主观体会到随着血压下降,动脉瘤更易于暴露,夹闭时瘤壁明显软化易于处理。没有 RVP 相关并发症发生。与腺苷相比,在复杂颅内动脉瘤手术中运用 RVP 技术能有效降低动脉血压,效果确切、可控性好并且结果可逆,风险在可接受范围内。RVP 技术作为一种

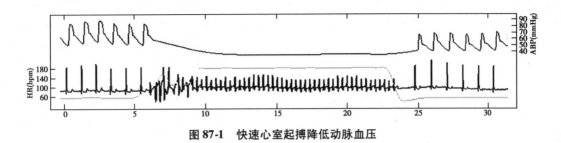

图 87-1　快速心室起搏降低动脉血压

安全有效的血流动力学管理策略,相关并发症发生率很低。然而,鉴于这些并发症均为严重心脏事件,仍然值得严肃对待。Saldien V 等[19]指出,RVP 技术必须在有充分紧急心脏事件训练(包括心脏手术)的临床中心进行。此外,进行 RVP 前必须进行严格的患者筛选,排除有冠状动脉病变和心脏瓣膜疾病的患者。这些因素使得该技术的运用受到限制。

五、神经系统围手术期监测

复杂动脉瘤夹闭手术难度高、风险大,围手术期除了常规麻醉监测项目以外,还需要进行相关神经系统功能监测。

脑电生理监测包括:脑电图(EEG)、诱发电位(EP)和肌电图等。颅内动脉瘤手术中,脑电图(EEG)、体感诱发电位(SEP)监测越来越多地被用于识别局部脑缺血。术中 EEG 波幅降低、频率减慢提示脑皮质供血障碍。SEP 监测大脑对术中临时阻断及控制性降压的耐受、载瘤及邻近重要血管的误夹及术中血管痉挛等。近年来,在颅内动脉瘤夹闭术中使用多种神经电生理监测逐渐成为趋势,这将有助于提高术中缺血事件的监测准确度[20,21]。对于前循环动脉瘤手术,主张进行体感诱发电位(SEP)、运动诱发电位(MEP)和脑电图(EEG)联合监测;对于后循环动脉瘤则主张进行体感诱发电位(SEP)、运动诱发电位(MEP)和脑干听觉诱发电位(BAEP)联合监测。

在颅内动脉瘤手术中,因局部或全身血流动力学管理引起的组织灌注压下降可能造成脑供血不足和脑组织缺氧,因此有必要进行脑代谢监测。脑代谢监测包括颈内静脉血氧饱和度(SjvO$_2$)和局部脑血氧饱和度(rSO$_2$)监测。SjvO$_2$ 是评估脑氧代谢的金标准,正常范围在 60% ~ 70% ,是对全脑的监测,不能反映某一局部的脑氧代谢变化。而 rSO$_2$ 监测虽然更有针对性,但其数值相当程度受到脑外血流的干扰,因此连续监测观察其动态变化更具临床意义。另外也可监测脑缺血性代谢产物,包括:葡萄糖、丙酮酸盐、乳酸盐等。

六、小结

为避免复杂颅内动脉瘤手术中发生动脉瘤破裂,对各种局部和全身血流动力学管理策略的研究和尝试从未停止。各种方法均有其优势和局限,重点在于如何针对不同病例,设计个体化的术中循环管理策略。而选择合适的神经系统功能监测对于手术操作和术中循环管理具有重要指导意义。

(平易　顾华华)

参 考 文 献

1. Pera J, Korostynski M, Krzyszkowski T. Gene expression profiles in human ruptured and unruptured intracranial aneurysms: what Is the role of inflammation? Stroke, 2010, 41 (2): 224-226.

2. Connors J J, Wojak J C. Interventional neur0radiology: strategies and practical techniques. Beijing: Science Press, 2001: 276-294.

3. Hanel RA, Spetzler RF. surgical treatment of complex intracranial aneurysms. Neurosurgery, 2008, 62 (Suppl): 1289-1297.

4. 毛颖. 脑动脉瘤治疗的规范与创新. 中华神经外科杂志, 2007, 23: 801-802.

5. 宋冬雷, 陈亮. 正确把握颅内破裂动脉瘤的手术时机. 中国脑血管病杂志, 2011, 08 (6): 284-286.

6. Schmidek HH 著, 王任直主译. 施来德克·斯威特神经外科手术学. 4 版. 北京: 人民卫生出版社, 2003: 1030-1037.

7. Yasui N, Nishimura H. Surgical treatment of unruptured intracranial aneurysms over the past 22 years. Neurol Med Chir, 2004, 44 (4): 155-161.

8. 陈劲草, 于加省, 何跃, 等. 颅内复杂动脉瘤的手术治疗. 中国临床神经外科杂志, 2006. 11: 647-649.

9. Woertgen C, Rothoerl RD, Albert R, et al. Effects of temporary clipping during aneurysm surgery. Neurol Res, 2008, 30 (5): 542-546.

10. Ha SK, Lim DJ, Seok BG, et al. Risk of stroke with temporary arterial occlusion in patients undergoing craniotomy for cerebral aneurysm. J Korean Neurosurg Soc, 2009, 46 (1): 31-37.

11. Munakata A, Ohkuma H, Nakano T, el al. Effect of a free radical scavenger, edaravone, in the treatment of patients with aneurismal subarachnoid hemorrhage. Neurosurgery, 2009, 64 (3): 423-428.

12. Hernesniemi J, Niemela M, Karatas A, et al. Some collect-

ed principles of microneurosurgery: simple and fast, while preserving normal anatomy: a review. Surg Neurol, 2005, 64 (3): 575-581.

13. John F, Dhanesh K, Bernard R, et al. Adenosine-induced flow arrest to facilitate intracranial aneurysm clip ligation: dose-response data and safety profile. Anesth Analg, 2010, 10(5): 1406-1411.

14. Guglielmi G, Vinuela F, Duckwiler G, et al. Endovascular treatment of posterior circulation aneurysms by electrothrombosis using lelctrically detachable coils. J Neurosurg, 1992, 77: 515-524.

15. Mack WJ, Ducmet AF, Angevine PD, et al. Deep hypothermic circulatory arrest for complex cerebral aneurysms: lessons learned. Neurosurgery, 2007, 60: 815-827.

16. Francisco AP, Robert FS, Patrick PH, et al. Cardiac standstill for cerebral aneurysms in 103 patients: an update on the experience at the Barrow Neurological Institute. J Neurosurg, 2011, (114): 877-884.

17. Kahn RA, Marin ML, Hollier L, et al. Induction of ventricular fibrillation to facilitate endovascular stent graft repair of thoracic aortic Aneurysms. Anesthesiology, 1998, 88 (2): 534-536.

18. Vera S, Tomas M, Margo R, et al. Rapid ventricular pacing for flow arrest during cerebrovascular surgery: revival of an old concept. Neurosurgery, 2012, 70(2): 270-275.

19. Saldien V, Menovsky T, Rommens M, et al. Rapid Ventricular Pacing for Flow Arrest During Cerebrovascular Surgery: Revival of an Old Concept. Neurosurgery, 2012, 70: 270-275.

20. Quinones HA, Alam M, Lyon R, et al. Transcranial motor evoked potentials during basilar artery aneurysm surgery: technique application for 30 consecutive patients. Neurosurg, 2004, 54(4): 916-924.

21. Neuloh G, Schramm J. Monitoring of motor evoked potentials and microvascular Doppler ultrasonography in cerebral aneurysm surgery. Neurosurg, 2004, 100(3): 389-399.

88 唤醒开颅手术的麻醉管理新进展

术中唤醒技术是在手术治疗癫痫时被引入的,接着被应用在幕上肿瘤、大脑深部电刺激和脑内重要功能区供血血管的外科手术治疗的麻醉管理中。在最近30年中,这项技术更多地应用在靠近重要神经功能区域的肿瘤切除术中,目的是在保护重要区域比如运动、感觉和语言区域的同时最大限度的切除病灶。在外科处理过程中,需要患者的积极参与来进行皮层定位,良好的大脑皮层地形图定位和患者对大脑皮层电刺激的反应能更好地引导着外科医师的术中决定。

尽管有多种麻醉策略可供选择,但用于唤醒开颅手术的麻醉方案大致可以划分为以下两种:监护麻醉管理(Monitered Anesthesia Care,MAC)和全身麻醉术中唤醒(也称为asleep-awake-asleep,AAA技术)。此种分类标准在国际文献上尚未得到确认,还需要更多的建议来确切定义唤醒开颅手术的麻醉方案。

MAC:患者处于镇静状态,保留自主呼吸,对叫唤姓名可以有反应(使用OAA/S评估量表进行镇静评分,评分≥3或者BIS值>60),也允许采用不同的装置对患者进行供氧或者在必要时进行辅助通气。

AAA:这项技术对患者施行深度镇静或者全身麻醉(OAA/S评分<3或者BIS<60),患者可以保留自主呼吸,用于供氧或者气道控制的装置往往可以进行机械通气。围手术期需要时(皮层定位或切除肿瘤期间)可以随时唤醒患者,拔除气道装置。

一、概述

(一) MAC

根据ASA定义,MAC是一种特殊的麻醉方案,它包括密切的监护和生命体征的支持,麻醉医师给予镇静、镇痛和催眠药物的同时,处理各类临床问题,并且在诊断和治疗过程中给患者提供心理支持。ASA建议MAC提供者必须做好各项准备,并且具备将此类麻醉方案及时转换为全身麻醉的能力。

因为丙泊酚和瑞芬太尼容易滴定、苏醒迅速并且苏醒

质量高,目前在神经外科手术和唤醒开颅手术中广泛使用。据研究,丙泊酚能降低大脑耗氧量,降低颅内压,具有潜在的抗惊厥特性和止吐特性,一般情况下,丙泊酚TIVA输注速度可以设定为2~3mg/(kg·h),使用TCI技术时效应室浓度设定范围在1~2μg/ml,瑞芬太尼TIVA输注速率为0.02~0.1μg/(kg·min),而使用TCI技术时效应室浓度通常在0.2~1ng/ml。近年来右美托咪定在唤醒麻醉中的使用日益增多,复合右美托咪定后达到目标镇静深度所需丙泊酚和瑞芬太尼的药量明显下降,应根据患者的镇静水平逐步调整输注速率。Chung,Y.H等单独将右美托咪定用于存在心脏疾患或抑郁症患者的唤醒麻醉中并顺利完成了手术。

在MAC方案中,首要的麻醉管理目标是保证气道通畅和足够的自主通气量。按照之前的定义,在这个麻醉技术中,气道管理是微小的、无创的,多数临床中心通过鼻导管或者面罩给患者供氧。鼻咽通气道也是一个好的选择,由于存在鼻孔出血的风险,采用此装置的中心并不多,但是一旦正确放置鼻咽通气道,患者大都可以很好地耐受。

MAC方案中的麻醉流程,通常是在皮层定位前15min停用丙泊酚和阿片类药物,在切除肿瘤和关硬膜时重新开启以维持此后手术阶段患者的镇静和镇痛。

(二) Asleep-awake-asleep技术

这项麻醉技术包含皮层定位前的全身麻醉,定位中的唤醒,定位后的再次诱导和气道的重新建立。AAA技术对麻醉医师的挑战在于平稳的唤醒和再诱导过程,而气道管理方式的选择是其中的焦点。从起初使用普通或者改良的可气道内使用局麻药的气管导管,到个别医生使用带套囊的口咽通气道进行辅助通气。目前多数医学中心使用喉罩,患者可保留自主呼吸或者进行机械通气,可在皮层定位前后都使用喉罩,也有人只是在手术的第一部分使用喉罩,而在皮层定位后施行MAC方案来结束手术(这种技术现在被命名为asleep-awake)。也有使用无囊喉罩(i-gel喉罩)、食管鼻咽腔导管等气道装置的报道,这些新型装置的特点均为置入简单且减少或者基本没有对气道的刺激。

丙泊酚和瑞芬太尼联合输注用以施行AAA技术最常

见。肌松剂使用的报道各家不一,总的原则是保证唤醒期间没有肌松残余。Ard etal. 发现复合使用右美托咪定可以减少其他药物的使用量,降低唤醒开颅手术不良事件的发生率,从而明显改善手术条件。

AAA 技术提供了良好的麻醉和气道支持,但是这种方法比 MAC 复杂得多,特别是气道装置重新置入阶段,通常应根据手术具体情况,在确保患者的气道安全的前提下,才考虑由有经验的人员再次置入气道装置,在无把握的情况下 Asleep-Awake 技术也是一个很好的选择。

二、麻醉目标

两种麻醉方案都有着共同的目标。

(一) 保持患者合作

提供最佳的镇痛;在手术各阶段充分镇静和抗焦虑;舒适的体位;防止恶心,呕吐和癫痫发作。

(二) 稳态

包括气道通畅和足够的通气;血流动力学稳定;控制颅内压。

(三) 避免对术中电生理监测的干扰

在整个手术过程中,必须注意镇静镇痛药物可能会对术中电生理的监测产生干扰。为了得到准确的大脑皮层地形图定位和避免对间期棘波的抑制,在进行皮层定位之前必须先停止给予神经安定药物和丙泊酚。阿片类药物对选择性激活间歇痫样活动特别有效,这种阿片药物诱导的癫痫棘波激活可以帮助外科医师在癫痫外科手术中选择确切的切除部位,但是这种特性无助于肿瘤手术。阿片类药物同时会激发眼球震颤,肌阵挛,肌肉僵直和抽搐样活动的神经兴奋症状,但是,瑞芬太尼在小剂量($0.1\mu g/kg \cdot min$)时,即使运用于唤醒期间也不影响大脑皮层地形图的定位。

只有完美达成上述目标才能保证患者的安全和手术的顺利开展。而要实施如此精准的麻醉方案,必须预先制订个体化的麻醉方案,也依赖于麻醉医师的经验和可供使用的麻醉装置。

三、术前评估

除了常规的麻醉前评估内容,麻醉医师更加关注那些对唤醒开颅术的麻醉管理影响较大的因素,尤其是那些影响围麻期风险/收益比的因素。专门针对施行唤醒开颅术的患者的术前评估包括以下几个方面:

(一) 气道

困难气管插管的预测(体格检查和以前的插管史),气道梗阻的风险(肥胖,睡眠呼吸暂停综合征,下颌退缩)。对潜在的呼吸睡眠暂停综合征患者的筛选尤其重要,评估着重于上呼吸道的体检,也可以采用简单的 STOPBANG 评分法来筛选此类患者,因为此类患者的气道管理是对麻醉医师的重大挑战。困难气道或者呼吸睡眠暂停综合征应该作为唤醒开颅术的一个绝对禁忌证。

(二) 癫痫病史

需要了解癫痫患者目前的药物治疗方案,抽搐发生的类型和频率。未控制的癫痫患者是此类手术的相对禁忌证。

(三) 恶心,呕吐

既往麻醉后恶心、呕吐以及晕动病的病史,提示此类患者应尽早给予预防性治疗。

(四) 颅内压的估计

病灶类型,放射征象和临床体征。对于保留自主呼吸的患者要保证其大脑松弛不是一件容易的事,特别是那些术前就存在颅高压的患者。术中脑膨隆会大大增加手术的难度和风险性,因此此术前对颅内压的估计也很重要。

(五) 出血风险

病灶的位置和性质,抗血小板药物治疗史。估计出血风险较大的患者建议给予留置中心静脉导管。

(六) 患者的合作性评估和麻醉前教育、焦虑程度、疼痛的耐受性、神经功能缺陷都应进行评估,已有严重语言功能障碍或者精神错乱的患者应被排除。唤醒开颅术过程中特别是皮层定位时需要患者的配合,而患者配合的程度不仅仅取决于麻醉医师对镇静、镇痛的良好掌控,很大程度上与患者的心理准备程度、患者的意志有关。良好的麻醉前教育可以提高患者的合作程度。首先麻醉医师和外科医师应向患者介绍唤醒开颅手术的重要性和必要性,然后介绍手术室的环境和整个手术过程,特别强调术中可能会出现的不适感比如头皮神经阻滞时的疼痛、长时间的体位固定、头架的固定、导尿管的刺激、口干等。如果有可能让患者术前参观手术室,将有利于减轻患者的焦虑感。外科医师必须针对功能测试做多次培训,让患者了解功能测试中他的角色以更好地完成皮层定位。

四、局部麻醉

麻醉管理经常包括头皮神经阻滞,而且需要保证 8h 以上的阻滞时效。头皮神经阻滞包括六组神经,也有医疗中心只进行颈浅丛神经的阻滞,以及浸润头架上 3 个头钉固定的位置和手术切口。

(一) 耳颞神经(三叉神经下颌支):定位颞浅动脉与耳屏之间,3~5ml。

(二) 颧颞神经(颧神经颞支,开始起源于三叉神经上颌支):定位颧弓与眉弓交界。建议浅层和深层都注射局麻药,因为颞肌上区域是术后疼痛最常报道的区域。

(三) 眶上神经(额神经根部,起源于三叉神经眼支):从鼻根部浸润到眼中部。

(四) 滑车上神经(额神经根部,起源于三叉神经眼支):和眶上神经一起阻滞。

(五) 枕大神经(C2 神经后支):枕动脉旁。

(六) 枕小神经(C2 和 C3 的前支):距枕大神经外侧 2.5cm 区域。

通常建议行双侧头皮神经阻滞,国外报道浸润大约需要40～60ml麻醉药物容量,根据我们中心的临床实践,大多只需要20～40ml的局麻药容量。大容量的局麻药和丰富的头皮血供非常容易造成局麻药中毒,肾上腺素的使用(5ug/ml,1:200 000)既能使局麻药血浆浓度的上升速度最小化,又能延长阻滞时间。临床上在阻滞后15min内最应该提高局麻药中毒的警觉。鉴于唤醒开颅手术开展有百年的历史,文献报道中布比卡因仍是最多报道的局麻药,但考虑到局麻药中毒的可能,罗哌卡因和左旋布比卡因是目前较推荐使用的局麻药。1988年Archer报道了唤醒开颅手术中局麻药中毒的临床病例,这也是唯一的文献报道。

五、术中监测

术中监测通常包括心电图,有创和无创血压,脉搏血氧饱和度,呼吸频率,$EtCO_2$,体温监测和尿量。如果预计出血较多,建议留置中心静脉导管。有创血压监测并不是必需的,但是可以用来实时监测血压的波动和方便血气分析。根据所选用气道装置的不同,$EtCO_2$的监测方法也不尽相同,监测$EtCO_2$可用来评估患者是否处于低通气状态,防止CO_2过度蓄积。BIS监测在全麻或者镇静阶段非常有用,也可以用来评估唤醒醒期间皮层定位时患者的清醒程度。多数作者仍采用临床镇静评分方法比如OAA/S评分法。

六、并发症和预防

唤醒开颅手术术中最常见的并发症是气道梗阻或者低通气,恶心、呕吐,癫痫发作和患者的不合作。其次还有高血压,低血压,心动过速等,而局麻药中毒非常少见。一旦发生这些并发症,唤醒开颅手术进程都有可能被迫终止进而转为全身麻醉。而这些并发症的发生率与麻醉医师的经验相关。

防止气道梗阻和低通气是唤醒开颅术麻醉管理中的重要一环。气道梗阻和低通气往往因过度镇静所致,其导致的低氧血症和高碳酸血症会引发颅内压升高,从而影响手术。预防措施应该从术前评估气道开始,对于气道梗阻风险较高的患者采用侵入性气道装置或者采取AAA技术是较好的选择。而如果属于困难气道或者是呼吸睡眠暂停综合征的患者,那么该病例本身应该被排除在唤醒开颅手术适应证之外。只通过面罩行自主呼吸的病例,必须监测呼末CO_2,并且时刻注意镇静深度。最后,还要注意头部的位置,过屈或者过度扭转都可能更容易导致气道梗阻或者给再次置入气道装置增加难度。

恶心呕吐是另一个值得重视的常见不良事件,术中的恶心呕吐往往会引发患者的躁动和不合作。据报道,术中恶心伴或不伴有呕吐的发生率在0.8%～8%不等。预防措施包括预防性地给予5-羟色胺拮抗剂或者甲氧氯普胺、糖皮质激素、使用丙泊酚和限制给予阿片类药物。但是据研究唤醒麻醉术后呕吐的发生率与肿瘤的良恶性或者影像学提示是否有中线移位并没有显著相关性。

癫痫发作在癫痫病灶切除手术中更常见,但是也较常见于肿瘤切除手术皮层定位电刺激过程中。癫痫发作往往与抗癫痫药物血药浓度过低、刺激技术、麻醉药物(阿片类药物和神经安定药)相关。预防工作在术前评估时就应该开始,术中应注意补充抗癫痫药物。在预防癫痫发作中很重要的一点就是皮层电刺激时尽量采用单个刺激而不是成串刺激,因为据报道成串电刺激诱发癫痫的几率高达20%。皮层定位过程中癫痫发作使用冷盐水冲洗大脑皮层有助于终止癫痫。

患者的不合作可以表现为情绪激动、烦躁不安或者躁动,这严重影响功能试验的施行。增加患者合作度的措施包括术前良好的心理准备,术中镇静充分、适当,镇痛完全,舒适的体位和缩短手术时间。

唤醒开颅术中出现的高血压和心动过速很容易控制,可以通过充分镇痛和给予血管扩张药物或者β-受体阻滞剂来防治。

七、结论

唤醒开颅术的麻醉管理对于麻醉医师来说是一个挑战。事实证明绝大部分患者都可以耐受唤醒开颅手术过程,使得这一麻醉方式已经开始应用于小儿患者的开颅手术中。在排除患者和设备的因素后,麻醉医师的能力和经验在更大程度上决定了是采用MAC技术还是AAA技术。无论采取哪种技术,麻醉医师都要做好完善术前评估和准备,制订个体化的麻醉计划,术中应能熟练掌控麻醉方案,给予患者必要的心理支持,及时处理并发症,时刻做好转成全身麻醉的准备。

(胡晓炳　顾华华)

参 考 文 献

1. Bulsara, K. R. , J. Johnson and A. T. Villavicencio, Improvements in brain tumor surgery: the modern history of awake craniotomies. Neurosurg Focus, 2005. 18(4): p. e5.

2. F. Piccion, M. Fanzio. current review in awake neurosury. Minerva Anestesiol 2008; 74: 393-408.

3. American Society of Anesthesiologist (ASA). Distinguishing monitored anesthesia care (MAC) from moderate sedation/analgesia (conscious sedation). Available from: www. asahq. org.

4. Chernik DA, Gillings D. Validity and reliability of the Observer's Assessment of Alertness/Sedation Scale: study with intravenous midazolam. J Clin Psychopharmacol 1990; 10: 244-51.

5. Costello TG, Cormack JR. Anesthesia for awake craniotomy: a mordern approach. J Cli Neurosci 2004; 11: 16-9.

6. Picht T, Kombos T. Multimodal protocol for awake craniotomy in language cortex tumour surgery. Acta Neurochir

（Wien）2006；148；127-38.

7. Whittle IR，Midgley S，Georges H，et al. Patient perceptions of 'awake' brain tumour surgery. Acta Neurochir（Wien）2005；147；275-277.

8. Audu PB，Wilkerson C. Plasma ropivacaine levels during awake intracranial surgery. J Neurosurg Anesthesiol 2005；17；153-5.

9. Sibergeld DL，Mueller WM. Use of propofol for awake craniotomies：technical note. surg Neurol 1992；38；27 1-2.

10. Herrick IA，Craen RA. Propofol sedation during awake craniotomy for seizure：patient controller administration versus neurolep analgesia. Anesth Analg 1997；84；1285-91.

11. Gignac E，Manninen PH. Comparison of fentanyl，sufentanil and alfentanil during awake craniotomy for epilepsy. Can J Anaesth 1993；40；421-4.

12. Herrick IA，Craen RA. Propofol during awake craniotomy fir seizures：electrocorticographic and epileptogenic effects. Anesth Analg 1997；84；1280-4.

13. Keifer JC，Dentchev D. A restrospective analysis of a remifentanil/propofol general anesthetic for craniotomy before awake funcional brain mapping. Anesth Analg 2005；101；502-8.

14. Tijero T，Ingelmo I. Usefulness of monitoring brain tissue oxygen pressure during awake craniotomy for tumor resection. J Neurosurg Anesthesiol 2002；14；149-52.

15. Penfield W，Pasquer A. Combined regional and general anesthesia for craniotomy and cortical exploration. Anesth Analg1954；33；145-64.

16. Hall K. Baldwin M. succynilcholine drip during craniotomy. Anesthesiology 1959；20；65-70.

17. Ingvar DH，Jeppsson ST. A new form of anesthesia in surgical treetment of focal epilepsy. Acta Anaesthesiol Scand 1959；3；111-21.

18. Weiss FR，Schwartz R. Anaethesia for awake craniotomy. Can J Anaesth 1993；40；1003.

19. Huncke K，Van de Wiele B. The asleep-awake-asleep anesthetic technique for intraoperative language mapping. Neurosurgery 1998；42；1312-6.

20. Audu PB，Loomba N. Use of cuffed oropharygeal airway（COPA）for awake intracranial surgery. J Neurosurg Anesthesiol 2004；16；144-6.

21. Tingier KW，Joshi GP. Use of laryngeal mask airway during awake craniotomy for tumor resection. J Clin Anesth 2000；12；592-4.

22. Blanshard HJ，Chung F. Awake craniotomy for removal of intracranial tumor：consideratons for early discharge. Anesth Analg 2001；92；89-94.

23. Bekker A，Sturaitis MK. Dexmedetomidine for neurological surgery. Neurosurgery 2005；57；1-10.

24. Bhana N，Goa KL. Dexmedetomidine. Drugs 2000；59；263-8.

25. Hall J，Uhrich T. Sedative，amnestic and analgesic properties of small-dose dexmedetomidine infusions. Anesth Analg2000；90；699-705.

26. Arain SR，Ruehlow RM. the efficacy of dexmedetomidine versus morphine for postoperative analgesia after major impatient surgery. Anesth Analg2004；98；253-8.

27. Bekker AY，Kaufman B. The use of ddexmedetomidine infusion for awake craniotomy. Anesth Analg 2001；92；1251-3.

28. Mack PF，Perrine K. Dexmedetomidine and neurocognitive testing in awake craniotomy. J Neurosurg Anesthesiol 2004；16；20-5.

29. Ard JL，Bekker AY. Dexmedetomidine in awake craniotomy：a technical note. Surg Neurol 2005；63；114-7.

30. Berkenstadt H，Perel A，Hadani M，et al. Monitored anesthesia care using remifentanil and propofol for awake craniotomy. J Neurosurg Anesthesiol 2001；13；246-249.

31. Tobias JD，Jimenez DF. Anaesthetic management during awake craniotomy in a 12-year-old boy. Paediatr Anaesth 1997；7；341-344.

32. Maertens dN，Born JD，Hans P，et al. Intraoperative localisation of the primary motor cortex using single electrical stimuli. J Neurol Neurosurg Psychiatry 1996；60；442-444.

33. Archer DP，McKenna JM，Morin L，et al. Conscious-sedation analgesia during craniotomy for intractable epilepsy：a review of 354 consecutive cases. Can J Anaesth 1988；35（4）；338-344.

34. Welling EC，Donegan J. Neuroleptanalgesia using alfentanil for awake craniotomy. Anesth Analg 1989；68；57-60.

35. 施宏，梁伟民，张军. 丙泊酚靶浓度对开颅术中唤醒时间的影响. 复旦学报（医学版），2008，Sep，35（5）；651-653.

36. Chung，Y. H.，et al.，Anesthetic management of awake craniotomy with laryngeal mask airway and dexmedetomidine in risky patients. Korean J Anesthesiol，2012. 63（6）；p.573-5.

37. Ouyang，M. W.，et al.，Comparison of postoperative nausea between benign and malignant brain tumor patients undergoing awake craniotomy：a retrospective analysis. Curr Med Res Opin，2013. 29（9）；p.1039-44.

38. Ouyang，M. W.，et al.，Does midline shift predict postoperative nausea in brain tumor patients undergoing awake craniotomy？A retrospective analysis. Curr Med Res Opin，2013. 29（9）；p.1033-8.

39. Balogun，J. A.，et al.，Pediatric awake craniotomy and intra-operative stimulation mapping. J Clin Neurosci，2014.

40. Cai，T.，et al.，Oesophageal naso-pharyngeal catheter use for airway management in patients for awake craniotomy. Br J Neurosurg，2013.27（3）；p.396-7.

89 颅内动脉瘤夹闭术围手术期麻醉处理新进展

颅内动脉瘤为颅内动脉壁上的异常突起,好发于脑底大动脉上,常伴管壁结构的薄弱和缺损。据统计,每13 000人中,每年就有一名蛛网膜下腔出血(subarachnoid haemorrhage,SAH)的患者,而引发SAH的原因中,颅内动脉瘤占51%。该病多见于青、中年患者,起病急、症状重,手术死亡率达1.9%,术后动脉痉挛发生率41%~72%,脑梗死率为22%。颅内动脉瘤夹闭术手术部位深、视野小;阻断载瘤动脉或钳夹瘤体时易发生血管破裂和脑动脉痉挛;手术对脑组织的牵拉压迫或电凝止血,均可造成术野周边或其供血区不同范围和程度的脑组织缺血缺氧性损害;动脉瘤患者多以蛛网膜下腔出血就诊,因此即使术中成功夹闭动脉瘤,术后仍需出现脑血管痉挛,加重神经功能损害。如何保障颅内动脉瘤夹闭术的顺利进行和围手术期安全是需要神经外科麻醉医师认真思考的课题。我们总结了近三年来我院在颅内动脉瘤夹闭术麻醉过程中取得的一些临床经验,并就一些与患者预后密切相关的热点问题展开讨论,希望对临床工作有所帮助。

一、颅内动脉瘤破裂病理生理学机制新进展

(一) 脑血流(cerebral blood flow,CBF)的自动调节功能

因动脉瘤破裂引发的蛛网膜下腔出血(subarachnoid haemorrhage,SAH)会造成CBF和脑代谢率(cerebral metabolic rate of oxygen,CMRO$_2$)的下降,通常伴有脑血管自动调节功能受损,脑血管自动调节曲线右移,即在相同的脑灌注压(cerebral perfusion pressure,CPP)下,SAH患者CBF减少。因CPP=平均动脉压(mean arterial pressure,MAP)-颅内压(intracranial pressure,ICP),临床上我们会发现这样一种现象,即采用药物适当升高血压后,患者的临床症状会出现一定程度的减轻,这主要是MAP升高导致CPP升高,而CBF=CPP/脑血管阻力(cerebral vascular resistance,CVR),从而使CBF增加的结果。同时也提醒我们在处理继发于动脉瘤的SAH过程中,要谨慎防止血压下降造成CBF减少,引起脑缺血程度的加重。

(二) 心功能障碍

SAH常伴有体动脉和肺动脉高压、心律失常、心肌损伤,据报道SAH患者中,因神经源性肺水肿引发心电图异常的比率为25%~100%;有17%~28%的患者血清肌钙蛋白升高;37%的患者CK-MB同工酶增加;而左心室功能障碍的发生率为8%~30%。这是因SAH引发的神经源性心肌顿抑综合征(可逆性左心室功能障碍、心源性休克、肺水肿)的表现。其发生机制是SAH引发交感神经兴奋,导致儿茶酚胺释放增加,从而引发心肌细胞钙超载和坏死的发生。

神经源性心肌顿抑综合征的程度与神经功能障碍的严重程度密切相关,多为可逆性,不需要特殊治疗,在SAH治疗好转后往往能够自愈,但当低血压、肺水肿及左心室功能障碍较严重时,也给予适当的循环支持治疗。

(三) 电解质失衡

SAH多伴有低钠血症、低钾血症、低钙血症和低镁血症。据报道,SAH患者低钠血症的发生率为30%,由脑性盐耗综合征或抗利尿激素分泌失调综合征(SIADH)造成。脑性盐耗综合征是由于脑源性及心源性利尿钠肽释放增加,从而造成低钠血症和血容量不足。目前对脑性盐耗综合征的治疗主要是输注生理盐水,紧急情况下也可输入高渗盐水。适当给予氢化可的松有利于缓解低钠血症和血容量不足。对于SIADH的患者虽然理论上应限制液量,但在临床上对于SAH患者应保持正常甚至稍高的血容量状态。

二、颅内动脉瘤夹闭术麻醉处理新进展

开颅动脉瘤夹闭麻醉的一般原则包括:①控制动脉瘤透壁压(transmural pressure gradient,TMPG);②维持CPP,并保证供氧充分;③避免ICP的急剧升高;④提供最佳手术野;⑤促进患者术后早期苏醒。通过检索该手术临床麻醉的最新进展并结合我院近三年来取得的一些经验,分别从以下几方面加以介绍。

(一) 麻醉药物的选择

常用全麻药物对CBF、CMRO$_2$及ICP的影响见表89-1。

437

表 89-1 全麻药物对 CBF、CMRO$_2$ 及 ICP 的影响

药物	CBF	CMRO$_2$	ICP
吸入麻醉药			
异氟烷	↑/↑↑	↓↓↓	↑
七氟烷	↓/ø	↓↓↓	ø/↑
地氟烷	↑/↑↑	↓↓↓	ø/↑
N$_2$O	↑/↑↑	↑/↑↑	↑/↑↑
静脉麻醉药			
巴比妥类	↓↓/↓↓↓	↓↓↓	↓↓/↓↓↓
依托咪酯	↓↓/↓↓↓	↓↓↓	↓↓/↓↓↓
丙泊酚	↓↓/↓↓↓	↓↓↓	↓↓/↓↓↓
苯二氮䓬类	↓/↓↓	↓/↓↓	ø/↓
阿片类	ø/↓	ø/↓	ø/↑

↑或↓,轻度升高或降低;↑↑或↓↓,中度升高或降低;↑↑↑或↓↓↓,大幅度升高或降低;ø,无作用

因吸入麻醉药多具有升高 ICP 的作用,且有文献报道,全凭静脉麻醉因具有降低 ICP,增加 CPP 的作用而更适宜在神经外科手术中应用,所以我们在临床多选用丙泊酚—阿片类药物—非去极化肌松剂施行全凭静脉麻醉。对术前症状轻微或仅有少量出血的患者,也可考虑应用异氟烷或七氟烷,但应避免使用 N$_2$O。由于吸入麻醉药对 CBF、CMRO$_2$ 及 ICP 的影响是剂量依赖性的,因此要将其浓度控制在 1MAC 以下,Kurita 等研究还发现,当七氟烷的浓度超过 3% 时,会使脑电图产生癫痫样棘波,值得引起我们的注意。对于术前发生脑水肿的患者,应禁用任何吸入麻醉药。

我们应用芬太尼术中间断静脉注射或瑞芬太尼持续泵注。瑞芬太尼是一类超短效的麻醉性镇痛药,在提供良好镇痛的同时,还具有降压作用。我们应用瑞芬太尼 0.05 ~ 0.15mg 来抑制上头架时因疼痛刺激造成的血压突然升高,在 SAH 急症手术中要避免使用非甾体类解热镇痛药,因为其有增加出血量的危险。

(二) 控制 TMPG,维持 CPP

TMPG 和 CPP 是颅内动脉瘤手术中需要慎重处理的一对矛盾对立统一体,维持二者的动态平衡对于保障手术的顺利进行及改善患者的预后至关重要。CPP 为脑灌注压,CPP=MAP-ICP,而 TMPG 在数值上与 CPP 相等,在动脉瘤夹闭术中要尽量降低 TMPG 以减少动脉瘤破裂的危险,同时又要维持充足的 CPP 以保证脑组织的供氧和供血。我们总结的临床经验是:在维持适当麻醉深度的基础上,在刺激发生之前预防性给予丙泊酚、艾司洛尔或瑞芬太尼等短效药物以对抗置入喉镜、气管内插管、摆放患者体位及放置头架等造成的患者血流动力学的巨大波动,在动脉瘤彻底夹闭之前要将血压维持于术前水平;在硬膜打开之前不要过度降低 ICP,以防因 TMPG 骤然升高造成动脉瘤破裂;对于 ICP 已明显升高的患者要叮嘱手术医师缓慢打开硬膜,

防止因 ICP 骤降造成动脉瘤破裂。同时还要注意在硬膜打开之后,也不要盲目减浅麻醉,以防发生术中知晓和体动反应。

通常我们参照 Hunt 及 Hess 分级法(表 89-2),对不同级别的患者采取不同的麻醉诱导方法。

表 89-2 Hunt 及 Hess 分级法

Ⅰ	无症状,或有轻微头痛和颈强直
Ⅱ	头痛较重,除动眼神经等脑神经麻痹外,无其他神经症状
Ⅲ	轻度意识障碍、躁动不安和脑症状
Ⅳ	半昏迷、偏瘫,早期去脑强直和自主神经障碍
Ⅴ	深昏迷、去脑强直,濒危状态

由于 Ⅰ、Ⅱ 级患者的 ICP 多正常,因此可以耐受 CPP 的轻度降低而不发生急性脑缺血,对这类患者我们在诱导中允许血压下降的限度为基础值的 20%,这样就可以消除气管内插管造成的血流动力学波动。由于 Ⅲ 级以上的患者术前已经存在 ICP 升高和 CPP 降低,并多合并脑缺血的表现,因此在麻醉诱导中我们要谨慎处理,既要防止高血压增加动脉瘤破裂的风险,又要避免低血压进一步降低 CPP 而加重脑缺血。通常我们在诱导过程中间断注射肾上腺素 25 ~ 100μg/次来维持血压的恒定,尽量将血压维持于术前水平。

(三) 控制性降压问题的思考

传统观念认为,降低血压可以降低 TMPG,从而在动脉瘤夹闭过程中减少瘤体破裂的危险。近年来,随着对脑缺血病理生理学改变认识水平的提高,人们逐渐认识到控制性降压可以造成 CPP 的下降,增加术后脑血管痉挛的发生率,因此控制性降压已不再作为颅内动脉瘤夹闭术中的常规使用技术。

目前临床上采用临时阻断法来降低局部瘤体的压力，但我们应注意阻断时间不应超过2分钟，以防局部脑组织 PO_2 下降，PCO_2 升高而发生术后脑缺血。另外我们还要注意在临时阻断过程中不仅不能降低血压，还要使 MAP 稍高于基础水平，以保障脑组织充足的血供，但要及时与手术医师沟通，以防止临时阻断夹突然松开而造成动脉瘤破裂。

（四）临时阻断过程中的麻醉处理

临床上常采用临时阻断载瘤动脉的方法来降低 TMPG，从而为动脉瘤的永久性夹闭提供更为便利的手术条件。但作为一名麻醉医师应该注意的是，临时阻断时间不应超过 60～120s，如超过此时限，则应从麻醉角度采取必要的脑保护措施。

1. 提高吸入氧浓度（FiO_2）　临床上常用提高 FiO_2 的方法来增加脑组织氧供。目前有一系列研究证实了常压下高氧血症对脑组织的保护作用。我们通常的做法是，在临时阻断载瘤动脉时暂时提高 FiO_2 至 100%，完成阻断后，即降低 FiO_2 至 50%。

2. 巴比妥类药物　在临时阻断开始时，可给予巴比妥类药物（如硫喷妥钠）来减少 CMRO₂，硫喷妥钠的最大剂量可达到 1g，但同时要给予去氧肾上腺素 25～100μg，以防出现低血压。我们在颅内动脉瘤夹闭术临时阻断开放即刻靶控输注丙泊酚（血浆靶浓度 1.2μg/ml），同时下调七氟烷吸入浓度，维持 BIS 值 40～60 范围内至手术结束。研究发现，丙泊酚 1.2μg/ml 可有效抑制脑脊液压力（cerebralspinal fluid pressure，CSFP）的升高，增加 γ-生育酚（γ-tocopherol，γ-T）浓度，降低 F_2-异前列腺素浓度（F_2-isoprostanes，F_2-IsoPs）浓度，具有后处理保护作用。

3. 适当升高血压　在临时阻断过程中，可给予去氧肾上腺素使血压较基础值提高 20% 左右，以增加对阻断部位远端的逆向血供，但要注意，这一操作有增加手术野出血的危险，应慎重使用。当临时阻断的时间超过 10min 时，要实施低温麻醉来进行脑保护。

（五）平稳的麻醉复苏

对于术前症状较轻的 Hunt-Hess Ⅰ、Ⅱ级患者，如果术中临时阻断时间较短、无明显脑肿胀、术毕自主呼吸恢复、能遵嘱合作，则可及时拔除气管导管。在拔管之前给予艾司洛尔 10～20mg 或佩尔地平 0.1～0.2mg 可预防拔管过程中的动脉压升高，减少再出血的发生。但我们要注意，在拔管之前要对 $PetCO_2$ 进行监测，保证其在正常范围内，防止因 CO_2 蓄积出现 ICP 升高。

三、从麻醉学角度探讨围手术期脑血管痉挛的防治新要点

（一）病理生理学机制

脑血管痉挛是动脉瘤术后主要的并发症，其发生率高达 41%～72%，也是颅内动脉瘤夹闭术患者发生术后死亡及预后不良的重要原因。其发生机制目前还不清楚，可能与以下因素有关：①SAH 引发动脉平滑肌细胞收缩和舒张功能障碍；②积聚的血液分解产物直接引起血管收缩；③血管壁结构的改变；④免疫机制介导血管收缩。脑血管痉挛的后果是造成 ICP 升高，从而使 CBF 下降，痉挛血管的供血区可出现不同范围和程度的脑组织缺血缺氧性损害。

（二）围手术期与脑血管痉挛密切相关的麻醉性因素及处理要点

1. 血流动力学及血容量调控与脑血管痉挛　患者由于禁食、术中出血和体液丧失，低血容量在围手术期较为常见。严重的低血容量会导致脑血流降低，增加脑血管痉挛风险。脑血管痉挛又会加重颅内压增高，从而形成神经功能障碍的恶性循环。另一方面，体液超负荷（颅内动脉瘤夹闭术中传统的高血容量治疗）会增加尿量及心脏负荷，但对与提高脑灌注压却毫无裨益。一旦肺充血和水肿，低氧的动脉血导致组织氧供进一步减少，加重脑损伤。因此颅内动脉瘤夹闭术中传统 3-H 治疗（高血容量，高血压，血液稀释）中的"高血容量"及"血液稀释"已受到质疑：即在心肺功能障碍动脉瘤患者围手术期应用要慎重应用。目前临床提倡通过维持正常血容量的药物诱导性高血压和动脉内气囊治疗来防治脑血管痉挛。

2. 血糖调控目标与脑血管痉挛　蛛网膜下腔出血后高血糖的发生机制主要与抗调节激素、细胞因子大量释放及外周组织胰岛素抵抗密切相关。高血糖后脑组织血流减少，处于低灌流状态，自动调节障碍最终导致钙离子内流，从而造成神经元及血管内皮细胞不可逆损害，因此高血糖是蛛网膜下腔出血后脑血管痉挛发生的高危因素之一。但是研究也证明，过度控制血糖将引发低血糖，也会增加脑血管痉挛发生率。目前认为重症患者血糖浓度在 180mg/dl（10mmol/L）及其以下是可以接受的。

3. 电解质紊乱对脑血管痉挛的影响　蛛网膜下腔出血的患者中三分之一会出现低钠血症，其机制可能是由于发生了脑性耗盐综合征（CSWS）。CSWS 会引起尿性排钠，总血容量降低，进而出现症状性脑血管痉挛风险，因此积极治疗低钠血症至关重要。其他电解质紊乱，如低钾血症、低钙血症、低镁血症都及时纠正，同时也应重视其他引起脑血管痉挛的因素，如甲状腺功能减退、糖皮质激素缺陷等。

4. 颈交感神经节阻滞　He 等对雄性白兔进行研究表明，颈交感神经节阻滞能够明显扩张脑血管，增加脑血流速度，降低蛛网膜下腔出血后的脑血管痉挛风险，同时提高血浆和脑脊液中一氧化氮（NO）的浓度及活性，有助于促进神经功能恢复。Treggiari 等在蛛网膜下腔出血后脑血管痉挛的患者中应用局部颈交感神经阻滞来提高脑灌注，并对其可行性和安全性进行了评价。他们在 9 例有延迟性缺血性神经功能障碍患者中，通过血管造影证实其存在脑血管痉挛，注射局麻药阻滞颈交感节后发现所有患者脑灌注明显提高，但血管口径没有明显改变。因此颈交感神经节阻滞可以作为脑血管痉挛的辅助治疗，以改善脑灌注。

四、结语

总之,颅内动脉瘤夹闭术是一类高风险性手术,麻醉医师必须充分了解其病因学、病理生理学知识及可能出现的各种意外和并发症,做到心中有数,与手术医师的及时沟通和积极配合也是决定手术成败及患者转归的关键性因素。

（王海云　王国林）

参 考 文 献

1. Korja M,Lehto H,Juvela S. Lifelong rupture risk of intracranial aneurysms depends on risk factors:a prospective Finnish cohort study. Stroke,2014,45(7):1958-1963.

2. Dhar R,Diringer MN. Relationship between angiographic vasospasm,cerebral blood flow,and cerebral infarction after subarachnoid hemorrhage. Acta NeurochirSuppl. 2015,120:161-165.

3. Penn DL,Komotar RJ,Sander Connolly E. Hemodynamic mechanisms underlying cerebral aneurysm pathogenesis. J Clin Neurosci,2011,18(11):1435-1438.

4. Liang CW,Chen R,Macri E,et al. Preadmission beta-blockers are associated with decreased incidence of neurogenic stunned myocardium in aneurysmal subarachnoid hemorrhage. J Stroke Cerebrovasc Dis,2013,22(5):601-607.

5. Diringer MN. Management of aneurysmal subarachnoid hemorrhage. Crit Care Med. ,2009,37(2):432-40.

6. Lazaridis C,Pradilla G,Nyquist PA,et al. Intra-aortic balloon pump counterpulsation in the setting of subarachnoid hemorrhage,cerebral vasospasm,and neurogenic stress cardiomyopathy. Case report and review of the literature. Neurocrit Care,2010,13(1):101-108.

7. Ibrahim GM,Macdonald RL. Electrocardiographic changes predict angiographic vasospasm after aneurysmal subarachnoid hemorrhage. Stroke,2012,43(8):2102-2107.

8. Priebe HJ. Aneurysmal subarachnoid haemorrhage and the anaesthetist. Br J Anaesth. ,2007,99(1):102-18.

9. Hans P,Bonhomme V. Why we still use intravenous drugs as the basic regimen for neurosurgical anaesthesia. Curr Opin Anaesthesiol,2006,19(5):498-503.

10. Kurita N,Kawaguchi M,Hoshida T,et al. The effects of sevoflurane and hyperventilation on electrocorticogram spike activity in patients with refractory epilepsy. Anesth Analg,2005,101(2):517-523.

11. Alfotih GT,Li F,Xu X,et al. Risk factors for re-bleeding of aneurysmal subarachnoid hemorrhage:Meta-analysis of observational studies. Neurol Neurochir Pol,2014,48(5):346-355.

12. van Gijn J,Kerr RS,Rinkel GJ. Subarachnoid haemorrhage. Lancet,2007,369(9558):306-318.

13. Cerejo A,Silva PA,Dias C,et al. Monitoring of brain oxygenation in surgery of ruptured middle cerebral artery aneurysms. Surg Neurol Int. ,2011,2:70.

14. Kundra S,Mahendru V,Gupta V,Choudhary AK. Principles of neuroanesthesia in aneurysmal subarachnoid hemorrhage. J Anaesthesiol Clin Pharmacol,2014,30(3):328-337.

15. Rasulo FA,Girardini A,Lavinio A,et al. Are optimal cerebral perfusion pressure and cerebrovascular autoregulation related to long-term outcome in patients with aneurysmal subarachnoid hemorrhage? J Neurosurg Anesthesiol,2012,24(1):3-8.

16. Shin HK,Dunn AK,Jones PB,et al. Normobaric hyperoxia improves cerebral blood flow and oxygenation,and inhibits peri-infarct depolarizations in experimental focal ischaemia. Brain,2007,130(Pt 6):1631-1642.

17. Yuan Z,Liu W,Liu B,et al. Normobaric hyperoxia delays and attenuates early nitric oxide production in focal cerebral ischemic rats. Brain Res,2010,1352:248-254.

18. 王海云,王国林,于泳浩,等. 异丙酚后处理对颅内动脉瘤夹闭术患者脑缺血再灌注时脑组织抗氧化作用的影响. 中华麻醉学杂志,2010,30(2):188-191.

19. Abd-Elsayed AA,Wehby AS,Farag E. Anesthetic management of patients with intracranial aneurysms. Ochsner J,2014,14(3):418-425.

20. NICE-SUGAR Study Investigators,Finfer S,Chittock DR,Su SY,et al. Intensive versus conventional glucose control in critically ill patients. N Engl J Med,2009,360(13):1283-1297.

21. Green DM,O'Phelan KH,Bassin SL,et al. Intensive versus conventional insulin therapy in critically ill neurologic patients. Neurocrit Care,2010,13(3):299-306.

22. Bauer AM,Rasmussen PA. Treatment of intracranial vasospasm following subarachnoid hemorrhage. Front Neurol,2014,5:72.

23. Nakagawa I,Hironaka Y,Nishimura F,et al. Early inhibition of natriuresis suppresses symptomatic cerebral vasospasm in patients with aneurysmal subarachnoid hemorrhage. Cerebrovasc Dis,2013,35(2):131-137.

24. Chun-jing H,Shan O,Guo-dong L,et al. Effect of cervical sympathetic block on cerebral vasospasm after subarachnoid hemorrhage in rabbits. Acta Cir Bras,2013,28(2):89-93.

25. Treggiari MM,Romand JA,Martin JB,Reverdin A,Rüfenacht DA,de Tribolet N. Cervical sympathetic block to reverse delayed ischemic neurological deficits after aneurysmal subarachnoid hemorrhage. Stroke,2003,34(4):961-967.

90 孕期麻醉与胎儿神经毒性

目前,更多妊娠妇女可能会接受麻醉,如:①孕期手术麻醉(非产科手术或胎儿手术),②病房或 ICU 使用镇静类麻醉药物,③分娩过程中使用 N_2O。而麻醉医师常常会被问及妊娠妇女全身麻醉是否会引起胎儿解剖畸形、对新生婴儿智力影响及神经行为异常的问题。迄今大多数研究只是针对全麻后胎儿是否健康,观察有无解剖畸形,评估娩出时的 Apgar 评分和酸碱状态,而有关妊娠妇女孕期麻醉能否导致胎儿神经毒性,尚无定论。随着产妇孕期麻醉的不断增多,质疑愈来愈多,本文就此方面的相关研究进行综述如下。

一、基础研究

早期研究或少数学者认为麻醉不会影响胎儿神经发育[1]。如 McClaine 等[2]对近足月 122d 左右的孕羊予以近似临床剂量的麻醉药,维持 4h 的麻醉,组织学评估,没有出现神经毒性反应,结论是孕期使用麻醉药安全。

但近年来,多项研究显示孕期动物麻醉后导致胎儿神经毒性[3,4]。围生期动物若长期应用吗啡、芬太尼可引起新生动物大脑的神经元急性退行性变,新生动物成年后会出现行为改变、认知功能缺损和学习能力下降等。而吸入麻醉药神经毒性的基础研究似乎更多。Zheng 等[5]将妊娠14d 的母鼠暴露于 2.5% 浓度的七氟醚 2h,新生鼠脑组织中活化的 caspase-3 和 IL-6 水平增高,出生后 31d 实验组母鼠后代认知功能下降。Wang 等[6]将孕期母鼠暴露于七氟烷(胎儿期 6d、10d、14d 和 18d 1MAC 各 6h),出生后两周幼鼠脑损伤显著高于对照组。

因此,目前大多数动物实验研究结论是,麻醉药可致胎儿发育期神经毒性。

二、机制

突触生成是神经发育期的重要事件,由一系列步骤组成(包括神经起源、分化和神经细胞迁移),目前大多数麻醉相关的胎儿发育神经毒性研究皆聚焦于此。可能的机制有:

(一) 诱发发育期神经细胞凋亡,损伤海马长时程电位

早期神经回路的构成(包括突触形成)依赖于未成熟的神经元体内持续的电化学活动;放电神经元逐渐建立与固定细胞的突触连接,称为电活性依赖的网络形成,包括众多钙离子通道的激活。在未成熟神经元细胞内,存在许多谷氨酸受体如 γ-氨基丁酸(γ-aminobutyric acid, GABA)和 N-甲基-D-天冬氨酸受体(N-methyl-D-aspartic acid receptor, NMDA)亚型间接调控这些通道,而麻醉药物可干扰这些通道,如果予以麻醉药,可能会破坏早期神经发育。发育期神经毒性的共同特征是神经细胞凋亡,造成今后机体功能上的缺陷。同时,海马出现电生理改变,远期学习和记忆方面缺陷,出现不正常的社会行为(如自闭症)。以上类似研究结果在进化特点上更接近人类的灵长类动物的研究中也被证实了。

(二) 发育期异常突触形成及改变树突棘生成[7,8]

近期的研究借助精密电子显微镜,发现多种麻醉药物联合使用,可导致形态异常的突触形成。特别是,下托(subiculum)(海马结构之一)部位的突触体积密度显著减少,同时线粒体退化甚至出现结构上的改变。而且,吸入和静脉麻醉药都可以改变突触形成的重要过程树突棘形成,而这在胎儿发育阶段非常重要。丙泊酚较为特殊,可以永久性地减少或增加大鼠内侧前额叶皮质区域的树突棘的形成,结果取决于药物作用的时间。总的来说,已有鼠类研究证实,常用的麻醉药物对突触形态的形成和神经回路的生成有不利影响。

(三) 抑制发育期神经元生成

源自神经干/祖细胞的新生神经元的产生和存活。异氟烷是目前研究得最多的麻醉药,可抑制鼠类体内或体外的神经元生成。体外研究证明,异氟烷抑制神经元生成呈是剂量依赖性的,0.7% 浓度的异氟烷无明显影响,而较高浓度(1.4% 和 2.8%)的异氟烷可减少鼠类 20%~30% 的神经祖细胞的增殖。鉴于吸入麻醉药物对多种细胞系的抗有丝分裂作用,就能理解异氟烷影响神经细胞的增殖了。人类的神经元生成起始和高峰期均是在子宫内,因此,研究发现使用异氟烷可减少神经干细胞库的贮存,可能与妊娠

中期的孕期麻醉危险性直接相关。

（四）其他机制

破坏神经元和星型胶质细胞骨架蛋白[9,10]，神经细胞有丝分裂期间反复进入异常细胞周期[11]，神经元线粒体功能障碍[7]，神经元内钙稳态失衡[12]。总之，目前公认的研究结果是，在神经发育的关键时期进行麻醉，不仅是暂时性抑制突触功能。

三、不同孕期的影响

我们尝试将孕期以约3个月的间隔分为孕早、中、晚三期，分别分析孕期麻醉对胎儿神经发育的影响。

（一）孕早期：麻醉药物致畸作用证据缺乏

大多妊娠早期（<12W）的择期手术都尽量推迟，以消除围手术期应激、手术、麻醉药物致畸作用对胎儿的伤害。但目前还不能证明如果早孕前三个月的母体使用正常临床剂量的麻醉药物能致畸。已有的研究对象，都是多次反复使用麻醉药物的孕期鼠类，或长期暴露于低剂量麻醉药物的人群。

大多数鼠类的研究表明，孕早期吸入麻醉药对大鼠没有致畸作用，而且人类妊娠妇女孕早期使用麻醉药也肯定了这一结论。孕早期进行手术和麻醉后胎儿重大出生缺陷的发生率报道约2%～3.9%，类似于普通人群出生异常的基础缺陷发病率。有研究提示手术和麻醉可能会造成中枢神经系统的缺陷（如脑积水），但研究中存在众多干扰因素，如大多数女性在孕期发生急性外科疾病都伴有发热，需要在全麻下行腹腔内手术。由于孕期发热本身就是神经中枢畸形发生的危险因素，因而不清楚麻醉药物到底有没有危害。而另一个缺陷是，研究对象的麻醉方法较陈旧，使用的是已淘汰的氟烷和甲氧氟烷，缺乏说服力。研究表明妊娠早期吸入 N_2O 可以增加胎儿的再吸收，造成胎鼠骨骼和眼部异常，增加自然流产和早产的发生率（针对人类的职业研究）。但更多研究已证实在孕早期仅仅接受一次临床麻醉和手术，对胎儿是相对无害的。

（二）孕中期：脆弱的时期

孕中期一直被认为是孕期麻醉的安全时期，理由是胚胎发育已经完成，因此很少注意孕中期麻醉对后代的影响。但是人类神经个体发育表明，孕中期是胎儿大脑发育的黄金时期。例如，末次月经期后的第5周至第25周是神经细胞增殖的高峰期，而神经细胞迁移是在末次月经期后的第12周左右。由于 GABA 和谷氨酸在这些过程中起到了至关重要的作用，因此有理由相信延长和非生理性的调节胎儿 GABA 和谷氨酸系统，可能会影响神经起源和神经细胞迁移，而这完全可能在孕中期麻醉中发生。

早期的研究对象大多是职业性接触麻醉药物的胎儿，研究妊娠期慢性、低剂量接触或多次接触麻醉药物对胎儿的影响。而早期模拟临床的研究方案使用的是孕中期妊娠的大鼠模型（胚胎14d，总妊娠期是22.5d）。研究中，孕中期单次使用1.4%的异氟烷（1MAC）4h，可引起鼠类的后代空间工作记忆的持久损害，机制可能是脑细胞死亡。结论是中期妊娠妊娠妇女使用1.3%异氟烷4h，可造成其后代的记忆障碍。也有研究表明孕期接触异氟烷能激活细胞凋亡机制，后代海马次区域的突触数目减少[13]。研究缺陷是并没有专门研究过脑细胞死亡，只是在这种模式中进行了推断。然而，在对妊娠豚鼠的研究中发现，孕早、中、晚期胎鼠均接触到复合麻醉药物，孕早、中期的豚鼠在多个脑区域出现了显著凋亡改变和神经元死亡，而孕晚期的豚鼠则没有出现。Zhao 等[14]研究表明孕中期大鼠氯胺酮麻醉，其后代出生后会出现长期的行为异常。孕中期后孕猕猴，氯胺酮麻醉24h 后，胎儿猕猴的神经元凋亡，但研究缺陷是麻醉药物的时间过长[15]。

目前，临床上非产科手术包括妊娠期胎儿手术常在孕中期进行，时间较长且通常是全麻，术中常需要高浓度的吸入麻醉药（1～1.5MAC）使术中宫缩消失，使早产的风险降低[16]。但鉴于不同的动物模型中已经有组织学证据证实胎儿脑神经元死亡和后代行为异常，是否应该越来越重视孕中期麻醉可能对后代产生的功能性不良后果。

（三）孕晚期：相对安全？

孕晚期麻醉对胎儿影响的结论也不一致。Li 等[17]研究表明孕晚期鼠类接触1.3%异氟烷麻醉6h，对后代的神经发育没有影响，而 Wang 等[18]研究显示孕晚期啮齿类接触3%异氟烷1h，可引发胎鼠大脑海马神经元变性，推论异氟烷的毒性可能与剂量大小有关，而与暴露时间无关。

剖宫产或近足月手术时，采取全麻较少且麻醉时间短，这些动物实验的临床相关性就有所欠缺。为了确认人类剖宫产采取全身麻醉是否会诱发胎儿的神经毒性反应，有研究者对使用全麻或椎管内麻醉的剖宫产或阴道分娩的产妇，其后代在儿童时期学习障碍（learning disability，LD）的发病率进行了分析，结论是全麻剖宫产分娩的胎儿和正常阴道分娩的胎儿，LD 发生率相似。然而，此研究也有着不少缺陷。①数据来自于1976年至1982年，产科手术、麻醉的水平，检测学习和行为缺陷的标准，已大为提高。临床技术的变化和使用新型麻醉药物的影响有待考虑。②研究没有排除干扰因素（如社会经济状况、胎儿是否可能接触酒精或药物、父母或家庭成员存在 LD 或低智商等）。③行为异常的包括很多情况，LD 只是其中一个小但很重要的组成部分。亲情和情感的因素会干扰判断，会忽略了许多行为异常的信息。④通常孕期采用全麻时，胎儿往往已有了宫内窘迫，而且妊娠妇女接受全麻后，胎儿接触时间非常短暂（几分钟），有影响吗？

但在足月妊娠时使用 N_2O 进行分娩镇痛，是否有神经毒性呢？尽管动物实验表明 N_2O 会导致行为畸形，而且其副作用包括恶心、呕吐、低氧血症，甚至骨髓毒性，但 N_2O 在临床分娩镇痛仍广泛使用。而间断服用 N_2O，N_2O 易穿过胎盘，能让足月胎儿大脑在在整个分娩期都处在亚麻醉浓度的 N_2O 下，是否会对胎儿神经行为产生不良影响，迄今未知。因此，N_2O 在分娩中的作用肯定需要更加审慎的判断和大量实验去研究。

四、研究的尴尬

尽管目前大多数文献已证实麻醉药物在动物模型可引发胎儿发育期的神经毒性，但要推断动物研究的结论到人类，却有着大量质疑，而这就足以阻止结论的推断，而且临床研究的开展存在很难逾越的困难[19]。

（一）动物实验结论不能推断到人类

理由如下：①实验条件与临床麻醉条件的差异。鼠类妊娠只有 19~22d，麻醉长达 4~6h，是否时间过长，换算成人类，相当于维持麻醉48h，也许只有妊娠妇女在重症监护病房接受长时间镇静时才有可能。又如，早期动物实验中很少能保障动物血流动力学和代谢的稳定，而临床麻醉肯定是要保证患者生理方面的动态平衡，那么早期研究结果可信吗？②胎儿大脑发育的独特性。实验研究的焦点往往是突触形成时期，那不妨来看看种属间的差异。鼠类大多数突触生成是在出生后，而人类是从孕晚期一直延伸到出生后的几年内。尽管人类与鼠类神经发育在时间上存在重叠，但胎儿的大脑似乎在许多方面都是不同于出生后大脑的发育。即使有研究工具（www. translatingtime. net）可以进行物种间孕期转化，但准确度差[20]。③如果模型动物的行为标准错误，那么相应的结果、结论都是错误的。目前，最好的动物行为学模板是海马介导的空间导航，但也不是公认的标准。

（二）临床试验难以开展

困难如下[21]：①动物实验可以排除众多干扰因素，但是临床研究有太多混杂因素，如手术创伤、疼痛、疾病等，无法排除；而进行孕期手术的胎儿，大多自身存在多种畸形，而且需要进行的手术创伤大，其使用的治疗药物也较为复杂[22,23]。因此人类术后行为畸形，不能完全归咎于麻醉。②人类行为学评价也缺少确切、可重复的指标，而且麻醉相关的神经认知功能障碍的生化指标没有。目前使用的行为评价方式如学习成绩、儿童行为量表、智商等均缺乏特异性。③临床研究耗时长，难度大。神经毒性的不良后果不会在短时间内发生，需要几年甚至几十年才出现，因此需要长期的随访观察，需要大量的人力、物力、财力，也需要多方支持配合。

因此在动物模型中证实的麻醉药物对胎儿神经发育存在毒性的结论不能简单推断到人类，也暂时无法在前瞻性、随机人类研究中得到复制。

五、神经保护

目前，已发现锂和氙可以在麻醉药物致胎儿发育期神经毒性的过程中，提供抗细胞凋亡的保护作用，但很难应用到临床[24]。Sanders 等[25]研究证实右美托咪定可以减轻异

氟烷所诱发的大鼠发育期神经毒性，有神经保护的作用。镁剂在临床上可防止早产，能提供胎儿神经保护的作用[26]。但 Dribben 等[27]给予新生小鼠大剂量镁剂，却导致神经细胞凋亡，给镁剂的研究前景画了个问号。因此，只有等到彻底阐述麻醉药物致胎儿发育期神经毒性的机制时，或许才能准确地实施神经保护。

六、总结

动物研究的结论显示，麻醉药物既能通过改变大脑的解剖结构，也能以学习记忆减退的形式来损伤大脑功能，影响胎儿大脑发育[28]。目前大多数动物研究表明，予以母体麻醉后，胎儿的大脑发育面临着一定的风险，尤其是在孕中期。在动物模型中证实的麻醉药物对胎儿神经发育存在毒性的结论，因为诸多困难，无法在前瞻性、随机人类研究中得到复制。

（章蔚 柴小青）

参 考 文 献

1. Zou X, Liu F, Zhang X, et al. Inhalation anesthetic-induced neuronal damage in the developing rhesus monkey. Neurotoxicol Teratol, 2011, 33(5):592-597.

2. McClaine RJ, Uemura K, de la Fuente SG, et al. General anesthesia improves fetal cerebral oxygenation without evidence of subsequent neuronal injury. Cereb Blood Flow Metab, 2005, 25(8):1060-1069.

3. Golalipour MJ, Ghafari S. Purkinje cells loss in off spring due to maternal morphine sulfate exposure: a morphometric study. Anat Cell Biol, 2012, 45(2):121-127.

4. Vutskits L. Anesthetic-related neurotoxicity and the developing brain: shall we change practice? Paediatr Drugs, 2012, 14(1):13-21.

5. Zheng H, Dong Y, Xu Z, et al. Sevoflurane anesthesia in pregnant mice induces neurotoxicity in fetal and offspring mice. Anesthesiology, 2013, 118(3):516-526.

6. Wang Y, Cheng Y, Liu G, et al. Chronic exposure of gestation rat to sevoflurane impairs offspring brain development. Neurol Sci, 2012, 33(3):535-544.

7. Sanchez V, Feinstein SD, Lunardi N, et al. General anesthesia causes long-term impairment of mitochondrial morphogenesis and synaptic transmission in developing rat brain. Anesthesiology, 2011, 115(5):992-1002.

8. Briner A, Nikonenko I, De Roo M, et al. Developmental stage-dependent persistent impact of propofol anesthesia on dendritic spines in the rat medial prefrontal cortex. Anesthesiology, 2011, 115(2):282-293.

9. Lemkuil BP, Head BP, Pearn ML, et al. Isoflurane neurotoxicity is mediated by p75NTR-RhoA activation and actin de-

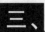

polymerization. Anesthesiology,2011,114(1):49-57.

10. Lunardi N,Hucklenbruch C,Latham JR,et al. Isoflurane impairs immature astroglia development in vitro:the role of actin cytoskeleton. J Neuropathol Exp Neurol,2011,70(4):281-291.

11. Soriano SG,Liu Q,Li J,et al. Ketamine activates cell cycle signaling and apoptosis in the neonatal rat brain. Anesthesiology,2010,112(5):1155-1163.

12. Zhao Y,Liang G,Chen Q,et al. Anesthetic-induced neurodegeneration mediated via inositol 1,4,5-trisphosphate receptors. J Pharmacol Exp Ther,2010,333(1):14-22.

13. Kong FJ,Tang YW,Lou AF,et al. Effects of isoflurane exposure during pregnancy on postnatal memory and learning in offspring rats. Mol Biol Rep,2012,39(4):4849-4855.

14. Zhao T,Li Y,Wei W,et al. Ketamine administered to pregnant rats in the second trimester causes long-lasting behavioral disorders in offspring. Neurobiol Dis,2014,68:145-155.

15. Slikker Jr W,Zou X,Hotchkiss CE,et al. Ketamine-induced neuronal cell death in the perinatal rhesus monkey. Toxicol Sci,2007,98(1):145-158.

16. Lin EE,Tran KM. Anesthesia for fetal surgery. Semin Pediatr Surg,2013,22(1):50-55.

17. Li Y,Liang G,Wang S,et al. Effects of fetal exposure to isoflurane on postnatal memory and learning in rats. Neuropharmacology,2007,53(8):942-950.

18. Wang S,Peretich K,Zhao Y,et al. Anesthesia-induced neurodegeneration in fetal rat brains. Pediatr Res,2009,66(4):435-440.

19. Davidson AJ. Anesthesia and neurotoxicity to the developing brain:the clinical relevance. Paediatr Anaesth,2011,21(7):716-721.

20. Palanisamy A. Maternal anesthesia and fetal neurodevelopment. Int J Obstet Anesth,2012,21(2):152-162.

21. 李世勇,罗爱林. 全麻药物致发育期中枢神经系统毒性及其干预的研究进展. 医学综述,2013,19(2):193-197.

22. Flick RP,Lee K,Hofer RE,et al. Neuraxial labor analgesia for vaginal delivery and its effects on childhood learning disabilities. Anesth Analg,2011,112(6):1424-1431.

23. Uguz F,Onder Sonmez E,Sahingoz M,et al. Neuroinflammation in the fetus exposed to maternal obsessive-compulsive disorder during pregnancy:a comparative study on cord blood tumor necrosis factor-alpha levels. Compr Psychiatry. 2014,55(4):861-865.

24. Shu Y,Patel SM,Pac-Soo C,et al. Xenon pretreatment attenuates anesthetic-induced apoptosis in the developing brain in comparison with nitrous oxide and hypoxia. Anesthesiology,2010,113(2):360-368.

25. Sanders RD,Xu J,Shu Y,et al. Dexmedetomidine attenuates isoflurane-induced neurocognitive impairment in neonatal rats. Anesthesiology,2009,110(5):1077-1085.

26. Costantine MM,Drever N. Antenatal exposure to magnesium sulfate and neuroprotection in preterm infants. Obstet Gynecol Clin North Am,2011,38(2):351-366.

27. Dribben WH,Creeley CE,Wang HH,et al. High dose magnesium sulfate exposure induces apoptotic cell death in the developing neonatal mouse brain. Neonatology,2009,96(1):23-32.

28. 金立红,张马忠. 麻醉相关神经毒性及其对动物远期行为的影响. 国际麻醉学与复苏杂志,2013,34(5):456-459.

91 小儿麻醉进展

谈及小儿麻醉,尤其是低体重早产儿的麻醉,"挑战"一词常会伴随其左右[1]。身体结构和生理功能上的差异阻止了麻醉医师去简单移植一台"极小体重"成人麻醉的幻想。而不同年龄段发育的差异又进一步增加了小儿麻醉管理的特殊性和困难。对于这样一个最易激起麻醉医师特殊关注的特殊群体,我们有必要去了解和掌握该学科内的知识和进展,以确保能为这个脆弱的群体提供更为有利的安全支持和保护。本文仅就近年来小儿麻醉领域的进展和对该领域医师颇为重要的知识加以阐述,内容更侧重于最为脆弱的低龄儿群体。

一、小儿麻醉的必要性

小儿更易发生循环和呼吸衰竭,患儿越小,发生率越高。儿童麻醉相关的围手术期心搏骤停中,婴儿占55%[2],其原因主要是药物、低体温、低血糖所致。而大量的动物实验也不断提示麻醉药物对发育中脑的毒性作用[2]。但尽管如此,对于小儿手术,包括婴儿、新生儿乃至早产儿,提供适宜的麻醉仍是手术必需[2,4]。

足月新生儿大脑具有几乎和成人同样多的神经元,只是神经元间的连接尚不成熟,其总体神经元工作区(GNW)协调性尚不成熟。额叶皮质作为思维意识的最高中枢,其髓鞘形成在分娩前即已开始,并持续三十年。丘脑皮层的轴突生长始于孕24周,早于此期的早产儿似乎并不具有皮层水平的意识状态。孕29~30周,痛觉传导通路具有功能,此后的伤害刺激将会上传至皮层的躯体感觉中枢。同时尚可能存在其他层面的意识水平。因此,从新生儿期起,小儿便已能感受到疼痛,并形成记忆(尽管是内隐性记忆)。新生儿即已在某种程度上存在自我认知了。

1岁时,小儿开始产生外显性的长期记忆,并逐步抵消"婴儿期遗忘"直至3岁。尽管对小儿,尤其是婴儿,全麻无意识的含义所知甚少,我们甚至并不清楚婴儿意识存在的程度,不了解婴儿存在内隐性记忆的真正意义所在,但术中应激反应的阻滞不全及可能的内隐性记忆形成会导致短期和长期的不良反应,因此,适宜深度的麻醉是必不可少

的[2]。Als等记录了极度早产儿在给予个体化启发护育后的行为,发现对其在神经发育和医疗预后上都有利[2],Lagercrantz指出即使是极度早产儿也应被视为具有意识的个体,并给予等同于成人的对待[5]。

实际上,新生儿的痛觉感受要较年长儿更为敏感,早产儿尤甚[2]。即使单一的疼痛事件也可能导致对机体包括疼痛系统的长期影响。早期的疼痛刺激会导致其日后对疼痛反应更加敏感,而在手术时施以适宜深度麻醉的小儿,其日后对疼痛刺激的反应则不会发生变化。但遗憾的是,危重患儿对疼痛刺激的行为反应常难以察觉,而需特殊的详细评估。但我们始终缺乏评估新生儿疼痛的客观方法,即使是被确认过的临床疼痛评分,也只是特定情况下的参考。意图测定小儿应激和疼痛水平的皮肤电导技术,在最新的文献里难以复制其结果[6]。

二、术前评估

合适的术前评估及准备可以显著减少患儿的并发症,而评估和准备的不当则会导致更多的损害[7]。对患儿用药史、麻醉史、过敏史、家族史的全面回顾是制定适宜麻醉计划所必需的[8]。但需注意并没有适合所有情况的通用小儿术前评估方法。

尽管大部分小儿相对健康,可能并不需要十分正式的术前评估。但基于以下原因,择期手术术前评估仍是必要的[8]:①确定患儿的健康状况;②确定其慢性病处于最佳控制;③确保患儿遵术前医嘱(如合适的禁食禁饮);④确保其未患有可能需特殊处理的疾病(如恶性高热)。

一直使用的药物通常不需要在术前停药,包括控制癫痫、胃肠反流、哮喘的药物。但"华法林"、"阿司匹林"(术前停7~10d),草药,ACEI类药物需停用。但应注意个别草药或"可乐定"等药物的停药反应,避免骤然停药。

在小儿的术前合并疾病中,普通感冒最为常见,上呼吸道感染小儿的围手术期呼吸系统并发症风险增加。尽管有些情况下,可考虑麻醉,但存在喘息或下呼吸道症状、脓痰、发热(体温高于38.5℃)和一般情况差(昏睡、行为改变)的

小儿应至少延后2周再行麻醉[9]。轻微上感(流鼻涕和咳嗽)的患儿可考虑谨慎的不复杂的麻醉,但应避免气管插管改用面罩或喉罩。对于术前2周内罹患上呼吸道感染的患儿,支气管扩张剂的使用是否有效,有着截然不同的报道,似乎对严重上呼吸道感染的患儿会有益处,但通常麻醉医师会取消此类患儿的麻醉[10]。

一项涉及9297份术前问卷和术中记录的研究显示:术前咳嗽、哮喘发作以及湿疹与围手术期的气道并发症(如支气管痉挛、喉痉挛、氧饱和度下降)存在相关,但这些并发症通常并不严重[11],但需注意这项研究可能会存在家长在填写问卷时的报告偏倚,而不同的麻醉处理和非盲法试验都可能限制了结果的可信性。

三、术前用药

(一)非药物干预

在小儿群体中,缓解术前焦虑,增加诱导时配合,十分必要。关于非药物干预以缓解小儿术前焦虑的研究目前很受关注[8,12]。一些前瞻性的随机试验显示,行为心理学上的措辞对缓解术前焦虑是有效的[13]。Yip等的Cochrane回顾汇总了17项此类研究[14]。其中直接干预儿童的措施包括互动卡通程序、掌上游戏机、滑稽打扮的医师、催眠以及减少诱导时的感官刺激都可以有效的缓解小儿的焦虑或增进配合。但诱导时家长陪同似乎并不能提供有益的帮助,不过需注意的是该数据纳入的家长包含了那些本身也存在焦虑的成人。而对小儿家长的干预措施——施以针灸放松,可以有效的缓解家长的焦虑,同时对小儿的焦虑和合作也都产生了有益的影响。对于术前焦虑的非药物性干预仍需大规模的随机对照试验验证。

而家长和护理人员的行为对小儿的焦虑也会产生积极或消极的影响,为此,Martin等的研究提供了一份经验性的干预意见[15],以指导看护人的行为。基于此项培训的多中心大型研究正在进行。

而对青少年术前焦虑的问题,正被独立出来[16],因其具有更为复杂的心理行为,会混淆对更小儿童的研究。这一类儿童表现出的焦虑程度常和生理指标(心率等)不符,尽管外表平静,实际焦虑程度很高。初始时即存在焦虑、抑郁或出现躯体化症状以及脾气恶劣(哭闹)都提示对诱导存在极度的焦虑。

(二)药物干预

尽管有很多非药物干预措施,但通过术前用药缓解焦虑的处理仍被广为接受。虽然有各种给药途径和药物被用于临床,但口服"咪达唑仑"(通常0.5mg/kg但总量上限不超过15mg),始终是最为主流的术前用药。因受有限的生物利用度影响[8],小儿需要较大的剂量(1~3岁1mg/kg),并随年龄增加而减小所需剂量(10岁以上仅需0.3mg/kg)。口服"咪达唑仑",可减少诱导时"丙泊酚"的用量,并为喉罩置入提供更好的条件[17]。但对"咪达唑仑"苏醒时

间、出室时间、苏醒期谵妄及躁动的报道却相互矛盾[18],而为了提高手术室利用率,没有PACU条件的医院,麻醉医师对苏醒延迟的顾虑常常限制了对该药的充分使用[12]。

其他药物尚包括"舒芬太尼"、"氯胺酮"、"可乐定"、"右美托咪定",尤其是α_2受体激动剂的应用目前有增多趋势。α_2受体激动剂较"咪达唑仑"的优势在于:避免呼吸抑制,镇痛,逆向反应少,苏醒期躁动少[19],但起效时间长仍然限制了临床上的使用。一项纳入了10个研究的meta分析显示,"可乐定"较"咪达唑仑"可提供更好的镇静作用,减少苏醒期躁动,提供更佳的术后早期镇痛作用[19],但需注意的是,这一研究纳入的都是短小的门诊手术病例,且这一结果和此前Fazi的报道截然相反。实际上,对限制"可乐定"使用的最大不利在于其起效时间太长[12],至少需提前60~90min口服(4µg/kg)。"右美托咪定"起效时间30~45min[21],作用时间(85min)较"可乐定"短,更适于门诊。"右美托咪定"口服生物利用度低(15%),宜经鼻给药(1mg/kg),较"咪达唑仑"的镇静效果更佳[22],但后者吸收过快时有减慢心率的作用。

选择适宜的术前药物,可以减轻术前焦虑,增强诱导时合作,减少术后不良行为反应。个体化术前药物的选择需广泛考虑年龄、理想体重、并存疾病、精神状态、手术类型及时间、麻醉史和个体特征。关于术前用药对起效时间、苏醒时间、苏醒期谵妄和术后恶心呕吐的影响尚需更多的研究。

四、全麻诱导及维持

(一)气管插管

在小儿,尽管"琥珀胆碱"通常被认为是提供最佳气管插管条件的金标准,但无肌松气管插管更为常见,尤其是3月以下的患儿。但支持采用肌松者认为肌松可提供更好的气管插管条件,而在成人不佳的气管插管条件可能会增加术后声音嘶哑等声带和喉部并发症的可能[23],因此支持者认为对小儿在非最佳条件下气管插管也是不适宜的[24]。当气管插管条件不充分时,"丙泊酚"诱导的小儿更易发生呛咳,而"七氟烷"吸入诱导者则多表现为喉痉挛[23]。

单纯"七氟烷"吸入麻醉(包括合并N_2O),除非延长诱导时间,通常不能提供足够满意的气管插管条件(满意率41%)。系统性回顾[23]显示,能提供满意气管插管条件的诱导辅助用药方案包括:8%"七氟烷"伍用"丙泊酚"(2~3mg/kg)、"利多卡因"(2mg/kg)、"瑞芬太尼"(1µg/kg);50% N_2O联合"瑞芬太尼"(2µg/kg);"丙泊酚"(3.5mg/kg)配以"瑞芬太尼"(4µg/kg)。其中,以"丙泊酚"辅助时,3mg/kg与2mg/kg在气管插管条件上并无差别,因此并不必要使用2mg/kg以上的剂量;而"瑞芬太尼"1µg/kg和2µg/kg的区别实际上是由于两组试验中"七氟烷"吸入时间的区别(504s vs 240s)。吸入时间越长,越易获得合适的气管插管条件,单纯"七氟烷"吸入达95%的有效气管插管浓度(3.5%)可能需时长达8min以上[25]。但需注意,上述

的数据基本都来自1岁以上的小儿,而随年龄减小,所需吸入的时间是缩短的。

(二) 吸入麻醉

"七氟烷"在儿科麻醉中的大量使用常常使麻醉医师产生对该药十分了解的错觉。实际上,对其药代学的肯定和药效学的忽略常会导致错误观点的产生。Murat曾推荐当眼睑反射消失时,应立即减低七氟烷吸入浓度至1.5MAC以下(3.75%),以避免癫痫样波的发生,但实际上这一脑电图改变对癫痫发作的预测很差,而过早减低吸入浓度将导致刺激小儿时可能发生麻醉深度过浅的并发症,包括术中知晓[26]。

"七氟烷"吸入速度快,但其麻醉效能较低,8%的吸入浓度吸入1min后通常可达到4%的呼气末浓度,以2.5%为1MAC记,相当于1.6MAC。而吸入5%"氟烷"1min可达2.5MAC,如果想达到相同深度,需吸入8%的"七氟烷"12min。而"七氟烷"需要至少10min才能使肺泡内浓度和脑内浓度达到平衡,因此为快速获得足够的麻醉深度,不仅不能减低吸入浓度,且需要延长吸入时间或增加辅助药物。

有报道称"七氟烷"诱导时会发生肢体或面部抽动,而被认为是癫痫样活动,但这些病例都没有同时监测脑电图,而"七氟烷"进入临床使用的20年间,真正癫痫发作的报道例数不足20例[26]。但特殊之处在于没有癫痫病史的健康小儿身上也有吸入"七氟烷"后癫痫发作的报道[26]。为此对小儿吸入"七氟烷"时异常脑电图的观察被列入了研究内容,而奇怪的是,当小儿保持自主呼吸时,仅20%出现了节律性棘波,而脑电抑制、尖波、周期性癫痫样波都没有发生。相反,控制呼吸过度通气(PCO_2 30~35mmHg)时,88%的小儿都会发生上述三种波形。过度通气会增加"七氟烷"麻醉时非正常脑电图的发生[26]。无论小儿是否有癫痫病史,即使未行麻醉,过度通气都会增加癫痫活动的发生可能[28,29]。

而"七氟烷"作为低溶解度的吸入药,过度通气对吸入帮助不大,反倒因干扰脑血流而延缓了药物向脑的转运。而脑血流降低也减少了氧供,在"七氟烷"存在的情况下可能会诱发癫痫发生。因此,在吸入诱导时如果出现了屏气窒息,辅助通气应注意速度和潮气量,保持呼气末二氧化碳在正常范围,从而避免减少脑血流。而应用辅助药物(N_2O,"咪达唑仑"、阿片类药物)则可减少异常EEG的发生[30]。

(三) 全凭静脉麻醉(TIVA)

尽管吸入麻醉始终是儿科麻醉的主流,但随着快速作用药物的临床使用和对其药效学研究的深入,以及现代输液泵的发展,TIVA已成为小儿全麻中一项可堪采用的选择[31]。

通过电子病历数据库查询,一个纳入了1070例小儿的研究评估了快速顺序诱导的安全性[32]:中度低氧血症(SpO_2 80%~89%)发生率1.9%,严重低氧血症(SpO_2 <80%)1.7%(其中10~19kg小儿的发生率高于年长儿),心动过缓(心率<60次/分)0.5%,低血压(收缩压<70mmHg)0.8%,仅一例发生呕吐,但无误吸表现;需要一次以上尝试的困难气管插管率1.7%,但最终都能气管插管成功且无明显并发症;没有长期的并发症发生。但该研究纳入的为3~12岁小儿,婴幼儿群体因其解剖和生理气道的不同,与此结果恐不一致。

TIVA可参照指南给药或采用TCI技术。"丙泊酚"TCI给药限于3岁以上的儿童,尽管Paedfusor系统可在1岁以上、5kg以上的小儿身上使用,但尚未得到很好的确认。而有些药物在小小儿和患病儿童身上的药代动力学会发生改变,这些是需要考虑到的。因此,目前使用TCI时仍应凭借经验滴定给药以确定效果和安全。

"芬太尼"、"舒芬太尼"在小婴儿和新生儿身上的清除时间延长,但"瑞芬太尼"的清除却无明显的年龄相关,因其代谢酶广泛存在,且成熟较早。小儿"丙泊酚"清除快,中央室容积大,为达到3μg/ml的血浆浓度,输注剂量近乎成人的两倍。通常报道的药物相互作用都限于"丙泊酚"和其他阿片类药物伍用。"芬太尼"和"阿芬太尼"会增加"丙泊酚"的中央室容积和清除率,而"丙泊酚"和"咪达唑仑"则会抑制"阿芬太尼"的代谢。Bouillon等发现"丙泊酚"可降低"瑞芬太尼"15%的清除率,而"瑞芬太尼"并不影响"丙泊酚"的药代动力学,但可降低维持麻醉时所需的"丙泊酚"浓度(增强药效学)[31]。

小儿"丙泊酚"血浆浓度TCI技术采用的Paedfusor模式(Marsh模式)或Kataria模式,前者可在1岁、5kg以上使用,后者限于3岁、15kg以上。效应室模式的TCI沿用了成人的Ke0(0.26/min),但这并不合理。Munoz对3~11岁的小儿分别采用了0.91/min(Paedfusor模式)和0.41/min(Kataria模式)的Ke0值。Jeleazcov引入BIS后发现,Ke0是年龄依赖的,从0.91/min(1岁)直到0.15/min(16岁),同时发现使50% BIS下降的中位血浆浓度(EC_{50})是4.8μg/ml,这一值高于Munoz的报道,EC_{50}和Ke0的差别可能源于他们采用了不同的数据模式(Paedfusor vs Kataria)。小儿需要较成人更高的血浆和效应室浓度以及更长的达峰时间[31]。

TIVA的经验逐渐增加,进一步对TCI技术的研发可使儿科麻醉更广泛的采用此技术。同时也需要对药效和药代动力学的研究,以及儿科监测技术的深入,以确保安全有效。

(四) 通气策略

儿科麻醉中3/4的危机事故和1/3的围手术期心搏骤停和呼吸相关[33],婴儿因其呼吸生理的异常,较年长儿更具危险性。

时间循环压力限制通气(TCPL)即间歇性正压通气(IPPV)是常用的新生儿通气方式,但恒定吸气流量的方式对潮气量的稳定和压力的降低都不理想。压力控制通气(PCV)则可提供变化的流量减少吸气峰压。

流量循环通气,如压力支持通气(PSV),每次吸气动作时提供流量支持,吸气末当吸气流量减至峰流量一定比例时停止,一些更先进的麻醉机采用更敏感的压力触发模式替代流量触发,可以提供更好的同步通气效果。由于呼吸控制系统的发育在妊娠早期即已开始,但直到出生后数周或数月才能成熟[34],因此婴儿的呼吸模式会表现得不规则。PSV通气时,每次的吸气时间和呼吸节律由儿童自身调节,不用按设定值机械进行,确保了有效的患者和呼吸机同步,减少通气性肺损伤,并有利脱机[35]。

相较气管导管,喉罩呼吸系统的并发症和术后脱机困难的风险更低[35]。我科尝试在婴儿(包括早产儿)眼科手术中采取喉罩气管插管、"七氟烷"吸入、PSV通气的麻醉方案。尽管尚缺乏对比时间循环通气模式(如PCV)临床收益(尤其是长期影响)的充分证据[36],但因保留了患儿全麻过程中的自主呼吸,方便的脱机和避免延长术后呼吸机支持的优势是可以预见的。其次,在小儿行"七氟烷"吸入麻醉,当保持自主呼吸时,仅20%出现了节律性棘波,而脑电抑制、尖波、周期性癫痫样波都没有发生;相反,控制呼吸过度通气(PCO_2 30~35mmHg)时,88%的小儿都会发生上述三种波形,这提示PSV的通气模式对小儿脑电的表现会提供有利的影响。再次,自主呼吸时,不需要通过肌松药物或加深麻醉来抑制自主呼吸避免人机对抗(过度通气会增加"七氟烷"麻醉时非正常脑电图的发生,并干扰脑血流,不能作为抑制自主呼吸的方法),减少了麻醉药用量和潜在并发症的发生。尽快脱机还减少患儿呼吸道并发症的发生,减少了患儿家庭为患儿的就医支出。

神经调节辅助通气(Neurally adjusted ventilatory assist,NAVA),是新型的通气模式,通过监测电活动来触发机械通气,较PSV通气具有更高的同步性及更低的吸气峰压。但尚无充分的数据推荐该模式在新生儿中的应用。

回顾性观察发现低二氧化碳会增加早产儿肺支气管发育不良的风险,因此新生儿的通气策略允许适度的高二氧化碳血症(45~55mmHg)[38]。动物实验[39]和随机对照试验显示允许性高碳酸血症是安全的并且有益于减少行机械通气婴儿肺部并发症的发生。但并没有数据支持婴儿应常规采取允许性高碳酸血症通气策略[40]。但高通气引起的低碳酸血症则必须避免,因可引起脑室周围白质软化症,故须特别注意。

五、液体管理

时至今日,1957年建立的"4-2-1"法则在许多麻醉医师中仍被奉为标准而执行。但实际上,许多研究报道了健康小儿择期手术后发生了低钠血症[26]。低张溶液的输入,尤其在低血容量的儿童身上,导致了血钠和渗透压的降低,进而引起初期的不典型症状(头痛、恶心、呕吐、虚弱、昏睡),直至出现癫痫、脑水肿,甚至脑疝、死亡。相较成人,儿童低钠血症更容易损害中枢神经系统。为避免低钠血症,应注意两点:①使用等张液替换低张液;②恢复血容量避免内源

性ADH的过度分泌。由于禁食时间通常长于推荐,择期手术的儿童多处于中至重度的低血容量状态[41],为避免ADH的过度分泌导致低钠血症,必须重建正常的血容量,而这需要相对大量的等张溶液。为此,Holliday和Segar修订了围手术期补液原则(20~40ml/kg超过2~4h,但需要注意患儿的心肺功能)。而大量补液也有利于减轻术后恶心呕吐的发生[43]。此外,术后输液超过6h的儿童都应常规监测电解质水平。我科和相关手术科室密切配合,指导禁食禁饮时间,仍在等待手术的患儿立即开通静脉,以4ml/kg开始补液,防止低血糖等不良事件发生。

对容量反应性的评估,目前都注重动态指标,如多普勒压力变化(Doppler pressure changes),脉搏压力变异率、每搏变异率和容积图变异指数(plethysmographic variability index,PVI)。超声心动图可预测容量反应性,但却难以广泛应用。脉搏压和每搏变异率需要有创监测。PVI是无创监测,但在儿童应用需考虑年龄相关的胸及血管顺应性问题,尽管有报道,PVI非年龄相关[44],亦有报道称PVI可预测容量反应(PVI>11%提示对补液正性反应)[45],但此类无创监测的可靠性尚待大量临床实践的验证。

六、区域阻滞

区域阻滞技术已广泛应用在儿童急慢性疼痛的治疗中,并成为术后镇痛的一个重要环节[46],循证医学显示局部阻滞和全麻技术的联合使用可减少住院时间,改善小儿预后[47]。不同于成人,为了便于小儿合作,神经阻滞通常在全麻或深镇静下实施,尽管在深镇静下实施局部阻滞尚有争议,但全麻下神经阻滞的重要性和可行性是没有异议的[47]。前瞻和回顾的数据都显示在全麻下实施儿童神经阻滞是安全的(神经损伤风险极低)。但神经阻滞的血流动力学不良反应和在小儿群体中局麻药的全身作用尚需进一步研究。通常认为神经阻滞对学龄前儿童的血流动力学影响微弱,实际在小婴儿,尤其是合并全麻时,却并非如此[47]。

(一)超声引导技术

超声引导技术提高了周围神经阻滞的安全性和可操作性,使其在儿科的使用可更为广泛。该技术可提高阻滞成功率,缩短起效时间,适度延长作用时间,减少局麻药用量,并可能减少并发症发生的风险[48]。

超声引导技术已被普遍应用于各种周围神经阻滞技术中,如腹壁阻滞、远端坐骨神经阻滞、臂丛阻滞等,其中经腹横肌平面(TAP)阻滞最为热门[49]。超声引导下TAP阻滞的穿刺点会较依靠体表标志(Petit三角)的穿刺点更靠腹侧,但实际上,这两种操作方法的效果优劣并不清楚。对于不宜采用椎管内阻滞的小儿,该项技术是很好的替代[50]。但TAP阻滞的镇痛时间却并不确定,曾有报道称作用效果可长达48h[51],但这远超临床上的实际情况(但至少应能提供几小时的镇痛效果)。局麻药中添加肾上腺素可减低

血浆药物浓度峰值近50%,但并不延长镇痛时间[52]。因会干扰手术分离,TAP阻滞并不适用于肾的手术。

但同时,超声技术也存在过度应用的情况,如阴茎背根神经阻滞,不需要超声即可完成,有时也会常规使用超声引导[53]。类似的,头颈部的神经阻滞可为小儿提供有效的术后镇痛作用,且风险极低,值得提倡,而此类神经阻滞并不需要超声的参与,需要掌握的是周围神经分布的解剖知识[54]。循证医学显示尽管有证据支持儿科区域阻滞技术中超声的引入,但尚需要更多有力度的随机对照试验来进一步支持,及评价超声对减少小儿区域阻滞并发症的价值[55]。总体来说,在小儿神经阻滞时推荐采用超声技术,但目前的证据尚不足以支持需要常规采用该技术。

（二）骶管阻滞

骶管阻滞临床效果明显,尽管罕见,但也确实具有药物毒性反应等相关风险。出于安全性考虑,在儿科硬膜外麻醉中的使用已有所减少[56]。但单次骶管阻滞仍是最重要的小儿单次镇痛技术。骶麻并不需超声引导,但对于复杂和感染风险高的病例,其可使操作更简单[57]。

通过在局麻药中添加辅助药物来延长骶麻的镇痛时间是目前较为关注的热点[58,59],这些药物包括:"可乐定"、"氯胺酮"、"吗啡"。亲脂性更高的阿片类药物,如"芬太尼"、"舒芬太尼"、"哌替啶"及"曲马多"等不但不延长镇痛时间,反而增加了不良反应。"吗啡"可提供长效的镇痛,但不良反应如呕吐、瘙痒、尿潴留及呼吸抑制常见。"可乐定"在动物实验中具有可靠的安全性[60],其临床价值已被Meta分析证实[61,62],平均可延长4h的镇痛时间。一篇纳入了13个随机对照试验的系统回顾[58]显示:"氯胺酮"作为小儿骶管麻醉的辅助用药可延长术后镇痛的时间,而并不增加副作用,但关于神经毒性和"氯胺酮"剂量、单次或重复给药及小儿年龄间的关系却无法给出意见。而需注意的是,该药临床应用的浓度即可引起毒性反应[63]。Lönnqvist and Walker在婴儿和新生儿骶麻时应用"氯胺酮"的报道也令人气馁[64],似乎预示着不宜使用。这也激励我们对这个问题有进一步研究的愿望。

七、早产儿眼科全麻检查

早产儿可能合并心肺及神经系统的发育功能障碍,有围手术期窒息的风险。孕龄小于60周的小儿即使没有窒息的病史,也可能发生全麻后窒息,孕龄小于56周的小儿其窒息风险高达1%以上[8]。为了保障这些小儿的生命安全,过高的吸入氧浓度常可能被使用。大型随机试验显示,尽管会增加视网膜的早熟,但导管前氧饱和度目标为90%~95%较85%~89%可增加早产儿(孕龄36周以上)存活的几率并减少坏死性肠炎的发生[65,66]。但这些刻意或非刻意的高吸入氧浓度最终诱发了早产儿视网膜病变(ROP)的发生。

早产儿眼科全麻检查对患儿是痛苦的,如果没有麻醉配合,检查很难进行。许多研究建议采用局麻药("丙美卡因")点眼,尽管没有并发症,但其实际的镇痛效果也同样微弱[67]。一项前瞻性、随机、单盲研究显示,在检查前1h进食,较常规禁食2h以上的小儿,术中哭闹减少,且不增加呕吐、误吸的发生率[68]。口服蔗糖并未显示出益处,相反安抚奶嘴和舒适的包裹则可提供有益的帮助。但使用安抚奶嘴等触觉刺激虽可减少小儿对疼痛刺激的反应,但对心血管反应和应激反应实际并无影响,因此此类处理仅可视为安慰措施,而非镇痛[2]。

我科在接受此类检查患儿的处置中,采用了面罩或置入喉罩保留自主呼吸吸入"七氟烷"的方法[69],效果确切、安全性高,预防术中患儿体动的半数有效吸入浓度分别为2.5%(孕周<44周)和3.0%(44~64周)。同时,我们发现,以眼球居中固定为标志点,可以有效的提示在此类操作中的适宜麻醉深度。

八、麻醉药物的神经毒性

对小儿接受全麻后造成学习障碍、记忆减退、行为异常的担心日益增多。大量的临床前试验和回顾性临床资料显示,全麻可能会损害小儿的认知功能发育,加速老人的认知功能退化[3]。不断增加的临床前试验结果提示全麻会对神经发育和功能产生强大的干扰,导致不利的结果。但尚无让人信服的决定性的临床数据。

麻醉的神经毒性取决于两个危险因素:①全麻时脑的发育程度,②接触全麻的程度(包括全麻的次数和累计的麻醉药用量)。而麻醉用药、健康状况及麻醉方法都是可能的继发因素。动物实验提供了清晰的证据:以广泛神经元凋亡或突触损伤为特征的严重的形态学病理改变在不同发育阶段,易损脑区是不同的。全麻除了引起发育中的神经元凋亡,还会影响神经元之间的联络,干扰神经再生(海马齿状回及室下区),以及影响神经营养因子等。

尽管麻醉引起发育中大脑神经毒性临床前数据令人信服,且可在不同物种中高度复制,但这一结果却难以在人类中去证实[70]。动物实验的结果是否适于人类,仍然充满争议。众多的因素使麻醉对发育中的脑的影响难以独立评估。Sprung为评估早期接触麻醉的影响,回顾了顺产和剖宫产(全麻或椎管内麻醉)儿童5岁时学习障碍的发病情况,发现两者并无差别,甚至意外发现椎管内麻醉的剖宫产儿童发病率低于顺产者(作者谨慎的将其归结为存在未发现的混杂因素)。大量的回顾性研究关注小儿在3~4岁以前(大脑发育最快的时期)曾接受全麻,是否会导致成年后学习能力和行为的异常。但这些研究无法提供清晰的证据,得出的结果相互矛盾[71]。目前没有证据显示小儿在3~4岁前接受全麻和神经认知功能或行为能力障碍存在关联[72]。

PANDA、MASK及GAS试验正在进行以验证全麻的神经毒性,初步的结果将在3~5年内获得。GAS是前瞻、随机、多中心试验,对比接受腹股沟疝气修补术的新生儿行单纯"布比卡因"区域阻滞和复合"七氟烷"全麻的术后即刻与长期的影响。前者包括术后的各项参数如窒息发生等,后者包含 2 岁及 5 岁时的神经认知测试。以期确立全麻药物对神经发育的影响。PANDA 是多中心试验,对象为 3 岁以内接受腹股沟疝气修补术的,且具有未经历麻醉的兄弟姐妹的小儿。尽管受试者的入选为回顾性的,但 8～15 岁时的神经认知和行为测试是前瞻的。以兄弟姐妹为配对,可减少环境和基因的混杂影响。目前的初步数据显示麻醉并未产生神经发育的不良影响[73,75]。MASK 计划为群体研究,包含 3 岁前接受多种、一种或未接受麻醉药的小儿。他们将接受神经认知测试以评价各种认知形态。其重要性在于,这一系列测试已在非人类灵长类动物的麻醉神经毒性研究中被证实是敏感的。

实际上,相较潜在的神经毒性,围麻醉期的低氧、心血管虚脱导致的脑损伤和严重不良预后才是麻醉中更应注意的。在麻醉中保持正常的生理条件对预后是重要的。但另一方面,因麻醉药物的神经损害尚不明确,对小儿手术的必要性要充分评估,尽量推迟那些不急迫、不致影响患儿健康的手术,以期减少对患儿的影响。

九、总结

小儿这个年轻群体,在身体功能上的个体差异直接影响着麻醉的结果。对 3 岁以下小儿的解剖及生理知识的掌握是必要的。而小儿麻醉管理,实际上已不止是麻醉医师个人的责任,整个麻醉及手术团队的共同参与才是确保小儿围麻醉期安全的重要保障[7],这意味着手术医师也应对小儿麻醉有所了解,尤其是术后早期和长期的麻醉并发症风险[76],这对为患儿选择正确的手术时机非常重要。

(姜柏林 姚兰 冯艺)

参 考 文 献

1. Veyckemans F. The new challenging pediatric patient. PaediatrAnaesth,2012,(22):553-557.

2. WeberF. Evidence for the need for anaesthesia in the neonate. Best Pract Res ClinAnaesthesiol, 2010, (24):475-484.

3. Jevtovic-Todorovic V,Absalom AR,Blomgren K,et al. Anaesthetic neurotoxicity and neuroplasticity:an expert group report and statement based on the BJA Salzburg Seminar. Br J Anaesth,2013,(111):143-151.

4. Paix BR,Peterson SE. Circumcision of neonates and children without appropriate anaesthesia is unacceptable practice. Anaesth Intensive Care,2012,40:511-516.

5. Lagercrantz H. The birth of consciousness. Early Human Development,2009,(85):235-240.

6. Eriksson M,Storm H,Fremming A,et al. Skin conductance

compared to a combined behavioural and physiological painmeasure in newborn infants. ActaPaediatrica,2008,(97):27-30.

7. Manowska M,Bartkowska-Śniatkowska A,Zielińska M,et al. The consensus statement of the Paediatric Section of the Polish Society of Anaesthesiology and Intensive Therapy on general anaesthesia in children under 3 years of age. Anaesthesiol Intensive Ther,2013,(45):119-133.

8. Lerman J. Preoperative assessment and premedication inpaediatrics. Eur J Anaesthesiol,2013,645-650.

9. Becke K. Anesthesia in children with a cold. Curr Opin Anesthesiol,2012,(25):333-339.

10. Von Ungern-Sternberg BS,Habre W,Erb TO,et al. Salbutamolpremedication in children with a recent respiratory tract infection. PediatrAnesth,2009,(19):1064-1069.

11. Von Ungern-Sternberg BS,Boda K,Chambers NA,et al. Risk assessment forrespiratory complications in paediatricanaesthesia:a prospective cohortstudy. Lancet, 2010, (376):773-783.

12. Strom S. Preoperative evaluation,premedication,andinduction of anesthesia in infants and children. CurrOpinAnesthesiol,2012,25:321-325.

13. Cuzzocrea F,Gugliandolo MC,Larcan R,et al. A psychological preoperativeprogram:effects on anxiety and cooperative behaviors. PaediatrAnaesth,2013,23:139-143.

14. Yip P,Middleton P,Cyna AM,et al. Nonpharmacological interventions forassisting the induction of anaesthesia in children. Evid Based Child Health,2011,6:71-134.

15. Martin SR,Chorney JM,Tan EW,et al. Changing healthcare providers' behavior during pediatric inductions with an empirically based intervention. Anesthesiology, 2011, (115):18-27.

16. Fortier MA,Martin SR,Chorney JM,et al. Preoperative anxiety in adolescentsundergoing surgery:a pilot study. PediatrAnesth,2011,(21):969-973.

17. Bhaskar P,Mailk A,Kapoor R,et al. Effect of midazolam premedication on thedose of propofol for laryngeal mask airway insertion in children. J AnaesthesiolClinPharmacol,2010,(26):503-506.

18. Rosenbaum A,Kain ZN,Larsson P,et al. The place of premedication inpediatric practice. PaediatrAnaesth, 2009, (19):817-828.

19. Davidson A,McKenzie I. Distress at induction:prevention and consequences. CurrOpinAnesthesiol, 2011, 24:301-306.

20. Dahmani S,Brasher C,Stany I,et al. Premedication with clonidine is superiorto benzodiazepines. A meta analysis of published studies. ActaAnaesthesiolScand, 2010, 54:397-

402.

21. Yuen VM, Hui TW, Irwin MG, et al. Optimal timing for the administration ofintranasal dexmedetomidine for premedication in children. Anaesthesia, 2010, 65:922-929.

22. Yuen VM. Dexmedetomidine: perioperative applications in children. PaediatrAnaesth, 2010, 20:256-264.

23. Aouad MT, Yazbeck-Karam VG, Mallat CE, et al. The effect of adjuvant drugs on the quality of tracheal intubation without muscle relaxants in children: a systematic review of randomized trials. PaediatrAnaesth, 2012, 22:616-626.

24. Sneyd JR, O'Sullivan E. Tracheal intubationwithout neuromuscular blocking agents: isthere any point? Br J Anaesth, 2010, 104:535-537.

25. Inomata S, Maeda T, Shimizu T, et al. Effects of fentanyl infusion on tracheal intubationand emergence agitation in preschoolchildren anaesthetized with sevoflurane. BrJ Anaesth, 2010, 105:361-367.

26. Gueli SL, Lerman J. Controversies in pediatric anesthesia: sevoflurane and fluid management. CurrOpinAnaesthesiol, 2013, 26:310-317.

27. Zier JL, Doescher JS. Seizures temporally associated with nitrous oxideadministration for pediatric procedural sedation. J Child Neurol, 2010, 25:1517-1520.

28. Barker A, Ng J, Rittey CDC, et al. Outcome of children with hyperventilationinduced high-amplitude rhythmic slow activity with altered awareness. DevMed Child Neurol 2012, 54:1001-1005.

29. Schuchmann S, Hauck S, Henning S, et al. Respiratory alkalosis in childrenwith febrile seizures. Epilepsia, 2011, 52:1949-1955.

30. Gibert S, Sabourdin N, Louvet N, et al. Epileptogenic effect of sevoflurane: determination of the minimal alveolar concentration of sevoflurane associatedwith major epileptoid signs in children. Anesthesiology, 2012, 117:1253-1261.

31. Mani V, Morton NS. Overview of total intravenous anesthesia inchildren. PediatrAnest, 2010, 20:211-222.

32. Gencorelli FJ, Fields RG, Litman RS. Complications during rapid sequenceinduction of general anesthesia in children: a benchmark study. PediatrAnesth, 2010, 20:421-424.

33. NeumannRP, von Ungern-Sternberg BS. The neonatal lung--physiology and ventilation. PaediatrAnaesth, 2014, 24:10-21.

34. Carroll JL, Agarwal A. Development ofventilatory control in infants. PaediatrRespir Rev, 2010, 11:199-207.

35. VonUngern-Sternberg BS, Boda K, ChambersNA, et al. Risk assessment for respiratorycomplications in paediatricanaesthesia: a prospective cohort study. Lancet, 2010, 376:773-783.

36. Schulzke SM, Pillow J, Ewald B, et al. Flow-cycled versus time-cycled synchronizedventilation for neonates. Cochrane-Database Syst Rev, 2010, 7:CD008246.

37. Breatnach C, Conlon NP, Stack M, et al. Aprospective crossover comparison of neurallyadjusted ventilatory assist and pressuresupportventilation in a pediatric and neonatalintensive care unit population. PediatrCrit Care Med, 2010, 11:7-11.

38. Ryu J, Haddad G, Carlo WA. Clinicaleffectiveness and safety of permissive hypercapnia. ClinPerinatol, 2012, 39:603-612.

39. Masood A, Yi M, Lau M, et al. Therapeuticeffects of hypercapnia on chronic lunginjury and vascular remodeling in neonatalrats. Am J Physiol Lung Cell MolPhysiol, 2009, 297:920-930.

40. Thome UH, Ambalavanan N. Permissivehypercapnia to decrease lung injury inventilated preterm neonates. Semin FetalNeonatal Med, 2009, 14:21-27.

41. Cantellow S, Lightfoot J, Bould H, Beringer R. Parents' understanding of andcompliance with fasting instruction for pediatric day case surgery. PediatrAnesth 2012, 22:897-900.

42. Li Y, Hahn RG, Hu Y, et al. Plasma and renal clearances of lactated Ringer'ssolution in pediatric and adult patients just before anesthesia is induced. PediatrAnesth, 2009, 19:682-687.

43. Elgueta MF, Echevarria GC, de la Fuente N, et al. Effect of intravenousfluid therapy on postoperative vomiting in children undergoing tonsillectomy. Br J Anaesth, 2013, 110:607-614.

44. Chandler JR, Cooke E, Petersen C, et al. Pulse oximeterplethysmographvariation and its relationship to the arterial waveform in mechanically ventilatedchildren. J ClinMonit-Comput, 2012, 26:145-151.

45. Byon HJ, Lim CW, Lee JH, et al. Prediction of fluid responsiveness inmechanically ventilated children undergoing neurosurgery. Br J Anaesth, 2013, 110:586-595.

46. Johr M. Practical pediatric regional anesthesia. CurrOpinAnaesth, 2013, 26:327-332.

47. Shah RD, Suresh S. Applications of regional anaesthesia in paediatrics. Br JAnaesth, 2013, 111(S1):i114-i124.

48. Lönnqvist PA. Isultrasound guidance mandatory when performingpaediatricregionalanaesthesia? CurrOpinAnaesthesiol, 2010, 23:337-341.

49. McDermott G, Korba E, Mata U, et al. Should we stop doing blind transversusabdominisplane blocks? Br J Anaesth, 2012, 108:499-502.

50. Mai CL, Young MJ, Quraishi SA. Clinical implications of

the transversus abdominislaneblock in pediatric anesthesia. PaediatrAnaesth,2012,22:831-40.

51. Carney J,Finnerty O,Rauf J,et al. Ipsilateraltransversusabdominis planeblock provides effective analgesia after appendectomy in children:a randomizedcontrolled trial. AnesthAnalg,2010,111:998-1003.

52. Corvetto MA,Echevarria GC,De La FN,et al. Comparison of plasmaconcentrations of levobupivacaine with and without epinephrine for transversusabdominis plane block. RegAnesth Pain Med,2012,37:633-637.

53. O'Sullivan MJ,Mislovic B,Alexander E. Dorsal penile nerve block for malepediatric circumcision-randomized comparison of ultrasound-guided vsanatomical landmark technique. PaediatrAnaesth,2011,21:1214-1218.

54. Suresh S,Voronov P. Head and neck blocks in infants,children,and adolescents. PaediatrAnaesth,2012,22:81-87.

55. Tsui BC,Pillay JJ. Evidence-based medicine:Assessment of ultrasoundimaging forregionalanesthesiain infants,children,andadolescents. RegAnesth Pain Med,2010,35S:S47-S54.

56. Moriarty A. Pediatric epidural analgesia [PEA]. PaediatrAnaesth,2012,22:51-55.

57. Jöhr M,Berger TM. Caudal blocks. PaediatrAnaesth,2012,22:44-50.

58. Schnabel A,Poepping DM,Kranke P,et al. Efficacy and adverse effects of ketamine as an additive for paediatric caudal anaesthesia:a quantitativesystematicreview of randomizedcontrolledtrials. Br J Anaesth,2011,107:601-611.

59. Jöhr M. Practical pediatric regionalanesthesia. CurrOpinAnaesthesiol,2013,26:327-332.

60. Walker SM,Grafe M,Yaksh TL. Intrathecal clonidine in the neonatal rat:dosedependentanalgesia and evaluation of spinal apoptosis and toxicity. AnesthAnalg,2012,115:450-460.

61. Schnabel A,Poepping DM,Pogatzki-Zahn EM,et al. Efficacy and safetyof clonidine as additive for caudal regional anesthesia:a quantitative systematicreview of randomized controlled trials. PaediatrAnaesth,2011,21:1219-1230.

62. Engelman E,Marsala C. Bayesian enhanced meta-analysis of postoperativeanalgesic efficacyof additives for caudal analgesia in children. ActaAnaesthesiolScand,2012,56:817-832.

63. Walker SM,Westin BD,Deumens R,et al. Effects of intrathecal ketamine inthe neonatal rat:evaluationof apoptosis and long-term functional outcome. Anesthesiology,2010,113:147-159.

64. Lonnqvist PA,Walker SM. Ketamine as an adjunct to caudal block in neonatesand infants:is ittime to re-evaluate? Br J Anaesth,2012,109:138-140.

65. SUPPORT Study Group of the EuniceKennedy Shriver NICHD NeonatalResearch Network,Carlo WA,Finer NN,et al. Target ranges of oxygen saturation inextremely preterm infants. N Engl J Med,2010,362:1959-1969.

66. The BOOST II United Kingdom. Australia,and New Zealand collaborative groups. Oxygen saturation and outcomes in preterminfants. N Engl J Med,2013,368:2094-2104.

67. Kandasamy Y,Smith R,Wright IM,et al. Pain relief for premature infants duringophthalmologyassessment. J AAPOS,2011,15:276-280.

68. Strube YN,Bakal JA,Arthur BW. Relationship between feedingschedules and gastric distress during retinopathy of prematurityscreening eye examinations. J AAPOS,2010,14:334-339.

69. Yu L,Sun H,Yao L,et al. Comparison of effective inspired concentration of sevofluraneinpreterminfantswithdifferent postconceptualages. PaediatrAna esth,2011,21:148-152.

70. Hudson AE,Hemmings HC Jr. Are anaesthetics toxic to the brain? Br J Anaesth,2011,107:30-37.

71. Hansen TG,Henneberg SW,Morton NS,et al. Pro-condebate:cohort studies vs the randomized clinical trialmethodology in pediatric anesthesia. Pediatric Anesthesia,2010,20:880-894.

72. Sinner B,Becke K,Engelhard K. General anaesthetics and the developing brain:an overview. Anaesthesia,2014,69:1009-1022.

73. Sun LS,Li G,DiMaggio CJ,et al. Feasibility and pilot study of the PediatricAnesthesia NeuroDevelopment Assessment (PANDA) project. J NeurosurgAnesthesiol,2012,24:382-388.

74. Hays SR,Deshpande JK. Newly postulated neurodevelopmental risks ofpediatric anesthesia:theories that could rock our world. J Urol,2013,189:1222-1228.

75. Olsen EA,Brambrink AM. Anesthetic neurotoxicity in the newborn and infant. CurrOpinAnaesthesiol,2013,[Epub ahead of print].

76. Cavuoto KM,Rodriguez LI,Tutiven J,et al. General anesthesia in the pediatric population. CurrOpinOphthalmol,2014,25:411-416.

高危产科麻醉与喷他佐辛进展

产科麻醉与镇痛需考虑产妇和胎儿两个方面,故有其特殊性。妊娠妇女在妊娠期间发生了一系列病理生理变化,呼吸、循环、消化和凝血等系统妊娠前后变化很大,给围手术期麻醉及管理带来了很大的挑战。随着麻醉技术的不断提高和先进仪器设备的出现,产科麻醉也得到了更广阔的发展,本文就分别从高危产科全麻时气道管理的问题,产科出血的综合预防控制措施,产科自体血的回输问题,超声技术在产科麻醉中的应用,以及连续蛛网膜下腔阻滞分娩镇痛几方面做进一步的阐述。

一、喉罩在产科全麻中的应用

目前椎管内麻醉仍是产科麻醉的主流,若没有椎管内穿刺的禁忌,剖宫产应首选区域阻滞麻醉。但对于危急重症产妇(大出血、休克、脐带脱垂、妊娠合并严重心脏病等)、椎管内麻醉有禁忌或产妇拒绝椎管内麻醉等情况,全身麻醉仍然是一种必要的选择。

在产科全身麻醉手术中,麻醉医师和术者需密切配合,尽量缩短胎儿暴露在麻醉药物的时间,缩短胎儿取出时间,减轻全麻药对胎儿的影响,要求麻醉医师能够快速建立气道。气管插管仍是最经典、最常用、快速建立可靠人工气道的方法,可进行有效的通气并防止反流误吸,是产科全麻中首选的通气方法。近年,新型的通气设备喉罩在全麻中的使用越来越多,置入成功率高,可保障通气效果及操作简便,使喉罩的应用更加普遍。Halaseh 等[1]报道,Proseal 喉罩用于 3000 例产科全麻,第一次置入成功率为 99.7%,其余 8 例第二次均置入成功,没有发生通气失败的病例。Yao 等[2]报道,Supreme 喉罩用于产科全麻,一次成功置入率为 98%,2% 的患者第二次均成功置入,所有病例通气均良好。上述两项喉罩用于产科全麻的较大样本研究提示并没有出现产妇通气困难的病例,说明喉罩有着与气管导管一样的通气安全性。

产科全麻中气道管理的重点是插管困难和预防反流误吸。经典观点认为,妊娠妇女因肥胖、舌体肿大、咽喉、气管黏膜水肿尤其是妊娠高血压疾病者[3,4]被认为是困难气道。中华医学会麻醉学分会组织专家制定的《困难气道管理专家共识》中指出妊娠妇女、病态肥胖等是困难气道的因素之一[5]。但 Goldszmidt[6] 分析了多组研究,表明妊娠妇女和普通人群在困难插管和插管失败方面没有区别,该研究挑战了传统妊娠妇女是困难气道的观念。

产科全麻中的反流误吸问题一直备受关注,因妊娠妇女胃排空减慢,传统观点认为即使禁食水的产妇也均按饱胃处理。气管插管后能预防误吸,最近一项研究表明常规的气管插管并不能减少产妇因误吸引起的死亡风险,但术前胃排空可能可以降低反流误吸的风险[7]。随着喉罩种类的增多,双管引流型喉罩显示出其优势[8],引流胃液,降低胃内压,为预防产科全麻反流误吸提供了更多的选择。2005 年 Cook 等[9]总结了 9 项关于双管型喉罩和经典喉罩比较的研究,其中 8 项研究都指出双管型喉罩的密封性比经典喉罩的密封性好。

鉴于产妇存在饱胃和肥胖两个层面的问题,这两方面恰是喉罩应用的禁忌证或相对禁忌证,许多学者不推荐喉罩用于产科全麻。《困难气道管理指南》指出,喉罩作为困难气道处理工具,既可以用于非紧急气道,也可用于紧急气道[10]。在产科全麻中,若存在插管困难的产妇,在合理评估的基础上,可以考虑应用喉罩开放气道。

二、剖宫产术中术后大出血的预防性处理

产后出血是指胎儿娩出后 24h 内失血量超过 500ml,剖宫产时超过 1000ml,是分娩期严重并发症,居我国产妇死亡原因首位[11]。子宫收缩乏力、胎盘因素、软产道裂伤及凝血功能障碍是产后出血的主要原因。在临床工作中,若保守治疗不能有效控制出血,多采取子宫切除,但此法导致患者失去生育能力,并可能发生多种并发症。目前常用的介入治疗方法有双侧髂内动脉栓塞术和双侧子宫动脉栓塞术[12],但这些技术都是在已经发生大出血后采取的处理措施。随着技术的发展,介入手术器械得到有效改进,髂内动脉球囊导管预置术被应用于产科介入手术,此术式操作时

间短,放射线接触剂量小,止血效果明显,在国外已经被大量应用[13]。

预防性髂内动脉球囊导管预置术主要应用于术前存在产后出血的高危因素病例,特别是前置胎盘、植入性胎盘等,是一种预防性手段。子宫的血供90%来源于髂内动脉前支,因此手术前预置球囊,手术中待剖宫产胎儿娩出后扩张球囊,可以暂时性阻断动脉血流,减少子宫的血供,有利于创面凝血,给手术医生留有选择下一步最佳治疗方案的时间,一般阻断髂内动脉的时间以30分钟为宜[14]。文献报道在剖宫产术前行髂总动脉或腹主动脉临时球囊阻断动脉血供可以减少胎盘植入患者术中术后出血[15,16]。Tan等[17]报道,11例预置髂内动脉球囊的胎盘植入患者的出血量平均为2011ml,输血量为1058ml;14例对照组患者的出血量为3316ml,输血量为2211ml;研究组的出血量及输血量均显著低于对照组,差异有统计学意义。

由于球囊闭塞器放置于大动脉内,因此,操作时间短,有效的防护措施使得放射线接触量极小,对妊娠妇女及胎儿是安全的。使用超声引导放置髂内动脉球囊扩张器近年来也被应用。有学者在回顾性研究中报道了26例植入性胎盘的病例,其中12例是介入医生在超声引导下完成的,此种方法对患者及胎儿更为安全,可以避免放射线的接触[18]。

预置髂内动脉球囊的产妇并发症包括穿刺点的感染或出血,血肿形成,假性动脉瘤,血栓形成,下肢缺血坏死,膀胱直肠损伤等,总的并发症几率较难估计。文献报道,并发症的几率为6%～16%[19]。尽管如此,笔者认为在高危病例中,此技术预防产后出血仍将发挥很大的作用。

三、产科手术中的自体血回输

自体输血是指采集受血者自身血液,或回收手术野或创伤区无污染的血液,以满足患者自身手术或将来应急情况用血需求。它有3种方法:①术前自体献血(preoperative autologous blood donation,PAD);②急性正常血容量血液稀释(acute normovolemic hemodilution,ANH);③围手术期血液回收利用(perioperative blood salvage,PBS)。由于妊娠期血液处于高凝状态,并且剖宫产出血中混有羊水、胎毛、胎粪、胎儿细胞碎片等物质,所以PBS在剖宫产术中的应用存在争议,有些专业书籍和规定中明确说明术中血液回收禁用于剖宫产。但目前一些研究证实,在剖宫产手术中进行自体血回输是可行的。

凡妊娠具有出血风险、预计产后出血量大、稀有血型或既往曾出现严重输血反应以及血型鉴定和交叉配血困难的妊娠妇女,可列为储存式自体输血的适应人群。Droste等[20]报道,剖宫产术前预存式采集450ml血液,前后分别监测产妇的心排出量、总外周血管阻力和胎儿脐动脉收缩或舒张的频率,结果发现对产妇和胎儿均无显著影响。Yamada等[21]报道自体储血量为800～1200ml。效小莉

等[22]对照研究了93例产妇,剖宫产妊娠妇女在腰麻后,阴道分娩妊娠妇女在第二产程活跃期,由专业人员根据个体情况抽300～400ml自体血,同时输注晶体液和(或)胶体液补充血容量,在分娩后或手术结束后立即回输自体血,结果显示进行ANH自体输血的妊娠妇女在分娩后的血液化验中RBC、HB、HCT、PLT与产前比较统计无差异;而对照组未进行ANH自体输血的妊娠妇女分娩后较分娩前下降。Chermnich等[23]通过比较择期剖宫产后采用自体血、异体输血及不输血的大量临床病例后发现:自体血回输的产妇术后血红蛋白、红细胞计数、血细胞比容及IgG均显著高于另外两组,且产后贫血、产褥期感染的发生率显著下降。

产科术中血液回收利用的主要顾虑是Rh免疫反应和羊水栓塞。含有胎儿红细胞的血液进入Rh(-)母体,可引起母体Rh免疫反应,可能引起下一胎发生新生儿溶血和高胆红素血症,目前国内针对Rh免疫反应的措施,是在母亲分娩后肌注免疫球蛋白。为降低羊水栓塞风险,储血罐中的滤器可以去除大片状的羊水分子,洗涤过程中又可清除小分子物质,最后在回输过程中应用白细胞滤器,可以有效减少剖宫产回收血液中的污染物质[24]。迄今为止,尚无自体血回输导致羊水栓塞的报道。2013年英国将术中自体血回输技术列为产科手术中的适应证。

综上所述,尽管目前有一些研究证实在剖宫产手术中进行自体血回输是可行的,但研究尚不多,其安全性尚有争议,有待进一步的深入研究。在血源短缺及严重出血抢救患者时,可考虑在剖宫产手术中使用该技术。

四、超声在产科麻醉中的应用

超声因其绿色无创性、实时性、可视性等特点,在临床麻醉及疼痛治疗中应用愈来愈广泛。

危急重症妊娠妇女一般需要开放中心静脉进行监测、补液,因妊娠妇女多项妊娠肥胖,局部软组织厚,体表解剖标志不清,这样就增加了颈内静脉盲穿的难度。超声不仅可以清晰显示颈内静脉的解剖位置,还可以实时引导穿刺,直观地观察穿刺针在体内甚至血管内的走向,从而提高穿刺的成功率,减少并发症的发生[25,26],这与Brusasco等[27]的研究结果一致。赵丽艳等[28]研究肥胖患者经颈内静脉穿刺置入中心静脉导管,结果显示利用超声定位可缩短穿刺置管时间,穿刺成功率高,更适合在临床上应用。

剖宫产麻醉仍以椎管内麻醉为主,腰硬联合麻醉是目前临床常用的方法之一。腰麻平面的调节因素包括局麻药的浓度及剂量、注药速度、患者体位及穿刺部位等。正确的选择腰椎间隙穿刺,是保证麻醉效果的基础,也是规避风险、减少神经并发症的前提。妊娠妇女多为肥胖人群,由于腰椎棘突被软组织过度覆盖,椎间隙触摸不清,因此进针点选择困难。近些年有研究表明,超声影像是一项强有力的技术,脊柱超声成像具有协助硬膜外间隙定位的能力[29]。Chern等[30]认为,超声不仅有与常规X线摄片相同的显像

效果,而且能提供实时和多层面的显像,且超声辐射小,安全绿色环保,易被孕产妇接受。Locks 等[31]应用超声定位90 例妊娠妇女的 L₃₋₄椎间隙,均获得成功,并且证实了肥胖妊娠妇女采用传统手法触诊定位的准确率为49%,非肥胖妊娠妇女为53%。Chin 等[32]对一些解剖标志定位困难的非产科肥胖患者在实施腰麻前使用超声定位,大大的提高了穿刺成功率。超声技术使椎管内麻醉技术实现了"可视化",尤其在腰麻中的应用,减少神经的损伤,使椎管内穿刺更准确、更安全。

全麻剖宫产的术后镇痛采取患者自控静脉镇痛(Patient cont-rolled intravenous analgesia,PCIA)。PCIA 由于阿片类药物可通过哺乳而影响新生儿的呼吸,故在临床上镇痛药配制的浓度普遍低,不能达到良好的镇痛效果。近年来出现的超声引导腹横肌平面(tra-nsversus abdominal plane,TAP)阻滞是可以应用于下腹部短小手术及术后镇痛的区域神经阻滞。王琳等[33]研究提示超声引导下 TAP 阻滞减少了术后阿片类药物的用量增强了术后镇痛效果。郑珈琳等[34]对 40 例全麻剖宫产术后镇痛的比较中发现,采用 TAP+PCIA 镇痛模式可以取得比单纯的 PCIA 更为良好的术后镇痛效果,TAP 为产科术后多模式镇痛带来了新的研究领域。

五、连续蛛网膜下腔阻滞分娩镇痛技术

理想的分娩镇痛方式必须具备以下特征:对母婴影响小;易于给药,起效快,作用可靠,满足整个产程镇痛的需要;避免运动阻滞,不影响宫缩和产妇运动;产妇清醒,可参与分娩过程;必要时可满足手术的需要。

连续蛛网膜下腔阻滞(Continuous spinal anesthesia,CSA)是通过放置于蛛网膜下腔的导管向其间断注射小剂量局部麻醉药或镇痛药,产生和维持脊髓麻醉的方法。CSA 既可以单独应用小剂量局麻药或镇痛药,也可以两者联合用药,达到更好的镇痛效果[35]。国外已有利用 CSA 的优点行分娩镇痛的报道[36]。Ransom 等[37]的研究中报道了1 例重度肺动脉狭窄产妇蛛网膜下腔连续输注舒芬太尼分娩镇痛的效果,于蛛网膜下腔置入24G 微导管,注射负荷量舒芬太尼10μg 后立即产生镇痛效果,以5μg/h 连续输注舒芬太尼 5h,在分娩结束前 1h 产妇会阴痛,经微导管注射1% 利多卡因 50mg,分娩全程顺利,产妇动脉压、中心静脉压和心率波动幅度小,镇痛效果满意。国内张宁等[38]将CSA 用于正常产妇的分娩镇痛,鞘内注入舒芬太尼 7～9μg,可产生良好的镇痛效果,且不增加产妇的不良反应及脐带血舒芬太尼的浓度,总结其优点为微量用药,镇痛效果确切,药物较少透过胎盘,对胎儿影响小。

CSA 镇痛起效快、实现了微量给药、镇痛完善、血流动力学稳定等优点,应用于临床分娩镇痛中是可行的新思路。该方法减少麻醉药物的使用量,减少镇痛对产程、宫缩、产力等影响,增强分娩镇痛的完善率、满意率和孕产妇的安全

性,值得今后在临床上进一步深入研究。

(孙天宇　徐铭军)

参 考 文 献

1. Halaseh BK,Sukkar ZF,Hassan LH,et al. The use of Prose-al laryngeal mask airway in caesarean section-experience in 3000 cases. Anaesth Intensive Care,2010,38(6):1023-1028.

2. Yao WY,Li S,Sng BL,et al. The LMA Supreme in 700 par-urients undergoing Cesarean delivery:an observational stud-y. Can J Anaesth,2012,59(7):648-654.

3. David H,Chestnut,Linda S,et al. The Difficult Airway:Risks,Prophylaxis,And Management. Chestnut's OBETET-RIC ANESTHESIA PRINCIPLES AND PRACTICE,Fourth Edition,2009,651-672.

4. Lee A,Fleisher MD. Evidence-Based Practice of Anesthesi-ology. 第 2 版. 人民卫生出版社. 2010:393-398.

5. 中华医学会麻醉学分会. 困难气道管理专家共识. 临床麻醉学杂志,2009,25(3):200-203.

6. Goldszmidt E. Principles and practices of Obstetric Airway Management. Anesthesiology Clinics,2008,26(1):109-125.

7. Fenton PM,Reynolds F. Life-saving or ineffective An obser-vational study of the use of cricoid pressure and maternal outcome in an African setting. Int J Obs-tet Anesth,2009,18(2):106-110.

8. 周玲,潘建辉,柴小青. 双管型喉罩在全麻剖宫产术中的应用. 临床麻醉学杂志,2013,29(3):244-246.

9. Cook TM,Lee G,Nolan JP. The Proseal laryngeal mask air-way:a review of the literature. Can J Anaesth,2005,52:739-760.

10. 中华医学会麻醉学分会. 困难气道管理指南. 临床麻醉学杂志,2013,29(1):93-98.

11. 谢幸,苟文丽. 妇产科学. 8 版. 北京:人民卫生出版社,2013:211-213.

12. 万军,顾伟瑾,王海云,等. 双侧子宫动脉化疗栓塞治疗剖宫产后瘢痕妊娠大出血的临床应用. 介入放射学志,2009,18:499-502.

13. TanCH,TayKH,SheahK,et al. Perioperative endovascular internal iliac artery occlusion balloon placement in man-agement of placenta accreta. AJR Am J Roent-genol,2007,189:1158-1163.

14. Bodner LJ,Nosher JL,GribbinC,et al. Balloon assisted oc-clusion of the internal iliac arteries in patients with placen-ta accreta/percreta. Cardiovasc Inter-vent Radiol,2006,29:354-361.

15. Sawada A,Miyashita R,Edanaga M,et al. Anesthetic man-agement of caesarean section using common iliac artery

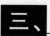
balloon occlusion in patients with placenta previa. Masui, 2011,60:1401-1404.

16. Masamoto H,Uehara H,Gibo M,et al. Elective use of aortic balloon occlusion in cesarean hysterectomy for placenta previa percreta. Gynecol Obstet Invest,2009,67:92-95.

17. Tan CH,Tay KH,Sheah K,et al. Perioperative endovascularinternal iliac artery occlusion balloon placement in management of placentaaccreta. AJRAm J Roentgenol, 2007, 189(5):1158-1163.

18. Angstmann T,Gard G,Harrington T,et al. Surgical management of placentaaccreta:a cohort series and suggested approach. Am J Obstet Gynecol,2010,202:38. e31-39.

19. Shrivastava V, Nageotte M, Major C, et al. Case control Comparison of cesarean hysterectomy with and without Prophylactic placement of intravascular balloon catheters for placenta accrete. Am J Obstet Gynecol,2007,197(4): 402. e1-e5.

20. Droste S,Sorensen T,Price T,et al. Maternal and fetal hemodynamic effects of autologous blood donationduring pregnancy. Am I obstet Gynecol,1992,167:89-93.

21. Yamada T,Mori H,Ueki M,et al. Autologous blood transfusion inpatients with placenta pr via. Acta Obstet Gynecol. Scand,2005,84:255-259.

22. 效小莉,钱桂兰,刘岚.围产期急性等容稀释性自体输血安全性研究.中国输血杂志,2013,26(1):56-57.

23. Chermnich S, Mogilevkina I, KnurovI. Cesarean section (CS) with autologous blood/plasma transfusion (ABT/ APT) can prevent postpartum complications. International Journal of Gynecology & Obstetrics,2000,70:C84.

24. Waters JH,Biscotti C,Potter PS,et al. Amniotic fluid removal during cell salvage in the cesarean section patient. Anesthesiology,2000,92:1531-1536.

25. Patil V,Jaggar S. Ultrasound guided internal jugular vein Access in children and infant:a meta-analysis. Paediatr Anaesth,2010,20(5):474-475.

26. Turker G,KayaFN,Gurbet A,et al. Internal jugular veincannulation:an ultrasound-guided technique versus a land mark-guided technique. Clinics (Sao Paulo), 2009, 64

(10):989-992.

27. Brusasco C,Corradi F,Zattoni PL,et al. Ultrasound guided central venous cannulation in bariatric patients. Obes Surg, 2009,19(10):1365-1370.

28. 赵丽艳,常庚申,康定坤.超声定位在肥胖患者经颈内静脉穿刺置入中心静脉导管中的应用.中国医学创新, 2014,23(11):55-57.

29. Grau T,Leipold RW,Fatehi S,et al. Real-time ultrasonic observation of combine spinalepidural anaesthesia. Eur JA naesthesiol,2004,21(1):25-31.

30. Chern TC,Jou IM,Lai KA,et al. Sonography for monitoringclosed reduction of displaced extra-articular distal radial fractures. J Bone Joint Surg Am(Am),2002,84(2):194-203.

31. Locks GF,Almeida MC,Pereira AA. Use of the ultrasound to determine the level of lumbar puncture in pregnant women. Rev Bras Anestesiol,2010,60(1):13-19.

32. Chin KJ,Perlas A,Chan V,et al. Ultrasound imaging facilitate spinal anesthesia in adults with difficult surface anatomic landmark. Anesthesiology,2011,115(1):94-101.

33. 王琳,徐铭军.超声引导腹横肌平面阻滞对妇科腹腔镜手术后镇痛的影响.临床麻醉学杂志,2013,29(11): 1057-1059.

34. 郑珈琳,罗世忠,郭昌立,等.超声引导腹横肌平面阻滞在剖宫产全麻术后镇痛中的运用.四川医学,2014,35 (3):379-381.

35. 彭丽,周朝明,农木本,等.舒芬太尼复合罗哌卡因和舒芬太尼用于分娩镇痛的对照研究.中国妇幼保健, 2009,24(7):952-954.

36. Imbelloni L E,Gouveia M A. Continuous spinal anesthesia with Spinocath® for obstetric analgesia. Int J Obstet Anesth,2006,15(2):171-172.

37. Ransom DM,Leicht CH. Continuous Spinal Analesia with Sufentanil for Labour and Delivery in a Parturient with severe Pulmonary Stenosis. Anesth Analg, 1995, 80: 418-421.

38. 张宁,徐铭军.蛛网膜下腔输注舒芬太尼用于分娩镇痛的临床效果.中华麻醉学杂志,2013,33(1):65-66.

93 靶控输注在临床麻醉的新进展

靶控输注(target controlled infusion,TCI)以药代动力学和药效学原理为基础,以血浆或效应室的药物浓度为指标,由计算机控制给药输注速率的变化,达到按临床需要调节麻醉、镇静、镇痛深度的目的。TCI 在麻醉过程中已得到广泛研究和应用。随着 PC 机的发展、新型静脉药物的诞生、对静脉麻醉药的药代动力学及药效学概念的更新与发展,使 TCI 的应用及研究更广泛[1]。

一、TCI 的发展历史

1983 年,Schuttler[2]等首先发明了微机辅助输液泵全凭静脉麻醉(Computer-assi sted Total Intravenous Anaesthesia,CATIA),使用依托咪酯复合阿芬太尼成功应用于 6 例妇科患者。1985 年 AlviS[3]在冠脉搭桥术手术的麻醉诱导与维持中设计了一个关于芬太尼的较为完整的微机辅助持续输注系统(Computer—Assisted Continuous Infusioil System. CACI),并取得了成功。1988 年 Shafer[4]对微机中的数学计算模型进行了较大幅度的改动,他设计的模型使输液泵变得更加容易控制,而且减少了计算误差,以后很多微机控制输液泵软件的设计都采用了这一数学模型。到了 1997 年,"微机辅助持续输注系统"被统一名称为"靶浓度控制输注"。随后,Stanpump、Ru9100p、Diprifusor、Marsh、Schnider 等药代模型相继出现,并开始投入临床使用。现今,"优化靶控输注技术"的概念被提出。优化靶控输注技术(optimized target—controlled infusion,OTCI)是对传统的 TCI 进行改良后的输注模式。通过引进了麻醉深度的理念,结合听觉诱发电位、脑电双频指数(Bispectral Index,BIS)等技术,进一步满足个体化麻醉的需求。

二、TCI 技术的分类

从生物工程学的角度来看,TCI 可分为两大类,即开放回路式(开环)和闭合回路式(闭环)。

(一) 开环 TCI
由麻醉医师根据患者的相关数据(如年龄、体重等),选择血浆或效应室浓度进行靶控输注一定剂量麻醉药,根据用药前后的血压、心率、血氧含量、心电图、呼吸功能、肌肉松弛程度、麻醉深度等监测数据,由麻醉医师进行分析,然后人为地调节用药,达到适合的麻醉效应浓度。开放环路无反馈装置,由麻醉医师根据临床需要设定目标浓度,麻醉过程中根据患者生命体征变化情况进行调节,目前临床应用的第一代至第三代 TCI 均为开放环路。

(二) 闭环 TCI
是一种自动控制技术,具有反馈信号控制性能,这是与开放回路式系统的根本区别。由于 TCI 装置在设计时连接了反馈指标,根据临床监测的数值指标,并且和设定的标准值相比较,从而控制 TCI 数据和泵注速度,自动达到适合的靶控浓度,减少了人为误差。反馈 TCI 的信息来源有二:药物效应和药物浓度。第四代 TCI 采用的是闭合回路。

三、TCI 麻醉的实施

静脉靶控输注麻醉可以采用血浆靶控输注或效应室靶控输注,根据患者手术情况采用开放环路或闭合环路来调节靶控输注,控制呼吸或保留自主呼吸,可使患者入睡或让患者清醒进行自控镇静、镇痛,将单一或几种药物联合使用。血浆靶控输注是以药物的血浆浓度为靶控目标的输注方法,其特点为血浆浓度迅速上升至设定值,效应室浓度上升相对缓慢,所需效应产生滞后,诱导和维持平稳,术后恢复好,适用于老年、体弱、心功能较差的患者。效应室靶控输注是以药物效应室浓度为靶控目标的输注方法,其特点为效应室浓度迅速达到设定值,血浆浓度产生明显的超射,迅速产生预期的中枢效应,诱导时间短,预见性强,血浆浓度的超射可能对呼吸循环产生抑制,适用于年轻、体壮、心功能良好的患者。

以 TCI-1 型靶控注射泵为例,其软件界面自动显示的参数:年龄、体重、性别、注射器品牌、药物名称、血浆靶浓度、效应室靶浓度、输注速度、苏醒靶浓度、苏醒时间及体内药物浓度趋势图等,便于临床麻醉实施。目前多采用的开放环路靶控是无反馈装置的靶控,由操作者根据临床需要和患者生命体征变化设定和调节靶浓度。具体实施步骤为:选择适合病例、手术及药物;选择适合靶控模式;正确设定患者性别、年龄、体重;正确设定药物输注模式(选择儿童或成人模式)和配制浓度;选择适当靶控浓度;开始靶控输注;麻醉过程中根据具体情况调节靶控浓度;手术结束适时停止靶控输注。

四、TCI 的影响因素

(一)机械因素

由于临床应用的麻醉药大多容积较小,输注泵必须满足运算的输注精确度,目前使用的输注泵的误差在 5% ～ 10% 之间,由于计算机需要的是以秒为单位的瞬时输注速率,现有的输注泵由于机械惯性的原因,瞬时流量误差常随时间出现积累。Connor[5]等测试了 Abbott4p,IVA560 等输注泵在计算机控制下的精度,结果每 5s 改变一次泵速,误差在 5% 以内,不大于产品标定输注速度的误差。随着计算机运算速度的不断提高,模拟计算的间隔已由原来的 1 次/15s 提高到了 2 次/秒,软件造成的误差已非常小。

(二)药代动力学模型参数

TCI 系统内嵌药代动力学参数是影响 TCI 系统性能的重要因素。由于药代动力学多来自于群体,与个体之间存在差异,故可导致预期血药浓度和实际血药浓度出现一定的差别。此外群体药代动力学的估算方法也会影响到 TCI 系统性能。药代动力学变异存在于药代动力学分析的全过程及个体间,包括种族差异。Mertens[6]等研究了五种瑞芬太尼的群体药代动力学参数 TCI 系统的准确性,结果五种参数所得出的各评价指标均不相同,组间具有统计学差异。另外 Irwin[7]等评价了 Mash 参数在 36 例中国人 TCI 时的准确性,结果偏离性为 -47%,精确度为 48%,均超出了临床可接受范围。但最近也有报道显示,Mash 参数能很好的应用于中国人 TCI 给药,偏离性为 14.9%,精确度 23.3%,均符合临床需要[8]。

(三)药物相互作用

由于药代动力学和药效学的相互作用,复合应用不同静脉麻醉药 TCI 系统的性能也会不同。其可能原因为药物之间相互影响在体内的分布和清除。Mertens 等[9]报道,阿芬太尼复合 1.5mg/L 丙泊酚 TCI 给药时,丙泊酚减少了阿芬太尼清除率 15%,快速分布清除率 68%,缓慢分布清除率 51%,落后时间 62%。认为丙泊酚改变了阿芬太尼的药代动力学,由丙泊酚引起的血流动力学改变对阿芬太尼的药代动力学有重要影响。Hoymork 等[10]发现复合丙泊酚和瑞芬太尼 TCI 给药时,TCI 的性能变化较大。预测误差(PE):瑞芬太尼 22%,丙泊酚 49%。另外 Coetzzee 等[11]研究了 TCI 丙泊酚联合应用苏芬太尼时"Diprifusor"系统的偏离性为 7%,而 Swinboe 等[12]联合应用阿芬太尼时"Diprifusor"系统的偏离性为 16.2%。

(四)其他因素

年龄对 TCI 的系统有重要影响,不同年龄有着不同的药代动力学模型。目前专供儿童使用的丙泊酚 TCI 系统已应用于临床,内嵌 Paedfusor 药代动力学参数。Absalom 等[13]评价了该系统在心脏手术麻醉时的准确性,结果该系统的准确度和偏离性在"noflow"期较差,这和成人"Diprifusor"系统相反。患者的体重对 TCI 系统的性能影响并不明显,Slepchewko 等[14]研究了肥胖患者舒芬太尼 TCI 系统的准确性,内嵌药代动力学参数为 Gepes 参数能很好的应用于肥胖患者,和正常体重患者相比无统计学意义。手术时间的长短对 TCI 系统的影响较小。Pandin 等[15]靶控输注丙泊酚(内嵌 marsh 药代动力学参数)和舒芬太尼(内嵌 Gepes 药代动力学参数)应用于长时间手术(6～7h),结果两种参数的准确度和偏离性均在临床可接受范围内。Sabate Tenas 等[16]研究了"Diprifusor"TCI 系统在慢性肾功能不全患者中的性能,结果显示偏离性在 10% ～ 20%,和肾功能正常者相似。

五、TCI 在临床的应用现状

(一)TCI 在镇静中的应用

咪达唑仑有消除半衰期短、顺行性遗忘等优点。赵艳等[17]将咪达唑仑 TCI 系统用于椎管内麻醉患者术中镇静,并对该系统临床效能进行评价。该研究中选用了 Avram 和 Buhrer 的药代模型及参数,研究结果提示该系统的执行误差中位数(MDPE)为 7.9% ～ 11.0%,执行误差绝对值中位数(MDAPE)为 20%。该系统所预计的咪达唑仑血药浓度与实测血药浓度的偏差在临床可接受范围内。但该系统摆动度较大(Wobble 16% ～ 22.3%),大于 Gray 所述 12.9%。证明该研究应用的咪达唑仑 TCI 系统可安全有效地用于椎管内麻醉时患者的镇静。由此可见药代参数的优选有利于提高 TCI 系统效能。人们也在尝试将各种镇静药物进行 TCI,以取得最佳的镇静效果。蒋奕红等[18]将靶控输注依托咪酯用于硬膜外麻醉患者镇静,设定依托咪酯效应室浓度分别为 0.3、0.4、0.5、0.6mg/L,结果显示椎管内麻醉时运用靶控输注依托咪酯,开始效应室浓度设为 0.6mg/L 为宜,术中根据患者情况及时调整效应室靶控浓度在 0.4mg/L 左右,以获得满意的镇静状态与清醒时间。不同镇静药物的 TCI,同样可以扩大 TCI 技术在临床上的使用。Rodrigo 等[19]将 TCI 技术和患者自控镇静技术结合起来应用于局麻下行小型牙科手术。丙泊酚平均血药浓度为 2μg/ml 时得到最佳镇静效果。这种患者自控镇静并不能够保证对所有患者提供足够镇静,故麻醉医师仍须仔细观察以确保患者安全。嵇富海等[20]采用闭袢靶控输注丙泊酚或咪达唑仑用于 ICU 患者镇静。该实验采用 BIS 作为反馈控制信号,设定镇静深度稳定于 Ramsay 评分 3 分以下时的 BIS 值作为反馈值,通过闭环 TCI 系统自动输注丙泊酚、咪达唑仑。相关分析结果表明 Ramsay 与 BIS 呈正相关,Ramsay、

BIS 与丙泊酚靶控血浆浓度和效应室浓度呈负相关。McMurray等[21]用 DiprifusorTM TCI 系统在 ICU 患者中靶控输注丙泊酚镇静，被选对象包括心脏术后、脑损伤和普通 ICU 患者，用改良后的 Ramsay 镇静评分调整丙泊酚靶控浓度，以取得理想的镇静深度。靶控输注丙泊酚的同时，辅以局部注射吗啡或芬太尼、阿芬太尼。结果显示，达理想镇静水平时，丙泊酚时间加权平均值中位数目标设定分别为：心脏术后患者 1.34μg/ml，脑外伤患者 0.98μg/ml，普通 ICU 患者 0.42μg/ml，平均获得理想镇静水平的时间为 9.9min。

（二）TCI 在镇痛中的应用

静脉镇痛或自控静脉镇痛已在临床上广泛应用，但使用 TCI 镇痛较少。Bastin 等[22]将 TCI 应用于心脏手术后镇痛，该项实验将用丙泊酚和舒芬太尼靶控麻醉实施心脏手术后的患者随机分成两组，一组为按需单次静脉给予吗啡（Bolus 组），一组为靶控输注舒芬太尼（0.08～0.1ng/ml）（TCI 组）。设计 3 组刺激因素，即拔管、侧身、理疗。在这些刺激过程中用 VNS（verbal numerical score）方法对疼痛进行评价。结果显示在休息时，两组患者 VNS 评分值均低，说明两种方法在休息时均可使患者获得足够的镇痛。但是，在有刺激因素存在时 TCI 组 VNS 评分数值明显低于 Bolus 组。TCI 组 10 例患者中有 9 例患者 VNS 评分在 5 分以下，而 Bolus 组 10 例患者中只有 4 例患者 VNS 评分在 5 分以下。综合评定 TCI 方法优于按需单次静脉给药法。Cortinez 等[23]将靶控输注瑞芬太尼和靶控输注芬太尼应用于体外碎石患者的镇痛，并将两者进行对比研究。结果显示两者 EC_{50} 相似，瑞芬太尼 EC_{50} 为 2.8ng/ml，芬太尼 EC_{50} 为 2.9ng/ml，但芬太尼组呼吸抑制、镇静作用和术后恶心呕吐发生率大于瑞芬太尼组，这可能与瑞芬太尼药效学和药代动力学特性有关，其作用特点是起效迅速、消除极快，与用药量及时间无关。有学者按照血浆药物浓度靶控输注氯胺酮联合丙泊酚应用于择期手术患者的麻醉[24]。临床上使用的镇痛药有很多，人们在尝试将各种药物应用于 TCI，以求最佳的镇痛方案。各种镇痛药物的血药浓度、药代谢动力学不同，药代动力学模型也不同。能够精确的适应不同人群的各种镇痛药的药代动力学模型，会使 TCI 技术更广泛地应用于临床镇痛。

（三）TCI 在全身麻醉中的应用

单次给药麻醉不平稳：麻醉深度的判断需丰富的经验，麻醉深度掌握不当可能发生手术中患者知晓。目前临床上常用的镇静药有丙泊酚。丙泊酚具有效能强、起效快、苏醒快的特点，但对循环抑制明显。传统手控给药方式，血药浓度不易控制，药物时量相关半衰期随用药时间不断变化，用药时机和合适用药量很难掌握，血压波动大；恒速静脉滴注给药短时间内血药浓度不能达到稳态，效应部位浓度上升更慢，药物起效慢，持续恒速滴注后期血药浓度仍不断上升。单次诱导与恒速滴注相结合的方法虽然解决了诱导慢的问题，但血药浓度、效应部位浓度不稳定的缺点仍未解决。利用 54L 系统输注丙泊酚，可根据患者的生命体征迅速改变血浆浓度及效应部位浓度，达到既有适度的麻醉深度，又有平稳生命体征的效果[25]。

在临床工作中大多数麻醉医师认为只有作用时间短的药物如丙泊酚，瑞芬太尼，阿曲库铵等才适合 TCI。其实，长效的阿片类药物也是可以靶控输注的。Hughes MA[26]等在 1992 年提出了"输注时间相关的血药半降时间"。其定义是，按一定输注方案给药维持恒定血药浓度一定时间，停止输注后，中央室血药浓度降低 50% 所需的时间。在半衰期中加入输注影响因素是十分重要的。对大多数药物来说，"半降时间"不是"半衰期"（在一室模型是统一的）。半降时间不是一个常数，输注时间从几分钟到几小时的变化，其"半降时间"会有显著的增加。在临床应用上，如果患者麻醉的血药浓度维持在"苏醒"浓度的两倍以下，则"半降时间"可作为血药降至苏醒浓度所需时间的上限，即在该血药浓度下，患者最迟在"半降时间"内就可苏醒。所以以输注速率最好控制在一定范围，使其产生的血药浓度不超过"苏醒"浓度的两倍，恢复时是血药浓度降低不到 50% 就能使患者清醒，这样就能用"半降时间"大致估计恢复时间。"半降时间"对药物分布问题及相伴随的消除问题提供了一种定量的描述，这种概念对临床麻醉会产生重大的影响。如一个消除半衰期长（数小时）的药物可能会有一个非常短（数分钟）的"半降时间"。同样，两种药物的传统药代指标可能非常不同。而"半降时间"却可以基本相似[27]。所以，长效的阿片类镇痛药也可以用来靶控输注，而不会因为他的消除半衰期长会影响苏醒。

六、TCI 常用药物及输注系统

目前有两类 TCI 系统[28]。一类由便携式计算机、数据线及输液泵多部件组成，主要用于临床研究和教学。另一类是整合式 TCI 系统（如 DiprifusorTCI 系统），结构紧凑、使用方便。

（一）第一代 TCI 系统是嘉士比与阿斯利康公司合作研发的第一种商业化的整合式 TCI 系统（用于丙泊酚的 Diprifusor TCI 系统，Graseby 3500 型）。其采用的药代模型为"Marsh 模型"，是开放、中央室消除三室模型。它是目前临床研究最多，也是推广普及率最高的 TCI 系统。Clent[29]评估 Tackley、Marsh、Dyck 三室药代动力学模型得出 3 个模型的精确度（用绝对运作中位误差 MDAPE 表示）很接近，但 Marsh 模型在早期（输注前 20 分钟）和清除阶段（输注结束后 20 分钟）提供最准确的预计效果，其 MDAPE 分别为 5.7% 和 -6.0%。因此，Marsh 药代动力学参数被"Diprifusor"系统采用。LuoAilun[30]等研究得出偏离性（MDAPE）分别为 -10.0%、29.9%，认为"Diprifusor"TCI 系统及药代动力学参数是适合的。随后多家公司利用不同药代模型研制出多种药物（如依托咪酯、咪达唑仑等）的靶控装置，临床虽有使用，但无可靠准确的依据证实其科学合理性。此外，Diprifusor TCI 系统 PFS（玻璃预充注射器），其原理同上，但需专用注射器,只有在系统识别了"得普利麻"预充注射器上的电子识别标签才能运行。

（二）第二代 TCI 系统是带有 TCI 功能的静脉麻醉工作站——费森尤斯卡比协奏曲麻醉输注工作站（Fresenius Base Primea）。它同时具有丙泊酚"Marsh 模型"和"Schnider 模型"，舒芬太尼"Gepts 模型"，瑞芬太尼"Minto 模型"的麻醉工作站。

值得一提的是上述 TCI 软件模式在欧美已得到权威认证，而在一代中仅有"Diprifusor"TCI 系统获得认证，学术发表能得到国际承认。它除具有一代 TCI 全部功能外，还可以显示药物协同作用（如丙泊酚与瑞芬太尼间），丙泊酚不受厂家的限制，精度更高，支持动态压力监测系统等优点。

（三）第三代为闭合环路 TCI 系统。各国正在积极研制中，目前尚无认证产品推出。虽然国内广西威利方舟生产了闭环肌松靶控泵（CKMRIS-I，装有液晶显示屏，由计算机单板机控制，加肌松监测，配以图形化的肌松监测数据及自动给药界面和配药参数界面，可通过持续或间断指脉冲端刺激获得 TOF 数据，自动调节肌松药的靶控浓度，达到闭环的效果，同时选择药物范围较大），但由于肌松模型选择和临床数据未得到国际认可，而不能普及。

七、实施 TCI 麻醉的优缺点

（一）优越性

全身麻醉的给药方式有单次给药、多次给药、持续给药、持续与单次结合给药、靶控给药模式。单次与多次给药的优点在于其给药迅速，可快速达到用药目的，但缺点也较多，如循环波动严重、意外清醒、呼吸抑制、用药量增加、麻醉深度不平稳等。持续给药也有增加药物用量、苏醒延迟等缺陷。应用 TCI 技术既可减少药物峰浓度过高现象，又可使血药浓度很快达到稳态，使血流动力学比较稳定，有利于患者快速苏醒和减少围手术期副作用。与靠经验泵注相比，血流动力学更加稳定[31]。接续用 TCI 进行麻醉维持时，可以根据手术刺激强度调控靶控目标浓度，保持麻醉深度，与多次静脉注入相比，有循环波动少和术后清醒快等优点[32]。

（二）局限性

1. 关于双重负荷量　TCI 能迅速完成麻醉诱导，并自然过渡到麻醉维持，然而，在下列情况下，它的应用也有一定的局限性。采用静推诱导后，不宜直接采用 TCI。当 TCI 的靶控浓度设定后，机器要使药物浓度达到靶控浓度，将以最快速度输注负荷量。这样患者就接受了双重诱导量，而且 TCI 显示的药物浓度不包括推注给药产生的药物浓度，因此不是实际药物浓度参数。不单是丙泊酚，其他药物也会出现这个问题。氯胺酮也成功地用于靶控输注麻醉，然而，氯胺酮主要用于小儿麻醉，而且，通常先采用肌注给药，待入睡后建立静脉通道，然后实施 TCI。同样，TCI 机器显示的药代动力学参数不包括静注剂量产生的参数。

2. 关于 TCI 的准确性　TCI 是一种计算机模拟技术，它获得的结果是估计值或理论值。与实际血药浓度有一定差距。通常用百分比预测误差（PE）[PE=（实测浓度−预测浓度）/预测浓度×100]反映偏差，以绝对值 PE（absPE）反映非准确性[33][34]，以丙泊酚为例，丙泊酚药代动力学模型有 Marsh 法、Dy2ck 法、Tackley 法和 Schuttler 法等。Coetzee 比较了前三个模型预测血药浓度与实测浓度的差异[35]，结果显示，在最初 20 分钟内，Dyck 模型低估了血药浓度（预测值<实测值），而 Marsh 和 Tackley 模型高估了血药浓度（预测值>实测值）。Dyck 模型的 PE 为 43%，Marsh 和 Tackley 模型的 PE 分别为 -1% 和 -3%。它们的 absPE 分别为 47%、29% 和 24%。Coetzee 认为，Marsh 模型的结果能够接受。目前，大多数用于丙泊酚输注的 TCI 机器采用 Marsh 模型。张马忠在小样本国人中研究了丙泊酚靶控输注的准确性，结果显示，Dipifusor2TCI 低估了血药浓度。中年人的 PE 为 6519%、老年人的 PE 为 6318%、中年人的 absPE 为 7716%、老年人的 absPE 为 6916%。Schuttler 指出[36]，当血药浓度小于 8μg/ml 时，预测结果与实测结果拟合好，大于 8μg/ml 时，两者拟合差，预测结果低估了血药浓度。还有一些资料表明丙泊酚的血药动力学参数呈非线性，总体清除率随浓度增加而降低。认为是由于高浓度或长时间输入使肝血流量降低所致[33,36]。

3. 关于个体化给药　TCI 采用的是通用药代动力学模型，尽管所有模型产生于较大的样本，但仍不能精确预测所有个体，缺乏个体化。因此，在实施 TCI 时必须针对性用药。不仅在药代动力学，而且在药效学上存在个体差异，TCI 缺乏个体化。目前使用的药代动力学模型都引用了体重变量。Schnider 等[37-38]研究结果显示，即使是相同体重，不同 BMI 患者丙泊酚的药代动力学结果也不一样，Schuttler 报告[36]维持丙泊酚血药浓度 1μg/ml，2hBMI 高者用量为 1.9mg/kg/h，而 BMI 低者为 2.3mg/kg/h。老年人由于脏器功能退化，并且通常合并慢性疾病，对麻醉药的耐受性降低，诱导和维持剂量明显少于年轻人。Schuttle[36]报道，60 岁以上老人丙泊酚的清除率和中央室分布容积随年龄呈线性降低，其他作者[38-40]也有类似报道，因此用药剂量明显减少。Marsh 模型中没有引用年龄的变量，Dyck 和 Schuttler 模型引用了这个变量，芬太尼、舒芬太尼、瑞芬太尼的药代动力学模型也引用了年龄的变量。Schuttler[41]认为，引用年龄变量可提高 TCI 的准确性。

八、TCI 展望

（一）镇静与镇痛

应用丙泊酚 TCI 血药浓度在 1～1.5μg/ml 时即可产生良好的镇静效果。Irwin[42]发现平均 0.85μg/ml 的靶浓度就可以提供满意的镇静效果，但个体间差异很大。应用 TCI 技术输注镇痛药来完成术后镇痛。TCI 用于镇痛的优势有：快速地获得镇痛所需的血药浓度；使用 $T_{1/2}$ Keo 血药浓度和效应室浓度达到平衡的半时值（$T_{1/2}$Keo）小的药物，确保镇痛效应快速出现；使用短效药物以免蓄积，同时通过维持靶浓度以确保长时间镇痛；能够快速改变镇痛所需的血药浓度。Davies[43]报道了输注阿芬太尼提供满意镇痛又不抑制呼吸的 TCI 输注；虽有研究[44]进一步证实由患者自己来输注阿芬太尼的安全性和有效性，类似于标准的 PCA。还有将瑞芬太尼用于患者自控的 TCI 系统，以克服瑞芬太尼停用后镇痛效果不佳的弊端[45]。

（二）血浆和效应室

决定麻醉药理效应的关键因素是其作用于效应室（脑、脊髓）的浓度。目前还无法直接测量其药物浓度。只能根据药物作用估计其效应室的浓度。Struys[46]等对效应室靶控输注装置和血浆靶控的关联性进行了研究，发现效应室靶控输注比血浆靶控更能精确地产生随时间变化的 BIS 值。

（三）高龄患者和儿童的使用

Diprifusor 并没有将年龄作为一个考虑因素，因此老年患者在使用 Diprifusor 时，其诱导、维持及苏醒的靶浓度应予以减少。陈绍洋[47]等指出，麻醉维持过程中循环系统稳定，预防心率、血压剧烈波动是高龄患者麻醉管理中的重要环节。随着年龄的增加，人体压力感受器敏感性下降[48]，从而血压波动加大。冉红[49]对 30 例 65～80 岁患者观察研究后得出丙泊酚 20～25μg/ml、瑞芬太尼 15～25μg/ml 血浆靶控麻醉诱导平稳，配合 BIS 监测对高龄患者是可行和安全的。熊云川[50]等在研究中指出，麻醉深度指数（CSI）与预测效应室浓度、清醒镇静评分呈高度相关性，可以较好地监测老年人丙泊酚麻醉的深度，以避免术中知晓和麻醉过深。

20 世纪 90 年代已有将 TCI 技术用于儿童的报道[51]。儿童的丙泊酚药代动力学和成人比有一定改动，主要是增加了体重相关的分布容积和药物的清除率，输注速率和靶浓度要高于成人。在国人的研究中（年龄均小于 13 岁），张国良[52]以 1.5μg/ml 丙泊酚的靶控血药浓度输注，可获得良好的镇静效果；袁宝龙[53]等以 4μg/ml 丙泊酚复合 4ng/ml 瑞芬太尼靶控全凭静脉麻醉用于小儿鼻内镜手术安全可靠，维持平稳，术后恢复迅速。

（四）TCI 方向

反馈控制系统即闭环麻醉为以后的主要研究方向，效应室血药浓度的测定次之（虽然可通过离子、酶、受体等间接测定）。闭环其实就是开环+反馈信号+微机控制，这样焦点又集中到反馈信号的优选。就麻醉的三大领域来讲，镇静系统研究广泛，但缺乏一种权威指标作为反馈标准，脑电双频谱指数（BIS）值反映意识消失的特异性尚可，但灵敏度不够，使它成为金标准产生了争议。目前有关听觉诱发电位指数（AEPI）、压缩功率谱的 95% 边缘频率（SEF）、中位频率（MF）、熵指数（包括状态熵、反应熵等）、Narcotrend 分级监测作为反馈标准的研究也层出不穷，但均没有可靠和足够的研究证实其用于临床麻醉深度监测优于 BIS，从

而未在临床广泛应用。肌松系统目前虽已出现闭环输注装置，但其肌松模型选择和临床数据可靠性均未达成共识。而镇痛系统反馈标准则更难确定，相关研究多为术后镇痛。

虽然 TCI 闭合环路目前临床应用少，开环 TCI 反馈标准的研究也在不断深入中，但这并不能否认 TCI 降低药物波峰波谷、平稳麻醉、血流动力学变化轻微、术后清醒快、不良反应少的优点。希望具有更完善的药代模型和更精准的反馈指标的 TCI 早日出现，带给临床工作更大助力，使 TCI 成为临床用药的主流趋势。

（杨程　陈宁　闫诺　李辉）

参 考 文 献

1. 才仁卓玛,俞文军.靶控输注在临床麻醉中的应用进展.中国保健营养,2014,01(1):46-47.

2. Schuttler J, Schwilden H, Stockel H. Pharmacokinetics as applied to total intravenous anaesthesia. Practical implications. Anaesthesia,1983,(38)(Suppl):53-56.

3. Alvis JM, Reves JG, Spain JA, et al. Computer assisted continuous infusion of the intravenous analgesic fentanyl during general anesthesia an interactive system. IEEE Trans Biomed ogy,2004,(100):1382-1386.

4. Shafer SL, Siegel LC, Cooke JE, et al. Testing computer-controlled infusion pumps by simulation. Anesthesiology,1988,68:261-266.

5. Connor SB, Quill TJ, jacobs JR. Accuarcy of drug infusion pumps under computer control. IEEE Trans Biomed Eng,2009,39(9):980-982.

6. Mertens MJ, Engbers FHM. Burm AGL. etal. Predictive performance of computer-controlled infusion of remifentanil during propofol/remifentanil. anaesthesia. Br J Anesth,2011,90(2):132-141.

7. Irwin MG, Thompon N, Kenny GNC. Patient-maintained. propofol sedation:Assessment of a target-controlled. infusion system. Anaesthesia,2009,52(6):525-530.

8. Li YH, Zhao X, Xu JG, Assessment of predictive performance of a diprifusor TCI system. in chinese patients. Anaesth intensive care,2012,32(1):141-142.

9. Mertem MJ Vuyk J, Olofsen E, etal. Propofol alfers the pharmacokinetics of alfentanil in henathy male volunteer. Anasthesiology,2011,94(6):949-957.

10. Hoymork DC Reader J Gnmmo. E. etal, Bispectral index, predicted, and measured drug levels of target-controlled infusion of remifentanil and propofol during laparoscopic cholecystectomyand emergence. Acta Anaesthesiol scand,2008,44(9):1138-1144.

11. Coetzee IF, Glen JB, Wium CA, etal. Pharmacokinetic model selection for target—controlled infusion of propofol:assessment of three parameter sets. Anatheesiology,1995,82

(8):1328-1345.

12. Swinheo CF, Peacock JE, Glen JB, etal. Evalution of the predictive performance of a "diprifusor" TCI system Anaesthesia, 2008, (53):61-67.

13. Absalom A, Amutike D, U A, etal. Accuracy ofthe "peadfosor" in children undergoing cardicac surgery or catheterization BrJAnaesth, 2009, 91(4):507-513.

14. Slepchenko G, sin'fin N, Goubaux B, etal performance of target controlled sufentanil infusionin obese patientsAnesthesiology, 2003, 98(1):65-73.

15. Pandin PC, Cantrame F, Ewalenko P, etal Predictive accurancy of target—controlled propofol and sufentanil coinfusion in long—lasting surgery, Anesthesiology, 2010, 93(3):653-661.

16. Sabate Tenas S, soler corbera J, Queralto companyo JM, etal Predictive capability of the TCI Dipfifitsor system in patients with terrainal chronic renal insufficiency. Rev Esp Anestesiol Reanim, 2013, 50(8):381-387.

17. 赵艳,蒋建渝,吴新民,等. 靶控输注咪达唑仑系统用于术中镇静临床效能的评价. 中华麻醉学杂志, 2002, 22(2):80-83.

18. 蒋奕红,黄龄瑾. 靶控输注依托咪酯用于椎管内麻醉患者镇静的研究[J]广西医科大学学报. 2004, 21(5):711-712.

19. Rodrigo M R. 1rwm M G, Yan S W, et al. Patient maintained propofol sedation for dental surgery[J]. Int DentJ, 2013, 54(4):177-181.

20. 嵇富海,张光明,诸杜明闭祥靶控输注用于 ICU 患者镇静及对氧耗的影响. 复旦学报, 2004, 31(5):484-487.

21. McMumy HJ. Johnston J R, M m K R, et al Propofol sedation using Diprifusor TM target—controlled infusion in aduk intensive care unit patients [J]. Anaesthesia, 2012, 59(7):636-641.

22. Bastin R, Barvais L, Melot C, et al Preliminary results ofprolonged target controlled infusion of sufencand adjusted to all effort pain score after cardiac surgery [J]. Acta Anaesthesiol Belg, 2005, 56(1):31-36.

23. Cortinez L I. Munoz HR, De La Fuente R, et al. Target—controlled infusion of remifentanil or fentanyl during extTa—corporeal shock—wave lithotripsy[J]. Eur J Anaesthesiol, 2005. 22(1):56-61.

24. Gray C, Swinhoe C F, Myint Y, et al. Target controlled infusion of ketamme as analgesia for TIVA with propofol[J]. Can JAnaesth, 2011, 46(10):957-961.

25. 韩新生,吕建瑞,薛荣亮,等-丙泊酚靶控输注全麻诱导时机体应激反应的临床研究. 临床麻醉学杂志, 2003, 19(6):343.-345.

26. 安钢,薛富善等现代麻醉技术科学技术文献出版社. 1999,199.

27. 安钢,薛富善等现代麻醉技术科学技术文献出版社. 1999,200.

28. Viviand X, Leone M. Induction and maintenance of intravenous anesthesia using targeted—controlled infusion systems. Best Practice&Research Clinical Anesthesiology, 2001, (1):19.

29. Glen JB. The development of 'Diprifusor': a TCI system for propofol. Anesthesia, 1998; 53(suppI1):13.

30. Luo Ailun, YI Jie, Guo Xiangyang, et al. Concentrations of propofol in cerebral spinal fluid: target—controlled infusion. Chin Med J, 2004, 117(2):231.

31. Servin F: TCI compared with manually controlled infusion of propofol: a multicentre study. Anesthesia, 1998(53):82.

32. Newson C, Joshi G, Victory R, et al. Comparison of propofol administration technique for sedation during mornitored anesthesia care[J]. Anesth and Analg, 1995, (81):486.

33. Coetzee I F, Glen IB, Wium CA, et al Pharmacokinetic model selection for target controlled infusions ofpropofol Anest hesiol, 2005, (82):132821345.

34. 张马忠,吴健,王珊娟,等. 靶控输注丙泊酚的临床应用和准确性评价. 中华麻醉学杂志, 2002, (22):6602663.

35. Gep ts E. Pharmacokinetics concep ts for TC I anaesthesia. Anaesthesia, 2008, (53):4-12.

36. SchutrlFrJ, Ihmsen H Population P harmacokinetics ofpropofol Anest hesiol, 2010, (92):7272738.

37. Schmder TW, Minto CF, Gambus PL, ec al The influnce of met hod administration and covariates on the pharmacoki netics of propofol in adult volunteers. Anest hesiol, 2008, (88):117021182.

38. Minto CF, Schnider Tw, Egan TD, et al. lnllunce of age and genderon the Pharmacokinetics and Pharmacodynamics of remifentanil. Anesthsiol, 2007, (86):10223.

39. Kirkpatrick T, Cockshott ID, Doudas EF et al. Pharmacokinetics of propofol (diprivan) in eldefly patients. BrJ Anaest h, 2010, (60):1462150.

40. 吴健,王珊娟,杭燕南. 老年和青壮年患者丙泊酚全麻诱导的药代动力学比较. 中华麻醉学杂志, 2002, 22:645-649.

41. Servin F, Cockshurt ID, Farinotti R, et al. Pharmacokinetics of propofol infusions in patients with cirrhosis. Br J AnaeSth, 2013, (65):1772183.

42. Irwin MG, Thompaon N, Kenny GN. Patient propofol sedation assessment of targeted-controlled infusion system Anesthesia, 1997, (52):525.

43. Davies FW, White M, Keeny GN: Postoperative analgesia using a computer sized infusion of alfentanyl following aor-

tic bifurcation graft surgery. Int J clin Monit and Comput, 1992,(9):202-212.

44. Checkettes MR,Gilhooly CJ,Kenny GN. Patient-maintained analgesia with targeted-controlled alfentanil infusion after cardiac surgery:a comparsion with morphine PCA. Br J Anesthesia,1999,(80):748-751.

45. Schraag S,Kenny GN,mlh lU. et al. Patient maintained rimifentanyl targeted controlled infusion for the transition to early postoperative analgesia. Br J Anesthesia,1998,(81):365.

46. Struys MM,De ST,Depoorter,et al. Comparison of plasma compartment versus two methods for effect compartment-controlled targeted-controlled infusion for propofol. Anesthesiology,2000,(92):399-406.

47. 陈绍洋,李杨,王强等.高龄心脏病患者行非心脏手术的麻醉处理.临床麻醉学杂志,2002,(18):466.

48. Memtsoudis SG,The AH,Heerdt PM. Autonomic mecha-nisms in the age-related hypotensive effect of propofol [J]. Anesth Analg,2005,(100):111.

49. 冉红,高晓翠,王瑞.瑞芬太尼及丙泊酚联合 TCI 对高龄患者血流动力学的影响.陕西医学杂志,2008,37(2) 213-215.

50. 熊云川,钟涛,郭曲练等.老年患者丙泊酚分布 TCI 时预测效应室浓度及麻醉深度指数的变化.中国现代医学杂志,2010,20,(9):1351-1353.

51. Murat I,Billard V,Vernois J,et al. Pharmacokinetics of propofol after a single dose in children. Anesthesiology, 1996,(84):526-532.

52. 张国良,候瑞,秦瑞峰等.TCI 丙泊酚镇静在牙科畏惧症小儿拔牙术的应用.实用口腔医学杂志,2009,25(3) 425-427.

53. 袁宝龙,刘克玄,莫利求等.丙泊酚复合瑞芬太尼靶控全凭静脉在小儿鼻内镜手术中的应用.广东医学, 2007,28(3)421-423.

94 术中低血压和外科手术患者转归

术中低血压(Intraoperative Hypotension, IOH)频繁发生。2005年,Monk等人发表研究指出非心脏手术患者IOH和BIS监测下的深度麻醉与术后1年死亡率独立相关。次年,Lienhart等人发表一项法国麻醉相关死亡率的调查,揭示IOH和贫血是术后发生心肌缺血和梗死的最重要相关因素。这些标志性研究重新引起人们对IOH这一话题的兴趣,而且对于提出IOH导致不良后果如卒中、心肌梗死和肾脏衰竭等相关机制的证据力度引起广泛的争议。本综述对IOH与外科术后转归之间相关研究进行分析,以期对临床工作者有所裨益。

一、IOH 定义

目前尚无普遍接受的IOH定义。常用定义有绝对值定义SBP<80mmHg,相对值定义SBP较基线降低>20%以及组合定义SBP<100mmHg和(或)较基线降低>30%。最严格的定义为SBP<70mmHg,至少持续5min。最宽松的定义为SBP较基线下降>10%。

二、IOH 发生率

麻醉的各个阶段均可发生IOH,其中诱导期和维持期发生比例最高。9%的患者在全麻诱导后0~10min内经历严重低血压,诱导后5~10min低血压发生率更高(表94-1)。IOH定义不同,发生率不同,文献报道发生率范围从5%到99%。非心脏手术中,64%的患者至少有一次SBP<90mmHg,41%的患者至少有一次SBP<80mmHg,93%的患者至少有一次SBP较基线下降>20%。

表94-1 麻醉诱导期间低血压的发生率

	基线(诱导前)	诱导后0~5min	诱导后5~10min	诱导后0~10min
ASA Ⅰ~Ⅱ	46/2962(1.5%)	81/2882(2.8%)	163/2904(5.6%)	216/2824(7.7%)
ASA Ⅲ~Ⅴ	19/1134(1.7%)	48/1104(4.4%)	110/1110(9.9%)	136/1080(12.6%)

三、IOH 和外科手术患者转归

IOH既往被报告在多种临床情况中与围手术期不良结局独立相关。近年来,IOH对于非心脏手术术后发生心肌梗死、卒中、肝脏或肾移植术后功能延迟恢复甚至1年内死亡等不良结局的潜在因果效应越来越受到关注。但是由于IOH定义及发病率不同,这可能也会影响IOH与不良结局之间的相关性。

(一) IOH 和术后卒中

术后卒中是一种罕见但严重的术后并发症。根据手术的类型和复杂性,缺血性卒中在0.1%~3%的接受普通手术的患者中发病,在接受复杂的心脏手术术后发病率甚至达10%。血栓通常被认为是引起术后缺血性卒中的主要原因。

所有术后卒中病例中,心脏手术中低灌注(合并任何颅外动脉狭窄和(或)全身低血压)患者仅占9%。在非心脏手术中,既往研究显示IOH与术后卒中之间无相关性。但最近发表的大样本国际多中心POISE临床试验研究(该试验在8351例接受非心脏手术的患者中研究美托洛尔与安慰剂比较对于心血管事件的影响)的结果已经重新引起了对于低血压作为增加术后卒中的潜在原因的关注。低血压可能引起低流量或者所谓的分水岭梗死,但是这种类型的梗死仅在手术过程中偶尔发生。然而,术后卒中的机制可能是多因素的,即使是栓塞性卒中,IOH也可能通过增加梗死面积而使临床病程恶化。

POISE试验的结果发表之后,IOH作为增加卒中率(自对照组中的0.5%升高至美托洛尔组中的1.0%)的可能解释因素重新引起关注。Bijker JB进行的一项病例对照研究结果与该假设一致,但是作用的强度更低。该研究进一步证实,在非心脏手术患者中,术中低血压可能在术后缺血性卒中的发病中发挥作用。IOH引起卒中风险大约增加

1.3%，即低血压每延长 1 分钟，风险增加 1.013 倍，尤其平均动脉压相对于基线血压下降>30% 的患者。该研究认为 IOH 与缺血性卒中风险之间存在相关性。

（二）IOH 与术后心肌缺血和心肌梗死

术中低血压引起的再灌注损伤可能导致术后心肌损伤。近期有报告指出 IOH 是与术后发生心肌缺血和心肌梗死相关的重要相关因素之一，无论是心脏还是非心脏手术患者。

2006 年法国进行麻醉相关死亡率的调研中显示低血压和贫血是术后缺血并发症（包括心肌缺血和梗死）最常见、最重要的相关因素。尤其是在合并有冠状动脉疾病的患者，术中血液丢失若未能及时进行输血治疗而发生术中低血压和低血容量休克，可导致术后心肌缺血和梗死。低血压未充分处理占所有术中不恰当处理的 39%。

在非心脏手术中经历心搏骤停的患者，如果在心搏骤停前存在多于 10 分钟的低血压（SBP<80mmHg），患者的生存率降低，即刻生存率为 28.2%，住院生存率为 17.7%。在心搏骤停前需要持续输注血管活性药物的患者的生存率也低，即刻死亡率为 28.8%，住院死亡率为 13.7%。多因素分析显示，心搏骤停前出现低血压是患者死亡率的独立预测因素。2013 年克利夫兰医学中心进行的回顾性研究显示，对于非心脏手术患者（N=33 330），随 MAP<55mmHg 时间的延长，心肌损伤危险升高。当 MAP<55mmHg 维持 1~5min 时，心肌损伤（术后 7 天内肌钙蛋白 T≥0.04μg/l 和肌酐激酶≥8.8ng/ml）风险增加 30%，当 MAP<55mmHg 维持大于 20min 时，风险增加 82%。该研究指出，即使术中 MAP 小于 55mmHg 与急性心肌损伤相关，也需要进一步的随机研究证实维持术中 MAP 高于 55mmHg 是否能改善这样的结局。

（三）IOH 与术后肾脏损伤

急性肾脏损伤（AKI）是肾脏功能的急剧下降，在住院患者中的发生率约为 7%，非心脏手术患者的发生率为 7.5%。术中低血压引起的再灌注损伤可能导致术后急性肾损伤（AKI）。因此优化术中血流动力学可能会避免此类并发症的发生，但是安全的血压范围仍然未知。在心脏手术（CABG 外科）患者，术中收缩压相对于基线降低，与术后急性 AKI 的发生独立相关。同样，对于非心脏手术的患者，随 MAP<55mmHg 时间延长，术后 3 天内的急性肾损伤危险（AKI）升高，MAP<55mmHg 持续 1~5min 时，AKI 风险增加 18%，当 MAP<55mmHg 持续高于 20min 时，AKI 风险增加

51%。该研究中急性肾损伤的定义为术后血肌酐浓度是术前的 1.5 倍或者高于 0.3mg/dl。

（四）IOH 与术后死亡率

1. **住院期间死亡率** 术中麻醉期间血流动力学变化对不同疾病患者的结局或预后有影响，已有 IOH 死亡相关的报道。David L 的研究显示，冠状搭桥术患者术中血流动力学异常，包括心肺转流时的低血压、肺动脉高压与患者术后住院期间的死亡独立相关。不仅如此，术中低血压对蛛网膜下腔出血手术患者的结局有显著的不良影响，此时的低血压还与更多更严重的显性血管痉挛有关。而术中低血压（MAP<40mmHg 至少 1 次）与原位肝移植术后患者的不良结局也独立相关。2005 年 David L 等人对 2046 例有预后资料的所有类型手术患者分析发现，麻醉诱导后出现低血压的患者比无低血压患者住院时间延长和（或）死亡（13.3% vs. 8.6%）发生率更高。而诱导前低血压、年龄≥50 岁、ASA Ⅲ-Ⅳ级、使用丙泊酚进行麻醉诱导是麻醉诱导后低血压的独立预测因素。该研究最后指出，如果全麻诱导时芬太尼和丙泊酚的用量减少，那么低血压的发生率会降低。

2. **术后 30d 死亡率** 来自 2012 年和 2014 年克利夫兰医学中心进行的回顾性队列研究（"三低"研究，低血压、低 BIS、低 MAC）显示，对于非心脏手术患者（N=24 120），单独的低 BIS（BIS<46）和单独的低血压（MAP<87mmHg）与 30d 死亡率没有相关性。但当患者的低血压与低 BIS 或低 MAC（MAC<0.56）同时存在时，患者 30d 死亡率显著至少增加 1 倍。若"三低"同时存在，则死亡率大幅增加（2.9% vs. 0.5%）。在不同 MAC 值下，随着低 MAP（MAP<75mmHg）和低 BIS（BIS<45）的时间延长，30d 死亡率增加。当 MAP<70mmHg 和（或）BIS<45 的累积时间>15min 时，30d 死亡率增加。当"三低"（MAC<0.8）累积时间为 31~45 和>60min 时，30d 死亡率显著增加 1~2 倍。"三低"持续时间 60min 是持续时间 15min 患者死亡率的 4 倍。研究认为，在低 MAC 情况下发生低 MAP 是术后死亡率的强烈高度预测因子，如果再发生低 BIS，这种风险更高。

在没有"三低"的情况下，对于非心脏手术的患者（N=33 330），随 MAP<55mmHg 时间延长，30d 死亡率升高。当 MAP<55mmHg 维持 1~5min 时，30d 死亡风险增加 16%；>20min 时，死亡风险增加 79%（表 94-2）。虽然该研究认为 MAP<55mmHg 与 30d 死亡风险增加相关，但是该研究为回顾性研究，有其局限性。

表 94-2 术中平均动脉压（MAP）<55mmHg 持续时间的急性肾损伤、心肌损伤、心脏并发症及 30 天死亡率的比值比（OR 值）

MAP<55mmHg 的时间（min）	调整后 OR 值（95% 可信区间）			
	急性肾损伤	心肌损伤	心脏并发症	30d 死亡率
0	参 照			
1~5	1.18（1.06~1.31）	1.30（1.06~1.58）	1.35（1.15~1.58）	1.16（0.91~1.46）
6~10	1.19（1.03~1.39）	1.47（1.13~1.93）	1.46（1.17~1.83）	1.16（0.84~1.60）
11~20	1.32（1.11~1.56）	1.79（1.33~2.39）	1.50（1.16~1.94）	1.26（0.89~1.80）
>20	1.51（1.24~1.84）	1.82（1.31~2.55）	1.95（1.46~2.60）	1.79（1.21~2.65）

3. 术后1年死亡率　迄今为止，仅有2项研究描述了IOH与1年内死亡之间的相关性，分别为2005年Monk TG et al和2009年Bijker JB et al进行的研究。该2项研究显示，非心脏大手术患者术后1年的死亡率为5.5%，普通小手术和血管外科手术术后1年死亡率为5.2%，两者近似。

Monk TG的研究显示，术中低血压是术后1年死亡率的独立预测因素，收缩压低于80mmHg(每间隔5分钟测量一次)时，非心脏大手术之后1年内死亡的相对风险每分钟增加3.6%。而2009年Bijker JB进行观察性研究显示，对于任何定义的IOH(收缩压界值分别为低于100、90、80、70mmHg或MBP界值为低于70、60、50、40mmHg或SBP/MBP下降10%、20%、30%、40%)而言，IOH与非心脏手术术后1年死亡无因果关系。虽然如此，当IOH临界值设定为收缩压低于80mmHg或平均血压低于60mmHg或收缩压和平均血压均较基线降低40%~45%时，普通手术和血管外科手术术后1年内的死亡风险呈增加趋势。而对于老年患者，当IOH持续时间足够长时死亡的风险增加。该持续时间取决于设定的血压临界值，这提示较低的血压耐受的时间更短。这证实了除绝对和相对血压临界值之外，低血压的持续时间在术中低血压与不良结局之间的潜在相关性中同等重要。此外，患者和手术特征，尤其是年龄和手术时间也会影响术中低血压与不良结局的相关性。该研究对于可接受的最低的术中血压未得出确切的结论。

4. 中期(3年)死亡率　IOH对患者中长期死亡率影响的研究较少，且多为IOH与中长期死亡率不相关。2011年克利夫兰医学中心Kertai教授，对1473例非心脏手术患者进行3.2±1.1年随访发现，患者死亡率为24.3%，BIS<45，或者MAC<0.7或者MAP<55mmHg与中期死亡风险增加不相关。2014年Kertai教授又对16 133例非心脏手术患者进行2.6±1.2年进行随访，发现患者的中期死亡率为9.5%，术中低血压(MAP<75mmHg)同时伴有术中低BIS(BIS<45)维持15分钟与非心脏手术患者中期死亡率无相关性。

5. 其他　虽然大部分研究指出术中低血压与患者预后相关，但也有文献指出术中低血压与患者预后不相关或改善患者结局。例如2005年Monk TG进行的研究提到，对于普通小手术和血管外科手术，按照平均血压低于55mmHg定义的IOH与1年内死亡的增加不相关，这与大部分研究结果不同，可能是患者人群之间存在差异。更有意思的是，一项近期的Meta分析甚至提供了证据证明在骨科手术术中出现"中度的"低血压可能通过减少失血量和输血的需求从而改善结局。

四、IOH的预防

术中低血压常见的诱因包括：药物(26%)，局麻(14%)和低血容量(9%)。其中最常见的诱因是静脉麻醉诱导药物等。因此选择对心血管影响小的药物，是避免IOH发生至关重要的一点。同时需要实施麻醉深度监测，个体化和精确化使用镇静药物。同时一些新技术和新理念的出现，例如高危者BIS导向血流动力学治疗、微创心输出量监测技术和目标导向液体治疗等，有可能会降低术后并发症及死亡率，这点对于高风险外科患者等尤为重要。

五、结语

术中低血压频繁发生，但目前尚无普遍接受的IOH定义。IOH定义不同，其发生率也不相同，大部分研究证明IOH与多种围手术期不良结局独立相关，包括术后卒中、心肌缺血和心肌梗死、急性肾脏损伤以及术后住院及短期死亡率，从而影响患者的结局和预后。因此，IOH的预防显得尤为重要，包括麻醉中选择对心血管影响小的麻醉方法和药物、避免麻醉过深、恰当的液体治疗、血流动力学和心血管功能准确评估等，从而最大限度避免IOH引起的围手术期不良结局。

（马传荣　刘光跃　左云霞）

参 考 文 献

1. Bijker JB, van Klei WA, Kappen TH, et al. Incidence of intraoperative hypotension as a function of the chosen definition: literature definitions applied to a retrospective cohort using automated data collection. Anesthesiology, 2007, 107(2):213-220.

2. Reich DL, Hossain S, Krol M, et al. Predictors of hypotension after induction of general anesthesia. Anesth Analg, 2005, 101(3):622-628.

3. Belden JR, Caplan LR, Pessin MS, et al. Mechanisms and clinical features of posterior border-zone infarcts. Neurology, 1999, 12, 53(6):1312-1818.

4. Lawrence PF, Alves JC, Jicha D, et al. Incidence, timing, and causes of cerebral ischemia during carotid endarterectomy with regional anesthesia. J Vasc Surg, 1998, 27(2):329-34, discussion 335-337.

5. Wu CL, Francisco DR, Benesch CG. Perioperative stroke associated with postoperative epidural analgesia. J Clin Anesth, 2000, 12(1):61-63.

6. Likosky DS, Marrin CA, Caplan LR, et al. Determination of etiologic mechanisms of strokes secondary to coronary artery bypass graft surgery. Stroke, 2003, 34(12):2830-2834.

7. Limburg M1, Wijdicks EF, Li H. Ischemic stroke after surgical procedures: clinical features, neuroimaging, and risk factors. Neurology, 1998, 50(4):895-901.

8. Hart R, Hindman B. Mechanisms of perioperative cerebral infarction. Stroke, 1982, 13(6):766-773.

9. van Wermeskerken GK, Lardenoye JW, Hill SE, et al. Intraoperative physiologic variables and outcome in cardiac sur-

gery: Part II. Neurologic outcome. Ann Thorac Surg, 2000, 69(4):1077-1083.

10. POISE Study Group, Devereaux PJ, Yang H, et al. Effects of extended-release metoprolol succinate in patients undergoing non-cardiac surgery (POISE trial): a randomised controlled trial. Lancet, 2008, 371(9627):1839-1847.

11. Likosky DS, Caplan LR, Weintraub RM, et al. Intraoperative and postoperative variables associated with strokes following cardiac surgery. Heart Surg Forum, 2004, 7(4): E271-6.

12. Bernstein RA. Risks of stroke from general surgical procedures in stroke patients. Neurol Clin. 2006, 24(4):777-782.

13. Caplan LR, Hennerici M. Impaired clearance of emboli (washout) is an important link between hypoperfusion, embolism, and ischemic stroke. Arch Neurol, 1998, 55(11):1475-1482.

14. Bijker JB, Persoon S, Peelen LM, et al. Intraoperative hypotension and perioperative ischemic stroke after general surgery: a nested case-control study. Anesthesiology, 2012, 116(3):658-664.

15. Lienhart A, Auroy Y, Péquignot F, et al. Survey of anesthesia-related mortality in France. Anesthesiology, 2006, 105(6):1087-1097.

16. Sprung J, Warner ME, Contreras MG, et al. Predictors of survival following cardiac arrest in patients undergoing noncardiac surgery: a study of 518,294 patients at a tertiary referral center. Anesthesiology, 2003, 99(2):259-269.

17. Walsh M, Devereaux PJ, Garg AX, et al. Relationship between intraoperative mean arterial pressure and clinical outcomes after noncardiac surgery: toward an empirical definition of hypotension. Anesthesiology, 2013, 119(3):507-515.

18. Brienza N, Giglio MT, Marucci M, et al. Does perioperative hemodynamic optimization protect renal function in surgical patients? A meta-analytic study. Crit Care Med, 2009, 37(6):2079-2090.

19. Aronson S, Phillips-Bute B, Stafford-Smith M, et al. The association of postcardiac surgery acute kidney injury with intraoperative systolic blood pressure hypotension. Anesthesiol Res Pract, 2013, 174091, 7.

20. Reich DL, Bodian CA, Krol M, et al. Intraoperative hemodynamic predictors of mortality, stroke, and myocardial in-

farction after coronary artery bypass surgery. Anesth Analg, 1999, 89(4):814-822.

21. Chang HS, Hongo K, Nakagawa H. Adverse effects of limited hypotensive anesthesia on the outcome of patients with subarachnoid hemorrhage. J Neurosurg, 2000, 92(6):971-975.

22. Reich DL, Wood RK Jr, Emre S, et al. Association of intraoperative hypotension and pulmonary hypertension with adverse outcomes after orthotopic liver transplantation. J Cardiothorac Vasc Anesth, 2003, 17(6):699-702.

23. Sessler DI, Sigl JC, Kelley SD, et al. Hospital stay and mortality are increased in patients having a "triple low" of low blood pressure, low bispectral index, and low minimum alveolar concentration of volatile anesthesia. Anesthesiology, 2012, 116(6):1195-1203.

24. Monk TG, Saini V, Weldon BC, et al. Anesthetic management and one-year mortality after noncardiac surgery. Anesth Analg, 2005, 100(1):4-10.

25. Bijker JB, van Klei WA, Vergouwe Y, et al. Intraoperative hypotension and 1-year mortality after noncardiac surgery. Anesthesiology, 2009, 111(6):1217-1226.

26. Kertai MD, Palanca BJ, Pal N, et al. Bispectral index monitoring, duration of bispectral index below 45, patient risk factors, and intermediate-term mortality after noncardiac surgery in the B-Unaware Trial. Anesthesiology. 2011, 114(3):545-556.

27. Kertai MD, White WD, Gan TJ. Cumulative duration of "triple low" state of low blood pressure, low bispectral index, and low minimum alveolar concentration of volatile anesthesia is not associated with increased mortality. Anesthesiology, 2014, 121(1):18-28.

28. Paul JE1, Ling E, Lalonde C, Thabane L. Deliberate hypotension in orthopedic surgery reduces blood loss and transfusion requirements: a meta-analysis of randomized controlled trials. Can J Anaesth, 2007, 54(10):799-810.

29. Morris RW1, Watterson LM, Westhorpe RN, et al. Crisis management during anaesthesia: hypotension. Qual Saf Health Care, 2005, 14(3):e11.

30. Bidd H, Tan A, Green D. Using bispectral index and cerebral oximetry to guide hemodynamic therapy in high-risk surgical patients. Perioper Med (Lond), 2013, 19, 2(1): 11.

95 脓毒症相关性脑功能障碍新进展

脑功能障碍常表现为意识改变,包括谵妄甚至昏迷,癫痫发作或局灶性神经症状。起决定因素的病理生理过程包括局部缺血过程,引起脑灌注损伤,神经炎症过程包括内皮细胞活化,血-脑屏障及神经介质通道的改变。在这两种过程中均存在微循环的功能失调。这种脑功能障碍与患者高死亡率和长期的认知功能障碍有相关性。其诊断主要依靠神经系统检查,具体包括电生理和影像学检查。当怀疑脑膜炎时,必须进行脑脊液分析。主要鉴别诊断包括肝性、尿毒症性或呼吸性脑病,以及代谢紊乱、药物过量、镇静或阿片类药物戒断性脑病以及酒精戒断性谵妄或韦尼克脑病。当前对脓毒症性神经功能障碍主要的处理措施是控制脓毒症,尝试胰岛素和类固醇激素的治疗效果。

一、概述

脑功能障碍与中枢系统感染无直接关系而与脓毒症过程中释放的介质有关,尤其发生于无确切病原体感染的患者。这种脑功能障碍(或称脑病)常表现为意识改变、精神错乱、谵妄甚至昏迷。局灶性神经系统体征应考虑缺血性局部大脑病变。

脓毒症诱导脑功能障碍(SIBD)与高死亡率、生存率及长期认知功能障碍有相关性。理解它的病理生理过程能为寻找有效的治疗方法提供帮助。脑功能障碍的检测有赖于每日神经系统的检查及相关辅助检查。

二、病理生理学

目前对 SIBD 病理生理学认识主要集中在神经炎症过程和缺血过程两种机制。前者是对大脑生理信号和包括内皮细胞活化及血-脑屏障(BBB)功能改变的病理生理反应的继发改变。缺血过程是脑灌注损害的结果。微循环障碍在致病神经炎过程和缺血性过程中均存在,说明这两个过程是相互联系和协同的。

(一)炎性过程-生理性大脑激活信号

脓毒症诱发炎症反应通过迷走神经及室周器官(CVOs)两种结构激活适应性和集成神经内分泌,自主神经系统和行为反应。迷走神经核通过与中央自主神经系统,神经内分泌中心和杏仁核相连,控制行为和情绪反应。中线结构的 CVOs 邻近第三和第四脑室,靠近神经内分泌和自主神经核。CVOs 的特征在于缺乏 BBB,表达先天性和获得性免疫系统的受体,使得 CVOs 能够获知炎症反应。迷走神经一旦感知内脏或系统炎症反应,就会激活信号向包括控制行为,神经内分泌反应和自主神经反应的深部区域扩散。

(二)病理生理学炎症过程-内皮细胞活化,微循环功能障碍和血-脑屏障改变

通过光学显微镜观察,脓毒症患者脑组织可见大脑缺血或出血性损害、微小脓肿形成,脓毒症休克患者则有多发性坏死性脑白质病变的组织学特点,探讨其机制,可能与 BBB 功能改变和脑部微循环功能障碍相关。内皮细胞活化是微循环和 BBB 完整性的基础。这在用 LPS 诱发内皮细胞表达多种黏附分子以及 IL-1、TVF-α 和 TLR4 的受体中得到了证实。它激活内皮细胞 IκB-α/NF-κB 通路,产生 IL-1β,TNFα 和 IL-6,即激活内皮细胞同时诱导产生一氧化氮合酶(NOS)和 2 型环氧戊酶。这种内皮细胞活化有赖于脑组织的炎症反应,主要方式是释放通过能够与周围脑细胞相互作用的促炎因子及 NO。表达黏附分子和 TLR4 使得活化的白细胞能够黏附及中性粒细胞招募于中枢神经系统(CNS)的微血管。

微循环功能障碍在各种脓毒症模型中均有记录,脓毒症休克可能造成大脑有血流灌注的血管减少,影响颅内小血管灌注,微循环功能障碍导致组织氧供、营养物质和代谢产物运输障碍,进一步加重缺血和出血性病变,这也是继发于内皮细胞活化相关性凝血功能障碍的结果。

BBB 改变的影响因素包括许多因素,尤其是补体,TNF-α,或活性氧自由基(ROS)和活性氮自由基(RNS)。BBB 改变时使得神经毒性分子能够通过,尤其是炎症介质。比如,抑制 TNF-α 保护 BBB,降低炎症反应和脑水肿。有趣的是,近期研究发现大脑炎症早于 BBB 改变,说明大脑炎症并非继发于内皮细胞活化而脑组织才是炎症的根源。

三、脑细胞功能障碍

大脑内炎症介质通道会影响所有脑细胞的新陈代谢，尤其会诱导氧化应激。首先，脑实质内表达炎性细胞因子和一氧化氮。脑细胞表达细胞因子受体，释放炎症介质，并放大神经炎症过程。其次，脓毒症大鼠的大部分脑组织，尤其是海马和皮层，有着较早而短暂的氧化应激倾向。这种氧化应激的结果来自于 peroxinitrine 形成（NO 通路），热休克蛋白或维生素 C 抗氧化因子的降低，或损害超氧化物歧化酶途径以及线粒体功能障碍。高血糖和低氧血症可能也是一些脓毒症诱导氧化应激的结果。有人认为线粒体功能障碍可能是起源于神经细胞生物功能衰竭，表现在脓毒症动物或患者脑氧代谢率均下降。然而这种结论在健康志愿者和 LPS 刺激的动物上无法得到验证。

氧化应激的结果之一是细胞凋亡。iNOS 的表达似乎参与了脓毒症中线粒体介导的细胞凋亡。神经细胞凋亡出现在人类大脑的各个结构，其凋亡程度与内皮细胞表达 iNOS 有关。除 NO 外，有多种凋亡分子，如 TNF-α，葡萄糖或谷氨酸参与了细胞凋亡。胞内抗凋亡因子（bcl-2）减少和凋亡因子（bax）增加，引起细胞凋亡。一项实验研究显示，凋亡的过程是低血压前表达 iNOS，呼吸链功能障碍，形成超氧阴离子，骨髓内生发中心凋亡。此外，血糖水平与小胶质细胞凋亡程度的相关性，缺乏 GLUT5。谷氨酸神经毒性被怀疑在一些神经系统疾病中发挥作用。脓毒症时谷氨酸循环和星形胶质细胞释放维生素 C 被抑制。SAE 患者维生素 C 水平在脑脊液和血浆中水平均下降。在脓毒症中存在一种现象，当小胶质细胞被活化时，就会释放大量谷氨酸。星形胶质细胞也易受到氧化应激的作用。星形胶质细胞的生理作用，神经元相互作用，神经胶质细胞功能障碍影响神经元功能。小胶质细胞活化在动物实验和人类神经病理学研究中均得到了报道。小胶质细胞功能障碍是脓毒症患者谵妄的关键机制而且其过程引起认知功能下降。小胶质细胞参与神经退行性疾病，尤其是阿尔茨海默病的观点支持这一假说。根据这一假说，胆碱能抑制的小胶质细胞的降低会使得小胶质细胞具有神经毒性。一项关于利斯的明的临床试验研究反驳这一假说，认为预防术后谵妄，并没有获益。最近有研究提出他汀类药物能改变小胶质细胞的活性。有很多其他因素会直接影响脓毒症小胶质细胞（如 TNF 或 iNOS 或如前所述，葡萄糖）。激活的小胶质细胞可以通过释放 NO 和促炎因子放大神经炎症过程。有趣的是，预防氧化应激可以降低大鼠长期认知功能损害。

（一）缺血过程

缺血可引起微观和（或）宏观循环失调。各种脓毒症模型证实，微循环障碍会导致内皮细胞活化。内皮细胞活化是激活凝血参与缺血过程的主要原因。已经证实微循环失调发生迅速并且早于神经血管（即本体感觉激活时皮质血流速度）和体循环变化。脓毒症时体循环参数的变化仍然存在争议。一些动物实验和人体试验研究发现，脑血流减少，血管舒缩功能和自身调节能力改变，其他未见报道。NO 是增加脑灌注的影响因素，而且能干扰神经血管耦合。必须注意到，对死于脓毒症休克患者的神经病理学研究发现，许多小梗死灶，尤其是较敏感的低位脑血流区，并且一项 MRI 研究发现缺血性脑卒中频繁发生于已经存有急性神经功能变化的脓毒症患者。与缺血性痴呆相类比，缺血过程可能会导致长期认知功能下降和丧失。因此，对长期认知功能下降存在两种假设，其一是神经退行性变型，涉及小胶质细胞活化，其二是血管型，与广泛的缺血损害有关。二者并不矛盾，值得加以深究。

（二）局限性或弥漫性脑功能障碍

缺血性脑卒中常表现为局灶性神经功能症状。脓毒症患者大脑都倾向于多处病损，一项关于多灶性坏死性白质病的研究表明，大脑多个区域对神经炎很敏感。

谵妄的高发病率，长期心理（如创伤后综合征）疾病和认知功能下降（尤其是记忆力和注意力）表明海马参与了脓毒症。也可能是因为海马对炎症，缺血，缺氧或血糖的异常敏感。研究发现，降低对脓毒症大鼠海马的氧化应激可减轻其认知功能障碍。

改变镇静状态下危重患者脑干反应，预后较差。损伤脓毒症患者交感神经，会提高生存率，表面脑功能障碍是中央自律监管障碍。脑干提高交感神经和副交感神经控制免疫反应。脑干核群控制细胞凋亡，使用具有抗凋亡作用的右美托咪定作为镇静剂，可使得脓毒症患者谵妄发生率降低。脑干功能障碍可能会引起脓毒症患者的意识（由上行网状激活系统控制），自主神经控制的心血管和免疫系统发生改变。胆碱能神经递质的改变，可能是神经炎症反应的潜在机制，是脑干功能障碍的组成部分。

四、诊断

脑功能障碍不仅可继发于脓毒症早期，有些患者在没有出现典型脓毒症症状之前即有谵妄等临床表现。脓毒症本身也可能造成单个或多个器官功能障碍，进而引起器官相关性脑病，所以在目前脑功能障碍的诊断主要依靠每日的临床检查。脑电图（EEG）用于检测脑功能亚临床症状很有效，但 EEG 用于连续神经监测的手段仍存在争议。其他补充检查可以作为排除鉴别诊断的方法。

五、临床特点

脑功能障碍可表现为意识改变，癫痫发作或局灶性神经系统症状。脑功能障碍还常常伴随神经运动功能的变化，包括运动不协调到运动能力减退。躁动和嗜睡会交替出现。其他较少见的有运动症状如过度强直，扑翼样震颤和多发性肌阵挛。癫痫发作有大发作和小发作，涉及眼皮和手指。无可靠证据解释急性意识改变时，必须高度怀疑非抽搐性癫痫发作。实际上，脓毒症是痉挛性或非痉挛性癫痫发作的一种主要原因。而抗生素过量，撤除镇静药物以及代谢紊乱是危重患者发生癫痫的主要原因。因此，SIBD 没有特异性神经症状。接受镇静治疗时，意识水平与治疗不相符，即使应用了大剂量镇静药物的患者也会表现为躁动等兴奋症状，其临床意义尚不明确，可能与苯二氮䓬类药物可加重谵妄相关。

（一）量表评估

对于谵妄，建议使用 ICU 的精神紊乱评估方法（CAM-ICU）或者是 ICU 谵妄检查量表，由经过培训的护士实施 CAM-ICU 法评估，其灵敏度为 41%～74%，特异度达 98%。普通病房和门诊运用 CAM，灵敏度可达到 94% 以上，阳性预测值 91%～94%。但无论采用何种诊断评分方法，ICU 患者的转归和预后没有差异。对于意识，可利用的有格拉斯哥昏迷量表，FOUR 评分，镇静监测评分。需要注意的是，对于精神抑制型的患者，评估结果易出现假阳性。一旦确诊谵妄，必须进行详尽的神经系统检查包括评估颈项强直、运动反应、肌力、足底及深部肌腱反射和颅底神经检查。

（二）生物学调查

常规生物学检测有助于排除其他原因引起的精神错乱（如代谢紊乱，肾衰竭或肝衰竭）。血浆中神经元特异性烯醇化酶和 S100-β 水平可反映脑损伤，但有研究证实发现它们的血浆水平与临床症状或 EEG 异常情况没有相关性。近期一项研究发现，血浆 S100-β 的水平与 ICU 谵妄患者，不存在相关性。如怀疑脑膜炎，应进行腰椎穿刺行脑脊液分析。

（三）脑成像

存在局灶性神经症状，癫痫小发作，不明原因的昏迷或脑病时均应进行系统性脑扫描。磁共振（MRI）虽然有效性不及 CT 扫描，但 MRI 是检测近期脑卒中，白质病变甚至 BBB 破裂的最好选择。此外，MRI 可以精确探测到大脑脉管系统，从而降低脑血管造影的必要性。MRI 研究发现脓毒症患者弥漫性或局灶性白质病变（亦称白质脑病）或后部可逆性脑病综合征与血管水肿有相关性。除大脑病变，这些白质病变会引起长期认知功能改变。可以想象轴突病变可以引起急性和慢性脑功能障碍。缺血性脑卒中常继发于出血性脑卒中或与之共存。灰质的损害也是可能的。然而，MRI 也可能不能检测到一些神经病理生理学研究观察到的大脑病变。

（四）电生理学研究

脓毒症患者 EEG 可表现许多 θ 节律，大 Δ 波，三相波或暴发性抑制，存在后两者预后较差。其他与高死亡率相关的异常波有癫痫样波或周期性癫痫样放电。这就增加了 EEG 监测的实用性。体格检查未见明确精神症状但有感染者，有 50% 人群 EEG 异常，但是，这些 EEG 现象是否是脑功能的标记或是有助于分析准确机制甚至是这些 EEG 现象如何处理，目前尚不清楚。目前研究结果倾向于 EGG 仅仅是客观诊断方法，其结果异常并不能作为鉴别诊断的依据。目前没有数据表明，双频指数对脓毒症患者是有效的。

体感诱发电位（SSEPs）与 EEG 相比，受镇静药物影响小，而且显示皮层和皮层下通路受损坏，但 SSEP 无法作为常规检测谵妄的方法。

六、鉴别诊断

遇到危重病甚至脓毒症患者患有脑病时，应考虑各种原因，因为脓毒症会诱发或加重不同的疾病。例如，脓毒症会诱发或恶化肝性或尿毒症性脑病。警惕神经系统的感染，必要时行腰椎穿刺和大脑影像学检查。

对于意识模糊的患者必须考虑戒断综合征。这种症状主要继发于苯二氮䓬类药物、阿片类药物、酒精及烟草。防止饮酒或营养不良的人发生韦尼克氏脑病。脓毒症患者因肾功能和肝功能衰竭，都存在药物过量的风险，尤其是抗生素使用。

许多代谢和酸碱失衡也会导致脑病。肝性或尿毒症性脑病与高碳酸血症和（或）低氧血症都是引起谵妄的经典原因。心内膜炎与脑功能异常也存在相关性，而 MRI 提示有少量出血时更应该怀疑。危重患者使用无抽搐性电休克治疗，也被认为是发生意识改变的原因之一。

七、预后及转归

谵妄是死亡的独立预测因子。谵妄伴随脓毒症时预后很差。格拉斯哥（GCS）评分与死亡率有直接相关性。当评分<8 分时，死亡率高达 63%。死亡率随 EEG 电生理异常值的增加而增加。放电性癫痫和周期性放电与高死亡率也存在相关性。SIBD 对继发结果的影响尚不清楚，但是可以肯定的是与谵妄有着直接的相关性。海马是易发生炎症和缺血性损伤的结构，海马的损伤是发展痴呆和心理障碍的决定性因素。实际上，危重患者，包括脓毒症患者是发生抑郁，焦虑和创伤后应激综合征的高危人群。

八、治疗方法

脑功能障碍除了控制脓毒症和避免脑功能其他损害因素，如代谢紊乱和药物毒性，没有特异的治疗方法。对因治疗是针对脓毒症感染源的病原学筛查和抗生素的应用。早期应用广谱抗生素可尽快控制感染，缓解病程进展，抗菌谱包括革兰阳性菌、革兰阴性菌和真菌，一旦感染源确定，就可以过渡至窄谱抗生素。脓毒症休克的辅助治疗对 BBB 或内皮细胞活化有特异的作用，但是这种治疗效果并不明确。类固醇可降低创伤后应激综合征。控制血糖水平可有效防止脓毒症相关脑病的发生，对于急性缺血性脑卒中患者有可能会加重低血糖损害。

各种治疗方法均得到了实验证实。炎症反应的病理生理机制的不同阶段会导致神经元细胞凋亡和神经传导异常。阻断脓毒症动物 iNOS 可降低神经细胞凋亡,但是不能提高意识状态甚至会加重缺血性损伤的大脑。另一方面,LPS 刺激的野生型老鼠发生认知损害较 iNOS 敲除的老鼠晚 2 个月。有趣的是,认知损害与神经胶质细胞有关,而与神经元死亡无关。此外,右美托咪定的应用对脓毒症患者病情转归效果要优于苯二氮䓬类,与后者相比,经过右美托咪定治疗的患者脑病症状持续时间和需要支持治疗的时间较短、死亡率较低。

(胡宝吉 隋大鸣 王嘉锋 薄禄龙 段宏伟 李金宝 邓小明)

参 考 文 献

1. Iwashyna TJ,Ely EW,Smith DM,et al. Long-term cognitive impairment and functional disability among survivors of severe sepsis. JAMA,2010,304(16):1787-1794.

2. Sharshar T, Porcher R, Siami S et al. Paris-Ouest Study Group on Neurological Effect of Sedation (POSGNES). Brainstem responses can predict death and delirium in sedated patients in intensive care unit. Crit. Care Med,2011,39(8):1960-1967.

3. Thayer JF,Sternberg EM. Neural aspects of immunomodulation:focus on the vagus nerve. Brain Behav. Immun,2010,24(8):1223-1228.

4. Johnston GR,Webster NR. Cytokines and the immunomodulatory function of the vagus nerve. Br. J. Anaesth,2009,102(4):453-462.

5. Taccone FS,Su F,Pierrakos C et al. Cerebral microcirculation is impaired during sepsis:an experimental study. Crit. Care,2010,14(4):R140.

6. Bozza FA,Garteiser P,Oliveira MF et al. Sepsis-associated encephalopathy:a magnetic resonance imaging and spectroscopy study. J. Cereb. Blood Flow Metab,2010,30(2),440-448.

7. Esen F,Senturk E,Ozcan PE et al. Intravenous immunoglobulins prevent the breakdown of the blood-brain barrier in experimentally induced sepsis. Crit. Care Med,2012,40(4):,1214-1220.

8. Flierl MA,Stahel PF,Touban BM et al. Bench-to-bedside review:burn-induced cerebral inflammation-a neglected entity? Crit. Care,2009,13(3):215.

9. Jacob A,Brorson JR,Alexander JJ. Septic encephalopathy:inflammation in man and mouse. Neurochem. Int,2011,58(4):472-476.

10. Jacob A,Hack B,Chiang E,et al. C5a alters blood-brain barrier integrity in experimental lupus. FASEB J,2010,24(6):1682-1688.

11. Comim CM,Vilela MC,Constantino LS et al. Traffic of leukocytes and cytokine up-regulation in the central nervous system in sepsis. Intensive Care Med,2011,37(4):711-718.

12. Berg RM,Taudorf S,Bailey DM et al. Cerebral net exchange of large neutral amino acids after lipopolysaccharide infusion in healthy humans. Crit. Care,2010,14(1):R16.

13. Polito A,Brouland JP,Porcher R et al. Hyperglycaemia and apoptosis of microglial cells in human septic shock. Crit. Care,2011,15(3):R131.

14. Villmann C,Becker CM. On the hypes and falls in neuroprotection:targeting the NMDA receptor. Neuroscientist,2007,13(6):594-615.

15. van Gool WA,van de Beek D,Eikelenboom P. Systemic infection and delirium:when cytokines and acetylcholine collide. Lancet,2010,375(9716):773-775.

16. Teslyar P,Stock VM,Wilk CM,et al. Prophylaxis with antipsychotic medication reduces the risk of post-operative delirium in elderly patients:a meta-analysis. Psychosomatics,2013,54(2):124-131.

17. Morandi A,Hughes CG,Girard TD,et al. Statins and brain dysfunction:a hypothesis to reduce the burden of cognitive impairment in patients who are criticallyill. Chest,2011,140(3):580-585.

18. Kumar V,Sharma A. Neutrophils:Cinderella of innate immune system. Int. Immunopharmacol,2010,10(11):1325-1334.

19. Oddo M,Carrera E,Claassen J,et al. Continuous electroencephalography in the medical intensive care unit. Crit. Care Med,2009,37(6),2051-2056.

20. Piazza O,Russo E,Cotena S,et al. Elevated S100B levels do not correlate with the severity of encephalopathy during sepsis. Br. J. Anaesth,2007,99(4):518-521.

21. Tan CB,Ng J,Jeganathan R,et al. Cognitive changes after surgery in the elderly:does minimally invasive surgery influence the incidence of postoperative cognitive changes compared to open colon surgery? Dement Geriatr Disord,2014,39(3-4):125-131.

22. Grandi C,Tomasi CD,Fernandes K,et al. Brain-derived neurotrophic factor and neuron-specific enolase, but not S100b,levels are associated to the occurrence of delirium in intensive care unit patients. J. Crit. Care,2011,26(2):133-137.

23. Klein I,Iung B,Labreuche J,et al. ;IMAGE Study Group. Cerebral microbleeds are frequent in infective endocarditis:a case-control study. Stroke,2009,40(11):3461-3465.

24. Lin SM,Huang CD,Liu CY,et al. Risk factors for the development of early-onset delirium and the subsequent clinical outcome in mechanically ventilated patients. J. Crit.

Care,2008,23(3):372-379.

25. Girard TD, Jackson JC, Pandharipande PP, et al. Delirium as a predictor of long-term cognitive impairment in survivors of critical illness. Crit. Care Med,2010,38(7):1513-1520.

26. Vacas S, Degos V, Feng X, et al. The neuroinflammatory response of postoperative cognitive decline. Br Med Bull, 2013,106:161-178.

27. Spapen H, Nguyen DN, Troubleyn J, et al. Drotrecogin alfa (activated) may attenuate severe sepsis-associated encephalopathy in clinical septic shock. Crit. Care,2010,14 (2):R54.

28. Avtan SM, Kaya M, Orhan N, et al. The effects of hyperbaric oxygen therapy on blood-brain barrier permeability in septic rats. Brain Res,2011,1412:63-72.

29. Yuan S, Zhang X, Bo Y, et al. The effect of electroacupuncture treatment on the postoperative cognitive function in

aged rats with acute myocardial ischemia-reperfusion. Brain Res,2014,1593:19-29.

30. Tomasi CD, Grandi C, Salluh J, et al. Comparison of CAM-ICU and ICDSC for the detection of delirium in critically ill patients focusing on relevant clinical outcomes. J Crit Care,2012,27(2):212-217.

31. Fulesdi B, Szatmari S, Antek C, et al. Cerebral vasoreactivity to acetazolamide is not impaired in patients with severe sepsis. J Crit Care,2012,27(4):337-343.

32. Luitse MJ, van Asch CJ, Klijn CJ. Deep coma and diffuse white matter abnormalities caused by sepsis-associated encephalopathy. Lancet,2013,381(9884):2222.

33. Zhang LN, Wang XT, Ai YH, et al. Epidemiological features and risk factors of sepsis-associated encephalopathy in intensive care unit patients:2008-2011. Chin Med J (Engl). 2012,125(5):828-831.

96 埃博拉病毒疾病：麻醉医师面临的新挑战

2014 年 3 月世界卫生组织接到了西非几内亚东南部林区暴发埃博拉病毒病的消息，之前该病是以埃博拉出血热(Ebola hemorrhagic fever)为人所知。随后该病传播至首都科纳克里和邻国利比里亚、尼日利亚、塞拉利昂以及塞内加尔。2014 年 8 月 8 日世界卫生组织宣布该传染病为国际关注的突发公共卫生事件[1]。

最新报告显示已经有 9936 人受到感染，其中 4877 人死亡。然而，该病的流行传播轨迹提示有超过 140 万病例暴发流行的极大可能。截至目前为止，该病的总致死率为52%，致死率范围是塞拉利昂的 42% 到几内亚的 66%。而且包括治疗该病的内科医师在内的许多非洲医务工作人员也因感染该病而死亡。另外，航空旅行传播已经成为该病全球流行的潜在危险[2]。

由于受过危重病治疗的培训，麻醉医师有可能随时会被召唤协助这些患者的治疗。本文的重点是综述埃博拉病毒疾病的流行病学、发病机制和的治疗，亦特别关注治疗这些患者时医务工作者所需的个人防护设备。

一、病毒学、流行病学和生态学

埃博拉病毒和马尔堡病毒均属丝状病毒科。这些病毒可引起人类出血热，得名于它们的长丝状结构。作为第一个被认识的丝状病毒，马尔堡病毒是在 1967 年被首次描述，即从乌干达进口的受感染的灵长类动物把病毒带入了德国马尔堡正在研制小儿麻痹症疫苗的实验室，从而 31 名实验室工作人员暴发了以发热、腹泻、呕吐、多器官大量出血、休克和循环系统衰竭为特征的感染，并导致了 23% 的致死率。在最近的几年中，亦有少数马尔堡病毒感染患者进入西方国家，但并未引起进一步的传播[3]。

埃博拉病毒的首次描述是 1976 年在中非刚果(金)(旧称扎伊尔)西北地区的一次暴发。第二次独立暴发是同年在苏丹的 N'zara 镇。随后其零星暴发(除目前这次外)均是在中非地区[4]。埃博拉病毒是以首次流行地区的一条小河命名，从遗传学角度，埃博拉病毒被分为五个亚型并以首次发现地命名，分别是：扎伊尔型、苏丹型、科特迪瓦

型、本迪布焦型和莱斯顿型[5]。扎伊尔型和苏丹型导致了大多数的埃博拉病毒疾病暴发，而科特迪瓦型引起的人类发病是 1994 年对已感染黑猩猩进行尸检的工作人员。本迪布焦型是在 2007 年乌干达的一次暴发流行中得以描述。莱斯顿型首次发现于一群从菲律宾进口至美国用以化妆品实验的食蟹猴。幸运的是，该亚型对人类无致病性[6]。

目前暴发流行的埃博拉病毒的类型尚未确定，基因分析表明这是一种全新的病毒种类，称为几内亚埃博拉病毒；但是一些权威机构则认为这是一种扎伊尔型埃博拉病毒的亚株[6]。

埃博拉病毒是一种有包膜的非片段 RNA 病毒(图 96-1)，直径相近但长短不一。病毒的基因组编码一些蛋白，包括病毒的复制装置。通常认为，感染细胞基因组编码且被感染细胞隐藏的一种可溶性糖蛋白能够阻止宿主免疫系统对感染细胞的病变过程产生影响[7]。

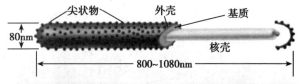

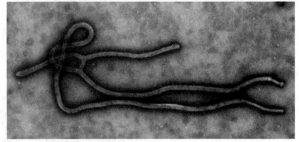

图 96-1　埃博拉病毒的结构和电子显微照片

埃博拉病毒疾病是一种典型的人畜共患疾病，病毒持久存在于流行地区的宿主。尽管流行病学付出了极大的努力，但是埃博拉病毒的自然宿主或节肢动物媒介仍然未被最终确定。至今最强有力的证据提示埃博拉病毒的自然宿主为狐蝠科的果蝠，尤其是锤头果蝠、富氏前肩头果蝠和小领果蝠，但其在自然界的循环方式尚不清楚[8]。

埃博拉病毒的毒力因亚型不同而有所差异。扎伊尔型（在最近的暴发流行中虽未得到证实，但值得怀疑）的致死率最高（60%~90%），随后是苏丹型（40%~60%）。目前尚不能确定在医疗水平更高的发达国家是否具有相同的致死率。对感染患者的支持治疗可降低死亡率，例如在马尔堡病毒德国暴发时的致死率是22%，相比之下在两次非洲暴发流行时的致死率则为88%~90%[9]。

埃博拉病毒对热有中度抵抗力，在室温及4℃存放1个月后，感染性无明显变化。60℃灭活病毒需要1h。该病毒对紫外线、γ射线、甲醛、次氯酸、酚类等消毒剂和脂溶剂敏感。

二、发病机制（图96-2）

由于很难接近疫区，所以人们对埃博拉病毒疾患者体发病机制的研究十分有限。该病的动物研究主要集中在灵长类动物模型。

接触传播是埃博拉病毒疾病最主要的传播途径，病毒似乎是通过黏膜表面或皮肤破损处入侵宿主，从而表明了医务工作人员使用个人防护设备的必要性。已经发现，传染性病毒微粒存在于血液、唾液、呕吐物、粪便、尿液、汗液、鼻分泌物，甚至精液和生殖器分泌物，可通过接触患者和被感染动物的各种体液、分泌物、排泄物及其污染物而被感染。医护人员在治疗、护理患者，或处理患者尸体过程中，如果没有严格的防护措施，容易受到感染。医院内传播是导致埃博拉病毒疾病暴发流行的重要因素。

一旦埃博拉病毒进入人群，人与人之间的传播则需要体液的直接接触。虽然一些雾化的丝状病毒（莱斯顿型）能够通过呼吸道在非人类灵长类动物之间传播，但是仍无

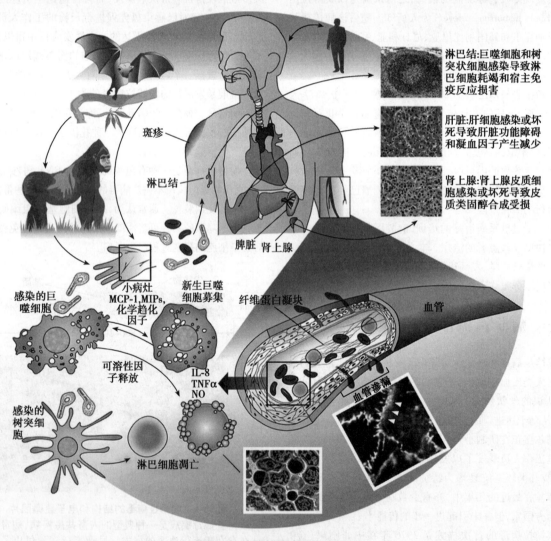

图96-2 埃博拉病毒的发病机制

埃博拉病毒从最初的感染处传播至区域淋巴结、肝和脾。尽管非直接受感染，可能由于细胞凋亡，淋巴细胞减少症是本病的一般特征。如图所示，在培养的内皮细胞中，感染细胞释放的各种因子能导致毛细血管漏。全身性病毒传播导致容量不足、休克、弥散性血管内凝血以及多系统器官衰竭和死亡。IL＝白介素。MCP-1＝单核细胞趋化蛋白1. MIPs＝巨噬细胞炎症蛋白。NO＝一氧化氮。TNFα＝肿瘤坏死因子α。（引自：Feldmann H，Geisbert TW. Ebola haemorrhagic fever. Lancet,2011,377:849-862. ）

证据支持这会在人类中传播，提示病毒未被充分雾化。尽管如此，除了标准的个人防护设备之外，需要对感染患者进行气管插管的麻醉医师和在产生飞沫的医疗操作现场的医务工作人员还需额外的预防措施[3,10]。

埃博拉病毒进入人体后最先感染树突状细胞和巨噬细胞。这些移动的细胞携带病毒至局部淋巴结进一步复制。病毒从此处通过血流和淋巴管遍布全身。在病毒感染期间，虽然淋巴细胞未被直接感染，但可发生快速凋亡。淋巴细胞减少可进一步导致免疫反应衰弱和病毒不受约束的复制。由于具有广泛的组织嗜性，埃博拉病毒不同于其他病毒，它几乎能够感染人体的所有细胞类型。感染细胞释放的糖蛋白能够诱骗宿主的免疫系统，吸收抗体和干扰体液免疫。这种可溶性糖蛋白亦能引起直接细胞毒性作用，但是具体的机制仍未被阐明[10]。

通常认为血管内皮在埃博拉病毒疾病的病理生理中发挥着关键性作用。由相关全身炎症反应综合征引起的毛细血管渗漏可导致血管内容量减少。病毒感染的巨噬细胞开始在细胞表面表达组织因子，导致凝血级联反应启动，继而引起消耗性凝血病，即弥散性血管内凝血。病毒直接感染肝细胞则可引起肝细胞坏死，并进一步减少凝血因子的产生[11]。

尽管之前被称为埃博拉出血热以及一些外行媒体称为"液化"的受害者，但是埃博拉病毒疾病相关的出血通常是晚期临床表现。虽然可见皮肤和结膜出血，但事实上出血主要发生在胃肠道[3,11]。

埃博拉病毒感染患者表现为促炎细胞因子增加，包括肿瘤坏死因子α与脓毒性休克的全身炎症反应综合征相类似，埃博拉病毒感染也伴有血液一氧化氮水平增加，这与死亡率增加有关。除了是低血压的重要介质之外，一氧化氮还与淋巴细胞凋亡和血管完整性缺失有关，而血管完整性缺失可进一步导致后期的低容量性休克[12]。

三、临床表现

据报道，埃博拉病毒疾病的潜伏期是 2~21d。潜伏期范围大是由于缺乏疫区发病的可靠信息。最可靠的信息是来自明确的感染，例如实验室或院内接触。大多数病例的平均潜伏期是 4~10d[12,13]。

不同亚型埃博拉病毒所致的典型临床表现稍有不同。通常情况下，典型埃博拉病毒疾病患者表现为急性非特异性症状，例如咳嗽、流鼻涕、寒战、头痛、肌痛、厌食、恶心、呕吐和腹泻。患者通常表现有发热，这是早期命名为埃博拉出血热的原因。患者的体温常常为 39~40℃。埃博拉病毒疾病早期的非特异性临床表现可导致不同的诊断，包括疟疾、伤寒和同一地区发生的其他病毒性出血热（包括拉沙热）[14-16]。

本病随后的体征和症状是病毒引起的多器官功能障碍的表现。衰弱、进行性全身性水肿和严重的腹痛十分常见。

神经系统症状和体征包括严重头痛、精神错乱和意识水平降低，此为惊厥和昏迷的前兆，也是典型的死亡前表现[14-16]。随着疾病的进展，胃肠道症状恶化，特别是明显的腹泻或呕吐[11]。这可导致低容量性休克和早期死亡。虽然咳嗽、胸痛和呼吸短促亦可发生，但是常见于细菌脓毒症的明显呼吸功能衰竭在埃博拉病毒疾病患者中并不常见[12]。目前尚不清楚这是由于呼吸系统没有直接参与病变过程，还是由于患者在出现呼吸功能衰竭前已经死亡[15]。

虽然病毒性出血热中的"出血"是本病病名的主要特征，但它只是晚期症状，并且仅发生在少数患者。虽然典型的大量出血仅限于胃肠道，但是许多也表现为结膜出血、瘀点、紫癜、静脉穿刺点渗血和典型的血管内弥散凝血[14-16]。

实验室检查可出现各种异常。早期由于脱水，患者的血红蛋白水平一般正常，甚至升高[14]。白细胞、淋巴细胞显著减少和中性粒细胞增多十分常见。消耗性凝血病导致的血小板减少和血小板生成减少也是该病的典型特征，血小板计数常常达到弥散性血管内凝血50~10 0000/μl 的标准[15]。部分凝血活酶时间延长和国际标准化比值增加也有报道[11]。

肝酶谱升高（正常水平的 2~3 倍），特别是丙氨酸转移酶和天冬氨酸转移酶升高增加了患者死亡的风险。然而，这种水平的肝酶升高很少出现在原发性病毒性肝炎感染，而且几乎主要是天冬氨酸转移酶水平升高，提示病因是缺血或灌注不足。胰酶也可能升高[11-17]。

最明显的实验室异常是灌注不足和严重腹泻所致的各种变化。腹泻引起混合性代谢性酸中毒，灌注不足导致乳酸水平升高。腹泻引起的低钾血症很明显，血清钾浓度可低于 2mmol/L。这可导致一些患者发生严重心律失常和死亡。灌注不足所致的急性肾损伤亦十分常见[17]。

致死患者通常是在 6~16d 后死于低血容量休克和多器官功能衰竭。非致死性患者发热数日后在 6~11d 有所好转。1995 年刚果埃博拉病毒疾病暴发流行期间，存活 14d 患者的生存机会超过 75%[14-16]。

四、诊断

目前埃博拉病毒疾病临床诊断的金标准是应用 RT-PCR 检测病毒核酸，亦可应用酶联免疫吸附试验（ELISA）检测抗原[11,14-16]。

（一）核酸检测

采用 RT-PCR 等核酸扩增方法检测。一般发病 2w 内可从患者血标本中检测到病毒核酸，发病后 1 周内的标本检出率高。

（二）病毒抗原检测

由于埃博拉病毒疾病患者有高滴度病毒血症，可采用 ELISA 等方法检测血标本中病毒抗原。一般发病后 2~3w 内可在患者血标本中检测到病毒特异性抗原。可以采用免疫荧光法和免疫组织化学法检测动物和疑似病例尸检标本中的病毒抗原。

（三）病毒分离

采集急性发热期患者血标本，用 Vero、Hela 等细胞进行病毒分离培养，一般发病 1 周内血标本病毒分离率高。

五、治疗

医院在接收埃博拉病毒疾病患者前，应因地制宜地制定合适的计划，包括治疗患者的地点和时间（从内科医师和护理人员的角度）以及个人防护设备使用的详细条款等。应特别强调对可能参与该病患者治疗的医院和医师制定周密计划和实践的必要性。为了减少医务工作人员感染的风险，高度熟悉必要的医疗操作极其重要[3,14-16]。

世界卫生组织、美国疾病控制和预防中心、加拿大公共卫生署和中华人民共和国国家卫生和计划生育委员会已分别颁布针对医务工作人员的埃博拉临床治疗指南，可在相关网站获得 http://www. who. int/csr/disease/ebola/protec-tive-measures-staff/en/；http://www. cdc. gov/vhf/ebola/hcp/index. htm；. http://www. phac-aspc. gc. ca/id-mi/vhf-fvh/ebo-la-ipc-pci-eng. php；http://www. Chinapop. gov. cnjkjs3578/201407/530a2d22409249a7a5tbde51f0117632. sht)[18]。以下内容的重点是埃博拉病毒疾病患者的临床治疗，特别关注麻醉医师可能参与的领域，例如复苏和气道管理。

（一）患者治疗和个人防护

埃博拉病毒疾病患者的治疗应在与其他患者治疗区隔离的单人房间进行。患者的房间应有单独的缓冲区，以便穿戴和脱掉个人防护设备以及清洗设备。理想的房间应有负压隔离单元，特别是在临床医师进行产生飞沫的医疗操作时[1,15]。

房间内应能处理患者的体液、配备有吸引器、监护仪、医疗气体接头以及有足够的空间放置生命支持设备。在大多数医院，重症监护室是最理想的地方。直接接触患者的人员应尽可能地减少[11,15]。

目前各国的指南均已列出患者隔离和保护医务工作人员的最低标准，充分了解指南非常重要。医务工作人员必须穿一次性防水工作服（带帽子的更好）、防水围裙和非渗漏性长袍；戴 N95 面罩、遮盖全面部的一次性护具、两副手套以及非渗漏性下肢和足部覆盖物。虽然目前指南建议使用合适的 N95 面罩，但是临床医师在进行诸如气道吸引和气管插管等可产生飞沫的医疗操作时，笔者推荐应用带动力空气净化器的呼吸器套装，这可增加额外的防护层，并给临床医师提供高效微粒空气过滤和新鲜空气[3,15,18]。

（二）有创监测

在决定实施有创监测时，应认真考虑对患者的有益作用和对医务工作人员的风险，尽管重复无创血压测量可导致明显的皮肤损伤和瘀斑，但是有创动脉血压监测回路脱开或泄漏时可置医务工作人员于感染危险之中。如果进行

动脉压监测，应尽量避免股动脉途径，因为该部位常存在有污垢[19]。

同样地，不能仅仅为监测中心静脉压而进行外周或中心静脉置管，因为其临床作用有限，并且其作为前负荷指标的可靠性值得怀疑。中心静脉置管的适应证包括：获得血液样本的低风险途径、电解质置换、应用血管活性药物和使用中心静脉氧饱和度作为心排出量的指标[20]。如果决定进行中心静脉置管，应在超声引导下由富有经验的临床医师进行操作，而且应考虑使用非缝合固定装置，以减少皮肤穿刺的次数和缝针损伤的潜在可能。无论是外周还是中心置管，均应坚持无针原则[21]。

（三）临床治疗

埃博拉病毒疾病治疗的关键是积极静脉输液复苏和纠正电解质紊乱。因为严重腹泻可导致患者血容量不足，所以满意的静脉通路对于液体复苏是必要的。如果可能，维持血容量比仅仅纠正低血容量更为重要[3,15]。

乳酸林格液是埃博拉病毒疾病患者首选的治疗液体。与生理盐水进行液体复苏相比，乳酸林格液更少引起酸中毒、肾脏损伤和出血。再者，生理盐水复苏所致的高氯血症与死亡率升高有关，生理盐水复苏所致的额外酸中毒亦尤其令人质疑，因为腹泻引起的代谢性酸中毒可使患者不能保持适当的分钟通气量以维持正常的 pH 值，尤其是在低钾血症导致呼吸肌肌力减弱的情况下[22]。

基于登革热和脓毒症休克患者的资料，胶体液（包括合成淀粉和人血白蛋白）在埃博拉病毒疾病患者治疗中无用，因为无证据显示其有效并可导致肾脏不良后果[23]。

当埃博拉病毒疾病患者病情进展为弥散性血管内凝血时，可能需要输注凝血因子。但对临床出血患者输注凝血因子和血小板目前则持保留意见，因为无证据显示预防性输血有益[24]。

正如前述，埃博拉病毒疾病患者可发生严重电解质紊乱，尤其是低钾血症。虽然肠内替代是首选疗法，但是对于严重的恶心呕吐患者，静脉替代可能更为合适，而且应通过中心静脉途径实施[3,15]。

（四）气道管理

虽然原发性呼吸功能衰竭不是埃博拉病毒疾病患者的常见表现，但是存在导致继发性呼吸功能衰竭的因素，例如休克、急性肺损伤、液体超负荷、呼吸肌疲劳（电解质紊乱和呼吸性酸中毒所致）和输血相关的急性肺损伤。在这些情况下，麻醉医师可能需要参与，因为所有的气道管理均应由该领域技术最娴熟的操作者来完成[3,15]。

由于呕吐和咯血的高发生率以及误吸的风险，无创正压通气对此类患者相对禁忌。而且无创正压通气可导致含病毒液体的持久雾化，进而增加治疗人员感染的危险[6,15,16]。

理想的情况是在择期或限期情况下实施气管插管，这可最大限度减少紧急处理病情恶化患者时穿戴个人防护设备出现差错的可能[3,25]。

对患者进行气管插管时，应考虑使用带动力空气净化器的呼吸器套装。虽然根据目前指南合适的 N95 面罩和面部护具足以起到防护作用，但是带动力空气净化器的呼吸器套装比 N95 面罩在防护雾化的含病毒液体时效果更好，而且更为舒适[3]。

与 N95 面罩相比，带动力空气净化器的呼吸器套装因有内置的高效微粒空气过滤器而过滤功能更强，而且由内而外的正向气流使污染的空气远离使用者。另外，与 N95 面罩不同，带动力空气净化器的呼吸器套装不需要特殊的配置试验[11]。

必须将带动力空气净化器的呼吸器套装的优点与其潜在的几个缺点相权衡。首先，由于它们不是医疗机构的常用设备，所以并非每个机构均拥有带动力空气净化器的呼吸器套装。其次，为了确保其功能正常，使用前需要检查，也就是说穿戴需要较长时间，当临床医师必须紧急处理危重患者时就成为了可能的缺点。最后，脱掉带动力空气净化器的呼吸器套装较脱掉推荐的基本个人防护设备更复杂，而且在脱掉带动力空气净化器的呼吸器套装时临床医师有受到感染的潜在危险。因此，在实际接触患者前临床医师必须练习穿戴和脱掉带动力空气净化器的呼吸器套装的操作[25]。

即使埃博拉病毒的呼吸道传播未被证实，也强烈推荐使用肌肉松弛药实施快速序贯气管插管，以减少咳出雾化飞沫的风险。再者，需要气管插管的患者可能咯血或呕吐，增加医务工作人员感染埃博拉病毒的风险。为了减少气管插管期间感染传播的风险，将房间内的在场人员数目减低至最少[3]。

（五）特殊疗法和疫苗接种

目前对埃博拉病毒疾病尚无明确有效的治疗方法和疫苗。利巴韦林等典型的抗病毒药物对埃博拉病毒感染患者并无治疗效果。同样地，目前亦无药物在动物模型获得成功应用。许多对非人灵长类动物的实验性治疗方法的具体效果尚不确定，包括重组人类启动蛋白 C、干扰寡聚核苷酸的 RNA 和人类恢复期血清等[26,27]。

在最近的埃博拉病毒疾病暴发期间，一些医务工作人员接受了一种由美国加州圣迭戈 Mapp 生物制药公司生产的实验性药物 ZMapp 的治疗。这种药物提取于转基因烟草，是三种已知能通过中和作用抵御埃埃博拉病毒疾病的单克隆抗体的组合。这种方法能完全保护感染 5d 内的灵长类动物模型。虽然使用此药的两名美国患者幸免于难，但是在同一次埃博拉病毒疾病暴发流行中使用该药的一名利比里亚内科医师和一名西班牙牧师却未能存活[27]。

最近世界卫生组织已经支持使用埃博拉病毒疾病幸存者的血液、血清或免疫球蛋白作为实验性治疗方法。虽然治疗效果尚未被证明，但是其他严重病毒性感染的历史数据和人类对埃博拉病毒疾病的有限研究表明存在治疗有效的可能[28]。

由于埃博拉病毒疾病罕见和潜在的开发成本，既往关于研发埃博拉病毒疫苗的利益存在有明显争论[29]。但是，随着暴发流行频率、旅行者携带病毒性出血热的病例以及滥用病毒作为生物恐怖剂的可能性增加，研发埃博拉病毒疫苗的观点已经有所改变，而且目前已研发出一些候选疫苗，但是由于安全性和伦理问题尚未进行人体试验。当前疫情的严重性已经加速了相关疫苗的研发[14,15,30]。

六、小结

埃博拉病毒疾病是一种具有高度传染性和致命性的病毒性出血热。由于受过危重病治疗的培训，麻醉医师有可能会被召唤协助埃博拉病毒疾病患者的治疗，例如气管插管或协助复苏。由于目前对埃博拉病毒疾病尚无获得批准的有效治疗方法，所以每次接触患者均需认真使用个人防护设备。

由于无法估计某个医院收治埃博拉病毒疾病患者的可能，因此所有临床医师均需全面了解埃博拉病毒疾病，所有的医院亦应制定针对埃博拉病毒疾病或其他高度传染性致命疾病的处理措施。

（刘高谱 薛富善 李瑞萍 杨桂珍 孙超）

参 考 文 献

1. Briand S, Bertherat E, Cox P, et al. The international Ebola emergency. N Engl J Med, 2014, 371(13): 1180-1183.

2. Chan M. Ebola virus disease in West Africa-no early end to the outbreak. N Engl J Med, 2014, 371(13): 1183-1185.

3. Funk DJ, Kumar A. Ebola virus disease: an update for anesthesiologists and intensivists. Can J Anesth/J Can Anesth 2014, In press: DOI 10.1007/s12630-014-0257.

4. Johnson KM, Lange JV, Webb PA, et al. Isolation and partial characterisation of a new virus causing acute haemorrhagic fever in Zaire. Lancet, 1977, 1(8011): 569-571.

5. Towner JS, Sealy TK, Khristova ML, et al. Newly discovered ebola virus associated with hemorrhagic fever outbreak in Uganda. PLoS Pathog, 2008, 4(11): e1000212.

6. Baize S, Pannetier D, Oestereich L, et al. Emergence of Zaire Ebola virus disease in Guinea. N Engl J Med, 2014, 371 (15): 1418-1425.

7. Volchkov VE, Volchkova VA, Muhlberger E, et al. Recovery of infectious Ebola virus from complementary DNA: RNA editing of the GP gene and viral cytotoxicity. Science, 2001, 291(5510): 1965-1969.

8. Bermejo M, Rodriguez-Teijeiro JD, Illera G, et al. Ebola outbreak killed 5000 gorillas. Science, 2006, 314(5805): 1564.

9. Changula K, Kajihara M, Mweene AS, et al. Ebola and Marburg virus diseases in Africa: increased risk of outbreaks in previously unaffected areas? Microbiol Immunol, 2014, 58

(9):483-491.

10. Lee JE, Fusco ML, Hessell AJ, et al. Structure of the Ebola virus glycoprotein bound to an antibody from a human survivor. Nature, 2008, 454(7201):177-182.

11. Fowler RA, Fletcher T, Fischer WA 2nd, et al. Caring for Critically ill patients with ebola virus disease: perspectives from West Africa. Am J Respir Crit Carer Med, 2014, 190 (7):733-737.

12. Villinger F, Rollin PE, Brar SS, et al. Markedly elevated levels of interferon (IFN)-gamma, IFN-alpha, interleukin (IL)-2, IL-10, and tumor necrosis factor-alpha associated with fatal Ebola virus infection. J Infect Dis, 1999, 179 (Suppl 1):S188-191.

13. Kortepeter MG, Bausch DG, Bray M. Basic clinical and laboratory features of filoviral hemorrhagic fever. J Infect Dis, 2011, 204(Suppl 3):S810-816.

14. Schieffelin JS, Shaffer JG, Goba A, et al. Clinical illness and outcomes in patients with Ebola in Sierra Leone. N Engl J Med, 2014, 371(22):2092-2100.

15. Chertow DS, Kleine C, Edwards JK, et al. Ebola virus disease in West Africa-clinical manifestations and management. N Engl J Med, 2014, 371(22):2054-2057.

16. Baize S, Pannetier D, Oestereich L, et al. Emergence of Zaire Ebola virus disease in Guinea. N Engl J Med, 2014, 371 (15):1418-1425.

17. Hunt BJ. Bleeding and coagulopathies in critical care. N Engl J Med, 2014, 370(9):847-859.

18. 中华人民共和国国家卫生和计划生育委员会. 埃博拉出血热防控方案. 中华临床感染病杂志, 2014, 7(4):289-290.

19. Marik PE, Cavallazzi R. Does the central venous pressure predict fluid responsiveness? An updated meta-analysis and a plea for some common sense. Crit Care Med, 2013,

41(7):1774-1781.

20. Walley KR. Use of central venous oxygen saturation to guide therapy. Am J Respir Crit Care Med, 2011, 184(5):514-520.

21. Lamperti M, Bodenham AR, Pittiruti M, et al. International evidence-based recommendations on ultrasound-guided vascular access. Intensive Care Med, 2012, 38(7):1105-1117.

22. Yunos NM, Bellomo R, Hegarty C, et al. Association between a chloride-liberal vs chloride-restrictive intravenous-fluid administration strategy and kidney injury in critically ill adults. JAMA, 2012, 308(15):1566-1572.

23. Perner A, Haase N, Guttormsen AB, et al. Hydroxyethyl starch 130/0.42 versus Ringer's acetate in severe sepsis. N Engl J Med, 2012, 367(2):124-134.

24. Levi M, Schultz M, van der Poll T. Disseminated intravascular coagulation in infectious disease. Semin Thromb Hemost, 2010, 36(4):367-377.

25. Diekema DJ, Perencevich EN. Ebola virus disease and the need for new personal protective equipment. JAMA, 2014.

26. Choi JH, Croyle MA. Emerging targets and novel approaches to Ebola virus prophylaxis and treatment. Bio Drugs, 2013, 27(6):565-583.

27. Qiu X, Wong G, Audet J, et al. Reversion of advanced Ebola virus disease in nonhuman primates with ZMapp. Nature, 2014, 514(7520):47-53.

28. Breman JG, Johnson KM. Ebola then and now. N Engl J Med, 2014, 371(18):1663-1666.

29. Gulland A. Clinical trials of Ebola therapies to begin in December. BMJ, 2014, 349:g6827.

30. Breman JG, Johnson KM. Ebola then and now. N Engl J Med, 2014, 371(18):1663-1666.

97 急诊手术红细胞输注我们何时扣动扳机?

输血,在现代医疗中已经是一项非常普及的医疗手段。多年以来,科研人员试图找到一种能够替代异体血的代用品,以期消除输血中存在的负面影响及用血紧张的局面。但就目前的研究结果和使用结论而言,尚无一个药物或产品可以完全替代人类同种的红细胞(red blood cell, RBC)。现代医学研究已经表明,输血具有风险。诸如熟知的血液相关疾病的传播、过敏性反应、输血相关的器官损伤等[1-4]。因此,在进行此项治疗前必须征得患者本人或家属的同意。同时,血液制品的供需矛盾日益加剧,已经影响了正常的医疗秩序。作为医疗举措的决策者,在面对贫血患者需要输注 RBC 时,判断何时、何量的输注,是一个需要我们慎重考虑的问题。这如同将需要输血的疾病看做医疗工作中的敌人,我们的医疗手段比喻为抗击敌人的武器。那何时启动输血,即最佳时机准确的扣动武器的扳机,利用有限的资源抗击必须抗击的敌人,显得尤为重要。

本文将从输血的起源及发展、用血现状、现有的用血方案及急诊手术 RBC 输注现状等对 RBC 输注相关的国内外文献进行复习并综述如下。

一、输血的起源及发展

最早记载的输血始于公元前十七世纪,但对于现代医疗而言,更加需要医务工作者及研究者铭记的时代是 20 世纪初。1900 年,奥地利病理学家兰德斯坦等人发现人类有四种不同类型的血型;1910 年,捷克血清学家詹斯凯指定 A、B、AB 和 O 代表这四种血型;在输血前必须进行血型检查,输血者和受血者的血型必须相容。1914 年,发明出了用枸橼酸钠溶液保存血液的方法[5]。在随后的数十年,经过两次世界大战的应用,人类异体血输血技术得到了广泛认可,因为该技术在战争年代拯救了无数的生命。在 20 世纪 50 年代末,吉伯斯提出了成分输血的概念,即将全血分离为 RBC、血浆、血小板等按治疗目的有层次的进行输血治疗,完成了从输全血向成分输血的转变,完成了输血技术跨时代转变并沿用至今[6-8]。

我国对于最早的输血报道为 1918 年刘瑞恒与 Kilgore 等。1921~1932 年北京协和医院(当时称北平协和医院)采用直接输血法开展了临床输血,并对献血者进行登记、编号、体格检查。1944 年 7 月 12 日由易见龙担任主任的我国军医署血库在昆明成立,并可生产冻干血浆,支援抗日战争前线。1947 年 9 月南京中央医院血库成立,开始用 4℃ 冷藏箱保存全血。80 年代后,成分输血迅速发展,1998 年 10 月 1 日,我国正式实施《中华人民共和国献血法》,全国的无偿献血工作逐步深入健康地向前发展。2000 年 6 月 1 日实施的《临床输血技术规范》和 2012 年 8 月 1 日实施的《医疗机构临床用血管理办法》进一步规范了临床用血行为。

可见,输血技术在中国的发展一直紧跟世界脚步。时至今日,已经开始了从补偿性输血到治疗性输血的转变、从血液制品到生物制品的转变、从异体输血到自体输血的转变。输血也由一个辅助治疗项目演变成为了一个独立的医学学科。

二、用血现状

目前,全球每年使用 RBC 约 8500 万单位[9],而仅美国用于临床的 RBC 就高达 1500 万单位,而我国占据了 700 万单位的用量,并且该数据呈逐年上升趋势[10]。在我国,随着外科手术技术的进步,各级医院的快速发展,临床用血在近几年也发生了巨大改变。梁晓华等以发放问卷调查表和实地考察的方式,对全国 355 个采供血机构所在城市 2006~2008 年的临床供血情况进行调查并作统计分析。宫本兰等于 2009~2011 年采用问卷调查与电话咨询相结合的方式,对全国 31 个省会城市 32 家血液中心及非省会城市 325 家中心血站,共计 357 家采供血机构进行供血情况调研。2 项研究的结果显示:临床对全血的需求呈逐年递减趋势,至 2011 年全国全血供应率已降至 RBC 总量的 1.13%。临床用血 94% 以上为 RBC 悬液,全国人均用血量已由 2008 年的 1.83ml,增加到 2011 年的 2.8ml,且华北地区人均用血量最高,达到 3.33ml[11,12]。本课题组前期对国内某三级甲等医院 2006~2009 年 1000 例围手术期输血的患者进行了回顾性分析,结果同样表明:全血的使用率逐渐降低，从 2006 年的 10.4% 降至 2009 年的 1.7%；自体血与成分血的使用比例逐渐升高，从 89.6% 提高到 98.3%。在外科围手术期患者中全血用量从 2006 年 79.7ml 降低至 2009 年的 15.6ml，全血人均用量大幅度降低。在进行了血液输注的患者中，异体 RBC 人均输血量由 411.9ml 上升至 710.8ml[13]。

尽管成分输血已经在全国范围内取得了可喜的进步，但临床用血需求的逐年走高为不争的事实，使得血液制品的供需矛盾在我国日益凸显。由于我国人口基数大，血液制品尤其是 RBC 的缺口严重，不但在经济学上对医疗行业产生了影响，甚至对正常的医学救治和诊疗形成了极大的负面影响。结构性血荒频现，甚至出现部分手术被迫延期。为了缓解这一矛盾，节约用血、合理用血、循证用血在当前形势下迫在眉睫。

三、现行的用血方案

经过一个世纪的发展，现代输血技术得到了极大的提高。直至今日，临床用血已经有了较为规范的指导方法来实施，即输血指南。由于地域、医疗条件等不同，世界范围内各个地区均出台有各自的输血指南。对血红蛋白（hemoglobin，Hb）处于不同水平患者的输血进行了规范。

美国 ASA "围手术期输血和辅助治疗指南"（2006 年）认为：患者 Hb<6g/dl 应该给予 RBC 输注，Hb>10g/dl 则不必输血，6~10g/dl 之间，应根据器官缺血的速度和程度，患者的血容量氧合不足时发生并发症、低心肺储备和高氧耗等危险因素来决定 RBC 输注[14]；英国血液病学协会规定 Hb<8g/dl 时启动输血[15]；苏格兰围手术期输血指南规定为 Hb<7g/dl[16]；西班牙输血协会为 Hb<7g/dl 和慢性贫血患者 Hb<5g/dl 时启动输血[17]。中国卫生部 "临床输血技术规范"（2000 年）对于围手术期 Hb 在此范围患者的输血选择规定为：Hb>10g/dl 不必输入 RBC 悬液，Hb<7g/dl 应考虑输，Hb 介于 7~10g/dl 应主要根据患者心肺代偿能力、机体代谢和耗氧情况考虑是否输入 RBC 悬液[18]。基于上述全世界输血指南规定可以看出，全球公认在 Hb 大于 10g/dl 的患者不必要进行输血，Hb 小于 6 或 7g/dl 应考虑输血，但是在 Hb 介于 6 或 7~10g/dl 的患者，其输血无具体操作规范，需要医务人员对患者进行综合评价，即针对 Hb 介于 6 或 7~10g/dl 的患者，其具体的输血方法仍无具体的行业指南。由于上述指南并未划分出急诊版本，所以对于急诊患者，甚至伴有失血性休克患者仍然沿用现行输血指南。

上述一系列输血指南尽管在具体数值上有差异，但大致指导方向一致，即限制性输血策略。因为制定这类指南最重要的参考文献是 Paul. C. Hebert 等在 1999 年报道的一项开放性输血与限制性输血的对比研究。其结果显示，Hb 低于 7g/dl 启动输血，并将 Hb 维持在 7~9g/dl 的危重患者，与 Hb 低于 10g/dl 即开始输血，并将 Hb 维持在 10~12g/dl 的危重患者相比，不但输血量明显减少，且相关并发

症的发病率也明显降低，最重要的是 30d 内的住院死亡率有下降趋势[19]。在后续研究中，Carson. JL 及 Silva Junior JM 等同样以实验结果支持了限制性输血能减少输血量且并不会增加并发症的发病率及死亡率[20,21]。因此，进入 21 世纪后限制性输血策略已经有了成熟的研究支持。

四、急诊手术用血特点

急诊手术的用血特点与择期手术有着明显的差异。通常择期手术患者在术前，进行了一定时间的术前准备。在内环境、生命体征及生理状态上除去原发病外均接近健康人；其次，外科手术过程具有破坏性，整个手术过程中均存在失血的可能，直至手术结束。与择期手术相比，大多数急诊手术在开始前就存在损伤，甚至存在因术前失血引起的休克及内环境紊乱。患者的手术过程是一个修复、控制损伤、挽救生命的过程。但急诊手术患者术前多健康、往往没有病史，随着手术进程的进行，患者的出血减少直至手术结束[22]。

然而，输血指南并未根据患者的住院状态划定出特定的急诊版本，即现行急诊用血仍然需要参照普通的输血指南进行操作。由于上述输血指南大多基于重症患者或择期手术患者，这类患者的用血策略是否具有普遍适用性？我们在面临急诊患者时怎么用血？是不是按照限制性用血的最低起点 6 或 7g/dl 开始？由于指南存在浮动性，在患者 Hb 处于 7~10g/dl 之间时该何时启动存在不确定性。因此，现有的输血指南用于指导临床用血时，相同的患者面对不同的医师，不同的患者面对相同的医师，输血的启动时机即扳机点可能出现差异。

围绕着 "输血指南"，在急诊中我们常常遇见以下 3 种情况：即 Hb 高于 10g/dl、Hb 低于 7g/dl 和 Hb 介于 7~10g/dl。

（一）当 Hb 高于 10g/dl

依据各个版本的输血指南建议，当 Hb>10g/dl 时，不必输注 RBC。尽管曾有学者表示，对高龄、存在心肺疾病、代谢亢进的患者应适当降低输注 RBC 的阈值[23]。但随着多项研究的结果的提示，开放性输血弊大于利，过高的 Hb 值在治疗中未能获得更好的治疗效果和预后。所以在 ASA-2006 年修订的输血指南中，急性贫血 Hb>10g/dl 时则不必输用，这一点语气比 1995 年版指南更加坚定。在随后的几年中，这一标准也取得了更多的证据支持和广泛的共识[24-26]。同时，在最新发布的英国《成人重症患者贫血与红细胞输血管理指南》中，针对于重症患者该指南推荐大多数重症患者的输血阈值甚至不宜超过 9g/dl[27]。由此可见，在 Hb 大于 10g/dl 时，无特殊病情和特殊病史的患者，在现行的指南和各项研究结果中，均不提倡进行 RBC 的输注。

（二）当 Hb 低于 7g/dl

1. 需要大量输血时　大量失血至严重的失血性休克在战争期间最易出现，据美军有关的统计资料分析，海湾战

争、科索沃战争等现代战场的战伤情况显示：伤员中发生失血性休克者可>80%，在受伤后 2~4h 因失血性休克致死的伤员占死亡伤员总数的 50%。由此推动了以挽救生命为目的的大量输血的相关研究。在平民医疗急诊中，由于交通事故、工伤事故、消化道出血及异位妊娠破裂出血等，常导致患者大量失血甚至严重失血性休克。每一例患者的用血却是以挽救生命为目的，急救人员注意力主要集中在患者的生命体征，对输血的量及成分比例缺乏科学的决策。同时此类患者入室 Hb 往往低于 6g/dl，大多数情况下低于输血指南的下限要求，加之病情的紧急，往往在用血起点、用血量的评估中较其余患者较为宽松，因此容易造成血液资源的浪费。目前，在发达国家开展了关于大量输血方案（massive transfusion protocol，MTP）的研究。多项研究已经证明，在急性失血患者实施 MTP，能明显降低患者死亡率，提高救治成功率[28,29]。

以斯坦福大学医学中心的 MTP 为例，采用固定的输血比例搭配，当出现需要大量输血的患者，参与救治的外科医师或麻醉医师通过简单的电话或书面指令，启动 MTP。每轮 MTP 包含 RBC 6U+血浆 400ml+血小板 1U。完成输注后复查相关实验室检查，如有需要再次启动 MTP，直至救治成功停止 MTP。

与此同时，我国关于大量输血的工作也在同步进行中。2012 年 7 月，中国输血杂志发表了署名为"大量输血现状调研协作组"的文章：《大量输血方案》。该文章以标准、方案、指南的性质进行了发表，其性质被定义为指南。即在原有输血指南的基础上，对需要大量输血的患者具体的输血操作进行了方案的表述。尽管该文尚未涉及诸如欧美国家所制定的按比例、按需要输血的具体实施方案，但可以说是对《临床输血技术规范》即卫生部输血指南的一个强有力的补充[30]。由于国情限制，我国目前尚无医院或医疗机构开展实施完整的 MTP，但已有大量学者展开了相关研究。曹琴艳等对 2007~2009 年进行了大量输血的 15 例患者进行回顾性分析，结果显示所有患者预后良好，RBC 用量与血浆用量比为 1.14∶1；RBC 用量与血小板比为 1∶0.49。为建立适合我国的 MTP 提供了数据支持[31]。

因此，在急诊患者中，当出现大失血需要大量输血的患者时，由于救治目的为挽救生命，输血的指征较为宽松，输血也较为积极。

2. 不需要大量输血 美国血库联合会把大量输血定义为：24h 输血量≥生理血容量或 4h 输血量≥1/2 生理血容量；我国经调研后，将大量输血定义为：成人患者在 24h 内输注 RBC 悬液≥18U 或 24h 内≥0.3U/kg[32-34]。在急诊中，并非所有患者均需要启动 MTP，也并未见相关文献或指南说明当患者 Hb 值处于何种水平时应启动 MTP。但以下参数可作为预测是否需要大量输血的危险因子：创伤机制为穿透伤、P>105 次/分、SBP<110mmHg、PH<7.25、HCT<32%、Hb≤110g/L；国际标准化比值（INR）>1.5[35]。也有学者着力于建立预测是否需要大量输血的评分体系，目前

较为简单且准确性较高的评分法，称作"ABC 法"（assessment of blood consumption score，ABC）。该方法依据血液的消耗量，并配合创伤性质、低血压程度、心动过速程度、超声波探测腹腔积血量等 4 个参数进行评分。该法预测大量输血的灵敏度为 75%，特异度达 86%[36]。

因此，并不是所有 Hb 低于 7g/dl 的患者均需要进行 MTP 输血。在急诊手术中，部分患者生命体征因处于代偿状态，甚至可维持在正常范围。但人体的应急能力及代偿能力是有限的，平稳的生命体征并不代表患者安全。我们并不清楚患者在何时会失去代偿能力，并出现危及生命的情况。因此，在急诊状态下，经评估而未达到启动 MTP 标准时，应该依据输血指南要求，应尽快将 Hb 值提升至安全范围。

综上所述，在急诊状态下，当 Hb 值过低时，应该尽快补充 RBC，将 Hb 值提升至输血指南推荐的安全范围，维持机体氧供需平衡。

（三）Hb 介于 7~10g/dl

当患者 Hb 处于指南高限，患者不必输血；处于低限需要输血，在目前的指南要求和研究中已经得到证明并广泛应用。但在进行急诊手术的患者中，Hb 介于 7~10g/dl 时，即处于指南上下限之间时，并未见有客观的评价指标对此类患者具体的输血启动点进行评估。也就意味并没有详细的标准来说明 Hb 值应该维持在多少为宜，主要依靠于输血决策者对指南的理解和对患者的主观评价。因此，以一名 50kg 患者为例，当 Hb 介于 7~10g/dl 时。根据计算后，主观因素为主的评价会造成最多 6 个单位 RBC 的输注差异。

在输血指南的建议中，关于这类患者的临床用血方法，应根据患者心肺代偿能力、机体代谢和氧耗情况考虑是否输入 RBC 悬液。针对上述描述，需要复习贫血的病理生理学理论基础：从心脏到全身组织的总氧供=动脉血氧含量×心排出量；动脉血氧含量=血红蛋白携带的氧+血浆中溶解的氧。健康个体大于 99% 的氧运输是与血红蛋白结合。急诊状态下，如果在氧运输过程的任何阶段，出现包括气道和肺部疾病、心功能不全、微循环血流减少或分布不均等问题，都可导致组织缺氧。贫血使机体携氧能力降低，因此组织缺氧乃是由贫血所致的观点似乎能够获得生物学原理的强烈支持。但实际上，当组织氧供减少时，可通过代偿机制增加氧摄取来维持氧供。然而当这一代偿机制不能维持临界氧供时，氧运就和氧供成正比，此时很可能出现组织严重缺氧。另外，急诊患者处于应激状态，氧耗增大，因此急诊患者对贫血的耐受力较差。对通过输血来提高携氧能力这一治疗措施的风险效益比做出评估，是权衡患者是否获得最佳结局的关键。

由此可见，急诊手术患者当 Hb 介于 7~10g/dl 时，如需确凿的证据来评估是否输注 RBC，首先需要评估机体的氧供需平衡情况，即为动脉血氧饱和度、心排出量及氧代谢三方面的平衡情况；其次还要考虑患者容量状态等情况。

1. 动脉血饱和度评估　血氧饱和度（oxyhemoglobin saturation，SO_2）是血液中被氧结合的氧合血红蛋白（oxyhemoglobin，HbO_2）的容量占全部可结合的 Hb 容量的百分比，即血液中血氧的浓度，它是呼吸循环的重要生理参数。因此，监测动脉血氧饱和度（arterial oxygen saturation，SaO_2）可以对肺的氧合和血红蛋白携氧能力进行估计，是临床上衡量缺氧的主要指标。

在手术患者中，监测 SaO_2 的方法分为有创测量和无创测量两种，无创监测血氧饱多为体表监测末梢循环，该法方便快捷，并能连续监测。但患者处于容量缺失、末梢灌注不足时常出现读数不稳定甚至无法测量的情况。在急诊患者中，当患者在术前存在休克状态时，更易出现上述情况。对此，有学者将血氧饱和度探头置于食管，直接监测胸腔内大动脉内的血氧饱和度的变化，并发现其敏感性和准确性均高于末梢。但该法需要特制的耗材，目前任处于临床推广阶段，临床中并未全面使用[37]。有创测量方法是采集人体血液标本，随后进行动脉血气分析检查。该检查需要一定的检测时间，且不能进行连续监测。

可见，在临床工作中，当需要准确判断患者的血氧饱和度时，需要一定的监测条件和检测时间。

2. 心排出量评估　心排出量（cardiac coutput，CO）指单侧心室每分钟射出的总血量，为心率（heart rate，HR）与每搏输出量（stroke volume，SV）的乘积，是反映心脏功能的重要指标。人体静息时，心排出量正常范围为 4~8L/min。CO 正常与否直接关系到是否有足够的氧合血液运输至组织供氧。所以判断是否需要输注 RBC，评估心脏功能，评价 CO 是一个重要的临床指标。

目前常用的检测 CO 的方法大致分为有创、无创及微创三类。①有创监测：1954 年，Fegler 在动物实验中提出使用热稀释法测量 $CO^{[38]}$，随后将其发展为人体 CO 测量技术。Swan 和 Ganz 医师于 70 年代对热稀释法进行了改进[39]。至今仍被认为是 CO 测量的"金标准"。其优点为测量准确、可重复性好、指示剂对人体无害及结果不被吸入氧气干扰。其缺点为：有创伤、理论上存在致死性的并发症、需要特殊的导管耗材，价格昂贵且需要专业的操作及一定的操作时间。在急诊患者中，如需全面监测，其耗费巨大。②无创监测：其代表为多普勒超声法心排出量监测（TEE）。其基本原理是利用超声显示降主动脉前后壁，测定降主动脉直径，得到准确的降主动脉的横截面积，同时，多普勒超声波可通过测定 RBC 移动的速度来推算降主动脉血流，根据计算得到心排出量。Keyl 等研究证明其与温度稀释法的心排出量监测结果相关性良好[40,41]。但 Valtier 等研究指出 TEE 法不适合于神志清醒、食管疾患、主动脉球囊反搏（降主动脉血流改变）及主动脉严重缩窄的患者[42]。另外，置入超声探头会造成患者喉水肿、声带损伤等并发症，对患者伤害较大。该法对操作者的经验要求较高，测得结果由于人为原因产生的误差也较大。③微创监测：PiCCO（pulse-indicated continuous cardiac output）即脉搏指数连续心排出量监测，是一种微创血流动力学监测技术。其基本原理是将热稀释法与动脉压力波形曲线分析技术相结合，用成熟的温度稀释法测量单次心排出量，并通过分析动脉压力波形曲线下面积与心排出量存在的相关关系，获取连续心排出量。同时，可计算胸内血容量和血管外肺水，更加准确地指导液体复苏，具有重要的临床意义[43]。与传统 Swan-Ganz 导管相比，PiCCO 不需要置管到肺动脉，大大减轻了对人体的损伤。但该方法受操作者的影响依然很大，同时 PiCCO 不能实现真正意义上的患者不间断的连续 CO 测定。休克状态、脉搏压力波形的欠佳、患者心律失常等因素也可影响其测量的准确性。

由此可见，尽管对 CO 监测的研究已经发展了近半个世纪，各种测量方法广泛应用于临床。但针对急诊患者，在短时间内、无误伤的准确评估患者心排出量仍然存在困难。

3. 机体氧耗评估

（1）混合静脉氧饱和度（SvO_2）：其变化可反映全身氧摄取，综合评价患者氧代谢情况。在理论上，SvO_2 的变化能表达氧供和氧摄取的平衡状态，为评估失血性休克早期复苏效果的良好指标。

（2）动脉血乳酸浓度（Lac）：是反映组织缺氧高度敏感的指标之一。其增高常先于其他休克征象。动态监测对早期诊断休克、判定组织缺氧状况和指导液体复苏有重要参考价值。与传统的血压、尿量、心排指数及 DO_2 相比，Lac 恢复正常的时间和血乳酸清除率更能判断组织灌注和氧合状态，提示患者的预后。

（3）碱缺失：可反映全身组织酸中毒的程度。碱缺失可分为轻度、中度和重度。碱缺失程度与创伤后 24h 晶体和血液补充量相关，碱缺失加重与进行性出血大多有关。对于碱缺失增加而病情似乎平稳的患者须细心检查是否存在进行性出血。

（4）胃黏膜内 pH（pHi）和胃黏膜内 CO_2 分压（$PgCO_2$）：pHi 和 $PgCO_2$ 能够反映肠道组织的血流灌注情况和病理损害，同时能够反映全身组织的氧合状态，对评估胃肠道黏膜内代谢情况及复苏效果有一定价值。

上述的监测手段，能够对机体氧耗、缺氧状态进行评估和预测，在评估急诊患者因血液丢失后造成的机体氧供需平衡破坏中有至关重要的作用。但上述监测手段仍然需要有创操作、并且需要一定的检测时间及对每项指标的详细评估。

4. 血容量评估　患者的血容量评价关系到患者实际的 RBC 与监测结果的相关性。急诊患者常常在入院前或手术前进行容量复苏，在紧急状态下，容量复苏的效果只能依靠常规的生命体征监测如血压、心率等指标进行反应。但容量的变化会直接影响围手术期 Hb 检验结果，所以，正确判断患者容量情况，以避免血液稀释或血液浓缩时对 Hb 结果的误读，是急诊手术患者术中输注 RBC 的前提。①中心静脉压（central venous pressure，CVP）为临床较为常用的监测方法。其大小取决于心脏射血能力和静脉回心血量之间的相互关系。若心脏射血能力强，能将回心的血液及时射到动脉内，CVP 则低。反之由于心力衰竭等原因造成的射血能力下降则会导致 CVP 升高。CVP 提示静脉血回流到中心静脉和右心房的情况，及心脏射血的能力，在一定程度上可以反映回心血量，但并不直接反映血容量。②每搏量变异度（stroke volume variation，SVV）和脉搏压变异度（pulse pressurevariation，PPV）。通过对脉搏波及动脉波动态分析，计算波形下面积及其变异程度，判断循环系统前负荷状态、预测循环系统对液体负荷的反应性，从而判断机体容量状态。目前研究认为，SVV 和 PPV 等是预测容量治疗反应的良好指标[44]。但测定需要有创动脉穿刺和昂贵的换能器，限制了 SVV 与 PPV 在临床麻醉中的应用。③脉搏灌注变异指数（PVI）该方法是通过无创脉搏氧饱和度波形图随呼吸的改变而衍生出来的用于预测循环系统对液体负荷反应性的无创指标[45]。能够自动持续地监测脉搏波形体表描记幅度变异并且预测机体容量治疗的反应，其准确性与 SVV 相近[46]。与 SVV、PPV 相比，尽管该法由有创操作转为体表无创监测，且能做到快速监测，但所需耗材费用依然较为昂贵，在国内尚未全面使用。

因此，按照指南要求对 Hb 介于 7～10g/dl 的急诊手术患者进行评估是否需要输注 RBC 时，所需要评估的动脉血氧饱和度、CO、氧代谢及患者容量状态等情况，尚无一项可以在短时间内通过简单便捷的检查或检验得出结论。即急诊患者在短时间内这类评估的确凿数据支持，就目前而言尚存在困难。

五、结语

综上所述，输血是当代医学无法替代的治疗手段。尤其是急诊患者在需要行手术时，急性失血仍需要补充 RBC 来提高机体携氧能力，避免缺氧后失代偿引起的不良后果。在面对输血并发症、血源紧张等压力下，合理用血、节约用血及循证用血是当代医疗科研人员不可逃避的问题。尽管近年来出台的成分输血方案及输血指南在一定程度上规范了临床用血的方法，但在急诊手术中，仍然存在输血指南无法细化规范的盲区。即当急诊手术患者 Hb 介于 7～10g/dl 时，决策者需要根据器官缺血的速度和程度，患者的血容量不足时发生并发症、低心肺储备和高氧耗等危险因素以及根据患者心肺代偿能力、机体代谢和耗氧情况来决定是否需要输注 RBC。通过对目前相关研究文献的总结发现，尚无法在短时间内简单快捷地对患者进行评估。换言之，所谓的评估演变为医疗决策者的经验输血，而非循证式输血。最近一项关于择期手术围手术期输血指征评分的多中心研究在中国已经正式开始，这是全球首次将 Hb 介于 7～10g/dl 患者的输血指征用评分方式进行指导输血的研究[47-49]。由此可见，对输血指征循证式修订正得到全世界临床科研工作者的重视。鉴于急诊手术与择期手术存在较大差异，关于急诊手术患者何时、何量进行 RBC 输注，仍然存在无

法用循证依据进行细化实施的盲区。因此面对急诊手术患者，何时扣动输注 RBC 的扳机仍无一致结论，亟需开展相关研究。

（刘德行　朱昭琼）

参 考 文 献

1. Tinegate H, Birchall J, Gray A, et al. Guideline on the investigation and management of acute transfusion reactions. Prepared by the BCSH Blood Transfusion Task Force. Br J Haematol, 2012, 159(2): 143-153.

2. Xu C, Wang RY, Schechterly CA, et al. An assessment of hepatitis E virus (HEV) in US blood donors and recipients: no detectable HEV RNA in 1939 donors tested and no evidence for HEV transmission to 362 prospectively followed recipients. Transfusion, 2013, 53(10 Pt 2): 2505-2511.

3. Janz DR, Zhao Z, Koyama T, et al. Longer storage duration of red blood cells is associated with an increased risk of acute lung injury in patients with sepsis. Ann Intensive Care, 2013, 3(1): 33.

4. Payandeh M, Zare ME, Kansestani AN, et al. Descriptions of acute transfusion reactions in the teaching hospitals of kermanshah university of medical sciences, iran. Int J Hematol Oncol Stem Cell Res, 2013, 7(2): 11-16.

5. Pavenski K, Saidenberg E, Lavoie M, et al. Red blood cell storage lesions and related transfusion issues: a Canadian Blood Services research and development symposium. Transfus Med Rev, 2012, 26(1): 68-84.

6. Schmidt PJ. Sixty years of blood transfusion: a memoir. Transfus Med Rev, 2012, 26(3): 262-270.

7. Learoyd P. The history of blood transfusion prior to the 20th century-part1. Transfus Med, 2012, 22(5): 308-314.

8. Learoyd P. The history of blood transfusion prior to the 20th century-part2. Transfus Med, 2012, 22(6): 372-376.

9. Takei T, Amin NA, Schmid G, et al. Progress in global blood safety for HIV. J Acquir Immune Defic Syndr, 2009, 52: S127-131.

10. Yu X, Huang Y, Qu G, et al. Safety and current status of blood transfusion in China. Lancet, 2010, 375(9724): 1420-1421.

11. 梁晓华, 安万新, 孟庆丽等. 全国临床供血工作现状的调查. 中国输血杂志, 2011, 24(3): 182-184.

12. 宫本兰, 张薇, 孟庆丽等. 全国 357 家省、市两级采供血机构临床供血现状调查及分析. 中国输血杂志, 2012, 25(12): 1248-1250.

13. 佘廷志, 朱昭琼, 郑淑文等. 2006～2009 年遵义医学院附属医院围手术期临床用血趋势调查(附 1000 例总结分析). 遵义医学院学报, 2012, 36(2): 163-165.

14. ASA Task Force. Practice guidelines for perioperative blood

transfusion and adjuvant therapies: an update report by the American Society of Anesthesiologists Task Force on Blood Transfusion and Adjuvant Therapies[J]. Anesthesiology, 2006,105(1):198-208.

15. Murphy MF, Wallington TB, Kelsey P, et al. Guidelines for the clinical use of red cell transfusions. hBr J Haematol, 2001,113(1):24-31.

16. Ortiz P, Mingo A, Lozano M, et al. Guide for transfusion of blood components. Med Clin (Barc),2005,125(10):389-396.

17. Habler O, Meier J, Pape A, et al. Indications for blood transfusion during orthopedic surgery. Orthopade,2004,33(7):774-783.

18. 邓硕曾,叶菱,刘进.输血指针与容量治疗.临床麻醉学志,2009,25(6),549-550.

19. Hebert PC, Wells G, Blaychman M A, et al. A multicenter, randomized, controlled clinical trial of transfusion requirements in critical care. N Eng J Med,1999,340(6): 409.

20. Silva Junior JM, Rezende E, Amendola CP, et al. Red blood cell transfusions worsen the outcomes even in critically ill patientsundergoing a restrictive transfusion strategy. Sao Paulo Med J,2012,130(2):77-83.

21. Carson JL, Terrin ML, Noveck H, et al. Liberal or restrictive transfusion in high-risk patients after hip surgery. N Engl J Med,2011,365(26):2453-2462.

22. Dossett LA, Redhage LA, Sawyer RG, et al. Revisiting the validity of APACHE Ⅱ in the trauma ICU: improved risk stratification in critically injured adults. J Injury,2009,40(9):993-998.

23. Napolitano LM, Corwin HL. Efficacy of red blood cell transfusion in the critically ill. Crit Care Clin,2004,20(2): 255-268.

24. Yang CJ, Hsiao KY, Su IC, et al. The association between anemia and the mortality of severe traumatic brain injury in emergency department. J Trauma,2011,71(6):132-135.

25. De Gast-Bakker DH, de Wilde RB, Hazekamp MG, et al. Safety and effects of two red blood cell transfusion strategies in pediatric cardiac surgery patients: a randomized controlled trial. Intensive Care Med,2013,39(11):2011-2019.

26. Monico-Ramos R1, Ochoa-Flores M, Hernández-Herrera RJ. Analysis and perinatal outcome after intravascular transfusion. Ginecol Obstet Mex,2011,79(6):351-357.

27. Retter A, Wyncoll D, Pearse R, et al. Guidelines on the management of anaemia and red cell transfusion in adult critically ill patients. Br J Haematol,2013,160(4):445-464.

28. Anderson DJ, Burns CD, DeChristopher PJ, et al. Massive transfusion protocols for patients with substantial hemorrhage. Transfus Med Rev,2012,26(2):186-187.

29. Pampee P, Young, Bryan A, Cotton, et al. Goodenough Massive Transfusion Protocols for Patients With Substantial Hemorrhage. Transfus Med Rev,2011,25(4):293-303.

30. 大量输血现状调研协作组.大量输血指导方案(推荐稿)中国输血杂志,2012,25(7):617-621.

31. 曹琴艳,张摇力,陈摇剑.严重产后出血患者的大量输血治疗.现代妇科进展,2014,23(2):126-128.

32. Mollison PL, Engelfreit CP, Contreras M. Transfusion in oligaemia: blood transfusion in clinical medicine[M]. 11th ed.. Oxford, UK: Blackwell Scientific Publications, 2005: 47.

33. Levy JH. MT coagulopathy, Semin Hematol,2006,43(1): 59-63.

34. Malone DL, Hess JR, Fingerhut A. MT practices around the globe and a suggestion for a common MT protocol. J Trauma,2006,60(suppl):91-96.

35. Schreiber MA, Perkins J, Kiraly L, et al. Early predictors of MT in combat casualties. J Am CollSurg,2007,205(4): 541-545.

36. Nunez TC, Voskresensky IV, Dossett LA, et al. Early prediction of massive transfusion in trauma: simple as ABC. J Trauma,2009,66(2):346-352.

37. 朱昭琼,魏蔚,刘进.手术患者经食管监测血氧饱和度和指端脉搏血氧测定法的比较.中华麻醉学杂志, 2005,25(5):342-344.

38. Fegler G. Measurement of cardiac output in anaesthetized animals by a thermo-dilution method. Experient Physiology,1954,39:153-164.

39. Ganz W, Donoso R, Marcus HS, et al. A new technique for measurement of cardiac output by thermodilution in man. Am J Cardiol,1971,27(4):392-396.

40. Keyl C1, Rödig G, Lemberger P, et al. A comparison of the use of transoesophageal Doppler and thermodilution techniques for cardiac output determination. Eur J Anaesthesiol,1996,13(2):136-142.

41. Sakka SG, Rühl CC, Pfeiffer UJ, et al. Assessment of cardiac preload and extravascular lung water by single transpulmonary thermodilution. Intensive Care Med,2000,26(2): 180-187.

42. Valtier B, Cholley BP, Belot JP, et al. Noninvasive monitoring of cardiac output in critically ill patients using transesophageal Doppler. Am J Respir Crit Care Med, 1998,158(1):77-83.

43. Lu N, Zheng R, Lin H, et al. Clinical studies of surviving sepsis bundles according to PiCCO septic shock patients.

Zhonghua Wei Zhong Bing Ji Jiu Yi Xue,2014,26(1):23-27.

44. Manoach S,Weingart SD,Charchaflieh J. The evolution and current use of invasive hemodynamic monitoring for predicting volume responsiveness during resuscitation,perioperative,and critical care. J Clin Anesth,2012,24(3):242-250.

45. Lansdorp B,Lemson J,van Putten MJ,et al. Dynamic indices do not predict volume responsiveness in routine clinical practice. Br J Anaesth,2012,108(3):395-401.

46. Cai QF,Mi WD,Yuan WX. The ability of pleth variability index to predict fluid responsiveness in mechanically ventilated patients under general anaesthesi. Chinese Journal of Surgery,2010,48(21):1628-1632.

47. 张帆,朱昭琼,刘德行.围手术期输血指征评分安全性与有效性研究 遵义医学院学报,2012,35(4):298-301.

98 麻醉和镇痛治疗影响手术后癌症复发吗?

癌症仍然是目前全球罹患率和病死率的主要原因。虽然人们越来越努力地预防癌症且治疗方法明显改进,但是癌症的总体发病率仍然持续增加。原发肿瘤切除术是目前许多癌症的主要治疗方法,然而研究发现多种围手术期因素可直接影响肿瘤细胞和细胞免疫,并增加癌症转移复发的风险[1,2]。再者,麻醉和镇痛治疗对癌症复发和随后生存率的影响亦是当前的热门争议话题之一[3-10]。因此,在癌症患者的围手术期管理方面,麻醉医师面临的挑战越来越大。本文综述麻醉和镇痛治疗与手术后癌症复发关系的现有证据,旨在理解其潜在的机制和提高麻醉医师参与成功肿瘤治疗的能力。

一、癌症转移的发生

癌症转移的过程非常复杂,其始于与原发肿瘤分离形成的转移细胞,但肿瘤转移取决于 2 个必须条件,第一是血管化,以形成独立的血供;第二是逃避宿主免疫机制的监控[11]。

癌细胞是源自单一细胞,该细胞可被反复的周期细胞分裂赋予"基因不稳定性",可发生基因突变,并对获得进一步的基因突变敏感。基因突变使该细胞对正常的细胞分裂调控发生耐受,从而使其不受控制的进行增殖。然而,如果没有血管生成以满足其增长的代谢需要,肿瘤生长不会超过 2mm 的直径[3,9,10]。肿瘤可释放包括血管内皮生长因子(VEGF)和前列腺素 E_2(PGE$_2$)在内的促血管生成因子,启动和维持血管和淋巴管再生,并形成新的毛细血管网[2]。

一部分癌细胞可从原发肿瘤上分离和穿透进入毗邻组织。肿瘤细胞通过破坏薄壁静脉和淋巴管的基底膜进入循环系统,这预示从良性原位癌转化为扩散性恶性肿瘤[3]。一旦肿瘤细胞进入循环系统,即可转移至远隔器官的毛细血管床,并在远隔器官继续增殖,从而导致继发性肿瘤(转移灶)产生[3]。转移过程的最终结果是取决于特定癌细胞转移的倾向性(种类、分期和位置)以及肿瘤细胞和宿主免疫系统之间的相互作用。

二、免疫系统与癌细胞之间的相互作用

生长期肿瘤能够诱发免疫细胞募集的炎症状态。细胞免疫形成对抗癌细胞入侵的基本防御,24h 后仅有<1/1000 入侵的癌细胞存活。然而,即使机体免疫功能正常,一些癌细胞仍可避开宿主免疫系统的防御,并继续生长[1,3]。

细胞免疫的主要成分包括自然杀伤(natural killer,NK)细胞、细胞毒性 T 细胞(cytotoxic T-cells,CTCs)、单核细胞、巨噬细胞和树突细胞[7,8]。NK 细胞、CTCs 和树突细胞参与肿瘤发展的控制。NK 细胞是大的含颗粒细胞毒性淋巴细胞,能够诱发肿瘤细胞的早期自发性溶解且不需要对肿瘤细胞预先致敏[3]。在实验大鼠模型,NK 细胞活性降低与乳腺癌增长和转移加快有关。同样地,NK 细胞数量减少也与肿瘤切除术后癌症复发及其转移易感性增强有关,而 NK 细胞活性增强则与抵抗癌症转移有关[12]。CTCs 部分参与获得性免疫(adaptive immunity),通过树突细胞呈现特异性肿瘤抗原而对肿瘤细胞敏感,并溶解肿瘤细胞,CTCs 浸入肿瘤与结肠癌患者的良好预后密切相关[3]。

然而,并非募集的所有免疫细胞均有助于消灭肿瘤。CD11b+亚型巨噬细胞能够识别转移的乳腺癌细胞,这些肿瘤相关巨噬细胞(tumour-associated macrophages,TAMs)产生活性氧、生长因子和 PGE$_2$,从而促进肿瘤生长和转移[13]。TAMs 髓源性抑制细胞能抑制 NK 细胞和 CTCs 活性[12]。

炎症在癌症发展中发挥着关键作用,炎症可增加对肿瘤发展具有不良影响的白介素(IL)-1、肿瘤坏死因子 α(TNF-α)和 PGE$_2$ 的水平。PGE$_2$ 抑制树突细胞的功能,从而抑制 CTCs。PGE$_2$ 也抑制 NK 细胞和 CTCs 的细胞毒性作用[14]。再者,炎症可影响癌细胞的分化和播散,并加快其生长速度。另外,炎症可抑制抗癌免疫,从而破坏肿瘤增殖和肿瘤毁灭之间的平衡[3]。

必须指出,手术、麻醉和镇痛治疗影响免疫反应和癌细胞通路的机制是复杂和多因素的,这些机制可能包括对以下方面的直接或间接影响:细胞免疫(阻碍或促进肿瘤生

长)、肿瘤细胞本身(影响细胞代谢和有丝分裂活性)、细胞外基质、血管生成因子平衡(影响肿瘤细胞转移的活性)。许多研究表明,麻醉和镇痛治疗能够影响宿主的免疫防御机制,并可影响肿瘤的生长和播散。这种免疫调控与手术应激、炎症反应和药物对肿瘤细胞的直接作用共同形成了可能有利癌细胞生长的围手术期环境[3]。另外,为了促进患者恢复,肿瘤辅助治疗常常也不是在手术后立即开始,从而导致围手术期微转移灶的形成和播散[1]。

三、手术如何影响肿瘤复发

手术切除原发肿瘤是多模式肿瘤治疗的重要组成部分,并对实体肿瘤患者的预后具有特殊的有益作用,但是手术操作可意外性促进肿瘤转移。动物模型研究表明手术能可加快肿瘤生长和转移,包括明显增加转移的数量和肿瘤保留(tumour retention)[15]。

在结直肠癌和乳腺癌,即使手术切除切缘的组织学检查呈阴性,因手术前微转移灶结束休眠或手术中意外性造成肿瘤栓子播散,循环血液中的癌细胞与癌症复发率升高和无癌生存率降低独立相关[16]。

由于受宿主免疫活性的影响,手术后体内残留癌细胞的最终结局是取决于肿瘤的基因类型、表型及其所处的环境[2]。手术触发的炎症反应在手术后 2 年内的早期癌症复发中发挥着重要作用[14]。癌症手术通常是大手术,其特征是伴有与手术创伤程度相同的神经内分泌反应(下丘脑-垂体轴和交感神经系统)和细胞因子介导的应激反应,在决定残留癌细胞命运的关键阶段,手术诱发的这些神经内分泌反应和应激反应可短暂抑制宿主的细胞免疫,尤其是 NK 细胞活性,从而有增加癌症复发的潜在可能[3]。

另外,手术亦可意外性促进肿瘤转移所需的淋巴血管再生。血管再生受促血管生成因子[包括 VEGF、成纤维细胞生长因子和转化生长因子 B(TGF-B)]和抗血管生成因子[包括内皮抑素(endostatin)(胶原断裂产生的内源性介质)和血管抑素]的调控,它们之间的平衡非常脆弱。生长因子和炎性介质(包括 PGE$_2$)参与手术后伤口愈合,并介导肿瘤转移过程[13]。在小鼠模型的研究发现,抗血管生成因子能减少肺癌细胞转移[17]。然而,在乳腺癌切除患者和卵巢癌动物模型,手术则可降低抗血管生成因子水平和提高促血管生成因子水平[18]。再者,手术应激能影响基质金属蛋白酶(matrix metalloproteinases,MMPs)的活性,在癌症转移过程中这种蛋白水解酶能够促进对细胞外基质和基膜的渗透[6,8]。

同时存在的其他因素(例如高龄、女性和肿瘤淋巴结转移情况等)也与患者的无癌生存率降低有关[3]。抑郁病史可预测肿瘤的复发率和总体生存率,据推测这是继发于围手术期心理应激和焦虑对神经内分泌应激反应的影响,继而明显改变肿瘤和微转移灶的微环境[19]。Barron 等[20]在 1 项小型回顾性研究中发现,应用非选择性 β 受体阻滞剂普萘洛尔可降低围手术期不良应激反应,从而降低癌症相关的死亡率。

麻醉医师的作用在于改善同时存在的其他围手术期因素,例如缺氧、高糖血症、低血压、异体输血和意外性手术中低温等[1,3]。由于异体输血可改变宿主的免疫功能,所以可影响癌症复发。输注的白细胞可改变循环血液中的淋巴细胞比率和功能,因此肿瘤患者通常优先使用射线照射处理的红细胞或去白细胞的红细胞[5]。然而,在肺癌手术中即使输注去白细胞的红细胞,输血仍与无癌生存率和总体生存率降低有关[21]。由体温调节迟钝或手术室温度过低所致的手术中低体温十分常见,低体温可在细胞水平改变宿主免疫功能、抑制抗原呈递和降低细胞因子浓度。Moslemi-Kebria 等[22]的回顾性研究中发现,晚期卵巢癌减瘤手术中低体温(<36℃)患者的总体生存率明显降低。

四、麻醉和镇痛治疗如何影响癌症复发

(一) 吸入麻醉药

离体实验和在体实验均显示,吸入麻醉药可改变免疫功能,并可增加肿瘤转移。可能的机制是多方面的,例如降低 NK 细胞活性、干扰淋巴细胞抗原活性、诱导 T 淋巴细胞和 B 淋巴细胞凋亡等。再者,吸入麻醉药亦可直接影响肿瘤细胞,并能改变癌细胞基因表达[3-7]。Tavare 等[23]发现吸入麻醉药可上调癌细胞的缺氧诱导因子 1α(hypoxia-inducible factor 1α,HIF-1α)表达。HIF-1α 增加血管生成,从而与肿瘤患者的不良预后相关。然而,吸入麻醉药对癌症复发亦可能具有正效应:七氟烷和地氟烷预处理能够抑制中性粒细胞释放 MMP,并降低结肠癌细胞的侵袭力[24]。

(二) 非吸入麻醉药

在接种乳腺癌细胞的动物模型,氯胺酮和硫喷妥钠能够抑制 NK 细胞活性和增加乳腺癌转移[25]。实验模型研究亦显示,氯胺酮能影响细胞免疫,包括抑制 T 细胞成熟和 NK 细胞的细胞毒性作用,但是这些影响均是出现在应用超临床剂量氯胺酮时[26]。人体研究显示低剂量氯胺酮(0.15mg/kg)抑制 NK 细胞的细胞毒性作用和促炎细胞因子(IL-6 和 TNF-α)产生[27]。离体实验显示丙泊酚可通过减少单核细胞生成 PGE$_2$ 而达到抗肿瘤作用[28]。然而在乳腺癌大鼠模型,丙泊酚既不抑制 NK 细胞的细胞毒性作用,也不增加肿瘤复发率[25]。

(三) 局部麻醉药

许多离体实验显示局部麻醉药具有抗恶性肿瘤增殖作用,并且对癌细胞产生毒性作用[7]。在离体实验中,利多卡因抑制表皮生长因子和降低舌癌细胞增殖[29]。再者,利多卡因可改变一些乳腺癌细胞株的 DNA 甲基化状态,并伴有肿瘤抑制基因的再活化[30]。另外,利多卡因和布比卡因可抑制与癌症启动和转移有关的转录途径,并降低间充质干细胞增殖[31]。Werdehausen 等[32]在离体实验中发现,8 种局部麻醉药对 T 淋巴瘤细胞具有细胞毒性作用,并且其细

胞毒性强度与药物的效价和亲脂性有关。

（四）麻醉辅助药

离体实验和动物试验均证实，麻醉辅助药 α2 受体激动剂可乐定能改变 NK 细胞活性和增强癌细胞增殖，并且激动乳腺癌细胞上的 α2 受体可加快这些细胞增殖[33]。

五、阿片类药物如何影响癌症复发

阿片类药物不仅被常规用做手术后镇痛药物，而且亦是癌痛治疗的重要组成部分。除镇痛作用之外，阿片类药物亦具有免疫调节作用，从而影响癌症的发展和复发[3]。有关阿片类药物对癌症复发的影响，至今已提出许多机制，而且其对癌症复发既具有利影响又具不利影响（图 98-1 和图 98-2）[6]。动物和人体的离体及在体研究均证实，阿片类药物具有免疫抑制作用。虽然阿片类药物通过抑制体液免疫和细胞免疫而降低机体的免疫功能，但是并非所有的阿片类药物均能产生相同程度的免疫功能抑制或通过相同的方式产生免疫功能抑制。

总体上讲，关于阿片类药物对癌症复发的影响，现有的证据相互矛盾和结果差异明显。再者，大多数文献是回顾性的，实际应用阿片类药物的资料变化各异以及不清楚阿片类药物类型、剂量、给药途径和应用时间等因素的混杂影响等，这些均使现有证据的解释变得极其复杂[3]。另外，药

物耐受和戒断的影响以及肿瘤细胞的特异性亦被认为是这些相互矛盾证据的原因[6]。

通常认为内源性阿片途径主要是发挥抗癌作用，而外源性阿片类药物则主要是导致促癌作用[3]。鉴于内源性和外源性阿片类物质均是作用于 μ 阿片受体，所以上述问题的原因仍不清楚。再者，内源性阿片系统的影响不仅是局限在内分泌激素方面，而且受体水平的改变亦可影响内源性和外源性阿片类物质的作用[34]。

必须强调阿片系统和免疫系统之间的相互作用，研究发现细胞炎症因子（IL-1，IL-4，IL-6 和 TNF）调节 μ 阿片受体的基因表达[35]。啮齿动物肺癌亚型的离体和在体实验均证实，μ 阿片受体基因表达上调，从而导致肿瘤生长和转移增快。沉默 μ 阿片受体基因表达或应用外周 μ 阿片受体抑制剂甲基纳曲酮能消除阿片类药物对肿瘤生长和转移的影响[36]。研究发现，甲基纳曲酮和化疗药物之间存在协同作用，可通过降低所需的治疗剂量而减轻细胞毒性药物的不良副作用[37]。

μ 阿片受体基因的多态性亦与阿片类药物对肿瘤的影响有关。Bortsov 等[38]在最近 1 项包括 2039 例女性乳腺癌患者的研究中证实，能够降低阿片类药物镇痛作用的 μ 阿片受体基因单核苷酸多态性（A118G）与明显增加的 10 年生存率有关。另外，据推测阿片类药物可直接增快肿瘤生长速度，尤其是通过刺激 μ 阿片受体激活吗啡样通路发挥

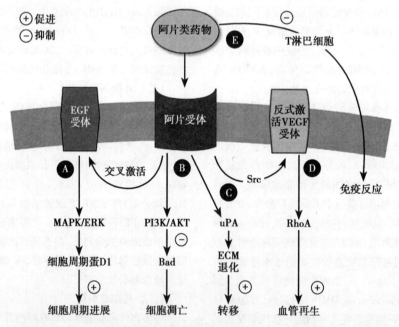

图 98-1 阿片类药物通过阿片受体途径影响肿瘤生长和转移的可能机制
阿片类药物与阿片受体结合：①通过 G 蛋白偶联受体/细胞外信号调节激酶（ERK）途径刺激激活促细胞分裂素激活蛋白激酶（mitogen-activated protein kinase, MAPK）信号通路，导致细胞周期；②激活磷脂酰肌醇 3 激酶（PI3K）/AKT 信号通路，通过 Bcl-xL/Bcl-2 相关死亡促进子蛋白接到抗凋亡作用；③上调尿激酶纤溶酶原激活物（urokinase plasminogen activator, UPA）表达和分泌，促进细胞外基质退化和肿瘤细胞转移；④反式激活血管内皮生长因子（VEGF）受体和诱导血管再生；⑤抑制 T 淋巴细胞功能，导致免疫抑制。EGF，表皮生长因子

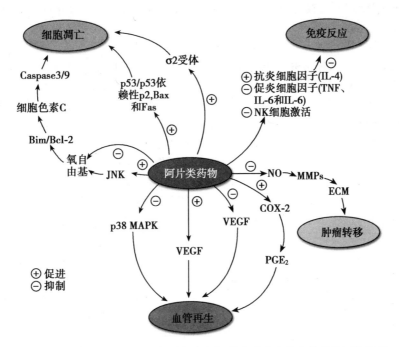

图98-2 阿片类药物通过阿片受体外途径影响肿瘤生长和转移的可能机制
Bax,bcl-2 相关 x 蛋白;bcl-2,B 细胞淋巴瘤;Bim,细胞死亡的 bcl-2 交互作用介导子;COX-2,环氧合酶 2;ECM,细胞外基质;Fas,肿瘤坏死因子受体超家族成员 6;IL,白介素;JNK,C-Jun N-端激酶;MAPK,促细胞分裂素激活蛋白激酶;MMPs,基质金属蛋白酶;NK,自然杀伤细胞;NO,一氧化氮;PGE-2,前列腺素 E2;TNF,肿瘤坏死因子;VEGF,血管内皮生长因子

作用的药物[34]。离体实验显示吗啡促进肿瘤细胞迁移和增殖[39]。阿片类药物加快肿瘤生长速度的可能机制包括促进血管再生(包括增强环氧合酶-2 活性和增加 PGE$_2$ 产生)、激活 VEGF 和表皮生长因子[6]。乳腺癌细胞株的离体实验显示,虽然吗啡无直接的促增殖作用,但是其与尿激酶纤溶酶原激活物(urokinase plasminogen activator,UPA)产生增加有关[40]。在人结肠癌细胞应用吗啡诱导相同程度的 UPA 分泌增加时,吗啡与肿瘤转移倾向相关,即 UPA 促进肿瘤的侵袭和转移[41]。

理论上讲,围手术期中一些特殊基因(基因开关)激活可导致癌症复发。乳腺癌细胞表达 μ 阿片受体,研究发现吗啡可通过激活 NET1 基因而诱导肿瘤细胞迁移增强[42]。阿片类药物在肿瘤微血管水平触发的基因开关亦是由 TAMs 介导,而且这可能是通过肾上腺素能信号系统实现的[3]。

当其他镇痛方案可行时,避免应用阿片类药物对防止肿瘤复发可能有益[6]。然而,虽然单剂量或低剂量阿片类药物具有促进肿瘤生长的潜在作用[34],但是长期应用高浓度阿片类药物却抑制肿瘤生长。在小鼠肺癌离体模型,长期应用高剂量吗啡能减弱血管再生、减慢肿瘤生长和明显降低低氧环境下的 VEGF 分泌[43]。

阿片类药物亦可降低肿瘤黏附、迁移和增殖。研究发现,吗啡可剂量依赖性降低 MMPs 和增强 MMP 抑制剂的作用。在乳腺癌细胞(MMP-2 和 MMP-9)和结肠癌细胞,吗啡

抑制 MMP 产生,而且这可能是由一氧化氮(NO)系统介导的[44]。

再者,人内皮细胞离体研究显示 NO 途径与吗啡诱导的细胞凋亡和核转录因子-κB(nuclear factor-kB,NF-κB)激活有关[45]。NF-κB 是调节炎症反应和细胞凋亡的强效转录因子。肺癌和早幼粒细胞白血病细胞的离体实验显示,临床剂量的吗啡亦能诱导细胞凋亡的发生[46]。

六、NSAIDs 如何影响癌症复发

由于 NSAIDs 是作用于刺激肿瘤增长的主要介导子——COX-2 和 PGE$_2$,所以 NSAIDs 可能具有强效抗癌作用[13]。由于 NSAIDs 抑制 COX-2,继发性 PGE$_2$ 抑制可直接影响癌细胞突变、增殖和存活[47]。再者,PGE$_2$ 产生抑制对细胞免疫可能具有益作用,即增加 NK 细胞和 CTCs 的细胞毒性作用。调控前列腺素产生的关键酶——COX-1 和 COX-2,即 NSAIDs 的作用靶点,在癌症进展期通常表现为过表达或产生失控[3]。

COX-2 表达与包括骨髓转移在内的多个癌症转移过程有关。在小鼠乳腺癌模型发现,COX-2 与破骨细胞生成相关(通过 IL-11),并刺激破骨细胞吸收骨质(通过 PGE$_2$ 和 IL-8)[48]。而且 COX-2 与致癌性(tumourgenicity)和集落形成(clonogenicity)增强有关,从而产生基因不稳定和细胞周期调节改变,导致失巢凋亡耐受和化疗药物(包括多柔比

星)耐受[49]。最近的研究资料表明,淋巴管生成因子信号系统和前列腺素信号通路在控制癌症淋巴转移扩散方面存在相互作用[13]。

最近在许多类型癌症研究中发现,COX-2 表达与癌症复发和生存率有关。COX-2 表达可增加癌症复发,并且是癌症患者预后不良的标志物[47]。研究发现,COX-2 过表达与生存率降低有关,而抑制 COX-2 表达则与死亡率降低有关[50]。最近 Lee 等[51]对卵巢癌患者的观察性研究进行了 Meta 分析,结果显示 COX-2 表达增强是患者总体生存率降低的独立风险因素。

研究发现,最常用的 NSAIDs 阿司匹林与全因死亡率和结直肠癌特有相关死亡率降低有关[52],而且阿司匹林与前列腺癌特有相关死亡率降低有关[53]。另外,阿司匹林也与前列腺放疗后的良好转归和结直肠癌患者较低的复发率有关[54]。最近 Rothwell 等[55]就 51 项评价每天应用阿司匹林对血管意外预防作用的随机对照研究进行了荟萃分析,结果发现应用阿司匹林 3~5 年后男性和女性癌症的总体死亡率明显降低。Jacobs 等[56]在包括超过 10 0000 美国人的回顾性分析中也发现,无论用药时间如何,每日应用阿司匹林伴有降低的癌症死亡率。

目前尚不清楚 NSAIDs 在抗癌治疗中的作用,包括其作为一种围手术期治疗策略的作用。而且也不清楚 NSAIDs 的药物选择、最佳剂量、最佳给药时间和理想的疗程。另外,长期应用的副作用亦可限制 NSAIDs 的临床应用。鉴于对长期应用 NSAIDs 副作用的担心,人们特别感兴趣局部麻醉是否优于传统的全身麻醉技术,通过应用局部镇痛技术而避免阿片类药物镇的应用(常常可减少非癌症相关的阿片类药物副作用)能否对癌症转归和复发产生有益作用。

七、局部麻醉如何影响癌症复发

理论上提出的局部麻醉有益作用均是间接性的,包括减轻手术应激反应及随之改善的宿主免疫功能、减少阿片类药物和吸入麻醉药需要、理想的镇痛治疗和前述的局部麻醉药潜在的抗癌作用[3,31]。在理论上讲,这些可能作用中的部分或全部结合在一起有可能改变围手术期促肿瘤和抗肿瘤机制之间的平衡。

局部麻醉可影响围手术期一些细胞因子的表达,包括 IL-4 和 IL-10[57],这可直接或间接地影响免疫系统对手术后残留癌细胞的反应。许多研究显示局部麻醉对抗肿瘤免疫和癌转移具有正效应。Bar-Yosef 等[58]在大鼠模型的研究发现,与单纯应用全身麻醉相比,联合应用全身麻醉和脊髓麻醉可减少开腹手术后的肺转移。同样,在小鼠模型的研究亦发现脊髓麻醉与 NK 细胞功能保持有关[59]。

然而,关于局部麻醉的抗癌作用也存在矛盾的研究结果。Conrick-Martin 等[60]最近进行的 meta 分析发现,与全身麻醉相比,局部麻醉与 NK 细胞功能保持并无相关性。同样,在实施乳腺癌手术的患者,应用局部麻醉技术(连续

椎旁时间阻滞)与促血管生成因子(VEGF 和 PGE2)浓度的改变无关[61]。正如前述,VEGF 和 PGE2 与癌症转移和随后的复发有关。

虽然在一些癌症(乳腺癌、前列腺癌、卵巢癌、喉癌、黑色素瘤和一些结肠癌亚型)的研究显示应用局部麻醉与癌症复发率或复发风险降低有关,但是在其他癌症(局限性前列腺癌、子宫颈癌、结肠癌及卵巢癌)的研究则未发现局部麻醉可明显改变癌症复发率[3]。再者,同一个研究的结果亦可相互矛盾。Cummings 等[62]在 1 项包括 42 000 例患者的大样本回顾性研究中发现,与单独应用全身麻醉相比,虽然联合应用硬膜外镇痛和全身麻醉对癌症复发率无影响,但是 5 年生存率明显改善。Wuethrich 等[63]在前列腺癌患者的研究发现,虽然无临床进展生存率提高,但是无复发生存率、癌症特异性生存率和总体生存率却无改变。该研究小组在高侵袭进展风险前列腺癌患者进行的更深入回顾性分析发现,局部麻醉(硬膜外阻滞)与癌症进展风险降低或根治性切除术后的生存率增高无关[64]。

由于可改变癌症结局的围手术期因素(手术或麻醉)变化各异,再加上患者分组的非均一性(不同的组织学分型和分期、有无淋巴浸润),从而导致对现有多中心回顾性研究和随访分析结果的解释困难。目前尚不清楚那些与局部麻醉技术相关的因素最可能影响癌症患者的预后,例如硬膜外镇痛的持续时间和有效性、节省阿片类药物的程度和抗交感神经的程度等。另外,患者接受的围手术期治疗也是多学科性的,旨在促进手术恢复的多方面手术前和手术后治疗内容(包括营养支持和液体管理)均可影响癌症患者的预后[65]。

一些潜在性混杂因素亦可影响现有证据的解释,这些因素可能是方法学问题,包括结果的测定和终点参数的选择、是否评估癌症复发和缺乏标准的生存率定义(例如无临床进展生存率、无复发生存率或整体生存率)等。再者,现有的生存率或复发数据亦未区分早期复发(通常认为是由围手术期因素所致)和晚期复发(由休眠转移灶激活所致且不受围手术期因素的影响)。另外,亦可存在结果分析异常情况,例如多变量分析中的过拟合和回顾性分析内在敏感的选择性偏倚等[3]。未报告、未分析或未控制上述具有临床意义的因素(例如局部麻醉的时间和有效性,在手术前、手术中或手术开始应用、癌症分期和淋巴浸润)均可导致问题的发生[66]。除了意外性低体温、异体输血以及前述的独立影响无癌生存率的麻醉和手术因素之外,在围手术期亦可应用本身可影响癌症转归的药物(例如阿片类药物、NSAIDs、β 受体阻滞剂和 α 受体激动剂),这些药物常常是作为多模式镇痛方案一部分、作为不满意局部麻醉的补救镇痛措施或是作为局部麻醉技术的一部分[67]。同样,手术中吸入麻醉药的种类和用量或应用全凭静脉麻醉等亦可对结果产生影响。最后,患者的围手术期炎症状态可能是最重要的预后决定因素,但值得注意的是现有文献常常缺乏对此方面的评价[65]。

必须强调，局部麻醉与癌症复发之间存在的可能因果关系只能通过前瞻性、随机对照试验来证实，这是目前迫切需要的。无论是通过匹配组间手术和麻醉相关的独立影响因素，还是通过分析各个药物的单独作用，只有满意地控制这些混杂因素才有希望拓宽我们对该问题的理解。

八、结论

一些在体和离体实验以及回顾性临床证据表明麻醉/镇痛技术与癌症手术患者的转归和复发有关。阿片类药物、局部麻醉药和NSAIDs可影响癌症的生物学，并且局部麻醉技术通过避免应用阿片类药物而对癌症患者的转归产生正效应[1-3]。然而目前尚不清楚：避免应用阿片类药物是否对癌症患者总是有益？NSAIDs能否长期安全应用？如何应用局部麻醉/镇痛才会对癌症手术患者有益？

避免应用阿片类药物或在缺乏结论性证据的情况下提出应用阿片类药物有害，可对癌症手术患者的临床治疗产生不良影响，例如不采取满意的镇痛治疗可导致手术应激反应增强和慢性疼痛[1]。由于仅有前瞻性的、随机对照试验才能证明麻醉/镇痛技术与癌症转归之间的因果关系，所以紧急呼吁进行更多的相关研究。根据现有的资料，无结论性证据支持应该改变癌症手术患者现行的常规麻醉实践，亦无证据阻止麻醉医师应用多模式镇痛技术以改善癌症患者的疼痛治疗、降低阿片类药物需要、减轻手术应激反应和降低炎症反应。在癌症患者的围手术期管理中，麻醉医师应致力于改善手术创伤的影响，并尽可能将麻醉和镇痛治疗的不良影响减小至最低。

（薛富善　王世玉　李瑞萍　孙超　刘高谱）

参 考 文 献

1. Hiller J, Brodner G, Gottschalk A. Understanding clinical strategies that may impact tumour growth and metastatic spread at the time of cancer surgery. Best Pract Res Clin Anaesthiol, 2013, 27(4): 427-439.

2. Gottschalk A, Sharma S, Ford J, et al. Review article: the role of the perioperative period in recurrence after cancer surgery. Anesth Analg, 2010, 110(6): 1636-1643.

3. Ash SA, Buggy DJ. Does regional anaesthesia and analgesia or opioid analgesia influence recurrence after primary cancer surgery? An update of available evidence. Best Pract Res Clin Anaesthiol, 2013, 27(4): 441-456.

4. Meserve JR, Kaye AD, Prabhakar A, et al. The role of analgesics in cancer propagation. Best Pract Res Clin Anaesthiol, 2014, 28(2): 139-151.

5. Divatia JV, Ambulkar R. Anesthesia and cancer recurrence: What is the evidence? J Anaesthesiol Clin Pharmacol, 2014, 30(2): 147-150.

6. Kaye AD, Patel N, Bueno FR, et al. Effect of opiates, anesthetic techniques, and other perioperative factors on surgical cancer patients. Ochsner J, 2014, 14(2): 216-228.

7. Vaghari BA, Ahmed OI, Wu CL. Regional anesthesia-analgesia: relationship to cancer recurrence and infection. Anesthesiol Clin, 2014, 32(4): 841-851.

8. Votta-Velis EG, Piegeler T, Minshall RD, et al. Regional anaesthesia and cancer metastases: the implication of local anaesthetics. Acta Anaesthesiol Scand, 2013, 57(10): 1211-1229.

9. Niwa H, Rowbotham DJ, Lambert DG, et al. Can anesthetic techniques or drugs affect cancer recurrence in patients undergoing cancer surgery? J Anesth, 2013, 27(5): 731-741.

10. Green JS, Tsui BC. Impact of anesthesia for cancer surgery: Continuing professional development. Can J Anesth, 2013, 60(12): 1248-1269.

11. Talmadge JE, Fidler IJ. AACR centennial series: the biology of cancer metastasis: historical perspective. Cancer Res, 2010, 70(14): 5649-5669.

12. Welden B, Gates G, Mallari R, et al. Effects of anesthetics and analgesics on natural killer cell activity. AANA J, 2009, 77(4): 287-292.

13. Karnezis T, Shayan R, Caesar C, et al. VEGF-D promotes tumour metastasis by regulating prostaglandins produced by the collecting lymphatic endothelium. Cancer Cell, 2012, 21(2): 181-195.

14. Demaria S, Pikarsky E, Karin M, et al. Cancer and inflammation: promise for biologic therapy. J Immunother, 2010, 33(4): 335-351.

15. Neeman E, Ben-Eliyahu S. Surgery and stress promote cancer metastasis: new outlooks on perioperative mediating mechanisms and immune involvement. Brain Behav Immun, 2013, 30(Suppl.): S32-40.

16. Park Y, Kitahara T, Urita T, et al. Expected clinical applications of circulating tumor cells in breast cancer. World J Clin Oncol, 2011, 2(8): 303-310.

17. Wang HL, Ning T, Li M, et al. Effect of endostatin on preventing postoperative progression of distant metastasis in a murine lung cancer model. Tumori, 2011, 97(6): 787-793.

18. Looney M, Doran P, Buggy DJ. Effect of anesthetic technique on serum vascular endothelial growth factor C and transforming growth factor beta in women undergoing anesthesia and surgery for breast cancer. Anesthesiology, 2010, 113(5): 1118-1125.

19. Bjorneklett HG, Lindemalm C, Rosenblad A, et al. A randomised controlled trial of support group intervention after breast cancer treatment: results on anxiety and depression. Acta Oncol, 2012, 51(2): 198-207.

20. Barron TI, Connolly RM, Sharp L, et al. Beta blockers and

breast cancer mortality: a population-based study. J Clin Oncol, 2011, 29(19): 2635-2644.

21. Ng T, Ryder BA, Chern H, et al. Leukocyte-depleted blood transfusion is associated with decreased survival in resected early-stage lung cancer. J Thorac Cardiovasc Surg, 2012, 143(4): 815-819.

22. Moslemi-Kebria M, El-Nashar SA, Aletti GD, et al. Intraoperative hypothermia during cytoreductive surgery for ovarian cancer and perioperative morbidity. Obstet Gynecol, 2012, 119(3): 590-596.

23. Tavare AN, Perry NJ, Benzonana LL, et al. Cancer recurrence after surgery: direct and indirect effects of anesthetic agents. Int J Cancer, 2012, 130(6): 1237-1250.

24. Muller-Edenborn B, Roth-Z'graggen B, Bartnicka K, et al. Volatile anesthetics reduce invasion of colorectal cancer cells through down-regulation of matrix metalloproteinase-9. Anesthesiology, 2012, 117(2): 293-301.

25. Melamed R, Bar-Yosef S, Shakhar G, et al. Suppression of natural killer cell activity and promotion of tumor metastasis by ketamine, thiopental, and halothane, but not by propofol: mediating mechanisms and prophylactic measures. Anesth Analg, 2003, 97(5): 1331-1339.

26. Ohta N, Ohashi Y, Fujino Y. Ketamine inhibits maturation of bone marrow-derived dendritic cells and priming of the Th1-type immune response. Anesth Analg, 2009, 109(3): 793-800.

27. Beilin B, Rusabrov Y, Shapira Y, et al. Low-dose ketamine affects immune responses in humans during the early postoperative period. Br J Anaesth, 2007, 99(4): 522-527.

28. Inada T, Kubo K, Shingu K. Possible link between cyclooxygenase-inhibiting and antitumor properties of propofol. J Anesth, 2011, 25(4): 569-575.

29. Sakaguchi M, Kuroda Y, Hirose M. The antiproliferative effect of lidocaine on human tongue cancer cells with inhibition of the activity of epidermal growth factor receptor. Anesth Analg, 2006, 102(4): 1103-1107.

30. Lirk P, Berger R, Hollmann MW, et al. Lidocaine time-and dose-dependently demethylates deoxyribonucleic acid in breast cancer cell lines in vitro. Br J Anaesth, 2012, 109(2): 200-207.

31. Lucchinetti E, Awad AE, Rahman M, et al. Antiproliferative effects of local anesthetics on mesenchymal stem cells: potential implications for tumor spreading and wound healing. Anesthesiology, 2012, 116(4): 841-856.

32. Werdehausen R, Braun S, Fazeli S, et al. Lipophilicity but not stereospecificity is a major determinant of local anaesthetic-induced cytotoxicity in human T-lymphoma cells. Eur J Anaesthesiol, 2012, 29(1): 35-41.

33. Forget P, Collet V, Lavand'homme P, et al. Does analgesia and condition influence immunity after surgery? Effects of fentanyl, ketamine and clonidine on natural killer activity at different ages. Eur J Anaesthesiol, 2010, 27(3): 233-240.

34. Snyder GL, Greenberg S. Effect of anaesthetic technique and other perioperative factors on cancer recurrence. Br J Anaesth, 2010, 105(2): 106-115.

35. Kraus J. Regulation of mu-opioid receptors by cytokines. Front Biosci, 2009, 1: 164-170.

36. Lennon FE, Mirzapoiazova T, Mambetsariev B, et al. Overexpression of the mu-opioid receptor in human non-small cell lung cancer promotes Akt and mTOR activation, tumor growth, and metastasis. Anesthesiology, 2012, 116(4): 857-867.

37. Singleton PA, Garcia JG, Moss J. Synergistic effects of methylnaltrexone with 5-fluorouracil and bevacizumab on inhibition of vascular endothelial growth factor-induced angiogenesis. Mol Cancer Ther, 2008, 7(6): 1669-1679.

38. Bortsov AV, Millikan RC, Belfer I, et al. mu-Opioid receptor gene A118G polymorphism predicts survival in patients with breast cancer. Anesthesiology, 2012, 116(4): 896-902.

39. Singleton PA, Lingen MW, Fekete MJ, et al. Methylnaltrexone inhibits opiate and VEGF-induced angiogenesis: role of receptor transactivation. Microvasc Res, 2006, 72(1-2): 3-11.

40. Gach K, Szemraj J, Fichna J, et al. The influence of opioids on urokinase plasminogen activator on protein and mRNA level in MCF-7 breast cancer cell line. Chem Biol Drug Des, 2009, 74(4): 390-396.

41. Nylund G, Pettersson A, Bengtsson C, et al. Functional expression of mu-opioid receptors in the human colon cancer cell line, HT-29, and their localization in human colon. Dig Dis Sci, 2008, 53(2): 461-466.

42. Ecimovic P, Murray D, Doran P, et al. Direct effect of morphine on breast cancer cell function in vitro: role of the NET1 gene. Br J Anaesth, 2011, 107(6): 916-923.

43. Koodie L, Ramakrishnan S, Roy S. Morphine suppresses tumor angiogenesis through a HIF-1α/p38MAPK pathway. Am J Pathol, 2010, 177(2): 984-997.

44. Gach K, Szemraj J, Wyrebska A, et al. The influence of opioids on matrix metalloproteinase-2 and-9 secretion and mRNA levels in MCF-7 breast cancer cell line. Mol Biol Rep, 2011, 38(2): 1231-1236.

45. Hsiao PN, Chang MC, Cheng WF, et al. Morphine induces apoptosis of human endothelial cells through nitric oxide and reactive oxygen species pathways. Toxicology, 2009, 256(1-2): 83-91.

46. Hatsukari I, Hitosugi N, Ohno R, et al. Induction of apoptosis by morphine in human tumor cell lines in vitro. Anticancer Res, 2007, 27(2): 857-864.

47. Hussain M, Javeed A, Ashraf M, et al. Non-steroidal anti-inflammatory drugs, tumour immunity and immunotherapy. Pharmacol Res, 2012, 66(1): 7-18.

48. Singh B, Berry JA, Vincent LE, et al. Involvement of IL-8 in COX-2-mediated bone metastases from breast cancer. J Surg Res, 2006, 134(1): 44-51.

49. Tsujii M. Cyclooxygenase, cancer stem cells and DNA methylation play important roles in colorectal carcinogenesis. Digestion, 2013, 87(1): 12-16.

50. Brand L, Munding J, Pox CP, et al. ss-catenin, Cox-2 and p53 immunostaining in colorectal adenomas to predict recurrence after endoscopic polypectomy. Int J Colorectal Dis, 2013, 28(8): 1091-1098.

51. Lee JY, Myung SK, Song YS. Prognostic role of cyclooxygenase-2 in epithelial ovarian cancer: a meta-analysis of observational studies. Gynecol Oncol, 2013, 129(3): 613-619.

52. McCowan C, Munro AJ, Donnan PT, et al. Use of aspirin post-diagnosis in a cohort of patients with colorectal cancer and its association with all-cause and colorectal cancer specific mortality. Eur J Cancer, 2013, 49(5): 1049-1057.

53. Choe KS, Cowan JE, Chan JM, et al. Aspirin use and the risk of prostate cancer mortality in men treated with prostatectomy or radiotherapy. J Clin Oncol, 2012, 30(28): 3540-3544.

54. Benamouzig R, Uzzan B, Deyra J, et al. Prevention by daily soluble aspirin of colorectal adenoma recurrence: 4-year results of the APACC randomised trial. Gut, 2012, 61(2): 255-261.

55. Rothwell PM, Price JF, Fowkes FG, et al. Short-term effects of daily aspirin on cancer incidence, mortality, and nonvascular death: analysis of the time course of risks and benefits in 51 randomised controlled trials. Lancet, 2012, 379(9826): 1602-1612.

56. Jacobs EJ, Newton CC, Gapstur SM, et al. Daily aspirin use and cancer mortality in a large US cohort. J Natl Cancer Inst, 2012, 104(16): 1208-1217.

57. Moselli NM, Baricocchi E, Ribero D, et al. Intraoperative epidural analgesia prevents the early proinflammatory response to surgical trauma. Results from a prospective randomized clinical trial of intraoperative epidural versus general analgesia. Ann Surg Oncol, 2011, 18(10): 2722-2731.

58. Bar-Yosef S, Melamed R, Page GG, et al. Attenuation of the tumor-promoting effect of surgery by spinal blockade in rats. Anesthesiology, 2001, 94(6): 1066-1073.

59. Wada H, Seki S, Takahashi T, et al. Combined spinal and general anesthesia attenuates liver metastasis by preserving TH1/TH2 cytokine balance. Anesthesiology, 2007, 106(3): 499-506.

60. Conrick-Martin I, Kell MR, Buggy DJ. Meta-analysis of the effect of central neuraxial regional anesthesia compared with general anesthesia on postoperative natural killer T lymphocyte function. J Clin Anesth, 2012, 24(1): 3-7.

61. O'Riain SC, Buggy DJ, Kerin MJ, et al. Inhibition of the stress response to breast cancer surgery by regional anesthesia and analgesia does not affect vascular endothelial growth factor and prostaglandin E$_2$. Anesth Analg, 2005, 100(1): 244-249.

62. Cummings 3rd KC, Xu F, Cummings LC, et al. A comparison of epidural analgesia and traditional pain management effects on survival and cancer recurrence after colectomy: a population-based study. Anesthesiology, 2012, 116(4): 797-806.

63. Wuethrich PY, Hsu Schmitz SF, Kessler TM, et al. Potential influence of the anesthetic technique used during open radical prostatectomy on prostate cancer-related outcome: a retrospective study. Anesthesiology, 2010, 113(3): 570-576.

64. Wuethrich PY, Thalmann GN, Studer UE, et al. Epidural analgesia during open radical prostatectomy does not improve long-term cancer-related outcome: a retrospective study in patients with advanced prostate cancer. PLoS One, 2013, 8(8): e72873.

65. Sessler DI, Ben-Eliyahu S, Mascha EJ, et al. Can regional analgesia reduce the risk of recurrence after breast cancer? Methodology of a multicenter randomized trial. Contemp Clin Trials, 2008, 29(4): 517-526.

66. Forget P, Leonard D, Kartheuser A, et al. Endpoint selection and unreported analgesic use may render oncologic studies inconclusive. Anesthesiology, 2011, 114(3): 717.

67. Proctor MJ, Morrison DS, Talwar D, et al. A comparison of inflammation-based prognostic scores in patients with cancer. A glasgow inflammation outcome study. Eur J Cancer, 2011, 47(17): 2633-2641.

99 口腔治疗镇静技术进展

近来由于人们对舒适化,无痛化医疗的要求越来越高,用于无痛治疗的镇静技术也有了广泛的临床应用。从普通的拔牙术到种植牙术,根管治疗术,囊肿摘除术等口腔复杂操作及微小手术,如何减轻患者在口腔治疗时的疼痛及恐惧感也引起了广大医务工作者的重视。由于口腔治疗的特殊性,据报道超过50%的患者对于牙科治疗感到紧张和恐惧,特别是小儿以及女性患者。这不仅影响了口腔医师的工作效率,也对疾病的早期诊断、治疗产生了影响。为了保证患者的无痛与舒适,缓解口腔治疗的恐惧,口腔治疗疼痛控制与镇静技术近几年也取得了飞速的发展。这不仅有利于某些特殊患者的治疗,如小儿患者、智障患者,也满足了追求无痛、舒适治疗的患者的需求。本文简要介绍目前国内外口腔门诊中应用镇静技术进行治疗的现状和进展。

一、牙科恐惧症及其影响

牙科恐惧症(dental fear,DF)是指患者对牙科诊治过程所持有的忧虑、紧张或害怕的心理以及行为上表现出来的敏感性增高、耐受性降低甚至躲避治疗的现象。牙科恐惧症更多见于小儿,患者多在治疗前、治疗期间产生紧张、焦虑、恐惧等心理状态,小儿可出现烦躁不安、哭叫及挣扎,成人则伴有心跳加快、血压异常、出汗、面色苍白甚至晕厥等。且年龄越小越易发生。女性多见于男性。研究发现24%的荷兰成年人患有DF,国内于海洋等人进行了流行病学调查研究发现大学生中DF患病率高达78.67%~84.60%。

引起DF的原因较多,大多数的不良感受来源于疾病本身或是治疗过程中的疼痛,另外可能包括就医环境、各种治疗设备的噪声以及以往的牙科治疗经历,Berggren等发现83.3%的成年DF患者在小儿时期接受过口腔治疗,且会对以后口腔疾病的预防与治疗带来严重的不利影响。DF的危害很大,不仅能够引起治疗过程的中断以及对口腔医师情绪和行为的消极影响,还能够降低早期就诊率、诊疗质量和工作效率,恶化医患关系。

二、常用镇静药物及方法

早在1985年,美国儿科学会等机构便制定了首部镇静操作指引,并在该指引中首次将镇静的深度分为知觉镇静、深度镇静和全身麻醉,不同深度的镇静,可以缓解焦虑情绪,并提高疼痛的阈值。门诊口腔治疗的时间一般较短,对于短小的口腔操作如拔牙等可采用清醒镇静(couscious sedation),而对于复杂、相对耗时较长的口腔治疗以及强烈不配合的患者、智障人士可采用深度镇静甚至全身麻醉来获得满意的治疗效果。

英国牙科协会和麻醉医师协会建议将清醒镇静定义为:"中枢神经系统在被抑制的状态下减轻了患者的焦虑状况,以保证治疗的顺利进行。患者可做到保持张口的状态,并对医师的问题点头应答。此外患者还保留着保护性反射如喉反射。使用的药物应明确安全剂量的范围,不会导致患者神志丧失。"相比于传统的全身麻醉的方法,清醒镇静技术联合局部或区域阻滞麻醉技术应用于口腔治疗以及微小手术正逐渐为人们所接受,为患者甚至医师提供了无痛及无恐惧感的舒适医疗环境。

对于部分重度牙科恐惧症等患者所采用的深度镇静技术最常见的并发症为呼吸抑制,其他有喉痉挛,反流误吸等。实施深度镇静时需要麻醉医师随时监测患者生命体征,采用OAA/S评分表评估患者镇静深度,一般深度镇静评分为3分,有条件的机构可应用脑电双频指数(BIS)来监测镇静深度。

(一) 吸入镇静麻醉技术

1. 一氧化二氮吸入镇静麻醉技术 一氧化二氮(笑气)早期被用于牙科手术的麻醉,是人类最早应用于医疗的麻醉剂之一。而如今采用的一氧化二氮-氧气混合吸入镇静技术应用于口腔治疗已经有100多年的历史。一氧化二氮主要作用于中脑导水管周围灰质的阿片受体发挥镇痛作用,镇痛效果强而镇静作用稍弱,与其他强效吸入麻醉药不同,其最低肺泡有效体积分数为1.04,麻醉作用较弱。应用笑氧混合吸入镇静过程中患者仍能维持自主呼吸,机体保护性反射存在,能对物理刺激和口头指令作出反应,主要适用于 4 岁以上患儿。此法起效快,吸入体内只需要 30 ~ 40s 即产生镇痛作用,且恢复时间短,停止吸入后,3 ~ 5 分钟即可恢复,同时有一定的抗焦虑作用。一般来说,20% ~ 40% 的一氧化二氮在牙科治疗中是最为舒适的,患者清醒、放松,在诊治过程中一直张口而且自主活动减少。在适量用药和操作正确的情况下几乎没有任何不良反应,安全性高,避免医源性心理创伤的同时降低因患者紧张、疼痛带给医师的压力,节约治疗时间,提高效率。

但是对于极度焦虑、不合作以及小于 4 岁的患儿来说,常因不能配合吸入一氧化二氮而失败。且应用此法时需应用口腔专用的鼻吸入面罩以及废气回收装置。如废气处理不当,很可能对操作医师造成伤害。

2. 七氟烷吸入镇静技术 尽管一氧化二氮作为吸入镇静剂已在口腔治疗中广泛应用,然而它还存在不少缺点,如它与维生素 B$_{12}$ 都为蛋氨酸合成的辅酶,可在体内产生相互作用,从而抑制蛋氨酸与四氢叶酸的合成。研究者开始寻找其他吸入麻醉气体来代替一氧化二氮,其中三氯乙烯以及甲氧氟烷由于起效较慢,安氟烷、异氟烷则受限于难闻的气味而被放弃使用。

七氟烷作为新型的吸入麻醉药已广泛应用于临床麻醉中,七氟烷理化性质在室温下稳定,具有芳香水果味,对气道的刺激小,患者易接受,血气分配系数仅为 0.65,且吸入诱导平稳、快速,有利于医师的操作,缩短治疗时间,术后意识恢复快,留观时间短,具有遗忘作用,是婴幼儿及不配合患者的较为理想的镇静方法之一。Haraguchi 等研究表明吸入七氟烷进行口腔治疗的效果优于笑氧混合吸入镇静,且对呼吸抑制以及血流动力学影响较小。而临床有时将低剂量七氟烷与一氧化二氮或笑氧混合吸入,可取得更好的镇静效果。

需要注意的是七氟烷可引起术后患儿躁动,预防方法为术前口服咪达唑仑或术中加用芬太尼等镇痛药。

与吸入一氧化二氮镇静不同的是七氟烷的使用必须由麻醉医师或经过麻醉训练的医师指导下使用。

(二)口服镇静药物

口腔门诊中常用口服镇静药物为苯二氮䓬类药物,主要适用于哭闹及不愿配合的小儿。其中咪达唑仑(midazolam)为一种短效的苯二氮䓬类药物,具有起效快、持续时间短、恢复快,根据与受体结合的多少分别表现出抗焦虑、镇静和催眠等作用,从 20 世纪 80 年代末开始欧美等国家将其应用于小儿口腔诊疗之中,为近 20 年来最常用的口服镇静药物。口服咪达唑仑安全性较高,避免了静脉或肌内注射所引发的注射恐惧,患儿较容易接受,一般操作时间为 20 ~ 40 分钟。文献报道主要的不良反应是与剂量相关的呼吸抑制、反常兴奋及镇静过度等。大多数临床研究认为比较理想的剂量范围为 0.5 ~ 0.75mg/kg,单次最大剂量为 15mg。在治疗时应准备好拮抗药物氟马西尼。

(三)经鼻黏膜给药镇静技术

经鼻黏膜给药镇静术是将药物喷注入鼻腔黏膜,通过其丰富的毛细血管床获得直接吸收,无肠胃刺激,避免了肝脏首关效应,其吸收和生物利用率与肌内注射给药相近,而与注射用药相比鼻黏膜镇静技术是一种相对无创的给药技术,患者的接受程度较高,适用于小儿及部分智障患者简单的口腔治疗。Abrams 等最早于 1993 年报道了在口腔治疗中采用单一盐酸咪达唑仑进行鼻黏膜镇静,剂量为 0.4mg/kg,获得了较为理想的镇静效果。这一技术引发的血氧饱和度下降情况较少,相比氯胺酮或羟嗪更为安全。采用专门的鼻黏膜雾化装置则可提高给药的舒适性。经鼻黏膜给药镇静程度与口服药相当,起效时间约为口服途径的 1/3。其他可用于鼻黏膜给药的药物还有右美托咪定。经鼻黏膜给予 1 ~ 1.5mg/kg,右美托咪定的起效时间为 45 ~ 60min,达峰时间为 90 ~ 105min。Surendar 等比较了经鼻滴定氯胺酮、咪达唑仑以及右美托咪定在口腔治疗中的效果,结果表明尽管右美托咪定起效较氯胺酮与咪达唑仑慢,但与另两种药物相比右美可以降低心率与血压以及有一定镇痛作用,且治疗成功率高于氯胺酮与咪唑。

(四)静脉镇静技术

1. 咪达唑仑 静脉注射咪达唑仑可有效的减少焦虑症状且不会产生明显的血流动力学波动,因此已成为最广泛用于口腔治疗的静脉清醒镇静药物之一。与其他给药方式相比,静脉镇静起效迅速,可采用滴定方式来保持安全性,且成功率也明显高于上述其他给药方式。口腔治疗可根据治疗时间长短选择分次给药,首次 1 ~ 2mg,其后可根据镇静深度或效果追加用药,每次追加 0.5 ~ 1mg,最大给药量为 15mg。然而单独口服或静脉应用咪达唑仑由于其镇静作用时间短,无镇痛作用,其失败率在 17% ~ 36%。国外研究人员采用联合用药的模式如咪达唑仑与一氧化二氮、七氟烷、芬太尼等合用可获得良好的镇静与镇痛作用,但易造成镇静过深的结果,因此需要有麻醉医师在监护下使用。

2. 氯胺酮 氯胺酮是唯一具有镇静、镇痛和麻醉作用的静脉全麻药,且对呼吸和循环系统抑制较轻,常用于各种体表的短小手术,广泛用于小儿的各种手术麻醉。不良反应主要为精神症状及分泌物增多。有研究表明氯胺酮与咪达唑仑合用进行深度镇静可减少氯胺酮的不良反应。

3. 右美托咪定 右美托咪定(dexmedetomidine,Dex)作为一种新型高选择性 α2-肾上腺素能受体激动剂,具有镇静、镇痛、抗焦虑及抗交感等作用,呼吸抑制作用轻,对血流动力学影响小,有效缓解应激反应及降低术后疼痛反应。此外,Dex 还有抗恶心呕吐的作用。右美托咪定可以减少 10% ~ 20% 的儿茶酚胺分泌,产生降低心率与血压的作用,对于有心血管疾患的患者较有益处。ustun 等研究比较了临床上咪达唑仑与右美托咪定用于第三磨牙拔除术的效果,实验结果表明两组患者镇静评分无统计学差异,而右美额外的镇痛作用可为患者带来更舒适的口腔治疗。右美可通过降低血压而减少操作区域出血使口腔医师获得良好的手术视野。Fan等研究了60名接受口腔治疗的患者,结果表明在降低心率与血压以及减少顺行性遗忘方面DEX优于咪达唑仑。且与咪唑相比右美可以减轻患者的焦虑症状,患者也更愿意接受右美镇静技术。

4. 丙泊酚　大量研究表明低剂量的丙泊酚是用于静脉镇静的有效药物。丙泊酚起效快,作用时间短,具有良好的镇静、抗呕吐作用。但由于其存在的呼吸抑制、注射痛、易镇静过深和作用不稳定的缺点,并不适合作为小儿清醒镇静药物应用于口腔治疗。丙泊酚自控镇静(patient-controlled sedation,PCS)在成人口腔治疗中联合局部或区域阻滞麻醉技术可取得良好效果。Leitch等的研究发现:应用丙泊酚PCS的患者的血流动力学平稳,平均最低氧饱和度为94%,术中患者未出现过度镇静现象,可按时离院,患者及术者均对镇静效果满意。PCS可使患者参与到治疗中,减轻焦虑。

丙泊酚靶控输注(TCI)是一项新的静脉麻醉技术,已越来越多的应用于临床麻醉中。该系统通过计算机精准控制输液泵,应用药效动力学和药代动力学原理,使其达到并维持预先设定的丙泊酚血浆药物靶浓度,使血浆中丙泊酚的浓度达到所需的镇静水平。丙泊酚用于清醒镇静时输注靶控血药浓度为 $0.5 \sim 1.5\mu g/ml$。由于其缺乏镇痛作用,临床上常需联合应用镇痛药物,如芬太尼,瑞芬太尼等起效快,作用时间短且可提供强效镇痛的阿片类镇痛药。而阿片类镇痛药常可引起术后呕吐。有临床试验研究表明持续静脉输注丙泊酚与瑞芬太尼与单独应用瑞芬太尼相比可降低其呕吐作用。

三、小结与展望

随着人民群众生活水平的日益提高,人们对于舒适化、无痛化医疗的需要也越来越多,相比于国外学者在口腔治疗领域镇静技术的研究与进展,我国在这方面还属于起步阶段。相关研究人员应致力于寻找出新的镇静药物以及合理的联合用药途径以保证患者的适度镇静,减少术后并发症及疼痛,提高医师以及患者的满意度。未来的发展方向应为口腔科与麻醉科等学科联合起来打造舒适化口腔治疗体系,制定出适合中国人的合理镇静方法与用药准则,培训相关从业人员,使患者得到个体化,规范化的口腔镇静治疗。

(梁冰　徐辉)

参 考 文 献

1. 中华口腔医学会麻醉学专委会口腔镇静学组. 口腔门诊疼痛控制与镇静技术专家共识. 北京,人民卫生出版社,2014.
2. Lourenço-Matharu L,Ashley PF,Furness S. Sedation of children undergoing dental treatment. Cochrane Database Syst Rev,2012,3:CD003877.
3. O'Halloran M. The use of anaesthetic agents to provide anxiolysis and sedation in dentistry and oral surgery. Australas Med J,2013,6(12):713-718.
4. American Academy of Pediatrics Committee on Drugs:Guidelines for monitoring and management of pediatric patients during and after sedation for diagnostic and therapeutic procedures. Pediatrics,1992,89(6Pt1):1110-1105.
5. Berggren U,Meynert G. Dental fear avoidance:causes,symptoms and consequences. J Am Dent Assoc,1984,109(2):247-251.
6. 于海洋,蔡炜,江帆,等. 大学生中牙科恐惧症与人格焦虑症的相关性研究. 华西口腔医学杂志,2005,01:43-45.
7. 郁葱,赵楠. 口腔疾病镇静镇痛治疗常用技术与进展. 中国实用口腔科杂志,2013,07:385-388.
8. Allen M,Thompson S. An equivalence study comparing nitrous oxide and oxygen with low-dose sevoflurane and oxygen as inhalation sedation agents in dentistry for adults. Br Dent J,2014,217(9):E18.
9. Wang CY,Chiu CL,Har KO,et al. A comparative study of sevoflurane sedation with nitrous oxide sedation for dental surgery. Int J Oral Maxillofac Surg,2002,31(5):506-510.
10. Van Houte J,Jordan HV,Laraway R,et al. Association of the microbial flora of dental plaque and saliva with human root surface caries. J Dent Res,1990,69(8):1463-1468.
11. Surendar MN,Pandey RK,Saksena AK,et al. A comparative evaluation of intranasal dexmedetomidine,midazolam and ketamine for their sedative and analgesic properties:a triple blind randomized study. J Clin Pediatr Dent,2014,38(3):255-261.
12. Abrams R,Morrison JE,ViUasenor A. et al. Safety and effectiveness of intranasal administration of sedative medications(ketamine,midazolam,or sufentanil)for urgent brief pediatric dental procedures. Anesth Prog,1993,40(3):63-66.
13. Haraguchi N,Furusawa H,Takezaki R,et al. Inhalation sedation with sevoflurane:a comparative study with nitrous oxide. J Oral Maxillofac Surg,1995,53(1):24-6;discussion 26-27.
14. Lee Kim SJ,Fadavi S,Punwani I,el al. Nasal versus oral midazolam sedation for pediatric dental patients. J Dent Child,2004,71(2):126-130.
15. 万阔,马林,景泉等. 采用咪达唑仑鼻黏膜镇静技术辅助儿童口腔治疗的临床研究. 医学研究杂志,2010,06:36-38.
16. Taniyama K,Oda H,Okawa K,et al. Psychosedation with dexmedetomidine hydrochloride during minor oral surgery. Anesth Prog,2009,56:75-80.

17. Fan TW, Ti LK, Islam I. Comparison of dexmedetomidine and midazolam for conscious sedation in dental surgery monitored by bispectral index. Br J Oral Maxillofac Surg, 2013,51(5):428-433.

18. Hitt JM, Corcoran T, Michienzi K, et al. An evaluation of intranasal sufentanil and dexmedetomidine for pediatric dental sedation. Pharmaceutics,2014,6(1):175-184.

19. Ustun Y, Gunduz M, Erdodan O, et al. Dexmedetomidine versus midazolam in outpatient third molar surgery. J Oral Maxillofac Surg,2006,64(9):1353-1358.

20. Leitch JA, Sutcliffe N, Kenny GN. Patient-maintained sedation for oral surgery using a target-controlled infusion of propofol-a pilot study. Br Dent J,2003,194(1):43-45.

21. Smith I, Monk T G, White P F, et al. Propofol infusion during regional anaesthesia: sedative, amnestic and anxiolytic properties. Anesth Analg,1994,79:313-319.

22. Kramer KJ, Ganzberg S, Prior S, et al. Comparison of propofol-remifentanil versus propofol-ketamine deep sedation for third molar surgery. Anesth Prog, 2012, 59 (3): 107-117.

100 重症疾病相关认知功能障碍病理生理学机制

近年来,重症医学的进步使得重症患者的死亡率明显降低。但人们越来越认识到 ICU 重症疾病存活者可能发生明显影响日常功能活动的长期并发症。认知功能障碍(cognitive dysfunction,CD)就是其中之一。认知功能障碍(认知功能衰退、认知功能缺损或认知残疾)泛指各种原因导致的各种程度的认知功能损害。而认知功能是指人类在觉醒状态下始终存在的各种有意识的精神活动,包括从简单的对自己和环境的确定、感知、理解、判断到完成复杂的数学计算等。重症疾病相关认知功能障碍(critical illness-associated cognitive dysfunction)是指与重症疾病有关的认知功能损害,在重症患者中非常常见,不仅在疾病的急性期,而且在急性疾病恢复后可能长期存在。急性期表现为谵妄(delirium),慢性期表现为记忆、学习、定向、理解、判断、计算、语言、视空间、智能等损害。令人感兴趣的是,发生急性认知功能障碍者常常进一步发展为出院后慢性认知功能障碍,提示了两者可能具备共同的病理生理学机制。本文就与此相关的研究进展作一简介。

一、重症疾病相关认知功能障碍的流行病学

迄今为止,还没有针对重症患者认知功能障碍的大型流行病学研究。大部分资料来源于针对某些疾病的小样本队列研究,或缺乏危险因素分析的纵向队列研究。研究证实重症疾病存活者在转出 ICU 或出院后 6 至 24 个月进行神经心理学测试,发现 25% ~78% 的患者具有认知功能障碍的证据。Wilcox 等通过复习有关 ICU 患者认知功能障碍的文献后发现 ARDS 存活者[共 487 例,11 个研究,7 个不同的患者队列,随访的中位时间是 12 个月(1~24 个月)],在出院时有 70% ~100% 的患者存在认知功能障碍,在 1 年和 2 年随访时,分别有 46% ~78% 和 25% ~47% 的存活者发生认知功能障碍,最受影响的认知域为注意和集中力以及记忆和执行功能。内科和外科 ICU 患者[共 2072 例,20 个研究,随访的中位时间是 12 个月(2 周~8.3 年)]出院时认知功能障碍发生率为 39% ~51% ,3~6 个月时为

13% ~79% ,12 个月时为 10% ~71% 。Pandharipande 等针对重症患者慢性认知功能障碍进行了多中心前瞻队列研究,选择因呼吸衰竭或休克而入住 ICU 的患者为研究对象,共纳入 821 例患者,评估其入院谵妄发生情况,并在其出院后评估其第 3 个月和第 12 个月的总体认知功能和执行功能,发现①有 6% 的患者存在基础认知功能的损害,74% 的患者在住院期间发生过谵妄;②第 3 个月随访,40% 的患者有总体认知功能的下降,低于普通人群 1.5 个标准差,与中重度颅脑损伤的患者类似;26% 的患者认知功能低于普通人群 2 个标准差,与轻度阿尔茨海默病患者类似;年老和年轻患者中认知功能损害均持续存在;③第 12 个月随访,有 34% 的患者其认知功能相当于中重度颅脑损伤;24% 的患者相当于轻度阿尔茨海默病患者;④谵妄持续时间与总体认知功能和执行功能损害独立相关,但使用镇静镇痛药物与患者认知功能损害并没有一致相关性,Pandharipande 等认为内科和外科 ICU 患者是长期认知功能损害的高危人群,在医院内谵妄持续时间越长,在第 3 个月和第 12 个月整体认知和执行功能越差。

二、重症疾病相关认知功能障碍病理生理学机制

有关重症疾病相关认知功能障碍确切的病理生理学机制目前仍不十分清楚,一般认为其发生可能与多种机制的综合作用有关(表 100-1)。其中在重症疾病状态下,神经递质失衡和局部或全身性缺氧、低灌注和低血压、血糖异常、细胞因子介导的炎症反应和微血管栓塞所导致的隐匿性弥漫性脑损伤(occult diffuse brain injury)可能在重症疾病相关认知功能障碍的发生发展中起到主要作用。

(一)患者相关危险因素

1. 年龄 年龄是影响认知功能障碍发病率的主要因素。随年龄增加,认知功能障碍的发病率迅速上升。

2. 原来存在认知功能障碍 Teeters 等研究证实与不需要进入 ICU 的住院老年患者(18% ,391/1733 例)比较,转入 ICU 的患者中(35% ,136/387 例)原来存在认知功能

障碍的患者较多。在 ICU，与原来不存在认知功能障碍的患者比较，认知功能障碍的患者年龄更大，男性居多，疾病更严重。这些结果提示了在入住 ICU 的老年患者中原来常常存在有认知功能障碍。

表 100-1 重症疾病相关性认知功能障碍病理生理学机制

神经递质异常：乙酰胆碱降低，多巴胺增加，5-HT、GA-BA，谷氨酸、去甲肾上腺素增加

隐匿性弥散性脑损伤：局部或全身性缺氧，低灌注，低血压，高血糖，细胞因子介导的炎症反应和微血管栓塞

镇静药和镇痛药

内分泌作用：皮质醇，甲状腺激素

睡眠剥夺

代谢紊乱：高钠血症，高钙血症，高渗状态，尿毒症，肝衰

3. 载脂蛋白 E4　载脂蛋白 E4（apolipoprotein E4, APOE4）是位于 19 号染色体长臂（19q 12,2）上的单一基因，含有 4 个外显子。APOE 包括 3 种亚型：APOE2、APOE3 和 APOE4。众所周知 APOE4 是阿尔茨海默病的遗传危险因素，虽然没有关于重症疾病后认知功能的遗传易感性的大型研究，但有资料显示 APOE4 等位基因对重症患者急性认知状态具有一定的影响。Ely 等研究发现载脂蛋白 E4 等位基因使较长谵妄时间发生的可能性增加 7 倍；在与谵妄持续时间的相关分析中，与年龄、疾病的严重程度、苯二氮䓬类药物的应用等比较，APOE4 的相关性更强。

4. 精神障碍　研究显示在重症疾病存活者中，抑郁症的发生率较高，达到 10% ~ 58%。Davydow 等发现重症疾病存活者中有三分之一的患者具有中度到重度抑郁症状。Bievenu 等研究证实原来存在抑郁症是身体功能受损的危险因素之一。虽然原来存在抑郁症对长期认知功能结局的作用仍不清楚，但已有资料提示 ICU 后抑郁症与认知功能受损有关。

（二）临床相关危险因素

1. 低氧血症和低血压　研究显示在不同的人群中，包括心肺疾病患者，低氧血症（hypoxemia）是认知功能障碍的原因之一。在重症疾病情况下，Hopkins 等对低氧血症的持续时间和严重性与认知结局之间的相关性进行了研究，他们在对 ARDS 机械通气存活者（55 例）的前瞻性队列研究中发现低氧血症的持续时间与认知功能障碍有关，其严重程度也与认知功能障碍的程度相关。Mikkelsen 等发现在 ARDS 存活者中，1 年时有 55% 存在认知功能障碍。上述研究均提示了低氧血症是重症患者认知功能障碍的独立危险因素。其他的研究也支持上述研究结果。ARDS 临床试验网络液体和导管治疗试验（FACTT）、成人呼吸窘迫综合征认知结果研究（ACOS）均提示低氧血症是长期认知功能障碍发生的可能危险因素，在调整变量后，低氧血症与 12 个月随访时执行功能差有关。

虽然有资料显示低血压（hypotension）与认知功能障碍有关，但在重症患者中低血压与 ICU 后认知功能障碍的相关性仍没有系统性的研究。Hopkins 等在 ARDS 患者中的研究发现低血压（低中心静脉压）的持续时间与出院时记忆困难有关。在重症患者中低血压是否是认知功能障碍发生的危险因素还需进一步研究。研究证实，低氧血症和低血压导致认知功能障碍的机制可能与通过全身炎症反应直接或间接的引起中枢神经系统脑实质细胞激活和促炎症细胞因子和炎症介质表达导致隐匿性脑损伤有关。

2. 脓毒症　Ely 等研究显示，脓毒症（sepsis）是入住 ICU 的首要原因，20% ~ 50% 的脓毒症患者会出现谵妄。一项国际研究（重症医学和谵妄流行病学研究）调查了 497 例 ICU 患者，发现谵妄的发生率为 32.3%，而脓毒症是需要进入 ICU 治疗的首要原因。Iwashyna 等研究发现在脓毒症和重症疾病后功能体质持续降低，发生中度和严重认知功能障碍几率明显增加。他们在老年患者（平均年龄 77 岁）研究中观察到在严重脓毒症存活者中，认知功能障碍的发生率明显升高，主要表现为患者独立生活能力明显下降。在较年轻的病例中（50 ~ 60 岁），脓毒症和非脓毒症患者均发现几个认知域存在认知功能损害。与健康对照者比较，脓毒症存活者在言语学习和记忆方面存在缺陷，左侧海马容积明显降低。此外，脓毒症患者 EEG 显示低频活性，这种 EEG 波形提示非特异性的脑功能障碍。脓毒症导致认知功能障碍的机制尚不完全清楚，可能与炎症反应和血流动力学等多种因素有关（图 100-1）。因此，有关脓毒症介导的认知功能障碍的特异性机制还需进一步研究。

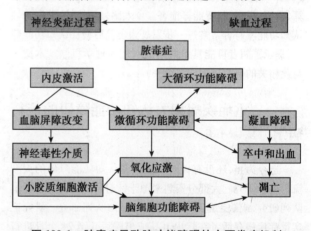

图 100-1　脓毒症导致脑功能障碍的主要发病机制

3. 血糖异常　研究证实在重症患者中血糖异常（dysglycemia），无论是高血糖还是低血糖均与认知功能障碍有关。Hopkins 等在 ARDS 患者的研究显示在调整变量后，与血糖浓度稳定的患者比较，血糖值大于 153mg/dl 和血糖有较大波动的患者在 1 年时的认知功能障碍的几率增加 3 倍，提示高血糖是重症患者认知功能障碍的预测因素。Duning 等在外科 ICU 患者中比较了至少发生一次低血糖事件（<40mg/dl）患者与未发生低血糖事件患者的认知功能，发现在 1 年随访时至少发生一次低血糖事件患者

存在有认知功能缺陷。Sonneville 等对 ICU 死亡病例进行尸检调查发现高血糖患者的海马和额叶皮层小胶质细胞活性增加,星形胶质细胞数量减少和活性降低,神经元凋亡增加,神经元损伤增加。研究证实高血糖通过多种途径促使认知功能障碍,尤其是高血糖能降低脑血流量,损害血管内皮,增加血-脑屏障的通透性,增加兴奋性神经递质的释放和随后导致神经元死亡。高血糖也导致氧自由基的形成,溶蛋白酶和促炎症细胞因子的释放,这些均能引起神经元损伤。

4. 谵妄 谵妄是急性认知功能障碍的一种形式,是一种急性脑功能障碍,表现为急性精神状态改变或情绪波动,伴有注意力不集中,思维紊乱和意识水平的改变。在 ICU 重症患者中,60% ~80% 的机械通气患者发生谵妄,20% ~50% 的 ICU 低危患者发生谵妄,有 10% 的患者在出 ICU 时仍存在谵妄。ICU 谵妄能使住院时间明显延长、机械通气时间明显增加、死亡率明显升高和每日住院费用增加。在住院老年患者的研究证实谵妄是认知功能障碍的一个独立预测因素。研究也表明在重症疾病存活者谵妄是神经病学损害和认知功能障碍的危险因素。Jackson 等发现在 ICU 经历谵妄的存活者中,在 1 年随访时有 71% 的存在认知功能障碍。Girard 等在调整年龄、学历、原来存在认知功能障碍、疾病的严重性和 ICU 应用的镇静药物后,发现谵妄的持续时间延长是认知功能障碍恶化的独立预测因子。Popp 认为谵妄与认知功能障碍更多的是一致性。谵妄与认知功能障碍两者之间的联系可能与通过全身炎症反应直接或间接引起中枢神经系统内脑实质细胞激活及促炎症细胞因子和炎症介质表达有关。重症疾病引起的这种急性炎症反应可能使小胶质细胞预处理(prime),使小胶质细胞从静止状态活化,而活化的小胶质细胞可能促使慢性神经炎症和神经毒性长期存在。

5. 镇静与镇痛药物 研究证实镇静与镇痛药物的使用与谵妄有关,同时也是导致长期认知功能障碍的独立危险因素。研究显示苯二氮䓬类药物同谵妄的发生呈剂量关系,苯二氮䓬类药物每增加 1mg,谵妄的发生会增加 20%。另一个包括内科和外科 ICU 患者的研究提示,吗啡的应用是谵妄发生的最强预测因素。

(三)神经递质失衡

研究证实神经递质失衡在重症疾病相关认知功能障碍的发生发展中起到重要作用。最常见的神经递质的变化包括乙酰胆碱(Ach)可用性降低,多巴胺、去甲肾上腺素,和(或)谷氨酸大量释放,5-羟色胺(5-HT)、组胺,和(或)γ-氨基丁酸(GABA)改变(根据环境和病因不同其活性降低或升高)。

1. 胆碱能缺乏 胆碱能系统是脑内最重要的调节型神经递质系统之一,中枢胆碱能系统在学习、记忆、注意力等认知功能调节中起关键作用。目前认为胆碱能系统功能减退可能是重症疾病相关的谵妄和认知功能障碍的最终共同通路。重症疾病状态下,如严重感染、脑卒中、颅脑损伤、多种药物及应激刺激等均会导致胆碱能系统功能损害。大量临床研究表明,抗胆碱能药物是引起谵妄的一个独立危险因素。具有中枢抗胆碱能作用的药物也能引起谵妄,如临床上常用的 H_2 阻滞剂、阿片类药、呋塞米、地高辛、糖皮质激素、苯二氮䓬类药以及某些挥发性麻醉药、静脉麻醉药等具有中枢性抗胆碱能特性的药物。研究证实在重症疾病期间,引起乙酰胆碱可用性降低的机制可能包括:胆碱和乙酰辅酶 A 的缺乏,麻醉药物或抗胆碱能药物抑制乙酰胆碱受体和阿片类药物减少乙酰胆碱释放等。在周围神经系统,由迷走神经释放乙酰胆碱所介导的胆碱能途径在减轻炎症损伤引起的全身性反应方面起重要作用。通过胆碱能途径能降低促炎症细胞因子的释放(如 IL-1,IL-6,TNFα),而不影响抗炎症细胞因子 IL-10 的产生。研究显示这些促炎症细胞因子与谵妄的发生有关。谵妄不仅与炎症反应平衡失调有关,而且与胆碱能系统和免疫系统相互作用功能失调相关。急性全身性炎症反应是胆碱能系统功能减退的主要触发因素,在谵妄期间认知功能障碍的发生发展中起到重要作用。

神经炎症反应、缺血和其他损伤也能影响脑内 Ach 的合成,而促进中枢胆碱能系统功能减退。研究发现小胶质细胞表达 Ach 受体,推测在重症疾病期间胆碱能系统功能减退可能导致小胶质细胞的过度激活,从而加重神经炎症反应和神经退行性变。这种胆碱能系统功能减退也会引起其他神经递质系统的紊乱,如多巴胺、去甲肾上腺素、5-HT 等。例如 Ach 水平降低伴随有多巴胺和去甲肾上腺素水平的升高和 5-HT 水平的改变(图 100-2)。

在外科和内科住院患者中发现,血浆抗胆碱能活性(SAA)水平升高与谵妄发生的可能性增加相关。事实上,SAA 水平可能是谵妄发生的预测因素,而谵妄症状的改善与 SAA 水平降低相关。研究证实,重症疾病本身也可能引起内源性抗胆碱能物质的产生。SAA 水平升高伴随认知功能的损害。

2. 单胺类神经递质的变化 单胺类神经递质包括去甲肾上腺素、多巴胺和 5-HT。研究证实多巴胺、去甲肾上腺素的大量产生,5-HT 水平的改变与重症疾病相关认知功能障碍有关。

研究表明,多巴胺的大量产生与谵妄的发生有关。研究发现多巴胺激动剂能引起精神异常,而具有多巴胺拮抗剂特性的抗精神病药则有缓解或预防谵妄的作用。Sommer 等在 21 844 例入院患者的回顾性分析中发现,与未使用多巴胺的患者比较,静脉给予多巴胺维持血流动力学稳定的患者需要抗精神病药治疗谵妄的机会增加接近 3 倍。在谵妄患者中,多巴胺水平升高可能通过多巴胺的直接作用或增强谷氨酸的兴奋性毒性作用导致某些神经行为的改变。研究证实多巴胺可能通过下列机制之一导致谵妄的发生:①多巴胺的直接兴奋作用;②多巴胺促进谷氨酸介导的损伤;③过量的多巴胺本身可能导致凋亡。

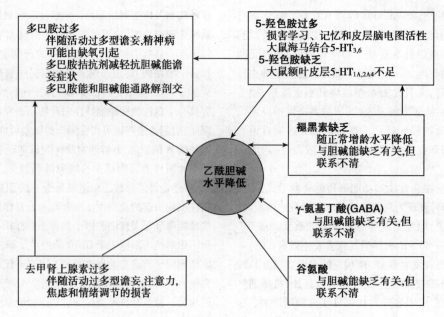

多巴胺过多
伴随活动过多型谵妄,精神病
可能由缺氧引起
多巴胺拮抗剂减轻抗胆碱能谵
妄症状
多巴胺能和胆碱能通路解剖交

5-羟色胺过多
损害学习、记忆和皮层脑电图活性
大鼠海马结合5-HT$_{3,6}$
5-羟色胺缺乏
大鼠额叶皮层5-HT$_{1A,2A4}$不足

乙酰胆碱水平降低

褪黑素缺乏
随正常增龄水平降低
与胆碱能缺乏有关,但
联系不清

γ-氨基丁酸(GABA)
与胆碱能缺乏有关,但
联系不清

去甲肾上腺素过多
伴随活动过多型谵妄,注意力,
焦虑和情绪调节的损害

谷氨酸
与胆碱能缺乏有关,但
联系不清

图 100-2　谵妄时乙酰胆碱与其他神经递质的相互作用

去甲肾上腺素水平升高伴随有注意力损害、焦虑、情绪化,尤其是兴奋性谵妄(hyperactive delirium)。研究表明,继发于缺氧或缺血的急性去甲肾上腺素释放可能导致进一步的神经元损伤和谵妄的发生或加重。Tran 等也观察到在创伤性脑损伤后去甲肾上腺素水平升高,并与较差的神经病学状态、生存率降低和较长的住院时间有关。研究证实,在去甲肾上腺素和多巴胺能通路与胆碱能通路之间存在复杂的皮层联系。它们之间天然的平衡失调可能是构成谵妄的病理生理学基础。

研究显示,在不同的临床人群中,5-HT 水平的改变,无论是升高还是降低,均与谵妄的发生有关。在缺氧、感染和脓毒症、酒精戒断谵妄、治疗 Parkinson 病时与左旋多巴应用相关性谵妄、分解代谢状态和术后谵妄患者中,5-HT 水平降低。Zivin 等的研究提示低 5-HT 水平与兴奋性谵妄之间的联系。另一方面,在 5-HT 综合征、肝性脑病和氯氮平诱发谵妄患者中,5-HT 水平升高。研究发现 5-HT 水平升高伴随学习和记忆功能损害,也可能通过胆碱能缺乏途径间接的引起认知功能障碍。

大分子中性氨基酸(large neutral amino acids,LNAA)是许多神经递质的前体,如合成 5-羟色胺需要色氨酸,合成去甲肾上腺素和多巴胺需要苯丙氨酸和酪氨酸。因此,LNAA 的变化与重症疾病相关认知功能障碍的发生有关。

3. γ-氨基丁酸(GABA)的变化　GABA 是人类中枢神经系统主要的抑制性神经递质,在调节神经元的兴奋性方面起到重要作用。研究显示在某些类型的谵妄发生中 GABA 活性可能增强,而其他类型的谵妄中 GABA 活性也可能降低。例如,肝性脑病的"GABA 张力增加"理论提出,肝性脑病中与肝功能衰竭相关的神经精神障碍的发生可能与 GABA 能神经传递增强有关。临床研究表明在肝硬化患者和某些肝性脑病患者中,给予作用于 GABA 受体复合体上的高度选择性苯二氮䓬类受体拮抗剂氟马西尼能改善脑电

图活性、逆转昏迷和改善抑制性谵妄的症状。相反,在酒精或中枢神经系统抑制剂戒断和抗生素引起的谵妄中,GABA 能活性可能降低。越来越多的证据显示某些 GABA 能物质(如苯二氮䓬类药物)本身可能通过许多机制导致谵妄和认知功能障碍的发生,包括:①干扰生理睡眠形式;②在基底前脑和海马水平干扰中枢胆碱能毒蕈碱传递;③增加 N-甲基-D-天门冬氨酸(NMDA)受体和海人藻受体、Ca^{2+}通道代偿性上调;④破坏丘脑门控功能;⑤停药引起的戒断症状;破坏褪色素释放的昼夜节律。

4. 谷氨酸　谷氨酸是脑内主要的兴奋性神经递质,在脑内含量很高,具有明显的兴奋中枢神经系统的作用。研究表明,谷氨酸过度激活 NMDA 受体可能导致神经元变性和细胞死亡。有研究证实在施行心脏手术的高危患者中,血清 NMDA 浓度(测定血清 NMDA 受体抗体浓度)能预测术后严重神经病不良事件。

(四)神经炎症反应(neuroinflammation)

全身性炎症反应是重症疾病和包括脑的器官功能障碍的关键环节。全身性炎症反应可能触发谵妄和长期认知功能障碍(图 100-3,图 100-4,图 100-5)。研究显示发生谵妄的患者,其皮质醇和 C-反应蛋白(CRP)水平较高。在一个内科和外科 ICU 患者的队列研究中,发现在入住 ICU 时降钙素原水平较高者伴随长时间的脑功能障碍,较高水平的 CRP 也显示相仿的趋势。促炎症细胞因子 IL-8 的水平与 ICU 和非 ICU 患者谵妄相关,与 IL-6 和谵妄相关的研究结果相冲突。促炎症细胞因子也激活血管内皮,导致凝血系统激活,微血管栓塞,而使血流量明显减少。这种脑内的炎症级联和内皮激活能促进细胞因子通过受损的血-脑屏障,导致白细胞浸润和细胞因子进入中枢神经系统,而引起缺血和神经元凋亡(图 100-4)。Alexander 等在脓毒症动物模型中也证实,TNFα 能导致中性粒细胞在脑的浸润,神经元凋亡和脑水肿。

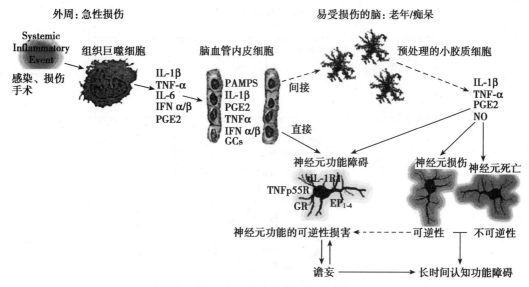

图 100-3　全身炎症反应可能触发谵妄和长期认知功能障碍

全身炎症事件触发组织巨噬细胞和脑血管内皮细胞释放炎症介质。这些介质可能直接影响神经元的功能，或者间接通过激活由于神经变形性疾病或老年变成预处理的小胶质细胞。炎症介质可能引起可逆性的神经功能破坏，或许导致谵妄。这些介质也可能导致可逆性的神经元突触和树突的损伤，促使谵妄的发生，或可能是不可逆性的，促使长时程认知功能损害。这些炎症介质也可能导致神经元急性死亡，这些改变明显是不可逆性的，从而促使损害的加重和神经病理性变化。因此急性的和长时程认知功能影响可能是通过重叠的和独立的机制而引起的。IL-1R1：白介素 1 受体 1，TNF-p55：TNF-p55 受体，GCs：糖皮质激素，GR：糖皮质激素受体，NO：一氧化氮，EP$_{1-4}$：前列腺素受体$_{1-4}$，PAMPs：病原相关分子模式，IFNα/β：干扰素 α/β，SIEs：全身炎症反应事件

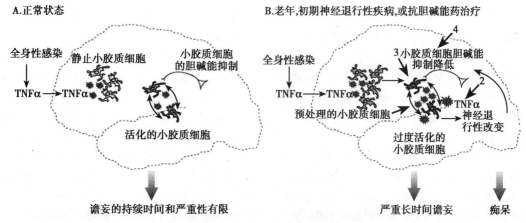

图 100-4　全身性感染可能导致的结局

A. 正常状态下，外周产生的促炎症细胞因子如 TNFα 进入脑，激活小胶质细胞，产生炎症介质而影响脑功能，因此引起谵妄。胆碱能抑制调节小胶质细胞激活，因此限制谵妄的严重性和持续时间。B. 在某些状态下，小胶质细胞可能已经被预处理，对新的刺激导致过度激活；如果原来存在神经退行性疾病，或应用抗胆碱能药，使胆碱能抑制降低，神经炎症可能失控，导致严重的持续性谵妄和痴呆

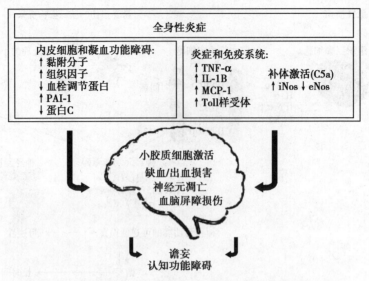

图 100-5　全身炎症反应导致谵妄和认知功能障碍的机制。重症疾病期间全身炎症反应和内皮激活能导致细胞因子通过血脑屏障增加,血脑屏障破坏,和白细胞浸润,以及细胞因子进入 CNS,导致缺血和神经元凋亡

除了上述作用外,神经炎症反应能激活小胶质细胞,在正常状态下,小胶质细胞具有吞噬细胞作用,能促进突触剥离(synapse stripping)和损伤神经元的清除。然而,小胶质细胞的过度活化,能产生神经毒性反应,包括黏附分子的表达、促炎症细胞因子(如 IL-1β、TNF-α、胰岛素样生长因子 1)和金属蛋白酶类的产生,反应氧族(reactive oxygen species)的释放,和诱生性一氧化氮合酶增加。这种小胶质细胞的反应导致进一步的神经元损伤,凋亡的神经元丧失和小胶质细胞向促炎症表型进行性募聚。在一个大范围内,这种大脑产生的反应通过改变突触可塑性和长时程增强而对认知功能造成损害,尤其是在海马,同时产生神经化学物质的紊乱,导致进一步的病理生理学效应。原来有认知疾病的患者可能已经对这种炎症损伤产生预处理,这类患者易于发生急性脑功能障碍的临床症状。此外,炎症驱动脑内 GABA$_A$ 上调,促进脑内抑制性状态和减少脑内突触的连接。因此,给予 GABA 能药物如苯二氮䓬类药可能进一步促进已经遭受神经炎症损伤的神经通路的抑制,增加发生谵妄和认知功能障碍的危险性。

综上所述,在重症存活患者中认知功能障碍的发生率高,但重症疾病相关认知功能障碍的病理生理学机制仍不十分清楚,其发生可能与多种机制综合作用有关。有关其确切的病理生理学机制(尤其是谵妄导致重症患者长期认知功能损害的机制)还有待进一步研究。

(胡兴国　张云翔)

参考文献

1. Sobbi SC, Van den Boogaard M. Inflammation biomarkers and delirium in critically ill patients: new insights? Crit Care, 2014, 18(3): 153.

2. Götz T, Günther A, Witte OW, et al. Long-term sequelae of severe sepsis: cognitive impairment and structural brain alterations-an MRI study (LossCog MRI). BMC Neurol, 2014, 14: 145.

3. Mina F, Comim CM, Dominguini D, et al. IL1-β involvement in cognitive impairment after sepsis. Mol Neurobiol, 2014, 49(2): 1069-1076.

4. Widmann CN, Heneka MT. Long-term cerebral consequences of sepsis. Lancet Neurol, 2014, 13(6): 630-636.

5. Ampadu J, Morley JE. Heart failure and cognitive dysfunction. Int J Cardiol, 2014, 178C: 12-23.

6. Brummel NE, Jackson JC, Pandharipande PP, et al. Delirium in the ICU and subsequent long-term disability amongsurvivors of mechanical ventilation. Crit Care Med, 2014, 42(2): 369-377.

7. Reade MC, Finfer S. Sedation and delirium in the intensive care unit. N Engl J Med, 2014, 370(5): 444-454.

8. Sonneville R, Vanhorebeek I, den Hertog HM, et al. Critical illness-induced dysglycemia and the brain. Intensive Care Med, 2014 Dec 3. [Epub ahead of print].

9. Pandharipande PP, Girard TD, Ely EW. Long-term cognitive impairment after critical illness. N Engl J Med, 2014, 370(2): 185-186.

10. Pandharipande PP, Girard TD, Jackson JC, et al. Long-term cognitive impairment after critical illness. N Engl J Med, 2013, 369(14): 1306-1316.

11. Jackson JC, Ely EW. Cognitive impairment after critical ill-

ness：etiologies，risk factors，and future directions. Semin Respir Crit Care Med，2013，34（2）：216-222.

12. Sonneville R，Verdonk F，Rauturier C，et al. Understanding brain dysfunction in sepsis. Ann Intensive Care，2013，3（1）：15.

13. Maldonado JR. Neuropathogenesis of delirium：review of current etiologic theories and commonpathways. Am J Geriatr Psychiatry，2013，（12）：1190-1222.

14. Slooter AJ. Neurocritical care：Critical illness，delirium and cognitive impairment. Nat Rev Neurol，2013，9（12）：666-667.

15. Adam N，Kandelman S，Mantz J，et al. Sepsis-induced brain dysfunction. Expert Rev Anti Infect Ther，2013，11（2）：211-221.

16. Wilcox ME，Brummel NE，Archer K，et al. Cognitive dysfunction in ICU patients：risk factors，predictors，and rehabilitation interventions. Crit Care Med，2013，41（9 Suppl 1）：S81-98.

17. Wolters AE，Slooter AJ，van der Kooi AW，et al. Cognitive impairment after intensive care unit admission：a systematic review. Intensive Care Med，2013，39（3）：376-386.

18. Popp J. Delirium and cognitive decline：more than a coincidence. Curr Opin Neurol，2013，26（6）：634-639.

19. Lorenzo M，Aldecoa C，Rico J. Delirium in the critically ill patient. Trends Anaesth crit Care，2013，3：257-264.

20. Semmler A，Widmann CN，Okulla T，et al. Persistent cognitive impairment，hippocampal atrophy and EEG changes in sepsis survivors. J Neurol Neurosurg Psychiatry，2013，84（1）：62-69.

21. Hughes CG，Morandi A，Girard TD，et al. Association between endothelial dysfunction and acute brain dysfunction during critical illness. Anesthesiology，2013，118（3）：631-639.

22. Wergin R，Modrykamien A. Cognitive impairment in ICU survivors：assessment and therapy. Cleve Clin J Med，2012，79（10）：705-712.

23. Vasilevskis EE，Han JH，Hughes CG，et al. Epidemiology and risk factors for delirium across hospital settings. Best Pract Res Clin Anaesthesiol，2012，26（3）：277-287.

24. Hughes CG，Patel MB，Pandharipande PP. Pathophysiology of acute brain dysfunction：what's the cause of all this confusion? Curr Opin Crit Care，2012，18（5）：518-526.

25. Gross AL，Jones RN，Habtemariam DA，et al. Delirium and Long-term Cognitive Trajectory Among Persons With Dementia. Arch Intern Med，2012，172（17）：1324-1331.

26. Morandi A，Pandharipande PP，Jackson JC，et al. Understanding terminology of delirium and long-term cognitive impairment in critically ill patients. Best Pract Res Clin Anaesthesiol，2012，26（3）：267-276.

27. Morandi A，Jackson JC. Delirium in the intensive care unit：a review. Neurol Clin，2011，29（4）：749-763.

28. Torgersen J，Hole JF，Kvåle R，et al. Cognitive impairments after critical illness. Acta Anaesthesiol Scand，2011，55（9）：1044-1051.

29. Margaret S. Herridge. Recovery and Long-Term Outcome in Acute Respiratory Distress Syndrome. Crit Care Clin，2011，27（3）：685-704.

30. Cunningham C. Systemic inflammation and delirium：important co-factors in the progression of dementia. Biochem Soc Trans，2011，39（4）：945-953.

31. Cerejeira J，Firmino H，Vaz-Serra A，et al. The neuroinflammatory hypothesis of delirium. Acta Neuropathol，2010，119（6）：737-754.

32. Girard TD，Jackson JC，Pandharipande PP，et al. Delirium as a predictor of long-term cognitive impairment in survivors of critical illness. Crit Care Med，2010，38（7）：1513-1520.

33. Hopkins RO，Suchyta MR，Snow GL，et al. Blood glucose dysregulation and cognitive outcome in ARDS survivors. Brain Inj，2010，24（12）：1478-1484.

34. Ehlenbach WJ，Hough CL，Crane PK，et al. Association between acute care and critical illness hospitalization and cognitive function inolder adults. JAMA，2010，303（8）：763-770.

35. Duning T，van den Heuvel I，Dickmann A，et al. Hypoglycemia aggravates critical illness-induced neurocognitive dysfunction. Diabetes Care，2010，33（3）：639-644.

36. van Gool WA，van de Beek D，Eikelenboom P. Systemic infection and delirium：when cytokines and acetylcholine collide. Lancet，2010，375（9716）：773-775.

37. Misak C Cognitive dysfunction after critical illness：measurement，rehabilitation，and disclosure. Crit Care，2009，13（4）：312.

38. Thomas Duning，Björn Ellger. Is hypoglycaemia dangerous? Best Pract Res Clin Anaesthesiol，2009，23（4）：473-485.

39. Hopkins RO，Jackson JC. Short-and long-term cognitive outcomes in intensive care unit survivors. Clin Chest Med，2009，30（1）：143-153.

40. Herridge MS，Batt J，Hopkins RO. The pathophysiology of long-term neuromuscular and cognitive outcomes following critical illness. Crit Care Clin，2008，24（1）：179-199.

41. Hshieh TT，Fong TG，Marcantonio ER，et al. Cholinergic deficiency hypothesis in delirium：a synthesis of current evidence. J Gerontol A Biol Sci Med Sci，2008，63（7）：764-772.

42. Chapman RJ，Brett SJ. Cognitive dysfunction in intensive

care survivors. Br J Hosp Med (Lond),2007,68(9):467-469.

43. Milbrandt EB, Angus DC. Bench-to-bedside review:critical illness-associated cognitive dysfunction-mechanisms, markers, and emerging therapeutics. Crit Care, 2006, 10(6):238.

44. Pandharipande P, Jackson J, Ely EW. Delirium:acute cognitive dysfunction in the critically ill. Curr Opin Crit Care,2005,11(4):360-368.

45. Milbrandt EB, Angus DC. Potential mechanisms and markers of critical illness-associated cognitive dysfunction. Curr Opin Crit Care,2005,11(4):355-359.

101 认知功能障碍的发病机制

——麻醉,手术和其他

术后认知功能障碍(postoperative cognitive dysfunction, POCD)是麻醉和手术后出现的一种中枢神经系统并发症,表现为记忆力、精神注意力、语言理解力等多方面认知功能受损,严重者还会出现人格和社会行为能力下降。常持续数天或数周,少数可发展为不可逆的认知障碍。POCD 是老年患者术后最常见的并发症之一,本文将就老年患者术后 POCD 的发病率,发病机制和防治等各个方面进行讨论。笔者在这里需要强调的是目前 POCD 研究中唯一得到的定论的是老年患者是 POCD 的独立危险因素,其他在本文中讨论的内容大部分都或者存在争议,或者需要进一步的研究,因此仅供读者参考。

一、POCD 的早期研究

POCD 相关的研究最早可以追溯到 20 世纪 40 年代。1949 年 Bedford 等发现 10% 的患者在麻醉和手术后出现了行为学异常,其中有 2% 的患者有极端的痴呆表现[1]。然而,1961 年 Simpson 等发现全麻后患者的学习和记忆能力没有明显变化[2]。这一阶段的研究都是基于患者的自述,没有客观的神经功能检查作为基础。直到 1986 年 Shaw 和 Savageau 等第一次应用神经功能量表评价心脏手术后认知功能,证明其发病率为 80%[3]。自此以后的研究均应用不同的神经功能量表作为判断 POCD 的根据。在之后的很长一段时间 POCD 都没有得到临床医师和研究者的重视,直到 1998 年欧洲多个国家成立了一个国际 POCD 研究小组(ISPOCD),针对老年患者非心脏手术后的认知功能进行了研究,并将研究结果发表在《Lancet》杂志上。该研究的结果表明,非心脏手术术后 1 周 POCD 的发生率为 25.8%,术后 3 个月的发病率为 9.9%[1]。该研究的发表引起了学者们的重视,之后大量的相关文章发表,POCD 研究的文献呈现出爆发式增长的态势。1998 年相关文献只有 23 篇,到了 2013 年相关的文献已经达到了 137 篇。相关的基础研究也对 POCD 的机制进行了大量的探讨。在本章的后面会做具体的介绍。

二、POCD 的发病率

文献报道的 POCD 的发病率差异很大,主要是因为各个研究中心应用的量表,患者接受的手术、术后检测的时间以及评价的标准各不相同造成的。代表性的文献中报道的发病率如下:Moller 等的研究发现非心脏手术术后 1 周 POCD 的发生率为 25.8%,术后 3 个月的发病率为 9.9%[1]。Newman 等的研究证明冠脉搭桥术(CABG)的患者出院前发病率 53%,术后 6 周 36%,术后 6 个月 24%,术后 5 年仍然为 42%[4]。Koch 等研究发现,膝关节或髋关节置换术的患者,出院时的 POCD 发生率为 75%,术后 3 个月的发生率为 45%[5]。综合临床研究的文献,在心脏手术、骨科手术和老年患者 POCD 的发病率比较高,目前一般认为老年患者大手术后 POCD 的发病率在 20% 左右。

三、POCD 的危害

POCD 一般认为是自限性的,大部分患者在出院之前就已经恢复了,也因此很多临床医师认为 POCD 的研究意义有限,甚至认为 POCD 是没有任何临床意义的。然而 Monk 等的研究证明,POCD 能够增加术后一年的死亡率[6]。Steinmetz 等[7]的研究也证明 POCD 与术后不能恢复原来的工作相关。一项并发症如果能增加术后的死亡率那么这项并发症就是非常值得关注的。因此自 2008 年 Monk 的研究发表之后广大医疗工作者和学者们对于 POCD 的危害有了新的认识,也加速了 POCD 的相关研究。另外一些危害包括 POCD 能够增加患者的住院时间,增加 ICU 停留时间,增加社会和家庭负担,增加了患者的不便,但是没有研究表明 POCD 可以影响患者的日常生活。

POCD 的另外一个危害就是有发展成老年痴呆的可能。POCD 和阿尔茨海默病(AD)早期具有类似的症状,两者具有相同的危险因素包括老年和载脂蛋白 E4(apoE4)。临床研究的结果证明,先前接受过多次手术的患者,AD 的发病率较高。Eckenhoff[8]首次证明异氟烷能够增加 APP 的寡聚化,增加其毒性。Xie 等[9][10]应用能够表达 APP 的 H4 神经胶质瘤细胞证明异氟烷可以增加细胞凋亡和 beat 淀粉样蛋白的产量。动物行为学结果与体外研究结果并不一致。Eckenhoff 等[11]的研究应用 12 个月的 AD 小鼠,发现异氟烷麻醉并没有降低小鼠的学习和记忆能力。由于该研究中应用的是 12 个月的小鼠,该月龄小鼠的学习和记忆能力已经非常低下了,即使再暴露在吸入麻醉中也不可能出现更严重的学习和记忆能力下降。基于此,我们应用 7~8 月龄的 AD 小鼠进行实验,在 7~8 月龄时反复吸入异氟烷,在小鼠 12 月龄时检测其学习和记忆能力,结果发现异氟烷组的小鼠并没有出现学习和记忆能力下降,因此表现出了神经保护作用[12]。临床上关于 AD 和 POCD 之间关系的研究结果也相互矛盾。Gasparini[13]证明麻醉暴露与之后 1~5 年内 AD 的发生和发展没有关系。Bohnen 的结论相反,认为累计麻醉时间与 AD 的发病和和发展密切相关[14]。Lee[15]发现 CABG 术后 AD 的发病率增加,认为和 CPB 或麻醉相关。上面提到的欧洲国际 POCD 研究小组将 1998 年研究中发生 POCD 的患者进行了长达 11 年的随访,结果在 686 人中只有 32 人发展成了老年痴呆,术后 1 周发生 POCD 和术后 3 月发生 POCD 患者最终发展成 AD 的风险比(HR)分别为 1.16 和 1.5,$P > 0.05$。因而本研究得出的结论是 POCD 与 AD 之间没有明显的相关性[16]。

四、POCD 的诊断

POCD 的诊断既往主要靠患者的自述,目前 POCD 的诊断主要靠神经生理量表的检查。由于目前还不能确定麻醉和手术到底能够影响认知的哪个方面,因此在认知功能检查中要能够全面检查其各方面的功能。

在选择量表应该遵守的原则包括以下几点:

（一）检测时间控制在 1h 内,最好在 30min 内;

（二）量表不受文化因素的影响;

（三）量表的敏感度比较高;

（四）国际公认;

（五）检测认识的三个方面:听觉记忆、视觉记忆、信息处理速度和执行功能;

加拿大研究小组 Murkin[17]建议的量表为:Trail Making Test Part A and B;Digit Symbol Substitution Task;Controlled oral word fluency test,word learning tests 和 grooved pegboard。

迷你精神状态量表（MMSE）是临床上用来检测老年痴呆的量表,在文献中也有学者用来评估 POCD。由于 MMSE 的敏感度较低,因此一般来说 MMSE 适合 POCD 研究术前的筛查,不适合 POCD 的鉴定检查。

那么量表变化到何种程度才算是发生了 POCD 呢?不同的文献有不同的方法,归纳起来包括以下几种方案,

（一）至少有一个量表的评分下降至少一个标准差

（二）至少两个或两个以上的量表评分下降至少一个标准差

（三）降低 20%

（四）计算 Z 值,Z 值>1.96

Z 值计算的方法为:$Z_a = \dfrac{\Delta X - \Delta Xc}{SD(\Delta Xc)}$

其中第 4 种方法,Z 值的计算目前认为是最为科学的一种判断方法。

五、POCD 的发病原因

POCD 的发病原因目前还不是很清楚,临床研究的结果也千差万别。Rasmussen[18]证明局部麻醉与全身麻醉后 POCD 的发病率没有明显差别。Williams-Russo[19]证明硬膜外麻醉与全身麻醉后 POCD 的发病率没有明显差别。Evered L[20]证明虽然心脏手术后 7d POCD 发病率高于非心脏手术,但是术后 3 个月的发病率并没有差别。Taggart DP 等[21]发现体外循环下进行冠脉搭桥与非体外循环不停跳搭桥患者在术前、出院时和术后 3 个月患者认知功能没有明显差别。Van Dijk D 等[22]证明不停跳搭桥术后 12 个月患者认知功能的变化与体外循环下搭桥的患者没有明显差异。Jensen BO 等[23]进一步证明,体外循环下行冠脉搭桥与非体外循环下不停跳搭桥术后 12 个月患者的认知功能改变没有明显的差异。POCD 的发病原因综合起来可以归结为三个方面,麻醉因素,手术因素和患者因素。

在上述三个因素中,麻醉因素是最先受到重视的一个因素。麻醉因素对幼年动物影响的研究结果多认为各种吸入麻醉药和静脉麻醉药均具有一定的神经毒性。1999 年,Ikonomidou C[24]首次发现,NMDA 受体拮抗剂能够造成发育中大鼠脑神经元大量凋亡。Wang 等[25]的研究证明氯胺酮能造成出生 7d 的大鼠大量的神经元凋亡。Paule[26]证明给出生 5~6d 的恒河猴静脉注射氯胺酮可以造成 7 个月后认知功能下降。咪达唑仑、安定、氯硝西泮、丙泊酚和苯巴比妥均发现具有一定的神经毒性或者可以造成神经功能损伤,安氟烷、异氟烷、七氟烷和一氧化二氮都具有一定的神经毒性作用。相对动物研究,临床研究的结果却不尽一致。Wilder[27]证明幼儿早期多次经历麻醉的学习障碍的发病率增加。Sprung[28]的研究发现,区域阻滞或者全麻进行剖宫产对于小儿的学习障碍之间没有联系。Hansen[29]对小儿行腹股沟疝修补术 15~16 年后进行了学习成绩的测试,结果发现和正常对照组之间没有明显差异。综合基础和临床研究的结果认为,手术因素对 POCD 的影响不能完全排除,小儿先天存在的问题不能排除,目前局麻和全麻对认知的影响尚缺乏临床双盲随机对照研究。

麻醉对成年个体 POCD 影响的研究结果也不尽相同。Culley[30]发现,1.2% 异氟烷+30% 一氧化二氮+70% 氧气麻

醉大鼠2h，小鼠学习和记忆能力下降。Butterfield[31]发现单次或者重复吸入异氟烷，大鼠的学习和记忆能力没有变化。Crosby[32]发现1.2%异氟烷+30%一氧化二氮+70%氧气麻醉大鼠2h，对于新知识学习和记忆能力增强。我们实验结果证明异氟烷单次麻醉对于成年小鼠的学习和记忆能力没有明显的影响，但是如果反复吸入异氟烷则可以使成年小鼠的学习和记忆能力增加[33]。临床上对成年患者POCD的研究比较少，Monk[6]的研究证明，18～39岁患者POCD的发生率为36.6%，40～59岁为30.4%。

麻醉对老年个体的影响结果也不一致。Culley等[34]研究表明给18个月老年大鼠吸入1.2%异氟烷/70%一氧化二氮2h，老年大鼠的空间学习记忆能力较正常对照组受损，这种损伤持续的时间达3周之久。Stratmann[35]证明异氟烷对13月龄的老年大鼠学习和记忆能力没有影响。我们的实验结果发现，异氟烷单次麻醉可以损害老年小鼠的学习和记忆能力，同时我们还发现，胆碱酯酶抑制剂多奈哌齐可以预防这种学习和记忆能力的损害[36]。临床研究的结果一致认为，POCD的发病与年龄直接相关，大于65岁的人群发病率高。非心脏手术术后1w POCD的发生率为25.8%，术后3个月的发病率为9.9%[1]。冠脉搭桥术（CABG）的患者出院前发病率53%，术后6w 36%，术后6月24%，术后5年42%[4]。

在临床实际环境中，麻醉和手术总是同时发生的，因此手术因素对于POCD的影响也是非常重要的一个问题。Wan等[37]首次证明芬太尼和氟哌利多麻醉下成年大鼠行切脾手术可以明显增加Y迷宫的错误率，造成海马的炎症反应。该研究开启了手术因素对POCD影响的实验研究。Wan接下来的研究[38]证明14个月大鼠行2/3肝脏切除后水迷宫的表现明显下降。Ma等[39]应用胫骨骨折内固定模型，证明IL-1在术后海马组织的炎症反应中具有重要意义。Terrando等[40]应用胫骨骨折内固定模型证明海马的炎症反应与TNF-α有关。当然也存在这不同的研究结果。Wuri[41]用4个月的小鼠2/3肝切除后30d行水迷宫检测，结果并没有差异。Rosczyk[42]证明老年小鼠行小手术后脑组织内炎症反应较成年鼠严重，但是水迷宫的结果两组并没有差异。综合这些研究结果，虽然有研究认为手术并没有造成动物的学习和记忆能力的变化，但是目前比较公认的结果是手术因素对于POCD的发生有着至关重要的影响。

患者因素中研究比较多的是AD患者麻醉后是否会增加其病理进程。这点在上面有关POCD的危害中已有论述。我们最近的研究证明，动物中枢胆碱能神经系统在手术后早期损伤是造成老年小鼠POCD的重要原因。我们在该研究中首先对成年小鼠和老年小鼠行阑尾切除术，结果只有老年小鼠出现了POCD。Western blot发现，乙酰胆碱转移酶明显减少了。因此应用胆碱酯酶抑制剂多奈哌齐能够预防老年小鼠出现POCD。就此证明中枢胆碱能神经系统在手术后的损伤是造成POCD的重要原因。Xie等的研究发现，老年小鼠手术后beta淀粉样蛋白增加了，从而提出beta淀粉样蛋白增加是造成老年小鼠POCD的重要原因[43]。

六、POCD 的防治

POCD目前还没有公认的预防和治疗的方法。动物实验中Tan等[44]证明锂对于脾脏切除后的学习和记忆能力下降具有保护作用。我们的研究结果证明多奈哌齐具有预防作用[36]。多奈哌齐是胆碱酯酶抑制剂，在临床上主要用来治疗轻度的AD，副作用有限，是临床上正在使用的药物，因此应用多奈哌齐防治POCD是一种可行的方法，但是还需要多中心的临床研究证明其有效性。

综合所述，目前POCD的发病机制不明，越来越多的证据指出与手术因素相关，目前还没有有效的防治方法，但是笔者认为，保持术中血流动力学平稳，避免缺氧，避免 CO_2 过低是目前临床麻醉中可以采用的防治方法。对于发生POCD的患者可以尝试应用AD的治疗药物进行治疗，但是临床效果并不明确。

（苏殿三）

参 考 文 献

1. Moller JT, Cluitmans P, Rasmussen LS, et al. Long-term postoperative cognitive dysfunction in the elderly ISPOCD1 study. ISPOCD investigators. International Study of Post-Operative Cognitive Dysfunction. Lancet,1998,351:857-861.

2. Simpson BR, Williams M, Scott JF, et al. The effects of anesthesia and elective surgery on old people. Lancet,1961,2:887-893.

3. Shaw PJ, Bates D, Cartlidge NE, et al. Early intellectual dysfunction following coronary bypass surgery. Q J Med,1986,58:59-68.

4. Newman MF, Kirchner JL, Phillips-Bute B, et al. Longitudinal assessment of neurocognitive function after coronary-artery bypass surgery. N Engl J Med,2001,344:395-402.

5. Koch S, Forteza A, Lavernia C, et al. Cerebral fat microembolism and cognitive decline after hip and knee replacement. Stroke,2007,38:1079-1081.

6. Monk TG, Weldon BC, Garvan CW, et al. Predictors of cognitive dysfunction after major noncardiac surgery. Anesthesiology,2008,108:18-30.

7. Steinmetz J, Christensen KB, Lund T, et al. Long-term consequences of postoperative cognitive dysfunction. Anesthesiology,2009,110:548-555.

8. Eckenhoff RG, Johansson JS, Wei H, et al. Inhaled anesthetic enhancement of amyloid-beta oligomerization and cytotoxicity. Anesthesiology,2004,101:703-709.

9. Xie Z, Dong Y, Maeda U, Alfille P, et al. The common inha-

lation anesthetic isoflurane induces apoptosis and increases amyloid beta protein levels. Anesthesiology 2006；104：988-994.

10. Xie Z，Dong Y，Maeda U，et al. The inhalation anesthetic isoflurane induces a vicious cycle of apoptosis and amyloid beta-protein accumulation. The Journal of neuroscience：the official journal of the Society for Neuroscience 2007；27：1247-1254.

11. Bianchi SL，Tran T，Liu C，et al. Brain and behavior changes in 12-month-old Tg2576 and nontransgenic mice exposed to anesthetics. Neurobiol Aging，2008，29：1002-1010.

12. Su D，Zhao Y，Xu H，et al. Isoflurane Exposure during Mid-Adulthood Attenuates Age-Related Spatial Memory Impairment in APP/PS1 Transgenic Mice. PLoS One，2012，7：e50172.

13. Gasparini M，Vanacore N，Schiaffini C，et al. A case-control study on Alzheimer's disease and exposure to anesthesia. Neurol Sci，2002，23：11-14.

14. Bohnen N，Warner MA，Kokmen E，et al. Early and midlife exposure to anesthesia and age of onset of Alzheimer's disease. Int J Neurosci，1994，77：181-185.

15. Lee TA，Wolozin B，Weiss KB，et al. Assessment of the emergence of Alzheimer's disease following coronary artery bypass graft surgery or percutaneous transluminal coronary angioplasty. J Alzheimers Dis，2005. 7：319-324.

16. Steinmetz J，Siersma V，Kessing LV，et al. Is postoperative cognitive dysfunction a risk factor for dementia? A cohort follow-up study. Br J Anaesth. 2013，110 Suppl 1：i92-97.

17. Murkin JM，Martzke JS，Buchan AM，et al. A randomized study of the influence of perfusion technique and pH management strategy in 316 patients undergoing coronary artery bypass surgery. II. Neurologic and cognitive outcomes. J Thorac Cardiovasc Surg，1995，110：349-162.

18. Rasmussen LS，Johnson T，Kuipers HM，et al. Does anaesthesia cause postoperative cognitive dysfunction? A randomised study of regional versus general anaesthesia in 438 elderly patients. Acta Anaesthesiol Scand，2003，47：260-266.

19. Williams-Russo P，Sharrock NE，Mattis S，et al. Cognitive effects after epidural vs general anesthesia in older adults. A randomized trial. JAMA. 1995. 274：44-50.

20. Evered L，Scott DA，Silbert B，et al. Postoperative cognitive dysfunction is independent of type of surgery and anesthetic. Anesth Analg，2011，112：1179-1185.

21. Taggart DP，Browne SM，Halligan PW，et al. Is cardiopulmonary bypass still the cause of cognitive dysfunction after cardiac operations? J Thorac Cardiovasc Surg 1999；118：414-20；discussion 420-421.

22. van Dijk D，Diephuis JC，Nierich AP，et al. Beating heart versus conventional cardiopulmonary bypass：the octopus experience：a randomized comparison of 281 patients undergoing coronary artery bypass surgery with or without cardiopulmonary bypass. Semin Cardiothorac Vasc Anesth，2006，10：167-170.

23. Jensen BO，Hughes P，Rasmussen LS，et al. Cognitive outcomes in elderly high-risk patients after off-pump versus conventional coronary artery bypass grafting：a randomized trial. Circulation，2006，113：2790-2795.

24. Ikonomidou C，Bosch F，Miksa M，et al. Blockade of NMDA receptors and apoptotic neurodegeneration in the developing brain. Science，1999，283：70-74.

25. Wang C，Sadovova N，Fu X，et al. The role of the N-methyl-D-aspartate receptor in ketamine-induced apoptosis in rat forebrain culture. Neuroscience，2005，132：967-977.

26. Paule MG，Li M，Allen RR，et al. Ketamine anesthesia during the first week of life can cause long-lasting cognitive deficits in rhesus monkeys. Neurotoxicol Teratol，2011，33：220-230.

27. Wilder RT，Flick RP，Sprung J，et al. Early exposure to anesthesia and learning disabilities in a population-based birth cohort. Anesthesiology，2009，110：796-804.

28. Sprung J，Flick RP，Wilder RT，et al. Anesthesia for cesarean delivery and learning disabilities in a population-based birth cohort. Anesthesiology. 2009. 111：302-310.

29. Hansen TG，Pedersen JK，Henneberg SW，et al. Academic performance in adolescence after inguinal hernia repair in infancy：a nationwide cohort study. Anesthesiology，2011；114：1076-1085.

30. Culley DJ，Baxter MG，Yukhananov R，et al. Long-term impairment of acquisition of a spatial memory task following isoflurane-nitrous oxide anesthesia in rats. Anesthesiology，2004；100：309-314.

31. Kiguchi N，Maeda T，Kobayashi Y，et al. Activation of extracellular signal-regulated kinase in sciatic nerve contributes to neuropathic pain after partial sciatic nerve ligation in mice. Anesth Analg 2009；109：1305-1311.

32. Crosby C，Culley DJ，Baxter MG，et al. Spatial memory performance 2 weeks after general anesthesia in adult rats. Anesth Analg，2005，101：1389-1392.

33. Su D，Zhao Y，Wang B，et al. Repeated but not single isoflurane exposure improved the spatial memory of young adult mice. Acta anaesthesiologica Scandinavica，2011，55：468-473.

34. Culley DJ，Baxter M，Yukhananov R，et al. The memory effects of general anesthesia persist for weeks in young and

aged rats. Anesth Analg 2003；96：1004-9，table of contents.

35. Stratmann G，Sall JW，Bell JS，et al. Isoflurane does not affect brain cell death，hippocampal neurogenesis，or long-term neurocognitive outcome in aged rats. Anesthesiology，2010，112：305-315.

36. Su D，Zhao Y，Wang B，et al. Isoflurane-Induced Spatial Memory Impairment in Mice is Prevented by the Acetyl-cholinesterase Inhibitor Donepezil. PLoS One，2011；6：e27632.

37. Wan Y，Xu J，Ma D，et al. Postoperative impairment of cognitive function in rats：a possible role for cytokine-mediated inflammation in the hippocampus. Anesthesiology，2007，106：436-443.

38. Wan Y，Xu J，Meng F，et al. Cognitive decline following major surgery is associated with gliosis，beta-amyloid accumulation，and tau phosphorylation in old mice. Crit Care Med，2010，38：2190-2198.

39. Cibelli M，Fidalgo AR，Terrando N，et al. Role of interleu-kin-1beta in postoperative cognitive dysfunction. Ann Neurol，2010，68：360-368.

40. Terrando N，Monaco C，Ma D，et al. Tumor necrosis factor-alpha triggers a cytokine cascade yielding postoperative cognitive decline. Proc Natl Acad Sci U S A，2010；107：20518-22.

41. Wuri G，Wang DX，Zhou Y，et al. Effects of surgical stress on long-term memory function in mice of different ages. Acta anaesthesiologica Scandinavica，2011，55：474-485.

42. Rosczyk HA，Sparkman NL，Johnson RW，et al. Neuroin-flammation and cognitive function in aged mice following minor surgery. Exp Gerontol，2008，43：840-846.

43. Xu Z，Dong Y，Wang H，et al. Age-dependent postoperative cognitive impairment and Alzheimer-related neuropathology in mice. Sci Rep，2014，4：3766.

44. Tan WF，Cao XZ，Wang JK，et al. Protective effects of lithium treatment for spatial memory deficits induced by tau hyperphosphorylation in splenectomized rats. Clin Exp Pharmacol Physiol，2010，37：1010-1015.

102 术后认知功能改善的研究进展

有文献报道，60 岁以上老年手术患者中，术后认知功能障碍（Postoperative cognitive dysfunction，POCD）发生率约为 12.5%[1]。降低老年患者的 POCD 发生率，在延长其生命的同时改善其生存质量是老龄社会面临的挑战；如何使老年患者术后认知功能改善（Postoperative cognitiveimprovement，POCI）就成为围手术期医学追求的目标。本文综述 POCI 的研究进展。

一、POCI 的存在

近年来不断有文献提示 POCI 的存在。一项对 28 份临床观察和试验文献所作的荟萃分析，评估了冠状动脉旁路移植术（CABG）之前和之后患者的认知功能变化。该结果与以往的研究相同之处是患者术后存有早期 POCD 的证据。然而，术后 3 个月所有认知功能测试的结果（精神运动速度、记忆和执行能力）与基线相比均有明显的改善。在随访的 6~12 个月中，这些结果持续改善[2]。另一项荟萃分析评估了体外循环和非体外循环下 CABG 后的认知结局，也发现患者的言语记忆、运动能力、注意力和信息处理能力在术后 3 个月时得以改善，工作和执行能力提高，且持续到术后 6~12 个月[3]。一项纳入心脏和非心脏手术患者的队列研究表明术后 1 周内 POCD 发生率在 CABG 组为 44%，胸科手术组为 33%。然而，术后 8 周时几乎所有患者恢复到术前认知水准，有些患者出现 POCI（CABG 组 25%，胸部手术组 13%）。因此，他们认为 CABG 后患者的认知可以改善[4]。

二、大脑的可塑性与 POCI

传统观点认为，人脑的功能随着老化而衰退是不可避免的。然而近年来，新的观点认为大脑终身保持着可塑性和适应性重组能力，以维持神经功能，应对神经损伤。Gutchess[5] 最近就颅外神级刺激和功能型磁共振仪的观察结果发现老年大脑的可塑性后指出：神经再生是大脑可塑性的机制之一。此外，还有其他因素重塑老化的大脑。如大脑体积的增加或减小；可通过选择性修饰皮质纹状体白质束或增强相互间的联系体现可塑性。尽管大脑可塑性会随着年龄的增长而降低，但锻炼和应激及神级刺激等因素都可影响大脑的可塑性。为观察手术与非手术患者大脑形态学和认知轨迹的改变，Kline 等人同时采用认知功能测试和神经影像学手段进行分析[6]。在术后 6~9 个月的第一次随访中，他们发现与非手术对照组相比，手术患者的皮质和海马体积萎缩的较多，在这一期间术前有轻度认知功能损害（MCI）的患者认知功能评分下降。然而，在之后的随访中，不管是神经影像学还是认知功能，两组的之间的差异不再明显，有些手术患者的大脑体积或脑萎缩甚至得以恢复。基于此现象作者提出假说，一些患者术后经历的认知下降是短暂的。因此，既然 POCI 是存在的，如何干预 POCD 的风险因素，已成为 POCD 研究的关注点。

三、POCD 风险因素的调控

（一）不可调控的因素

1. 年龄　在 60 岁以上的人群中，阿尔茨海默病的发病率大于 5%，在 85 岁以上的人群中约占三分之一。这提示衰老与认知功能下降有关。Salthouse 指出围手术期所作的一系列认知功能测试中，随着年龄增长许多测试评分结果在降低（如记忆力、推理能力）[7]。最近一项对 60 岁以上老年患者的随机前瞻性研究结果发现 POCD 发生率在 60 岁和 61~70 岁年龄组中分别为 12.5% 和 20.5%，71~80 岁为 40.9%，而 80 岁以上为 100%。年龄和受教育水平为影响认知的主导因素，女性有易发生 POCD 的风险，而麻醉方式、手术时间及并发症对认知功能障碍没有明显影响，术后 3d 始至术后 30d，POCD 的发生率渐下降[1]。

2. 基因　遗传性因素是否与其他因素共同作用致神经退行性疾病成为关注的热点。载脂蛋白 E 基因的 ε4（APOEε4）等位基因已被证实是阿尔茨海默病、脑损伤不良结局和伴随老化加速认知功能下降的危险因素。有研究者假设 APOEε4 是引起 POCD 的危险因素。然而，基于此假设的临床研究结果是相互矛盾的。最近，Cao L 等人对已发表文献作了荟萃分析,纳入1063位APOEε4携带者和2983位非携带者。其结果显示:在术后1w,APOEε4等位基因与POCD有关(OR 1.83,95% CI:1.18-2.85),但移除其中一项来自中国的大型研究结果之后,它们之间的关系就不再有意义(OR 1.35,95% CI:0.92-1.97);分层分析心脏/血管手术患者也没有显著相关性(OR 1.62,95% CI:0.80-3.28);术后1至3个月,无论总体分析结果(OR 1.56,95% CI:0.87-2.81)还是心脏/血管手术患者的分层分析结果(OR 3.33,95% CI:0.55-20.22)都没有显著相关性。术后1年,APOEε4等位基因与POCD也没有相关性。因此,这项荟萃分析的结论是:APOEε4等位基因与术后1w POCD增加的风险有关,但它们之间的关系依赖于一项大型研究。APOEε4等位基因与长期POCD无相关性[8]。

3. 痴呆或术前认知轨迹 术前认知轨迹可能是决定术后认知轨迹的重要因素。术前有下降轨迹的MCI患者或早期痴呆患者,术后更有可能发生认知功能的下降[9]。为在患有严重疾病的患者(ASAⅢ级)中探讨手术及其他诱发因素与POCD的关系,一项研究纳入了107位非心脏手术患者和26位非手术对照患者(两组患者均接受麻醉),分别在术前及手术/麻醉后7d评估患者的认知水平。结果在术后7d,手术组与非手术对照组POCD的发生率分别为37.4%(40/107)和15.4%(4/26),术前简易精神状态量表(MMSE)评分、手术/麻醉时间、住院及在ICU的时间与POCD的发生有关。其中,术前低MMSE评分是严重疾病患者发生POCD唯一的独立预测指标[10]。Robinson等人评价了术前认知基线对老年人择期手术后结局的影响,研究纳入了186位70岁以上老人,其中82位存在MCI。结果显示,MCI的老人术后更有可能发生POCD、谵妄、住院时间长和长期死亡率高[11]。

(二) 可调节的危险因素

1. 炎症和疼痛 术后早期阶段的全身炎症反应可引起术后谵妄和早期POCD,并在某些易损患者中造成长期损伤。研究表明炎症反应在POCD和AD的发病机制中均起着重要作用,抗感染治疗可减缓POCD和AD患者病程。手术的创伤通过激活天然免疫系统引起严重的急性炎症,释放多种炎症因子,如IL-1、IL-6和TNF-α。外周炎症因子通过直接或间接的方式引起中枢神经系统炎症,损伤与学习和记忆形成相关的海马功能[12]。关节置换术中也有全身免疫应答反应,与术后谵妄的高发有关[13]。

术后早期的急性疼痛可引起谵妄和POCD。然而,在疼痛缓解和恢复一段时间后,很多患者会恢复到术前认知基线或产生POCI。Chi等人研究了术后疼痛对老年大鼠认知功能的影响,实验将大鼠分为对照组(1.2%异氟烷吸入2h)、手术组(在对照组的基础上进行剖腹手术)、罗哌卡因镇痛组(在手术组的基础上,局部使用罗哌卡因镇痛)、吗啡镇痛组(在手术组的基础上,使用吗啡全身镇痛),结果显示手术组与其他各组相比出现了记忆损伤,且上调了海马NMDA受体。而罗哌卡因镇痛组和吗啡镇痛组未发现

认知功能的损伤,提示术后镇痛或许是预防POCD的手段之一[14]。最近一项小型临床试验纳入了70位65~82岁的接受髋关节置换或股骨头修复的老年患者,ASAⅠ-Ⅱ级,术前MMSE评分均大于21分。患者被随机分为空白对照组和术前镇痛组(麻醉前静脉注射帕瑞昔布40mg),术后使用患者自控静脉镇痛(PCIA),采集患者术前和术后的血浆,分别测量皮质醇、IL-6、S100β的浓度。结果显示,与空白对照组相比,术前镇痛组PCIA使用量减少,血浆中皮质醇、IL-6、S100β的浓度亦减少,POCD发生率明显降低[15]。

2. 术前情绪紧张、焦虑和抑郁 心理压力影响学习和记忆能力。一项研究评估了42位患者术前、出院时及术后18个月的心理状态。其结果说明术前抑郁状态,与心脏术后18个月时的认知功能下降相关[16]。另一项观察结果表明,情绪状态与术后认知能力有关,在排除了年龄、受教育水平、手术操作和麻醉这些干扰因素后,术后一周出现的认知功能损伤多数归因于压力、焦虑和抑郁。大多数患者在术后8周内POCD逐渐减轻甚至发展为POCI。因此,控制好情绪因素有预防POCD发生的作用。术前评估可识别出术前焦虑、压力或抑郁的患者,采取适当的心理干预可减轻这些情绪对认知的影响[4]。

四、有助于POCI的干预因素

(一) 精细化的麻醉管理

1. BIS监测脑电双频指数(BIS) 监测有助于麻醉深度的判断。一项随机对照试验研究了麻醉过程中BIS监测对POCD的影响,将921位行非心脏大手术的老年患者随机分为BIS指导下麻醉组和常规方法麻醉组(对照组)。BIS组通过调整麻醉深度使BIS值位于40~60之间,对照组也给予BIS监测,但麻醉医师不知BIS数据,而是依据常规的临床征象和血流动力学参数来调整麻醉药用量。结果表明与常规麻醉(BIS值在31~49之间)组相比,BIS指导下的麻醉(BIS值在48~57之间)组丙泊酚用量减少了21%,吸入麻醉药用量减少了30%,术后谵妄和术后3个月POCD的发生率明显降低[17]。

2. 局部脑氧饱和度监测 术中脑缺血和脑氧饱和度下降被视为发生POCD的可能机制。在心脏手术和非心脏手术中,已逐渐采用局部脑氧饱和度技术监测脑额叶灌注。最近,一项随机前瞻性研究评估了术中局部脑氧饱和度监测是否减少CABG后POCD的发生率。将200例患者分为监测组和对照组,监测组将脑氧饱和度维持在患者术前基线水平的80%以上或绝对值的50%以上。分别在术前和术后7d评估认知功能。结果表明监测组术后7d认知功能的下降比对照组明显降低(28% vs 52%)。局部脑氧饱和度的监测能降低认知功能下降的发生率(OR = 0.21)。慢性脑缺氧是认知功能下降的风险因素[18]。最近的一篇系统述评回顾了截止到2013年4月30日的PubMed和Embase数据库中的文献,入选条件为术中使用局部脑氧饱和

度监测的行非心脏手术的文献,此述评指出,现有证据提示在某些类型的非心脏手术中,严重脑氧饱和度下降的患者发生 POCD 的风险增加[19]。Ballard 等人进行了一项前瞻性随机队列研究(192 例手术患者,138 例对照者),并嵌入术中使用 BIS 和脑氧饱和度监测的随机对照干预试验(81 名患者),以确保接受手术的老年患者达到优化的麻醉深度和脑氧饱和度。结果说明术后 52w,手术组患者的轻度、中度、重度 POCD 的发生率均高于与之年龄相匹配的对照组。内嵌的随机对照干预试验中,干预组患者术后轻度(1、12、52w)和中度(1、52w)POCD 发生率显著降低,且患者的反应时间(1、12、52w)、MMSE 评分(1、52w)和执行能力(12、52w)明显改善。作者指出术中麻醉深度和脑氧饱和度的监测是减少术后认知损害的实用措施[20]。

(二)微创技术的开展

机器人辅助瓣膜手术的开展改善了患者术后结局。尽管传统的瓣膜手术和机器人辅助瓣膜手术都包括体外循环(CPB)和切口创伤,但后者避免了胸骨切开相关并发症,减少了创伤和发病率。一项旨在比较传统瓣膜手术和机器人辅助瓣膜手术术后 POCD 的发生率和程度的研究显示:与传统瓣膜手术相比,接受机器人辅助瓣膜手术的患者,术后认知功能恢复得更快。然而,不管采取何种手术方法,几乎所有患者在术后 8w 内均恢复到术前认知水平,或发生了 POCI[21]。

(三)增加脑血流的灌注

术中脑血流灌注不足可导致神经性损伤和 POCD,尤其是脑自动调节功能受损的高血压和血管疾病患者。一项前瞻性随机单中心试验中,94 位行择期或紧急 CABG 的患者被分为高灌注压组(80～90mmHg,n=44)和低灌注压组(60～70mmHg,n=48),在术前和术后 48h 测量患者的认知功能。结果提示常温 CPB 手术中,维持灌注压在生理水平可降低 POCD 和谵妄的发生率[22]。

当手术改善了脑血流量,如颈动脉血管成形术,患者可能会发生 POCI。一项使用质子磁共振波谱研究 CEA 患者术前和术后脑代谢改变的文献发现,与术后认知功能没有改变的患者相比,在 POCI 患者特定脑区的代谢产物的比例升高,在 POCD 患者中降低;虽然脑代谢和认知改变之间的关系未被确定,但已知脑代谢的改善与 CEA 后脑血流动力学的改善有关[23]。最近的一项研究比较了颈动脉支架植入术和颈动脉内膜切除术对认知的影响。结果显示,不管何种手术方式,患者在术后 3 个月均有 POCI 发生[24]。这些发现提示手术改善了患者的生存质量的同时也有助于患者认知轨迹的改善。

五、结论

新兴证据提示老化的大脑仍有可塑性,术后认知功能有改善的可能性。成功的手术与减小创伤程度、减轻炎症反应和疼痛、消除患者紧张、焦虑的情绪是发生 POCI 的可能原因。控制围手术期事件的发生、精细的麻醉管理、微创技术的采用以及增加脑血流的灌注是干预 POCD 实现 POCI 的重要措施。这些将有助于改善老年患者术后的长期生存质量。

(张素素 钱燕宁)

参 考 文 献

1. Kotekar N, Kuruvilla C S, Murthy V. Post-operative cognitive dysfunction in the elderly: A prospective clinical study. Indian J Anaesth, 2014, 58(3): 263-268.

2. Cormack F, Shipolini A, Awad W I, et al. A meta-analysis of cognitive outcome following coronary artery bypasgraft surgery. Neuroscience &Biobehavioral Reviews, 2012, 36(9): 2118-2129.

3. Kennedy E D, Choy K C C, Alston R P, et al. Cognitive outcome after on-and off-pump coronary artery bypassgrafting surgery: A systematic review and meta-analysis. Journal of Cardiothoracic and Vascular Anesthesia, 2013, 27(2): 253-265.

4. Bruce K M, Yelland G W, Smith J A, et al. Recovery of cognitive function after coronary artery bypass graft operations. The Annals of Thoracic Surgery, 2013, 95(4): 1306-1313.

5. Gutchess A. Plasticity of the aging brain: new directions in cognitive neuroscience. Science, 2014, 346(6209): 579-582.

6. Kline R P, Pirraglia E, Cheng H, et al. Surgery and brain atrophy in cognitively normal elderly subjects and subjects diagnosed with mild cognitive impairment. Anesthesiology, 2012, 116(3): 603-612.

7. Salthouse T A. Selective review of cognitive aging. J IntNeuropsychol Soc. 2010, 16(5): 754-760.

8. Cao L, Wang K, Gu T, et al. Association between APOE epsilon 4 allele and postoperative cognitive dysfunction: a meta-analysis. Int J Neurosci, 2014, 124(7): 478-485.

9. Avidan M S, Searleman A C, Storandt M, et al. Long-term cognitive decline in older subjects was not attributable to noncardiac surgery or major illness. Anesthesiology, 2009, 111(5): 964-970.

10. Radtke F M, Franck M, Herbig T S, et al. Incidence and risk factors for cognitive dysfunction in patients with severe systemic disease. J Int Med Res, 2012, 40(2): 612-620.

11. Robinson T N, Wu D S, Pointer L F, et al. Preoperative Cognitive Dysfunction Is Related to Adverse Postoperative Outcomes in the Elderly. Journal of the American College of Surgeons, 2012, 215(1): 12-17.

12. 毛煜,顾尔伟.炎症反应在术后认知功能障碍和阿尔茨海默病中的作用.国际麻醉学与复苏杂志,2012,33(2):10

13. Cerejeira J, Nogueira V, Luis P, et al. The cholinergic system and inflammation: common pathways in delirium pathophysiology. J Am Geriatr Soc, 2012, 60(4): 669-675.

14. Chi H, Kawano T, Tamura T, et al. Postoperative pain impairs subsequent performance on a spatial memory task via effects on N-methyl-D-aspartate receptor in aged rats. Life Sci, 2013, 93(25-26): 986-993.

15. Tian Y, Zhao P, Li L, et al. Pre-emptive parecoxib and post-operative cognitive function in elderly patients. IntPsychogeriatr, 2014: 1-8.

16. Patron E, Messerotti B S, Zanatta P, et al. Preexisting depressive symptoms are associated with long-term cognitive decline in patients after cardiac surgery. Gen Hosp Psychiatry, 2013, 35(5): 472-479.

17. Chan M T, Cheng B C, Lee T M, et al. BIS-guided anesthesia decreases postoperative delirium and cognitive decline. J NeurosurgAnesthesiol, 2013, 25(1): 33-42.

18. Colak Z, Borojevic M, Bogovic A, et al. Influence of intraoperative cerebral oximetry monitoring on neurocognitive function after coronary artery bypass surgery: a randomized, prospective study. European Journal of Cardio-Thoracic Surgery, 2014.

19. Nielsen H B. Systematic review of near-infrared spectroscopy determined cerebral oxygenation during non-cardiac surgery. Frontiers in Physiology, 2014, 5.

20. Ballard C, Jones E, Gauge N, et al. Optimisedanaesthesia to reduce post operative cognitive decline (POCD) in older patients undergoing elective surgery, a randomised controlled trial. PLoS ONE, 2012, 7(6): e37410.

21. Bruce K M, Yelland G W, Almeida AA, et al. Effects on Cognition of Conventional and Robotically Assisted Cardiac Valve Operation. The Annals of Thoracic Surgery, 2014, 97(1): 48-55.

22. Siepe M, Pfeiffer T, Gieringer A, et al. Increased systemic perfusion pressure during cardiopulmonary bypass is associated with less early postoperative cognitive dysfunction and delirium. Eur J Cardiothorac Surg, 2011, 40(1): 200-207.

23. Saito H, Ogasawara K, Nishimoto H, et al. Postoperative changes in cerebral metabolites associated with cognitive improvement and impairment after carotid endarterectomy: a 3T proton MR spectroscopy study. AJNR Am J Neuroradiol, 2013, 34(5): 976-982.

24. Germano D P O, Guillaumon A T, Lopes T M, et al. Carotid stenting versus endarterectomy cognitive outcomes. Ann Vasc Surg, 2014, 28(4): 893-900.

103 术后认知功能障碍:炎症相关的条件性脑损伤

目前中国已经进入老龄化社会。到 2020 年,中国 60 岁及以上人口数将达 2.5 亿,占总人口的 17.2%。在人口老龄化的同时,医疗技术得到了长足的发展,老年人手术的机会大大增加。然而老年患者手术数周或数月后(尤其是危重患者手术后)往往会出现以注意力、执行能力、言语记忆、视觉空间的抽象思维和心理活动。损伤为主要表现的认知功能障碍(postoperative cognitive dysfunction, POCD)[1,2,3]。在非心脏手术患者中,POCD 的发生率在术后 1 周达 25%,术后 3 月时约为 10%;在心脏手术患者中, POCD 的发生率在出院时达 50%,术后 6 月时接近 25%[1,4]。POCD 的发生不仅可延长患者的住院时间,增加患者的死亡率;而且有可能增加老年痴呆的发病风险,使患者丧失劳动能力[5]。因此,POCD 成了人们关注的焦点,目前其危险因素、发病机制都已有了广泛的研究,研究结果提示 POCD 是一种炎症相关的条件性脑损伤。

一、个体易损性增加是 POCD 发生的前提

POCD 可发生于任何年龄阶段,但在老年人中发生率显著增加。如 Monk 等人把非心脏手术患者分为三个年龄段,在出院时,18～39 岁的手术患者的 POCD 发生率为 36.6%,40～59 岁的发生率为 30.4%,60 岁以上的发生率为 41.4%;在术后 3 个月时,18～39 岁的手术患者的 POCD 发生率为 5.7%,40～59 岁的发生率为 5.6%,60 岁以上的发生率为 12.7%[9]。而 Laalou 等发现,在非心脏手术的患者中,60～69 岁的患者中术后 1 周 POCD 发生率为 23%,70 岁以上的患者中.POCD 发生率为 29%,术后 3 个月时 70 岁以上的患者中 POCD 发生率仍有 14%;而正常老年人中,认知障碍的发生率一周时是 3.4%,3 个月时是 2.8%[10]。动物实验也证实了类似现象,如 Callaway 等发现老年大鼠吸入 4h 1.5MAC 值的七氟烷在第 1 周时出现了学习记忆能力的损伤,但年轻成年大鼠吸入相同剂量的七氟烷却没有出现学习记忆能力的改变[11]。这些研究表明老龄在 POCD 发生中起了决定性作用。

众所周知,老化的过程往往伴有机体各功能的下降,慢性疾病(如糖尿病、心血管疾病)的发生,这些都可导致机体易损性增加。前面研究中老龄对 POCD 发生的决定性影响提示个体的易损性增加是 POCD 发生的先决条件。为了证明此推测,我们用 MRI 检测老年患者海马结构(与学习记忆密切相关的脑区)的体积、用神经心理测试量表结合 Z 积分方法检测了老年患者认知功能,发现手术后有 POCD 的老年患者手术前具有相对较小的海马体积,海马体积的大小与认知评分负相关[12,13]。Ito 等用 MRI 检测也发现,和对照组相比(POCD 发生率为 4.9%),心脏搭桥手术后有隐性脑缺血的患者(发生率为 15.2%)更容易发生 POCD[14]。这表明大脑易损性增加显著影响了 POCD 的发生。近来,Hudetz 等进行了系列的研究,检测了代谢综合征对 POCD 的影响,发现:在非心脏手术患者中,术前有代谢综合征的患者的 POCD 发生率和认知损伤程度都明显高于术前没有代谢综合征的患者[15];在体外循环的心脏手术患者中,术前有代谢综合征的患者的认知损伤程度也明显大于无代谢综合征的患者[16]。类似情况也见于代谢综合征的小鼠,它们在胫骨手术后认知损伤明显强于无代谢综合征的小鼠[17]。最近,Mapstone M 等发现外周血中 10 个脂质(磷脂酰肌醇、5-羟色胺、脯氨酸、苯丙氨酸、赖氨酸、磷脂酰胆碱、牛磺酸、酰基肉碱、甘氨熊去氧胆酸)能预测老年人在 2～3 年内发展成轻微认知功能障碍或老年痴呆的可能,其准确性可达 90%[18],进一步为代谢综合征影响 POCD 提供了依据,同时也表明全身疾病导致的个体易损性增加显著影响了 POCD 的发生。结合以上这些,我们认为老化导致的机体易损性增加是 POCD 发生的前提。

二、围手术期外周炎症是 POCD 发生发展的关键调节因素

(一) 手术损伤是 POCD 发生的直接诱因

POCD 最早由 Bedford 报道于 1955 年,人们首先认为麻醉药物的毒性反应是导致老年 POCD 的主要原因。我

们用 Y 迷宫和水迷宫对大鼠空间学习和记忆功能进行检测，也发现异氟醚降低老年大鼠的正确反应次数和主动逃避次数，延长相同学习任务所须时间（在 Y 迷宫测试中），延长了老年大鼠找到平台的所需时间[19,20]，这表明单纯麻醉损伤了老年大鼠的记忆功能。类似情况也见于小鼠[21]。然而，前瞻性的临床研究显示仅早期的 POCD（手术后 1 周）与麻醉时间长短有关，晚期的 POCD（手术后 3 个月）与麻醉时间长短无关；而且全麻或局麻对老年患者晚期 POCD 发生率的影响无显著差别[22,23]。这些表明麻醉药物毒性在老年患者 POCD 的发生发展中不起主要作用。

随着研究的深入，我们发现单纯麻醉仅在麻醉后第 1 天损伤了老年大鼠的记忆功能，而麻醉+手术可在术后第 1 天和第 3 天都损伤老年大鼠的记忆功能，表明手术损伤对老年大鼠认知功能的影响远大于单纯麻醉[20]。类似的情况也见于小鼠，Tang 等发现单纯麻醉并没有损伤野生型小鼠和 AD 转基因小鼠的记忆功能，而麻醉+腹部手术显著损伤了 AD 转基因小鼠的记忆功能[24]。在临床工作中，老年患者小手术后 POCD 的发生率为 7%，明显低于 Laalou 等报道的老年患者大手术后 POCD 的发生率[10]。他们发现在非心脏手术的患者中，60~69 岁的患者中 POCD 发生率为 23%，70 岁以上的患者中 POCD 发生率为 29%[10]。这些表明手术损伤是 POCD 发生的直接诱因。

（二）术后脑内炎症是 POCD 发生发展的关键因素

脑内炎症是众多神经系统退行性疾病典型病理特征。在老年痴呆患者中，老年斑周边星形胶质细胞和小胶质细胞活化明显，而且距老年斑越近，星形胶质细胞和小胶质细胞活化越明显[25]。在额颞叶痴呆模型动物中，致病基因的表达与脑内的炎症反应相伴而行，如致病基因突变型 FUS 和 TDP-43 分别于 40d 和 45d 开始在脑内表达，此时星形胶质细胞和小胶质细胞也开始被活化，在时间上存在严格的一致性，而且用罗格列酮抑制炎症减轻了脑部损伤[26,27]。这些表明脑内炎症在神经系统退行性疾病的神经元损伤中起重要作用。在 POCD 研究中，我们以前研究发现老年大鼠术后海马神经元树突棘丢失，同时伴有小胶质细胞的活化、炎症因子 TNF-α、IL-1β、HMGB1 表达增加[20,28]。Cao 等也发现术后老年大鼠海马内炎症因子 TNF-α、IL-1β、IL-6 表达显著增加[29]；而且用米诺环素抗炎治疗能有效减少麻醉剂诱导的认知损伤[30,31]。这些表明术后脑内炎症是 POCD 发生发展的关键因素。

（三）术后外周炎症是 POCD 发生发展的关键调节因素

手术损伤往往会导致损伤相关模式分子的释放，诱发外周的炎症反应。我们以前的研究显示，脾切除术后老年大鼠外周血中炎症因子 HMGB1 水平升高，其升高与大鼠的记忆损伤在时间上一致[20]。Terrando 等发现开放性胫骨骨折手术可导致成年小鼠外周血 TNF-α 和 IL-1 水平升高，同时伴有术后认知的障碍[32,33]。类似的情况也见于临床患者[34,35]。在老年患者中，手术显著增加了外周血中炎症因子 HMGB1 和 IL-6 的水平，而且它们水平的高低与患者认知障碍的程度正相关[34,35]，这些表明手术诱导了外周炎症。进一步的研究显示，术前用抗体中和外周血的 HMGB1 或 TNF-α 都能显著降低了手术后成年小鼠认知功能损伤和海马的炎症水平[32,33,36]。用 Clodrolip 删除脾中巨噬细胞或者在围手术期使用维生素 D 都能显著抑制手术诱导的外周炎症反应，同时显著减少手术诱导的脑内炎症和小鼠记忆损伤[37,38]。相反，Fidalgo 等发现用小剂量的 LPS 不会诱导小鼠认知功能障碍，但小鼠在手术同时给予小剂量的 LPS 增加了小鼠外周血和海马炎症因子的水平，同时加重了单纯手术诱导的认知功能障碍[39]。这些表明手术可诱导外周炎症，外周炎症与术后脑内炎症和认知障碍密切相关，是 POCD 发生发展的关键调节因素。

三、问题和展望

目前，人们对 POCD 的危险因素和发病机理有了一定的了解，已经报道的 POCD 危险因素包括患者年龄、受教育的程度、患者自身的认知水平、精神疾病如抑郁、代谢综合征、手术类型、手术时间、麻醉类型、二次手术、围手术期感染、麻醉深度、术中低血压、围手术期的呼吸系统并发症、围手术期疼痛、围手术期睡眠紊乱[6-8]。然而值得注意的是，在众多 POCD 危险因素中，①患者年龄对其他大部分危险因素都有密切关系，②大部分的危险因素都与炎症有着密切的联系[8]。结合高龄伴随的机体易损性增加的特征，以及脑内炎症与认知功能、外周免疫系统的密切关系，外周免疫系统的可调节性。我们认为在今后 POCD 的临床防治研究工作中，降低患者的易损性、控制外周免疫系统的炎症可能是 POCD 防治的靶点。

（童建斌 王意 乐园 段开明 欧阳文）

参 考 文 献

1. Moller JT1, Cluitmans P, Rasmussen LS, et al. Long-term postoperative cognitive dysfunction in the elderly ISPOCD1 study. ISPOCD investigators. International Study of Post-Operative Cognitive Dysfunction. Lancet, 1998, 21; 351 (9106):857-61.

2. Andharipande PP, Girard TD, Jackson JC, et al. Long-term cognitive impairment after critical illness. N Engl J Med, 2013, 3;369(14):1306-16.

3. Rasmussen LS, Larsen K, Houx P, et al. The International Study of Postoperative Cognitive Dysfunction. The assessment of postoperative cognitive function. Acta Anaesthesiol Scand, 2001, 45(3):275-89.

4. Abildstrom H, Rasmussen LS, Rentowl P, et al. Cognitive dysfunction 1-2 years after non-cardiac surgery in the eld-

erly. ISPOCD group. International Study of Post-Operative Cognitive Dysfunction. Acta Anaesthesiol Scand, 2000, 44 (10): 1246-51.

5. Monk TG, Price CC. Postoperative cognitive disorders. Curr Opin Crit Care, 2011, 17(4): 376-81.

6. Ballard C, Jones E, Gauge N, et al. Optimised anaesthesia to reduce post operative cognitive decline (POCD) in older patients undergoing elective surgery, a randomised controlled trial. PLoS One, 2012, 7(6): e37410.

7. Wang J, Su T, Liu Y, et al. Postoperative cognitive dysfunction is correlated with urine formaldehyde in elderly noncardiac surgical patients. Neurochem Res, 2012, 37(10): 2125-34.

8. Vacas S, Degos V, Feng X, et al. The neuroinflammatory response of postoperative cognitive decline. Br Med Bull, 2013, 106: 161-78.

9. Monk TG, Weldon BC, Garvan CW, et al. Predictors of cognitive dysfunction after major noncardiac surgery. Anesthesiology, 2008, 108(1): 18-30.

10. Laalou FZ, Carre AC, Forestier C, et al. Pathophysiology of post-operative cognitive dysfunction: current hypotheses. J Chir (Paris), 2008, 145(4): 323-30.

11. Callaway JK, Jones NC, Royse AG, et al. Memory Impairment in Rats after Desflurane Anesthesia is Age and Dose Dependent. J Alzheimers Dis. 2014.

12. Chen MH, Liao Y, Rong PF, et al. Hippocampal volume reduction in elderly patients at risk for postoperative cognitive dysfunction. J Anesth, 2013, 27(4): 487-92.

13. 陈明华, 欧阳文. MRI 测定海马体积预测老年患者发生术后认知功能障碍的准确性. 中华麻醉学杂志, 2010, 30(3): 306-9.

14. Ito A, Goto T, Maekawa K, et al. Postoperative neurological complications and risk factors for pre-existing silent brain infarction in elderly patients undergoing coronary artery bypass grafting. J Anesth, 2012.

15. Hudetz JA, Patterson KM, Amole O, et al. Postoperative cognitive dysfunction after noncardiac surgery: effects of metabolic syndrome. J Anesth, 2011, 25(3): 337-44.

16. Hudetz JA, Patterson KM, Iqbal Z, et al. Metabolic syndrome exacerbates short-term postoperative cognitive dysfunction in patients undergoing cardiac surgery: results of a pilot study. J Cardiothorac Vasc Anesth, 2011, 25(2): 282-7.

17. Feng X, Degos V, Koch LG, et al. Surgery Results in Exaggerated and Persistent Cognitive Decline in a Rat Model of the Metabolic Syndrome. Anesthesiology, 2013, 118 (5): 1098-1105.

18. Mapstone M, Cheema AK, Fiandaca MS, et al. Plasma phospholipids identify antecedent memory impairment in older adults. Nat Med, 2014, 20(4): 415-8.

19. Yan XB, Ouyang W, Li G, et al. Involvement of neuronal nitric oxide synthase in cognitive impairment in isoflurane-treated rats. Neurosci Lett, 2012, 506(2): 240-4.

20. He HJ, Wang Y, Le Y, et al. Surgery upregulates high mobility group box-1 and disrupts the blood-brain barrier causing cognitive dysfunction in aged rats. CNS Neurosci Ther, 2012, 18(12): 994-1002.

21. Hudson AE, Hemmings HC Jr. Are anaesthetics toxic to the brain? Br. J Anaesth, 2011, 107(1): 30-7.

22. Rosczyk HA, Sparkman NL, Johnson RW. Neuroinflammation and cognitive function in aged mice following minor surgery. Exp Gerontol, 2008, 43(9): 840-6.

23. Rasmussen LS, Johnson T, Kuipers HM, et al. Does anaesthesia cause postoperative cognitive dysfunction? A randomised study of regional versus general anaesthesia in 438 elderly patients. Acta Anaesthesiol Scand, 2003, 47: 260-66.

24. Tang JX, Mardini F, Janik LS, et al. Modulation of murine Alzheimer pathogenesis and behavior by surgery. Ann Surg, 2013, 257(3): 439-48.

25. Serrano-Pozo A, Muzikansky A, Gómez-Isla T, et al. Differential relationships of reactive astrocytes and microglia to fibrillar amyloid deposits in Alzheimer disease. J Neuropathol Exp Neurol, 2013, 72(6): 462-71.

26. Tong JB, Huang C, Bi F, et al. XBP1 Depletion Precedes Ubiquitin Aggregation and Golgi Fragmentation in TDP-43 Transgenic Rats. J Neurochem, 2012, 123(3): 406-16.

27. Huang C, Tong JB, Bi Ff, et al. Entorhinal Cortical Neurons Are the Primary Targets of FUS Mislocalization and Ubiquitin Aggregation in FUS Transgenic Rats. Hum. Mol. Genet, 2012, 21(21): 4602-14.

28. Le Y, Liu S, Peng M, et al. Aging differentially affects the loss of neuronal dendritic spine, neuroinflammation and memory impairment at rats after surgery. PLoS One, 2014, 9(9): e106837.

29. Cao XZ, Ma H, Wang JK, et al. Postoperative cognitive deficits and neuroinflammation in the hippocampus triggered by surgical trauma are exacerbated in aged rats. Prog Neuropsychopharmacol Biol Psychiatry, 2010, 34 (8): 1426-32.

30. Kong F, Chen S, Cheng Y, et al. Minocycline attenuates cognitive impairment induced by isoflurane anesthesia in aged rats. PLoS One, 2013, 8(4): e61385.

31. Li SY, Xia LX, Zhao YL, et al. Minocycline mitigates isoflurane-induced cognitive impairment in aged rats.

Brain Res,2013,1496:84-93.

32. Terrando N,Monaco C,Ma D,et al. Tumor necrosis factor-alpha triggers a cytokine cascade yielding postoperative cognitive decline. Proc Natl Acad Sci U S A,2010,107(47):20518-22.

33. Terrando N,Eriksson LI,Ryu JK,et al. Resolving postoperative neuroinflammation and cognitive decline. Ann Neurol,2011,70(6):986-95.

34. Lin GX,Wang T,Chen MH,et al. Serum high-mobility group box 1 protein correlates with cognitive decline after gastrointestinal surgery. Acta Anaesthesiol Scand,2014,58(6):668-74.

35. Li YC,Xi CH,An YF,et al. Perioperative inflammatory response and protein S-100β concentrations-relationship with post-operative cognitive dysfunction in elderly patients. Acta Anaesthesiol Scand,2012,56(5):595-600.

36. Vacas S,Degos V,Tracey KJ,et al. High-mobility group box 1 protein initiates postoperative cognitive decline by engaging bone marrow-derived macrophages. Anesthesiology,2014,120(5):1160-7.

37. Degos V,Vacas S,Han Z,et al. Depletion of bone marrow-derived macrophages perturbs the innate immune response to surgery and reduces postoperative memory dysfunction. Anesthesiology,2013,118(3):527-36.

38. Tian A,Ma H,Cao X,et al. Vitamin D Improves Cognitive Function and Modulates Th17/T reg Cell Balance After Hepatectomy in Mice. Inflammation,2014,[Epub ahead of print].

39. Fidalgo AR,Cibelli M,White JP,et al. Systemic inflammation enhances surgery-induced cognitive dysfunction in mice. Neurosci Lett,2011,498(1):63-6.

104 术后认知功能障碍、阿尔茨海默病与麻醉研究进展

尽管年龄本身并不算是疾病，但是随着年龄的增长常常伴随一些疾病的发生，如：心脏病、癌症及其他一些老年人常见的慢性病。在美国，大约有550万例阿尔茨海默病患者（Alzheimer's disease，AD），而该病的危险因素即是年龄。据估计，65岁以后，每增加5岁，AD的发病率成倍增加。随着老年患者的增加，如何管理围手术期AD患者将成为麻醉医师工作的重点之一。除考虑老年患者既存疾病外，老年手术患者常常合并AD或发生AD的潜在风险。越来越多的研究在关注麻醉对AD发生发展的影响。而AD患者的围手术期合理管理方法，目前尚不确定。AD是否诱发或加重术后认知功能障碍（postoperative cognitive dysfunction，POCD）的问题尚不确定。

一、概述

公众对手术［和（或）麻醉］后认知功能下降的关注度逐渐增加。外科手术麻醉对神经退行性变的潜在影响是外科医师、麻醉医师及医药行业关注的焦点。以上三方任何一方均无法解决该问题，本文将就AD患者围手术期中枢神经系统（central nervous system，CNS）典型并发症发生的神经药理学机制及已知和未知的病理性POCD展开讨论。

二、已知的 AD 和 POCD

AD是一种年龄相关性神经退行性变的认知功能下降的疾病过程。虽然，很多机制在解释AD的病理生理过程，但是核心是蛋白的非正常折叠导致氧化应激，炎症损伤，突触功能下降。与AD发病有直接相关性的两类蛋白分别是β淀粉样肽（β-amyloid peptide，Aβ peptides）和tau蛋白。Aβ肽是新陈代谢的正常代谢产物，对于AD患者，存在Aβ肽生成与清除的不均衡性，导致Aβ在颞叶位置积聚形成神经性斑块和神经性纤维结。tau蛋白同样也会形成神经纤维结。tau蛋白能够促进细胞微管和囊泡运输的稳定性。对于AD患者，tau蛋白的过磷酸化引起蛋白和非正常微管降解减少。磷酸酶参与tau蛋白的去磷酸作用，而钙调磷

酸酶的量在AD患者体内明显下降。Aβ肽和tau蛋白的积聚与胆碱能受体缺陷存在相关性。胆碱能受体是调节注意力、学习、记忆电传导的关键介质。Aβ肽的暴露同样抑制线粒体酶的活性。线粒体功能下降，引起自由基释放，导致氧化应激和神经功能下降。突触功能下降也参与AD发生过程。与神经元相比，疾病早期海马突触数量下降，并呈现不成比例的丢失。这种丢失相较于斑块和神经纤维结对认知功能损害有较好的相关性。

当前，没有对POCD的正式定义，引起的POCD的机制仍不明确，也不可能使用国际统计学疾病分类（International Statistical Classification of Disease，ICD-9）码或标准精神紊乱诊断与统计学手册诊断准则（Diagnostic and Statistical Manual of Mental Disorders，DSM-Ⅳ）将患有POCD的患者划入某一类疾病。因此，有学者对该术语的临床相关性提出质疑，而有学者将这种术后或疾病后痴呆状态或认知功能下降诊断为痴呆症。POCD缺乏特异性的诊断标准，经典的定义是：术后神经功能测试表现远低于预期的精神状态。定义包括做该测试的方式在内的一些学习能力。早期关于POCD的研究多关注心脏手术，使得一些学者推断记忆力、注意力、集中力和学习能力缺失，归咎于微栓子事件或体外循环机器的非正常灌注。然而，近期有研究提示不进行体外循环的冠脉搭桥术也会出现POCD。非心脏手术患者术后7～21天发生早期POCD的危险因素是：年龄>70岁、卒中史及大手术。更重要的是，此类患者住院期间及随后的3个月内出现神经认知功能下降，1年内发生POCD的风险明显增加，这也是鉴定POCD危险人群的一种方法。

与关注术后早期POCD的研究结果不同，多数研究并没有发现术后1～6月POCD发生率与对照组存在差异。目前对于术后6个月以后的POCD研究数据有限，然而术后认知功能障碍的国际研究（International Study of Post-Operative Cognitive Dysfunction，ISPOCD）组提出，老年患者成功完成非心脏手术后1～2年POCD的发生率高达10%，这与相同年龄而未住院的对照组相比，没有统计学差异。虽然目前有观点认为，POCD是一种暂时的状态，会逐渐恢复，但是有证据提示，有很多因素会加剧那些存在健康问题

的老年患者的认知功能下降,如:外科手术和(或)麻醉会对医疗干预后 6 个月~2 年期间的老年患者的认知功能产生重要影响。

三、麻醉与 AD 关系的基础与临床证据

基础研究提供的可信证据显示,全麻药物能够诱发或加重谵妄,包括 AD,尤其是吸入麻醉药,对 AD 两种不同的病理均存在影响。吸入麻醉药能够增加体内 Aβ 肽的产生与积累和诱发 tau 蛋白的磷酸化与聚集。动物实验研究发现,麻醉能够导致 tau 蛋白磷酸化,尤其对 AD 存在影响。吸入麻醉药除了影响蛋白异常外,还引起突触功能失调、线粒体功能异常、细胞凋亡等 AD 的病理生理学基础。

将 AD 小鼠不断重复暴露在异氟烷环境下的神经病理学研究发现,Aβ 肽增加,死亡率和临床意义上的行为表现明显改变。一项采用磁共振的研究发现,异氟烷和七氟烷通过诱发氨基酸残基的改变,促进 Aβ 肽的积累。人神经胶质瘤细胞暴露于异氟烷后,Aβ 肽同样积累增加。异氟烷能够通过促使 Aβ 肽积聚的正反馈作用诱使神经元凋亡。

麻醉药的细胞毒性不仅仅局限在神经系统。另一项研究发现,七氟烷和异氟烷通过改变细胞膜通透性和 caspase-3 的活性,对人 T 淋巴细胞凋亡呈现剂量依赖性的影响。免疫功能损害很可能对 AD 过程和 POCD 的发展均存在影响。

尽管成年人的脑容量相对固定,与记忆力相关的海马旁的齿状回结构在成熟的啮齿类动物和成人能够形成新的神经元和突触。但是,研究麻醉对生长中大脑细胞的毒性仍强于成年的大脑。对成长中的大鼠研究发现,暴露于异氟烷、一氧化氮和咪达唑仑 6h 后,呈现广泛的凋亡、海马突触功能障碍及永久性的记忆和学习能力缺陷。

从这些基础研究结果来看,麻醉能够诱发或加重 AD 的病理过程,进一步引起术后认知功能改变,然而这些研究尚不成熟。原因在于:①在 AD 的自然状态下,AD 呈现出临床症状之前即已存在病理学改变,而病理学改变程度与功能损害程度并不存在很好的相关性,尤其是存在脑血管疾病的情况下。②临床上评估麻醉对早期或晚期或长时间认知功能损害的影响是很困难的,原因在于很多因素影响着围手术期认知功能状态(如,疼痛、健康状态的恢复、外科术后并发症等)。③老年患者认知功能下降的表现各不相同。目前为止,尚没有某一项测试或某一种生物标记物能够证实麻醉相关性神经功能下降,也没有标准 POCD 的诊断准则。因此,很多术后不同的表现情况,均被认定为 POCD。

目前对促进早期术后认知功能恢复的方法集中在降低老年患者认知并发症和谵妄,使用短效和代谢快的麻醉药物等方法。已经证实苯二氮䓬类药物对老年患者的记忆力和注意力存在伤害。异氟烷和七氟烷等麻醉药物通过降低乙酰胆碱释放,抑制胆碱能传递调节中枢胆碱能系统,加剧

意识、疼痛、随意运动和记忆力的丧失。鉴于中枢胆碱能系统在 AD 的发病机制过程中发挥重要的作用,POCD 很有可能是该机制效应的结果。近期一项随机对照研究发现,患者术中反应麻醉深度的双频指数(bispectral index,BIS))维持在 40~60 之间,能够降低患者术后 3 个月内 POCD 的发生率。

大量临床证据显示,患者基础认知功能与围手术期间的变化存在相关性,一些回顾性研究并没有发现任何持久的认知功能下降,尤其是麻醉状态下行非心脏手术或伴随严重疾病者。一项纳入 15 项对照研究的 meta 分析结果显示,全麻与发生 AD 之间不存在相关性。总之,当前存在的临床证据显示:①AD 高风险的老年患者,术后不会发展为永久性认知功能损害;②发展为痴呆和 AD 的患者,可能存在遗传和环境因素;③重大疾病或围手术期管理似乎不是诱发或加剧认知功能下降的因素。综合基础研究中麻醉药对神经病理学的机制研究的基础上,应该充分考虑以上三点临床证据。考虑到患者临床表现的差异性,具体某一类的患者,可能会因为遗传的差异性出现相反的结果。

四、AD 患者麻醉管理的注意事项

虽然麻醉医师没有在认知痴呆方面进行特殊的训练,但是专家建议在麻醉前后分别对患者进行进行认知评估,如使用小型精神状态检查(Mini Mental State Exam,MMSE)。筛查谵妄(如,重症监护病房谵妄评估方法 Confusion Assessment Method for the Intensive Care Unit,CAM-ICU)对于早期诊断、治疗和预防均是有益的。鉴于术后谵妄加剧 AD 患者认知功能下降,降低患者术后谵妄发生率就显的很重要了。所以有必要评估患者术前功能状态,并教育监护人如何在术后照顾患者。

维持术中血糖稳定,对患者术后认知功能同样是一个重要的影响因素。近期有证据提示,高血糖与 POCD 存在相关性,可能机制在于高血糖加重脑缺血期间神经损伤,同时高血糖增加炎症反应,影响炎症调节性 POCD。对于 AD 患者术前另一项重要的问题是询问患者睡眠习惯,筛查睡眠障碍。认知功能障碍患者常伴随睡眠障碍,是否伴有睡眠障碍可为术后认知功能异常提供参考依据。

为提高中枢神经系统胆碱能递质作用,AD 患者常服用胆碱酶抑制剂。但是,胆碱酶抑制剂如多奈哌齐(donepezil)和利斯的明(rivastigmine)可能会使琥珀胆碱的作用时间延长至 50min。胆碱酶抑制剂增加副交感神经活性,导致患者心动过缓。类胆碱药物,理论上还有发生溃疡、尿失禁、癫痫和阻塞性肺疾病的风险。如果需要使用抗胆碱能药物,推荐使用格隆溴铵(glycopyrrolate),因为该药不能通过血-脑屏障。

综上所述,在动物模型中,吸入麻醉药诱使 Aβ 肽积聚,tau 蛋白磷酸化,细胞凋亡,线粒体功能障碍,突出功能障碍。虽然这些证据远未得到临床证实,AD 患者还是要尽

量减少或避免使用吸入麻醉药。因为 tau 蛋白在低温状态下磷酸化增加,维持正常体温,应该也是有益的。苯二氮䓬类药物和长效阿片类药物具有增加术后谵妄的风险,因此,可能的情况下,尽量避免使用。局麻能提高镇痛效果,降低阿片类药物对认知功能的影响。但是,一项系统性综述和 meta 分析提示,全麻与局麻对患者 POCD 的影响并没有差异。有学者推测,二者不存在差异的原因可能在于,局麻过程中使用镇静药物,导致无明显差异。总之,预防术后谵妄的方法,推荐使用短效并且代谢快的药物。

不推荐对患者术后即刻进行复杂的神经认知功能测试(如,文字推理或逻辑运算),因为患者可能存在疼痛或正接受镇静药物。然而恢复期可以使用简单的筛查测试(如,MMSE,CAM,或 CAM-ICU)检测急性期变化。对于因疼痛不能进行沟通的患者可以使用非语言评估标准[如,高级痴呆疼痛评估量表(Pain Assessment in Advanced Dementia Scale,PAINAD)和老年谵妄疼痛评估(Pain Assessment for the Dementing Elderly,PADE)]。

谵妄加重 15%~65% 的 65 岁及以上患者术后负担,如,自主能力丢失,医疗费用增加。谵妄还会加剧 AD 患者认知功能下降。虽然影响术后谵妄的一些危险因素无法去除,但是有一些因素还是可以改善的。术前抗胆碱能药物的使用,引起胆碱缺失,是引起谵妄的重要原因。可逆性胆碱酯酶抑制剂,毒扁豆碱能治疗抗胆碱药物引起的谵妄,对非抗胆碱药物引起的谵妄同样有效。另一项药物治疗措施是预防性使用精神安定药物,如,氟哌啶醇(haloperidol)、利培酮(risperidone)和奥氮平(olanzapine)。精神安定药物不仅可以降低老年患者术后发生恶心、呕吐的风险,在降低术后谵妄方面,同样有效。尽管痴呆患者发生谵妄的风险大大增加,痴呆患者围手术期使用抗精神药物的有效性有待进一步研究。

五、结论

本文提供关于 AD 与 POCD 关系的基础研究和临床试验数据。如果 AD 与 POCD 的关联的确存在,就很有必要针对结局做出相应的决策。因为多数情况下,不施予麻醉便进行手术是不可能的,那么患者术后改变的是源于麻醉、手术、炎症效应还是源于患者本身术前已经存在的认知功能低下,这一点目前尚不明确。目前鉴定麻醉在 POCD 或 AD 中作用的最大困难可能是对照组的确立。除了最小的择期或整容手术外,多数老年患者经历手术均具有一定的目的性,而寻找具有相同健康状态,却选择不进行手术的患者,同样很困难。而将患者随机分为将要发生或不发生 AD 或进行外科干预时,也很困难。

(胡宝吉 段宏伟)

参 考 文 献

1. Hirtz D,Thurman DJ,Gwinn-Hardy K,et al. How common- are the "common" neurologic disorders? Neurology,2007, 68(5):326-337.

2. Silbert B,Evered L,Scott DA,Maruff P. Anesthesiology mustplay a greater role in patients with Alzheimer's disease. Anesth Analg,2011,112(5):1242-1245.

3. Thaler A,Siry R,Cai L,et al. Memory loss,Alzheimer's diseaseand general anesthesia:a preoperative concern. J Anesth Clin Res,2012,3(2):192-196.

4. Querfurth HW,LaFerla FM. Alzheimer's disease. NEngl J Med,2010,362(4):329-344.

5. Reddy PH,Beal MF. Amyloid beta,mitochondrial dysfunctionand synaptic damage:implications for cognitive decline in agingand Alzheimer's disease. Trends Mol Med,2008,14(2):45-53.

6. Avidan MS,Evers AS. Review of clinical evidence for persistentcognitive decline or incident dementia attributable to surgery orgeneral anesthesia. J Alzheimers Dis,2011,24(2):201-216.

7. Newman S,Stygall J,Hirani S,et al. Postoperative cognitivedysfunction after noncardiac surgery:a systematic review. Anesthesiology,2007,106(3):572-590.

8. Monk TG,Weldon BC,Garvan CW,et al. Predictors of cognitivedysfunction after major noncardiac surgery. Anesthesiology,2008,108(1):18-30.

9. Baranov D,Bickler PE,Crosby GJ,et al. Consensus statement:First International Workshop on Anesthetics and Alzheimer'sdisease. Anesth Analg,2009,108(5):1627-1630.

10. Perucho J,Rubio I,Casarejos MJ,et al. Anesthesia with isofluraneincreases amyloid pathology in mice models of Alzheimer'sdisease. J Alzheimers Dis,2010,19(4):1245-1257.

11. Run X,Liang Z,Zhang L,et al. Anesthesia induces phosphorylationof tau. J Alzheimers Dis,2009,16(3):619-626.

12. Yuan S,Zhang X,Bo Y,et al. The effect of electroacupuncture treatment on the postoperative cognitive function in aged rats with acute myocardial ischemia-reperfusion. Brain Res,2014,1593:19-29.

13. Mandal PK,Fodale V. Isoflurane and desflurane at clinicallyrelevant concentrations induce amyloid beta-peptide oligomerization:an NMR study. Biochem Biophys Res Commun,2009,379(3):716-720.

14. Xie Z,Dong Y,Maeda U,et al. The inhalation anestheticisoflurane induces a vicious cycle of apoptosis andamyloid beta-protein accumulation. J Neurosci,2007,27(6):1247-1254.

15. Cibelli M,Fidalgo AR,Terrando N,et al. Role of interleu-

kin-1beta in postoperative cognitive dysfunction. Ann Neurol,2010,68(3):360-368.

16. Degos V,Peineau S,Nijboer C,et al. G protein-coupled receptorkinase 2 and group I metabotropic glutamate receptorsmediate inflammation-induced sensitization to excitotoxic neurodegeneration. Ann Neurol,2013,73(5):667-678.

17. Su X,Feng X,Terrando N,et al. Dysfunction of inflammation resolving pathways is associated with exaggerated postoperativecognitive decline in a rat model of the metabolic syndrome. Mol Med,2012,18:1481-1490.

18. Vacas S,Degos V,Feng X,Maze M. The neuroinflammatory response of postoperative cognitive decline. Br Med Bull, 2013,106:161-178.

19. Wan Y,Xu J,MaD,et al. Postoperative impairment of cognitivefunction in rats:a possible role for cytokine-mediated inflammationin the hippocampus. Anesthesiology, 2007, 106(3):436-443.

20. Perrin RJ, Fagan AM, Holtzman DM. Multimodal techniquesfor diagnosis and prognosis of Alzheimer's disease. Nature,2009,461(7266):916-922.

21. Haroutunian V,Schnaider-Beeri M,Schmeidler J,et al. Roleof the neuropathology of Alzheimer disease in dementia in theoldest-old. Arch Neurol,2008,65(9):1211-1217.

22. Tan CB, Ng J, Jeganathan R, Kawai F, et al. Cognitive changes after surgery in the elderly:does minimally invasive surgery influence the incidence of postoperative cognitive changes compared to open colon surgery? Dement Geriatr Disord,2014,39(3-4):125-131.

23. Vagelatos NT,Eslick GD. Type 2 diabetes as a risk factor forAlzheimer's disease:the confounders,interactions,and neuropathologyassociated with this relationship. Epidemiol Rev,2013.[Epub ahead of print].

24. Bilotta F, Caramia R, Paoloni FP, et al. Early postoperativecognitive recovery after remifentanil-propofol orsufentanil-propofol anaesthesia for supratentorial craniotomy:a randomized trial. Eur J Anaesthesiol, 2007,24(2):122-127.

25. Pandharipande P,Cotton BA,Shintani A,et al. Prevalence andrisk factors for development of delirium in surgical and traumaintensive care unit patients. J Trauma, 2008, 65 (1):34-41.

26. Fodale V,Quattrone D,Trecroci C,et al. Alzheimer's diseaseand anaesthesia:implications for the central choliner-

gic system. Br J Anaesth,2006,97(4):445-452.

27. Fodale V,Santamaria LB,Schifilliti D,Mandal PK. Anaestheticsand postoperative cognitive dysfunction:a pathologicalmechanism mimicking Alzheimer's disease. Anaesthesia,2010,65(4):388-395.

28. Chan MT, Cheng BC, Lee TM, Gin T. BIS-guided anesthesiadecreases postoperative delirium and cognitive decline. J Neurosurg Anesthesiol,2013,25(1):33-42.

29. Avidan MS, Searleman AC, Storandt M, et al. Long-termcognitive decline in older subjects was not attributable tononcardiac surgery or major illness. Anesthesiology, 2009,111(5):964-970.

30. Seitz DP,Shah PS,Herrmann N,et al. Exposure to generalanesthesia and risk of Alzheimer's disease:a systematic reviewand meta-analysis. BMC Geriatr,2011,11:83.

31. Di Nino G, AdversiM, Dekel BG, et al. Peri-operative risk managementin patients with Alzheimer's disease. J Alzheimers Dis,2010,22(Suppl 3):121-127.

32. Fong TG,Jones RN,Shi P,et al. Delirium accelerates cognitivedecline in Alzheimer disease. Neurology, 2009, 72 (18):1570-1575.

33. Ansaloni L,Catena F,Chattat R,et al. Risk factorsand incidence of postoperative delirium in elderly patientsafter elective and emergency surgery. Br J Surg,2010,97(2): 273-280.

34. Mason SE,Noel-Storr A,Ritchie CW. The impact of generaland regional anesthesia on the incidence of post-operativecognitive dysfunction and post-operative delirium:a systematicreview with meta-analysis. J Alzheimers Dis, 2010,22(Suppl3):67-79.

35. Zwakhalen SM,Hamers JP,Berger MP. The psychometricquality and clinical usefulness of three pain assessmenttools for elderly people with dementia. Pain,2006,126(1-3):210-220.

36. Inouye SK. Delirium in older persons. N Engl J Med,2006, 354(11):1157-1165.

37. Teslyar P,Stock VM,Wilk CM,et al. Prophylaxis with antipsychotic medication reduces the risk of post-operativedelirium in elderly patients:a meta-analysis. Psychosomatics,2013,54(2):124-131.

38. Haldenwanger A,Eling P,Kastrup A,Hildebrandt H. Correlation between cognitive impairment and CSF biomarkers inamnesic MCI, non-amnesic MCI, and Alzheimer's disease. J Alzheimers Dis,2010,22(3):971-980.

105 胸科单肺通气对患者术后神经认知功能障碍影响的研究进展

神经认知功能障碍包括术后谵妄(postoperative delirium)、术后认知功能障碍(postoperative cognitive dysfunction, POCD)等是手术后常见并发症之一,往往会导致患者自理能力下降、康复延迟、医疗费用增加等,严重影响患者术后的生活质量,然而它却常常被我们所忽视[1]。有资料表明,60岁以上的患者行非心脏大手术术后1周POCD的发生率为25.8%,3个月时为9.9%[2]。Shiono S等[3]研究显示,老年肺癌患者术后三天内谵妄的发生率为8.4%。导致术后神经认知功能障碍的因素很多,到目前为止,比较公认的高危因素为高龄及比较严重的外科创伤。而胸外科老年患者除了上述两大高危因素外,还需要经历另一个打击——单肺通气(one lung ventilation, OLV)。众所周知OLV会对正常的呼吸生理机制产生严重干扰,期间会导致许多病理生理障碍如缺氧性肺血管收缩(hypoxic pulmonary vasoconstr-iction, HPV)、氧分压降低、炎症反应激活和心排出量改变等。低氧分压和低心排出量会影响脑氧供需失衡和脑血流导致脑氧饱和度降低。国外的最新研究显示,创伤后引发的高水平促炎因子损伤中枢神经系统,导致患者术后神经认知功能[4,5]障碍。而低脑氧饱和度与术后神经认知功能也有明显相关性[6,7,8]。本文就胸科OLV期间患者病理生理改变对术后神经认知功能障碍影响的研究进展以及预防策略进行综述,从而指导临床实践,改善患者的预后。

一、单肺通气对机体的生理改变

OLV是指通过肺隔离技术,仅经一侧肺进行通气的方法。OLV过程会对正常的生理机制产生严重干扰,如肺内分流、HPV、机械性应激反应、功能残气量减少、增加肺血管阻力、激活炎症反应、肺泡-动脉氧分压改变等,单肺通气时间的延长会伴随严重的氧化应激和自由基产生,另外侧卧位会使通气侧肺的功能残气量减少[9,10]。麻醉后侧卧位时,上肺通气好但血流不足,下肺通气不良但血流灌注良好,肺通气血流比例的改变必然影响肺氧合。开胸后单侧肺萎陷,萎陷肺的肺泡通气明显减少,但肺血流并未相应减少,造成开胸侧肺通气不足而血流灌注良好,通气血流比降低。非开胸侧肺受腹腔内容物、纵隔、重力的影响通气不良,而血液灌注较多,同样造成通气血流比的降低出现肺内分流,肺内分流使动脉血氧分压下降出现低氧血症。

HPV是人体肺因急性低氧产生的一种代偿性保护机制,表现为缺氧区域血流减少与肺动脉阻力的升高,使血流向通气良好的区域分布,HPV使通气血流比例失调缓解,肺内分流减少,因而低氧血症得到改善,OLV时HPV可有效减少萎陷肺的血流。而一些慢性疾病如高血压、糖尿病、肺动脉高压、急慢性肺损伤等均可影响HPV,钙离子通道阻断剂、硝酸盐类及吸入麻醉药均可抑制HPV,导致低氧血症。

二、单肺通气与术后神经认知功能障碍

(一) 单肺通气对局部脑氧饱和度的影响

局部脑氧饱和度(regional cerebral oxygen saturation, rSO_2)主要反映局部脑静脉氧饱和度,即氧供与氧耗之间的平衡。其正常值为(72.6%±7.2%)。全身低氧、脑缺氧、贫血等致大脑氧供下降时,大脑正常氧耗可引起rSO_2的迅速变化。在开胸手术中低脑氧饱和度的发生率与心脏外科相近,有大约1/3的患者OLV期间脑氧饱和度降低幅度大于25%[11]。研究表明即便常规的术中监测如心率、血压、脉搏氧饱和度无明显变化,仍可出现脑氧饱和度的下降[12]。Hemmerling等[5]研究了OLV期间脑氧饱和度的变化及影响因素,发现单肺通气期间出现脑氧饱和度的明显降低。在OLV期间,即便是存在HPV这一有效的保护机制,肺内分流仍然是不可避免的。Yamada N等[13]研究了丙泊酚静脉麻醉和七氟烷吸入麻醉对OLV期间rSO_2的影响,结果发现术中OLV期间均出现rSO_2的降低,但静脉和吸入两种麻醉方式之间无明显差异。Tobias等[14]关于OLV对rSO_2影响的前瞻性研究中,所有病例心率、血压均维持在基线波动20%以内,维持术中脉搏氧饱和度(S_pO_2)>95%,$PaCO_2$35~40mmHg,每隔10秒钟记录rSO_2,经测定rSO_2的基础值为65±11%。OLV期间rSO_2测定值低于基线值的测定点占到81%,其中低于基线值0~9的占38%,低于基

线值 10～19 的占 22%，低于基线值 20～29 的占 21%。也就是说，OLV 期间 rSO_2 低于基线值 80% 的情况占到 24%，有 20% 的患者在 OLV 过程中至少 1/4 的时间里出现 rSO_2 测定值低于基线值 75%，研究还发现低脑氧饱和度发生时，HR、BP、$ETCO_2$ 和 SaO_2 测定值均在正常范围。Kazan R 等[15]也证实单肺通气过程中，大约 56% 的患者 rSO_2 出现了下降，其幅度为基线值的 20%。

（二）单肺通气期间低脑氧饱和度与神经认知功能障碍的关系

最新的研究证实 rSO_2 是神经认知功能障碍发生的重要危险因素[8,18,19]。术后神经认知功能障碍与术中脑的氧供与氧耗有密切关系，而常规的临床监测手段如血压、脉搏氧饱和度等，并不能直接准确地反映脑内氧供和氧耗的情况。Casati 等[20]研究了进行腹部外科全身麻醉下手术的老年患者术中脑氧饱和度与术后 POCD 的关系，应用 MMSE 来诊断 POCD，发现 56 例入组病例中有 35% 的患者在术后 7 天出现明显的认知功能下降，POCD 与术中低脑氧饱和度存在明显相关性（$r^2=0.26$）。Tang L 等[8]研究首次探讨了胸科手术患者脑氧测定与病理性氧供应依赖现象（Pathologic Oxygen Supply Dependency，POSD），显示有大约 1/3 的开胸手术患者 OLV 术后早期（3 小时）发生了认知功能损害，而其中的 90% 在术后 24 小时得以恢复，作者认为 OLV 导致的 rSO_2 下降与术后神经认知功具有相关性，并且其 OR 值为 2.03，并且低脑氧饱和度状态会使术后早期认知功能损害的发生率增加一倍。国内的一项研究也表明，OLV 后乳酸升高和脑氧饱和度较基础值下降程度是 OLV 的胸科手术患者发生 POCD 的危险因素[21]。另一项研究评估了单肺通气期间脑氧饱和度绝对值低于 65% 时 POCD 的发生风险，结果发现 POCD 的发生风险不仅与脑氧低饱和的程度有关，也与低脑氧饱和度状态的持续时间有关，当脑氧饱和度 $SctO_2$ 值<65% 持续 5 分钟时，POCD 的发生风险增加一倍，当脑氧饱和度 $SctO_2$ 值<60% 持续 30 分钟时，POCD 的发生风险增加为脑氧饱和度正常状态的 10 倍。在以上的研究中，一个普遍的现象就是 rSO_2 的变化并非伴随血流动力学参数和机械通气参数变化，也就是说，常规的临床监测并不能有效的识别低脑氧饱和度。低脑氧饱和度是神经源性认知功能障碍的危险因素，但产生相关风险的阈值却并不明确。但根据当前的研究，预防和纠正脑氧饱和度下降低于 15%～20% 还是非常必要的。因此，评估胸外科手术单肺通气期间脑氧饱和度降低与术后神经认知功能障碍的研究将具有重要的临床意义。

三、单肺通气期间炎症反应及神经递质对术后神经认知功能障碍的影响

炎症反应机制术后神经认知功能的发生发展过程中的作用备受瞩目，且表现出极大的相关性。适度的炎症反应对机体具有一定的保护作用，而通过级联放大反应引起的

严重的炎症反应会对机体有不同程度的损害作用。炎症反应可以直接或者间接地影响中枢神经系统（central nervous system，CNS）的功能，尤其是中枢炎症可以直接导致认知功能的改变，从而促使 POCD 的发生[22,23]。目前与认知功能相关的并且研究较多的炎症细胞因子有 TNF-α、IL-1β、IL-6、IL-4、IL-10 等[24]。而单肺通气时及肺复张阶段都会产生大量的炎症介质包括、IL-1β、IL-6 等，其中 IL-1β 主要参与 CNS 的免疫调节、促进神经元的生长发育以及改善海马依赖性记忆等。而过高水平的 IL-1β 会导致认知功能的降低，IL-1β 还可促进神经毒性物质释放，并通过活性氧簇、丝裂原活化蛋白激酶等途径造成海马长时程（long-term potentiation，LTP）形成受损而影响认知，从而导致神经功能损害[25,26,27]。这种机制还与胆碱能抗炎通路（cholinergic anti-inflammatory pathway，CAP）有一定关系。CAP 是一种生理性神经免疫机制，主要指中枢的免疫调节信号通过激活传出迷走神经，引起外周神经末梢释放乙酰胆碱，与免疫细胞上具有 d7 亚单位的 N 型 ACh 受体结合，通过细胞内信号转导抑制促炎因子的释放，调控炎症反应。最近的一项研究表明胸科患者手术前和术后均血浆胆碱酯酶活性降低能够促进术后谵妄的发生[28]。此外术前、术中使用抗胆碱类药物如阿托品、东莨菪碱等均可影响胆碱能抗炎通路。因此以 CAP 各个部位作为靶点，研究和开发安全有效的抗炎药物和抗炎手段，可能为预防术后神经功能障碍的发生开辟新途径[29]。

小胶质细胞是神经胶质细胞的一种，存在于脑和脊髓中，等同于其他组织当中的巨噬细胞，约占大脑神经胶质细胞中 20%，是 CNS 的第一道也是最主要的免疫防线。在 CNS 中，促炎细胞因子刺激小胶质细胞产生 IL-1β，IL-1β 通过自分泌途径促进小胶质细胞增殖和活化，促进 IL-6、TNF-α 等细胞因子释放，诱导补体、趋化因子和黏附分子的产生，这些免疫因子反过来又激活小胶质细胞，使细胞因子不断增加。最终小胶质细胞产生神经元细胞毒性物质和氧化损伤作用，促使神经元变性坏死，最终导致患者神经认知功能发生改变。

然而相对于其他手术而言，胸科手术除了手术本身造成的机体炎症反应之外，还要承担单肺通气所产生的一系列氧化应激反应尤其是缺氧的情况下可加剧炎症释放，此外低脑氧饱和度可加剧中枢神经系统炎的释放[30]。这意味着胸科单肺通气可能会通过加剧全身炎症反应增加术后神经认知功能障碍发生的风险[31]。

四、临床相关因素对术后神经功能障碍的影响

临床相关因素对术后神经功能障碍的影响主要有以下几个方面：对术后神经功能障碍发生的关注度、术后并发症以及术后环境的影响。临床医生对于术后认知功能障碍关注度偏低，往往发生了严重精神障碍后才对患者关注，尤其

对于那些抑郁型的神经功能障碍患者往往被忽视,导致不能进行早期干预从而使病情加重。一项研究调查显示医生和护士对于抑郁性的谵妄患者,有多达75%的患者未能及时做出诊断[32]。相对于术后的早期发现,术前的预测也很重要,目前已经确定的与术后神经认知功能障碍有关的风险因素包括:年龄、痴呆、多合并疾病,精神障碍以及听觉和视觉障碍。这些预先存在的因素与术后神经功能障碍的发生有着密切的关系,而对于胸科肺叶切除的患者,年龄、吸烟、酒精依赖使他们更容易产生术后谵妄[33,34]。另外患者术后并发症如肺炎、气胸以及再插管等可增加术后谵妄的发生[35]。对于术后的患者应常规每天进行术后认知功能评分,以达到早期发现,早期干预的目的,从而减轻疾病的发生[36]。

五、预防策略

术中单肺通气与炎症反应,低氧血症等有着密切的关系,因此维持患者体内稳态的平衡是减少术后并发症的基石。麻醉医师在围手术期识别患者发生术后神经认知功能障碍的风险中扮演着重要的角色。一旦发现存在危险因素,就可以采取适当的措施预防其发生,例如可针对术中低氧血症、术后早期疼痛、烦躁等进行早期干预以减少风险。尤其是老年患者,动员其家属早期参与陪护,也能够减少术后谵妄的发生[26]。

利用药物预防及治疗术后神经认知功能障碍是目前主要的干预手段。近期一项关于老年非心脏手术患者术后给予小剂量氟哌啶醇(0.5mg 负荷量,随后以 0.1mg/h 维持12h)预防发生神经认知功能障碍的随机双盲对照试验的研究结果显示:试验组术后七天内谵妄的发生率为 15.3%,而安慰剂组为 23.2%,并且其术后出现谵妄的时间 [6.2d(95% CI 5.9 ~ 6.4) vs. 5.7d(95% CI 5.4 ~ 6.0);P = 0.021]以及 ICU 停留时间 [21.3h(95% CI 20.3 ~ 22.2) vs. 23.0h(95% CI 20.9 ~ 25.1);P = 0.024]都存在明显的差异。这项研究还强调了神经递质失衡在谵妄发生机制中的作用,并且推荐氟哌啶醇用于预防胸科高危患者术后神经认知功能障碍的发生[37]。右美托咪定是高选择性 α_2 肾上腺素能受体激动剂,除镇静作用外它还能够作用于中枢迷走神经背核,产生副交感作用,同时降低交感神经张力,减少缺血、缺氧等引发的炎症反应[38,39]。近期研究显示围手术期使用右美托咪定能够降低心脏手术患者术后谵妄发生率,并且能够提高术后 1 年的生存率[40]。一项国内研究发现气管插管后 10min 开始静脉输注右美托咪定 1μg/kg(右美托咪定浓度为 4μg/ml,输注时间 10min),随后以 0.5μg/(kg·h)持续输注至关胸,可抑制单肺通气过程中炎性反应和氧化应激反应,同时能减轻单肺通气时的肺损伤[41]。因此围手术期使用右美托咪定将能够使胸科患者受益。

六、结语

综上所述,单肺通气所产生的病理生理改变能够降低脑氧饱和度、触发全身炎症反应从而损害中枢神经系统,可对患者术后神经认知功能产生影响。就上述的研究结果而言,可以通过采取加强术后管理、术中脑氧饱和度监测、早期的药物干预等措施来预防和减少患者术后神经认知功能障碍的发生。然而单肺通气对术后神经功能障碍的影响机制尚不完全清楚,还需更多的研究来阐明。

(朱康生 李超 申军梅 贾慧群)

参 考 文 献

1. Barr J, Fraser GL, Puntillo K, et al. Clinical practice guidelines for the management of pain, agitation, and delirium in adult patients in the intensive care unit. Crit Care Med 2013; 41:263-306.

2. Moller JT, Cluitmans P, Rasmussen LS, et al. Long-term post-operative cognitive dysfunction in the elderly: ISPOCD1 study. Lancet, 1998; 351:857-861.

3. Shiono S, Masami A, Sato T. Postoperative complications in elderly patients after lung cancer surgery. ICVTS 2013; 16: 819-823.

4. Yirmiya R, Goshen I. Immune modulation of learning, memory, neural plasticity and neurogenesis. Brain Behav Immun 2011; 25:181-213.

5. Cibelli M, Fidalgo AR, Terrando N, et al. Role of interleukin-1beta in postoperative cognitive dysfunction. Ann Neurol 2010; 68:360-368.

6. Hemmerling TM, Bluteau MC, Kazan R, Bracco D. Significant decrease of cerebral oxygen saturation during single-lung ventilation measured using absolute oximetry. Br J Anaesth, 2008, 101:870-875.

7. Kazan R, Bracco D, Hemmerling TM. Reduced cerebral oxygen saturation measured by absolute cerebral oximetry during thoracic surgery correlates with postoperative complications. Br J Anaesth, 2009, 103:811-816.

8. Tang L, Kazan R, Hemmerling TM, et al. Reduced cerebral oxygen saturation during thoracic surgery predicts early postoperative cognitive dysfunction. Br J Anaesth, 2012, 108(4):623-629.

9. Bruells CS, Rossaint R. Physiology of gas exchange during anaesthesia. Eur J Anaesthesiol. 2011, 28(8):570-579.

10. Yin K, Gribbin E, Emanuel S, et al. Histochemical alterations in one lung ventilation. J Surg Res, 2007, 137(1): 16-20.

11. Fischer GW, Lin HM, Krol M, et al. Noninvasive cerebral oxygenation may predict outcome in patients undergoing

aortic arch surgery. J Thorac Cardiovasc Surg,2011,141：815-821.

12. Murkin JM,Adams SJ,Novick RJ,et al. Monitoring brain oxygen saturation during coronary bypass surgery：a random-ized,prospective study. Anesth Analg,2007,104：51-58.

13. Yamada N,Nagata H,Sato Y,et al. Effects of propofol or sevoflurane on cerebral regional oxygen saturation（rSO$_2$）during one-lung ventilation. 2008,Masui,57（11）：1388-1397.

14. Tobias JD,Johnson GA,Rehman S,et al. Cerebral oxygen-ation monitoring using near infrared spectroscopy during one-lung ventilation in adults. J Minim Access Surg,2008；4：104-107.

15. Kazan R,Bracco D,Hemmerling TH. Reduced cerebral oxygen saturation measured by absolute cerebral oximetry during thoracic surgery correlates with postoperative com-plications. Br J Anaesth 2009；103：811-816.

16. Newman MF,Kirchner JL,Phillips-Bute B,et al. Longitudi-nal assessment of neurocognitive function after coronary-ar-tery bypass surgery. N Engl J Med,2001,344（6）：395-402.

17. Casati A,Fanelli G,Pietropaoli P,et al. Continuous monito-ring of cerebral oxygen saturation in elderly patients under-going major abdominal surgery minimizes brain exposure to potential hypoxia. Anesth Analg,2005,101：740-747.

18. 彭志友,薛庆生,于布为. 胸科手术后认知功能障碍的危险因素分析. 临床麻醉学杂志,2011,5：

19. Cameron B,Landreth GE. Inflammation,microglia,and Alzheimer's disease.. Neurobiol Dis,2010,37（3）：503-509.

20. Yirmiya R,Goshen I. Immune modulation of learning,memory,neural plasticity and neurogenesis. Brain Behav Immun 2011；25：181-213.

21. Chen J,Buchanan JB,Sparkman NL,et al. Neuroinflamma-tion and disruption in working memory in aged mice after acute stimulation ofthe peripheral innate immune system. Brain Behav Immun,2008,22（3）：301-311.

22. Cibelli M,Fidalgo AR,Terrando N,et al. Role of interleu-kin-1betain postoperative cognitive dysfunction. Ann Neu-rol,2010,68（3）：360-368.

23. Cerejeira J,Nogueira V,Luis P,et al. The cholinergic sys-tem and inflammation：common pathways in delirium patho-physiology. JGS,2012,60：669-675.

24. Cerejeira J,Firmino H,Vaz-Serra A,et al. The neuroin-flammatory hypothesis of delirium. Acta Neuropathol,2010,119：737-754

25. Schilling T,Kozian A,Huth C,et al. The pulmonary im-mune effects of mechanical ventilation in patients undergo-ing thoracic surgery. Anesth Analg,2005,101：957-965.

26. Cerejeira J,Batista P,Nogueira V,et al. Low preoperative plasma cholinesterase activity as a risk marker of postoper-ative delirium in elderly patients. Age Ageing,2011,40：621-626.

27. Sugasawa Y,Yamaguchi K,Kumakura S,et al. The effect of one-lungventilation upon pulmonary inflammatory re-sponses during lung resection. J Anaesth,2011,25：170-177.

28. Kalb A,von Haefen C,Sifringer M,et al. Acetylcholinest-erase inhibitors reduce neuroinflammation and -degenera-tion in the cortex and hippocampus of a surgery stress rat model. PLoS One,2013,8：e62679.

29. Markar SR,Smith IA,Karthikesalingam A,et al. The clini-cal and economic costs of delirium after surgical resection for esophageal malignancy. Ann Surg,2013,258：77-81.

30. Dasgupta M,Dumbrell AC. Preoperative risk assessment for delirium after noncardiac surgery：a systematic review. J Am Geriatr Soc 2006；54：1578-1589.

31. Demeure MJ,Fain MJ. The elderly surgical patient and postoperative delirium. J Am Coll Surg,2006,203：752-757.

32. Ely W,Shintani A,Truman B,et al. Delirium as a predic-tor of mortality in mechanically ventilated patients in the intensive care unit. JAMA,2004,291：1753-1762.

33. Vasilevskis E,Morandi A,Boehm L,et al. Delirium and sedation recognition using validated instruments：reliability of bedside intensive care unit nursing assessments from 2007-2010. J Am Geriatr Soc,2011,59（Suppl 2）：S249-S255.

34. Wang W,Li HL,Wang DX,et al. Haloperidol prophylaxis decreases delirium incidence in elderly patients after non-cardiac surgery：a randomized controlled trial. Crit Care Med,2012,40：731-739.

35. Sanders RD,Xu J,Shu Y,et al. Dexmedetomidine attenu-ates isofluraneinduced neurocognitive impairment in neo-natal rats. Anesthesiology,2009,110：1077-1085

36. Taniguchi T,Kurita A,Kobayashi K,et al. Dose and time-related effects of dexmedetomidine on mortality and inflam-matory response to endotoxininduced shock in rats. J Anesth,2008,22：221-222.

37. Ji F,Li Z,Nguyen H,et al. Perioperative dexmedetomidine improves outcomes of cardiac surgery. Circulation,2013,127：1576-1584.

38. 张伟；张加强；孟凡民. 右美托咪定对单肺通气过程中炎性反应及氧化应激反应的影响. 临床麻醉学杂志,2013 年 03 期：229-231.

106 连续性血液净化在心脏停搏后综合征脑保护的新进展

心肺复苏术(cardiopulmonary resuscitation, CPR)自20世纪50年代产生以来，心搏骤停复苏率明显提高，但患者出院回归社会率仍在2%~22%的低水平状态。一项纳入大于140 000位院外心搏骤停患者的荟萃分析:院内救治生存率为23.8%，出院率则仅为7.6%。其原因主要包括复苏后心功能不全，中枢神经系统衰竭和多器官功能不全综合征，也统称复苏后综合征(post-resuscitation syndrome, PRS)。PRS是指心搏骤停患者进行 CPR 自主循环恢复(restoration of spontaneous circulation, ROSC)后，由于机体经历较长时间的完全缺血缺氧，而出现失控的全身炎症反应综合征(systemic inflammatory response syndrome, SIRS)，多种促炎/抗炎介质及细胞因子大量级联释放，导致 SIRS/代偿性抗炎症反应综合征(compensatory anti-inflammatory response syndrome, CARS)失衡，甚至发生多器官功能不全(multi-organ dysfunction syndrome, MODS)。文献统计 ROSC 患者中约80%昏迷时间超过1h，神经功能良好预后率为11%~48%，其余患者多死于住院期间或呈植物人状态。2009年一项多中心调查显示院外心搏骤停患者 ROSC 后，约半数患者伴有中重度神经功能障碍。因此，如何进一步提高复苏成功率，尤其是脑复苏成功率是现代医学研究重点之一。本文综述了连续性血液净化在心脏停搏后综合征脑保护作用。

一、心脏停搏后综合征发生机制

Adrie 等认为 PRS 可能与早期炎症平衡系统失调有关。其发生机制可能与以下因素密切相关:

(一) 炎症反应与心搏骤停综合征

目前研究认为 CPR 成功后机体反应类似炎症反应。心肺复苏后3h内血浆促炎因子水平显著上升，血中细胞因子 IL-6、IL-8、IL-10 和 TNF-α 水平明显升高。TNF-α 在 CPR 后出现的时间领先于 IL-6，提示 CPR 过程中 TNF-α 是作为炎症的启动因子，它不但可以自身激活，还能刺激 IL-6 的产生，引起连锁和放大效应，即瀑布效应。TNF-α 主要是活化的巨噬细胞产生，是天然免疫和特异性免疫的重要递质，可刺激 IL-1 合成;IL-1 主要有 IL-1α、IL-1β 两种形式，IL-1β 在补体系统的刺激下由单核细胞产生，其在循环中反映组织损伤;IL-1 可刺激其他致炎细胞因子合成，如 IL-6、IL-8 等;IL-8 由巨噬细胞、血管内皮细胞合成，是目前发现的最强的中性粒细胞趋化因子之一，参与免疫代谢和炎症急性期反应调节，过多分泌能引起正常组织细胞损害，被认为是主要导致中性粒细胞增多、中性粒细胞在肺内聚集、毛细血管渗漏等病理改变的原因;IL-10 可以由 T 辅助细胞 B 细胞及浆细胞产生，是一种重要的抗炎细胞因子，离体实验证明 IL-10 导致的 NO 释放增多可抑制单核细胞和中性粒细胞的黏附，同时又可抑制 TNF-α、IL-1 的促炎作用。另外，由于肠壁缺血再灌注损伤导致内毒素移位，CPR 成功后2d内，血浆内毒素水平明显升高，白细胞活化，细胞因子调节紊乱，最后刺激产生代偿炎性反应，若 SIRS 与 CARS 平衡被打破，最终导致 MODS。

James 等对猪心肺复苏后注射 TNF-α 阻滞剂，观察发现干预 TNF-α 可有效减轻再灌注损伤的急性炎症反应，提高复苏成功率。另有动物实验也支持在猪 CA 模型复苏 ROSC 后 15min TNF-α 较基础水平增高3倍，并与心功能受抑程度负相关。相应的临床试验研究发现心肺复苏成功后最终失败者血 TNF-α、IL-6 等炎性因子水平高于存活组。心肺复苏 ROSC 后早期监测患者促炎因子(TNF-α、IL-8、IL-β)异常增高可能预示 SIRS 的发生，同时提示，检测细胞因子，尽早判断复苏后 SIRS 的存在，选择合适时机纠正细胞因子失衡，可能是提高心肺复苏生存率新的治疗思路。

(二) 缺血再灌注损伤

心搏骤停后机体处于一个严重的全身缺血、缺氧状态，随着自主循环的建立就会出现再灌注损伤。在缺血再灌注过程中，氧自由基产生急剧增加，之后与生物膜磷脂中的多价不饱和脂肪酸作用形成一系列脂质过氧化物及其降解产物丙二醛(MDA)等，导致组织损伤。TNF-α、IL-6 参与了心肺复苏后再灌注损伤的发生发展过程，导致了机体的炎症反应:①通过使肌浆网 Ca^{2+}-ATP 酶活性下降影响细胞内钙的平衡，导致心肌兴奋收缩耦联障碍;②增加神经鞘氨醇，抑制心肌肌浆膜的 ryanodine 受体，减少钙介导的 Ca^{2+} 释放,抑制心肌收缩力。③增加一氧化氮合酶基因(iNOS)表达,使 NO 产生和释放增加,NO 刺激第二信使 cGMP 使钙敏感性下降,使心肌收缩功能下降。

(三) 氧摄取利用障碍

复苏后机体处于严重的应激状态,交感神经兴奋,分解代谢增强,增加了机体氧耗,同时由于机体微循环障碍和摄氧能力下降,导致组织严重缺氧。

(四) 细胞凋亡与心搏骤停后 MODS

新近研究表明:复苏后免疫炎性细胞凋亡与心搏骤停后 MODS 关系密切,并成为研究热点。内皮细胞凋亡直接导致早期血管内皮损伤,引起器官微血管损伤和中性粒细胞在实质器官的微血管床的积聚,从而导致 MODS。

综上所述,CPR 后氧自由基、乳酸、钙超载的代谢产物等介质,随血流到达组织器官,导致再灌注损伤,这些炎性细胞因子相互影响,形成网络关系,促发炎症反应的瀑布效应,进而介导循环障碍、体液、代谢失衡、呼吸衰竭、肾衰竭乃至发生 MODS,导致"复苏后综合征"的恶性循环。如何干预这些炎性介质和细胞因子的作用,减轻再灌注损伤的急性炎症反应,成为 CPR 复苏成功的重要措施。

二、心搏骤停后脑损伤的病理机制

(一) 原发性脑缺血缺氧的直接后果

心搏骤停后,脑血流中断,由于脑组织内糖原、氧和 ATP 的储备极少,完全阻断脑血流 10s 就耗尽残存于毛细血管内氧气,短时间内耗尽储备的糖原。直接导致:①能量生成减少脑内酸中毒,严重抑制脑细胞功能,造成神经系统功能紊乱;②细胞内外电解质异常,表现为细胞内钠、钙、氯等离子急剧升高,细胞外钾离子升高;③脑内游离脂肪酸蓄积;④兴奋性神经递质增加;⑤脑微循环障碍。缺血缺氧时间 2~4min 神经细胞内无氧代谢停止,无能量产生,脑细胞处于能量供不应求状态,4~5min 后脑细胞逐渐出现坏死,损伤处于不可逆状态。

(二) 再灌注损伤

1. 兴奋性氨基酸的毒性作用 兴奋性氨基酸(excitatory amino acids,EAA)包括谷氨酸、天冬氨酸、2-羧甲基-3-异丙烯基脯氨酸等,是中枢神经系统的主要兴奋性神经递质。大量谷氨酸激活代谢型谷氨酸受体,从而激活了与 Gq 蛋白相偶联的磷脂酰肌醇信号转导途径,最终导致细胞通透性发生改变,造成细胞毒性脑水肿,诱导细胞坏死和凋亡;EAA 通过激活 N-甲基-D 天冬氨酸(NMDA)受体介导 Ca^{2+} 大量内流,导致胞内 Ca^{2+} 超载,激发系列瀑布样病理生理过程,进一步导致神经元迟发性死亡。同时激活磷脂酶 A_2、环氧合酶产生氧自由基,产生过量的一氧化氮,与超氧阴离子形成过氧亚硝酸根离子和 OH^-,致使离子平衡紊乱,进一步导致神经元的迟发性死亡。

2. 钙离子超载 NMDA 受体对神经元产生兴奋性毒性,兴奋性毒性导致 Ca^{2+} 流入量增加,激活细胞内的细胞溶

解途径。Ca^{2+} 加重脑缺血/再灌注损伤的作用途径有:①细胞内外钙平衡紊乱,细胞外 Ca^{2+} 内流入细胞后聚集在线粒体内,引起线粒体膜损伤。Ca^{2+} 抑制 ATP 合成,生成能量障碍;②激活磷脂酶 A 和 C,促进膜磷脂分解,在膜磷脂分解过程中产生的游离脂肪酸、前列腺素、白三烯、溶血磷脂等,均对细胞产生毒害,导致脂质膜通透性增高,细胞肿胀;③Ca^{2+} 与钙调蛋白复合物导致 5-羟色胺及弹性蛋白酶释放,引起脑血管痉挛加重脑缺血。

3. 自由基对脑组织的损伤 自由基对脑组织的损伤主要发生在缺血/再灌注期,自由基在神经元的凋亡中起重要作用,其损伤机制主要包括:①改变血管的反应性,损伤血管内皮细胞,破坏血-脑屏障;②细胞膜、细胞器膜的不饱和脂肪酸发生脂质过氧化反应,磷脂被降解而变性失能。

4. 炎症反应 脑缺血/再灌注损伤伴随的局部过度炎性反应,是造成再灌注损伤主要原因之一,许多炎性细胞及炎性介质参与了炎性反应。炎性介质包括细胞因子、趋化因子和黏附分子(选择凝集素家族、免疫球蛋白家族、整合素家族)等。白介素 IL-1、IL-6 及 TNF-α 是体内最重要的细胞因子。TNF-α 和 IL-1β 促进炎性反应,激活内皮细胞产生多种组织因子、增加兴奋性氨基酸、一氧化氮、氧自由基的释放等参与脑缺血/再灌注损伤过程。IL-6 参与机体免疫应答和炎性反应,它的表达在脑组织损伤过程中发挥着双重作用,正常生理浓度或低水平表达的 IL-6 对神经元具有保护和促进修复的作用,IL-6 含量迅速增高则加剧神经元、胶质细胞及内皮细胞的损伤,其表达水平的高低失调与缺血性脑损伤密切相关,是缺血/再灌注损伤程度的一个重要指标。

三、心肺复苏后脑保护的治疗策略

2010 年美国心脏协会(American Heart Association, AHA)发表的心肺复苏与心血管急救指南指出复苏后最初治疗目的包括:进一步改善心肺功能和体循环灌注,特别是脑灌注及采取措施改善远期预后,尤其是神经系统功能的恢复。且尽早恢复或增加脑血流是脑功能保护的基本要求。目前关于脑保护治疗策略主要有低温治疗、加压再灌注、紧急心肺旁路、钙离子拮抗剂等。其中亚低温对心搏骤停患者脑保护的有效性已得到普遍肯定。

头部局部亚低温已被认为是治疗急性脑卒中新的辅助方法。该方法通过在头部或头部血管附近施以降温手段以达到颅内亚低温,操作简单、效果显著、无心律失常、凝血功能障碍、血压波动、冻伤等严重深低温引起的并发症,对脑有保护作用,实施越早,效果越好。

连续性血液净化因在短时间内有大量置换液进入体内,提示我们可以通过连续性血液净化达到快速血管内降温并维持亚低温目的。

四、连续性血液净化在心脏停搏后综合征脑保护治疗的意义

1977 年，Kramer 等首次将连续性动静脉血液滤过（continuous arteriovenous hemofiltration，CAVH）应用于临床，很大程度上克服了间歇性血液透析（intermittent hemodialysis，IHD）的缺点，并衍生出多种连续性血液净化技术。目前将这一技术统称为连续性肾脏替代治疗（continuous renal replacement therapy，CRRT）。近年，人们认识到 CRRT 技术通过对流和吸附原理能清除大量分子量小于 30KD 的中、小分子物质，包括炎症介质、细胞因子等，对 SIRS 等疾病的病理生理产生有益的影响，扩大了其临床应用范围。从最初为了救治急性肾衰竭扩展到 SIRS、MODS、急性呼吸窘迫综合征和急性坏死性胰腺炎等非肾脏危重病的救治，突破其仅用于肾脏替代性治疗的局限，向器官功能支持发展。由于 CRRT 治疗已用于非肾脏疾病，故称为连续性血液净化（continuous blood purification，CBP）更为确切。

（一）CBP 减轻炎症反应的程度

基于 PRS 存在全身反应，并直接影响 ROSC 患者预后，故针对 SIRS 的相关治疗手段被用于心肺脑复苏，如使用糖皮质激素、细胞因子拮抗剂、钙离子拮抗剂和自由基清除剂等。20 世纪，Bone 提出了 MODS 免疫功能失调（immunologcal dissonance）理论，认为在机体炎症反应过程中，始终存在促炎和抗炎两方面作用。现已知，持续存在高浓度促炎症介质与抗炎症介质水平与高病死率相关。针对炎症机制的"免疫调理"治疗在近十余年成为 MODS 研究的热点，但临床试验中无一获得满意疗效。分析 MODS 过程中各种炎症介质所发挥的作用远比我们目前了解的要复杂，免疫治疗不仅受药物使用时机、剂量以及创伤病理的严重程度和发展阶段的影响。而且也受患者体内的免疫状态影响。故采用单一途径的免疫调理很难实现，CBP 技术则是一大突破。CBP 通过对流和吸附作用，有效清除循环中分子量低于 30KD 溶质（其中包括大量的炎症介质），下调组织器官的炎症反应程度，保护器官功能，并促进其恢复。大量实验和临床研究证实血液滤过治疗能降低 MODS 高病死率和缺血再灌注损伤。其中，Ronco 提出"连续静脉-静脉血液滤过（CVVH）"对于体内过度产生失衡的"促炎介质"与"抗炎介质"的整体清除效应概念，认为"削峰填谷"式的血液净化治疗可以将血中多种过度表达的促炎与抗炎介质一并清除，使其减少或回归至基本接近正常的水平，从而有效地减轻机体炎性反应损伤。并证明 CBP 能部分清除 TNF-α 和 IL-6，减轻 SIRS 对全身脏器的损伤。

（二）CBP 有利于血流动力学稳定

自主循环恢复后，大部分患者会因早期心血管功能不稳定、血流动力学紊乱而死亡。因此，早期有效的复苏，补充血容量，稳定血压，改善微循环灌注，减轻内脏血管痉挛，才能减轻 PRS。动物实验研究结果显示血液滤过可改善血流动力学和氧合功能。临床研究表明，血液滤过后 4 ~ 6h 后，患者血压明显上升、多巴胺用量明显下降，提示 CBP 能改善其血流动力学。Grootendorst 和 Bellomo 等发现血液滤过能改善体外循环心脏手术与脓毒症动物的低血压，其机制与血液滤过通过对流与吸附清除，下调炎症反应有关。

（三）CBP 的亚低温作用

Karacan 研究提示结合早期静脉灌注冰盐水（CBP 开始之前）和后续 CBP 治疗，可以在 4h 左右将患者的中心体温降至 32 ~ 34℃ 目标值，其中 CBP 治疗准备时间约耗时 1.7h，33 个接受治疗的 CA 患者中 11 例（39%）神经功能恢复良好，除不需要特殊处理的心动过缓外无其他并发症。黄东健将 CBP 用于脑损伤犬的亚低温脑保护，血液滤过组犬肛温在 15 ~ 18min 后下降并维持在 29 ~ 32℃，而传统体表降温则需要 0.5 ~ 1h 才达到目标肛温。除血液滤过初始，血压下降外，1h 后两组血压无差异，2h 后血液滤过组平均动脉压高于传统降温组，且血滤组电解质、氧分压、外周血乳酸等指标均明显优于传统降温组，处死后测脑含水量亦低于对照组。凌斌等将 CBP 用于脑卒中患者的低温脑保护，以肛温 33℃ 为目标温度，采用 18 ~ 20℃ 置换液降温，结果降温速率和达标时间明显优于传统药物联合体表降温组降温速率和达标时间，且血滤组神经功能缺损评分均显著优于对照组。

五、结语

复苏后患者早期 CBP 除了有肾脏替代作用外，还对多脏器功能的恢复提供支持。CBP 最主要的优势在于高效清除炎性因子，通过对流和弥散清除血肌酐尿素电解质等小分子溶质，即对流和吸附清除 TNF-α、IL-6、IL-8 等心肌抑制因子等中大分子溶质，截断炎症介质的瀑布效应，减轻炎症因子损害脏器。其次，CBP 治疗能够稳定电解质、酸碱和细胞内外、血管内外渗透压的平衡，有效纠治患者内环境的紊乱；CBP 治疗还可实现容量调控，有利于血流动力学稳定，减轻后期脑组织水肿，并有助于实施亚低温治疗。可见，CBP 治疗有益于脑损伤后脑保护。但是目前科学研究局限于其对清除炎症因子或诱导低温等单方面的作用，因此，CBP 应用于临床还需更进一步的相关试验和研究。随着 CBP 对治疗心脏停搏后综合征研究的推广和深入，相信能找到心脏停搏后脑保护的最佳方案。

（魏大岫　吴黄辉　陈国忠）

参 考 文 献

1. Vaillancourt C, Lui A, De Maio V J, et al. Socioeconomic status influences bystander CPR and survival rates for out-of-hospital cardiac arrest victims. Resuscitation, 2008, 79 (3):417-423.

2. Byrne R, Constant O, Smyth Y, et al. Multiple source surveillance incidence and aetiology of out-of-hospital sudden

cardiac death in a rural population in the West of Ireland. European heart journal,2008,29(11):1418-1423.

3. Kayser R G,Ornato J P,Peberdy M A. Cardiac arrest in the Emergency Department:a report from the National Registry of Cardiopulmonary Resuscitation. Resuscitation, 2008, 78 (2):151-160.

4. Sasson C,Rogers M A M,Dahl J,et al. Predictors of survival from out-of-hospital cardiac arrest a systematic review and meta-analysis. Circulation:Cardiovascular Quality and Outcomes,2010,3(1):63-81.

5. 张新超. 心脏骤停后综合征. 中国心血管杂志,2010,15 (5):340-342.

6. Dimopoulou I,Orfanos S,Kotanidou A,et al. Plasma pro-and anti-inflammatory cytokine levels and outcome prediction in unselected critically ill patients. Cytokine, 2008, 41(3): 263-267.

7. Safar P,Behringer W,Böttiger B W,et al. Cerebral resuscitation potentials for cardiac arrest. Critical care medicine, 2002,30(4):S140-S144.

8. 秦克秀,王天辰,张泓. 亚低温技术在心脏骤停后综合征脑保护治疗中的应用. 中国医药科学,2013,3(8):52- 54.

9. Iwami T,Nichol G,Hiraide A,et al. Continuous improvements in "Chain of Survival" increased survival after out-of-hospital cardiac arrests a large-scale population-based study. Circulation,2009,119(5):728-734.

10. Jørgensen E O,Holm S. The natural course of neurological recovery following cardiopulmonary resuscitation. Resuscitation,1998,36(2):111-122.

11. Adrie C,Laurent I,Monchi M,et al. Postresuscitation disease after cardiac arrest:a sepsis-like syndrome. Current opinion in critical care,2004,10(3):208-212.

12. Adrie C,Adib-Conquy M,Laurent I,et al. Successful cardiopulmonary resuscitation after cardiac arrest as a "sepsis-like" syndrome. Circulation,2002,106(5):562-568.

13. Geppert A,Zorn G,Delle Karth G,et al. Soluble selections and the systemic inflammatory response syndrome after successful cardiopulmonary resuscitation. Critical care medicine,2000,28(7):2360-2365.

14. Schneider A,Albertsmeier M,Böttiger BW,et al. Post-resuscitation syndrome. Role of inflammation after cardiac arrest. Anaesthesist. 2012,61(5):424-436.

15. Qureshi A I. Serum inflammatory markers after post cardiac arrest resuscitation:Surrogate markers of efficacy,therapeutic targets, or innocent bystanders. Critical care medicine, 2008,36(9):2698-2699.

16. Adrie C,Adib-Conquy M,Laurent I,et al. Successful cardiopulmonary resuscitation after cardiac arrest as a "sep-

sis-like" syndrome. Circulation,2002,106(5):562-568.

17. 江慧琳,陈晓辉,张弋,等. 复苏后心功能不全与炎症因子关系的实验研究. 实用医学杂志,2005,21(11):1126- 1128.

18. Beckmann A,Benk C,Beyersdorf F,et al. Position article for the use of extracorporeal life support in adult patients. European Journal of Cardio-Thoracic Surgery, 2011, 40 (3):676-681.

19. Henrickson S E,von Andrian U H. Single-cell dynamics of T-cell priming. Current opinion in immunology, 2007, 19 (3):249-258.

20. Niemann J T,Youngquist S T,Shah A P,et al. TNF-α blockade improves early post-resuscitation survival and hemodynamics in a swine model of ischemic ventricular fibrillation. Resuscitation,2013,84(1):103-107.

21. Ito T,Saitoh D,Fukuzuka K,et al. Significance of elevated serum interleukin-8 in patients resuscitated after cardiopulmonary arrest. Resuscitation,2001,51(1):47-53.

22. Khabar K S A,Elbarbary M A,Khouqeer F,et al. Circulating endotoxin and cytokines after cardiopulmonary bypass: differential correlation with duration of bypass and systemic inflammatory response/multiple organ dysfunction syndromes. Clinical immunology and immunopathology,1997, 85(1):97-103.

23. Qureshi A I. Serum inflammatory markers after postcardiac arrest resuscitation:Surrogate markers of efficacy,therapeutic targets, or innocent bystanders*. Critical care medicine,2008,36(9):2698-2699.

24. Khabar K S A,Elbarbary M A,Khouqeer F,et al. Circulating endotoxin and cytokines after cardiopulmonary bypass: differential correlation with duration of bypass and systemic inflammatory response/multiple organ dysfunction syndromes. Clinical immunology and immunopathology,1997, 85(1):97-103.

25. Stangl V,Baumann G,Stangl K,et al. Negative inotropic mediators released from the heart after myocardial ischaemia-reperfusion. Cardiovascular research,2002,53(1):12- 30.

26. Crompton M. Mitochondrial intermembrane junctional complexes and their role in cell death. The Journal of physiology,2000,529(1):11-21.

27. Ayoub I M,Radhakrishnan J,Gazmuri R J. Targeting mitochondria for resuscitation from cardiac arrest. Critical care medicine,2008,36(11 Suppl):S440.

28. Jean W C,Spellman S R,Nussbaum E S,et al. Reperfusion injury after focal cerebral ischemia:the role of inflammation and the therapeutic horizon. Neurosurgery, 1998, 43 (6):1382-1396.

29. 王一镜,沈洪.心肺脑复苏.第2版.上海科学技术出版社,2007:29-31.

30. 边革元,郝江.脑复苏治疗进展.中国康复理论与实践,2005,11(12):1009-1010.

31. Crack P J,Taylor J M. Reactive oxygen species and the modulation of stroke. Free Radical Biology and Medicine,2005,38(11):1433-1444.

32. Kimura H,Gules I,Meguro T,et al. Cytotoxicity of cytokines in cerebral microvascular endothelial cell. Brain research,2003,990(1):148-156.

33. Crack P J,Taylor J M. Reactive oxygen species and the modulation of stroke. Free Radical Biology and Medicine,2005,38(11):1433-1444.

34. Aarts M M,Tymianski M. Molecular mechanisms underlying specificity of excitotoxic signaling in neurons. Current molecular medicine,2004,4(2):137-147.

35. Akins P T,Atkinson R P. Glutamate AMPA receptor antagonist treatment for ischaemic stroke. Current Medical Research and Opinion,2002,18(S2):s9-s13.

36. Kiewert C,Hartmann J,Stoll J,et al. NGP1-01 is a brain-permeable dual blocker of neuronal voltage-and ligand-operated calcium channels. Neurochemical research,2006,31(3):395-399.

37. Matsuda T,Arakawa N,Takuma K,et al. SEA0400,a novel and selective inhibitor of the Na^+-Ca^{2+} exchanger,attenuates reperfusion injury in the in vitro and in vivo cerebral ischemic models. Journal of Pharmacology and Experimental Therapeutics,2001,298(1):249-256.

38. Nakka V P,Gusain A,Mehta S L,et al. Molecular mechanisms of apoptosis in cerebral ischemia:multiple neuroprotective opportunities. Molecular neurobiology,2008,37(1):7-38.

39. 刘秀平,许栋明,王文,等.炎症反应影响脑缺血再灌注损伤的研究进展.中国康复理论与实践,2009,15(11):1041-1043.

40. Wang Z,Tang L,Yan H,et al. Effects of huperzine A on memory deficits and neurotrophic factors production after transient cerebral ischemia and reperfusion in mice. Pharmacology Biochemistry and Behavior,2006,83(4):603-611.

41. Zhu Y,Saito K,Murakami Y,et al. Early increase in mRNA levels of pro-inflammatory cytokines and their interactions in the mouse hippocampus after transient global ischemia. Neuroscience letters,2006,393(2):122-126.

42. Clark W M,Rinker L G,Lessov N S,et al. Lack of interleukin-6 expression is not protective against focal central nervous system ischemia. Stroke,2000,31(7):1715-1720.

43. Travers A H,Rea T D,Bobrow B J,et al. Part 4:CPR overview 2010 American Heart Association guidelines for cardiopulmonary resuscitation and emergency cardiovascular care. Circulation,2010,122(18 suppl 3):S676-S684.

44. Berg R A,Hemphill R,Abella B S,et al. Part 5:Adult Basic Life Support 2010 American Heart Association Guidelines for Cardiopulmonary Resuscitation and Emergency Cardiovascular Care. Circulation,2010,122(18 suppl 3):S685-S705.

45. Peberdy M A,Callaway C W,Neumar R W,et al. Part 9:Post-Cardiac Arrest Care 2010 American Heart Association Guidelines for Cardiopulmonary Resuscitation and Emergency Cardiovascular Care. Circulation,2010,122(18 suppl 3):S768-S786.

46. Field J M,Hazinski M F,Sayre M R,et al. Part 1:executive summary 2010 American heart association guidelines for cardiopulmonary resuscitation and emergency cardiovascular care. Circulation,2010,122(18 suppl 3):S640-S656.

47. 刘旺兴,刘艳.连续性肾脏替代治疗低温与常温置换液使用的比较.当代护士,2004,11:001.

48. Kramer P,Wigger W,Rieger J,et al. Arteriovenous haemofiltration:a new and simple method for treatment of overhydrated patients resistant to diuretics. Klinische Wochenschrift,1977,55(22):1121-1122.

49. Canaud B,Garred L J,Christol J P,et al. Pump assisted continuous venovenous hemofiltration for treating acute uremia. Kidney international. Supplement,1988,24:S154-156.

50. Page B,Vieillard-Baron A,Chergui K,et al. Early veno-venous haemodiafiltration for sepsis-related multiple organ failure. Critical care,2005,9(6):R755.

51. Piccinni P,Dan M,Barbacini S,et al. Early isovolaemic haemofiltration in oliguric patients with septic shock. Intensive care medicine,2006,32(1):80-86.

52. Ronco C. Recent evolution of renal replacement therapy in the critically ill patient. Critical Care,2006,10(1):123.

53. 刘大为.危重病医学.北京:中国协和医科大学出版社,2000:30.

54. Bone R C. Toward an epidemiology and natural history of SIRS(systemic inflammatory response syndrome). the journal of the American Medical Association,1992,268(24):3452-3455.

55. Joannidis M. Continuous renal replacement therapy in sepsis and multisystem organ failure. Semin Dial,2009,22(2):160-164.

56. Jean W C,Spellman S R,Nussbaum E S,et al. Reperfusion injury after focal cerebral ischemia:the role of inflammation and the therapeutic horizon. Neurosurgery,1998,43

(6):1382-1396.

57. Mu T S, Palmer E G, Batts S G, et al. Continuous renal replacement therapy to reduce inflammation in a piglet hemorrhage-reperfusion extracorporeal membrane oxygenation model. Pediatric research, 2012, 72(3):249-255.

58. Ronco C, Bellomo R, Homel P, et al. Effects of different doses in continuous veno-venous haemofiltration on outcomes of acute renal failure: a prospective randomised trial. The Lancet, 2000, 356(9223):26-30.

59. Yekebas E F, Strate T, Zolmajd S, et al. Impact of different modalities of continuous venovenous hemofiltration on sepsis-induced alterations in experimental pancreatitis. Kidney international, 2002, 62(5):1806-1818.

60. MIYAMA T S, Itamoto K, Yoshioka C, et al. Evaluation of the hemodynamic impact of continuous renal replacement therapy in healthy dogs. Journal of veterinary medical science, 2010, 72(4):493-497.

61. 黄东健, 徐如祥, 瞿文军, 等. 高容量血液滤过对复苏后综合征的疗效观察. 实用医学杂志, 2004, 20(10):1093-1095.

62. Bellomo R, Kellum J A, Gandhi C R, et al. The effect of intensive plasma water exchange by hemofiltration on hemodynamics and soluble mediators in canine endotoxemia. American journal of respiratory and critical care medicine, 2000, 161(5):1429-1436.

63. Grootendorst A F, van Bommel E F H, van Leengoed L A M G, et al. High volume hemofiltration improves hemodynamics and survival of pigs exposed to gut ischemia and reperfusion. Shock, 1994, 2(1):72.

64. 黄东健, 徐如祥, 瞿文军, 等. 血液滤过用于亚低温治疗脑损伤的动物实验. 中华神经医学杂志, 2005, 4(8):790-793.

65. 凌斌, 孙洁, 白毅民, 等. 血液滤过亚低温治疗急性脑卒中新方法探讨. 临床荟萃, 2003, 18(13):725-728.

66. Karnad V, Thakar B. Continuous renal replacement therapy may aid recovery after cardiac arrest. Resuscitation, 2006, 68(3):417-419.

67. 康红军, 赵妍, 胡新, 等. HELLP 综合征剖宫产术后发生心肺复苏后综合征一例分析——兼论复苏后综合征的临床思维. 临床误诊误治, 2013, 26(1):14-17.

107 危重病应激性代谢的研究进展

近年来，研究者对危重病时机体代谢反应的认识与理解发生重大变化。危重病时的应激性代谢，既有助于患者尽快恢复内环境稳态，也可能加剧机体后续损伤。为进一步阐明应激性代谢在危重病中的作用，本文对当前应激性代谢的病理生理机制，其在危重病中的作用及对临床治疗的影响予以综述。

一、应激性代谢的病理生理机制

（一）神经内分泌反应

应激性代谢反应涉及神经内分泌、炎症及免疫系统。神经内分泌反应由下丘脑附近的室旁核及蓝斑触发，随后激活交感神经系统、下丘脑-垂体轴，触发后续炎症、免疫及行为改变。多种应激原均可被感知并放大，创伤引起外周组织受损可刺激传入神经，低氧或高碳酸血症可兴奋化学感受器，低血容量可兴奋压力感受器，炎症介质则促使脑小胶质细胞活化。下丘脑-垂体轴的激活可促使腺垂体分泌促肾上腺皮质激素、促甲状腺激素、生长激素、卵泡刺激素和黄体生成素[1]。

脂肪组织和胃肠道来源的激素也参与应激性代谢。瘦素、抵抗素、脂连素等脂肪因子与脓毒症相关的代谢改变关系密切。Marques 等认为危重病时外周循环脑肠肽水平降低，而 YY 肽和胆囊收缩素水平则增加。上述胃肠道来源激素的变化，是危重病时代谢性应激的基本特征[2]。

肿瘤坏死因子、IL-1 和 IL-2 在脓毒症相关代谢改变中发挥重要作用。除引起脓毒症典型临床症状（发热、嗜睡）外，上述细胞因子还可致患者体重减轻，蛋白质及脂肪分解增强[3]。急性炎症、缺血-再灌注、缺氧、氧中毒等通过 ROS 生成增多或消耗抗氧化成分储备，进一步恶化氧化应激反应，并增强炎性反应，进一步增加 ROS 水平，形成恶性循环[4]。氧化应激可发生于休克、心搏骤停或急性呼吸窘迫综合征，其疾病严重程度与氧化应激存在一定关系[5]。

（二）胰岛素抵抗

失控的分解代谢及持续进展的合成代谢信号抵抗，是危重病时应激性代谢的主要特征之一。机体在应激环境下无法利用其他能量底物时，胰岛素抵抗成为一种适应性反应机制，无法抑制肝脏生成葡萄糖[6]。胰岛素抵抗与危重病疾病严重程度相关。有研究表明，胰岛素抵抗源于骨骼肌及脂肪组织胰岛素受体信号通路及胰岛素转运体-4（GLUT-4）的下调缺陷。尽管胰岛素介导的葡萄糖摄取减少，但危重病患者早期葡萄糖摄取量增加，这主要由细胞因子介导葡萄糖转运体-1（GLUT-1）上调所致。肥胖患者的增加，代谢类型和营养支持方法的多样化，使危重病时代谢反应复杂性化，并可能触发或改变应激性代谢反应[7]。

二、应激性代谢的临床特点

危重病时应激性代谢涉及多个方面，可引起患者代谢率改变，出现应激性高血糖、肌肉萎缩甚至行为改变等。本部分将对危重病时应激性代谢所涉及的能量消耗状态、能量底物利用及葡萄糖、蛋白质及脂肪利用的变化予以综述。

（一）能量消耗

创伤后早期的机体能量消耗通常较创伤发生前少，在创伤后期才显著增加并高于创伤发生前。在危重疾病慢性反应期，能量消耗无明显变化。换言之，危重病患者的实际能量消耗难以被准确预测[8]。此外，能量消耗不仅受生理功能紊乱影响，如发热、低体温、心率改变、寒战及兴奋，且受临床干预及治疗方法的影响，如镇静药、非选择性 β-受体阻滞剂、降温治疗等[9]。因此，间接测热法对能量消耗的测量，不能被化学反应式计算法取代。然而，精确计算能量消耗并用以指导临床热量供给是否合理，仍有待于进一步研究[10]。

（二）能量底物的使用

机体应激的一般特征是，无法准确调控能量底物的使用。能量底物的合理利用较大程度上依赖食物构成及距离最后一次进食的时间。危重病时机体常将内源性底物作为能量底物，对各类营养素的代谢也发生改变，见诸于消化吸收、细胞内代谢及底物氧化等过程。一般而言，危重病早期机体更依赖于碳水化合物氧化产生能量。随着葡萄糖的利用减少，脂肪利用逐渐增加，肌肉及内脏器官的蛋白质消耗增多[11]。即使能量重新平衡并促进肝脏蛋白质合成增加，仍不可避免导致负氮平衡。肌肉可在肝脏合成蛋白质的同时消耗氨基酸，该过程常难通过补充蛋白质或抑制脂肪酸氧化予以纠正。增加氨基酸摄入的同时维持能量负荷不变，或改变氨基酸供给比例，机体仍可出现必需氨基酸缺乏。

1. 葡萄糖　危重病时机体优先将葡萄糖作为能量底物，其可通过无氧糖酵解产生两分子 ATP，在线粒体充足时可通过三羧酸循环额外产生 36 分子 ATP。碳水化合物代谢包括肝糖原储备快速降解，肝脏、肾脏及肠道的乳酸、甘油、丙氨酸分解产生内源性葡萄糖。随着葡萄糖逆向生成增加，血糖水平升高，导致应激性高血糖。消化吸收过程中碳水化合物可发生改变，长链多聚糖在被摄取后即被淀粉酶分解为寡聚糖（3 ~ 10 肽），后者又可被肠道刷状缘酶进一步分解[12]。

应激性高血糖的机制复杂，涉及多种调节激素，如儿茶酚胺类、生长激素、皮质醇和细胞因子，促进肝脏葡萄糖生成过多（来自糖异生和肝糖原分解）及胰岛素抵抗。糖异生产生的葡萄糖，在应激性高血糖中发挥重要作用。多项研究证实，危重病患者入院时血糖水平与预后存在 U 形关系，即过低或过高的血糖水平均提示患者预后差[13]。血糖水平在 5.5 ~ 6.1mmol/L 时患者死亡率最低。

2. 乳酸　乳酸代谢改变是应激性代谢反应的特征之一。当乳酸作为生理性底物时，其由糖酵解过程中的丙酮酸还原产生。乳酸的生成和消耗处于动态平衡，每日生成 1200 ~ 1500mmol 时机体乳酸水平稳定于 0.8 ~ 1.2mmol/L。机体多数器官可同时分泌和摄取乳酸，乳酸净含量取决于其分泌与摄取的差值，并根据器官能量状态而不同。在稳定状态时，脑、肌肉及消化道均可生成乳酸，其中 70% 经由肝脏清除[14]。

乳酸尽管并非必需的能量底物，但紧急情况下其对器官和组织是一种有用底物，尤其可为心脏和脑提供能量。静息条件下，心脏消耗的 60% ~ 90% 能量来自脂肪酸 β 氧化。发生心肌缺血时，心肌氧耗增加而氧供减少，其代谢方式变为优先利用碳水化合物氧化产生 ATP。Levy 等研究则发现，感染性休克或失血性休克时乳酸可作为心肌的能量底物[15]。

3. 脂质　脂质转化为 ATP 需要大量氧分子及充足的功能性线粒体，故其在危重病早期较少作为能量底物。因此，营养液中不恰当地增加脂质比例并不能提高脂质氧化率。此外，危重病时脂肪组织的内源性甘油三酯、乳糜微粒释放的外源性甘油三酯或其他脂蛋白迅速水解生成的游离脂肪酸和甘油分泌入血[16]。脂质分解的增加，不能被碳水化合物及外源性脂质输注所抑制。随后，外周组织游离脂肪酸氧化增加，在肝脏则可转化为酮体或重新酯化生成甘油三酯分泌入血合成极低密度脂蛋白。尽管脂质完全氧化在线粒体功能完全的组织中才能实现，但脂质整体代谢水平仍增加。

4. 蛋白质　危重病时机体受多种激素和炎症介质影响，蛋白质分解速度增加，甚至超过其合成速度。多数细胞内蛋白质可通过泛素-蛋白酶体途径降解。蛋白质裂解后转运入蛋白酶体并进一步裂解成肽。应激性代谢的反应特征是泛素-蛋白酶体途径过度激活，大量蛋白质降解并出现肌肉萎缩[17]。蛋白质降解生成的氨基酸或被生糖器官重新利用（主要为丙氨酸或谷氨酰胺），或被氧化生成尿素、铵等代谢废物。长期入住 ICU 的危重病患者，其肌肉组织被大量消耗导致肌肉萎缩，出现虚弱无力等症状，并可持续至出院后数周或数月。Herridge 等发现，ARDS 患者在转出 ICU 后可发生肌肉萎缩及虚弱无力达 5 年。接受长时间机械通气的患者最常发生肌肉形态改变和功能丧失，虚弱无力，容易疲乏[18]。

（三）身体改变

代谢性应激通过多种机制引起危重病患者发生系统性改变，包括无脂体重减轻，脂肪组织相对过多，体细胞质量减轻，细胞外液量增加。近来研究发现，危重病后脂肪组织形态及功能也可发生改变，表现为脂肪总量恒定而小脂肪细胞数量增加，巨噬细胞吞噬脂肪细胞数量增加等[19]。此外，患者病愈后长期心理及行为发生改变，如厌食等[20]。

三、临床治疗进展

患者持续禁食或营养不足，可显著增加危重病患者并发症发生率及死亡率。是否改变营养药配方或比例，如侧链氨基酸、L-精氨酸、谷氨酰胺或抗氧化剂，目前尚存在争议。需注意的是，任何单一营养素的改变均可导致整体饮食失衡[21]。

除予以适当营养外，建议用于应激性代谢治疗的措施包括：激素冲击治疗（包括胰岛素）、尽量减少加剧代谢紊乱的治疗措施。有研究表明，危重病患者补充生长激素或甲状腺激素可增加其蛋白质合成，减少蛋白质降解，却可能因潜在副作用增加患者死亡率。强化胰岛素治疗有助于控制患者血糖，对改善患者预后有一定价值，但应加强监测以避免低血糖的发生。早期活动和避免长时间镇静也是减少蛋白质分解代谢的有效措施。其他干预措施包括提高周围环境温度，给予 β-受体阻滞剂减轻交感神经过度兴奋、减轻炎症反应、蛋白质分解，提高热伤及脓毒症患者的肌肉与器官功能[22]。

机体氧化应激反应程度与患者预后相关。因此，危重病患者最具潜在疗效的方法是胃肠内或胃肠外途径给予抗氧化剂。遗憾的是，现有研究结果仍无明确答案。2013年，Heyland 等在 N Eng J Med 发表 REDOXs 试验结果。该研究发现，联合使用谷氨酰胺及抗氧化剂并不影响危重病患者死亡率[23]。该研究的失败可能与危重病时机体代谢反应调节的复杂性有关。危重病患者应激时产生的代谢反应也可因疾病类型不同而有所差异。因此，个体化的干预措施将有助于评估患者代谢反应。

四、结论

危重病时应激性代谢反应由多重病理生理机制所致，可引起多器官与组织的功能改变。持续恰当的密切监护，对患者代谢变化予以连续监测，将有助于改善患者预后。此外，进一步加深对危重病时应激性代谢的研究，也将有助于进一步揭示其机制，并为临床治疗提供新的思路。

（张清荣 薄禄龙 李金宝 邓小明）

参 考 文 献

1. Boonen E, Vervenne H, Meersseman P, et al. Reduced cortisol metabolism during critical illness. N Engl J Med, 2013, 368: 1477-1488.

2. Marques MB, Langouche L. Endocrine, metabolic, and morphologic alterations of adipose tissue during critical illness. Crit Care Med, 2013, 41: 317-325.

3. Losser MR, Damoisel C, Payen D. Bench-to-bedside review: Glucose and stress conditions in the intensive care unit. Crit Care, 2010, 14: 231.

4. Preiser JC. Oxidative stress. J Parenter Enteral Nutr, 2012, 36: 147-154.

5. Huet O, Dupic L, Batteux F, et al. Postresuscitation syndrome: potential role of hydroxyl radical-induced endothelial cell damage. Crit Care Med, 2011, 39: 1712-1720.

6. Lena D, Kalfon P, Preiser JC, et al. Glycemic control in the intensive care unit and during the postoperative period. Anesthesiology, 2011, 114: 438-444.

7. Marik PE, Bellomo R. Stress hyperglycemia: an essential survival response! Crit Care Med, 2013, 41: e93-94.

8. Fraipont V, Preiser JC. Energy estimation and measurement in critically ill patients. JPEN J Parenter Enteral Nutr, 2013, 37: 705-713.

9. Heidegger CP, Berger MM, Graf S, et al. Optimisation of energy provision with supplemental parenteral nutrition in critically ill patients: a randomised controlled clinical trial. Lancet, 2013, 381: 385-393.

10. Casaer MP, Mesotten D, Hermans G, et al. Early versus late parenteral nutrition in critically ill adults. N Engl J Med, 2011, 365: 506-517.

11. Tappy L, Schwarz JM, Schneiter P, et al. Effects of isoenergetic glucose-based or lipid-based parenteral nutrition on glucose metabolism, de novo lipogenesis, and respiratory gas exchanges in critically ill patients. Crit Care Med, 1998, 26: 860-867.

12. Burgstad CM, Besanko LK, Deane AM, et al. Sucrose malabsorption and impaired mucosal integrity in enterally fed critically ill patients: a prospective cohort observational study. Crit Care Med, 2013, 41: 1221-1228.

13. Krinsley JS, Egi M, Kiss A, et al. Diabetic status and the relation of the three domains of glycemic control to mortality in critically ill patients: an international multicenter cohort study. Crit Care, 2013, 17: R37.

14. Ichai C, Armando G, Orban JC, et al. Sodium lactate versus mannitol in the treatment of intracranial hypertensive episodes in severe traumatic brain-injured patients. Intensive Care Med, 2009, 35: 471-479.

15. Levy B, Gibot S, Franck P, et al. Relation between muscle Na$^+$K$^+$ ATPase activity and raised lactate concentrations in septic shock: a prospective study. Lancet, 2005, 365: 871-875.

16. Donatelli F, Corbella D, Di Nicola M, et al. Preoperative insulin resistance and the impact of feeding on postoperative protein balance: a stable isotope study. J Clin Endocrinol Metab, 2011, 96: E1789-1797.

17. Czapran A, Headdon W, Deane AM, et al. International observational study of nutritional support in mechanically ventilated patients following burn injury. Burns, 2014, S0305-4179(14)00308-8.

18. Herridge MS, Tansey CM, Matte A, et al. Functional disability 5 years after acute respiratory distress syndrome. N Engl J Med, 2011, 364: 1293-1304.

19. Langouche L, Perre SV, Thiessen S, et al. Alterations in adipose tissue during critical illness: An adaptive and protective response? Am J Respir Crit Care Med, 2010, 182: 507-516.

20. Hill NE, Murphy KG, Singer M. Ghrelin, appetite and critical illness. Curr Opin Crit Care, 2012, 18: 199-205.

21. Biolo G, De Cicco M, Lorenzon S, et al. Treating hyperglycemia improves skeletal muscle protein metabolism in cancer patients after major surgery. Crit Care Med, 2008, 36: 1768-1775.

22. Ichai C, Preiser JC, Societe Francaise dA-R, et al. International recommendations for glucose control in adult non diabetic critically ill patients. Crit Care, 2010, 14: R166.

23. Heyland D, Muscedere J, Wischmeyer PE, et al. A randomized trial of glutamine and antioxidants in critically ill patients. N Engl J Med, 2013, 368: 1489-1497.

108 心脏手术相关急性肾脏损伤的研究进展

心脏手术相关急性肾脏损伤(cardiac surgery-associated acute kidney injury,CSA-AKI)以心脏手术后肾脏功能急剧恶化为特征,表现为肾小球滤过率降低,文献中报道的CSA-AKI发生率是0.3%~29.7%。需要透析治疗的AKI在心脏手术患者中发生率为在1.2%~3.0%,并且与患者的死亡率独立相关。资料显示,即使心脏手术后血清肌酐水平的轻微升高(0.3~0.5mg/dl)也伴有手术后30d死亡率近3倍的增加,而血清肌酐水平更大程度的升高(>0.5mg/dl)则伴有30d死亡率18倍的增加。心内直视手术后的总死亡率为1%~8%,CSA-AKI的患者死亡率增加4倍,并且患者的医疗资源利用明显增多。需要肾脏替换治疗患者的住院时间明显延长,死亡率明显增高,达63%。另外,CSA-AKI患者的感染并发症明显增加,而且体外循环心脏手术是重症监护室内AKI发生的第2个最常见原因。在这篇综述中,笔者重点阐述了CSA-AKI的发病机制、风险预测、利用生物标志物的早期识别和有前景的肾脏保护干预策略。

一、CSA-AKI 的定义

AKI曾经采用过不同的定义。2004年急性透析治疗质量指导组(Acute Dialysis Quality Initiative Group)制定了公认的风险-损伤-衰竭-丧失-终末期肾脏疾病(RIFLE)分期标准来定义AKI,以解决AKI的早期发现和严重程度分级问题。RIFLE分期标准已经得到临床研究的验证,成为AKI严重程度和进展诊断以及监测的有用工具。随后,急性肾脏损伤网络(Acute Kidney Injury Network,AKIN)对RIFLE分期标准进行了修订。AKIN分期标准的1期范围扩大至包括血清肌酐较基础值至少增高0.3mg/dl的患者。越来越多的证据表明,即使血清肌酐轻微升高也与患者的不良临床转归有关,而RIFLE分期标准则需要血清肌酐升高超过基础值的50%才被归为风险期(图108-1)。

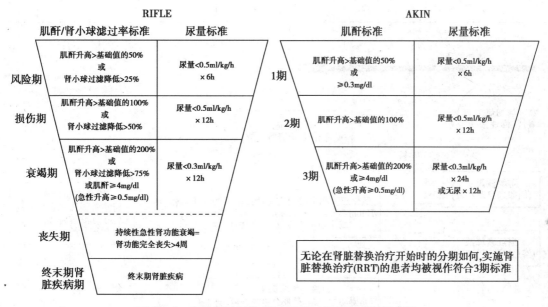

图108-1 急性肾脏损伤 RIFLE 和 AKIN 标准的示意图

AKIN 分期标准把 48h 作为诊断时间窗,RIFLE 标准的时间窗则为 7d。资料表明,当AKIN标准用于因维持液体平衡而未纠正血清肌酐水平的心脏手术患者时,则有可能导致 AKI 的假阴性诊断。权衡两种 AKI 分期标准的局限性,RIFLE 标准被推荐应用于心脏手术患者。然而,两种定义均有局限性,因为它们均是依赖于血清肌酐,而血清肌酐并非 AKI 的理想生物标志物。血清肌酐可受肾小球滤过率和其他因素的影响,例如年龄、性别、种族、体型、饮食、药物和实验室检查方法。而且,两种定义均不能反映肾脏损伤的病因(例如肾小管或肾小球损伤)。图108-1 列出了两种分期诊断标准。

二、CSA-AKI 后的长期结果

现有的资料表明,CSA-AKI 可能是患者长期预后不良的有力预测因子,包括慢性肾脏功能不全和长期死亡率。根据 Hobson 等的数据,心脏手术后需要透析治疗的患者出院时,45% 为透析治疗依赖,33% 部分肾脏功能恢复,仅有 21% 为肾脏功能完全恢复。对 2973 例患者的回顾性研究发现,与心脏手术后未发生 AKI 的患者相比,发生 AKI 患者手术后 1 年的死亡率明显增加(5% 和 11%),并且手术后 10 年的死亡率亦具有相似的差异(37% 和 56%)。根据 RIFLE 分期标准,心脏手术后不同分期 AKI 患者的 10 年生存率如下:风险期 51%,损伤期 42% 和衰竭期 26%。

对于心脏手术患者,AKI 后肾脏功能早期恢复伴有长期生存率改善。血清肌酐峰值后 24h 内的降低百分比是与长期死亡率相关性最强的肾脏功能恢复参数,血清肌酐降低比例最大的患者,长期死亡率最低。

三、CSA-AKI 的发病机制

关于心脏手术后 AKI 的病理生理学和治疗已经制定了国际专家共识声明。CSA-AKI 的病理生理学特征非常复杂且是多因素的,包括外源性和内源性毒素、代谢性因素、缺血/再灌注损伤、微血管栓塞、神经激素启动、炎症、氧化应激和血流动力学因素(表 108-1)。这些损伤机制在不同时期可表现出不同的强度,它们相互关联并可能存在相互协同作用(图 108-2)。

表 108-1 CSA-AKI 的病理生理学因素

手术前	手术中	手术后
肾前性氮质血症	肾脏灌注减少	全身炎症反应综合征
左心室功能受损	低血压	低心排出量
近期过度利尿	麻醉效应	容量不足
肾毒素	自身调节功能受损	脓毒症
静脉造影	糖尿病	
其他药物	血管疾病	
肾脏血管疾病	肾毒素	
	游离铁和游离血红蛋白	
	全身炎症反应综合征	
	栓子	
	血液稀释	

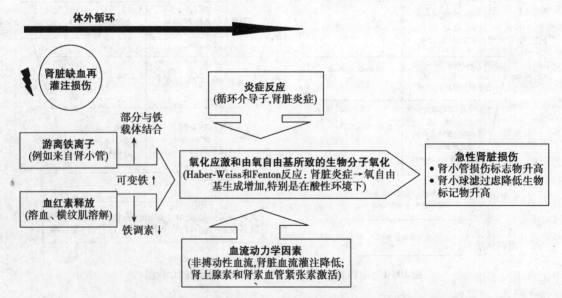

图 108-2 体外循环中缺血再灌注损伤、活性氧、非结合铁和铁代谢调节子在急性肾脏损伤中的作用

一些肾脏毒性药物可能与 CSA-AKI 有关。最近研究显示,手术前 5 天内心脏导管检查伴有 AKI 风险增加约 2 倍;手术前应用非甾类抗炎药可损伤肾脏血流量的自身调节功能。

体外循环通过启动全身炎症反应、改变肾脏局部血流量和血管紧张度以及产生微栓子等机制促进 CSA-AKI 的发生。体外循环相关全身炎症反应主要是由血液与体外循环管路人工材料表面的直接接触所诱发。体外循环通过改变血管紧张度和降低肾脏实质氧张力使肾脏有效灌注压降低高达 30%,从而导致肾脏缺血/再灌注损伤。体外循环时可形成由纤维蛋白、血小板凝集、细胞碎片、脂肪和空气构成的微栓子。体外循环系统能过滤直径大于 40μm 的栓子,但不能被有效过滤的较小栓子则可直接损伤肾脏毛细血管。体外循环期间溶血和游离血红蛋白释放是公认的肾脏毒性机制。游离红细胞成分增加和清除它们的转铁蛋白、触珠蛋白耗竭可导致全身血管阻力增加、凝血活性改变、血小板功能障碍、肾小管损伤和死亡率升高等各种严重的不良后果。

四、CSA-AKI 风险患者的识别和预测

目前已经明确数个 CSA-AKI 独立危险因素,包括女性、手术前心功能(心源性休克、NYHA 分级 IV 级、左室射血分数降低、充血性心功能衰竭)、手术前应用主动脉内球囊反搏、糖尿病、外周血管疾病、慢性阻塞性肺疾病、急症手术、再次干预治疗、手术中应用抑肽酶和手术前肾脏功能损伤(肾小球滤过率估算值<60ml/min、肌酐>2.1mg/dl),其中手术前肾脏功能损伤是 CSA-AKI 最明显的预测因素。其他因素是与心脏手术有关,例如主动脉阻断时间、体外循环时间和非体外循环冠脉搭桥手术(CABG)等。一项多中心观察性研究表明,手术前应用利尿剂是心脏手术后需要透析治疗的独立危险因素。其他重要的手术中独立危险因素包括体外循环期间输注浓缩红细胞和血液稀释。根据现有的证据,胸外科医师协会和心血管麻醉医师协会发布的血液保护指南建议,体外循环期间至少应维持血细胞比容为 21%(血红蛋白浓度 7g/dl)。无论手术中是否输注浓缩红细胞,手术前贫血(即血红蛋白<12.5mg/dl)均与 CSA-AKI 风险增加有关。对于所有实施体外循环的患者,AKI 的风险随着手术复杂性的增大而增加。具体地讲,实施冠脉搭桥术患者的 AKI 风险最低,而实施心脏瓣膜置换术患者的 AKI 风险增加,同时实施冠脉搭桥术和心脏瓣膜置换术患者的 AKI 风险最高。

针对需要肾脏替代治疗的 CSA-AKI,目前已经形成了数个经过临床验证的风险预测模型,旨在手术前预测患者心脏手术后发生 AKI 的风险。在最近的风险预测模型对比研究中,Cleveland 临床评分表现出了有前景的性能。特别值得注意的是,在一个单中心队列验证研究中,Cleveland 临床评分不仅能够预测需要透析治疗的 AKI,而且能够预测轻微的 AKI,即 RIFLE 损伤期或 AKIN 的 2 期,对两种情况均表现出了令人满意的预测价值,其接受者操作特征曲线下面积(area under the receiver operating characteristic curve, AUROC)分别为 0.86 和 0.81。

Cleveland 临床评分是基于一项对 33 217 名患者的队列分析研究,评分的计算是根据 13 个手术前因素,评分从 0 分到 17 分不等。在这个评分模型中,最低评分患者(0 ~ 2 分)心脏手术后发生需要透析治疗 AKI 的风险为 0.4%,而最高评分(9 ~ 13 分)患者的风险为 21.5%。Mehta 等应用来自美国国家胸科医师协会心脏手术数据库中的大量研究对象获得了手术后需要肾脏替代治疗的 AKI 预测模型,包括一项计算附加风险评分的床旁工具。该数据库包括了 2002 年 7 月到 2004 年 12 月期间大约 450 000 例的单纯冠脉搭桥术、单纯二尖瓣(或主动脉瓣)手术、同时实施冠脉搭桥术和二尖瓣(或主动脉瓣)手术的患者。Wijeysundera 等[3] 提出了仅用 8 个因素预测手术后需要肾脏替代治疗的简化肾脏指数。Cleveland 数据库最近发布了包括手术中因素的新 CSA-AKI 预测模型。资料显示这些新的预测模型较既往的预测模型具有更好的临床应用性能[21]。这些预测模型的可能价值在于手术前能够更好地告知患者、对高风险患者应用可能的肾脏保护干预策略、更好地利用医疗资源、选择高风险患者进行临床试验和进行不同医疗机构之间的比较等。

五、肾脏保护干预策略

至今药物干预尚未获得一致的肾脏保护效果,而且目前也无药物能够产生确切的肾脏保护作用。药物干预肾脏保护失败可能与许多因素有关:①心脏手术后 AKI 的病理生理非常复杂,针对单一途径实施的简单干预不可能达到保护肾脏的目的;②晚期药物干预(根据血清肌酐升高水平判断)不能达到保护肾脏的目的,因为血清肌酐升高时患者的肾脏功能可能已经丧失高达 50%;③研究对象在体外循环后发生肾脏功能不全的风险较低,从而掩盖干预治疗弱小的有益作用;④大多数临床试验仅募集了小样本量的研究对象,不足以发现干预治疗弱小的有益作用。表 108-2 总结了肾脏保护的干预策略。

(一)手术前干预策略

手术前干预的主要目标包括:改善心排出量、避免血容量不足和治疗充血性心功能衰竭等。对于实施择期心脏手术的可逆性 AKI 患者,手术前应尽可能改善其肾脏功能。由于阿司匹林能够降低冠心病患者的心血管事件风险,所以心脏手术患者应用阿司匹林非常普遍。Mangano 曾经评价了在 CABG 手术前 48h 内应用阿司匹林对肾脏功能预后(包括 AKI、需要透析的 AKI 和肾衰竭所致的死亡等)的影响,该多中心队列研究包括有 5065 例患者,结果显示阿司匹林治疗可使肾衰竭和肾衰竭所致死亡降低 74%。最近

表 108-2　降低心脏手术后急性肾脏损伤风险的干预策略

手术前	手术中	手术后
适当补液、避免袢利尿剂	避免贫血	合适时应用他汀类药物
冠脉造影后 5 天的手术	避免血液稀释	避免肾脏毒性药物
应用他汀类药物	非体外循环下冠脉搭桥术	早期实施肾脏替换治疗
优化术前贫血	应用主动脉内过滤	
	应用 ANP	
	应用非诺多泮	
	缩短体外循环时间	
	优化血糖控制	

一项评价手术前应用阿司匹林对心脏手术患者主要预后结果影响的分析性研究证实了上述的这些结果，在 2868 例符合入选标准的患者中，1923 例在手术前 5d 内至少服用阿司匹林一次（每天 81～325mg），945 例未服用阿司匹林（非阿司匹林治疗组）。结果显示手术前阿司匹林治疗与 30d 死亡率和手术后肾衰竭风险的明显降低有关。

一项回顾性研究显示，手术前应用利尿剂与肾脏替换治疗风险增加有关。但是避免手术前贫血（血红蛋白<12.5mg/dl）则对患者有益。最近的一项初步研究发现，手术前应用促红细胞生成素可降低 AKI 风险和改善手术后肾脏功能。Yoo 等曾经报道一项评价手术前一天服用单剂量促红细胞生成素加铁剂与安慰剂对照的单中心随机临床试验，他们发现干预组的 AKI 发生率显著降低（24% 比54%）。由于输血是心脏手术后 AKI 的独立危险因素，而且服用促红细胞生成素组的输血率较低，所以尚不清楚手术后肾脏功能保护作用是由促红细胞生成素的作用还是由于输血减少所致。最近的数据表明，手术前输注浓缩红细胞伴有围手术期游离铁和转铁蛋白饱和度降低，进而趋于降低手术后 AKI 的发生率。因此，手术前输注浓缩红细胞或改善血红蛋白对贫血患者的有益作用尚待进一步研究的证实。

手术前应停用包括非甾类抗炎药物在内的肾脏毒性药物。手术前应避免或减少应用放射造影剂，如果应用放射造影剂，在可能的情况下应将手术适当地延期，以允许肾脏功能恢复。手术前是否停用血管紧张素转化酶抑制剂和血管紧张素受体阻断药以减少 CSA-AKI，目前仍存在争议。

两项随机对照临床试验表明，对于手术前血清肌酐>2～2.5mg/dl 的患者，预防性应用肾脏替换治疗可降低围手术期罹患率和死亡率。但是，手术前预防性应用肾脏替换治疗的成本-效益需要进一步的研究。

手术前静脉补液可降低实施心脏手术慢性肾脏疾病患者 CSA-AKI 的发生率。Marathias 等在实施心脏手术的慢性肾脏疾病患者中进行的一项小样本随机对照临床试验，比较了手术前以 1ml/（kg·h）的速率静脉输注 0.45% 生理盐水和不补液的效果，结果显示补液组的 30 例患者中 9 例发生了 AKI（30%），而对照组的 15 例患者中 8 例发生了

AKI（53%），而且对照组中 4 例（27%）需要手术后透析治疗，而补液组则无患者需要手术后透析治疗（$P<0.01$）。虽然该结果需要更大规模的临床试验验证，但是其数据表明心脏手术前应补足血容量和禁用利尿剂，以避免手术后 AKI 的发生。

（二）手术中干预策略

长期以来人们都在关注手术中贫血、输血与 AKI 之间的相关性。虽然有证据表明手术前和手术中低血红蛋白水平与 CSA-AKI 独立相关，但是也有证据表明手术中输血与 CSA-AKI 独立相关。Karkouti 等发现，重要的不是血红蛋白水平，而是血红蛋白从基础水平发生的改变，当血红蛋白降低超过基础值的 50% 时，CSA-AKI 风险明显增加。最近的一项 Meta 分析显示血糖控制对肾脏缺乏有益作用，甚至可增加潜在损伤的风险。再者，大规模的多中心研究表明，与血糖水平<180mg/dl 相比，严格控制血糖无益于肾脏，而且伴有的低血糖发生率。

最近的一项包括 410 名患者的前瞻性观察研究表明，平均动脉压明显低于脑自身调节低限且持续较长时间与 AKI 独立相关，但是维持平均动脉压在脑自身调节低限之上是否具有肾脏保护作用尚有待进一步研究来证实。

最近一项包括 1185 例患者的 Meta 分析表明，体外循环期间搏动灌注有益于肾脏保护，应予以考虑。在 ICU，搏动灌注组患者的肌酐清除率明显增高，血清乳酸水平明显降低。

（三）手术干预策略

非体外循环冠脉搭桥术（off-pump coronary artery bypass grafting，OPCABG）允许全身搏动血流且不接触体外循环管路，因此减少了炎性细胞因子反应。尽管如此，现有的大多数数据并不支持需要肾脏替换治疗 AKI 风险的降低与 OP-CABG 有关，但是有数据支持轻微 AKI 的风险降低与 OP-CABG 有关。2009 年 Shroyer 等报道了一项多中心随机对照试验，将 2203 例冠脉搭桥术患者随机分为"非体外循环"组或"体外循环"组，结果显示，两组需要肾脏替换治疗的患者无明显差别。然而该研究设计具有一些重要缺陷和局限性，即试验募集了低风险的男性患者，这些患者避免体外循环不可能进一步改善其预计的良好结果。即使外科医师

对 OPCABG 相当缺乏经验亦是如此。最近 Lamy 等发表了有关非体外循环或体外循环冠脉搭桥术研究（CORONARY）的试验结果，这是一项包括 4752 例患者的多中心随机对照试验，结果显示 OPCABG 未明显改变肾脏替换治疗的需要。然而，该研究缺少肾脏替换治疗的标准，因此，具有相同临床情况的患者可能接受了不同的治疗。另外，Lamy 等发现 OPCABG 与轻微 AKI 明显减少有关，其轻微 AKI 的定义是 RIFLE 风险期或 AKIN 分期 1 期。CORONARY 试验的 1 年随访资料表明，需要肾脏替换治疗的患者无明显差异，但是该研究并未分析轻微 AKI 的发生情况。

资料表明，对于手术后罹患率和死亡率中度至高度风险的患者，应用主动脉内过滤可降低 CSA-AKI 的风险（13.7% 和 23.9%，$P = 0.04$）。微型体外循环系统可直接或间接保护肾脏，微创胸骨旁切开术亦具有肾脏保护作用[1]。

（四）药理学肾脏保护

为降低 CSA-AKI 发生率，目前已经应用了一些药理学和治疗学干预策略。虽然其中的一些在早期研究中显示出了喜人的应用前景，但是仍缺乏决定性证据支持其广泛临床应用。

研究发现，心脏手术中预防性应用选择性多巴胺受体-1 激动剂非诺多泮（fenoldopam）具有肾脏保护作用。Landoni 等对包括 1059 例心脏手术患者的 13 项随机对照和病例配对研究进行了 Meta 分析，结果显示应用非诺多泮能明显减少肾脏替换治疗的应用、ICU 停留时间和住院死亡率。最近 Zangrillo 等仅对包括 440 例心脏手术患者的随机安慰剂对照试验进行了 Meta 分析，结果表明非诺多泮明显降低了 CSA-AKI 的风险，但是对肾脏替换治疗的需要和患者死亡率无明显影响。Zangrillo 等认为，单一的非诺多泮难以产生如此大的肾脏保护作用。由于募集的患者数量少，对肾脏替换治疗的需要或存活率无明显影响，所以尚待大样本、多中心、强有力的临床试验来证实这些极具应用前景的结果。

虽然存在争议，但是目前的资料并不支持手术中常规使用碳酸氢钠预防 CSA-AKI。他汀类药物可减弱炎症和氧化应激反应。Liakopoulos 等对 30 000 例心脏手术患者的 Meta 分析发现，手术前应用他汀类药物与死亡率、心房纤颤和脑卒中的绝对风险降低有关，但是与心肌梗死或 AKI 的风险无关。一项包括 324 例患者的回顾性分析显示，手术后早期恢复他汀类药物应用时 AKI 的发生率较低，而手术后停用他汀类药物则伴有较高的 AKI 发生率。

在一项多中心随机安慰剂对照临床试验中，将实施体外循环心脏手术的 303 例左室功能障碍（左室射血分数 < 40%）患者分为奈西立肽（nesiritide）组和安慰剂组，结果发现奈西立肽组患者围手术期的肾脏功能较好（血清肌酐峰值较低、估算的肾小球滤过率降低较少和 24h 尿量较多），而且这些结果在肾脏功能不全（血清肌酐 > 1.2mg/dl）亚组中更为明显。另外，奈西立肽组患者的住院时间更短。最

近一项对包括 493 例心血管手术患者的 8 个随机对照试验进行的 Cochrane Meta 分析显示，心房利尿钠多肽（atrial natriuretic peptide，ANP）组的死亡率与对照组无明显差异，但应用 ANP 与肾脏替换治疗需要明显减少相关。另一项对包括 934 例成年患者的 13 个随机对照试验的 Meta 分析表明，应用尿钠肽与需要透析的急性肾衰竭减少和 30 天或住院死亡率的非显著降低趋势相关。最近，三项临床试验显示了三种不同类型体外循环冠状动脉搭桥术患者应用 ANP 的有益作用，分别是手术前肾脏功能正常患者、手术前心室功能障碍患者和手术前慢性肾脏疾病患者。在前两项试验中，ANP 的有益作用仅体现在实验标志物，例如肌酐和估算的肾小球滤过率；在手术前慢性肾脏疾病患者的随机对照试验则表明，ANP 的有益作用则不仅体现在 AKI 方面，而且也包括需要肾脏替换治疗的 AKI 方面。

（五）手术后干预策略

与心脏手术后晚期应用肾脏替换治疗相比，早期应用肾脏替换治疗与 CSA-AKI 患者的住院生存率改善有关。对 1264 例患者的回顾性研究发现，与心脏手术后晚期（2.5d±2.2d）应用肾脏替换治疗相比，早期（0.78d±0.2d）应用肾脏替换治疗伴有患者生存率的增加，早期和晚期应用肾脏替换治疗患者的住院死亡率分别是 22% 和 43%。一项多中心回顾性研究表明，早期应用肾脏替换治疗（心脏手术后 3 天内）与 ICU 停留时间减少（12.5d±17.5d 比 7.9d±10.7d）和死亡率（80.4% 比 53.2%）明显降低有关。有趣的是，预后较好且早期应用肾脏替换治疗患者的血清肌酐基础值（1.58±1.14mg/dl 比 1.26±0.52mg/dl）更高、手术后 48h 的肾脏功能更差（血清肌酐升高 124.2%±160.4% 比 68.3%±87.1%）。因此，CSA-AKI 患者手术后早期应用肾脏替换治疗可能是改善生存率的重要因素。

六、急性肾脏损伤的早期识别——生物标志物的作用

正如 RIFLE 和 AKIN 分期标准的定义，诊断 AKI 主要是依赖表明肾脏排泄功能丧失的血清肌酐水平升高。虽然应用这些 AKI 定义具有预测价值，但是与 NGAL 等新型肾脏生物标志物相比，其应用可延误 AKI 诊断达 24～72h[1]。血清肌酐需累积数小时至数天，仅在肾脏功能丧失 50% 或更多时才出现升高，而且血清肌酐浓度受多种混杂因素的影响。

作为对肾脏损伤的反应，应用 NGAL 水平升高预测 AKI 可较诊断性肌酐增加提前 24～72h，从而更具预测价值。将 NGAL 作为诊断 CSA-AKI 的生物标志物已经引起了研究人员的极大兴趣。最近的一项 Meta 分析显示，血浆和尿 NGAL 早期诊断心脏手术后 AKI 的 AUCROC 为 0.78。另外，术后 12h 内血浆 NGAL 水平与患者的住院时间和死亡率高度相关。一项对包括 2322 例主要患心肾综合征危重患者的 10 个前瞻性观察研究的 Meta 分析表明，在缺乏

诊断性血清肌酐升高的情况下，NGAL 可发现不良预后风险增加的亚临床 AKI 患者。然而，在 NGAL 应用于临床之前，包括明显诊断结果变异在内的许多关键问题尚待阐明。NGAL 的预测价值随 AKI 的 RIFLE 分期增加而增加。

其他一些 AKI 生物标志物也已得到确认，包括半胱氨酸蛋白酶抑制剂 C（cystatin C）、白介素-18（IL-18）、L 形脂肪酸结合蛋白（L-type fatty acid-binding protein，L-FABP）和 N-乙酰-β-D-氨基葡萄糖苷酶（N-acetyl-B-D-glucosaminidase，NAG）等。半胱氨酸蛋白酶抑制剂 C 是肾小球滤过率的潜在性标志物，它似乎不受年龄、性别和肌肉量的影响。由于早期研究的结果混杂，半胱氨酸蛋白酶抑制剂 C 在 CSA-AKI 诊断和预后方面的确切价值目前尚不清楚。继发于包括 CSA-AKI 在内多种原因的肾小管损伤可引起尿中 IL-18 浓度明显升高。在成年人，尿中 IL-18 浓度与体外循环持续时间的相关性似乎较与 CSA-AKI 的相关性更好，表明 IL-18 更可能是炎症标志物，而不是体外循环患者特定的肾脏损伤标志物[1]。联合测定不同的生物标志物可提高 CSA-AKI 的早期识别率。一项对 77 名心脏手术患者的前瞻性队列研究表明，结合多种生物标志物诊断 AKI 的准确率较单独应用任何一种生物标志物更高（AUCROC 为 0.81；单独使用 4h L-FABP 时比 0.72；单独应用 NAG 时 AUCROC 为 0.75）。另外，结合应用生物标志物和临床预测因素可改善 AKI 风险水平的预测。Koyner 等在一项包括 380 例患者的观察性研究中发现，生物标志物可预测 CSA-AKI 的进展，诊断 AKI 当天检测的生物标志物能够改善风险分级，并可确定 AKI 进展风险较高以及预后较差的患者。Koyner 等在研究中采用生物标志物包括尿 IL-18、尿白蛋白/肌酐比值（ACR）以及尿和血浆 NGAL，结果显示主要研究终点（通过持续恶化 AKIN 分期定义 AKI 的进展）出现在 45 例患者（11.8%）。而且，与临床预测模型相比，每种生物标志物均改善风险分级，其中血浆 NGAL 最为可靠。

尽管目前人们对诊断 AKI 新型生物标志物潜在性临床应用十分热衷，但是其大多数尚未在临床实践中常规应用。许多早期研究已经报道新型生物标志物诊断特征变异性较大，而且对各种生物标志物的混杂因素尚未有很好地认识。另外，评估新型生物标志物的早期研究也排除了既往患肾脏疾病的患者、CSA-AKI 高风险患者以及对疾病早期诊断和分级十分关键的患者。

与应用血清肌酐识别 AKI 的过度延迟不同，当肾脏损伤可被逆转时，早期诊断则是 AKI 早期治疗的关键。

七、结论

CSA-AKI 是与高罹患率、高死亡率和医疗费用密切相关的主要围手术期并发症。预防策略有限且大多数干预治疗有效性不明确。随着对 CSA-AKI 认识的增加，我们将能更好地实施预防和治疗。目前的主要干预策略包括：发生肾脏损伤后推迟择期手术，以获得满意的肾脏功能恢复；对患者进行严格的手术前风险分级，并考虑对高风险患者减少有创操作；手术中的目标是通过靶向治疗使血流动力学达到理想化，包括容量补充、合理应用输血和正性肌力药物等。应特别注意避免与主动脉阻断时间延长、体外循环时间延长、血管内溶血或造影剂有关的肾脏损伤。最具前景的药理学肾脏保护是应用 ANP 和非诺多泮，但是尚需更多的临床试验数据。对于采用生物标志物获得 AKI 早期诊断的患者，早期进行肾脏替代治疗可改善预后。

（刘高谱 薛富善 李瑞萍 杨桂珍 孙超）

参 考 文 献

1. Vives M，Wijeysundera D，Marczin N，et al. Cardiac surgery-associated acute kidney injury. nteract Cardiovasc Thorac Surg，2014；18（5）：637-645.
2. Bellomo R，Auriemma S，Fabbri A，et al. The pathophysiology of cardiac surgery-associated acute kidney injury（CSA-AKI）. Int J Artif Organs，2008；31（2）：166-178.
3. Wijeysundera DN，Karkouti K，Dupuis JY，et al. Derivation and validation of a simplified predictive index for renal replacement therapy after cardiac surgery. JAMA，2007；297（16）：1801-1809.
4. Lassnigg A，Schmidlin D，Mouhieddine M，et al. Minimal changes of serum creatinine predict prognosis in patients after cardiothoracic surgery：a prospective cohort study. J Am Soc Nephrol，2004；15（6）：1597-1605.
5. Karkouti K，Wijeysundera DN，Yau TM，et al. Acute kidney injury after cardiac surgery：focus on modifiable risk factors. Circulation，2009；119（4）：495-502.
6. Bellomo R，Ronco C，Kellum JA，et al. Acute Dialysis Quality Initiative Group. Acute renal failure—definition，outcome measures，animal models，fluid therapy and information technology needs：the Second International Consensus Conference of the Acute Dialysis Quality Initiative（ADQI）Group. Crit Care，2004；8（4）：R204-212.
7. Bagshaw SM，George C，Bellomo R，et al. A comparison of the RIFLE and AKIN criteria for acute kidney injury in critically ill patients. Nephrol Dial Transplant，2008；23（5）：1569-1574.
8. Mehta RL，Kellum JA，Shah SV，et al. Acute Kidney Injury Network：report of an initiative to improve outcomes in acute kidney injury. Crit Care，2007；11（2）：R31.
9. Englberger L，Suri RM，Li Z，et al. Clinical accuracy of RIFLE and Acute Kidney Injury Network（AKIN）criteria for acute kidney injury in patients undergoing cardiac surgery. Crit Care，2011；15（1）：R16.
10. Parida S，Badhe AS. Cardiac surgery-associated acute kidney injury. J Anesth，2013；27（3）：433-446.
11. Hobson CE，Yavas S，Segal MS，et al. Acute kidney injury

is associated with increased long-term mortality after cardiothoracic surgery. Circulation, 2009; 119 (18): 2444-2453.

12. Swaminathan M, Hudson CC, Phillips-Bute BG, et al. Impact of early renal recovery on survival after cardiac surgery-associated acute kidney injury. Ann Thorac Surg, 2010; 89 (4):1098-1104.

13. Tolwani A, Paganini E, Joannidis M, et al. Treatment of patients with cardiac surgery associated-acute kidney injury. Int J Artif Organs, 2008; 31(2):190-196.

14. Perez-Valdivieso JR, Monedero P, Vives M, et al. Cardiac-surgery associated acute kidney injury requiring renal replacement therapy. A Spanish Retrospective Case-Cohort Study. BMC Nephrol, 2009; 10:27.

15. Ferraris VA, Ferraris SP, Saha SP, et al. Perioperative blood transfusion and blood conservation in cardiac surgery: the Society of Thoracic Surgeons and The Society of Cardiovascular Anesthesiologists clinical practice guideline. Ann Thorac Surg, 2007; 83(5 Suppl): S27-86.

16. Karkouti K, Wijeysundera DN, Yau TM, et al. Influence of erythrocyte transfusion on the risk of acute kidney injury after cardiac surgery differs in anemic and nonanemic patients. Anesthesiology, 2011; 115(3):523-530.

17. Englberger L, Suri RM, Li Z, et al. Validation of clinical scores predicting severe acute kidney injury after cardiac surgery. Am J Kidney Dis, 2010; 56(4):623-631.

18. Vives M, Monedero P, Perez-Valdivieso JR, et al. External validation and comparison of three scores to predict renal replacement therapy after cardiac surgery: a multicenter cohort. Int J Artif Organs, 2011; 34(4):329-338.

19. Thakar CV, Arrigain S, Worley S, et al. A clinical score to predict acute renal failure after cardiac surgery. J Am Soc Nephrol, 2005; 16(1):162-168.

20. Mehta RH, Grab JD, O'Brien SM, et al. Bedside tool for predicting the risk of postoperative dialysis in patients undergoing cardiac surgery. Circulation, 2006; 114 (21): 2208-2216.

21. Demirjian S, Schold JD, Navia J, et al. Predictive models for acute kidney injury following cardiac surgery. Am J Kidney Dis, 2012; 59(3):382-389.

22. Mangano DT, Multicenter Study of Perioperative Ischemia Research G. Aspirin and mortality from coronary bypass surgery. New Engl J Med, 2002; 347(17):1309-1317.

23. Cao L, Young N, Liu H, et al. Preoperative aspirin use and outcomes in cardiac surgery patients. Ann Surg, 2012; 255 (2):399-404.

24. Song YR, Lee T, You SJ, et al. Prevention of acute kidney injury by erythropoietin in patients undergoing coronary artery bypass grafting: a pilot study. Am J Nephrol, 2009; 30 (3):253-260.

25. Yoo YC, Shim JK, Kim JC, et al. Effect of single recombinant human erythropoietin injection on transfusion requirements in preoperatively anemic patients undergoing valvular heart surgery. Anesthesiology, 2011; 115(5):929-937.

26. Bingol H, Akay HT, Iyem H, Bolcal C, et al. Prophylactic dialysis in elderly patients undergoing coronary bypass surgery. Ther Apher Dial, 2007; 11(1):30-35.

27. Marathias KP, Vassili M, Robola A, et al. Preoperative intravenous hydration confers renoprotection in patients with chronic kidney disease undergoing cardiac surgery. Artif Organs, 2006; 30(8):615-621..

28. Karkouti K, Wijeysundera DN, Yau TM, et al. The influence of baseline hemoglobin concentration on tolerance of anemia in cardiac surgery. Transfusion, 2008; 48(4):666-672.

29. Wiener RS, Wiener DC, Larson RJ. Benefits and risks of tight glucose control in critically ill adults: a meta-analysis. JAMA, 2008; 300(8):933-944.

30. Investigators N-SS, Finfer S, Liu B, et al. Hypoglycemia and risk of death in critically ill patients. N Engl J Med, 2012; 367(12):1108-1118.

31. Ono M, Arnaoutakis GJ, Fine DM, et al. Blood pressure excursions below the cerebral autoregulation threshold during cardiac surgery are associated with acute kidney injury. Crit Care Med, 2013; 41(2):464-471.

32. Sievert A, Sistino J. A meta-analysis of renal benefits to pulsatile perfusion in cardiac surgery. J Extracorp Technol, 2012; 44(1):10-14.

33. Shroyer AL, Grover FL, Hattler B, et al. On-pump versus off-pump coronary-artery bypass surgery. N Engl J Med, 2009; 361(19):1827-1837.

34. Lamy A, Devereaux PJ, Prabhakaran D, et al. Off-pump or on-pump coronary-artery bypass grafting at 30 days. N Engl J Med, 2012; 366(16):1489-1497.

35. Lamy A, Devereaux PJ, Prabhakaran D, et al. Effects of off-pump and on-pump coronary-artery bypass grafting at 1 year. N Engl J Med, 2013; 368(13):1179-1188.

36. Landoni G, Biondi-Zoccai GG, Marino G, et al. Fenoldopam reduces the need for renal replacement therapy and in-hospital death in cardiovascular surgery: a meta-analysis. J Cardiothorac Vasc Anesth, 2008; 22(1):27-33.

37. Zangrillo A, Biondi-Zoccai GG, Frati E, et al. Fenoldopam and acute renal failure in cardiac surgery: a meta-analysis of randomized placebo-controlled trials. J Cardiothorac Vasc Anesth, 2012; 26(3):407-413.

38. Liakopoulos OJ, Choi YH, Kuhn EW, et al. Statins for pre-

vention of atrial fibrillation after cardiac surgery: a systematic literature review. J Thorac Cardiovasc Surg, 2009; 138 (3): 678-686.

39. Billings FT 4th, Pretorius M, Siew ED, et al. Early postoperative statin therapy is associated with a lower incidence of acute kidney injury after cardiac surgery. J Cardiothorac Vasc Anesth, 2010; 24(6): 913-920.

40. Mentzer RM Jr, Oz MC, Sladen RN, et al. Effects of perioperative nesiritide in patients with left ventricular dysfunction undergoing cardiac surgery: the NAPA Trial. J Am Coll Cardiol, 2007; 49(6): 716-26.

41. Nigwekar SU, Navaneethan SD, Parikh CR, et al. Atrial natriuretic peptide for management of acute kidney injury: a systematic review and meta-analysis. Clin J Am Soc Nephrol, 2009; 4(2): 261-272.

42. Nigwekar SU, Hix JK. The role of natriuretic peptide administration in cardiovascular surgery-associated renal dysfunction: a systematic review and meta-analysis of randomized controlled trials. J Cardiothorac Vasc Anesth, 2009; 23 (2): 151-160.

43. Sezai A, Hata M, Niino T, et al. Influence of continuous infusion of low-dose human atrial natriuretic peptide on renal function during cardiac surgery: a randomized controlled study. J Am Coll Cardiol, 2009; 54(12): 1058-1064.

44. Sezai A, Hata M, Niino T, et al. Continuous low-dose infusion of human atrial natriuretic peptide in patients with left ventricular dysfunction undergoing coronary artery bypass grafting: the NU-HIT (Nihon University working group study of low-dose Human ANP Infusion Therapy during cardiac surgery) for left ventricular dysfunction. J Am Coll Cardiol, 2010; 55(17): 1844-1851.

45. Sezai A, Hata M, Niino T, et al. Results of low-dose human atrial natriuretic peptide infusion in nondialysis patients with chronic kidney disease undergoing coronary artery bypass grafting: the NU-HIT (Nihon University working group study of low-dose HANP Infusion Therapy during cardiac surgery) trial for CKD. J Am Coll Cardiol, 2011; 58 (9): 897-903.

46. Elahi MM, Lim MY, Joseph RN, et al. Early hemofiltration improves survival in post-cardiotomy patients with acute renal failure. Eur J Cardiothorac Surg, 2004; 26(5): 1027-1031.

47. Garcia-Fernandez N, Perez-Valdivieso JR, Bes-Rastrollo M, et al. Timing of renal replacement therapy after cardiac surgery: a retrospective multicenter Spanish cohort study. Blood Purif, 2011; 32(2): 104-111.

48. Haase M, Bellomo R, Devarajan P, et al. Accuracy of neutrophil gelatinase-associated lipocalin(NGAL) in diagnosis and prognosis in acute kidney injury: a systematic review and meta-analysis. Am J Kidney Dis, 2009; 54(6): 1012-1024.

49. Haase M, Devarajan P, Haase-Fielitz A, et al. The outcome of neutrophil gelatinase-associated lipocalin-positive subclinical acute kidney injury: a multicenter pooled analysis of prospective studies. J Am Coll Cardiol, 2011; 57(17): 1752-1761.

50. Koyner JL, Garg AX, Coca SG, et al. Biomarkers predict progression of acute kidney injury after cardiac surgery. J Am Soc Nephrol, 2012; 23(5): 905-914.

51. Katagiri D, Doi K, Honda K, et al. Combination of two urinary biomarkers predicts acute kidney injury after adult cardiac surgery. Ann Thorac Surg 2012; 93(2): 577-583.

52. Endre ZH. Using biomarkers for acute kidney injury: barriers and solutions. Nephron Clin Pract, 2014; 127(1-4): 180-184.

109 中心静脉置管相关性血栓形成的研究进展

中心静脉置管（central vein catheter，CVC）广泛应用于临床诊断和治疗，包括诊断性监护、癌症化疗、胃肠外营养、心脏起搏以及液体、血制品和其他药物的输入通路。它提高了危重病抢救成功率，同时避免了反复静脉穿刺所致的机械性静脉炎以及药物外渗化学性静脉炎与组织坏死。但是，中心静脉导管留置相关深静脉血栓形成已成为CVC的常见并发症，并可导致肺栓塞、感染、中心静脉功能不良或中心静脉通路堵塞等不良事件，严重影响到患者的安全及CVC的临床应用。本文拟就深静脉血栓形成的相关研究进行综述。

一、发生率

由于诊断标准（临床标准或影像学标准）、诊断方法（静脉造影或超声）、患者机体情况（凝血功能、是否长期卧床或肿瘤等）、中心静脉径路选择和导管材质等因素不同，中心静脉置管相关性血栓形成发生率报道不尽相同。根据影像学（静脉造影或超声）诊断，中心静脉相关性血栓形成发生率为2%～67%，平均累计血栓发生率为30%，其中大部分为亚临床症状者。陈立平对402例行深静脉置管的患者采用彩色超声诊断技术检查，发现血栓形成总阳性率为14.43%。Agnes等报道，根据临床标准——有临床学症状的中心静脉相关性血栓形成发生率为5%，而无症状血栓发生率为14%～18%。国内蓝雄狮等报道，有临床学症状的中心静脉置管相关血栓形成发生率为0.6%。以上研究结果显示，有临床症状的中心静脉置管相关性血栓形成发生率远低于影像学的检出率。提示临床实施中心静脉置管时，尤其长期留置导管者应警惕深静脉血栓形成。

二、危险因素

静脉血栓形成是所置入的静脉导管和患者血管壁以及凝血因子相互作用的结果。因此，血栓形成危险因素和患者及导管均相关。

（一）遗传学因素

莱顿第五因子（Factor V Leiden，FVL）是第五凝血因子的基因突变，莱顿第五因子突变比率很高，因为莱顿第五因子异常，无法阻断凝血功能，使凝血功能异常亢进而形成栓塞。具有莱顿第五因子的患者中心静脉置管相关性血栓形成（具临床学症状的）发生率为54%（相关性系数为7.7）。凝血酶原G20210A基因突变的患者血浆凝血酶原水平显著升高，因此血栓发生率明显增加。具有莱顿V因子和凝血酶原G20210A突变的患者CVC相关性并发症增加三倍。

（二）获得性危险因素

癌症患者尤其是晚期肿瘤患者血液呈高凝状态，恶性肿瘤细胞诱导的血小板聚集能力增强；化疗药物长期刺激血管内皮细胞引起损伤，也是诱发血栓形成的重要原因之一。此外，先前有血栓栓塞史，血液高凝状态，CVC置管处血小板计数增高，年龄（老年或儿童）等因素均与CVC相关性血栓形成有关。

（三）中心静脉置管因素

中心静脉导管材质可能与CVC相关性血栓形成发生率有关。国外有研究证明，硅胶管和聚氨酯管较聚乙烯薄膜管发生率低，而且随着管腔数增加，血栓形成风险增加。血栓形成与导管留置时间相关，陈立平的研究证实随留置导管时间的延长，血栓发生率增加，置管后7～12d静脉血栓检出率最高，随后检出率逐渐下降。有研究证明经锁骨下静脉穿刺较股静脉穿刺血栓形成发生率低，但这可能是因为超声诊断无症状性上下肢血栓准确性不同。亦有研究证实锁骨下静脉穿刺较颈内静脉穿刺血栓形成发生率高。最近国外一份研究对2128例深静脉穿刺置管血栓发生率与穿刺位置调查发现，颈内静脉或通过上肢外周静脉置管用于血流动力学监测的血栓形成发生率最高。

三、诊断

中心静脉置管相关性血栓分两种类型：临床型血栓和亚临床型血栓。前者不仅有影像学（静脉造影或超声）证据，而且有临床症状或体征，比如疼痛、发热、肿胀或水肿、皮肤颜色改变或侧支循环形成。而亚临床型血栓仅被影像学证实，无临床症状或体征。大多数中心静脉相关性血栓为亚临床型,或者以血栓并发症(如肺栓塞)为首发症状,故在临床诊疗中采用有效检测方法对置管患者进行常规检查对于早期发现血栓形成,阻止血栓进一步发展尤为重要,最有效的方法是静脉造影或超声。

影像学上,血栓具有典型表现:环绕着中心导管的"包络套"现象或附壁血栓粘在静脉壁上。附壁血栓常常发生在中心导管进入静脉的位置或者大静脉连接处。

静脉造影已被公认为血栓诊断的金标准。对于上肢深静脉血栓,静脉造影诊断符合率为71%～83%。

但是,近来随着超声技术的发展,超声应用于血栓诊断日益增多,因为超声具有无创、可用于床旁检查,患者接受度高,实时灰度图像,随着呼吸血管口径改变可视等特点,而脉冲多普勒超声加灰度图像不仅可以定性更可以定量判断血流信息,彩色多普勒成像则可以显示血流颜色和灰度图像。整合这三种特性,形成彩色多普勒超声技术。国外报道,超声诊断上肢深静脉血栓敏感性为56%～100%,而特异性为77%～100%。应用多普勒超声,特异性可以达到100%,但是敏感度仅66.4%,而应用彩色多普勒成像,敏感度高达94%,特性性达96%。国内报道,应用彩色多普勒成像诊断深静脉血栓诊断符合率达98.8%。

四、血栓形成并发症

中心静脉导管相关性血栓如果没有及时发现和处理,可能继发一系列并发症,包括肺栓塞、血栓感染、中心静脉置管功能不良和静脉通路的丢失、血栓后综合征或反复血栓形成。

(一)肺栓塞

导管相关性血栓引起的肺栓塞可能导致患者死亡,因此必须给予足够的重视。导管相关性血栓所致肺栓塞发生率为15%(经肺栓塞扫描即通气灌注扫描所证实为肺栓塞)。另一份研究报道,导管相关性血栓所致肺栓塞发生率达17%(仅临床判断为肺栓塞)。

(二)感染

中心静脉导管相关性血栓和中心静脉导管相关性感染相互关联,这是因为血栓蛋白能增加继发感染的风险。住院患者CVC相关性感染发生率为1.51%,而导管相关性血栓形成的重症患者其感染和脓毒症的风险增加了2.6倍。而且,中心静脉导管相关性感染亦能增加血栓发生率,国外一份研究报道,导管相关性感染使血栓风险增加24%。因此可以发现,两者互相促进,必须早起发现及时处理。

此外,血栓形成可能堵塞导管腔或者因为"包络套"而堵塞导管尖端,从而导致中心静脉导管功能不良或者早期拔除。

五、预防

由于深静脉血栓形成的因素很多,因此应采取综合措施预防血栓形成的发生:①对于长期放置中心静脉导管的癌症患者,常规应用抗凝治疗能降低CVC相关性血栓形成,抗凝药物常用的有华法林、低分子肝素和普通肝素;②根据患者可能存在的血栓形成高危因素,选择最佳中心静脉导管类型、口径、穿刺静脉以及导管尖端是进入右心房还是上腔静脉;③提高穿刺技术水平和准入标准,避免同一部位反复穿刺或反复置管;④无论中心静脉置管的目的是监测血流动力学、重大手术开放静脉通道或输注化学药物,当患者病情不需要时应尽早拔除导管;⑤有主张除非紧急抢救外,尽量不使用中心静脉导管输血;⑥完善术后随访亦能降低血栓形成发生率。标准肝素化生理盐水封管或冲洗作为防止中心导管相关性血栓形成的标准方法已经应用了很多年,但是最近研究证明,肝素水封管和生理盐水封管在减少CVC相关性血栓形成方面无明显差异,在有效性和安全性方面尚需进一步研究评价。

(一)癌症患者

癌症患者锁骨下静脉置管,接受低剂量(每日口服1mg)华法林预防治疗,能明显降低CVC相关性血栓形成风险。彭彦等研究证明,应用低分子肝素(2500IU皮下注射),可以在一定程度上减少癌症患者深静脉置管后血栓形成。普通肝素也可应用于血栓预防,能明显降低癌症患者CVC相关性血栓形成风险(发生率治疗者和对照组相比为:1.5% VS 12.6%)。

(二)非癌症患者

普通肝素用于预防胃肠外营养中心静脉置管相关性血栓形成是有获益的。另外,蔡晓青等研究证明,口服华法林较拜阿司匹林能更好地预防血液透析患者长期深静脉置管相关性血栓形成,并能维持管路通畅。

(三)儿童

儿童也是深静脉置管相关性血栓形成高危因素之一,因此必须早期预防。国外研究指出,预防其深静脉相关性血栓形成策略包括:避免经股静脉穿刺、避免应用多腔导管、定期超声检查以及早期拔除导管。

六、治疗

对于CVC相关性血栓治疗方法包括:抗凝治疗、拔除或重置导管、溶栓治疗。总体而言,抗凝治疗是必要的;是否拔除导管取决于诊断(堵塞程度和并发症发生情况)以及深静脉通路需要情况综合考虑;至于全身性溶栓,仅在血栓威胁生命或威胁肢体存活时谨慎使用。

(一)抗凝

国外一项队列研究中,对112例癌症患者发生导管相关性血栓给予抗凝治疗,伴或不伴拔除导管,观察2周在临床结局方面无明显差异,均未再发血栓形成或继发并发症或死亡。

(二)溶栓

国外有研究对CVC相关性血栓行抗凝和溶栓两种治

疗方法进行了比较,发现溶栓治疗较抗凝治疗出血并发症明显增加,而再发血栓或血栓后综合征发生方面两者无明显差异。对于导管管腔堵塞导致导管功能不良者,首选局部溶栓治疗,可以应用低剂量的组织纤维蛋白溶酶原激活因子或尿激酶。

七、小结

长期留置中心静脉导管可能发生深静脉血栓形成,特别是晚期肿瘤患者。血栓形成可能导致肺栓塞等严重并发症,必须早期诊断和治疗。而彩色超声成像技术具有无创、实时、敏感度和特异性均高等特点,可以实现血栓早期诊断。对于长期放置中心静脉导管的癌症等高危患者,常规应用抗凝治疗能预防 CVC 相关性血栓形成。对于深静脉血栓治疗,抗凝治疗是有益的,但全身溶栓治疗需谨慎使用。

(皮治兵 谭冠先)

参 考 文 献

1. McGee DC, Gould MK. Preventing complications of central venouscatheterisation. N Engl J Med 2003;(348):1123-1133.

2. Kerim B Y, Melih A, Lutfi D, et al. Central venous catheter-associated thrombosis in the perioperative period: a frequent complication in cancer patients that can be detected early with Doppler examination. Tumori, 2010, (96):690-694.

3. Brian W. G, Raquel G, Kavita S. W, et al. Characterization of central venous catheter-associated deep venous thrombosis in infants. Journal of Pediatric Surgery, 2012, (47):1159-1166.

4. 赖苏何,徐防. ICU 内深静脉血栓形成 32 例临床分析. 重庆医科大学学报,2009,34(4):509-511.

5. Evans RS, Sharp JH, Linford LH, et al. Risk of symptomatic DVT associated with peripherally insertedcentral catheters. Chest, 2010, (138):803-810.

6. Debourdeau P, Chahmi DK, Zammit C, et al. thromboembolism associated with long-term use of central venous catheters in cancer patients. Pathol Biol(Paris),2008,56(4):211-219.

7. van Rooden CJ, Tesselaar MET, Osanto S, etc. Deep vein thrombosis associated with central venous catheters-a review. Journal of Thrombosis and Haemostasis, 2005, (3):2409-2419.

8. Van Rooden CJ, Rosendaal FR, Meinders AE, et al. The contribution of factor V Leiden and prothrombin G20210A mutation to the risk of central venous catheter-related thrombosis. Haematologica, 2004, (89):201-206.

9. 陈立平. 彩色多普勒超声对深静脉置管后血栓形成的诊断. 中国医药导报,2013,10(1):103-104.

10. Agnes Y. L, Pieter W. K. Epidemiology and Prevention of Catheter-Related Thrombosis in Patients with Cancer. International Society on Thrombosis and Haemostasis, 2012.

11. 蓝雄狮,潘志国,陈怿,等 335 例颈内深静脉置管并发症临床分析. 岭南急诊医学杂志,2011,16(6):427-428.

12. Fijnheer R, Paijmans B, Verdonck LF, etc. Factor V Leiden in central venous catheter-associated thrombosis. Br J Haematol, 2002, (118):267-270.

13. Van Rooden CJ, Molhoek SG, Rosendaal FR, etc. Incidence and risk factors of early venous thrombosis associated with permanent pacemaker leads. J Clin Electrophysiol, 2004, (15):1258-1262.

14. Merrer J, De Jonghe B, Golliot F, etc. Complications of femoral and subclavian venous catheterization in critically ill patients: a randomized controlled trial. JAMA, 2001, (286):700-707.

15. Male C, Chait P, Andrew M, et al. Central venous line-related thrombosis in children: association with central venous line location and insertion technique. Blood, 2003, (101):4273-4278.

16. Darren M, Tyler E, Akash B, et al. Which central venous catheters have the highest rate of catheter-associated deep venous thrombosis: A prospective analysis of 2,128 catheter days in the surgical intensive care unit. J Trauma Acute Care Surg, 2012, (74):454-460.

17. Baarslag HJ, Van Beek EJ, Tijssen JG, et al. Deep vein thrombosis of the upper extremity: intra-andinterobserver study of digital subtraction venography. Eur Radiol, 2003, (13):251-255.

18. 文刚. 彩色多普勒超声在下肢深静脉血栓诊断预防中的作用. 中外医疗,2010,29(8):168-169.

19. García-Rodríguez J F, Álvarez-Díaz1 H, Vilariño-Maneiro L, et al. Epidemiology and impact of a multifaceted approach in controlling central venous catheter associated blood stream infections outside the intensive care unit. BMC Infectious Diseases, 2013, (13):445.

20. Schallom ME, Prentice D, Sona C, Micek ST, Skrupky LP. Heparin or 0.9% sodium chloride to maintain central venous catheter patency: A randomized trial. Crit Care Med, 2012, (40):1820-1826.

21. 彭彦,王燕,李峻岭,等. 低分子肝素预防高危深静脉置管的恶性肿瘤患者发生静脉血栓栓塞的效果研究. 中国全科医学,2012,(33):3836-3838.

22. Abdelkefi A, Ben Othman T, Kammoun L, et al. Prevention of central linerelated thrombosis by continuous infusion of low-dose unfractionatedheparin, in patients with haemato-

oncological disease. A randomized controlled trail. Thromb Hamost,2004,(92):654-661.

23. 蔡晓青,周莹,黄丽丹,等.华法林和拜阿司匹林预防血液透析长期深静脉导管血栓形成的作用.温州医学院学报,2013,43(12):823-825.

24. FrankDA,Meuse J,HirschD,et al. The treatment and outcome of cancer patients with thromboses on central venous catheters. J Thromb Thrombolysis,2000,(10):271-275.

25. Sabeti S,SchillingerM,MlekuschW,et al. Treatment of sub-clavian-axillary vein thrombosis:long-term outcome of anti-coagulation versus systemic thrombolysis. Thromb Res,2002,(108):279-285.

26. Semba CP,Deitcher SR,Li X,etc. Treatment of occluded central venous catheters with alteplase:results in 1,064 patients. J Vasc Interv Radiol,2002,(13):1199-1205.

110 重新评估全血在严重战创伤患者中的应用

全球每年死于创伤的人数超过 500 万，是 1~44 岁人群的主要死亡原因。创伤后早期死亡的患者中，30%~40% 死于难以控制的出血。创伤失血占院前死亡的 35%，占伤后 24h 内死亡的 40%[1]，因此严重创伤患者时刻面临出血性死亡的威胁，而这种危险是可预防的。外科止血、液体复苏及输血是创伤患者的主要救治措施。出于对资源的合理利用和安全性的考虑，成分输血已成为主流。但欧美有些国家在军事冲突或极端环境中仍保留输注全血的状况，近年来还尝试输注温暖新鲜全血，提高了严重创伤患者的存活率。一些研究成果促成了对长期以来输血观念的重新评估，再次激起了人们对创伤患者输血问题的关注，从而产生对输血治疗现状的质疑。本文将介绍全血输注的应用情况、全血输注的优势和弊端、全血输注时存在的问题与对策，并探讨战创伤极端环境中输血研究的进展。

一、输血的历史

人类进行输血的历史可以追溯到公元前。西方医学史上最早进行的输血实验是 1667 年 6 月 15 日法国的丹尼斯，他通过一根银质管子将羊的动脉与人的静脉连接，把羊血输给一个 15 岁的男孩。由于这种输血方式风险极高，很快遭到谴责和禁止。直到 1818 年，英国的布伦德利在伦敦盖伊斯医院通过注射器进行输血，完成了第一次成功的输血。在 1870~1871 年的普法战争中曾大量采用输血的方式来拯救受伤的士兵。早期的输血，因为没有抗凝的处理，大多数都是直接从献血者输给患者。人们试图用去纤维蛋白的方法来阻止血液凝结，但这种方法丢失了血液中的大多数有用成分，不能令人满意。

1900 年，奥地利病理学家卡尔·兰德斯坦等人发现人类有四种不同类型的血型。1910 年，捷克血清学家詹斯凯指定 A、B、AB 和 O 代表这四种血型，在输血前必须进行血型检查，输血者和受血者的血型必须相容。1914 年，发明了用枸橼酸钠溶液保存血液，再加之无菌技术的应用，使得全血输注得到了快速的发展。

全血用于战创伤的救治在第二次世界大战时期得到推广。第二次世界大战早期，美国军队将白蛋白和冰冻血浆广泛应用于复苏治疗，却发现伤员的死亡比预期的更为严重，于是又重新把全血作为治疗失血性休克的首选。战争结束时超过 500 000U 的库存血被送往医院[2]。

20 世纪中期以前临床输血研究重点主要集中在如何提供充足的血液供应；20 世纪 70 年代以来科学家开始研究输血引发的不良反应，以及如何正确的处理血液来防止输血后给输血者带来的疾病或感染，如人类免疫缺陷病毒-1（human immunodeficiency virus-1，HIV-1）、T 病毒和朊病毒等的感染，如此引发了一场输血医学上的革命，包括滤除白细胞的临床输血和成分输血的诞生和应用[3]。

近 10 年来输血观念的重大改变，包括从输全血到成分输血的改变；从补偿性输血到治疗性输血的改变；从输血源性制品到输生物工程制品的改变；从异体输血到自体输血的改变；外周干细胞移植等。从全血输血到成分输血，是现代输血医学的标志性的发展。成分输血的确有着后勤保障、库存管理以及财政等方面的好处，已成为民用输血的标准。但在美国储存全血仍用于一些特殊情况的治疗，如心脏外科、产科以及军事冲突中[4]。

二、损伤控制性复苏（Damage control resuscitation，DCR）原则中的成分血输注比例

（一）DCR 的原则

对于创伤患者，虽然损伤控制手术要求控制出血与清除污染，但同时进行的液体复苏计划，仅集中于酸中毒的迅速纠正与低体温的预防，几乎忽略了对凝血机制异常的防治，而普遍认为凝血机制的异常可能是液体复苏、血液稀释和低体温的结果。对于需要大量输血患者而言，传统的液体复苏计划以及繁琐的库血输血规则使得严重创伤患者凝血功能异常进一步加重。针对这一临床表现，在损伤控制性外科的基础上，损伤控制性复苏的理念应运而生[5]。

损伤控制性体液复苏的具体步骤一般为两步：首先，以维持收缩压在 90mmHg 左右为目的，防止血压过高，引起再

次出血;其次,以血浆为主要复苏液体恢复血管内容量,至少按与 PRBC 1:1 或 1:2 的比例给予血浆。在同等创伤患者,这一比例较传统复苏方法能显著降低病死率。必要时还可给予重组Ⅶa。对于需要持续复苏的重症患者,可通知血库启动"大量输血程序",即按血浆、PRBC、血小板各 6 个单位和 10 单位冷沉淀配血送至手术室进行液体复苏。对于更严重的病例还可将温暖的全血作为复苏液体。最大限度地减少晶体液的输入,仅使用晶体液配制必要的急救药物或将其作为输血液制品期间保持管道通畅的过渡液[6-8]。

(二)成分血组成"复原"血的不足之处

虽然没有 DCR 应用方面的随机研究资料,但是很多医学中心已经采用了这一观点。但要精确的达到这一比例是非常困难的,并且也不知道这是否为最佳比例。有研究认为,与全血相比,这种类似于全血的平衡比例成分血治疗(1:1:1/PRBCs:FFP:PLT)提供的是血细胞比容低、血小板少和凝血因子活性低的血液制品(表 110-1)[9]。因此,很多人认为在严重创伤需要大量输血的这类人群中,最合适的复苏液体还是全血,它同时解决了失血性休克和凝血功能障碍的问题。

表 110-1 "复原"全血(1:1:1)与全血比较

	"复原"全血(1:1:1)*	全血
总容量	660ml	570ml
血细胞比容	29%	33% ~43%
血小板计数	88 000	130 000 ~350 000
凝血因子活性	65%	86%

* 假定:PRBC 血细胞比容为 55%,PLTs 为 $5.5×10^{10}$,FFP 含有 80% 凝血因子

三、全血输注

尽管认为全血是一种理想的止血复苏产品,但感染的风险、输血相关并发症以及快速测试方法的滞后使人担忧,除了在军事冲突和极端环境中外,仍限制其广泛使用。据文献报道,目前唯一支持院前使用全血的指南是为战术疏散护理制定的"战术作战伤亡护理指南(Tactical Combat Casualty Care guidelines)"[10]。

(一)全血输注优势

全血一般是指冷藏保存的血液制品,普遍认为经过冷藏的血液制品会使其中一些成分的活性减弱甚至丢失,造成"全血不全"的情况。但最近的一项对冷藏(4℃)全血的研究发现,通过血栓弹力图检测其参数的止血功能可超过 21d。由此看来对创伤失血性休克的复苏,特别是对有大量输血风险者,冷藏全血是一合适的血液制品[11]。最新的临床研究表明,成年创伤患者输注成分血与全血相比较,前者的死亡率增加[12]。

目前温暖新鲜全血输注的经验大多由美国军医在战争中获得。关于新鲜全血(FWB)的定义则根据应用途径不同而不同。战场救治所用的 FWB 为室温下储存 24h 内的全血;但若输血的目的为纠正缺氧、补充新鲜的红细胞,则 4℃ 保存 10d 以内的全血均可视作 FWB。目前,FWB 的应用指征主要还是针对库存成分血紧缺、需大量输血的垂危患者。2011.6.14 在挪威卑尔根召开的第一届"新鲜全血研讨会"上指出 FWB 的优势:①由于没有经过长期储存,增加了其血液成分治疗的有效性;②减少了因储存、运输等导致的血细胞损害,降低了不良反应;③是一种更有效地提供血液成分的产品;④"复原"全血的添加剂和抗凝剂相当于全血量的 3 倍[13]。

新鲜全血来源方便。当提供成分血治疗有难度或不可能时,医学伦理学支持应用新鲜全血治疗,以便于实施远程损伤控制性复苏(remote damage control resuscitation, RD-CR)[14],提高严重创伤患者救治的存活率。

美军的前线外科救护队(forward surgical teams, FSTs)可以携带 20u 的 RBCs,在阿富汗冲突中增加了新鲜冰冻血浆(FFP)和一些冷沉淀,但无法携带血小板。Nessen 等首次报道了在二级医院或前线外科救护所仅使用 RBCs 和 FFP 与此基础上增加 FWB 输注的比较观察,其结果是在输注 RBCs 和 FFP 的基础上增加 FWB,不仅安全,还可独立改善院内存活率[15]。

对于战场救护人员而言,当储存的血液制品已经用完,也没有医疗后送平台可用,就要考虑 FWB 的输注。Cordora 报道了一低血容量休克和凝血病伴随延迟后送而引起死亡的病例,伤员在伤后 15 小时才到达手术队,其间也没有足量的血液制品的输注。作者认为在这种情况下,FWB 输注是挽救其生命或延长生命的最佳选择[16]。

(二)全血输注的风险

自二战以来,O 型血已被作为紧急输血时的"万能血",但"万能供血者"的观点在不同的血液制品中是不同的,需要引起医护人员的重视。对成分血 PRBCs 输注来说,O 型供血者由于其红细胞膜上不存在 A 型和 B 型血型抗原,不会与受血者体内的抗-A 或抗-B 抗体进行抗原抗体反应,从而被认为是"万能供血者"。但对全血输注而言,没有"万能供血者"这一说法,因为全血不仅提供了红细胞,还提供了血浆。全血或单采血小板,每个单位通常包含约 2 至 300 毫升的血浆,这可能导致急性溶血反应或血小板计数更为降低。因此,全血的输注一定要坚持同型输注。而目前在血小板 ABO 相容性方面很少有研究的数据,在管理的最佳方法上尚未达成共识[17]。Strandenes 等认为,如果不能保证供血者和受血者的配型时,其中低滴度抗 A/B 血型抗体的 O 型全血更安全[18]。

虽然输注 FWB 在理论上有提供所有适当的血液成分与最大功能的优势,但未经测试的 FWB 的使用仍然有传播

传染性疾病和细菌污染的风险。FWB 中的白细胞与输血相关并发症有关，这些反应包括非溶血性发热反应，人类白细胞抗原同种免疫和输血相关移植物抗宿主病（TA-GVHD）。Gilstad 和其同事报道了 1 例使用 FWB 复苏的创伤患者发生 TA-GVHD，他们甚至认为在军事冲突中应摒弃FWB 的应用[19]。

Chan 等人对战地医院接受过大量输血伤员发生急性肺损伤（acute lung injury, ALI）的情况进行了回顾性分析，认为新鲜温暖全血（WFWB）会增加急性肺损伤的风险，但此结论又可能会因这部分人群本身损伤程度重和接受晶体液治疗而受到干扰，所以在使用 WFWB 之前需要权衡其风险/利益[20]。

四、未来血液制品和输血理念

DCR 正在快速成为重度创伤患者主要的复苏方法。这一策略要求更早更多地输注血浆和血小板，最终一定会增加血库系统的压力。尤其是在后勤保障体系不健全或在边远的条件艰苦的军事环境下，红细胞、冰冻血浆、冷沉淀和新鲜血小板的供应肯定都将得不到保障。对此，全球很多地方采用建立可移动血库和输新鲜全血的方案来解决这一问题。冷藏全血的止血效果维持时间比以前持久得多，可扩大其应用范围。

冻干血浆、血小板、纤维蛋白原、红细胞以及凝血酶原复合物或者其他重组蛋白等血制品可采用体积小、重量轻的包装，并只需在室温下储存，将减少费用，并便于保存和供应。如此人们可以随时得到大量上述健康血制品，并且不用每两周为遥远的前线运送用于采血、血制品加工和冷藏的干冰和制冷机。由此，各个医院的用血也将能得到基本的保障。上述这些血制品有些已经应用于临床，而有的还在动物实验或人体试验阶段。尚不知道现在的动物实验和以后的临床试验是否会得出它们比现在广泛使用的血制品更好或至少与之相当的结论。一旦经过适当的随机研究证明其临床益处之后，这些新的血制品将能作为重症伤员的主要复苏液。由于美国每年平民的死亡人数远多于军人（为其 300 倍），所以该领域的研究更受民用创伤中心的重视。

（刘宿　王丽　葛衡江）

参 考 文 献

1. Washington, DC. Centers for Disease Control and Prevention. National Vital Statistics Reports, 2011.
2. Hess JR, Thomas MJ. Blood use in war and disaster: Lessons from the past century. Transfusion, 2003, 43 (11): 1622-1633.
3. Conor T, Martin F, Patricia H, et al. Cost-effectiveness of prion filtration of red blood cells to reduce the risk of transfusion-transmitted variant Creutzfeldt-Jakob disease in the Republic of Ireland. Transfusion, 2012, 52 (11): 2285-2293.
4. Spinella PC. Warm fresh whole blood transfusion for severe hemorrhage: US military and potential civilian applications. Crit Care Med, 2008, 36(7 Suppl): S340-S345.
5. Hess JR, Holcomb JB, Hoyt DB. Damage control resuscitation: the need for specific blood products to treat the coagulopathy of trauma. Transfusion, 2006, 46(5): 685-686.
6. Holcomb JB, Jenkins D, Rhee P, et al. Damage control resuscitation: directly addressing the early coagulopathy of trauma. J Trauma, 2007, 62(2): 307-310.
7. Borgman MA, Spinella PC, Perkins JG, et al. The ratio of blood products transfused affects mortality in patients receiving massive transfusions at a combat support hospital. J Trauma, 2007, 63(4): 805-813.
8. Holcomb JB. Damage control resuscitation. J Trauma. 2007, 62(6 Suppl): S36-S37.
9. Spinella PC, Perkins JG, Grathwohl KW, et al. Warm fresh whole blood is independently associated with improved survival for patients with combated related trauma injuries. J Trauma, 2009, 66(4 Suppl): S69-S76.
10. Tactical Combat Casualty Care Guidelines, Sept 2012. J Spec Oper Med. Available at: www.JSOMonline.org. Accessed on September 15, 2013.
11. Pidcoke HF, McFaul SJ, Ramasubramanian AK, Parida BK, Mora AG, Fedyk CG, Valdez-Delgado KK, Montgomery RK, Reddoch KM, Rodriguez AC, et al. Primary hemostatic capacity of whole blood: a comprehensive analysis of pathogen reduction and refrigeration effects over time. This data indicate that platelet and coagulation function in cold-stored whole blood may be sufficient to provide hemostatic resuscitation. Transfusion, 2013, 53(1 Suppl): 137S-149S.
12. Jones AR, Frazier SK. Increased mortality in adult patients with trauma transfused with blood components compared with whole blood. J Trauma Nurs, 2014, 21(1): 22-29.
13. Spinella PC, Strandenes GR, Erling BR, et al. Symposium on fresh whole blood for severe hemorrhagic shock: from in-hospital to far forward resuscitations. Transfus Apher Sci, 2012, 46(1): 113-117.
14. Hooper TJ, Pasquale MD, Strandenes G, et al. Challenges and possibilities in forward resuscitation. Shock, 2014, 41(1 Suppl): 13-20.
15. Nessen SC, Eastridge BJ, Cronk Daniel, et al. Fresh whole blood use by forward surgical teams in Afghanistan is associated with improved survival compared to component therapy without platelets. Transfusion, 2013, 53(1 Suppl): 107S-113S.
16. Cordova CB, Capp AP, Spinella PC. Fresh whole blood

transfusion for a combat casualty in austere combat environment. J Spec Oper Med,2014,14(1):9-12.

17. Dunbar NM,Ornstein DL,Durmont LJ. ABO incompatible platelets:risks versus benefits. Curr Opin Hematol,2012, 19(6):475-479.

18. Strandenes G,Berseus O,Cap AP,et al. Low titer group O whole blood in emergency situation. Shock,2014,41(1 Suppl):70-75.

19. Gilstad C,Roschewski M,Wells J,et al. Fatal transfusion-associated graft-versus-host disease with concomitant immune hemolysis in a group A combat trauma patient resuscitated with group O fresh whole blood. Transfusion,2012, 52(5):930-935.

20. Chan CM,Shorr AF,Perkins JG,et al. Factors associated with acute lung injury in combat casualties receiving massive blood transfusions:A retrospective analysis. J Crit Care,2012,27(4):419 e7-e14.

111 患者血液管理是输血医学的发展方向

每年,输血治疗可以挽救或改善成千上万患者的生命。由于各种各样的原因我国普遍存在血液不合理输注的问题,据不完全统计我国约15% ~ 20%的红细胞输注不合理,而血浆不合理输注现象尤为突出。近期研究表明限制性输血可以减少死亡率和患病率[1,2]。因此,所有从事输血工作的相关人员都有责任确保血液的合理使用。

患者血液管理(Patient Blood Management,PBM)是基于循证医学的结果,以提高患者疗效和改善转归为目的,为使可能需要输血的患者得到最优的治疗并减少或避免异体输血所采取的系列措施。PBM的目的不是减少异体输血,它是把患者利益放在决定是否输血的核心位置,在保证患者得到最佳治疗的同时实现血液的合理使用。PBM通常包括四个方面:①贫血的药物治疗;②减少出血的措施(包括药物和非药物方法);③血液回收回输;④限制性输血策略[3-5]。

澳大利亚国家血液管理局(NBA),美国血库协会(AABB)和英国国家输血委员会(NBTC)等先后发布了患者血液管理指南或操作规范。世界卫生组织(WHO)提出患者血液管理是输血替代治疗的重要措施[6]。患者血液管理入选《输血杂志》(Transfusion)评出的输血医学过去50年来十大主要进步之一[7]。

由于医学进步和我国经济的快速发展以及医疗体制改革等因素我国就医人数连年快速增长,对血液的需求也随之大幅增加;而我国无偿献血基础薄弱加之人口老龄化的因素使我国血液供应面临巨大挑战。PBM通过提高医疗质量和细化医疗各个环节,实施避免异体输血的方法,减少异体血用量,使避免异体输血的患者得到更好的治疗,同时使那些必须输异体血的患者能得到所需的血液。PBM是一项系统工程,需要多学科、跨专业的协作,需要从国家到地方的卫生行政部门,各个医院管理层,输血和医疗专家,采供血机构及各学术团体等的引领和支持。

一、患者血液管理的发展历程

患者血液管理是从无输血医学(bloodless medicine)或无输血手术(bloodless surgery)和血液保护(blood conservation)发展而来。

早在20世纪60年代,由于耶和华见证者(Jehovahs Witnesses,简称见证者)因宗教原因拒绝输血,成为无输血手术的倡导者。尽管当时很多医师难以接受无输血手术,但也有一些医师开始在心脏、整形和恶性肿瘤手术中尝试,以显示自己的经验和水平,如1964年Cooley首次发表"耶和华见证者心内直视手术"500例的经验。

对见证者无输血手术的研究表明,Hb<70g/L者,死亡率仅为0.5% ~ 1.5%,而Hb<50g/L死亡率高达4%,这为制定Hb<60 ~ 70g/L的输血指征提供了有力的依据。Patakos等[8]曾为322例见证者实施无输血心脏手术,未输血组术后恢复质量和一年生存率(95%)均高于输血组(89%),术后20年生存率(34%)与输血组(32%)也无显著差异。

无输血手术并不限于宗教信仰的人群。战争也推动了无输血手术的开展,战场的伤员绝大部分有大量失血,由于战场血液供应困难,首先要求外科医师迅速止血,防止进一步失血,这些手术大部分是在无输血条件下完成的。在20世纪50年代启用右旋糖酐代替血浆,后来又发明明胶、羟乙基淀粉等代用品。1985年美国陆军开始研究携氧载体(人造血),开发了血液回收机并用于越南战争进行自体输血。近年来又开发了重组的Ⅶ因子激活物,用以挽救致命出血的伤员。所有这些都为"无输血手术"作出了贡献。

20世纪90年代初期,世界上还很少有医疗中心开展无血医疗服务,至1996年已到达76家。目前全球有无输血手术中心180家,其中美国就有100家,无血医院大约占16%。

血液保护的概念起源于20世纪80年代末期,由于经输血传播传染病(特别是HIV)发病率大幅增加使血液保护技术快速发展。

1994年我们率先在国内提出血液保护的概念,介绍血液保护技术,比国外大约晚四年。当时国内血液买卖现象严重,同种输血传播乙肝和丙肝的比例高达10%,有的患者心脏手术做好了却要住进传染病院。阜外医院麻醉科率先在国内倡导和实施血液保护技术,我们逐渐认识到血液既能救命，又能致病，血液不是"补品"，而是一种特殊的"药品"，不应当随意给患者输血。

最初血液保护只是在麻醉科开展，但是即使是麻醉科医师对血液保护工作的认识也不一致，外科医师和其他医师参与度更低。血液保护主要目的是减少或避免异体输血，没有把医疗质量和患者转归作为主要考核目标。尽管取得一些成绩，但是与国际先进水平仍有很大差距[9-11]。

从 2009 年起，阜外医院开展多学科患者血液管理，依托医院输血管理委员会组建多学科血液管理团队，把输血作为心血管外科医疗质量主要考核指标之一。制定更严格的输血指征，提高血液回收机使用率，预防应用抗纤溶药，改进体外循环技术，及时诊断凝血紊乱，单病种用血量定期公示制度等综合措施，结果使心脏手术输血量（率）连年显著减少。5 年期间心血管外科手术量共增长了 58.1%，而平均每例心脏手术红细胞用量降低 62.8%，平均每例手术血浆用量减少 69.0%。成人心血管手术输血率降低 60.1%（从 70.5% 降低到 26.7%），血浆输注率降低了 72.1%（从 65.3% 降低到 18.2%）。根据 2008 年时平均用血量测算，阜外医院 5 年共节约红细胞 82 426 单位，节约血浆 10 489 100 毫升。通过多学科患者血液管理，阜外医院在心脏手术大幅增加的前提下，平均输血量和输血率连年大幅下降，同时患者并发症和死亡率显著下降，医疗质量显著提升，医疗费用低于平均水平 20%。取得显著社会效益和经济效益[12]。

目前，我国成人心脏手术平均输血率约为 70%，部分医院心脏手术输血率达到 100%。即便在医疗技术发达的美国，成人心脏外科手术平均输血率也在 45% ~ 50% 左右[13]。

2014 年 6 月 14 日，在庆祝第十一个"世界献血者日"的同时，阜外医院成立我国第一个"无输血心脏外科中心"。开展无输血心脏手术是全面落实多学科患者血液管理的具体步骤。同时也面向全国推广患者血液管理的理念和措施，目的是在提高患者治疗效果和改善预后的前提下，节约血液——这一稀缺的公共资源，降低医疗费用。是利国利民的多赢之举[14]。

二、如何实施患者血液管理

1. 医院组建多学科患者血液管理团队，包括医院管理层，输血科，临床专家（尤其是用血量大的临床科室专家），检验及护理专家。设专人负责。

2. 制定本医院患者血液管理操作规程（参照国家规范和行业指南）。

3. 加强临床医护人员的培训，强化对 PBM 重要性的认识。所有具有决定输血权限的医师和参与输血治疗的护士必须接受培训。

4. 对患者的宣传和教育，有利于顺利开展 PBM。

5. 制定适合本医院特点的输血指征（参照国家规范）。

6. 外科患者 PBM：包括术前贫血药物治疗，术前影响凝血药物的停用和准备，术中减少出血的药物和措施，有适应证患者术中失血的回收，术后出血的及时诊断和治疗，术后贫血的药物治疗等。

7. 内科患者 PBM：凝血异常的治疗，贫血的药物治疗等。

8. 输血科：掌握临床输血知识成为循证输血的专家，同医院主要用血科室建立良好的工作关系，建立并完善输血信息管理系统，掌握临床输血全部信息，为医院管理部门提供详细的输血数据。

9. 医院管理层：PBM 需要医院管理层，特别是主要领导的支持。

以上是实施 PBM 的基本要素，各个医院要根据其临床输血的特点增加更为具体的条款。此外，建立输血患者数据库也是非常重要的，既帮助我们分析 PBM 实施效果和存在的问题，更有利于我们开展高质量的输血临床研究。

除了技术和管理措施外，若想使患者血液管理成为医院的牢固理念，变成大家的自觉行动，还需要建立医院的输血文化（Transfusion culture）[15]。输血文化就是要把患者的良好转归作为医师的价值观，把恰当输血变成医师的集体人格。医师不仅是输血的决策者，而且要确定血制品的种类、用量和输注时机。输血文化是医师精神文明的积累，是认知高度、业务水平和责任心的体现。而一把手（院长）是医院输血文化的带头人。

综上所述，国内外患者血液管理成功经验告诉我们，在我国全面推广患者血液管理的时机已经成熟。患者血液管理是造福患者，节约血液资源，降低医疗费用的多赢之举。正如英国国家输血委员会 2012 年大会主题所言，患者血液管理是输血医学未来的发展方向[4]。

（纪宏文 邓硕曾）

参 考 文 献

1. Carson JL, Terrin ML, Noveck H, et al. Liberal or restrictive transfusion in high-risk patients after hip surgery. N Engl J Med, 2011, 365:2453-2462.

2. Hajjar LA, Vincent JL, Galas FR, et al. Transfusion requirements after cardiac surgery: the TRACS randomized controlled trial. JAMA, 2010, 304:1559-1567.

3. Becker J, Shaz B. Guidelines for patient blood management and blood utilization. 2011 by AABB. ISBN 978-56395-326-322.

4. Patient blood management-An evidence-based approach to patient care. http://www. transfusionguidelines. org. uk/uk-transfusion-committees/national-bloodtransfusion.

5. Goodnough LT. Blood management: transfusion medicine comes of age. Lancet, 2013, 381:1971-1972.

6. World Health Organization. 63rd World Health Assembly.

Availability, safety and quality of blood products. http://apps. who. int/gb/ebwha/pdf_fi les/WHA63/A63_R12-en. pdf (accessed April 10,2013).

7. McCullough J. Innovation in transfusion medicine and blood banking:documenting the record in 50 years of TRANSFU-SION. Transfusion,2010,50:2542-2546.

8. Pattakos G,Koch CG,Byizzio ME,et al. Outcome of patients who refuse transfusion after cardiac surgery. A natural experiment with severe blood conservation. Arch Intern Med, 2012,172(15):1154-60.

9. 邓硕曾,纪宏文,刘进.实施血液保护技术两年少输血60万毫升.临床麻醉学杂志,1998,14(4):233-34.

10. 邓硕曾,刘进,龙村,等.心血管手术血液保护的三年回顾.中国医院管理,1998,18(10):594-595.

11. 邓硕曾,纪宏文.从血液保护到血液管理—解读2011版STS和SCA《心脏手术血液保护指南》.中国输血杂志,2011,24(11):921-923.

12. 纪宏文,李志远,孙寒松等.多学科血液管理对心脏瓣膜手术输血和转归的影响.中华医学杂志,2014,94(7):488-490.

13. STS Task Force and SCA Task Force. 2011 update to the STS and SCA blood conservation clinical practice guidelines. Ann Thorac Surg,2011,91(3):944-982.

14. 万雷,胡洋.阜外医院成人心脏手术七成无输血.中国医学论坛报中国新闻A3,2014年6月26日.

15. 邓硕曾,纪宏文.血液管理需创新输血文化.中国输血杂志,2013,26(增刊):67-68.

112 闭环控制液体输注系统在围术期的应用

液体治疗是围手术期重要的治疗手段之一,也是争论最多的问题之一。近年来,快速康复外科理念在临床中的广泛应用,对围手术期液体治疗提出了更高的要求。随着目标导向液体治疗策略的发展,逐渐衍生出闭环控制液体输注系统。

一、目标导向液体治疗(GDFT)

2001 年,Rivers 创造性地提出早期目标导向治疗(EGDT)的概念。从最初应用于危重患者的液体复苏,目前已逐渐推广到围手术期、ICU、急诊科以及严重感染的治疗领域,取得了良好的效果。EGDT 的实质目标是利用先进的动态监测手段,有效的标准治疗流程,获得理想的前负荷和氧输送,改善患者微循环和组织供氧,避免低灌注损伤,改善患者短期和长期预后。

目标导向液体治疗策略是一种个体化的液体治疗方案,旨在通过设定能够反映患者血管内容量的监测指标,并在围手术期加以实时动态监测与处理,始终将该指标维持在正常范围。理论上"理想的血容量"可定义为能够达到最大每搏输出量(SV)或心排出量(CO)的心脏前负荷。根据心室功能曲线(Frank-Starling 定律)描述,心室充盈压增加和舒张末期心肌纤维长度增加均可导致心搏量增加,心肌纤维在心室充盈压力的作用下,于收缩前被拉的长度越长,心肌产生的收缩力也就越大,心室收缩时所做的功也越多,SV 也就越多。在一定范围内补充液体使前负荷增加,可增加心肌收缩力,SV 增加。到达 Starling 曲线平台最佳前负荷时,回心血量与心输出量保持平衡,能维持心室舒张末容积和压力在正常范围,并能达到最大 SV。因此,目标导向液体治疗需要监测 SV、CO、DO_2(氧供)或与之相关的衍生参数。

目标导向液体治疗方案因采用的指标不同,所定义的目标值亦各异。Mutoh 等定义的目标值为:CI>4.5L/(min·m^2)、DO_2>600ml/(min·m^2)、VO_2(氧耗)>170ml/(min·m^2)。当通过输液治疗达到这些目标值时,外科高危患者术后的并发症发生率、死亡率明显降低,ICU 时间和总体住院时间均显著缩短。

二、闭环控制液体输注系统的概念及其应用

闭环控制技术在麻醉领域中的应用逐渐广泛,如闭环肌松注射系统、全凭静脉监控自动注射系统等;近年来,基于自动化控制的闭环控制液体输注系统(Closed-loop fluid administration system)已经成为国内外液体治疗的研究热点。闭环控制液体输注系统能够通过人体生理信号的监测,实时调节输液速率和输液容量,避免临床中液体过复苏或欠复苏的发生。

2003 年,Chaisson 等首次采用羊失血性休克模型,应用闭环控制液体输注技术进行液体复苏,以 MAP、CO 和骨骼肌氧饱和度为终点目标;结果显示,闭环控制液体输注技术相对于传统的休克复苏方法具有绝对优势。之后一些动物或模拟实验也证实了闭环复苏在救治失血性休克和烧伤休克时液体管理方面的优越性。

一般的闭环控制液体输注系统由控制变量、传感器、控制器和输液泵组成。控制变量,即为反馈监测的生理参数,如血压、心排出量(cardiac output,CO)或尿量(urine output,UO);传感器负责采集控制变量的生理信号,并输入控制器;控制器或控制算法,通过比较器将控制变量的测量值与预先设置的定值或复苏终点进行比较输出误差信号,并将误差信号转换为输液泵的控制指令输出;输液泵作为系统的执行元件按照控制器输出的指令调节速率输注液体。从整体来讲,闭环复苏系统根据患者生理参数的监测,为了消除测量值与定值之间的误差,调节复苏策略实施液体复苏,从而形成一个闭合的负反馈回路;如此周而复始,最终按照系统设计的宗旨以最有效的方式(最少的液体、最佳的预后)达到预期的复苏终点。在这个系统中,控制变量(或控制参数)是最关键的一个环节。

闭环控制液体输注系统实质上是目标导向液体治疗技术的进一步延伸或发展,需要设定目标值来反馈调节输液速率和容量。然而,选择何种监测指标却有争议。围手术

期液体治疗的目标是达到理想的血管内容量,使患者的心脏功能最优化,以达到组织器官的最佳氧供。

在预测容量状态方面,已有研究证实动态的容量反应性指标准确有效,其预测容量反应性的敏感性和特异性均明显优于静态前负荷指标。动态容量反应性指标包括两大类,一类是包括每搏量变异度(SVV)、脉压变异度(PPV)和脉搏灌注变异指数(PVI)等在内的动态前负荷指标,均是通过心肺交互作用进行测定,它们测定的是正压通气时靶目标值在一个呼吸周期中发生升高与降低的周期性变化,因此其临床应用也受一定条件的制约,必须是以恒定的潮气量(8~12ml/kg)进行的容量控制通气,且不适用于合并心律失常、存在自主呼吸的患者。另一类是通过容量负荷试验和被动抬腿试验测定的 ΔSV(每搏量增加率),是通过给予扩容治疗或通过被动抬腿试验增加心脏前负荷导致的每搏量的增加率以反映患者的容量反应性。ΔSV 可用于自主呼吸的患者,它不受呼吸模式和心律失常的影响,但通过容量负荷测定的 ΔSV 在对容量负荷无反应的患者中会增加其肺水肿的风险。被动抬腿试验测定的 ΔSV 除了可用于有自主呼吸的患者,不受呼吸模式和心律失常的影响之外,因其为可逆性的前负荷增加,可多次进行,并避免肺水肿的发生;其缺点是受高腹压、严重低血容量、下肢深静脉血栓、弹力袜等的影响。在一些 SVV、PPV、PVI 等的动态前负荷指标监测处于临界状态的患者可以考虑联合使用 ΔSV 以更加精准地判定患者的容量反应性。

闭环控制液体输注系统也必须设置监测指标来反映患者的容量状态或容量反应性;综合部分动物实验、模拟研究的结果,大多数推荐每搏量变异度(SVV)和脉压变异度(PPV)指标。然而,这毕竟是动物或模拟实验的结果,能否应用于临床指导围手术期液体治疗还未可能。Maguire 等对北美医学中心 2009 年施行手术的 12 308 例患者进行了回顾性分析,判断手术患者中是否适合 PPV 或脉搏血氧波形振幅变异率(ΔPOP)指标的监测;入选标准:全身麻醉、机械通气(潮气量>8ml/kg、PEEP<5cmH$_2$O)和窦性心律;结果显示仅有 39% 的病例符合选用 PPV 和 ΔPOP 监测的标准,在动脉置管测压的病例(占总病例数的 15.7%)中有52.6% 的病例符合选用 PPV 监测的标准。Lahner 等以食管多普勒为指导,对行腹部大手术的患者进行术中液体管理,同时监测 SVV(Vigileo-FloTrac 系统)以评价其预测液体反应性的能力。结果发现,SVV 的 ROC 曲线下面积为0.512,其灵敏度 77%,特异度 43%。可见 SVV、PPV 在临床应用上仍有其局限性。

Rinehart 等于今年报道了闭环控制液体输注系统在临床的应用。12 例全麻、机械通气的高危手术患者(排除心律失常、肥胖、射血分数<40%、或右室功能衰竭),桡动脉穿刺监测动脉压;连接麻醉医师操纵的 LIS 闭环控制液体输注系统;SVV<13% 时定义为血容量不足,终点目标为 CI ≥2.5L/(min/m^2);手术时间 309~483min,绝大部分手术时间中患者处于容量不足状态(平均占手术时间的 91%);

12 例患者均以最少量的液体达到了最佳的容量负荷。这是首次在临床上成功运用闭环控制液体输注技术的报道,也是到目前为止唯一的一篇报道。

三、闭环控制液体输注系统的发展方向

闭环复苏技术目前已在临床上用于失血性休克和烧伤休克的救治,尽管在大量的动物研究中已证实了闭环复苏在液体管理方面的优越性,但是尚未有充分的数据说明闭环复苏技术在改善患者预后和提高存活率方面的效用。究其原因,一是由于目前生理信号实时检测手段的局限性,制约了有效指导复苏生理参数的选择范围;二是由于人体自我液体平衡机制的影响,难以精确地为失血性休克的治疗建立科学的模型,以实现患者失血或复苏状态的实时辨识和评估,为闭环控制提供有效地循证医学决策的依据;三是由于闭环复苏系统都未具有兼顾恢复循环血容量和改善组织灌注的复苏决策能力,无法确保闭环复苏对休克患者预后的良好效用。

同样,闭环控制液体输注技术在临床广泛应用之前尚需解决两方面的问题:技术因素和控制变量(或控制参数)。在技术层面,闭环控制系统的准确性、稳定性、快速反应性、灵活性、智能性等方面仍需改进。另外,监测设备需要更加精确、灵敏、反应实时、不受外界环境影响、使用方便和价格适中。注射泵也必须提高精确度,设置多级数的防故障和防误操作装置。

控制参数(监测反馈指标)仍是目前尚未完全解决的关键问题。随着监测设备的发展,可供选择的指标也越来越多,但每种指标既有优点,同时也存在一定的局限性。有些监测指标为有创性,技术上也有一定的要求。目前尚未发现非常理想的监测反馈指标。

闭环控制液体输注技术实质内容还是目标导向液体治疗策略,目标是达到个体最佳的血管内容量,使患者的心脏功能最优化,以达到组织器官的最佳氧供。在临床应用中应选择合适的患者和合理的时机;高危手术患者更能够从中获益,因此,应用闭环控制液体输注系统的患者还是那些高危患者。另外治疗时机的选择也很重要,早期应用可能对防止不良的病理生理过程的发生和发展具有重要意义,对于较大的手术,强调在术前、术中及术后均采用闭环控制液体治疗方案,以适应大手术围手术期不断变化的容量需求。

闭环控制液体输注技术目前主要处于动物和模拟实验阶段,国内外的研究结果不一,尚存争议,还需要进行更多的研究和评估,尤其是多中心、大样本的临床研究。

(陶 军)

参 考 文 献

1. Rinehart J, Le Manach Y, Douiri h, et al. First closed-loop goal directed fluid therapy during surgery: A pilot study. Ann

Fr Anesth Reanim,2014,33(3):e35-41.

2. Rinehart J,Alexander B,Le Manach Y,et al. Evaluation of a novel closed-loop fluid administration system based on dynamic predictors of fluid responsiveness:an in silico simulation study. Crit Care,2011,15(6):R278.

3. Rinehart J,Lee C,Canales C,et al. Closed-Loop fluid administration compared to anesthesiologist management for hemodynamic optimization and resuscitation during surgery: an in vivo study. Anesth Analg,2013,11(5)7:1119-1129.

4. Rinehart J,Lee C,Cannesson M,et al. Closed-loop fluid resuscitation:Robustness against weight and cardiac contractility variations. Anesth Analg,2013,117(5):1110-1118.

5. Miller TE,Gan TJ. Closed-loop systems in anesthesia:reality or fantasy? Anesth Analg,2013,117(5):1039-1041.

6. Rinehart J,Liu N,Alexander B,et al. Closed-loop systems in anesthesia:is there a potential for closed-loop fluid management and hemodynamic optimization? Anesth Analg,2012, 114(1):130-143.

7. Michard F. Decision support for hemodynamic management: from graphical displays to closed loop systems. Anesth Analg,2013,117(4):876-882.

8. Rinehart J,Chung E,Canales C,et al. Intraoperative stroke volume optimization using stroke volume,arterial pressure, and heart rate:closed-loop(Learning Intravenous Resuscitator)versus anesthesiologists. J Cardiothorac Vasc Anesth, 2012,26(5):933-939.

9. Padhi S,Bullock I,Li L,et al. Intravenous fluid therapy for adults in hospital:summary of NICE guidance. BMJ,2013, 347(12):33-35.

10. Chaisson NF,Kirschner RA,Deyo DJ,et al. Near-infrared spectroscopy-guided closed-loop resuscitation of hemorrhage. J Trauma,2003,54(5):S183-S192.

11. Maguire S,Rinehart J,Vakharia S,et al. Respiratory variation in pulse pressure and plethysmographic waveforms:intraoperative applicability in a North American Academic Center. Anesth Analg,2011,112(1):94-96.

12. Lahner D,Kabon B,Marschalek C,et al. Evaluation of stroke volume variation obtained by arterial pulse contour analysis to predict fluid responsiveness intraoperatively. Br J Anaesth,2009,103(3):346-351.

13. Mutoh T,Kazumata K,Ajiki M,et al. Goal-directed fluid management by bedside transpulmonary hemodynamic monitoring after subarachnoid hemorrhage. Stroke, 2007, 38 (12):3218.

14. Kramer GC,Kinsky MP,Prough DS,et al. Closed-loop control of fluid therapy for treatment of hypovolemia. J Trauma,2008,64(4 Suppl):333-341.

15. Salinas J,Drew G,Gallagher J,et al. Closed-loop and decision-assist resuscitation of burn patients. J Trauma,2008, 64(4 Suppl):321-322.

16. Phan TD,D'Souza B,Rattray MJ,et al. A randomised controlled trial of fluid restriction compared to oesophageal Doppler-guided goal-directed fluid therapy in elective major colorectal surgery within an Enhanced Recovery After Surgery program. Anaesth Intensive Care, 2014, 42 (6): 752-760.

17. Miller TE,Raghunathan K,Gan TJ. State-of-the-art fluid management in the operating room. Best Pract Res Clin Anaesthesiol,2014,28(3):261-273.

113 缺血处理干预减轻缺血再灌注损伤的机制及临床应用现况

采用诸如溶栓或经皮冠状动脉介入术实现阻塞冠状动脉快速血管重建的心肌梗死治疗明显减少了心肌缺血事件后的并发症,但矛盾的是缺血心肌的血流再灌注可对器官造成进一步的损伤,即缺血再灌注损伤(ischemia/reperfusion injury,IRI)。目前很多研究致力于揭示这种损伤的病理生理学,希望更好地理解其发生机制,以促进包括可减轻此类损伤临床治疗方案的相关干预措施的改进。研究发现,细胞生存必需的细胞器线粒体在缺血再灌注期间的细胞死亡启动中发挥着重要作用。在此篇综述中,我们将重点讨论 IRI 的发生机制和可减轻此种损伤的缺血处理干预的策略。

一、缺血再灌注损伤的机制

(一) 自由基和脂质过氧化

在哺乳动物,脂质过氧化反应可由酶促、非酶促无自由基和非酶促含自由基介导的信号通路所诱发。自由基是外层有未配对电子的分子或原子,源于氧分子的自由基被称之为活性氧物质(reactive oxygen species,ROS),包括超氧化物阴离子($O_2 \cdot$)和羟自由基($OH \cdot$);由氧和氮反应产生的自由基被称之为活性氮物质(reactive nitrogen species,RNS),包括一氧化氮(nitric oxide,$NO \cdot$)和过氧亚硝基阴离子(peroxynitrite,$ONOO \cdot$)。自由基是由哺乳细胞产生;超氧化物是被黄嘌呤氧化酶和 NAP(P)H 氧化酶分解,在氧化性再灌注损伤中,黄嘌呤氧化酶对 ROS 的产生非常重要。通过呼吸复合物 I 和 III 中的氧还原,超氧化物阴离子亦是在线粒体产生。生成的超氧化物随后在超氧化物歧化酶(superoxide dismutase,SOD)作用下转化成非自由基性过氧化氢,在亚铁离子和一价铜离子存在时,过氧化氢与多余的超氧化物反应生成 $OH \cdot$。一氧化氮是由内皮型、神经性和诱导型一氧化氮合酶诱导而产生。

羟自由基是非常强的氧化剂,能够去除烯丙基的氢、促进羟化或接受电子。羟自由基是细胞膜、磷脂和胆固醇过氧化反应的重要始动子;它能去除细胞膜上多元不饱和脂肪酸中的亚甲基氢原子,产生脂质源性自由基,包括二烯类、脂质过氧化物自由基($LOO \cdot$)和脂质过氧化氢($LOOH$)。这些产物组成一个能够进一步诱发自由基介导的细胞膜多元不饱脂质过氧化的连锁反应,从而产生新的羟基-过氧化氢产物。在哺乳动物,由于细胞膜多元不饱和脂肪酸的多样性,自由基介导的膜氧化反应可产生大约 120~150 种过氧化氢产物。由于 ROS 和 RNS 自由基的不稳定和半衰期很短,所以仅能在局部发挥作用。但是,脂质过氧氢化物以及它们的分解产物(例如乙醛)则半衰期较长,可在细胞内和细胞间移动,并在它们所处部位之外发挥作用。

(二) 线粒体通透性转换孔开放

长时间缺血时,细胞 ATP 严重缺乏导致酶依赖性离子膜转运机制障碍,引起细胞内钙离子和钠离子聚集,糖酵解产生的大量乳酸导致细胞内 pH 降低。细胞内离子增加引起渗透压升高,从而导致细胞肿胀和破裂;细胞内钙离子增加可通过坏死、凋亡和自噬而引起细胞死亡。在严重缺血中,ATP 的大量消耗并转化成 ADP。但是细胞内 ADP 的形成不会积累,而是分解成 AMP,AMP 再进一步被分解成为腺苷、肌苷和次黄嘌呤。次黄嘌呤可被黄嘌呤氧化酶氧化形成尿酸盐,在此期间氧分子被还原成超氧化物阴离子。黄嘌呤脱氢酶-黄嘌呤氧化酶存在于所有的细胞,正常情况下黄嘌呤脱氢酶占优势,严重缺血时则黄嘌呤氧化酶占优势。自由基亦可由线粒体内的呼吸复合物酶产生。在缺血中,由于细胞内酸中毒和氧张力降低,包括黄嘌呤氧化酶在内的所有酶的活性均降低,所以仅有少量自由基产生。再灌注期间,细胞内氧水平增加和细胞内 pH 恢复使酶的正常活性恢复,所有的这些与大量存在的次黄嘌呤一起导致大量的超氧化物阴离子产生,随后造成脂质过氧化。再者,再灌注期间细胞内钙离子增加、细胞内 pH 恢复正常和大量自由基产生共同作用导致长时间的线粒体通透性转换孔(mitochondrial permeability transition pores,mPTPs)开放,造成线粒体内物质释放进入细胞质和线粒体电位障碍。通常认为,在长时间缺血后的再灌注期,mPTPs 开放是通过细胞凋亡和坏死而导致细胞死亡的常见最终通路。

亲环蛋白是线粒体基质中的一种肽丙基顺反异构酶,

应用环孢素抑制亲环蛋白活性阻止 mPTPs 开放可明显减轻细胞损伤的程度。从线粒体中释放的细胞色素 C 是再灌注期细胞凋亡的主要原因；再灌注期间，ROS、RNS、脂质源性自由基和它们的终末产物（主要是醛类）大量生成能够进一步导致直接的组织损伤；自由基可造成蛋白分解和结构改变，从而导致蛋白对降解的敏感性增强；脂质过氧化的醛类产物可共价结合至蛋白和 DNA，从而导致它们的功能改变。例如脂质过氧化产生的丙二醛、4-羟基-2（E）-乙烯醛、4-羟基壬烯醛和丙烯醛能够激活半胱天冬酶（caspase）通路并诱导细胞凋亡，它们也增加蛋白对酶降解的敏感性，引起细胞信号通路中断，它们亦可通过改变蛋白的三级结构而改变其功能。醛类物质能够损伤 DNA、改变热休克蛋白 HSP72 和破坏其细胞保护功能。

二、缺血处理

在长时间缺血后的再灌注期，自由基、脂质过氧化物以及它们终末产物的大量释放可导致细胞损伤和死亡。然而，在轻微的限制性缺血/缺氧刺激之后，这些物质的较小量释放则可对细胞随后经历的更严重缺血/缺氧刺激提供一定程度的保护作用，此种情况被称之为缺血预处理（ischemic preconditioning）。

缺血预处理是 1986 年 Murry 等首先在狗实验中发现，在阻塞冠状动脉使心肌经历 40min 缺血前实施 4 个循环的 5min 缺血和 5min 再灌注，与单独经历 40min 缺血的心脏相比，该干预使再灌注后的心肌梗死面积降低 75%。在发现缺血预处理之后，Zhao 等在狗心脏模型发现，阻塞冠状动脉使心肌缺血 60min，再灌注后立即实施开始 3 个循环的 30s 缺血和 30s 再灌注，与未进行该干预的对照组相比，再灌注 3h 后的心肌梗死面积减少 40%，此被称作缺血后处理（ischemic postconditioning）。在他们的实验中，后处理提供的保护作用类似于缺血预处理。实施缺血后处理的时间非常重要，因为再灌注后延迟 1min 即足以导致其保护作用完全丧失。缺血后处理伴有再灌注早期自由基释放明显减少，通常认为这是该阶段细胞损伤减轻的原因。

虽然缺血处理细胞保护作用的一些通路已经被人们所认识，但是尚不清楚缺血预处理和后处理细胞保护作用的确切机制。然而，小量自由基产生则是它们保护作用所必需的。再者，缺血预处理和后处理亦可通过激活一些信号通路抑制再灌注中 mPTPs 开放而产生细胞保护作用。与腺苷、缓激肽、阿片肽、大麻类物质和 TNFα 等配体结合的膜受体以及（mitochondrial ATP-sensitive K channels，mK$_{ATP}$ 通道）蛋白激酶 C（protein kinase C，PKC）、细胞外受体蛋白激酶丝裂原激活蛋白激酶、p42/44、p38MAPK、Janus 激酶（JAK）、信号转导子和转录激活因子 3（signal transducer and activating factor of transcription-3，STAT-3）、糖原合成酶激酶 3β（glycogen synthase kinase 3β，GSK-3β）、包括细胞外信号调节激酶（extracellular signal-regulated kinase，ERK）和磷脂酰肌醇-3-激酶（PI3K）/蛋白激酶 B（Akt）（PI3K/Akt）在内的再灌注损伤救援激酶途径（reperfusion injury salvage kinase pathway，RISK 途径）等均被发现参与了缺血处理。最近研究发现，生存激活因子增强激酶（survivor activating factor enhancement kinase，SAFE）途径亦参与缺血预处理和后处理。

三、缺血预处理的分子机制

缺血预处理可对长时间严重缺血损伤产生早期和晚期保护作用。早期保护作用是在缺血预处理刺激后立刻产生，持续大约 2h；晚期保护作用是在缺血预处理刺激后 12～24h 产生，可持续数天。缺血预处理期间产生的小量自由基是其早期和晚期保护作用所必需的，但是与早期保护作用不同，晚期保护作用则与包括葡萄糖转运子 1 和 4（glucose transporter-1 and-4，GLUT-1 和 GLUT-4）、热休克蛋白 70（heat shock protein 70，HSP70）和血管内皮生长因子在内的几个促存活基因表达有关，这些促存活基因表达则是由缺血预处理刺激后的缺氧诱导因子 1α（hypoxia-inducing factor 1α，HIF-1α）水平增加所诱发。

HIF-1α 是介导细胞对缺氧反应的一种重要转录子。在氧正常的条件下，HIF-1α 可被脯氨酰胺羟化酶（proline hydroxylase，PHD）羟基化；该过程可促进其与 von Hippel Lindau 蛋白结合，使其随后通过泛素化和溶酶体降解而被清除。在缺氧的条件下，PHD 活性抑制使 HIF-1α 水平升高，并导致细胞内缺氧反应基因表达。Natarajan 等发现，在缺血前 24h 沉默鼠 PHD 基因可降低 PHD 酶水平和时间依赖性增加细胞内 HIF-1α 水平，可减少缺血再灌注后的心肌梗死面积，并获得较好的左室功能恢复。Adluri 等在鼠研究中亦证实了 HIF-1α 在延迟缺血预处理中的作用，与野生型对照鼠相比，缺血再灌注处理后 PHD 基因敲除鼠（PDH-1-/-KO）的 HIF-1α 水平更高、心肌梗死面积和细胞凋亡减少，但 β 联蛋白、内皮 NO 合酶活性和抗凋亡的 BcL-2 蛋白增加。

缺血预处理中，缺血组织在早期即释放包括腺苷、缓激肽和阿片类物质在内的激动剂；这些物质分别激动它们相应的 G 蛋白偶联受体（GPCRs），最终磷酸化并激活基质金属蛋白酶（matrix metalloproteinase）。它们亦可依次磷酸化和激活生长因子受体，例如表皮生长因子受体及其信号级联反应，以获得最大的细胞保护作用。

已经明确，当 μ、κ 和 δ 阿片受体激动剂与百日咳敏感性异三聚体 G$_i$ 蛋白受体结合时，可通过磷酸化以及激活 ERK1/2 而介导它们的细胞信号机制。在缺血预处理时，阿片类物质亦可通过该通路发挥细胞保护作用。Ma 等在培养的鼠皮质神经细胞发现，缺血预处理能够使 δ 阿片 G 蛋白偶联受体表达上调和激活，从而引起 ERK 磷酸化增强，随后激活下游的 PKC。PKC 激活可引起 Bcl-2 表达水平增高和细胞色素 C 释放减少，总体效应是严重缺氧后再灌注中的细胞死亡减少。

研究发现，缺血组织释放的其他自体有效物质（例如腺苷和缓激肽）亦可通过 GPCRs、生长因子受体和 MEK/ERK1/2 介导的细胞凋亡过程，即增加 Bcl-2 家族中抗凋亡蛋白表达和减少促凋亡蛋白表达，使两者之间的平衡趋于向减少细胞凋亡的方向移动。抗凋亡 Bcl-2 表达增加可导致 mRNAs 转录和翻译增强。通过对肿瘤信号通路的研究，已经证明 Bcl-2 家族蛋白在细胞凋亡中发挥着重要作用。这些蛋白控制线粒体外膜的通透性，例如胞质内 Bcl-2 蛋白 bid（t-bid）激活可导致其迁移至线粒体外膜，在此部位与促凋亡蛋白 Bax 结合，使 Bax 蛋白发生聚合并形成线粒体膜通透孔。抗凋亡的 Bcl-2 蛋白（例如 Bcl-2、Bcl-XL 和 Mcl-1）通过与 BH-3only 蛋白中的活化子（例如 t-bid 和 Bim）结合，以阻止促凋亡的 Bcl-2 蛋白的结合和激活。

MEK/ERK1/2 不是介导缺血预处理效应的唯一通路。研究发现，在缺血预处理期间释放的自体有效物质作用于相应的 GPCRs 亦可通过 PI3K 通路介导其保护作用。研究显示，应用渥曼青霉素抑制 PI3K 通路可减弱缺血预处理的保护作用。众所周知，PI3K 下游的靶向物之一是反转录病毒 AKT8 的癌基因产物 AKT/蛋白激酶 B（PKB），属丝氨酸/苏氨酸激酶。例如生长因子受体激活后，PI3K 磷酸化可产生磷酸肌醇，其与 AKT/PKB 和磷酸肌醇依赖蛋白激酶（phosphoinisitide-dependent protein kinase，PDK）的 pleckstrin 同源（PH）结构域结合，使 AKT/PKB 迁移至浆膜，在此部位 AKT/PKB 被 PDK 磷酸化和激活。这条 PI3K/AKT/PKB 信号通路亦参与缺血预处理的细胞保护作用。

已经明确，GSK-3β 参与许多细胞信号事件的调节。Kunuthur 等[30]在转基因鼠模型发现，缺血预处理能够引起 Akt1 和 Akt2 受体磷酸化和激活，这可抑制下游 GSK-3β 的活性，这类似于胰岛素受体兴奋所致的该酶活性抑制。人

类 δ 阿片受体通过复杂的信号通路（涉及血小板衍生性生长因子受体 β 的 Src 依赖转磷酸作用、胰岛素生长因子-1 受体、AKI 的 PI3Kα 激活和 AMP 激活的蛋白激酶等）介导 GSK-3β 活性的抑制。此信号通路亦参与缺血预处理的细胞保护作用。研究证实，促生存激酶途径（prosurvival kinase pathways）是汇聚于 GSK-3β，并通过磷酸化其 N 端的丝氨酸残基而抑制 GSK-3β。在基础状态下 GSK-3β 具有活性，能够磷酸化基质的丝氨酸或苏氨酸，磷酸盐可终止其活性。GSK-3β 是存在于线粒体，并与 mPTP 组件有关。GSK-3 是细胞保护性信号通路的汇聚点，并且调控 mPTP 开放。研究发现，包括 PI3K/AKT/PKB 在内的上游细胞保护性信号通路，通过抑制 GSK-3β 可导致下游信号通路抑制，从而阻止 mPTP 开放。也有人提出，西罗莫司的哺乳动物靶点（mTOR）是 GSK-3β 介导药物性和缺血性预处理的下游通路。mTOR 是 PI3K 激酶家族的成员，其已知的功能之一就是作为调节 mRNA 翻译的控制蛋白。

PI3K/AKT/PKB 信号通路不仅通过抑制 GSK-3β 介导的 mPTPs 开放而参与缺血预处理减轻 IRI 的作用，而且还通过抑制 Bcl-2 蛋白诱发的线粒体外膜通透介导的细胞凋亡而参与缺血预处理减轻 IRI 的作用。PI3K/AKT/PKB 信号通路对 Bcl-2 蛋白家族的影响能够用 PI3K/AKT/PKB 和 MEK/ERK1/2 信号通路之间的交叉对话来解释。Kunuthur 等发现，缺血预处理后 ERK1/2 的磷酸化和激活发生在野生型 AKT1[+/+]鼠，但在 Akt1[-/-]鼠则明显减轻。

四、缺血后处理的分子机制

介导缺血预处理的促生存激酶途径 PI3K/AKT/PKB 和 ERK1/2 在缺血后处理中亦非常重要（图 113-1）。

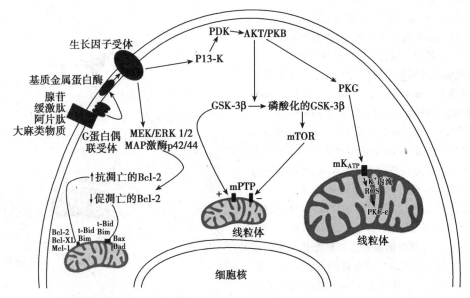

图 113-1　缺血处理机制中再灌注损伤救援激酶途径涉及的细胞信号通路

在小型猪研究中,缺血后处理增强 AKT 和 GSK-3β 磷酸化,并减轻再灌注 24h 后的心肌损伤,但应用渥曼青霉素抑制 PI3K 可消除缺血后处理的保护作用。采用冠状动脉搭桥手术(GABA)中切取的人心房组织进行研究时,Sivaraman 等发现缺血后处理引起的心脏收缩功能改善是由 PI3K 和 ERK1/2 通路所介导,因为分别应用 PI3K 抑制剂(LY294002)和 ERK1/2 抑制剂(UO126)可阻止或明显减轻该保护作用。与其他研究不同,Darling 等在兔心脏模型证实仅 ERK1/2 信号通路参与了缺血后处理,他们发现缺血后处理组的心肌损伤面积减小并伴有 ERK1/2 磷酸化增强,但 AKT 磷酸化无明显改变;而且应用 ERK1/2 抑制剂 PD-98059 能够阻断缺血后处理组的保护作用,但应用 PI3K 抑制剂 LY-294002 则不能阻断缺血后处理组的保护作用。

虽然缺血预处理中自体有效物质及其表面受体激活可解释其触发机制,但是阐述缺血后处理的启动机制则很困难。有研究者推测,在长时间缺血后的再灌注早期即刻,腺苷大量释放通过作用其受体可触发缺血后处理。例如 El-daif 等在右肾切除、阻塞左肾动静脉 40min 以及再灌注 24h 的鼠模型发现,缺血后处理能够减轻肾小管细胞损伤和细胞凋亡,但在缺血后处理前应用腺苷受体阻滞剂 8-p-(磺苯基)茶碱(SPT)时,这种保护作用则消失。Zhan 等在鼠心脏研究中发现,在缺血再灌注处理的再灌注期,只有在腺苷 A_{2A} 和 A_{2B} 受体亚型功能完整时,刺激腺苷 A_1 受体才能保护心肌,因为在腺苷 A_{2A} 和 A_{2B} 敲除小鼠或同时应用两者的拮抗剂时,兴奋腺苷 A_1 受体就不能发挥保护作用。在另一项鼠心脏的研究中,Methner 等证实了腺苷 A_{2A} 和 A_{2B} 受体亚型在缺血后处理中的重要性,而且他们推测这两种受体必须共同发挥作用才可产生细胞保护作用,因为在两个受体中的一个被阻断或者给不能产生腺苷的转基因 CD73$^{-/-}$ 鼠仅应用一种受体激动剂时,缺血后处理的细胞保护作用消失。在鼠心脏实验中,Kin 等亦证实腺苷 A_{2A} 受体亚型参与了缺血后处理,而且他们发现腺苷 A_3 亚型受体也是缺血后处理所必需的。这些作者进一步推测,缺血后处理是通过在再灌注早期的数分钟内将腺苷保留在冠脉循环中更长时间,使激动剂有足够的时间激活腺苷受体并启动 RISK 途径而产生细胞保护作用。研究显示,在再灌注后的 2~3min 内,缺血后处理组冠状静脉系统内的腺苷水平高于对照组。

有关缺血预处理和后处理的大多数研究均是在兔、鼠、猪和狗模型实施。Yang 等首次在非人类灵长类动物猕猴进行了缺血预处理和后处理研究。他们发现,在阻塞冠状动脉 90min 和再灌注 4h 前进行缺血预处理(2 个循环的缺血 10min 和再灌注 10min),与对照组相比,缺血预处理能够预防心肌梗死的发生(梗死区/危险区面积的比例为 2%,对照组为 44%);再灌注前缺血预处理操作结束时应用渥曼青霉素不能完全消除缺血预处理的心肌保护效应,但能减小缺血预处理的心肌保护效应(梗死区/危险区面积的比例为 17%)。这些结果提示,缺血预处理的保护作用不仅仅是存在于再灌注期,也存在于缺血期。Yang 等也发

现,再灌注后立即实施包括 6 个循环的缺血 30s 和再灌注 30s 的缺血后处理,其心肌保护作用不如缺血预处理明显,因为缺血后处理组的梗死区/危险区面积比例为 28%。这与在其他种属动物获得的研究结果不同,这些研究显示缺血预处理和后处理能够产生相同的心肌保护作用。这提示缺血后处理干预措施在人类也许没有想象中的那么有意义。

Yellon 等在 1999 年首次提出了促生存激酶途径,其涉及作用于细胞表面受体的各种生长因子、PI3K/AKT 和 ERK/MAP 激酶 p42/44,后者在缺血后再灌注中通过抑制促凋亡蛋白表达和增强抗凋亡蛋白表达而抑制由细胞凋亡所致的细胞死亡。随后他们扩展了促生存激酶途径 AKT 和 ERK 的作用,包括了缺血预处理和后处理通过减少坏死性细胞死亡所产生的保护作用,并提出了 RISK 途径的概念。心肌细胞表达 TNF-α 膜受体,并产生 TNFα 细胞因子。在缺血刺激后,心肌细胞的 TNFα 受体和 TNFα 表达上调。实验研究表明,再灌注中 TNFα 对心肌细胞既可产生有害作用,亦可产生保护作用;但是与心肌细胞膜上参与缺血预处理和后处理的其他激动剂不同,TNFα 的细胞保护作用不是通过 RISK 途径介导的,而是通过激活在最近提出的细胞保护性生存激活因子增强(survivor activating factor enhancement,SAFE)途径中的 JAK 和 STAT-3 介导的(图 113-2)。参与 SAFE 通路的 TNFα 受体能够被细胞因子和生长因子激活。与 RISK 途径一样,SAFE 途径也参与缺血预处理和后处理。据推测两种细胞保护性途径之间存在有交叉对话现象。Goodman 等[48]在孤立灌注的鼠心脏模型研究中发现,缺血后处理中 JAK-STAT(SAFE 途径)和 RISK 途径均被激活;而且他们还发现 JAK-STAT 的功能可能与 RISK 途径的上游部分相同或者就是它的上游部分,JAK-STAT 途径充分发挥作用需要 RISK 途径功能完整。

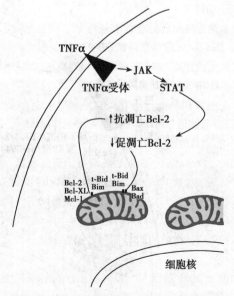

图 113-2　缺血处理机制中生存激活因子增
强激酶途径涉及的细胞信号通路

五、缺血预处理和后处理的共同作用机制（mK$_{ATP}$通道）

缺血预处理和后处理刺激诱导的细胞保护作用伴有mK$_{ATP}$通道开放，而且在缺血再灌注前应用二氮嗪直接开放mK$_{ATP}$通道亦可产生细胞保护作用。因此有理由推测，缺血处理刺激中细胞表面GPCRS激活、mK$_{ATP}$通道开放和细胞保护作用之间必然存在一定的联系。许多研究的结果均支持该假说（图113-1）。例如在兔心脏模型研究中发现，缺血预处理时阿片受体诱导的细胞保护作用可被mK$_{ATP}$通道抑制剂5-羟癸酸（5-hydroxydecanoate）所阻断，缺血后处理时缓激肽诱导的细胞保护作用亦可被被5-羟癸酸所阻断；在培养心肌细胞研究中发现，腺苷受体介导的细胞保护作用可被非选择性mK$_{ATP}$通道阻断剂格列苯脲所阻断。然而，由此产生的问题是：缺血预处理和后处理是如何引起mK$_{ATP}$通道开放？mK$_{ATP}$通道是如何产生细胞保护作用的？

mK$_{ATP}$通道开放是由PKC介导。Uchiyama等在鼠心脏模型研究中发现，缺血预处理能够引起PKC激活和mK$_{ATP}$通道开放，而且mK$_{ATP}$通道开放是由PKC所介导，因为应用PKC抑制剂Ro318425和celerythrine可阻止mK$_{ATP}$通道开放。Miura等在兔心脏模型研究中发现，激活的腺苷A$_1$GPCRs可通过激活PKC介导的磷酸化和mK$_{ATP}$通道开放而减轻心肌IRI。缺血预处理和后处理中PKC激活导致mK$_{ATP}$通道开放在许多研究中均有报道，而且发现是异构体PKC-ε参与了该过程。激活的PKC-ε能够磷酸化mK$_{ATP}$通道特定的Kir6.2部分。另外，缺血后处理能够上调mK$_{ATP}$通道的Kir家族。Kir家族是已知的孔道家族蛋白，当mK$_{ATP}$通道的Kir6.2部分被磷酸化时，它们形成孔道，并增强K离子的传导。

缺血预处理和后处理能够通过数个潜在的途径激活PKC-ε。GPCRs兴奋可激活磷脂酶A和D，使肌醇1,4,5-磷酸肌醇生成甘油二酯，进而激活PKC。缺血处理刺激能够诱导GPCRs激活，其通过RISK途径磷酸化并激活蛋白激酶G。例如Oldenburg等在兔心脏和细胞培养模型中发现，缓激肽通过PKB/AKT通路激活PKG而产生细胞保护作用，而且他们的研究显示PKG是位于mK$_{ATP}$通道的上游部位。Penna等[51]在鼠心脏模型的研究显示，缺血后处理可激活缓激肽B$_2$受体，该受体能够启动下游的再灌注损伤救援激酶途径，并通过激活PKG发挥细胞保护作用，因为分别应用缓激肽和PKG拮抗剂可阻断缺血后处理的细胞保护效应。激活的PKG随后能够磷酸化并激活PKC-ε。

在缺血处理刺激后，细胞膜GPCRs、RISK途径和mK$_{ATP}$通道是在一个密闭区发生相互作用。根据在缺血预处理和后处理研究中获得的结果，他们推测激活的GPCRs和缓激肽受体是在被称之为GPCR信号传导体（signalo-somes）的细胞膜穴样内陷部位加入RISK途径的信号分子中。组成的复合体迁移至线粒体外膜，在该部位末端激活的激酶PKG激活PKC-ε，激活的PKC-ε能够磷酸化并开放mK$_{ATP}$通道。

缺血处理或药物处理引起的mK$_{ATP}$通道开放可使K离子流入线粒体基质。这可使线粒体基质容积增大和pH值升高，这两种改变均可使ROS产生增加。此种由mK$_{ATP}$通道诱发产生的ROS能够磷酸化和激活线粒体PKC-ε，而PKC-ε通过抑制mPTP开放而产生细胞保护作用。

六、缺血处理的临床证据

Jebeli等在40例实施择期GABA手术患者的研究中发现，与对照组患者相比，在GABA手术阻断主动脉前实施缺血预处理的患者具有较好的左室射血分数，并且手术后更少需要正性肌力药物。Jenkins等在33例实施择期GABA手术患者的研究中发现，阻断主动脉前实施缺血预处理能够明显减轻在手术后72h由测量肌钙蛋白T水平所确定的心肌损伤，但是手术后ECG改变在对照组和缺血预处理组之间无明显差异。颇具争议的是，在这些研究中缺血处理干预均是在缺血期间危险心肌面积较小和较少心肌细胞处于再灌损伤危险的患者实施。当缺血期有更多的心肌组织处于危险时，缺血处理干预将更具临床有益作用。Xue等发现，缺血后处理能够对急性心肌梗死患者产生有益作用，他们在43例心肌梗死的住院患者中发现，在血管成形术使冠状动脉血流再通后的1min内实施缺血后处理，可改善ECG升高的ST段和左室功能，并缩小心肌梗死面积。在一项包括43例ST段升高心肌梗死患者的初步研究中发现，在血管成形术中支架植入后立即实施缺血后处理可缩小心肌梗死面积以及降低血清肌酸磷酸激酶和肌酸磷酸激酶同工酶峰浓度，这些改变伴左心室功能改善，而且这些改善在心肌梗死后平均3.4年的随访期中持续存在。Thuny等在一项包括50例ST段升高12h内入院的心肌梗死患者的前瞻性随机对照研究中发现，在阻塞的冠状动脉血流再通后1min内实施缺血后处理可减少通过MRI检查显示的心肌梗死面积和水肿组织面积，亦可降低血浆肌酸激酶峰浓度。相反，Tarantini等在453例ST段升高6h内入院的心肌梗死患者研究中发现，78例患者在置入血管支架血流再通后的1min内实施缺血后处理却未产生心肌保护作用或效果更差，治疗组伴有更多的微血管堵塞和严重的不良心脏事件。在该研究中，缺血后处理组有更多的糖尿病患者，但作者解释数据分析时已经考虑该因素，即此因素并不影响心肌梗死面积和不良心脏事件增加的趋势。再者，Tarantini等指出在经皮冠状动脉成形术前所有患者均静脉注射了阿昔单抗，这与阿昔单抗应用是由操作者根据情况决定（而不是研究设计特定）的其他研究不同，作者认为不清楚这是否会影响他们的研究结果。

七、远隔缺血处理及其临床应用

经典缺血处理干预措施在临床实践中应用具有许多局限性，例如在缺血性脑血管事件后就不可能实施缺血后处理，因为很难控制溶栓后脑组织再灌注的时间。作为缺血处理干预措施的改良形式，远隔缺血处理则显示了良好的应用前景，而且更容易在临床应用。远隔缺血处理是由 Przyklenk 等在犬在体心脏模型中首次发现，即在冠状动脉回旋支实施 4 个循环的缺血 5min 和再灌注 5min，可使堵塞左冠状动脉前降支 1h 后的心肌梗死面积减少 35%。远隔缺血处理的机制目前尚不清楚，据推测它可能是通过神经通路和缺血再灌注组织释放的体液因子介导的，而且与传统的缺血处理干预措施共享一些分子信号通路。

Loukogeorgakis 等在 19 名志愿者的研究发现，通过对放置在上臂的血压袖带间断充气和放气实施远隔缺血预处理和后处理均能保护对侧遭受 IRI 上臂的肱动脉血管内皮，并且该保护作用是由 mK$_{ATP}$ 通道介导的，因为格列苯脲可阻断该保护作用。远隔缺血处理的观点第一次在临床上应用于 IRI 高度危险的特殊器官保护是在实施先天性心脏病修复手术的小儿，通过对放置在下肢的血压袖带进行 4 个循环的 5min 充气（充气压至少高于动脉收缩压 15mmHg）和放气 5min 实施远隔缺血预处理，结果显示通过血清心脏肌钙蛋白 I 水平测定确定的心肌损伤明显减轻，而且手术后正性肌力药物应用明显减少。随后远隔缺血处理的有益作用在成年患者的其他研究中亦得到了证实，例如 Hausenloy 等在 57 例实施择期 GABA 手术患者的研究显示，通过对放置在上肢的血压袖带进行 3 个循环的 5min 充气（充气压为 200mmHg）和 5min 放气实施远隔缺血预处理，手术后 48h 的血清心脏肌钙蛋白 T 浓度明显降低。D'ascenzo 等对 2012 年前在实施择期 GABA 手术患者评价远隔缺血处理心脏保护作用的研究进行了 meta 分析，其包括 9 项研究共 704 例患者，结果显示 GABA 手术前对上肢实施 3 个循环的 5min 缺血和 5min 再灌注明显降低了手术后血清心脏肌钙蛋白 I 和 T 水平。Brevoord 等对 2012 年前发表的 23 项研究进行了另一项 meta 分析，其包括 954 例治疗患者和 924 例对照患者，患者实施心脏手术、血管手术或经皮冠状动脉介入术，结果显示虽然远隔缺血处理可明显减轻心肌损伤，但却未降低与缺血事件有关的死亡率，这可能是由于研究人群及其实施手术的异质性所致。只有在实施类似手术的同质研究对象进行有足够强度的大样本随机临床试验，才能更好地评估远隔缺血处理对死亡率的影响。在一项包括 329 例择期 GABA 手术患者的单中心研究中，Thielmann 等发现手术前对左上肢实施包括 3 个循环的 5min 缺血和 5min 再灌注的远隔缺血预处理，主要的研究终点事件围手术期心肌损伤明显减轻，而且这与手术后长达 1 年的全原因死亡率明显降低有关。实施血管手术、心脏手术和冠状动脉介入术的患者具有发生急性肾脏损伤

的高度危险，现有的资料提示远隔缺血处理对此亦具有保护作用。然而，截至目前在此方面仅有一些小样本临床研究发表。Li 等曾对 10 项既往发表的研究进行了 meta 分析，该分析共包括 464 例实施血管手术、心脏手术和冠状动脉介入术的患者，当采用随机效应模型进行统计学分析时，远隔缺血预处理对手术后急性肾脏损伤无任何有益作用，但是当采用固定效应模型进行统计学分析时，远隔缺血预处理对手术后急性肾脏损伤则显示了轻微的有益作用。这提示需要进一步的大量本临床研究。

在一项包括 242 例实施择期经皮冠状动脉支架置入患者的研究中，上肢远隔缺血预处理明显减轻心肌损伤，即治疗组的主要研究终点手术后 24h 血清心脏肌钙蛋白 I 水平明显降低，而且次要研究终点手术后 6 个月的心血管和脑事件危险明显降低。在这些患者的随访中，Davies 等发现远隔缺血预处理的有益作用持续到了手术后 6 年，即治疗组患者的心血管和脑事件较少。与上述研究不同，在一项包括 360 例患者的研究中，Lavi 等未发现在经皮冠状动脉介入术中粥样斑块切除时实施的远隔缺血后处理能减轻围手术期心肌损伤。这种差异可能是因为远隔缺血预处理较远隔缺血后处理更有效，也许这提示在植入支架血流再灌注后即刻实施远隔缺血后处理可能更有效。

八、总结

长时间缺血后血流再灌注可通过坏死、凋亡和自噬导致 IRI，这些过程是由细胞内离子、自由基和脂质过氧化产物增加所启动。细胞具有减轻 IRI 的适应性机制，其可被长时间严重缺血前或后即刻的短时间缺血再灌所触发。目前正在揭示缺血预处理和后处理细胞保护作用的分子机制，其涉及包括细胞表面 GPCRs、基质金属蛋白酶、生长因子、细胞外受体激酶 MEK/ERK1/2 在内的信号通路以及细胞凋亡途径、PI3K/AKT/PKB、mPTPs、mK$_{ATP}$ 通道、PKC、TNFα、TNFα 受体和 JAK-STAT 通路等。虽然缺血预处理和后处理干预在实验模型能够明显减轻 IRI，但是它们尚未被完全转化至临床应用。缺血处理干预的主要问题之一是其很难在临床实践中有效地实施。相比而言，远隔缺血处理干预在临床实践中则更易实施，而且其临床应用亦显示出了喜人的前景。但是尚需进一步研究，以更好地理解远隔缺血处理的机制。

（薛富善　杨桂珍　李瑞萍　孙超　刘高谱）

参 考 文 献

1. Ong SB, Gustafsson AB. New roles for mitochondria in cell death in the reperfused myocardium. Cardiovasc Res, 2012; 94(2):190-196.

2. Bae YS, Oh H, Rhee SG, Yoo YD. Regulation of reactive oxygen species generation in cell signaling. Mol Cells, 2011; 32(6):491-509.

3. Divakaruni AS, Brand MD. The regulation and physiology of mitochondrial proton leak. Physiology (Bethesda), 2011; 26 (3): 192-205.

4. Gueraud F, AtalayM, Bresgen N, et al. Chemistry and biochemistry of lipid peroxidation products. Free Radic Res, 2010; 44(10): 1098-1124.

5. Raedschelders K, Ansley DM, Chen DD. The cellular and molecular origin of reactive oxygen species generation during myocardial ischemia and reperfusion. Pharmacol Ther, 2012; 133(2): 230-255.

6. Kalogeris T, Baines CP, Krenz M, et al. Cell biology of ischemia/reperfusion injury. Int Rev Cell Mol Biol, 2012(298): 229-317.

7. Penna C, Tullio F, Perrelli MG, et al. Ischemia/reperfusion injury is increased and cardioprotection by a postconditioning protocol is lost as cardiac hypertrophy develops in nandrolone treated rats. Basic Res Cardiol, 2011; 106(3): 409-420.

8. Murphy E, Steenbergen C. What makes the mitochondria a killer? Can we condition them to be less destructive? Biochim Biophys Acta, 2011; 1813(7): 1302-1308.

9. Griffiths EJ, Halestrap AP. Protection by Cyclosporin A of ischemia/reperfusion-induced damage in isolated rat hearts. J Mol Cell Cardiol, 1993; 25(12): 1461-1469.

10. Pratt DA, Tallman KA, Porter NA. Free radical oxidation of polyunsaturated lipids: new mechanistic insights and the development of peroxyl radical clocks. Acc Chem Res, 2011; 44(6): 458-467.

11. Deigner HP, Hermetter A. Oxidized phospholipids: emerging lipid mediators in pathophysiology. Curr Opin Lipidol, 2008; 19(3): 289-294.

12. Jiang F, Zhang Y, Dusting GJ. NADPH oxidase-mediated redox signaling: roles in cellular stress response, stress tolerance, and tissue repair. Pharmacol Rev, 2011; 63(1): 218-242.

13. Murry CE, JenningsRB, Reimer KA. Preconditioning with ischemia: a delay of lethal cell injury in ischemic myocardium. Circulation, 1986; 74(5): 1124-1136.

14. Zhao ZQ, Corvera JS, Halkos ME, et al. Inhibition of myocardial injury by ischemic postconditioning during reperfusion: comparison with ischemic preconditioning. Am J Physiol Heart Circ Physiol, 2003; 2855(2): H579-588.

15. Kin H, Zhao ZQ, Sun HY, et al. Post-conditioning attenuates myocardial ischemia-reperfusion injury by inhibiting events in the early minutes of reperfusion. Cardiovasc Res, 2004; 62(1): 74-85.

16. Vigneron F, Dos Santos P, Lemoine S, et al. GSK-3β at the crossroads in the signalling of heart pre-conditioning: implication of mTOR and Wnt pathways. Cardiovasc Res, 2011; 90(1): 49-56.

17. Xue Y, Xie N, Lin Y, et al. Role of PI3K/Akt in diazoxide preconditioning against rat hippocampal neuronal death in pilocarpine-induced seizures. Brain Res, 2011(1383): 135-140.

18. Lecour S. Activation of the protective Survivor Activating Factor Enhancement (SAFE) pathway against reperfusion injury: does it go beyond the RISK pathway? J Mol Cell Cardiol, 2009; 47(1): 32-40.

19. Zhou X, Zhai X, Ashraf M. Direct evidence that initial oxidative stress triggered by pre-conditioning contributes to second window of protection by endogenous antioxidant enzyme in myocytes. Circulation, 1996; 93(6): 1177-1184.

20. Date T, Mochizuki S, Belanger AJ, et al. Expression of constitutively stable hybrid hypoxia-inducible factor-1alpha protects cultured rat cardiomyocytes against simulated ischemia-reperfusion injury. Am J Physiol Cell Physiol, 2005; 288(2): C314-320.

21. KohMY, PowisG. Passing the baton: the HIF switch. Trends Biochem Sci, 2012; 37(9): 364-372.

22. Natarajan R, Salloum FN, Fisher BJ, et al. Hypoxia inducible factor-1 activation by prolyl 4-hydroxylase-2 gene silencing attenuates myocardial ischemia reperfusion injury. Circ Res, 2006; 98(1): 133-140.

23. Adluri RS, Thirunavukkarasu M, Dunna NR, et al. Disruption of hypoxia-inducible transcription factor-prolyl hydroxylase domain-1 (PHD-1 −/−) attenuates ex vivo myocardial ischemia/reperfusion injury through hypoxia-inducible factor-1α transcription factor and its target genes in mice. Antioxid Redox Signal, 2011; 15(7): 1789-1797.

24. Xin W, Yang X, Rich TC, et al. All pre-conditioning-related G protein coupled receptors can be demonstrated in the rabbit cardiomyocyte. J Cardiovasc Pharmacol Ther, 2012; 17(2): 190-198.

25. Ma MC, Qian H, Ghassemi F, et al. Oxygen-sensitive δ-opioid receptor-regulated survival and death signals: novel insights into neuronal pre-conditioning and protection. J Biol Chem, 2005; 280(16): 16208-16218.

26. Williams-Pritchard G, Knight M, Hoe LS, et al. Essential role of EGFR in cardioprotection and signaling responses to A₁ adenosine receptors and ischemic preconditioning. Am J Physiol Heart Circ Physiol, 2011; 300(6): H2161-2168.

27. Pardo OE, Arcaro A, Salerno G, et al. Fibroblast growth factor-2 induces translational regulation of Bcl-XL and Bcl-2 via a MEK-dependent pathway: correlation with resistance to etoposide-induced apoptosis. J Biol Chem, 2002; 277 (14): 12040-12046.

28. Jourdain A, Martinou JC. Mitochondrial outer-membrane permeabilization and remodelling in apoptosis. Int J Biochem Cell Biol, 2009;41(10):1884-1889.

29. Cohen MV, Philipp S, Krieg T, et al. Pre-conditioning-mimetics bradykinin and DADLE activate PI3 Kinase through divergent pathways. J Mol Cell Cardiol, 2007;42(4):842-851.

30. Kunuthur SP, Mocanu MM, Hemmings BA, et al. The Akt1 isoform is an essential mediator of ischaemic preconditioning. J Cell Mol Med, 2012;16(8):1739-1749.

31. Olianas MC, Dedoni S, Onali P. Signaling pathways mediating phosphorylation and inactivation of glycogen synthase kinase-3β by the recombinant human δ-opioid receptor stably expressed in Chinese hamster ovary cells. Neuropharmacology, 2011;60(7-8):1326-1336.

32. Terashima Y, Sato T, Yano T, et al. Roles of phospho-GSK-3β in myocardial protection afforded by activation of the mitochondrial K_{ATP} channel. J Mol Cell Cardiol, 2010;49(5):762-770.

33. Jang HS, KimJ, Kim KY, et al. Previous ischemia and reperfusion injury results in resistance of the kidney against subsequent ischemia and reperfusion insult in mice; a role for the Akt signal pathway. Nephrol Dial Transplant, 2012;27(10):3762-3770.

34. Wu QL, Shen T, Shao LL, et al. Ischemic postconditioning mediates cardioprotection via PI3 K/GSK-3β/β-catenin signaling pathway in ischemic rat myocardium. Shock, 2012;38(2):165-169.

35. Ma XJ, Yin HJ, Guo CY, et al. Ischemic postconditioning through percutaneous transluminal coronary angioplasty in pigs; roles of PI3 K activation. Coron Artery Dis, 2012;23(4):245-250.

36. Sivaraman V, Mudalagiri NR, Di Salvo C, et al. Postconditioning protects human atrial muscle through the activation of the RISK pathway. Basic Res Cardiol, 2007;102(5):453-459.

37. Darling CE, Jiang R, Maynard M, et al. Postconditioning via stuttering reperfusion limits myocardial infarct size in rabbit hearts; role of ERK1/2. Am J Physiol Heart Circ Physiol, 2005;289(4):H1618-1626.

38. Eldaif SM, Deneve JA, Wang NP, et al. Attenuation of renal ischemia-reperfusion injury by postconditioning involves adenosine receptor and protein kinase C activation. Transpl Int, 2010;23(2):217-226.

39. Zhan E, McIntosh VJ, Lasley RD. Adenosine A_{2A} and A_{2B} recaptors are both required for adenosine A_1 receptor-mediated cardioprotection. Am J Physiol Heart Circ Physiol, 2011;301(3):H1183-1189.

40. Methner C, Schmidt K, Cohen MV, et al. BothA_{2a} and A_{2b} adenosine receptors at reperfusion are necessary to reduce infarct size in mouse hearts. Am J Physiol Heart Circ Physiol, 2010;299(4):H1262-1264.

41. Kin H, Zatta AJ, Lofye MT, et al. Postconditioning reduces infarct size via adenosine receptor activation by endogenous adenosine. Cardiovasc Res, 2005;67(1):124-133.

42. Yang XM, Liu Y, Tandon N, et al. Attenuation of infarction in cynomolgus monkeys; preconditioning and postconditioning. Basic Res Cardiol, 2010;105(1):119-128.

43. Yellon DM, Baxter GF. Reperfusion injury revisited; is there a role for growth factor signaling in limiting lethal reperfusion injury? Trends Cardiovasc Med, 1999;9(8):245-249.

44. Hausenloy DJ, Tsang A, Yellon DM. The reperfusion injury salvage kinase pathway; a common target for both ischemic preconditioning and post-conditioning. Trends Cardiovasc Med, 2005;15(2):69-75.

45. Yu X, Deng LY, Wang D, et al. Mechanism of TNF-α autocrine effects in hypoxic cardiomyocytes; Initiated by hypoxia inducible factor 1α, presented by exosomes. J Mol Cell Cardiol, 2012;53(6):848-857.

46. Suleman N, Somers S, Smith R, et al. Dual activation of STAT-3 and Akt is required during the trigger phase of ischaemic preconditioning. Cardiovasc Res, 2008;79(1):127-133.

47. Goodman MD, Koch SE, Afzal MR, et al. STAT subtype specificity and ischemic preconditioning in mice; is STAT-3 enough? Am J Physiol Heart Circ Physiol, 2011;300(2):H522-526.

48. Goodman MD, Koch SE, Fuller-Bicer GA, et al. Regulating RISK; a role for JAK-STAT signaling in postconditioning? Am J Physiol Heart Circ Physiol, 2008;295(4):H1649-1656.

49. Maslov LN, Lishmanov YB, Oeltgen PR, et al. Activation of peripheral δ_2 opioid receptors increases cardiac tolerance to ischemia/reperfusion injury involvement of protein kinase C, NO-synthase, K_{ATP} channels and the autonomic nervous system. Life Sci, 2009;84(19-20):657-663.

50. Cao Z, Liu L, Van Winkle DM. Activation of δ-and κ-opioid receptors by opioid peptides protects cardiomyocytes via K_{ATP} channels. Am J Physiol Heart Circ Physiol, 2003;285(3):H1032-1039.

51. Penna C, Mancardi D, Rastaldo R, et al. Intermittent activation of bradykinin B_2 receptors and mitochondrial K_{ATP} channels trigger cardiac post-conditioning through redox signaling. Cardiovasc Res, 2007;75(1):168-177.

52. Uchiyama Y, Otani H, Wakeno M, et al. Role of mitochon-

drial K_{ATP} channels and protein kinase C in ischaemic preconditioning. Clin Exp Pharmacol Physiol, 2003; 30 (5-6):426-436.

53. Miura T, Liu Y, Kita H, et al. Roles of mitochondrial ATP-sensitive K channels and PKC in anti-infarct tolerance afforded by adenosine A1 receptor activation. J Am Coll Cardiol, 2000; 35(1):238-245.

54. Wang ZH, Chen YX, Zhang CM, et al. Intermittent hypobaric hypoxia improves postischemic recovery of myocardial contractile function via redox signaling during early reperfusion. Am J Physiol Heart Circ Physiol, 2011; 301 (4): H1695-705.

55. Quinlan CL, Costa AD, Costa CL, et al. Conditioning the heart induces formation of signalosomes that interact with mitochondria to open mitoK_{ATP} channels. Am J Physiol Heart Circ Physiol, 2008; 295(3): H953-961.

56. Oldenburg O, Qin Q, Krieg T, et al. Bradykinin induces mitochondrial ROS generation via NO, cGMP, PKG, and mitoK_{ATP} channel opening and leads to cardioprotection. Am J Physiol Heart Circ Physiol, 2004; 286(1): H468-476.

57. Jebeli M, Esmaili HR, Mandegar MH, et al. Evaluation of the effects of ischemic pre-conditioning with a short reperfusion phase on patients undergoing a coronary artery bypass graft. Ann Thorac Cardiovasc Surg, 2010; 16(4):248-252.

58. Jenkins DP, Pugsley WB, Alkhulaifi AM, et al. Ischaemic preconditioning reduces troponin T release in patients undergoing coronary artery bypass surgery. Heart, 1997; 77 (4):314-318.

59. Xue F, Yang X, Zhang B, et al. Postconditioning the human heart in percutaneous coronary intervention. Clin Cardiol, 2010; 33(7):439-444.

60. Thuny F, Lairez O, Roubille F, et al. Postconditioning reduces infarct size and edema in patients with ST-segment elevation myocardial infarction. J Am Coll Cardiol, 2012; 59(24):2175-2181.

61. Tarantini G, Favaretto E, Marra MP, et al. Postconditioning during coronary angioplasty in acute myocardial infarction: the POST-AMI trial. Int J Cardiol, 2012; 162(1):33-38.

62. Przyklenk K, Bauer B, Ovize M, Kloner RA, Whittaker P. Regional ischemic 'pre-conditioning' protects remote virgin myocardium from subsequent sustained coronary occlusion. Circulation, 1993; 87(3):893-899.

63. Loukogeorgakis SP, Williams R, Panagiotidou AT, et al. Transient limb ischemia induces remote preconditioning and remote postconditioning in humans by a K_{ATP}-channel dependent mechanism. Circulation, 2007; 116(12):1386-1395.

64. Cheung MM, Kharbanda RK, Konstantinov IE, et al. Randomized controlled trial of the effects of remote ischemic preconditioning on children undergoing cardiac surgery: first clinical application in humans. J Am Coll Cardiol, 2006; 47(11):2277-2282.

65. Hausenloy DJ, Mwamure PK, Venugopal V, et al. Effect of remote ischaemic preconditioning on myocardial injury in patients undergoing coronary artery bypass graft surgery: a randomised controlled trial. Lancet, 2007; 370(9587):575-579.

66. D'Ascenzo F, Cavallero E, Moretti C, et al. Remote ischaemic preconditioning in coronary artery bypass surgery: a meta-analysis. Heart, 2012; 98(17):1267-1271.

67. Brevoord D, Kranke P, Kuijpers M, Weber N, Hollmann M, Preckel B. Remote ischemic conditioning to protect against ischemia-reperfusion injury: a systematic review and meta-analysis. PLoS One, 2012; 7(7):e42179.

68. Thielmann M, Kottenberg E, Kleinbongard P, et al. Cardioprotective and prognostic effects of remote ischaemic preconditioning in patients undergoing coronary artery bypass surgery: a single-centre randomised, double-blind, controlled trial. Lancet, 2013; 382(9892):597-604.

69. Li L, Li G, Yu C, et al. The role of remote ischemic preconditioning on postoperative kidney injury in patients undergoing cardiac and vascular interventions: a meta-analysis. J Cardiothorac Surg, 2013(8):43.

70. Hoole SP, Heck PM, Sharples L, et al. Cardiac Remote Ischemic Preconditioning in Coronary Stenting (CRISP Stent) study: a prospective, randomized control trial. Circulation, 2009; 119(6):820-827.

71. Davies WR, Brown AJ, Watson W, et al. Remote ischemic pre-conditioning improves outcome at 6 years after elective percutaneous coronary intervention: the CRISP stent trial long-term follow-up. Circ Cardiovasc Interv, 2013; 6(3):246-51.

72. Lavi S, D'Alfonso S, Diamantouros P, et al. Remote ischemic postconditioning during percutaneous coronary interventions: remote ischemic postconditioning-percutaneous coronary intervention randomized trial. Circ Cardiovasc Interv, 2014; 7(3):225-232.

114 单肺通气相关性肺损伤的发病机制及其研究进展

急性肺损伤(ALI)是胸科手术患者术后潜在的严重并发症。其中,术中实施单肺通气技术(OLV)是目前临床上引起 ALI 的主要原因之一,其发病机制与牵张性肺损伤、低氧血症、氧化应激及炎症反应等有关。术中保护性通气策略的实施减少了 OLV 过程中的机械应力,改善了 OLV 过程中引发的低氧血症,提高了动脉氧合。此外,一些新的麻醉方式和麻醉药物的应用也在一定程度上减轻了 OLV 过程中 ALI 的程度。

一、急性肺损伤(ALI)与胸科手术

急性肺损伤(acute lung injury,ALI)是机体遭受严重感染、创伤、休克等伤害性刺激后引起的一种灾难性综合征,表现为弥漫性肺泡-毛细血管膜损伤所致的肺水肿或肺不张,临床表现为呼吸窘迫或顽固性低氧血症。长时间 OLV 引起的炎性细胞激活并释放大量炎性因子,导致 ALI,是引发胸科手术患者术后死亡的主要原因,其死亡率为 2% ~ 5%。研究发现,胸外科根治性手术后 ALI 的发生率为 12.9%,全肺切除术后为 6%,单侧肺叶切除术后为 3.7%。ALI 进一步加重可导致急性呼吸窘迫综合征(ARDS)、呼吸衰竭甚至多器官功能衰竭甚至死亡。

肺切除后肺损伤长期以来被公认为全肺切除术后肺水肿、低压性肺水肿和渗透性肺水肿的主要表现形式。尽管全肺切除术患者术后发生肺损伤的风险较高,但研究发现,部分肺叶切除术患者也存在类似的发病率。目前,急性呼吸窘迫综合征(ARDS)的共识会议制订的指南被广泛用于描述胸科术后急性肺损伤。

然而,目前临床工作面临着大范围的肺损伤问题。一些研究者根据不同的致病诱因提出了 2 个胸科术后急性肺损的临床模型:手术因素导致的 3d 内出现的原发性急性肺损伤以及由术后并发症导致的延迟性急性肺损伤,如支气管误吸,肺炎,支气管胸膜瘘等,通常发生于术后 3 ~ 10d。幸运的是,肺叶切除伴发的急性肺损伤发病率较低,仅占接受肺叶切除术全部患者的 2.5%,其中全肺切除术患者发病率最高,为 7.9%。与其他并发症不同的是,其发病率在过去的 20 年中并未降低,尽管随着医疗技术的进步,该病的死亡率已从近 100% 降低至不足 40%。

多年来,多种危险因素被作为潜在的风险增加到患者术前情况的评估中(如严重的肺功能障碍,新辅助化疗和慢性饮酒),现在上述因素已被纳入到患者的围手术期药物和手术治疗中给予综合考虑;其他危险因素包括右全肺切除术,扩大的肺切除术,受损的淋巴引流,容量超负荷,误吸,感染,氧化应激以及单肺通气导致的缺血-再灌注损伤。这并不是单一致病因素作用的结果,而可能是多个危险因素序贯发生、相互作用,致肺泡上皮细胞和毛细血管内皮细胞损伤以及细胞外基质的改变。

二、机械通气所致肺损伤(ventilator-induced lung injury,VILI)

(一) 机械通气的影响

直接的手术创伤和机械通气(肺过度膨胀,氧化应激以及可能的再灌注损伤)均可能导致前炎症因子的释放和循环的激活。以猪为研究对象,对双肺通气(TLV)和单肺通气(OLV)下使用相同的潮气量行机械通气进行了观察发现,尽管血流动力学稳定、通气模式正常,但行单肺通气并复张的动物术后在健侧和患侧肺均出现了显著的通气-血流灌注比例(V/Q)失衡。特别是在通气侧肺,V/Q 比值低的区域较肺通气侧肺更大,其结果提示,与一段时间肺完全萎陷及手术治疗相比,单肺通气给患者造成了更多的不良后果。与自主呼吸相比,双肺通气导致了弥漫性肺泡损伤,但是,单肺通气和手术操作加重了双侧肺的肺泡损伤,加速了白细胞募集反应。根据"多重打击假说",研究者认为双肺通气导致的肺损伤是第一重打击。单肺通气和手术操作可能造成第二重打击,第三重打击可能由于肺泡复张以及伴随的复张-再灌注损伤。

(二) VILI 及其潜在的发病机制

OLV 的开展在为术者创造良好操作条件的同时将导致肺内分流增加,引发低氧性肺血管收缩(Hypoxic pulmonary vasoconstriction,HPV)从而导致低氧血症。在 OLV 时,呼吸

参数通常保持不变,故通气侧肺将承受2倍通气量,临床表现为过度机械通气,而大潮气量或高气道压力可刺激大量炎症因子的释放,诱发或加重ALI,并导致术后肺部并发症的发生。上述病理生理变化的产生主要源于肺高压(气压伤)的直接影响,肺过度膨胀(容积伤),肺泡反复膨胀、萎陷的剪应力(不张伤)以及细胞因子、炎症级联反应的产生(生物伤)所造成的损害。

Papazian等研究发现,OLV患者中约14%可发生ALI,而ALI一旦发生,其死亡率高达40%~60%。以往人们更关注通气依赖侧肺损伤,近年逐渐意识到,OLV期间萎陷侧肺同样存在严重的炎症反应。Marc认为由于非通气侧肺OLV过程中血流量降低为心输出量的20%~25%,故非通气侧肺将经历缺血/再灌注,增加了肺血管内皮细胞的黏附分子(如P-选择素、ICAM-1和CD18)及各种细胞因子(如TNF-α、IFN-γ、IL-8、IL-10)的分泌,激活肺巨噬细胞、中性粒细胞和淋巴细胞,导致肺部炎症。T. Funakoshi等采用兔离体灌注肺研究了短时间萎陷后复张并通气对肺内细胞因子的影响,结果表明萎陷55min即可使前炎症因子TNF-α和IL-1β的mRNA上调。Misthos检测了212位胸科患者的丙二醛(MDA),认为非通气侧肺也可以产生严重的氧化应激损伤,其程度与肺萎陷的时间相关。另有研究发现在缺血/再灌注模型中肺缺血同时萎陷时ALI将加重,严重影响预后及生存率。

三、保护性通气策略对VILI的预防

(一)保护性通气策略概述

以小潮气量(Vt)、低气道压(Pplat)、根据不同病情设定的适合的呼气末正压(PEEP)、容许性高碳酸血症(Permissive Hypercapnia,PH)、肺泡复张手法(RM)等为策略的肺保护性通气在ALI的治疗中取得了显著疗效,它减轻机械通气对肺泡的损伤,减少炎性因子释放并改善细胞氧合。但是,保护性通气策略应用于正常肺组织,特别是OLV期间个体化肺保护策略的应用能否减少炎性因子的释放,减轻炎性反应尚不清楚。

目前仅少量信息提示OLV时使用保护性通气策略有益于减少炎性因子的释放。Karzai等研究证实,OLV时,通气侧肺使用低潮气量(6~8ml/kg)可显著减少肺泡牵张刺激,减少机械通气引起的肺损伤。Michelet等观察食管癌患者术中使用肺保护性通气策略,结果显示其围手术期全身炎症反应明显降低。然而,低潮气量可能使肺泡萎陷,功能残气量降低,通气/血流比失调,因此在使用的过程中必须同时使用呼气末正压通气(end-expiratory positive pressure,PEEP),但大剂量的PEEP并无更好的疗效。即便如此,OLV患者发生ALI的死亡率仍高达40%以上,其中VILI是死亡率居高不下的重要因素之一。

(二)传统通气模式与保护性通气策略的比较

以往,进行单肺通气时采用的潮气量与双肺通气时相同,高吸入氧浓度以及零呼气末正压(ZEEP)。该做法虽可有效控制血氧不足,但研究表明大潮气量通气可显著改善氧和和降低肺内分流。近期,一项回顾性病例分析显示高气道压力和大潮气量通气与肺损伤密切相关。研究通过构建动物模型和开展人体试验评估了单肺通气期间采用保护性通气策略和传统通气模式的影响。研究发现,当采用大潮气量通气时炎性蛋白质的表达增加。一项研究发现,通气侧肺(试验期间从未萎陷)所遭受的炎性损伤与萎陷时间长达3h的肺脏基本相同甚至更加严重。与大潮气量通气相比,行食管切除术的患者在接受小潮气量通气时表现为减毒的全身性炎症反应以及较低的血管外肺水指数。

截至目前,仅开展了一项前瞻性研究,分析了100例行肺叶切除术的患者的术后相关指标。该病例系列显示,小潮气量组(6ml/kg)患者较大潮气量组(10ml/kg)患者术后肺气体交换功能更好,术后并发症、肺不张和急性肺损伤发生率更低。2组患者低氧血症的发生率差异无统计学意义。但大潮气量组患者的吸气压力峰值超过了30cmH$_2$O。上述研究结果强烈支持胸科手术患者术中单肺通气时采取保护性通气策略。

引起围手术期急性肺损伤的因素是多方面的,目前认为肺泡的过度膨胀以及反复的膨胀/收缩和大潮气量机械通气可造成损伤。单肺通气期间采取保护性通气策略的主要建议:潮气量低于6ml/kg(理想体重或更低)。有趣的是,哺乳动物正常潮气量应为6.3ml/kg,因此,保护性通气策略就在一定程度上代表了生理肺通气。

四、信号通路的激活与肺部炎症

研究发现,细胞表面存在对机械刺激敏感的受体,即机械感受器。过度的机械通气产生的异常增高的牵张、剪切力等刺激作用于肺细胞膜表面的机械感受器,该感受器感受外部异常的机械刺激并将其转化为生物化学信号,传导到细胞内,介导并激活众多信号转导通路,导致致炎因子、炎症介质,如TNF-α、IL-1β、巨噬细胞炎症蛋白MIP-2(在鼠类为MIP-2,人类的类似物为IL-8)的表达增多,引起白细胞(特别是中性粒细胞)向肺组织浸润,这是VILI重要的致病机制之一。目前主要的信号转导通路有MAPK通路,NF-κB系统,肌球蛋白轻链激酶(MLCK),蛋白酶激活受体(PARs)等。

五、各种信号通路在VILI发病中的作用

(一)蛋白酶激活受体(PARs)与VILI

作为一种炎症反应,VILI发病的关键在于炎症介质增高伴有抗炎分子表达的下降。然而炎症介质的基因表达受到转录机制的调节,其中蛋白酶激活受体(PARs)作为一种重要的转录因子,在肺部炎症的细胞信号转导中起核心作

用,多种炎症介质受其调节。有研究表明,OLV中发生的各种病理生理改变均可能影响和激活PARs途径。

蛋白酶激活受体(PARs)是新近发现的一种G蛋白偶联受体亚类,广泛分布于肺上皮,成纤维细胞,间质细胞、各类白细胞以及气道平滑肌细胞等。它通过激活细胞内复杂的信号转导通路,对ALI的炎症发生发展过程发挥调控作用。PARs激活后其下游的信号转导通路十分复杂,主要包括 Gi2-SRC-RAF-MAPK、Gq/11-IP3-Ca2+、Gq/11-DAG-PKC、Gi2-PIP3-PKB、G12/12-MKK-JNK、G12/12-RHO-ROK。其中,以丝裂原激活的蛋白激酶(mitogen-activated protein kinase,MAPK)为代表的信号转导途径是真核生物信号传递网络的最为重要的途径之一,在基因表达调控和细胞质功能活动中发挥关键作用。

(二) MAPK通路的激活与VILI

丝裂原活化蛋白激酶(MAPK)是介导细胞反应的重要信号转导系统,参与调节细胞的生长、发育、分裂、分化和死亡等多种细胞功能。近些年来的研究表明,MAPK通路的激活在各种炎症反应中起着非常重要的作用。MAPK主要分为三种,即ERK、JNK和p38三种激酶,其中,以p38通路和炎症反应关系最为密切,能调节MIP-2(IL-8)、TNF-α、IL-1β、IL-6等多种致炎因子的表达。p38为MAPK家族的蛋白激酶,是细胞内信号转导中的重要信号分子,当受到理化因素刺激被激活而转位入胞核并调控基因的表达、诱导细胞因子(IL-8,TNF-α等)和黏附分子(ICAM-1、VCAM-1)等介质基因的表达。

研究表明大潮气量通气可激活MAPK途径,从而使肺泡细胞产生大量炎性因子,例如TNF-α、IL-1、IL-6、IL-8、IL-10,从而引发炎性反应。细胞学研究发现,机械牵拉肺上皮细胞,能显著激活MAPK通路,特别是JNK和p38通路,使上皮细胞MIP-2(IL-8)、TNF-α、IL-1β等多种致炎因子的表达增多,而抑制MAPK通路的激活能显著抑制牵张刺激引起的致炎因子的表达,这提示MAPK通路的激活可能是VILI的重要致病机制。根据MAPK通路在VILI中的作用,有研究试图在动物水平用MAPK通路相应的抑制剂治疗VILI,目前已取得一定疗效。

(三) NF-κB系统的激活与VILI

核转录因子NF-κB是一个多向性核转录调节因子,它位于信号转导通路的下游,被激活后可调节多种炎性因子、趋化因子、黏附分子的表达,在多种炎症反应中起重要调节作用。NF-κB可被体内外多种因素激活,如出血、缺氧、内毒素、细胞因子以及生长因子等。此外,MAPK等信号转导通路活化后也能激活NF-κB系统。研究发现,NF-κB系统能上调多种炎性细胞因子、趋化因子、黏附分子等的表达,其激活在VILI的致病机制中发挥重要作用。肺上皮细胞受到机械牵拉时可使NF-κB激活,导致多种致炎因子的表达上调,而NF-κB抑制剂能显著下调张力刺激引起的致炎因子的表达,这就提示NF-κB可能在机械张力介导的肺损伤中起重要作用。VILI的动物实验发现,过度的张力刺激

能显著激活NF-κB系统,而抑制NF-κB的激活能显著减轻VILI。目前,VILI时NF-κB系统激活的具体机制还不十分清楚,但NF-κB基因的启动子序列中本身包含了"切应激反应元件",这提示机械牵张等刺激可能会直接激活肺细胞内NF-κB系统。

(四) 肌球蛋白轻链激酶(MLCK)的激活与VILI

渗透性肺水肿是VILI的主要病理改变之一,主要原因为机械通气导致的肺毛细血管内皮细胞受损。毛细血管内皮细胞是肺气血屏障的重要组成部分,实施大潮气量机械通气不仅直接破坏肺毛细血管壁的结构,同时也导致肺毛细血管内皮细胞内肌球蛋白轻链激酶(MLCK)激活,引起内皮细胞骨架重排,最终引发肺水肿。细胞骨架由肌动蛋白微丝、微管以及中间丝等构成,除了维持细胞的形态外,还可将外界的信号传导至细胞内。MLCK激活后能使细胞骨架发生重排,使细胞收缩变形。研究表明,当肺毛细血管内皮细胞受到机械牵张等刺激时,MLCK被激活,引起内皮细胞骨架重排,内皮细胞收缩、变形,从而使致密的内皮细胞层出现间隙,毛细血管渗透性增大,导致肺水肿。动物实验表明,应用MLCK特异性的抑制剂能减轻VILI所致肺水肿。内皮细胞受到机械牵张刺激时MLCK通路激活的机制可能与Ca^{2+}内流有关,但具体机制尚不明确。

总之,实施单肺通气等牵张机械刺激导致肺内细胞信号转导通路的激活在VILI的致病机制中起着重要作用。但是,信号转导通路机制复杂,种类繁多,各种信号转导通路之间互相联系,相互作用,构成一个复杂的网络。因此,进一步探究信号转导通路的激活在VILI中的具体机制,制订术中肺保护个体化治疗策略,仍是麻醉学科当前面临的重要课题。

(韩雪萍　陈淼)

参 考 文 献

1. Li C,Xu M,Wu Y,et al. Limb remote ischemic preconditioning attenuates lung injury after pulmonary resection under propofol-remifentanil anesthesia:a randomized controlled study. Anesthesiology,2014,121(2):249-259.

2. Licker M,Fauconnet P,Villiger Y,Tschopp JM. Acute lung injury and outcomesafter thoracic surgery. Curr Opin Anaesthesiol,2009,22:61-67.

3. Eichenbaum KD,Neustein SM. Acute lung injury after thoracic surgery. J Cardiothorac Vasc Anesth,2010,24:681-690.

4. Park JS,Kim HK,Kim K,et al. Prediction of acute pulmonary complications after resection of lung cancer in patients with preexisting interstitiallung disease. Thorac Cardiovasc Surg,2011,59(3):148-152.

5. Villar J,Perez-Mendez L,Lopez J,et al. An early PEEP/FiO2 trial identifiesdifferent degrees of lung injury in patients with acute respiratory distresssyndrome. Am J Respir

Crit Care Med,2007,176:795-804.

6. Blank RS,Hucklenbruch C,Gurka KK,et al. Intraoperative factors and the risk of respiratory complications after pneumonectomy. Ann Thorac Surg,2011,92(4):1188-1194.

7. Kilpatrick B,Slinger P. Lung protective strategies in anesthesia. Br J Anesth,2010,105:108-116.

8. Kometani T1,Okamoto T,Yoshida S,et al. Acute respiratory distress syndrome after pulmonary resection. Gen Thorac Cardiovasc Surg. 2013,61(9):504-512.

9. Alam N,Park BJ,Wilton A,et al. Incidence and risk factors for lung injury afterlung cancer resection. Ann Thorac Surg, 2007,84:1085-1091.

10. Fernandez-Perez ER,Keegan MT,Brown DR,et al. Intraoperative tidal volumeas a risk factor for respiratory failure after pneumonectomy. Anesthesiology,2006,105:14-18.

11. Shen Y,Zhong M,Wu W,et al. The impact of tidal volume on pulmonary complications following minimally invasive esophagectomy:a randomized and controlled study. J Thorac Cardiovasc Surg,2013,146(5):1267-1273.

12. Kreuter M,Vansteenkiste J,Herth FJ,et al. Impact and safety of adjuvant chemotherapy on pulmonary function in early stage non-small cell lung cancer. Respiration,2014, 87(3):204-210.

13. Toy P,Bacchetti P,Grimes B,et al. Recipient clinical risk factors predominate in possible transfusion-related acute lung injury. Transfusion,2014.

14. Boshier PR,Marczin N,Hanna GB. Pathophysiology of acute lung injury following esophagectomy. Dis Esophagus, 2014.

15. Perl M,Chung CS,Perl U,et al. Beneficial versus detrimental effects ofneutrophils are determined by the nature of the insult. J Am Coll Surg,2007,204:840-852.

16. Della Rocca G,Coccia C. Acute lung injury in thoracic surgery. Curr Opin Anaesthesiol,2013,26(1):40-46.

17. Kozian A,Schilling T,Frede'n F,et al. One-lung ventilation induces hyperperfusionand alveolar damage in the ventilated lung:an experimental study. Br JAnaesth,2008, 100:549-559.

18. Kozian A,Schilling T,Rö cken C,et al. Increased alveolar damage aftermechanical ventilation in a porcine model of thoracic surgery. J CardiothoracVasc Anesth. 2010,24:617-623.

19. Verhage RJ1,Boone J,Rijkers GT,et al. Reduced local immune response with continuous positive airway pressure during one-lung ventilation for oesophagectomy,2014,112 (5):920-928.

20. Lipes J,Bojmehrani A,Lellouche F. Low tidal volume ventilation in patientswithout acute respiratory distress syndrome:a paradigm shift in mechanicalventilation. Crit Care Res Pract,2012,2012:416862.

21. Papazian L,Forel JM,Gacouin A,et al. Neuromuscular blockers in early acute respiratory distress syndrome. N Engl J Med,2010,363(12):1107-1116.

22. Tremblay LN,Slutsky AS. Pathogenesis of ventilatorinduced lung injury:trials and tribulations. Am J Physiol Lung Cell Mol Physiol,2005,288(4):1596-1598.

23. Sugasawa Y,Yamaguchi K,Kumakura S,et al. ne effect of onelungventilation upon pulmonary inflammatory responses during lung Resection. J Anest,2011,25(2):170-177.

24. De Perrot M,Liu M,Waddell TK,et al. Ischemia-reperfusion-induced lung injury. Am J Respir Crit Care Med, 2003,167(4):490-511.

25. T. Funakoshi,Y Ishibe,N. Okazaki et al. Effect of re-expansion after short-period lung collapse on pulmonary capillary permeability and pro-inflammatory cytokine gene expression in isolated rabbit lungs. British Journal of Anaesthesia,2004,92(4):558-563.

26. Cheng YD,Gao Y,Zhang H,et al. Effects of OLV preconditioning and postconditioning on lung injury in thoracotomy. Asian J Surg,2014,37(2):80-85.

27. Hamvas A,Park CK,Palazzo R,et al. Modifying pulmonary ischemia-reperfusion injury by altering ventilatory strategies during ischemia. J Appl Physiol,1992,73(5):2112-2119.

28. Schloss B,Martin D,Beebe A,et al. Phenylephrine to Treat Hypoxemia during One-Lung Ventilation in a Pediatric Patient. Thorac Cardiovasc Surg Rep,2013,2(1):16-18.

29. Brassard CL,Lohser J,Donati F,et al. Step-by-step clinical management of one-lung ventilation:Continuing Professional Development. Can J Anaesth, 2014, 61 (12): 1103-1121.

30. Michelet P,D'Journo XB,Roch A,et al. Protective ventilationinfluences systemic inflammation afteresophagectomy:a randomized controlled study. Anesthesiology, 2006, 105 (5):911-919.

31. Matthay MA,Zemans RL. The acute respiratory distress syndrome:pathogenesis and treatment. Annual review of pathology,2011,6:147.

32. Gattinoni L1,Protti A,Caironi P,et al. Ventilator induced lung injury:the anatomical and physiological frame work. Crit Care Med,2010,38:539-548.

33. Wilson MR1,Takata M. Inflammatory mechanisms of ventilator-induced lung injury:a time to stop and think? Anaesthesia,2013,68(2):175-178.

34. Gama de Abreu M,Heintz M,Heller A,et al. One-lung ventilation with high tidalvolumes and zero positive end-expiratory pressure is injurious in the isolatedrabbit lung

model. Anesth Analg,2003,96:220-228.

35. Qutub H,El-Tahan MR,Mowafi HA,et al. Effect of tidal volume on extravascular lung water content during one-lung ventilation for video-assisted thoracoscopic surgery:a randomised,controlled trial. Eur J Anaesthesiol,2014,31(9):466-473.

36. Theroux MC,Fisher AO,Horner LM,et al. Protective ventilation to reduceinflammatory injury from one lung ventilation in a piglet model. PaediatrAnaesth,2010,20:356-364.

37. Yang M,Ahn HJ,Kim K,et al. Does a protective ventilation strategy reduce therisk of pulmonary complications after lung cancer surgery? A randomizedcontrolled trial. Chest,2011,139:530-537.

38. Tusman G,Bohm SH,Warner DO,Sprung J. Atelectasis and perioperativepulmonary complications in high-risk patients. Curr Opin Anesthesiol,2012,25:1-10.

39. Della Rocca G,Coccia C. Ventilatory management of one-lung ventilation. Minerva Anestesiol,2011,77:534-536.

40. Ramachandran R,Hollenberg MD. Proteinases and signalling:Pathophysiological and theraputic implications via PARS and more. Br J Pharmarcol,2008,153:263-282.

41. Coughlin S. Thrombin signaling and protease-activated receptors. Nature,2000,407:258-264.

42. Ning QM,Wang XR. Activations of mitogen-activated protein kinase and nuclear factor-kappaB by mechanical stretch resuh in ventilation-induced lung injury. Med Hypotheses,2007,68(2):356-360.

43. Hayes M,Curley GF,Masterson C,et al. Pulmonary overexpression of inhibitor κBα decreases the severity of ventilator-induced lung injury in a rat model. Br J Anaesth,2014,113(6):1046-1054.

44. Liu YY,Li LF,Fu JY,et al. Induced pluripotent stem cell therapy ameliorates hyperoxia-augmented ventilator-induced lung injury through suppressing the Src pathway. PLoS One,2014,9(10):e109953.

45. Pei YH,Cai XM,Chen J,et al. The role of p38 MAPK in acute paraquat-induced lung injury in rats. Inhal Toxicol,2014,26(14):880-884.

46. He DK,Shao YR,Zhang L,et al. Adenovirus-delivered angiopoietin-1 suppresses NF-κB and p38 MAPK and attenuates inflammatory responses in phosgene-induced acute lung injury. Inhal Toxicol,2014,26(3):185-192.

47. De-Madaria E,Del Mar Francés M,Gea-Sorlí S,et al. Role of protease-activated receptor 2 in lung injury development during acute pancreatitis in rats. Pancreas,2014,43(6):895-902.

48. Wu YH,Zhang X,Wang DH. Role of asymmetric dimethylarginine in acute lung injury induced by cerebral ischemia/reperfusion injury in rats. Nan Fang Yi Ke Da Xue Xue Bao,2011,31(8):1289-1294.

49. Usatyuk PV,Singleton PA,Pendyala S,et al. Novel role for non-muscle myosin light chain kinase(MLCK)in hyperoxia-induced recruitment of cytoskeletal proteins,NADPH oxidase activation,and reactive oxygen species generation in lung endothelium. J Biol Chem,2012,287(12):9360-9375.

115 全麻手术中肺保护性通气策略的研究进展

肺保护性通气策略(lung protectivve ventilation strategy)最初是在急性肺损伤(acute lung injury,ALI)/急性呼吸窘迫综合征(acute respiratory distress syndrome,ARDS)和其他原因导致的呼吸衰竭的治疗中提出的机械通气策略,其目的是在进行机械通气支持的同时,保护肺组织免受呼吸机相关肺损伤(ventilator-induced lung injury,VILI)[1]。它主要包括:小潮气量(low ventilation)、呼气末正压(positive end-expiratory pressure,PEEP)、容许性高碳酸血症(permissive hypercapnia,PH)、肺复张策略(alveolar recruitment strategy,ARS)、压力控制通气(pressure controlled ventilation,PCV)等。

近年来,肺保护性通气策略在全麻手术中的作用逐渐受到麻醉医师重视。由于接受全身麻醉的手术患者大多无ALI/ARDS,肺保护性通气策略与传统通气策略相比,是否改善手术患者的预后呢? 本文通过检测 Pubmed、Embase 和 Cochrane 临床试验数据库,筛选并比较成人全麻手术中肺保护性通气策略和传统通气策略的随机对照试验(randomized controlled trial,RCT),就全麻手术中肺保护性通气策略的研究进展作一综述。

一、传统通气策略与肺保护性通气策略

传统通气策略是指机械通气时的潮气量(tidal volume,VT)为 10~12ml/kg[2]。肺保护性通气策略即应用较小潮气量(6~8ml/kg)、PEEP 和 ARS,避免肺的过度膨胀和塌陷,降低机械通气诱导 VILI 和肺不张,降低气道压力和气道阻力,减少炎症因子释放,减轻肺部和全身炎症损伤[1]。

二、肺保护性通气策略在全麻手术中的应用

(一) 肺保护性通气策略在心脏外科手术中的应用

众所周知,心脏手术可引起广泛的全身炎症反应,导致 TNF-α,IL-1β 和 IL-6 等多种炎症因子的释放。心脏手术中应用不同的通气策略是否会影响术后全身的炎症反应和患者的预后呢?

迄今为止,共检索出 5 个 RCTs,比较了体外循环心脏手术中肺保护性通气策略和传统通气策略,其中 3 个 RCTs 只纳入了接受冠脉搭桥术(coronary artery bypass graft,CABG)的患者。2000 年 Chaney MA 等[3]纳入了 25 例接受 CABG 的患者,肺保护性通气策略组 VT 6ml/kg,呼吸频率(respiratory rate,RR)16 次/分,PEEP 5cmH$_2$O,传统通气策略组 VT 12ml/kg,RR 8 次/分,PEEP 5cmH$_2$O,结果表明肺保护性通气策略显著降低了术后气道峰压和平台压,改善了肺的顺应性,减少了分流率。2005 年 Zupancich E 等[4]纳入了 40 例接受 CABG 的患者,与传统通气策略(VT 10~12ml/kg,PEEP 2~3cmH$_2$O)相比,肺保护性通气策略(VT 8ml/kg,PEEP 10cmH$_2$O)显著降低了患者术后血浆和肺泡灌洗液 IL-6 和 IL-8 水平。然而,2004 年 Korner 等[5]的研究得出了相反的结论,该研究纳入了 29 例接受 CABG 的患者,肺保护性通气策略组 VT 6ml/kg,RR 15 次/分,PEEP 5cmH$_2$O,传统通气策略组 VT 10ml/kg,RR 9 次/分,PEEP 5cmH$_2$O,结果表明肺保护性通气策略并没有显著改善 CABG 患者术后肺功能,血浆炎症因子(TNF-α 和 IL-6)水平和住院时间。2005 年 Wrigge H 等[6]和 2011 年 Sundar 等[7]进行的两项 RCTs 分别纳入了 44 例和 149 例接受各种心脏手术的患者,得出了不一致的结论。Wrigge H 等[6]发现,与传统通气策略(VT 12ml/kg)相比,肺保护性通气策略(VT 6ml/kg)不能显著降低患者术后血浆 TNF-α、IL-6 和 IL-8 的水平。而 Sundar 等[7]发现肺保护性通气策略(VT 6ml/kg)可以显著降低术后再次插管的次数,并增加术后 6h 成功拔管的人数。

(二) 肺保护性通气策略在胸外科手术中的应用

在胸外科手术麻醉中,单肺通气(one-lung ventilation,OLV)是非常重要的通气方式。它既可防止术侧肺的血液及分泌物溢入健侧肺,保证呼吸道通畅,避免交叉感染,同时也利于手术操作。但在开胸手术 OLV 中的肺部并发症,如肺炎、脓胸、肺不张等不断被报道,目前认为这些并发症都是开胸术后肺损伤(lung injury after thoracotomy,LIAT)的表现形式,其中不同的 OLV 模式可直接影响 LIAT 的发生。

迄今为止, 共检索出 7 个 RCTs, 比较了胸外科手术中肺保护性通气策略和传统通气策略。2006 年 Michelet M 等[8]纳入了 52 例接受食管癌手术的患者, 发现与传统通气策略 (VT 9ml/kg, PEEP 0cmH$_2$O) 相比, 肺保护性通气策略 (VT 5ml/kg, PEEP 5cmH$_2$O) 显著减少了术后血浆炎症因子 (TNF-α、IL-1β、IL-6 和 IL-8) 水平, 改善了肺功能, 缩短了拔管时间。2008 年 Lin 等[9]纳入了 40 例接受食管癌手术的患者, 肺保护性通气策略组 VT 5 ~ 6ml/kg, PEEP 3 ~ 5cmH$_2$O, 传统通气策略组 VT 10ml/kg, PEEP 0cmH$_2$O, 结果表明肺保护性通气策略显著减少了 IL-6 和 IL-8 的释放, 降低了气道压力和气道阻力。2011 年 Yang 等[10]纳入了 100 例接受肺叶切除手术的患者, 发现与传统通气策略 (VT 10ml/kg, PEEP 0cmH$_2$O, 容量控制通气) 相比, 肺保护性通气策略 (VT 6ml/kg, PEEP 5cmH$_2$O, 压力控制通气) 显著减少了术后肺功能障碍的发生率。2013 年 Shen Y 等[11]纳入了 101 例接受食管癌手术的患者, 肺保护性通气策略组 VT 5ml/kg, PEEP 5cmH$_2$O, 传统通气策略组 VT 8ml/kg, PEEP 0cmH$_2$O, 结果表明肺保护性通气策略显著减少了术后肺泡灌洗液炎症因子 (IL-1β、IL-6 和 IL-8) 水平和肺部并发症的发生率 (9.43% vs 27.08%, P = 0.021)。2014 年 Qutub 等[12]纳入了 26 例接受电视胸腔镜手术的患者, 与传统通气策略 (VT 8ml/kg, PEEP 5cmH$_2$O) 相比, 肺保护性通气策略 (VT 4ml/kg, PEEP 5cmH$_2$O) 显著减少了肺水含量。

但是, 对于保护性通气策略的使用, 有的学者却得到了不同的结论。2004 年 Wrigge H 等[13]纳入了 32 例患者, 肺保护性通气策略组 VT 6ml/kg, PEEP 10cmH$_2$O, 传统通气策略组 VT 12ml/kg, PEEP 0cmH$_2$O, 结果表明肺保护性通气策略不能显著改善术后血浆和肺泡灌洗液炎症因子水平 (TNF、IL-1、IL-6、IL-8、IL-10 和 IL-12)。2013 年 Maslow AD 等[14]发现, 与传统通气策略 (VT 10ml/kg, RR 7 次/分, PEEP 0cmH$_2$O) 相比, 肺保护性通气策略 (VT 5ml/kg, RR 7 次/分, PEEP 5cmH$_2$O) 反而增加了无效腔通气和术后肺不张评分。

(三) 肺保护性通气策略在腹部手术中的应用

虽然肺保护性通气策略已广泛应用于治疗 ALI/ARDS 患者, 并取得明显的效果, 这一通气模式如果应用于接受腹部手术的全麻患者, 能否取得有益的效果呢?

迄今为止, 共检索出 5 个 RCTs, 比较了腹部手术中肺保护性通气策略与传统通气策略。2008 年 Determann 等[15]纳入了 40 例患者, 肺保护性通气策略组 VT 6ml/kg, PEEP 10cmH$_2$O, 传统通气策略组 VT 12ml/kg, PEEP 0cmH$_2$O, 结果表明肺保护性通气策略不能改善术后肺泡上皮细胞的损伤。2010 年 Weingarten TN 等[16]纳入了 40 例患者, 发现与传统通气策略 (VT 10ml/kg, PEEP 0cmH$_2$O) 相比, 肺保护性通气策略 (VT 6ml/kg, PEEP 12cmH$_2$O, ARS) 显著改善了患者术中血氧饱和度和肺动态顺应性, 但没有减少术后 IL-6 和 IL-8 水平。2012 年 Treschan TA 等[17]纳入了 101 例患者, 肺保护性通气策略组 VT 6ml/kg, PEEP

5cmH$_2$O, ARS, 传统通气策略组 VT 12ml/kg, PEEP 0cmH$_2$O, ARS, 结果表明肺保护性通气策略不能改善患者术后肺功能。2013 年 Severgnini 等[18]发现, 与传统通气策略 (VT 9ml/kg, PEEP 0cmH$_2$O) 相比, 肺保护性通气策略 (VT 7ml/kg, PEEP 10cmH$_2$O, ARS) 显著改善患者术后肺功能, 降低患者临床肺部感染评分 (modified clinical pulmonary infection score)。2013 年 Futier E 等[19]进行了一项大样本、多中心 RCT, 纳入 400 例患者, 肺保护性通气策略组 VT 6 ~ 8ml/kg, PEEP 6 ~ 8cmH$_2$O, ARS, 传统通气策略组 VT 10 ~ 12ml/kg, PEEP 0cmH$_2$O, 结果表明肺保护性通气策略显著减少患者术后 7 天内肺内外并发症的发生率, 缩短了患者住院时间。

此外, 还检索出 2 个小样本 RCTs, 比较了其他手术中肺保护性通气策略与传统通气策略。2007 年 Cai 等[20]纳入了 16 例接受颅脑手术的患者, 肺保护性通气策略组 VT 6ml/kg, 传统通气策略组 VT 10ml/kg, 结果表明肺保护性通气策略没有显著增加肺不张的发生率。2012 年 Memtsoudis 等[21]纳入了 26 例俯卧位接受脊柱手术的患者, 发现与传统通气策略 (VT 12ml/kg, PEEP 0cmH$_2$O) 相比, 肺保护性通气策略 (VT 6ml/kg, PEEP 8cmH$_2$O) 不能显著降低血浆 IL-6 和 IL-8 水平。

三、小结

全麻手术中机械通气一直以大潮气量的间歇正压通气 (IPPV) 为主, 随着 VILI 的重视和肺保护性通气策略在临床的广泛应用, 麻醉医生也应当思考, 全麻期间以何种通气模式将更加有利于患者呼吸功能的改善和恢复以及进一步减少 VILI 的发生。越来越多的证据表明, 肺保护性通气策略在全身麻醉机械通气中可以发挥有益的作用。

(王飞 高成杰)

参 考 文 献

1. Eisner MD, Thompson T, Hudson LD, et al. Efficacy of low tidal volume ventilation in patients with different clinical risk factors for acute lung injury and the acute respiratoIy distress syndrome. Am J Respir Crit Care Med, 2001, 164: 231-236.

2. Della RG, Coccia C. Ventilatory management of one-lung ventilation. Minerva anestesiologica, 2011, 77: 534-536.

3. Chaney MA, Nikolov MP, Blakeman BP, et al. Protective ventilation attenuates postoperative pulmonary dysfunction in patients undergoing cardiopulmonary bypass. J Cardiothorac Vasc Anesth, 2000, 14: 514-518.

4. Zupancich E, Paparella D, Turani F, et al. Mechanical ventilation affects inflammatory mediators in patients undergoing cardiopulmonary bypass for cardiac surgery: a randomized clinical trial. J Thorac Cardiovasc Surg, 2005, 130: 378-383.

5. Koner O, Celebi S, Balci H, et al. Effects of protective and conventional mechanical ventilation on pulmonary function and systemic cytokine release after cardiopulmonary bypass. Intensive Care Med, 2004, 30:620-626.

6. Wrigge H, Uhlig U, Baumgarten G, et al. Mechanical ventilation strategies and inflammatory responses to cardiac surgery: a prospective randomized clinical trial. Intensive Care Med, 2005, 31:1379-1387.

7. Sundar S, Novack V, Jervis K, et al. Influence of low tidal volume ventilation on time to extubation in cardiac surgical patients. Anesthesiology, 2011, 114:1102-1110.

8. Michelet P, D'Journo XB, Roch A, et al. Protective ventilation influences systemic inflammation after esophagectomy: a randomized controlled study. Anesthesiology, 2006, 105: 911-919.

9. Lin WQ, Lu XY, Cao LH, et al. Effects of the lung protective ventilatory strategy on proinflammatory cytokine release during one-lung ventilation. Ai Zheng, 2008, 27:870-873.

10. Yang M, Ahn HJ, Kim K, et al. Does a protective ventilation strategy reduce the risk of pulmonary complications after lung cancer surgery? a randomized controlled trial. Chest, 2011, 139:530-537.

11. Shen Y, Zhong M, Wu W, et al. The impact of tidal volume on pulmonary complications following minimally invasive esophagectomy: a randomized and controlled study. J Thorac Cardiovasc Surg, 2013, 146:1267-1273.

12. Qutub H, El-Tahan MR, Mowafi HA, etal. Effect of tidal volume on extravascular lung water content during one-lung ventilation for video-assisted thoracoscopic surgery: A randomised, controlled trial. Eur J Anaesthesiol, 2014, 31: 466-473.

13. Wrigge H, Uhlig U, Zinserling J, et al. The effects of different ventilatory settings on pulmonary and systemic inflammatory responses during major surgery. Anesth Analg, 2004, 98:775-781.

14. Maslow AD, Stafford TS, Davignon KR, et al. A randomized comparison of different ventilator strategies during thoracotomy for pulmonary resection. J Thorac Cardiovasc Surg, 2013, 146:38-44.

15. Determann RM, Wolthuis EK, Choi G, et al. Lung epithelial injury markers are not influenced by use of lower tidal volumes during elective surgery in patients without preexisting lung injury. Am J Physiol Lung Cell Mol Physiol, 2008, 294:344-350.

16. Weingarten TN, Whalen FX, Warner DO, et al. Comparison of two ventilatory strategies in elderly patients undergoing major abdominal surgery. Br J Anaesth, 2010, 104:16-22.

17. Treschan TA, Kaisers W, Schaefer MS, et al. Ventilation with low tidal volumes during upper abdominal surgery does not improve postoperative lung function. Br J Anaesth, 2012, 109:263-271.

18. Severgnini P, Selmo G, Lanza C, et al. Protective mechanical ventilation during general anesthesia for open abdominal surgery improves postoperative pulmonary function. Anesthesiology, 2013, 118:1307-1321.

19. Futier E, Constantin JM, Paugam-Burtz C, et al.; IMPROVE Study Group. A trial of intraoperative low-tidal-volume ventilation in abdominal surgery. N Engl J Med, 2013, 369:428-437.

20. Cai H, Gong H, Zhang L, et al. Effect of low tidal volume ventilation on atelectasis in patients during general anesthesia: a computed tomographic scan. J Clin Anesth, 2007, 19:125-129.

21. Memtsoudis SG, Bombardieri AM, Ma Y, et al. The effect of low versus high tidal volume ventilation on inflammatory markers in healthy individuals undergoing posterior spine fusion in the prone position: a randomized controlled trial. J Clin Anesth, 2012, 24:263-269.

116 术后肺部并发症的研究进展

术后肺部并发症(Postoperative Pulmonary Complications,PPCs)是围手术期发生的一类可导致患者住院时间延长和死亡的严重并发症[1]。近年来,随着几项大样本研究结果的公布,PPCs 逐渐成为临床麻醉研究的热点。本文就 PPCs 的临床诊断,风险因素评估及调控,以及肺保护性通气策略存在的争议做一综述。

一、PPCs 的定义

PPCs 是术后发生累及呼吸系统并对患者产生了负面影响的任何事件的统称。因此许多研究报道的 PPCs 发生率差别显著,从2%到40%不等[2],主要包括术后呼吸衰竭,术后48小时内再插管,呼吸机脱机失败,肺炎,肺不张,支气管痉挛,COPD 恶化,气胸,胸腔积液以及多种形式的上呼吸道梗阻等。主要的 PPCs 分类和诊断见表 116-1。尽管临床表现不一,但大多数 PPCs 却有共同的的病理生理学基础,即术后功能残气量和肺总量的减少,导致通气血流比值失调和低氧血症的发生[1]。

表 116-1   常见 PPCs 分类和诊断[3]

呼吸衰竭
可疑肺部感染,在应用抗生素的患者中,至少符合下列一项标准
　　新出现的痰液或痰液性状改变
　　胸片显示新出现的肺部致密影或肺透明度降低,且伴有临床症状
　　体温>38.3℃
　　白细胞计数>12 000/mm³
胸腔积液
　　胸片显示:少量胸腔积液时,站立位下肋膈角钝圆;中等量胸腔积液时,患侧中下部可显示较高的均匀阴影;大量胸腔积液时,患侧胸部大部分呈均匀致密阴影,气管和纵隔向健侧移位
肺不张
　　胸片显示患侧肺组织透亮度降低,均匀性密度增高,纵隔、肺门向患侧移位,横膈抬高,健侧有代偿性肺气肿表现
支气管痉挛
　　新出现的肺部哮鸣音,支气管扩张药治疗有效
吸入性肺炎
　　胃内容物反流误吸导致呼吸衰竭

二、PPCs 的风险评估

PPCs 的发生既与患者的自身因素有关,也与手术类型相关[4],上腹部手术 PPCs 的发生率为12.2%,四肢手术仅为2.2%,与此相比,胸外科手术 PPCs 的发生率显著增加,可达37.8%[4]。由于多个研究结果评价指标不同,选取的手术类型不同,对 PPCs 风险评估方法也各不相同[3,5,6]。

2010年 Canet 等[4]的一项大样本、多中心、前瞻性研究,综合了患者和手术因素,建立了 PPCs 的 ARISCAT 预测评分系统(表 116-2),将 PPCs 发生分为低危(<26)、中危(≥26,<45)和高危组(≥45)。最近,一项 PERISCOPE 的前瞻性研究[3],评价了 ARISCAT 评分在欧洲不同地域对 PPCs 发生预测的准确性。该研究结果显示 ARISCAT 评分

表 116-2   术前预测 PPCs 的 ARISCAT 评分

因素	得分
年龄(岁)	
≤50	0
51~80	3
>80	16
术前 SpO_2	
≥96%	0
91%~95%	8
≤90%	24
术前1个月内呼吸道感染	17
术前贫血(Hg≤10g/dl)	11
手术切口	
周围	0
上腹部	15
胸部	24
手术时长(小时)	
≤2	0
2~3	16
>3	23
急诊手术	8

<26分,低风险;≥26,<45分,中风险;≥45,高风险

总的预测准确度达 80%；在高危组患者（ARISCAT 评分≥45），预测的和实际观察到的 PPCs 发生率分别为 38.13% 和 38.01%；在欧洲不同地域，西欧的 ARISCAT 评分预测准确性最高，东欧最差。然而，尚无充分证据证明 ARICAT 评分适用于整个人群，但它已被几项大型研究作为术前筛查 PPCs 中高危人群的工具[6]。

三、PPCs 风险因素的调控

ARISCAT 预测评分系统中只包含了 7 项指标，但许多研究报道与 PPCs 发生的危险因素众多[3-7]。美国医师学会（American College of Physicians，ACP）将 PPCs 危险因素分为术前可以消除的因素（表 116-3）和术前不可消除的因素（表 116-4）[7]。我们将分别论述。

（一）可消除的危险因素

1. 术前营养状态　术前营养不良如低体重或近期体重降低、低蛋白血症与术后肺部感染相关，术前改善营养状态可能预防术后肺部感染的发生[7]，但目前尚无充分证据表明其对 PPCs 发生的影响。

2. 肥胖　除外一些特殊手术类型，如腭咽成形术[8] 和胸外科手术[9]，肥胖本身并不是 PPCs 发生的高危因素。但是，肥胖合并的疾病却大大增加了 PPCs 发生的风险[10]。对于严重肥胖患者，如病态肥胖，肥胖本身也可增加术后意外气管插管[10]、肺炎和呼吸衰竭[11] 的发生率。

表 116-3　可消除的 PPCs 危险因素

可消除的患者相关危险因素	可消除的手术相关危险因素	可消除的术前检查异常
低体重	手术时长>3h	低白蛋白
肥胖	全身麻醉	贫血
吸烟	输血	低 SpO_2
饮酒	住院时间长	咳嗽试验阳性
术前一月内呼吸系统感染		
脓毒症		

表 116-4　不可消除的 PPCs 危险因素列表

不可消除的患者相关危险因素	不可消除的手术相关危险因素	不可消除的术前检查异常
充血性心力衰竭	高风险操作	遗传性疾病
ASA 分级≥3	主动脉瘤手术	胸片异常
COPD	胸部手术	高血尿素氮
感觉中枢损害	上腹部手术	
胃食管反流	神经外科手术	
糖尿病	血管外科手术	
阻塞性呼吸暂停	头颈部手术	
高血压	易引起 ALI/ARDS 的操作	
肝脏疾病	未预计的术后早期气管插管发生率	
	急诊手术	

3. 吸烟和饮酒史　生活方式如吸烟和饮酒可以增加 PPCs 发生的风险。Musalllam 等[12] 研究发现，与未吸烟者和术前戒烟者（OR 1.13，95% CI 1.08～1.18）相比，吸烟者 PPCs 发生的风险更高（OR 1.45，95% CI 1.40～1.51）；对于择期手术，戒烟至少 1 年有助于改善预后，包括降低死亡率，减少术后呼吸循环系统并发症的发生[12]。然而就降低 PPCs 发生而需要术前戒烟的时间尚未明确，目前认为至少戒烟 8 周可能是最佳方案[13]。另外，ACP 在非胸心手术后

肺部并发症预防指南中明确指出饮酒是增加 PPCs 的危险因素[7]。Tønnesen 等[14] 的研究显示术前戒酒至少 2 周可以防止围手术期短期戒断综合征的出现。尽管如此，术前戒烟和戒酒最佳的干预措施仍需进一步研究。

4. 术前呼吸系统感染　术前一月内发生呼吸系统感染的患者应避免择期手术，因为这一危险因素是可以消除的[13]。Nandwani 等[15] 的研究表明上呼吸道感染可导致气道高反应性，围手术期喉痉挛、支气管痉挛以及一过性低氧

血症的发生风险增加。因此,对于术前一月内发生呼吸系统感染的择期手术患者,建议延缓手术时间以避开上呼吸道感染期。

5. 贫血 Canet 等[4]的研究发现,术前贫血(Hb<10g/dl)为 PPCs 的独立危险因素,与不存在贫血患者相比,术前 Hb<10g/dl 可以使 PPCs 的发生率增加 3 倍。通过药物治疗和饮食调控,可以纠正贫血,目前尚无证据表明术前预防性输血可以降低 PPCs 的发生。

6. 术前低 SpO_2 患者在仰卧位吸空气的情况下,低 SpO_2 是 PPCs 发生的危险因素[4]。根据 ARISCAT 评分(表116-2)可将术前 SpO_2 分为三个等级,≥96%(0 分),91%~95%(8 分)和≤90%(24 分)。术前低 SpO_2 往往提示呼吸循环系统的疾病恶化,此时应考虑延缓手术以降低 PPCs 发生风险。

7. 床旁咳嗽试验 床旁咳嗽试验简单易行,方法是让患者深呼吸后咳嗽,如果咳嗽次数>1 次,则试验结果阳性[16,17]。咳嗽试验阳性往往提示早期的 COPD 恶化或上呼吸道感染[16],需要进一步检查,必要时延迟手术。

8. 长时间手术 多项研究显示[4,7,16],长时间手术是 PPCs 的危险因素,通常手术时间大于 3h 与 PPCs 的发生相关。对于 PPCs 高危的患者,应尽量缩短手术时间以降低 PPCs 发生风险。

9. 全身麻醉 Rodgers[18]等研究发现,与椎管内麻醉相比,全身麻醉术后 PPCs 发生风险更高。尽管没有充分证据表明区域阻滞预防 PPCs 发生优于全身麻醉,对于 PPCs 高危患者,选择外周神经阻滞或椎管内麻醉可能更佳。

(二)不可消除的危险因素

表 116-4 中列出了 PPCs 不可消除的危险因素,其中与患者相关的因素包括慢性心功能衰竭、COPD、糖尿病、高血压、肝脏疾病等。术前对其采取干预措施,并不能直接消除这些因素,但通过术前积极的内科治疗,也许会降低 PPCs 的发生,如改善 COPD 患者肺功能,提高术前 SpO_2 等。另外,与手术相关的危险因素中,仅有手术方式变化可能降低 PPCs 发生,Kang 等[19]的研究发现相对于开放性手术,腹腔镜手术可有效减少 PPCs 的发生,但是并不是任何手术都适合腹腔镜微创操作。通过术前准确的风险评估,提高对此类不可消除危险因素的警惕,以及围手术期最优化管理策略,仍可改善患者预后。

四、术中肺保护性通气策略的应用

全身麻醉和机械通气下肺功能残气量(FRC)减少,呼吸肌张力降低,易发生肺不张。以小潮气量联合 PEEP 和肺复张的肺保护性通气策略可以增加 FRC,进而有效减少肺泡塌陷数目,防止肺不张的发生,可能降低 PPCs 发生的风险。2013 年发表的 IMPROVE 对照研究[5]比较了行开放或腹腔镜腹部手术患者非保护性通气策略(V_T 10~12ml/kg)和肺保护通气策略(V_T 6~8ml/kg,PEEP 6~8cmH₂O,

气管插管后每 30min 给予一次肺复张)对 PPCs 的影响,结果术后 7d 内的保护性通气组 PPCs 发生率降低(27.5% vs 10.5%,$P=0.001$),需要无创或有创通气的急性呼吸衰竭比例降低(17.0% vs 5.0%,$P=0.001$),平均住院天数缩短($P=0.006$)。但在另一项大型研究 PROVHILO 中[6],在潮气量相同情况下(V_T 8ml/kg),高 PEEP(12cmH₂O)联合肺复张组和低 PEEP 组(≤2cmH₂O)术后 PPCs 发生并无显著差异,而高 PEEP 组术中低血压发生率和血管活性药物使用率增加。由于肺保护性通气策略目前还没有统一标准,也不能根据个体化原则选择最适 PEEP,肺复张时采用的压力、持续时间以及使用频率还未确定,这都造成了研究本身的异质性,可想而知,研究结果并不一致。因此,肺保护性通气策略的临床价值还需要进一步的临床验证。

总之,PPCs 是手术和麻醉的重要危险因素之一,麻醉医生应在术前筛查 PPCs 的高危患者。通过术前积极的干预措施,术中最优化管理策略,术后早期胸部理疗(深呼吸、咳嗽、体位性引流、背部叩击和振动疗法等)可有效减少 PPCs 的发生,改善患者预后。

(蓝升 刘毅)

参 考 文 献

1. Langeron O,Carreira S,le Sache F,et al. Postoperative pulmonary complications updating. Ann Fr Anesth Reanim,2014,33:480-483.

2. Canet J,Mazo V. Postoperative pulmonary complications. Minerva Anestesiol,2010,76:138-143.

3. Mazo V,Sabate' S,Canet J,et al. Prospective external validation of a predictive score for postoperative pulmonary complications. Anesthesiology,2014,121:219-231.

4. Canet J,Gallart L,Gomar C,et al. Prediction of postoperative pulmonary complications in a population-based surgical cohort. Anesthesiology,2010,113:1338-1350.

5. Futier E,Constantin JM,Paugam-Burtz C. A trial of intraoperative low-tidal-volume ventilation in abdominal surgery. N Engl J Med,2013,369:428-437.

6. High versus low positive end-expiratory pressure during general anaesthesia for open abdominal surgery(PROVHILO trial):a multicentre randomised controlled trial. The Lancet,2014,384:495-503.

7. Smetana GW,Lawrence VA,Cornell JE,et al. Preoperative pulmonary risk stratification for noncardiothoracic surgery:systematic review for the American College of Physicians. Ann Intern Med,2006,144:581-595.

8. Kandasamy T,Wright ED,Fuller J,et al. The incidence of early postoperative complications following uvulopalatopharyngoplasty:identification of predictive risk factors. J Otolaryngol Head Neck Surg,2013,42:15.

9. Agostini P,Cieslik H,Rathinam S,et al. Postoperative pul-

monary complications following thoracic surgery: are there any modifiable risk factors?, Thorax, 2010, 65: 815-818.

10. Ramachandran SK, Nafiu OO, Ghaferi A, et al. Independent predictors and outcomes of unanticipated early postoperative tracheal intubation after nonemergent, noncardiac surgery. Anesthesiology, 2011, 115: 44-53.

11. Gupta PK, Gupta H, Kaushik M, et al. Predictors of pulmonary complications after bariatric surgery. Surg Obes Relat Dis, 2012, 8: 574-581.

12. Musallam KM, Rosendaal FR, Zaatari, et al. Smoking and the risk of mortality and vascular and respiratory events in patients undergoing major surgery. JAMA Surg 2013; 148: 755-762.

13. Sabate S, Mazo V, Canet J. Predicting postoperative pulmonary complications: implications for outcomes and costs. Curr Opin Anaesthesiol, 2014, 27: 201-209.

14. Tønnesen H, Nielsen PR, Lauritzen JB, et al. Smoking and alcohol intervention before surgery: evidence for best prac-

tice. Br J Anaesth, 2009, 102: 297-306.

15. Nandwani N, Raphael JH, Langton JA. Effect of an upper respiratory tract infection on upper airway reactivity. Br J Anaesth, 1997, 78: 352-355.

16. McAlister FA, Bertsch K, Man J, et al. Incidence of and risk factors for pulmonary complications after nonthoracic surgery. Am J Respir Crit Care Med, 2005, 171: 514-517.

17. Canet J, Gallart L. Predicting postoperative pulmonary complications in the general population. Curr Opin Anaesthesiol, 2013, 26: 107-115.

18. Rodgers A, Walker N, Schug S, et al. Reduction of postoperative mortality and morbidity with epidural or spinal anaesthesia: results from overview of randomised trials. BMJ, 2000, 321: 1493.

19. Kang CY, Chaudhry OO, Halabi WJ, et al. Outcomes of laparoscopic colorectal surgery: data from the Nationwide Inpatient Sample 2009. Am J Surg, 2012, 204: 952-957.

117 小儿围术期肺保护研究进展

中医讲肺"娇脏"，意指肺脏娇嫩，易受外邪的侵扰而致病。同样，西医的观点认为肺是机体遭受各种伤害时最易累及的器官之一。二者的不谋而合，也说明了肺组织在机体中所处的重要位置，那么围手术期对于肺脏的保护就显得尤为重要。围手术期肺部的并发症主要有肺不张、肺炎、支气管胸膜瘘、气胸等，严重者可能诱发急性肺损伤（ALI）甚至出现急性呼吸窘迫综合征（ARDS）。小儿尤其是新生儿和早产儿，肺组织发育尚不成熟，肺顺应性差，呼吸道阻力较高，功能残气量低，胸壁相对柔软，与成人相比更易诱发呼吸衰竭和顽固性低氧血症。本文就近年来在小儿围手术期肺保护方面所做的尝试作一综述。

一、肺保护性通气策略在小儿围手术期的应用

（一）小潮气量机械通气

以往的观点引导麻醉医师在围手术期给患者行机械通气时使用大的潮气量（如15ml/kg）来防止患者术中发生肺不张[1]，这远远超过了大多数哺乳动物自主呼吸时的潮气量（约6ml/kg）。大潮气量机械通气往往导致肺泡过度膨胀，损伤肺泡毛细血管内皮细胞，可引起肺水肿和肺出血，进而出现一系列呼吸机相关肺损伤（VILI）。de Oliveira[2]等的一项研究将机械通气潮气量分为10~12ml/kg和6~8ml/kg进行比较，二者均使用5cmH$_2$O的PEEP，调整吸入氧浓度使患者SpO$_2$维持在90%以上。结果发现前者的支气管肺泡灌洗液（BALF）中炎症因子如TNF-α和IL-8明显高于后者。同样，国内的一项研究[3]得到了同样的结果，发现行肠梗阻剖腹探查术的患儿全麻术中机械通气潮气量为11ml/kg的一组血浆中TNF-α与IL-6的表达水平明显高于同时间点潮气量为6ml/kg的一组，说明小潮气量机械通气在全麻术中对患儿肺功能保护起到一定作用。与传统的潮气量通气相比，小潮气量通气能够明显降低ALI患者和ARDS患者的病死率、减少患者的留置气管导管天数[4]。由于小潮气量通气的益处越来越受到临床医师的关注，其在小儿出血性疾病、低氧性呼吸衰竭、肺透明膜病及心胸外科手术中得到了广泛的应用，并收到良好的效果[5]。

（二）多模式通气策略

1. 持续正压通气（CPAP）　CPAP是患者自主呼吸状态下有稳定的呼吸驱动力和适当的潮气量，通过CPAP呼吸机维持一定的气道正压而不进行机械通气。该模式有利于防止气道萎陷、增加功能残气量、改善肺的顺应性，从而提高肺部的氧合作用。有作者研究发现早期预防性使用CPAP对于28~32周早产儿呼吸暂停（PDA）的效用得到肯定，比治疗性应用CPAP更少地使用肺表面活性物质（PS）和机械通气，并降低PDA的发生，建议推广使用[6]。近年来CPAP在国内的使用也逐渐广泛起来，相关研究报道了其在新生儿中使用时收到了良好效果[7]。

2. 同步间歇指令通气（SIMV）和容量保证通气（VG）　SIMV是临床上使用最多的触发型通气模式，其好处在与可以在一定程度上减少人机对抗，锻炼呼吸肌，保证患者的有效通气。VG是医师设定目标潮气量后，呼吸机根据预设参数自动调整压力，利用最小的压力达到目标值，该模式有利于适应患儿肺顺应性的变化，可以减少容量损伤和压力损伤的发生。国内有研究[8]发现，在30例极低体重（VLBW）早产儿中，利用SIMV+VG的通气模式，在相应时间点其BALF中TNF-α、IL-6、IL-8的表达均低于单纯SIMV组，说明前者更有利于减轻VLBW早产儿肺部的炎症反应，有一定的肺保护作用，这与早期Herrera的研究[9]结果相似。

3. 高频通气（HFV）　HFV模式下的通气频率远远高于正常的呼吸频率，而以接近无效腔量的潮气量进行通气。该模式下气道压力小，呼吸道阻力小，有利于二氧化碳的排出。由于对回心血量的干扰较小，HFV也有利于心排出量的增加。同时，它可以反射性抑制自主呼吸，减少人机对抗。Bauer k和同事的研究[10]发现，肺顺应性的不同常导致呼吸功能不全、局部气道萎陷而发生肺不张，高频振荡通气（HFOV）通过加大气体流速，增加气道的压力释放，提高气体惯性作用，直到分支中的静态压力超过不张区域水平，则可使萎陷的肺组织成功开放，改善血流分布和气体交换。HFV可以在常频通气无效的情况下，或患儿伴有膈疝、气漏、肺出血、肺不张等时，明显改善气体交换，有效降低肺部

并发症[11]。早先也有关于通过使用高频通气来避免肺不张的报道[12]。

（三）允许性高碳酸血症

允许性高碳酸血症是指在患儿机械通气的过程中允许$PaCO_2$存在一定程度的升高（通常维持在 45～55mmHg），避免了通过大潮气量和过度通气来维持正常$PaCO_2$时引起的肺损伤。研究发现，在先天性膈疝的小儿中使用允许性高碳酸血症与其死亡率的降低有关，修复前使用机械通气的时间越长，并且修复后使用机械通气的时间越短，那么使用体外膜式氧合的频率越低，并且没有延长住院时间。允许性高碳酸血症可以作为先天性膈疝患儿标准的通气模式[13]。有许多实验数据和临床数据表明允许性高碳酸血症作为通气模式可以通过多种机制减少肺损伤的发生，提高患者预后和存活率，并且在新生儿中使用同样安全有效[14]。目前仍需要大量研究去评估此类通气模式的最佳参数，如所允许的二氧化碳分压值、该模式的通气时间以及最小潮气量等。

二、药物在小儿围手术期肺保护中的应用

（一）盐酸氨溴索（盐酸氨溴索）

盐酸氨溴索是一种黏液溶解剂，具有一定的抗炎、抗氧化作用。有研究表明它可以促进肺表面活性物质的生成、减轻氧化应激反应对脂类物质的损伤[15-16]。国内有关研究发现大剂量盐酸氨溴索能够减轻婴幼儿体外循环围手术期（CPB）呼吸力学的改变，术后PaO_2和FiO_2均高于相应时间点的对照组，而实验组术后肺表面活性物质相关蛋白（SP-B）较基础值的下降程度显著小于对照组[17]。同样对于婴幼儿CPB围手术期，盐酸氨溴索术前雾化吸入在CPB术后PaO_2和FiO_2、机械通气时间及ICU时间均明显优于术前常规药物的雾化吸入，表明盐酸氨溴索雾化吸入对于改善婴幼儿CPB后的氧合状态和肺功能有一定的益处[18]。

（二）肺表面活性物质（PS）

PS的生理功能主要有：降低肺表面张力，增加肺顺应性，使肺泡易于扩张；稳定肺泡容积，使肺泡不易萎缩；加速肺泡液体的吸收和清除；减低肺毛细血管前血管张力，肺通气量增加，肺泡内氧分压增高，肺小动脉扩张；降低毛细支气管末端的表面张力，防止毛细支气管痉挛与阻塞；PS中的蛋白 sp-A 和 sp-D 可增加呼吸道的抗病能力。国内一项研究发现在晚期早产儿和足月儿呼吸窘迫综合征的治疗中，早期足量使用PS减少并发症，降低二次PS的使用率，机械通气时间和住院时间，从而减少住院费用[19]。相似的研究对早期预防性使用PS与后期选择性使用PS进行对比，发现前者对于呼吸窘迫综合征（RDS）患儿更为重要，它能够更大程度地减少患儿相关并发症的发生率，提高其生存率[20]。另有发现，肺表面活性物质联合肺保护性通气策略治疗新生儿急性肺损伤（ALI）较单纯肺保护性通气策略具有更好的疗效，气管内滴入PS联合肺保护性通气策略可

以作为治疗新生儿ALI的有效手段，可减少机械通气时间，降低并发症的发生率和死亡率，具有临床可行性[21]。除了预防治疗小儿RDS，PS对于改善胎粪吸入综合征、重症肺炎、持续性肺动脉高压、肺出血等疾病所致的ALI时患儿的氧合状态也得到了肯定[22]。

（三）盐酸戊乙奎醚（PHC）

一系列的研究发现，在新生大鼠内毒素性肺损伤中，模型组肺脏大体标本可见肺组织体积增大，边缘钝，明显水肿，肺表面可见点灶状出血；电镜下可见Ⅱ型肺泡上皮细胞微绒毛减少、消失，线粒体空泡变性，板层小体排空增多，血管基底膜变薄，局部断裂。而PHC预先给药可以显著降低内毒素（LPS）诱导的ALI。相关作用机制可能有：PHC预先给药能够降低肺组织 NF-κB、HIF-1α 及 LPS 受体 CD14 和 TLR-4 的表达，阻断了相关炎症信号转导通路，进而减轻炎症反应，阻止ALI的进一步发展；可以下调肺组织线粒体内 Cyt-c、Caspase-3 蛋白的表达，抑制脂质过氧化损伤，从而减轻肺组织细胞凋亡[23-24]。相关的临床研究发现，PHC能够明显抑制先天性心脏病患儿心肺转流术后动脉血清中 TNF-α、IL-6 和 IL-8 的表达，减轻炎症反应和肺损伤，具有一定的肺保护作用[25]。

三、其他肺保护性措施

（一）挥发性麻醉药的肺保护

大量研究表明，挥发性麻醉药具有免疫调节作用。最近一项关于ALI模型在单肺通气（OLV）和肺缺血-再灌注时的研究发现挥发性麻醉药预处理和后处理能够抑制促炎因子的表达，进而起到肺保护作用[26]。在一个内毒素介导的肺损伤模型中，异氟烷预处理可以减少多形核白细胞的聚集和微血管蛋白的渗出从而发挥肺保护作用[27]。

（二）减少输血相关肺损伤

输血相关肺损伤的诊断标准为输血6h内发生的低氧血症和双肺水肿，而不存在循环超负荷的情况[28]。其诊断的困难之处在于患者存在ALI的其他危险因素，或者输血前已有ALI存在。虽然确切的发病机制尚未完全阐明，但有关研究提示所输血浆中的白细胞凝集素抗体与受血者白细胞结合，导致白细胞在肺中的聚集、补体激活，白细胞释放活性物质，进而导致内皮细胞损伤、肺毛细血管渗漏，可进一步发展成为ALI。预防输血并发症的主要措施有降低输血次数，尽量使用新鲜产品、洗涤制品，细化输血成分，如利用凝血酶原复合物替代FFP等。

（三）围手术期个体化液体治疗与肺保护

一项关于患者术中ARDS特异性危险因素的回顾性队列分析研究发现，液体复苏大于 20ml/（kg·h）的患者发展成为ARDS的可能性超过 10ml/（kg·h）患者的3倍之多，该研究中血液制品的使用数量和潮气量与ARDS无关，说明过量液体有促使患者发展为ALI的可能[29]。理想的液体治疗是需要个体化的，将心搏出量和氧合状态最佳化，以

避免液体过量。

（四）多糖-蛋白复合物

在一些临床观察中发现，完整的有机体出现水肿时的相对电阻，以及无法使用高膨胀压药物将肺内小间隙液体排向血管内（编者注：此处可能存在错误），这在 Starling 方程式中是没有描述的[30]。目前这一矛盾被归因于多糖-蛋白复合物。该复合物在内皮细胞上排成一层微小纤毛层而作为分子筛。该分子筛的作用倾向于增加内皮组织内表面的胶体渗透压，减少白细胞和血小板在内皮细胞的黏附。多糖-蛋白复合物在缺血-再灌注损伤、大量炎症介质释放时遭到破坏，很可能有助于血管通透性的增加。因此，维持多糖-蛋白复合物的正常形态也将是麻醉医师围手术期重要的职责之一。

以上研究主要集中于成年患者，有关干预措施是否对小儿围手术期肺保护有效还需要进一步应用研究才能证实，但仍值得期待。

四、总结

小儿围手术期肺保护策略尚不完善，但相关的研究发现肺保护性通气策略和相关药物的使用能够在一定程度上减轻患儿肺损伤，改善患儿术中和术后的氧和状态，对肺功能的维护起到积极作用。围手术期影响患儿肺功能和预后的因素多种多样，期待单一干预措施收到满意效果是不现实的，各种干预措施都值得尝试。

（姜丽华　赵军博　王涛　魏晓永　刘博）

参 考 文 献

1. Bendixen HH, Hedley-White J, Laver MB. Impaired oxygenation in surgicalpatients during general anesthesia with controlled ventilation: a concept of atelectasis. N Engl J Med, 1963, 96:156-166.

2. de Oliveira RP, Hetzel MP, Silva M, et al. Mechanical ventilation with high tidal volume induces inflammation in patients without lung disease. Crit Care, 2010, 14:R39.

3. 李体忠, 刘亚玲, 罗炜, 等. 小潮气量机械通气对全麻患儿术中肺功能的影响. 兰州大学学报（医学版）, 2012, 38(3):52-55.

4. Terragni P P, Sorbo L, Mascia L. Tidal volume lower than 6 ml/kg enhances lung protection: role of extracorporeal carbon dioxide removal [J]. Anesthesiology, 2009, 111(4):826-835.

5. Zaharie G, Ion DA, Schmidt N, et al. Prophylactic CPAP versus therapeutic CPAP in preterm newborns of 28-32 gestational weeks. Pneumologia, 2008, (57):34-37.

6. 杨秀芳, 郑铠军, 夏荣华, 等. 肺保护性通气策略对新生儿呼吸窘迫综合征并发症的发生率和外周血炎症介质的影响. 中华围产医学杂志, 2007, (10):348-349.

7. 周小坚, 周贻荣, 胡丹元, 等. 不同机械通气模式与极低体重儿肺损伤的研究. 中华急诊医学杂志, 2007, 16(7):703-705.

8. Herrera CM, Gerhardt T, Claure N. Effects of volume-guaranteed synchronized intermittent mandatory ventilation in preterm infants recovering from respiratory failure[J]. Pediatrics, 2002, (03):529-533.

9. Bauer K, Brueker Ch. The role of ventilation frequency in airway reopening[J]. Journal of Biomechanics, 2009, 42:1108-1113.

10. 蔡文红. 高频振荡通气在新生儿气胸中的应用. 中国新生儿科杂志, 2009, (2):120-121.

11. Mols G, Priebe HJ, Guttmann J. Alveolar recruitment in acute lung injury. Br J Anaesth 2006;96:156-166.

12. Guidry CA, Hranjec T, Rodgers BM, et al. Permissive hypercapnia in the management of congenital diaphragmatic hernia: our institutional experience. J Am Coll Surg, 2012, 214(4):640-645,647. e1; discussion 646-647.

13. Ryu J, Haddad G, Carlo WA. Clinical effectiveness and safety of permissive hypercapnia. Clin Perinatol. 2012, 39(3):603-612.

14. Farkhutdinov UR, Farkhutdinov RR, Petriakov VV, et al. Effect of mucolytic therapy on the production of reactive oxygen species in the blood of patients with an exacerbation of chronic obstructive pulmonary disease. Ter Arkh, 2010, 82(3):29-32.

15. Wiktorska JA, Lewinski A, Stuss M, et al. Effects of certain antioxidants on lipid peroxidation process in lung homogenates of L thyroxine-receiving rats. Neuro Endocrinol Lett, 2010, 31(1):137-146.

16. 赵堃, 赵荣, 马超, 等. 大剂量沐舒坦对婴儿体外循环围手术期肺保护作用研究. 中国体外循环杂志, 2011, 09(3):163-165,169.

17. 金艳, 赵堃, 陈敏, 等. 盐酸氨溴索雾化吸入预防婴幼儿体外循环围手术期肺损伤的研究. 中国体外循环杂志, 2014, (3):152-155.

18. Zhou WL, Zhou Q, Li C, et al. Early use of calf pulmonary surfactant in late preterm and full-term infants with respiratory distress syndrome: a randomized controlled trial. Zhongguo Dang Dai Er Ke Za Zhi, 2014, 16(3):285-289.

19. Kim SM, Park YJ, Chung SH, et al. Early prophylactic versus late selective use of surfactant for respiratory distress syndrome in very preterm infants: a collaborative study of 53 multi-center trials in Korea. J Korean Med Sci, 2014, 29(8):1126-1131.

20. 尹同进, 杨代秀, 叶巍岭, 等. 肺表面活性物质联合肺保护性通气策略治疗新生儿急性肺损伤的研究. 中国小儿急救医学, 2013, 20(6):638-640.

21. Steven MD, Jennifer D. Surfactant replacement therapy in the neonate: beyond respiratory distress syndrome. Respir Care, 2009, 54(9):1203-1208.

22. 姜丽华, 王涛, 姚尚龙. 盐酸戊乙奎醚预先给药对新生大鼠内毒素性急性肺损伤时 NF-κB 活性的影响. 中华麻醉学杂志, 2010, (03):369-371.

23. 姜丽华, 刘博, 赵军博. 盐酸戊乙奎醚预先给药对大鼠内毒素性急性肺损伤时缺氧诱导因-1α 表达的影响. 中华麻醉学杂志, 2012, 32(12):1485-1487.

24. 张建辉, 姜丽华, 邵勇, 等. 盐酸戊乙奎醚对先心病患儿心肺转流前后细胞因子的影响. 临床麻醉学杂志, 2008, 10:902-903.

25. Fujinaga T, Nakamura T, Fukuse T, et al. Isoflurane inhalation after circulatory arrest protects against warm ischemia reperfusion injury of the lungs. Transplantation, 2006, 82: 1168-1174.

26. Reutershan J, Chang D, Hayes JK, et al. Protective effects of isoflurane pretreatment in endotoxin-induced lung injury. Anesthesiology, 2006, 104:511-517.

27. Toy P, Popovsky MA, Abraham E, et al. Transfusion-related acute lung injury: definition and review [J]. Crit Care Med, 2005, 33:721-726.

28. Hughes C, Weavind L, Banerjee A, et al. Intraoperative risk factors for acute respiratory distress syndrome in critically ill patients. Anesth Analg, 2010, 111:464-467.

29. Woodcock TE, Woodcock TM. Revised Starling equation and the glycocalyx model of transvascular fluid exchange. Br J Anaesth, 2012, 108:384-394.

围手术期肠缺血再灌注损伤研究进展

——从基础到临床

围手术期肠损伤是外科实践中常见的组织器官损伤之一,其不仅发生在缺血低灌注阶段,更主要发生在恢复灌注之后,即肠缺血再灌注(ischemia/reperfusion,I/R)损伤。它不仅可以引起肠自身的损伤,且因肠黏膜屏障损害后肠内细菌、内毒素的移位导致全身炎症反应综合征,从而导致肠外多个器官的功能不全甚至衰竭。肠I/R是急危重症患者围手术期死亡的重要原因之一,但其发生机制仍不十分清楚,也缺乏有效的防治手段。因此,研究围手术期I/R后肠及肠外器官损伤的机制、探讨防治方法从而降低患者术后并发症率及死亡率是麻醉科及重症医学科医师面对的一个重要课题。

一、围手术期肠损伤的原因

(一)创伤、休克导致肠道低灌注是围手术期肠损伤的主要原因。主要是由于创伤出血造成肠道低灌注;另外围手术期用药中有些血管活性药物例如血管加压素及肾上腺素等也可以减少肠道血供。

(二)急性胰腺炎导致肠损伤,主要与肠系膜的血流较低,肠黏膜的pHi降低有关。肠黏膜pHi<7.25,其预测急性胰腺炎患者死亡的准确率达到84%。

(三)心肺转流导致肠损伤,也与肠道低灌注有关。研究报道血浆中内毒素浓度在转流后30min即可达到高峰,持续20h。

(四)肝脏手术导致肠损伤,主要与肝门阻断有关。有报道血浆内毒素浓度与门脉阻断明显相关。本课题组最近报道该类手术胃肠并发症的发生率为46.4%,其独立危险因素为麻醉时间及肝门阻断。

(五)本课题组新近发现腹主动脉瘤切除人工血管置换术也可导致患者肠、肺损伤。

二、研究进展

近年来,本课题组围绕上述科学问题进行了系列研究,主要包括三个方面:

(一)肠I/R后肠损伤的机制——肠黏膜屏障的破坏

1. 机械屏障　肠黏膜屏障主要组成部分之一是肠黏膜上皮细胞,早期Ikada H在Gut上报道:凋亡是肠I/R后肠黏膜上皮细胞死亡的主要形式。因此在早期我们针对调控肠黏膜上皮细胞凋亡的信号传导通路来探讨其机制,目的是希望找到调控肠黏膜细胞凋亡相应的信号靶点,并通过干预靶点达到防止肠黏膜上皮细胞损伤的目的。我们采用大鼠肠系膜上动脉阻断/开放的肠I/R损伤模型为研究对象,通过系列研究,发现肠I/R通过激活鞘磷脂酶/神经酰胺、JAK2/STAT3信号通路以及抑制肠黏膜α_2受体从而导致肠黏膜细胞凋亡。此外,在复制肠I/R动物模型之后,我们采用蛋白组学的方法(双向电泳及质谱),发现假手术组与模型组肠黏膜有16个差异表达的蛋白质点,其中对一个与抗氧化和抗凋亡有关的蛋白质醛糖还原酶进行了验证,并对其功能进行了系列研究,得出结论:醛糖还原酶是调节肠I/R后肠黏膜细胞凋亡的关键蛋白之一,其表达下调将导致肠黏膜细胞凋亡从而导致肠损伤。

微小RNA(miRNA)是一种新型的负性基因调控剂,通过抑制靶基因的翻译或是降解靶基因来参与生命过程中的一系列重要进程,如细胞增殖、分化以及凋亡等。近年的研究发现,miRNA在各种组织(肝、心等)I/R损伤中的表达水平有不同程度上调或下调,初步揭示了I/R损伤的发生与miRNA水平变化之间存在相关性。但至今,尚未见miRNA在肠I/R肠损伤中作用的报道。因此,本课题组建立大鼠肠I/R肠损伤的模型,采用miRNA微阵列基因芯片技术在肠I/R后肠黏膜组织中发现19个差异表达的miRNA,其中18个表达下调,1个上调。采用mimic、inhibitor及转基因小鼠,对其中的miRNA378的功能进行了系列研究发现,其表达上调可减轻肠损伤。目前正在对其下游调控的靶点进行研究。

2. 免疫屏障　根据文献可知,IgA及其二聚体sIgA在保持肠腔中菌群稳态中发挥决定性作用。我们采用TGFβ来调控免疫球蛋白类型转换(Ig CSR)促进IgA生成,并检测 TGF-β（诱导 IgA CSR 发生）、AICDA 和 GLT-α（IgA CSR 必需物）、α-CT（IgA CSR 激活标记）等反映 IgA CSR 的指标，同时评价了肠损伤，结果发现促进肠 I/R 后 IgA 生成可产生肠道保护效应并降低大鼠 24h 死亡率。

3. 微生物屏障 肠道微生物为人体最大的细菌库，占人体总微生物的 78%，其中 95% 以上为厌氧菌。厌氧菌阻止肠道条件致病菌的定植与增殖，促进肠蠕动和黏液流动，并与肠黏膜上皮细胞表面的特异性受体结合，形成正常菌膜结构。其保护机制可能与以下几方面的作用有关：①由肠道常驻菌与宿主的微空间结构，在肠腔内形成一个数量与分布相对稳定相互依赖又相互作用的多层次的微生态系统，对致病菌起着生物拮抗作用，成为肠非特异性免疫的生态屏障；②启动肠道免疫系统活性，增加 SIgA、IgM 等抗体的分泌。

4. 化学屏障 由胃肠道分泌的胃酸、胆汁、各种消化酶、溶菌酶、黏多糖、糖蛋白和糖脂等化学物质构成了肠道的化学屏障。胃酸能杀灭进入胃肠道的细菌，抑制细菌在胃肠道上皮的黏附和定植；溶菌酶能破坏细菌的细胞壁，使细菌溶解；黏液中含有的补体成分可增加溶菌酶及免疫球蛋白的抗菌作用；其中肠道分泌的大量消化液可稀释毒素，冲洗清洁肠腔，使潜在的条件致病菌难以黏附到肠上皮上。

（二）肠 I/R 后肠外器官（如肺及脑）损伤

肠 I/R 后由于肠道屏障功能障碍使细菌和内毒素移位，引起单核/巨噬细胞系统发生系列反应，释放大量炎症介质及细胞因子，导致细胞坏死或凋亡，甚至引起多器官功能障碍综合征与多器官衰竭。研究发现，肠 I/R 导致肠外器官（如肺及脑）损伤是影响患者生存预后的重要原因。

临床工作中发现，体外循环心脏手术后及某些危重症患者（均包含肠 I/R 的过程）在恢复过程中常出现认知功能障碍，提示患者存在脑损伤。为了澄清脑损伤的发生是否与肠 I/R 肠损伤有关，本课题组建立了大鼠肠 I/R 肠损伤的模型，发现肠 I/R 肠损伤可导致大鼠脑水肿及大脑皮质与海马区损伤，并伴有空间学习记忆功能下降，同时动物的生存率下降；进一步的研究发现，脑内小胶质细胞激活后加重神经炎症、氧化应激损伤、进而导致神经元细胞凋亡是脑损伤的主要机制之一。该研究发表在 Critical Care Med 上，编者在同期发表述评，认为我们的研究提示临床医师须重视与肠 I/R 相关的临床现象所引起的脑损害及认知功能障碍，同时为防治及改善危重症患者术后的生活质量提供了理论基础。（Critical Care Med, 2012, 40: 2523-2524）。目前关于肠 I/R 所致肺损伤的研究主要集中在肠 I/R 本身产生的致损因素（如炎性细胞因子及氧自由基的释放等）方面，其防治也是针对这些方面来进行，因此效果欠佳。β-防御素-2 是人体内源性保护因素防御素家族中的一种，是机体固有的抵抗外源性刺激的主要因素之一。我们发现肠 I/R 可上调大鼠肺 β-防御素-2 的基因及蛋白表达，且其表达与肺内炎性细胞因子的激活相关，而且发现它在肺内的表达上调后，能显著改善肠 I/R 所致的肺损伤。

（三）探讨具有临床转化价值的干预方法

1. 缺血预处理（ischemic preconditioning, IPC） 1986 年，Muffy 等在犬心脏实验中发现一次或多次短暂的缺血过程，可使心肌在随后长时间的缺血中得到保护，从而减小心肌梗死范围，并首次提出了缺血预处理（ischemic preconditioning, IPC）的概念，即在器官长时间缺血之前，进行一次或多次短暂的 I/R 过程，对 I/R 的器官具有保护作用。1996 年，Hotter 等首先报道了 IPC 对肠 I/R 肠黏膜损伤的保护作用，随后的研究证实 IPC 激活体内适应性机制，引起系列的分子生物学事件，从而发挥肠保护作用。

2. 药物预处理（Pharmacological Preconditioning, PPC） 因为局部缺血预处理需反复钳夹血管，有时会导致血管附壁血栓的脱落从而导致栓塞，产生一些并发症，其临床应用具有局限性，因此有人提出采用药物来模拟缺血预处理的作用。

（1）丙泊酚 丙泊酚是一种常用的静脉麻醉药，常用于术中及 ICU 起镇静作用。丙泊酚在化学结构上与内源性抗氧化剂维生素 E 和已知的抗氧化剂丁化羟基甲苯十分相似，其抗氧化作用的基础也正是这种类似酚羟基的结构。Murphy 等研究证实丙泊酚可切断脂质过氧化反应，与脂质过氧化基形成一个稳定的无活性产物，从而清除氧自由基。我们也发现丙泊酚具有抗肠 I/R 肠损伤的作用，其机制与其抑制神经酰胺细胞通路的激活，从而抑制凋亡有关。

（2）右美托咪定 右美托咪定（Dexmedetomidine）是 α_2 肾上腺素能受体激动剂，具有镇静镇痛作用，且副作用少，目前主要被用于手术室及 ICU，已初步呈现良好的应用前景。本课题组采用大鼠肠 I/R 损伤模型，发现其预先给药具有肠保护作用，同时能延长动物的生存时间，但在缺血发生后给药则无保护作用。虽然动物实验发现右美托咪定对肠 I/R 所致的肠损伤具有保护作用，但其保护作用是否能在临床上被验证尚需研究。因此，本课题组进一步选择了肝门阻断下行肝切除手术的患者为研究对象，进行了前瞻、随机、平行对照的研究，发现右美托咪定能显著减轻肝癌患者肝切除术时肝门阻断所致的肝及肠损伤。

（3）中药预处理 有大量资料表明早期给予肠内中药对肠黏膜屏障具有明显保护作用。其作用机制主要体现在以下几个方面：①维持肠道运动功能，保护肠黏膜；②调节免疫，增强肠道局部免疫力；③减轻肠 I/R 损害，改善肠道微循环及肠黏膜上皮细胞功能；④调整化学物质，减轻黏膜损伤；⑤调节肠道菌群，降低内毒素水平。本课题组发现四逆汤及银杏叶的提取物 EGb761 能减轻肠 I/R 后的肠及肺损伤。

3. 缺血后处理（Ischemic Postconditioning, IPo） 临床上相关的器官缺血现象往往是不可预知的突发事件，真正的处理往往都在缺血发生后进行。因此，缺血预处理的临床应用受到很大的限制。针对其局限性，Zhao ZQ 等（Am J Physiol Heart Circ Physiol 2003）首次在长时间的缺血后再灌注即刻给予一次或多次短暂再灌注/缺血处理，发现这一方法可以显著减轻心肌 I/R 损伤,从而提出了 IPo 的概念。本课题组全面探讨了缺血后处理及缺血预处理对大鼠肠 I/R 损伤的作用及相关机制,有几个发现:①缺血后处理对大鼠肠 I/R 所致的肠及肺损伤均具有保护作用,且其作用与缺血预处理类似,同时发现两者联合应用具有协同效应。②如果后处理不在再灌注后即刻实施,而延迟到再灌注 3 分钟后进行(即延迟后处理),缺血后处理的肠保护作用则消失,提示后处理的保护效应具有时间窗,即再灌注即刻或早期,临床上实施后处理须在该时期进行。③采用蛋白组学的方法对不同处理后肠黏膜差异表达的蛋白进行了筛选:发现在缺血预处理组与肠 I/R 损伤组间有 12 个,而后处理组与肠 I/R 损伤组间有 10 个。重要的是,两组中有一个共同的蛋白,即醛糖还原酶,对其进行了鉴定及验证,结果发现肠 I/R 可下调醛糖还原酶在肠黏膜的表达,而缺血预处理与后处理均可显著上调其表达;进一步,采用醛糖还原酶特异性的抑制剂或让其表达下调,发现缺血预处理与后处理的抗氧化应激作用及肠保护效应均被废除。提示两种处理方法均通过上调肠黏膜醛糖还原酶的表达来发挥肠保护作用。

4. 远程缺血预处理(Limb remote ischemic preconditioning,RIPC) 由于 IPC 临床操作性较差,限制了其临床推广和应用。近年发现,一种简单易行、易在临床推广应用的处理方式"RIPC"对心脏手术患者心肌 I/R 损伤具有保护作用(Lancet 2007),被认为是激发机体自身适应性保护机制以保护 I/R 损伤的一种新策略。目前,尚无该方法是否能改善患者的远期结果的报道,同时它对肠 I/R 损伤作用如何尚未得到证实。因此,本课题组选择接受肾下型腹主动脉瘤切除人工血管置换术(术中因阻断腹主动脉,可致肠缺血)的患者为研究对象,进行了前瞻、随机、平行对照的研究,有两个重要发现:①该种手术不仅致术后肠损伤,还可导致肺损伤;②肢体远程缺血预处理对肠及肺均具有保护作用。目前,课题组正在进行多中心、大样本的研究来进一步研究该方法对腹主动脉瘤手术患者术后远期结果(并发症发生率、死亡率及患者生存质量等)的影响(www. clinicaltrials. gov,Registration number:NCT01910961),以期未来能在临床上推广应用该方法。RIPC 的提出拓宽了预处理的途径,同时也为非重要脏器的短暂缺血对抗重要脏器的短暂 I/R 损伤开拓了新的思路,具有潜在的临床实用价值。

三、小结

随着外科的日益发展,围手术期如何进行有效器官保护逐渐成为外科的一个主要领域,其对提高手术成功率具有重要意义,但目前我们对围手术期缺血性肠损伤的临床研究依然面临一些困境,例如:①没有理想的临床模型;②肠道功能障碍评价无统一标准;③肠损伤导致的肠外重要脏器功能障碍,往往其症状掩盖肠损伤本身的症状等,因

此肠 I/R 损伤临床研究过程是一个长期的、艰难的过程。目前的研究仅仅是冰山一角,相信随着技术的发展和人们的日益重视,其研究也会不断的拓宽与进步。

(刘克玄)

参 考 文 献

1. Besselink MG,van Santvoort HC,Renooij W,et al. Intestinal barrier dysfunction in a randomized trial of a specific probiotic composition in acute pancreatitis. Ann Surg,2009,250 (5):712-719.

2. Riddington DW,Venkatesh B,Boivin CM,et al. Intestinal permeability,gastric intramucosal pH,and systemic endotoxemia in patients undergoing cardiopulmonary bypass. JAMA,1996,275(13):1007-1012.

3. Li BC,Xia ZQ,Li C,et al. The incidence and risk factors of gastrointestinal complications after hepatectomy:a retrospective observational study of 1329 consecutive patients in a single center. J Surg Res,2014,192(2):440-446.

4. Dello SA,Reisinger KW,van Dam RM,et al. Total intermittent Pringle maneuver during liver resection can induce intestinal epithelial cell damage and endotoxemia. PLoS One,2012,7(1):e30539.

5. Wang ZX,Huang CY,Hua YP,et al. Dexmedetomidine reduces intestinal and hepatic injury after hepatectomy with inflow occlusion under general anesthesia. Br J Anaesth,2014,112(6):1055-1064.

6. Li C,Li YS,Xu M,Wen SH,et al. Limb remote ischemic preconditioning for intestinal and pulmonary protection during elective open infrarenal abdominal aortic aneurysm repair:a randomized controlled trial. Anesthesiology,2013,118(4):842-852.

7. Zhou J,Huang WQ,Li C,et al. Intestinal ischemia/reperfusion enhances microglial activation and induces cerebral injury and memory dysfunction in rats. Crit Care Med,2012,40(8):2438-2448.

8. Li C,Xu M,Wu Y,et al. Limb Remote Ischemic Preconditioning Attenuates Lung Injury after Pulmonary Resection under Propofol-Remifentanil Anesthesia:A Randomized Controlled Study. Anesthesiology 2014,121(2):249-259.

9. Zhang XY,Liu ZM,Wen SH,et al. Dexmedetomidine administration before,but not after,ischemia attenuates intestinal injury induced by intestinal ischemia-reperfusion in rats. Anesthesiology,2012,116(5):1035-1046.

10. Liu KX,Li YS,Huang WQ,et al. Immediate postconditioning during reperfusion attenuates intestinal injury. Intensive Care Med,2009,35(5):933-942.

11. Liu KX,Li C,Li YS,et al. Proteomic analysis of intestinal ischemia/reperfusion injury and ischemic preconditioning

in rats reveals the protective role of aldose reductase. Proteomics,2010,10(24):4463-4475.

12. Wen SH,Ling YH,Li Y,et al. Ischemic postconditioning during reperfusion attenuates oxidative stress and intestinal mucosal apoptosis induced by intestinal ischemia/reperfusion via aldose reductase. Surgery, 2013, 153 (4): 555-564.

13. Wen SH,Ling YH,Liu WF,et al. Role of 15-F2t-isoprostane in intestinal injury induced by intestinal ischemia/reperfusion in rats. Free Radic Res, 2014, 48 (8): 907-918.

14. Wen SH,Li Y,Li C,et al. Ischemic postconditioning during reperfusion attenuates intestinal injury and mucosal cell apoptosis by inhibiting JAK/STAT signaling activation. Shock,2012,38(4):411-419.

15. Xia ZQ,Chen SQ,Yao X,et al. Clinical benefits of dexmedetomidine versus propofol in adult intensive care unit patients:a systematic review of randomized clinical trials. J Surg Res,2013,185(2):833-843.

16. Li YS,Wang ZX,Li C,et al Liu KX. Proteomics of ischemia/reperfusion injury in rat intestine with and without ischemic postconditioning. J Surg Res,2010,164(1):e173-80.

17. Liu KX,Li YS,Huang WQ,et al. Immediate but not delayed postconditioning during reperfusion attenuates acute lung injury induced by intestinal ischemia/reperfusion in rats: comparison with ischemic preconditioning. J Surg Res,2009,157(1):e55-62.

18. Liu KX,Chen SQ,Zhang H,et al. Intestinal ischemia/reperfusion upregulates β-defensin-2 expression and causes acute lung injury in the rat. Injury,2009,40(5):950-955.

19. Li C,Yang WH,Zhou J,et al. Prediction of postoperative complications after open infrarenal abdominal aortic aneurysm repair:results from a single vascular centre in China. J Clin Anesth,2012,25(5):371-378.

20. Li C,Chen SQ,Chen BX,et al. The antinociceptive effect of intrathecal tramadol in rats:the role of alpha 2-adrenoceptors in the spinal cord. J Anesth,2012,26(2):230-235.

21. Liu KX,Chen SQ,Huang WQ,et al. Propofol pretreatment reduces ceramide production and attenuates intestinal mucosal apoptosis induced by intestinal ischemia/reperfusion in rats. Anesth &Analg,2008,107(12):1884-1891.

22. Liu KX,Rinne T,He W,et al. Propofol attenuates intestinal mucosa injury induced by intestinal ischemia-reperfusion in the rat. Can J Anaesth,2007,54(5):366-374.

23. Liu KX,He W,Rinne T,et al. The effect of Gingo biloba (EGb 761) pretreatment on intestinal epithelial apoptosis induced by intestinal ischemia/reperfusion in rats:role of ceramide. Am J Chin Med,2007,35(5):805-819.

119 ICU成年患者的镇静策略进展

因为 ICU 病房的特殊环境、治疗疾病必需的各种干预措施和患者自身的病情，ICU 的镇静治疗已经成为一项基本的治疗措施，尤其对于机械通气和交流困难的患者。镇静治疗可以预防和治疗 ICU 患者的躁动及其不良后果，可提供身体和精神上的舒适性(减少焦虑，促进睡眠，一定程度上消除不良记忆)、安全有效性(对于接受机械通气和其他高级生命支持的患者尤为重要)和器官保护(降低伤害刺激的传入，降低交感张力等)，还有可以减少谵妄和认知功能障碍的发生等。

浅镇静(light sedation)已经成为目前镇静策略的主流实施方案。2013 年美国发布的《ICU 成年患者疼痛、躁动和谵妄治疗临床实践指南》(简称 PAD 指南)中对于浅镇静给予了强力推荐，即推荐除非有临床禁忌，应滴定调整镇静药物剂量，以维持浅镇静而非深镇静。这要求临床医师能够深入理解其意义并在具体实施时能够做到合理有效，以改善危重患者的预后。本文综述了成人危重患者以目标为导向的浅镇静策略的必要性和在具体实施方案上的进展。

一、ICU 患者浅镇静的必要性

浅镇静水平为患者可唤醒并遵嘱简单动作，即以下 5 个动作中的 3 个：睁眼、眼神交流、伸舌、握拳、扭动脚趾。深镇静指患者对疼痛无反应。

机械通气仍然是 ICU 持续镇静的主要适应证。Shehabi 等的研究提示 ICU 机械通气患者中 48h 内发生过度镇静的患者比例高达 68%。长期深镇静的不利之处在于：不能及时评判患者神志；增加并发症如肌肉萎缩和无力；肺炎、呼吸机依赖、血栓栓塞病、压疮和谵妄；抑制循环和胃肠蠕动；延长脱机时间和 ICU 停留时间；增加获得呼吸机相关性肺炎的风险等。尤其是镇静药物引起的昏迷可能增加 ICU 患者的死亡率，延长气管导管留置时间和 ICU 停留时间，并引起长期神经心理功能障碍。

而浅镇静可以使患者足够清醒，有反应，容易判断是否能够脱机和拔管，配合疼痛和谵妄评估，更易进行早期活动(early mobility，EM)。大多数 ICU 患者可通过浅镇静有效

避免过度镇静并保证患者舒适并安全有效，近期的研究也表明浅镇静和使用非苯二氮草类药物有助于改善临床预后，包括缩短机械通气时间、减少 ICU 停留时间、减少谵妄和认知功能障碍的发生。

有研究表明浅镇静会增加生理应激反应，但并不伴随心肌缺血发生率增加，对其他器官的影响尚需进一步研究。镇静深度与患者出 ICU 后的心理应激间的关系并不密切，有研究证实浅镇静可以缩短机械通气时间，降低创伤患者出院后四周心理应激的发生率。但最新的综述显示：浅镇静不能减少创伤后应激障碍(post-traumatic stress disorder，PTSD)，但可以减少 ICU 停留时间和机械通气时间。

只有很少的研究针对镇静对于 ICU 患者睡眠的影响，大剂量的镇静剂会干扰危重患者的睡眠周期，但至今没有证据显示浅镇静可以促进 ICU 患者的睡眠。

浅镇静可能预防和缓解谵妄，但至今还无随机研究说明与深镇静相比，浅镇静可以减少谵妄。也有研究质疑药物昏迷、深镇静和谵妄之间的联系。最近一项在马来西亚的 11 家医院做的多中心研究，探讨镇静深度对于机械通气的重症患者远期预后的影响(n=259)，结果表明除去药物选择的因素，早期镇静过深(机械通气开始 48h 内)是脱机时间延长，院内病死率和 180 天病死率增加的独立危险因素，但与谵妄的发生无关。另外一项国际多中心研究(2 个国家，25 家医院，n=251)，也针对早期重症监护镇静对机械通气重症患者长期死亡率的影响，结论是早期深度镇静是延迟拔管和 180 天死亡率增加的独立负性预测指标，但与谵妄的发生无关，该研究还特别强调了应重视开始机械通气前 4h 的镇静深度。由此可见，早期深度镇静是影响患者预后的重要因素，应从机械通气实施后就考虑浅镇静。

二、ICU 浅镇静的具体实施方案

(一) ICU 实施浅镇静的目标人群

没有一种镇静策略能够适合所有的 ICU 患者。不同的患者病情不同，即使同一个患者的不同阶段所需的镇静深度也不同。浅镇静不适宜的人群包括：咪哒唑仑撤药综合

征、使用肌松药物、急性冠脉综合征 24h 内、严重颅内高压、多发肋骨骨折（连枷胸）、缺血缺氧性脑病继发抽搐、重度 ARDS 急性期等。临床医师以患者为中心的床旁监测和药物滴定是调整合适的镇静深度的最佳方法。镇静目标需要根据患者情况经常再评估和调整，以避免过浅或过深的镇静。在药物的使用中应遵循最小化镇静原则，即使用能达到目标镇静的最小药物剂量。

（二）ICU 浅镇静的实施方案

机械通气的 ICU 患者浅镇静应以镇痛为先，在此基础上可以通过目标镇静策略（targeted sedation strategies, TSS, 即目标导向的浅镇静）或每日镇静中断（daily sedation interruption, DSI）来实施，两者均可减少插管时间，后者还可以降低住院天数。但是没有高质量的对比研究确定两者对于患者舒适度、呼吸机相关肺炎、谵妄预防及 ICU 成本的影响。因为目前循证证据相同，PAD 指南中推荐 DSI 或 TSS 都可用于机械通气 ICU 患者的每日自主呼吸试验（spontaneous breathing trials, SBT）以减少机械通气时间和持续镇静的需要，因此还需要更多的研究来确定这两种方法的区别。在撤机过程中使用 TSS 进行 SBT 前，不需要停止镇静药物，只要 ICU 患者可以有足够的自主呼吸驱动、咳嗽、配合即可。PAD 指南中并不推荐在 TSS 的基础上联合使用 DSI，最新的一项多中心的研究也表明联合 TSS 和 DSI 镇静策略对于 ICU 患者没有净获益。

近期也有研究质疑 DSI 的临床可行性。DSI 在 2002 版美国发布的镇静指南中得到推荐，因为在一项单中心、128 例患者的随机研究中发现其能明显降低 ICU 患者的机械通气时间和 ICU 停留时间，但是之后的随机研究并没有得到一致的结果。相关研究方法学上的局限有：单中心研究、撤机过程不规范、DSI 由研究人员执行等。2012 年的一项研究对比了 DSI 和 TSS（n = 423），发现两组患者在机械通气时间、ICU 停留时间和住院时间上无差异，而 DSI 组需要更多的阿片类和苯二氮䓬类药物和更多的护士劳动。DSI 的益处更依赖于当地的镇静实践方法，如果患者处于浅镇静，每日中断并没有额外的益处，反倒增加了护士的工作量和药物使用。

（三）ICU 浅镇静的评估和监测

镇静程度评估除了临床指标外，最有效可靠的床旁量表之一是 RASS 评分（Richmond agitation-sedation scale）和 SAS 评分（Sedation-Agitation Scale）。镇静程度评估是 ICU 患者使用镇静药物的基础，在进行镇静之前，首先要确定 ICU 工作人员明确的了解评估指标和患者镇静的需要，如果不使用量表评估镇静终点，往往会镇静过度或过浅。所有 ICU 患者必须评估和记录镇静评分（RASS 或 SAS 评分），至少每 2 ~ 3h 一次，如果需要应该增加监测频率。浅镇静的评分为：RASS 评分 -2 到 0，但也有研究认为 -2 到 +1 为浅镇静；SAS 评分 3 ~ 4 分。

其他镇静监测和评估的手段，如听觉诱发电位（auditory evoked potentials, AEP）、脑电双频指数（Bispectral index,

BIS）等客观监测脑功能的指标，建议用于特殊人群如昏迷、瘫痪、或接受神经肌肉阻滞剂的 ICU 患者的辅助评估。尤其是使用肌松剂的患者需要镇痛充分的深镇静，药物剂量要比普通剂量大，须使用 BIS 或 AEP 来监测镇静深度。BIS 监测目前在 ICU 患者中并未常规使用，其获益还有争论，因为头皮肌肉的肌电活动可以引起伪差而影响监测结果。脑电图的监测可用于已知或高危癫痫（颅内出血、脑外伤、不明原因的昏迷、脑血管意外）或怀疑有癫痫的患者来监测无抽搐型癫痫活动，或用于颅内高压患者滴定电抑制药物以达到爆发抑制。

在镇静过程中，ICU 患者生命体征的监测、镇静副作用的监测也很重要，因为 ICU 患者在疾病的发展过程中也有可能合并其他脑病而出现神志问题，而深镇静可能会掩盖相应的临床表现，所以应注意鉴别诊断。

（四）ICU 浅镇静药物的选择

苯二氮䓬类药物（特别是咪达唑仑）、异丙酚和右美托咪定是临床使用最多的镇静药物。阿片类药物也有镇痛镇静作用，巴比妥类、安定和氯胺酮、抗精神病类药物、七氟醚极少用于成人镇静。PAD 指南建议在镇静的策略中优先选用非苯二氮䓬类药物（如丙泊酚或右美托咪定），以改善机械通气患者的临床预后（+2B）。在浅镇静策略中也是如此。Shehabi 等进行的前瞻性、多中心、随机对照研究中，以右美托咪定为基础镇静药、采用丙泊酚调节镇静深度，以早期浅镇静目标为导向（early goal-directed sedation），将患者在接受机械通气的早期镇静水平维持在 RASS 评分 -2 到 1 的水平，与传统的镇静策略相比能够降低过度镇静的发生率，临床可行并安全，可以减少苯二氮䓬类药物和丙泊酚的用量以及物理束缚的使用。虽然此研究的样本量比较少，但验证了其可靠性和安全性，已经开始了的国际性多中心研究将对其行进一步论证。

最新一篇纳入 6 篇研究包含 1235 例患者的综述显示，与苯二氮䓬类药物（咪哒唑仑、劳拉西泮）相比，非苯二氮䓬类药物镇静（右美托咪定、异丙酚）可减少 ICU 停留时间约 1.6d，减少机械通气持续时间约 1.9d，但谵妄和短期死亡率相似。这项较新的综述研究更加支持 PAD 指南中推荐的 ICU 镇静首选非苯二氮䓬类药物。也有研究认为降低苯二氮䓬类药物的使用是预防谵妄和降低其持续时间的重要策略。但值得强调的是，PAD 指南并没有强调在 ICU 镇静中不能使用苯二氮䓬类药物。因为此类药物的抗焦虑、遗忘和抗惊厥作用，仍然是 ICU 患者镇静中重要的一类药物。苯二氮䓬类药物也可为 ICU 患者使用异丙酚和（或）右美不能有效或不能耐受镇静时提供药物协同作用，也可以复合使用以减少阿片类药物的使用。

右美托咪定近年来在 ICU 中的镇静地位得到广泛认可并开始常规使用。与传统镇静药物不同，其作用位点不是下丘脑的 γ-氨基丁酸系统，也无抗胆碱能作用，而是作用于蓝斑核诱发自然睡眠，使患者更易唤醒、合作。其镇痛机制仍有争论，但同时有中等程度的镇静镇痛作用，可以减少阿片类药物的使用。临床试验已经证明大剂量和长时间输注也是安全的[1.0~1.5μg/(kg·h),28d]。最常见的副作用是心动过缓和低血压、高血压,主要发生在快速的剂量调整和给予负荷剂量时。有研究证明,无负荷剂量输注右美托咪定在 ICU 机械通气外科患者中可以避免对血流动力学的影响,而不影响其有效性。2013 年的综述研究表明,无论在外科还是内科 ICU,右美托咪定都是进行浅镇静的可行选择。最新的 Mo Y 等的综述也表明,ICU 患者大于 6h 以上的右美托咪定镇静,不仅可预防也可治疗谵妄,但仍需更大规模设计良好的研究来证明。右美托咪定可有效治疗 ICU 患者中疼痛、躁动和谵妄,在机械通气患者中与苯二氮䓬类药物相比可以改善患者预后,但在其他特殊人群如神经外科手术、创伤和产科患者中的作用仍待确定。来自 5 个国家 68 个 ICU 的数据表明,ICU 长期使用镇静药患者中右美托咪定和咪达唑仑的经济成本相比,连续使用右美托咪定显著降低了住院天数及机械通气天数,从而显著降低了 ICU 总费用(约 9679 美元)。

2012 年的 PRODEX 研究($n=498$)探讨了异丙酚和右美托咪定镇静对于长期机械通气患者预后的影响,结果表明两者的机械通气时间,ICU 停留时间和住院时间,死亡率之间均无差异。但在 PRODEX 研究中没有进行谵妄的研究。2013 年 Xia ZQ 等最新的荟萃分析(10 项 RCT 研究,n=1202)表明使用右美托咪定镇静同异丙酚相比,右美托咪定可减少患者 ICU 停留时间(<1d),同时降低了谵妄的发生率,但机械通气时间和死亡率两组间无差异。鉴于已经证明谵妄对于 ICU 患者预后有重要影响,仍需更多研究来证实以便于今后浅镇静药物的选择。

常用的阿片类镇痛药(如吗啡)既有镇痛又有镇静作用,有些研究中所谓的"无镇静"其实是使用了吗啡,所以并不是无镇静。因为芬太尼具有短效、无中间活性代谢产物,血流动力学相对稳定等特点,使用范围日益广泛,但也有时量相关半衰期较长,肾衰蓄积,镇静效果弱于吗啡等问题,因此其替代吗啡的临床获益仍需进一步验证。

新型药物如新型丙泊酚(fospropofol)与丙泊酚不同,其为水溶性,通过碱性磷酸酶作用(alkaline phosphatases)生成丙泊酚而起作用,fospropofol 对于机械通气的 ICU 患者,有很好的耐受性,短期镇静(12h)有效,但对于浅镇静相关的研究还未有报道。

总之,没有任何一种药物绝对优于其他药物可以满足所有临床情况的需要。需强调的是,联合使用两种或多种镇静药物,也许更能可靠的维持按患者需求而设定的浅镇静目标,而不是非此即彼的药物选择策略。因此,选择浅镇静药物必须根据患者情况和临床情况个体化,需要考虑以下几点核心因素:①个体化镇静方案:患者躁动的原因、镇静的特定适应证和镇静目标、镇静需要的持续时间;②镇静药物在特殊人群的作用:需考虑镇静药物的起效时间、作用时间、副作用,与其他药物的相互作用,ICU 患者的相对禁忌证(年龄、肝肾功能、血流动力学和呼吸状态可以耐

受的程度)和药物的相互作用。选择药物后药物的复合和维持剂量除了上述因素外,还应考虑体重、饮酒史、药物使用史等;③使用某种镇静药物时的总费用,而非只是药物费用。

(五)ICU 浅镇静的撤除

在长时间的镇静治疗后,脂溶性药物会在外周组织积聚需要逐渐清除。如果镇静药物的使用小于 7d,或使用药物虽大于 7d 而无药物蓄积作用,可以不用减量而停药。但是如果镇静药物使用大于 7d,表现出快速耐受(增加剂量才能达到同样深度的镇静),则需要每天逐渐减少原剂量的 10%~25%。撤药过程中需严密监测是否出现撤除综合征:异丙酚、苯二氮䓬类药物、阿片类药物、右美托咪定都会出现此问题,可以逐步减量或加用相应口服药物来预防,但大多数研究只是病例报告,仍需进一步研究。如果患者使用联合用药,建议最后停用阿片类药物以避免患者从疼痛中醒来。撤除浅镇静治疗也应该个体化。

三、浅镇静策略与 ICU 疼痛、躁动、谵妄的整体治疗策略

疼痛、躁动和谵妄三者密不可分,镇静策略应融合在 ICU 对于疼痛、躁动和谵妄的整体治疗策略中(ICU PAD 指南),应常规对每一位患者行疼痛、镇静和谵妄的评估,进行疼痛的有效管理和浅镇静策略,预防躁动和谵妄,将对三者的整体治疗结合起来制定符合自身 ICU 的规范,已经有研究表明,ICU PAD 指南可以明显改善 ICU 患者的预后并降低费用。

躁动通常是多因素的,在镇静治疗之前,必须确定躁动的原因并进行处理。引起躁动的原因有:焦虑、疼痛、谵妄、呼吸困难等。原因可能是一种或多种,每个原因都应有相应的目标治疗,对于多种原因引起的要联合用药,同时,还要进行非药物的措施:如与患者经常沟通,家属定期探望,建立正常的睡眠周期改善睡眠质量(sleep hygiene programs),早期活动(EM)、认知行为治疗(如音乐疗法、引导性的想象、放松疗法)等。但首先要考虑所有的药物和非药物措施对于每个患者的安全性。需要多学科的支持,包括医生、护士、呼吸治疗师、药师、医院管理者、患者和家属的参与。ICU 患者和家属可以帮助具体实践措施的实行和维持。推荐多学科联合的 ICU 团队以促进 PAD 指南的使用,还有镇静流程规范、质控清单、医嘱套餐和 ICU 质量查房讨论等手段,便于镇静的管理,使浅镇静成为每个患者每天 PAD 整体治疗的一部分,这具体实践中也依赖于护士患者比例、护士受训练的程度和当地的医疗实践。

四、ICU 浅镇静存在的问题

浅镇静是现有医疗条件下镇静策略优化选择的结果,目前存在的问题有:①浅镇静适应人群的选择和时期的选

择,需及时识别不适宜浅镇静的人群;②药物的选择及联合应用问题;③可靠及时的临床监测等。如何在国内目前医疗条件下做好具体可行的实施方案仍需进一步的深入研究,应进一步普及浅镇静的正确观念和可靠的评估标准、适当增加护士数量和培训、制定规范的 ICU PAD 指南等。浅镇静相关的研究焦点为:早期浅镇静,联合措施达到目标浅镇静,实施浅镇静对器官功能的影响,尤其是浅镇静诱发的神经内分泌反应模式及其可能介导的次级损害、临床效益比等。

总之,浅镇静策略必须发展成为 ICU 的文化和常规,必须针对每个患者的需要进行个体化处理,主要目标如下:①首先进行有效的疼痛治疗;②目标导向的浅镇静常规化,尽可能在镇静早期即达标;③摒弃常规使用苯二氮䓬类药物,尤其对有谵妄风险或已经有谵妄的患者;④用药物或非药物联合有效的方法预防和治疗躁动;⑤将疼痛、躁动和谵妄三者的预防和治疗纳入 ICU 治疗规范,将浅镇静策略融合在其中执行,是避免过度镇静的可行方法,最终达到为 ICU 患者提供舒适环境和最大限度的改善预后的目的。

(李双玲　王东信　杨拔贤)

参考文献

1. 马朋林. 正确理解与合理实施浅镇静策略. 重症医学, 2014, 人民卫生出版社, P331-334.

2. Barr J, Fraser GL, Puntillo K, et al. Clinical practice guidelines for the management of pain, agitation, and delirium in adult patients in the intensive care unit. Crit Care Med, 2013, 41(1): 263-306.

3. Shehabi Y, Bellomo R, Reade MC, et al. Early intensive care sedation predicts long-term mortality in ventilated critically ill patients. Am J Respir Crit Care Med, 2012, 186: 724-731.

4. Shehabi Y, Bellomo R, Reade MC, et al. Early goal directed sedation vs standard care sedation in ventilated critically ill patients, randomized controlled trial. Crit Care Med, 2013, 41: 1983-1991.

5. Shehabi Y, Chan L, Kadiman S, et al. Seation Practice in Intensive Care Evaluation (SPICE) Study Group Investigators: Sedation depth and long-term mortality in mechanically ventilated critically ill adults: a prospective longitudinal multicentre cohort study. Intisive Care Med, 2013, 39: 910-918.

6. Croxall C, Tyas M, Garside J. Sedation and its psychological effects following intensive care. Br J Nurs, 2014, 23(14): 800-804.

7. Fraser GL, Devlin JW, Worby CP, et al. Benzodiazepine versus nonbenzodiazepine-based sedation for mechanically ventilated, critically ill adults: a systematic review and meta-analysis of randomized trials. Crit Care Med, 2013, 41(9

Suppl 1): S30-38.

8. Botha JA, Mudholkar P: The effect of a sedation scale on ventilation hours, sedative, analgesic and inotropic use in an intensive care unit. Crit Care Resusc, 2004, (6): 253-257.

9. Barr J, Pandharipande PP. The pain, agitation, and delirium care bundle: synergistic benefits of implementing the 2013 Pain, Agitation, and Delirium Guidelines in an integrated and interdisciplinary fashion. Crit Care Med, 2013, 41(9 Suppl 1): S99-115.

10. Mehta S, Burry L, Cook D, et al. SLEAP Investigators; Canadian Critical Care Trials Group: Daily sedation interruption in mechanically ventilated critically ill patients cared for with a sedation protocol: A randomized controlled trial. JAMA, 2012, 308): 1985-1992.

11. Jakob SM, Ruokonen E, Grounds RM, et al. Dexmedetomidine for Long-Term Sedation Investigators: Dexmedetomidine vs midazolam or propofol for sedation during prolonged mechanical ventilation: Two randomized controlled trials. JAMA, 2012, 307: 1151-1160.

12. Xia ZQ, Chen SQ, Yao XJ, et al. Clinical benefits of dexmedetomidine versus propofol in adult intensive care unit patients: a meta-analysis of randomized clinical trials. Surg Res, 2013, 185(2): 833-843.

13. Mo Y, Zimmermann AE. Role of dexmedetomidine for the prevention and treatment of delirium in intensive care unit patients. Ann Pharmacother, 2013, 47(6): 869-876.

14. Reardon DP, Anger KE, Adams CD, et al. Role of dexmedetomidine in adults in the intensive care unit: an update. Am J Health Syst Pharm, 2013, 70(9): 767-777.

15. Brummel NE, Girard TD, et al. Preventing delirium in the intensive care unit. Crit Care Clin 2013; 29(1): 51-65.

16. Candiotti KA, Gan TJ, Young C, et al. A randomized, openlable study of the safety and tolerability of fospropofol for patients requiring intubation and mechanical ventilation in the intensive care unit. Anesth Analg, 2011, 113: 550.

17. Treggiari MM, Romand JA, Yanez ND, et al: Randomized trial of light versus deep sedation on mental health after critical illness. Crit Care Med 2009, 37: 2527-2534.

18. M. Ickeringill, Y. Shehabi, H. Adamson, et al. Dexmedetomidine infusion without loading dose in surgical patients requiring mechanical ventilation: haemodynamic effects and efficacy. Anaesth Intensive Care, 2004, 32: 741-745.

19. Augustes R, Ho KM. Meta-analysis of randomised controlled trials on daily sedation interruption for critically ill adult patients. Anaesth Intensive Care, 2011, 39: 401-409.

20. Joseph F. Dasta, Sandral L. Kanep Gill, Michael Pencina, et al. A cost-minimization analysis of dexmedetomidine compared with midazolam for long-term sedation in the inten-

sive care unit. Crit Care Med,2010,38:497-503.

21. Y. Shehabi,L. Chan,S. Kadiman,et al. Sedation depth and long-term mortality in mechanically ventilated critically ill adults:a prospective longitudinal multicenter cohort study. Intensive Care Med,2013,39:910-918.

22. Y. Shehabi, R. Bellomo, M. Reade, et al. Early intensive care sedation predicts long-term mortality in ventilated critically ill patients. Am J Respir Crit Care Med,2012,186 (8):724-731.

23. Y. Shehabi, R. Bellomo, S. Metha,et al. Intensive care sedation: the past, present and the future. Critical Care,

2013,17:322-328.

24. Honey BL,Benefield RJ,Miller JL,et al. Alpha 2-receptor agonists for treatment and prevention of iatrogenic opioid abstinence syndrome in critically ill patients. Ann Pharmacother,2009,43:1506.

25. AI-Qadheeb NS,Roberts RJ,Griffin R,et al. Impact of enteral methadone on the ability to wean off continuously infused opioids in critically ill, mechanically ventilated adults:a case-control study. Ann Pharmacother,2012,46: 1160.

120 重症监护病房获得性肌无力的研究进展

重症监护病房获得性肌无力（Intensive care unit-acquired weakness, ICU-AW）是危重病患者因感染、创伤、手术和烧伤等因素引发的严重和长期的并发症。肌无力延长患者机械通气时间和住院时间，可长期影响患者出院后生活质量[1]。ICU-AW是一类神经肌肉疾病，包括重症多发性神经病变（critical illness polyneuropathy, CIP）和重症肌病（critical illness myopathy, CIM）[2]。CIP以运动和感觉神经纤维退化为主要特征；CIM主要由肌纤维的脂肪变性和纤维化等引起。两者通常并存，共同导致危重病患者肌无力甚至肌肉萎缩。30%～50%的危重病患者发生CIP或CIM，ICU住院7d以上患者ICU-AW发病率可达49%～77%[3]。ICU-AW诱发因素较多，包括脓毒症、多器官功能障碍、机械通气、电解质异常、营养缺乏及卧床等。此综述将探究ICU-AW的病理生理机制和诊疗进展。

一、ICU-AW的病理生理机制

（一）毒症与ICU-AW

大量炎性介质的释放，肌肉微环境的改变，蛋白酶系统的激活和氧化应激损伤等，共同构成外周神经肌肉病变的基础[4]。TNF-α、IL-1等促炎因子导致神经内膜和外膜的血管内皮细胞表面E-选择素表达水平升高，中性粒细胞激活，后者通过局部释放大量蛋白酶和细胞因子导致组织损伤[5]。脓毒症诱导多种细胞因子分泌释放，增加微血管通透性，导致血-神经屏障破坏，致使循环中毒素或细胞因子直接损伤轴突。高糖微环境和ROS的释放，加重外周神经微循环的障碍。上述因素导致的微循环紊乱引起神经营养缺乏，加速神经轴突退化，致使CIP发生。

脓毒症时肌细胞膜和肌浆网完整性受损，胞内Ca^{2+}稳定性下降，影响兴奋-收缩偶联进行。Van Hees等[6]将脓毒性休克患者血浆与肌细胞共培养，发现肌细胞内肌球蛋白含量较对照组降低25%，提示脓毒症时肌肉微环境直接促进肌细胞蛋白降解。脓毒症患者早期呼吸肌肌力的减弱在肌萎缩前已出现。脓毒症时介导蛋白降解的泛素-蛋白酶体系统（UPS）被激活。肌萎缩相关基因-1（Atrogin-1）和肌肉环状指分子1（MuRF1）作为泛素连接酶，是UPS介导的蛋白降解系统中关键的正性调节分子[7]。Kim等[8]研究发现脓毒症小鼠前肢骨骼肌Atrogin-1和MuRF1表达增高。有趣的是，长期卧床诱发的肌萎缩并不表现为上述两种表达上调。这种不一致性的出现，部分因为肌萎缩时UPS系统的分子招募具有短暂性。脓毒症时ROS产生过多阻碍肌纤维收缩功能，使肌力下降。部分肌纤维蛋白具有对氧化反应很敏感的巯基，ROS通过直接修饰此类残基影响肌丝交联。氧化应激还能诱导肌丝泛素化和肌球蛋白羰基化，改变以肌纤维蛋白为底物的激酶和磷酸化酶的功能，影响其收缩功能[9]。综上所述，脓毒症诱发大量炎性介质破坏了神经-肌肉功能的微环境，激活了蛋白降解系统。这也意味着，脓毒症的早期干预可能有助于预防ICU-AW。

（二）机械通气与ICU-AW

机械通气（MV）常用于心肺功能衰竭、严重慢性阻塞性肺疾病、脓毒症、神经肌肉疾病及危重患者术后呼吸功能不全等。美国ICU患者中每年逾30万例患者长期接受MV治疗。长期MV导致膈肌萎缩和收缩功能快速恶化，最终引起呼吸无力。动物实验证明，仅持续12h的MV即可造成膈肌纤维横截面积减少10%～15%[10]。大鼠接受持续18h～24h的MV后，膈肌纤维萎缩接近30%。控制机械通气（CMV）和辅助机械通气（AMV）均可引起膈肌萎缩，后者较前者发展速度慢[11]。临床研究显示，持续接受18h～69h CMV的患者膈肌发生明显萎缩（膈肌纤维横截面积可减少50%）。使用超声测量膈肌厚度发现，AMV 48h内膈肌开始变薄[12]。该研究同时证实，膈肌萎缩速度成线性发展，MV期间每天膈肌厚度平均减少6%。

膈肌萎缩由肌纤维蛋白合成和降解失衡所致。接受6h MV的大鼠膈肌肌球蛋白重链合成速度迅速下降，并在随后12h持续恶化，然而肌球蛋白重链mRNA水平无改变，表明蛋白合成障碍发生在翻译阶段。骨骼肌纤维蛋白合成受磷脂酰肌醇3激酶/蛋白激酶B（PI3K/AKT）通路调控[13]。AKT磷酸化后激活下游哺乳动物西罗莫司靶蛋白（mTOR）通路。

PI3K/AKT/mTOR通路在调节蛋白合成的翻译阶段发

挥重要所用。MV 导致膈肌纤维蛋白合成障碍与 Akt 活性降低有关[14]。Akt 活性调节具体机制仍不详，然而有研究证实长期 MV 导致胰岛素样生长因子水平下降。因此，AKT/mTOR 通路上游分子下调是导致 MV 相关膈肌蛋白合成障碍的机制之一。

MV 导致膈肌蛋白降解加速，12h 以上 MV 可增强蛋白分解系统活性[14]。MV 上调人和大鼠膈肌 Atrogin-1 和 MuRF1 表达水平及泛素化蛋白的产生。长期 MV 使膈肌纤维的抗氧化能力下降，膈肌细胞线粒体释放 ROS 增多[10]。使用抗氧化物 N-乙酰半胱氨酸或水溶性维生素 E 能降低 MV 诱导的蛋白酶活性，减缓膈肌萎缩。以保护线粒体为靶向的抗氧化治疗也能防止 MV 诱发的蛋白酶系统激活和膈肌蛋白降解。MV 可使部分自噬相关蛋白过表达（如 ATG5、ATG7 和 beclin1），膈肌细胞内自噬小体数量增多[15]。此外，接受 8～18h MV 的大鼠膈肌内自噬相关生物标志物明显高表达。

二、ICU-AW 的诊疗进展

（一）诊断和鉴别诊断

CIP 和 CIM 的主要临床特征是，患者初期活动迟缓，对称性肌无力，软瘫伴深反射减弱；后期严重时四肢瘫痪，深反射消失，肌萎缩。与多数肌病不同的是，ICU-AW 同时发作在远心端和近心端肌肉，对下肢影响较上肢更大。医学研究委员会量表（Medical Research Council scale，MRCs）可用于身体不同部位肌肉群的肌力分级，每组肌肉 0～5 分（分数越高肌力越强），总评分 48 分以下可初步诊断为 ICU-AW[16]。因 CIP 与 CIM 常同时存在，且二者临床、电生理和组织学特征相似，很难明确区分。肌纤维活检是诊断 CIP 和 CIM 的金标准，CIM 严重程度与肌球蛋白重链损伤程度有关，CIP 主要与神经源性萎缩有关。活检作为一项有创检查，使用前提是有其他导致肌病的因素（如多发性肌炎）存在，故临床组织学活检使用受限。微创下使用探针经皮穿刺活检，能在患者肌球蛋白/肌动蛋白比例下降时迅速诊断 CIM[17]。

危重病相关多种生理紊乱与 ICU-AW 相似。其鉴别诊断包括 Guillain-Barre 综合征、代谢异常或药物导致的神经疾患、重症肌无力，以及低钾或高镁血症引起的肌无力等。其他鉴别诊断包括，急性横断性脊髓炎、硬膜外脓肿、脊髓梗死、创伤性脊髓损伤等可导致全身性肌无力的疾病[18]。

（二）预防和治疗

脓毒症的早期预防和积极治疗能减少 CIP/CIM 的发生。ICU 脓毒症患者早期静脉使用免疫球蛋白能减缓 CIP 恶化。合理的康复方案，尽早撤除 MV 能有效的预防 CIP/CIM 进展。Sassoon 等[19]研究发现，CMV 复合使用 8cmH₂OPEEP 与单独 CMV 相比，能降低膈肌萎缩发生率，下调 Atrogin-1 表达。AMV 复合 PEEP 使用 2d 并不对膈肌功能造成负面影响。因此，PEEP 的合理使用不仅能改善氧

合，对膈肌萎缩也有一定预防作用。此外，营养支持、抗氧化措施及生长激素的使用等也有一定程度的预防作用。

ICU 患者机械通气时常使用苯二氮䓬类（咪达唑仑）、丙泊酚或镇痛药（如芬太尼等）进行镇静。应尽量避免使用神经肌肉阻滞药（NMBD），尤其是并发肾衰或肝衰竭的高危患者[20]。NMBD 对神经有直接毒性作用，且使肌肉功能性去神经化，间接加速肌营养不良。NMBD 的使用可增加微循环通透性，加速血管内炎性介质透过血管壁，并对神经和肌肉造成损伤[21]。

糖皮质激素的使用存在争议。ICU 脓毒性休克、ARDS 和急性哮喘的患者使用糖皮质激素能减轻症状，减缓多器官功能衰竭的发生，进而降低 CIM 的发病率。但是，糖皮质激素的使用是辅助呼吸时间延长的独立风险因素。Hough 等[22]发现，适量的甲泼尼龙使用并不增加 ICU 获得性神经肌肉病变发生率，提示尽管糖皮质激素可能加重已有神经肌肉病变严重程度，但不增加 ICU 新发的获得性神经肌肉病变。

胰岛素有抗炎效果，能保护血管内皮细胞，改善脂质代谢，使用胰岛素严格控制血糖可预防 CIP/CIM[23]。胰岛素使用还能降低机械通气患者的呼吸机依赖性。重症患者使用胰岛素严格控制血糖，可使神经肌肉病变比例由 51.9% 降至 28.7%[24]。ICU 患者强化胰岛素治疗 1 周以上可降低 CIP/CIM 患病率。

机械通气患者早期下床活动的安全性得到保证，对传统镇静和卧床的概念提出了挑战[25]。早期活动的重症患者可尽快出院，更能耐受一般体力活动，且早期活动未见副作用的发生[26]。女性、病情较轻患者（APACHE 评分较低）、未接受镇静治疗的患者以及在呼吸科 ICU 治疗的患者是早期活动的适应证。深度镇静、呼吸及循环不稳定、颅脑创伤、重度谵妄、脊柱或四肢损伤以及心肺复苏术后患者，禁忌早期下床活动。Hanekom 等[27]建议，应从患者活动耐力和安全两方面考虑，制订个体化方案以达到患者早期活动的目的。

肌肉电刺激（EMS）疗法对重症患者肌肉含量和肌力有保护作用，是患者主动活动的替代疗法。EMS 对患者合作的依赖程度较低，在 ICU 治疗早期即可施行。EMS 具有抗炎作用，可改善微循环和线粒体功能，促进葡萄糖氧化和抗氧化酶的释放。新近研究显示，EMS 不仅能保护直接刺激的肌肉，还对未受到刺激的肌肉群产生保护作用[28]。Routsi 等[29]建议，重症患者每日接受 55min EMS 治疗可避免 CIP/CIM 加重，缩短机械通气时间和住院时间。

（三）预后

并发 ICU-AW 的危重病患者死亡率可高达 60%，对肌肉电生理异常的早期诊断对改善预后有较高价值。ICU-AW 相关的高死亡率与患者机械通气时间、ICU 住院时间增加有关。超过 50% 的 CIP/CIM 危重病患者出院后肌力能完全康复，多数患者在 4～12 周可康复，但部分患者肌无力症状至少持续 4 个月[30]。病情严重者可能无法恢复到正

常肌力,其中 32% 的患者出现不同程度的四肢轻瘫或截瘫。出院后 5 年的危重病患者仍有肌无力症状和电生理检测异常,可能发展为慢性肌肉功能异常[18]。

三、结语

ICU-AW 是危重病患者较为严重和长期的并发症。脓毒症和机械通气等原因引起的肌纤维蛋白合成和降解失衡,共同构成肌无力的病理生理基础。脓毒症的早期治疗,能有效预防 CIP/CIM 的发生。应尽量减少糖皮质激素的使用,除非患者病情需要。胰岛素治疗能降低 CIP/CIM 的发病率,缩短患者机械通气时间。EMS 的合理使用,在安全的前提下促进患者早期下床活动,是近年来改善 ICU-AW 的新方法。

(于雄伟 薄禄龙 邓小明)

参 考 文 献

1. Kress JP,Hall JB. ICU-acquired weakness and recovery from critical illness. N Engl J Med,2014,370(17):1626-1635.

2. Dos Santos CC,Batt J. ICU-acquired weakness:mechanisms of disability. Curr Opin Crit Care,2012,18(5):509-517.

3. Hermans G,Wilmer A,Meersseman W,et al. Impact of intensive insulin therapy on neuromuscular complications and ventilator dependency in the medical intensive care unit. Am J Respir Crit Care Med,2007,175(5):480-489.

4. Winkelman C. Mechanisms for muscle health in the critically ill patient. Crit Care Nurs Q,2013,36(1):5-16.

5. Friedrich O,Yi B,Edwards JN,et al. IL-1alpha reversibly inhibits skeletal muscle ryanodine receptor. a novel mechanism for critical illness myopathy? Am J Respir Cell Mol Biol,2014,50(6):1096-1106.

6. van Hees HW,Schellekens WJ,Linkels M,et al. Plasma from septic shock patients induces loss of muscle protein. Crit Care,2011,15(5):R233.

7. Files DC,D'Alessio FR,Johnston LF,et al. A critical role for muscle ring finger-1 in acute lung injury-associated skeletal muscle wasting. Am J Respir Crit Care Me,. 2012,185(8):825-834.

8. Kim HC,Cho HY,Hah YS. Role of IL-15 in Sepsis-Induced Skeletal Muscle Atrophy and Proteolysis. Tuberc Respir Dis(Seoul),2012,73(6):312-9.

9. Coirault C,Guellich A,Barbry T,et al. Oxidative stress of myosin contributes to skeletal muscle dysfunction in rats with chronic heart failure. Am J Physiol Heart Circ Physiol,2007,292(2):H1009-17.

10. Powers SK,Hudson MB,Nelson WB,et al. Mitochondria-targeted antioxidants protect against mechanical ventilation-induced diaphragm weakness. Crit Care Med,2011,39(7):1749-1759.

11. Hudson MB,Smuder AJ,Nelson WB,et al. Both high level pressure support ventilation and controlled mechanical ventilation induce diaphragm dysfunction and atrophy. Crit Care Med,2012,40(4):1254-1260.

12. Grosu HB,Lee YI,Lee J,et al. Diaphragm muscle thinning in patients who are mechanically ventilated. Chest,2012,142(6):1455-1460.

13. Goodman CA,Mayhew DL,Hornberger TA. Recent progress toward understanding the molecular mechanisms that regulate skeletal muscle mass. Cell Signal,2011,23(12):1896-1906.

14. Detrimental,and eos-tmvodf,IGF-I mRNA in ratsLevine S,et al. Increased proteolysis,myosin depletion,and atrophic AKT-FOXO signaling in human diaphragm disuse. Am J Respir Crit Care Med,2011,183(4):483-490.

15. Hussain SN,Mofarrahi M,Sigala I,et al. Mechanical ventilation-induced diaphragm disuse in humans triggers autophagy. Am J Respir Crit Care Med,2010,182(11):1377-1386.

16. Connolly BA,Jones GD,Curtis AA,et al. Clinical predictive value of manual muscle strength testing during critical illness:an observational cohort study. Crit Care,2013,17(5):R229.

17. Bird SJ. Diagnosis and management of critical illness polyneuropathy and critical illness myopathy. Curr Treat Options Neurol,2007,9(2):85-92.

18. Apostolakis E,Papakonstantinou NA,Baikoussis NG,et al. Intensive care unit-related generalized neuromuscular weakness due to critical illness polyneuropathy/myopathy in critically ill patients. J Anesth,2014.

19. Sassoon C,Zhu E,Fang L,et al. Positive end-expiratory airway pressure does not aggravate ventilator-induced diaphragmatic dysfunction in rabbits. Crit Care,2014,18(5):494.

20. Lee CM,Fan E. ICU-acquired weakness:what is preventing its rehabilitation in critically ill patients? BMC Med,2012,10:115.

21. Hermans G,De Jonghe B,Bruyninckx F,et al. Clinical review:Critical illness polyneuropathy and myopathy. Crit Care,2008,12(6):238.

22. Hough CL,Steinberg KP,Taylor Thompson B,et al. Intensive care unit-acquired neuromyopathy and corticosteroids in survivors of persistent ARDS. Intensive Care Med,2009,35(1):63-68.

23. Bilan N,Sadegvand S,Ranjbar S. Therapeutic effect of insulin in reducing critical illness:polyneuropathy and myopathy in the pediatric intensive care unit. Iran J Child Neu-

rol,2012,6(3):9-13.

24. Van den Berghe G,Wouters P,Weekers F,et al. Intensive insulin therapy in critically ill patients. N Engl J Med, 2001,345(19):1359-1367.

25. Lipshutz AK,Gropper MA. Acquired neuromuscular weakness and early mobilization in the intensive care unit. Anesthesiology,2013,118(1):202-215.

26. Rukstele CD,Gagnon MM. Making strides in preventing ICU-acquired weakness:involving family in early progressive mobility. Crit Care Nurs Q,2013,36(1):141-147.

27. Hanekom S,Gosselink R,Dean E,et al. The development of a clinical management algorithm for early physical activity and mobilization of critically ill patients:synthesis of evidence and expert opinion and its translation into practice. Clin Rehabil,2011,25(9):771-787.

28. Karatzanos E,Gerovasili V,Zervakis D,et al. Electrical muscle stimulation:an effective form of exercise and early mobilization to preserve muscle strength in critically ill patients. Crit Care Res Pract,2012,2012:432752.

29. Routsi C,Gerovasili V,Vasileiadis I,et al. Electrical muscle stimulation prevents critical illness polyneuromyopathy: a randomized parallel intervention trial. Crit Care,2010,14 (2):R74.

30. Semmler A,Okulla T,Kaiser M,et al. Long-term neuromuscular sequelae of critical illness. J Neurol,2013,260 (1):151-157.

121 电针的脏器保护研究进展

针灸被用作一种补充和替代性的疗法已有三千多年的历史，其最终目标是恢复机体内部的平衡和协调，而电针作为其中的一种形式，是一种基于传统针灸和现代电疗的新颖治疗方法。与传统针灸相比，电针有两个优点：①电针刺激的穴位不像传统针灸那样精确，其电流传导范围较广。②还有一种称为"经皮电神经刺激"的替代疗法。目前国内外的大多文献都肯定了电针对机体各脏器的保护疗效，本文对近年来的相关文献，就电针的脏器保护效应和机制等进行了综述。

一、电针与脑保护

（一）电针与缺血性脑损伤

缺血性脑损伤，例如脑卒中会引起诸多复杂的影响大脑多因素水平的病理生理变化，是引起神经功能损伤的首要原因，有较高的全球性死亡率。电针可明确增加脑血流量，并促进再灌注后脑血流的恢复，可使脑血流的容量和速率都在短时间内恢复到缺血前水平[1]。电针预处理模拟缺血性预处理诱导脑缺血耐受，且电针操作简单，经济，与其他预处理手段相比副作用少，故在预防脑缺血性损伤，尤其是高危患者方面有其独特的价值和优势，被看作是一种有前景的保护性策略[2,3]。

Zhou F 等[1]对成年雄性大鼠进行大脑冲动脉阻断60min 后再灌注 24h，用 5/20Hz,1.0mA 的电流的疏密波电针刺激水沟穴和百会穴 5min、15min、30min、45min，结果证明电针诱导神经对缺血损伤的保护作用依赖于最佳刺激持续时间，持续刺激 5～30min 可有效减小脑梗死体积，减轻神经功能损伤，降低死亡率，然而时间过长（超过 45min）的刺激反而会加重脑损伤，此外，最佳电针刺激持续时间的神经保护作用是凭多个信号通路实现的，其中包括 δ 阿片受体（DOR）信号通路。与其他预处理方法不一样，电针预处理对神经的保护作用依赖于刺激指标，即频率 2/15Hz，电流 1.0mA，每天 30min 连续 5d。此外，电针的频率和波形（尤其是疏密波）对神经的保护作用比电流更重要[2]。

Kim JH 等[3]发现电针预处理诱导脑缺血耐受是由脑源性神经营养因子（BDNF）和基质细胞衍生因子 1α（SDF1α）介导的。BDNF,SDF1α 和血管内皮生长因子均是缺氧诱导因子-1 靶蛋白，其在缺氧预处理后起神经保护作用。此外，与照片示血栓形成皮质局部缺血 24h 的对照组小鼠相比，电针预处理脑梗死体积减小了 43.5%。

众所周知炎因子的表达和白细胞浸润会加重脑损伤，脑卒中后数小时到数天发生脑缺血损伤是通过例如凋亡、炎症这样的机制。Jin ZQ 等[4]对大脑中动脉阻断90min 的小鼠进行电针预处理，通过实时荧光定量 PCR，蛋白质印迹法和免疫组化来测定单核细胞趋化蛋白诱导蛋白 1（MCPIP1）的表达和转录，结果发现电针预处理诱导MCPIP1 表达起神经保护或生理性保护作用与在缺血损伤区抑制炎症反应有关。脂多糖刺激下 MCPIP1 可在单核细胞，巨噬细胞，内皮细胞中发现，通过抑制大量促炎因子产生而发挥重要的抗炎作用。他们的研究还证明电针预处理诱导 MCPIP1 的表达仅在脑部，心脏和肝脏并未发现其有意义的表达。

韩永升等[5]对大脑中动脉缺血再灌注模型大鼠行电针刺激，并通过免疫组化检测缺血脑组织的血管内皮生长因子（VEGF），神经生长相关蛋白-43（GAP-43），突触囊泡蛋白（SYN）（反映神经元与突触的生长情况），髓鞘碱性蛋白（MBP）（反映神经胶质细胞的恢复），勿动蛋白 A（Nogo-A）（与神经元的生长有关）的表达，结果发现电针组在两个时间点（7d,14d）的 VEGF、GAP-43、SYN、MBP 阳性表达明显增加，Nogo-A 显著减少，与模型组相比差异有统计学意义。脑梗死后，中枢神经系统中的轴突生长抑制因子 Nogo-A 会使受损神经元的轴突再生受限，从而使损伤后功能恢复不理想；通过该研究较全面地反映了电针对神经血管单元的保护作用。

（二）电针与学习记忆障碍

雌激素对中枢神经系统具有重要的保护作用，并影响认知及记忆。去卵巢大鼠模型是一种较好的制备雌激素缺乏模型的方法。胆碱能系统在中枢神经系统分布广泛，其作用以兴奋为主，其中的海马胆碱能系统与学习和记忆直接相关。唐曦等[6]对去卵巢大鼠模型行电针刺激连续三个月,通过水迷宫测定空间学习记忆能力,酶联免疫吸附分析检测血清雌二醇的浓度,实时荧光定量 PCR 检测海马乙酰胆碱转移酶 mRNA 的相对表达量,结果发现电针组与假电针组逃避潜伏期缩短,穿越平台次数增加,且电针组改变更明显。电针刺激可能是通过提高雌激素水平,上调海马乙酰胆碱转移酶 mRNA 的表达而诱发海马胆碱能神经元的活性,减轻去卵巢引起的学习和记忆损害,其可能是改善老年妇女学习记忆功能的机制之一,为电针用于临床治疗老年痴呆等退行性病变提供理论依据。

认识损害是脑卒中后一种严重的精神损伤,学习记忆障碍是最常见的认识损害,其严重影响患者的生存质量和疗效[7,8]。缺血诱导海马神经元尤其是 CA1 区椎体神经元的损伤,以及在大脑中环磷腺苷效应元件结合蛋白(CREB)和介导 CRE 的系统均与空间学习和记忆密切相关。Bcl-2 是一种抗凋亡的蛋白,CREB 可介导其表达,但减少 Bax 的表达。Han X 等[7]对脑缺血大鼠的百会穴和大椎穴行电针刺激,通过水迷宫测定行为表现,蛋白质印迹法测定海马 CA1 区 CREB、Bal-2 和 Bax 的免疫反应性,结果证明电针刺激后,大鼠找到隐藏平台的潜伏期缩短,60s 内跨平台游泳的频率增加,CREB 和 Bal-2 的免疫反应性增强,而 Bax 的减弱;脑室内注射 H89(蛋白激酶 A 抑制剂)可抑制 CREB 磷酸化,降低 Bcl-2 表达,促进凋亡因子 Bax 表达,对电针后大鼠的空间学习和记忆的改善起抑制作用。

阿尔茨海默病(AD)经典的症状包括空间学习记忆障碍,淀粉样前蛋白(APP)/早衰蛋白 1(SP1)双转基因大鼠因大脑早发性淀粉样变性并发萎缩,大量细胞损失而被用作 AD 模型,大量证据显示淀粉样 β 多肽沉淀(Aβ)参与神经元缺损的过程并导致 AD 患者出现痴呆症状,Aβ 沉积是 AD 患者最典型的病理信号和认知损害的明确因素。Li X 等[9]发现 Aβ 拮抗剂的应用已证明可改善转基因小鼠的记忆损害;电针在降低小鼠的 Aβ1-42 沉积方面是一种可行且有效的疗法;电针改善脑缺血损伤所致的神经功能损伤的机制已被证明是促进神经形成,用溴脱氧尿苷染色,重复多次电针处理可增强转基因小鼠的神经形成,通过调节突触的可塑性,BDNF 对大脑记忆形成和储存起重要作用。

(三)电针与抑郁症

抑郁症是一种常见但严重的心理障碍,可影响超过 15% 的人们在其一生中[10,13]。已报道针灸或电针疗法在治疗抑郁症方面有诸多益处,不仅可减轻抑郁症状而且副作用较少,但一些研究者仍认为其缺乏足够的证据[10]。四关穴包括合谷和太冲穴是电针抗抑郁治疗的典型穴位[13]。

Yang J 等[10]结合 2Hz 电针与低剂量(5mg/kg)的西酞普兰对抑郁症大鼠模型刺激 3 周,通过糖水偏好实验、旷场实验、强迫游泳实验等,结果发现电针疗法和西酞普兰合用可防止慢性应激抑郁模型诱导的海马 BDNF 减少,并与二者单独使用相比发挥更好的抗抑郁效应。之前的研究发现大剂量(10~20mg/kg)的西酞普兰可使大鼠的糖水偏好显著增加且改善自发活动。频率是电针刺激效应的重要指标,尽管 100Hz 与 2Hz 刺激均对抗抑郁没有明确效应,但 2Hz 可显著增加大鼠水平移动的距离,糖水偏好和不动时间呈良好趋势。

C. Song[11]等对 95 例患严重抑郁症的门诊患者行电针刺激,氟西汀或安慰剂服用 6 周,通过汉密顿抑郁量表和临床疗效总评量表来评估疗效,酶联免疫吸附分析测定血清细胞因子的浓度,结果发现针灸和服用氟西汀可减少白细胞介素 1β(IL-1β)的水平,电针可通过增加肿瘤坏死因子 α(TNFα),减少 IL4 的水平来恢复辅助性 T 细胞 1(Th1)和辅助性 T 细胞 2(Th2)系统的平衡;C. Song 等的新发现是氟西汀缺乏对 Th2 细胞因子的影响,对严重抑郁症所致的细胞因子失衡,电针刺激比氟西汀更具综合性效果,不仅可减少促炎因子,而且可改善 Th2 细胞因子的合成,恢复 Th1/Th2 比率的平衡。

尽管选择性 5 羟色胺再摄取抑制剂(SSRI)是抑郁症患者主要的治疗方法,但疗效不尽人意,仍有大部分患者不能获得完全缓解,甚至还会复发和功能损伤。密集颅电针刺激(DCEAS)是一种安全有效的干预手段,可增加抗抑郁的效应,被看作是 SSRI 治疗抑郁症患者早期阶段的辅助治疗。Zhang ZJ[12]等证实 DCEAS 抗抑郁效应主要源于电针刺激产生的生物物理和生物化学效应;神经解剖学和神经生理学已证明电针刺激可增加中缝背核 5-羟色胺的表达,抑制应激诱导增加的蓝斑神经元活动;排除了 DCEAS 的抗抑郁效应均来自安慰剂效应,但由于是单盲的方式进行,由非盲针灸介导的效应不可不排除。

在抑郁症患者中发现腺苷环化酶(AC)-环腺苷酸(cAMP)-蛋白激酶 A(PKA)级联功能障碍,包括 G 蛋白和 cAMP 减少,AC 和 PKA 活性降低,PKA 介导的磷酸化作用改变。Liu JH 等[13]证实电针对慢性轻度应激诱导的抑郁症大鼠模型有重要的抗抑郁效应,而 AC-cAMP-PKA 信号转导通路是其关键;PKA 的激活是电针抗抑郁的关键。

二、电针与心脏保护

(一)电针与心肌缺血损伤

内关是手厥阴心包经的络穴,又是八脉交会穴。电针刺激内关穴有良好的心肌保护作用,提高心肌抗缺血缺氧能力,抗氧化损伤,抑制心肌细胞凋亡,促进心肌细胞恢复。李万山等[14]将 48 只健康雄性大鼠随机分为假手术组、模型组和电针组,通过 TTC 染色测定心肌梗死面积,用生化方法测定肌酸激酶同工酶 CK-MB 及乳酸脱氢酶 LDH 含量,光镜下观察心肌细胞形态学改变,用 qRT-PCR 测定心肌 σ 阿片受体(DOR)和 κ 阿片受体(KOR)mRNA 的表达。结果发现心肌缺血时可诱导阿片肽的合成与释放,阿片受体在心肌保护中发挥重要作用,电针刺激可以调节机体内源性阿片受体,心脏阿片受体以 DOR 为主。血清中心肌酶活性增高是心肌组织损伤的重要标志,电针刺激内关穴可减少心肌梗死面积,降低心肌酶水平,减轻心肌细胞形态结构损伤,同时可显著增加 DORmRNA 的表达,使脑啡肽与 DOR 结合增加,从而减轻心肌细胞的损伤,对 KORmRNA 无明显影响。

对家兔双侧内关穴行电针刺激 60min,随后抽出不凝血,不凝血经透析滤过后,并对已备的离体心脏灌流(Langendorff 模型)行心脏灌注,结果发现电针刺激引起透析液中的因子释放入动物血液中,可减少心肌梗死面积,并在长时间缺血后增强功能恢复。电针的机制似乎类似于远程缺血预处理(rIPC)模式,诱导血源性体液因子释放,具有类似的心脏保护效应[15]。

李霞等[16]对野生型成年雄性小鼠和 β1/β2 肾上腺素受体双敲小鼠各 16 只,分为对照组和电针组,观察比较标准 II 导联心电图 ST 段幅值,心率和心律失常评分的变化,结果发现针刺组可明显改善小鼠因游泳疲劳诱发急性心肌缺血引发的 ST 段幅度抬高,抑制心律失常的发生。β1/β2 肾上腺素受体双敲小鼠表现为 ST 段明显抬高,心率明显降低,并有一定程度的心律失常,说明 β 肾上腺素受体与心肌的缺血性损害直接相关,电针对 β1/β2 肾上腺素受体双敲小鼠上述心电指标均无明显影响。

手术创伤诱导的应激反应与器官衰竭、组织分解代谢、手术恢复时间延长有关,故寻找减少应激的方法可有助于降低并发症,缩短疗养康复的时间,大大改善手术效果。电针刺激内关穴可能通过室旁核和延髓头端腹外侧(RVLM)的神经元产生保护效应。c-FOS 的表达是神经元激活的标志物,其在室旁核和 RVLM 的表达可探究电针刺激的神经生理性机制,Huan Huan Zhang 等[17]证实电针刺激内关穴可抑制室旁核和 RVLM 大量的 c-FOS 的表达。

在心肌缺血过程中心脏交感神经张力增强已证明可增加心肌氧耗,梗死面积,还可诱发心律失常。体内去甲肾上腺素(NE)的测定可用作交感神经活性的替代指标。微透析可体内测定心肌细胞间液 NE 的浓度。Zhou W 等[18]证实电针刺激间使-内关穴对心肌缺血再灌注损伤的保护作用是通过抑制心脏交感神经系统,抑制缺血心肌释放 NE 和抑制阿片类,依赖 PKC 的信号通路来介导的。电针的这种保护作用表现为减慢心率,降低血压,并降低再灌注过程中室性心动过速,且可被纳洛酮或者白屈菜赤碱(非选择性 PKC 拮抗剂)部分阻断,被二者完全阻断。

VEGF 对刺激生理性和病理性血管生成均很重要。通过 VEGF 基因表达介导血管再生,组蛋白乙酰化被认为是一种治疗心肌缺血的方法。Fu SP 等[19]用心肌缺血大鼠模型证实针灸可有效上调 VEGF 的表达,通过 H3K9 乙酰化修饰启动 VEGF,从而激活 VEGF 诱导的血管生成。

Cheng ZD 等[20]证实针灸内关穴可有效控制心肌损伤的程度,增加血清超氧化物歧化酶(SOD)的含量,减少氧自由基对心肌细胞的损伤,阻断氯离子通道而减少囊性纤维化跨膜传导调节因子(CFTR)和 CLC-2 蛋白含量,其可称为治疗大鼠心肌缺血的机制之一。

缺血再灌注后早期生长反应 1(Egr-1)的变化与细胞外信号调节蛋白激酶 1 和 2(p-ERK1/2)的 mRNA 和蛋白水平一致。Juan Zhang 等[21]证实电针刺激内关穴可有效减弱心肌缺血再灌注诱导的 Egr-1 和 ERK1/2 磷酸化的上调,减少心肌促炎因子包括 TNFα 和 IL-1β,缩小心肌梗死面积,减少心肌肌钙蛋白 I 的释放,并推测 ERK1/2-EGR-1 通路可能是电针和 U0126(ERK1/2 抑制剂)的共同靶,单独电针或 U0126 已能达最大效应。

(二)电针与心肌肥厚

血管紧张素(Ang II)和内皮素(ET)(神经内分泌细胞因子)在心肌肥厚(MH)中起必不可少的作用,其可作为细胞外信号调节激酶(ERK)信号通路的上游因素。ERK 在 MH 反应中起重要作用,包括基因表达,蛋白合成增加,其不仅涉及心肌信号转导和生长,而且与心肌肥厚肌细胞的凋亡有关。针灸可改善心脏的收缩功能,使舒张值正常化而发挥稳定的降压作用,减少能量损伤,使心肌肥厚恢复。电针是一种被广泛应用且有效的治疗技术,其在临床上预防 MH 风险低或无风险。Jia Li 等[22]将 40 只 SD 大鼠随机分为对照组,模型组,内关穴组,合谷穴组,通过观察心电图和超微结构,测定心肌肥厚指数,血浆 Ang II 和 ET 的水平,ERK 蛋白表达,结果发现 ECG 示模型组 R-R 间期延长,ST-T 振幅明显增加,而电针可调节二者的值,说明电针刺激内关穴和合谷穴可有效治疗 MH。电针通过介导各种细胞因子抑制 ERK 和 p-ERK 蛋白的表达,从而改善 MH 的心脏功能。

炎性细胞因子可通过激活 P38 丝裂原激活蛋白激酶(MAPK)信号通路诱发 MH,一方面 P38MAPK 途径是胞外多种炎性刺激信号转导入胞/核内的重要通路,如 TNFα,IL-1β 均可活化 P38MAPK。另一方面,激活的 P38MAPK 途径参与调控介导促炎因子 IL-1β,TNFα 的生成。吴松等[23]发现电针内关穴可明显降低 TNFα 和 IL-1β,抑制心肌肥厚 P38MAPK 的磷酸化。

王华等[24]发现模型组大鼠全新质量指数(HWI)和左心室质量指数(LVWI)高于对照组,说明造模后(连续 β 受体激动剂盐酸异丙肾上腺素注射)大鼠心脏呈明显肥厚增生相,而电针组 HWI 和 LVWI 均明显低于模型组,说明电针抑制心肌间质细胞胶原含量的增加,改善心肌细胞损伤,可能与调节 c-Jun 氨基末端激酶(JNK)信号通路及 Ang II 有关。

三、电针与肺保护

慢性阻塞性肺疾病(COPD)是一种复杂的慢性炎症疾病,其长期免疫调节失衡可能会导致肺组织重塑或损伤,肺功能降低。Geng WY 等[25]将 SD 大鼠随机分为 4 组:对照组,假手术组,COPD 模型组,COPD+电针组。通过测定肺功能和肺病理性变化来评估 COPD 模型,用支气管肺泡灌洗(BALF)测定 TNFα,IL-1β,丙二醛(MDA)的水平。结果发现:电针刺激通过抗氧化机制可改善肺功能,减轻支气管和细支气管阻塞,降低 MDA 和 TNFα,IL-1β,可使因烟雾暴露致 COPD 的肺损伤减弱。

因肌萎缩侧索硬化症(ALS)是一种渐进性炎性疾病,故呼吸系统的治疗在 ALS 患者护理过程起关键作用。Jing Hua Jiang 等[26]对 ALS 动物模型行电针刺激诱导抗炎效应,结果发现:电针刺激可减少小鼠肺部离子钙接头分子(Iba-1)、TNFα、IL6、NF-κB 促炎因子蛋白的表达,可增加活化的 pAKT 和 pERK 的水平(其与细胞存活有关),可恢复损伤的细支气管内皮细胞。推测电针刺激可能是通过影响 NF-κB 的转录活性与炎性介质 IL6,TNFα 来调节炎症信号通路。

马文等[27]选择针麻效果好的上肢穴位合谷、内关、支沟、后溪,复合不同频率的电针刺激,通过观察针刺复合麻醉中不同频率电针对全麻诱导术中患者平均动脉压、心率的稳定性,比较患者术前术后免疫功能(T 淋巴细胞亚群 CD4+/CD8+)和应激激素(肾上腺素 E,皮质醇 Cor)的差异,结果发现:全麻时复合电针 2Hz,100Hz,2Hz/100Hz 均可使患者全麻诱导下插管时的血压,心率更稳定;针刺复合麻醉组术后 CD4+/CD8+稳定,可减轻患者术后免疫功能的抑制,促进术后恢复;2Hz 和 2Hz/100Hz 电针组可减轻应激反应(降低血浆中 E 和 Cor 的含量)。由于手术患者应激反应主要包括术前心理应激及手术创伤应激,病机可以概括为心神不安及气机失调,合用合谷、内关、支沟、后溪四穴,可以通过调神,调气,从整体平衡脏腑功能。

樊文朝等[28]将 163 例肺切除患者随机分为假针刺组,2Hz 电针组,2Hz/100Hz 电针组,100Hz 电针组,经皮穴位电刺激(2Hz/100Hz)组,通过观察术中麻醉药用量以及术前 1d,术中及术后 1d 淋巴细胞表面抗原(CD3+,CD4+,CD8+,CD4+/CD8+)和自然杀伤细胞(NK 细胞)的变化,结果发现:肺切除术中丙泊酚的用量在 2Hz 和 100Hz 电针组较少;芬太尼的用量在 2Hz,100Hz 电针组,经皮穴位电刺激组较少。与常规药物麻醉组相比,经皮穴位电刺激组既能降低镇痛药的用量,又能减轻术后患者的免疫抑制,因此针药复合麻醉推荐使用此频率。2Hz/100Hz 电针组与常规药物麻醉组比较,麻醉药用量相等,但能有效减轻术后患者的免疫抑制。2Hz 与 100Hz 电针组可降低麻醉药用量,但对免疫抑制作用小。

四、总结

以上文献肯定了电针疗法对脑,肺,心脏的保护作用,为临床运用提供了可靠依据。电针刺激充分发挥了针刺对免疫分子调节方面的优势,也弥补了与手针相比在疼痛,神经损伤等方面的治疗效果。

应用电针时,应注意其作用与个人免疫反应和身体状态有关,相同针灸刺激也会出现个体差异,其可发生在临床实践中。

电针刺激保护脏器是尚存争议的机制问题,尚需进一步研究,相信随着其逐渐被重视和推广,电针将在今后的研究和临床运用中有更广阔的发展。

(陈艺洋 吕欣)

参 考 文 献

1. zhou F,Guo JC,Cheng JS,et al. Effect of electroaupuncture on rat ischemic brain injury:importance of stimulation duration. Evid Based Complement Alternat Med,2013,2013:8785212.

2. Li X,Luo P,Wang Q,et al. Electroaupuncture pretreatment as a novel avenue to protect brain against ischemia and reperfusion injury. Evid Based Complement Alternat Me,2012,2012:195397.

3. Kim JH,Choi KH,Jang YJ,et al. Electroaupuncture preconditioning reduces cerebral ischemic injury via BDNF and SDF-1α in mice. BMC Complement Altern Med,2013,13:22.

4. Jin ZQ,Liang J,Wang J,et al. Delayed brain ischemia tolerance induced by electroacupuncture pretreatment is mediated via MCP-induced protein 1. J Neuroinflammation,2013,10:63.

5. 韩永升,徐银,韩永竹,等. 电针对局灶性脑缺血再灌注大鼠神经血管单元的保护作用. 针刺研究,2013,38(3):171-180.

6. 唐曦,唐成林,谢洪武,等. 电针改善低雌激素性认知功能障碍大鼠的学习记忆. 生理学报,2013,65(1):26-32.

7. Han XH,Zhao XX,Lu M,et al. Electroacupuncture ameliorates leraning and memory via activation of the CREB signaling pathway in the hippocampus to attenuate apoptosis after cerebral hypoperfusion. Evid Based Complement Alternat Med,2013,156489.

8. Feng XD,Yang SL,Liu J,et al. Electroacupuncture ameliorates cognitive impairment through inhibition of NF-κB-mediated neuronal cell apoptosis in cerebral ischemia-reperfusion injuryed rats. Mol Med Rep,2013,7:1516-1522.

9. Li XY,Guo F,Zhang QM,et al. Electroaupuncture decreases cognitive impairment and promotes neurogenesis in APP/PS1 transgenic mice. BMC Complement Altern Med,2014,14:37.

10. Yang J,Pei Y,Pan YL,et al. Enhanced antidepressant-like effects of electroacupuncture combined with citalopram in a rat model of depression. Evid Based Complement Alternat Med,2013,2013:107380.

11. Song C,Halbreich U,Han C,et al. Imbalance between pro- and anti-inflammatory cytokines,and between Th1 and Th2 cytokines in depressed patients:The effect of electroacupuncture or fluoxetine treatment. Pharmacopsychiatry,2009,42:182-188.

12. Zhang ZJ, Ng R, Man SC, et al. Electroacupuncture stimulation for major depressive disorder-a single-blind, randomized, controlled study. PLoS one, 2012, 7(1): e29651.

13. Liu JH, Wu ZF, Sun J, et al. Role of AC-cAMP-PKA cascade in antidepressant action of electroacupuncture treatment in rats. Evid Based Complement Alternat Med, 2012, 2012: 932414.

14. 李万山, 钟敏, 杨进辉, 等. 电针内关穴预处理对缺血再灌注大鼠心肌阿片受体基因表达的影响. 中国针灸, 2011, 31(5): 441-445.

15. Redington KL, Disenhouse T, Li J, et al. Electroacupuncture reduces myocardial infarct size and improves post-ischemic recovery by invoking release of humoral, dialyzable, cardioprotectivefactors. J Physiol Sci, 2013, 63(3): 219-223.

16. 李霞, 高俊虹, 喻晓春, 等. β肾上腺素受体介导电针改善游泳疲劳诱发的急性心肌缺血效应的初步研究. 针刺研究, 2014, 39(2): 87-92.

17. Zhang HH, Chen J, Xia CM, et al. Protective effects of electroacupuncture on cardiac function in rats subjected to thoracic surgery trauma. Brain Research Bulletin, 2012, 89(1-2): 71-78.

18. Zhou W, Ko Y, Benharash P, et al. Cardioprotection of electroacupuncture against myocardial ischemia-reperfusion injury by modulation of cardiac norepinephrine release. Am J Physiol Heart Circ Physiol, 2012, 302(9): H1818-1825.

19. Fu SP, He SY, Xu B, et al. Acupuncture promotes angiogenesis after myocardial ischemia through H3K9 acetylation regulation at VEGF gene. PLoS one, 2014, 9(4): e94604.

20. Cheng ZD, Li CR, Shao XJ, et al. The impacts of along-channel acupuncture on the protein expressions of the chloride channel of the rats with myocardial ischemia. Evid Based Complement Alternat Med, 2013, 2013: 321067.

21. Zhang J, Song JG, Xu J, et al. ERK1/2-Egr-1 signaling pathway-mediated protective effects of electroacupuncture in mouse model of myocardial ischemia reperfusion. Evid Based Complement Alternat Med, 2014, 2014: 253075.

22. Li J, Li J, Liang FX, et al. Electroacupuncture at PC6 (Neiguan) improves extracellular signal-regulated kinase signaling pathways through the regulation of neuroendocrine cytokines in myocardial hypertrophic rats. Evid Based Complement Alternat Med, 2012, 2012: 792820.

23. 吴松, 李佳, 洪亚群, 等. 电针"内关"对心肌肥厚模型大鼠P38丝裂原激活蛋白激酶信号通路的影响. 中国针灸, 2012, 32(2): 145-148.

24 王华, 李佳, 洪亚群, 等. 电针内关穴对肥厚心肌细胞JNK信号通路的影响. 中国中西医结合杂志, 2012, 32(8): 1099-1102.

25. Geng WY, Liu ZB, Song NN, et al. Effect of electroacupuncture at Zusanli on inflammatory cytokines in a rat model of smoke-induced chronic obstructive pulmonary disease. Journal of Integrative Medicine, 2013, 11(3): 213-219.

26. Jiang JH, Yang EJ, Baek MG, et al. Anti-inflammatory effect of electroacupuncture in the respiratory system of a symptomatic amyotrophic lateral sclerosis animal model. Neurodegener Dis, 2011, 8: 504-514.

27. 马文, 朱余明, 周红, 等. 针药复合麻醉中不同频率电针对肺切除患者应激反应的保护作用. 中国针灸, 2011, 31(11): 24-30.

28. 樊文朝, 马文, 赵创, 等. 针药复合麻醉中不同频率电针对肺切除患者免疫功能的影响. 中国针灸, 2012, 32(8): 715-719.

122 基因多态性在术后疼痛治疗中的作用

——是否能预测术后阿片类镇痛药物用量及术后疼痛程度

吗啡,芬太尼,曲马多等阿片类药物是术后镇痛最常用的药物,但阿片类药物并非是个理想的药物,主要因为在疼痛中其药效的个体差异。临床上发现阿片药物在治疗疼痛时具有很大的个体差异,其剂量甚至相差 40 倍。不同的疼痛强度,痛觉敏感性,体重,年龄,性别,阿片药物应用史,药物耐受等与此有关。然而,即使通过测定阿片药物的血药浓度,仍无法预知其镇痛效果,阿片药物最小有效镇痛血药浓度在不同人群也有很大差异[3]。需要寻找一种可以预测患者术后阿片类镇痛药敏感性及术后疼痛程度,根据不同个体选择合适剂量。精确的药物治疗提供治疗效能。

遗传药理学(Pharmacogenetics)是近年兴起的学科,研究基因多样性如何影响药物效能及药物代谢动力学特性。作为一个诊断工具,有望通过在治疗前预测个体对镇痛药物反应,采用合适剂量,可提高疼痛治疗的药理学效能,图122-1 为基因多态性对阿片药物药物代谢动力学因素及药效学的影响。药物通过消化系统吸收,通过血流分别在肝肾代谢,最终作用于中枢神经细胞的靶受体。

近年来随着人类基因组学研究的进展,基因对镇痛药物的影响日益受到关注。不同人种,不同个体间药物转运蛋白,代谢酶,靶受体的活性,分布因基因多态性不同产生差异,对疼痛感知程度及阿片类药物反应有所不同,通过研究基因多态性与阿片药物效能及术后疼痛关系,寻求能预测个体对药物敏感性的基因型,可根据基因组学合理用药。目前虽证实多个基因型与阿片药物及术后疼痛有一定的相关性,但尚无肯定的基因型预测阿片药物用量,本文就目前研究进展做一简要概述。

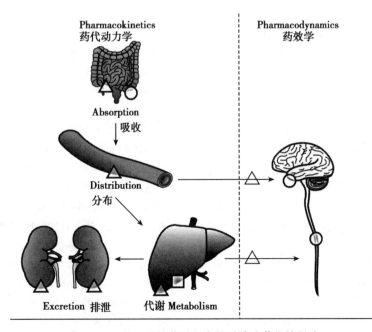

图 122-1 基因单核苷酸多态性对镇痛药物的影响
△表示转运体的基因多态性,(如 ABCB1);□CYP 和 COMT 基因多态性;○阿片受体的基因多态性

一、影响药代动力学的相关基因

（一）药物转运蛋白

药物转运蛋白是影响药物吸收,分布和消除的重要蛋白。药物转运蛋白分布于消化系统,中枢神经系统及肝肾,影响药物从胃肠道的吸收,通过血-脑屏障调节药物进入中枢神经系统,分布在肝肾分解清除药物。ATP 结合盒(ABC)家族外流转运蛋白是主要转运体转运蛋白家族,包括 50 种成员,其中 ABCB1 也称为多药物耐受基因(multidrug resistance 1,MDR1),ABCB1 编码 P-糖蛋白(P-glycoprotein,P-gp),是研究最多的外流转运蛋白。P-gp 蛋白在体内肝脏,肾脏,肺,脑等器官广泛表达,此外也存在于血-脑屏障中。在肝脏 ABCB1 信使 RNA 变异达 200 倍,同时 P-gp 蛋白的表达相差倍 20 倍。在体试验和动物研究表明阿片类药物如吗啡,美沙酮,芬太尼为 P-gp 的底物,因此 ABCB1 基因的多态性可影响阿片类药物药效学及药物代谢动力学。

ABCB1 基因研究较多基因多态性位点为 G2677T/A 和 C3435T。在术后疼痛研究中,虽然先前的几个研究均未发现等位基因 G2677T/A 及 C3435T 对术后疼痛评分及镇痛药物的用量物有影响,手术类型有甲状腺切除术,结肠手术及经腹部子宫切除术等,术后镇痛阿片类药物包括吗啡,羟考酮和芬太尼。但最近的一项研究发现,在肾脏切除的患者中,C3435T 等位基因中具有 TT 基因型的患者术后 0~6h 及 6~12h 吗啡的用量低于 CC 及 CT 基因型患者,24h 总用量 TT,CC,CT 组分别为 24.2mg,43.0mg 和 37.4mg,(CC vs TT:P=0.003,CT vs TT:P=0.013),但术后疼痛评分无显著差异,表明 ABCB1 基因多态性可能是指导术后镇痛治疗的重要因素。椎管内麻醉患者静脉注射 2.5μg/kg 芬太尼后,发现 1236TT,2677TT,3435TT 纯合子患者更易出现呼吸抑制。说明 ABCB1 基因多态性可能与芬太尼作用有关,携带 TT 基因型患者对阿片药物更敏感。

对志愿者试验性疼痛研究较临床研究可减少临床干扰因素,具有更好的可控性。Zwisler 等人研究发现携带 2677T 等位基因的健康志愿者口服羟考具有更好的抗伤害刺激,而 C3435T 携带 T 等位基因具有更少的副作用。Campa 等在对接受吗啡治疗的癌症患者中发现,3435T 纯合子患者疼痛缓解程度优于携带 3435C 纯合子或杂合子基因的患者。随后一项涉及 352 例长期应用阿片类药物的患者的研究发现,携带 3435T 等位基因(CT 和 TT)需要更少的阿片药物。

ABCB1 基因多态性在试验性疼痛及慢性疼痛治疗中,与阿片类药物用量有一定相关性,但对于术后疼痛治疗中阿片类药物剂量研究结果不尽相同,可能是临床研究中手术类型不同,术者不同,手术方式不同,导致术后疼痛程度具有很大的差异,对 ABCB1 基因多态性与阿片药物相关性及术后疼痛还需要更多的研究,尤其需要大规模多中心的

研究。

（二）药物代谢酶

大多数阿片药物通过肝脏首次代谢,减少药物全身生物利用度。而促进肝脏代谢的主要特异性反应酶为:(1)修饰反应(modification reactions),主要是细胞色素 P450(cytochrome P450,CYP450)酶;(2)结合反应(conjugation),如催化葡萄苷酸化反应的鸟苷二磷酸糖醛酸基转移酶(uridinediphosphate glucuronosyl transferase UGT)。不同阿片药物代谢通过不同酶解过程,吗啡通过 UGT 转化形成 M-3-G 和 M-6-G,也可通过 CYP2D6 转化为去甲吗啡。芬太尼,曲马多和羟考酮通过 CYP3A4 或 CYP2D6 代谢。药物代谢酶的基因多态性导致药物效能相差十倍到万倍。

1. CYP450 酶　CYP2D6 和 CYP3A4 是研究最多的两个酶。CYP2D6 等位基因包括缺失和插入多达 63 个,基因多态性导致蛋白功能活性不同,根据不同的基因型分型,CYP2D6 酶可分为四种:慢代谢型,中等代谢性,快速代谢型,超速代谢型。可待因、曲马多及氢考酮分别通过 CYP2D6 降解为吗啡、去甲曲马多和羟吗啡酮,其降解产物具有更强的镇痛效能,故这些药物的镇痛作用与 CYP2D6 密切相关。Persson 等研究发现在女性子宫切除术后,慢代谢型患者术后需要更多的可待因,用量是快速代谢型患者的 4~20 倍,且在术后 1.4h 因可待因效果不佳改用其他药物,停止研究。曲马多的代谢产物去甲曲马多与 μ-阿片受体具有更高的结合力,具有更强的镇痛效能,阻断 CYP2D6 活性将降低曲马多镇痛效能。多个研究表明,慢代谢型患者对曲马多镇痛作用不敏感,较其他代谢型术后需要更的高剂量。Yang 等人观察 236 例女性患者,发现在术后急性疼痛的患者中 71% 为慢代谢型,表明慢代谢型患者较其他代谢型更易出现术后急性疼痛。一项包含 142 例女性患者研究发现,超速代谢型患者相对于其他代谢型患者术后吗啡需要量最少。表明慢代谢型患者术后阿片药物的用量高于其他代谢型,提示通过 CYP2D6 基因型确定患者代谢型可能有助于预测术后阿片药物的用量,特别是曲马多,羟考酮和可待因。

2. CYP3A4 酶　CYP3A4 酶对芬太尼,曲马多及羟考酮等阿片类药物有脱烷基化作用,可加速这些药物的代谢。其中 CYP3A4*1G 可影响 CYP3A4 活性,其具体分子机制不明,且 CYP3A4*1G 变异率在亚洲人较高,在中国人为 22%,日本人高达 25%。

芬太尼主要通过肝脏内 CYP3A4 酶代谢,其中 CYP3A4*1G 为主要突变点,多个研究发现 CYP3A4*1G 基因多态性与患者术后芬太尼的需要量相关,国人的一项研究包括 79 例行经腹全子宫切除术汉族女性患者,GG 纯合子患者术后 2h 及 4h 芬太尼用量分别为 91.3μg 和 169.0μg,高于 GA/AA 基因型的患者的 80.0μg 和 120.0μg,但术后疼痛评分各基因组间无差异。可能与 GG 型纯合子患者 CYP3A4 酶活性高有关,导致芬太尼代谢加快,效能降低。但一项韩国人的研究中,CYP3A*18 和 CYP3A5*3 基因多态性与妇产

科患者术后芬太尼用量无相关性。

3. UGT　UGT 主要参与吗啡的代谢及生物转化，UGT2B7 可将吗啡转化为两种不同产物 M-3-G 和 M-6-G，吗啡被葡萄苷酸化后产生 M-6-G 和 M-3-G，其比例为 6：1，M-3-G 在高浓度时可导致痛觉过敏而 M-6-G 仍具有镇痛作用。研究表明抑制 UGT2B7 路径作用可能改变 M-6-G 和 M-3-G 有效性。目前关于 UGT2B7 基因多态性与吗啡药物代谢动力学方面研究有待深入进行。

二、影响药效学基因多态性

（一）OPRM1

阿片受体是阿片药物作用靶点，主要有 μ、κ、δ 阿片受体。μ-阿片受体是产生镇痛作用的主要受体，所以 μ-阿片受体基因（opioid receptor mu 1，OPRM1）研究的最多。OPRM1 有超过 100 个基因多态性位点，研究最广泛的单核苷酸基因多态性是 A118G，腺苷酸 A 在外显子 1（exon 1）118 的位置被鸟苷酸 G 取代，导致氨基酸 40 位点的氨基酸天冬酰胺变为天冬氨酸，引起信号转导效能降低及可能出现 μ-阿片受体表达减少。

在妇科子宫切除术后，GG 基因患者术后 24 小时较其他基因型患者需要更多的吗啡。吗啡需要量分别为 GG（33mg），AG（29mg），AA（27mg），术后 VAS 评分及术后并发症无差异。随后一项包括 588 例剖宫产术后镇痛研究得出类似的结果，此外 GG 基因型患者术后 VAS 评分高于其他基因型，但具有 AA 基因型的患者术后恶心发生率增高。在针对 A118G 基因多态性与芬太尼术后镇痛作用研究中，携带 GG 纯合子的患者较 AA 和 AG 患者需要更多的芬太尼，GG 基因型患者术后需要更多的阿芬太尼。

也有研究认为 A118G 基因与阿片药物用量及术后疼痛程度无关，但多数研究结果表明有 GG 纯合子基因的患者较 AA 纯合子患者术后需要更多吗啡。最近一篇关于 A118G 基因的荟萃分析文章分析这些研究，入选了 18 个研究共 4607 病例，具有 G 等位基因患者对阿片药物需要量高于 AA 纯合子患者（P＝0.003），其中亚洲患者，应用吗啡及内脏手术具有各大的显著性。表明 OPRM1 A118G 与术后疼痛的个体差异具有相关性，识别 OPRM1，A118G 基因型有助于指导术后的疼痛治疗。

此外有研究发现 Landau 等的研究选择 225 名初产妇，鞘内注射芬太尼，发现 OPRM1 的另外一个基因位点 A304G 的 AA 型基因携带患者其蛛网膜下腔芬太尼半数有效剂量（ED50）为 27.4μg，显著高于 304G 基因型（AG 或 GG）的 12.8μg。表明 A304G G 变异型对鞘内注射芬太尼更敏感。

（二）COMT

儿茶酚胺 O-甲基转移酶（Catechol-O-methyltransferase，COMT），是分解代谢多巴胺，肾上腺素和去甲肾上腺素等儿茶酚胺类物质的重要酶，调节多巴胺和去甲肾上腺素活性。COMT 的多态性影响阿片药物神经递质对疼痛刺激作用，其中研究最多是 rs4680，核苷酸腺苷酸（A）替换为腺苷酸（G），在 158 位点密码子，氨基酸亚型由缬氨酸（valine Val）转换为蛋氨酸（methionine Met），使酶活性降低 3～4 倍。

COMT Val158Met 与疼痛程度相关性，具有 Met/MeT 形的患者较野生型具有更高的痛觉评分。在慢性癌性疼痛患者 Val/Val 型较 Met/MeT 形需要更多的吗啡，研究表明只有在慢性疼痛中 Val158Met 基因多态性与疼痛及阿片药物用量相关。几个研究在急性疼痛的治疗研究中未发现 rs4680 的基因多态性与阿片药物用量相关性。但最新的一项肾脏切除术研究中，术后 6 小时到 48 小时，具有 Val/Val 纯合子基因型的患者阿片药物的用量明显多于 Met/Met 纯合子型患者（0～6h：P＝0.005；0～12h：P＝0.015；0～24h：P＝0.015；0～48h：P＝0.023），此外 COMT rs4818 单核苷酸多态性 GG 型纯合子在术后最初的 6 小时阿片药物的消耗量和 CG 型杂合子显著不同（P＝0.02）。Zubieta 等证实基因多态性影响人类疼痛过程，Met158 型基因携带者对疼痛感知更敏感，在试验疼痛刺激下对内源性阿片系统活性降低，脑内具有更高的 μ 阿片受体密度。该研究提示 Met/Met 纯合子型患者在重要功能区具有更多的阿片受体，可能需要少量的阿片药物就可获得好的镇痛效果，似乎可以解释该基因型患者术后需要较少的阿片药物。Met/Met 基因型多巴胺酶活性低，导致特殊脑区的 u-阿片受体活性增加。此外 Kolesnikov 等发现 rs4680 基因多态性与阿片药物恶心，嗜睡等不良反应有关。

三、其他影响术后疼痛及阿片类药物作用的基因

除了上述的基因，其他多个基因的多态性与术后疼痛及阿片药物用量关系也被研究。钙离子通道参与疼痛的调节，研究发现编码人类 $Ca_v2.3$ VACCs（R-型电压依赖性钙通道）CACNA1E 的基因 rs3845446A/G 单核苷酸多态性与围手术期芬太尼，术后 24 小时芬太尼用量有关，具有 G 等位基因的患者围手术期、术后芬太尼的用量显著低于其他患者。在对胰腺手术患者研究中发现，编码 NaV1.7 钠离子通道的基因 SCN9A 3312G>T 与术后阿片用量有关，携带 3312T 等位基因的患者较携带 3312G 等位基因的患者术后需要更少舒芬太尼。更多相关的基因多态性有待进一步研究。

四、结语

虽然目前还没有足够的证据证实哪个基因多态性可预测术后疼痛及术后阿片药物应用，理论上讲影响阿片药物代谢动力学及药效学的基因可能影响阿片药物的抗伤害性

刺激,但临床研究结果不一致,可能与术后疼痛的临床研究影响因素较多,性别差异,手术类型不同等有关,影响研究结果。此外影响阿片药物作用及疼痛的基因很多,需要结合多个不同基因多态性研究的更多的研究,单基因突变的几率10%～30%不等,不同基因型相结合需要更大样本量,需要更好临床设计。随着研究水平的提高,一定能找到可以预测术后疼痛程度及阿片药物用量的基因型。

(雷洪伊　徐世元)

参 考 文 献

1. Aubrun F, Langeron O, Quesnel C, et al. Relationships between measurement of pain using visual analog score and morphine requirements during postoperative intravenous morphine titration. Anesthesiology,2003,98:1415-1421.

2. Klepstad P, Kaasa S, Skauge M, et al. Pain intensity and side effects during titration of morphine to cancer patients using a fixed schedule dose escalation. Acta Anaesthesiologica Scandinavica,2000,44:656-664.

3. Mather LE, Glynn CJ. The minimum effectiveanalgetic blood concentration of pethidine in patients with intractable pain. Br J Clin Pharmacol,1982,14:385-390.

4. Stamer UM, Stuber F. The pharmacogenetics of analgesia. Expert Opin Pharmacother,2007,8:2235-2245.

5. Nielsen LM, Olesen AE, Branford R, et al. Association Between Human Pain-Related Genotypes and Variability in Opioid Analgesia:An Updated Review. Pain Pract, 2014, Sep 9. Epub ahead of print.

6. Kharasch ED, Hoffer C, Whittington D. The effect of quinidine,used as a probe for the involvement of P-glycoprotein on the intestinal absorption and pharmacodynamics of methadone. Br J Clin Pharmacol,2004,57:600-610.

7. Candiotti K1, Yang Z, Xue L, et al. Single-nucleotide polymorphism C3435T in the ABCB1 gene is associated with opioid consumption in postoperative pain. Pain Medicine, 2013,14:1977-1984.

8. Park HJ, Shinn HK, Ryu SH, et al. Genetic polymorphisms in the ABCB I gene and the effects of fentanyl in Koreans. Clin Pharmaeal Ther,2007,81(4):539-546.

9. Zwisler ST, Enggaard TP, Noehr-Jensen L, et al. The antinociceptive effect and adverse drug reactions of oxycodone in human experimental pain in relation to genetic variations in the OPRM1 and ABCB1 genes. Fundam Clin Pharmacol, 2010,24:517-524.

10. Campa D, Gioia A, Tomei A, et al. Association of ABCB1/MDR1 and OPRM1 gene polymorphisms with morphine pain relief. Clin Pharmacol Ther,2008,83:559-566.

11. Lotsch J, von Hentig N, Freynhagen R, et al. Crosssectional analysis of the influence of currently known pharmacogenetic modulators on opioid therapy in outpatient pain centers. Pharmacogenet Genomics,2009,19:429-436.

12. Ingelman-Sundberg M, Oscarson M, McLellan RA. Polymorphic human cytochrome P450 enzymes:an opportunity for individualized drug treatment. Trends PharmacolSci, 1999,20:342-349.

13. Wang G, Zhang H, He F, et al. Effect of the CYP2D6 * 10 C188T polymorphism on postoperative tramadol analgesia in a Chinese population. Eur J Clin Pharmacol,2006,62:927-931.

14. Stamer UM, Musshoff F, Kobilay M, et al. Concentrations of tramadol and O-desmethyltramadol enantiomers in different CYP2D6 genotypes. ClinPharmacolTher,2007,82:41-47.

15. Yang Z, Arheart KL, Morris R, et al. CYP2D6 poor metabolizer genotype and smoking predict severe postoperative pain in female patients on arrival to the recovery room. Pain Med,2012,13:604-609.

16. Candiotti KA, Yang Z, Rodriguez Y, et al. The impact of CYP2D6 genetic polymorphisms on postoperative morphine consumption. Pain Med,2009,10:799-805.

17. Dong ZL, Li H, Chen QX, et al. Effect of CYP3A4 * 1G on the fentanyl consumption for intravenous patient-controlled analgesia after total abdominal hysterectomy in Chinese Han population. J Clin Pharm Ther,2012,37:153-156.

18. Smith MT. Neuroexcitatory effects of morphine and hydromorphone:Evidence implicating the 3-glucuronide metabolites. Clin Exp Pharmacol Physiol,2000,27:524-528.

19. Chou WY, Wang CH, Liu PH, et al. Human Opioid Receptor A118G Polymorphism Affects Intravenous Patient-controlled Analgesia Morphine Consumption after Total Abdominal Hysterectomy. Anesthesiology, 2006, 105: 334-337.

20. Sia AT, Lim Y, Lim EC, et al. A118G Single Nucleotide Polymorphism of Human-Opioid Receptor Gene Influences Pain Perception and Patient-controlled Intravenous Morphine Consumption after Intrathecal Morphine for Postcesarean Analgesia. Anesthesiology,2008,109:520-526.

21. Hwang IC, Park JY, Myung SK, et al. OPRM1 A118G Gene Variant and Postoperative Opioid Requirement:A Systematic Review and Meta-analysis. Anesthesiology,2014,121 (4):825-834.

22. Landau R, Kern C, Columb MO, et al. Genetic variability of the mu-opioid receptor influences intrathecal fentanyl analgesia requirements in laboring women. Pain,2008,139:5-14.

23. Kolesnikov Y, Gabovits B, Levin A, et al. Combined cate-

chol-O-methyltransferase and mu-opioid receptor gene polymorphisms affect morphine postoperative analgesia and central side effects. AnesthAnalg,2011,112:448-453.

24. Duan G,Xiang G,Zhang X,et al. A single-nucleotide polymorphism in SCN9A may decrease postoperative pain sensitivity in the general population. Anesthesiology,2013,118 (2):436-442.

25. Ide S,Nishizawa D,Fukuda K,et al. Association between genetic polymorphisms in Ca(v)2.3(R-type)Ca2+ channels and fentanyl sensitivity in patients undergoing painful cosmetic surgery. PLoS One,2013,8(8):e70694.

123 疼痛遗传学研究进展

遗传学研究可以通过确定人类遗传学标记物与疼痛敏感性的相关性，并在个体通过多种方法检测这些基因标记物，鉴定个体的基因型，帮助临床医生诊断，评估疼痛预后，进行危险分层和治疗选择。虽然遗传学检测无法取代全面的临床资料诸如病史采集，体格检查和影像学检查，但是遗传学检测能为临床疼痛管理决策提供补充性和个体化的治疗依据。研究表明，个体对疼痛的敏感性、对镇痛药物的反应以及个体对急性疼痛慢性转化的易感性均与个体的遗传特点相关。因此，遗传学研究会给急慢性疼痛患者的治疗管理原则带来重大转变，对现今发展个性化医疗服务起到关键性的作用。

一、疼痛的典型遗传学研究

动物模型遗传学研究通常采用家鼠，部分原因是由于这些动物的种系特异性谱系信息已经十分详尽。重复近亲交配二十代以上，可以产出遗传学上完全相同的近交系。对于反复随机交配建立的特定等位基因，不同近交系间的比较可以判断某种特定性状是由遗传还是由环境决定的。如果不同种系的小鼠在相同环境下饲养和评估，那么观察到的不同更可能是由于遗传因素造成的；而同一种系的小鼠之间的差异更可能是由于环境因素造成的。虽然目前从动物实验中得到的结果很有说服力，但是对阐明一些结论还是有明显的局限性。大鼠和人类基因组具有明显的保守性，基因序列匹配将近80%，但人类对疼痛感知是一个更复杂的现象，特别是在中枢参与的程度上。不过动物模型已经证实疼痛相关性状具有遗传性，一些复杂的疼痛相关性状是由极少数基因介导的。

早期疼痛遗传学研究常应用CXBK系动物，CXBK系动物对吗啡的镇痛效应反应很差，部分是由于在该系动物中阿片与中脑水管周围灰质和脑干中缝核 μ-1 受体的结合很少。许多研究把CXBX系动物视作 μ-1 受体敲除小鼠来研究哪些疼痛相关现象是通过这种特定受体通路介导的。选择性育种是应用于疼痛遗传学研究的另一项有效技术。从一个异质群体开始，选择性育种可培育出某种特定性状

高表达和低表达的不同个体。成功培育出某种性状的两种不同表现的动物，证实这种性状存在遗传决定因素。成功培育出这种性状所需要的繁殖代数可以间接反映所涉及的基因数量。目前，选择性育种已经成功培育出对应激性镇痛出现"高镇痛"反应和"低镇痛"反应的不同表现型小鼠，证明了不同水平应激诱发的镇痛效应在不同个体存在显著差异，提示动物应激性镇痛反应具有强大的遗传学特点。另外，选择性育种证实神经病理性疼痛易感性也是由遗传决定的；在试验性大鼠肢体去神经模型中，动物会出现一些神经病理性疼痛的行为如自身伤害（自残）等。选择性育种采用单侧坐骨神经和隐神经切断术来培育制备高自残和低自残系大鼠，发现只有一个常染色体隐性遗传位点负责该性状的遗传；进一步的试验显示这两系动物对热和机械性刺激的疼痛敏感性存在显著差异；研究还发现，高自残小鼠丘脑内侧区域 μ-阿片类受体结合密度明显增高，在高自残小鼠中缝核中也同样发现 μ 受体信使 RNA（mRNA）水平不断增加。这两个脑区都在上行疼痛信号的抑制性调控中起关键性的作用。

人类的疼痛典型遗传学研究也取得了巨大进展。双生子是人类典型遗传学研究的重要对象，在同卵双生子中具有很强相关性的性状如背痛、坐骨神经痛或者对疼痛的敏感性，被认为是基因遗传的证据。澳大利亚的一项双生子研究证实与功能性肠道疾病相关的经期痛和慢性腹痛，具有很强的遗传性。这两种慢性疼痛的遗传评估分别为55%和57%。研究也证实个体遭受腰痛和颈痛的风险具有很强的遗传性，英国的一项有关双生子研究显示腰痛和颈痛的易感性遗传因素占了35%到68%。其他研究也显示，"冰冻肩"疼痛遗传因素占了42%，"网球肘"疼痛占了40%，腕管综合征占了46%。另一方面，不同于对慢性疼痛的易感性，双生子研究显示，基因遗传性对个体间基础疼痛敏感性的变异仅起很小作用。对英国圣托莫斯登记的609例女性双生子进行评估，发现压痛阈值在双生子之间有很高的相关性，但是比较同卵和异卵双生子却没有发现更高的相关性，提示这种形状可能部分是由环境因素决定的。这个研究显示，在对急性疼痛刺激基础疼痛敏感性的

评估上,家庭内部学习的行为模式比遗传因素起的作用更大。

二、神经发育相关的遗传性疼痛疾病

外周感觉和自主神经系统的发育是相关的,并且都是神经嵴细胞迁徙衍生而成。在胚胎发育末期有大量外周感觉神经元存在,在成熟前将近一半的细胞都会凋亡。神经营养因子似乎是通过与细胞表面特定受体结合来决定神经元是否存活的重要因素。一些神经营养因子被证实选择性的与TRK家族中的酪氨酸激酶受体和p57神经营养因子受体结合。神经生长因子(Nerve growth factor, NGF)代表了神经营养因子的原型,并且支持脊髓背根神经节(dorsal root ganglion, DRG)伤害性神经元、交感神经节神经元和上升到基底前脑的胆碱能神经元的存活。小直径外周感觉神经元的存活依赖于NGF的存在。敲除功能性Ngf, Ngfr(p75^{NGF})和Trka基因的小鼠出现疼痛敏感性降低或痛觉缺失。Ngf基因敲除小鼠表现出背根神经节和交感神经节细胞的严重减少,但保留了上升到基底前脑的胆碱能神经元。Ngfr敲除小鼠同样表现出DRG神经元的缺失,Trka敲除小鼠表现出减少了神经元细胞群在DRG、三叉神经节和交感神经节中的数量减少,而且大多数缺失的细胞是小直径神经元。值得注意的是NGF是在创伤或炎性反应后由肥大细胞和成纤维细胞释放的,主要表现为促进初级感觉神经末梢的超敏化。

通过研究遗传性感觉神经和自主神经病变(Hereditary sensory and autonomic neuropathies, HSAN)相关的罕见遗传病,疼痛发育神经生物学得到了重要发展。这组遗传疾病有着共同的特征,初级感觉和自主神经元生长缺陷,并且根据临床特点分为五种类型。HSAN-Ⅰ型是最常见的亚型,存在临床和遗传异质性,通常严重的不成比例的感觉缺失会影响下肢,并且导致无痛性损伤的积累,慢性皮肤溃疡和远端截肢,已经证实在丝氨酸棕榈酰转移酶基因SPTLC1中有三种不同的突变与HSAN-Ⅰ有关,SPTLC1编码一种催化酶的蛋白亚基,这种酶在鞘脂生物合成中催化了一个关键的反应。目前发表的文献中,仅有一个老年患者的尸检报告显示出了异常的迟发型HSAN-I和确定的SPTLC1突变。HSAN-Ⅱ型病变已被发现是由编码新发现顺式高尔基复合体蛋白FAM134B的无功能基因突变导致的。这些突变引起顺式高尔基复合体隔间结构的改变和原发性DRG神经元细胞凋亡。HSAN-Ⅲ型(也被称为赖利-戴综合征及家族性自主神经功能障碍),常见于德系犹太人。携带者的几率为1/30,这种疾病影响了1/3600的新生儿。在IKBKAP基因中已经确定一种单一的突变,这种基因编码可以在促炎信号转导中调控至少三种不同的激酶。HSAN-Ⅲ型病变与HSN2基因的一种常染色体隐性遗传突变相关,这种突变好发于纽芬兰的一个孤立的小群体中,HSN2对外周感觉神经元或者与其相关的施旺氏细胞的形成有

关。HSN2基因位于另一个基因WNK1的内涵子上,WNK1基因编码一种丝氨酸/苏氨酸激酶,这些激酶广泛表达在各种组织中并且进行正常增殖,迁移和神经母细胞分化。HSAN-Ⅳ型也称为先天性无痛无汗症,是第一个发现的基因突变影响到神经营养因子系统的疾病。典型表现为婴儿期或幼儿期的周期性发热。外周自主神经调节缺陷导致对高温或低温的急性敏感性。典型症状是神经发育迟滞,自毁容貌和痛温觉缺失,将导致大片瘢痕,截肢,舌裂和夏科关节病。常由于高热和脓毒症死亡。尽管温度觉和粗痛觉是缺失的,精细触觉和本体感觉却是正常的。皮肤活检显示无髓鞘和小髓鞘伤害性神经纤维的缺失。真皮活检显示汗腺,血管或毛囊腺均无神经支配。某患者尸检表明,背根中完全缺失小直径纤维,DRG中完全缺失小神经元。HSAN-Ⅳ型的遗传学基础是神经营养因子受体基因TRKA的变异。目前为止37种不同的基因突变已经在不同家庭中发现,包括错义、移码、剪接和无义突变。移码,剪接和无义突变最有可能消除受体蛋白的功能性表达,而错义突变将导致受体蛋白与NGF结合后低磷酸化状态。HSAN-Ⅴ型病变与NGFβ和NTRK1的基因突变有关。

一个完整的疼痛回路是非常重要的,它是机体的一种自我保护机制,由单基因突变导致的痛敏消失相对来说比较少见。近日一项涉及3个巴基斯坦同血统家庭的研究显示,多名成员均出现先天性痛觉敏感性消失但是不伴有任何明显的健康问题。这些家庭的基因分析显示了三种不同的SCN9A(电压门控钠离子通道NaV1.7基因的α亚基)基因的无功能突变。这个通道的活性增加曾被认为与原发性红斑性肢痛病的痛觉障碍相关,这种疾病使患者备受折磨,常发生与热和运动相关的严重的周期性肢体灼痛。基于人类伤害性感受传导通路的复杂性和冗长过程,单一基因突变导致完全性痛觉消失同时不伴有明显健康问题的现象十分让人惊讶,目前称这种疾病为"离子通道病相关的痛觉消失"。

三、疼痛相关基因多态性和疼痛易感基因

细胞色素P450是一种肝酶广泛代谢外源性和内源性复合物并被一个拥有将近50个基因的基因超家族编码。由于各种药物的遗传代谢差异,包括镇痛剂,细胞色素P450酶多态性已经被广泛研究。最为广泛研究的人类基因多态性是CYP2D6基因(编码P450 2D6酶)的多态性。缺乏P450 2D6酶活性的患者对某些心血管药物的毒性反应增加,这种特殊的敏感性可能是由于CYP2D6的功能多态性。10%的高加索人对可待因不敏感也是由于相同的多态性。可待因的镇痛作用需要母体化合物酶的生物活化,P450 2D6失活将会无法进行这一步骤。目前为止,已经发现70种不同活性的CYP2D6单体型,这些序列变异的范围从影响RNA剪接位点的单核苷酸多态性(Single nucleotide polymorphisms,SNPs)到大段 DNA 重排。其他阿片类镇痛药比如曲马多是部分由 P450 2D6 代谢的,药效存在个体差异因为 P450 2D6 的活性是由遗传决定的。P450 2D6 活性降低疼痛敏感性会增加。CYP2C9(编码 P450 2C9 酶)是另一个多态性基因,伴有至少三个不同的等位基因,并在高加索人群中常见。P450 2C9 负责代谢非甾体抗炎药物,CYP2C9 的多态性在药效和不良反应方面起到了重要的作用。特别是降低 CYP2C9 三个等位基因的酶活性可使药效降低,长期酗酒者这个酶活性会降低,导致非甾体抗炎药的药效减低。

1993 年首次克隆了 MOR-1 基因编码的 μ-阿片类受体。基因转录后,选择性 mRNA 片段将产出多种受体亚型。在小鼠身上模拟的 MOR-1 基因(Oprm),包含了 14 个独立外显子,可整合成至少 15 种不同 mRNA 和蛋白,人类的 MOR-1 似乎有着相似的选择性剪接过程。选择性 3′剪接影响了细胞内受体 C 末端并影响信号转导和受体内在化。利用选择性启动子和上游外显子 1 将产出不包含外显子 1 的剪接变异,导致该受体对海洛因和芬太尼比吗啡更具亲和力。鉴于受体内化与阿片类受体耐受的发展相关,个体间剪接的遗传差异可以部分解释不同个体间阿片类药物的耐受性差异。k-阿片类受体激活剂效应存在性别差异。基于数量性状位点(Quantitative trait locus,QTL)定位和候选基因方法,在红发和白皮肤女性中发现的 MC1R(黑色素皮质激素受体-1)变异体与对喷他佐辛(κ-阿片受体激动剂)的敏感性增加有关。人类基因 MOR-1 存在多态性,这些多态性与疼痛现象的相关性有了大量研究。常见的 A118 G 多态性发生在编码区并只影响受体与 β-内啡肽亲和力。因此这种多态性可能与应激反应的个体差异相关。在体外实验中,β-内啡肽与变异 MOR 受体的结合增加了 3.5 倍,导致受体介导的钾电流增加 3 倍,提示有 A118 G 变异 MOR 受体的个体将在下丘脑-垂体肾上腺轴上有着更高的 β-内啡肽介导的紧张性抑制。

儿茶酚-O-甲基转移酶基因(COMT)多态性在调节人类痛感中的潜在作用仍存在争议。COMT 是代谢儿茶酚胺类神经递质包括多巴胺和去甲肾上腺素的关键酶。Zubieta 等人给一组受试对象的咬肌中注射高渗盐水,发现疼痛敏感性的水平与 COMT 基因多态性(Val^{158}Met)相关,该变异将导致 COMT 酶活性降低 3~4 倍。有着 Met 等位基因纯合子的受试者表现出疼痛敏感性增加。杂合子表现出中等疼痛敏感性。在疼痛人群中进行的 COMT 研究得出了有争议的结果;Rakvag 等人发现尽管在 Val^{158}Met 的多态性研究中,Val/Val 基因型纯合子显示出偏头痛和纤维肌痛的低发生率,但 Val/Val 基因型纯合子患者需要更多的止痛药,显示出对疼痛敏感性增加。Ross 等人研究了癌症人群,发现尽管 COMT 与吗啡在中枢神经系统中的不良反应相关,但并没有证实 COMT 与疼痛水平相关。挪威的最新研究同样无法证明 Val^{158}Met 多态性与偏头痛或慢性肌肉痛相关。随后 Diatchenko 等人报道了广泛的单倍体分析,涉及了几乎 COMT 相关的所有单倍体,结果与单一 SNP 研究相反。他们的研究证实了三种不同的 COMT 单倍体,"高疼痛敏感性","低疼痛敏感性"和"中度疼痛敏感性",他们与实验性疼痛敏感性和肌源性颞下颌关节紊乱的发病率有关。四个 SNP 组合而成的"GCGG"被认为是 COMT 的"疼痛保护单倍体"。研究人员在大鼠模型中对 COMT 活性进行化学性抑制,观察到了疼痛敏感性的显著降低,从而支持了 COMT 在疼痛处理中有潜在作用的这一观点。Kim 等人报道了相反的研究结果,他们研究了因第三磨牙生长受阻而进行口腔手术的患者,证实 COMT 内含子 1(rs740630)上的 SNP 和术后最大疼痛之间存在相关性,但没有观察到术后疼痛与 Val^{158}Met 或是假定"GCGG"疼痛保护单倍体的关联。

GTP 环化水解酶 1(GCH1)是在四氢生物蝶呤(BH4)合成中的限速酶,在儿茶酚胺类神经递质,5-羟色胺和一氧化氮的合成中也起着重要作用。许多研究显示编码这个酶的基因调节疼痛敏感性。在一系列动物和人体试验中,Tegeder 等人发现 GCH1 是调节外周病理性和炎性疼痛的关节部分。在啮齿类动物模型中,轴突损伤和外周炎症与 GCH1 的激活有关,并在初级感觉神经元和 DRG 中增加 BH4 的合成。通过 GCH1 抑制剂 2,4-二羟基-6-羟基嘧啶阻止 BH4 的合成可以减少神经病理性和炎性疼痛,而鞘内注射 BH4 增加疼痛行为。对具有 GCH1 单倍体纯合子的受试者进行测试,发现受试者对压痛敏感性降低并且热和缺血性疼痛敏感性有降低的趋势。被研究的人群中有 15.4% 有这个痛觉保护的单倍体。也有一些矛盾性的研究结果出现,如 Kim 等人研究了 221 名进行第三磨牙手术的患者,发现任何单倍体包括疼痛保护单倍体与术后疼痛的严重程度无关。

近年来,另一个重要进展是发现了神经损伤后慢性疼痛的易感基因 CACNG2。CACNG2 编码 gamma-2 跨膜 AMPA 受体调控蛋白 Stargazin,后者参与 AMPA 受体的转运和调控神经元 Cav2 离子通道的功能。研究证实,脊髓背角 Stargazin 参与炎性疼痛和术后切口疼痛信号在脊髓背角的信号转导。Nessenbaum 等采用两个精细定位策略在小鼠神经病理疼痛模型将一个疼痛相关的数量化性状位点定位到 15 号染色体 4.2Mb 大小的区域,这个区域包括了 155 个基因,随后通过生物信息学和全基因组芯片分析进一步缩小范围,最终鉴定 CACNG2 基因是一个慢性神经病理性疼痛易感候选基因,进一步地他们又在一组行乳腺切除的癌症患者人群确认 CACNG2 基因多态性与乳腺切除后慢性神经病理性疼痛相关。

四、展望

虽然与疼痛相关的基因有很多,但是与临床相关的具有功能多态性的基因却很少。许多基因在进化中依旧高度保守。对这些疼痛易感基因的研究使我们深入的理解了疼痛感知和处理的分子通路,这些基因,包括 COMT,GCH1,CACNG2 和其他未被深入研究的基因,是研究者们感兴趣的目标,为通过遗传筛选提供更有价值的临床诊断信息。随着高通量基因测序成本的进一步下降和对疼痛遗传学的深入认识,可以预见在临床急慢性疼痛管理中,基于患者的遗传背景个体化应用镇痛药物,并对慢性疼痛易感的患者进行预先干预将成为临床治疗常规。疼痛遗传学的发展将为临床疼痛管理带来重大变化。

（包萌萌 谢芳 岳云 王云）

参 考 文 献

1. Lariviere WR, Mogil JS. The genetics of pain and analgesia in laboratory animals. Methods Mol Biol, 2010, 617: 261-278.

2. Skaper SD. The biology of neurotrophins, signalling pathways, and functional peptide mimetics of neurotrophins and their receptors. CNS Neurol Disord Drug Targets, 2008, 7 (1): 46-62.

3. MacLean DM, Ramaswamy SS, Du M, et al. Stargazin promotes closure of the AMPA receptor ligand-binding domain. J Gen Physiol, 2014, 144(6): 503-512.

4. Kurth I, Pamminger T, Hennings JC, et al. Mutations in FAM134B, encoding a newly identified Golgi protein, cause severe sensory and autonomic neuropathy. Nat Genet, 2009, 41(11): 1179-1181.

5. Smith ML, Li J, Ryabinin AE. Increased Alcohol Consumption in Urocortin 3 Knockout Mice Is Unaffected by Chronic Inflammatory Pain. Alcohol Alcohol, 2014.

6. Guo R, Zhao Y, Zhang M, et al. Down-regulation of Stargazin inhibits the enhanced surface delivery of alpha-amino-3-hydroxy-5-methyl-4-isoxazole propionate receptor GluR1 subunit in rat dorsal horn and ameliorates postoperative pain. Anesthesiology, 2014, 121(3): 609-619.

7. Scarpi E, Calistri D, Klepstad P, et al. Clinical and genetic factors related to cancer-induced bone pain and bone pain relief. Oncologist, 2014, 19(12): 1276-1283.

8. Dib-Hajj SD, Yang Y, Waxman SG. Genetics and molecular pathophysiology of Na(v)1.7-related pain syndromes. Adv Genet, 2008, 63: 85-110.

9. Oertel B, Lotsch J. Genetic mutations that prevent pain: implications for future pain medication. Pharmacogenomics, 2008, 9(2): 179-194.

10. Ma TM, Paul BD, Fu C, et al. Serine racemase regulated by binding to stargazin and PSD-95: potential N-methyl-D-aspartate-α-amino-3-hydroxy-5-methyl-4-isoxazolepropionic acid (NMDA-AMPA) glutamate neurotransmission cross-talk. J Biol Chem, 2014, 289(43): 29631-29641.

11. Derijk RH. Single nucleotide polymorphisms related to HPA axis reactivity. Neuroimmunomodulation, 2009, 16 (5): 340-352.

12. Pan YX, Xu J, Xu M, et al. Involvement of exon 11-associated variants of the mu opioid receptor MOR-1 in heroin, but not morphine, actions. Proc Natl Acad Sci USA, 2009, 106(12): 4917-4922.

13. Poulsen MH. Lucas S. Stromgaard K, et al. Inhibition of AMPA receptors by polyamine toxins is regulated by agonist efficacy and stargazin. Neurochem Res, 2014, 39(10): 1906-1913.

14. Ross JR, Riley J, Taegetmeyer AB, et al. Genetic variation and response to morphine in cancer patients: catechol-O-methyltransferase and multidrug resistance-1 gene polymorphisms are associated with central side effects. Cancer, 2008, 112(6): 1390-1403.

15. Matsuda S, Kakegawa W, Budisantoso T, et al. Stargazin regulates AMPA receptor trafficking through adaptor protein complexes during long-term depression. Nat Commun, 2013, 4: 2759.

16. Flood P, Clark D. Genetic variability in the activity of monoamines: a window into the complexity of pain. Anesth Analg, 2014, 119(5): 1032-1038.

17. Selvakumar B, Campbell PW, Milovanovic M, et al. AMPA receptor upregulation in the nucleus accumbens shell of cocaine-sensitized rats depends upon S-nitrosylation of stargazin. Neuropharmacology, 2014, 77: 28-38.

18. Kim H, Lee H, Rowan J, et al. Genetic polymorphisms in monoamine neurotransmitter systems show only weak association with acute post-surgical pain in humans. Mol Pain, 2006, 2: 24.

19. Tegeder I, Costigan M, Griffin RS, et al. GTP cyclohydrolase and tetrahydrobiopterin regulate pain sensitivity and persistence. Nat Med, 2006, 12(11): 1269-1277.

20. Kim H, Dionne RA. Lack of influence of GTP cyclohydrolase gene (GCH1) variations on pain sensitivity in humans. Mol Pain, 2007, 3: 6.

21. Clarke H, Katz J, Flor H, et al. Genetics of chronic postsurgical pain: a crucial step toward personal pain medicine. Can J Anaesth, 2014.

22. Bats C, Groc L, Choquet D. The interaction between Stargazin and PSD-95 regulates AMPA receptor surface trafficking. Neuron, 2007, 53(5): 719-734.

23. Cokic B, Stein V. Stargazin modulates AMPA receptor antagonism. Neuropharmacology, 2008, 54(7): 1062-1070.

24. Milstein AD, Nicoll RA. TARP modulation of synaptic AMPA receptor trafficking and gating depends on multiple intracellular domains. Proc Natl Acad Sci U S A, 2009, 106 (27): 11348-11351.

25. Sandoval A, Andrade A, Beedle AM, et al. Inhibition of re-
    combinant N-type Ca(V) channels by the gamma 2 sub-
    unit involves unfolded protein response (UPR)-dependent
    and UPR-independent mechanisms. J Neurosci, 2007, 27
    (12):3317-3327.

26. Tselnicker I. Tsemakhovich VA. Dessauer CW, et al. Star-

gazin modulates neuronal voltage-dependent Ca(2+) chan-
nel Ca(v)2.2 by a Gbetagamma-dependent mechanism. J
Biol Chem, 2010, 285(27):20462-20471.

27. Nissenbaum J, Devor M, Seltzer Z, et al. Susceptibility to
    chronic pain following nerve injury is genetically affected
    by CACNG2. Genome Res, 2010, 20(9):1180-1190.

124 MrgC受体在疼痛中的研究进展

疼痛是一种与组织损伤或潜在损伤相关的不愉快的主观感觉和情绪性体验,是一组复杂的病理、生理改变的临床表现。它包括感觉和情感两个成分,多种潜在机制可能介导这一过程。疼痛仍然是目前最常见的临床症状之一,常常给患者带来巨大痛苦,但由于疼痛的分子机制尚未完全明确,加上阿片类镇痛药物的毒副作用等限制了其临床应用,目前尚缺乏临床治疗疼痛的完整有效方案,因此镇痛仍然是我们的主要任务之一。Mas 相关基因受体(Mrgs)是近年来人们在研究伤害性感受信号转导途径时,发现的一类新的与疼痛调节有关的 G 蛋白偶联受体,对神经损伤后的痛觉传导、脊髓背角(spinal cord dorsalhorn,SCDH)及背根神经节(dorsal root ganglia,DRG)神经元的可塑性改变有着非常重要的作用。近年来,人们对与人类 MrgX1 存在高度同源性的啮齿类动物 MrgC 受体在疼痛中的研究日益深入。然而,MrgC 受体激活后在不同的疼痛动物模型上表现出镇痛、致痛的双重效应,其确切效能和作用机制并未完全阐明。因此,还需要进一步深入的研究并探寻作用机制,从而为临床转化提供理论依据。

本文就 MrgC 受体的分布、功能、结构及其可能配体,MrgC 受体参与疼痛的调节作用以及 MrgC 受体在疼痛中的可能作用机制研究进展进行综述。

一、MrgC 受体的基本特征

(一) MrgC 受体的分布情况及功能

Mrgs 是 2001 年新发现的一种受体,该受体特异性的分布在与痛觉产生和传导密切相关的脊髓 DRG 和三叉神经节(TG)的小直径伤害感受神经元上,故又被称作为感觉神经元特异性受体(sensory neuron-specific receptor,SNSRs)。Mrgs 家族最先被发现于小鼠,其受体亚型较多,包括约 50 个 G 蛋白偶联受体(GPCR),按其氨基酸序列被分为 MrgA、MrgB、MrgC、MrgD。研究发现小鼠 mMrgC11、大鼠 rMrgC 和人类 hMrgX1 存在明确的直向同源关系,约 78.7% 的高度同源性,即它们具有相同或相近氨基酸系列、表达模式及结合分布情况。因此探讨 hMrgX1 的生理功能和药效

学,啮齿类动物的在体研究是较为合理的模型。各种外源性或内源性配体激活不同的 Mrgs 受体后,经过不同的 G 蛋白介导信号转导系统,发挥其各自的生理或病理功能。

(二) MrgC 受体的基本结构

MrgC 受体作为一种 G 蛋白偶联受体,具有 7 个跨膜段,所以又称为 7 次跨膜受体,它们都有一个大小变化很大的细胞外 N 末端和一个胞浆内 C 末端,按其结合区域有 G 蛋白偶联受体配体结合域及与 G 蛋白作用的胞内结构域等。GPCR 羧基端序列是和 G 蛋白偶联的关键部位,被不同配体激活后,可进一步激活不同的 Gα 亚基从而产生一系列的生物学效应(图 124-1)。由于 MrgC 受体选择性地分布在与痛觉产生和传导密切相关的背根神经节伤害感受神经元上,所以对疼痛的感受和调节可能发挥着重要的作用。

(三) MrgC 受体的可能配体

MrgC 受体能够被几种神经肽激活,例如:阿片前体、阿黑皮素原核脑啡肽原 A 裂解肽、腺嘌呤和含有肽的 RF-氨基化合物等,但是否存在内源性配体,迄今仍无定论。目前最常用的 MrgC 受体激动剂有二种:牛肾上腺素髓质肽(BAM8-22)和阿黑皮素原衍生肽(γ2-MSH6-12)c2 促黑素(MSH)。已有研究表明,不同的化合物对同一受体亚型可以表现出不同的结合能力。在众多肽类配体中 BAM22、BAM8-22 等参与了疼痛的调节,在伤害感受信号通路中发挥重要作用。考虑到多肽的难溶性及组织难渗透性,2014 年,Dong 等研发并验证了新型 MrgC 受体选择性激动剂二肽 JHU58 具有镇痛作用。

二、MrgC 受体参与疼痛的调节作用

(一) MrgC 受体与疼痛存在密切关系

DRG 为痛觉传入的第一级神经元,在痛觉的外周机制中起着极为重要的作用,而 SCDH 神经元为伤害性感受器传入冲动的中枢整合部位的第一站,SCDH 的突触信号传递能够接受复杂的、两相的及活性依赖的神经调节,在这种调节之下,从周围神经系统传入的感觉被精确地编码并被

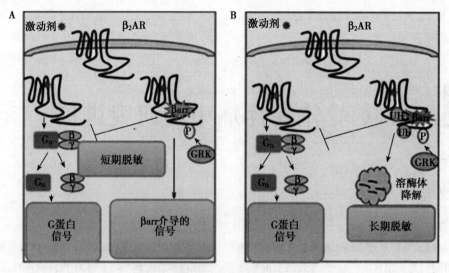

图 124-1　GPCR 的 G 蛋白部分激活后解离成 Gα 及 βγ 亚基,进而作用于随后的
信号转导的下游效应分子(A,B)

传入大脑。而高度特异性分布在 DRG 的 MrgC 受体分布特点就决定了其与疼痛存在密切关系:当外周的伤害性刺激激活了 DRG、SCDH 的感觉神经元后,突触后神经元末梢的去极化将激活末梢上的 MrgC 受体,DRG、SCDH 神经元 MrgC 受体的激活在疼痛的中枢致敏(central sensitization)过程中发挥关键作用。

(二) MrgC 受体具有镇痛和致痛的双重作用

MrgC 受体作为 G 蛋白偶联受体,是否具有 G 蛋白偶联受体的共同作用机制特点:可以激活抑制性 G 蛋白(Gi/

Go 蛋白)、兴奋性 G 蛋白(Gq 蛋白)及 PKC 依赖的 G 蛋白(Gs 蛋白)等不同的 Gα 亚基,进而介导不同的信号转导通路(图 124-2)。在疼痛机制中是否具有镇痛和致痛的双重作用,谁又占主导地位呢?目前研究报道持有不同观点。

一方面激活 MrgC 受体具有镇痛作用:研究发现 MrgC mRNA 特异性表达于大鼠或小鼠的 DRG 神经元内,与脊髓背角神经元的敏化有关。在正常成年大鼠脊髓中 MrgC 受体分布很少,而在疼痛大鼠的 SCDH 神经元 MrgC 受体表达明显增多,这说明 SCDH 的 MrgC 受体参与病理性疼痛的发

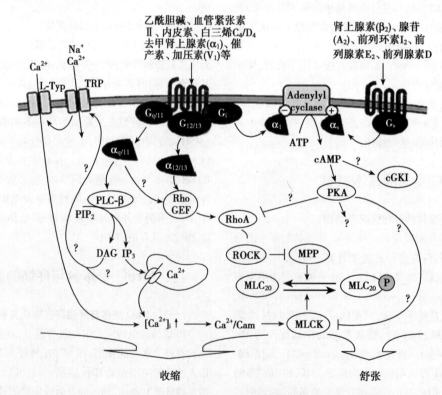

图 124-2　不同 Gα 亚基(Gi、Gq、Gs)介导的经典的信号转导通路

生。同时，有研究发现大鼠在脊神经结扎（SNL）后，脊髓 DRG 的 rMrgC mRNA 表达明显上调。使用 MrgC 受体激动剂，可以明显改善神经病理性疼痛、炎性痛的机械性痛敏和热痛敏，在中枢敏化中具有重要作用，但具体作用机制还不是很明确。

另一方面，MrgC 受体激活后产生致痛效应：Grazzini 等报道在全身或脊髓鞘内给予 rMrgC 受体特异性配体 C2-促黑激素-6-12（C2-melanocyte stimulating hormone-6-12, C2-MSH-6-12）和 BAM8-22 后观察到，实验大鼠产生了致痛效应，与鞘内给予兴奋性氨基酸 NMDA 后引发的疼痛效应相似，且热甩尾潜伏期缩短，这一结果证实了 MrgC 受体在伤害性疼痛信号转导通路中具有兴奋作用。同时外周皮下注射 rMrgC 受体特异性配体 C2-MSH-6-12 后，大鼠产生了外周热痛觉过敏和机械性异常痛，行为表现与皮下给予辣椒碱引发的伤害性反应相似；另外有实验发现给予 MrgC 受体配体后诱发的热痛觉过敏效应只与特异性激活 MrgC 受体有关，从而确立了 MrgC 受体与痛觉的产生和传导具有关联性。有学者进一步利用 RNA 干扰技术不同程度的敲除大鼠 rMrgC 基因表达后，再给予 C2-MSH-6-12，大鼠不再出现热痛觉过敏，并且炎性痛大鼠的热痛觉过敏反应也降低，证明 rMrgC 受体在炎性痛中发挥重要作用。

此外，MrgC 受体还参与吗啡耐受机制：2013 年，Hong 团队，在甲醛溶液炎性痛及吗啡耐受模型上，发现 MrgC 受体参与甲醛溶液炎性痛及吗啡耐受调控机制。同时激活 MrgC 受体可以调节脊髓背角 μ-阿片受体与 G 蛋白的偶联关系，增加吗啡的抗伤害性效力。

MrgC 受体在疼痛中具有镇痛、致痛的双重作用，MrgC 受体激活后在不同的疼痛动物模型上表现出不同的效应，这可能与疼痛机制及疼痛进程不同有关，有待进一步验证。

三、MrgC 受体在疼痛中的可能作用机制

近年来研究发现，MrgC 受体激活后在疼痛中具有重要作用。然而至今，Mrg 受体诱导的信号转导通路尚不完全清楚。目前已知的 Mrg 受体信号转导的下游效应可能包括辣椒碱受体-1（TRPV1）、电压门控钙通道、M 型钾通道、神经元型一氧化氮合酶（nNOS）、白介素 1β（IL-1β）等，这些物质参与了疼痛的调节。MrgC 受体主要在凝集素 B4 阳性（IB4+）神经元表达，一半的 IB4+ 神经元表达 TRPV1，只有少数 MrgC 阳性细胞与 P 物质或降钙素基因相关肽（CGRP）共表达。MrgC 受体激活后引起镇痛效应的机制可能与 SCDH 和（或）DRG 的 TRPV1、N-甲基 D-天冬氨酸（NMDA）受体、nNOS、CGRP 和 c-Fos 蛋白的表达下调及抑制背角神经元的激活有关。

（一）对 TRPV1 的调节作用

TRPV1 是 DRG 伤害性感觉神经元介导痛觉信号转导的最重要离子通道之一，在痛觉的产生及痛觉敏感性增强

的病理过程中扮演着非常重要的角色。Lembo 等研究证实大多数表达 Mrgs 受体的感觉神经元同时还表达 TRPV1。Honan 等进一步利用钙成像和全细胞膜片钳技术在分离的 DRG 神经元细胞上证实，MrgC 受体激活后可以通过 PKC 敏化 TRPV1 神经元，使其数量明显增加。另外，Ndong 等给予 TRPV1 受体拮抗剂后可以消除 BAM 8-22 引起的热痛觉过敏和疼痛反应，说明 MrgC 受体是依赖于 TRPV1 受体而诱发痛觉反应的。

（二）对 NMDA 受体的调节作用

NMDA 受体为离子型谷氨酸通道受体，由 NR1、NR2（A、B、C、D）和 NR3（A、B）多个亚单位组成。其中有功能的 NMDA 受体是由两个 NR1 亚基和一个或多个 NR2 亚基构成的异四聚体。作为 NMDA 受体的调节亚基，NR2B 的活性增加或过度表达，将导致 NMDA 受体持续激活，从而激活其下游的一系列胞内信号转导通路，放大了疼痛的级联效应，与痛觉敏化的发生和维持密切相关。目前解剖学研究、超微结构分析和电生理实验表明 MrgC 受体与 NMDA 受体均可存在于中枢神经系统的 SCDH 及 DRG 的小神经元内，并实现相对的相互作用。鞘内注射 MrgC 受体选择性激动剂 BAM8-22 后可以显著抑制脊髓背角神经元 NMDA 诱导的痛觉过敏行为（如：撕扯、舔咬和抬足）和 Fos 样免疫活性（fos-like immuno reactivity, FLI）的表达和 nNOS 的表达。这表明 MrgC 受体通过抑制 NMDA 受体对初级传入神经末梢的兴奋作用而参与伤害信息传递的突触前调节。然而，Li 等进一步研究发现给予 NMDA 受体选择性拮抗剂可以抑制 rMrgC 受体激活后引起的撕扯、舔咬等伤害性反应。证实了 MrgC 受体和 NMDA 受体共同参与了痛觉形成和传导过程的调节。同时，鞘内注射 MrgC 受体激动剂后，NMDA 受体-NO 系统介导了痛觉调制过程，但 MrgC 受体与 NMDA 受体之间具体存在怎样的内在联系，是否在同一神经元内存在共表达，尚不完全清楚。

（三）对 CGRP 和 nNOS 的调节作用

研究报道 MrgC 受体激活后可以激活和敏化伤害感受器，促进热刺激或辣椒碱诱导的 CGRP、NO 的释放。这种热致敏机制与 TRPV1 无关，它不是依赖于 PKC 的激活、前列腺素的合成和肥大细胞的脱粒。推测其可能是通过一条新的尚未被揭示的，对疼痛和神经源性炎症具有至关重要的途径敏化伤害性感受器起作用。一氧化氮（NO）作为细胞内和细胞间疼痛信号传递的第二信使参与了伤害性感受器的激活和伤害性信息的传递。nNOS 主要表达在背根神经节中的中、小型神经元内。NMDA 受体-NO-cGMP 通路参与中枢神经系统伤害性信息传递，神经元兴奋的维持等生理过程。神经元突触前膜去极化使谷氨酸释放到突触间隙与 NMDA 受体或兴奋性氨基酸的其他受体结合，受体通路开放。Ca^{2+} 内流与钙调蛋白（CaM）结合，在还原型辅酶 II（NADPH）的协助下，激活 NOS，催化精氨酸（L-Arg）生成 NO，NO 激活鸟苷酸环化酶（GC）使 cGMP 生成增加。NMDA 受体-NOS 信号转导通路在神经病理性等疼痛调控中具

有重要作用。MrgC 受体可能通过调节 nNOS 的活性参与对神经病理性痛的调制。

此外,MrgC 受体在疼痛中的作用机制尚可能存在其他信号转导通路,有待进一步深入研究。

四、总结和展望

由于 MrgC 受体高选择性的表达于脊髓背根神经节小直径感受神经元,且在疼痛的感受和调节过程中发挥着重要的作用。然而,MrgC 受体激活后在不同的疼痛模型表现出不同的疼痛效应,其确切效能和作用机制研究较少且不够深入,有待进一步研究。但 MrgC 受体分布的独特性决定了它可作为潜在治疗疼痛的药物作用的新靶点,并以此靶点为目标设计出只作用于外周而不影响中枢神经系统的专一、高效、不良反应小的镇痛药,从而避免或减少药物产生的中枢神经系统不良反应,为临床疼痛的治疗带来新的希望。

(孙玉娥　马正良　顾小萍)

参 考 文 献

1. Dong X,Han S,Zylka M. J,et al. A diverse family of GPCRs expressed in specific subsets of nociceptive sensory neurons. Cell,2001,106(5):619-632.

2. Lembo P. M,Grazzini E,Groblewski T,et al. Proenkephalin A gene products activate a new family of sensory neuronspecific GPCRs. Nat Neurosci,2002,5(3):201-209.

3. Zylka MJ,Dong X,Southwell AL,et al. Atypical expansion in mice of the sensory neuron-specific Mrg G protein-coupled receptor family. Proc Natl Acad Sci USA,2003,100(17):10043-10048.

4. Sarker S,Xiao K,Shenoy SK. A tale of two sites:How ubiquitination of a G protein-coupled receptor is coupled to its lysosomal trafficking from distinct receptor domains. Commun Inteqr Biol,2011,4(5):528-531.

5. He SQ,Li Z,Chu YX,et al. MrgC agonism at central terminals of primary sensory neurons inhibits neuropathic pain. Pain,2014,155(3):534-544.

6. Gustafson EL,Maguire M,Campanella M,et al. Regulation of two rat mas-related genes in a model of neuropathic pain. Brain Res Mol Brain Res,2005,142(1):58-64.

7. Wettschureck N,Offermanns S. Mammalian G proteins and their cell type specific functions. Physiol Rev,2005,85(4):1159-1204.

8. Guan Y,Liu Q,Tang Z,et al. Mas-related G-protein-coupled receptors inhibit pathological pain in mice. Proc Natl Acad Sci,2010,107(36):15933-15938.

9. Jiang J,Wang D,Zhou X,et al. Effect of Mas-related gene (Mrg) receptors on hyperalgesia in rats with CFA-induced inflammation via direct and indirect mechanisms. Br J Pharmacol,2013,170(5):1027-1040.

10. Gustafson EL,Maguire M,Campane lla M,et al. Regulation of two rat mas-related genes in a model of neuropathic pain. Brain Res Mol Brain Res,2005,142(1):58-64.

11. Grazzini E,Puma C,Roy MO,et al. Sensory neuron-specific receptor activation elicits central and peripheral nociceptive effects in rats. Proc Natl Acad Sci USA,2004,101(18):7175-7180.

12. Hager UA,Hein A,Lennerz JK,et al. Morphological characterization of rat Mas-related G-protein-coupled receptor C and functional analysis of agonists. Neuroscience,2008,151(1):242-254.

13. Ndong C,Pradhan A,Puma C,et al. Role of rat sensory neuron-specific receptor (rSNSR1) in inflammatory pain:contribution of TRPV1 to SNSR signaling in the pain pathway. Pain,2009,143(1-2):130-137.

14. Wang D,Chen T,Zhou X,et al. Activation of Mas oncogene-related gene (Mrg) C receptors enhances morphine-induced analgesia through modulation of coupling of μ-opioid receptor to Gi-protein in rat spinal dorsal horn. Neuroscience,2013,253:455-464.

15. He SQ,Han L,Li Z,et al. Temporal changes in MrgC expression after spinal nerve injury. Neuroscience,2014,261:43-51.

16. Honan SA,McN aughton PA. Sensitisation of TRPV1 in rat sensory neurones by activation of SNSRs. Neurosci Lett,2007,422(1):1-6.

17. Chen T,Hu Z,Quirion R,et al. Modulation of NMDA receptors by intrathecal administration of the sensory neuron-specific receptor agonist BAM8-22. Neuropharmacology,2008,54(5):796-803.

18. Chang M,Li W,Peng YL,et al. Involvement of NMDA receptor in nociceptive effects elicited by intrathecal [Tyr6] gamma2-MSH(6-12),and the interaction with nociceptin/orphanin FQ in pain modulation in mice. Brain Res,2009,1271:36-48.

19. McGee MA,Abdel-Rahman AA. Enhanced vascular neuronal nitric-oxide synthase-derived nitric-oxide production underlies the pressor response caused by peripheral N-methyl-D-aspartate receptor activation in conscious rats. J Pharmacol Exp Ther,2012,342(2):461-471.

20. Zhang J,Zhang W,Sun Y,et al. Activation of GRs-Akt-nNOs-NR2B signaling pathway by second dose GR agonist contributes to exacerbated hyperalgesia in a rat model of radicular pain. Mol Biol Rep,2014,41(6):4053-4061.

125 中脑导水管周围神经胶质细胞-神经元之间信号传递在阿片类药物戒断中的关键性作用

长期服用阿片(如阿片的天然衍生物,包括吗啡和可待因)和阿片类药物(即可以激动阿片受体的阿片类半合成品及其他分子产物)引起的依赖性,与停药和使用阿片类拮抗剂后引起的各种具体行为和躯体戒断症状关系密切。在阿片依赖和戒断相关的大脑区域,中脑导水管周围灰质(PAG)在调控阿片戒断复杂的症状和特征中起着关键性的作用。在众多的神经化学机制中PAG已经确定与阿片类戒断综合征相关。越来越多的证据表明,神经胶质细胞的活化导致促炎分子的释放,作用于神经元,这在复杂的阿片类药物依赖和戒断综合征中非常重要。本文重点介绍在PAG内神经胶质和神经元交互作用在阿片类药物依赖和戒断中重要作用的最新进展。我们总结与阿片类戒断相关的神经化学机制,包括最近确定的活化的胶质细胞释放的TNFα与PAG神经元TNF受体结合的重要性。

一、引言

非法和遵医嘱使用阿片类药物镇痛药导致的成瘾性已经成为显著的公共卫生问题。在美国,估计2260万12岁及以上的人使用违禁药品。阿片成瘾是一种复杂的症状,包括耐受、寻求药物和停药后的躯体依赖行为。躯体戒断是被迫性吸毒和短期复发的主要原因。停药引起的阿片依赖和躯体症状的严重程度是麻醉性阿片药物成瘾的潜在因素。长期服用阿片类药物的患者由于改善疗效和痛觉过敏需要增加服用剂量。阿片戒断被认为是神经系统不同水平适应的结果。功能性的研究提示PAG在阿片戒断的信号和症状的表达方面有重要的作用,但是细胞和分子水平的机制尚不完全清楚。阿片受体-效应器失偶联与生理成瘾性相关,这种现象不能完全解释给予阿片受体拮抗剂后的戒断症状和体征,或者神经元的反跳现象。最近,停药反应中,活化的胶质细胞和PAG内作用于神经元受体的炎症细胞因子的释放的重要性已被报道。本专题报告将回顾最近的发现和这一新兴模式,由此,这些现象机械地联系在一起,可能更好地解释复杂的阿片类药物依赖和戒断综合征。

二、人类和动物模型中的阿片戒断

长期服用阿片药物后的停药或者阿片受体拮抗剂的使用后观察到典型的阿片戒断综合征,引起长期的阿片依赖。人类戒断症状和体征包括胃痉挛、腹泻流涕、出汗、心率和血压升高、过度兴奋、烦躁不安、痛觉过敏、失眠。海洛因或吗啡突然停药后,24小时内发生戒断综合征,持续一周至10天症状逐渐缓解。然而,烦躁不安和欣快感的缺乏会持续更长的时间。戒断综合征主要是由阿片类药物的循环使用或滥用导致的成瘾性所导致,大概因为重复维持给药或加大剂量可以避免戒断综合征导致的进一步的耐受性和依赖性。此外,在志愿者中,纳洛酮戒断已经用于量化阿片依赖性强弱。

这些在人类中发现的症状和体征可以在强制性给药后的动物模型中进行复制。因此,对于同一类阿片药物的依赖性,动物模型具有非常可靠的预测效果。例如,使用纳洛酮(称为"纳洛酮戒断")这样的阿片受体拮抗剂或者相对短效的阿片治疗后的突然停药(称为"自主戒断"),这些体征可以很容易的观察到并且被量化。在大鼠和小鼠中,与阿片戒断体征关联的交感神经和副交感神经系统失衡包括,但不限于,"湿狗"甩水抖动、跳跃、挖洞、高反应性、姿势异常、牙齿震颤、竖毛、上睑下垂、流泪、流涕、腹泻、突然体重减轻、阴茎勃起和射精。在这些模型中,与阿片戒断体征相关的脑内区域包括导水管周围灰质(PAG)区、蓝斑、杏仁核、腹侧被盖区、伏核、下丘脑和脊髓。

三、在PAG的解剖学概述:传入和传出

PAG包括一个细胞密集区域,周围是下行的顶盖脊髓束,其包绕着中脑导水管。在延髓,第三脑室延伸变窄为中脑导水管,PAG形成了狭长椭圆形的神经元聚集体,与下丘脑的室周灰质相连续。功能性研究为PAG细分为背侧和腹外侧纵柱提供了基础。腹外侧PAG(vlPAG)和外侧PAG(lPAG)进一步投射至腹内侧和腹外侧延髓区。不同的

PAG 柱投射至特异的丘脑、中线和丘脑髓板内核区。vl-PAG 接受脊髓背角、孤束核、延髓、尾端腹外侧髓质和腹内侧髓质的传入信息。杏仁核投射到 PAG 主要从中央核起源终止于 dlPAG。下丘脑外侧区选择性的投射至 vlPAG。这些核团中有许多跟戒断行为相关。

四、吗啡戒断中 PAG 的作用

功能性的研究提示 PAG 作用于戒断症状中许多症状的表达，但分子机制尚不完全清楚。在有依赖性的动物体内，通过脑内注射阿片受体拮抗剂或者中枢神经系统毁损药来研究介导躯体戒断症状的解剖部位。PAG 含有丰富的阿片受体和内源性阿片肽，可介导生理功能。在植入吗啡片的大鼠 PAG 中微量注射阿片受体拮抗剂后激发出了强烈的戒断症状。长期在 PAG 中注射吗啡的大鼠，腹腔内给予纳洛酮会促使戒断症状发生。在 PAG 中注入内源性 β 内啡肽 72 小时后注射纳洛酮可出现典型的吗啡戒断样综合征。无论清醒和麻醉的大鼠，吗啡戒断症状发作后，PAG 的外侧和腹外侧 Fos 免疫阳性神经元数量增加，特别是在 PAG 腹外侧的尾区。在阿片戒断过程中，PAG 中阿片敏感神经元的电生理研究显示，一种特殊的阿片敏感电流诱导后，急性暴露调控的钾离子导电率和阿片类在活性增强上是不同的。戒断诱导的神经元活性发生在 PAG 外侧和腹外侧区，特别是在 PAG 腹外侧的尾区。总而言之，PAG 在阿片戒断现象中起着关键性的作用。

五、和吗啡戒断相关的 PAG 中神经化学物质的改变

阿片依赖和戒断中有关神经化学物质的研究较多。大量的神经元内神经化学物质的机制已经证实与阿片戒断症状相关。

（一）脑啡肽和阿片戒断的神经解剖定位

成年啮齿类动物大脑 PAG 内含有大量的阿片受体和天然存在的肽类配体，因此对阿片受体的拮抗剂和激动剂非常敏感。在大鼠中脑导水管周围灰质尾部（cPAG）中，自发戒断的或者阿片受体拮抗剂纳洛酮阿片戒断引起前脑啡肽原（PPE）mRNA 的增加。此外，cPAG 中 PPEmRNA 的表达在吗啡戒断症状消失后回到正常水平。而且，在慢性吗啡处理后给予纳洛酮引起戒断症状的大鼠 PAG 的外侧、腹外侧，特别是 vlPAG 尾部发现作为神经元活性的标志物，神经元转录因子 Fos 蛋白的表达增加。据报道，Fos 和 Jun 调控 PPE mRNA 的表达。确凿的证据表明，吗啡戒断促使 PAG 中 Fos 样免疫反应活性的增加。这些结果表明，吗啡戒断中增加的 Fos 促进 PPE mRNA 的合成。PAG 中 PPE 基因表达变化的选择性解剖部位与吗啡戒断相关联，而不是纹状体、尾状核或室旁-下丘脑核，进一步证明了 PAG 与吗啡戒断密切相关。进一步讲，cPAG 内局部注射脑啡肽样

物质或者肽酶抑制剂可以抑制吗啡戒断症状。总之，这些结果表明，PAG 内脑啡肽能神经元可能在吗啡戒断的恢复阶段起着关键作用。

（二）腺苷酸环化酶在阿片类戒断中的作用

长期使用阿片类药物与阿片受体和 G 蛋白解偶联相关。重要的是，长期服用吗啡如何使阿片受体解偶联，其又如何与吗啡戒断导致的觅药行为和躯体依赖的病理生理相关，仍有待于了解。该机制似乎与通过蛋白激酶 A 的 G 蛋白偶联受体诱导的活化腺苷酸环化酶的活性相关。同样地，生化指标的反馈性增加，如增加的神经元腺苷酸环化酶活性已经在阿片戒断中被广泛报道。尽管阿片受体激动剂明显地抑制了腺苷酸环化酶在 PAG 的活性，慢性吗啡处理过程中会有腺苷酸环化酶信号的代偿性增加，导致戒断中这种级联反应反弹。该机制被 Ingram 等人提出，他指出阿片依赖导致 mu 型受体通过 PAG 中的腺苷酸环化酶和蛋白激酶 A 依赖过程，有效地耦合到突触前抑制的 GABA 能神经末梢上。因此，阿片戒断可能引起这种偶连的缺失和 PAG 中阿片敏感神经元的过度兴奋。

（三）蛋白激酶 A 在阿片戒断中的作用

蛋白激酶 A（PKA）是指一种活性依赖于环 AMP（cAMP）细胞水平的一类酶。慢性吗啡治疗增加了腺苷酸环化酶和依赖 cAMP 的 PKA 的水平。慢性吗啡处理后，PKA 的下游区，转录因子-cAMP 反应原件结合蛋白（CREB）的表达和磷酸化发生选择性上调。Punch 和他的同事提出 PKA 在阿片依赖中重要性的其他依据，他指出，在 PAG 中注射 PKA 抑制剂-Rp-cAMPS 会减弱吗啡依赖大鼠的戒断症状，而 PKA 激动剂-Sp-cAMPS 会诱导出大鼠的戒断症状。PAG 中微量注射 PKA 抑制剂 1-(5-isoquinoli-nylsulfonyl)-2-甲基哌嗪和 H7 会减轻一系列阿片类戒断行为。电生理和生化研究指出，cAMP 系统在 PAG 区域内阿片活性中起着重要的作用。这些数据为 PAG 的 cAMP-PKA 系统在病理生理和复杂的阿片戒断行为中的作用提供了进一步直接的依据。

（四）PAG 的 GABA 能神经元在阿片戒断中的功能性作用

PAG 中 GABA 能神经元亚群在调节阿片反应和阶段中也起着重要的作用。在体外试验中，阿片戒断时观察到 PAG 中 GABA 能神经元高度兴奋，GABA 释放增加，而不是谷氨酸。在阿片戒断的 PAG 信号介导的起始部位显示，GABA 能神经元的兴奋和导致的 PAG 传出神经元的 GABA 能抑制作用，靶向于下丘脑和腹侧髓质。巴格利和他的同事发现 PAG 细胞体的过度兴奋是 PKA 依赖机制的 GABA 转运载体-1（GAT-1）电流增加导致的结果。正如提到的，腺苷酸环化酶和蛋白激酶 A 信号的上调始终与阿片类戒断相关。重要的是，慢性吗啡治疗后增强的腺苷酸环化酶信号与戒断过程中 GABA 能终端兴奋性相关，这种反应被伴随的 PAG 神经元内源性腺苷所抑制。因此，GAT-1 电流有助于 GABA 释放和阿片类戒断启动的调节。GAT-1 活性

通过 PAG 中 GABA 能神经元的兴奋性和神经末端直接导致阿片戒断症状，大概增强了 PAG 输出神经元的 GABA 能抑制作用。

六、胶质细胞活性在吗啡戒断过程中的关键因素

目前已经进入了研究神经胶质细胞的时代，直到几年前，神经胶质细胞还仅仅被认为连接神经元细胞的支架，除此以外没有其他作用。最近充分的证据证明神经胶质细胞极其复杂，具有许多功能。神经胶质细胞在突触形成、成熟和可塑性，动作电位以及神经免疫功能方面的作用迄今已被明确。一般根据神经胶质细胞的形态和功能分为小胶质细胞、具有免疫功能且脑内特殊存在的巨噬细胞、星形胶质细胞，这些代表了中枢神经系统的主要胶质成分，占脑内容量的 20%~50%；NG2 胶质细胞，一种直接接受神经元突触传入的特殊的胶质细胞；施旺细胞和少突胶质细胞分别构成了外周和中枢神经系统神经元轴突髓鞘层。

尽管如此，对于胶质细胞在阿片类药物依赖和戒断综合征的作用，我们的认识仍然处在初步阶段。胶质细胞，特别是星形胶质细胞，包绕着神经突触并且通过有效递质的释放参与突触传递和可塑性的生理调控，这个过程称为胶质传导。有证据显示，胶质细胞参与吗啡的依赖/戒断过程中。吗啡戒断引起了神经胶质细胞的活性和炎症介质在脑内不同部位的表达。长期的吗啡治疗激活了脊髓、后扣带回、海马和 PAG 的神经胶质细胞活性。

长期的全身或鞘内吗啡给药会激活脊髓胶质细胞，导致炎性因子释放的上调。抗炎细胞因子阻断了慢性吗啡戒断引起的症状，包括脊髓水平的疼痛。AV411 是血-脑屏障渗透性的非特异性磷酸二酯酶抑制剂，抑制神经胶质细胞的活性。AV411 的炎症抑制作用表现在体内和体外。研究证实吗啡和 AV411 的联合使用会抑制吗啡戒断症状，同时会降低脑内和脊髓内吗啡上调的星形胶质细胞和小胶质细胞活性。吗啡和 AV411 的联合使用显著降低了给予纳洛酮 60 分钟后的催促戒断行为。AV411 进一步下调了吗啡戒断引起的星形胶质细胞 GFAP 和小胶质细胞 CD11b 的激活标记物，IL-1β，MCP-1 和在 PAG 的 MIP-3α。AV411 还可以防止特发性吗啡和羟考酮戒断引起的体重下降。

虽然一直以来，人们猜测阿片类药物引起的神经炎症反应必须通过激活经典的阿片受体，最近的数据反驳了这个假设。一系列的多学科研究显示吗啡作用在神经胶质细胞的 TLR4 和 MD-2 上，因此引起 TLR4 聚合，触发炎症反应。神经胶质细胞 TLR4 的直接激活诱发 TNFα 的过度表达。TNFα 是少数几个确定的神经胶质细胞传导介质之一。在吗啡依赖大鼠中 TLR4 的抑制剂可减弱戒断症状。研究进一步证实吗啡戒断诱发星形胶质细胞的活性，促进 PAG 中 TNFα 的释放，有趣的是，在 PAG 中注入外源性 TNFα 可诱发吗啡戒断样行为。因此，现有证据证明 TNFα 在神经元和胶质细胞交互作用中起着关键作用，可以通过调控突触传递影响药物滥用。

七、与 PAG 中吗啡戒断相关的神经胶质细胞-神经元的交互作用

最近几年，大量的证据证实在神经胶质细胞和神经元之间存在相互通讯，指出在神经胶质细胞在神经系统的功能性活动中起着重要的作用。神经胶质细胞释放一些传导介质，影响神经胶质细胞-神经元通讯以及神经元分化和可塑性。在神经元交接处，星形胶质细胞发挥着重要的自身稳定功能，促进内环境的稳定，保证最佳的神经元功能。据估计，每个啮齿类动物的星形胶质细胞含有 100 000 个突触和数以百计的树突。星形胶质细胞在神经元突触传导的调节中发挥着多种作用。除了这样的辅助功能，星形胶质细胞释放化学递质调节神经元功能。星形胶质细胞对于神经元的活性和神经递质的应答通过神经元受体的活化。

进一步的证据显示神经胶质细胞与神经元活性的主动控制有密切关系。最近的研究证实特别是在处理阿片类药物时，神经胶质细胞和神经元之间作用紧密相关。星形胶质细胞的激活能够促进调节周围细胞包括神经元功能的物质（例如，细胞因子，谷氨酸盐）的合成和释放。炎性介质可以对神经元产生直接的影响，并且诱导多种后续的变化改变神经功能，可能产生阿片戒断症状。特别是，通过神经胶质细胞的激活。增加的中枢神经系统细胞因子的释放会大大的影响和调节神经元功能。例如，TNFα 增加谷氨酸 AMPA 受体的活性，增强了神经元内河豚毒素抑制的钠通道的内向电流。TNFα 也增加海马区突触前自发性和诱发性神经递质的释放。此外，肿瘤坏死因子增加了神经元 AMPA 和 NMDA 受体在神经元细胞表面的表达。这种变化是为了加强神经元整体的兴奋性。长期适应的分子机制包括基因表达和一些蛋白激酶，涉及蛋白磷酸化和基因表达的信号传导过程。在我们最近的研究中，神经胶质细胞-神经元之间的交互作用通过激活的神经胶质细胞释放的 TNFα 传导，改变与吗啡戒断相关的 PAG 中神经细胞有丝分裂原活化蛋白激酶（MAPK）和转录因子。

在亚细胞水平，细胞外信号调节激酶（ERK1/2）是一类丝氨酸/苏氨酸蛋白激酶蛋白家族，通过磷酸化的转录因子导致的靶基因的表达引起功能上的成瘾性。最近，一些研究已经表明在吗啡依赖的大鼠中，脊髓水平的 ERK 途径介导纳洛酮催促戒断症状。研究证实，磷酸化的 ERK1/2 在吗啡戒断的大鼠 PAG 中有正调节作用。ERK 的磷酸化是产生 Fos 蛋白的主要途径之一。吗啡戒断引起 ERK 活性增加，导致 Fos 蛋白增多。吗啡依赖的大鼠注射纳洛酮后，在 PAG 中发现了 Fos 蛋白的过度表达。在 vlPAG 中，吗啡戒断诱导的 Fos 蛋白的过度表达和磷酸化的 ERK 可以被共同标记。CREB 也参与神经可塑性过程，包括压力和药物成瘾的变化。慢性吗啡依赖在不同脊髓水平的基因表达

上影响时间很长。我们发现,PAG 的 CREB 表达增加与吗啡戒断的大鼠相关。

证据显示,炎症状态下 TNFα 的增加引起神经元的 pERK 磷酸化,增强的 ERK 信号促进了药物滥用中 Fos 蛋白的表达。CREB 可以被 ERK1/2 和诱导转录活性的 PKA 激酶激活。我们已发现注射微量的重组 NFα 到 vlPAG 中会诱发吗啡戒断样行为,以及磷酸化的 ERK1/2,CREB 和 PAG 中 Fos 蛋白的表达。纳洛酮催促吗啡戒断导致 GFAP 和 TNFα 在 PAG 的上调。将过度表达 p55TNF 受体的 HSV 载体注入到吗啡依赖大鼠的 PAG 中,阻止 TNF 与神经元的 TNFR 结合,发现由 HSV 载体介导的 TNF 受体抑制了吗啡戒断症状和神经元的 ERK1/2 磷酸化以及神经元 CREB 和 Fos 蛋白的转录因子。此外,TNFα 与 GFAP 共存在,而 TNF 受体与 NeuN 共存在,提示 TNFα 是由星形胶质细胞产生,而 TNF 受体主要在周围的神经元。因此证实了在吗啡戒断后 PAG 中神经胶质细胞和神经元细胞相互作用的重要性,提示了神经胶质细胞的 TNFα 联合神经元的 TNF 受体共同导致 ERK1/2 和 CREB 的磷酸化,改变神经元激活标志,Fos 蛋白的表达。

八、概要

概括的讲,由于对阿片类及其他包括炎症,局部缺血,病菌感染刺激的应答,PAG 中神经胶质细胞的激活会对周围神经元产生深远的影响。最近的数据显示,长期暴露于阿片类药物导致神经胶质细胞的活化和炎症介质在 PAG 的表达,这与复杂的阿片类依赖和戒断综合征是相关的。特别是,阿片类激活胶质细胞后产生的增多的 TNFα 直接影响 PAG 的神经元功能,包括包括 ERK1/2 和 CREB 的磷酸化,改变神经元的基因表达,以及纳洛酮和其他阿片拮抗药使用后的催促戒断症状。抑制 TNFα 的生物功能可以抑制慢性吗啡戒断症状并逆转神经化学反应。因此,我们认为由 PAG 神经胶质细胞的 TNFα 和神经元的 TNFR 交互作用介导的神经胶质-神经元的相互作用在复杂的阿片戒断综合征中起着重要的作用。总之,这些发现为以后进一步研究神经胶质细胞分子水平和 PAG 中神经元标志物的变化奠定了基础。这些研究结果还表明,抑制 TNFα 可能是一种新的有效预防阿片类药物戒断的方法。

(傅强　顾娟娟　米卫东)

参 考 文 献

1. LF Chu,DY Liang,X Li,et al. From mouse to man:the 5-HT3 receptor modulates physical dependence on opioid narcotics. Pharmacogenetics and Genomics,2009,19:193-205.

2. GF. Koob,ML Moal. Drug abuse:Hedonic homeo-static dysregulation. Science,1997,278:52-58.

3. JCami,M Farre. Drug addiction,The New England Journal of Medicine,2003,349:975-986.

4. AKvist,P Fagergren,J Whittard,et al. Dysregulated post-synaptic density and endocytic zone in the amygdala of human heroin and cocaine abusers. Biological Psychiatry,2011,69:245-252.

5. SL Ingram,CW. Vaughan,E Bagley,et al. Enhanced opioid efficacy in opioid dependence is caused by an altered signal transduction pathway. Journal of Neuroscience,1998,18:10269-10276.

6. S Hao,S Liu,X Zheng,et al. The role of TNFα in the periaqueductal gray during naloxone-precipitated morphine withdrawal in rats. Neuropsychopharmacology,2011,36:664-676.

7. M Morgan,MJ Christie. Analysis of opioid efficacy,tolerance,addiction and dependence from cell culture to human. British Journal of Pharmacology,2011,164:1322-1334.

8. A McPhie,GA. Barr. RegionalFos expression induced by morphine withdrawal in the 7-day-old rat. Developmental Psychobiology,2009,51:544-552.

126 IL-1在疼痛研究中的新进展

疼痛是影响人类生活质量的一个重要因素，几乎每个人都遭受过疼痛的困扰。全球每年都要在控制疼痛上消耗大量的医疗和社会资源。虽然疼痛的治疗药物和方法越来越多，但慢性疼痛仍缺乏有效的治疗手段。因此，找到不同类型慢性疼痛的共同特点，对控制慢性疼痛至关重要。越来越多的研究表明慢性疼痛与外周或中枢痛觉敏化有关。外周神经损伤能够激活神经元细胞和非神经元细胞，并能通过其相互作用形成外周或中枢的痛觉敏化。损伤部位通过神经纤维与神经元、小胶质细胞等相互作用引起神经元高兴奋性和持续性疼痛。损伤发生后促炎因子分泌增加，神经元兴奋性升高，进而引起外周和中枢的痛觉敏化。细胞因子级联反应在疼痛和炎性过程中有着复杂的联系，常常涉及胶质细胞、免疫细胞和神经元细胞。

最近研究表明IL-1β能够在外周和中枢水平促进炎症和疼痛的发展。IL-1β可能是胶质细胞影响神经元兴奋性、促进痛觉过敏的一个重要介质，它能够调节胶质细胞和神经元之间的相互作用，促进突触易化、疼痛信号的传递和疼痛慢性化。

一、IL-1

IL-1家族（interleukin-1 family, IL-1F）由11个成员组成，即IL-1F1~IL-1F11。又分别被称为IL-1α、IL-1β、IL-1受体拮抗剂（IL-1 receptorantagonist, IL-1ra）、IL-18、IL-36ra、IL-36α、IL-37、IL-36β、IL-36γ、IL-38和IL-33。IL-1β是促进急慢性炎症和自身免疫性疾病的促炎因子。IL-1受体包括IL-1RⅠ、IL-1RⅡ两类。IL-1β主要与IL-1RⅠ结合发挥生物学功能，与IL-1RⅡ结合不能产生生物学信号。因而，IL-1RⅡ被称为诱饵受体。IL-1β与IL-1RⅠ结合后，IL-1受体辅助蛋白（IL-1RAcP）在细胞膜募集，形成具有高亲和力的复合物，进而产生细胞内的信号。IL-1受体拮抗剂（IL-1ra）占IL-1家族成员的1/3，能占据IL-1受体结合位点，拮抗IL-1的生物效应[1,2]。

在正常的生物体内，IL-1β在调节摄食、睡眠、体温等方面具有重要作用，能通过各种调节作用保持动态平衡[2]。然而，在类风湿关节炎、神经病理性疼痛、骨关节炎、多发性硬化等疾病中，IL-1β的水平明显升高。角质细胞、成纤维细胞、滑膜细胞、神经元细胞、免疫细胞、胶质细胞等都能够合成分泌IL-1β。

二、IL-1β在不同类型疼痛中的作用

（一）炎性痛中IL-1β的作用

在外周组织中注射IL-1β能够引起强烈的热痛敏和机械痛敏。足底注射角叉莱胶、细菌内毒素LPS、完全弗氏佐剂（CFA）等致炎物质时会出现机械痛和热痛觉过敏。红肿的组织和背根神经节中IL-1β的表达明显上调。IL-1β还能够通过刺激免疫细胞上调其他伤害性介质，这也是IL-1β致痛的机制之一。应用IL-1ra能够明显减轻CFA足内注射引起的机械痛敏，同时抑制神经生长因子（NGF）的水平。NGF在急慢性疼痛中起着重要作用，Anti-NGF预处理能够减轻CFA引起的痛觉过敏。IL-1β能够在转录水平和转录后水平明显上调NGF。除此之外，IL-1β还能通过复杂的级联信号放大效应促进前列腺素、IL-6、P物质、MMP-9等致痛介质的释放。RT-PCR与原位杂交证明IL-1R1表达在感觉神经元上。IL-1β通过影响感觉神经元上TRPV1、钠通道、GABA、NMDA的通透性，调节神经元的兴奋性。在离体实验中IL-1β能够升高大鼠皮肤痛觉感受器中降钙素基因相关肽（CGRP）的水平。

（二）神经病理性疼痛中IL-1β的作用

病理性疼痛往往是由于神经损伤所致。免疫系统与神经系统的相互作用被认为是神经病理性疼痛发生和发展的关键因素。IL-1β等促炎因子对神经病理性疼痛状态的维持起着重要作用。腰腿痛被认为是神经痛的一个代表，通常是由于椎间盘退行性变和椎间盘突出所引起，被认为是神经节受压所引起的神经病理性疼痛。与正常椎间盘相比，病变的椎间盘中IL-1β的水平明显升高。在离体培养的人髓核细胞上孵育IL-1β，能够引起SP（P物质）表达增加，而SP又能介导慢性疼痛的发生发展[3]。

在神经病理痛动物模型中，受损的坐骨神经、DRG、脊

髓中 IL-1β 的表达上调[4,5]。外周神经损伤后,活化的施旺细胞和受损神经周围募集的巨噬细胞都分泌 IL-1β。在坐骨神经慢性压迫(CCI)模型建立 1h 后就能在坐骨神经受损部位检测到 IL-1β 的表达上调。坐骨神经周围注射 IL-1R1 中和性抗体或 IL-1β 的中和抗体能够减轻机械痛和热痛敏。在坐骨神经横断模型中 IL-1β 的表达上调能持续到术后 1 月左右。在 L5 脊神经横断大鼠中,鞘内给予 IL-1ra 能够减轻大鼠机械痛敏。IL-1R1 基因敲除或者 IL-1ra 过表达的小鼠的机械痛和热痛敏都较野生型小鼠有明显减轻[6]。从 IL-1R1 基因敲除或 IL-1ra 过表达小鼠中急性分离的 DRG 电生理显示,其自发性异位放电减少(DRG 的异位放电被认为与病理性疼痛密切相关)。

2008 年 Kawasaki[7] 等发现:脊神经结扎(SNI)神经病理痛早期阶段主要是由 MMP-9 诱导产生 IL-1β,而在神经病理痛后期阶段主要是由 MMP-2 介导产生 IL-1β。有文献报道 IL-1β 能够激活 MMP[8]。因此,在神经病理性疼痛中 IL-1β 与 MMP 可能构成了一个正反馈回路,介导中枢痛觉过敏。

(三)IL-1β 在术后慢性疼痛中的作用

开胸手术、腹股沟疝修补术等手术后,慢性疼痛发生率明显高于其他手术,10%～50% 患者会转变为可持续数月乃至数年的慢性病理性疼痛[9]。严重影响患者的生活质量和功能恢复。虽然有研究者认为手术中切割、牵拉操作易使细胞代谢和微环境恶化,可能是术后慢性疼痛的一个原因。但目前术后慢性疼痛的确切机制仍不清楚。2008 年,Flatters 等[10] 率先提出了大鼠皮肤肌肉切口牵拉术(skin/muscle incision and retraction,SMIR)的动物模型,该手术模仿手术中切口牵拉的外科行为,但不损伤外周神经,最终可导致长达数周的持续性疼痛。该手术为研究术后慢性提供了一个很好的模型。目前 IL-1β 在 SMIR 模型中的作用尚未见报道。我们的实验发现 SMIR 手术大鼠背根神经节内 IL-1β 的表达明显上调,但 IL-1β 是否是导致术后慢性疼痛的原因仍需进一步研究。

(四)IL-1β 在痛风中的作用

痛风是由高尿酸血症引起的自身炎症调节紊乱。关节内尿酸晶体的沉积导致了痛风性关节炎,它能够引起痛风的急性发作。在急性发作期间,关节周围会出现红肿热痛等局部炎性反应症状,全身系统会出现发热、血沉增快、白细胞升高、炎性标记物上升等症状和体征。大多患者会反复发作,若未给予持续的有效治疗,关节周围会形成痛风结石。

DiGiovine[11] 等在二十几年前就发现单尿酸盐(MSU)晶体能够刺激白细胞产生 IL-1β。Martinon 等通过对炎性体缺陷巨噬细胞的研究发现单尿酸盐(MSU)晶体刺激炎性体 NLRP3 进而导致 IL-1β 的生成[12]。除了急性痛风性关节炎,多种自身炎症性疾病都与 IL-1β 的过度产生有关。

三、IL-1β 在 CNS 的作用、与细胞和离子受体的关系

(一)中枢神经系统中的 IL-1β 与疼痛的关系

细胞因子引起的持续性疼痛不仅限于外周痛觉敏化。很多研究者在中枢神经系统中也发现了促炎因子及其受体。目前已经在病理性疼痛动物模型中发现脊髓背角、脑干、海马前额叶皮层等组织中 IL-1β 水平明显高于正常动物[13]。直接在中枢神经系统内注射 IL-1β 能够引起神经元兴奋性增强和痛觉过敏。脑室内注射 IL-1β 能够显著降低热板实验大鼠的反应潜伏期,鞘内注射 IL-1β 能够降低大鼠对 von Frey 刺激的撤足反射阈值。为了评估神经元对 IL-1β 的反应性,在大鼠侧脑室微量注入 IL-1β 能够使大鼠面部皮肤受到有害刺激时,三叉神经尾侧亚核的宽动态范围神经元的反应性增强,但同等剂量的 IL-1β 不能影响低阈值机械感受神经元对皮肤刺激的反应性[14]。另外,有实验证明鞘内注射 IL-1β 能够增强脊髓背角神经元的兴奋性,引起 C 纤维对刺激的反应增强。为了进一步验证中枢神经系统中 IL-1β 对疼痛的作用,Zhang 等在 CFA 致大鼠炎性痛模型中鞘内给予 IL-1ra 能够显著减轻大鼠的痛觉过敏[15]。鞘内给予 IL-1ra 还能够减轻 HIV-1 gp120 引起的机械痛敏和热痛敏。这些实验结果表明中枢神经系统中的 IL-1β 对动物疼痛模型的痛觉反应起着重要作用。IL-1β 与其他细胞因子共同作用引起中枢细胞因子的级联放大反应对持续性疼痛的发展起着重要作用。然而,中枢神经系统中 IL-1β 水平升高的机制尚不清楚,仍需要进一步研究。

(二)IL-1β 对胶质细胞与神经元相互作用的影响

中枢痛觉敏化被认为是持续性疼痛的一个重要机制。目前认为中枢神经元兴奋性增高参与了中枢敏感化,而对神经元有营养和支撑作用的胶质细胞又与神经元的兴奋性密切相关。有证据表明炎性细胞因子在调节胶质细胞与神经元相互作用时,扮演着神经调质的角色[16]。在持续性疼痛时,胶质细胞被激活并分泌炎性细胞因子。在大鼠咬肌内注射 CFA 能够引起咬肌的炎症反应和大鼠面部机械痛觉过敏。咬肌的炎症反应能够引起三叉神经脊束核内胶质纤维酸性蛋白(glial fibrillary acidic protein,GFAP)、链接蛋白 43 和 CD11b 表达升高。这些蛋白分别是星形胶质细胞和小胶质细胞的分子标记物,其水平的升高即表示星形胶质细胞与小胶质细胞的激活。咬肌炎症反应激活引起胶质细胞激活的同时,IL-1β 的水平也明显上升。免疫荧光染色显示 IL-1β 与 GFAP 共标,而与 CD11b 和 Neu-N(神经元标记物)无共标现象。这表明 CFA 诱导咬肌炎症反应时,三叉神经脊束核内 IL-1β 的升高主要是星形胶质细胞所产生的。在骨癌痛模型中也发现了类似的情况:星形胶质细胞合成分泌 IL-1β。最近有文献报道脊神经结扎(SNL)大鼠脊髓中 IL-1β 升高,进而导致 TNF 受体相关因子 6(TRAF6)的合成增加,TRAF6 激活下游 JNK/CCL2 信号通

路引起痛觉过敏[17]。

炎症反应引起的星形胶质细胞激活和 IL-1β 分泌增加能够被丙戊茶碱(胶质细胞调节剂)所抑制。这表明中枢神经系统炎性因子的分泌是由于胶质细胞的激活所引起。此外,也有文献报道中枢神经系统中的小胶质细胞也能够合成分泌 IL-1β[18],离体的脊髓背角切片孵育 LPS 能够使小胶质细胞激活分泌 IL-1β。鞘内注射 LPS 能够引起大鼠的痛觉过敏,鞘内注射 IL-1ra 能够减轻大鼠的机械痛敏。以上实验表明 IL-1β 与小胶质细胞在疼痛中起着重要作用。

(三) IL-1β 与 NMDA 受体的相互作用

神经元谷氨酸受体(特别是离子型 NMDA 受体)在突触可塑性和慢性疼痛中发挥着重要作用。NMDA 受体是由 NR1、NR2(NR2A-NR2D),NR3(NR3A-NR3B)亚基组合而成的四聚体,中枢神经 NMDA 受体主要由 2 个 NR1/NR2B 或 2 个 NR1/NR2A 组成。蛋白激酶能够催化 NR1 和 NR2 蛋白 C 端氨基酸序列发生磷酸化,NMDA 受体亚基的磷酸化能够增强其对离子的通透性。在组织和神经损伤引起痛觉过敏时,NMDA 受体磷酸化明显增强。

最近研究表明,IL-1β 与 NMDA 受体的相互作用与疼痛密切相关[15]。氟代枸橼酸(胶质细胞抑制剂)和 IL-1ra 能够抑制炎症引起的痛觉过敏和 NMDA 受体磷酸化。免疫荧光显示:IL-1R1 与 NMDA 受体的 NR1 亚基在神经元上存在共标。离体实验显示,在大脑切片上直接孵育 IL-1β 能够引起涉及三叉神经疼痛的大脑区域 NMDA 受体磷酸化。IL-1β 诱导的 NMDA 受体磷酸化能够被 IL-1ra 所阻断,但氟代枸橼酸却不能阻断 IL-1β 诱导的 NMDA 受体磷酸化。这表明 IL-1β 对 NMDA 受体的作用存在于胶质细胞激活的下游。总之,IL-1β 通过与 IL-1R1 产生的信号导致 NMDA 受体的磷酸化。

综上所述,不同原因引起疼痛发生机制存在差异,因此临床上治疗不同类型的疼痛常采用不痛的治疗药物和方法,但治疗效果都欠佳。若能找到不同类型疼痛的共同发病机制,并找出针对该机制的阻断药物,就能使疼痛治疗更简单、更有效。在炎性痛、神经痛、术后痛等不同的疼痛模型中都有 IL-1β 的参与。将来 IL-1β 及 IL-1R1 可能成为治疗疼痛的有效靶点[19]。

(姜友水 熊源长)

参考文献

1. Braddock M, Quinn A, Targeting IL-1 in inflammatory disease: new opportunities for therapeutic intervention. Nat Rev Drug Discov, 2004, (3): 330-339.

2. Dinarello CA. Biologic basis for interleukin-1 in disease. Blood 1996, (87): 2095-2147.

3. Binch A, Cole AA, Breakwell LM, et al. Expression and regulation of neurotrophic and angiogenic factors during human intervertebral disc degeneration. Arthritis Res Ther, 2014, (16): 416.

4. Lee HL, Lee KM, Son SJ, et al. Temporal expression of cytokines and their receptors mRNAs in a neuropathic pain model. Neuroreport, 2004, (15): 2807-2811.

5. Ruohonen S, Khademi M, Jagodic M, et al. Cytokine responses during chronic denervation. J Neuroinflammation, 2005, (2): 26.

6. Wolf G, Gabay E, Tal M, et al. Genetic impairment of interleukin-1 signaling attenuates neuropathic pain, autotomy, and spontaneous ectopic neuronal activity, following nerve injury in mice. Pain, 2006, (120): 315-24.

7. Kawasaki Y, Xu ZZ, Wang X, et al. Distinct roles of matrix metalloproteases in the early- and late-phase development of neuropathic pain. Nat Med, 2008, (14): 331-336.

8. Yang CM, Hsieh HL, Yu PH, et al. IL-1beta Induces MMP-9-Dependent Brain Astrocytic Migration via Transactivation of PDGF Receptor/NADPH Oxidase 2-Derived Reactive Oxygen Species Signals. Mol Neurobiol, 2014.

9. Hinrichs-Rocker A, Schulz K, Jarvinen I, et al. Psychosocial predictors and correlates for chronic post-surgical pain (CP-SP)-a systematic review. Eur J Pain, 2009, (13): 719-730.

10. Flatters SJ. Characterization of a model of persistent postoperative pain evoked by skin/muscle incision and retraction (SMIR). Pain, 2008, (135): 119-130.

11. Di Giovine FS, Malawista SE, Nuki G, et al. Interleukin 1 (IL 1) as a mediator of crystal arthritis. Stimulation of T cell and synovial fibroblast mitogenesis by urate crystal-induced IL 1. J Immunol, 1987, (138): 3213-3218.

12. Martinon F, Petrilli V, Mayor A, et al. Gout-associated uric acid crystals activate the NALP3 inflammasome. Nature, 2006, (440): 237-241.

13. del Rey A, Apkarian AV, Martina M, et al. Chronic neuropathic pain-like behavior and brain-borne IL-1beta. Ann N Y Acad Sci, 2012, (1262): 101-107.

14. Oka T, Aou S, Hori T Intracerebroventricular injection of interleukin-1 beta enhances nociceptive neuronal responses of the trigeminal nucleus caudalis in rats. Brain Res, 1994, (656): 236-244.

15. Zhang RX, Li A, Liu B, et al. IL-1ra alleviates inflammatory hyperalgesia through preventing phosphorylation of NMDA receptor NR-1 subunit in rats. Pain, 2008, (135): 232-239.

16. Watkins LR, Maier SF. Glia: a novel drug discovery target for clinical pain. Nat Rev Drug Discov, 2003, (2): 973-985.

17. Lu Y, Jiang BC, Cao DL, et al. TRAF6 upregulation in spinal astrocytes maintains neuropathic pain by integrating TNF-alpha and IL-1beta signaling. Pain, 2014, (155):

2618-2629.

18. Clark AK, D'Aquisto F, Gentry C, et al. Rapid co-release of interleukin 1beta and caspase 1 in spinal cord inflammation. J Neurochem,2006,(99):868-880.

19. Le Maitre CL, Binch AL, Thorpe A, et al. Degeneration of the intervertebral disc with new approaches for treating low back pain. J Neurosurg Sci,2014.

127 一氧化氮信号通路与心肌缺血预处理

心肌梗死为在冠状动脉病变的基础上,发生冠状动脉血供急剧减少或中断,使相应的心肌严重而持久地急性缺血导致心肌坏死,为世界范围内年死亡率最高的疾病之一,冠状动脉闭塞后 20~30 分钟,其供血范围内的心肌即可产生不可逆的病变,大面积的心肌细胞坏死,心脏的舒张和收缩功能障碍,最终将导致心衰。及早恢复缺血心肌的灌注是防止进行性心肌不可逆损害的唯一办法,然而,恢复灌注本身也可能产生严重的心肌损伤,甚至导致缺血期轻度受损的心肌细胞坏死,即发生缺血再灌注损伤。近年来大量的研究表明,心肌缺血预适应可明显减小再灌注损伤,心肌缺血再灌注及缺血预处理中的各种心血管保护作用涉及许多因素,其中最主要的是一氧化氮信号通路[1],现就 NO 信号通路在心肌缺血再灌注及心肌缺血预适应中的作用进行综述。

一、NOS-NO-sGC 信号通路

大约 160 年前,NO 即以硝酸甘油的形式进入了人们的视野,sGC 及其催化产物 cGMP 在 20 世纪 60 年代时被发现,随着 1991 年 NOS 的提纯并克隆成功,人们开始关注 NOS-NO-sGC 信号通路。近年来针对该信号通路进行了大量的研究,其在心血管系统中的调节作用尤其受到重视。

目前在哺乳动物体内已发现有三种 NOS,分别是 nNOS(NOS1)、iNOS(NOS2)、eNOS(NOS3)[2],3 种 NOS 的异构酶由不同的基因编码,nNOS 主要分布于外周神经、中枢神经系统和肾,iNOS 广泛分布于肝、心肌、血管平滑肌、免疫细胞及成纤维细胞等,eNOS 主要分布于脑、内皮细胞和心肌细胞。3 种 NOS 在心脏内都有表达,其中 eNOS 和 nNOS 为结构性 NOS,在组织中固定表达,催化生成 NO 时依赖 Ca^{2+} 及钙调蛋白的作用。Ca^{2+} 对 eNOS 及 nNOS 的激活能力在许多细胞中起着至关重要的作用,在这些细胞中的 Ca^{2+} 通道的开放或者 PLC 的激活可产生使平滑肌松弛的效应,由副交感神经系统释放的乙酰胆碱(Ach)对括约肌的松弛效应即是通过该作用来实现的[3]。iNOS 为可溶性酶,属 Ca^{2+} 非依赖性,在生理状态下细胞内 iNOS 的浓度较低,但在许多因素如 LPS、细胞内 cAMP 的升高、创伤以及促炎细胞因子等的刺激下,其浓度可以成百上千倍地增加。

内源性 NO 的由 L-精氨酸分解生成,L-精氨酸和氧分子在 NOS 的催化下,由辅因子还原型辅酶 II(NADPHII)提供电子,黄素核苷酸(FMN)、黄素腺嘌呤二核苷酸(FAD)、四氢生物蝶呤(BH_4)和铁原子传递电子,生成对羟基 L-精氨酸,氧分子的两个原子分别进入 NO 和瓜氨酸。生成的 NO 进一步参与其下游的信号传导通路,作用于靶细胞而完成各种生理功能。

sGC 是由两个亚单位组成的异质二聚体,在其 N 端残基上有原卟啉 IX 型血红素结合域,细胞内低浓度的 NO 与 sGC 的血红素辅基结合使 sGC 活化,在 sGC 的作用下,细胞内的 GTP 转换成 cGMP,进一步激活 cGMP 依赖的蛋白激酶(PKG)[4],细胞内 cGMP 可经多种机制发挥作用,但在心血管系统中,PKG 途径尤为重要:①活化的 PKG 使 L 型钙通道蛋白的 a1c 亚单位磷酸化,抑制其活性,从而减少 Ca^{2+} 的内流;②通过对电压门控钙通道的磷酸化抑制 Ca^{2+} 的内流;③抑制 IP3 介导的细胞内 SR 的 Ca^{2+} 释放;④通过对调节肌浆网 Ca^{2+} 泵的受磷蛋白的磷酸化,增加细胞内 SR 对 Ca^{2+} 的再摄取速度。此外,除 Ca^{2+} 外的其他离子通道也一定程度的受 NO 及其信号通路的调控,比如 NO 可通过 PKG 激活 ATP 敏感的 K^+ 通道;在离体的猪窦房结细胞及人的心耳细胞中,超极化活化的起搏电流也可被 NO-cGMP 信号通路所激活[3]。

二、心肌缺血再灌注损伤与心肌缺血预适应

心肌缺血时,心肌细胞内氧和营养物质不断地被消耗,CO_2 及无氧代谢产生的酸性代谢产物堆积,细胞处于酸中毒状态,细胞内 pH 的下降使通过 Na^+-H^+ 交换内流的 Na^+ 增多,同时,Na^+-K^+-ATP 酶活性的下降也减小了细胞内 Na^+ 离子的清除,细胞内 Na^+ 大量堆积。大量的 Na^+ 通过 Na^+-Ca^{2+} 交换将细胞内多余的 Na^+ 排出细胞,同时也产生了大量的 Ca^{2+} 内流,导致 Ca^{2+} 超载,Ca^{2+} 超载使得线粒体通透

性转运孔道开放，进而产生心肌细胞的不可逆的损伤[5]。

心肌缺血再灌注损伤是在长时间心肌缺血的基础上，恢复血流灌注，即复灌后缺血和组织损伤不减轻，反而加重甚至发生不可逆性损伤的现象，于1975年首次被报道[6]，大量的实验与临床研究证实，缺血再灌注损伤的发展机制与活性氧大量产生、细胞内钙超载、中性粒细胞活化和高能磷酸化合物生成障碍有关[7]，但其机制尚未完全阐明。心肌细胞经过反复短暂缺血后，会明显增强其对随后较长时间缺血及再灌注损伤的抵抗力，即可产生缺血预适应，这一现象于1986年由Murry等人[8]首次报道，在他们的实验中，在阻断左冠脉回旋支血流（40min）前给予连续的短暂的缺血（5min）/再灌注（5min）循环的实验组，其再灌注后4天的梗死面积较未给予缺血预适应的对照组有75%的减少[8]。目前的研究表明，缺血预适应的保护作用与其对线粒体膜通透性的保护、局部腺苷的聚积以及缓激肽和内源性阿片物质的释放有关。在心肌缺血再灌注损伤及心肌缺血预适应中，NO及其信号传导通路均起到了至关重要的作用。

三、NO信号通路与心肌缺血再灌注

1995年Williams等人研究发现在兔心肌缺血再灌注模型中应用NOS阻断剂L-NA可以增大心肌梗死面积[9]，第一次发现了NO在心肌缺血再灌注中的保护作用，然而随后的实验并不完全支持这一结论。从那时起，学者们针对NO及其信号通路在心肌缺血再灌注中的作用进行了大量的研究，得出的结论也不尽相同，更多的结果支持了NO信号通路对再灌注心肌的保护作用[10]。

（一）NO信号通路在缺血早期的保护作用

如前所述，心肌细胞缺血缺氧时，大量的Ca^{2+}内流，当细胞内Ca^{2+}达到一定浓度时，即可激活依赖于Ca^{2+}及钙调蛋白的eNOS；同时心肌缺血时ATP不断被消耗，eNOS去磷酸化增加，也从另一方面增强了eNOS的活性。eNOS的活性增加对缺血心肌是有保护作用的。就目前所知，其保护作用主要通过NO-sGC-cGMP通路来实现，包括：①通过PKG，使细胞Ca^{2+}内流减少，增加SR对细胞内Ca^{2+}的再摄取及减少其由IP_3介导的钙释放，减轻细胞内Ca^{2+}超载的程度；②通过降低细胞内Ca^{2+}浓度介导血管平滑肌的舒张，启动缺血自我保护机制；③血小板中cGMP的升高可以促进血小板内Ca^{2+}的浓度降低，进一步抑制其黏附聚集，从而减少冠脉血栓的形成；④NO也可抑制内皮细胞黏附因子表达，从而抑制了中性粒细胞趋化、聚集、黏附于血管内皮导致呼吸爆发产生大量氧自由基对心肌的损害[11]；⑤NO还可抑制内皮细胞黄嘌呤氧化酶产生，加强内皮以及心肌细胞的抵抗能力从而减轻心脏缺血期损伤；⑥NO与谷氨酸的巯基结合，经亚硝酸酰化而形成二硫基使谷氨酸受体调控的离子通道下调，防止细胞内钙超载。

（二）NO信号通路与再灌注期

随着缺血期eNOS的表达上调及活性的增加催化生成

大量的NO，NO的升高又促使了eNOS中的巯基亚硝基化，从而导致eNOS失活；同时心肌缺血后大量冠状动脉内皮细胞受损，即eNOS也逐渐减少。有研究发现，心肌缺血30min后eNOS活性即显著下降，且随着缺血时间的延长，其活性进一步降低。NO在再灌注早期（约5min内）仍呈升高趋势，此时NO尚可以发挥以上的保护作用。但随着时间的延长，生成的NO不断地被灭活，底物L-精氨酸也不断地被消耗，且eNOS活性的降低均使得细胞内NO含量减少，从而NO的保护作用减弱，白细胞、血小板黏附聚集增强，一系列的炎性因子的释放，加重心肌的损伤。该阶段可能是因为微血管顿抑作用造成的"无复流现象"造成的，及时恢复血流纠正细胞缺血缺氧状态即可减轻心肌损伤，有研究证实此期补充底物L-精氨酸可有效的改善冠脉流量及心功能，减轻心脏损伤[12]。若eNOS持续失活，诱导产生的NO逐渐减少，则其所产生的保护作用也基本消失，白细胞、血小板等黏附、聚集增强，释放炎性介质，致使白细胞呼吸爆发，产生大量的自由基，从而激活心肌细胞及免疫细胞内的iNOS。iNOS一旦激活，其作强大且维持时间长，在局部组织生成大量的NO，过量的NO一定程度上与再灌注心肌细胞的不可逆损伤有关。大量生成的NO与氧自由基发生反应，从而产生更多的活性自由基团如OONO-、HOONO和·OH，造成核酸、膜脂质的损伤、抑制各种与线粒体电子传递有关的酶类，最终抑制线粒体呼吸的完成。过量的NO参与再灌注损伤可涉及以下几个方面：①大量的NO长时间以非cGMP依赖的方式作用于巯基引起与能量代谢或抗氧化有关的酶失活；②高浓度的NO可与细胞中含铁硫中心的酶结合，使之失活，从而影响细胞的呼吸，抑制能量的生成；③NO可通过碱基的脱氨基作用直接损伤DNA，同时也有直接裂解DNA的作用；④NO可反应生成$ONOO^-$等自由基，可与膜磷脂、蛋白质、核酸等多种细胞成分发生反应，破坏细胞的结构和功能。

四、NO及其信号通路与心肌缺血预适应

缺血预适应（IPC）即经过短暂的缺血刺激，使心脏对随后的缺血再灌注刺激产生耐受的现象。其保护作用呈双峰分布，初始阶段在缺血后数分钟即可出现，持续1～3小时，延迟阶段出现于约24小时后，可持续数天或者更长，NO与其信号通路应经被证实在在应对I/R损伤的心脏保护机制中起重要作用。Loehner等人[13]在他们的实验中观察了两组大鼠的心脏经缺血预处理（3×5min）后1小时内再次对长时间（25min）缺血的反应。其中一组在预处理前予以NOS抑制剂亚硝酸精氨酸甲酯（L-NA）。结果发现在长时间缺血恢复灌注后，L-NA处理组心功能恢复明显慢于对照组，提示了内源性NO在缺血预适应的心脏保护中起重要作用。同时，他们还发现NO供体SNAP能明显增强犬心脏缺血预适应的保护作用，提示外源性NO也可参与缺血预适应的保护机制。对于24小时后出现的长时间保护

作用,大量的研究证明了其与 iNOS 有关,在 Xi,L 等人[14] 的实验中,给予系统缺氧预处理后 24 小时再次给予心肌缺血处理,实验组的心肌梗死面积明显小于 iNOS 基因敲除组、iNOS 抑制剂组、COX-2 抑制剂组及未进行预处理组,实验组的 iNOS 表达高于其余组,而其 eNOS 和 COX-2 的表达无变化,提示介导缺血预处理迟发保护作用延迟阶段的为 iNOS 而非 eNOS。

(一) NO 信号通路与缺血预适应初期保护作用

心肌发生缺血后,迅速引起心肌细胞内钙介导的 NOS (即 eNOS 及 nNOS) 的激活,而此时的 iNOS 活性则保持不变。但是这时应用 NOS 阻断剂抑制内生性 NO 的生成并不使缺血预适应的保护作用随之消失。在 Nakano 等人的实验中,应用外源性 NO 也可起到类似缺血预适应初期保护作用的效果[15],且在这一过程中活性氧自由基 MPG 及 PKC 抑制剂白屈菜赤碱的应用均可消除缺血预处理的保护作用[15],提示 NO 参与的预适应的初期保护作用与 ROS 及 NO-sGC-PKG 通路密切相关,NO 信号通路可以加强预适应的保护作用,但其来说并不是必需的[16]。缺血预适应的初期保护是多因素综合作用的结果,许多通路都参与其中,如缓激肽、腺苷、ROS 及内源性阿片物质等[17]。

(二) NO 信号通路与缺血预适应延迟保护作用

相比预适应的初期保护作用,延迟保护作用在临床上更有前景,其持续时间长,且也可被除了心肌缺血外的其他因素如腺苷受体(A1、A3)、δ 受体或缓激肽 B2 受体的活化、内毒素及其派生物或细胞因子甚致使体育锻炼所激活[18]。在过去的研究中,大量的数据表明,iNOS 信号通路在各种诱发因素所产生的延迟保护作用中都起到了至关重要的作用,但其通路的激活依赖于初期保护作用中 cNOS 活化产生的 NO 的触发作用,初期保护作用中活化的 NO 经一系列的信号转导,激活 NF-κB,进而激活 iNOS 的基因转录[19]。iNOS 催化精氨酸分解生成 NO,iNOS 诱导产生的 NO 可能通过以下几种途径来实现其对心肌的保护作用:①通过 NO-cGMP-PKG 途径减轻细胞内钙超载:NO 可激活 sGC,sGC 催化 GTP 生成 cGMP,cGMP 是一种重要的第二信使,可作用于信号级联反应下游元件如蛋白激酶 G(PKG)、cGMP 依赖性磷酸二酯酶(cGMP-PDEs)及 cGMP 门控离子通道(CNGs)等,参与血管舒缩、神经信号传递、抑制血小板凝集及细胞增殖与凋亡等调节。其中 PKG 在心肌细胞中 Ca^{2+} 离子的稳态的调节中有重要作用,其可通过磷酸化作用激活肌膜 L 型钙通道,从而抑制动作电位 II 期的 Ca^{2+} 离子内流;可在肌膜超极化的基础上活化 Ca^{2+} 激活的 K^+ 通道,减少通过 L 型 Ca^{2+} 通道的 Ca^{2+} 内流;可活化受磷蛋白及雷尼丁受体(RyRs)增强肌浆网 Ca^{2+} 结合能力;活化 1,4,5 三磷酸肌醇受体(IP_3R)减少肌浆网 Ca^{2+} 的释放。在 PKG 的作用下,心肌细胞内 Ca^{2+} 浓度可显著降低,由此减少由细胞内钙超载介导的缺血再灌注损伤[20];②抑制 NF-κB:用 NOS 抑制剂 L-NA 可抑制内源性 NO 生成可激活 NF-κB,提示 NO 对 NF-κB 有抑制作用,而 NF-κB 的活化可启动促炎

细胞因子 IL-6、TNF-α 等的表达,介导缺血再灌注过程中的炎性损伤;③iNOS 介导的 NO 合成可能可增强环氧合酶-2(COX-2)的活性,从而增强具有细胞保护作用的前列腺素类如 PGE_2 及 PGI_2 的合成[21];④NO 参与线粒体生物合成[22],从而改善心肌代谢;⑤最近的研究表明 NO 信号通路可能通过抑制线粒体渗透性转运孔道来实现其部分保护作用,在心肌缺血预适应阶段生成的缓激肽、腺苷及内源性阿片物质与其特定的 G 蛋白偶联受体结合,使 PI_3K 及 PDK 活化,PDK 使 Akt 磷酸化活化,后者通过使 NOS 磷酸化,诱导产生 NO,启动 NO-sGC-PKG 通路,PKG 作用于线粒体膜上的 KATP 通道使其开放,从而起到抑制线粒体渗透性转运孔道的开放的作用[23,24]。

五、小结

NO 信号通路参与了心肌缺血再灌注及缺血预适应的各环节,尤其在心肌缺血预适应的心肌保护中起到了至关重要的作用。尽管目前针对该通路的大量研究,但对其认识仍有待完善,更深入的研究可能为临床上心肌缺血性疾病提供新的思路。

(覃罡 王锷)

参 考 文 献

1. Stefano GB, Esch T, Bilfinger TV, et al. Proinflammation and preconditioning protection are part of a common nitric oxide mediated process. Med Sci Monit, 2010, 16(6): A125-130.
2. Umar S, van der Laarse A. Nitric oxide and nitric oxide synthase isoforms in the normal, hypertrophic, and failing heart. Mol Cell Biochem, 2010, 333(1-2): 191-201.
3. Laurence L, Brunton BACB. Goodman & Gilman's The Pharmacological Basis of Therapeutics. The McGraw-Hill Companies, Inc. 2011.
4. Ramirez-Sanchez I, Maya L, Ceballos G, et al. (−)-epicatechin activation of endothelial cell endothelial nitric oxide synthase, nitric oxide, and related signaling pathways. Hypertension, 2010, 55(6): 1398-1405.
5. Weerateerangkul P, Chattipakorn S, Chattipakorn N. Roles of the nitric oxide signaling pathway in cardiac ischemic preconditioning against myocardial ischemia-reperfusion injury. Med Sci Monit, 2011, 17(2): A44-52.
6. Cerra FB, Lajos TZ, Montes M, et al. Hemorrhagic infarction: A reperfusion injury following prolonged myocardial ischemic anoxia. Surgery, 1975, 78(1): 95-104.
7. 肖献忠. 病理生理学. 北京: 高等教育出版社, 2008.
8. Murry CE, Jennings RB, Reimer KA. Preconditioning with ischemia: a delay of lethal cell injury in ischemic myocardium. Circulation, 1986, 74(5): 1124-1136.
9. Williams MW, Taft CS, Ramnauth S, et al. Vinten-Johansen

J. Endogenous nitric oxide (NO) protects against ischaemia-reperfusion injury in the rabbit. Cardiovasc Res,1995,,30 (1):79-86.

10. Bolli R. Cardioprotective function of inducible nitric oxide synthase and role of nitric oxide in myocardial ischemia and preconditioning:an overview of a decade of research. J Mol Cell Cardiol,2001,33(11):1897-918.

11. Tiefenbacher CP,Kapitza J,Dietz V,et al. Reduction of myocardial infarct size by fluvastatin. Am J Physiol Heart Circ Physiol,2003,285(1):H59-64.

12. 蔡建志,王永武. NO 在心肌缺血再灌注损伤中的双重作用和 SOD 的影响. 同济大学学报(医学版),2007,(1):24-27.

13. Lochner A,Marais E,Du Toit E,et al. Nitric oxide triggers classic ischemic preconditioning. Ann N Y Acad Sci,2002,962:402-414.

14. Xi L,Tekin D,Gursoy E,et al. Evidence that NOS2 acts as a trigger and mediator of late preconditioning induced by acute systemic hypoxia. Am J Physiol Heart Circ Physiol,2002,283(1):H5-12.

15. Nakano A,Liu GS,Heusch G,et al. Exogenous nitric oxide can trigger a preconditioned state through a free radical mechanism,but endogenous nitric oxide is not a trigger of classical ischemic preconditioning. J Mol Cell Cardiol,2000,32(7):1159-1167.

16. Guo Y,Li Q,Wu WJ,et al. Endothelial nitric oxide synthase is not necessary for the early phase of ischemic preconditioning in the mouse. J Mol Cell Cardiol,2008,44 (3):496-501.

17. Cohen MV,Baines CP,Downey JM. Ischemic preconditioning:from adenosine receptor to KATP channel. Annu Rev Physiol,2000,62:79-109.

18. Calvert JW,Condit ME,Aragon JP,et al. Exercise protects against myocardial ischemia-reperfusion injury via stimulation of beta(3)-adrenergic receptors and increased nitric oxide signaling:role of nitrite and nitrosothiols. Circ Res,2011,108(12):1448-1458.

19. Jones WK,Flaherty MP,Tang XL,et al. Ischemic preconditioning increases iNOS transcript levels in conscious rabbits via a nitric oxide-dependent mechanism. J Mol Cell Cardiol,1999,31(8):1469-1481.

20. Chen HP,Liao ZP,Huang QR,et al. Sodium ferulate attenuates anoxia/reoxygenation-induced calcium overload in neonatal rat cardiomyocytes by NO/cGMP/PKG pathway. Eur J Pharmacol,2009,603(1-3):86-92.

21. Shinmura K,Xuan YT,Tang XL,et al. Inducible nitric oxide synthase modulates cyclooxygenase-2 activity in the heart of conscious rabbits during the late phase of ischemic preconditioning. Circ Res,2002,90(5):602-608.

22. Reynolds CM,Suliman HB,Hollingsworth JW,et al. Nitric oxide synthase-2 induction optimizes cardiac mitochondrial biogenesis after endotoxemia. Free Radic Biol Med,2009,46(5):564-572.

23. Cuong DV,Kim N,Youm JB,et al. Nitric oxide-cGMP-protein kinase G signaling pathway induces anoxic preconditioning through activation of ATP-sensitive K+ channels in rat hearts. Am J Physiol Heart Circ Physiol,2006,290 (5):H1808-817.

24. Oldenburg O,Qin Q,Krieg T,et al. Bradykinin induces mitochondrial ROS generation via NO,cGMP,PKG,and mitoKATP channel opening and leads to cardioprotection. Am J Physiol Heart Circ Physiol,2004,286(1):H468-476.

128 神经病理性疼痛的理想研究工具

——光遗传学技术

创伤性周围神经损伤导致神经病理性疼痛的内在神经生物学机制目前仍不是特别清楚，单一的治疗手段疗效不显著，采用阿片类药物镇痛很容易引起药物依赖与痛觉耐受，甚至痛觉过敏。神经损伤引起的慢性疼痛有时还表现为痛觉减退的阴性表型，并伴热耐受不良，主要表现为低温耐受不良。因此，采用先进科学技术研究神经病理性疼痛的发病机制，是一项很有挑战的科学工作。本综述简要介绍神经科学领域近三年来的一项前沿技术——光遗传学技术(optogenetics engineering)的发展，这门技术实现了如何精确靶向定位某一种特定类型神经元内的效应蛋白行为表型的控制，这必将给神经病理性疼痛的基础研究带来新机遇与新挑战。

一、光遗传学技术，神经科学领域的神奇技术革新

光遗传学技术，又称光基因调控技术，即采用光学科技和分子遗传学手段，利用自然界的光敏感基因导入相应的靶细胞，使之能表达如视蛋白一样的光敏感型蛋白，这种光敏感蛋白在组织、细胞间的特异性表达后，人们可以采用先进的光学方法来接触、记录并控制特定细胞群的活性，并在瞬间对某一特定靶细胞进行迅速精确地控制。这门技术首先是由美国斯坦福大学的神经科学家 Karl Deisseroth 与其合作者 Boyden 提出的，二人于 2004 年 7 月首次让神经元细胞膜上成功表达视蛋白。通过光刺激可控制其兴奋或抑制，使用光调节可以控制活体内靶细胞的活性。

光遗传学技术作为一门正在快速发展的技术，由最先的两种光基因工具：蓝光敏感型视紫红质通道蛋白-2(channelrhodopsin-2, ChR2)和黄光敏感型嗜盐菌紫质蛋白(halorhodopsin, NpHR)，渐渐发展成多种光基因载体可供利用。ChR2 作为一种能允许 Na^+ 内流的阳离子通道，当遇470nm 蓝光照射时，可使异位表达 ChR2 的神经元被激活；NpHR 是一种遇580nm 黄光能激活的氯离子泵，它可抑制

表达 NpHR 的神经元。ChR2 和 NpHR 的功能相互补偿，使对神经元活性的双向调控成为可能。ChR2 可以被细胞很好的接受，并且被快速地转运到神经元的轴突和树突。第一代 NpHR 蛋白在神经元中高表达时会形成聚集，造成树突肿胀，引起细胞毒性。最近，通过将信号肽从哺乳动物膜受体移植到 NpHR 来增强它的膜靶向定位和内质网的输出，产生了对黄光敏感型的二代嗜盐菌紫质蛋白(eNpHR2.0)并完成了对一代 NpHR 蛋白的改进。尽管如此，eNpHR2.0 仍不能克服神经元强烈兴奋，仍然限制了它的应用，使光遗传的抑制功能远远弱于它的兴奋功能。为此，Deisseroth 及同事对 NpHR 光敏蛋白进行优化改造，通过增加钾离子通道 Kir2.1 的 C 末端转运信号从而生成新的第三代黄光敏感型黄光敏感型(功能抑制性)嗜盐菌紫质蛋白(eNpHR3.0)。这种新型蛋白不仅在浆膜定位方面表现可喜，更大幅增加了自身抑制能力(仅给予 3.5mW/mm^2 的弱光就能产生超过 1nA 的光电流)。eNpHR3.0 的这种抑制效率的提升，以至其可以被最适波长(589nm)以外的光波刺激(包括红外光和远红外光)，这就使得神经元活性的全光谱调控成为可能。然而当 eNpHR3.0 被用来与兴奋性开关合作以建立对单细胞的双向控制时，这就成为一把双刃剑。

Deisseroth 实验室(D-Lab)实现了在同一个细胞内表达 ChR2 和 eNpHR3.0 两种蛋白的实验梦想。但是，对 ChR2 敏感的蓝光刺激依然可以微弱地激活 eNpHR3.0，反之亦然。这样即导致与单独表达其中任意一种蛋白的细胞相比，表达两种蛋白细胞的兴奋或抑制的峰电流有 40% 的衰减。尽管如此，ChR2-eNpHR3.0 结合形成的新型融合光敏蛋白，在大多数需要对细胞膜电位双向控制的实验前提下，ChR2-eNpHR3.0 融合蛋白的表现不错，再结合双光子激光共聚焦显微成像系统，可以实现对细胞内信号转导的动态跟踪与功能调制。

以上光遗传学技术仅能基本解决单一神经元的分子开关效应。对于物质如何实现跨突触运输的疑难科学问题仍

旧未知。为此，D-Lab 的科学家们将经典的跨细胞示踪蛋白麦胚凝集素（wheat germ agglutinin，WGA）的 CRE 重组酶与 CRE 依赖型视蛋白进行基因融合，把携带这两种病毒载体的融合基因序列导入动物机体，通过 WGA-CRE 融合蛋白实现了跨神经突触的示踪标记，不仅成功地标记了光控神经元亚群，还预测了相关联接脑区的解剖与神经环路联系。这显然是一种全新的神经元示踪方法，实现了解剖上有联系的神经元之间的跨突触标记，从而开启了神经回路精确操纵的新篇章。

总之，由 D-Lab 描述的光遗传技术为神经科学研究提供了新的强大工具。尽管这些基于光控离子通道的方法目前仍存在很多如前所述的在实践中仍没有完全解决的技术缺陷。但从理论上讲，光控型钙离子通道为神经精神性疾病的发病机制研究带来了新的创新动力。

二、光遗传学技术在疼痛模型中的部分实验进展

背根节神经元（dorsal rootganglionic neuron，DRG）是传递疼痛的第一级神经元。因药物和电刺激方法的限制，如果不采取转基因手段，既往实验手段难以实现非伤害性刺激特异性激动或抑制 DRG 神经元。而病理性疼痛的行为表型即是对一些正常生理状态下的非伤害性刺激出现过度的痛反应（痛觉过敏）。美国斯坦福大学生物工程学系 Iyer 等研究人员在自由活动的非转基因的小鼠身上（正常和神经病理性疼痛），采用光遗传学技术成功地设计出激发和抑制疼痛的方法。

（一）采用光遗传学技术能激发急性痛

将编码兴奋性视蛋白（ChR2）的腺相关病毒（AAV6-hSyn-ChR2-eYFP）注射到小鼠坐骨神经。2～4 周后的免疫荧光检测提示，ChR2 蛋白主要表达于以下部位：腰部 DRG 小细胞性神经元和脊髓背角的浅层区域、无髓鞘的坐骨神经及其所支配的爪部皮肤游离神经末梢。

对急性分离培养的 ChR2 阳性 DRG 神经元进行电生理记录发现，蓝光刺激（5～10Hz，1mW/mm^2）可以激动并诱发 DRG 神经元产生动作电位。采用光遗传学技术、经皮采用无损伤的蓝光照射足底，可以激活动物足底的痛觉感受器，且与幅照光强度之间存在一定的光照强度依赖性。进一步观察发现，给已注射病毒的小鼠足底不同强度的蓝光照射时，痛行为表现如下：采用 1mW/mm^2 的蓝光照射，小鼠出现缩足、叫喊和长时间舔足等明显的自发性疼痛反应；采用 0.25mW/mm^2 的蓝光照射，小鼠虽然无明显的自发性疼痛反应，但对蓝光表现出条件性厌恶；更进一步减弱蓝光照射强度（0.15mW/mm^2），小鼠虽然无明显的自发痛和条件性厌恶反应，但仍保持一定的触诱发痛（von Frey 测试和 Hargreaves 测试均出现阈值降低）。以上实验提示，采用 AAV6-hSyn-ChR2-eYFP 光遗传学技术处理的小鼠对非伤害刺激的疼痛敏感性增加。

（二）采用光遗传学技术能抑制急性疼痛

将编码抑制性视蛋白（eNpHR3.0）的腺相关病毒（AAV6-hSyn-eNpHR3.0-eYFP）注射到小鼠坐骨神经，2～4 周后 NpHR 蛋白也主要表达于同前述实验相同的神经解剖部位。对急性分离培养的 NpHR 阳性 DRG 神经元进行电生理记录，发现：黄光刺激（1s）可引起大幅度的超极化，进而抑制动作电位。这提示采用光遗传学技术处理并经皮黄光照射足底，可抑制伤害感受器的兴奋。

进一步观察足底给予不同强度黄光照射时小鼠的痛行为表现。已注射携带 AAV6-hSyn-eNpHR3.0-eYFP 抑制性光基因的实验结果如下：黄光 1.1～1.7mW/mm^2 照射，小鼠机械缩足阈值升高 69%；黄光 0.15mW/mm^2 照射，小鼠机械缩足潜伏期延长 97%；该实验提示，采用 AAV6-hSyn-eNpHR3.0-eYFP 光遗传学技术处理小鼠可以减弱疼痛行为反应。

（三）光遗传学技术能抑制神经病理性疼痛

研究者们将抑制性腺相关病毒（AAV6-hSyn-eNpHR3.0-eYFP）注入小鼠坐骨神经，并成功建立小鼠 CCI 神经病理性疼痛模型。然后采用光遗传学技术抑制光基因表达，能明显地缓解机械性触诱发痛和热痛过敏。光照皮肤属于非侵害性刺激，上述实验却能激活或抑制伤害感受器的痛行为表型，且腺相关病毒属于一种在临床上已被应用的病毒载体，因此，该实验预示，光基因调控技术对于疼痛的基础研究和转化医学研究具有极为重要意义，可加快镇痛药物的筛选和不良反应的预测。

三、结语与展望

以光遗传学技术为核心，研究包括慢性疼痛发病机制在内的诸多神经、精神失调性疾病领域内的重大悬而未决的科学问题，有明显的优势——没有某一种药理学手段对神经元的控制能接近光速！

光遗传技术与传统的分子遗传学手段如基因融合技术相结合，研究疼痛的优势在于：

在感受器水平，采用光遗传学技术可以更好地研究急、慢性疼痛的痛觉起源。

在传入神经纤维的各级传导通路上，采用光遗传学技术可以更好地研究痛觉传递，有助于人们实现对痛觉传递过程进行投射纤维传导通路层面的更为精细的解剖定位与观察。

在脊髓水平，采用光遗传学技术可以更好地研究慢性疼痛刺激状态下脊髓背角神经元微环路变化与中间神经元与初级传入中枢的可塑性改变。

在脊髓上水平直至大脑的感觉中枢，采用光遗传学技术有可能发现逆转或调控痛信息传递、感知与中枢敏化的重要手段。

综上所述，光遗传学技术在疼痛领域的合理应用，极有可能导致痛觉神经生物学的革命性变化，但也可能引发相

关的医学伦理学问题,如:临床上不能过早地将光基因转入人体,以免痛不堪言的慢性疼痛患者再遇上各种光波频率应答性光基因不良刺激而导致更多的痛苦。作为一名科学工作者,要牢记科技优势、传承进步的科学素养,理性地应用光遗传学技术探索疼痛未知领域。

(鲁显福　张励才　曾因明)

参 考 文 献

1. Berndt A, Lee SY, Ramakrishnan C, Deisseroth K. Structure-guided transformation of a channelrhodopsin into a light-activated chloride channel. Science, 2014, 344 (6182):420-424.

2. Deisseroth K. Circuit dynamics of adaptive and maladaptive behavior. Nature, 2014, 505(7483):309-317.

3. Fenno LE, Mattis J, Ramakrishnan C, et al. Targeting cells with single vectors using multiple-feature Boolean logic. Nat Methods, 2014, 11(7):763-772.

4. Gunaydin LA, Grosenick L, Finkelstein JC, et al. Natural neural projection dynamics underlying social behavior. Cell, 2014, 157(7):1535-1551.

5. Hamilton LS, Sohl-Dickstein J, Huth AG, et al. Optogenetic activation of an inhibitory network enhances feedforward functional connectivity in auditory cortex. Neuron, 2013, 80 (4):1066-1076.

6. Iyer SM, Montgomery KL, Towne C, et al. Virally mediated optogenetic excitation and inhibition of pain in freely moving nontransgenic mice. Nat Biotechnol, 2014, 32(3):274-278.

7. Kim SY, Chung K, Deisseroth K. Light microscopy mapping of connections in the intact brain. Trends in Cognitive Sciences, 2013, 17(12):596-599.

8. Packer AM, Peterka DS, Hirtz JJ, et al. Two-photon optogenetics of dendritic spines and neural circuits. Nat Methods, 2012, 9(12):1202-1205.

9. Song J, Zhong C, Bonaguidi MA, et al. Neuronal circuitry mechanism regulating adult quiescent neural stem-cell fate decision. Nature, 2012, 489(7414):150-154.

10. Warden MR, Cardin JA, Deisseroth K. Optical Neural Interfaces. Annu. Rev. Biomed. Eng, 2014, 16:103-129.

11. Zhang F, Vierock J, Yizhar O, et al. The microbial opsin family of optogenetic tools. Cell 2011, 147(7):1446-1457.

12. Warden MR, Selimbeyoglu A, Mirzabekov JJ, et al. A prefrontal cortex-brainstem neuronal projection that controls response to behavioural challenge. Nature, 2012, 492 (7429):428-432.

129 光遗传学技术在疼痛研究中的应用

光遗传学(optogenetics)是结合光学技术和遗传学技术,使用光控方法来选择性操作特定区域特定神经细胞亚群的活动,从而分析这些细胞亚群在病理生理情况下的生物学功能的一项崭新技术。光遗传学克服了传统的只用光学手段控制细胞或有机体活动的许多缺点,为神经科学提供了一种变革性的研究手段。在脊髓背根节、脊髓背角和痛反应相关脑区存在多种参与伤害性信号转导的神经细胞亚群,这些神经细胞亚群的具体功能机制研究还不深入。光遗传学技术无疑为研究特定区域不同神经细胞亚群参与疼痛的神经回路机制提供了有力手段。

一、光遗传学技术发展简介

光遗传学技术最先是由斯坦福大学的研究人员于2010年用于神经生物学实验研究的,是一种结合使用光学技术和遗传学技术来实现控制细胞行为的方法,他们将这项技术称之为 Optogenetics(optical stimulation plus genetic engineering 光刺激基因工程)。该技术整合了光学、软件控制、基因操作技术、电生理等多学科交叉的生物工程技术。其主要原理是首先采用基因操作技术将光感基因(如ChR2,eBR,NaHR3.0,Arch 或 OptoXR 等)转入到神经系统中特定类型的细胞中进行特殊离子通道或 G 蛋白偶联受体的表达。光感离子通道在不同波长的光照刺激下会分别对阳离子或者阴离子的通过产生选择性,从而造成细胞膜两边的膜电位发生变化,达到对细胞选择性地兴奋或者抑制的目的。光遗传技术具有独特的高时空分辨率和细胞类型特异性两大特点,克服了传统手段控制细胞或有机体活动的许多缺点,能对神经元进行非侵入式的精准定位刺激操作而彻底改变了神经科学领域的研究状况,为神经科学提供了革命性的研究手段。光遗传学的应用研究领域已涵盖多个经典实验动物种系(果蝇、线虫、小鼠、大鼠、绒猴以及食蟹猴等),并涉及神经科学研究的多个方面,包括脑和脊髓神经环路基础研究、学习记忆研究、成瘾性研究等。随着病毒载体基因导入技术安全性的提高,光遗传学技术将

来有可能被用于多种神经/精神疾病,如帕金森病、阿尔茨海默病、脊髓损伤、精神分裂症等的治疗。光遗传学技术还可以与其他神经生物学研究工具有机结合,如功能性磁共振造影,革命性地促进神经科学的发展。

二、疼痛传导通路中参与伤害性信号转导的重要神经细胞亚群及回路

疼痛信号传导通路整合了外周到中枢多个神经系统功能区域,如脊髓背根节、脊髓背角、丘脑、大脑感觉皮层、中脑导水管、脑干嘴端腹内侧髓质等。这些功能区域存在异质性的神经细胞亚群,对于伤害性信号的转导具有重要的调控作用。光遗传学技术有助于深层次地研究这些细胞亚群在疼痛发生发展中的作用。

脊髓背根节神经细胞群可根据轴突髓鞘性质、肽含量、电压门控钠离子通道表达和其他分子表达的不同分为许多亚群,如小直径初级感觉神经元根据和植物凝集素 IB4 结合能力的不同分为 IB4 阳性的非肽能神经元和 IB4 阴性的肽能神经元,前者的动作电位相对于后者持续时间长、具有更高密度的河豚毒素不敏感的钠电流和更小的热伤害刺激电流,在慢性损伤后,IB4 阴性的肽能神经元会大量增生;Mas 相关的 G 蛋白偶联受体(Mas-related G-protein-coupled receptors,Mrgprs)特异性表达在小直径的伤害感受性初级感觉神经元,基因敲除技术研究证实该亚群神经细胞构建了一个内源性疼痛抑制回路。可见,伤害性初级感觉神经元的异质性会导致功能上的差异。不同的伤害性初级感觉神经元亚群可转导不同类型的伤害性刺激并通过多种方式参与调控不同类型的慢性疼痛,如炎性疼痛或神经病理性疼痛。光遗传学技术的应用必将更深一步揭示不同初级感觉神经元亚群的功能和回路联系及参与不同慢性疼痛调控的形式。

伤害性感受器的中枢纤维投射至脊髓背角。脊髓背角是对伤害性信号进行加工处理的重要环节。脊髓背角存在调控疼痛的投射神经元、中间神经元、神经胶质细胞

等,中间神经元在背角中数量最多,对于调控投射神经元的兴奋性有重要作用。脊髓背角中兴奋与抑制之间的失衡可导致慢性疼痛状态,如神经损伤导致的 γ-氨基丁酸能和甘氨酸能中间抑制性神经元功能的减弱可引起痛觉超敏。谷氨酸能中间神经元亚群在炎性疼痛和神经病理性疼痛的发展中也起到了重要作用。目前,对脊髓背角中间神经元回路的理解大部分基于电生理学和药理学的方法。考虑到中间神经元在疼痛闸门控制学说中的重要地位,利用光遗传学技术特异性激活脊髓背角不同亚群的中间神经元,并结合动物疼痛行为学变化,有助于深入和全面诠释闸门控制学说的神经生物学基础。光遗传学技术结合脊髓片电生理技术还可研究脊髓水平疼痛调节回路机制。

脊髓背角投射神经元的主要直接靶点是臂旁区和丘脑,伤害性信号在这里中继后激活躯体感觉皮层、前扣带回、前额皮质和杏仁核等痛反应相关脑区。慢性疼痛患者常伴有心理症状比如焦虑和抑郁,了解各个脑区在疼痛感觉和情感成分中所起的作用对发展新型治疗方法是至关重要的,采用光遗传学技术激活局部脑区神经细胞亚群可发现该脑区在疼痛感觉或情感产生中的作用。另外,疼痛回路中存在一个重要下行调控系统,该下行疼痛调控系统主要通过脑干嘴端腹内侧髓质区发出纤维并止于脊髓背角,可以易化和抑制伤害性信号在脊髓背角的转导。脑干嘴端腹内侧髓质区存在电生理学上异质的神经细胞亚群,分别为"开放"细胞和"关闭"细胞,它们的活动状态失衡直接导致下行调控的易化或抑制。使用光遗传学技术可以进一步揭示"开放细胞"和"关闭"细胞的活动规律和内部环路。

三、光遗传学技术揭示外周伤害性感受器的转导机制

秀丽隐杆线虫是遗传学和分子生物学研究中广泛使用的多细胞生物之一,秀丽隐杆线虫对伤害性刺激有明显的可重复的躲避行为,因此可用于研究伤害性感受器的转导机制。Husson 等采用光遗传学技术研究了秀丽隐杆线虫伤害性感受器分回路机制,他们将光敏感通道-2(channelrhodopsin-2,ChR2)克隆入秀丽隐杆线虫 PVD 伤害性神经元中,并让其在 F49H12.4 启动子的调控下表达,采用蓝光刺激可激活含 ChR2 的伤害性神经元,但并不激活其他非伤害性机械传感神经元。应用光遗传学技术可以鉴定 PVD 伤害性神经元中参与疼痛调控的基因,研究各种靶基因的 RNA 干扰对光遗传学诱导的伤害性行为的影响;也可以用于在模式生物筛选新型止痛药物。

光遗传学还可以用于研究各类伤害性神经元的脊髓回路。Mas 相关的 G 蛋白偶联 D 受体(Mrgprd)是大鼠和小鼠非肽类伤害性初级感觉神经元的标志物,这些神经元参与

介导机械性伤害性刺激,但并不参与感受冷或热伤害性刺激。解剖学上研究显示 Mrgprd 阳性纤维绝大部分终止于脊髓背角 II 板层,但 Mrgprd 阳性伤害性感受器在脊髓背角的精确回路连接仍不清楚。最近,Wang 等在转基因小鼠(Mrgprd 基因座上表达光敏感通道-2)脊髓切片研究了 Mrgprd 阳性的初级感觉神经元脊髓回路,它们采用高频蓝光刺激传入神经纤维,发现 50% 的脊髓背角神经元产生兴奋性突触后电位,提示无反应的脊髓背角 II 板层神经元可能被其他传入神经纤维支配(如肽能类伤害性感受器),该研究说明疼痛在外周和中枢水平上具有形态特异性。另外,该研究也提示当脊髓背根神经节不与其中枢轴突相连时,刺激中枢轴突末端的光敏感通道-2 足以诱发脊髓背角突触的兴奋。因此,应用光遗传学技术在脊髓背角内疼痛相关复杂回路的研究中有着巨大潜力。与传统的使用电刺激传入神经纤维电生理学研究不同,光遗传学方法可以精确的刺激某个特定的伤害性感受器亚群,从而了解该亚群相联系的脊髓背角神经元回路。

光遗传学技术也可以在动物整体水平研究疼痛行为。Nav1.8 是在伤害性感受器中表达的电压门控钠离子通道,参与炎性和神经病理性疼痛的发生发展。蓝光刺激自由活动的 Nav1.8-Cre 转基因小鼠(伤害性感受器中特异性表达光敏感通道-2)后爪可以诱发特征性的伤害防御性行为,例如缩爪、舔舐、跳跃和叫声。在该转基因动物,后爪光刺激还可以激活 c-Fos 标记的脊髓背角 I 板层和 II 板层神经元,使小鼠对机械和热伤害性刺激产生长时间的超敏反应。Zlyka 等将光敏感通道插入到具有低丰度伤害性感受器亚群标记物的基因座上研究低丰度伤害性感受器的回路联系和疼痛行为特征,由于 Nav1.8-Cre 方法可以激活大量伤害性感受器,因此这种方法在行为学研究和了解中枢活动方面更具有实用性。

四、痛相关脑区神经细胞亚群的光遗传学研究

杏仁核在内脏疼痛反应的情感因素方面具有很重要的作用,以往研究证实伤害性内脏刺激可诱发 c-fos 在杏仁核中表达。Crock 等将表达光敏感通道-2 的单纯疱疹病毒(HSV)载体注射到动物右脑杏仁核中,光学刺激可明显增加动物膀胱扩张导致的内脏运动反射的敏感性,提示杏仁核神经元的活动可导致内脏痛的增加。另一个调控疼痛重要脑区是前额叶,最近一项研究将表达光敏感通道-2 的腺相关病毒(AAV)注射到前额叶中,光敏感通道-2 的表达受钙离子/钙调素依赖的蛋白激酶 α 亚基(CaMKIIα)启动子的调控,锥体神经元是前额叶中的主要兴奋性神经细胞亚群,此方法将使光敏感通道-2 选择性表达于前额叶锥体神经元,并避免在抑制性中间神经元中表达。该研究涉及前额叶两个不同的区域,边缘下皮质区和前边缘皮质区。实

验时对前额叶边缘下皮质区进行光遗传学刺激,同时对膝关节进行有害性机械性刺激,细胞外记录前额叶边缘下皮质区和前边缘皮质区电生理活动,发现边缘下皮质区神经元的激活不仅增加了这一区域其他神经元的自主活动,也增加了它们对伤害和非伤害性刺激的诱发反应。相反,光刺激边缘下皮质区可导致前边缘皮质区锥体神经元兴奋性降低。这项研究通过结合光遗传学技术和电生理学技术揭示了新的前额叶皮层的疼痛调控回路。

五、疼痛光遗传学研究未来发展趋向

光遗传学的优势在于可以实现区域神经细胞亚群的选择性激活,为探索疼痛在外周和中枢水平上的复杂性提供了新的工具。这一技术允许在清醒、自由活动的动物中直接研究伤害性感受器的激活效应,避免了传统的化学或损伤性刺激。脊髓背角中间神经元所介导的疼痛调控环路在闸门控制学说中被赋予重要地位,光遗传学技术的应用有望进一步完善经典的疼痛闸门控制学说,为该学说提供更多的理论证据。光遗传学技术研究痛相关脑区神经细胞亚群应与清醒动物的痛行为相结合,从分子和行为方面揭示疼痛的奥秘。

（包萌萌 谢芳 岳云 王云）

参 考 文 献

1. Nagel G, Brauner M, Liewald JF, et al. Light activation of channelrhodopsin-2 in excitable cells of Caenorhabditis elegans triggers rapid behavioral responses. Curr Biol, 2005, 15 (24):2279-2284.
2. Husson SJ, Costa WS, Wabnig S, et al. Optogenetic analysis of a nociceptor neuron and network reveals ion channels acting downstream of primary sensors. Curr Biol, 2012, 22(9):743-752.
3. Wang H, Zylka MJ. Mrgprd-expressing polymodal nociceptive neurons innervate most known classes of substantia gelatinosa neurons. The Journal of Neuroscience, 2009, 29 (42):13202-13209.
4. Gaspari S, Papachatzaki MM, Koo JW, et al. Nucleus Accumbens-Specific Interventions in RGS9-2 Activity Modulate Responses to Morphine. Neuropsychopharmacology, 2014.
5. Gold MS, Gebhart GF. Nociceptor sensitization in pain pathogenesis. Nat Med, 2010, 16(11):1248-1257.
6. Abrahamsen B, Zhao J, Asante CO, et al. The cell and molecular basis of mechanical, cold, and inflammatory pain. Science, 2008, 321(5889):702-705.
7. Cavanaugh DJ, Lee H, Lo L, et al. Distinct subsets of unmyelinated primary sensory fibers mediate behavioral responses to noxious thermal and mechanical stimuli. Proceedings of the National Academy of Sciences, 2009, 106(22):9075-9080.
8. Seal RP, Wang X, Guan Y, et al. Injury-induced mechanical hypersensitivity requires C-low threshold mechanoreceptors. Nature, 2009, 462(7273):651-655.
9. Todd AJ. Neuronal circuitry for pain processing in the dorsal horn. Nat Rev Neurosci, 2010, 11(12):823-836.
10. Carr FB, Zachariou V. Nociception and pain: lessons from optogenetics. Front Behav Neurosci, 2014, 8:69.
11. Lu Y, Dong H, Gao Y, et al. A feed-forward spinal cord glycinergic neural circuit gates mechanical allodynia. The Journal of clinical investigation, 2013 Sep 3;123(9):4050-4062.
12. Wang X, Zhang J, Eberhart D, et al. Excitatory superficial dorsal horn interneurons are functionally heterogeneous and required for the full behavioral expression of pain and itch. Neuron, 2013, 78(2):312-324.
13. Melzack R. From the gate to the neuromatrix. Pain, 1999 (82):S121-S126.
14. McCall JG, Kim TI, Shin G, et al. Fabrication and application of flexible, multimodal light-emitting devices for wireless optogenetics. Nat Protoc, 2013, 8(12):2413-2428.
15. Gauriau C, Bernard JF. A comparative reappraisal of projections from the superficial laminae of the dorsal horn in the rat: the forebrain. J Comp Neurol, 2004, 468(1):24-56.
16. Apkarian AV, Bushnell MC, Treede RD, et al. Human brain mechanisms of pain perception and regulation in health and disease. Eur J Pain, 2005, 9(4):463-484.
17. Tracey I, Mantyh PW. The cerebralsignature for pain perception and its modulation. Neuron, 2007, 55(3):377-391.
18. Baliki MN, Mansour A, Baria AT, et al. Parceling Human Accumbens into Putative Core and Shell Dissociates Encoding of Values for Reward and Pain. The Journal of Neuroscience, 2013, 33(41):16383-16393.
19. Bushnell MC, Ceko M, Low LA. Cognitive and emotional control of pain and its disruption in chronic pain. Nat Rev Neurosci, 2013, 14(7):502-511.
20. Ossipov MH, Dussor GO, Porreca F. Central modulation of pain. The Journal of clinical investigation, 2010, 120(11):3779.
21. Towne C, Montgomery KL, Iyer SM, et al. Optogenetic control of targeted peripheral axons in freely moving animals. PLoS One, 2013, 8(8):e72691.
22. Ji G, Neugebauer V. Modulation of medial prefrontal cortical activity using in vivo recordings and optogenetics. Mol

Brain,2012(5):36.

23. Han JS,Neugebauer V. Synaptic plasticity in the amygdala in a visceral pain model in rats. Neurosci Lett,2004,361 (1-3):254-257.

24. Crock LW,Kolber BJ,Morgan CD,et al. Central amygdala metabotropic glutamate receptor 5 in the modulation of visceral pain. J Neurosci,2012,32(41):14217-14226.

25. Ji G,Neugebauer V. Modulation of medial prefrontal cortical activity using in vivo recordings and optogenetics. Mol. Brain,2012(5):36.

130 多模式镇痛及其研究进展

疼痛是手术后常见症状或体征,过强的疼痛或长期慢性的病理性疼痛将导致不良的应激反应,影响术后康复。以往采用术后单模式镇痛存在差异性,不能有效控制疼痛,还可导致患者心理、精神障碍。多模式镇痛(multimodal analgesia,MMA)是通过联合不同作用机制的镇痛药物和多种镇痛方法,阻断疼痛病理生理机制的不同时相和靶位,减少外周和中枢敏感化,取得最佳镇痛效果[1]。MMA 是目前较为理想的围手术期镇痛方式,这一点已获得国际疼痛研究会的认可和提倡,本文就多模式镇痛的临床应用研究进展作一综述。

一、术后疼痛的病理生理机制

手术创伤导致外周的神经末梢受损,产生伤害性信号由一级传入纤维传导至脊髓背角,换元后沿脊髓丘脑束等上行传导束传递至丘脑和边缘系统等疼痛中枢,产生疼痛被整合和感知[2]。内啡肽参与手术创伤疼痛的调节,脊髓背根神经节合成 μ-阿片受体、δ-阿片受体、κ-阿片受体和阿片受体样受体,主要被运送至初级传入神经纤维突触前末梢,少数运送到突触后间隙,与激动剂结合后激活 Gi/Go 蛋白[3],通过突触后抑制和突触前抑制调节伤害性感受的传递。伤害性刺激由脊髓上传至脑内有关核团处,经处理后投射到皮层相关区域,内啡肽能神经元兴奋释放递质与阿片受体结合,参与下行抑制系统,抑制痛觉传递[4]。另外,组织和神经损伤后继发的疼痛外周敏感化(巨噬细胞、肥大细胞和淋巴细胞等释放炎症介质刺激 Aδ 和 C 纤维)和中枢敏感化(巨噬细胞、肥大细胞和淋巴细胞等释放谷氨酸、神经激肽 A、速激肽)亦是术后疼痛产生的重要原因[5,6]。

当出现伤害性刺激或手术创伤时,受损细胞向细胞外释放多种化学介质如:氢离子、钾离子、氧自由基、5-羟色胺和 P 物质等,诱发疼痛产生,导致第一感觉神经元去极化。创伤和炎症导致前列腺素大量释放,降低细胞的激活和传导阈值,激发疼痛的外周敏化[7]。因此,围手术期镇痛需要应用多种药物才能达到较为理想的镇痛水平,这也是 MMA 广受欢迎的理论基础。

二、MMA 的意义

疼痛刺激导致系列痛反应、痛敏感、痛感觉异化和神经生理反应,严重影响手术患者内环境的稳定,降低免疫抵抗力,增加并发症发生率和不利于术后康复[8],因此,选用多模式镇痛具有重要的临床意义。MMA 原则有:药物的镇痛机制互补(作用在镇痛有关的不同受体或不同部位);药物的镇痛作用相加或协同;药物的不良反应不相加或反而减轻;不同时使用两种或两种以上 NSAIDs(包括选择性 COX-2 抑制药);不同时使用作用时间和作用受体相同或互相拮抗的阿片类药物。

近年来,随着镇痛方法的不断改进,新的 MMA 方法不断涌现,包括超前镇痛、硬膜外自控镇痛(PCEA)和静脉自控镇痛(PCIA)联合口服或静脉注射阿片类、非甾体药物、智能泵系统和一些非侵入途径等(如盐酸芬太尼透皮电刺激及患者自控经鼻给药途径等),临床上都取得了较为满意的镇痛效果。其中,超前镇痛为 MMA 的重要组成部分,不仅强调治疗时间上的术前镇痛,而且更重要的是如何防止痛敏感状态形成的保护性镇痛,其镇痛应覆盖伤害刺激激发中枢兴奋状态的整个阶段,进而有效抑制外周和中枢敏感化,阻断中枢的可塑性变化。

大量文献[9-11]研究证明多种镇痛药物具有超前镇痛作用,亦有不少文献[12,13]发现无明显超前镇痛效果,鉴于单一镇痛效果存在差异,且并发症较多,目前均趋向于 MMA。即针对疼痛的发病机制,采用多种药物(局麻药、NSAIDs、阿片类、NMDA 受体拮抗剂、镁剂等),不同给药部位(局部、外周神经、硬膜外、蛛网膜下腔、静注等),在围手术期根据药物的药效学、药动学特点,选择不同的给药模式,进行预防性镇痛,以期达到防治中枢(脊髓背角、丘脑、大脑皮质)疼痛的致敏和异化,避免对躯体、内分泌和心理、认知等的不良影响,有利于术后患者内环境稳态的维持和机体功能的恢复。

三、MMA 的现状

MMA 最早出现在 20 世纪 90 年代,以患者自控镇痛(PCA)泵技术应用为标志,PCA 泵改变以往一次性肌注吗啡等镇痛药的给药模式,通过患者自我调控镇痛药的给药时间及剂量来达到镇痛目的。MMA 实质是联合使用不同作用机制的镇痛药物或不同镇痛措施,通过多种机制进行术后早期镇痛,以获得更好的镇痛效果,使药物不良反应减少到最低[14]。临床 MMA 主要模式包括 PCA 泵技术及围手术期局部麻醉药使用或不同镇痛药物的联合使用,其目的是提高镇痛的有效性、安全性、减少阿片类药物用量及不良反应,减少神经和内分泌应激反应。多模式镇痛中,最常用药物包括吗啡类中枢性镇痛药及非甾体抗炎药。

(一)胸科手术

开胸手术刺激(切皮、牵张肋骨、刺激胸膜、牵拉膈肌等)导致伤害性痛信号沿躯体神经产生局部、中枢疼痛敏感化,手术过程刺激肺门、心包、膈肌等导致迷走神经、膈神经等兴奋,均可活化躯体或内脏性疼痛。不同的神经损害、肌筋膜受累或神经病变等易产生迁延性疼痛综合征,使胸部术后疼痛时程长达 2-6 个月[15]。Cosmo 等[16]综合对胸部手术镇痛研究发现,硬膜外阻滞辅用阿片类、COX2 抑制剂行 MMA,效果获得大家认同。硬膜外镇痛在脊椎平面获得镇痛,预防脊髓后角灰质层受体可塑化,具有镇痛效果可靠、作用快、不良反应少、脊神经损伤轻等优点,称之为胸部手术镇痛的"金标准"。国内外文献[17,18]研究证明,胸部手术采用 MMA,可提供术后镇痛效果,减少镇痛药物的需要量,降低术后并发症,有利于患者病情康复等。

(二)腹部手术

原发病、手术刺激、继发性损伤、炎症、水肿、腹压增加、炎性介质释放等均可投射至中枢部位引起痛敏感,且术中牵拉反应增加疼痛的控制难度,影响呼吸功能、炎症等,不利患者康复。在腹部手术中应用 MMA,可有效抑制术后疼痛,促进术后胃肠道功能恢复,降低围手术期应激反应,为患者提供舒适镇痛[19,20]。

(三)四肢手术

四肢手术疼痛刺激均经躯体神经上传,因此 MMA 方案多应用硬膜外、外周神经阻滞等,或辅用不同镇痛药物进行防治[21]。下肢手术 MAA 多采用硬膜外持续镇痛,药物为局麻药、阿片类、NSAIDs 等,亦有采用股神经、坐骨神经阻滞,阻断了组织损伤后炎症介质或致痛物质作用于外周神经末梢所产生的原发性和继发性痛觉过敏,同时阻断伤害性冲动向脊髓的传导,且并发症少,对呼吸、循环功能影响轻微。上肢手术 MMA 方案设计多采用神经阻滞、静脉注射镇痛药物等,常能取得很好的效果。

四、MMA 对细胞因子和免疫功能的影响

研究证实[22],机体术后免疫炎性反应与体内细胞因子的变化和失衡具有密切关系。手术创伤或术后疼痛激活细胞因子产生疼痛过敏,研究认为[23,24],疼痛和细胞因子相互影响,炎性细胞因子的增加可能会加剧疼痛,反之亦然。因此,术后疼痛与免疫反应和细胞因子的关系日益受到重视。手术疼痛产生的不良应激反应会导致数个生物级联系统的过度激活,释放大量细胞因子,使机体遭受损害。IL-6 和 TNF-α 是促炎细胞因子,在周围损伤组织和中枢神经系统中浓度升高,亦是痛觉过敏介质,诱使周围组织和中枢神经系统的疼痛敏感化,加重疼痛感[25,26]。动物实验[27,28]显示,手术创伤或术后疼痛可激活细胞因子(如 IL-6、TNF-α),引起疼痛敏感化,加重术后疼痛,对机体产生不利影响。

免疫系统是患者的保护屏障,具有抗感染、抗肿瘤和促进术后恢复等作用。研究表明[29],手术创伤后患者的免疫功能受到抑制,程度与创伤程度成正比,创伤越大免疫抑制越严重。术后疼痛刺激可直接传递到中枢神经系统,对机体神经-免疫-内分泌系统产生刺激,同时应激反应引起的内源性儿茶酚胺、糖皮质激素和前列腺素的增加都可造成机体免疫机制的改变,从而影响到患者的免疫系统的功能[30]。研究认为[31,32],手术创伤和术后疼痛产生的应激反应影响免疫功能,适度的应激反应可提高机体抵抗力和保持内环境平衡,过度的应激反应则抑制免疫功能,降低机体抵抗力。

五、MMA 的效果

目前,仍有高达 70% 的手术患者对术后镇痛效果不满意,另有 25% ~ 55% 的患者由术后急性疼痛转化为慢性疼痛[33]。MMA 亦称之为平衡镇痛,通过联合不同作用机制的镇痛药物(局麻药、NSAIDs、阿片类、NMDA 受体拮抗剂、镁剂等)和多种镇痛方法(局部、外周神经、硬膜外、蛛网膜下腔、静注等),阻断疼痛病理生理机制的不同时相和靶位,减少外周和中枢(脊髓背角、丘脑、大脑皮质)敏感化,取得最佳镇痛效果,同时减少镇痛药物剂量,降低药物不良反应[34]。国内外资料表明[35,36],MMA 较单模式镇痛更能提供满意镇痛效果,且不良反应少。

目前 MMA 的镇痛机制仍不清楚,可能是通过不同药物、方法、时机等进行镇痛,取得超前镇痛的配合,有效控制或减少伤害性刺激和炎性介质释放,预防疼痛敏感化和异化,实现平衡镇痛的效果。由于疼痛的产生和程度受外界刺激、个体耐受度、心理学等多种因素的影响,个体间 MMA 方案难以趋于统一,有待于疼痛病理生理和临床研究的进一步研究。

(温来友 陈建庆)

参 考 文 献

1. Rosero EB, Joshi GP. Preemptive, preventive, multimodal analgesia: what do they really mean? Plast Reconstr Surg,

2014,134(4Suppl 2):85S-93S.

2. De Leon-Casasola O. A review of the literature on multiple factors involved in postoperative pain course and duration. Postgrad Med,2014,126(4):42-52.

3. Backryd E,Ghafouri B,Larsson B,et al. Do low levels of beta-endorphin in the cerebrospinal fluid indicate defective top-down inhibition in patients with chronic neuropathic pain? A cross-sectional,comparative study. Pain Med,2014, 15(1):111-119.

4. Mayor D. An exploratory review of the electroacupuncture literature:clinical applications and endorphin mechanisms. Acupunct Med,2013,31(4):409-415.

5. Li WW,Guo TZ,Shi X,et al. Autoimmunity contributes to nociceptive sensitization in a mouse model of complex regional pain syndrome. Pain,2014,155(11):2377-2389.

6. Laboureyras E,Aubrun F,Monsaingeon M,et al. Exogenous and endogenous opioid-induced pain hypersensitivity in different rat strains. Pain Res Manag,2014,19(4):191-197.

7. Singh H,Kundra S,Singh RM,et al. Preemptive analgesia with Ketamine for Laparoscopic cholecystectomy. J Anaesthesiol Clin Pharmacol,2013,29(4):478-484.

8. Macintyre PE,Huxtable CA,Flint SL,et al. Costs and consequences:a review of discharge opioid prescribing for ongoing management of acute pain. Anaesth Intensive Care,2014,42(5):558-574.

9. Bafna U,Rajarajeshwaran K,Khandelwal M,et al. A comparison of effect of preemptive use of oral gabapentin and pregabalin for acute post-operative pain after surgery under spinal anesthesia. J Anaesthesiol Clin Pharmacol,2014,30(3):373-377.

10. Valente DS. Preemptive analgesia with bupivacaine in reduction mammaplasty:a prospective,randomized,double-blind,placebo-controlled trial. Plast Reconstr Surg,2014, 134(4):581-586.

11. Singh H,Kundra S,Singh RM,et al. Preemptive analgesia with Ketamine for Laparoscopic cholecystectomy. J Anaesthesiol Clin Pharmacol,2013,29(4):478-484.

12. Sezen G,Demiraran Y,Karagoz I,et al. The assessment of bupivacaine-tramadol and levobupivacaine-tramadol combinations for preemptive caudal anaesthesia in children:a randomized,double-blind,prospective study. Int J Clin Exp Med,2014,7(5):1391-1396.

13. Bauer HC,Duarte FL,Horliana AC,et al. Assessment of preemptive analgesia with ibuprofen coadministered or not with dexamethasone in third molar surgery:a randomized double-blind controlled clinical trial. Oral Maxillofac Surg, 2013,17(3):165-171.

14. Newton-Brown E,Fitzgerald L,Mitra B. Audit improves Emergency Department triage,assessment,multi-modal analgesia and nerve block use in the management of pain in older people with neck of femur fracture. Australas Emerg Nurs J,2014,17(4):176-183.

15. Qing HS,Shuhui G,Jiagang L. Surgical management of intramedullary cavernous angiomas and analysis pain relief. Neurol India,2014,62(4):423-428.

16. De Cosmo G,Aceto P,Gualtieri E,et al. Analgesia in thoracic surgery:review[J]. Minerva Anestesiol,2009,75(6):393-400.

17. Bottiger BA,Esper SA,Stafford-Smith M. Pain management strategies for thoracotomy and thoracic pain syndromes. Semin Cardiothorac Vasc Anesth,2014,18(1):45-56.

18. 欧阳文博,张坤全,左艳琴,等. 开胸围手术期应用多模式镇痛对术后镇痛及镇静效果的影响. 白求恩医学杂志,2014,12(5):427-429.

19. De Oliveira GS Jr,Castro-Alves LJ,Nader A,et al. Transversus abdominis plane block to ameliorate postoperative pain outcomes after laparoscopic surgery:a meta-analysis of randomized controlled trial. Anesth Analg,2014,118(2):454-463.

20. Ahmed A,Latif N,Khan R. Post-operative analgesia for major abdominal surgery and its effectiveness in a tertiary care hospital. J Anaesthesiol Clin Pharmacol,2013,29(4):472-477.

21. Lee SK,Lee JW,Choy WS. Is multimodal analgesia as effective as postoperative patient-controlled analgesia following upper extremity surgery? Orthop Traumatol Surg Res, 2013,99(8):895-901.

22. Hua S,Cabot PJ. Mechanisms of peripheral immune-cell-mediated analgesia in inflammation:clinical and therapeutic implications. Trends Pharmacol Sci,2010,31(9):427-433.

23. Faris MA,Kacimi S,Al-Kurd RA,et al. Intermittent fasting during Ramadan attenuates proinflammatory cytokines and immune cells in healthy subjects. Nutr Res,2012,32(12):947-955.

24. Licciardone JC,Kearns CM,Hodge LM,et al. Associations of Cytokine Concentrations With Key Osteopathic Lesions and Clinical Outcomes in Patients With Nonspecific Chronic Low Back Pain:Results From the OSTEOPATHIC Trial J Am Osteopath Assoc,2012,112(9):596-605.

25. Chaganti RK,Purdue E,Sculco TP,et al. Elevation of serum tumor necrosis factor α in patients with periprosthetic osteolysis:a case-control study. Clin Orthop Relat Res, 2014,472(2):584-589.

26. Schmidt MJ,Roth J,Ondreka N,et al. A potential role for substance P and interleukin-6 in the cerebrospinal fluid of

Cavalier King Charles Spaniels with neuropathic pain. J Vet Intern Med,2013,27(3):530-535.

27. Zhang YL, Xu JM, Zhou P, et al. Distinct activation of tumor necrosis factor-α and interleukin-6 in the spinal cord after surgical incision in rats. Mol Med Report,2012, 5(6):1423-1427.

28. Teixeira JM, Oliveira MC, Parada CA, et al. Peripheral mechanisms underlying the essential role of P2X7 receptors in the development of inflammatory hyperalgesia. Eur J Pharmacol,2010,644(1-3):55-60.

29. Islam N, Whitehouse M, Mehendale S, et al. Post-traumatic immunosuppression is reversed by anti-coagulated salvaged blood transfusion: deductions from studying immune status after knee arthroplasty. Clin Exp Immunol,2014,77(2): 509-520.

30. Cata JP, Bauer M, Sokari T, et al. Effects of surgery, general anesthesia, and perioperative epidural analgesia on the immune function of patients with non-small cell lung cancer. J Clin Anesth,2013,25(4):255-262.

31. Calvo M, Dawes JM, Bennett DL. The role of the immune system in the generation of neuropathic pain. Lancet Neurol,2012,11(7):629-642.

32. Hua S, Cabot PJ. Mechanisms of peripheral immune-cell-mediated analgesia in inflammation: clinical and therapeutic implications. Trends Pharmacol Sci,2010,31(9):427-433.

33. 王云,岳云. 术后疼痛分子机理研究进展. 中国继续医学教育,2011(10):94-98.

34. Gritsenko K, Khelemsky Y, Kaye AD, et al. Multimodal therapy in perioperative analgesia. Best Pract Res Clin Anaesthesiol,2014,28(1):59-79.

35. 刘慧丽,张小青,李跃新,等. 不同多模式镇痛策略对腹腔镜手术后疼痛的影响. 临床麻醉学杂志,2014,30(3):235-238.

36. Choi S, Rampersaud YR, Chan VW, et al. The addition of epidural local anesthetic to systemic multimodal analgesia following lumbar spinal fusion: a randomized controlled trial. Can J Anaesth,2014,61(4):330-339.

阿片类药物是一种传统的治疗中、重度疼痛的常用药物,在全身麻醉中,则为首选的镇痛药物。然而,伴随着阿片类药物的使用,常常会联系到大量的不良反应,如阿片依赖(opioid dependence),药物耐受(tolerance),成瘾(addiction)以及痛觉过敏(opioid induced hyperalgesia,OIH)。根据国际疼痛学会(ASIP)的界定,痛觉过敏系指不同类型的阿片类药物经短期或长期应用后对正常痛刺激反应性增高,阿片类药物镇痛效应的敏感性降低,出现反常性疼痛。本文就近年来国内外对痛觉过敏的检测方法,发生机制,防治方法作一综述。

一、OIH 的检测

临床中常使用视觉模拟评分(Visual analogue scales,VAS),数字评分法(Numeric rating scale,NRS),麦吉尔疼痛问卷(McGill pain questionnaire,MPQ),但这类标准均是基于患者的临床症状和主观表达,显然对 OIH 不能进行可靠诊断。

同时,在临床上一长期使用阿片类药物的患者需要增加药物的用量时,一般会有以下四种情况:①原有疾病的进展;②阿片类药物的耐受;③阿片类药物的成瘾和依赖;④OIH。在前三种情况下,增加阿片药物的剂量可以获得疼痛缓解,而 OIH 则表现出与原有部位不同或范围扩大的痛觉过敏和触诱发痛。

标准的诊断 OIH,应该在标准化的情况下,对药物使用前、后或接受刺激前、后的刺激-反应值的构成和比较进行系统的测定,称为定量感觉试验(Quantitative sensory test,QST)。此方法通过给予外周皮肤特定部位一定刺激(冷、热、疼痛或振动),检测其相应阈值,从而评价不同神经纤维功能,包括有髓鞘的大神经纤维或无髓鞘的小神经纤维功能等,QST 的痛觉模式(包括冷痛觉和热痛觉)可以评估痛觉过敏和感觉减退。

对于动物来说,阿片诱导药物导致机械痛敏可以通过 Von Frey 机械刺激法,而阿片类药物诱导的热痛敏由以下三种方法测定:①热痛觉缩足试验;②热盘(板)测试试验;③热辐射甩尾试验。

在人类,要获得准确的痛阈基值要比动物试验复杂得多。因为人类有跟高级的中枢大脑参与调节各种反射,因此会模糊了这一简单的反射。通常只能通过受试者自述报告来评估其痛觉的阈值或者感受到疼痛的范围。QST 试验属于半客观测量模式,对于患者要求比较高,比如对于阿片成瘾患者来说,试验性的疼痛刺激如寒冷、加压等对较正常人来说更易检测出痛敏。

阿片类药物由于使用具体药物、剂量和方法的不同,在发生时间和程度上有着不同的疼痛行为特点。我们还需进行更多研究来揭示阿片类药物诱导痛觉过敏的规律和具体机制。

二、OIH 的机制

OIH 的机制尚未完全明确,目前有以下几种机制。

(一) 中枢谷氨酰胺能系统

谷氨酸是中枢神经系统中一种兴奋性神经递质,通过激活谷氨酸受体,参与一系列病理生理反应过程,包括记忆和学习,神经突触可塑性变化和中枢神经系统异常发育等。

N-甲基-D-天冬氨酸(N-methyl-D-aspartate,NMDA)是谷氨酸受体的一个类型,广泛分布于中枢神经系统的脊髓上水平(包括大脑皮层、海马,丘脑小脑及脑干)和脊髓胶状质中。NMDA 受体是 NR1 和 NR2 亚单元组成的离子通道蛋白。NR2B 亚基是 NMDA 受体参与疼痛传导和中枢敏化过程的主要功能亚基,NR2B 表达增多与 NMDA 受体功能增强有关。有研究发现,在瑞芬太尼诱发的痛觉过敏大鼠脊髓中 NMDA 受体 NR2B 亚基的络氨酸残基(Tyr1472)磷酸化显著增加,说明脊髓 NR2B 亚基表达增加,并在 OIH 过程中发挥重要作用。据此推测,阿片类药物可促进脊髓神经元 NR2B 亚基的表达,增加 NMDA 受体功能,易化疼痛信号传导和中枢敏化,导致痛觉过敏发生。

NMDA 是电依赖型离子通道。静息膜电位时,NMDA 通道被 Mg^{2+} 阻断,当甘氨酸和谷氨酸同时存在时,可激活有效受体,使其对钠、钙离子具有高度通透性,引起细胞内外离子浓度的迅速改变，从而使背角神经去极化产生动作电位。

μ受体是 G 蛋白耦联受体，有研究发现，发生 OIH 时，μ受体功能发生了改变，由抑制性向兴奋性转变。并与兴奋性蛋白（Gs）结合，产生细胞膜去极化的效应，促进伤害信号的传递。同时电生理研究发现，μ阿片受体激活后可增强 NMDA 受体电流，且证实μ阿片受体与 NMDA 受体共同存在于脊髓背角神经元，提示两者之间可能具有结构和功能上的联系。阿片受体可能通过激活蛋白激酶 C（PKC）从而激活 NMDA 受体，于是更有利于 OIH 的发生。极低剂量吗啡产生的 OIH 就与μ受体的兴奋性作用有关。

除此之外，还有研究表明，在大鼠切口痛-瑞芬太尼痛觉过敏的形成可能与脊髓和背根神经节 δ 阿片受体表达上调有关。脊髓背角神经元 δ 阿片受体激活后可增强 NMDA 受体功能。

（二）内源性神经肽的作用

反复或持续给予阿片类药物能够使中枢产生较多的内源性神经肽，其中以强啡肽，胆囊收缩素，P 物质等为多见。

强啡肽具有 κ 受体激动的特性，其在 OIH 中可能起重要作用。强啡肽是人体本身体内产生的一类内源性的具有类似吗啡作用的肽类物质，具有很强的类吗啡活性，部分通过激活 NMDA 受体。持续应用吗啡使小鼠脊髓强啡肽活性增加，引起脊髓中兴奋性神经肽降钙素基因相关肽（CGRP）的释放，还会引起背根节 P 物质水平的异常增加，这些增加的物质引起脊髓的可塑性变化，使神经元兴奋性得以长时间维持，从而诱发 OIH。新近研究发现，应用瑞芬太尼后，小鼠脊髓强啡肽增加，表现为痛觉阈值降低，对伤害性刺激更加敏感。

P 物质为兴奋性神经递质，当给予伤害性刺激后，由初级传入伤害性感受器合成和脊髓释放。P 物质优先结合于脊髓背侧脚神经激肽（NK-1）受体。有研究表明，吗啡可引起小鼠脊髓 P 物质释放增多，且可使脊髓背角 NK-1 受体表达增加，鞘内注射 P 物质皂角苷（"自杀性传输"）清除大脑脊髓神经元的 NK-1 受体能够降低芬太尼诱导的痛觉过敏，小鼠敲除 NK 基因，则吗啡不能引起其痛觉过敏。提示 P 物质及 NK-1 受体在 OIH 中的重要性。

胆囊收缩素（cholecystokinin，CCK）也可能参与 OIH，延髓头端腹内侧部（RVM）兴奋性脊髓通路中，兴奋性 CCK 浓度增加，激活 CCK 受体而引起脊髓强啡肽水平的上调，从而在脊髓水平增强了伤害性刺激的传入，进而导致 OIH，而 CKK 受体阻滞剂 L365 和 L260 能够抑制 OIH。另有研究表明吗啡可增加大鼠脑脊液中 CCK 的浓度，脊髓中 CCKmRNA 浓度增高，同时多个脑区如杏仁核 CCK 增加。

（三）信号转导路径作用

丝裂原活化蛋白激酶（mitogen-activated protein kinase，MAPK）路径参与痛觉通路和痛觉过敏的调节。其中胞外信号调节蛋白激酶（extracellular signal-regulated kinase，ERK）是其中一支，当 ERK 与 G 蛋白耦联，则阿片受体可通过 G 蛋白受体使磷酸化的 ERK 增加。磷酸化的 ERK 则通过直接或间接磷酸化一些关键结构而调节膜兴奋性和突触后可塑形变化。有研究表明该路径参与吗啡引起耐受及热痛觉过敏。

趋化因子引导免疫细胞向炎性部位迁移。趋化因子受体属于 G 蛋白耦联受体家族。近来研究发现，趋化因子受体参与神经元和小胶质细胞间疼痛信号的传导。趋化因子 SDF1/CXCR4（基质细胞衍生因子 1 stromal-derived factor1/趋化因子受体 4 cxc chemokine Receptor4）可通过阿片受体间的异源脱敏改变神经系统的传导。动物试验中，预先在大鼠中脑导水管注射 SDF1 可减轻吗啡的镇痛作用。CXC4 受体和μ阿片受体具有相互作用，阿片受体激动剂可增加单核细胞上 CXCR4 的表达。近来研究发现吗啡引起大鼠痛觉过敏，表现为背根神经节上的 SDF1 增多，且星状胶质细胞中 CXCR4 表达增加，CXCR4 抑制剂 AMD3100 可有效缓解吗啡引起的痛觉过敏，表明 SDF1/CXCR4 与 OIH 相关。

钙/钙调素依赖性蛋白激酶-Ⅱ（calcium/calmodulin-dependent protein kinase Ⅱ，CaMK-Ⅱ）是一种多功能蛋白激酶，参与多种神经功能的调节。近来发现吗啡可引起脊髓 CaMK-Ⅱ 水平增高，鞘内注射 CaMK-Ⅱ 抑制剂可减轻 OIH。当通过 SiRNA 技术敲除 CaMK-Ⅱ 基因也可显著缓解 OIH，表明 CaMK-Ⅱ 在 OIH 的形成和维持中起重要作用。

（四）γ-氨基丁酸（gamma-aminobutyric acid，GABA）抑制性受体作用

GABA 是脊髓和脊髓上调节疼痛的主要抑制性神经元，由钠-钾共转运体（KCC₂）和碳酸酐酶（CAVH）主要对神经细胞功能产生抑制作用。神经细胞内 CAVH 参与了阿片依赖和成瘾动物腹侧被盖区神经细胞 GABA 从抑制转向兴奋性的机制。鞘内注射碳酸酐酶抑制剂，大鼠对静脉麻醉药物的痛觉过敏和炎性痛觉过敏反应则减弱。而在甲醛溶液引起大鼠炎性疼痛模型中，脊髓背角的 KCC₂ 表达减少，脊髓 KCC₂ 参与慢性炎性疼痛。脊髓损伤后脊髓钠-钾-氯离子联合转运体（NKCC₁）上调和 KCC₂ 下调是形成病理性疼痛的主要原因。OIH 与炎性疼痛及神经病理性疼痛具有一些相同的机制，阳离子联合转运体在 OIH 中不容忽视。

（五）NO 与热痛觉过敏

NO 在神经组织中是一种新型的生物信息分子。近来研究表明，NO 在热痛觉过敏中起着关键作用。在甲醛溶液足底注射-外周结扎坐骨神经法所致疼痛模型上，经腹腔注射，侧脑室或口服给小鼠一氧化氮合酶抑制剂 NG-硝基-左旋精氨酸甲酯，均表现为明显而持久的抗伤害作用。

此外，NOC-18 鞘内注射后，可明显的缩短结扎坐骨神经后痛觉过敏产生的时间，此种对如痛觉过敏发展的加速效应可被血红蛋白完全抑制。但亚甲蓝对这种加速效应无影响。这种结果提示 NO 也可通过一氧化氮-环鸟苷酸以外的通路来发挥效应。

另外有动物实验表明，在选择切断大鼠坐骨神经的疼

痛模型上,伤害性刺激导致的脊髓内神经元型一氧化氮合酶(NOs)增加可使 NO 在病变神经末梢内增多。此外,在弗氏佐剂所致热痛觉过敏的大鼠上,NOs 升高可使 α-肿瘤坏死因子(α-TNF)表达上调。彭勉等应用经典术后疼痛模型发现瑞芬太尼诱发痛觉过敏与脊髓 iNOSmRNA 及 FOS 蛋白表达上调有关。

(六) PKC(protein kinase C 蛋白激酶 C)与痛觉过敏

近期研究显示,PKC 可增强或参与 OIH 的形成。以下四项研究均 PKC 参与了痛觉过敏的形成:①大鼠足底注射弗氏佐剂可引起脊神经元 PKC 上调并促进伤害反应;②结扎坐骨神经引起的热痛觉过敏 PKC 水平明显增高;③鞘内注射灯盏花素乙等 PKC 抑制剂可减弱足底注射蜂毒引起的搔抓反应及对侧热痛觉过敏;④PKC 兴奋剂对酞酸,佛波醇酯可增强机械性痛觉过敏。

(七) 其他机制

RVM 区域内的二类细胞活性增强可促进脊髓痛觉传递的敏感性,这些细胞膜上面都表达 α 受体,阻断其可抑制这些二类细胞兴奋,抑制痛觉过敏形成。动物实验证明,在持续给予吗啡的大鼠 RVM 区域内注入该受体拮抗剂后,能够抑制痛觉过敏和异常疼痛。此外,某些基因可能参与了 OIH 的发生,有人发现十六种近交系小鼠使用吗啡 4d 后,OIH 发生有明显的种系差异,并使用基因绘图得出单倍域中和 OIH 的关系最强的基因位于 β$_2$ 肾上腺素受体基因位点,此基因缺失的小鼠不易发生 OIH。后爪局部注射 β$_2$ 肾上腺素受体阻滞剂可以降低 OIH 的发生,进一步验证了 β$_2$ 肾上腺素受体基因和 OIH 的联系。近来有研究表明,脊髓神经元限制性沉默因子(NRSF)参与了瑞芬太尼诱发切口痛小鼠痛觉过敏的形成和维持 NRSF 与 μ 阿片受体基因中的 NRSE 序列结核,负性调控 μ 阿片受体基因转录,使表达下调,导致 μ 阿片受体与 NR1 亚基间的物理作用减弱,μ 阿片受体与 NR1 易分离,从而增强 Ca^{2+} 通透性,导致痛觉过敏的发生。

三、OIH 的治疗策略

(一) 降低或停用阿片类药物

发生 OIH 时,应该首先降低阿片类药物剂量甚至完全停用阿片类药物。大量数据表明将阿片类药物剂量最多可以降低至其峰值剂量的 25%。同时迅速降低至最高剂量的 25% 通常不会引起戒断症状和痛觉过敏;而且如果是使用极低剂量(<10mg/24h)的阿片类药物仍然发生 OIH 时,阿片类药物甚至可以完全停用。

(二) 替换阿片药物

换用低风险引起 OIH 的药物,美沙酮是一种外消旋体,其中右旋体具有弱 NMDA 受体拮抗作用,有报道,美沙酮替换全部的芬太尼或替换部分的吗啡都能有效治疗 OIH。

布诺啡是一种具有拮抗作用的部分阿片激动剂,可激动 μ 阿片受体,与纯 μ 阿片受体激动剂芬太尼相比具有更大的抗 OIH 的作用,具体表现为抗痛觉过敏的半衰期长于镇痛效应的半衰期。另外,阿片类药物使脊髓强啡肽增加,激活 κ 受体,而布诺啡对 κ 受体具有拮抗作用,因此,可认为布诺啡具有治疗慢性疼痛或 OIH 的独特能力。

(三) NMDA 受体通道阻滞剂

氯胺酮是一种可与 NMDA 受体结合的非竞争性拮抗剂,对需要大量阿片类药物或出现不同程度的阿片耐受的患者有显著益处。证据表明,围手术期应用小剂量氯胺酮可以缓解术后切口 OIH,还有研究证明静脉给予氯胺酮可以治疗瑞芬太尼诱导的痛觉过敏。但也有人认为,关于氯胺酮此作用的临床预期试验大多数都是在具有镇痛效应的麻醉联合药联合应用时进行的,受其他麻醉药的干扰,并且由于 NMDA 受体在中枢神经系统表达具有普遍性及多样性,使得阻滞 NMDA 受体病理激活而且还需保障其正常生理功能变得非常困难。因此氯胺酮抗痛觉过敏效应在临床应用中的可靠性受到质疑,同时氯胺酮能引起患者精神障碍等不良反应同样导致其受到限制。

(四) COX-2(cyclooxygenase-2,环氧合酶-2)抑制剂

有研究显示,前列腺素参与调节伤害性反应过程,并刺激脊髓背角兴奋性谷氨酸释放,一项健康志愿者的研究中,注射瑞芬太尼前使用 COX-2 抑制剂帕瑞考昔可以增强瑞芬太尼的镇痛作用并缓解 OIH。

(五) α$_2$ 受体激动剂

最近有研究发现 α$_2$ 受体激动剂可乐定联合瑞芬太尼使用时,减少了其输注后的抗镇痛作用,消除了阿片输注后继发性痛觉过敏。新型高选择性 α$_2$ 受体激动剂右美托咪定可以减少阿片类药物的用量极其不良反应。

在大鼠神经疼痛模型上发现右美托咪定(Dexmedeto-midine,Dex)全身给药可以产生剂量相关的抗热痛觉过敏作用。有研究表明,预先给予 Dex 可明显改善患者的术后疼痛及瑞芬太尼所致的痛觉过敏。

(六) 钙通道阻滞剂

钙离子通道与阿片受体存在耦联关系,钙离子通道拮抗剂直接阻断钙离子通道,有研究发现,鞘内给予 L 型钙离子通道阻断剂氯胺地平,能够阻断反复注射吗啡产生的热痛觉过敏和触觉过敏。其机制是降低持续吗啡处理后脊髓内兴奋性氨基酸的浓度的增加,从而影响神经元生物学效应的产生。

综上所述,阿片类药物作为临床最广泛的镇痛药,与此同时引起的痛觉过敏使阿片药物的应用成了一把双刃剑。OIH 严重影响患者的生活质量,增加社会医疗资源的消耗。目前有越来越多的人投身到对 OIH 的研究中,通过其孜孜不倦的探索,必将给治疗 OIH 带来新的希望。

(朱泓瑾 李恒)

参 考 文 献

1. Chu LF, MS Angst, D Clark, et al. Opioid-induced hyperal-

gesia in humans：molecular mechanisms and clinical considerations. Clin J Pain,2008,24(6):479-496.

2. Calixto-Campos C,Zarpelon AC,Corrêa M,et al. The Ehrlich tumor induces pain-like behavior in mice：a novel model of cancer pain for pathophysiological studies and pharmacological screening. Biomed Res Int. 2013,29(8):624815.

3. Liang DY,Li X,Clark JD. Epigenetic regulation of opioid-induced hyperalgesia,dependence,and tolerance in mice. J Pain. 2013,14(1):36-47.

4. 郭雪娇,冯智英,过建国. 慢性疼痛治疗阿片类药物引起痛觉过敏的机制及临床防治进展. 2014,8(35):743-747.

5. Mücke M,Cuhls H,Radbruch L,et al. Quantitative sensory testing. Schmerz. ,2014,28(6):635-480.

6. Gu X,Zhang J,Ma Z,et al. The role of N-methyl-D-aspartate receptor subunit NR2B inspinal cord in cancer pain. Eur J Pain,2010,14(5):496-502.

7. Gu X,Wu X,Liu Y,et al. Tyrosine phosphorylation of the N-Methyl-D-Aspartate receptor2B subunit in spinal cord contributes to remifentanil-induced postoperative hyperalgesia：the preventive effect of ketamine. Mol Pain,2009,5(30):76-77.

8. Chen BS,KW Roche. Regulation of NMDA receptors by phosphorylation. Neuropharmacology,2007,53(3):362-368.

9. Virk MS,JT Williams. Agonist-specific regulation of mu-opioid receptor desensitization and recovery from desensitization. Mol Pharmacol,2008,73(4):1301-1308.

10. Jürgen S,Jonathan Lee. How to erase memory traces of pain and fear. Trends in Neuro sciences,2013,6(36):343-351.

11. Vera-Portocarrero LP,Zhang ET,King T,et al. Spinal NK-1 receptor expressing neurons mediate opioid-induced hyperalgesia and antinociceptive tolerance via activation of descending pathways. Pain. 2007,129(1-2):35-45.

12. Chen Y,C Geis,C Sommer,et al. Activation of TRPV1 contributes to morphine tolerance：involvement of the mitogen-activated protein kinase signaling pathway. J Neurosci,2008,28(22):5836-5845.

13. Chen X,Geller EB,Rogers TJ,et al. Rapid heterologous desensitization of antinociceptive activity between mu or delta opioid receptors and chernokine receptors in rats. Drug and Alcohol Dependence,2007,88(1):36-41.

14. Heinisch S,J Palma,LG Kirby,Interactions between chemokine and mu-opioid receptors：anatomical findings and electrophysiological studies in the rat periaqueductal grey. Brain Behav Immun,2011,25(2):360-372.

15. Hyeon JL,David CY. Opioid induced hyperalgesia in anesthetic settings. KJAE,2014,5(67):299-304.

16. White F,Wilson N. Opiate-induced hypernociception and chemok in the receptors. Neuropharmacology. 2010,58(1):35-37.

17. Chen Y,C Yang,ZJ Wang. Ca^{2+}/calmodulin-dependent protein kinase II alpha is required for the initiation and maintenance of opioid-induced hyperalgesia. J Neurosci,2010,30(1):38-46.

18. Chacur M,Matos RJ,Alves AS,et al. Participation of neuronal nitric oxide synthase in experimental neuropathic pain induced by sciaticner vetransaction. Braz J Med Biol Res,2010,43(4):367-376.

19. Chen Y,Boettger MK,Reif A,et al. Nitric oxide synthase modulates CFA-induced thermal hyperalgesia through cytokine regulation in mice. Mol Pain,2010,2(6):13-18.

20. 石林玉,张娟,孔明健,等. 脊髓神经元限制性沉默因子在瑞芬太尼诱发切口痛小鼠痛觉过敏中的作用. 中华麻醉学杂志. 2014,3(34):279-282.

132 化疗药致神经病理性疼痛的治疗研究进展及其相关机制

有研究估计至 2020 年全球将新增 1700 万肿瘤患者[1]，常用的抗肿瘤药物常伴随各系统的不良反应，在很大程度上削弱了患者的治疗依从性。化疗药物导致的外周神经病理性疼痛（CIPNP）尤为严重，且不似骨髓抑制、胃肠道反应等可通过特异性对症治疗得到缓解甚至完全控制[2-4]。世界卫生组织的调查显示伴随神经病理性疼痛的肿瘤患者的大额医疗支出中，神经毒性的控制费用仅次于肿瘤治疗本身[5]。

研究者通常将 CIPNP 按照发病时间及症状大致区分为早期治疗后疼痛（例如紫杉醇致急性疼痛症状 P-APS），感觉异常，感觉共济失调，机械或冷触诱发痛等[6]。多项研究表明 CIPNP 的症状通常由四肢起始，随着治疗周期的延长，以上症状则逐渐由四肢向中枢发展，部分患者甚至迁延不愈。临床医生通常依据经验简单按照神经损伤性疼痛及炎性疼痛予以对症治疗，这种治疗手段对于 CIPNP 而言若盲人摸象，无法实施有的放矢的治疗，粗糙的治疗方案必然无法带来良好的治疗效果。随着现代医学在细胞、分子水平的深入，根据病理生理机制进行 CIPNP 个性化治疗显得更为可能。

抗肿瘤药物主要分为以下几类：①铂类化合物，如奥沙利铂、顺铂等；②纺锤体干扰剂或微管解聚抑制剂，如长春新碱、紫杉醇等[7]。不同种类的抗肿瘤药物存在其特异的药理作用，在联合应用的情况下，不论抗肿瘤效应抑或神经毒性通常表现为相加及协同作用，其对神经的损伤机制则更为复杂。从各类药物的作用机制着手，才有可能提供更为高效的个体化治疗方案。

一、化疗药物的作用机制

（一）铂类化疗药物

铂类化疗药物可致急性疼痛，亦可导致慢性的远端肢体感觉异常，其分别由不同的作用机制主导。急性病变主要来源于化疗药物对钙镁离子的草酸螯合效应，主要使轴索突触的电压门控钠离子通道失调，造成感觉信号传递的异常，Ca/Mg 制剂有效减轻草酸致小鼠的冷触诱发痛（铂类

化疗药物的代表模型）的实验证据可证实上述理论[8,9]。TRP 通道的激活也是铂类化疗药物致机械及冷触诱发痛的机制[10]。慢性感觉神经毒性的产生通常由于铂类化疗药物聚集于背根神经节，介导 p38-促分裂原活化蛋白激酶（MAPK）作用于背根神经节神经细胞核内的 DNA，使其单链间产生异常的交联从而导致 DNA 的三级结构的异常改变从而丧失正常的生理功能[11-13]。铂类化合物可直接作用于 DRG 内线粒体的 ATP 合成系统，导致氧化呼吸功能不全而使得线粒体肿胀，囊泡化，引发 ROS（活性氧）的聚集，导致 TNF，IL-8 等炎性介质生成增加，继而诱发疼痛敏化[7]。研究证实 A3 腺苷受体参与脊髓背角内胶质细胞参与的氧化还原信号通路，其激动剂可有效抑制紫杉醇致CIPNP[14]。

（二）紫杉醇类化疗药物

神经轴索内的微管是轴浆运输的主要通道同时也是信号传导的重要路径，紫杉醇对微管蛋白的促聚合、抑解聚作用会导致细胞骨架的形态受损从而影响该运输通道，最终导致神经细胞轴索的病变[15-17]。理论上推测刺激使得线粒体通透转化孔持续开放，导致 Ca^{2+} 离子大量内流使得线粒体发生肿胀变形[18]。功能检测发现紫杉醇大鼠坐骨神经以及脊髓背角/腹侧线粒体中复合物 I 及复合物 II 介导的呼吸功能均受损[19,20]。紫杉醇给药后 2~4 周脊髓背角无法检出紫杉醇残留浓度时，其呼吸功能并未得到恢复[21]，可解释为线粒体功能长期失调导致的持续性能量供给不足与慢性疼痛的发展相关。通过乙酰左旋肉碱预先给药特异性逆转线粒体功能异常，可缓解紫杉醇诱导的外周神经病理性疼痛[7]。NMDA 受体的磷酸化，阳离子通道（如钙离子）的激活等机制可能与紫杉醇致 CIPNP 有关。紫杉醇亦通过激活 NAPDH 过氧化物酶促进过氧硝酸基的过度生成，促进 ROS（活性氧）系统的激活，促进炎症因子的生成产生炎性神经病理性疼痛[22]。另外不排除外周神经末梢及背根神经节内巨噬细胞的激活，脊髓内小胶质细胞的活化对疼痛敏化的促进作用。

因此 ROS 系统的激活，炎症因子的释放以及阳性离子通道的活化是多类化疗药物致 CIPNP 的共同机制。近期

研究发现,电压门控 $Na_v1.7$ 通道与神经病理性疼痛的关系密切[14],特异性的阻滞剂可有效逆转疼痛,电压门控 Ca_v 3.2 通道亦有类似发现[23]。上述机制并不独立影响疼痛的发展转归,其存在显著的交互作用。

二、CIPNP 的治疗现状与进展

既然化疗患者神经病理性疼痛的发生率居高不下,采取必要的预防措施未尝不是一个思路,前提是选择的治疗方案不能影响抗肿瘤效应,且不会造成额外的不良反应。正确及时地诊断 CIPNP 也是开展早期治疗的必要条件。CIPNP 的临床表现多样,与不同的病理生理过程以及神经的受损程度有关,简单的对症治疗显然不能满足需要,按照机制选择合适的治疗方案才有可能阻断 CIPNP 的发展。

(一) 抗氧化治疗

ROS 系统的激活及产生的氧化产物在 CIPNP 的发生发展中占据了重要的地位,因此抗氧化治疗能否产生一定的神经保护作用进而减轻 CIPNP 的程度值得探讨。维生素 E 作为内源性的亲脂性自由氧清除基可能具备微管正常功能代谢的保护作用,动物实验已经证实维生素 E 不会影响抗肿瘤作用。在一项小型的随机对照试验中发现 300 ~ 600mg/d 的维生素 E 预防性使用能有效改善 CIPNP 患者的疼痛发生率[24],然而随后一项包含 207 例患者的大型随机双盲对照临床试验却无法肯定维生素 E 的效应[25]。研究者们推测维生素 E 代谢过快导致其抗自由基的效应无法维持,于是将维生素 C 与维生素 E 合用以构成内源性氧化还原系统维持维生素 E 的抗氧化作用,将其应用至神经损伤致神经病理性疼痛的动物模型中发现了有效的神经保护作用[26]。自由基清除剂 N-苯基-N-叔丁基硝基酮有效降低紫杉醇致 CIPNP 的效应已在动物实验中得到证实,但在各类临床试验中并未能得出其能缓解 CIPNP 的肯定证据[27]。同样抗氧化剂三肽谷胱甘肽亦未能显示出有效缓解神经病理性疼痛的效应[28]。由于乙酰基肉碱兼备抗氧化效应及线粒体保护效应,已有不少研究对其进行各项临床及动物实验,但所得出的结论并不乐观[29]。二甲胺四环素可能是当前唯一肯定缓解 CIPNP 的抗氧化剂[30]。值得注意的是,化疗药物由于其非特异性对神经系统造成影响从而引发神经病理性疼痛,然而抗氧化剂也并非存在特异性,因此其在保护神经系统的同时亦修复肿瘤细胞的 DNA,从而可能促进肿瘤细胞的生长和扩散。

(二) 钙镁剂治疗

钙镁剂与铂类化疗药物的螯合可有效阻断化疗药物对神经系统钠通道的毒性作用。一项纳入 161 例铂类化疗药物治疗患者的回顾性资料中显示其中接受 1g 预防性钙/镁补充剂的 96 例患者表现了较低的神经病变发生率(20% vs 45%),并且也没有发生对肿瘤病程造成影响的不良效应[31]。然而,另外一项纳入 353 例患者的大型双盲 RCT 研究并未得出钙镁剂能有效缓解铂类化疗药物导致的神经病

理性疼痛的证据[32],同时另一项研究因预防性钙/镁补充剂对肿瘤病程造成了不良影响而意外中止[33]。

(三) 抗感染治疗

炎性因子主要在 CIPNP 的初期发挥疼痛敏化的作用,随着炎性因子如前列腺素、TNF、IL-1β/6 的逐步产生,便逐步触发 Ca/Na 离子通道、NMDA 受体等相关机制,促进疼痛敏化由外周向中枢发展。与小胶质细胞、星形胶质细胞活化相关的 p38-MAPK 通路是镇痛药物的重要拮抗靶点,一项纳入 43 例患者的小型双盲随机对照试验初步证实了 p38-MAPK 抑制剂 dilmapimod 的有效性[34]。而针对下游炎症因子前列腺素,TNF 以及 IL-1β/6 的特异性抑制剂也在一定程度上显示了缓解疼痛的效应[35]。

(四) 阳离子拮抗剂

相关研究证实 Ca_v 以及 Na_v 在 CIPNP 的发展过程中起着重要的作用,针对这些离子通道的拮抗剂能否在一定程度上缓解 CIPNP 值得探讨。拉莫三嗪在一项纳入 131 例患者的双盲随机对照Ⅲ期试验中并未得出预期的结果[36]。2007 年一项检验加巴喷丁对化疗药致外周神经病变的治疗效能的双盲随机对照试验,发现加巴喷丁与安慰剂组之间的差异无统计学意义[37]。除此之外,在一项仅 23 例患者的小型临床试验中普瑞巴林显示了一定的神经保护作用[38]。因此,该类药物的有效性和安全性仍需要大型的 RCT 实验进一步证实。

(五) 局部透皮治疗

部分药物可通过皮肤或黏膜吸收并快速产生作用,这类药物通常包括利多卡因,布洛芬,阿米替林以及氯胺酮,可分别针对 μ-阿片受体,γ-氨基丁酸受体,毒蕈碱/组胺/肾上腺素能受体以及 NMDA 受体产生效应。但这类药物持续时间有限,作用效果局限,因此需要反复应用才能缓解疼痛[39]。由于制药成分及剂量并未得到实验数据的支持,因此当前大量应用的制剂规格不一,难以统一。

(六) 三环类抗抑郁药

三环类抗抑郁药主要通过 Na_v 通道和 NMDA 受体,抑制 5-羟色胺的再摄取,从而提高内源性的 5-羟色胺浓度,阻断受损神经传导的不良刺激[40]。2007 年的一项临床研究并未获得该药物对 CIPNP 有效的证据[41]。且部分研究中的患者由于难以忍受的副作用而选择中途退出实验。因此,由于缺乏实际有效的治疗效果且并发严重的副作用,三环类抗抑郁药的市场同样遇冷。

(伍源 冯艺)

参 考 文 献

1. Paice J A. Chronic treatment-related pain in cancer survivors. Pain,2011,152(3 Suppl):S84-S89.

2. Argyriou A A,Bruna J,Marmiroli P,et al. Chemotherapy-induced peripheral neurotoxicity (CIPN):an update. Critical reviews in oncology/hematology,2012,82(1):51-77.

3. Argyriou A A,Polychronopoulos P,Koutras A,et al. Periph-

eral neuropathy induced by administration of cisplatin-and paclitaxel-based chemotherapy. Could it be predicted. Supportive Care in Cancer,2005,13(8):647-651.

4. Peters C M,Jimenez-Andrade J M,Jonas B M,et al. Intravenous paclitaxel administration in the rat induces a peripheral sensory neuropathy characterized by macrophage infiltration and injury to sensory neurons and their supporting cells. Experimental Neurology,2007,203(1):42-54.

5. Pike C T,Birnbaum H G,Muehlenbein C E,et al. Healthcare costs and workloss burden of patients with chemotherapy-associated peripheral neuropathy in breast,ovarian,head and neck,and nonsmall cell lung cancer. Chemotherapy Research and Practice,2012,2012:913-848.

6. Pachman D. R,Barton D. L,Watson J. C,Loprinzi C. L. Chemotherapy-induced peripheralneuropathy:prevention and treatment. clinical pharmacology & therapeutics, 2011, 90 (3),377-387.

7. Han Y,Smith M T. Pathobiology of cancer chemotherapy-induced peripheral neuropathy (CIPN). Frontiers in Pharmacology,2013,4:156.

8. Argyriou A A,Iconomou G,Kalofonos H P. Bortezomib-induced peripheral neuropathy in multiple myeloma:a comprehensive review of the literature. Blood,2008,112(5):1593-1599.

9. Argyriou A A,Polychronopoulos P,Iconomou G,et al. A review on oxaliplatin-induced peripheral nerve damage. Cancer Treatment Reviews,2008,34(4):368-377.

10. Nassini,R. et al. Oxaliplatin elicits mechanicaland cold allodynia in rodents via TRPA1 receptorstimulation. Pain, 2011,152(7),1621-1631.

11. Ta L E,Espeset L,Podratz J,et al. Neurotoxicity of oxaliplatin and cisplatin for dorsal root ganglion neurons correlates with platinum-DNA binding. Neurotoxicology,2006, 27(6):992-1002.

12. McDonald E S,Randon K R,Knight A,et al. Cisplatin preferentially binds to DNA in dorsal root ganglion neurons in vitro and in vivo:a potential mechanism for neurotoxicity. Neurobiology of Disease,2005,18(2):305-313.

13. Scuteri,A. et al. NGF protects dorsal rootganglion neurons from oxaliplatin by modulatingJNK/Sapk and ERK1/2. Neurosci. Lett,2010,486(3),141-145.

14. Lee JH1,Park CK2,Chen G2,et al. A monoclonal antibody that targets a NaV1.7 channel voltage sensor for pain and itch relief. Cell. 2014,157(6):1393-1404.

15. Authier N,Gillet J P,Fialip J,et al. Description of a short-term Taxol-induced nociceptive neuropathy in rats. Brain Research,2000,887(2):239-249.

16. Smith S B,Crager S E,Mogil J S. Paclitaxel-induced neuro-pathic hypersensitivity in mice:Responses in 10 inbred mouse strains. Life Sciences,2004,74(21):2593-2604.

17. Tanner K D,Levine J D,Topp K S. Microtubule disorientation and axonal swelling in unmyelinated sensory axons during vincristine-induced painful neuropathy in rat. Journal of Comparative Neurology,1998,395(4):481-492.

18. Jin,H. W,Flatters,S. J,Xiao,W. H,et al. Prevention ofpaclitaxel-evoked painful peripheral neuropathyby acetyl-l-carnitine:effects on axonalmitochondria,sensory nerve fiber terminalarbors, and cutaneous Langerhans cells. Experimental Neurology,2008,210(1):229-237.

19. Zheng H,Xiao W H,Bennett G J. Mitotoxicity and bortezomib-induced chronic painful peripheral neuropathy[J]. Experimental Neurology,2012,238(2):225-234.

20. Höke A. Animal Models of Peripheral Neuropathies. Neurotherapeutics,2012,9(2):262-269.

21. Klusáková I,Dubovy P. Experimental models of peripheral neuropathic pain based on traumatic nerve injuries-An anatomical perspective. Annals of Anatomy-Anatomischer Anzeiger,2009,191(3):248-259.

22. Doyle,T. et al. Targeting the overproduction ofperoxynitrite for the prevention and reversal ofpaclitaxel-induced neuropathic pain. Journal of Neuroscience,2012,32(18),6149-6160.

23. Michael F. Jarvis, Victoria E. Scott,Steve McGaraughty,et al. A peripherally acting,selective T-type calcium channel blocker,ABT-639,effectively reduces nociceptive and neuropathic pain in rats. Biochemical Pharmacology,2014,89 (4):536-544.

24. Pace,A. et al. Vitamin E neuroprotection forcisplatin neuropathy:a randomized,placebocontrolled trial. Neurology, 2010,74(9):762-766.

25. Kottschade,L. A. et al. The use of vitamin E forthe prevention of chemotherapy-inducedperipheral neuropathy:results of a randomizedphase Ⅲ clinical trial. Support. Care Cancer,2011,19(11):1769-1777.

26. Lu,R,Kallenborn-Gerhardt,W,Geisslinger,G,et al. Additive antinociceptive effects ofa combination of vitamin C and vitamin E afterperipheral nerve injury. PLoS ONE, 2011,6(12),e29240.

27. Guo,Y. et al. Oral alpha-lipoic acid to preventchemotherapy-induced peripheral neuropathy: a randomized,double-blind,placebo-controlledtrial. Support. Care Cancer,2014, 22 (5),1223-1231.

28. Milla,P. et al. Administration of reducedglutathione in FOLFOX4 adjuvant treatmentfor colorectal cancer:effect on oxaliplatinpharmacokinetics, Pt-DNA adduct formation, andneurotoxicity. Anticancer Drugs, 2009, 20 (5), 396-

402.

29. Natalie Callander, Stephanie Markovina, Jens Eickhoff, et al. Acetyllcarnitine (ALCAR) for the prevention of chemotherapyinduced peripheral neuropathy in patients with relapsed or refractorymultiple myeloma treated with bortezomib, doxorubicin and lowdosedexamethasone: a study from the Wisconsin Oncology Network. Cancer Chemother Pharmacol, 2014, 74(4): 875-882.

30. Plane, J. M., Shen, Y., Pleasure, D. E. & Deng, W. Prospects for minocycline neuroprotection. neurological research, 2010, 67(12), 1442-1448.

31. Gamelin L, Boisdron-Celle M, Delva R, et al. Prevention of oxaliplatin-related neurotoxicity by calcium and magnesium infusions: a retrospective study of 161 patients receiving oxaliplatin combined with 5-Fluorouracil and leucovorin for advanced colorectal cancer. Clinical Cancer Research, 2004, 10(12 Pt 1): 4055-4061.

32. Loprinzi, C. L. et al. Phase Ⅲ randomized, placebocontrolled, double-blind study of intravenouscalcium and magnesium to prevent oxaliplatininduced sensory neurotoxicity (N08CB/Alliance). J. Clin. Oncol, 2014, 32(10), 997-1005.

33. Hochster H S, Grothey A, Childs B H. Use of calcium and magnesium salts to reduce oxaliplatin-related neurotoxicity. Journal of Clinical Oncology, 2007, 25(25): 4028-4029.

34. Anand, P. et al. Clinical trial of the p38 MAPkinase inhibitor dilmapimod in neuropathicpain following nerve injury. European Journal of Pain, 2011, 15(10), 1040-1048.

35. Alten, R., Maleitzke, T. Tocilizumab: a novelhumanized anti-interleukin 6 (IL-6) receptorantibody for the treatment of patients withnon-RA systemic, inflammatory rheumaticdiseases. Ann. Med, 2013, 45(4), 357-363.

36. Rao, R. D. et al. Efficacy of lamotrigine inthe management of chemotherapy-inducedperipheral neuropathy: a phase 3 randomized, double-blind, placebo-controlled trial, N01C3. Cancer, 2008, 112(12), 2802-2808.

37. Caraceni A, Zecca E, Bonezzi C, et al. Gabapentin for neuropathic cancer pain: a randomized controlled trial from the Gabapentin Cancer Pain Study Group. Journal of Clinical Oncology, 2004, 22(14): 2909-2917.

38. Argyriou, A. A. et al. Efficacy of oxcarbazepinefor prophylaxis against cumulative oxaliplatininduced neuropathy. Neurology, 2006, 67(12), 2253-2255.

39. Santos J B, Almeida O L, Silva L M, et al. Efficacy of topical combination of benzoyl peroxide 5% and clindamycin 1% for the treatment of progressive macular hypomelanosis: a randomized, doubleblind, placebo-controlled trial. ANAIS BRASILEIROS DE DERMATOLOGIA, 2011, 86 (1): 50-54.

40. G. Hachel, B. P. Guiardl, T. H. Nguyenl, et al. Antinociceptive activity of the new triple reuptake inhibitorNS18283 in a mouse model of chemotherapy-inducedneuropathic pain. Eur J Pain. 2014, 14. doi: 10. 1002/ejp. 550.

41. Kautio A L, Haanpaa M, Saarto T, et al. Amitriptyline in the treatment of chemotherapy-induced neuropathic symptoms. Journal of Pain and Symptom Management, 2008, 35 (1): 31-39.

阿片类药物作为各种急、慢性疼痛及癌痛治疗的基础用药,在临床上广泛应用。但使用阿片类药物后可引起患者痛觉敏感性增强,出现阿片类药物诱发的痛觉过敏(opioid-induced hyperalgesia,OIH)[1]。OIH 也是除炎性痛及神经病理性疼痛外术后疼痛的组成部分[2]。术后镇痛效果不佳可造成术后并发症增多,延迟患者康复速度、影响术后生活质量。可见如何防治 OIH 在术后镇痛中的重要性,亦为近年来麻醉科医师关注的主要问题之一。研究发现,环氧合酶(cyclooxygenase,COX)抑制剂除抗炎、解热镇痛外,还可有效防治 OIH 并减少其相关副作用的发生[3]。

本文阐述术后疼痛中 OIH 的机制,COX 抑制剂用于防治 OIH 相关研究动态。为临床有效防治 OIH 及术后镇痛管理提供依据。

一、OIH 的机制

基础及临床研究发现吗啡、曲马多、芬太尼、瑞芬太尼等阿片类药物均可引起 OIH,即患者用药后对疼痛刺激更敏感,甚至产生异常疼痛,影响镇痛效果[4]。目前,OIH 的机制尚未明确,既往研究提示其与外周及中枢的神经可塑性改变导致痛觉传导通路敏感性增加有关。中枢谷氨酰能系统、内源性神经肽、脊髓下行易化、基因遗传因素、神经递质再摄取减少及疼痛反应的增强等均在 OIH 中发挥重要作用[1]。其中中枢谷氨酰能系统的 N-甲基-D-天冬氨酸(N-methyl-D-aspartate,NMDA)受体活化是 OIH 机制中研究最多、已得到认可的机制之一[5]。μ 阿片受体激活后使 NMDA 受体活性增强,进而通过 Ca^{2+},一氧化氮、蛋白激酶 C 等细胞信号在中枢敏感化中发挥作用[6]。除此之外,COX/前列腺素 E_2(prostaglandinE2,PGE_2)通路逐渐引起了关注,有研究提示其是参与 OIH 的重要机制[1,7]。

二、脊髓 COX/PGE_2 通路

(一)脊髓 COX/PGE_2 在痛觉过敏中的作用

COX 是花生四烯酸合成前列腺素(prostaglandins,PGs)的限速酶,参与机体多种生理病理过程。目前发现 3 种 COX 的同工酶即 COX-1、COX-2、COX-3,其中前两者研究较多。COX-1 在机体大多数组织中均有表达;而 COX-2 正常情况下仅在少数器官,如大脑、肾脏中低水平表达,在炎性因子、伤害性刺激下表达增多,其催化产生的 PGs 参与炎症、疼痛、痛觉过敏等病理生理过程;COX-3 为近年发现 COX 的新型同工酶,其存在于大脑皮层,与痛觉过敏的研究较少。

PGs 作为痛觉过敏外周机制的重要因子已被广泛认同,研究表明脊髓中的 COX、PGs,特别是 PGE_2 与疼痛的发展与增强密切相关,并参与不同类型痛觉过敏的形成。PGE_2 通过活化环磷酸腺苷和蛋白激酶 A,增强痛觉传入神经 Na^+、Ca^{2+} 内流,抑制电压依赖的 K^+ 外流,亦可引起兴奋性氨基酸、P 物质、降钙素基因相关肽、一氧化氮的释放,使脊髓神经元去极化、胶质细胞活化、神经细胞兴奋性延长导致痛觉过敏或痛觉超敏。大鼠切口痛模型及炎性痛觉过敏模型中,脊髓腰段背角浅层 COX-1/COX-2 表达增高,COX-1、COX-2 及非选择性 COX 抑制剂均可减轻痛觉过敏,其作用不单与抑制 PGE_2 合成,还可能通过作用于内源性阿片肽系统发挥作用[8]。脊髓 COX/PGE_2 通路及下游 PGE_2 受体在神经病理性疼痛的发生和维持中亦起重要作用。一方面,损伤神经中 COX 活化增多刺激 PGE_2 生成,直接作用于疼痛传导通路;另外,COX/PGE_2 作用于炎性细胞,刺激炎性因子的释放增加。因此,周围炎症或神经损伤后早期使用 COX 抑制剂可抑制神经病理性疼痛的发展[9-10]。

(二)脊髓 COX/PGE_2 与 OIH

已有研究证实在阿片类药物用药过程中,撤药是增加脊髓 COX-2 表达及 PGE_2 释放的关键因素。Kang 等[11]重复于大鼠皮下注射芬太尼(单次剂量 80μg/kg,总剂量 320μg/kg)建立急性 OIH 模型,结果显示芬太尼给药 1d 后鞘内注射非选择性 COX 抑制剂酮咯酸,大鼠痛域升高,痛敏程度减轻,且随着酮咯酸剂量增大,其减轻 OIH 的作用增强,提示 COX 抑制剂可有效减轻 OIH 并呈剂量依赖性。但此模型中注射芬太尼并不影响脊髓 COX-1/COX-2 阳性细胞的分布及数量,可能由于芬太尼仅引起 COX 活性改

变，而不影响其蛋白表达。有研究倾向于 COX-2 在 OIH 的过程中更为重要，Kroin 等[12]在大鼠切口痛模型中给予选择性 COX-2 抑制剂及吗啡治疗术后疼痛。结果表明，与对照组比较，COX-2 抑制剂虽不直接提高大鼠痛域，但其与小剂量吗啡合用即可达到满意的术后镇痛效果，提示 COX/PGs 通路可能影响阿片受体的功能，从而在 OIH 中发挥作用。但关于 COX-1 与 COX-2 在 OIH 发生、维持过程中是否发挥同样重要的作用，或另有偏重，尚需更多基础及临床研究予以证实。

（三） COX 抑制剂防治 OIH 的机制

目前 COX 抑制剂防治 OIH 的机制仍不明确，可能由于其阻断 PGE_2 合成及 PGE_2 受体活化有关。PGE_2 是重要的炎症和促伤害性刺激反应介质，除参与外周痛觉传导通路外，在中枢敏感化中也起重要作用，可刺激脊髓后角神经细胞释放兴奋性谷氨酸，激活 NMDA 受体，致敏脊髓疼痛传导通路。COX 抑制剂通过阻断脊髓 PGE_2 合成达到抗痛觉过敏的作用。但有研究表明，COX 抑制剂降低脊髓神经元兴奋性、阻断痛觉过敏并不完全取决于其减少 PGE_2 合成，还与其抑制内源性大麻素的合成，作用于内源性阿片肽系统有关[8,10]。COX 抑制剂也可影响中枢神经系统 NMDA 受体活性，及下游的信号通路从而发挥抗 OIH 的作用[7]。上述机制在 COX 抑制剂防治 OIH 过程中可能均发挥作用，但孰轻孰重或其通过另外的信号通路发挥抗痛觉过敏的作用仍需更多研究证实。

三、COX 抑制剂的临床应用

迄今，流行病学调查表明，患者对术后急性疼痛的治疗效果并不满意，虽非单一因素所致，但由此引起学者对 OIH 的关注。目前，临床上多采取非阿片类麻醉药物例如抗癫痫药、局麻药、抗抑郁药、NMDA 受体拮抗剂与阿片类药物联合用药进行术后急性疼痛治疗，而 COX 抑制剂兼具抗炎、解热镇痛的作用被广泛应用。其中 COX-2 抑制剂用于术后镇痛治疗无呼吸抑制、成瘾等问题，相比传统 COX 抑制剂，减少胃肠道溃疡及出血的风险，不抑制血小板功能。且随着选择性 COX-2 抑制剂帕瑞昔布上市，可静脉或肌内注射，在体内迅速转化成伐地昔布，并快速通过血-脑屏障发挥药效，相比口服 COX-2 抑制剂，用药不受患者术后恶心、呕吐，难以口服药物的限制，更适用于临床，且止痛效果确切，具有减轻 OIH 的作用[13]。

Lenz 等[14]在健康男性志愿者中采用电刺激及冷压力测试（cold-pressor test，CPT）检测痛敏面积与程度，预先静脉注射帕瑞昔布或酮咯酸均可减轻瑞芬太尼引起的 OIH，但帕瑞昔布的作用显著强于酮咯酸，提示在瑞芬太尼诱发的 OIH 中，COX-2 的作用更为重要，选择性 COX-2 抑制剂减轻 OIH 效果更明显。对 1446 名患者应用帕瑞昔布减轻术后疼痛有效性的 Meta 分析中，Lloyd 等[15]对患者术后 6h 达到 50% 疼痛缓解的比例、术后是否追加镇痛药及副作用

的发生率进行分析。结果表明，帕瑞昔布在术后镇痛治疗中疗效确切，20mg 及 40mg 帕瑞昔布可减轻 50% ~60% 手术患者严重的术后疼痛，无明显副作用，给药方式肌注或静脉给药并不影响其药效。临床上，除在健康志愿者中研究 OIH 的发生与治疗外，大部分研究仍针对于手术患者术后急性疼痛进行整体干预。但术后疼痛的组成除 OIH 外还包括手术损伤直接造成的疼痛，COX-2 抑制剂减轻术后疼痛可能是其作用于 OIH 及其他疼痛过程的综合结果。

在评价非麻醉性镇痛药预防 OIH 的 Meta 分析中显示，静脉注射帕瑞昔布可显著减轻患者停用阿片类镇痛药后的疼痛，同氯胺酮、氟比洛芬酯等药物类似，不延迟患者清醒和拔管时间，不增加患者术后头痛、恶心、呕吐等副作用的发生率，且明显减少停药后追加其他镇痛药物的人数[16]。但患者使用氯胺酮等 NMDA 受体拮抗剂会出现呼吸抑制及幻觉、噩梦、狂躁、惊厥等中枢神经系统的副作用[17-18]。α2 受体激动剂如右美托咪定、可乐定在减轻 OIH 的同时，其带来的心动过缓及低血压等副作用一定程度上限制该类药物的广泛应用[19]。另有报道称，除产生短暂的镇痛作用，α2 受体激动剂可乐定与阿片类药物类似，也可诱发痛觉过敏[20]。所以 COX-2 抑制剂在防治 OIH 中具有优势。

Gan 等[21]的研究结果证实，COX-2 抑制剂不仅可减轻 OIH，同时亦减少术后镇痛中阿片类药物需要量，降低失眠、乏力、瘙痒、眩晕等阿片药物相关副作用的发生率。

与 Lenz[14]等的研究结果类似，给药时机为临床上 COX 抑制剂减轻 OIH 的重要因素。Troster 等[22]在健康男性志愿者中模拟瑞芬太尼（$0.1\mu g \cdot kg^{-1} \cdot min^{-1}$）诱发 OIH 模型，验证不同给药时机（预先给药，平行给药）对帕瑞昔布减轻 OIH 作用的影响。结果提示预先注射帕瑞昔布可减轻瑞芬太尼停药后的 OIH，而平行给药组对无抑制 OIH 的作用。提示 PGE_2 在 OIH 中为提前激发的重要因子之一，COX 抑制剂减轻 OIH 的关键因素为预防 PGE_2 致敏痛觉系统，采用预先给药更有效。

综上所述，COX 抑制剂特别是 COX-2 抑制剂在防治 OIH 中疗效确切，但其作用机制仍需进一步研究，有利于阻断术后痛觉过敏的病理生理过程，提高术后镇痛质量，加快患者术后康复速度。

（张婧 徐世元）

参 考 文 献

1. Lee M, Silverman SM, Hansen H, et al. A comprehensive review of opioid-induced hyperalgesia. Pain physician, 2011, 14(2):145-161.

2. Wu CL, Raja SN. Treatment of acute postoperative pain. Lancet, 2011, 377(9784):2215-2225.

3. Akbari E. The role of cyclo-oxygenase inhibitors in attenuating opioid-induced tolerance, hyperalgesia, and dependence. Med Hypotheses, 2012, 78(1):102-106.

4. Silverman SM. Opioid induced hyperalgesia: clinical implica-

tions for the pain practitioner. Pain physician,2009,12(3):679-684.

5. Gu X,Wu X,Liu Y,et al. Tyrosine phosphorylation of the N-Methyl-D-Aspartate receptor 2B subunit in spinal cord contributes to remifentanil-induced postoperative hyperalgesia: the preventive effect of ketamine. Mol Pain,2009,5:76.

6. 雷洪伊,徐世元. 阿片类药物引起痛觉过敏的脊髓机制. 国际麻醉学与复苏杂志,2012,33(11):777-779,794.

7. Koetzner L,Hua XY,Lai J,et al. Nonopioid actions of intrathecal dynorphin evoke spinal excitatory amino acid and prostaglandin E2 release mediated by cyclooxygenase-1 and-2. J Neurosci,2004,24(6):1451-1458.

8. Rezende RM,Dos Reis WG,Duarte ID,et al. The analgesic actions of centrally administered celecoxib are mediated by endogenous opioids. Pain,2009,142(1-2):94-100.

9. Ma W,Quirion R. Does COX2-dependent PGE2 play a role in neuropathic pain? Neurosci Lett,2008,437(3):165-169.

10. Telleria-Diaz A,Schmidt M,Kreusch S,et al. Spinal antinociceptive effects of cyclooxygenase inhibition during inflammation:Involvement of prostaglandins and endocannabinoids. Pain,2010,148(1):26-35.

11. Kang YJ,Vincler M,Li X,et al. Intrathecal ketorolac reverses hypersensitivity following acute fentanyl exposure. Anesthesiology,2002,97(6):1641-1644.

12. Kroin JS,Buvanendran A,McCarthy RJ,et al. Cyclooxygenase-2 inhibition potentiates morphine antinociception at the spinal level in a postoperative pain model. Reg Anesth Pain Med,2002,27(5):451-455.

13. Langford RM,Mehta V. Selective cyclooxygenase inhibition:its role in pain and anaesthesia. Biomed Pharmacother,2006,60(7):323-328.

14. Lenz H,Raeder J,Draegni T,et al. Effects of COX inhibition on experimental pain and hyperalgesia during and after remifentanil infusion in humans. Pain,2011,152(6):1289-1297.

15. Lloyd R,Derry S,Moore RA,et al. Intravenous or intramuscular parecoxib for acute postoperative pain in adults. Cochrane Database Syst Rev,2009(2):CD004771.

16. 李晓倩,马虹. 单剂量非麻醉性镇痛药预防瑞芬太尼麻醉后痛觉过敏的有效性 Meta 分析. 中国新药杂志,2012(13):1507-1516,1535.

17. 胡利国,方才. 氯胺酮不良反应国内资料回顾性分析. 临床麻醉学杂志,2007,23(11):935-936.

18. Elia N,Tramer MR. Ketamine and postoperative pain-a quantitative systematic review of randomised trials[J]. Pain,2005,113(1-2):61-70.

19. Blaudszun G,Lysakowski C,Elia N,et al. Effect of perioperative systemic alpha2 agonists on postoperative morphine consumption and pain intensity:systematic review and meta-analysis of randomized controlled trials. Anesthesiology,2012,116(6):1312-1322.

20. Quartilho A,Mata HP,Ibrahim MM,et al. Production of paradoxical sensory hypersensitivity by alpha 2-adrenoreceptor agonists. Anesthesiology,2004,100(6):1538-1544.

21. Gan TJ,Joshi GP,Zhao SZ,et al. Presurgical intravenous parecoxib sodium and follow-up oral valdecoxib for pain management after laparoscopic cholecystectomy surgery reduces opioid requirements and opioid-related adverse effects. Acta Anaesth Scand,2004,48(9):1194-1207.

22. Troster A,Sittl R,Singler B,et al. Modulation of remifentanil-induced analgesia and postinfusion hyperalgesia by parecoxib in humans. Anesthesiology,2006,105(5):1016-1023.

134 疼痛与瘙痒的发病机制研究进展

疼痛和瘙痒作为两种让人产生不愉快的感觉体验,生理状态下对机体具有一定的保护作用。在数十年前,人们就知道了疼痛和瘙痒是由感觉神经元通过特殊的通路将信息从外周传递至脊髓背角,对信息进行处理加工后,再将信息传递至大脑的高级中枢。初级传入通路的感觉神经元能够探测到各种复杂的感觉刺激,包括触觉、温度、慢性疼痛和瘙痒等刺激。这些感觉神经元的胞体定位于脊髓背根神经节和(或)三叉神经节,而轴突位于外周(如皮肤)。传递疼痛和瘙痒的神经元和神经环路呈明显的部分重叠现象,虽然痛、痒感觉很容易被人区分,但是形成痛、痒感觉的物质基础是彼此紧密联系的。首先,疼痛可以抑制瘙痒,通过搔抓能缓解瘙痒。其次,一些镇痛药物(如阿片类镇痛药物或长效局部麻醉药)可以引起瘙痒。因此,传递疼痛和瘙痒的信号分子亦有部分重叠。但是,关于疼痛和瘙痒是否共有初级传入的神经通路答案至今仍存争议。

疼痛和瘙痒刺激的持续存在可能会引起相应神经环路的病理学改变,出现神经病理性疼痛或神经病理性瘙痒。迄今为止,仍不能完全了解产生各种慢性疼痛-瘙痒的神经环路基础和病理机制,故当前仍没有特效的镇痛、抗瘙痒药物来治疗这类疼痛-瘙痒共存性疾病。本文就疼痛与瘙痒的发病机制研究进展进行综述。

一、疼痛与瘙痒发病机制研究的学术争议

为了弄清感觉神经元的信息传入是怎样产生疼痛和瘙痒两种不同的感觉,人们提出了许多理论模型。第一个是强度模型,提出瘙痒神经元是受多种感觉神经元控制,介导疼痛和瘙痒两种感觉,当刺激的强度弱时可以触发瘙痒感觉,当刺激的强度足够强时可以引起疼痛的感觉体验;第二种是空间对比模型,认为疼痛和瘙痒神经元是多模式的,但是能够通过他们在皮肤中的定位不同而区分开来;第三种是标线模型,提出疼痛和瘙痒通路在外周和中枢神经系统内功能和解剖上是分离的;第四种是选择性模型,坚持疼痛和瘙痒神经元是多模式的,只有在选择性的激活瘙痒神经元时才可以诱发瘙痒感觉,当疼痛和瘙痒神经元同时被激活时,疼痛感觉占主导地位。

二、疼痛的形成机制

通常而言,有髓鞘低阈值机械感受性传入纤维主要支配脊髓Ⅲ~Ⅴ板层,而伤害性感受和温度感受传入C类和Aδ纤维主要支配脊髓的Ⅰ层和第Ⅱ板层绝大部分神经元。当前一些电生理学研究发现脊髓背角内确实存在从深部Ⅲ~Ⅴ层投射到Ⅰ~Ⅱ层神经元的输出神经元。正常情况下,这些信息的传递可以被抑制性中间神经元抑制,但是有害刺激的持续性传入能引起这种抑制作用的减弱,从而导致各种病理性的疼痛,如痛觉过敏、接触性疼痛以及慢性持续性自发痛。在过去的十余年间,研究者们提出了几种可能的疼痛发病机制,如脱抑制作用、长时程增强作用、脊髓神经元的内在可塑性、传递低阈值的机械感受性Aδ纤维性能的改变,以及神经元-胶质细胞之间的突触可塑性改变等机制,均能部分解释病理性疼痛的发病机制。

(一) 脱抑制作用

抑制性中间神经元具有多种功能,如果出现脱抑制现象,可能会导致痛觉敏化和自发性疼痛等。例如,接触性痛觉过敏现象可能系传递低阈值机械信号刺激的脊髓背角第Ⅰ板层的特异性投射神经元失去了对兴奋性中间神经元的抑制作用,从而导致正常情况下只能感受疼痛刺激的细胞出现了大量信息编码错误。

采用神经病理性疼痛模型,发现由抑制性中间神经元释放的GABA和甘氨酸,其在突触后的作用可能是导致脱抑制的相关机制。一种可能是,由于抑制性神经递质GABA或者甘氨酸的耗竭,从而导致脱抑制;但是采用定量金标免疫组织与细胞化学研究发现,坐骨神经损伤后,脊髓Ⅰ、Ⅱ板层GABA能神经元GABA水平在去神经支配和完整神经支配的对照组之间并没有显著的不同。另一种可能是,虽然在神经病理模型中GABA受体数量似乎没有变化,但是可能由于K^+-Cl^-共转运体KCC2的下调、导致神经元跨膜负离子梯度的改变,从而影响了GABA的作用效能。递质

作用的减弱会使突触后膜的去极化电位减小，进而导致抑制作用的减弱。

（二）长时程增强

脊髓背角第Ⅰ板层 NK1 受体阳性神经元，发现有两种形式的 LTP。其一伤害性刺激的长时程输入，可能对慢性疼痛的形成有重要作用。针对海马 LTP 产生的分子机制研究发现，谷氨酸能神经元的不同亚型（Glu-A1、Glu-A4）或同一亚型的不同亚基的可塑性变化，如 AMPA 受体阳性轴突插入谷氨酸能 Glu-A1 突触中，这种插入有利于长时程增强，在急性伤害性刺激后会出现 GluA1 的磷酸化。类似的这种于轴突水平的插入而发生的 LTP 效应，其突触交互作用及所涉离子通道的背景，或作为病理性疼痛的重要发病机制，仍有待于轴突电生理实验的进一步证实。

（三）内在可塑性

这种类型的变化主要是发生在兴奋性神经元，可能涉及一些疼痛敏感性钾通道激活异常。如 Kv4.2 的磷酸化，而 Kv4.2 是 ERKs 的一个下游靶点，在伤害性的刺激作用后在多种神经元中被激活，当 Kv4.2 被磷酸化后会导致 A-型钾电流的减少，从而引起相关脊髓背角兴奋性中间神经元的兴奋性增加。兴奋性中间神经元的信号传递增多，通过多突触通路可以增强Ⅰ层神经元的活动，这在炎症性疼痛引起的痛觉敏感现象中被证实。此外，很多兴奋性中间神经元还可以释放生长抑素，这种肽类物质释放的增加可以使附近的抑制性中间神经元发生超极化，导致脱抑制的产生。

（四）影响 Aβ 初级传入纤维的变化

传递低阈值的机械性刺激的 Aβ 纤维功能的改变，可能有助于解释神经病理性或炎性痛状态下的触诱发痛的发生机制。有学者提出，在外周神经末梢被切断以后，Aβ 纤维的中枢端会生长进入脊髓Ⅰ层和Ⅱ层。采用逆行示踪技术发现，霍乱毒素亚单位 B（CB，通常情况下仅通过有髓神经转运）被注射到完整的外周神经时，仅在除Ⅱ层外的所有脊髓层发现 CB；但是当 CB 被注射到长期离断的有髓神经时，CB 可以被转运至所有的脊髓板层。这种现象被认为是由有髓纤维中枢端突起再生长导致。此类突触可塑性的进一步研究，可能有助于揭开触诱发痛的分子机制。

（五）神经元-胶质细胞间的突触联系

神经元与胶质细胞之间存在直接的突触联系，这是新近被神经生物学家发现的有趣现象，它有助于揭开脊髓背角神经胶质细胞介导病理性疼痛形成与发展的细胞机制。在神经损伤之后，脊髓内小胶质细胞和星形胶质细胞可以被激活，活化的胶质细胞不仅通过神经旁分泌作用为邻近神经元补充各种神经递质，而且还可以产生各种炎症介质，这对脊髓背角神经环路的生长发育、功能维持和可塑性研究具有重要意义。脊髓水平有无如大脑海马区一样表达的类似中间神经元-神经胶质细胞突触联系，目前尚不清楚。突触是信息传递和处理的关键部位，如果伤害性刺激持续存在，不能排除神经元-脊髓星形胶质细胞之间形成异常的

突触联系，这种痛觉传入神经纤维与初级传入中枢之间突触信息传递和处理能力的改变（可塑性变化），可以引起外周与中枢痛觉敏化。

当前介导神经元-神经胶质细胞突触可塑性的内在分子机制仍不十分清楚。零星研究提示，丝裂原活化蛋白酶（MAPKs）的 JNK 信号转导通路在其细胞信号转导与基因表达方面可能起重要作用。MAPKs 家族有三个主要成员（细胞外信号调节激酶、p38 和 JNK）。研究者们发现 JNK 通路能够介导脊髓星形胶质细胞的激活，导致病理性疼痛的病程持久、迁延难愈，而 p38-MAPK 主要参与小胶质细胞的疼痛信号转导。运用 JNK 选择性肽类抑制剂 D-JNK-1，比单纯高特异性 JNK 抑制剂 SP600125 更能缓解疼痛表型。鉴于当前研究神经元-胶质细胞突触方法学的局限性，其神经元-胶质细胞通讯联系介导病理性疼痛的确切机制仍有待于免疫细胞化学及冰冻蚀刻、快速低温包埋免疫电镜技术的进一步发展才可能揭晓。

三、瘙痒传递的分子机制

虽然引发瘙痒的神经环路、细胞与分子机制并不明确，但从新近一些有趣的实验仍提示，瘙痒的神经通路与痛觉传导似乎既相互分离又交叉影响。

（一）瘙痒传递通路的信号分子

瘙痒能够通过各种致痒原引起，主要有组胺依赖性和非组胺依赖性两种传递方式。最为熟知的致痒原是组胺（由肥大细胞和嗜碱性粒细胞分泌），组胺依赖性瘙痒可以被组胺受体拮抗剂有效地阻断。但是，大部分病理性瘙痒（包括抗疟药氯喹和其他一些内源性致痒原引起的瘙痒），并非组胺介导。组胺依赖性瘙痒主要是组胺与组胺受体结合后激活磷脂酶 C（phospholipase C，PLC），激活 TRPV1 通道，介导瘙痒的信息传递。越来越多的证据表明，瘙痒特异性的神经元是由 TRPV1 表达阳性的神经元亚群组成，各种外源性和内源性的致痒原可以通过不同的非组胺依赖性分子通路诱发。TRPV1 缺失小鼠产生很弱的搔抓反应，用药理学或者基因修饰手段使 TPRV1 阳性神经元表达沉默，可以减轻由这些致痒原引发的搔抓反应。这些研究均表明，TRPV1 阳性传入神经元能被各种致痒原激活，并广泛活化与瘙痒相关的受体、信号分子和离子通道。

Mrgpr 家族的出现作为一种新型非组胺依赖性瘙痒受体，MrgprA3 是抗疟药氯喹的受体，MrgprC11 是肥大细胞酰胺 BAM 的受体，而 MrgprD 则是 β-丙氨酸的受体。针对非组胺依赖性瘙痒的传递机制，早期的研究发现，应用 TRPV1 和 TRPA1 非特异性离子通道抑制剂，可以阻断氯喹和 BAM 诱发的神经元钙离子内流。TRPV1 和 TRPA1 是否是 MrgprA3 和 MrgprC11 下游的传导通道？初步研究表明，氯喹实际上能够激活 TRPV1 和 TRPA1 能神经元。随后为了进一步证实这些离子通道激活在瘙痒形成中的作用，采用药理学手段或者基因敲除实验，选择性去除 TRPV1 或 TRPA1

通道,发现当 TRPA1 被阻断或者消除后,细胞和行为学反应均受到明显的损害。由此说明 TRPA1 是非组胺依赖性瘙痒形成中的必要组分。TRPV1 在氯喹和 BAM 诱发的瘙痒中并没有这样明显的作用。因此,TRPA1 是 MrgprA3 和 MrgprC11 介导的非组胺依赖性瘙痒的主要下游信号分子作用的离子通道。

虽然 MrgprA3 和 MrgprC11 介导的信息传递共同作用于下游 TPRA1 通道,但是 MrgprA3 信号是通过 Gβγ 起作用,而 MrgprC11 则通过 PLC 传递,这些都表明,Mrgpr 和 TRPA1 通道作为慢性瘙痒的介导者而发挥着重要作用。随后又发现 PAR2、TSLPR、TLR 在慢性瘙痒的形成中都发挥着一定的作用。

(二)脊髓水平瘙痒信号的传递机制

近年来在识别传递瘙痒的神经递质方面,已经出现了许多让人兴奋的进展。早先时候,人们认为谷氨酸在瘙痒的传递中是主要的神经递质。VGLUT2 是唯一能够在众多 DRG 神经元中高表达的谷氨酸转运蛋白,当特异性地消除 VGLUT2 时,动物表现出对瘙痒刺激的行为反应的明显增强。这一发现表明,减少或消除脊髓背角神经元突触间谷氨酸的释放,可能会引起瘙痒反应的增强;控制谷氨酸释放的初级传入纤维(如 C 纤维和 Aδ 纤维),其在将瘙痒信息传递至脊髓中有至关重要的作用。进一步研究发现,促胃液素释放肽(gastrin releasing peptide,GRP)、脑钠肽(brain natriuretic peptide,BNP)和神经介素 B(neuromedin B,NMB)也可能是瘙痒传递的重要神经信号分子。尽管 NMB 是否一定是瘙痒信息传递中的神经递质目前尚无定论,但 GRP 和 BNP 作为瘙痒特异性的神经递质已经被公认。

四、慢性疼痛与瘙痒之间的联系

先前人们以为,伤害性刺激可以被明确区分为致痛原或者致痒原;后来人们逐渐认识到这种划分的方式显然是错误的。因为根据作用方式和部位的不同,大部分伤害性化学物质既可以引起疼痛、也可能引起瘙痒。创伤性外周神经损伤可导致不同的运动和感觉缺失,突出表现为一种最为典型的感觉往往是热耐受不合并皮肤瘙痒的症状,经常衍变成痛-痒并存的疾病状态,且与病程迁延的严重程度相关。热敏感 TRP 受体通道可能在冷和热耐受不良及慢性疼痛-瘙痒的形成与维持中起关键作用:TRP 通道在感觉神经纤维及胶质细胞中高表达,TRP 通道低激活阈值,非损伤性神经纤维的出芽或突起形成也与 TRP 通道有关,TRP 通道的激动剂及拮抗剂对疼痛与瘙痒的行为表型影响很大。TRPV1 通道的过表达导致非伤害性热痛敏与高温耐受不良并引起皮肤瘙痒;冷刺激激动 TRPA1 与 TRPVM8 通道,虽有助于止痒,但会引起伤害性冷痛敏。因此,TRP 家族可能仍属于痛-痒并存性疾病的非特异性离子通道。

电生理学研究发现,搔抓可以抑制脊髓背角内的组胺能神经元的活动。通过基因修饰手段消除伤害性受体中的

VGLUT2,可以引起痛觉传递的减弱而导致很强的自发性瘙痒行为。类似地条件性敲除 Bhlhb5 转录因子,引起小鼠脊髓背角中间抑制性神经元亚群的相对缺失,导致动物出现频发的自发性搔抓行为。这些研究支持一种被称之为"交叉抑制模型"的瘙痒信息传递通路。谷氨酸能兴奋性神经元的痛觉传入可以活化 Bhlhb5 阳性表达的中间神经元,进一步抑制瘙痒传递环路。在慢性皮肤干燥瘙痒的小鼠模型中,后肢干燥皮肤同侧的脊髓表面神经元表现的高水平自发放电现象,可以被皮肤的搔抓、捏压和伤害性热刺激而明显缓解。搔抓引起的疼痛抑制可以被甘氨酸拮抗剂士的宁完全消除,或应用 GABA 的拮抗剂能明显缓解疼痛。这些实验提示,伤害性刺激产生的疼痛信号环路可以通过抑制性中间神经元释放甘氨酸和谷氨酸等神经递质来抑制瘙痒环路。GABA 在维持正常神经回路功能所需的兴奋和抑制平衡(E/I 平衡)中的作用不可低估。在痛-痒神经回路系统中,抑制性神经元的产生到形成突触连接的发育过程中的扰动所造成的 E/I 失衡,极有可能是痛痒形成的重要神经机制。

五、结语

脊髓初级传入中枢内中间神经元和(或)神经胶质细胞间的突触微环路联系可能是揭开疼痛-瘙痒发病机制的重要窗口;外周神经损伤引起的局部皮肤对温度耐受不良现象是痛-痒并存性疾病的重要行为表型之一,目前的药理治疗及手术治疗均无满意疗效,这对临床医生和神经生物学家们都是一个重大挑战。

以疼痛与-瘙痒并存性疾病与 TRP 离子通道为突破口,开展针对疼痛-瘙痒特异性相关的受体分子的神经元微环路信号转导机制的研究,有助于帮助人们进一步认识神经病理性疼痛、慢性疼痛和瘙痒、痛觉过敏或痒觉过敏性疾病的发病机制,或许能为人类消除疼痛与瘙痒性疾病提供新的治疗手段。

(尹盼盼 鲁显福 杨志来 汤黎黎)

参 考 文 献

1. Akiyama T, Tominaga M, Takamori K, et al. Roles of glutamate, substance P, and gastrin-releasing peptide as spinal neurotransmitters of histaminergic and nonhistaminergic itch. Pain, 2014, 155(1):80-92.

2. Andrade EL, Meotti FC, Calixto JB. TRPA1 antagonists as potential analgesic drugs. Pharmacol Ther, 2012, 133:189-204.

3. Bauer M, Schwameis R, Scherzer T, et al. A double-blind, randomized clinical study to determine the efficacy of benzocaine 10% on histamine-induced pruritus and UVB-light induced slight sunburn pain. J Dermatolog Treat. 2014;26:1-22.

4. Calvo RR, Meegalla SK, Parks DJ, et al. Discovery of vinyl-cycloalkyl-substituted benzimidazole TRPM8 antagonists effective in the treatment of cold allodynia. Bioorg Med Chem Lett, 2012, 22: 1903-1907.

5. Ge WP, Yang XJ, Zhang Z, et al. Long-term potentiation of neuron-glia synapses mediated by Ca2+-permeable AMPA receptors. , 2006, 312(5779): 1533-1537.

6. Gwak YS, Kang J, Unabia GC, et al. Spatial and temporal activation of spinal glial cells: role of gliopathy in central neuropathic pain following spinal cord injury in rats. Exp Neurol, 2012, 234(2): 362-72.

7. Han L, Dong X. Itch mechanisms and circuits. Annu Rev Biophys, 2014, 43: 331-355.

8. Ji RR, Berta T, Nedergaard M. Glia and pain: Is chronic pain a gliopathy? Pain, 2013, 154 Suppl 1: S10-28.

9. Kim YH, Back SK, Davies AJ, et al. TRPV1 in GABAergic interneurons mediates neuropathic mechanical allodynia and disinhibition of the nociceptive circuitry in the spinal cord. Neuron, 2012, 74: 640-647.

10. Lee JH, Park CK, Chen G, et al. A monoclonal antibody that targets a NaV1.7 channel voltage sensor for pain and itch relief. Cell, 2014, 157(6): 1393-1404.

11. Perea G, Sur M, Araque A. Neuron-glia networks: integral gear of brain function. Front Cell Neurosci, 2014, 8: 378.

12. Takanami K, Sakamoto H. The Gastrin-Releasing Peptide Receptor (GRPR) in the Spinal Cord as a Novel Pharmacological Target. Curr Neuropharmacol, 2014, 12(5): 434-443.

13. Zimmerman A, Bai L, Ginty DD. The gentle touch receptors of mammalian skin. Science, 2014, 346(6212): 950-954.

135 慢性疼痛与焦虑的研究进展

慢性疼痛一直是国内外的研究热点。慢性疼痛可能导致焦虑的发生,患有焦虑的患者往往伴有慢性疼痛或疼痛加剧的症状。本文结合国内外最近几年的研究,就慢性疼痛与焦虑之间的关系进行了探讨,并对慢性疼痛与焦虑的治疗进行展望。

一、慢性疼痛概述

(一)慢性疼痛的定义

疼痛是继呼吸、脉搏、体温、血压被确认为四大生命体征之后的又一生命体征。国际疼痛研究会(IASP)将慢性疼痛定义为"超过正常的组织愈合时间(一般为 3 个月)的疼痛",也就是引起伤害性刺激损伤已痊愈而疼痛依然存在的一种状态,它常常伴随不愉快的情绪体验和身体反应。因此它既是一种生理反应,又是一种主观的自觉症状。

(二)慢性疼痛的流行病学

随着现代工作、生活节奏的加快和老龄化社会的到来,慢性疼痛的发生率越来越高,是人们就医最常见的原因之一。慢性疼痛在全世界的发生率约20%。发达国家如美国为15.6%,德国为19.4%,加拿大为18.9%。而在发展中国家,由于道路交通和工业等意外,以及与疼痛有关的疾病如糖尿病,艾滋病和癌症的发生率较高,慢性疼痛的发生率更高。有人通过对 34 个发展中国家的调查,其发生率为30.3%±11.7%。在我国大陆地区关于慢性疼痛的全国性的大型调查研究还是空白的。目前有人在重庆地区进行了调查,发现慢性疼痛的发生率为 25.8%。而在我国香港地区,发生率则为 11.4%。虽然这些研究可能存在方法学上的差异,但足以说明慢性疼痛惊人的发生率。

(三)慢性疼痛的特点

慢性疼痛是一种由生物、心理和社会因素共同作用引起的以疼痛为主要表现的临床综合征。慢性疼痛的病因非常复杂,既可以是先天的,也可以是后天的;既可以是躯体疾病所致,也可以由精神疾病引起;既可以原因明确,也有

些至今原因不明。其特点为长期存在,反复发作,定位不精确,表现形式多种多样,常伴行为、情绪的改变以及日常活动受限等心理社会问题,同时伴随大量药物治疗史,频繁求医。慢性疼痛不仅造成了社会巨大经济负担,像美国每年在疼痛方面的治疗费用高达 560 亿～635 亿美元,还有由于其中半数以上患者部分或全部丧失生活、工作能力可达数周、数月、数年,甚至导致永久性的伤残,带来了一系列的社会、家庭、心理和行为等问题。

二、慢性疼痛与焦虑的关系

研究表明慢性疼痛的发生、发展、持续或加重与心理因素如焦虑、抑郁及悲观情绪等密切相关。调查发现慢性骨癌痛患者有20%～40%长期处于焦虑状态,而慢性纤维肌痛患者有焦虑症状更高达44%～51%。有研究发现焦虑的发生与头部,颜面部,颈部,背部,腹部和关节六个部位的疼痛,疼痛的部位数,以及疼痛的程度密切相关,但是和疼痛的持续时间无关。有学者对健康人群进行四年随访发现焦虑的人患慢性疼痛的风险相对增加。也有 Meta 分析将近 50 年来关于术前焦虑和术后慢性疼痛的研究做了分析,55%的研究认为术前焦虑促进术后慢性疼痛的发生,剩下的研究也未能否定这种关系。由此可见焦虑和慢性疼痛之间有着不可分割的关系。

三、慢性疼痛和焦虑共同的神经生物学机制

虽然目前关于慢性疼痛与焦虑的关系说法不一,以及它们在大脑皮质和皮质下水平的感觉处理存在一定的差异,但越来越多的研究者意识到慢性疼痛与焦虑可能具有共同的神经生物学机制。除了在一些涉及神经解剖的神经通路上有惊人的相似之处,慢性疼痛和焦虑在神经内分泌系统、神经免疫调节和神经营养因子等方面也关系密切。

（一）神经解剖学

近年来，科学家开始认为大脑结构和神经元的改变可能参与到负面情绪的病理生理过程中。既然在慢性疼痛发生的过程中，皮质和皮质下功能和结构神经元可塑性发生改变已经被证实，这也适用于疼痛引起的负面情绪。

1. 前扣带皮层　前扣带皮层（ACC）与影响情感思想、自主、内脏反应和情绪调节的脑区相联系。近年来随着外科学，电生理以及脑影像学技术的发展，越来越多的证据表明ACC参与负面情绪的加工。损毁ACC可显著缓解大鼠对急性伤害性刺激的痛觉反应及减弱疼痛产生的情绪和记忆行为。用电生理仪记录发现伤害性刺激可激活人和动物ACC的神经元，并且发现其对伤害刺激做出回避行为。影像学研究表明，在负面情绪患者身上，ACC处于高代谢状态，同时可观察到ACC体积减少。Susan S Kim等研究发现，疼痛引起的焦虑情绪与ACC中一种称作为neurabin的细胞骨架蛋白有关。这种蛋白可以抑制焦虑情绪的产生，但同时也加重抑郁的倾向。Hong Cao发现了ACC中的细胞外调节蛋白激酶（ERK）的活化在疼痛引起负性情绪的过程中起到了极其重要的作用。

2. 海马　海马，不仅是参与学习和记忆过程和焦虑抑郁调节的关键脑区之一，而且介导疼痛认知和自发性调控。有关于慢性神经病理性疼痛的研究，发现动物模型的工作记忆，短期记忆和认知功能都存在缺失，并且将这种缺失和海马功能异常直接联系起来。形态学上在慢性疼痛患者海马的体积缩小，这与啮齿类动物模型上，齿状回的神经形成减少相一致。啮齿类动物抑郁的慢性应激模型诱发了海马区域突触形态的改变。这些表明由于慢性疼痛诱发的海马形态学变化与负面情绪如焦虑和与抑郁相联系。

3. 杏仁核　越来越多研究强调杏仁核特别是中央核（CEA）和基底外侧核（BLA）在疼痛的情感和认知方面起的重要角色。与ACC和海马相反，在具有焦虑行为的慢性疼痛动物模型上发现杏仁核的体积增大，这可能是因为在杏仁核包括中央核和基底外侧核产生新的神经元，但是树突分支数量并无改变。损毁杏仁核虽然不影响基础痛阈，但可以减弱对于疼痛刺激的情绪反应。而基底外侧核具有易化记忆和激发情绪的功能。基底外侧核与丘脑和皮层的核团相连，由此再投射至中央杏仁核，传递多种感觉包括伤害性感觉信息。在慢性疼痛模型中，可以观察到臂旁核和基底外侧核突触增加，还有杏仁核的兴奋性升高。

在杏仁核注射NMDA或谷氨酸受体亚1型（GluR1）受体拮抗剂能够减少疼痛诱发的回避行为，这表明臂旁核突触变化似乎具有NMDA-受体依赖性。除了谷氨酸系统，杏仁核GABA系统和阿片系统也发挥至关重要的作用。有研究通过药物调节GABA-A受体从而达到控制慢性疼痛动物逃逸/回避行为，这也表明杏仁核不仅仅在感觉的处理也在慢性疼痛情感方面发挥作用。杏仁核中的阿片系统主要调节应激反应和焦虑样行为。

4. 中脑-边缘通路　中脑-边缘通路在负面情绪如焦虑与抑郁中调节的重要性也被人们所重视。它连接中脑腹侧被盖区（VTA）和伏核（NAC），这些地区都参与"大脑奖赏回路"，但他们也对负面情绪和伤害刺激做出反应。人体影像学资料表明，慢性疼痛不仅能够激活NAC，从而改变其对伤害性刺激的反应而且能够增加NAC和前额皮层（PFC）之间通路的活性，这通路被认为是急性疼痛向慢性疼痛转化的机制之一。基因组分析和分子学证据也支持这种观点。同时，在啮齿类动物中，慢性神经病理性疼痛可以增加NAC突触的AMPA型mGluI水平，从而导致钙可渗透AMPA受体（CPARs）的形成。在NAC注射CPARs拮抗剂可以减少慢性疼痛产生的焦虑和抑郁。这些现象可以证明慢性疼痛和焦虑在中脑-边缘通路密切相关。

（二）神经内分泌学

虽然负面情绪的产生经常被认为与下丘脑-垂体-肾上腺（HPA）轴的改变有关，但是就目前的资料来看，这样的改变并不存在于所有类型的慢性疼痛。对于慢性神经病理性疼痛大鼠模型，大鼠促肾上腺皮质激素和皮质酮水平没有变化，垂体和肾上腺重量也没有发生变化。这些结果都强调了持续的神经病理性疼痛至少在神经内分泌反应方面，不能等同于简单的慢性应激，即使它导致类似的行为后果。而在慢性炎症性疼痛能够观察到皮质酮的产生和释放大幅度减少。这表明慢性疼痛和神经内分泌的改变还是存在相关联的。

除了HPA轴的改变，还可能与甲状腺轴，生长激素和催乳素的分泌的改变有关。有人在神经病理性疼痛大鼠模型发现血浆甲状腺素（T4）游离甲状腺素（FT4）和三碘甲状腺氨酸（T3）水平下降，但是游离三碘甲状腺氨酸（TF3）和促甲状腺激素（TSH）水平不变，同时也观察到大鼠的社交能力明显下降。然而，虽然慢性疼痛与其他神经内分泌变化可能存在相关性，但是人们在这方面的研究还是极少的。

（三）神经免疫学

越来越多的研究认识到神经免疫在焦虑和慢性疼痛的病理生理学中发挥着重要作用。在免疫激发的过程中，由于体内抗炎机制的存在，促炎性细胞因子的释放通常是短暂的。研究表明在慢性疼痛中抗炎因子和促炎因子存在不平衡，这种不平衡可以影响到中枢神经系统。细胞因子是一类由细胞产生的在细胞间传递信息的小分子蛋白质，包括淋巴因子、白介素（IL）等，可由多种免疫细胞合成，但也可由非免疫细胞如神经胶质细胞产生。在疼痛的早期阶段可在中脑导水管周围灰质区和下丘脑中可观察到小胶质细胞数量增加，同时在观察到中脑导水管周围灰质区的星形胶质细胞的活化。在后阶段，当焦虑行为开始出现，在扣带皮层可观察到星形胶质细胞增生。也有研究发现慢性疼痛大鼠产生焦虑的过程中杏仁核区的TNF-α水平升高。

（四）神经营养因子

抑制一些神经营养因子特别是脑源性神经营养因子

（BDNF）的表达与疼痛和焦虑的病理生理学相关。BDNF
是在中枢神经系统中最广泛表达的神经营养因子，具有调
节神经元的活性和分化并参与突触可塑性的功能。在焦虑
大鼠模型上，检测到其血浆，海马，杏仁核和中脑导水管周
围灰质的 BDNF 水平都降低，而在人体血浆 BDNF 水平也
是降低的。在慢性疼痛方面，已经有证据表明慢性疼痛的
产生与 BDNF 的减少紧密相关，BDNF 在非典型蛋白激酶 C
（aPKC）的合成和磷酸化起重要作用，而 aPKC 是慢性疼痛
持续的一个重要的调节因子，同时也提出了 BDNF 调控 aP-
KC 这个作用可能是治疗慢性疼痛的一个潜在靶点。有研
究者在慢性神经病理性疼痛和抑郁大鼠模型通过脑室内给
予能诱导 BDNF 产生的物质 4-甲基儿茶酚（4-MC），发现慢
性疼痛和抑郁样行为都相应缓解。在病理生理学上与疼痛
和焦虑相关的其他神经营养因子还包括神经营养蛋白-3 和
神经激肽-1 等。这些都说明了慢性疼痛和焦虑在神经营养
因子方面也是息息相关的。

四、总结和展望

总体看来，临床上，疼痛和焦虑共病的情况比较普遍，
同时疼痛和焦虑的病理生理学在很多方面有重叠。由于慢
性疼痛发病机制复杂，我们不能期望这个问题近期内就被
人类攻克，然而随着我们的努力，新方法的应用如进行微创
介入治疗、抗焦虑药物治疗以及心理治疗等多学科配合，慢
性疼痛的发生率和发生强度将逐渐下降。

（周铭钦 马正良）

参 考 文 献

1. Johnson, M. I. , R. A. Elzahaf, O. A. Tashani, The prevalence of chronic pain in developing countries. Pain Manag, 2013, 3 (2): 83-86.

2. van Hecke, O. , N. Torrance, B. H. Smith. Chronic pain epidemiology and its clinical relevance. Br J Anaesth, 2013, 111(1): 13-18.

3. Gerbershagen. Procedure-specific risk factor analysis for the development of severe postoperative pain. Anesthesiology, 2014, 120(5): 1237-1245.

4. Maia Costa Cabral, D. Chronic Pain Prevalence and Associated Factors in a Segment of the Population of Sao Paulo City. J Pain, 2014, 15(11): 1081-1091.

5. Williams, L. J. , et al. Pain and the relationship with mood and anxiety disorders and psychological symptoms. J Psychosom Res, 2012, 72(6): 452-456.

6. Maurice Theunissen. , et al. , Preoperative anxiety and catastrophizing: a systematic review and meta-analysis of the association with chronic postsurgical pain. Clin J Pain, 2012, 28: 819-841.

7. Kim, S. S. , et al. Neurabin in the anterior cingulate cortex regulates anxiety-like behavior in adult mice. Mol Brain, 2011, 4: 6.

8. Cao, H. Activation of glycine site and GluN2B subunit of NMDA receptors is necessary for ERK/CREB signaling cascade in rostral anterior cingulate cortex in rats: implications for affective pain. Neurosci Bull, 2012, 28(1): 77-87.

9. Wingenfeld, K. , Wolf, O. T. Stress, memory, and the hippocampus. Front. Neu-rol, Neurosci, 2014, 34: 109-120.

10. Leite-Almeida, H. Differential effects of left/right neuropathy on rats' anxiety and cognitive behavior. Pain, 2012, 153: 2218-2225.

11. Pare, D. , S. Duvarci. Amygdala microcircuits mediating fear expression and extinction. Curr Opin Neurobiol, 2012, 22(4): 717-723.

12. Carr, F. B. , V. Zachariou. Nociception and pain: lessons from optogenetics. Front Behav Neurosci, 2014, 8: 69.

13. Kastenberger, I. Influence of sex and genetic background on anxiety-related and stress-induced behaviour of prodynorphin-deficient mice. PLoS One, 2012, 7(3): e34251.

14. Russo, S. J. , E. J. Nestler. The brain reward circuitry in mood disorders. Nat Rev Neurosci, 2013, 14(9): 609-625.

15. Baliki, M. N. Corticostriatal functional connectivity predicts transition to chronic back pain. Nat Neurosci, 2012, 15 (8): 1117-1119.

16. Chang, P. C. Role of nucleus accumbens in neuropathic pain: linked multi-scale evidence in the rat transitioning to neuropathic pain. Pain, 2014, 155(6): 1128-1139.

17. Krishnan, V. , E. J. Nestler. Linking molecules to mood: new insight into the biology of depression. Am J Psychiatry, 2010, 167(11): 1305-1320.

18. Lang, U. E. , S. Borgwardt. Molecular mechanisms of depression: perspectives on new treatment strategies. Cell Physiol Biochem, 2013, 31(6): 761-777.

19. Pascual, M. Cytokines and chemokines as biomarkers of ethanol-induced neuroinflammation and anxiety-related behavior: Role of TLR4 and TLR2. Neuropharmacology, 2014, 89c: 352-359.

20. Calvo, M. , J. M. Dawes, D. L. Bennett. The role of the immune system in the generation of neuropathic pain. Lancet Neurol, 2012, 11(7): 629-642.

21. Chen, J. The contribution of TNF-αalpha in the amygdala to anxiety in mice with persistent inflammatory pain. Neurosci Lett, 2013, 541: 275-280.

22. Suliman, S. , S. M. Hemmings, S. Seedat. Brain-Derived Neurotrophic Factor (BDNF) protein levels in anxiety disorders: systematic review and meta-regression analysis.

Front Integr Neurosci,2013,7:55.

23. Dalle Molle, R. Associations between parenting behavior and anxiety in a rodent model and a clinical sample:relationship to peripheral BDNF levels. Transl Psychiatry, 2012,2:e195.

24. Fukuhara, K. Intracerebroventricular 4-methylcatechol (4-MC) ameliorates chronic pain associated with depression-like behavior via induction of brain-derived neurotrophic factor(BDNF). Cell Mol Neurobiol, 2012, 32 (6):971-977.

136 术后镇痛管理：从传统模式到信息化管理的新逾越

术后疼痛是一种围手术期的急性疼痛。良好的术后镇痛能有效地缓解手术患者术后的剧烈疼痛，加快患者术后康复，缩短平均住院日，同时也能减少术后并发症和死亡率，降低术后慢性疼痛的发生率。术后镇痛方法很多，自从患者自控镇痛（patient controlled analgesia，PCA）技术出现后，解决了长期以来在术后疼痛治疗中存在的一些问题。然而，随着 PCA 的普及应用，又出现了如何提高镇痛的有效率以及如何科学管理术后镇痛等新问题。

一、PCA 的历史回顾

PCA 是 Sechzer 于 20 世纪 70 年代初提出的一种术后镇痛方式。PCA 凭借计算机控制的微量镇痛泵，手术患者在术后疼痛时按需自行给予额外的镇痛药物，从而持续有效地满足个体化镇痛需求。PCA 启动时先给予一定剂量的负荷量以缩短药物起效时间，之后以恒定的速率持续给药，此外，患者可根据自身疼痛程度通过按压自控镇痛泵上的按钮自行追加一次给药量来达到最佳的镇痛效果。PCA 的药理学特点是使镇痛药物的血药浓度相对恒定稳态地维持在有效的镇痛水平，避免了间断给药方式的"镇痛中断（Analgesia gap）"，也避免了过度镇痛引起的过度镇静。1976 年世界上第一台 PCA 泵在英国正式使用，1984 年 PCA 在美国开始使用，1994 年北京协和医院在我国率先应用 PCA，之后 PCA 在国内逐渐推广并普及应用。

（一）PCA 的给药途径

PCA 的给药途径有：经硬膜外、经静脉、经周围神经、经皮下和经鼻腔等 5 个途径，而经静脉患者自控镇痛（patient-controlled intravenous analgesia，PCIA）和经硬膜外腔患者自控镇痛（patient-controlled epidural analgesia，PCEA）在临床中应用最为广泛，两者之间，又以 PCIA 的使用率大于 PCEA。

（二）PCA 的药物种类

1. 阿片类药物　常用药物有：芬太尼、舒芬太尼、瑞芬太尼、布托啡诺、地佐辛、羟考酮、氢吗啡酮等，以芬太尼最为常用。

2. 非甾体抗炎药（nonsteroidal anti-inflammatory drugs，NSAIDs）　这类药物以往多为片剂和胶囊，随着针剂的出现，也越来越多的应用于 PCA。NSAIDs 尽管镇痛效果比阿片类药物弱，不良反应比阿片类药物严重，但两者复合使用，既可减少阿片类药物的用量，又能减少 NSAIDs 的不良反应，符合多模式镇痛的要求，故使用也越来越广泛。目前临床常用的药物有：氟比洛芬酯和帕瑞昔布。

3. 局部麻醉药　主要用于 PCEA 和患者自控周围神经镇痛。由于硬膜外麻醉是我国基层医院常用的麻醉方法，故 PCEA 途径曾一度领先占主导地位。常用的药物有：罗哌卡因、布比卡因、左旋布比卡因等。

国内外 PCA 应用近 40 年，PCA 的安全性和有效性得到了肯定和提升，术后镇痛也发展到一个较为成熟、安全、有效的时期。然而，如何科学、合理、有效地进行术后镇痛管理，又成为 PCA 要面临的新问题的挑战。

二、术后镇痛管理模式的演变

（一）传统管理模式

麻醉科制定术后镇痛管理制度，麻醉医师全权负责术后镇痛泵的安装、使用、随访、记录和问题处理，这是传统的 PCA 管理模式。当患者发生暴发性疼痛、镇痛效果不佳、镇痛泵故障或其他与术后镇痛相关不良事件时，由患者所在病区护士电话通知麻醉科医师前来处理发生的问题。这种管理方式有诸多的弊端，如：麻醉医师往往不能及时前往病房处理所发生的问题，造成患者意见很大，镇痛满意度下降；不能有效地避免因镇痛效果不佳、镇痛泵故障等因素造成的医疗纠纷；不能随时访视患者，随时解决发生的问题；管理极不方便极不科学，镇痛泵报警后麻醉医师未及时获取相关信息，同时也不能监测和记录有关术后镇痛的各种数据。

（二）急性疼痛服务组织管理模式

急性疼痛服务（acute pain services，APS）是一种对急性疼痛患者，尤其是对 PCA 患者的疼痛治疗进行科学有效管理的组织。规范化的围手术期管理需要专业医务人员和相应的管理制度,目前应用最广泛的就是 APS。国外疼痛管理发展经历了 2 次主要的转变,第一次是由疼痛控制转变为疼痛管理,第二次就是疼痛管理组成人员结构从以麻醉医师为主体转变为以护士为主体。目前应用较为成熟的 APS 模式有 3 种:一是以单纯麻醉医师为基础的管理模式(anesthesiologist-based APS,AB-APS),二是以病房护士为基础,麻醉医师为指导的管理模式(nurse-based,anesthesiologist-supervised APS,NBAS-APS),三是以病房护士为基础,麻醉医师和专科医师共同指导的改良的管理模式(nurse-based,anesthesiologist and specialist-supervised APS,NBASS-APS)。第一种模式 AB-APS 最早由 Ready 于 1986 年在美国提出,后来在世界范围内得以广泛采纳和应用,此种模式中麻醉医师能熟练掌握镇痛药物的药理、使用方法,从而尽可能达到用药个体化以提供高质量的术后镇痛服务。叶伟光等将这种模式应用于 4895 例手术患者,结果表明这种模式术后镇痛效果确切,手术患者总满意度高。第二种模式 NBAS-APS 是由 Rawal 等于 1994 年提出的以病房护士为基础,以麻醉医师为指导的急性疼痛服务管理模式。Rawal 曾指出该模式在镇痛技术的应用方面容易被忽略,故没有持续推广应用。第三种模式是改良的 NBAS-APS,以病区护士为基础,在麻醉医师和手术科室医师的共同指导下的一种术后镇痛管理模式,这种模式吸纳了麻醉医师、手术医师、病房护士 3 方面人员共同参与和管理术后镇痛,是理想的 APS 管理团队。熊英等在 406 例肝胆外科手术中对比了 AB-APS 模式、NBAS-APS 模式、改良的 NBAS-APS 模式的术后镇痛效果,结果发现:在术后生理功能恢复方面,NBASS-APS 组患者生理功能恢复最早,差异有统计学意义;NBASS-APS、NBAS-APS 组住院时间短于 AB-APS 组,差异有统计学意义。胡亚丽等对比了 NBASS-APS 和 AB-APS 术后镇痛管理模式在 300 例腹部手术中的效果,结果显示:NBASS-APS 组患者在术后 1h、6h、24h、48h 时的 VAS 评分明显低于 AB-APS 组,提示 NBASS-APS 的优越性。随着医疗技术的不断进步,学科建设的不断发展,要求安装术后镇痛泵的患者越来越多。如果一家医院每天有 100 例患者安装 PCA,镇痛时间为 2d,那么从第 2 天开始每天就有 200 名 PCA 患者。而 APS 每天需要访视处理 200 例 PCA 患者,显然增加了医务人员的工作量。因此,如何高效管理术后镇痛,又成为一个热点问题。

(三)无线镇痛监控系统管理模式

1. 无线镇痛监控系统的工作原理　无线镇痛监控系统由无线镇痛终端和无线镇痛管理系统构成。无线镇痛终端包括电子输注驱动装置(机头)和一次性专用储液药盒组成,无线镇痛管理系统包括硬件(基站和中央监测工作站)和软件(专用计算机应用程序)。终端能在麻醉医师设置的参数下进行精确给药,同时患者也可以自行给药镇痛,用法与传统的 PCA 泵一样。此外,终端还具有无线通讯传输功能,在其工作过程中按照设定可通过 WiFi 或者 ZigBee(基于 IEEE802.15.4 标准的一种低速短距离传输的无线网

络协议)等传输方式,及时有效地发送、接收镇痛泵的状态及控制数据。由 AP(Wireless Access Point)等组成的无线基站实现镇痛泵与中央检测工作站的数据传输。基站负责终端发送的信号收集并传输到监测台,起到数据传送作用。而中央监测工作站则用来分析、处理终端上传的信息,医务人员可通过中央工作站对终端的情况进行实时监控,及时观察患者疼痛 NRS(numerical rating scale,NRS)评分、PCA 泵按压次数以便调整镇痛方案,真正意义上实现了术后镇痛的个体化和自动化,最后终端自动形成并打印术后随访记录单以及 PCA 记录单,极大地方便了医护人员更安全、更高效、更科学地管理手术后的镇痛患者。

2. 无线镇痛监控系统的临床研究现状　无线镇痛监控系统的问世进一步提高了临床术后镇痛管理效率、患者满意度;确保了麻醉医师对手术患者在整个术后镇痛过程的质量控制及实时追踪,更科学客观地反映了患者的病情变化;麻醉医师可根据监测系统的数据及时处理患者发生的问题;同时也有效地避免了患者信息的遗漏,降低医疗不良事件的发生率。Rauck 等将鞘内药物输注系统(implanted intrathecal drug delivery system,IDDS)应用于 119 例癌性疼痛患者的镇痛治疗中,结果发现 91% 的患者镇痛效果优良,不良反应发生率较低;曹汉忠等纳入了 144 例手术患者术后镇痛的病例,其中实验组(72 例)采用无线镇痛泵管理系统、对照组(72 例)采用全自动注药泵推注系统进行术后镇痛治疗管理,2 组患者均以首次量(负荷量)+持续给药+自控给药行患者静脉自控镇痛(PCIA)48h。镇痛药物配方:芬太尼 12μg/kg+氟哌利多 5mg+生理盐水至 150ml。参数设定:首次给药量 5ml,持续输注量 2.5ml/h,单次追加量 3ml/次,锁定时间 8min。结果显示采用无线镇痛泵管理系统组能有效、安全地进行术后镇痛治疗,效果优于传统管理组;贾宏彬等将无线自控鞘内镇痛系统用于 21 例癌痛患者,结果显示治疗后 1d、7d、15d、30d 时患者疼痛 NRS 评分较治疗前明显下降,而睡眠评分显著升高;何苗等纳入了 82 例胸腔镜肺叶切除患者术后镇痛的病例,其中 39 例采用无线远程镇痛泵管理系统进行术后镇痛管理(远程管理组),43 例采用传统方式进行术后镇痛管理(传统管理组)。镇痛药物配方:舒芬太尼 250μg+生理盐水配成 250ml(舒芬太尼为 1μg/ml),持续输注量 2ml/h,单次追加量 3ml/次,锁定时间 15 分钟,每小时限量 14ml。结果提示:远程管理组患者术后 24h 平均 NRS 评分较传统管理组低,患者的满意度较传统管理组高。

3. 无线镇痛监控系统的信号传输方式

(1)无线镇痛信息化管理系统通过 ZigBee 无线网络,实现镇痛泵与中央监测工作站的实时连接。ZigBee 的传输速率为 0.2MB,可同时连接 255 台镇痛泵,具有抗干扰能力强、数据安全性好、发射功耗低和使用成本低等特点,适用于需要使用镇痛泵数量在 100 台/天左右的医院。

(2)通过 WiFi 方式传输的无线镇痛信息化管理系统则适用于镇痛泵使用需求量较大的医院(100 台/天以上)。

该系统的信息可被转存到 SPSS、SAS 等统计学软件中并进行分析，为进一步提高管理患者术后镇痛效率以及开展临床科学研究提供有力的证据。需要指出的是，WiFi 信号的实时有效性和安全性还需要更多的临床实验研究来证实。

（3）无线镇痛信息化管理系统还可以和医院的 HIS（hospital information system，HIS）系统有效有机地结合，从而适应医院信息化建设发展和无痛医疗的需求。

随着手术数量的不断攀升，舒适医疗理念的日益普及，镇痛泵的使用率逐年上升，如何提高术后镇痛的有效率，降低其不良反应，提升患者的满意度等成为术后镇痛质量控制的目标。尽管目前新型镇痛药和镇痛方式层出不穷，但是如何科学有效地管理术后疼痛依然困扰着临床医务人员，尤其是麻醉医师，因此，建立一种科学有效的术后镇痛管理模式其意义远比镇痛技术的提高更为重要，术后镇痛的无线管理无疑为解决这个"瓶颈"问题带来了新的曙光。

三、术后镇痛信息化管理尚需解决的问题

（一）技术的稳定性与兼容性

无线镇痛信息化管理系统的信号传输受很多方面因素的影响，其稳定性与患者的安全性密切相关，因此不容忽视；此外，如何与移动电话（手机）信号的连接与兼容，是普及应用该项技术的基础和前提条件。

（二）远程遥控的实现

目前 WiFi 的传输范围半径为 100m 左右，基于 ZigBee 技术的无障碍传输距离只有 50m。如果控制信号传输得更远，无疑对需要远离医院的带泵患者（如癌痛患者）是一个莫大的福音。

（三）医疗费用的控制

无线镇痛信息化管理系统的使用，医疗机构需要增加一些成本，使用患者的费用也需要增加。如何控制术后镇痛的医疗费用，让患者、手术科室、麻醉科三方面达成满意的共识，是一个现实的问题。

（陈玮　蒋宗滨）

参 考 文 献

1. Apfelbaum JL, Chen C, Mehta SS, et al. Postoperative pain experience：results from a national survey suggest postoperative pain continues to be undermanaged. Anesth Analg, 2003,97(2)：534-540.

2. Cairr DB, Reines HD, Schaffer J, et al. The impact of technology on the analgesic gap and quality of acute pain management. Reg Anesth Pain Med,2005,30(3)：286-291.

3. 蒋宗滨,秦科,黄艺文,等. 患者自控硬膜外镇痛并发症的临床分析与处理. 临床麻醉学杂志,2001,17(5)：290.

4. 张云安,边庆虎,姚红娟,等. 蛛网膜下腔注入阿片类药物用于术后镇痛的研究. 中国疼痛医学杂志,2004,10(3)：161-163.

5. 赵杰,孙明轩. 舒芬太尼和芬太尼用于开胸手术术后镇痛的比较. 中国实用医药,2012,07(1)：36-37.

6. Staahl C, Christrup LL, Andersen SD, et al. A comparative study of oxycodone and morphine in a multi-modal, tissue-differentiated experimental pain model. Pain, 2006, 123 (1-2)：p. 28-36.

7. 李兵,王燕琼,苏纲,等. 瑞芬太尼静脉自控镇痛与罗哌卡因复合舒芬太尼硬膜外自控镇痛用于分娩镇痛的比较. 临床麻醉学杂志,2012,28(8)：781-783.

8. 彭宇,蒋宗滨,方懿,等. 氨酚羟考酮、塞来昔布用于腹腔镜胆囊切除术后镇痛的临床研究. 实用疼痛学杂志,2010,6(1)：13-16.

9. 黄子津,蒋宗滨,冯梅等. 帕瑞昔布钠对瑞芬太尼复合麻醉诱发患者术后痛觉过敏的影响. 中华麻醉学杂志,2012,32(4)：426-429.

10. Olkkola KT, Kontinen VK, Saari TI, et al. Does the pharma-cology of oxycodone justify its increasing use as an analgesic? Trends Pharmacol Sci,2013,34(4)：206-214.

11. 高玮,徐建国,赵琳,等. 地佐辛联合舒芬太尼在上腹部及髋关节置换后镇痛的临床研究. 临床麻醉学杂志,2014,30(6)：532-535.

12. 冯鹏玖,蒋宗滨,黄剑锋,等. 氟比洛芬酯用于腹腔镜手术镇痛效果的临床研究. 临床和实验医学杂志,2008,7(8)：59-61.

13. Palanivelu C, Rangarajan M, Rajapandian S, et al. Madankumar MV Perforation of jejunal diverticula in steroids and nonsteroidal anti-inflammatory drug abusers：a case series. World J Surg,2008,32(7)：1420-1424.

14. Egge A, Waterloo K, Sjoholm H, et al. Prophylactic hyper-dynamic postoperative fluid therapy after aneurysmal sub-arachnoid hemorrhage：a clinical, prospective, randomized, controlled study. Neurosurgery,2001,49(3)：593-605.

15. 刘爱霞,吴丽军,何仲. 急性疼痛服务组织介绍. 中国疼痛医学杂志,2006,12(2)：118-120.

16. Mc Caffery M,Robinson ES. Your patient is in pain--here's how you respond. Nursing,2002,32(10)：36-45.

17. Ready LB,Oden R,Chadwick HS,et al. Development of an anesthesiology-based postoperative pain management service. Anesthesiology,1988,68(1)：100-106.

18. Goldstein DH, Van Den Kerkhof EG, Blaine WC. Acute pain management services have progressed, albeit insufficiently in Canadian academic hospitals. Can J Anaesth, 2004,51(3)：231-235.

19. 叶伟光,王天龙,许亚超,等. 术后镇痛管理模式的应用探讨. 北京医学,2011,33(8)：665-667.

20. Rawal N,Berggren L. Organization of acute pain services：a low-cost model. Pain,1994,57(1)：117-123.

21. 熊英,覃梅,李文静,等. 改良 NBAS-APS 在肝胆外科术后镇痛中的应用研究. 局解手术学杂志,2008,17(4):244-246.

22. 胡亚丽,甘秀妮. NBASS-APS 在开腹术后患者中应用的效果评价. 中国实用护理杂志,2012,28(31):15-17.

23. 朱滨. 基于 Wi-Fi 无线技术的智能镇痛泵系统设计. 临床医学工程,2012,19(8):1243-1244.

24. 满祎. 基于 Zigbee 技术的无线镇痛泵系统的设计与应用. 医疗装备,2012,25(12):16-17.

25. 杨霜英,于京杰,朱四海. 无线镇痛信息系统在麻醉科的应用. 中国医学装备,2014,(1):57-59.

26. Deer TR,Smith HS,Burton AW,et al. Comprehensive consensus based guidelines on intrathecal drug delivery systems in the treatment of pain caused by cancer pain. Pain Physician,2011,14(3):283-312.

27. 曹汉忠,刘存明,鲍红光,等. 无线镇痛泵系统临床应用效果观察. 国际麻醉学与复苏杂志,2010,31(2):127-130.

28. 贾宏彬,宗健,孙含哲,等. 远程无线自控鞘内镇痛系统在晚期癌痛患者的疗效观察. 临床麻醉学杂志,2013,29(7):672-674.

29. 何苗,冯艺,陈杰,等. 无线远程镇痛泵监控系统用于术后患者镇痛管理的可行性及有效性研究. 中国疼痛医学杂志,2014,20(5):308-313.

30. Chidambaran V,Sadhasivam S. Pediatric acute and surgical pain management:recent advances and future perspectives. Int Anesthesiol Clin,2012,50(4):66-82.

31. Jenkins BN,Fortier MA. Developmental and cultural perspectives on children's postoperative pain management at home. Pain Management,2014,4(6):407-412.

137 小儿围手术期区域阻滞镇痛及安全评价

过去几十年,小儿围手术期疼痛管理取得了进步,但仍然有许多患儿遭受着术后疼痛的折磨。尽管麻醉医师已经重视,大量临床证据、系统评价及 Meta 分析文献表明不同年龄阶段患儿镇痛药物剂量及给药方法日趋成熟[1,2]。但由于缺乏可靠的疼痛评估及管理,小儿围手术期镇痛仍显不足。

越来越多的麻醉医师选择区域阻滞进行小儿围手术期镇痛治疗(特别是术后镇痛)[3-5]。与阿片类镇痛药等相比,其具有有效、安全及副作用小的优势;区域阻滞联合全身麻醉,可减少全麻药用量。甚至有学者认为区域阻滞镇痛转变了多模式镇痛治疗策略,使阿片类药物作为备选而不再成为一线用药[1,5]。大量的前瞻性临床研究及专家意见表明小儿区域阻滞对神经的损伤极

小[6]。此外,超声引导的应用使小儿围手术期区域阻滞镇痛应用更广泛。

本综述将阐述小儿围手术期区域阻滞镇痛及安全性最新进展,同时提出尚未解决的问题供读者思考或进一步研究。

一、局麻药用于小儿区域阻滞的安全剂量

由于蛋白结合率和清除率低,婴幼儿更容易发生局麻药神经,心脏毒性[7]。可喜的是,年龄相关局麻药药效学及药代学安全剂量指南囊括了不同年龄阶段小儿局麻药用药安全建议。以下是推荐用于小儿局麻药安全剂量,表 137-1 和表 137-2。

表 137-1　小儿硬膜外麻醉局麻药推荐剂量

局麻药	初始负荷量	药物浓度	输注极量
布比卡因	≤2.5~3mg/kg	0.0625%~0.1%	≤0.4~0.5mg·kg⁻¹·h⁻¹
罗哌卡因	≤2.5~3mg/kg	0.1%~0.2%	≤0.4~0.5mg·kg⁻¹·h⁻¹
芬太尼	1~2μg/kg	2~5μg/ml	0.5~2μg·kg⁻¹·h⁻¹
吗啡	10~2μg/kg	5~10μg/ml	1~5μg·kg⁻¹·h⁻¹

表 137-2　小儿周围神经阻滞局麻药推荐剂量

阻滞部位	剂量(ml/kg)	极量(ml)	阻滞部位	剂量(ml/kg)	极量(ml)
头、颈	0.1	5	坐骨神经	0.2~0.3	20
腋窝	0.1~0.2	10	腘窝	0.2~0.3	15
锁骨下	0.2~0.3	15	腰丛	0.2~0.3	20
肋间	0.05~0.1	5	阴茎	0.1	10
腹直肌鞘	0.1~0.2	5	指神经	0.05~0.1	5
髂腹股沟	0.1~0.2	10	腹横肌平面	0.2(每边)	10(每边)
股神经	0.2~0.3	15			

二、超声引导技术

超声引导神经阻滞技术用于儿童仅仅十年之久[8]。成人数据研究表明，超声引导区域阻滞技术降低局麻药中毒（local anesthetic systemic toxicity, LAST）发生率。除此之外，其具有使局麻药起效迅速、剂量减少及操作失败率降低的优势[9,10]。尽管超声引导神经阻滞技术用于成人安全、可靠及有效的评价已有大量质量较高数据、文献证明，但目前并没有任何文献报道其用于小儿区域阻滞降低LAST发生或远期神经损伤情况。因此，超声引导用于小儿区域阻滞的效益仍需要大量有力的数据证明。

三、特殊的超声引导区域阻滞技术

（一）腹横肌平面（transversus abdominus plane, TAP）阻滞

解剖及适应证：TAP阻滞可以有效控制腹部手术术后疼痛，但不能控制术中疼痛[11]。在腹直肌侧面有三块肌肉：腹外侧斜肌、腹内侧斜肌和腹横肌。腹横肌平面位于腹内侧斜肌与腹横肌之间，包绕着传导腹前壁皮肤及肌肉感觉的胸腰段神经根（T8~L1）。

超声引导技术[12]：超声探头置于脐旁，远离腹直肌找到三块肌肉（腹外侧斜肌、腹内侧斜肌和腹横肌）。可采用平面内或平面外技术，注药后可看到腹横肌平面椭圆形药物浸润实时。声图像。

并发症：腹膜感染，肠损伤，药物注入血管内等。

进展：2008年第一次有小儿TAP阻滞文献报道[12]，接下来这项技术在所有年龄阶段儿童中成功应用，包括新生儿[13-15]。当骶管或硬膜外阻滞无法实施时，TAP阻滞技术可以替代，有研究表明小儿下腹部手术术后镇痛，TAP阻滞与骶管阻滞、局部浸润麻醉比较具有优势[16]。目前尚未见小儿TAP阻滞与胸段硬膜外阻滞对比文献，亦没有研究评价小儿不同TAP阻滞入路（侧路，后路，腹横筋膜或腰方肌等入路）阻滞效果。

（二）椎旁神经阻滞（paravertebral nerve block, PVNB）

解剖及适应证：椎旁间隙为楔形区域包含肋间神经和交感神经。椎旁间隙边界包括上一级横突，胸膜壁层及肋骨。与椎管内阻滞比较，PVNB具有更少的副作用及禁忌证[17]。适用于小儿开胸术，乳腺手术，胆囊切除术，肾脏手术和腹股沟疝手术镇痛[18]。

超声引导技术：患儿侧卧或俯卧，超声探头长轴与脊柱长轴重合，旁开直到看到横突，将超声探头旋转90°与脊柱长轴垂直。当同时看到横突切面与胸膜，采用平面内技术进针，针尖穿过肋间肌达到胸膜表面方可注药或置管。

并发症：刺破胸膜，交感神经阻滞导致低血压，神经损伤和椎旁血肿等。

进展：有研究报道超声引导PVNB用于小儿胸外和心脏手术术后镇痛[19]，且连续PVNB对于长期术后镇痛治疗可行。尽管连续PVNB技术在1992年已有报道[20]，至今仍未得到充分应用。最近，这项技术才逐渐重回舞台[21]。连续PVNB被广泛用于不同年龄阶段患儿，包括婴幼儿和门诊患儿[21-23]。一项单中心前瞻性随机对照研究表明，与胸段硬膜外阻滞比较，小儿PVNB阻滞效果相当，且副作用更小成功率更高[19]。成人PVNB通常需要多个水平进行阻滞才能达到良好浸润，而小儿PVNB阻滞只需要单次较低剂量（0.3~0.5ml/kg）即可浸润6-8椎旁区域[24,25]。小儿PVNB局麻药吸收及药代学尚不清楚。

四、小儿区域阻滞安全评价

由于患儿不能主动配合操作，绝大部分小儿区域阻滞常规应在全身麻醉后进行，使其相对容易，安全及有效[26]。通常小于6个月患儿区域阻滞并发症发生率呈4倍高于6个月以上患儿[3,6]；椎管内阻滞并发症发生率呈6倍高于周围神经阻滞[3]。但即便在过去12年间区域阻滞越来越多用于患儿，并发症发生率总的来说均很低。

有研究统计5年10 633例行小儿硬膜外阻滞病例，未发现严重并发症，其中1例3个月患儿永久神经损伤（1年随访），2例硬膜外脓肿，1例脑膜炎，1例穿破蛛网膜性头痛，进行了血补片治疗，还有一例由于药物使用错误导致马尾综合征[27]。最近有研究基于小儿区域阻滞网络（pediatric regional anesthesia network, PRAN）数据库18 650例小儿骶管阻滞进行分析，得出结论：骶管阻滞技术用于小儿是安全有效的[28]。小儿周围神经阻滞风险更低，甚至初学者进行操作也并不增加风险[29]。有研究表明与镇静情况比较，小儿全身麻醉下行肌间沟臂丛神经阻滞无严重不良反应，效果与清醒成人行肌间沟臂丛神经阻滞相似[30]。高剂量TAP阻滞，可以延长镇痛时间及降低患儿术后24h附加镇痛治疗且安全有效[31]。有学者称对5例门诊患儿实行了PVNB并置管进行镇痛治疗，均达到良好镇痛且无一例出现并发症[22]。尽管如此，区域阻滞置管进行连续镇痛治疗在患儿中应用尚缺乏可靠数据评价安全性，这需要进一步研究。

操作者必须熟悉解剖结构及体表标志，并且应该在儿科专科医师监督下实施，以避免重复误差。尽管区域阻滞效果众所周知，但仍有一定的失败率，因此对患儿进行超声引导区域阻滞可以提高成功率，缩短操作时间，起效时间，减少局麻药用量及延长作用时间[29]。

五、规范的小儿区域阻滞要点[29]

（一）监测

进行操作前必须监测生命体征，保证操作的时候可以清楚地监测到心电图（P波，QRS波群及T波），心率和收缩

压。

（二）皮肤消毒

小儿硬膜外和骶管阻滞置管细菌繁殖率约6%～35%，以革兰阳性菌多见。因此必须严格无菌条件下进行操作，严格进行皮肤消毒。如果置管时间超过72h，必须每天观察留置导管情况。

（三）测试剂量

当公认小儿区域阻滞在全麻后进行，没有任何一种方法显得可靠。起初人们在局麻药中加入肾上腺素，当测试剂量注入后出现心率、血压上升，从而判断其是否安全有效。但有学者认为这种生命体征的变化可能由于手术造成的疼痛刺激或者静脉使用阿托品引起。目前常用的方法是在大剂量注入局麻药时，从小剂量开始递增注入局麻药至少60～120s，观察是否安全有效[32]。

（四）交感神经抑制

由于椎管麻醉导致交感神经抑制，可导致成人持续性低血压，通常需要血管活性药或容量治疗。而这种现象在儿童少见，特别8岁以下儿童很少发生交感神经系统抑制[33]，即便青少年，也不需要血管活性药或容量治疗。

（五）禁忌

同成人相似。禁忌证包括凝血疾病，感染，局麻药过敏，解剖结构异常，神经系统疾病等。做过脑室腹腔分流术的患儿，由于行椎管内麻醉可能改变颅内压[34]，因此必须根据具体情况权衡利弊。周围神经阻滞鲜有禁忌，相对禁忌包括局部感染，脓毒症，凝血疾病，筋膜综合征风险及家长或患儿拒绝等。

（六）应用超声引导进行周围神经阻滞提高安全性

目前，国际已经公认患儿应该在全身麻醉情况下使用超声引导进行周围神经阻滞。有一些证据表明实时超声引导可以改善患儿区域阻滞预后[9]，其因为可视的优势使得局麻药可以准确的浸润目的神经。尽管麻醉医师可以预想到超声引导带来的优势，但目前还没有一项儿童大样本前瞻性研究表明其与其他阻滞技术相比，可以降低局麻药剂量及副作用。也没用任何理由说明超声引导会增加并发症发生率。

经过大量数据及文献分析，小儿区域阻滞呈现高安全性[35]，但要掌握超声引导区域阻滞技术需要进行正规训练，以避免重复错误。迄今为止，小儿围手术期区域阻滞技术无论在临床还是研究中，仍然处于发展阶段[36]。

（李娜　麻伟青）

参 考 文 献

1. American Society of Anesthesiologists Task Force on Acute Pain M. Practice guidelines for acute pain management in the perioperative setting：an updated report by the American Society of Anesthesiologists Task Force on Acute Pain Management. Anesthesiology,2012,116(2):248-273.

2. Association of Paediatric Anaesthetists of Great B,Ireland. Good practice in postoperative and procedural pain management,2nd edition. Paediatr Anaesth,2012,22 Suppl 1:1-79.

3. Ecoffey C,Lacroix F,Giaufre E,et al. Association des Anesthesistes Reanimateurs Pediatriques d'Expression F. Epidemiology and morbidity of regional anesthesia in children:a follow-up one-year prospective survey of the French-Language Society of Paediatric Anaesthesiologists (ADARPEF). Paediatr Anaesth,2010,20(12):1061-1069.

4. Rochette A,Dadure C,Raux O,et al. A review of pediatric regional anesthesia practice during a 17-year period in a single institution. Paediatr Anaesth,2007,17(9):874-880.

5. Schultz-Machata AM,Weiss M,Becke K. What's new in pediatric acute pain therapy? Curr Opin Anaesthesiol,2014,27(3):316-322.

6. Giaufre E,Dalens B,Gombert A. Epidemiology and morbidity of regional anesthesia in children:a one-year prospective survey of the French-Language Society of Pediatric Anesthesiologists. Anesth Analg,1996,83(5):904-912.

7. Di Gregorio G,Neal JM,Rosenquist RW,et al. Clinical presentation of local anesthetic systemic toxicity:a review of published cases,1979 to 2009. Reg Anesth Pain Med,2010,35(2):181-187.

8. Marhofer P,Sitzwohl C,Greher M,et al. Ultrasound guidance for infraclavicular brachial plexus anaesthesia in children. Anaesthesia,2004,59(7):642-646.

9. Tsui BC,Pillay JJ. Evidence-based medicine：Assessment of ultrasound imaging for regional anesthesia in infants, children,and adolescents. Reg Anesth Pain Med,2010,35(2 Suppl):S47-S54.

10. Oberndorfer U,Marhofer P,Bosenberg A,et al. Ultrasonographic guidance for sciatic and femoral nerve blocks in children. Br J Anaesth,2007,98(6):797-801.

11. Suresh S,Chan VW. Ultrasound guided transversus abdominis plane block in infants,children and adolescents:a simple procedural guidance for their performance. Paediatr Anaesth,2009,19(4):296-299.

12. Fredrickson M,Seal P,Houghton J. Early experience with the transversus abdominis plane block in children. Paediatr Anaesthesia,2008,18(9):891-892.

13. Fredrickson MJ,Seal P. Ultrasound-guided transversus abdominis plane block for neonatal abdominal surgery. Anaesth Intensive Care,2009,37(3):469-472.

14. Jacobs A,Bergmans E,Arul GS,et al. The transversus abdominis plane (TAP) block in neonates and infants-results of an audit. Paediatr Anaesth,2011,21(10):1078-1080.

15. Long JB,Birmingham PK,De Oliveira GS,et al. Transversus abdominis plane block in children:a multicenter safety

analysis of 1994 cases from the PRAN (Pediatric Regional Anesthesia Network) database. Anesth Analg, 2014, 119 (2):395-399.

16. Desgranges FP, De Queiroz M, Chassard D. Continuous oblique subcostal transversus abdominis plane block: an alternative for pain management after upper abdominal surgery in children. Paediatr Anaesth, 2011, 21(9):982-983.

17. Visoiu M, Yang C. Ultrasound-guided bilateral paravertebral continuous nerve blocks for a mildly coagulopathic patient undergoing exploratory laparotomy for bowel resection. Paediatr Anaesth, 2011, 21(4):459-462.

18. Bhalla T, Sawardekar A, Dewhirst E, et al. Ultrasound-guided trunk and core blocks in infants and children. J Anesth, 2013, 27(1):109-123.

19. El-Morsy GZ, El-Deeb A, El-Desouky T, et al. Can thoracic paravertebral block replace thoracic epidural block in pediatric cardiac surgery? A randomized blinded study. Ann Card Anaesth, 2012, 15(4)::259-263.

20. Lonnqvist PA. Continuous paravertebral block in children. Initial experience. Anaesthesia, 1992, 47(7):607-609.

21. Boretsky K, Visoiu M, Bigeleisen P. Ultrasound-guided approach to the paravertebral space for catheter insertion in infants and children. Paediatr Anaesth, 2013, 23 (12): 1193-1198.

22. Visoiu M. Outpatient analgesia via paravertebral peripheral nerve block catheter and On-Q pump-a case series. Paediatr Anaesth, 2014, 24(8):875-878.

23. Kandiah N, Walker K, K B. Ultrasound-guided paravertebral block facilitated tracheal extubation in a 5-week-old, infant with rib fractures and respiratory failure. A&A Case Rep, 2014, 2:131-132.

24. Albokrinov AA, Fesenko UA. Spread of dye after single thoracolumbar paravertebral injection in infants. A cadaveric study. Eur J Anaesthesiol, 2014, 31(6):305-309.

25. Yanovski B, Gat M, Gaitini L, et al. Pediatric thoracic paravertebral block: roentgenologic evidence for extensive dermatomal coverage. J Clin Anesth, 2013, 25(3):214-216.

26. Krane EJ, Dalens BJ, Murat I, et al. The safety of epidurals placed during general anesthesia. Reg Anesth Pain Med, 1998, 23(5):433-438.

27. Llewellyn N, Moriarty A. The national pediatric epidural audit. Paediatr Anaesth, 2007, 17(6):520-533.

28. Suresh S, Long J, Birmingham PK, et al. Are Caudal Blocks for Pain Control Safe in Children? An Analysis of 18,650 Caudal Blocks from the Pediatric Regional Anesthesia Network (PRAN) Database. Anesth Analg, 2014, in press.

29. Ecoffey C. Safety in pediatric regional anesthesia. Paediatr Anaesth, 2012, 22(1):25-30.

30. Taenzer A, Walker BJ, Bosenberg AT, et al. Interscalene Brachial Plexus Blocks Under General Anesthesia in Children: Is This Safe Practice?: A Report From the Pediatric Regional Anesthesia Network (PRAN). Reg Anesthesia Pain Med, 2014, 39(6):502-505.

31. Suresh S, Taylor LJ, De Oliveira GS Jr. Dose effect of local anesthetics on analgesic outcomes for the transversus abdominis plane (TAP) block in children: a randomized, double-blinded, clinical trial. Paediatr Anaesth, 2014, in press.

32. Lerman J. Local anaesthetics belong in the caudal/epidural space, not in the veins! Can J Anesth, 1997, 44(6):582-586.

33. Dohi S, Naito H, Takahashi T. Age-related changes in blood pressure and duration of motor block in spinal anesthesia. Anesthesiology, 1979, 50(4):319-323.

34. Veyckemans F, Scholtes JL. Caudal block and ventricular shunt devices: beware of the consequences of increasing epidural pressure! Paediatr Anaesth, 2007, 17(7):707-709.

35. Polaner DM, Drescher J. Pediatric regional anesthesia: what is the current safety record? Paediatr Anaesth, 2011, 21(7):737-742.

36. Johr M. Practical pediatric regional anesthesia. Curr opin Anaesthesiol, 2013, 26(3):327-332.

138 剖宫产术后非麻醉病理性坐骨神经痛的早期识别

案例介绍：

案例1：28岁，身高172cm，体重97kg。剖宫产术后持续加重性左下肢放射性疼痛伴功能障碍5天会诊。患者 G_1P_1，39周，滞产，胎儿宫内窘迫急诊剖宫产术。麻醉前病情评估 ASA Ⅰ级，L_{1-2} 椎间隙硬膜外穿刺置管顺利，麻醉用药：硬膜外试验量为2%利多卡因3ml（山东，华鲁制药），维持量为0.75%甲磺酸罗哌卡因12ml，维持用药注入15min测麻醉平面 $T_8 \sim S_5$。操作过程无异常感觉。顺利剖出一男婴，Apgar评分10分。术后使用患者自控硬膜外镇痛泵（PCEA）镇痛，配方为0.125%甲磺酸罗哌卡因240ml+芬太尼0.7mg。背景用药为0.25%甲磺酸罗哌卡因10ml，于手术结束前5min注入，持续注药速率5ml/h。术后4h下肢功能恢复，术后6h拔除导尿管，术后8h自行下床洗手间小便。返回途中出现左下肢放电样疼痛，此后疼痛持续加重。术后27h拔除PCEA。术后32h出现手术切口疼痛且左下肢疼痛无缓解。肌注哌替啶镇痛效果不佳，辅助口服布洛芬缓释胶囊0.6g后可间断入眠。术后50h行腰椎CT检查阴性，术后64h上级医院MRI检测未见异常。期间，左下肢制动6h左右疼痛可缓解，但活动后疼痛剧烈，仍呈放射性疼痛。术后72h因疼痛不缓解，且右下肢活动即诱发左下肢"触电"样疼痛，试用多种非甾体抗炎药因腹部不适而未能规范用药，口服硫酸吗啡片10mg，3次/日，可卧床状态下安静休息。查体，肥胖，生命体征正常，右下肢活动即可诱发左下肢及左臀疼痛，无放射痛出现；活动左下肢即刻出现"触电"样疼痛，以左臀为著。可自行缓慢侧身，但外人协助即出现放射到足尖的"触电"样疼痛。侧卧位下检查腰背部外观无异常，叩、触、压均无异常。左臀中外侧明显触压痛，并可触及痉挛状态的梨状肌，可诱发明显的左下肢"触电"样剧痛。随即局部碘醇消毒，22号静脉留置针内针用0.5%利多卡因梨状肌浸润阻滞，3min后左下肢活动"触电"样疼痛消失，仍有局部深压痛。协商确定后续治疗医嘱，卧床并局部"封闭"治疗4d，停用所有镇痛药，观察3d未再出现疼痛。

案例2：患者，23岁，身高158cm，体重106kg，G_1P_1，41周，主因剖宫产术后双下肢疼痛伴功能障碍4天会诊。患者择期腰硬联合麻醉（CSEA）下行子宫下段剖宫产术。麻醉前病情评估 ASAI 级。入室面罩吸氧，开放静脉，端坐位下 L_{2-3} 腰硬联合穿刺置管，约20min左右多次穿刺后麻醉成功，穿刺过程有下肢"放射样"疼痛感觉出现。0.5%布比卡因1.5ml（上海，禾丰制药）腰麻下顺利剖出女婴，Apgar评分10分。术毕前15min经硬膜外导管注入0.375%。

盐酸罗哌卡因15ml，各项生命体征正常，顺利拔除硬膜外导管，安送病房。术后6h麻醉作用消失，肌注哌替啶镇痛75mg镇痛。术后32h下床活动2h后出现腰骶部疼痛并向左下肢放射，卧床休息后可缓解，但此后床上照护新生儿活动即可诱发左下肢疼痛，且逐渐加重，术后60h即便不活动也持续腰背部至左足尖疼痛，并逐渐发展到右下肢活动时疼痛。术后72h检查腰部MRI，椎管内未见异常，左腰大肌间隙及腰骶关节组织水肿改变。给予制动、局部理疗、消炎镇痛治疗。因哺乳活动，难以充分制动，疼痛缓解缓慢，而组织专家会诊，麻醉、骨科、产科、疼痛科等专家会诊，同意其骶髂关节炎诊断，在原治疗基础上给予局部阻滞治疗。二周后基本恢复后出院。

案例3：32岁，身高167cm，体重85kg，主因剖宫产术后8周间断性右下肢坐骨神经痛会诊。患者 G_1P_1，孕 40^{+5} 周，胎盘Ⅲ度钙化、胎儿宫内窘迫，急诊 CSEA 下行子宫下段剖宫产术。患者入室，常规监测，开放静脉，面罩吸氧，左侧卧位下于 L_{2-3} 椎间隙行硬膜外穿刺平顺，套管针内联合腰麻顺利，布比卡因5mg等比重腰麻效果良好，硬膜外导管置管顺利。手术历时40min，术毕前10min硬膜外间隙缓慢注入0.25%布比卡因15ml，连接含0.125%布比卡因100ml和芬太尼0.5mg药液的PCEA行术后镇痛。术后6h下肢功能恢复，患者即诉右下肢间断放射性疼痛。患者没有试产过程，否认有腰腿痛史。自诉椎管穿刺过程出现一过性"触电"感觉。平卧位疼痛减轻，左侧卧位或站立活动后加重。麻醉医师查体：一般情况正常，右下肢肌张力增加，抬腿试验阳性，$L_2 \sim S_1$ 脊椎明显叩击痛且向右足放射，考虑"椎管内穿刺致脊神经根损伤"。拔除PCEA，同时给予脱水、激素、镇痛药治疗。48h后疼痛减轻，考虑婴儿哺乳停止治疗。术后8d患者出院回家。回家后第六天下床活动后右下肢疼痛加剧再次住院,仍给予脱水、激素、镇痛药治疗并卧床一周,疼痛显著减轻出院。产后8周再次疼痛加剧并形成医疗纠纷,邀请院外专家会诊,上级医院 MRI 检查 $L_{3~4}$、$L_{4~5}$ 椎间盘突出,椎管狭窄,$L_{3~4}$ 右侧隐窝脊神经受压。腰段脊髓及其他脊神经未见异常。至上级医院在 CT 引导下行 $L_{3~4}$、$L_{4~5}$ 椎间盘射频消融加高压氧治疗后疼痛消失。

综合分析3个案例其共同点有:①肥胖,既往病史术前未详细追问;②椎管麻醉操作与效能均良好,除案例3有明确的穿刺过程神经刺激症状外,均无明显的神经损伤表现;③术后不同时段出现较典型的坐骨神经痛症状,病房医师、患者均明确"确认"为椎管内麻醉神经损伤;④因其与椎管麻醉后神经损伤鉴别诊断经验不足,未能第一时间明确诊断,案例1、2常规治疗基本无效情况下会诊后明确诊断;案例3常规治疗后好转出院,再次发作难以解释进行 MRI 检查确诊。那么,临床诊疗中对此类患者能否早期识别呢?

一、坐骨神经的解剖学特点[1-3]

坐骨神经为人体最大的神经,它是由 L_4 至 S_3 脊神经的前支组成。在椎管内,$L_4 ~ S_3$ 段脊髓一般对应 $T_{10} ~ L_1$ 椎间隙,神经纤维下行与其他腰骶神经共同构成马尾神经。一般的脊神经在神经根管内经椎间孔出椎管,而 $L_{4~5}$ 脊神经是通过椎间孔和侧隐窝出椎管。$L_{4.5}$ 脊神经进入椎间孔内口前的行程较长,与椎间盘接触的几率高,受压和穿刺损伤的几率同样增多。$L_4 ~ S_1$ 神经根较粗,侧隐窝相对狭小,脊神经根通过的间隙极小,轻微的病理解剖变化与外源性损伤均可造成脊神经根的损害。此外,与脊神经根伴行的血管、脂肪、骨膜及其他软组织的急慢性损伤引发炎性水肿均可压迫脊神经,而脊神经的损伤、炎症也可引发相伴组织的损害,相互形成恶性循环。

L_4 脊神经出椎间孔跨过 L_5 横突前方与 L_5 神经的前支构成腰骶干,腰骶干在骶髂关节前方骶骨翼上缘呈弓弦状,其后方紧贴梨状肌下行,并逐渐与 $S_{1~3}$ 脊神经的前支汇合,于坐骨大孔前(相当于梨状肌的上缘)共同形成坐骨神经干的起始部。在梨状肌覆盖下经坐骨大孔于梨状肌的下缘出骨盆,在臀大肌后方经坐骨结节与股骨大转子连线的中点下行至腘窝,分为腓总神经和胫神经。与坐骨神经伴行的有多条粗大的血管神经束,且其直径往往大于坐骨大孔出盆腔的出口,任何相邻组织的外伤、水肿、炎症和梨状肌肥厚、变性、淤血、挛缩等导致坐骨神经出骨盆口的狭窄,进而压迫、牵拉甚至直接损害坐骨神经及其营养血管,导致局部循环障碍缺血、水肿引发坐骨神经痛。

二、坐骨神经痛的病理机制[4-6]

坐骨神经痛从病理解剖角度一般分为根性与干性两种类型。根性坐骨神经痛多为椎管内到椎间孔—侧隐窝出口

的损伤;干性坐骨神经痛则为腰骶干始至腓总神经分支前的损伤。从产科角度,汇总作者检索到的文献,其病理生理机制有:

(一)根性坐骨神经痛:

1. 腰椎间盘突出与椎管狭窄　$L_4 ~ S_5$ 脊神经在椎管内走行与腰椎体、椎间盘、黄韧带间的解剖关系密切,腰骶椎弯曲度、椎管形态的任何变化均可产生坐骨神经的牵拉、压迫。妊娠妇女在妊娠中晚期,腰骶部负重显著增加,同时骨盆、腰骶关节及其韧带生理性松弛,防御能力下降,加之腹内压的增加,椎内管内压力同步增加,血管充血水肿,易出现椎管狭窄。同时,日常生活中腰部活动姿势不当均易诱发不同程度的椎间盘突出。案例3剖宫产术后坐骨神经痛即误诊神经损伤,最终确诊 $L_{4~5}$ 椎间盘突出。

2. 椎管穿刺置管引发神经损伤　为产科椎管内麻醉后出现坐骨神经痛的主要因素。目前,临床麻醉中,腰硬联合穿刺技术的推广,$L_{3~4}$ 椎间行 CSEA 比率显著增多;随着生活的改善,妊娠妇女肥胖者比率也显著增多,椎管穿刺困难者增加;随着手术麻醉量的快速增加,麻醉科医师队伍壮大,剖宫产术多为青年麻醉医师进行临床操作;加之,乡镇或社区医院剖宫产术的广泛开展,椎管内穿刺置管技术经验不足引发的神经损伤比率显著增多。穿刺时体位不当、穿刺路径与深度把握不佳、椎旁穿刺时反复探查、突破黄韧带用力过猛等均可导致脊神经的直接损伤或局部组织损伤水肿、出血压迫脊神经。同样,传统硬膜外神经阻滞穿刺多选择 $T_{12} ~ L_3$ 间隙,误穿蛛网膜致脊神经损伤的案例临床并非罕见。

3. 椎管内麻醉引发的机械性损伤　主要包括椎管内穿刺诱发的血肿;一次硬膜外注药量过多致硬膜外间隙机械分离对脊神经的牵拉;硬膜外置管、注药、拔管过程对脊神经的机械刺激、挤压、冲击或牵拉;反复腰穿对马尾神经的直接损伤;局麻药液中辅助肾上腺素量偏大引发椎管内血管收缩致脊神经缺血等。这些机械性损伤较穿刺过程直接神经刺激多没有显著的"触电"样反应,经验丰富者可观察到神经反射引发的循环变化,一般早期多没有显著异常表现。麻醉后出现典型症状时方能诊断。

4. 椎管内麻醉药物的神经毒性损害　始终是临床麻醉基础与临床研究的重点。既往基础研究偏重于腰麻用药对马尾神经的神经毒性观察,临床上以马尾神经综合征为主要表现,较少出现典型有坐骨神经损害。随着 PCEA 广泛推广,硬膜外局麻药的神经毒性作用引起广泛重视,尤其是不断扩大的"垃圾桶"式椎管用药方式,长时间、大量复合用药引发的"超长"神经阻滞现象及各种神经损害现象明显增多。作者近5年会诊案例中,甲磺酸罗哌卡因剖宫产术后发生超长阻滞或神经损害多达30余例,其中1例 $L_{1~2}$ 硬膜外甲磺酸罗哌卡因麻醉下剖宫产术用药20ml,术后应用 0.125% 甲磺酸罗哌卡因+芬太尼 5 μg/ml 行 PCEA,术后12h 发现双下肢功能未恢复而拔除 PCEA,至术后98h 双下肢功能方逐渐恢复。但这些案例中基本没有坐骨神经

痛现象。

（二）干性坐骨神经痛

椎管内麻醉引发的干性坐骨神经痛临床较少见，而妊娠中晚期胎儿入盆直接挤压坐骨神经、腰部特殊的生理演变引发的病理现象和产时体位不当常是引发剖宫产术后干性坐骨神经痛的主要因素。

1. 妊娠中晚期骨盆变化对坐骨神经的损伤　随着妊娠月份的增加，子宫的增大，体内激素的调控，骨盆关节及韧带逐渐松弛。妊娠晚期，胎头入盆，盆腔组织压力增加可对坐骨神经产生不同程度的挤压。妊娠妇女出现单侧肢体酸胀、麻木甚至间断性疼痛现象增多。临床观察显示，肥胖、巨大胎儿、胎位不正、妊娠期高血压疾病等妊娠妇女，从妊娠中期即可出现间断性右下肢不适、麻木乃至疼痛，进而采取左侧卧位，左盆壁受压时间长，导致左骶髂关节及梨状肌缺血样改变，分娩前可出现骨盆带综合征，产后则出现左骶髂关节炎、左侧梨状肌综合征。案例1、2存在此种情况。

2. 分娩过程对坐骨神经的挤压或牵拉　胎位异常、滞产、分娩时双腿支架过度外展等均可产生坐骨神经受压或牵拉的可能。在骨盆异常、初产妇、肥胖、高龄、巨大儿等产妇较多见。既往临床上出现短时间单侧或双下肢酸胀、麻木者较多，典型的坐骨神经痛较少见。近年，随着肥胖孕产妇比率增加和独生子女妊娠妇女的增多，正常产后骶髂关节损伤或骶髂关节炎确诊患者增多。案例1、2均有滞产史，且均存在胎位异常而急诊剖宫产。术后分别发生梨状肌综合征或骶髂关节炎。

3. 椎管内麻醉操作损伤　从解剖角度，椎管内麻醉操作产生干性坐骨神经损伤的可能性很小。然而，近年会诊案例中至少3例经 MRI 检查证实与椎管内麻醉操作副损伤有关，包括：旁路穿刺距离、角度异常直接穿刺到 $L_{4～5}$ 侧隐窝神经根；硬膜外穿刺定位异常，硬膜外导管置入椎旁间隙，大剂量注药致腰骶干神经受压；$L_{3～4}$ 椎旁反复穿刺局部血肿并感染诱发坐骨神经痛。

三、剖宫产术后病理性坐骨神经痛的早期识别[4-8]

从临床病史、症状、体征一般即可区分椎管内麻醉引发的坐骨神经痛与妊娠病理性坐骨神经痛，少数则需要辅助超声、MRI 检查。结合本文3个案例，认为应当注意下述几点：

1. 详细病史追述　本文3例患者事后追述病史，妊娠中晚期均有下肢间断性酸胀、麻木史，案例3已经确诊腰椎间盘突出5年，妊娠前1年曾经行微创介入治疗，妊娠中后期有2次发作过程。因而，详细追述病史对鉴别诊断相当重要。从上述解剖、发病机制分析，肥胖、初产妇、高龄、妊娠高血压疾病、腰外伤史、胎位异常、滞产均是高危因素。值得注意的是，当今独生子女妊娠妇女增多，孕中后期活动显著减少，肥胖、病理产科因素的存在，相对卧床时间增多，

进一步使腰骶肌防御能力下降，增加围生期腰骶部组织损伤或劳损的几率。

2. 产程、胎位与分娩异常的评价　从我国被确定为全球剖宫产率第一，政府、医院、专业组织从不同角度采取降低剖宫产率的措施，试产比率较前几年增多，相对急诊剖宫产比率增加。即使无痛分娩技术推广，胎位异常引发滞产仍难以避免。麻醉医师学习并掌握产程、胎位与异常分娩知识，结合解剖与病理生理，适时评价病理产科对脊神经损伤可能性，尤其是坐骨神经损伤的病理生理因素，进而指导麻醉操作与管理，术后适时采取防治措施，尽力避免或减缓坐骨神经痛的发生。

3. 规范麻醉操作，增加麻醉效能评价的信心　从患者体位确定与摆放到穿刺间隙的选择；从穿刺进针角度、力度与深度的把握到解剖层次的判定；从局麻药选择到浓度、用量的确定；从硬膜外导管置管过程的手感到持续用药量的确定，椎管麻醉操作既要符合临床诊疗技术规范，同时也应注意患者解剖、病理生理的个体化评估与管理。其中，反复腰麻穿刺、高浓度局麻药液、硬膜外注气、穿刺过程局部出血、神经刺激症状的发生等均是术后神经损伤的高危因素。准确判定、明晰异常症状与体征且能够适时准确记录对术后鉴别相当重要。

4. 坐骨神经痛发生与演变的评估　从理论上，椎管内麻醉操作、用药及相关并发症引发典型坐骨神经痛的几率较低，即便是坐骨神经痛也多为单支或神经束损伤。然而，实际剖宫产术后坐骨神经痛的案例并不罕见，且时有被误诊为椎管内麻醉并发症。对此，麻醉医师熟悉坐骨神经的解剖基础，掌握必要的坐骨神经痛病理与临床鉴别理论十分重要。一般典型的坐骨神经痛多表现为臀、大腿及小腿后面到足跟部的钝痛、刺痛或电击样痛，不同于麻醉相关神经损伤痛是多伴有不同程度的相应区域酸胀、寒冷，尤其是活动或行走时加剧，卧床休息后好转或消失。

5. 详细查体结合必要的辅助检查排除诊断　根性坐骨神经痛多伴有脊柱僵直、弯曲度改变，查体椎旁有明显的压痛且直腿抬高试验阳性；MRI 检查多有椎管内阳性病理改变。而 CT 检查多难以发现阳性脊髓与脊神经根病损。干性坐骨神经痛患者咳嗽、大便用力或喷嚏时疼痛不会加重可与根性坐骨神经痛区分。查体沿坐骨神经走行区域可发现点状、片状或条索状的压痛点，直腿抬高试验强阳性，同时伴有"4"字压腿试验阳性。辅助检查 MRI、CT 腰椎检查则为阴性。近年超声检查资料可明确相应区域炎性水肿、肌肉肿胀或挛缩、神经走行异常等可进一步鉴别。

剖宫产术为临床常见手术，椎管内麻醉是其主要麻醉方法，而椎管麻醉引发的神经损伤则是临床麻醉中严重并发症。因而，当剖宫产产妇术后出现下肢疼痛、功能障碍时多被"确认"为麻醉并发症。上述3例即初诊椎管麻醉神经损伤并形成医疗纠纷。通过理论与技术分析认为：重视锥管麻醉神经损伤相关病理性腰背及下肢痛疾病的临床诊疗理论与识别技能学习；重视剖宫产妊娠妇女术前病史调

研,关注妊娠妇女日常行为习惯与体能,结合孕中晚期体能与睡眠改变信息,能够评价其腰背及下肢生理、病生理改变;重视分娩过程医疗操作、患方配合及围生期护理,个体化评价临床医护操作可能诱发的神经肌肉损伤;提升规范麻醉操作水平同时,重视麻醉诊疗操作过程患者配合及其生理-心理-社会健康感受变化信息,适时识别麻醉操作引发的神经损伤,适时变更麻醉方法或采取预防性治疗,减缓椎管麻醉操作与管理可能诱发的神经损伤程度,并有助于术后病理性神经痛的早期识别;强化剖宫产术麻醉医师适时回访,加强与病房医护人员的沟通合作,推广术后疼痛诊疗团队,适时发现并处置麻醉相关并发症;拓展患者及其亲属(患方)围生期健康技能教育与指导,尤其是对腰背及下肢痛高危产妇(肥胖、严重妊娠疾病、体能不足、不良健康习惯等)应适时给予健康技能指导;注意围生期骨盆带综合征、纤维肌痛、腰肌劳损、腰骶髂及髋关节损伤与炎症等妊娠相关腰腿痛的早期识别[6-8],进而早期鉴别医源性或病理性坐骨神经痛,为早诊早治奠定扎实的理论与技能。

(史计月)

参 考 文 献

1. 陈先丽,曾利. 坐骨神经的应用解剖与临床. 四川省卫生管理干部学院学报,2007,26(3):196-198.

2. 胡贤汉,宋永春,黎屏周,等. 坐骨神经的变异型观察. 江西医学院学报,1990,30(3):1-3.

3. 郑宝森. 神经阻滞技术解剖学彩色图解. 天津科技翻译出版公司,2006,366.

4. 庄心良,曾因明,陈伯銮. 现代麻醉学,2003,2639-2645.

5. Rafael Zambelli Pinto, Chris G Maher, Manuela L Ferreira. Drugs for relief of pain in patients with sciatica:systematic review and meta-analysis. BMJ,2012,344:1-15.

6. Christian A. von Hehn, Ralf Baron, et al. Deconstructing the Neuropathic Pain Phenotype to Reveal Neural Mechanisms. Neuron,2012,73:638-651.

7. Elisabeth K. Bjelland, Britt Stuge, Siri Vangen, et al. Mode of delivery and persistence of pelvicgirdle syndrome 6 months postpartum. American Journal of Obstetrics & Gynecology,2013,208:1-7.

8. Claudia M Campbell, Lea McCauley, Sara C Bounds. Changes in pain catastrophizing predict laterchanges in fibromyalgia clinical and experimentalpain report:cross-lagged panel analyses ofdispositional and situational catastrophizing. Arthritis Research & Therapy,2012,14:1-9.

139 抓住机遇 理清思路 通过质控促进学科建设与发展

卫生部〔09〕51号文件[1]及省卫生厅〔10〕49号文件[2]明确指出:质控中心是由卫生行政部门指定的、对本专业医疗质量进行管理和控制的机构。这里的关键词有4个,即:"行政部门指定"、"本专业医疗质量"、"管理和控制"及"机构",这就是质控中心的定位。明确定位、理清思路是做好质控工作的重要基础,我们经历了认识-实践-再认识的过程。

现结合江苏省麻醉科医疗质量控制中心10年工作体会,对我国麻醉科医疗质量的管理与控制报告如下,供同道们参考。

一、质控是一次历史机遇

我国麻醉学科建设的第一次历史机遇是卫生部〔89〕12号文件[3],文件明确将医院麻醉科从医技科室改为临床科室,并明确麻醉科的工作任务为:①临床麻醉;②生命急救;③重症监测治疗和④疼痛诊疗。在此文件的指引下,我国麻醉学科取得长足进步,但是,从2007年起由于重症医学科和疼痛科的建立,麻醉科的工作任务与发展方向受到干扰,导致学科建设受阻甚至出路"解肢"与"碎片化"的局面[4]。

福建"三明事件"后,麻醉医疗质量受到全国重视,列入重要议事日程,2009年卫生部下达质控中心相关文件,质控又将成为一次解决当前困惑的历史机遇,因为:①质控中心具有行政管理的特性,即具有制定标准及行政督查的功能;②质控中心是行政领导部门与专家沟通的重要桥梁,能有效将专家意见与领导决策相结合;③质控中心制定的建设管理规范通过行政发文,可具有法规性。因此,要抓住机遇将学科建设的元素,从结构管理、过程管理、终末管理三个方面纳入质控工作,从而推进我国麻醉学科的建设与发展。

二、质控工作的基本思路

没有思路就没有出路,清晰的工作思路对质控工作是至关重要的。

1. 要充分认识质控中心的工作具有双重特性,既具有专业的特性,又具有管理的特性。

2. 质控工作的核心是医疗质量,为此,要始终突出两个重点:一是医疗安全;二是医疗质量。安全是最基本的,没有安全就没有质量,因此质量必须建立在安全的基础上,而医疗质量要与时俱进、持续提高。

3. 质控工作的内涵是对医疗质量的管理与控制,因此必须在抓好终末质量管理的同时,抓好结构与过程管理,理顺结构、过程与终末管理的关系,没有结构就没有过程管理,没有严密的过程管理就没有优秀的结果,没有结果就没有评估、反馈与持续改进。

4. 在麻醉科医疗质量的过程管理中,从医院麻醉科的工作特点出发,要着重抓好流程、规范、执行力和台账四件事,台账要信息数据化。要制定建设管理规范,通过行政发文达到科室管理法规化,例如为真正发挥PACU的作用,保证其运行质量,江苏省制定了PACU建设管理规范及其工作流程,并统一各种记录,对人员配备也有明确要求,以保证对流程与规范的执行力,与此同时还将台账纳入信息管理系统[4]。事实证明,这对推进PACU的建设与管理起到重要的规范作用。

5. 建立信息系统、做到信息畅通与真实是质控工作的重要手段,及时分析来自医疗安全与质量的信息,有助于医疗安全与质量的持续改进。

据2014年1~6月统计,我省三级医院麻醉相关死亡率低于20万:1,与麻醉相关的医疗纠纷显著减少,连续4年杜绝恶性医疗事件,有力保障了患者的安全,这一切无不与清晰的质控思路与全省同仁执行力的提高密切相关。

三、理顺关系、稳定工作模式

依据质控工作的特性,稳定工作模式是质控工作有序进行的重要手段。

(一)理顺四方面的关系

根据江苏省卫生厅苏卫医〔2010〕49号文件及相关考

核标准的通知[2]。现已基本理顺四个方面的关系：①省卫计委　是领导部门，负责决策领导，省医院协会负责具体领导。省质控办设在省医院协会，是全省质控工作的日常管理机构；②省麻醉科质控中心　负责本专业医疗质量的管理与控制；③挂靠单位　省麻醉质控中心挂靠在徐州医学院附属医院，对省麻醉质控中心负有监督、管理、支持与保障职能，挂靠单位要为省麻醉质控中心提供办公用房、设备及经费，配备专职人员，保障信息资料数据库的建设与运行；④质控对象　主要是全省三级医院麻醉科，包括开展手术治疗的专科医院及民营医院，医院要对麻醉科的质控工作进行管理、监督与支持，诸如信息上报、接受督查与反馈，以及参加或承办各种会议等。由于理顺了关系，工作的进展较为顺利，为质控工作的常态化提供了重要保障，为省麻醉质控中心在质控工作中发挥主体作用奠定了重要的基础。

（二）稳定工作模式

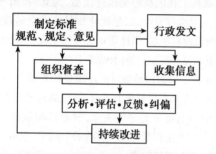

如图所示，通过10年努力，省麻醉质控中心已形成了稳定的工作模式。这一工作模式有三个重要环节，即①制定质量标准及相关的建设管理规范、或相关规定或意见。成文后要上报省质控办组织专家评审，经审核同意后报省卫生厅审定、转发或正式发文；②贯彻执行，执行过程中要注意收集信息，质控信息汇总后要进行评估与分析，对部分出控且偏离度较大的要及时进行反馈与纠偏，对纠偏要持续追踪，此外还要组织督查工作；③质控工作要与时俱进，持续改进。

四、确保质控工作持续健康发展

（一）要深入实际、发现并解决问题

要深入实际、认真调研，广泛听取意见与建议，摸清现状与存在问题，组织研讨与论证以使能有效解决问题。为此，省麻醉质控中心经过2年调研，于2009年形成了《进一步加强我省麻醉科建设管理的意见》[5]，此报告引起高度关注，省卫生厅领导对此有专门指示。在此基础上，2010年"进一步加强我国麻醉科建设、促进医院整体发展"在《中国医院杂志》正式发表[6]，从2010年开始，在上述调研与论证的基础上，我们针对消除医疗隐患、提高医疗质量，从结构管理与环节管理入手，通过梳理找出我省当前存在

的主要问题：①人员紧缺，被动、疲劳医疗普遍存在；②麻醉科人员专业结构不合理，导致麻醉科长期无医嘱制度，药品、消耗品"自管、自取、自用、自报、自销"现象普遍存在，麻醉科医师处于"亦医、亦护、亦工"的工作状态，是发生低级恶性医疗事件重要的结构性和过程性原因；③人员培训不够规范，规范化住院医师培训至今未能在全省开展，对科主任的培训未能列入议事日程，缺乏一支有追求与奉献精神、有谋事成事能力以及有较高情商的科主任队伍，这是我省麻醉科建设与发展的关键，也是做好质控工作的关键；④科室管理不够规范。如PACU的建设与管理，临床II类技术的管理不规范，手术室外麻醉与镇静的建设与管理至今仍无章可循等；⑤二级临床学科的组织构架在全省多数三级医院至今仍未能建立，麻醉科的"解肢"，甚至"碎片化"也未能得到有效制止等。

针对上述问题，经过多年的努力，通过调研与反复论证，提出了相关的建设管理规范与暂行规定的建议，包括：①《江苏省三级综合医院麻醉科岗位设置暂行规定（试行）》；②《江苏省医院麻醉科麻醉后监护室（PACU）建设管理规范（2014年修订）》；③《江苏省手术室外麻醉与镇静暂行规定》及《麻醉科临床II类技术管理规范》等，待领导部门正式批文即贯彻执行。

（二）关键是以人为本

组建一支麻醉学人才大军，是学科建设与发展的关键，也是质控工作的关键，特别是培育一支优秀的学科带头人队伍更是重中之重。为此，办好两件事已成为共识：一是科主任培训班，重点是人文社会科学、管理科学和提高情商；二是配合规范化住院医师培训，这对培养一支优秀的主治医师队伍至关重要。

我们相信，只要理清思路，注重夯实基础，群策群力，我国的麻醉质控工作一定能得到进一步的提高与发展。

（曾因明）

参 考 文 献

1. 卫生部关于印发《医疗质量控制中心管理办法（试行）》的通知（卫医政发[2009]51号）.
2. 省卫生厅关于印发《江苏省医疗质量控制中心管理规定》及相关考核标准的通知（苏卫医[2010]49号）.
3. 卫生部关于将麻醉科改为临床科室的通知（卫医字（89）第12号）.
4. 曾因明，杨建平. 医院麻醉科建设管理规范与操作常规. 第2版. 南京：东南大学出版社. 2011.
5. 曾因明. 进一步加强我省麻醉科建设管理的意见. 江苏省医院协会情况与建议. 2009(1).
6. 曾因明. 进一步加强我国麻醉科建设、促进医院整体发展. 中国医院杂志,2010,14(1):22-24.

140 中国应该从美国麻醉发展历史中吸取什么教训?

众所周知,国内麻醉医师严重短缺。最近,中华医学会麻醉分会提出要培养麻醉护士,为临床麻醉提供更多的人力资源,并缓解麻醉医师超负荷工作的现状。然而,此建议引起界内人士的广泛关注和讨论。鉴于美国麻醉医师和注册麻醉护士(Certified Registered Nurse Anesthetists, CR-NAs),以下简称麻醉护士,多年来的矛盾,对目前中国要培养麻醉护士的种种担心不无道理。在此,我们想对美国麻醉发展的历史和现状做一些客观的表述,以及我们的一些想法,供国内麻醉同行参考。

一、麻醉历史回顾

1772 年,二氧化氮(nitrous oxide)合成后,Humphry Davy 首先发现二氧化氮可以缓解患者的头疼和牙痛,并于1800 年提出"二氧化氮可以消除疼痛,有可能用于外科手术"的论点。但 Humphry Davy 是个化学家和生理学家,没能把自己的理论付诸实践。与此同时,二氧化氮很快成为上层社会的娱乐(药)用品。1844 年,医学院的辍学生 Gardner Quincy Colton(1814. 2. 17—1898. 8. 9)在 Hartford, Connecticut 进行二氧化氮表演,当一位腿受伤的志愿者吸入二氧化氮后,竟然没有觉得自己腿痛时,观众中的一位牙医,Horace Wells 马上意识到二氧化氮可能用在牙科手术中。第二天,Wells 请 Colton 用二氧化氮麻醉,让同事拔掉自己的一颗蛀牙,没觉得痛。之后,Wells 又治疗了 12 ~ 15 个患者,只有两例麻醉失败。1845 年 1 月,Wells 试图在一群医学生面前演示自己的发现——二氧化氮无痛拔牙,却没有获得完全成功。虽然,事后患者不记得有痛感,但在牙拔出的瞬间他惨叫一声。目睹了这一幕,Wells 的学生,波士顿牙医 William Thomas Green Morton 在 1846 年改用乙醚麻醉患者,无痛地切除了患者的下颌肿瘤。此事次日见报后,引起麻省总医院外科医师们的重视。

1846 年 10 月 16 日,Morton 应邀在麻省总医院公开演示乙醚麻醉。著名外科医师,John Collins Warren 为一名患者成功地结扎了左颈部静脉畸形。这标志着现代麻醉学的开始。Morton 也成为现代麻醉的创始人。当时没有专门的

医师做麻醉,通常是外科医师在做手术的同时,指导手术室护士应用乙醚麻醉患者。有些医师因兴趣所致而改做麻醉,比如产科医师 Ralph Waters,就是自学成为麻醉医师[1]。在麻醉临床实践中,Waters 认识到建立专业的必要性。他认为为专业要训练自己的人(Men)、要发表文章(Publications)、还要有自己的协会(Organizations)。

1927 年,Waters 在 Wisconsin 大学建立了美国第一个麻醉住院医师培训点,开始了麻醉医师的正规培养。同时开展药理学、毒理学研究和麻醉器械的研发。

1853—1856 年,俄罗斯帝国与联军(法国、大不列颠、奥斯曼帝国和撒丁王国)为宗教原因展开了克里米亚战争(The Crimean War)。英国著名的社会改革家 Florence Nightingale(1820. 5. 12—1910. 8. 13)在战争中护理伤员,并于 1859 年发表了《护士笔记》(Notes on Nursing: What it is and What it is Not)。因此,她被认为是现代护士专业的创始人。不久,美国南北战争(1861—1865)爆发,许多护士不仅护理伤员,而且提供麻醉服务。麻醉护士从那时产生,也成为美国护士的第一个临床专业。然而,最早有记录的护士做麻醉是 1877 年,修女 Mary Bernard 在宾夕法尼亚州的 St. Vincent 医院为患者做麻醉[2,3]。所以,美国麻醉护士的起源大约是在 1861—1877 年。

19 世纪,美国最著名的麻醉护士叫 Alice Magaw,她在梅尼苏达州的 St. Mary 医院(现在的 Mayo Clinic)工作。由于 Alice Magaw 工作认真、技术精湛,从 1899—1906 年八年中,她创造了 14 000 多例手术无麻醉并发症的记录。Charles Mayo 医师称之为"麻醉之母"。后来,Magaw 将此成果发表,吸引了世界各地的医师和护士到他们那里学习麻醉技术。那时的麻醉教学是以手术室里师傅带徒弟的方式进行。

1908 年,在俄亥俄州(Ohio)的 Cleveland,外科医师 George Crile 请护士 Agatha Hodgins 帮他做麻醉。Hodgins 麻醉做得很熟练,并时常教护士、医师、牙医做麻醉。1914 年,Crile 和 Hodgins 去法国帮助建立医院。在那里,Hodgins 继续教英国和法国的医师、护士做麻醉。1915 年,回美国后,她建立湖边医院麻醉学校(the Lakeside Hospital School of Anesthesia)，培养了许多学生。1931 年，Hosgins 在 Cleveland 成立全国麻醉护士协会(National Association of Nurse Anesthetists)。1939 年，改名为现在的美国麻醉护士联合会(the American Association of Nurse Anesthetists，AANA)[4]。

回顾历史，临床麻醉是由牙科医师在 19 世纪 40 年代开始的。然而，限于历史条件，麻醉专业在 19 世纪 60 年代成为美国护士的第一个临床专业，而且，由护士建立的麻醉学校，也比美国第一个麻醉医师培训基地早了 12 年。

二、麻醉发展为现代医学专业

纵观麻醉历史，临床麻醉的初期，确实没有专门训练的麻醉医师。外科或牙科医师做手术时不可能自己同时给患者麻醉，最合理的方式是让手术室护士在医师自己的指导下给患者麻醉。历史促就了护士成为第一批麻醉专业人员。虽然，乙醚在麻醉浓度下对呼吸、血压和脉搏影响很小，但护士仍然是在医师的严格监督下实施麻醉。

从开始的乙醚和二氧化氮，到后来的氯仿(19 世纪 70 年代在欧洲，1900 年后在美国)、环丙烷(20 世纪 30 年代中期)和氟烷(1956 年首次临床使用)。在 Morton 公开演示乙醚麻醉后的大约 100 年间，常用的麻醉药就是几种可吸入性麻醉药。除了乙醚，其他吸入性麻醉药都可抑制心肺功能，需要充分理解其药理作用才能安全使用。这也许就是欧洲医师最早参与麻醉的原因[2]，因为与乙醚在美国首先使用不同，欧洲首先使用的是这些麻醉药物。

1848 年，第一例麻醉引起的死亡报道，一位 15 岁的女孩死于氯仿麻醉[5]。人们认识到手术麻醉并不像人们使用二氧化氮娱乐时那样轻松。麻醉药物可以引起多种并发症，甚至死亡。1893 年英国医学杂志(British Medical Journal)提出，麻醉应该由专业人员，尽可能的是医师来做[2]。随着麻醉新药的出现，外科医师能够做更大更复杂的手术，患者的年龄越来越大，病情也越来越严重，使得麻醉不再是单纯的让患者吸入麻醉药，而更多是麻醉过程中对患者的管理。20 世纪 20 年代，麻醉并发症很多，甚至导致患者死亡。外科医师认识到他们不能在手术室既治病又保命。这促使有特殊训练的医师——麻醉医师开始承担起外科麻醉的重任。1927 年，美国第一个麻醉医师培训基地建立。随后，麻醉医师的需求越来越多。与此同时，麻醉护士还继续为患者提供麻醉服务。但是，已经从外科医师指导下转换成在麻醉医师的指导下进行。最终，形成了麻醉护士和麻醉医师组成的麻醉团队(anesthesia care team)。1930 年和 20 世纪 40 年代，麻醉医师和基础医学的科研人员进行了大量研究来寻求更为安全有效的麻醉药物。硫喷妥钠(1934 年)静脉麻醉药和肌松剂就是在这个时期开始使用的。

虽然，麻醉医师是在麻醉护士之后加入麻醉服务的行列，但是，他们对现代麻醉的发展起到不可替代的作用。经过不断努力，麻醉相关的死亡率从 1954 年的 640/百万麻醉降到 2002 年 60/百万麻醉。而这一时期正是大量医师进入

麻醉、医学研究导致麻醉方法和技术改进的时期。从 1970 年以后的 25 年里，麻醉医师数量增加了一倍以上[2]。麻醉医师在美国创办了 25 种与麻醉有关的杂志，麻醉医师发表的研究成果更是不计其数。而麻醉护士多年来只保持自己的一本杂志。

1905 年，九个麻醉医师成了立第一个麻醉医师协会，长岛麻醉医师协会。1911 年更名为纽约州麻醉医师协会。1936 年，再次改名为美国麻醉医师协会(American society of anesthesiologists)，也就是 ASA 的成立。1941 年，美国医学专业委员会(American Board of Medical Specialties)正式承认，麻醉为一个新的医学专业[2]。

三、美国麻醉界的资源和分歧

美国麻醉界的人力资源包括前面提到的麻醉医师和麻醉护士。另外，还有麻醉医师助理(Anesthesiologist Assistants，AAs)。AA 是 20 世纪 60 年代，美国麻醉医师面临麻醉人员短缺的情况而建立的一个中级麻醉人员专业。1969 年首先在佐治亚州的 Emory 大学和俄亥俄州的 Case Western 大学招生[6]。AA 与 CRNA 的区别见下表 140-1。

由于某种原因，不是每个州都雇用 AA，而 CRNA 的工作位置遍及美国 50 个州。AA 是麻醉医师自己培养的学生，他们在麻醉医师的直接指导下工作，所以，AA 与麻醉医师之间尚无矛盾。

早在 20 世纪初，美国护士做麻醉的合法性就遭到质疑[7]。20 世纪 70 年代，为了麻醉护士独立做临床还是需要在麻醉医师指导下工作，以及麻醉报销收入等问题，美国麻醉护士协会与美国麻醉医师协会开始有分歧。80 到 90 年代间，美国进一步深化医疗付费改革，尤其是麻醉付费。医疗保险和服务中心(the Centers for Medicare and Medicaid Services，CMS)是美国最大的政府医疗保险计划。1989 年一月正式开始，麻醉护士可以从 CMS 直接得到付费。同年，CMS 认为给麻醉医师付费过高，因而，从 1991 年开始，降低了给麻醉医师付费的标准(conversion factors)。与此同时，虽然麻醉护士的付费标准没有超过麻醉医师，但独立工作的麻醉护士的付费标准提高了 8%(从 1991 年每单位 15.5 美元到 1996 年的 16.75 美元)。在麻醉医师监督下的麻醉护士的付费却只是独立工作的麻醉护士的 70%(从 1991 年每单位 10.5 美元到 1996 年的 11.70 美元)[8]。这无疑刺激了麻醉护士独立工作的热情。麻醉医师在麻醉患者安全方面的长期努力，使麻醉并发症和死亡率降低到历史最低点，让一些人误认为麻醉工作不需要由医师来承担，也助长了麻醉护士要求独立的苗头。

1993 年，CMS 决定由麻醉医师和其监督下工作的麻醉护士组成的团队行医方式比麻醉医师或麻醉护士单独工作要贵 40%。从 1994 年开始，CMS 对麻醉医师和麻醉护士团队行医的付费开始封顶在麻醉医师单独工作付费的 120%。并且，逐年降低，到 1998 年为 100%，医护平分付款[8]。

表 140-1　AA 和 CRNA 区别

	麻醉护士（CRNA）	麻醉助理（AA）
录取条件	护理学学士学位（1988 年以前只要护理副学士学位）	医学预科学士学位
临床经验	一年急诊室或 ICU 护理经验	不是必须要求
入学考试	研究生入学考试 GRE	研究生入学考试 GRE 或医学院入学考试 MCAT
培训期限	24～36 个月	24～48 个月
培训地点	教学或社区医院	必须在教学医院
培训教师	麻醉护士（可以有但不要求麻醉医师的参与）	必须是麻醉医师
基础课培训	450 小时或更多	600 小时
临床麻醉培训	800 小时（450 台手术麻醉）	2600 小时（600 台手术麻醉）
毕业考试	麻醉护士（AANA）出题	麻醉医师（ASA）出题
毕业文凭	硕士	硕士
医学再教育学分	40 分/2 年	40 分/2 年
重新认证考试	每 8 年（从 2015 年开始）	每 6 年
薪水和福利	相当	相当
工作范畴	同 AA	同 CRNA
工作指导医师	任何专业医师*	必须是麻醉医师

* 在 AANA 网站上提到：外科医师、牙科医师、足科医师、麻醉医师和其他有资格的医师

麻醉医师自然对这样的做法非常不满。1997 年 12 月，CMS 建议，对麻醉护士还是麻醉医师来做麻醉，以及对麻醉者的监督程度问题下放，由各州自己决定。麻醉医师坚决反对这个提议，ASA 认为麻醉医师能够比麻醉护士提供更安全的服务。2001 年，CMS 最终在其规则中保留了麻醉医师监督麻醉护士的条款。但条款中要求麻醉医师对麻醉护士的医疗指导（medical direction），包括麻醉医师在术前、术中和术后必须做的七件事情，只是为了给麻醉医师付费而定，不是规定麻醉护士在工作中必须有麻醉医师的指导。各州长可以通过与本州医学会和护士学会（the State's Boards of Medicine & Nursing，）咨询后，书面申请麻醉护士可以不在医师监督下独立工作[9]。至此，ASA 与 AANA 之间的矛盾达到白炽化。尽管，现代麻醉与以往相比已经安全很多，ASA 坚信这种付费方法以及让麻醉护士独立工作会降低麻醉服务质量，有害患者安全。目前，已有 17 个州法律容许麻醉护士独立工作。

　　是麻醉医师自己、麻醉护士独立、还是麻醉医师、麻醉护士团队做麻醉更安全、省钱？这是一个百家争鸣、众口不一的问题[10,11]，我们在此不做评论。但是，AANA 的陈述，"不管教育背景是医学院还是护士学校，所有麻醉人员都用同样的方法给患者麻醉"[12]非常有误导性。

　　不可否认，在缺医少药或边远地区，麻醉护士独立工作，为当地患者提供了不可缺少的医疗服务，弥补了麻醉医师短缺的状况。然而，不能像 AANA 那样把麻醉简单化。现代麻醉已经不是最初的护理专业，而是一门精深的医学科学。虽然，美国偏远地区 2/3 的麻醉是由麻醉护士来做[9]，但是，政策制定者和患者都应该知道，安全有效的麻醉不仅仅是一个操作技术问题，更需要对临床问题及时、准确的判断和处理，包括特殊药物的选择和使用、高风险但必须使用的临床干预等。这些需要广泛扎实的医学知识，而不是从护理专业成长起来的麻醉护士所能担当的。民众调查，如果（像现在 CMS 付费）价钱一样，83% 的公众不愿意麻醉护士独立给自己做麻醉，更愿意让麻醉医师自己或指导麻醉护士做麻醉[2]。实际上，80% 的麻醉护士自愿选择在有麻醉医师的团队里工作（和作者一起工作的麻醉护士提供的 AANA 数据）。他们认为，这样会在专业上不断提高，在处理疑难、复杂病例时会得到麻醉医师的帮助。很多麻醉护士也承认，在关键时刻，他们需要麻醉医师的思维方法和处理能力。我们很赞赏这种实事求是的态度和患者安全第一的举动。只是由于政治原因，AANA 和 ASA 还没有达成共识。

　　一个争论不休的问题是：如何最大利用医疗资源、节省医疗开支又不降低医疗质量。[9,10,11,13,14] 有人说，争论的焦点在于医学教育和正规培训的区别[15]，也有人说，是患者安全[10,14]。这不是本文讨论的问题。建议读者根据历史事实自己分析美国麻醉医护之争的根源所在。

四、对中国麻醉现状的思考

（一）如何解决麻醉人员短缺的现状？

我们认为，一是扩招麻醉住院医师；二是推迟高年资麻醉人员的退休时间；三是培训中级麻醉人员。在国内目前医疗环境下，第一选择可以努力，但很难实现。第二选择可能是没有选择的选择，就像当年 CMS 减少美国麻醉医师的付费，很多人到了退休年龄不得不继续工作。所以，第三选择是一个切实可行的举措。

有些人担心让中级麻醉人员加入麻醉团队，将来会给国内麻醉界造成像美国麻醉医师和麻醉护士之间的矛盾。我们欣赏这种对麻醉界的关心，但认为不必为此过于担心。

第一，中美麻醉的历史不同。中国麻醉是由谢荣、吴珏等接受美国培训以后回国的老一辈麻醉医师开创的[16]。虽然，中国的麻醉护士一开始就参与麻醉，但始终是在麻醉医师指导下工作。

第二，中美的政治体系不同。美国麻醉护士起步早，有自己的学校、培训基地和学会。美国的政治体系容许他们去国会前游说、容许他们独立于麻醉医师，甚至与医师抗衡。中国的行政管理对麻醉护士来说，似乎不具备这样的机会。

第三，中美医疗付费体制不同。我们不排除中国医疗改革会带来这方面的变化，但中国现在的医院与医师护士的雇用关系和工资制度，不易产生麻醉医师和麻醉护士之间的经济利益冲突。

第四，学习美国经验，一定要麻醉医师办校、教学。这样既能保证毕业生质量，也能利于毕业后管理。

（二）几个值得探讨的问题

1. **中级麻醉人才的名称**　首先，对中级麻醉人才的名称制定要清晰。从国内的一些讨论看，所提"麻醉护士"的概念与美国"麻醉护士"的概念不同。在美国，不仅是独立工作的麻醉护士，即使是在有麻醉医师团队里工作的麻醉护士，一般也是可以独立做麻醉的。并且独立监测术中患者，处理术中一些常见问题，比如，低血压。一个麻醉医师同时监督几个麻醉护士时，不可能在每个手术间的监护和问题处理上事无巨细。当然，团队里麻醉护士的麻醉计划是要事先和麻醉医师讨论决定的。麻醉护士也可以和患者术前讨论麻醉方案并在麻醉同意书上签字。而国内主张麻醉护士"不能做麻醉操作"或"不能独立使用毒麻药品和做麻醉"；"要在麻醉医师监督下才可参与麻醉监测和记录麻醉单。而且，不能独立处理麻醉中遇到的问题，有事要立即报告"；"不能有独立签字权"。所以，不管招生来源，"麻醉助理"可能是更恰当的名称。此外，如果叫"麻醉护士"，以后就归护士部门管理，麻醉医师的监督功能被减低，有可能重蹈美国 CRNA 的后辙。

2. **中级麻醉人才的职能范围**　国内同行在讨论"麻醉护士"的工作范围时，概念也欠清楚。比如，在已经让护士

为麻醉医师工作的医院，"麻醉医师就做麻醉，其他工作都交给他们（麻醉护士）做"；"麻醉护士主要在门诊做无痛工作，简单的患者评估筛查，打留置针，抽药，苏醒时观察，以及统计收拾整理用物，定期核查抢救药品及物品"；"负责检查准备产房、手术间的物品和药品"；"患者进入产房后分娩镇痛介绍，配合麻醉医师穿刺，配泵，巡视患者，评分、帮助拔管，回访并发症等"。

（1）借鉴美国经验，麻醉团队由麻醉医师、麻醉护士、麻醉技工（Anesthesia technician or technologist），现在很多医院由麻醉门诊护士组成。每个人的训练背景、职责、收入都是不同的。

麻醉技工一般是高中毕业加上几周到几个月的在职培训就可上岗。他们主要负责订购、保管、准备手术间麻醉用品，简单维修麻醉机等。麻醉技工的工资比麻醉护士要低很多。现在很多州有麻醉技工学校或专业，需要半年培训，加上毕业考试，取得证书后才能被雇用。但这种麻醉技工工资较高，所以，有些州并不要求麻醉技工有正式学校培训的证书。

麻醉门诊护士是普通护士，经过短期培训，负责患者术前麻醉病史采集、记录，准备第二天麻醉所需的病历、化验等资料。她们的工资和一般护士一样。

术后恢复室的护士也是经过专业训练的普通护士，她们负责术后恢复室的患者监护，对术后并发症的诊治起到关键作用。她们的工资和一般护士一样。

所以，国内所谈的"麻醉护士"似乎一身兼数职。这样，她们既没有特长，又做一些与专业不符的工作。我们觉得这不是最好的资源利用。

（2）"麻醉医师将同意麻醉科护士对风险较小且平稳的麻醉患者实施麻醉监测和记录"。但是，如果麻醉护士"不能做麻醉操作"只能"实施麻醉监测和记录"，则是不经济的，也是很危险的事情。如果，每个麻醉护士在腹腔镜手术中患者呼气末二氧化碳增高时，都要请示医师后才能调整呼吸机；在患者变换到头高脚低位低血压时，都要叫医师来给升压药；那么，一个监管 2～4 个手术间时的麻醉医师工作量不一定比现在少。如果，一个麻醉护士只会监测和汇报、记录和整理，而没有处理紧急情况的基本知识和技能。那么，麻醉护士的功能无异于电子麻醉记录仪。如果，我们花钱培养的只是活的监护仪或传话筒，既是浪费，也不能保障麻醉安全。术中麻醉护理和术前、术后护理不一样，术中情况千变万化，如果紧急情况，监督多个麻醉护士的麻醉医师不能及时赶到时，又不允许麻醉护士做决定和处理，就会延误治疗，导致患者伤害。

另外，我们认为只有风险较低的手术或患者，没有风险较低的麻醉。每一个麻醉都像一次飞行，是高风险的。对麻醉护士的要求和培养绝不同于其他专业的护士。美国麻醉护士有一种自豪感，是因为他们有比其他专业护士更高标准的训练，使他们有能力分担麻醉医师的一些工作负荷。当然，他们的待遇也不菲，高年资麻醉护士的工资可能比一

个内科或儿科医师的还要高。

3. 中级麻醉人才的来源和保留　美国麻醉护士是一个非常热门的专业，很多人进护校就是为了能够成为一名麻醉护士。考生不乏男性，竞争激烈。中国护士多为女生，在护士中招生时应考虑女性生儿育女的家庭责任。一旦不能全职工作，对麻醉人力不足将无济于事。所以，在资源规划中要考虑充分。另一方面，中级麻醉人员的待遇能否吸引优秀人才进入专业，并保留在工作岗位上也是一个不可忽视的问题。

4. 麻醉医师的培养　虽然，目前国内麻醉医师的培养会面临巨大困难，但各级麻醉学会应该积极主动地向社会、政府、医学生宣传麻醉医师的职业特点和可能的从医领域，吸引更多优秀医学院毕业生选择麻醉专业。麻醉医师收入的提高一是靠国家政策、政府投入；二是靠自身的专业发展和提高患者安全。创收是靠提高服务质量和扩大服务范围。美国麻醉医师早已从手术室中走出，而且越走越远。服务范围从手术麻醉、疼痛处理、重症医学，到围手术期管理、睡眠医学、临终关怀与姑息治疗等。这些都是其他科室无法比拟的、麻醉医师独具的优势。

美国的研究提示，麻醉患者安全的提高与麻醉医师数量增加有关[2]。在中国麻醉医师严重不足的情况下，如何保障患者安全是对中国麻醉医师的一大挑战。

总之，中国麻醉医师的严重短缺，迫使政府、学会考虑多种补救渠道。培养中层麻醉人才投入少，回报快，是一种经济有效的方法。然而，中层麻醉人才的定位、招生、保留，以及他们对麻醉质量、患者安全的影响等都还有待于探讨和研究。美国的政治家们不是医学专家，但他们是医疗卫生政策的制定者。有人说，他们会制定医疗的"最低标准"，而医师们努力在为患者提供"最高标准"的服务。我们认为，在麻醉医师领导下的麻醉团队分工合作，既可以补充麻醉医师的短缺，尽可能地满足患者对麻醉服务的需求，也可以使麻醉医师在关键时刻担当掌舵人的角色，保证麻醉质量和患者安全。

（赵培山　黄建宏）

参 考 文 献

1. Miller RD et al. Anesthesiology Chapter 1.
2. Hoffman RB, Martin DE. The History of Modern Anesthesia. http://www.psanes.org/Home/tabid/37/anid/43/Default.aspx.
3. Nurse anesthetist. http://en.wikipedia.org/wiki/Nurse_anesthetist.
4. History of nurse anesthesia practice. http://www.aana.com/Search/Pages/DefaultResults.aspx?k=History%20of%20nurse%20anesthetists).
5. Wawersik J. History of chloroform anesthesia. Anaesthesiol-Reanim. 1997;22(6):144-152.
6. http://www.anesthetist.org/faqs.
7. Virginia S. Thatcher. History of Anesthesia With Emphasis on the Nurse Specialist. 1953. 第7章. http://www.aana.com/resources2/archives-library/Pages/History-of-Anesthesia-With-Emphasis-on-the-Nurse-Specialist.aspx.
8. Reimbursement of CRNA services. http://www.aana.com/aboutus/documents/reimbursement_crnaservices.pdf.
9. Dulisse B, Cromwell J. No Harm Found When Nurse Anesthetists Work Without Supervision By Physicians. Health Affairs. 2010. 29(8):1469-1475.
10. Abenstein JP, Warner MA. Anesthesia providers, patient outcomes, and costs. AnesthAnalg. 1996. 82(6):1273-1283.
11. Martin-Sheridan D, Wing P. Anesthesia providers, patient outcomes, and costs: a critique. AANA J. 1996. 64(6):528-534.
12. http://www.aana.com/aboutus/value-of-crnas/Pages/Facts-About-CRNAs.aspx.
13. Hannenberg AA. Providers Of Anesthesia: Does Quality Vary? Health Affairs,2010,29(10):1972.
14. Silber JH, Kennedy SK, Even-Shoshan O, et al. Anesthesiologist Direction and Patient Outcomes. Anesthesiology. 2000. 93152-93163.
15. 吕卓辰医学界美国：麻醉护士可以代替麻醉医师吗？2012-07-10.
16. Sim P, Du B, Bacon DR. Pioneer Chinese Anesthesiologists. American Influences. Anesthesiology. 2000. 93:1256-1264.